U0275412

Brenner & Rector's The Kidney

Brenner & Rector 肾脏病学

中卷

11th Edition
原书第 11 版

原著 [美] Alan S.L. Yu　[美] Glenn M. Chertow
[瑞士] Valérie A. Luyckx　[加] Philip A. Marsden
[以] Karl Skorecki　[英] Maarten W. Taal

主译 孙　林　刘友华　杨俊伟　杨天新　陈　旻　蔡广研
刘必成　郑　丰　丁国华　陶立坚　付　平

中国科学技术出版社
·北　京·

图书在版编目（CIP）数据

Brenner & Rector 肾脏病学：原书第 11 版．中卷 /(美) 阿伦 ·S.L. 余 (Alan S.L. Yu) 等原著；孙林等主译．—北京：中国科学技术出版社，2022.1

书名原文：Brenner & Rector's The Kidney, 11e

ISBN 978-7-5046-9215-3

Ⅰ．① B… Ⅱ．①阿… ②孙… Ⅲ．①肾疾病—诊疗 Ⅳ．① R692

中国版本图书馆 CIP 数据核字 (2021) 第 197218 号

著作权合同登记号：01-2021-5586

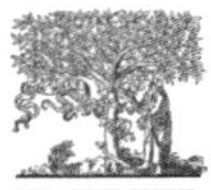

Elsevier(Singapore) Pte Ltd.
3 Killiney Road, #08-01 Winsland House I, Singapore 239519
Tel: (65) 6349-0200; Fax: (65) 6733-1817

Brenner & Rector's The Kidney, 11e
Copyright © 2020 by Elsevier, Inc. All rights reserved.
Previous editions copyrighted 2016, 2012, 2008, 2004, 2000, 1996, 1991, 1986, 1981, and 1976.
ISBN: 978-0-323-53265-5

This Translation of Brenner & Rector's The Kidney, 11e by Alan S.L. Yu, Glenn M. Chertow, Valérie A. Luyckx, Philip A. Marsden, Karl Skorecki, Maarten W. Taal was undertaken by China Science and Technology Press and is published by arrangement with Elsevier (Singapore) Pte Ltd.

Brenner & Rector's The Kidney, 11e by Alan S.L. Yu, Glenn M. Chertow, Valérie A. Luyckx, Philip A. Marsden, Karl Skorecki, Maarten W. Taal 由中国科学技术出版社进行翻译，并根据中国科学技术出版社与爱思唯尔（新加坡）私人有限公司的协议约定出版。

Brenner & Rector 肾脏病学（原书第 11 版）（孙　林　刘友华　杨俊伟　杨天新　陈　旻　蔡广研　刘必成 郑　丰　丁国华　陶立坚　付　平，译）
ISBN: 978-7-5046-9215-3
Copyright © 2022 by Elsevier (Singapore) Pte Ltd. and China Science and Technology Press

All rights reserved. No part of this publication may be reproduced or transmitted in any form or by any means, electronic or mechanical, including photocopying, recording, or any information storage and retrieval system, without permission in writing from Elsevier (Singapore) Pte Ltd. and China Science and Technology Press.

注 意

本译本由中国科学技术出版社完成。相关从业及研究人员必须凭借其自身经验和知识对文中描述的信息数据、方法策略、搭配组合、实验操作进行评估和使用。由于医学科学发展迅速，临床诊断和给药剂量尤其需要经过独立验证。在法律允许的最大范围内，爱思唯尔、译文的原文作者、原文编辑及原文内容提供者均不对译文或因产品责任、疏忽或其他操作造成的人身及(或)财产伤害及(或)损失承担责任，亦不对由于使用文中提到的方法、产品、说明或思想而导致的人身及（或）财产伤害及（或）损失承担责任。

Printed in China by China Science and Technology Press under special arrangement with Elsevier (Singapore) Pte Ltd. This edition is authorized for sale in the People's Republic of China only, excluding Hong Kong SAR, Macau SAR and Taiwan. Unauthorized export of this edition is a violation of the contract.

译校者名单

主　译（以章节先后为序）

孙　林（中南大学湘雅二医院）
杨俊伟（南京医科大学第二附属医院）
陈　旻（北京大学第一医院）
刘必成（东南大学附属中大医院）
丁国华（武汉大学人民医院）
付　平（四川大学华西医院）
刘友华（美国匹兹堡大学医学院）
杨天新（美国犹他大学医学院）
蔡广研（中国人民解放军总医院）
郑　丰（大连医科大学医学科学研究院）
陶立坚（中南大学湘雅医院）

副主译（以章节先后为序）

杨宝学（北京大学基础医学院）
庄守纲（美国布朗大学医学院）
吴永贵（安徽医科大学附属第一医院）
孙世仁（中国人民解放军空军军医大学西京医院）
王俭勤（兰州大学第二附属医院）
王伟铭（上海交通大学附属瑞金医院）
肖　力（中南大学湘雅二医院）
何伟春（南京医科大学第二附属医院）
徐　虹（上海复旦大学儿童医院）
李贵森（四川省人民医院）
彭　晖（中山大学附属第三医院）
张　春（华中科技大学附属协和医院）
刘华锋（广东医科大学附属医院）
许钟镐（吉林大学第一医院）
蒋更如（上海交通大学附属新华医院）
王惠明（武汉大学人民医院）
焦军东（哈尔滨医科大学第二附属医院）

译 校 者（以姓氏笔画为序）

丁国华 卜 茹 于双艳 万 程 马屹茕 马甜甜 王 伟 王 畅 王 显 王 琴
王 蔚 王子宜 王文娟 王玉娟 王伟铭 王俭勤 王婉宁 王惠明 方 丽 尹 叶
孔凡武 石 明 石彩凤 叶增纯 田秀娟 付 平 付 饶 付玉琪 冯启健 冯松涛
冯韵霖 司信宜 吕韵晖 朱 威 朱冬冬 朱吉莉 朱雪婧 任 倩 任志龙 仰 欣
庄守纲 刘 研 刘 菁 刘 爽 刘 鸽 刘 煜 刘 曦 刘友华 刘玉秋 刘冬梅
刘必成 刘华锋 刘佳鹭 刘金瑞 刘洁琼 刘晓燕 刘崇斌 江 蕾 江园燕 汤济鑫
许钟镐 孙 林 孙世仁 孙伟霞 孙晓菁 远 航 严 苗 苏 可 苏嘉慧 李 明
李 怡 李一莎 李小丽 李小慧 李志盈 李作林 李灿明 李迪儿 李贵森 李晓庆
李晓宇 李雪娟 李晨睿 李勰家 李鑫睿 杨 明 杨 晨 杨 琛 杨天新 杨叶猗
杨乐天 杨金斐 杨宝学 杨俊伟 杨莹莹 杨璨粼 肖 力 吴 昊 吴永贵 邱志维
何 娟 何伟春 汪 澈 沈 茜 沈 琰 沈安然 宋冬岩 宋安妮 宋盼爱 张 春
张 凌 张 宇 张 顺 张 俊 张 语 张 娅 张 涛 张 琦 张小艳 张历涵
张沥文 张承巍 张春云 张素兰 张晓良 张朝阳 张慧芳 陈 旻 陈 径 陈 娟
陈 铖 陈 蔚 陈小翠 陈国纯 陈星华 陈艳亭 陈素芳 陈莎莎 陈晓君 陈馨韵
邵广莹 荀慎菊 林芙君 罗世露 周 莉 周 阳 周 舟 周小春 周丽丽 郑 丰
郑华清 宗 雪 赵 清 赵 晶 赵文波 赵梓易 赵婵玥 郝 旭 荆凯鹏 胡宁宁
胡雪茹 钟 慧 段彤月 俞传琪 闻 萍 闻 毅 姜 玲 姜 娜 姜安妮 洪大情
姚 瑶 姚碧晴 贺理宇 骆 静 袁 蔚 袁琼婧 耿晓强 栗 明 夏 甜 钱诗睿
钱晓倩 徐 虹 徐 虎 徐丽梨 徐潞君 奚易云 高月明 高碧霞 郭 琴 郭亚男
唐程远 陶立坚 陶思蓓 黄 玲 黄自能 黄诗纯 黄健妮 黄跃波 黄燕如 曹红娣
盛丽莉 常冬元 符 晓 商静月 梁 伟 彭 晖 彭张哲 蒋更如 韩秋霞 韩雅纯
傅海燕 焦军东 鲁 荐 曾涵虚 谢 芸 谢艳云 蒲 敏 雷 蕾 詹 明 詹展基
蔡 娟 蔡广研 廖巾琳 熊 薇 熊明霞 熊雅冰 滕思远 潘庆军 潘林蓉 戴选彤
魏 蕾 魏甜甜

学术秘书 周 阳 杨 明 刘 研

目　录

上　卷

中　卷

下　卷

第五篇

肾脏结构和功能紊乱

Disorders of Kidney Structure and Function

第
28
章

急性肾损伤病理生理学

Pathophysiology of Acute Kidney Injury

Mark Douglas Okusa　Didier Portilla　著

李雪娟　刘晓燕　译

郑　丰　校

一、临床急性肾损伤的病理生理学

急性肾损伤（AKI）三个主要的病理生理分类，即肾前性、肾性和肾后性（梗阻性），为理解 AKI 的发病机制提供了一个构架。

（一）肾前性急性肾损伤

肾前性氮质血症是 AKI 最常见的原因，占所有病例的 40%～55%[1-3]。它是由于实际或有效动脉血容量（EABV，即有效灌注于身体器官的血容量）减少而引起的肾灌注不足。引起真正低血容量的常见情况，包括出血（创伤性、胃肠道、外科）、胃肠道（GI）损失（呕吐、腹泻、鼻胃管吸出）、肾损失（过度利尿、尿崩症）和第三间隙（胰腺炎、低白蛋白血症）等。此外，心源性休克、感染性休克、肝硬化、低白蛋白血症和过敏反应都是降低 EABV 的病理生理条件，与全身容量状态无关，导致肾血流减少。如果肾灌注恢复，肾前性氮质血症会迅速逆转，根据定义，肾实质的完整性保持完整。然而，严重和长期的低灌注可引起组织缺血，导致急性肾小管坏死（ATN）。因此，肾前性氮质血症和缺血性 ATN 是肾灌注不足表现中的一部分。

肾前性氮质血症也被分为容量反应型和容量无反应型。前者容易理解，但后者比较复杂。在容量无反应型中，额外的静脉输注量对恢复肾脏灌注和功能没有帮助。如充血性心力衰竭、肝衰竭和脓毒症等疾病过程可能对静脉输液无反应，因为心排血量或全身血管阻力分别显著降低，阻碍了肾功能的改善。

真实或有效的低血容量会导致平均动脉压降低，从而激活压力感受器，并引发神经和体液的级联反应，导致交感神经系统的激活和儿茶酚胺（特别是去甲肾上腺素）产生增加。抗利尿激素的释放增加，主要由低血容量介导，导致血管收缩、水分潴留和尿素反扩散到乳头间质。由于容量减少或 EABV 降低，肾内血管紧张素Ⅱ（AngⅡ）活性通过激活肾素 - 血管紧张素 - 醛固酮系统（RAAS）而增加。AngⅡ是一种非常强效的血管收缩药，可优先增加出球小动脉的阻力，通过维持肾小球静水压力，在肾脏灌注减少的情况下维持肾小球滤过率（GFR）。此外，通过改变在管周毛细血管的静水力和直接激活钠 – 氢交换器，AngⅡ可增加近端小管钠离子吸收。在容量严重耗尽时，AngⅡ活性进一步增强，导致传入小动脉收缩，从而减少肾血浆流量、GFR 和滤过分数，并显著增加近端小管对钠离子重吸收，以努力恢复血浆容量[4]。据报道，AngⅡ也通过位于近端小管的受体对近端小管的转运发挥直接作用。也有人推测，近端小管可在局部产生 AngⅡ。因此，在容量耗尽的条件下，AngⅡ促使肾小管的转运率升高，而容量扩张将延缓这一反应[5-9]。

肾前性氮质血症患者的肾交感神经活性明显增加。研究表明，在低血容量的情况下，肾上腺素能通过 AngⅡ独立地促进入球小动脉收缩并改变出球小动脉的阻力。α_1 肾上腺素能活性主要影响肾血管阻力，而肾神经活性通过肾素细胞上的 β 肾上腺素能受体与肾素释放相关联。相反，α_2 受体激动剂主要通过 AngⅡ降低肾小球超滤系数。尽管肾上腺素活性的急性阻断会导致血管扩张，但实际上可以看到 AngⅡ的短暂性增加，维持 GFR 和肾血流。即使在亚急性肾去神经支配后，由于 AngⅡ受体的显著上调，肾血管对 AngⅡ的敏感性也会增加。因此，在肾前性氮质血症期间，继发于肾上腺素能活性的增加，肾素 – 血管紧张素活性在肾脏中有着复杂的影响[10]。

这些系统共同促进肌肉皮肤和内脏循环的血管收缩，抑制通过汗液流失的盐分，引发口渴，从而导致盐和水潴留，以维持血压并保持心排血量和脑灌注。同时，维持肾小球灌注的代偿机制有多种[11]。在灌注压降低的情况下，入球小动脉中的牵张受体导致血管舒张，从而实现了自我调节。在生理条件下，自调节仅对 75～80mmHg 的平均全身动脉血压起作用。低于这个水平，肾小球超滤压和 GFR 急剧下降。肾脏中前列腺素、激肽释放酶、激肽及一氧化氮（NO）生成增加，促进血管舒张[12, 13]。非甾体抗炎药（NSAID）通过抑制前列腺素的产生，使低灌注患者的肾脏灌注恶化。AngⅡ导致选择性出球小动脉收缩，有助于维持肾小球内压力，从而保护 GFR。血管紧张素转化酶抑制剂（ACEI）抑制 AngⅡ的合成，因此在 EABV 严重降低的患者中（如严重充血性心力衰竭或双侧肾动脉狭窄），打乱这种微妙的平衡，并在这些情况下，可恶化肾前性氮质血症。另一方面，如在循环性休克中所见的极高水平 AngⅡ，会引起入球和出球小动脉的收缩，使其保护作用失效。

虽然这些代偿机制使 AKI 的进展速度减慢，但在严重的低灌注状态下代偿也不能完全发挥作用。肾血管性疾病、高血压性肾硬化、糖尿病肾脏疾病和高龄，易使患者在程度较轻的低血压情况下[14]，发生肾前性氮质血症[14]。肾前性氮质血症也容易使患者发生放射对比剂引起的 AKI，以及麻醉和手术等事件，这些事件已知会进一步降低肾血流量。因此，肾前氮血症需及时诊断并开始有效治疗，因为这是一种潜在的可逆情况，如果治疗延迟或病情加重，可导致缺血性 ATN 和（或）肾毒性 AKI。在晚期肝病和门静脉高压患者中，肝肾综合征（HRS）是肾前性疾病的极端代表，其特征是外周和内脏血管扩张，并伴有对容量复苏无反应的强烈肾内血管收缩[15–17]。AKI 也可由腹腔间隔室综合征（ACS）引起，特点是在腹内压显著上升，导致与肾前性 AKI 特征类似的临床表现[18, 19]。最近的一项容量反应型和肾性 AKI 的动物模型研究中，使用了激光显微解剖分离肾脏的特定区域，然后对显微解剖的肾脏组织进行 RNA 测序。基于基因表达谱，研究者在两种模型中发现了不同的信号转导途径。随着容量复苏，容量反应基因迅速逆转，而肾性 AKI 基因没有改变。这些结果表明，容量依赖性 AKI 并不是一种肾性 AKI 的衰减形式[20]。

（二）肾性急性肾损伤

1. 大血管和微血管疾病

肾动脉或静脉完全闭塞是罕见的，但在某些情况下可以看到，如创伤、器械、血栓性栓塞、血栓形成和主动脉瘤剥离。肾动脉狭窄是一个缓慢、慢性的过程，伴或不伴有 GFR 下降，很少表现为急性事件。肾静脉血栓形成通常与高凝状态有关（如肾病综合征），特别是与膜性肾病有关。对于经血管造影术、动脉造影术、主动脉手术或钝性外伤或加速 – 减速性损伤后出现 AKI 的患者，应考虑动脉粥样硬化[21]。主动脉或其他较大动脉中的胆固醇动脉粥样硬化斑块可能破裂，碎片可能会困在较小的肾动脉中，导致灌注不足和发生类似血管炎的强烈炎症反应。其他器官也可能受到影响，导致胃肠道缺血、外周坏疽、网状青斑和急性胰腺炎。患者经常出现发热、嗜酸性粒细胞增多、血沉速率升高和补体缺乏症，这有时有助于区分此病与其他同时发生的损害［如短暂性低血压和（或）放射对比剂治疗］。

肾动脉血栓形成通常是创伤后或手术后的并发症，特别是在移植手术中，但也可发生在其他高凝状态，如抗磷脂抗体综合征[22–24]。一般称为血管炎的小血管病变包括结节性多动脉炎、坏死性肉芽肿性血管炎、溶血性尿毒综合征、血栓性血小板减少性紫癜和恶性高血压，他们通常倾向于通过纤维蛋白沉积和血小板堵塞血管。内皮细胞损伤导致肾脏微血管（和其他器官）的炎症反应，引起微血管血流减少和组织缺血，有时会与 ATN 叠加发生。人们应该记住这些炎症性血管炎和随后缺血性损伤之间的复杂关系，即使这些疾病过程的起源位于远离小管的位置，如果不及早治疗，最终结局往往是 ATN。因此，几乎任何损害肾脏微血管内血流的疾病都可诱发 AKI。

2. 肾小管间质疾病

缺血性和脓毒性 ATN 是肾性 AKI 最常见的原因。这些将在 ATN 这一章的后面部分进行充分讨论。其他引起 AKI 的肾小管间质疾病，如急性变应性间质肾炎、药物诱导的肾小管毒性和内源性毒素，在接下来的章节中介绍。

3. 间质性疾病

急性间质性肾炎（AIN）是由对不同药物制剂的特征性过敏反应引起，最常见的是对抗生素的反应（如甲氧西林和其他青霉素类、头孢菌素、磺胺类和喹诺酮类）或 NSAID（如布洛芬、萘普生）[25]、化疗药物[26]和质子泵抑制剂[27]。尽管证据支持万古霉素作为一种小管毒素的作用，但大多数活检报告描述为 AIN[28]。不断扩大的新靶向制剂名单导致了更多的急性小管间质损伤病例。丝氨酸-苏氨酸蛋白激酶抑制剂，如维罗非尼和达拉非尼靶向一种名为 B-Raf 的蛋白，并与急性和慢性小管间质损伤相关[29]。其他引起急性肾小管间质损伤的药物包括检查点抑制剂，如伊匹木单抗、纳武利尤单抗和帕博利珠单抗。程序性细胞死亡蛋白 1（PD-1）是 T 细胞上表达的一种检查点蛋白，其受体（PD-L1）在正常细胞和癌细胞上均有表达。PD-1 配体与 PD-L1 的结合阻断了 T 细胞的免疫清除功能。癌细胞通过这种机制逃避免疫监视。同样，CTLA-4 是 T 细胞上表达的另一种检查点蛋白，可导致自耐受性和各种形式的自身免疫性损伤，包括急性间质损伤[30]。

其他疾病，如白血病、淋巴瘤、结节病、细菌感染（如大肠埃希菌）和病毒感染（如巨细胞病毒）也可引起 AIN，导致 AKI。全身过敏症状（如发热、皮疹和嗜酸性粒细胞增多）常出现在抗生素相关的 AIN 中，但不常出现在 NSAID 相关的 AIN 中，其中淋巴细胞占多数[31]。间质内的炎症细胞浸润是 AIN 的关键标志。这些炎症浸润细胞通常呈斑片状，最常见于皮质深部和髓质外。典型的浸润性间质水肿，有时在广泛炎性浸润的邻近区域可见斑片状管状坏死[25]。间质浸润的细胞组成可提示 AIN 的病因。常见嗜酸性粒细胞的存在提示药物诱发的 AIN，而高数量的中性粒细胞表明细菌感染，大量的浆细胞在免疫球蛋白 G4（IgG4）相关的小管间质性肾炎和移植肾感染多瘤病毒中占多数[32]。大多数的 AIN 病例是由药物或感染性因子产生肾外抗原引起的，它们诱导 AIN 可能通过：①与肾脏结构结合；②改变天然肾脏蛋白的免疫遗传学；③模仿肾抗原；④作为免疫复合物沉淀，因而作为抗体或细胞介导损伤的部位[33]。这一反应由许多事件引发，包括补体的激活，T 细胞和吞噬细胞释放炎症细胞因子。在其他情况下，检查点抑制剂失去耐受性会导致免疫介导的炎症和损伤[26]。

4. 肾小管疾病——外源性肾毒素

肾毒性 ATN 是肾性 AKI 的第二大常见原因。我们将简要回顾 AKI 中常见的药物肾毒性。由于高血流量，肾脏很容易受到毒性的影响，它们是许多肾毒素主要的清除和代谢途径。此外，由于髓质张力，管腔内的药物浓度沿肾单位增加，使肾小管暴露于有毒水平的时间延长。其他一些著名的治疗药物，如两性霉素 B、万古霉素、阿昔洛韦、茚地那韦、西多福韦、膦酸钠、喷他脒和异环磷酰胺，都可直接引起急性肾小管损伤和相关的 AKI。

(1) 对比剂引起的肾病：碘化对比剂引起的肾病（CIN）是放射学或血管造影术中常见的并发症。在没有任何危险因素的患者中，发病率为 3%～7%，但中至晚期的慢性肾脏病（CKD）患者的发病率可高达 50%。其他危险因素包括糖尿病、血管内容量不足、高渗透压对比剂的使用、高龄、蛋白尿和贫血[34, 35]。

与许多其他形式的内源性肾小管损伤不同，放射对比剂诱导的 AKI 通常与尿钠潴留和钠的排泄分数（FE_{Na}）低于 1% 有关。碘化对比剂引起的 AKI 通常是非少尿性的，很少需要透析。然而，肾支持的需求、住院时间的延长和死亡率的增加与这种情况相关（虽然不一定是由其引起）。

CIN 的病理生理可能包括缺氧和毒性肾小管损伤，并伴有肾内皮功能障碍和微循环改变[36, 37]。放射对比剂的使用引起血管收缩并显著影响肾实质氧化，尤其是在外髓质。各种研究表明，皮质 PO_2 从 40mmHg 下降到 25mmHg，而髓质 PO_2 从 26～30mmHg 下降到 9～15mmHg[37-39]。放射对比剂的注入可导致肾血浆流量、GFR 和尿输出量急剧而短暂的增加[40]。这是由于高渗放射对比剂促使溶质输送到远端肾单位，并通过增强小管钠重吸收导致耗氧量增加。视频显微镜表明，放射对比剂明显减少内髓肾乳头血流，甚至到乳头状血管中红细胞（RBC）运动接近停止的程度，导致肾乳头直小血管中 RBC 聚集[41]。在大鼠和人体中分离的直小血管中，应用于腔内的对比剂导致血管收缩和直小血管对 AngⅡ的反应增强[42, 43]。然而，应该注意的是，根据放射对比剂类型、剂量和给药方式不同，可能会有不同的反应模式。大量神经体液介质可能参与了放射对比剂注射引起的肾微循环改变。肾内 NO 合酶活性、NO 浓度、血浆内皮素、腺苷、前列腺素和血管升压素都被认为在放射对比剂注射后改变皮质和骨髓微循环中起作用。机械因素也可能起作用，因为对比剂增加了血液黏度，可能影响复合物的血流，以及复杂的低压髓质微循环[39]。放射对比剂给药后血浆黏度增加会干扰血流，特别是在（内）肾髓质高渗状态下，由于血液浓缩导致血浆黏度已经升高。事实上，一些动物研究已经表明了实验 CIN 模型与这种不透射线化合物的黏度之间存在相关性[44, 45]。

还有证据表明，放射对比剂对肾小管有直接毒性。早期对离体肾小管的研究显示，放射对比剂对近端肾小管细胞（PTCs）有直接毒性作用[46]。放射对比剂（如泛影酸盐、碘异酞醇）可导致小管 K^+、三磷酸腺苷（ATP）和总腺嘌呤核苷酸含量下降。与此同时，小管呼吸速率降低，Ca^{2+} 含量增加。这些变化在渗透压很高的离子化合物泛影酸盐中比渗透压较低的非离子碘异酞醇中更明显。重要的是，缺氧可加重细胞毒性作用，表明了直接细胞机制和血管收缩介导的缺氧之间的相互作用[47]。Andersen 及同事已经证实，在犬肾（MDCK）细胞和猪肾近端小管上皮（LLC-PK1）细胞中，浓度依赖性放射对比剂可介导管状标记酶的释放、超微结构改变和细胞死亡[48]。放射对比剂引起的髓质内严重缺氧可能导致活性氧（ROS）的形成，并导致细胞膜和 DNA 的损伤。放射对比剂的使用可能会激活缺氧、自由基的形成，以及进一步缺氧损伤的恶性循环。临床上，CIN 在给药 24～48h 内 GFR 急剧下降，血清肌酐浓度通常在 3～5 天内达到峰值，并在 1 周内恢复到基线水平，尽管中晚期 CKD 患者可能需要较长时间回到基线血清肌酐浓度。CKD、糖尿病肾脏疾病、高龄、充血性心力衰竭、容量不足及同时使用 NSAID 也会增加 CIN 的风险。

与第一代对比剂不同，高渗对比剂（HOCM，渗透压为 1500～1800mOsm/kg），低渗对比剂（LOCM，渗透压为 600～850mOsm/kg）和等渗对比剂（IOCM，渗透压为 270～320mOsm/kg）诱发的 AKI 发生率较低[49-51]。然而，IOCM 中对比剂诱发的 AKI 发生率是否低于 LOCM 仍存在争议[49-52]。有一个因素不支持此观点，即 IOCM 是二聚体，黏度比 LOCM 高。37℃时，HOCM、LOCM 和 IOCM 的黏度分别为 0.00275、0.00525 和 0.0114 帕秒（Pa・s）[28]。根据泊肃叶定律，黏度的增加对流动有负面影响。静脉注射后，对比剂在血流中逐渐稀释、黏度和渗透压降低，因此非肾脏器官暴露于低浓度的对比剂中。然而，在肾脏中，由于髓质渗透压的增加，对比剂的浓度在管周毛细血管中增加，过滤后，对比剂的浓度在小管腔上升。其结果是：①远端小管暴露于浓度和黏度增加的对比剂；②小管流速降低，导致长时间暴露于对比剂，可能增加直接小管肾毒性[28, 53]。此外，在动物体内注入时，髓质 PO_2 在 IOCM 中的含量低于 LOCM[34]。

(2) 氨基糖苷类肾毒性：氨基糖苷类药物的肾毒性最具有代表性的是庆大霉素，这是一种经肾小球滤过排出的极性药物。目前认为这类药物的阳离子基团（NH_3^+）可以与近端小管刷状缘的阴离子磷脂残基结合，然后通过内吞作用而使药物内在化。尽管氨基糖苷类药物在肾脏蓄积的具体细胞机制目前不明确，与近端小管细胞顶端表面的 megalin 和 cubilin 形成胞吞复合物的结合显得尤为重要[54, 55]。在 megalin 缺陷的小鼠中，摄入的氨基糖苷类药物完全清除提示，这是导致肾脏中氨基糖苷类药物蓄积的主要通路[55]。氯转运体，包括囊性纤维化跨膜传导调节分子（CFTR）和 ClC-5 相关，因为缺乏功能性的 CFTR（$Cftr^{\Delta F/\Delta F}$）或 Cl^-/H^+ 交换器（$Clcn5^{Y/-}$）的小鼠肾脏中庆大霉素的蓄积减少[56]。一个三维模型描述了 megalin 和庆大霉素间复合物的结合方式。庆大霉素以低亲和力与 megalin 结合，利用氨基酸 Trp-1126 的吲哚侧链和 Asp-1129、Asp-1131 及 Asp-1133 的负电荷残基，通过常见的配体结合基序完成[57]。一旦发生胞吞，氨基糖苷类可抑制胞内体的融合。他们可以直接转运至高尔基体，通过逆行运动，再转运至内质网。从 ER 开始，庆大霉素以大小和电荷依赖性方式进入胞质[58]。一旦进入胞质，无论来自于 ER[58] 还是溶酶体破裂，氨基糖苷类药物分布于多种细胞器，导致细胞器特异性损伤，比如线粒体功能障碍[58, 59]。庆大霉素作用于线粒体，激活内源性凋亡途径，阻断 ATP 的产生[60, 61] 及产生羟自由基和超氧阴离子[62, 63]。并且，通过高尔基体逆性转运至内质网，促使氨基糖苷类药物与 16S rRNA 亚基结合[64]，从而减少蛋白质合成[65, 66]，改变翻译后蛋白的折叠[67]。分子上阳离子基团的数量决定了这些药物穿过细胞膜的运输方式，也是毒性的一个重要决定因素[68, 69]。新霉素肾毒性最强，中度毒性为庆大霉素、妥布霉素和阿米卡星，链霉素毒性最小。此外，megalin 阻断药（西司他汀），可以减少药物肾毒性[70]。氨基糖苷类药物肾毒性的危险因素，包括大剂量或反复应用或长期治疗、CKD、容量不足、糖尿病、高龄及合并肾脏缺血或应用其他肾毒性药物[71–73]。

(3) 万古霉素肾毒性：万古霉素于 1958 年[74, 75] 被美国 FDA 发现、开发并批准，主要针对大多数革兰阳性菌，包括对青霉素耐药的葡萄球菌[75]。这类药物最初的配方名为“密西西比泥”，因为它的褐色可能是由于杂质引起，而杂质也被认为是其肾毒性和耳毒素的原因[75–77]。提高纯度重新配制的药物被称为万古霉素（来自单词 vanquish）。

万古霉素肾毒性发生率可变，从低至 0% 到超过 40%，与药物剂量及应用时间有关。而那些万古霉素相关的肾毒性患者可能有更高药物浓度和更长的治疗时间[78]。7～15 天以上的治疗时间与肾毒性有关[79–81]。使用现代万古霉素，肾毒性发生率与伴随用药、疾病严重程度及 AKI 可变性有关。每日万古霉素用量超过 4g 已被证明是肾毒性发生的危险因素[82]。当万古霉素伴随应用抗铜绿假单胞菌 β–内酰胺酶时，万古霉素相关的肾毒性风险增加。在一项回顾性匹配队列研究中，接受万古霉素和头孢吡肟（588 名）或万古霉素和哌拉西林他唑巴坦（3605 名）的患者，未经调整的 AKI 发生率分别为 12.6% 和 21.4%（$P < 0.0001$）。通过比对疾病严重程度，万古霉素和哌拉西林他唑巴坦组发生 AKI 的风险增加 2 倍以上[80]。

Luque 及其同事[83] 报道了一位接受万古霉素不伴氨基糖苷类药物的患者。肾活检提示梗阻性管型，由与尿调素相关的非结晶性小球状万古霉素聚集体。在应用大剂量万古霉素的另外 8 个患者中，也发现万古霉素相关的管型。这些发现在注射了万古霉素的小鼠身上得到了验证，表明万古霉素和 AKI 的发生相关。

(4) 顺铂肾毒性：顺铂是铂类化疗药物，与肾毒性密切相关。顺铂引起小管损伤的病理生理机制非常复杂，涉及很多互联因素，如通过膜转运引起的顺铂蓄积，转变成肾毒素、DNA 损伤、线粒体功能障碍、氧化应激、炎症反应、信号转导蛋白及细胞内信使的活化及凋亡途径的活化。顺铂在肾小管细胞中是从基底外侧向顶端侧移动。顺铂转运到肾小管细胞主要依赖 2 个转运体，其中一个为铜转运蛋白 1（Ctr1），表达于近端和远端肾小管。另一个为有机阳离子转运体 2（OCT2），表达于近曲小管的基底外侧[84]。表达于近端小管顶侧膜的多药物和毒素排出蛋白 1（MATE1/SLC47A1，MATE1），主要与顺铂的外排有关[84, 85]。当顺铂应用于 $Mate^{1-/-}$ 和 $Mate^{1+/+}$ 小鼠体内，$Mate^{1-/-}$ 小鼠的血尿素氮（BUN）和肌酐值均高于 $Mate^{1+/+}$ 小鼠。此外，与 $Mate^{1+/+}$ 小鼠相比，$Mate^{1-/-}$ 小鼠的血浆及肾脏的顺铂水平更高，提示 MATE1 介导顺铂的外排，进而影响肾毒性。

在大鼠，皮髓交界处的近端小管 S_3 段是顺铂毒性的主要位点。在人类，顺铂主要影响远端的部位，但肾小球不受影响。最近一项关于小鼠的研究，观察了低剂量但频繁应用顺铂的效果，1 周 1 次，持续 4 周。接受多次顺铂给药的小鼠中肾组织纤维化的指标水平显著增加，包括纤连蛋白、转化生长因子 –β 及 α– 平滑肌肌动蛋白，以及肾间质纤维化[86]。这些小鼠体内研究也支持了人类中的观察结果，即应用大剂量顺铂治疗的成人癌症患者中，估算的 GFR（eGFR）出现微小而持续的下降[87, 88]。

(5) 急性磷酸盐肾病：在结肠镜及肠道手术前，给予肠道准备时口服大量的磷酸钠溶剂，可引起 AKI[89–91]。尽管口服磷酸钠溶剂与 AKI 之间的机制目前不明确，目前认为可能与一过性的、明显的血磷酸盐浓度升高有关，同时伴随着血容量不足。

当尿液过度饱和，缓冲因素（如 pH、枸橼酸盐及焦磷酸盐）超载时，肾脏磷酸盐排泄会受到影响。当溶解度系数过多时，肾小管内磷酸钙聚集导致管腔梗阻，引起肾小管的直接损伤。磷酸钙盐结晶结合产生的 ROS 进一步损伤肾小管。急性磷酸盐肾病的危险因素，包括先前存在的血容量不足、应用 ACEI 和血管紧张素受体阻滞剂（ARB）、NSAID、CKD、高龄、女性及口服磷酸钠剂量过大[90, 91]。发生急性磷酸盐肾病的患者典型表现为口服磷酸钠后数天到数月出现血肌酐水平升高，可以进展至 CKD 和终末期肾脏病。与其他的高钙血症、高磷酸盐血症或高磷尿症情况类似，肾活检显示肾小管内磷酸钙沉淀为蓝紫色非极化结晶体[92]。

5. 肾小管疾病——内源性肾毒素

(1) 肌红蛋白和血红蛋白：肌红蛋白和血红蛋白是最常与 ATN 相关的内源性毒素。肌红蛋白是分子量为 17.8kDa 的血红素蛋白，在肌肉损伤时释放，可自由滤过，引起红棕色尿液。如果尿液中没有红细胞，试纸显示尿血红素阳性。血管内溶血导致游离血红蛋白增加，过量时可滤过肾小球基底膜，导致血红蛋白尿、血红蛋白管型形成及近端小管细胞对血红素摄取增加。近端小管摄取血红色主要是通过 megalin 和 cubilin 的胞吞作用介导。Megalin 敲除的小鼠注射肌红蛋白，肾小管细胞肌红蛋白聚集减少，肾毒性减轻[93]。肌红蛋白的血红素中心可以直接诱导脂质过氧化作用及游离 Fe^{2+} 释放，根据氧化还原电位，可通过 Haber–Weiss（Fenton）反应形成羟自由基，最终导致脂质、蛋白及核酸的氧化[94, 95]。铁离子是自由基产生的中间加速剂。研究显示，在肌血红蛋白尿症的大鼠肾脏模型中，H_2O_2 的合成增加[96]。随后的羟（OH^-）自由基在氧化应激诱导的 AKI 中发挥重要作用，其机制将在本章后面详细讨论。作为回应，血红素蛋白反应性诱导血红素降解酶、血红素氧化酶及铁蛋白合成增加。铁蛋白是阻断自由铁离子的主要因素[97]，主要包括轻链和重链两种类型，均是由 24 个亚单位组成。铁蛋白的重链（FtH）含有亚铁氧化酶的活性，主要为促进铁的聚合和限制其毒性。Zarjou 及其同事研究证实，近端小管特异性 *FtH* 敲除小鼠（$FtH^{PT-/-}$ 小鼠）在肌红蛋白诱导的 AKI 中，死亡率明显增加，提示近端小管 FtH 在 AKI 中的保护作用[98]。多种铁螯合剂（如去铁胺）及其他的 ROS 清除剂（如谷胱甘肽），可以对肌红血红蛋白尿引起的 AKI 具有保护作用[99]。同样，在甘油诱导的横纹肌溶解大鼠模型中，内皮素拮抗剂可以防止低滤过及蛋白尿的发生[100]。此外，补充 NO 对于防止血红素引起的血管收缩也是有益的，因为血红蛋白可以清除 NO[101, 102]。最后，肌红蛋白可以与 Tamm–Horsfall 蛋白沉淀及近端小管上皮细胞脱落，导致管型的形成及小管梗阻，尤其在酸性尿时更显著[103]。在人类研究中，通过扩容和碱化尿液限制管型的形成，也是一种保护性措施。因为在动物实验中，目前还没有发现明确的保护性药物。这也强调了这些情况的多因素性质。在这种情况下，单一的药物不太可能是有效的[104]。

(2) 免疫球蛋白轻链：直接小管毒性作用。在多发性骨髓瘤等疾病中，产生过多的免疫球蛋白轻链经肾小球滤过，在近端小管重吸收及代谢，可以诱导近端肾小管病[105]。离开近端肾单位近端部的轻链浓度取决于肾小球滤过液中轻链的浓度及近端肾小管重吸收及代谢的能力。有些轻链蛋白对近端肾小管本身有直接毒性作用[106]。在近端肾小管，游离轻链（FLCs）通过结合于近端肾小管中由 megalin 和 cubilin 组成的异源二聚体而被重吸收[107–109]。在近端小管内含体及溶酶体内轻链的蓄积导致细胞脱落、形成细胞碎片、空泡变及局部刷状缘消失[110]。小管毒性作用的机制包括阻断葡萄糖、氨基酸及磷酸的转运[105]。FLCs 产生的过氧化氢[111]，导致趋化因子、细胞因子[111–114]及核转录因子 -kappa B（NF-κB）的产生，提示轻链内吞后通过激活 NF-κB 而引起的炎症因子增加[115]。单克隆 FLC 通过凋亡信号调节蛋白（ASK1），也称为丝裂原活化蛋白激酶激酶激酶 5（MAP3K5）[114]，引起凋亡。随后的炎症导致小管间质纤维化[116]。

管型肾病。一旦超过近端肾小管重吸收能力，轻链蛋白可出现在远端肾小管，达到临界浓度时轻链与 Tamm–Horsfall 蛋白（THP）结合共沉淀，形成特征性轻链管型[117]。FLCs 通过其 CDR3 位点与 Tamm–Horsfall 糖蛋白特异性位点结合，导致他们在远端肾单位管腔内共沉淀[118]。CDR3 与 FLCs 的结合位点有非常重要的决定因素，导致环化竞争肽的形成。该肽可以抑制 FLCs 与 THP 的结合，并能有效抑制管腔内管型形成及 AKI 的发生[118]。有些研究显示，在培养的 HK-2 细胞中，在浆细胞营养不良患者中可见轻链可以催化过氧化氢的形成。过氧化氢促进单核细胞趋化蛋白 -1（MCP-1）的产生，后者是参与单核细胞或巨噬细胞募集于近端小管细胞的重要趋化因子 [111]。

任何导致 GFR 下降的因素，如血容量降低、高钙血症、NSAID 等，都将加速轻链管型的形成。在一些患者中，通过血浆置换或透析减少轻链蛋白负荷，可以限制管型形成及减轻 AKI 程度，提示化疗可以减少骨髓依赖轻链的形成 [119, 120]。

(3) 尿酸：化疗后的肿瘤细胞坏死可释放大量的细胞内物质，如尿酸、磷酸盐和黄嘌呤进入循环，可能导致 AKI。急性尿酸性肾病的小叶内结晶导致梗阻和间质性肾炎不像过去那样常见，这主要是由于化疗前预防性使用别嘌呤醇或拉布立酶来急速降低血清尿酸浓度。

（三）肾后性急性肾损伤

肾后性氮质血症发生于输尿管、膀胱出口或尿道等梗阻。在单个肾脏功能正常的肾脏或 CKD 患者中，由输尿管梗阻引起的 AKI 需要双侧或单侧任一水平的输尿管发生梗阻。输尿管梗阻可发生在腔内或腔外。双侧输尿管结石、血凝块和脱落的肾乳头可阻塞管腔，而肿瘤或出血的外部压迫也可阻塞输尿管。输尿管内部纤维化或腹膜后纤维化可使管腔狭窄至完全梗阻的程度。肾后氮血症最常见的原因是膀胱颈部的结构性或功能性梗阻。前列腺的情况，抗胆碱能药物的治疗和神经性膀胱都可以引起肾后性 AKI。如果梗阻时间不太长，梗阻解除通常会引起 GFR 的迅速恢复。功能恢复的速度和程度取决于梗阻的程度和持续时间 [121]。

由梗阻引起的 AKI 病例通常占不到 5%，尽管在某些情况下（如移植）可高达 6%～10%。临床上，患者可表现为疼痛和少尿，尽管这些症状既无特异性也不敏感。由于利用超声或计算机断层扫描（CT）进行腹膜后成像，诊断通常比较简单，尽管有时，容量耗尽或 GFR 严重降低的患者在放射学检查中可能不会显示肾盂积水。由于 GFR 在阻塞性 AKI 病程早期通常不受影响，因此容积充盈可通过增加 GFR 和促进尿液进入输尿管，导致梗阻近端输尿管扩张，增强超声显像，从而提高诊断的灵敏性。早期诊断和及时解除梗阻是防止长期实质损害的关键目标，因为梗阻时间越短，恢复的机会就越大，长期预后就越好。

二、急性肾损伤的病理生理学

（一）AKI 病理生理学概述

AKI 是暂时的系统活化总和，最终导致炎症、细胞死亡途径的活化、小管梗阻、回漏、肾小球血流动力学改变及 GFR 的下降。在肾脏，微血管、固有免疫及 ATN 的相关机制导致一过性、部分或永久性的 GFR 的丢失。另外，AKI 是一个系统性过程，最终影响很多器官，导致并发症和死亡率增加，这一理论已得到广泛认可。针对 AKI 的系统性反应可能影响损伤的程度。血流动力学的改变（如心排血量减少、低血压、血管收缩等）可引发 AKI 或加重 AKI 的内在微环境机制。针对促炎或抗炎状态的免疫机制可能影响 AKI，神经机制可能减轻 AKI。因此，AKI 发病机制的复杂性需要在人类定义其重要的靶点及检验 AKI 相关的模型，进一步详细理解它的分子机制（图 28-1）[122-127]。

（二）实验模型

AKI 亚临床研究的目的是为了进一步将基础研究应用于临床研究中。尽管很多关于 AKI 的研究主要集中在定义的标准化（从危险、损伤、衰竭、肾功能丢失到终末期肾脏病、急性肾损伤网络、KDIGO 肾脏疾病指南），但是有关 AKI 的生物

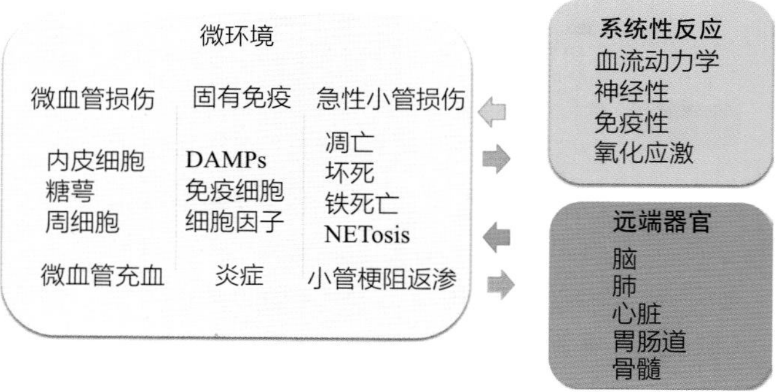

▲ 图 28-1 急性肾损伤（AKI）的病理生理学概况

AKI 是各种原因导致肾小球滤过率（GFR）快速下降的总称。在肾脏中，发病机制包括微血管损伤和先天免疫紊乱。急性肾小管坏死可导致暂时性、部分性或永久性的 GFR 损失。系统反应可能引起额外的肾脏损伤。血流动力学改变（心排血量减少、血压降低和血管收缩）可能引发 AKI 或加重 AKI 所致的内在微环境紊乱。系统免疫学促炎或抗炎状态可能影响 AKI，神经机制可能减轻 AKI（见正文）

标志物、新的药物靶点、改善临床试验设计及有效的治疗仍然缺乏[122, 123]。为了进一步改善这一领域，通过分析活检组织或坏死的标本、发展 AKI 相关的疾病模型包括药物代谢酶、药代动力学、药物剂量反应及改进临床和亚临床试验设计显得尤为重要[123, 125, 126, 128]。国际健康研究中心及国际糖尿病 / 消化 / 肾脏疾病研究中心牵头一项大规模研究，即肾脏精准药物工程，这些研究获得 AKI 和 CKD 的肾脏组织标本，进一步区分重要细胞、通路及治疗靶点。接下来主要讨论当前的动物模型。

1. AKI 的体内研究模型

为了进一步研究 AKI 病理生理机制及新的治疗靶点，目前研究 AKI 的病理生理模型包括动物模型及细胞培养。然而，目前为了寻找更有效的治疗方案，需要体内动物实验模型因为它更接近于临床 AKI [123, 126, 129, 130]。研究 AKI 病理生理机制的重要规则包括不同时间点的预后及控制影响肾功因素的能力（包括体温、血压、麻醉及液体状态）。目前 AKI 模型提供了寻找可能存在的分子靶点的主要概念。一个简单的模型可以清楚地识别可能的治疗靶点。然而，其他的一些反映人类 AKI 进程的模型也非常有必要，如衰老、损伤的肾功能、多器官衰竭、血管病变、多次肾脏损伤等都与人类 AKI 可能同时发生。接下来我们将简单描述一下 AKI 的动物模型（表 28–1）[131–146]。

热缺血 – 再灌注肾蒂钳夹模型简单、重复性好，是目前应用最广泛的大鼠和小鼠实验模型之一。然而，小鼠和大鼠中的炎症反应差异很大。因此，认识到大鼠和小鼠品种的不同非常有必要（如 C57BL/6 vs. BALB/C）[147]。尽管小鼠是最早的检测免疫引起 AKI 的实验模型，但是与人类免疫介导的 AKI 模型也存在很大的不同[148]。此外，尽管猪的肾脏是最接近于人的肾脏了，但是啮齿类动物的肾脏与人类肾脏结构上存在很大的不同[130]。

在应用小鼠模拟人类 AKI 模型时，这些差别需要考虑在内。另外，小管损伤修复及髓质充血也不

表 28–1　AKI 诱导的远端器官损伤

器　官	机　制	种　类	参考文献
肺	CXCL1	小鼠	[131]
	TNF–α	小鼠	[132]
	IL–10	小鼠	[133]
	中性粒细胞弹性蛋白酶	小鼠	[134]
	肺通透性	小鼠	[135]
	肺水肿、炎细胞因子	大鼠	[136]
	氧化应激	大鼠	[137]
	全身细胞因子和 HMGB1	人（体内）	[138]
心脏	TNF–α	大鼠	[139]
	线粒体分裂蛋白	小鼠	[140]
脑	RAAS	小鼠	[141]
肝脏	服用谷胱甘肽	大鼠	[142]
	肝脏氧化应激	小鼠	[143，144]
肠道	肝脏氧化应激	小鼠	[145]

AKI. 急性肾损伤；CXCL1. 趋化因子 (C–X–C 模体) 配体 1；HMGB1. 高迁移率族蛋白 B1；IL. 白介素；RAAS. 肾素 - 血管紧张素 - 醛固酮系统；TNF–α. 肿瘤坏死因子 α [引自 Lee SA, Cozzi M, Bush EL, Rabb H. Distant organ dysfunction in acute kidney injury: a review. *Am J Kidney Dis*.2018;72(6):846–856.]

同于人类缺血性 ATN。在人类 AKI 时，单纯的缺血非常少见，且肾脏血供完全终止也非常罕见。在完全梗阻的模型中，胃肠外的预防治疗也是不可行的。因为氧和代谢性底物不能到达肾脏，目前认为介导损伤的两种重要物质（即 ROS 及亚硝酸盐），与低灌注状态模型也不同。肾脏完全血流终止时肾脏代谢产生的产物不能被排出。其他因素如脾、缺血的肠道、内皮细胞及血管平滑肌细胞，在 AKI 病理生理过程中发挥重要作用，也需要在动物模型中考虑。肠道蛋白释放入血也可以作为炎症介质，增加 AKI 的易感性 [149]。其他研究显示，胃肠道细菌产生的短链脂肪酸 [150] 可与预防 AKI 及无菌条件下小鼠更易发生 AKI [151, 152]。在夹闭模型中，近端小管 S_3 段更易出现严重的坏死，这种情况在人类 AKI 中比较少见。人类的活组织检查很少对外髓质进行取样，因为大部分损伤都发生在外髓质。不同于动物 AKI 模型，人类 AKI 缺乏早期时间点 [129]。因此，NIH/NIDD KPMP 在这一方面显得尤为重要。

冷缺血 – 热再灌注模型类似于人类移植的情况，但相关研究不充分且实验难度较大。在离体肾脏灌流模型中，使用带或不带红细胞的灌流对肾脏进行离体灌流，模型采用缺血（停止灌流）或缺氧（红细胞氧分压降低）来诱导功能损害。使用无红细胞和富含红细胞的灌流液所致的肾组织形态是不同的。后一种系统与在动物模型中观察到的组织学形态更具可比性。此外，局限性包括排除各种炎症介质、神经内分泌血流动力学调节，以及已知存在并在动物模型和可能在人类缺血中发挥病理生理作用的循环细胞因子和生长因子的作用。

心脏骤停是导致人类 AKI 的常见原因。最近 Burne Taney 及其同事报道了全身缺血 – 再灌注损伤（IRI）模型，该模型是由心脏骤停 10min 后进行心脏按压复苏、通气、肾上腺素处理和补液所致，导致 24h 后血清肌酐水平显著升高和肾小管损伤 [153]。该模型的独特优点之一是展现重要器官诸如脑、心、肺和肾血流动力学之间的互相影响 [139]。Zager [154] 首次报道的采用主动脉部分钳夹的 AKI 低灌注模型，可能更能代表人类 AKI，反映出肾脏血液减少、收缩压约为 20mmHg 的状态，也是可重复的 AKI 模型 [154]。

肾衰竭的中毒模型使用各种已知的毒素，如放射对比剂、庆大霉素、顺铂、甘油和色素，以及肌红蛋白和血红蛋白。研究 AKI 的败血症（又称脓毒症）模型包括盲肠结扎和穿刺（CLP）、内毒素输注和腹腔内细菌输注。内毒素模型简单、廉价，适用于新的药物制剂研究，但也有一定的缺陷。脂多糖（LPS）内毒素来源多样、给药速率和给药方法各不相同，而且由于诱导 AKI 所需剂量导致的高死亡率，观察时间窗口通常较短。它也往往是一种血管收缩模型，不能重现人类败血症的早期血流动力学或炎症反应 [155]。在 20 世纪 80 年代初，Wichterman 及其同事首次利用 CLP 实验室模型报道了败血症模型。CLP 模型与人类败血症非常相似，伴有急性肺损伤、代谢紊乱和全身血管舒张，最初伴有心排血量增加 [156]。然而，盲肠穿孔的方式和大小不同也会导致一些差异。Doi 及其同事开发了一种新的败血症模型，并将以下因素列入考虑范围：①动物应该接受与 ICU 患者相同的标准支持治疗（如液体复苏和抗生素）；②年龄、慢性共病条件和遗传异质性各不相同 [157]。将这些与人类败血症相关的影响因素 [158] 加入到动物模型可能比简单的动物模型更具临床相关性，药理学相关性更强 [157]。

以上描述旨在提醒读者，当使用这些模型进行实验研究或治疗干预时，每个模型都有潜在缺陷。在人体中无效但在动物模型中使用有效的药物，也并不一定表明该模型或制剂的问题。大多数情况下，药物是在人类疾病的后期使用的。患者的异质性和难以根据损伤严重程度对患者进行分层，使疗效更难确定 [123, 159]。更多研究如斑马鱼模型、3D 微血流、人类肾脏类器官模型将进一步增进我们对 AKI 的认识，以及为治疗提供更多的药代动力学研究。

2. 斑马鱼

因为成年斑马鱼肾单位上皮细胞可再生及形成新的肾单位，研究者应用斑马鱼 AKI 模型可以更好地理解 AKI 肾脏再生的细胞机制。应用化学基因组学，研究者发现组蛋白去乙酰化抑制剂可以减轻庆大霉素诱导的胚胎斑马鱼 AKI，伴随肾脏祖细胞表达基因 *Lhxla*、*Pax2a* 及 *Pax8* [160]。甲硝唑硝基还原酶引起的小管上皮细胞损伤的斑马鱼模型可很好地反映肾脏损伤后的细胞改变 [161]。

3. 三维微血流及人类肾脏类器官模型

在发展新的药物过程中，不良反应尤其是肾

毒性是非常大的限制。在能详尽描述人类 AKI 模型中，动物模型存在很大的限制性，不能很好预测药物诱导的 AKI，因而不能开展药物试验。早期肾毒性筛查包括二维标准板及半渗透滤过杯。二维标准板存在一些缺陷如下：①应用非人类的细胞（MDCK，LLC-PK1）；②细胞缺乏近端小管上皮细胞特征（HK2）；③细胞可以从上皮细胞向间充质细胞转分化（HK2）；④静止状态。与之相反，近端小管上皮细胞更易于感受小管液流及剪切力，通过机械感知受体，调节细胞信号转导，细胞骨架重组。更多生理相关模型如三维微血流模型，这是从二维模型到动物模型的完全转变[162-166]。这些三维微血流模型，如平行液流模型及早期三维灌注模型，包括在两个微液流通道中的单层细胞或小管结构形成三明治结构的夹闭技术。最近，Qu 及同事发明了一直多层微液装置，可刺激肾小球、Bowman 囊壁、近端小管腔及管周毛细血管内皮细胞，可研究药物诱导的 AKI 的发病机制。发明者可以检测顺铂及多柔比星诱导的时间及剂量依赖的细胞死亡。这种生物类似装置的应用在研究药物介导 AKI 中提供了非常有用的信息[167]。

人类肾脏类器官是三维的细胞聚集体，在功能及基因上类似与人类肾脏。人类多能造血干细胞非常适合肾脏类器官，因为它可以不限制性自我更新及产生三种胚胎细胞的能力。目前这个生物机械器官的主要挑战是需要充足肾脏类器官的血供及有效的血液排除系统和小管处理系统[168]。在三维结构下给予增加生长因子及生长细胞，模拟体内环境，可以从胚胎干细胞及造血干细胞中产生肾脏祖细胞及肾脏类器官[169-172]。

（三）急性肾小管坏死

1. 上皮细胞损伤

虽然肾单位的所有节段在缺血性损伤期间都可能受到损害，但与缺血、败血症和（或）肾毒素相关的 AKI 中最主要和最常见的损伤上皮细胞是近端小管上皮细胞（PTC）。在 S_1～S_3 这三个节段中，位于外髓近端小管的 S_3 段是最易发生缺血性损伤的细胞[173]，有如下具体原因。首先，它进行无氧糖酵解的能力有限。其次，由于其独特的以静脉毛细血管为主的区域血供，该髓质区在损伤后存在明显的低灌注和充血，即使缺血损伤后皮质血流量可能已恢复到接近正常水平，这种低灌注和充血现象仍持续存在。内皮细胞损伤和功能障碍是这种现象的主要原因，通常被称为 AKI 的“延伸期”[159]。肾单位其他主要上皮细胞是位于更远端的髓襻升支粗段的上皮细胞。S_1 和 S_2 段的内吞功能活跃，导致细胞对毒素的摄取增加，最常见于中毒性肾病。PTCs 和髓襻升支粗段的髓襻（TAL）细胞被认为是 AKI 刺激的感受器、效应器和受损伤者。

缺血或脓毒症时，PTC 损伤和功能障碍通过管球反馈和近端肾小管梗阻介导的入球小动脉血管收缩，导致肾小球滤过率（GFR）显著下降。这与管内反漏一起导致 GFR 进一步下降[174, 175]（图 28-1 和图 28-2）。

(1) 形态学改变：Oliver 及其同事在一项具有里程碑意义的研究中描述了 ATN 的经典组织学特征，他们对死于急性肾衰竭（ARF）患者的尸检肾脏标本进行显微微切割。形态学显示部分肾小球超滤液已被坏死的 PT 细胞隔断在肾小管中，而滤液从受损的管壁泄漏出去并进入间质，从而导致间质水肿[176]。ATN 的典型特征是 PTCs 顶端刷状缘的缺失。早期，微绒毛由顶端细胞表面破裂和脱离后，形成膜结合泡，释放进入管腔。ATN 的主要病理表现还包括肾小管细胞片状脱落、丢失，呈现裸露的肾小管基底区和局灶性近端小管扩张，以及远端肾小管管型的形成[177]。管腔中发现脱落的上皮细胞、刷状缘小泡残留物和细胞碎片与 Tamm-Horsfall 糖蛋白形成典型的“黄泥沼样颗粒”管型。这些远端管型有可能阻塞管腔。Frank 坏死本身并不明显，仅限于高度敏感的外髓区域。另外，凋亡的特征在近端和远端肾小管细胞中更为常见。尽管有些研究表明足突增厚增粗，且最近 Wagner 及其同事们也发现了足细胞特异性分子和细胞的变化，但是缺血性、脓毒性或者肾毒性导致的肾小球上皮细胞损伤并不多见[189]。肾小管细胞形态学改变过程随着损伤的类型和程度不同而变化，具体见下一节描述（图 28-2）。

(2) 细胞骨架和细胞内结构变化：真核细胞的细胞骨架由中间纤维丝、微管和肌动蛋白丝组成[178]。而微管由 α- 微管蛋白和 β- 微管蛋白组成异二聚体，用于调节细胞形态，运动性及肾小管上皮细胞的分

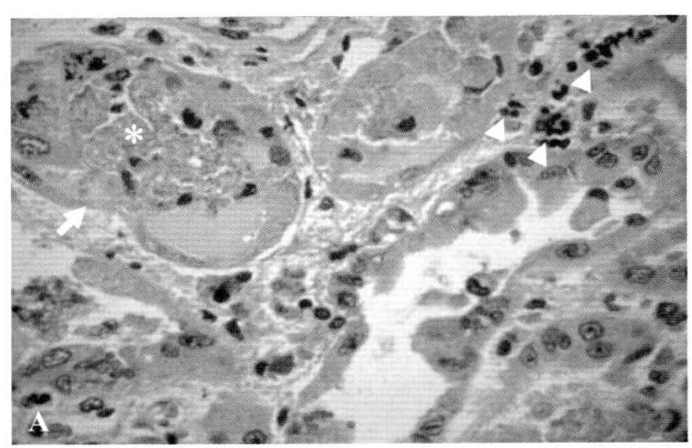

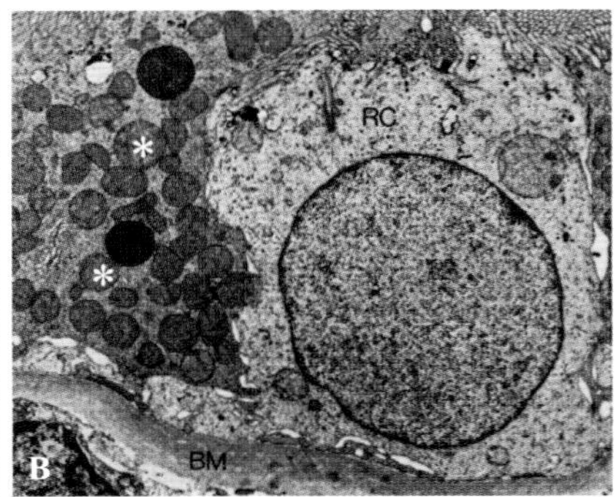

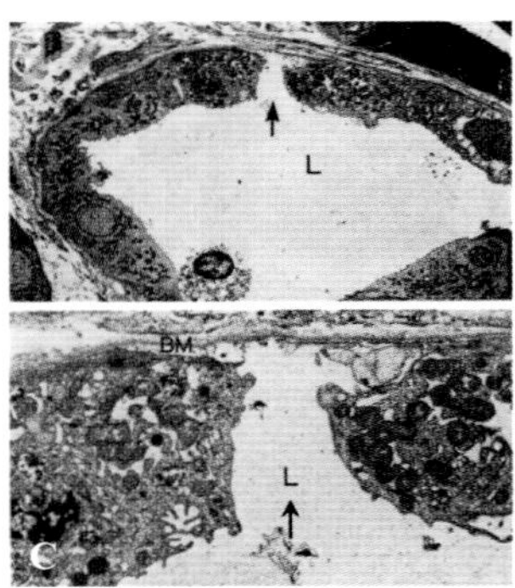

▲ 图 28-2 人类急性肾小管坏死的组织形态学特征

A. 人类活检样本显示明显的近端肾小管细胞损害，管腔内积聚顶膜碎片和脱落的细胞（*），近端肾小管细胞变薄以保持单层肾小管完整性(箭，白)，并且在小管周围的间质内存在分裂细胞及浸润的白细胞(箭头，白)；B. 再生上皮细胞超微电镜显示小的线粒体碎片(*)；C. 肾小管上皮细胞的超微电镜图，从形态学上支持 AKI 病理生理学中反漏的概念，在非置换位点（黑箭）[A. 由 M. Venkachatalam 提供；B 和 C 引自 Olsen TS，Olsen HS，Hansen HE. Tubular ultrastructure in acute renal failure in man：epithelial necrosis and regeneration. *Virchows Arch A Pathol Anat Histopathol*. 1985；406（1）：75-89.]

裂。最近的一项研究发现，肾脏缺血再灌注（IRI）会导致微管中的 α- 微管蛋白去乙酰化，在恢复期抑制微管蛋白乙酰化的变化能够抑制微管动力学，从而阻碍了小管上皮细胞的再生[179]。上皮细胞的结构和功能部分是由肌动蛋白细胞骨架介导的，它在膜表面的结构和功能、细胞极性、内吞作用、信号转导、细胞运动、细胞器运动、胞吐、细胞分裂、细胞迁移、连接复合物的屏障功能、细胞 - 基质黏附及信号转导中起着不可或缺的作用[180]。基于其在上述许多过程中的作用，肌动蛋白细胞骨架的任何损伤都会导致上述功能改变和（或）损坏。这对于 PTCs 尤其重要，PTCs 中的微绒毛对顶端膜的扩增，对于细胞的正常功能至关重要。

缺血性损伤导致细胞 ATP 耗竭，进而导致顶端肌动蛋白的迅速破坏和细胞骨架纤维状肌动蛋白核心的破坏和重新分布，导致膜结合的胞外小泡或囊泡形成[181]。这些囊泡既可以脱落到管腔中，或者内化再循环。细胞骨架破坏的核心机制是由肌动蛋白结合蛋白［称为肌动蛋白解聚因子（ADF）或丝切蛋白］介导的解聚[182]。该蛋白家族通常以不活跃的磷酸化形式存在，不能与肌动蛋白结合。缺血导致 ATP 耗竭，这已被证明可导致 Rho GTPase 失活[183]。这种情况可导致 ADF/ 丝切蛋白激活并重新定位到顶端膜，在顶端膜丝切蛋白可以介导不同的效应，包括纤维状肌动蛋白的解聚、切断、封顶和成核。这破坏了微绒毛的肌动蛋白微丝核心结构，并导致膜的表面不稳定和起泡[184, 185]（图 28-3）。

最近一项使用原代培养人近端肾小管上皮细胞的研究明确了缺氧损伤对上皮细胞细胞骨架重组的作用。一些研究报道显示，稳定缺氧诱导因子可以刺激 AKI 的缺氧损伤；而另外一些研究人员则发现稳定人肾小管上皮细胞中的 HIF 表达能够减少近端肾小管细胞的迁移，并诱导肌动蛋白丝和细胞黏附分子（包括桩蛋白和局灶性黏附激酶）的重排。这些数据支持稳定 HIF 在上皮迁移过程中的作用，也是 AKI 肾脏再生的潜在机制[186]。同样，原肌球蛋白通过阻止 ADF 的进入，在生理上结合并稳定终末网中纤维状肌动蛋白微丝核心。缺血后，原肌球蛋白从微丝核心解离，导致终末网微丝与 ADF/ 丝切蛋白结合、切断和解聚[187, 188]。

肌动蛋白细胞骨架破坏的另一个重要后果是紧密连接和黏附连接的丧失。这些连接复合体积极参与多种功能的调节，包括细胞旁转运、细胞极性和细胞形状。紧密连接又称闭锁小带（zonula occludens，ZO），由大量蛋白组成，如闭合蛋白、密封蛋白、ZO-1 和蛋白激酶 C，具有多种屏障功能，如黏附、通透性和转运。存在于终末网中的肌动蛋白与 ZO 相连，因此终末网的任何破坏都会导致紧密连接的破坏。早期缺血损伤会导致这些紧密连接的“开放”，导致细胞旁路通透性增加，进而引起肾小球滤液反渗入小管间质[180]。在肾小球中，局

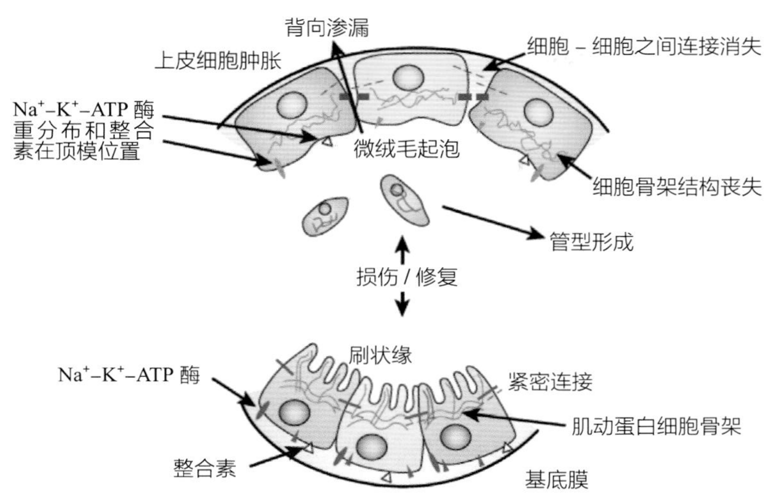

▲ 图 28–3　**肾小管上皮细胞亚致死性损伤的概况**

钠钾三磷酸腺苷酶（Na^+–K^+–ATP 酶）泵常位于基底外侧膜。在亚致死性缺血损伤时，Na^+–K^+–ATP 酶泵重新分布到近端小管的顶端膜。再灌注时 Na^+–K^+–ATP 酶泵重新回到基底外侧（引自 Sharfuddin A，Molitoris B. Epithelial cell injury. In Vincent JL，Hall JB，eds. *Encyclopedia of Intensive Care Medicine.* New York：Springer；2012.）

部缺血还会引起裂孔隔膜蛋白 NEPH1 和 ZO–1 之间相互作用的迅速丧失 [189]，从而导致足细胞损伤、脱落和蛋白尿。

上述变化的相关分子机制研究表明，导致肌动蛋白聚合的 ATP 耗竭，进而导致细胞黏附能力的降低。肌动蛋白稳定剂预处理可阻止 ATP 耗竭引起的肌动蛋白聚合和细胞黏附能力减少。因此，细胞骨架重排降低了细胞黏附能力。此外，ATP 耗竭显著增加 p38 丝裂原活化蛋白激酶（MAPK）和热休克蛋白 27（Hsp27）的磷酸化水平，磷酸化的 Hsp27 从细胞骨架向细胞质的转位增加。P38 MAPK 特异性抑制剂 SB203580 阻断 ATP 耗竭，诱导 Hsp27 磷酸化和肌动蛋白聚合。这些研究提示缺血通过 p38MAPK–Hsp27 信号重塑纤维状肌动蛋白，导致 PTC 脱落 [190]。

缺血时肌动蛋白细胞骨架的改变和功能障碍会导致细胞极性和功能的变化。正常情况下，Na^+–K^+–ATPase 泵位于肾小管上皮细胞基底膜，但在缺血情况下，Na^+–K^+–ATPase 最早在 10min 内转移至小管上皮细胞顶端膜 [191]。该过程的发生是由于通过血影蛋白 / 肌动蛋白细胞骨架破坏了 Na^+–K^+–ATPase 泵与基底膜的附着。推测其调节机制包括蛋白锚定蛋白的过度磷酸化，从而导致结合蛋白血影蛋白的丢失，以及通过激活蛋白酶（如钙蛋白酶）切割血影蛋白。Na^+–K^+–ATPase 泵的这种重新分布导致钠和水在上皮细胞顶端膜和基底外侧膜之间的双向运输，导致细胞钠重新运输到小管管腔内，这是 ATN 患者出现高 FE_{Na} 的主要机制之一 [192]，并导致细胞 ATP 的利用率降低，因为它使 ATP 的利用和 Na 的有效运输解耦。

(3) 细胞死亡通路

① 坏死和被调控的细胞死亡途径：上皮细胞坏死是一种“被动的”非能量依赖的过程，继发于毒性或缺血性损伤引起的严重 ATP 耗竭。它不依赖于含半胱氨酸的天冬氨酸蛋白水解酶的激活，而是细胞内钙升高和膜磷脂酶激活所致 [193, 194]。因此，在形态学上，坏死细胞不会呈现凋亡时所见的核碎裂或染色质浓聚，也不会形成凋亡小体。在功能方面，严重的 ATP 耗竭首先导致线粒体损伤，随后氧化磷酸化停止，导致能量储存进一步耗竭，ROS 大量生成，进而介导细胞损伤。

在某些情况下，特定的受调控分子途径可能导致坏死性细胞死亡，这一过程称为程序性坏死（necroptosis）[195]。坏死（necrosis）和程序性坏死的区别在于程序性坏死存在受体相互作用蛋白激酶 3（RIPK3）[196]。被调控的细胞死亡途径可分为含半胱氨酸的天冬氨酸蛋白酶调控的细胞死亡系统，如细胞凋亡（apoptosis）、程序性坏死、细胞焦亡（pyroptosis）及脂质氧化 – 自氧化控制的坏死系统，如铁死亡（图 28-4）[197]。

② 凋亡：损伤后上皮细胞的命运最终取决于损伤的程度。遭受不致死或不太严重损伤的细胞，损伤中断后能够恢复功能和结构。遭受更严重或致命损伤的细胞会发生凋亡或坏死，导致细胞死亡。细胞凋亡是损伤后的一种能量依赖性“程序性”细胞死亡，导致细胞核和细胞质物质凝结，形成凋亡小体。这些质膜结合的凋亡小体，能被巨噬细胞和邻近存活的上皮细胞迅速吞噬。发生坏死时，细胞和细胞器肿胀，质膜的完整性丧失，胞质和细胞核物质释放到小管管腔或间质[198]（图 28-5）。

含半胱氨酸的天冬氨酸蛋白酶家族是细胞凋亡的重要启动子和效应子[199, 200]。在人类 AKI 中，内源性（线粒体）和外源性（死亡受体）凋亡通路均被激活。具体来讲，胱天蛋白酶 -9 前体蛋白（procaspase-9）的激活主要取决于受 Bcl-2 蛋白家族调控的内源性线粒体通路，而胱天蛋白酶 -8 前体蛋白（procaspase-8）的激活主要是通过细胞表面死亡受体，如 Fas 蛋白及其配体 FADD（Fas 相关蛋白的死亡结构域）介导的外源性信号通路。在内源性激活途径和外源性激活途径之间也存在相当多的相互对话。另一类胱天蛋白酶（3、6 和 7）是效应型胱天蛋白酶，它们的含量更丰富、催化能力更强、能裂解许多细胞蛋白，并导致经典的凋亡表型。由于缺血和其他细胞毒性损伤，上皮细胞中胱天蛋白酶被激活，而体内及体外研究均表明抑制胱天蛋白酶活性对 AKI 损伤造成的肾小管上皮细胞具有保护作用[201, 202]。

在缺血性肾小管细胞损伤过程中，内源性途径（Bcl2 家族、细胞色素 c、胱天蛋白酶 -9）、外源性途径（Fas、FADD、胱天蛋白酶 -8）和调控途径（p53 和 NF-κB）被激活。研究还表明，细胞存活和死亡之间的平衡取决于 Bcl-2 家族蛋白中促凋亡成员（Bax、Bcl-2 相关死亡启动因子 Bad 和 Bid）和抗凋亡成员（Bcl-2 和 Bcl-xl）的相对浓度。促凋亡蛋白的过表达或抗凋亡蛋白的相对不足可导致线粒体空隙的形成。反之，则可能抑制这种孔隙的

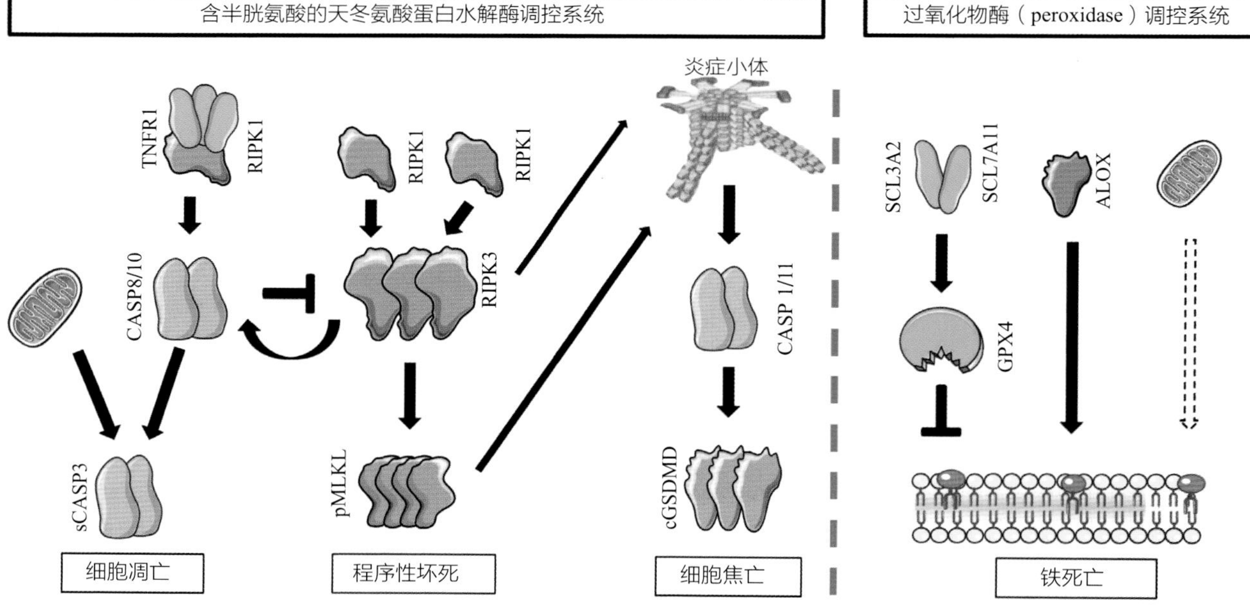

▲ 图 28-4 细胞死亡调控途径的概况

调节性细胞死亡通常分为两类。含半胱氨酸的天冬氨酸蛋白水解酶调控系统包括细胞凋亡、程序性坏死和细胞焦亡，在过去的几十年已经进行了广泛的研究。相反，铁死亡的过氧化控制系统完全独立于胱天蛋白酶调控网络。重要的是，这两个系统激活均会导致人类疾病。因此，针对临床相关的细胞死亡，至少应针对这两个系统进行组合治疗，这些治疗可能会表现出一些附加的功能。同样，在胱天蛋白酶控制的死亡系统中，任一途径的抑制均可能导致其他途径改变。考虑到坏死性炎症的作用，将致命信号从高免疫原性途径（如细胞焦亡）转换到具有较低免疫原性功能（如细胞凋亡）的途径可能有益［引自 Tonnus W,Gembardt F, Latk M, et al. The clinical relevance of necroinflammation—highlighting the importance of acute kidney injury and the adrenal glands. *Cell Death Differ.* 2019;26(1):68–82.］

形成[203-205]。

其他一些蛋白在凋亡途径中也发挥着重要作用，包括 NF-κB 和 p53[206, 207]。核心促凋亡转录因子 p53 可被缺氧、HIF-1α 及其他有害刺激物（如顺铂）激活。激酶介导的信号通路［如 ERK 和 c-Jun 氨基端激酶（JNK）］通过与肝细胞生长因子、胰岛素样生长因子 -1、表皮生长因子和血管内皮生长因子（VEGF）等生长因子信号相互作用，介导细胞凋亡、存活和修复反应[208, 209]。这些独立的机制可以抑制 Bad 等促凋亡蛋白、激活 CREB（环磷酸腺苷反应元件结合）的抗凋亡因子的转录。最近的研究表明，在 AKI 情况下，小干扰 RNA（siRNA）可快速递送到近端肾小管细胞，通过靶向 siRNA 使 p53 的产生减少，导致凋亡信号和肾功能呈剂量依赖性减弱，提示其对缺血性和肾毒性肾损伤有潜在的治疗作用[210]。在体内，microRNA-24（miR-24）还调节 HO-1 和 H2A 组蛋白家族成员 X。总体而言，该研究结果表明 miR-24 通过刺激内皮细胞和肾小管上皮细胞凋亡从而加重肾脏缺血性损伤[211]。

总之，考虑到多种可以阻断或调节的靶点，调控凋亡在预防上皮细胞损伤方面的意义重大。避免致死性伤害并防止细胞发展为坏死的“窗口期”可能是处于细胞凋亡的起始阶段。

大量研究表明，ATP 的耗竭通过钙 ATP 酶的损伤导致细胞内钙的升高，而抑制 Na^+-K^+-ATP 酶的活性则通过钠钙交换体促进钙进入细胞。细胞内钙的增加会进一步导致线粒体损伤和细胞骨架改变[212]。这一系列事件导致钙蛋白酶和磷脂酶等蛋白酶的激活。磷脂酶 A2 等磷脂酶会直接对膜造成水解损伤，并释放有毒的游离脂肪酸。它们还会引起具有血管活性和血流动力学活性的二十烷类化合物的释放，导致强烈的周围炎症反应。钙蛋白酶介导质膜通透性和细胞骨架蛋白的水解[213, 214]。最后，溶酶体酶和蛋白酶的释放能够降解组蛋白，导致核酸内切酶遍布所有区域，在凝胶电泳上呈现出经典的“涂片”模式，与凋亡中典型的“阶梯”模式不同[215]。

③ 程序性坏死：程序性坏死和铁死亡是两种形式被调控的非凋亡的细胞死亡方式。坏死与细胞凋亡的区别在于存在质膜完整性的破坏（图 28-5），如坏死性细胞死亡伴随着未处理的细胞内容物的释放，包括细胞器、高度免疫原性的蛋白质（如 ATP、HMGB1、双链 DNA 和 RNA 组分等），被称为损伤相关分子模式（DAMP），也被称为坏死性炎症[216]。尽管人们认为肾小管坏死是偶然的，但近 20 年来的工作已经揭示了遗传因素决定和调控坏死的几种途径，其中受体相互作用丝氨酸 - 苏氨酸蛋白激酶 1（RIPK1）[217, 218]、RIPK3[219] 及其底物，混交激酶域蛋白（mixed-lineage kinase domain-like protein，MLKL）直接参与调控这种新的程序性坏死的细胞死亡途径[220]。触发程序性坏死的信号转导途径包括在胱天蛋白酶抑制作用下死亡受体的参与，Toll 样受体的刺激，干扰素的信号转导，激酶 RIPK3 的激活及 MLKL 的磷酸化。激酶 RIPK3 使 MLKL 发生磷酸化进一步导致分子机制转导，导致质膜破裂[221]。通过使用 necrostatin-1（一种 RIPK1 抑制剂）证明其对肾脏功能具有保护作用，表明在缺血性 AKI 中发生了程序性坏死[222]。在顺铂诱导的小鼠 AKI 模型中，也发生了细胞程序性坏死，利用 RIPK3 和 MLKL 基因缺陷小鼠表现对肾脏功能的显著保护作用[223]。

④ 铁死亡：铁死亡以前未被认识到，一种铁依赖性非凋亡形式的调节性细胞死亡途径，其特征在于脂质修复酶谷胱甘肽过氧化物酶 4（GPX4）活性

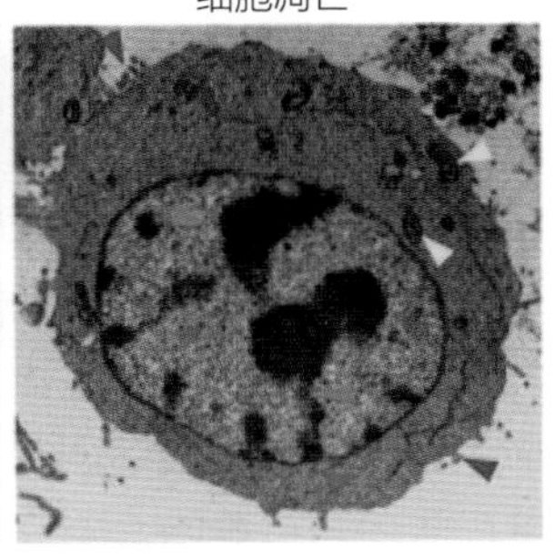

▲ 图 28-5　**程序性坏死和细胞凋亡的形态学特征**
透射电子显微镜分析用抗癌药处理 48h 的 HT29 结肠癌细胞，与完整的质膜相比，经历程序性坏死的细胞显示质膜破裂和通透性，凋亡细胞气泡（红，箭头）。程序性坏死的细胞表现出细胞质肿胀和空泡化，而在凋亡细胞中不存在（绿，箭头）。程序性坏死细胞的线粒体肿胀，与细胞凋亡的线粒体相反（黄，箭头）。程序性坏死细胞也缺乏在凋亡细胞中看到浓缩和破碎的细胞核（蓝，箭头）［引自 Chen D, Yu J, ZhangL. Necroptosis: an alternative cell death program defending against cancer. *Biochim Biophys Acta.* 2016；1865（2）：228-236.］

缺乏而导致脂质过氧化增加[224–226]。导致脂质自由基（包括脂质羟基过氧化物）的积累。这种铁依赖性细胞死亡的模式不同于其他细胞死亡的模式，如细胞凋亡、坏死和程序性坏死。因为它以非细胞自主和同步方式介导细胞死亡，这为 AKI 期间肾单位丢失提供了可能的解释[227]。Erastin 和 RSL3 是诱导铁死亡的化合物，可在无细胞凋亡特征的情况下诱导细胞死亡[224, 228, 229]。Erastin 和 RSL3 在缺少凋亡机制的主要成分（如含半胱氨酸的天冬氨酸蛋白水解酶），BAX 和 BAK 的情况下能够诱导细胞死亡[230]。在最近的一项研究报道中，铁死亡被证明在叶酸诱导的 AKI 中起关键作用[231]，导致炎症增加。血红素加氧酶 –1（HO–1）也是调控铁死亡的重要因子[232]。来自 HO–1$^{+/+}$ 小鼠的永生化近端肾小管细胞比来自 HO–1$^{-/-}$ 小鼠的细胞更易受 Erastin 或 RSL3 的影响。与 HO–1$^{+/+}$ 细胞相比，补充铁剂进一步降低了 HO–1$^{-/-}$ 细胞的活力。最后，用 Ferrostatin（一种铁死亡抑制剂）、去铁胺（一种铁螯合剂）或 N– 乙酰 –L– 半胱氨酸（一种谷胱甘肽补充剂）减弱 Eaststin 引起的铁死亡[232]（图 28–4）。

⑤ 细胞焦亡：细胞焦亡是一种高度炎性形式的调控性细胞死亡，它需要含半胱氨酸的天冬氨酸蛋白水解酶 –1/ 胱天蛋白水解酶 –4/ 含半胱氨酸的天冬氨酸蛋白水解酶 –5（小鼠中的含半胱氨酸的天冬氨酸蛋白水解酶 –11）才能被激活[197, 233]（图 28–4）。细胞内损伤（无菌炎症，如 AKI）和 DAMP 释放［病原相关分子模式（PAMP）］激活 NLRP3 炎性小体，继而导致含半胱氨酸的天冬氨酸蛋白水解酶被激活，以及切割白细胞介素 –1β 前体蛋白（pro–IL–1β）和白细胞介素 18 前体蛋白（pro–IL–18）至其成熟形式。此外，一种新鉴定到细胞焦亡的执行者 GSDME 被激活，释放氨基末端片段 GSDMD–NT[197, 234]。GDSMD–NT 片段能够在细胞膜上寡聚并进行打孔[235]，导致细胞肿胀、渗透裂解及 IL–1β、IL–18 和其他细胞内组分的释放[197, 234]。因此，与细胞凋亡不同，细胞焦亡导致质膜破裂并释放 DAMP 分子，导致天然免疫的激活及募集免疫细胞[236]。

了解细胞死亡途径并进行特定的干预，这可能同样涉及保护凋亡的策略，以避免诱发炎症，阻止更多促炎途径的发生（如细胞焦亡），被认为是细胞死亡调控最显著的促炎途径[197]。

⑥ 自噬：自噬是肾脏正常稳态、疾病发生和肾脏衰老的重要机制[237–240]。图 28–6 总结了自噬的三种形式，即巨自噬、微自噬和分子伴侣介导的自噬。

- 巨自噬首先是从头形成杯形隔离的双层膜结构，从而吞噬一部分细胞质成分。
- 微自噬通过内陷、突出和分离等步骤立即在溶酶体膜上吞噬细胞质。
- 分子伴侣介导的自噬是通过分子伴侣热休克相关蛋白 70（HSC70）和溶酶体膜上的受体溶酶体相关膜蛋白 2A（LAMP–2A）直接转运未折叠的蛋白质的过程。

自噬是高度保守的，是溶酶体降解途径，用于拯救和再利用降解的蛋白质、脂质和细胞器从而产生基本的结构成分和能量。它还可以清除废旧和功能失调的细胞器和细胞毒性蛋白聚集体，以实现细胞稳态。在致病条件下，自噬在缺血、毒性、免疫和氧化损伤中起关键作用，导致诱导肾小管上皮细胞发生自噬，这在改变疾病病程中起着关键作用[238]。自噬介导的白细胞清除是拮抗炎症的重要机制，这是巨噬细胞展现的功能[239]。自噬的特征是形成自噬体，它由包裹细胞胞质成分的双层膜囊泡和一些要降解的细胞器组成。自噬体与溶酶体融合，内容物被降解，降解产物被拯救并作为细胞功能的基础[237]。已经有许多与自噬相关的基因和蛋白质（自噬相关，Atg）[237]。

自噬在缺血再灌注损伤中对肾小管细胞起保护作用。它在凋亡细胞出现之前出现，并且自噬的抑制加剧了肾损伤，部分原因是抑制了细胞凋亡[241, 242]。自噬的重要性已经通过近端小管特异性敲除 ATG5 或 ATG7 的敲除小鼠所证明[243–245]。近端小管缺失 ATG5 导致线粒体变形和胞质内容物或蛋白质聚合物的集聚[243]。远端小管中缺失 ATG5 不会引起肾脏功能的显著改变[244]。在近端肾小管特异性敲除 ATG7 小鼠中观察到相似的结果[246]。重要的是，在近端肾小管特异性 ATG5 或 ATG7 敲除小鼠，肾脏缺血 - 再灌注损伤的疾病表型比野生型小鼠的损伤更重[243, 244, 246]。在顺铂诱导 AKI 模型中也检测到了自噬的活化[247]。在顺铂诱导的 AKI 小鼠模型中，ATG7 基因敲除加重了小鼠肾脏的损伤[246]。氯喹是一种自噬抑制剂，在顺铂诱导的 AKI 模型中

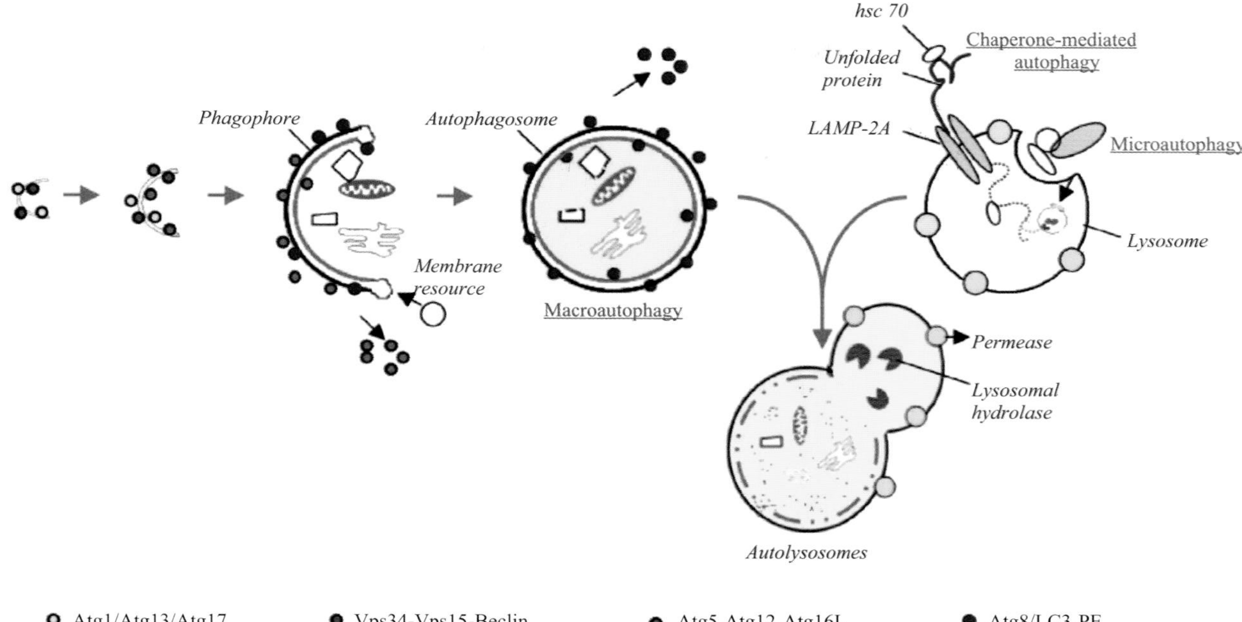

▲ 图 28-6 **Autophagy. The forms of autophagy are macroautophagy, microautophagy, and chaperone-mediated autophagy. Macroautophagy starts with the de novo formation of a cup-shaped isolation double membrane that engulfs a portion of cytoplasm. Microautophagy involves the engulfment of cytoplasm instantly at the lysosomal membrane by invagination, protrusion, and separation. Chaperone-mediated autophagy is a process of direct transport of unfolded proteins via the lysosomal chaperonin hsc70 and LAMP-2A. All forms of autophagy subsequently lead to the degradation of intraautophagosomal components by lysosomal hydrolases. PE, Phosphatidylethanolamine. (From Periyasamy-Thandavan S, Jiang M, Schoenlein P, Dong Z. Autophagy: molecular machinery, regulation, and implications for renal pathophysiology. Am J Physiol Renal Physiol. 2009;297(2):F244-F256.)**

进行了相关研究，发现敲除组阻断自噬小体中 LC3 的溶酶体降解，加重了肾脏功能的损伤 [246]。同样，在脂多糖诱导的败血症 AKI 小鼠模型中自噬同样被诱导，氯喹及肾小管特异性敲除 ATG7 基因抑制自噬的发生，均加重了肾脏功能的损伤 [248]。综上所述，来自药理学研究和遗传缺陷小鼠的数据均为自噬在肾脏的保护作用提供了有力的证据。此外，自噬失调可导致肾脏变性加剧，从而导致以进行性纤维化为特征的进展性肾脏疾病 [249, 250]。

⑦ 中性粒细胞胞外捕获网形成（NETosis）：NETosis 是调控中性粒细胞死亡的一种特殊形式，是中性粒细胞释放中性粒细胞胞外捕获网（NETs）的程序，它是由染色质和组蛋白组成的细胞外结构，能够固定和杀死细菌 [251]。中性粒细胞在被 IL-8、LPS、细菌或活化的血小板激活后，会启动导致其死亡和 NETs 形成的程序 [252]。已知该程序的激活途径涉及 Toll 样受体（TLR）、细胞因子和 Fc 受体 [251, 253]。这种细胞死亡形式不同于凋亡和坏死。细胞死亡与含半胱氨酸的天冬氨酸蛋白水解酶无关，并且不伴有碎片的产生 [252, 254]。

发生 NETosis 浸润的中性粒细胞进一步加剧了缺血性 AKI 的器官损伤。Nakazawa 及其同事使用肾脏缺血再灌注（IRI）模型证实，浸润的中性粒细胞发生 NETosis，导致释放出细胞毒性 DAMPs（如组蛋白），进一步加重了肾小管上皮细胞损伤和间质炎症 [255]。使用 NET 形成过程中的关键酶肽基精氨酸脱亚氨酶（PAD）的抑制剂或利用抗 Ly6G 单克隆抗体耗竭中性粒细胞、减少 NET 形成、使组织的坏死、AKI 的生物标志物和肾脏功能均得到改善。此外，作者还证实了 ATN 患者肾脏活检样本中存在 NETs 的生成。

(4) 先天性免疫和炎症

① 肾脏微环境：上皮细胞的基底膜和肾小管周围毛细血管之间的间质微环境是一个反应性车间，包含单核吞噬细胞、间质成纤维细胞和周细胞及各种可溶性调节物质 [256]。单核吞噬系统由骨髓

来源的巨噬细胞和树突状细胞组成[257]，它们的功能特征和表面生物标志物上存在重叠[258]。巨噬细胞是组织固有的吞噬细胞，其功能通常是清除死亡的细胞，产生细胞因子和生长因子[259, 260]。尽管该系统可以被外源性病原体激活[261]，但该微环境也可以对组织损伤后死亡细胞释放的内源性分子或缺氧，局部缺血或其他形式的无菌性炎症等产生活化。Matzinger 提出了一种危险模型来解释这些对外源性抗原免疫应答经典作用之外的其他情况[262]。树突状细胞被 DAMPs 或 PAMPs[263] 激活，是先天性免疫系统在缺血再灌注损伤后的关键始动者（图 28-7）。

② 急性肾损伤中的单核吞噬细胞：树突状细胞（骨髓来源的固有细胞群）和巨噬细胞在肾小管上皮细胞和肾小管周围的内皮细胞之间形成一个网络[256, 264]。尽管树突状细胞和巨噬细胞通常被认为是具有特征功能的不同细胞类型，但最近的研究表明，树突状细胞和巨噬细胞之间在细胞表面标记和细胞功能上有巨大的重叠[257]（图 28-8）。树突状细胞位于细胞间质，能够接触到上皮细胞，入侵的生物体和浸润细胞释放的内源性和外源性 DAMPs 和 PAMPs，因此树突状细胞是先天性免疫系统的关键始动者、增强者和效应器[263, 265]。

树突状细胞具有极大的可塑性，可以抗炎或促炎[266, 267]。树突状细胞在 IRI 诱导的 NKT 细胞激活和 IL-17/IL-23 信号通路活化的早期阶段起作用[268, 269]。树突状细胞在 AKI 中激活先天性免疫应答中的重要性已经通过耗竭树突状细胞来证实。该研究是通过 CD_{11c}^{+} 细胞特异性表达人白喉毒素受体（DTR）的转基因小鼠，即 CD_{11c}-DTR 小鼠来完成的[270]。在 IRI 之前，使用白喉毒素（DT）耗竭肾脏 CD_{11c}^{+} 树突状细胞，发现与用无催化活性的突变体 DT（mDT）[271] 处理的 CD_{11c}-DTR 小鼠相比，经 DT 处理的肾脏组织损伤明显减轻。CD_{11c}-DTR 小鼠有力地支持了树突状细胞有助于 IRI 早期发生先天性应答的概念。树突状细胞的耗竭，树突状细

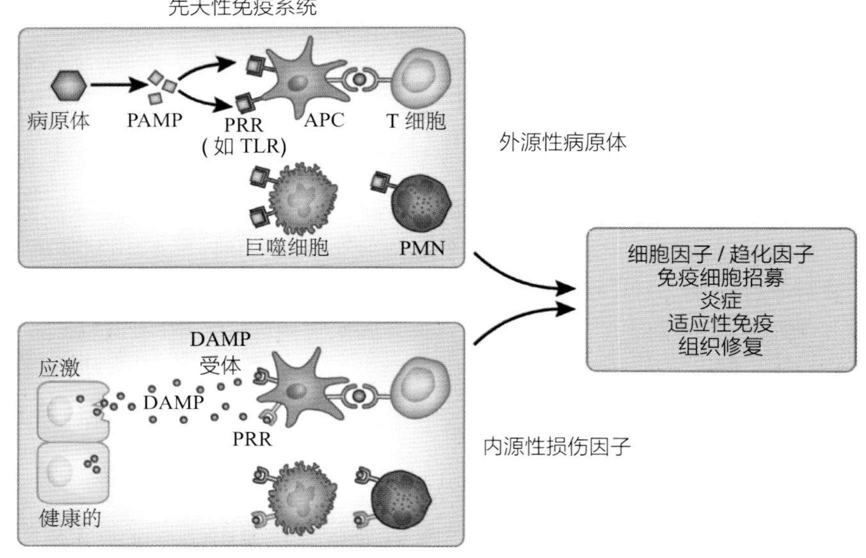

▲ 图 28-7 外源性和内源性危险损伤模型

病原体细菌或病毒的感染导致病原体相关分子模式（PAMP）的释放，该分子模式与免疫细胞上的模式识别受体（PRR）结合［如 Toll 样受体（TLRs）］，刺激先天免疫反应，伴随炎症和适应性免疫的激活，最终控制感染并进行组织修复的过程。内源性危险模型，当细胞受到应激或损伤及坏死的细胞释放一些常隐藏在细胞内的分子。在细胞外区域，这些损伤相关分子模式（DAMP）可以与 PRR 或特定的 DAMP 受体结合，通过促进促炎性介质的释放和募集组织免疫细胞浸润来引发免疫反应。参与这些过程的免疫细胞包括抗原呈递细胞（APC），如树突状细胞、巨噬细胞、T 细胞和嗜中性粒细胞［多形核白细胞（PMNs）］。DAMP 还可刺激适应性免疫并参与自身免疫应答和组织修复。从细胞释放的各种各样细胞内和细胞外分子都能够起到 DAMP 作用（表 28-1）。如此多样化的分子群功能尚未完全阐明，尚不清楚不同的 DAMP 是否具有特定的作用，是否在不同的细胞类型或条件下引发特定的功能，甚至对 DAMP 的免疫反应是否可以与 PAMP 的免疫反应区分开［引自 Rosin DL，Okusa MD. Dangers within：DAMP responses to damage and cell death in kidney disease. *J Am Soc Nephrol.* 2011；22（3）：416-425.］

胞鞘氨醇 1- 磷酸受体 3（S1P3R）的缺失或 S1P2R 的抑制减轻了 IRI 对肾脏的损伤[271-273]。它们是早期产生 IL-6、肿瘤坏死因子 TNF-α、MCP-1、RANTES（激活细胞，正常 T 细胞表达和分泌）的生产者[274]。除了启动炎症细胞的募集外，树突状细胞还可以产生 IL-10 来参与组织修复[275]。树突状细胞也可以诱导免疫耐受，产生免疫耐受的细胞功能不成熟，正向调节炎性反应的因子不足，负向调控共刺激分子信号和减少促炎细胞因子，并且可以通过诱导 T 细胞无反应或通过诱导或扩增调节性 T（Treg）细胞而产生免疫耐受[276, 277]。腺苷 2A 受体（A2AR）诱导的树突状细胞免疫耐受抑制了体内 NKT 细胞活化并减弱肾脏 IRI 的损伤[278]。然而，成熟的树突状细胞也可以发生免疫耐受[276, 279]。未成熟和成熟的树突状细胞均可引发 Treg 细胞，从而阻止自身免疫反应。与 IRI 相反，DTR 小鼠的树突状细胞耗竭增加了顺铂诱导 AKI 模型的损伤，这表明树突状细胞在不同肾脏损伤模型中对组织的

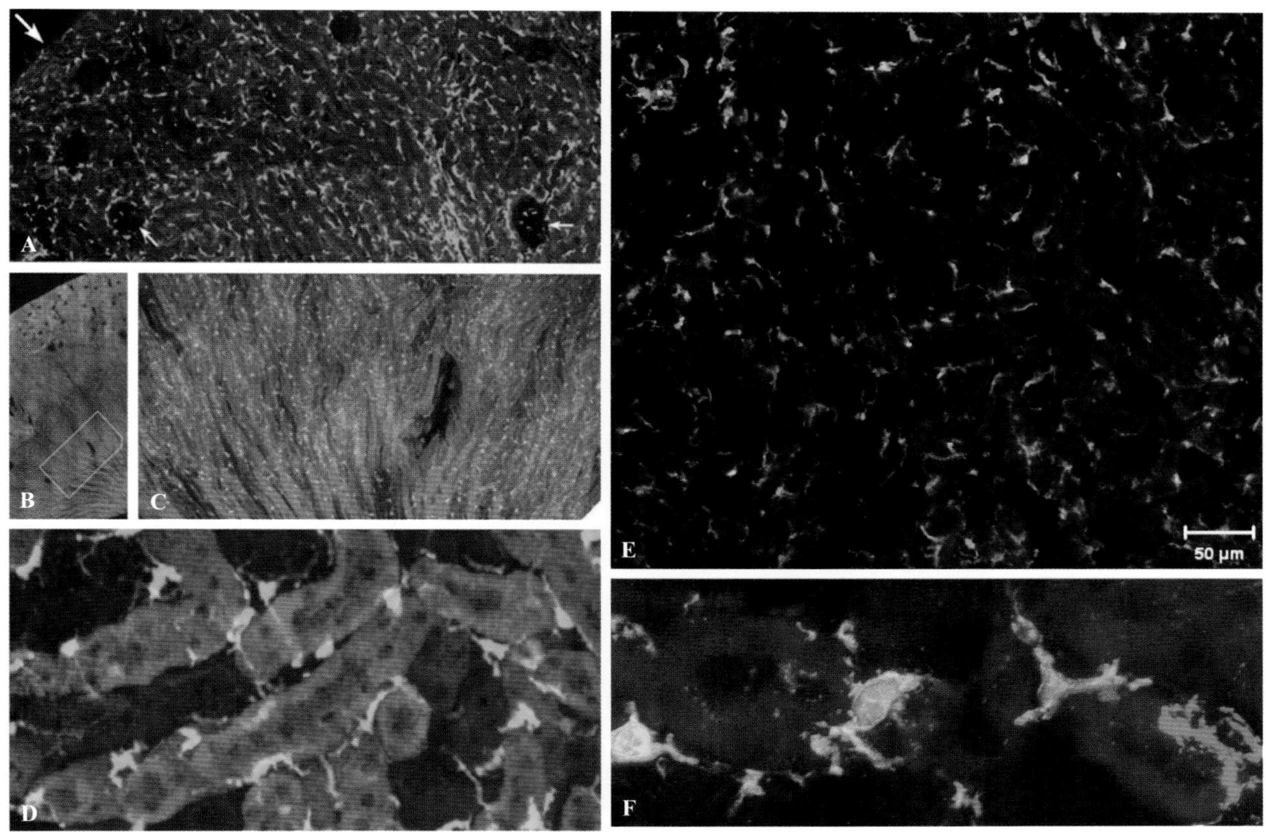

▲ 图 28-8 微环境中单核吞噬细胞的异质性

图 A 至 D 显示了肾脏微环境中的单核吞噬细胞，标识为 CX3CR1$^+$/GFP$^+$ 细胞（绿色），图 E 显示了单核吞噬细胞的异质性。A. 皮质中 CX3CR1$^+$/GFP$^+$ 单核吞噬细胞的异质种群包括树突状细胞、巨噬细胞，以及皮质和髓质的固有细胞。CX3CR1$^+$/GFP$^+$ 细胞延伸至皮质边缘（粗箭），并在整个间质中大量分布。肾小球囊被 CX3CR1$^+$/GFP$^+$ 细胞包裹（细箭）。同样值得注意的是位于每个肾小球内的 CX3CR1$^+$/GFP$^+$ 细胞。B. 花生凝集素罗丹明标记物（红荧光）突出了远端小管和集合管，肾小球囊（左上）至肾乳头（右下）；C. 放大显示在图像 B 中的方框区域，显示了肾脏髓质中间质的 CX3CR1$^+$/GFP$^+$ 细胞，延伸到肾脏锥体，与肾脏皮质具有相同的空间分布规律；D. 肾脏间质内星状 CX3CR1$^+$/GFP$^+$ 细胞的三维视图，由髓质中的小管节段分隔开（红荧光）；E. CX3CR1$^+$/GFP$^+$ 小鼠肾脏髓质切片。GFP 主要在单核巨噬细胞和树突状细胞上表达，在皮质中可见许多 CX3CR1$^+$/GFP$^+$ 绿荧光细胞。髓质中可见大多数 IA$^+$ 细胞（红）。该图像中清晰显示出单纯 CX3CR1$^+$/GFP$^+$ 细胞、单纯 IA$^+$ 的细胞，以及 CX3CR1$^+$/GFP$^+$ 和 IA$^+$ 双重标记的细胞，双重标记阳性的细胞为肾髓质的树突状细胞；F. 放大倍率更高的投影图像，间距为 0.69mm。以上结果证实了肾脏微环境中单核吞噬细胞的异质性［A 至 D 引自 Soos TJ，Sims TN，BarisoniL，et al. CX3CR1+ interstitial dendritic cells form a contiguous network throughout the entire kidney. *Kidney Int*. 2006；70（3）：591–596；E 和 F 引自 Li L，HuangL，Sung SS，et al. The chemokine receptors CCR2 and CX3CR1 mediate monocyte/macrophage trafficking in kidney ischemia–reperfusion injury. *Kidney Int*. 2008；74（12）：1526–1537.］

保护作用[280]。这些研究揭示了 AKI 中组织固有树突细胞的不同作用，并且进一步表明不同的病原环境［如顺铂毒性、IRI 或内源性分子（如 PAMPS、DAMPS、细胞因子、类腺苷、如腺苷）］产生的不同的间质微环境可能调节树突功能[266]。最后，树突状细胞通过淋巴系统离开肾脏发挥呈递抗原并调节淋巴细胞反应[281]。因此，树突状细胞在上皮和内皮之间进行联系、调节先天和适应性免疫、自我免疫耐受，以及组织损伤与修复。

巨噬细胞是具有吞噬功能的先天性免疫细胞，有助于机体的防御，并基于表面标记已经确定了其 5 个不同的亚群[282, 283]。组织固有的巨噬细胞来源于骨髓源性单核细胞的异质亚群[260, 284–286]，其特征是表面低表达的趋化因子受体 2（CCR2）、GR–1 和 Ly6C 和表面高表达分形趋化因子受体 CX3CR1[260, 287]。这些单核细胞迁移到正常组织中，并分化为固有的树突状细胞和巨噬细胞[286]。相反，炎性组织浸润的巨噬细胞具有以 CCR2、Ly6C 和 GR–1 的表面高表达和 CX3CR1 表面低表达的特征。组织的微环境可能决定了树突状细胞和巨噬细胞的表型。TNF–α、IL–4 和 IL–15 使单核细胞的分化趋向于树突状细胞表型[288–290]，而干扰素 –γ（IFN–γ）和 IL–6 则使单核细胞的分化趋向于巨噬细胞表型[291, 292]。肾脏 IRI 之后，通过单核细胞 CCR2 受体活化的单核细胞趋化蛋白 1（MCP–1/CCL2）信号转导通路[293]，单核细胞在 24h 内迁移到肾脏的炎症病灶[269, 271]。

尽管存在争议，并且受到近期研究的挑战，但 M_1 和 M_2 巨噬细胞的分类确实提供了重要的功能框架[294]。M_1 型巨噬细胞，也称为“经典巨噬细胞”，被 IFN–γ 和 LPS 激活并表达高水平的诱导型一氧化氮合酶（iNOS）。M_1 型巨噬细胞通过信号转导和转录激活因子 1（STAT1）、NF–κB 和 ROS[283] 产生促炎细胞因子（如 TNF–α、IL–6 和 IL–12），具有很高的微生物杀伤活性。M_2 巨噬细胞也称为“替代性巨噬细胞”，被 IL–4 或 IL–13 激活，并通过胰岛素样生长因子 1（IGF–1）、甘露糖受体 1（Mrc1/CD_{206}）和精氨酸酶及 STAT6 的活化参与组织和炎症修复[295]。

巨噬细胞的作用可以通过氯膦酸二钠脂质体的体内给药进行评估。氯膦酸二钠脂质体被巨噬细胞吞噬，氯膦酸盐在巨噬细胞中通过溶酶体磷脂酶的作用从脂质体中释放出来，使细胞凋亡[296]。巨噬细胞的功能是通过氯膦酸二钠脂质体耗竭确定的，该研究集中于巨噬细胞耗竭的时间过程（早期与晚期）。肾 IRI 之前使用氯膦酸二钠脂质体耗竭肾脏和脾脏的巨噬细胞可阻断 AKI 的发生，进行巨噬细胞移植会出现 AKI[297]。IRI 后 3～5 天耗竭巨噬细胞可减慢肾小管细胞的增殖和修复[283]，表明促炎表型的 M_1 巨噬细胞对损伤的重要性，而抗炎表型的 M_2 巨噬细胞对组织修复的重要性[283, 298, 299]。

IRI 后，在浸润的多形核白细胞、T 细胞和 NKT 细胞的作用下，进入肾组织促炎的单核细胞被激活为促炎巨噬细胞[268, 300, 301]。固有的树突状细胞激活 NKT 细胞产生 INF–γ 和其他（如 ROS、信号素蛋白 –3a、DAMPs 和 TNF–α 等）炎症介质，调节微环境并有利于巨噬细胞的促炎表型[283]。这些促炎的巨噬细胞随后会产生促炎因子，进一步导致组织损伤。尚不清楚从 M_1 到 M_2 的巨噬细胞极化是否涉及循环细胞的募集或重新编程[283, 302]。Lee 及其同事的研究支持了巨噬细胞原位极化的概念[303]。在这些研究中，研究人员在损伤时注射了带有标记的 M_1 巨噬细胞，并检测了这些标记的巨噬细胞在损伤肾脏的浸润。大多数标记的细胞保持 M_1 表型。然而，在损伤后 3 天注射标记的 M_1 巨噬细胞时，大多数巨噬细胞表达了 M_2 表型。这些研究支持了巨噬细胞可以在原位重新编程的概念[283, 302, 304]，且肾脏微环境是重要因素[266]。

早期炎症的经典特征是白细胞通过选择素与配体之间的相互作用而募集至活化的血管内皮细胞并牢固黏附，继而发生迁移[305, 306]。受损的近端肾小管上皮细胞产生许多潜在的介质，包括促炎的细胞因子［如 TNF–α、IL–6、IL–1β、MCP–1、IL–8、转化生长因子 –β（TGF–β）和 RANTES］[278, 307]。TLR2 是内皮缺血损伤的重要介质，TLR4 在缺血性和脓毒性损伤的动物模型中显示出相似的作用[308]，尤其是在 PTC 中[309]。

③ 急性肾损伤中的多形核白细胞：中性粒细胞聚集出现在缺血损伤动物模型的早期[271]。研究表明，肾脏 IRI 之后，中性粒细胞产生的 IL–17A 和 IFN–γ 可促使中性粒细胞向受损肾脏迁移[268]（图 28–9）。尽管中性粒细胞在 AKI 的啮齿类动物模型中出现较早，但它们在其中是否起致病作用仍然存在争议，因为有的研究显示中性粒细胞的抑制或

缺乏有保护作用 [305, 310, 311]，也有研究表明无保护作用 [312]。已有研究证实阻断中性粒细胞功能或中性粒细胞的缺失对损伤只有部分保护作用。血管黏附蛋白 -1（VAP-1）是一种与炎症相关的黏附分子 [313, 314]。Tanaka 及同事发现，VAP-1 主要在周细胞中表达，而 VAP-1 的特异性抑制剂 RTU-1096 可以缓解肾 IRI 和减少中性粒细胞浸润。抑制 VAP-1 在中性粒细胞减少的大鼠中无保护作用，提示中性粒细胞浸润的重要作用 [315]。

其他白细胞，包括但不限于巨噬细胞、NKT 细胞、B 淋巴细胞和 T 淋巴细胞，促进肾脏 IRI [297, 301, 316–319]。选择性清除、敲除小鼠模型和特异性阻断的研究表明，所有这些细胞都在不同阶段介导了肾小管损伤，而且不同细胞类型之间存在协同作用 [297, 316–319]。

许多细胞因子，无论是由内皮细胞还是上皮细胞释放，都发挥协同的生化作用来增强炎症反应，这被认为是缺血或脓毒性损伤的结果 [317]。此外，培养的小鼠小管细胞经 LPS 刺激后，TLR2、TLR3 和 TLR4 水平上调，并分泌 CC- 趋化因子，如 CC 基序趋化因子配体 2（CCL2）/MCP-1 和 CCL5/RANTES。这些数据提示，细菌性脓毒症期间小管 TLR 表达可能参与介导间质白细胞浸润和小管损伤 [320]。

TLR2 和 TLR4 在肾上皮上组成性表达，且表达在肾 IRI 后增强。El-Achkar 及其同事的研究表明，在 CLP 大鼠脓毒症模型中，TLR4 在所有小管（近端和远端）、肾小球和肾血管系统中表达显著增加 [321]。TLR2 或 TLR4 基因缺失对肾脏 IRI 和顺铂诱导的 AKI 有保护作用 [309, 322]。在后来的这项研究中，Zhang 等 [323] 使用骨髓嵌合物发现，介导顺铂肾毒性是肾实质的 TLR4，而非造血来源的 TLR4。这些研究与 Wu 及同事的研究一致 [309]，清楚地说明了 TLR 在 AKI 中的重要作用。

④ 急性肾损伤中的 T 细胞：Burne-Taney 及同事的早期研究表明，T 淋巴细胞在肾脏 IRI 中起重要作用 [312, 324, 325]。然而，传统 CD_4^+T 细胞被认为在抗原特异性的同源免疫中起着强制性的作用，T 细胞处理需要 2～4 天，这个时间过程不能解释 IRI 后

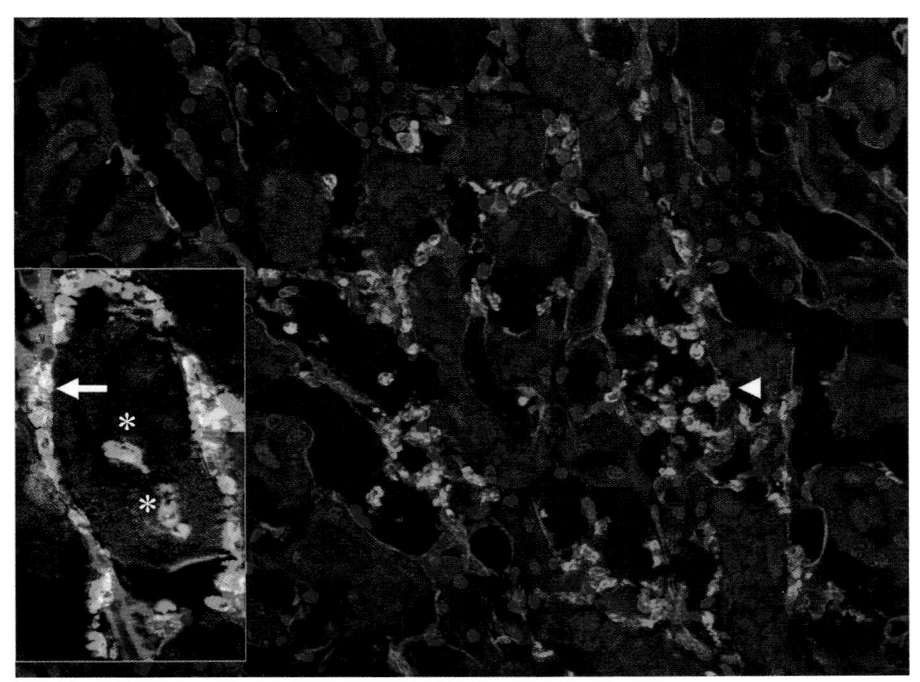

▲ 图 28-9　**中性粒细胞在肾脏间质和边缘区的定位**

用 7/4（绿，中性粒细胞）和 CD_{31}（红，血管内皮细胞）抗体对肾外髓质进行免疫荧光染色。细胞核用 DAPI 标记（蓝）表示。血管内皮壁两侧的中性粒细胞。以 0.6μm 间隔插入 12 个肾脏光学切片的 Z 叠加层图像（7.0μm）。图示肾间质和肾小管周毛细血管内的中性粒细胞（箭），图中所示中性粒细胞已迁移到肾小管腔内（*）（引自 Awad，AS，Rouse，M，Huang，L，et al. Compartmentalization of neutrophils in the kidney and lung following acute ischemic kidney injury. *Kidney Int*. 2009；75：689–698.）

快速的先天免疫反应。自然杀伤 T（NKT）细胞是一种 T 细胞亚系[326]，在小鼠中 NKT 细胞表达了一种不变的 T 细胞受体 TCRα 链 $V\alpha_1$4–J18。与传统的 T 细胞相比，NKT 细胞 TCR 不与经典的 Ⅰ 或 Ⅱ 类主要组织相容性复合体（MHC）呈递的肽抗原发生相互作用。相反，它能识别 Ⅰ 类分子 CD_{1d} 所呈递的糖脂。在 NKT 细胞激活时，1～2h 内分泌大量细胞因子，同时分泌 Th1 型（IFN–TNF）和 Th2 型（IL–4、IL–13）细胞因子[326–332]。NKT 细胞活化后的快速反应可以放大和调节树突状细胞、Treg 细胞、NK 和 B 细胞及传统 T 细胞的功能，从而影响先天免疫和适应性免疫[333–338]。在 AKI 中，NKT 细胞参与调节肾脏 IRI 的早期先天免疫应答[301]。IRI 3h 后就发现了 NKT 产生的 IFN–γ[301]，支持了之前的研究结论，即 CD_4^+T 细胞 IFN–γ 的产生导致了肾脏损伤[339, 340]。这些数据表明了 CD_4^+T 和（或）NKT 细胞产生的 IFN–γ 在肾脏 IRI 发病机制中的核心作用。

近期研究表明 Treg 细胞[318, 319]在缺血性 AKI 中发挥作用[341]。Liu 及其同事已经证实，在缺血性 AKI 的小鼠模型中，在 3 天和 10 天后有大量的 Treg 细胞进入肾脏[342]。缺血后肾脏的 TCR–β^+–CD_4^+ 和 TCR–β^+–CD_8^+T 细胞数量增加，促炎细胞因子产生增多。这些研究者还注意到，在缺血损伤后第 1 天开始使用抗 –CD_{25} 抗体去除 Treg 细胞，促进了肾小管的损伤，在第 3 和第 7 天时肾小管的增殖减少，第 3 天浸润性 T 淋巴细胞细胞因子的产生增多，第 10 天 TCR–β^+–CD_4^+T 细胞生成 TNF–α 增多。在其他的小鼠研究中，初次缺血损伤后 1 天，CD_4^+–CD_{25}^+Treg 细胞注入后第 3 天，TCR–β^+–CD_4^+T 细胞干扰素 –γ 的产生减少，修复得到改善，第 10 天细胞因子生成减少。这些研究表明，Treg 细胞在 IRI 后肾脏的愈合过程中，通过调节其他 T 细胞亚群产生促炎细胞因子而浸润并促进修复[342]。

Kinsey 及其同事进一步探索了 Treg 细胞的作用，表明使用抗 –CD_{25} 单克隆抗体部分去除 Treg 细胞可加重 IRI 引起的肾损伤，并且 Treg 细胞数量的减少会引起 IRI 后肾脏中性粒细胞、巨噬细胞和肾脏固有细胞因子转录增加[343]。此外，与含有 Treg 细胞的小鼠相比，叉状头转录因子（FoxP3$^+$）Treg 细胞缺陷小鼠在肾 IRI 后炎症性白细胞聚集更多，分离的 Treg 细胞和 Scurfy 小鼠淋巴结细胞的共转移显著减轻了 IRI 引起的肾损伤和白细胞聚集[343]。过继转移 Treg 细胞的研究表明，Treg 细胞移植对受体小鼠 IRI 损伤的保护作用需要 IL–10 的产生、通过 CD_{73} 产生的腺苷以及腺苷 2A 受体和 PD–1 在细胞表面的表达[319]。研究表明，表达于 T 淋巴细胞、单核细胞、树突状细胞和 B 细胞[344, 345]的负性共刺激分子 PD–1 对于 Treg 的功能是必不可少的。给予 PD–1 单克隆抗体或 Tregs 上 PD–1 的基因缺陷，可使缺血后肾功能受损和 ATN 加重，即便这种缺血本来不足以引起损伤[346]。Stremska 及其同事结合 IL–2 和 IL–33 合成了一种混合细胞因子 IL233[347]。Tregs 需要 IL–2 维持体内平衡并上调 IL–33，促进先天淋巴样细胞（ILC2s）的招募和激活[348]。与单纯混合使用 IL–2 和 IL–33 相比，新型混合细胞因子 IL233 的使用增加了血液和脾脏内源性 Treg，能够更有效地预防 IRI。IL233 还增加了血液和肾脏中 ILC2s 的比例，ILC2s 的过继性转移缓解了小鼠的 IRI 损伤[347]。因此，通过使用这种增加内源性 Treg 的混合细胞因子，可以克服许多以细胞为基础的治疗的障碍，其快速转化为人体研究将是该领域的巨大进步。

⑤ B 淋巴细胞：B 细胞和 B1 亚群在缺血诱导的 AKI 中的作用仍然存在争议。一些研究表明 B 细胞可能是有害的。Burne–Taney 及其同事已经证明，尽管与野生型（WT）小鼠缺血后的肾脏中浸润的粒细胞和巨噬细胞水平相似，缺乏 B 细胞和所有免疫球蛋白的 μMT 小鼠 AKI 损伤减轻[316]。这些研究人员证明，在补充 WT 血清而非 B 细胞后，μMT 小鼠对缺血诱导的 AKI 变得敏感，提示血清因子增强了浸润粒细胞和巨噬细胞对缺血小管细胞的细胞毒性作用。然而，Renner 及其同事使用同样的 μMT 小鼠，并没有发现这些小鼠对缺血诱导的 AKI 有保护作用[349]。事实上，这些小鼠的损伤比对照组 WT 小鼠更为严重。此外，Lobo 及其同事发现当 WT 小鼠 B 细胞（使用抗 –CD_{20}）严重缺失而免疫球蛋白未缺失时，其对缺血诱导的 AKI 无保护作用[350]。B 细胞和免疫球蛋白在 AKI 中的作用有待进一步研究，最好去除尽量多的 B 细胞或 B 细胞亚群以研究 B 细胞的作用。在 Thurman 及其同事的

实验中，μMT 鼠还存在其他免疫缺陷，包括 Tregs 较低和 TcR 多样性的缺乏，这可能导致了更严重的损伤[351, 352]。

B 细胞 B1 亚群在缺血小鼠模型中的作用也一直存在争议。Ray、Zhang 及同事已经清楚地表明，B1 细胞产生的天然 IgM 在缺血诱导的小鼠骨骼肌、心肌和肠道损伤中是有害的[352–354]。他们证明缺血暴露了这些器官中的非肌肉肌球蛋白、重链型 IIA 和 C（NMM）新抗原，并且免疫组化清楚地证实了这些缺血器官中的天然 IgM 和补体与 NMM 结合。此外，他们还表明，天然 IgM 具有致病性，因为这些相同的器官在免疫球蛋白缺乏的 $Rag1^{-/-}$ 小鼠中对缺血损伤有耐受性，但在这些小鼠补充纯化 IgM 后，这些器官对缺血损伤易感。另一方面，Lobo 及其同事表明，天然 IgM 通过抑制缺血损伤后发生的先天性炎症来防止 WT 肾脏受缺血 AKI[355]。他们及其他研究人员都清楚地表明，在缺乏 IgM 的情况下，$Rag1^{-/-}$ 小鼠也易受缺血 AKI 的影响[350]。来自 IgM 敲除小鼠的肾脏，只缺乏 IgM 而非缺乏 B 细胞和其他免疫球蛋白或 Tregs，对不足以引起 WT 小鼠 AKI 的低程度的缺血非常敏感[355]。此外，Renner 及其同事在 WT 小鼠中没有发现 IgM 与缺血小管或管周毛细血管结合。因此，也可能存在肾脏 NMM 缺血损伤后没有暴露[349]。这些观察研究还表明，引起肾脏缺血损伤的机制可能与其他器官不同。

(5) 炎症：内皮细胞功能的改变也介导炎症，这是缺血损伤的标志，已成为许多研究的主题。缺血诱导大量白细胞黏附分子的表达增加，如 P- 选择素、E- 选择素、细胞间黏附分子（ICAM）和 B7～1。因此，研究表明，从药理学上或基因上阻断这些分子表达的策略对缺血性或脓毒性 AKI 具有保护作用[311]。研究人员还表明，T 细胞在缺血损伤时的血管通透性中起着重要作用。基因芯片分析显示，缺血后血液和肾脏的 CD_3 和 CD_4T 细胞中 TNF-α 和 IFN-γ 蛋白的产生增加。此外，研究还表明，在 CD_3、CD_4 和 CD_8T 细胞缺陷小鼠中，缺血损伤后肾脏血管通透性的上升明显减弱。因此，T 细胞直接促进了血管通透性的增加，可能是通过 T 细胞产生的细胞因子[342, 356]。炎症和内皮细胞损伤的另一个特征是红细胞叠连现象、肾血流量减少时间延长、肾小管损伤加重[357]。还有研究显示鞘氨醇 1- 磷酸受体（S1PR）在 AKI 后有维持结构完整性方面的作用。Thurman 及同事已经表明，近端小管中的 S1PRs 对于应激诱导的细胞存活是必要的，而 S1PR 激动剂通过对小管细胞的直接作用可以保护肾脏[358, 359]。

对 TLR4 正常小鼠和 TLR4 缺乏小鼠缺血肾脏 DNA 芯片的分析表明，内皮诱导的蛋白穿透素 3（PTX3）的水平仅在 TLR4 正常小鼠中上调。基因敲除 PTX3 可改善 AKI。在对照组小鼠中，PTX3 主要表达在肾脏髓质的管周内皮上，AKI 促使肾脏和血浆中的 PTX3 蛋白增加。原代肾脏内皮细胞中，TLR4 和 ROS 途径可诱导内皮的 PTX3，且这些作用可通过条件性敲除内皮细胞 MyD88 而受到抑制。与 WT 小鼠相比，PTX3 基因敲除小鼠在再灌注 4h 内皮细胞黏附分子的表达下降，可能有助于减少基因敲除小鼠肾脏早期的不良炎症反应，而在再灌注 24h 后，当调节性和修复性白细胞进入肾脏时，敲除 PTX3 增加了内皮黏附分子的表达。因此，内皮细胞 PTX3 在缺血性 AKI 的发病机制中起关键作用[360]。

肾小球内皮损伤在 AKI 中的作用尚不清楚。在 LPS 诱导的脓毒症小鼠模型中，内皮表层硫酸肝素蛋白多糖和唾液酸丰度降低，蛋白尿产生，肾小球滤过选择性改变，以及 VEGF 表达降低。LPS 也降低了 GFR，引起肾小球内皮细胞超微结构改变，降低了肾小球内皮细胞窗孔密度。这些 LPS 诱导的效应在 TNF 受体 1（TNFR1）敲除小鼠中减弱，提示 TNF-α 活化 TNFR1 的作用，并且静脉注射 TNF 也能导致 GFR 降低、肾小球内皮细胞窗孔丢失、窗孔直径增加、肾小球内皮表层损伤。因此，在 LPS 脓毒症小鼠模型中，高 TNF-α 和低 VEGF 水平介导的肾小球内皮损伤延长了 AKI 和蛋白尿的发生和发展[361]。

除免疫细胞对 DAMP 和 PAMP 的反应和感知（见下文）外，近端小管细胞（PTC）也可以作为自我和非自我的传感器，DAMP 和 PAMP 作为模式识别受体（PRR）的识别信号（如 TLR4）[362]。在 S_1PTCs 中，LPS 引起近端小管 TLR4 上调并迁移到顶端区域，而 S_1PTC 是肾小球后滤过最早的上皮细胞片段[321]。有趣的是，S_1 细胞通过 TLR4 受体内化和处理 LPS，TLR4 受体可通过 LPS 预处理诱导，但其受到上调的防御机制的保护，包括血红素加氧酶 1（HO-1）和去乙酰化酶 1（SIRT1），这两种细胞保护蛋白。然而，S_2～S_3 段 PTCs 在 LPS 摄取极少的情况下发生氧化损伤，表明 LPS 处理后段间的通讯、交互调节和协同调节[363]。这种损伤取决于 CD_{14}，可能是由 TNF-α 介导的过氧化物酶体破坏而致，PTC 损伤则与系统性细胞因子无关。

Wu 及其同事已经证明了上皮细胞 TLR4 和 MyD88 在介导缺血损伤中的另一个作用[309]。此外，在这些研究中，通过骨髓嵌合来评估上皮细胞和造血细胞 TLR4 对 IRI 后肾脏损伤的相对影响，$TLR4^{-/-}$ 小鼠在骨髓嵌合中移植 WT 造血细胞（反之亦然）。尽管 TLR4 仅在实质细胞上表达时作用更明显，但造血细胞和实质细胞的 TLR4 都促进肾损伤。这些结果表明，造血肾细胞和肾固有细胞中的 TLR4 信号参与介导肾损伤，而肾固有细胞的作用更为显著。TLR2 敲除小鼠和嵌合小鼠结果类似，都表明了上皮细胞 TLR2 在缺血损伤中起重要作用[364]。反义核酸治疗可降低嵌合小鼠中细胞因子和趋化因子的产生，减少白细胞（WBC）浸润。这些研究表明，肾相关 TLR2 是导致肾损伤炎症反应的重要启动因子。

细胞损伤时 PTC 释放的细胞因子和趋化因子直接影响内皮功能。利用双光子显微镜，研究人员记录了将带荧光的大肠埃希菌微注射至近端小管节段后的细胞和生理反应[365-367]。与顶端膜的附着，但不穿透或穿过 PTC 单层屏障，可引起邻近区域的血流迅速的、选择性终止，导致感染区域的血流隔绝，伴有局部缺氧、白细胞迁移和坏死。同样的大肠埃希菌株，如果只缺少一种毒性因子，则需要更长的时间来启动这一保护过程。与注射区无细胞因子相比，受影响区细胞因子的组织浓度明显升高[367]。最后，这种微血管反应导致了注射的大肠埃希菌在器官中广泛扩散，并导致大鼠在 24h 内死亡，这是在完整的系统中所看不到的[367]。因此，PTC 和内皮细胞之间的通讯可定位感染源和阻止感染全身扩散。

Tamm-Horsfall 蛋白（也称为尿调素）是只在肾脏中由 TALs 产生的一种高度糖基化蛋白[368, 369]，可调节肾脏先天免疫和肾损伤时的炎症反应[362, 368, 370]。与 WT 对照相比，尿调素敲除小鼠遭受肾 IRI 后显示 S_3 片段损伤和坏死加重[370, 371]，外髓质中性粒细胞浸润增加，S_3 节段 TLR4 和 CXCL2 表达增加[370, 371]。中和 CXCL2 具有保护作用，提示 TLR4-CXCL2 促炎通路可能在病理生理和支持尿调素依赖性 TAL-S_3 交互调节中发挥重要作用。事实上，研究证实，IRI 后尿调素向 S_3 段的间质和基底外侧转移[372]，S_3 片段间质和基底外侧有尿调素受体的表达[370]。尿调素的这种易位不是 TAL 极性改变的结果。尿调素敲除（$THP^{-/-}$）小鼠，除了比 WT 小鼠损伤更严重外，肾巨噬细胞向 M_2 愈合表型的转变也受损，提示间质 THP 可能不仅调节单核吞噬细胞数量，还可调节其可塑性和吞噬活性[373]。在恢复初期，肾内尿调素表达显著增加，这与肾小管来源的细胞因子和趋化因子（如 MCP-1）的抑制相伴而生，支持了尿调素介导的保护性交互作用在调节 AKI 的恢复过程中发挥重要作用的这一观点[372]。

2. 补体

补体系统是宿主防御机制的一部分，在受伤后保护机体不受微生物入侵[374]。补体系统的反应性和特异性是通过一系列循环模式识别蛋白（PRP）来完成的，PRP 可以感知 PAMP 并启动补体级联反应。补体的免疫调节功能是通过激活经典途径、替代途径和凝集素途径这三种典型途径介导的。经典的途径是由 PRP 与免疫复合物的结合启动，而凝集素途径是通过 PRP 与受损细胞中的糖类结构结合启动的。替代途径则放大了最初的反应，并通过一种缓慢的机制来维持低水平的活性。在识别异物表面时，PRP 相关性丝氨酸蛋白酶裂解沉积在活化表面的可溶性组分，形成 C3 转化酶复合物。随后，转化酶介导的 C3 裂解导致 C3 片段的形成，这些 C3 片段作为多种补体受体的配体，促进吞噬作用和刺激适应性免疫应答。除了 C3 转化酶的形成外，调理素作用还能引起 C_5 转化酶的形成，激活 C_5 并促进成孔膜攻击复合物（MAC）的形成，MAC 可以溶解敏感微生物或破坏细胞[375]。

先前的研究表明补体仅位于血管内，大部分成分在肝脏合成。许多报道已经证实在淋巴细胞、上皮细胞、内皮细胞和其他细胞类型中存在功能完整的细胞内补体系统，一些研究已经确认细胞内存在 C3 和 C_5 介导的激活和信号转导事件[376]。

补体激活通过直接作用于肾细胞及与先天和适应性免疫系统中的细胞相互作用而导致肾脏损伤。小的可溶性肽，称为“过敏毒素”（C3a 和 C5a）在补体激活过程中产生。这些片段通过其受体引发全身炎症反应，包括血管变化和免疫细胞趋化[377]。C3a 和 C5a 受体表达于白细胞、内皮细胞、系膜细胞和小管上皮细胞[378]。缺血损伤时，近端小管上皮细胞和间质巨噬细胞中 CR5a 表达显著上调。C5a 是一种强大的趋化剂，可以招募炎症细胞。脓毒症期间补体级联反应被激活，而具有促凝特性的强效补体成分 C5a，在脓毒症的啮齿动物模型中升高。阻断 C5a 或其受体有希望改善脓毒症的生存率[379]。

为了保护宿主细胞免受非受控补体激活的影响，肾脏细胞表面表达的几种补体调节蛋白，可直接灭活补体转化酶。既往研究已经证实补体激活在 IRI 诱导的 AKI 的发病机制中的作用[380]。这些研究者通过使用全身性缺乏补体因子 B 的小鼠或因子 B 抗体，证明了抑制肾脏组织中 C3 的形成在 IRI 诱导的 AKI 小鼠中有保护作用。除了 AKI，最近的研究表明，从纤维化肾脏分离的血小板衍生的生长因子受体（PDGFR）-β 阳性周细胞和免疫细胞中的补体 C3 片段和过敏毒素受体 C_3aR 和 C_5aR1 表达增加。在全身性缺乏 C3 的小鼠中抑制补体激活可导致小管间质纤维化的减少[381]。鉴于对补体激活作用的认识日益增强，不仅在 AKI 中，而且在 CKD 模型中，以抑制补体激活为靶点的新兴疗法可能会用于未来的研究，以延缓 AKI 和（或）CKD 的进展。

3. 细胞内机制

(1) 活性氧：氧化应激在 AKI 和进行性肾病的发病机制中起重要作用。在健康状态下，低水平 ROS 可作为细胞增殖和血管稳态的信号分子，而 IRI 过程中线粒体、磷酸酰胺腺嘌呤二核苷酸（NADPH）氧化酶或炎症细胞产生的 ROS 增加可加重组织损伤。因此，减少氧化应激被认为是改善肾功能丧失的重要治疗策略[382]。

ROS［如 OH^-、过氧亚硝酸盐（$ONOO^-$）和次氯酸（HOCl）］在缺血损伤上皮细胞中通过催化转化作用而产生。这些 ROS 可以通过多种方式损害细胞（如通过血浆和细胞内膜中的脂质过氧化反应）。它们还能破坏维持细胞间黏附所需的细胞骨架蛋白和整合素及细胞外基质的稳定性。通过清除 NO 的能力，这些 ROS 也能产生血管收缩作用[383]。

(2) 热休克蛋白：前面的大部分讨论都是关于促进损伤的蛋白质或机制。然而，也有可以让细胞抵御诸多压力的保护机制。在应激条件下，复杂的热休克蛋白（HSP）系统被诱导到异常高的水平。HSP 被认为通过协助变性蛋白的重新折叠及协助新合成蛋白的适当折叠来促进正常功能的恢复。它们还有助于降解不可修复的蛋白质和毒素，以限制它们的积聚。损伤前 HSP 的过表达具有保护作用[384-386]。尤其是 HSP90、HSP72 和 HSP25 蛋白已被广泛研究（如过表达 HSP25 对肌动蛋白细胞骨架损坏具有保护作用）[387]。肾缺血后，特别是在晚期，PTC 中胞质内的 HSP90 会迅速激活，表明 HSP90 可能对损伤蛋白的处置和新形成肽的组装起关键作用。肾内转染 HSP90 可以恢复内皮一氧化氮合酶（eNOS）-HSP90 偶联、eNOS 活化磷酸化和 Rho 激酶水平，从而防止 IRI 的发生，表明 HSP 可调节 NO-eNOS 通路和肾内血管张力[388]。研究表明，在肾毒性模型中，HSP72 通过增加 Bcl-2/Bax 比值来限制细胞凋亡，提示 HSP72 也与细胞死亡有关[387]。

Nayak 的研究小组报道了肌醇加氧酶（MIOX）的作用，它是一种近端小管酶，通过增加肾脏组织中 ROS 的生成参与氧化损伤[389]。在最近的一项研究中[390]，研究者在小管特异性 MIOX 过表达转基因（MIOX-TG）小鼠和 MIOX 敲除（$MIOX^{-/-}$）小鼠中建立了顺铂诱导的 AKI 模型。与顺铂治疗的 WT 小鼠相比，顺铂治疗 MIOX-TG 小鼠的肾损伤更明显，具体表现为血清尿素、血肌酐、肾损伤分子 1（KIM-1）水平更高和细胞凋亡更明显，但这些作用在顺铂治疗的 $MIOX^{-/-}$ 小鼠中减弱。$MIOX^{-/-}$ 小鼠在顺铂治疗后 NADPH 氧化酶 -4 的表达和 ROS 生成也降低了。MIOX-TG 小鼠在顺铂治疗后肾脏炎症细胞和细胞因子增多。这些结果提示 MIOX 过表达可通过多种机制加重顺铂诱导的 AKI，破坏 MIOX 基因可改善毒性 PTC 损伤。

为了保护细胞免受有害的氧化应激影响，Keap1-Nrf2 系统促使细胞感知氧化应激并做出反应。Keap1-Nrf2 通路是细胞保护基因的主调控因子，是一种有前景的治疗干预靶点。Nrf2（核转录因子 2）是一种转录因子，能够在靶基因调控区域与抗氧化反应元件（ARE）结合。在肾 IRI 中，损伤引起 Nrf2 信号上调，Nrf2 缺失的小鼠中损伤程度加重[391]。还有研究发现甲基巴多索隆通过 Nrf2 改善 IRI[392]。

考虑到使用 Keap1/Nrf2 通路的药物增强剂的已知不良反应[393]，最近的一项研究中使用表达低水平 Keap1 蛋白的转基因小鼠[394]。Nrf2 信号通路抑制剂水平的降低导致 Nrf2 靶转录的增强。研究人员在缺血介导的 AKI 模型及单侧输尿管梗阻模型中证实了增强 Nrf2 的有利作用。这些结果强调了开发选择性靶向增强 Nrf2 转录以改善 AKI 的药物的重要性。

(3) 铁、铁蛋白和血红素加氧酶：铁在线粒体呼吸和 DNA 修复等基本生物功能中起着核心作用，但同时在各种疾病的病理生理学中发挥有害的作用[395]。循环铁主要与转铁蛋白结合。在生物系统中，有少量与低分子量螯合物结合的铁，称为不稳定铁或催化铁，被认为是导致肾脏损伤的原因[396]。虽然铁必须经过循环氧化和还原才能发挥其正常功能，但这种氧化还原活性会产生自由基，通过与过氧化氢反应导致脂质过氧化或生成超氧自由基（Haber–Weiss 反应）[397]。催化铁对细胞大分子成分的毒性及其在介导疾病中的致病作用已经通过铁螯合剂的保护作用得到证实[62, 396, 398–402]。血红素铁主要来源于红细胞更新，是体内铁循环的主要促成因素[395]。

AKI 后肾组织铁含量增加[403–406]，提示铁代谢调节药（如铁调素调节蛋白、铁调素）可作为 AKI 的治疗靶点。在最近的一项研究中，Scindia 及其同事报道，IRI 引起血清铁和肾脏非血红素铁水平升高[404]。他们进一步证明，在 IRI 发生 24～48h 前给予铁调素，IRI 诱导的细胞凋亡、氧化应激和炎症细胞浸润显著减少。据报道，铁调素在血红蛋白介导的 AKI 模型中有类似的保护作用[407]。铁蛋白是细胞内铁的主要调节因子，由重链铁蛋白（H– 铁蛋白）和轻链铁蛋白（L– 铁蛋白）组成[98]。H– 铁蛋白具有将 Fe^{2+} 转化为 Fe^{3+} 的铁氧化铁酶活性，这使活性铁与铁蛋白结合以避免铁诱导 ROS 产生。在顺铂和横纹肌溶解综合征的 AKI 模型中，近端小管缺乏 H– 铁蛋白的小鼠死亡率更高，组织损伤和肾功能更差，凋亡增加。值得注意的是，在 H– 铁蛋白缺乏的小鼠中，铁转运中断，铁转运蛋白（铁输出转运蛋白）在近端小管的分布发生改变。这些结果表明了近端小管 H– 铁蛋白和铁转运在 AKI 中的重要作用[98]。

(4) 血红素加氧酶 –1（HO–1）：HO–1 也在肾小管上皮细胞损伤中发挥重要作用[408–411]。在 AKI 中，HO–1 的生物学作用包括抗炎、血管扩张、细胞保护、抗凋亡及调节细胞增殖。HO–1 可能是最容易诱导的基因之一，可以对许多应激源做出反应，包括但不限于缺氧、热疗、氧化应激和 LPS 刺激。据报道，HO–1 可在多种 AKI 中被诱导，包括缺血性、内毒素和肾毒性模型。在缺血再灌注后，与年轻小鼠相比，年老小鼠的肾髓质中诱导的 HO–1 较少和肾损伤更严重。许多研究表明，HO–1 的诱导在 AKI 中起保护作用[408–411]。预先用血红蛋白诱导 HO–1 可以缓解内毒素引起的肾功能不全和降低死亡率。在完整、无病的肾脏中抑制 HO–1 活性可减少髓质血流量，但对皮质血流量没有影响。通过血红素过表达 HO–1 可显著降低顺铂诱导的细胞毒性[412, 413]，而且诱导的 HO–1 也可抑制 TNF–α 引起的内皮细胞凋亡。

这些发现得到了 HO–1 缺失小鼠研究的支持，在甘油诱导的 AKI 中，HO–1 缺失小鼠的肾功能不全和死亡率显著加重[414]。HO–1 介导的保护机制已被 Inguaggiato 等广泛研究，他们发现在体外培养的肾上皮细胞中过表达 HO–1 可诱导细胞周期抑制蛋白 p21 上调，并对细胞凋亡产生抵抗作用[415]。最近，HO–1 被证实可减弱近端小管细胞的铁死亡[416]。与 $HO\text{–}1^{-/-}$ PTC 相比，$HO\text{–}1^{+/+}$ PTC 中 erastin 和 RSL3 对铁死亡的诱导作用较弱。铁死亡抑制剂（ferrostatin–1）的治疗显著提高了生存能力。采用腺病毒上调 HO–1 的巨噬细胞也在缺血性 AKI 中起保护作用。来自表达 HO–1 的转基因猪器官的成纤维细胞对促凋亡应激源具有抵抗性，并能减弱 LPS 或 TNF–α 引起的促炎反应。血红素预处理可以提高肾小球 HO–1 的表达及肾脏血栓调节蛋白和内皮细胞蛋白 C 受体（EPCR）的表达，同时减轻 LPS 诱导的肾功能障碍、肾小球血栓性微血管病变和促凝状态。在该模型中，血红素还能提高活化蛋白 C

的血浆水平，提示其在 AKI 的内皮 - 上皮轴中发挥重要作用。

或许更重要的是，HO–1 还可能有助于小管细胞的修复和再生[101, 417]。急性损伤后迅速诱导 HO–1，但其表达在肾脏完全恢复之前就消退了，HO–1 表达的减少可促使促炎和纤维化基因的持续表达。在这方面，HO–1 的缺乏促进上皮 - 间充质转化，这一过程可能是 AKI 向 CKD 转变的基础[409]。HO–1 基因表达在小鼠和人类中所受的调控不同，但最近一项针对新型人源化转基因小鼠的研究证实，人类 HO–1 基因逆转了 $HO^{-/-}$ 小鼠的病理表型[408]。这些小鼠为研究人类 HO–1 基因的调控机制提供了重要工具。此外，HO–1 启动子多态性在 AKI 中的保护作用有利于我们更好地理解其临床意义，并探索潜在的新治疗靶点。

4. 修复和再生

根据血清肌酐水平的评估，轻微损伤的人有恢复肾功能的能力。实验研究表明，肾小管在 AKI 后的数天内有再生的能力[418]。早期在肾小管上皮细胞损伤中对祖干细胞的研究发现，肾结构中可能存在不同类型的干细胞。在人类肾脏中，已经明确的是 CD_{133}^{+} 祖干细胞具有再生潜力[419–423]。使用增强 GFP 标记供者骨髓的嵌合研究显示，损伤后造血细胞缺乏修复上皮细胞的作用[424]。

目前，有两种主要的假说来解释肾小管再生如何进行肾功能恢复[425]（图 28–10）。第一种假说认为，肾小管是由存活的肾小管上皮细胞再生而来，而无须先前存在的肾小管内干细胞或祖细胞群的促进作用。谱系示踪表明，损伤后的再生主要是通过存活的上皮细胞实现的[426, 427]。谱系示踪研究表明，在急性肾损伤修复过程中，存活下来的完全分化的上皮细胞发生可逆的去分化和增殖[428]。另一个独立的小组使用相同的谱系示踪方法和多西环素诱导的管腔侧上皮细胞定位（PEC）特异性转基因小鼠在 IRI 模型中标记近端小管，作者发现，在缺血和随后的恢复过程中，近端小管的遗传标记显著增加，散在肾小管细胞生物标志物如 CD_{24} 和 CD_{133} 的表达增加，表明散在肾小管细胞来自于任何存活的小管细胞[429]。

第二种假说认为，肾小管是由具有高再生潜力的特定管状细胞亚群或所谓散在管状细胞再生[428, 430–432]（图 28–10）。最近的一项研究支持了这一假说，并对当前的认知提出了质疑，即 AKI 后的功能恢复与所有肾小管上皮细胞的再生能力有关。这些研究人员使用条件性敲除 Pax8–Confetti 小鼠、缺血再灌注和甘油诱导的 AKI 模型，采用谱系示踪方法证明了以下情况：① AKI 涉及管状上皮细胞（TECs）的永久性丧失，即使 GFR 恢复；②位于近端小管 S_3 段的 Pax2– 阳性的 TEC 具有较高的抗死亡能力，可促进 AKI 后坏死肾小管的自发再生；③只有 Pax2– 阳性细胞完成有丝分裂，而其他 TEC 则通过内复制介导的肥大过程促进肾功能恢复；④此内复制过程是小鼠 AKI 中主要的细胞反应，可以在 AKI 后进展至 CKD 的患者肾活检组织中检测到[433]。靶向治疗携带散在肾小管细胞表型特异性生物标志物的肾小管祖细胞，可能是改善 AKI 远期疗效的一种有前景的新策略。

生长因子和受损细胞的信号在这一阶段对促进活细胞及时、适当的再生能力至关重要。在动物模型中，给予外源性生长因子加速肾损伤后的恢复。这些包括表皮生长因子、IGF–1、α 促黑素细胞激素、红细胞生成素、肝细胞生长因子和骨形态发生蛋白 –7（BMP–7）[434–437]。这些作用尚未在 ATN 的人类临床试验中得到证实[438, 439]。它们都可能通过直接的血流动力学作用增加 GFR，因此可能促进肾小管上皮细胞的恢复。

骨髓间充质基质细胞的细胞外囊泡（EV）促进 AKI 模型肾脏的再生[440]。EV 是一种来自几乎所有哺乳动物细胞的异质囊泡。小的囊泡或外泌体的大小为 30～100nm，大的微粒大小为 100～1000nm[441]。重度联合免疫缺陷（SCID）小鼠经甘油诱导 AKI 后，微泡的治疗促进了肾小管细胞增殖、形态学和功能恢复加速[442]。肾小管的增殖是通过 RNA 依赖效应介导的，因为核糖核酸酶消除了微泡在这一过程中的作用[442]。当通过差速离心分离提取不同的 EV 群体，Bruno 及同事发现将 10K（10 000g 离心）和 100K（100 000g 离心）的制剂转移到小鼠体内对 AKI 的影响不同。100K 的 EV 中含有调控增殖、抗凋亡和生长因子的 mRNA，而 10KEV 中促增殖分子表达较低，不能诱导肾再生[440]。

微血管功能

微血管系统由内皮细胞和周细胞组成。这

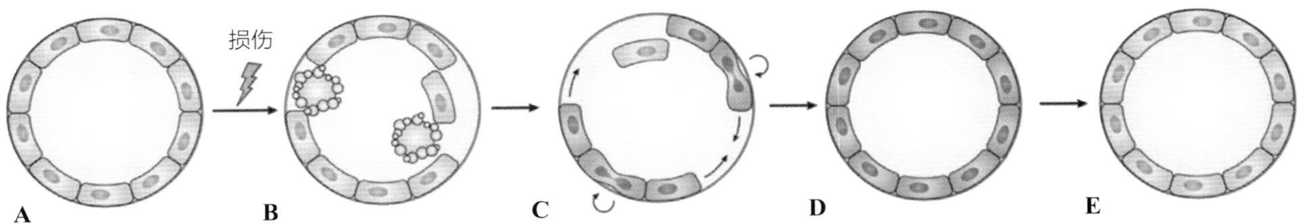

去分化介导的肾小管再生

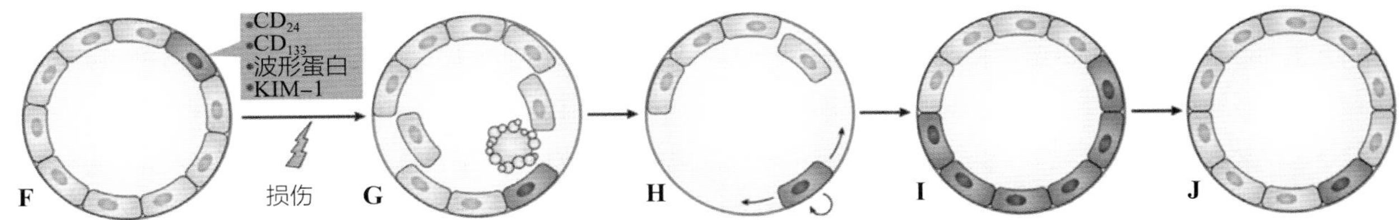

散在的祖上皮细胞介导的肾小管再生

▲ 图 28–10 急性肾损伤后肾小管再生

A. 健康的肾小管是由表达分化标记物的非增殖性成熟上皮细胞组成；B. 发生损伤后，上皮细胞因细胞凋亡和坏死而丢失；C. 存活的上皮细胞在亚致死损伤信号或其他损伤细胞发出的信号作用下发生去分化，并获得增殖表型；D. 幸存的去分化细胞重新组成肾单位上皮；E. 最终，大多数去分化细胞会重新分化并下调去分化基因的表达；F. 散在的肾小管上皮细胞表达信号传感蛋白 CD_{24}、prominin–1（CD_{133}）和其他近端小管去分化的特征基因，如波形蛋白和 KIM–1；G. 细胞损伤后发生凋亡的是成熟小管细胞，而非散在的细胞；H 和 I. 散在的小管细胞在损伤后扩增，其子代细胞重组小管；J. 再生后散在的小管细胞小亚群得以保存［引自 Chang–Panesso M，Humphreys BD. Cellular plasticity in kidney injury and repair. *Nat Rev Nephrol*. 2017；13（1）：39–46.］

些结构都能促进屏障完整性而维持正常稳态。在 AKI 期间，这些部位可能发生破坏，导致渗透性增加和细胞死亡。正常情况下，微血管控制血管张力、调节向局部组织床的血流、调节凝血、炎症及渗透性。缺血和脓毒症都对内皮细胞有极大的影响。肾脏的血管系统和内皮对这些损害特别敏感。当这种损伤发生时，内皮床无法发挥其功能，随之而来的血管失调导致持续缺血状况和初始损伤后的进一步损伤，这被称为 AKI 的“扩展阶段”[443]。组织病理学上可见血管充血、水肿形成、微血管血流减少、炎症细胞与内皮细胞的结合和黏附。

血管张力：Conger 及其同事首次证实，缺血后大鼠肾脏会因肾脏灌注压降低而出现血管收缩，因此不能自动调节血流量，即使在损伤后 1 周，肾脏总血流量已经恢复到基线值时也不能自动调节血流量[444, 445]。单纤维激光多普勒流式细胞术显示，缺血后的皮质和髓质血流量分别减少到缺血前的 60% 和 16%，而内髓质的血流量增加了 125%[446]。通过选择性抑制、耗尽或缺失 iNOS 清楚地显示了 iNOS 在缺血期间的保护作用[447, 448]。内皮细胞产生的 NO（eNOS）在酶活性水平上可能受损，或被 ROS 修饰以损害正常的血管舒张活性[449]。在缺血性 AKI 中[450]，继发于内皮功能障碍和损伤、eNOS 和 iNOS 失衡、eNOS 相对减少，导致内皮抗血栓性丧失，微血管血栓形成的易感性增加[450]。L– 精氨酸、NO 供体吗多明或 eNOS 辅助因子四氢生物蝶呤均可保护骨髓灌注，减轻 IRI 诱导的 AKI。反之，N^{ω}– 硝基 –L– 精氨酸甲酯，是 NO 的阻断药，加速 IRI 后 AKI 的进程[451, 452]。

在对实验性败血症的回顾中，肾血流模式是不一致的。在 62% 的研究中肾血流量减少，38% 的研究中肾血流量没有变化或增加[453]。Langenberg 及其同事将大肠埃希菌应用于绵羊，诱发高动力脓毒症，伴有心排血量增加、平均动脉压降低和 AKI 的发生（肌酐水平的升高为证）[453]。此外，肾脏血流量显著增加、尿量减少、肌酐清除率下降。当血管紧张素剂量滴定并恢复血压到脓毒症前的水平，这些影响被逆转，肾脏血流量明显减少、尿量增加、肌酐清除率增加[454]。这些研究表明，功能的改善可能不仅仅是平均动脉压的改善，还通过传出小动脉选择性收缩和（或）增加系膜细胞张力引起肾小球滤过压的增加[454]。基于这些原则，在最近的一项临床试验中，接受另一种血管升压素的血管扩张性休克的患者被随机分配到 AngⅡ或安慰剂组。接受 AngⅡ的组平均血压较高[455]，在需要肾替代治疗的 AKI 患者亚组中，血管紧张素组的 28 天存活率、平均动脉压和肾替代治疗的中止率都更高。这些结果共同显示 AngⅡ对高动力脓毒症的潜在益处，这可能部分是改善了肾小球血流动力学所致。

内皮细胞结构由肌动蛋白丝束的细胞骨架结构组成，其在周围形成支撑环，以及黏附复合物提供内皮层完整性。肌动蛋白丝的组装和拆卸是由一个大家族的肌动蛋白结合蛋白调控，包括 ADF- 丝切蛋白。缺血损伤时，肌动蛋白细胞骨架的正常结构发生明显改变，内皮细胞肿胀，细胞 - 细胞和细胞 - 底物黏附受损，紧密连接屏障功能丧失。研究表明，培养的内皮细胞中 ATP 耗竭可直接诱导 ADF- 丝切蛋白的去磷酸化和活化，并呈浓度依赖性方式。这种活性导致肌动蛋白丝解聚和断裂，如肌动蛋白聚集在细胞基底外侧[456]。

肾周细胞是分布在毛细血管外壁和毛细血管基底膜内的广泛扩展的细胞，它们在血管生成和血管成熟中起着维持稳态的作用[457]。此外，在肾损伤后，它们脱离并迁移至肾间质[458]，在某些情况下转化为肌成纤维细胞，导致进行性肾纤维化。因此，血管内皮生长因子受体和血小板来源的生长因子受体之间的内皮 - 周细胞的相互调节对于微血管健康和疾病状态都有益。通过将白喉毒素转移到 FoxD1Cre：RsDTR 转基因小鼠中，发现白喉毒素受体（肝素结合表皮生长因子受体）在 FoxD1 细胞中选择性表达，而 FoxD1 细胞主要是周细胞，从而证明了肾脏周细胞微血管功能的重要性[459]。白喉毒素的使用只选择性地消融周细胞。在 96h 内，患者肾功能急剧下降、蛋白尿增加。这些结果表明周细胞对于正常的微血管功能是必不可少的。

多糖包被位于内皮的血液侧，深度为 1～3μm。多糖包被由细胞结合的蛋白多糖、糖胺聚糖侧链和唾液蛋白组成[460]。多糖包被夹在血液成分和内皮之间，在微血管和内皮稳态及内皮生理中起关键作用[459]。内皮糖包膜的特殊功能包括向内皮细胞机械力转导剪切应力、调节血管通透性、抑制血管内血栓形成、保护内皮免受血小板和白细胞的黏附[460, 461]。局部剪切应力、ROS、胶体渗透压改变、液体成分改变和炎症分子可能损害多糖包被。糖包被脱落，使内皮黏附分子暴露在循环免疫细胞中，导致免疫细胞激活、炎症和脂蛋白渗漏到内皮下空间。冠状动脉缺血 - 再灌注导致多糖包被脱落和中性粒细胞粘连增加，从而导致随后的心肌损伤[462]。在脓毒症 AKI 和肾 IRI 中也可能发生类似的事件（图 28–11）。

缺血损伤后 24h 内，血管内皮钙黏蛋白免疫染色无法定位，提示肾微血管粘连连接的完整性发生严重改变[463]。体内双光子成像显示，再灌注后 2h 内毛细血管屏障功能丧失，证据是高分子量葡聚糖（＞ 300 000Da）渗漏至组织间隙。

血管周围基质的关键成分（包括Ⅳ型胶原），是基质金属蛋白酶 -2（MMP–2）和 MMP–9 的底物，被统称为明胶酶。屏障功能的破坏也可能是由于 MMP–2 或 MMP–9 的激活所致，而这两者的上调与微血管通透性的增加暂时是相关的[443, 463]。缺血性 AKI 后 MMP–9 的基因缺失能够维持微血管密度的稳定，部分是通过保留组织 VEGF 水平实现的[464]。此外，广泛的 MMP 抑制剂米诺环素和明胶酶特异性抑制剂 ABT–518 都改善了该模型中微血管通透性的增加。总之，许多研究表明，缺血损伤后内皮细胞的丢失并不是微血管通透性改变的主要原因，尽管肾微血管内皮细胞易受缺血损伤后凋亡机制启动的影响，而凋亡机制最终会降低微血管密度[465]。

内皮细胞通过 EPCR 和血栓形成与蛋白 C 相互作用，在凝血过程中发挥核心作用。蛋白质 C 通路有助于维持正常的体内平衡和限制炎症反应。蛋白 C 被凝血酶介导的裂解激活，当凝血酶与内皮细胞表面受体蛋白凝血调节蛋白结合时，反应速率进一步提高（增加 1000 倍）。当 EPCR 与蛋白 C 结合并将其呈递给凝血酶 - 凝血调节蛋白复合物时，蛋白 C 的活化率进一步提高约 10 倍。本质上，活化的蛋白 C 具有抗血栓作用和原纤溶特性，并参与许多抗炎和细胞保护途径，以恢复正常的稳态[466]。基于

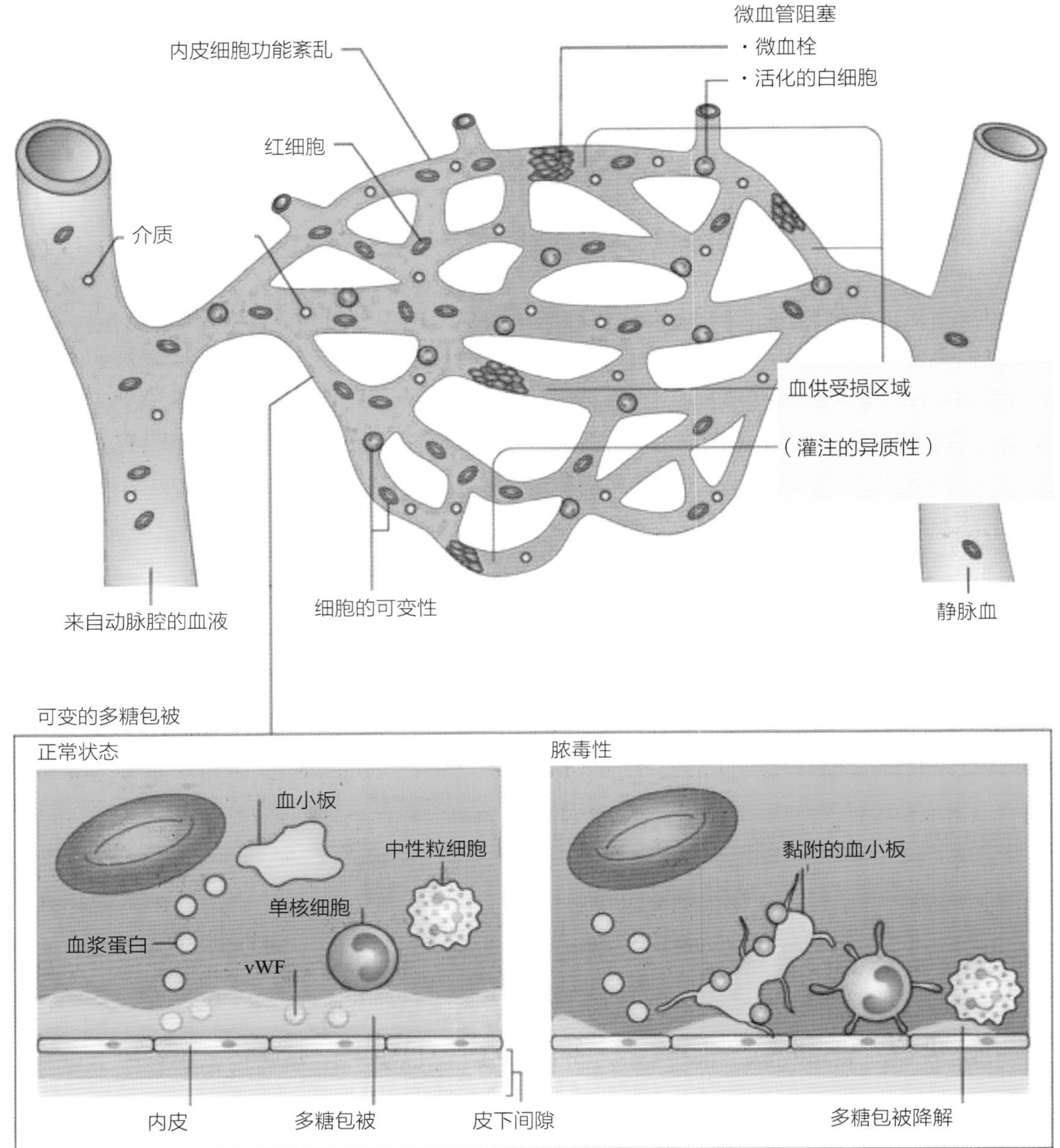

▲ 图 28-11 脓毒性急性肾损伤微血管功能障碍

脓毒症相关的微血管功能障碍的发生有多种机制参与调节，其中内皮功能障碍（部分与循环中宿主源性、病原体源性介质及活性氧有关）和多糖包被改变起主要作用。多糖包被是覆盖在内皮表面的一层薄薄的糖胺聚糖，促进红细胞流动、限制白细胞和血小板黏附于内皮上。在脓毒症期间，多糖包被可能发生实质性改变，因此血管内皮和循环细胞（如白细胞和血小板）之间的相互作用被破坏，白细胞可能会滚动并黏附于内皮。凝血激活和微血栓的产生也可能参与脓毒症引起的微血管改变，以及红细胞可变性和（或）其黏附在内皮细胞上的改变。所有这些现象都可能导致微血管血流的不均一性，导致血管密度和无灌注毛细血管的降低，从而导致氧气扩散距离增加和氧提取的改变。vWF. 血管性血友病因子（引自 FromLelubre，C，Vincent，JL：Mechanisms and treatment of organ failure in sepsis. *Nat Rev Nephrol.* 2018；14：417-427.）

这些特性，内皮细胞在维持血管系统和内皮床的正常和健康中起着绝对必要和关键的作用。

AKI 中微血管功能最终受损，导致弥散性血管内凝血和微血管血栓形成、组织灌注减少、低氧血症，导致器官功能障碍和衰竭。研究表明，用可溶性凝血酶预处理和损伤后治疗均可减轻肾损伤，使血管通透性缺陷最小化，改善肾毛细血管血流量[467]。

白细胞和内皮细胞动态地参与了白细胞黏附血管内皮的过程。白细胞激活和细胞因子释放需要通过循环在血液中的趋化因子或通过直接接触内皮发出的信号。白细胞可被补体 C5a 和血小板活化因子等化学引诱剂激活。一旦激活，白细胞整合素结合内皮配体促进牢固的黏附。β_2– 整合素（CD18）似乎是中性粒细胞黏附最重要的配体。这些与内皮的相互作用是通过内皮黏附分子介导的，内皮黏附分子在缺血状态下上调[468]。

初始阶段开始于中性粒细胞缓慢迁移，由选择素及其内皮细胞配体之间的相互作用介导。在肾脏缺血再灌注或脓毒症 2～4h 内，白细胞在管周毛细血管积聚，内皮细胞表达内皮细胞 p– 选择素和细胞间黏附分子 1（ICAM1）[306]。Singbartl 和 Ley 发现中性粒细胞介导缺血性肾损伤的主要决定因素是血小板 P– 选择素而非内皮细胞 P– 选择素[468]阻断三种选择素（E、P 和 L– 选择素）的共有配体，对缺血性损伤和死亡率有显著改善的作用，这可能取决于选择素配体上的一个关键的岩藻糖基糖[469]。在脓毒症 CLP 模型中，E– 选择素或 P– 选择素基因单个或两者缺失都具有很好的保护作用。此外，与野生型小鼠相比，选择素基因敲除小鼠表现出相似的腹腔内白细胞募集，但细胞因子水平发生了改变[470]，选择素不是通过参与白细胞 - 内皮细胞相互作用发挥作用[470]。其他黏附分子（如 vap1）在 AKI 中也发挥作用[315]。

最近，Dehnadi 及同事试图将研究向临床转化，他们证明了白细胞整合素 CD_{11b}～CD_{18} 在非人类灵长类动物的 AKI 和 CKD 中起关键作用[471]。他们在缺血再灌注模型恢复灌注前予以 CD_{11b}～CD_{18} 抑制剂 mAb107，mAb107 组的血浆肌酐和 ATN 显著降低，白细胞整合素 CD_{11b}～CD_{18} 参与了 AKI。且持续到 AKI 后 9 个月时评估显示 mAb107 组微血管灌注和组织学有改善。

最近的研究观察了微颗粒（MP）在脓毒症相关 AKI 中的作用。MP 是直径 0.2～2μm 的细胞膜衍生颗粒，可促进凝血和炎症[472]。在脓毒症的盲肠结扎模型中，作者发现过表达钙蛋白酶抑制蛋白可以改善生存率、器官功能障碍（包括肺、肾、肝损伤）和淋巴细胞凋亡。钙蛋白酶抑制蛋白表达的增加也降低了脓毒症诱导的全身促炎反应和弥散性血管内凝血，这是通过减少促凝血循环微颗粒的数量，从而延迟凝血酶的产生[473]。将微颗粒从败血性 WT 小鼠移植到败血性转基因小鼠后，小鼠的生存和凝血功能出现恶化，进一步证实了微颗粒在该模型中的有害作用。抑制内皮细胞或其他炎症细胞释放 MP，或许是脓毒症诱导的 AKI 微血管功能障碍的有效治疗靶点。

5. 急性肾损伤到慢性肾脏病的转变

AKI 是导致慢性进行性肾病的许多初始事件之一[474, 475]。一部分 AKI 患者的肾功能完全恢复，而另一部分患者进展为 CKD，肾功能进行性下降，最终导致终末期肾病（end-stage kidney disease，ESRD）[476, 478]。无论 CKD 的病因是什么（如肾毒性肾损伤、缺血、感染、遗传、肿瘤相关性肾病），AKI 最终均会出现间质纤维化、小管萎缩、小管周围毛细血管稀少和炎症[474, 479, 480]。AKI 后的不完全修复导致 CKD 和 ESRD 的进展[418, 481]（图 28–12）

(1) 内皮细胞的作用：研究已阐明内皮细胞在纤维化开始和进展中的重要性。人类肾活检的研究表明，微血管稀疏与进行性肾衰竭有关[482]。AKI 的实验研究也有证据表明，内皮细胞的急性损伤可能具有长期影响。Basile 发现缺血损伤后血管密度明显降低，出现血管丢失的现象[483]。血管丢失的现象被 Horbelt 及同事证实，他们发现缺血损伤后 4 周血管密度下降了近 45%[465]。Ehling 及同事应用血管微 CT 成像，发现三种进行性肾脏疾病［IRI、单侧输尿管梗阻（UUO）和 Alport］的晚期肾脏相对血容量下降高达61%，且出现纤维化[484]。通过对肾脏血管系统的体外微 CT 成像和三维定量，他们证实了进行性肾脏疾病中大血管到微血管的改变，如血管直径、血管分支减少和血管弯曲增加（图 28–13）。这些发现表明，与肾上皮小管细胞不同，肾血管系统缺乏类似的再生潜力。最近的研究表明，肾脏内皮损伤导致毛细血管稀薄，与缺氧和损伤后缺乏 VEGF 的上调有关[485–487]。凋亡和（或）坏死是否在内皮细胞的凋亡中起主要作用尚不清楚。缺血已被证明可以抑制具有血管生成作用的 VEGF，同时诱导 VEGF 抑制剂 ADAMTS1 的生成[488]。作者推测，血管修复的缺乏可能是缺乏 VEGF 所致，实验表明，应用 VEGF–121 可以保持微血管密度[488]。微血管密度的降低增加了缺氧介导的纤维化，改变

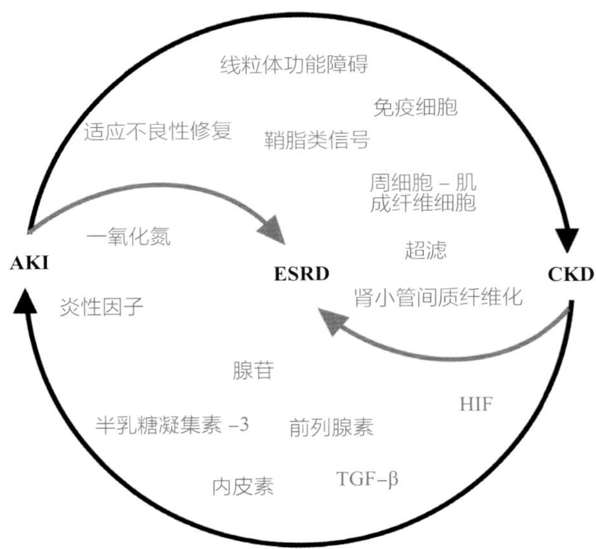

▲ 图 28–12 **急性肾损伤（AKI）向慢性肾脏疾病（CKD）进展的概况**

AKI 可导致 CKD 及终末期肾病（ESRD）。相反，CKD 可逐步导致 ESRD 或易诱发 AKI，然后进入一个恶性循环并导致 CKD。许多因素均可导致 AKI 向 CKD 的转变，包括传统概念（绿）和新兴概念（红）

了通常的血流动力学，这可能导致高血压。因此，微血管密度的损失及其相应的影响可能在缺血再灌注诱导的 AKI 向 CKD 进展的早期修复中发挥关键作用 [465, 483, 484]。在 AKI 的 IRI 小鼠模型中使用基因敲除的方法，研究了 AKI 期间内皮鞘氨醇 1– 磷酸受体 1（S1P1）的时间效应。IRI 后应用他莫昔芬诱导敲除内皮细胞 S1P1 可以抑制肾脏的修复，导致慢性炎症和进行性纤维化。具体来说，S1P1 直接抑制了内皮细胞激活白细胞黏附分子的表达和炎症反应。总之，数据表明，激活内皮细胞 S1P1 对于保护 IRI 和恢复 AKI 是必要的 [359]。

(2) 表观遗传学修饰：AKI 与组蛋白修饰 [489] 和 DNA 甲基化 [490] 有关，导致基因转录的改变从而参与肾脏损伤 [491, 492]。有证据表明，表观遗传变化与肾脏缺氧和 CKD 进展密切相关 [485, 486]。

(3) 急性肾损伤 - 慢性肾脏疾病转变中的肾脏氧化应激：大鼠缺血再灌注诱导的 AKI5 周后，肾脏氧化应激持续存在并导致 Ang Ⅱ 敏感性增加。AKI 后大鼠对 Ang Ⅱ 的肾血管收缩反应明显增强，而应用罗布麻素治疗 AKI 大鼠可以使这些反应正常化。在 AKI 恢复后，肾脏中常见的还原型 NADPH 氧化酶亚基的 mRNA 表达没有改变。然而，使用聚合酶链反应检测的 mRNA 结果表明，AKI 后大鼠肾脏谷胱甘肽过氧化物酶 3 的 mRNA 表达水平降低，其他促氧化基因（如乳过氧化物酶、髓过氧化物酶和双氧化酶 –1）的表达升高。灌注 Ang Ⅱ 后，大鼠 AKI 后的肾纤维化增强。罗布麻素治疗的大鼠纤维化反应明显减弱。这些数据表明，在急性肾损伤恢复后存在持续的肾脏氧化应激，这改变了对 Ang Ⅱ 的血流动力学和纤维化反应，并可能促成急性肾损伤后向 CKD 的进展 [493]。这也强调了 AKI 恢复的重要性，避免氧化应激加重或者 Ang Ⅱ 敏感性增加引起的进一步损害。

(4) 细胞周期停滞：如前所述，肾脏在损伤后成功修复中，成熟的存活细胞去分化、增殖和近端小管再生 [426, 427]。上调的 KIM–1 通过吞噬和清除死亡及凋亡的细胞发挥抗炎作用 [494]，但长期表达增加产生不良作用 [495]。重复的损伤会导致细胞周期蛋白依赖性激酶（CDK）抑制剂 $p16^{Ink4}$ 和 $P53–p21^{Cip1/Waf1}$ 的上调，导致细胞周期停滞 [496]。$p16^{Ink4}$ 的增加抑制 CDK4 和 CDK6，并与导致纤维化的肾小管间质变化相关，$INK4a^{-/-}$ 小鼠肾脏在缺血再灌注后较少发生纤维化 [250]。因此，细胞周期停滞和细胞衰老，会导致凋亡和持续代谢活化的抵抗，会促进衰老型分泌表型（伴随 TGF–β、细胞因子、蛋白酶分泌）和其他促炎、促纤维化因子 [418, 497] 的分泌。Yang、Bonventre 及其同事使用了 4 种肾损伤模型，包括较重的双侧 IRI、单侧 IRI、马兜铃酸和 UUO 模型，证明 G_2/M 阻滞有助于失调修复和纤维化，并与 AKI–CKD 进展相关。类似的发现已经被报道，需要注意的是 G_2/M 停滞的药物抑制剂可以减少纤维化 [498, 499]。

(5) 急性肾损伤到慢性肾疾病转变中的炎症：在肾脏修复的过程中，肾脏和肾外细胞参与创面愈合反应，并可引起纤维化。单核吞噬系统的免疫细胞（包括巨噬细胞和树突状细胞），不仅参与损伤，而且在适应性修复或纤维化不良修复的肾功能恢复中成为重要的细胞。伤口愈合和进展性纤维化之间的平衡决定了最终结果。单核 - 巨噬细胞和树突状细胞的固有可塑性，以及要将体外研究与体内发现相互联系，使这类髓系细胞在肾脏病理生理中的功能定义和表型变得复杂 [500–503]。体外研究发现，两类定义明确的单核吞噬细胞。经典激活的巨噬细

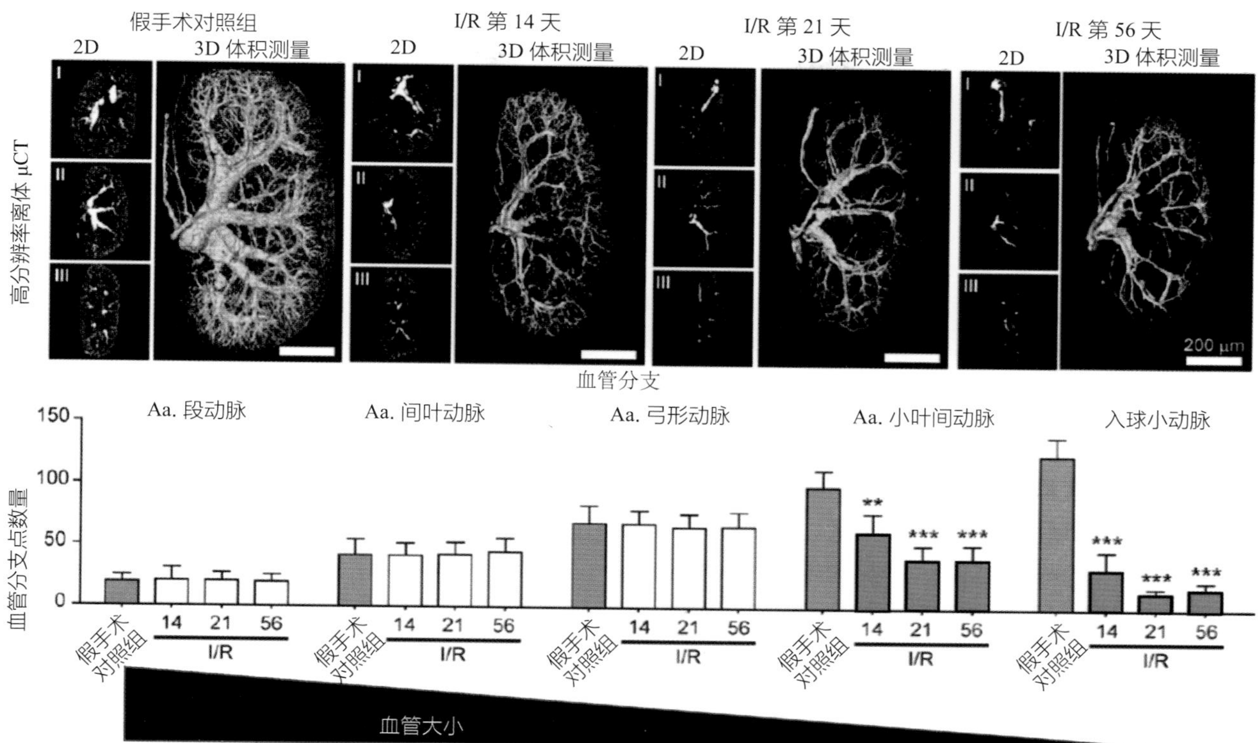

▲ 图 28-13　**体外微型计算机断层扫描（CT）成像和肾脏血管三维定量显示，进行性缺血再灌注（IRI）导致肾脏损伤时肾脏动脉发生的显著改变**

（上排图）微灌注后第 14 天、21 天和 56 天，假手术组和 I/R 组肾脏的高分辨率体外微 CT 图像［横向（Ⅰ）、冠状面（Ⅱ）和矢状面（Ⅲ）的二维横切面图像和三维体积测量］。值得注意的是，随着时间的推移，除了纤维化的肾脏持续缩小外，功能性血管逐渐稀少。标尺 =200μm。（下排图）随血管顺序增加（从门静脉到周围）的微 CT 血管分支点量化测定。在纤维化进程中，血管分支和血管大小的持续减少与血管弯曲增加有关。$^{**}P < 0.01$；$^{***}P < 0.001$；AKI. 急性肾损伤［引自 Ehling J, Babickova J, Gremse F, et al. Quantitative Micro-computed tomography imaging of vascular dysfunction in progressive kidney diseases. J Am Soc Nephrol. 2016; 27（2）: 520-532.］

胞（由巨噬细胞和树突状细胞组成的 M_1 单核吞噬细胞）是通过暴露于 LPS 或 INF-γ 产生的，在很大程度上被认为是促炎性的，并有助于最初的肾脏损伤。另一种为由 IL-4 和 IL-10 诱导的活化巨噬细胞（M_2 单核吞噬细胞），在 AKI 后出现，具有与伤口愈合和（或）纤维化相关的遗传特征[504]。这些单核吞噬细胞表型取决于复杂的局部组织微环境，并可诱导表型的转换[303]。

纤维化的关键特征是能够产生细胞外基质的成纤维细胞激活[505, 506]。与 CKD 进展相关的其他因素，包括 AKI 中内皮细胞损伤和血管损伤[483]、缺氧诱导因子（HIF）[507]、先天和适应性免疫[508]、细胞周期停滞[509]和表观遗传学机制[510-511]。

尽管一些受损的肾小管经过修复和再生，但伴随着炎症、成纤维细胞的成熟和增殖及细胞外基质沉积，损伤作为纤维化过程的一部分仍存在。受损肾脏成纤维细胞的来源［包括纤维细胞、上皮间充质转化（EMT）的上皮细胞、内在的成纤维细胞和周细胞］仍存在争议[512, 513]。

组织纤维化是包括各种形式 CKD 在内的炎症性疾病的常见组成部分。胶原蛋白的沉积是正常伤口愈合过程中形成的特征性胶原是可逆的。但由于炎症失调，反复损伤可能会导致进行性不可逆纤维化[514]。一些研究集中在周细胞或固有成纤维细胞的作用上，这些细胞有助于正常微血管功能稳态，但在受刺激时却转化为肌成纤维细胞[513, 515, 516]。而肌成纤维细胞是主要的胶原生成细胞[512]。

尽管肌成纤维细胞是负责胶原蛋白沉积的细胞类型，但研究人员一直在寻找其前体。除了已知的间质成纤维细胞外，周细胞、树突状细胞、内皮细胞和上皮细胞也被认为是潜在的前体细胞，如体内和体外研究表明内皮细胞可以变成肌纤维细胞表型[517, 518]。培养的上皮细胞可以产生在成肌纤维细胞中表达的基因，表明上皮细胞向间质的转分化[519–521]。Humphreys 及同事的细胞谱系追踪(Fate-mapping studies）结果表明，尽管上皮细胞可以在体外获得间充质标记，但它们不会穿透基底膜进入间质并在体内分化为成纤维细胞[513]。此外，谱系分析表明血小板衍生的生长因子受体（PDGFR）-β 阳性的管周细胞在 UUO 模型中分化为肌成纤维细胞。AKI 后，AKI-CKD 转化的潜在步骤是将周细胞从内皮细胞中解离出来[458]。Kramann 及其同事使用双基因 Gli1-CreERt2，R26tdTomato 报道小鼠，观察到 AKI 后 Gli1 阳性周细胞与内皮细胞的分离[458]。此外，周细胞去除后可观察到内皮细胞损伤，周细胞缺失导致毛细血管数目显著减少，这是出现 CKD 标志。

有两项研究阐明了这一争议：肾脏纤维化的形成需要在小鼠肾脏上皮细胞中表达的 Snai1 的参与（编码 Snai1 家族锌指蛋白 1，Snail1）[522]。Twist（编码 twist 家庭 bHLH 转录因子 1，称为 Twist）基因是 EMT 的重要调节剂[523]。抑制或敲除这些基因或过表达分别导致了 EMT 的诱导或抑制[524, 525]。谱系追踪研究表明，刺激后标记的上皮细胞不会转变为肌成纤维细胞或间质细胞，然而上皮细胞的标记会出现下调，且上皮细胞的极性和细胞分化丧失[525]。因此，部分 EMT 会导致细胞周期停滞、阻止增殖和修复，并阻止 TGF-β 等生长因子的分泌，导致肌成纤维细胞的增殖[526]（图 28-14）。

Wnt、hedgehog（Hh）和 Notch 信号通路在肾纤维化过程中也起着重要作用。在 CKD 中，许多 Wnt 配体被上调，导致 Wnt/β 联蛋白途径的持续激活[527, 528]。上皮 β-catenin 的激活导致上皮去分化和间质纤维化[529]。来自肾小管的 Wnt 对于肌成纤维细胞的激活和间质纤维化是必不可少的[530]。最近发现了鞘脂途径在进行性纤维化中的作用。1- 磷酸鞘氨醇（S1P）是一种多效溶血磷脂，具有多种功能，如细胞生长和存活、淋巴细胞转运及血管稳定性[531–536]，S1P 是鞘氨醇磷酸化的两种鞘氨醇激酶同工型（SphK1 和 SphK2）的产物。SphK2 定位于细胞核，并在核 S1P 的产生中起重要作用，S1P 作为组蛋白去乙酰基酶（HDAC）的抑制剂[537]诱导基因表达。Bawja 证明，在单侧 IRI 或叶酸（FA）诱导的肾脏纤维化中，*Sphk2*$^{-/-}$ 小鼠在第 14 天免受纤维化的保护被认为是由 IFN-γ 引起。与野生型或 *Sphk1*$^{-/-}$ 小鼠的肾脏相比，*Sphk2*$^{-/-}$ 小鼠的肾脏表现出更高的 Ifng 和 IFN-γ 刺激基因（Cxcl9 和 Cxcl10）的表达。在 *Sphk2*$^{-/-}$ 小鼠予以 IFN-γ 阻断抗体或使用双敲除小鼠（*Sphk2*$^{-/-}$ *Ifng*$^{-/-}$ 小鼠）阻断了 *Sphk2* 缺失在纤维化中的保护作用。此外，将 *Sphk2*$^{-/-}$ 小鼠的 CD_4T 细胞移植至野生型小鼠，可阻断 FA 诱导的纤维化。选择性 SphK2 抑制剂可阻断 WT 小鼠中 FA 诱导的肾脏纤维化。这些研究表明，SphK2 的抑制可以作为减轻肾脏纤维化的一种新型治疗方法[538, 539]。

肌成纤维细胞活化还通过免疫细胞（淋巴细胞和抗原呈递细胞）的旁分泌信号介导，这些信号包括细胞因子、趋化因子、血管生成因子、生长因子、过氧化物酶体增殖物激活受体（PPAR）和其他分子[540]。尽管 Th2 细胞因子可能会诱导纤维化，已有报道 Th1 细胞因子（如 IL-12 或 IFN-γ）可抑制肺[541, 542]和肾脏纤维化[543]。

Schrimpf 及其同事使用一种无偏方法来鉴定损伤中管周基因的上调和下调，发现 ADAMTS1（一种具有血小板反应蛋白 1 型的整合素样金属蛋白酶）的激活和表达增加，并且其抑制剂 MMP-3（TIMP-3）下调[544]。TIMP-3 稳定管周细胞维持胶原蛋白毛细管网络，而 ADAMTS1 处理的周细胞导致不稳定增加。TIMP-3 具有许多功能，包括调节 VEGF 信号传导、周细胞迁移及 MMP-2 和 MMP-9 活性[545]。此外，已证明 TGF-β_1 激活管周细胞肌成纤维细胞的转化，因此对管周细胞刺激的增加介导纤维化[546]。受损上皮细胞 VEGF 的生成减少（VEGF 是内皮细胞的营养因子），TGF-β 和 PDGFR 的生成增加，从而促进了管周细胞去分化为肌成纤维细胞。最后，在 UUO 模型中，管周细胞 PDGFR 的阻断及内皮细胞 VEGF 受体 2（VEGFR-2）的阻断可以减轻 UUO 模型的纤维化、稳定微血管系统[547]。因此，许多因素参与损伤后的微血管适应不良，包括 TGF-β 的产生及上皮细胞 VEGF 的生成减少，内皮细胞产生的 PDGF 的减少，ADAMTS1 表达的增加及管周细胞产生 TIMP-3 的减少。这些研究结果还对肾脏纤维化过程中防治微血管减少及肾功

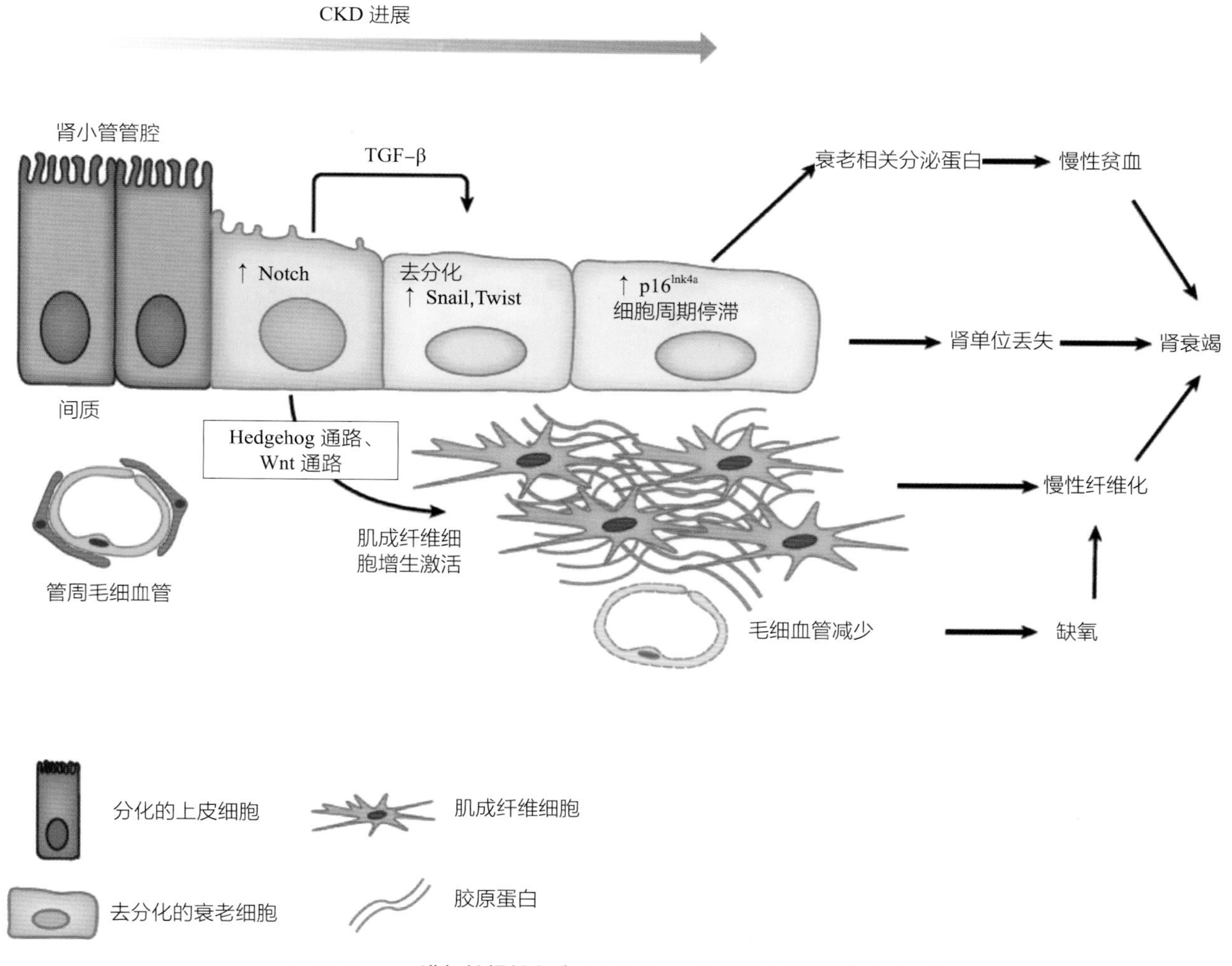

▲ 图 28-14 进行性慢性肾病（CKD）中激活的关键细胞和信号通路

CKD 是由上皮细胞或内皮细胞损伤引起。在肾小管间质中损伤可导致上皮去分化，可能是由转化生长因子 -β（TGF-β）和 Notch 通路的上调诱导。去分化上皮细胞分泌旁分泌信号因子（如 hedgehog 和 Wnt 配体），这些因子作用于间质周细胞和间充质干细胞样细胞，激活肌成纤维细胞分化、增殖和基质分泌。进而导致肾小管周毛细血管减少和持续缺氧。慢性肾小管损伤导致上皮细胞周期停滞和衰老，同时分泌促炎细胞因子放大炎症。这些相互关联的事件最终导致肾单位丢失、持续的间质纤维化和肾衰竭（引自 Humphreys BD. Mechanisms of renal fibrosis. Ann Rev Physiol. 2018；80：309–326.）

能的丢失提供了治疗靶点。因此，正常的管周细胞功能在转化为活化的肌成纤维细胞后变得紊乱，从而导致微血管稳定性丧失，血管生成不足，通透性增加和毛细血管减少，所有这些过程均导致纤维化 [457, 474]。

近端小管具有高度的代谢活性，依赖于有氧代谢。线粒体脂肪酸氧化是主要的能量来源，线粒体功能障碍会导致近端肾小管细胞中脂质蓄积、ATP 耗竭和纤维化 [548]。许多治疗方法正在开发中，包括一些对糖尿病肾脏疾病和其他肾脏疾病的临床试验的药物 [549, 550]，但目前尚无被认可的治疗方法来预防肾脏纤维化的发展或加速修复。有效治疗方法的探索需要对纤维化伴随的炎症、损伤、伤口愈合，基质沉积和细胞修复过程有更好的了解 [497, 514, 526, 551–553]，如线粒体可能是 AKI 到 CKD 进展的重要治疗靶点 [554]。Birk 及其同事开发了一种新型的线粒体保护药物 SS31 [555]。SS 肽与线粒体内膜中的心磷脂选择性结合，以保护线粒体嵴。SS31 可使呼吸链复合物发挥更好的功能，防止过氧化物酶活性，并增强通过细胞色素 c 的电子转移，从而改善氧化磷酸化和 ATP 的产生 [555–557]。肾脏 IRI 后 1 个月给药 SS31 可减轻肾小球硬化和衰老，并减少管腔侧上皮细胞（parietal epithelial cell）的活化及足细胞和内皮结构的变化 [558]。Perry 及其同事检查了与动力有关的蛋白 1（DRP1）（细胞分裂的介体）的作用。近端小管特异性缺失 *Drp1* 可阻断肾脏 IRI、炎症和程序性细胞死亡，并促进了上皮的修复，这与肾保护性 β- 羟基丁酸信号通路的激活有关[559]。重要的是，使用他莫昔芬诱导的近端肾小管 *Drp1* 的延迟缺失可以减轻肾脏 IRI 后的纤维化。这些结果强调了 DRP1 和线粒体动力学是 AKI 和纤维化进展的重要介质，并提示 DRP1 可以作为 AKI 的治疗靶点。

(6) 器官相互作用的影响：AKI 明显与发病率和死亡率有关。在重症监护病房中，AKI 患者患有多器官功能障碍，死亡率约为 60%[560]。尽管 AKI 可引起尿毒症毒素蓄积、代谢性酸中毒、液体和电解质失衡及液体超负荷，但这些因素不足以解释 AKI 的死亡率[146, 561]。越来越多的证据表明，AKI 是一种全身性疾病，其中 AKI 会诱发远处器官（包括肺、心脏、脑、肝和肠）的功能障碍（图 28-15）。此外，有证据表明远处的器官功能会改变肾脏功能。最近的研究表明，炎症和 AKI 的神经控制被认为是由未受损伤的脾脏介导的胆碱能抗炎途径完成的[562-566]。

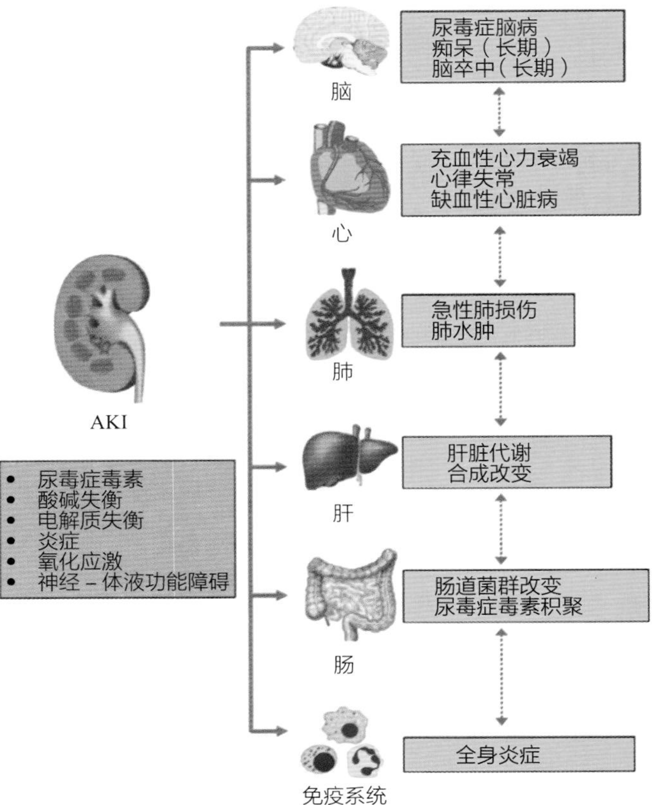

▲ 图 28-15 **急性肾损伤（AKI）对远端脏器的影响**

急性肾损伤引起血流动力学、体液和免疫系统的改变，导致远端器官（包括肺、心、脑、肝、肠和免疫系统）的功能障碍［引自 Lee SA，Cozzi M，Bush EL，Rabb H. Distant organ dysfunction in acute kidney injury：a review. *Am J Kidney Dis*. 2018；72（6）：846–856.］

Kelly 证明了肾脏缺血对心脏组织的影响[139]。早在肾脏缺血损伤后 6h，心脏组织中就发现了 IL-1、TNF-α 和 ICAM-1 在 mRNA 水平被诱导，在肾缺血损伤后 48h 一直升高。除肾脏外，心脏和肝脏中的髓过氧化物酶活性也显著增加。肾脏缺血时给予抗 ICAM-1 抗体可以防止心肌髓过氧化物酶活性的增加。在第 48h 通过超声心动图评估心脏功能还发现左心室收缩末期和舒张期直径增加，而短轴缩短率降低。短短 15min 的局部缺血也导致心脏组织中明显的细胞凋亡[139]。在转基因镰状细胞贫血小鼠模型（In transgenic sickle mice），双侧肾脏 IRI 导致明显的心血管充血和血清淀粉样蛋白 P 组分（C 反应蛋白的鼠类等效物）增加。Kramer 等发现，肾脏缺血损伤会导致巨噬细胞介导的肺血管通透性增加[135]。此外，他们还发现，在大鼠双侧肾脏缺血损伤或肾切除模型中，肺上皮的钠通道 Na^+-K^+-ATPase 和 aquaporin-5 的表达下调，但在单侧缺血模型中却没有，这表明尿毒症毒素在调节肺部这些影响中的作用[567]。Liu 及其同事还显示了 AKI 对脑功能改变的影响[568]。患有 AKI 小鼠的大脑神经元核固缩和小胶质细胞增多，大脑皮层和海马中促炎趋化因子、角化细胞来源的趋化因子和粒细胞集落刺激因子水平升高，脑皮质和胼胝体星形胶质细胞胶质纤维酸性蛋白的表达增加。此外，Evans 蓝染料向大脑的渗透，说明 AKI 小鼠的血脑屏障被破坏。

在肝脏中同样可以观察到肾 - 肺，肾 - 心和肾 - 脑的相互作用，AKI 后肝脏中性粒细胞的浸润，血管充血和血管通透性增加。AKI 后，肝 TNF-α、IL-6、IL-17A、ICM-1、角质形成细胞来源的趋化剂、IL-10 和 MCP-1 的水平升高。在二次缺血性肝损伤之前，AKI 的存在加剧了肝损伤，也表明肾脏和肝脏之间的相互作用[146]（表 28-1）。

其他器官也调节缺血性肾损伤。急性肺损伤患者通常会发生 AKI，部分原因是机械通气。机械通气诱发 AKI 的潜在机制有以下三种：①动脉血气变化，气压伤引起的炎症释放及对全身和肾脏血流的影响[569]。Imai 及其同事证明了肺损伤在介导肾脏损伤中的作用[570]。他们发现，在兔中损伤性的肺通气策略（高潮气量和低峰值呼气末压）足以诱导肾上皮细胞凋亡。应用损伤性通气策略的兔子血浆体外培养 LLC-RK1 细胞可以诱导明显的凋亡，进一步证实了上述发现，这表明机械通气相关的循环可溶性因子可能参与了这一过程。

脑死亡供体对肾移植的影响可以说明肾外器官调节缺血性 AKI。不同于活体或心脏死亡供体，颅脑外伤引起细胞因子和炎症反应。这些细胞因子使得脑死亡供体的肾脏存在炎症反应[571]。肾脏移植前脑死亡供体的肾脏活检可以看到更多的渗透性 T 淋巴细胞和巨噬细胞。脑死亡供者肾脏再灌注与炎性细胞因子（如粒细胞集落刺激因子、IL-6、IL-9、IL-16、MCP-1）的瞬时释放有关。而来自活体和心脏死亡供体的肾脏细胞因子反应较轻，释放 IL-6 和少量 MCP-1[572]。

神经系统和免疫系统间的影响是器官之间相互影响的一个重要例子。这两个系统相互影响而非作为两个独立的系统，来维持正常的体内平衡并应对压力和病理生理疾病。研究已经确定了通过炎症反射途径调节免疫和炎症的神经通路，从而发现可以通过神经电刺激[562, 573, 574]，或超声[566, 583]或光刺激[564]调节特定的分子靶点。胆碱能抗炎通路（CAP）是迷走神经介导的所谓炎症反馈途径的传出支[575-577]。传入信号为细菌产物（PAMP）、DAMP、促炎因子、免疫球蛋白和 ATP[578, 579]。受体感知到这些炎症分子后，受损组织和免疫细胞传入信号被送达大脑[577, 580]，激活迷走神经传出神经。然后炎症反射通过主要细胞成分（如巨噬细胞和 CD_4^+T 细胞）控制外周细胞因子水平和炎症。事实上，迷走神经刺激在多种疾病中（如关节炎[581]、结肠炎[582]、肠梗阻[582]、AKI[563]等）表现出抗炎和器官保护作用。脾脏在通过 CAP 在联系神经和免疫系统中起着不可或缺的作用。脾切除预处理会加重 AKI[583]，阻断 CAP 的抗炎作用[563, 564]，并加重肾脏缺血再灌注后的肺脏炎症[584]。AKI 具有高死亡率和高发病率，这些研究表明，在 AKI 情况下的多器官相互作用很可能会是非肾器官功能障碍的主要因素，并介导临床观察到的事件，如心脏、肺和中枢神经系统事件。

最后，我们讨论单侧 AKI 影响对侧肾脏功能的问题。缺血再灌注损伤侧的肾脏在 5 周后被取出以阻断其对对侧未处理肾脏的影响，与假手术对照组相比，饮食中较高的钠摄入可使血压显著升高。对侧肾脏的压力钠尿和血流动力学反应受损，血管密度也出现降低。对侧肾脏中可以检出活化的（低 $CD62L/CD_4^+$）T 淋巴细胞等间质细胞。综上所述，这些数据表明，AKI 盐敏感性的特点对高血压和 CKD 的影响是分离的，对血流动力学和高血压的影响独立于直接的肾损害而发展[585]。

第29章 急性肾损伤预防和治疗

Prevention and Management of Acute Kidney Injury

Steven D. Weisbord　Paul M. Palevsky　著
杨　琛　刘洁琼　张朝阳　译
蔡广研　校

一、急性肾损伤的定义

急性肾损伤（AKI）是肾小球滤过率（GFR）快速下降（数小时至数天）的一类具有异质性的综合征，可导致机体尿素氮、肌酐等代谢产物蓄积，水、电解质及酸碱平衡紊乱[1]。尽管AKI通常被认为是一种独立的综合征，但它包含着一系列严重程度和病因不同的病理生理过程。这些病理生理过程包括：①血流动力学变化影响了正常的肾组织灌注导致GFR下降，但尚未造成肾实质损伤；②尿路部分或完全梗阻引起GFR下降；③各种因素引起特征明显的肾小球、肾间质小管或肾血管实质性损伤，从而引起GFR下降。AKI发生在遗传背景、年龄、肾功能水平、并发症各不相同的人群中，且它的病因通常由多因素参与。

急性肾损伤一词在很大程度上取代了较早的急性肾衰竭（ARF）这一术语。这种变化反映出人们认识到旧术语存在严重缺陷。急性肾衰竭暗示了正常肾功能与明显器官衰竭之间存在是或否的关系。相比之下，AKI反映了轻至中度急性一过性肾功能下降与严重不良后果之间千丝万缕的联系。尽管术语AKI强调了急性肾脏疾病的分级，但该术语也不完善。术语“损伤”暗示存在实质性脏器损害，但在一些肾功能急剧下降的情况下，可能不存在实质性脏器损害，如早期梗阻性肾病和血容量减少所致的肾前性氮质血症。尽管术语“急性肾功能不全”可能更好地描述了整个综合征的特征，但AKI是被共识采用的术语，且在医学文献中被越来越多地使用[2, 3]。在本章中，将使用AKI来描述该综合征。尽管在临床实践中，术语急性肾小管坏死（ATN）通常与AKI作为同义词使用，但这些术语不应互换使用。尽管ATN是肾性AKI最常见的类型，尤其是在危重患者中常见，但它仅代表AKI的多种类型中的一种。此外，临床综合征与ATN的经典组织病理学特征之间可能缺乏一致性[4, 5]。

尿量减少是AKI的主要表现（尽管不是普遍的），并且通常根据尿量排出率将患者分为非少尿者（尿量＞400ml/d）、少尿（尿量＜400ml/d）或无尿（尿量＜100ml/d）[6]。短暂性少尿可不伴随出现肾功能明显下降，因为肾小管对盐和水的重吸收增加是对容量减少的正常生理反应。相反，持续性少尿几乎总是AKI的表现，容量充足的情况下，尿量越少，初始肾损伤越严重。基于尿量的AKI分类对容量超负荷的发生、电解质紊乱的严重程度和总体预后判断具有重要的临床意义。虽然少尿型AKI比非少尿型AKI死亡风险更高，但尚未有证据显示增加尿量的治疗措施（见下文）可以改善患者预后[7]。

AKI可发生于肾功能完全正常的人，也可以叠加于原有的慢性肾脏病（慢性肾脏病急性加重），潜在的肾功能受损已被证明是导致AKI发展的最重要的危险因素之一[8, 9]。多种机制可导致其易感性增加，包括肾功能储备减少、水盐保留功能受损从而导致血管内容量减少、解毒能力降低、对细胞毒性损伤的敏感性增加、清除潜在的肾毒性物质能力下降、暴露风险增加和（或）暴露时间延长，以及相关的大血管和微血管疾病，增加了缺血性损伤的风险。

根据病理生理机制，AKI 的病因通常分为三大类。

1. 肾前性 AKI——以肾脏有效灌注不足为特征的疾病，无肾实质损害（框 29–1）。

2. 肾性 AKI——涉及肾脏实质的疾病（表 29–1）。

3. 肾后性（梗阻性）AKI——与尿路急性梗阻有关的疾病（框 29–2）。

这样的分类方法，对于教学是有帮助的，也有利于对 AKI 患者进行初步临床评估，但仍存在一定程度的重叠，如根据其严重程度和持续时间不同，肾脏灌注不足可引起从肾前性氮质血症到明显肾小管坏死之间一系列的肾脏损伤。因此，对 AKI 病因的精确分类并不是完全可行的，个别患者可能会由于病因在几种分类之间转换。

框 29–1　肾前性急性肾损伤的原因

- 血管内容量减少
  - 出血：创伤、手术、产后出血、胃肠道出血
  - 胃肠道丢失：腹泻、呕吐、鼻胃管丢失
  - 肾性丢失：利尿剂、渗透性利尿、尿崩症
  - 皮肤和黏膜丢失：烧伤、高热
  - 肾病综合征
  - 肝硬化
  - 毛细血管渗漏
- 心排血量减低
  - 心源性休克
  - 心包疾病：限制性心包疾病、缩窄性心包疾病、心包压塞
  - 充血性心力衰竭
  - 瓣膜病
  - 肺部疾病：肺动脉高压、肺栓塞
  - 脓毒症
- 全身血管扩张
  - 脓毒症
  - 肝硬化
  - 过敏反应
  - 药物
- 肾血管收缩
  - 早期脓毒症
  - 肝肾综合征
  - 急性高钙血症
  - 药物：去甲肾上腺素、血管升压素、非甾体抗炎药（NSAID）、血管紧张素转化酶抑制剂
  - 钙调磷酸酶抑制剂
- 含碘对比剂
- 腹腔内压升高
- 腹腔间室综合征

由于先前对 AKI 缺乏统一可操作的定义，这不仅阻碍了相关的流行病学研究，也妨碍了对预防及治疗措施的临床评估。较早的文献以血清肌酐浓度绝对和（或）相对变化的多种定义为特征，无论有没有尿量的减少，这使对多个研究结论的比较变得很难。2002 年，急性透析质量改善计划（ADQI）提出了 AKI 的第一个共识定义。ADQI 工作组根据血清肌酐水平升高的幅度和（或）少尿持续时间提出了一个分类方案，该方案分为 3 个严重程度级别（表 29–2）。

表 29–1　肾性急性肾损伤的主要原因

损伤类型	举　例
肾小管损伤	
• 灌注不足引起的缺血	低血容量、脓毒症、出血、肝硬化、CHF（框 29–1）
• 内源性毒素	肌红蛋白、血红蛋白、副蛋白血症、尿酸（表 29–3）
• 外源性毒素	抗生素、化疗药、对比剂、磷酸盐制剂（表 29–3）
肾小管间质损伤	
• 急性过敏性间质性肾炎	非甾体抗炎药（NSAID）、抗生素
• 感染	病毒、细菌和真菌感染
• 浸润	淋巴瘤、白血病、肉瘤
• 同种异体排斥反应	
肾小球损伤	
• 炎症	抗 GBM 病、ANCA 相关性 GN、感染后肾小球肾炎、冷球蛋白血症、膜增生性肾小球肾炎、IgA 肾病、SLE、过敏性紫癜、结节性多动脉炎
• 血液相关的	溶血性尿毒症综合征、血栓性血小板减少性紫癜、药物
肾微血管	恶性高血压、妊娠毒血症、高钙血症、对比剂、硬皮病、药物
大血管	
• 动脉	血栓形成、血管炎、夹层、血栓栓塞、动脉粥样硬化性栓塞、创伤
• 静脉	血栓形成、压迫、创伤

ANCA. 抗中性粒细胞胞浆抗体，CHF. 充血性心力衰竭，GBM. 肾小球基底膜，GN. 肾小球肾炎，IgA. 免疫球蛋白 A；SLE. 系统性红斑狼疮

按照提议，第一级对诊断 AKI 的敏感性最高，而分级越高对诊断 AKI 特异性越高。根据是否需要肾脏替代治疗及持续时间，这 3 个严重程度级别结合 2 个预后级别，得出了 RIFLE 分级诊断标准，共分为 5 级，即肾功能不全风险（R）、肾损伤（I）、肾衰竭（F）、肾功能丧失（L）、终末期肾病（E）[10]。随后，急性肾脏损伤网络（AKIN）专家组修改了 RIFLE 分类法，在 AKI 定义中增加了 48h 内血清肌酐绝对值升高不少于 0.3mg/dl，或增加超过基线值的 50% 以上 [2]，（表 29–2）。该定义在《肾脏病：改善全球预后（KDIGO）急性肾损伤临床实践指南》中做了进一步修改，该指南阐明，尽管血清肌酐水平较已知的基线值增加 0.3mg/dl 需发生在 48h 内，相对值增加超过 50% 可以发生在较长的时间间隔，即 7 天内 [3]。

KDIGO 的 AKI 临床实践指南认识到急性和慢性肾脏病的疾病分类中间存在一个空白 [3]。根据先前的定义，AKI 的发病时间在 7 天之内，而慢性肾脏病（CKD）的定义是肾功能受损或结构损伤超过 3 个月 [11]。认识到有些肾脏病的起病过程较 AKI 来说为亚急性起病，但持续时间不到 3 个月，KDIGO 急性肾损伤工作组提出了急性肾脏病（AKD）的概念，即 AKI 或 GFR 下降至 60ml/(min・1.73m^2) 以下，GFR 下降达到或超过 35%，血清肌酐水平增加超过 50%，或出现结构性肾损害持续时间少于

框 29–2　肾后急性肾脏损伤的原因

上尿路外部原因
- 腹膜后间隙：淋巴结、肿瘤
- 盆腔或腹腔内肿瘤：子宫颈、子宫、卵巢、前列腺
- 纤维化：放疗、药物、炎症
- 输尿管结扎或手术创伤
- 肉芽肿性疾病
- 血肿

下尿路原因
- 前列腺：良性前列腺肥大、癌、感染
- 膀胱：颈部阻塞、结石、癌、感染（血吸虫病）
- 功能性：继发于脊髓损伤的神经源性膀胱、糖尿病、多发性硬化、脑卒中、药物不良反应（抗胆碱能药、抗抑郁药）
- 尿道：尿道后瓣、狭窄、外伤、感染、结核、肿瘤

上尿路内部原因
- 肾结石
- 狭窄
- 水肿
- 碎片、血块、脱落的肾乳头、真菌球
- 恶性肿瘤

表 29–2　关于 RIFLE、急性肾损伤网络（AKIN）和肾脏病：改善全球预后（KDIGO）急性肾损伤的定义及分期

定　义			
参　数	RIFLE	AKIN	KDIGO
血肌酐	升高＞ 50% 发生时间＜ 7d	升高＞ 0.3mg/dl 或＞ 50% 发生时间＜ 48h	升高＞ 0.3mg/dl 发生时间＜ 48h 或升高＞ 50% 发生时间＜ 7d
尿量 [a]	＜ 0.5ml/(kg・h) 持续时间＞ 6h	＜ 0.5ml/(kg・h) 持续时间＞ 6h	＜ 0.5ml/(kg・h) 持续时间＞ 6h

分期标准				
血肌酐升高				尿量 [a]
参　数	RIFLE	AKIN	KDIGO	
危险 损伤 衰竭 肾功能丧失 终末期肾病	≥ 50% ≥ 100% ≥ 200% 需要肾脏替代治疗持续时间＞ 4 周 需要肾脏替代治疗持续时间＞ 3 月	1 期：≥ 0.3mg/dl 或≥ 50% 2 期：≥ 100% 3 期：≥ 200%	1 期：≥ 0.3mg/dl 或≥ 50% 2 期：≥ 100% 3 期：≥ 200%	＜ 0.5ml/（kg・h）持续时间＞ 6h ＜ 0.5ml/（kg・h）持续时间＞ 12h ＜ 0.3ml/（kg・h）持续时间＞ 24h 或无尿持续时间＞ 12h

a. RIFLE、AKIN 和 KDIGO 对 AKI 定义和分期的尿量标准相同
RIFLE 分类法中，R 为肾功能不全风险，I 为肾损伤，F 为肾衰竭及两个结局，L 为肾功能丧失，E 为终末期肾病

3 个月。

已经被认识到 AKI 的这些诊断和分期标准存在一些局限性[12, 13]。首先，虽然验证性研究已经证明 AKI 分期与死亡风险相关，但尚不清楚这是否是评估其作为定义肾脏疾病的有效评价指标。其次，AKI 分期与 GFR 的相关性较差。由于血清肌酐水平变化幅度是时间依赖性的，即使 GFR 有所改善，随着时间的推移，患者可能会从较轻的 AKI 阶段（RIFLE–R、AKIN 或 KDIGO 的 1 期）进展到更严重的 AKI 阶段（RIFLE–F、AKIN 或 KDIGO 的 3 期）。第三，通过血清肌酐标准对 AKI 的定义需参考基线血清肌酐水平，这通常难以实现。此外，基线血清肌酐参考值的定义变化（如入院血清肌酐水平、入院前最新门诊血清肌酐水平或其他定义）可改变患者的分期[14]。第四，RIFLE 和 AKIN 的定义都使用了血清肌酐相对变化来对 AKI 进行分期。肌酐动力学分析表明，在严重 AKI 的情况下，达到血清肌酐固定百分比变化所需的时间取决于肾功能基线水平，而血清肌酐的初始变化率则与肾功能关系不大[12]。因此，在 AKI 的早期，血清肌酐水平的绝对变化可能比相对变化更容易被检测到。第五，即使在死亡率方面，血清肌酐水平与尿量标准的一致性也很差[15]。尿量的短暂变化可能反映了容量状态的变化，或者是由于给药所致，并不一定与肾功能的其他参数相关。最后，必须注意的是，这些分期标准独立于引起 AKI 各种病因，即肾前性、肾性、梗阻性。尽管存在这些缺点，标准化分期方案的使用改进了对流行病学研究的解读和对临床试验方案设计。

从概念上讲，AKI 包括了一系列结构性和功能性肾脏疾病，从肾脏损伤发展到器官功能障碍，最后演变为明显的器官衰竭。仅仅依靠血清肌酐水平和（或）尿量的变化来诊断 AKI 导致了无法识别肾实质损伤的早期阶段，而这个阶段恰恰有可能是药物干预的最佳时机[16]。为促进肾实质损伤的早期诊断，已评估了多种肾小管损伤生物标志物，包括 N– 乙酰 –β–d– 葡萄糖苷酶（NAG）、肾损伤分子 1（KIM–1）、中性粒细胞明胶酶相关脂蛋白（NGAL）、白细胞介素 18（IL–18）、肝脂肪酸结合蛋白（L–FABP）、金属蛋白酶组织抑制剂 2（TIMP–2）和胰岛素样生长因子结合蛋白 7（IGFBP7）[17–22]。此外，在检测 GFR 的变化方面，血清胱抑素 C 被认为比血清肌酐更敏感（在某些情况下更特异），尿胱抑素 C 已经被提议作为肾小管损伤的标志物[17, 23, 24]。尽管这些生物标志物中的大多数尚未得到充分的验证，而未能达到临床常规应用，但它们可能比血清肌酐水平更早地诊断肾性 AKI，区分容量反应性（肾前性）AKI 和肾性疾病，减少了与肌酐生成相关的混杂影响因素，并提供 AKI 发作临床病程的预后信息。一个或多个生物标志物为在 AKI 早期阶段识别出患者提供了方法，以指导实施特定治疗以减轻肾损伤或促进肾功能恢复。

二、急性肾损伤的发病率

AKI 发病率估计高度依赖于所采用的定义，从当根据血清肌酐水平至少变化 0.3mg/dl，住院患者中的发病率可高达 44%，到当根据血清肌酐水平至少增加 2.0mg/dl，住院患者中的发病率可低至 1%[25–29]。3%～7% 的住院患者和 25%～60% 的重症监护室（ICU）患者发生 AKI，5%～6% 的 ICU 患者在发生 AKI 后需要肾脏替代治疗[25–29]。1996 年在城市三级医院进行的一项单中心研究中 AKI 的定义为：基线血清肌酐 1.9mg/dl 或以下的患者血清肌酐水平增加 0.5mg/dl，基线血清肌酐 2.0～4.9mg/dl 的患者血清肌酐水平增加 1.0mg/dl，基线血清肌酐 ＞ 5mg/dl 的患者血清肌酐水平增加 1.5mg/dl，在连续性纳入 4622 名患者中 AKI 的发生率为 7.2%[25]。全世界所有成人住院患者中 AKI 总发病率约为 21.6%[30]，现在认为可以加重 CKD 快速进展为终末期肾病（ESRD）[31–33]。最近对 AKI 发病率的估计远远高于 1979 年在同类研究中观察到的 4.9%[34]。20 世纪 70 年代末，AKI 最常见的病因是肾灌注减少（占 39%），其次是药物相关（16%）、对比剂相关（11%）、术后（9%）和脓毒症相关（6.5%），总死亡率为 19.4%，较高的死亡率与较高的血清肌酐浓度最大增量有关。

尽管在需要肾脏替代治疗的 AKI 发病率方面，定义不是一个问题，但由于患者群体特征的差异和启动肾脏替代治疗标准的可变性，报道的发病率差异很大。在一项对 29269 名危重病患者进行的多国多中心观察性研究中，5.7% 的患者发生了严重 AKI，4.3% 的患者接受了肾脏替代治疗

（RRT）[35]。在一项规模较小但更为近期的国际多中心观察性研究中，1802 名危重患者中有 13.5% 的患者发生了需要肾脏替代治疗 AKI [29]。

许多 AKI 的流行病学研究都依赖于大型管理数据库的数据。然而，这些数据需要谨慎解读，因为 AKI 的管理编码不完整，可能只记录了 20%～30% 的 AKI 事件 [36, 37]。使用管理数据确定需要 RRT 的 AKI 实质上更完整。在对美国国家医院出院调查数据的分析中，疾控中心观察到，被诊断为 AKI 的人数从 1980 年的 18/10 万增加到 2005 年的 365/10 万 [38]。在对美国全国住院患者样本（NIS）和 5% 美国住院医疗保险受益人样本的分析中也观察到类似的趋势。在一项将单一综合医疗保健提供系统行政和临床数据相结合的分析中，1996—2003 年，不需要使用 RRT 的 AKI 发病率从 322.7/（10 万人・年）增加到 522.4/（10 万人・年）[39]。同期，AKI 需要 RRT 者从 19.5/（10 万人・年）增加到 29.5/（10 万人・年）[39]。AKI 在男性和老年人中更为常见。在最近的一次分析中，使用了国家有代表性的住院管理数据库 NIS 的数据，需要透析的 AKI 发生率从 2000 年的 222/（100 万人・年）增加到 2009 年的 533/（100 万人・年），发病率上升幅度最大的是 65—74 岁和 75 岁或以上的患者 [40]。老年患者更早地启动透析和更频繁地使用 RRT 可能是造成这种趋势的一个因素，但这些变化不太可能解释重症 AKI 发病率增加的大部分原因。

既往肾脏病史是发展为需要透析的 AKI 的主要危险因素之一 [41]。基线 CKD 越严重，风险越高。与基线估算肾小球滤过率（eGFR）> $60ml/(min \cdot 1.73m^2)$ 的患者相比，eGFR 值为 $45 \sim 59ml/(min \cdot 1.73m^2)$ 的患者发生需要透析的 AKI 的风险几乎增加了两倍。在基线 eGFR 值 < $15ml/(min \cdot 1.73m^2)$ 的患者中，这种风险增加到 40 倍以上 [41]。未治愈的糖尿病、高血压和蛋白尿也与医院获得性 AKI 的风险相关。

三、急性肾损伤的分类

尽管在临床上，AKI 通常是多因素造成的，但其病因通常是根据肾前、肾性和肾后（梗阻性）AKI 三大病理生理分类来评估的。肾前性氮质血症是 AKI 最常见的病因，占所有病例的 40%～55% [25, 27, 42]。肾前性 AKI 是由于绝对和（或）有效血管内容量减少从而引起肾脏灌注减少所致。导致肾前性 AKI 的绝对血管内容量减少的常见原因包括胃肠道损失（如腹泻、呕吐、鼻胃管抽吸）、肾损失（如过度利尿、尿崩症）和细胞外液的潴留（如第三间隙、急性胰腺炎，框 29-1）。导致血管内有效容积减少的常见情况，包括心力衰竭和肝衰竭。在这些情况下，绝对血容量增加，但肾脏的灌注减少，导致肾前性氮质血症。关于肾前性 AKI 的病理生理学机制，第 28 章有更详细的叙述。

肾性 AKI 通常根据原发性肾损伤的解剖位置进行分类，包括肾血管、肾小球、肾间质和肾小管（表 29-1）。影响肾血管的疾病范围很广，从罕见的肾动脉或肾静脉血栓形成，引起完全阻塞，肾内或肾外血管术后伴随的动脉粥样硬化栓塞性肾脏病，到影响包括肾小球在内的肾小血管的血管炎。这种血管炎可能局限于肾脏，但通常都是具有肾外表现的全身性疾病。急性间质性肾炎（AIN）最常见的原因是机体对多种不同药物的特异性过敏反应，最常见的是抗生素（如甲氧西林和其他青霉素、头孢菌素、磺胺类药物、喹诺酮类药物）或非甾体抗炎药（NSAID，如布洛芬）[43]。质子泵抑制剂最近被认为与肾功能受损有关，至少部分假说认为与 AIN 有关 [44-46]，其他包括细菌感染在内的许多临床情况也可以导致 AIN。全身过敏症状（如发热、皮疹和嗜酸性粒细胞增多）常出现在抗生素相关的 AIN 中，但不常出现在 NSAID 相关的 AIN 中。

最常见的肾性 AKI 是急性肾小管坏死（ATN）。ATN 的病因大致分为缺血性、脓毒性和肾毒性。持续时间较长的肾前性氮质血症和低血压，即使是短期的，也会造成肾小管上皮细胞坏死和 ATN。导致 ATN 的肾毒素可以是外源性的，如碘对比剂、抗生素和化疗药物，也可以是内源性的（如肌红蛋白、血红蛋白和肾小管内结晶）（表 29-3）。脓毒症相关的 AKI，虽然以前归因于缺血再灌注损伤，现在被认为有一个更复杂的发病机制，并可在没有明显低血压的情况下发生。这些情况，包括其发病机制和病理生理学机制，将在第 28 章详细讨论。

肾后（梗阻性）AKI 的特征是尿液流出受阻。从肾集合系统到尿道的任何部位都可能发生内、外梗阻（框 29-2）。肾后 AKI 的发生需双侧均梗阻，或孤立肾单侧梗阻或在 CKD 的基础上单侧梗阻。

表 29-3　引起急性肾小管坏死的内源性和外源性毒素的主要原因

内源性毒素	外源性毒素
肌红蛋白尿 • 肌肉崩解：创伤、压迫、电击、低温、高温、癫痫、运动、烧伤 • 代谢性：低钾血症、低磷血症 • 感染：破伤风、流感 • 毒素：异丙醇、乙醇、乙二醇、甲苯、蛇和昆虫叮咬、可卡因、海洛因 • 药物：HMG-CoA 还原酶抑制剂（他汀类）、苯丙胺类、贝特类 • 遗传性疾病：肌磷酸化酶缺乏症、磷酸果糖激酶缺乏症、肉碱棕榈酰转移酶缺乏症 • 自身免疫性：多发性肌炎、皮肌炎 **血红蛋白尿** • 机械性：人工瓣膜、微血管病性溶血性贫血、体外循环 • 药物：肼屈嗪、甲基多巴 • 化学品：苯、砷化氢、蚕豆、甘油、苯酚 • 免疫性：输血反应 • 遗传性：葡萄糖 -6- 磷酸脱氢酶缺乏症（G6PD）、PNH **尿结晶或副蛋白引起的肾小管内梗阻** • 肿瘤溶解综合征 • HGPT 缺乏 **多发性骨髓瘤** • 草酸（乙二醇）	**抗生素** • 氨基糖苷类 • 两性霉素 B • 抗病毒药物：阿昔洛韦、西多福韦、茚地那韦、膦甲酸、替诺福韦 • 喷他脒 • 万古霉素 **化疗** • 顺铂 • 异环磷酰胺 • 普卡霉素 • 氟尿嘧啶 • 阿糖胞苷 • 6- 硫鸟嘌呤 • 甲氨蝶呤 **钙调磷酸酶抑制剂** • 环孢素 • 他克莫司 **有机溶剂** • 甲苯 • 乙二醇 **毒药** **其他** • 对比剂 • 静脉注射免疫球蛋白 • 非甾体抗炎药 • 口服磷酸盐肠道准备剂

HGPT. 次黄嘌呤鸟嘌呤磷酸核糖转移酶；HMG-CoA. 5- 羟基 -3- 甲基戊二酰辅酶 A；PNH. 阵发性睡眠性血红蛋白尿症

肾后性 AKI 最常见的原因是由于前列腺疾病、应用抗胆碱能药物和神经源性膀胱引起的膀胱颈功能性或结构性梗阻。梗阻性 AKI 的其他原因，包括双侧输尿管结石、纤维化或血栓、肾乳头脱落（即肾乳头坏死）、泌尿生殖系统恶性肿瘤、肿瘤或出血引起的外部压迫和腹膜后纤维化。肾梗阻的详细描述见第 37 章。

四、急性肾损伤的评估

对 AKI 患者的评估需要详细的病史和体格检查，全面的医疗记录回顾，泌尿系统检查结果（包括尿沉渣）的评估，实验室化验、肾脏影像学及（必要时）肾脏活检的检查[47]（表 29-4）。血清肌酐浓度随时间变化的分析对于区分急性和慢性肾脏疾病及确定导致急性肾功能减退的时间非常重要。如果回顾实验室记录发现血尿素氮（BUN）水平和血清肌酐浓度突然高于先前稳定的基线值，则很容易证实存在急性过程。在诊断 AKI 之前，必须排除 BUN 和血清肌酐水平升高的其他影响因素。当无法获取尿素氮和血清肌酐基础值时，表明慢性肾脏病的关键发现，包括甲状旁腺功能亢进的临床表现（如末节指骨丛吸收、锁骨外侧骨吸收）、带状角膜

表 29-4　急性肾损伤鉴别诊断有价值的临床特征、尿检结果和确证性检验

急性肾损伤的原因	提示性临床特征	典型的尿液检测结果	确证性检验
肾前性氮质血症	容量绝对减少的证据（口渴、体位性或绝对性低血压和心动过速、颈静脉压低、黏膜和腋窝干燥、体重减轻、液体输出量>输入量）或有效循环容量减少（如心力衰竭、肝衰竭），使用 NSAID、利尿剂、ACEI 或 ARB 治疗	透明管型 $FE_{Na} < 1\%$ $U_{Na} < 10mmol/L$ SG > 1.018	有时需要侵入性血流动力学监测，恢复肾脏灌注可快速解决 AKI
涉及肾脏大血管的疾病			
肾动脉血栓形成	心房纤颤或近期心肌梗死病史、恶心、呕吐、腰痛或腹痛	轻度蛋白尿，偶尔出现 RBC	转氨酶水平正常但 LDH 升高、肾动脉造影、MAG-3 肾扫描、MRA[a]
动脉粥样硬化栓塞	通常年龄> 50 岁、近期主动脉手术史、视网膜斑块、皮下结节、明显的紫癜、网状青斑	常为正常嗜酸性粒细胞尿，很少出现管型	嗜酸性粒细胞增多、低补体血症、皮肤活检、肾活检
肾静脉血栓形成	肾病综合征或肺动脉栓塞证据，腰部疼痛	蛋白尿、血尿	下腔静脉造影、多普勒血流研究、MRV[a]
肾小血管和肾小球疾病			
肾小球肾炎或血管炎	结合临床病史（如近期感染），鼻窦炎、肺出血、皮疹或皮肤溃疡、关节痛、高血压、浮肿	RBC 或颗粒管型、红细胞、白细胞、蛋白尿	补体水平低、抗中性粒细胞胞浆抗体阳性、抗肾小球基底膜抗体、抗链球菌溶血素 O 抗体、抗 DNA 酶、冷球蛋白、肾活检
HUS、TTP	结合临床病史（如近期胃肠道感染、环孢素、抑制排卵药）、苍白、瘀斑、神经系统表现	可能正常、RBC、轻度蛋白尿、很少有 RBC 或颗粒性管型	贫血、血小板减少、外周血涂片破碎细胞阳性、结合珠蛋白降低、乳酸脱氢酶升高、肾活检
恶性高血压	严重高血压伴头痛、心力衰竭、视网膜病变、神经功能障碍、乳头水肿	可能正常、红细胞、轻度蛋白尿、很少有红细胞管型	超声心动图或 EKG 显示 LVH、控制 BP 后 AKI 恢复
缺血性或肾毒性急性肾小管坏死			
缺血	近期出血、低血压、手术、通常在联合应用血管活性药物（如 ACEI、NSAID）的情况下出现	深棕色颗粒或管状上皮细胞管型、$FE_{Na} > 1\%$、$U_{Na} > 20mmol/L$、SG≈1.010	临床评估和尿液分析通常会提示诊断
外源性毒物	近期对比剂增强扫描、肾毒性药物、某些化疗药物常伴随容量减少、脓毒症或慢性肾病	深棕色颗粒或管状上皮细胞管型、$FE_{Na} > 1\%$、$U_{Na} > 20mmol/L$、SG≈1.010	临床评估和尿液分析通常会提示诊断
内源性毒物	既往史提示横纹肌溶解症（昏迷、癫痫、药物滥用、创伤）、溶血（最近输血）、肿瘤溶解（近期化疗）、骨髓瘤（骨痛）或乙二醇摄入	尿液上清液无红细胞而血红素检测阳性；尿液上清液呈粉红色，无红细胞而血红素检测呈阳性；分别出现尿酸结晶、试纸阴性蛋白尿、草酸结晶	高钾血症、高磷血症、低钙血症、CK 升高、肌红蛋白升高，高钾血症、高磷血症、低钙血症、高尿酸血症和循环中游离的血红蛋白，高尿酸血症、高钾血症、高磷血症（用于肿瘤溶解），循环中或尿液单克隆蛋白（用于骨髓瘤），毒理学筛查、酸中毒、渗透压（用于乙二醇）

（续表）

急性肾损伤的原因	提示性临床特征	典型的尿液检测结果	确证性检验
肾小管间质性过敏性肾炎	最近服用药物和发热、皮疹、腰痛或关节痛	白细胞管型，白细胞（经常是嗜酸性粒细胞尿），红细胞，很少是红细胞管型，蛋白尿（有时是肾炎性蛋白尿）	系统性嗜酸性粒细胞增多，肾活检
急性双侧肾盂肾炎	发热、腰痛和肾区扣压痛、全身感染症状	白细胞，偶尔有白细胞管型、红细胞、细菌	血和尿培养
肾后性 AKI	腹部和腰部疼痛，可触及膀胱	经常正常，如有结石可出现血尿，前列腺肥大	腹部 X 线片、肾超声、膀胱残余尿量、计算机断层扫描、逆行或顺行肾盂造影

a. 对于 AKI 患者，应特别谨慎地使用增强磁共振血管造影和磁共振静脉造影

ACEI. 血管紧张素转化酶抑制剂；AKI. 急性肾损伤；ARB. 血管紧张素受体阻滞剂；BP. 血压；CK. 肌酸激酶；EKG. 心电图；FE_{Na}. 钠排泄分数；HUS. 溶血尿毒综合征；LDH. 乳酸脱氢酶；LVH. 左心室肥大；MRA. 磁共振血管成像；MRV. 磁共振静脉造影；NSAID. 非甾体抗炎药；RBC. 红细胞；SG. 比重；TTP. 血栓性血小板减少性紫癜；U_{Na}. 尿钠

病变、所谓的两截甲、影像学提示肾脏变小。肾脏体积增大并不一定排除慢性病变的可能，因为糖尿病肾脏疾病、人类免疫缺陷病毒相关肾脏病、淀粉样变性病和多囊肾的特征是肾脏增大，甚至在中晚期 CKD 阶段也是如此。贫血是一个不太有用的鉴别特征，因为它在 AKI 和 CKD 中都会出现。一旦确诊 AKI，应关注患者、尿液、实验室和放射学评估，以帮助区分肾前、肾性和肾后过程，确定 AKI 的病因，并指导治疗。

（一）患者的临床评估

临床上出现与出血、胃肠道、泌尿系统或隐性液体过度丢失及严重烧伤有关的血管内容量消耗，或因充血性心力衰竭导致的血管内有效血容量减少，肝病或肾病综合征，应怀疑是否存在肾前性 AKI。在昏睡、镇静或反应迟钝及严格控制盐和水摄入的患者中，血管内容量减少的风险大大增加。肾前性 AKI 病史的临床线索，包括患者诉过度口渴、直立性头晕或头晕、严重腹泻和（或）呕吐，以及使用利尿剂、最近使用改变肾内血流动力学的药物（包括非甾体抗炎药）和肾素 - 血管紧张素轴抑制剂，如直接肾素抑制剂、血管紧张素转化酶抑制剂（ACEI）和血管紧张素受体阻滞剂（ARB）。

提示容量减少的体格检查结果可能包括体位性低血压（体位性舒张压下降＞ 10mmHg）和心动过速（每分钟体位性心率上升＞ 10 次）、颈静脉压降低、皮肤张力减轻、黏膜干燥和腋下无汗。然而，在细胞外液量下降不超过 10%～20% 的情况下，通常不会出现明显的低血容量症状和体征。此外，在心力衰竭、肝病或肾病综合征患者中，尽管全身总负荷量增大，但仍可能存在肾脏低灌注。周围水肿、肺血管充血、胸腔积液、心脏肥大、出现 S_3 心音、颈静脉压升高或肝充血的体格检查结果可能表明心排血量减少和有效血管内容量减少。有黄疸、腹水、脾大、掌红斑、毛细血管扩张和脐周静脉曲张征时，表明存在急性或慢性肝病。在某些危重患者中，使用中心静脉或肺动脉导管有创性血流动力学监测或进行心脏和中心静脉超声可能有助于评估血管内容量状态。肾前性 AKI 的明确诊断通常基于肾灌注恢复后 AKI 的迅速恢复。有收缩性心力衰竭患者，恢复肾灌注可能是一个挑战，通常需要增强心肌收缩力。

如果 AKI 在严重的肾脏低灌注后出现，尽管肾灌注恢复，但肾功能的损害仍然存在或恶化，则很有可能发生缺血性 ATN。但值得注意的是，术后发生 ATN 的患者中出现明显低血压的不到 50% [48]。虽然脓毒症性休克是 ATN 的常见原因，但 ATN 也可能在没有明显低血压的情况下发展为脓毒症 [48, 49]。肾毒性 ATN 的诊断需要对所有的临床、用药、护理、放射造影和操作记录进行全面审查，以获得肾毒性药物使用的证据。如果临床评估提示

横纹肌溶解症（如癫痫发作、过度运动、酗酒或滥用药物、他汀类药物治疗、长时间制动、肢体缺血、挤压伤）或溶血的危险因素，以及上述疾病的体征和症状（如肌肉压痛、无力、外伤或长时间制动的证据），则需要怀疑色素沉积所致 ATN [50-53]。

尽管大多数 AKI 是由肾前性或缺血性、肾毒性或脓毒症所致 ATN，仍应仔细评估患者的其他内在肾实质损伤，因为它们的治疗和预后可能有很大差异。腰部疼痛可能是急性肾动脉或肾静脉阻塞、肾梗死（来自系统性栓塞）、急性肾盂肾炎和坏死性肾小球肾炎（很少见）的一个突出症状 [54-56]。1/3 的 AIN 患者可出现间质性水肿导致的肾包膜扩张和腰部疼痛 [57]。皮肤科检查可提供大量信息，因为斑丘疹可伴发过敏性间质性肾炎，皮下结节、网状青斑、指 / 趾端缺血和蓝趾综合征可提示动脉粥样硬化栓塞或血管炎，颊部（蝶形）红斑可伴发系统性红斑狼疮，静脉注射（IV）药物引起的脓包或注射痕迹提示可能是感染相关性肾小球肾炎。眼科检查有助于评估动脉粥样硬化栓塞的体征，如高血压或糖尿病视网膜病变，自身免疫性血管炎引起的角膜炎、葡萄膜炎和虹膜炎，与慢性肝病相关的黄疸，以及罕见但仍具有病理学意义的高钙血症带状角化病和高草酸血症的斑点视网膜。葡萄膜炎也可能提示存在过敏性间质性肾炎、结节病、肾小管间质性肾炎和葡萄膜炎（TINU）综合征 [58]。耳鼻咽喉检查可显示传导性聋、黏膜炎症或溃疡，这些提示坏死性肉芽肿性血管炎或氨基糖苷中毒引起的神经性聋。呼吸衰竭，尤其是与咯血相关的呼吸衰竭，提示存在肺肾综合征，而腹水和其他严重慢性肝病的体征提示可能存在肝肾综合征（HRS）。心血管评估若提示血压显著升高，则可能提示恶性高血压或硬皮病。心血管评估若提示新发的心律失常或杂音，则可能是血栓栓塞或亚急性细菌性心内膜炎（急性肾小球肾炎）。胸痛或腹痛、下肢脉搏减少提示主动脉夹层或罕见的大动脉炎。腹痛和恶心是动脉粥样硬化栓塞性疾病的常见临床相关因素，通常发生在近期接受血管造影评估的患者中，尤其是在广泛存在动脉粥样硬化性疾病的情况下。严重腹胀可能提示腹腔间室综合征的存在，并应尽快减轻膀胱压力 [59]。苍白和近期瘀伤是血栓性微血管病的重要线索，同时出现出血和发热则提高了病毒性出血热导致 AKI 的可能性。最近行空肠改道术可能是草酸中毒的重要线索，这是一种减肥手术后罕见但可逆的 AKI 病因 [60]。反射亢进和扑翼样震颤通常预示尿毒症脑病或在出现局灶性神经体征时，可能提示血栓性微血管病的诊断［即溶血性尿毒症综合征（HUS）或血栓性血小板减少性紫癜（TTP），见第 34 章］。

如果泌尿道梗阻是逐渐发展的，肾后 AKI 可能无症状。尽管完全梗阻时会出现无尿，但部分梗阻时尿量可能正常甚至增加。在部分梗阻的患者中，也可以看到尿量波动的情况。如果膀胱或肾集合系统和包膜分别出现急性扩张，则可能主诉耻骨上或腰部疼痛。向腹股沟放射的腹部绞痛提示急性输尿管梗阻，最常见于泌尿系结石。有夜尿症、尿频、尿急或排尿延迟史的老年男性及直肠检查时前列腺肿大者应怀疑有前列腺疾病。在这些患者中，抗胆碱能药物（如抗组胺药或抗抑郁药），可能会严重加重尿潴留。直肠或盆腔检查可能发现女性肿瘤性梗阻。对脊髓损伤或自主神经功能不全患者，需考虑神经源性膀胱诊断的可能性，对长期糖尿病患者应怀疑神经源性膀胱。膀胱颈或尿道梗阻患者在腹部叩诊和触诊时膀胱扩张明显。肾后 AKI 的确诊通常依赖于膀胱残余尿的检查和上尿路的放射学评价，通过梗阻解除后肾功能的改善得到证实。

（二）尿液评估

尿量对于区分各种形式和原因的 AKI 很少有帮助。无尿可见于完全性尿路梗阻，但也可见于严重的肾前性或肾脏本身的疾病（如肾动脉阻塞、严重增生性肾小球肾炎或血管炎、双侧皮质坏死）。部分性尿路梗阻患者可出现多尿，多尿是由于继发性尿液浓缩机制障碍所致。

尿液评估对 AKI 患者至关重要，也是一种廉价而有用的诊断工具 [61-63]。尽管潜在 CKD 患者或应用利尿剂治疗可能存在尿浓缩功能受损，但测量的尿比重高于 1.015～1.020 时通常发生于肾前性 AKI。急性肾小球肾炎也可能出现尿液浓缩。等渗尿（尿比重为 1.010，与血浆相当）是 ATN 的特征。试纸法血尿阳性可由导尿引起泌尿系创伤、泌尿系疾病、间质性肾炎、急性肾小球肾炎、动脉粥样硬化栓塞疾病、肾梗死或色素（血红蛋白或肌红蛋白）肾病导致。当试纸潜血呈强阳性，但显微镜检查尿沉渣中很少或没有红细胞时，提示色素肾病。

离心尿液样本的尿沉渣检查弥补了试纸检测的不足，对于区分不同类型 AKI 具有很高的价值（框 29-3）。应检查沉渣中是否存在细胞、管型和晶体。在肾前性 AKI 中，尿沉渣通常是正常的（即没有细胞或管型），但可能含有透明管型。透明管型是由正常的尿液成分浓缩而成，主要是由髓襻上皮细胞分泌的 Tamm-Horsfall 蛋白构成。肾后 AKI 也可能出现正常的尿沉渣，尽管血尿常见于腔内梗阻（如结石、乳头脱落、血块）或前列腺疾病。肾小管上皮细胞、上皮细胞管型和有色素沉着、浑浊的棕色颗粒管型是缺血性或肾毒性 ATN 的特征。ATN 的这些特征性表现可伴有显微镜下血尿和轻度肾小管蛋白尿（< 1g/d）。20%～30% 的缺血性或肾毒性 ATN 患者可能不存在管型，管型也不是诊断的必要条件 [61, 64]。一种用来评估 AKI 患者中上皮细胞和管型存在的半定量评分系统已经逐步成型，以帮助诊断 ATN 并与临床病程相关 [62, 65, 66]。

框 29-3 尿沉渣在急性肾脏损伤鉴别诊断中的应用

- 正常或少量红细胞或白细胞
  - 肾前性氮质血症
  - 动脉血栓或栓塞
  - 肾前性血管炎
  - HUS、TTP
  - 硬皮病危象
  - 肾后性 AKI
- 肾小管上皮细胞和颗粒管型
  - 急性肾小管坏死
- 变形红细胞与红细胞管型
  - 肾小球肾炎或血管炎
  - 恶性高血压
  - 罕见间质性肾炎
- 白细胞和白细胞管型
  - 急性间质性肾炎或渗出性肾小球肾炎
  - 严重肾盂肾炎
  - 明显的白血病或淋巴瘤浸润
- 嗜酸性粒细胞尿（> 5%）
  - 过敏性间质性肾炎（抗生素远多于非甾体抗炎药）
  - 动脉粥样硬化栓塞
- 结晶尿
  - 急性尿酸肾病
  - 草酸钙（乙二醇中毒）
  - 阿昔洛韦
  - 茚地那韦
  - 磺胺类
  - 甲氨蝶呤

AKI. 急性肾损伤；HUS. 溶血尿毒综合征；TTP. 血栓性血小板减少性紫癜

红细胞（RBC）管型几乎是急性肾小球疾病的标志，但有时也会出现在 AIN 时，虽然很少。变形红细胞在相差显微镜下最常见，是肾小球损伤患者最常见的尿路表现，但比红细胞管型更不特异。尿沉渣异常在累及肾小球前血管的疾病中有所不同，可以从表现正常至明显的肾炎，这些疾病包括 HUS、TTP、动脉粥样硬化栓塞性疾病，以及累及中、大血管的血管炎。白细胞管型和无色素颗粒管型提示间质性肾炎，而粗颗粒管型是 CKD 的特征，可能反映间质纤维化和小管扩张。嗜酸性粒细胞尿（占尿白细胞的 1%～50%）是药物性过敏反应性间质性肾炎的常见表现（占 90%）[67, 68]。然而，嗜酸性粒细胞尿对 AIN 的诊断敏感性和特异性均较差，1%～5% 以上的嗜酸性粒细胞尿也发生在多种其他疾病中，包括动脉粥样硬化栓塞、缺血性和肾毒性 AKI、增生性肾小球肾炎、肾盂肾炎、膀胱炎和前列腺炎。在对 566 例进行尿嗜酸性粒细胞检测和肾活检的患者中，嗜酸性粒细胞尿对间质性肾炎的诊断只有 31% 的敏感性和 68% 的特异性 [69]。肾前性 AKI 患者尿液中可见尿酸晶体，但如果尿酸晶体大量出现，则提示急性尿酸性肾病。草酸结晶尿（针状或哑铃状单水草酸钙结晶或包膜状二水草酸钙结晶）可提示乙二醇毒性的诊断 [70]。在其他药物相关晶体肾病中可看到多种其他晶体 [71-73]。

尿蛋白排泄增加，< 1g/d 是缺血性或肾毒性 ATN 的常见表现，反映了受损的近曲小管细胞不能重吸收正常滤过的蛋白和排泄细胞碎片（肾小管性蛋白尿）。蛋白尿> 1g/d 提示肾小球滤过屏障受损（肾小球源性蛋白尿）或提示轻链的排泄 [74, 75]。轻链不能用常规的检测白蛋白的试纸法检测，必须通过其他方法（如磺基水杨酸试验）才能被检测到。在非甾体抗炎药引发的过敏性间质性肾炎患者中，大量蛋白尿也是一个常见的发现（80%）。除急性间质性炎症外，这些患者的肾小球病变几乎与微小病变肾病相同 [76]。在接受其他药物治疗的患者中，如氨苄西林、异福酰胺和α干扰素，也有类似的综合征被报道[77, 78]。溶血和横纹肌溶解通常可以通过检测血浆来区分，血浆在溶血时呈粉红色，但在横纹肌溶解中是干净的。

尿液生化参数的分析可能有助于区分肾前性和缺血性或肾毒性 ATN（表 29–5）。肾前性 AKI 患者由于肾上腺素能激活和刺激肾素 - 血管紧张素 - 醛固酮系统（RAAS），抑制心钠素（ANP）分泌及肾小管周血流动力学的局部改变，钠通常从肾小球滤过液中大量重吸收。相反，由于肾小管上皮细胞的损伤，ATN 患者对 Na^+ 的重吸收受损。可根据尿钠浓度（U_{Na}）对肾脏调节钠的功能进行评估，尿钠浓度低于 10mmol/L 在肾前性疾病中常见，而在 ATN 中则高于 20mmol/L。通过肌酐校正钠排泄是一个更敏感的指标。钠排泄分数（FENa）是尿钠排泄（$U_{Na} \times V$，其中 U_{Na} 是尿钠浓度，V 是尿液体积）与钠的滤过负荷（以 $P_{Na} \times CrCl$ 计算，其中 P_{Na} 为血浆钠浓度，CrCl 是肌酐清除率）之比。肌酐清除率可以计算为［（$U_{Cr} \times V$）/P_{Cr}］，其中 V 是尿液量，（U_{Cr}）和（P_{Cr}）分别是尿液和血浆肌酐浓度。因为尿量是这个比值的分子和分母，所以使用随机（即刻）尿样本和同时测量血清钠和肌酐，可以将 FE_{Na} 计算为［（$U_{Na} \div P_{Na}$）/（$U_{Cr} \div P_{Cr}$）］×100。在肾前性氮质血症的情况下，该值通常＜1%（通常＜0.5%），而在缺血性或肾毒性 AKI 患者中，这一比例通常超过 2%。

FE_{Na} 在多种临床环境中的应用受到限制。在服用利尿剂、伴有代谢性碱中毒和重碳酸尿症（其中 Na^+ 随 HCO_3^- 排出以维持电子中性），或肾上腺功能不全，有潜在 CKD 基础的肾前性 AKI 患者中，该值通常不超过 1%[79–81]。相反，在 ATN 的情况下，尤其是在应用碘化对比剂、发生横纹肌溶解和脓毒症的情况下，FENa 可能低于 1%，尽管据报道有 15% 或更多的 ATN 患者来自其他各种原因，包括缺血、烧伤和接触特殊肾毒性物质[79, 80, 82–84]。

据推测，较低的 FE_{Na} 值反映了较轻程度的内源性肾损伤，其中上皮细胞损伤可能局限于皮质髓质交界处和外髓质，其他 Na^+ 转运段功能相对保持，可能代表肾前性氮质血症和 ATN 之间的过渡状态。应该认识到，＜1% 的 FE_{Na} 值并非异常，反映了中低钠饮食患者钠稳态的正常。FE_{Na} 在尿路梗阻、肾小球肾炎和肾血管疾病引起的 AKI 中也常常低于 1%，必须使用其他参数来将这些情况和肾前性 AKI 进行区分。

多种其他指标也被提出用来区分 AKI 的病因。由于血清 Na^+ 浓度的临床变化相对较小，以 $U_{Na}/(U_{Cr} \div P_{Cr})$ 计算的肾衰指数为 FE_{Na} 提供了参考。尿素排泄分数（FE_{urea}）被认为是 FE_{Na} 的替代品，

表 29–5　尿液指标在鉴别肾前性急性肾损伤和急性肾小管坏死中的应用

诊断指标	肾前性 AKI	ATN
钠排泄分数（%）	＜1[a]	＞2[a]
尿钠浓度（mmol/L）	＜20	＞40
尿肌酐与血浆肌酐比值	＞40	＜20
尿中尿素氮与血浆中尿素氮的比值	＞8	＜3
尿比重	＞1.018	≈1.010
尿渗透压（mOsm/kg H_2O）	＞500	≈300
血浆尿素氮与肌酐比值	＞20	＜10～15
肾衰竭指数，U_{Na}/（U_{Cr}/P_{Cr}）	＜1	＞1
尿沉渣	透明管型	泥褐色颗粒样管型

a. FE_{Na} 在肾前性 AKI 中可能大于 1%，与利尿剂的使用和（或）碳酸氢盐尿或慢性肾病有关；在对比剂或横纹肌溶解引起的急性肾小管坏死中，FE_{Na} 通常小于 1%

AKI. 急性肾损伤；ATN. 急性肾小管坏死；P_{Cr}. 血浆肌酐；U_{Cr}. 尿肌酐；U_{Na}. 尿钠

特别适用于使用利尿剂治疗的患者。FE_{urea} 计算公式为［$(U_{urea} \div P_{urea})/(U_{Cr} \div P_{Cr}) \times 100$］，该值＜35% 提示为肾前性状态[85-87]。同样，反映尿浓缩功能参数，如尿比重、尿渗透压、尿与血浆肌酐或尿素比值、血清尿素氮与肌酐比值，对肾前性 AKI 与肾性 AKI 的鉴别诊断价值有限。老年患者尤其如此，他们的尿浓缩机制经常受损，而 Na^+ 重吸收功能通常得到保留。

（三）血液和实验室检查

BUN 和血清肌酐的变化形式和变化时间常常为 AKI 病因提供线索。肾前性状态下，相较于钠和水的重吸收，滤过的尿素在肾小管重吸收增强，通常导致 BUN 相对于血清肌酐水平的不均衡升高（比率＞20∶1）。相反，对于肾性 AKI，BUN 水平的升高通常与血清肌酐水平的升高平行，保持 10∶1 的比例。然而，严重的营养不良和低蛋白质摄入会抑制 BUN 和肌酐水平的升高，而胃肠道出血、激素治疗和高代谢状态可能会导致 BUN 水平的升高，这并不反映肾前性生理状态。此外，积极的容量复苏可能会迅速扩大尿素和肌酐的分布容量，也可能掩盖血清肌酐水平的急性上升。脓毒症和其他形式的危重病也可引起肌酐生成减少[88, 89]。当 ATN 由缺血损伤引起时，血清肌酐水平通常在 24～48h 内开始升高。虽然临床进程可能变化很大，血清肌酐水平通常会在 7～10 天内达到峰值，根据损伤的严重程度和潜在并发症，AKI 会在随后的 1～2 周内不同程度地缓解。接触碘对比剂后，血清肌酐水平的峰值一般出现在 5～7 天内。由氨基糖苷类抗生素或顺铂引起肾毒性 ATN 的时间进程更为多变，通常伴有 AKI 的延迟发作（7～10 天）。

可以从生化和血液学检查中获得其他诊断线索。明显的高钾血症、高尿酸血症和高磷酸盐血症表明存在细胞溶解，同时在肌酸激酶水平升高和低钙血症的情况下，强烈提示横纹肌溶解[90, 91]。生化提示细胞溶解征象，表现为尿酸水平很高、肌酸激酶水平正常或轻度升高、尿液尿酸与肌酐之比＞1.0，提示急性尿酸肾病和肿瘤溶解综合征[92, 93]。严重的高钙血症会导致 AKI，通常以伴随血容量不足和肾血管收缩的肾前性 AKI 形式出现。AKI 伴有血清阴离子间隙 $Na^+ -(HCO_3^- + Cl^-)$ 和渗透压（实际测得的血清渗透压减去计算的渗透压）增加，提示乙二醇中毒的可能，应寻找尿液草酸盐晶体。严重贫血而没有出血提示可能存在溶血、多发性骨髓瘤或血栓性微血管病［如 HUS、TTP、毒血症、弥散性血管内凝血、恶性高血压、系统性红斑狼疮（SLE）、硬皮病、放射性损伤］。其他提示血栓性微血管病的实验室检查结果包括血小板减少症、外周血涂片上的异形红细胞、触珠蛋白降低和乳酸脱氢酶升高。全身性嗜酸粒细胞增多症提示过敏性间质性肾炎，但也可能是其他疾病的突出特征，如动脉硬化栓塞性疾病和嗜酸性肉芽肿性多血管炎（Churg-Strauss 病）。低补体血症和高滴度的抗肾小球基底膜抗体、抗中性粒细胞胞浆抗体、抗核抗体、循环免疫复合物或冷球蛋白是疑似肾小球肾炎或系统性血管炎患者的有用诊断方法。

（四）最新的肾损伤生物标志物

许多新的肾损伤生物标志物在 AKI 的早期识别、鉴别诊断和预后方面有潜在的作用，包括血清 cystatin C、NGAL、KIM-1、IL-18、L-FABP、TIMP-2 和 IGFBP7 等（见上文）[17-24]。尽管这些生物标志物大多还没有在临床上常规应用，它们可能有助于早期诊断肾性 AKI，区分容量反应性（肾前性）AKI 和肾实质性疾病，并提供有关 AKI 发生临床病程的预后信息。

1. 胱抑素 C

胱抑素 C（cystatin C）是一种 13kDa 蛋白，可被肾小球过滤，并被近端小管完全吸收和降解。胱抑素 C 已被证实为肾小球滤过的一种替代性标志物[94, 95]。由于血清半衰期较短，在肾功能变化时，血清胱抑素 C 浓度的变化比血清肌酐水平变化更快，这使 AKI 发作后血清胱抑素 C 的变化比血清肌酐变化更早被检测到[96]。在正常情况下，尿胱抑素 C 几乎检测不到，但在肾小管损伤后，滤过的胱抑素被肾小管重吸收减少，且尿胱抑素 C 可以被检测到，提高其作为肾小管损伤早期标志物的可能性[97]。

2. 中性粒细胞明胶酶相关脂蛋白

中性粒细胞明胶酶相关脂蛋白（NGAL）是一种 25kDa 的蛋白质，在缺血性或肾毒性肾脏损伤后，其肾小管上皮细胞的表达明显上调[98, 99]。

NGAL 被认为可增强铁 - 铁载体复合物的运输、增强铁的转运、上调血氧合酶 -1、减少细胞凋亡并增加肾小管上皮细胞的正常增殖 [100]。临床上在许多情况下，评估了尿和血浆 NGAL 可作为肾小管损伤的早期生物标志物 [101–111]。对接受心脏手术儿童进行的初步研究表明，其诊断 AKI 的敏感性和特异性极高，受试者工作特征曲线（ROC）下面积＞ 0.99。但是，这些早期结果尚未在其他临床研究中得以重复。

3. 肾损伤分子 1

肾损伤分子 1（KIM–1），是一种跨膜蛋白，肾小管损伤后，其在近端小管中表达明显上调 [112–115]。肾小管损伤后，KIM–1 蛋白的细胞外成分被释放到尿液中，使其成为肾小管损伤的潜在标志物。然而，尿液中 KIM–1 表达高峰的时间比 NGAL 晚 [108, 116–118]。此外，最近的研究表明，KIM–1 蛋白水平也可在没有发生 AKI 时升高，包括慢性肾病和肾细胞癌，从而降低了它用于 AKI 的特异性 [119, 120]。

4. 白细胞介素 18

白细胞介素 18（IL–18）是一种促炎细胞因子，缺血和肾毒性损伤后，其在肾脏中表达增加 [121]。在肾小管损伤、心脏手术后和危重患者中，尿 IL–18 水平在 6h 内升高 [110, 111, 122, 123]。

5. 肝脂肪酸结合蛋白

尽管其名称为肝脂肪酸结合蛋白，肝脂肪酸结合蛋白（L–FABP）却是在近端肾小管中表达 [124, 125]。在缺血或肾毒性损伤发生后 6h 内，尿液中 L–FABP 水平升高，可被考虑用作肾小管损伤的标志物 [118, 126–128]。在已发表研究的 Meta 分析中，尿 L–FABP 对 AKI 诊断的敏感性和特异性分别约为 75% [129]。

6. 组织型基质金属蛋白酶抑制剂 2 和胰岛素样生长因子结合蛋白 7

AKI 时组织型基质金属蛋白酶抑制剂 2（TIMP–2）和胰岛素样生长因子结合蛋白 7（IGFBP7）在上皮细胞中表达，并以自分泌和旁分泌的方式使细胞周期阻滞 [130–132]。在由 522 名患者组成的三个队列中，通过比较 340 个候选标志物，这两个生物标志物被证明对 AKI 具有最高的鉴别能力 [22]。在随后的 728 例患者的验证研究中，这对生物标志物的 ROC 曲线下面积为 0.80，显著优于其他包括 NGAL、KIM–1、IL–18 及 L–FABP 在内的候选生物标志物 [22]。TIMP–2 和 IGFBP7 的组合检测的试剂盒已有商品化。

（五）影像学评估

腹部影像学检查对确定 AKI 的原因来说是一个非常有用的辅助检查。在疑似梗阻性肾病的病例中，超过 100～150ml 的膀胱残余尿量提示膀胱出口梗阻。尽管腹部 X 线片很少能提供肾后 AKI 的确切证据，但它们可以确定是否存在可导致梗阻性疾病的含钙结石。肾脏超声检查是评估皮质厚度、皮质和髓质密度差异、集合系统的完整性和肾脏大小的筛选手段 [133]。虽然在尿路梗阻的情况下，肾盂输尿管扩张较常见（98% 的敏感性），但当集合系统排出不畅，或因输尿管包裹、浸润（如腹膜后纤维化、肿瘤）引起梗阻时，容量不足的患者梗阻后最初 1～3 天内可能无法观察到扩张 [134]。

计算机断层扫描（CT）可用于显示肾脏和集合系统，但在 AKI 患者中尽可能避免使用对比剂。在没有对比剂增强的情况下，集合系统显影可能不太理想，普通的 CT 扫描有助于鉴别输尿管结石梗阻 [135, 136]。超声和 CT 基本上取代了静脉肾盂造影，目前静脉肾盂造影在评估 AKI 方面几乎没有作用。逆行膀胱镜或经皮顺行肾盂造影是精确定位梗阻部位的有用检查，可与输尿管支架或经皮肾造瘘管相结合，以达到治疗性的尿路减压。放射性核素扫描被认为是评估肾血流、肾小球滤过、肾小管功能和 AKI 时炎细胞浸润的有用方法，但这些检查缺乏特异性，在对照研究中产生相互矛盾或较差的结果 [137, 138]。肾脏的磁共振血管造影（MRA）对检测肾动脉狭窄非常有用，已用于评估急性肾血管危象 [139]。然而，鉴于钆对比剂与肾源性系统性纤维化的发展相关，大多数 AKI 患者禁止做增强 MRA [140, 141]。多普勒超声和螺旋 CT 对怀疑有血管阻塞的患者也有帮助，但血管造影仍然是确诊的金标准。

（六）肾穿刺活检

排除了肾前性和肾后性 AKI，肾性 AKI 原因尚不清楚者建议肾穿刺活检 [142, 143]。当临床评估、尿液分析和实验室检查提示非缺血性或肾毒性损伤时，肾活检尤其有用，特定治疗可能会对这些疾病有效，如抗肾小球基底膜病和其他形式的坏死性肾小球肾炎、血管炎、HUS 和 TTP、过敏性间质性肾炎和骨髓瘤肾病。

五、特殊情况下急性肾损伤的病因分析

在几种常见的临床环境中，AKI 的鉴别诊断值得特别注意（框 29–4）。

（一）发生肿瘤时的急性肾损伤

肿瘤患者中有几种潜在的 AKI 病因。肾前性 AKI 在恶性肿瘤中很常见，可能与肿瘤或化疗引起呕吐或腹泻、因厌食导致摄入减少、使用非甾体抗炎药止疼及恶性肿瘤相关的高钙血症有关[144, 145]。

肾性 AKI 可由多种化疗药物引起。顺铂是与 AKI 相关的经典化疗药物[146, 147]。顺铂损害的主要部位是近曲小管。顺铂的肾毒性是剂量依赖性的，但 AKI 也可能是单次暴露后导致。电解质紊乱（包括低镁血症和低钾血症）是常见的顺铂不良反应。其他含铂的化疗药物（如卡铂和奥沙利铂），虽然比顺铂的肾毒性小，但也并非完全没有风险，特别是在累积剂量较高的情况下。异环磷酰胺被用于治疗生殖细胞肿瘤、肉瘤、其他实体瘤，偶尔也有淋巴瘤，与 AKI 的发生呈剂量依赖性关系[148–150]。

甲氨蝶呤肾毒性发生在大剂量静脉注射（$> 1g/m^2$）后，主要是药物和代谢物在肾小管腔内沉积所致[71, 151, 152]。甲氨蝶呤引起肾毒性的危险因素，包括容量不足和尿液呈酸性。直接的肾小管毒性也可能导致 AKI 的发展。血管内皮生长因子（VEGF）或 VEGF 受体的靶向化疗药物［如贝伐珠单抗和酪氨酸激酶抑制剂（苏尼替尼）］，与高血压、蛋白尿、血栓性微血管病和 AKI 相关[153, 154]。检查点抑制剂（如纳武单抗），可能导致多种免疫相关的不良事件，包括 AIN[155, 156]。

据报道，肾实质受到实体肿瘤和血液系统肿瘤侵犯占尸检研究的 5%～10%，但这不是 AKI 的常见病因[157, 158]。白血病细胞浸润到肾实质中会促使 AKI 发生，通常表现为血尿、蛋白尿和肾脏超声及影像学提示肾脏增大。及时诊断很重要，因为 AKI 可能对化疗有反应。

与高尿酸血症、高磷酸盐血症和低钙血症相关的肿瘤溶解综合征，是公认的癌症患者发生 AKI 的病因[159, 160]。对于分化差、生长迅速的淋巴增生性恶性肿瘤患者，初始化疗后最常发生肿瘤溶解综合征（如 Burkitt 淋巴瘤、急性淋巴细胞白血病或早幼粒细胞白血病），但肿瘤溶解综合征也可以自发地发生，并且在某些对放射线和（或）化疗高度敏感的实体瘤（如睾丸癌）的情况下发生。Cairo Bishop 标准（包括实验室标准和临床标准）已被用来为诊断肿瘤溶解综合征提供标准定义[160]（框 29–5）。与肿瘤溶解综合征相关的 AKI 被认为是尿酸和磷酸钙晶体造成的直接肾小管损伤和管腔阻塞引起。预防性治疗，积极的容量管理及黄嘌呤氧化酶抑制剂抑制尿酸合成或重组尿酸酶将尿酸转化为尿囊素，已显著降低了这种形式的 AKI 的发生率[161–164]。AKI 较不常见原因包括肿瘤相关性肾小球肾炎、药物或放射引起的血栓性微血管病。化疗相关的血栓性微血管病是公认的多种药物并发症，包括丝裂霉素 C 和吉西他滨[165–167]。

AKI 是多发性骨髓瘤的常见并发症[75, 168]。这种情况下，AKI 的病因包括血管内容量减少、骨髓瘤肾病、脓毒症、高钙血症、药物或治疗期间肿瘤溶解引起的 ATN、冷球蛋白血症、高黏滞综合征和浆细胞浸润。多发性骨髓瘤也可能是淀粉样变性病或轻链沉积病而导致肾功能受损，这些通常伴有蛋白尿和肾功能的亚急性下降。骨髓瘤肾病是由于滤过的免疫球蛋白 Bence–Jones 蛋白与 Tamm–Horsfall 糖蛋白结合而形成的，其管型阻塞了管腔。较高的游离轻链排泄率、容量不足和高钙血症与骨髓瘤肾病的发生风险较高相关。及时治疗以降低游离轻链负荷可能会导致肾功能恢复。关于血浆置换术在治疗骨髓瘤肾病中的有效性研究得出了相互矛盾的结果[169–172]。使用可滤出轻链和分子量低于白蛋白的其他蛋白质（高截留膜）的透析膜也被认为是一种潜在的治疗方法，但来自临床试验评估该策略有效性的数据也存在矛盾[173–175]。

（二）妊娠期急性肾损伤

在工业化国家，孕期发生需要透析的 AKI 发病率约为 1/20000[176, 177]。这种并发症在过去 50 年中显著下降是由于产前护理的改善和产科实践的进步。孕早期应用肾毒性堕胎药引起的 ATN 在发展中国家仍然是导致 AKI 的一个相对常见的原因，

框 29–4　特定临床环境下急性肾损伤的主要原因

肿瘤患者的 AKI

- 肾前性氮质血症
  - 低血容量（如摄入不足、呕吐、腹泻）
- 肾性 AKI
  - 外源性肾毒素：化疗、抗生素、对比剂
  - 内源性毒素：高尿酸血症、高钙血症、肿瘤溶解、副蛋白
  - 其他：放射性、HUS、TTP、肾小球肾炎、淀粉样变性、恶性浸润
- 肾后性 AKI
  - 输尿管或膀胱颈梗阻

AKI 和肺部疾病（肺肾综合征）

- 肾前性氮质血症：肺栓塞并发心排血量减少、严重的肺动脉高压或正压机械通气
- 肾性 AKI
  - 血管炎：Goodpasture 综合征、ANCA 相关性血管炎、SLE、Churg–Strauss 综合征、结节性多动脉炎、冷球蛋白血症、右心内膜炎、淋巴样肉芽肿、结节病、硬皮病
  - 毒素：摄入百草枯或敌草枯
  - 感染：军团病、支原体感染、结核病、播散性病毒或真菌感染
- 任何原因引起的 AKI 伴高血容量和肺水肿
- 肺癌伴高钙血症、肿瘤溶解或肾小球肾炎

心脏手术后 AKI

- 肾前性氮质血症
  - 低血容量（术中失血、利尿剂）、心力衰竭、血管扩张药
- 肾性 AKI
  - 缺血性 ATN（即使没有低血压）
  - 主动脉手术、主动脉球囊反搏术后的动脉粥样硬化栓塞性疾病
  - 术前或围术期对比剂的应用
  - 围术期抗生素导致过敏性间质性肾炎
- 肾后 AKI
  - 导尿管阻塞、排尿功能障碍加重

AKI 与肝病

- 肾前性氮质血症
  - 容量减少（胃肠道出血，乳果糖、利尿剂、穿刺术引起的大量液体丢失）或有效循环血容量减少（低白蛋白血症、内脏血管扩张）
  - 1 型或 2 型肝肾综合征
  - 腹水压力高伴腹腔间室综合征
- 肾性 AKI
  - 缺血性（严重低灌注，见上文），药物或毒素（如四氯化碳、对乙酰氨基酚、四环素、甲氧氟烷）直接引起的肾毒性和肝毒性
  - 肾小管间质性肾炎 + 药物引起的肝炎（如磺胺类药物、利福平、苯妥英钠、别嘌呤醇、苯茚二酮）、感染（钩端螺旋体病、布鲁氏菌病、EB 病毒、巨细胞病毒），以及恶性浸润（白血病、淋巴瘤）或结节病
  - 肾小球肾炎或血管炎（如结节性多动脉炎、ANCA 相关的肾小球肾炎、冷球蛋白血症、SLE、感染后肝炎或肝脓肿）

妊娠期 AKI

- 肾前性氮质血症：妊娠期急性脂肪肝伴暴发性肝衰竭
- 肾性 AKI
  - 子痫前期或子痫
  - 产后 HUS、TTP
  - HELLP 综合征
  - 缺血：产后出血、胎盘早剥、羊水栓塞
  - 非法堕胎药的直接毒性
- 肾后性 AKI：肾盂肾炎梗阻

实体器官或骨髓移植（BMT）后的 AKI

- 肾前性氮质血症
  - 血管内容量减少（如利尿治疗）
  - 血管活性药物（如钙调磷酸酶抑制剂、两性霉素 B）
  - 肝肾综合征、肝静脉闭塞性疾病（BMT）
- 肾性 AKI
  - 术后缺血性 ATN（即使没有低血压）
  - 脓毒症
  - 外源性肾毒素：氨基糖苷类、两性霉素 B、对比剂
  - HUS、TTP（如与环孢素或清髓性放疗相关）
  - 过敏性肾小管间质性肾炎
- 肾后 AKI
  - 导尿管阻塞

AKI 与肾病综合征

- 肾前性氮质血症
  - 血管内容量不足（利尿剂治疗、低蛋白血症）
- 肾性 AKI
  - 原发性肾小球疾病的表现
  - 塌陷性肾小球疾病（如 HIV、帕米膦酸钠）
  - ATN 相关（老年男性高血压）
  - 间质性肾炎相关（非甾体抗炎药、利福平、α 干扰素）
- 其他：淀粉样变性或轻链沉积病、肾静脉血栓形成、严重的间质水肿

AKI. 急性肾损伤；ANCA. 抗中性粒细胞胞浆抗体；ATN. 急性肾小管坏死；HELLP. 溶血、肝酶升高、血小板减少；SLE. 系统性红斑狼疮；HIV. 人类免疫缺陷病毒；HVS. 溶血尿毒综合征；TTP. 血栓性血小板减少性紫癜

框 29-5 Cairo Bishop 标准对肿瘤溶解综合征的定义

肿瘤溶解综合征的实验室诊断

- 要求在化疗开始前 3 天到化疗开始后 7 天，同一 24h 间隔内至少达到以下两项标准
  - 尿酸≥ 8.0mg/dl 或比基线水平增加≥ 25%
  - 钾≥ 6.0mmol/L 或比基线水平增加≥ 25%
  - 磷≥ 4.6mg/dl（儿童≥ 6.5mg/dl）或比基线水平增加≥ 25%
  - 钙≤ 7.0mg/dl 或比基线水平下降≥ 25%

肿瘤溶解综合征的临床诊断

- 达到肿瘤溶解综合征实验室标准且至少满足以下一项条件
  - 血清肌酐≥年龄调整后正常上限的 1.5 倍
  - 心律失常 / 猝死
  - 癫痫

改编自 Cairo MS，Bishop M. Tumour lysis syndrome：new therapeutic strategies and classification. Br J Haematol. 2004；127：3-11.

但在发达国家罕见。缺血性 ATN、重度妊娠中毒症、产后 HUS 和 TTP 是妊娠晚期 AKI 最常见的病因 [176, 178, 179]。缺血性 ATN 通常由胎盘早剥或产后出血引起，较少由羊水栓塞或脓毒症引起。轻度或中度子痫前期肾小球滤过通常正常，但 AKI 可使重度子痫前期复杂化 [179, 180]。在这种情况下，AKI 通常是一过性的，并与肾内血管痉挛、明显的高血压和神经系统异常有关。

先兆子痫的另一种变异形式，HELLP 综合征（溶血、肝脏酶谱升高、血小板低），其特征是良性的初始病程，可随着血栓性微血管病（伴有溶血、凝血异常、肝功能紊乱、AKI）的发展而迅速恶化 [180-182]。在这种情况下，胎儿须立即分娩。血栓性微血管病也可在产后发生，通常发生在正常妊娠的患者身上 [183]。产后血栓性微血管病的特征是血小板减少、微血管病性贫血，凝血酶原和部分凝血活酶正常，常导致肾功能长期损害。

妊娠期急性脂肪肝（AFLP）在 7000 例妊娠中约有 1 例发生，并与 AKI 相关，可能是由于肾内血管收缩所致，正如肝肾综合征那样。尽管 AFLP 的确切来源尚不清楚，但在怀有脂肪酸氧化缺陷的胎儿的女性中及自身携带损害线粒体内脂肪酸的氧化的突变基因的女性中，AFLP 的发病率增加 [182]。急性双侧肾盂肾炎也可能促使孕期发生 AKI，从患者的症状（发热、腰痛），尿检结果（细菌、白细胞）和实验室检查（白细胞增多、血清肌酐水平升高）可以明显看出这一点 [178, 181, 184, 185]。由于在妊娠中期和后期通常发生集合系统的生理扩张，因此孕妇的肾后性 AKI 诊断尤其具有挑战性。因此，确定是否存在肾超声异常结果更加困难。

（三）心脏手术相关的急性肾损伤

肾功能急性恶化是心脏术后较常见的并发症，结合诊断标准，心脏术后 AKI 的发病率为 7.7%～42% [186-190]。心脏术后 AKI 需要进行透析者多达 5% [186-190]。围术期内发生的 AKI 通常归因于心功能减退所致的肾前性氮质血症或 ATN。心脏手术相关 AKI 的危险因素可大致分为术前患者相关因素、手术因素和术后事件。与患者相关的主要危险因素，包括潜在的 CKD、高龄、左心室功能不全、既往心肌血运重建、糖尿病和外周血管疾病 [189-192]。手术因素包括急诊手术的需求、体外循环时间的延长、主动脉内球囊泵的插入、同时实施瓣膜手术、重做冠状动脉旁路移植术（CABG）。多项研究对体外循环下冠状动脉旁路移植术和非脱机下 CABG 术后 AKI 的发生率做了比较提示后者并发 AKI 的概率较低 [193-197]。与 AKI 风险增加相关的术后因素包括心排血量减少、出血、血管舒张性休克，以及过度使用利尿剂和减轻后负荷的药物。

CABG 术后发生 AKI 的其他潜在原因，包括术前、围术期和（或）术后应用碘对比剂、抗生素所致的急性间质性肾炎和动脉粥样硬化栓塞性疾病 [198]。而肾前性氮质血症和 ATN 通常发生在手术后数天内，动脉粥样硬化栓塞性 AKI 发病较晚，并可通过网状青斑、发绀和指端坏疽性病变等特征性临床表现被辨识，同时可有嗜酸性粒细胞增多症、嗜酸性粒细胞尿和低补体血症存在。

（四）实体器官 / 骨髓移植相关急性肾损伤

非肾性实体器官移植受者因心肺和肝衰竭、脓毒症及抗生素和免疫抑制剂的肾毒性作用所致，并发 AKI 的风险特别高。在一项大型的多中心回顾性研究中，25% 的非肾性实体器官移植受者发生 AKI，其中 8% 需要 RRT [199]。后者的死亡率约升高 9～12 倍。心脏移植受者合并 AKI 的发生率为 35%，肺移植受者则约为 15%。多达 30% 的肝移植受者出现 AKI，其中多数患者在移植前已

有 CKD 基础[200, 201]。关于移植前肾功能受损是否能预测原位肝移植患者的预后，结果仍存在争议，但术前即有肾功能受损患者相对而言需要更长的住院及 ICU 观察时间，且需要透析支持的概率更高[202-204]。

AKI 是公认的造血干细胞移植的并发症[144, 205, 206]。造血干细胞移植的三种类型是自体异基因、异体异基因和非异体异基因，在这些形式的造血干细胞移植后，AKI 的发生率、严重性和结果会有很大差异[205, 207, 208]。在一项对 272 名接受清髓造血干细胞移植（主要是异基因）的患者进行的研究中，53% 的患者出现 AKI，24% 需要透析[209]。在需要透析的 AKI 患者中，死亡率为 84%。一项研究发现该患者人群中严重 AKI 的发生率为 73%[210]。

非清髓异基因造血干细胞移植后的 AKI 较少见[210, 211]。对 253 名患者的研究表明，在造血干细胞移植后 3 个月内，AKI 的发生率为 40%，仅 4.4% 的患者需要透析[211]。清髓自体造血干细胞移植后 AKI 的发生率明显较低[212, 213]。对 173 例自体造血干细胞移植后患者的研究表明，AKI 的发生率为 21%，5% 的患者需要透析[213]。在这种情况下，移植物抗宿主病的消失和更快的植入可能是 AKI 发病率较低的原因。造血干细胞移植相关 AKI 的病因包括低血容量、脓毒症、肿瘤溶解综合征、细胞减灭治疗的直接肾小管毒性、血栓性微血管病、移植物抗宿主病、抗生素、免疫抑制剂和肝静脉阻塞性疾病（VOD）。

VOD 是由急性放化疗引起的肝小静脉内皮细胞损伤引起的[209, 214-216]。这种情况通常发生在全身放射和环磷酰胺和（或）丁磺胺的预处理方案中，以及在清髓异基因造血干细胞移植的环境中。该综合征的临床特征是严重的黄疸和钠潴留，移植后 1 个月内出现水肿和腹水，随后出现 AKI。少尿性 AKI 常见于中度 VOD，重度 VOD 必然发生 AKI。重度 VOD 患者死亡率接近 100%。

BK 病毒是一种人类多瘤病毒，在实体器官移植受者和造血干细胞移植后患者中是一种常见的机会性感染[217]。在接受造血干细胞移植的患者中，多达 50% 的患者可检测到 BK 病毒血症[218]。免疫抑制患者潜伏性 BK 病毒感染的再激活多伴有出血性膀胱炎和肾小管萎缩和纤维化，其中有炎性淋巴细胞浸润和核内 BK 病毒包涵体[219]。诊断的依据是血液和（或）尿液中病毒浓度的升高，主要的治疗方法是尽量减少免疫抑制。

（五）与肺部疾病相关的急性肾损伤

AKI 和肺部疾病（肺肾综合征）的共存通常表明存在 Goodpasture 综合征、抗中性粒细胞胞浆抗体（ANCA）相关血管炎或其他血管炎[220-222]。检测抗基底膜抗体、抗中性粒细胞胞浆抗体或血清补体降低有助于区分肺肾综合征的各种病因，尽管肺或肾活检是诊断及指导治疗的金标准。多种毒素摄入和感染也可能导致肺和肾同时损伤，类似于血管炎相关的肺肾综合征。此外，任何原因的 AKI 都可能继发性高血容量和肺水肿。严重的肺病和胸腔内压升高的呼吸机支持可降低心排血量并诱发肾前 AKI。

（六）与肝脏疾病有关的 AKI

肝病患者中 AKI 的鉴别诊断范围广泛。在这种情况下，导致 AKI 的常见原因包括血管内容量减少、胃肠道出血、脓毒症和肾毒性物质。晚期肝病中的大多数 AKI 病例是由肾前性氮质血症、ATN 或 HRS 引起的，鉴别这些情况具有临床挑战性[223-225]。尽管尿钠浓度＜ 20mmol/L、钠排泄率＜ 1% 是肾前性 AKI 和 HRS 的典型症状，但大剂量的利尿剂使用，这是在晚期肝病患者中常见的处方，可能导致较高的钠排泄率。胆汁染色的管型可以在肾前 AKI 和 HR 中出现，与 ATN 经典的深棕色颗粒管型相似，这使区分 ATN 与其他形式的 AKI 更加困难[226]。肝病患者的肾脏疾病也可能由急性肾小球肾炎所致，包括免疫球蛋白 A（IgA）肾病、乙型肝炎病毒相关膜性肾病和丙型肝炎病毒相关膜性增生性肾小球肾炎伴冷球蛋白血症。对乙酰氨基酚中毒除了是急性肝毒性最常见的原因之一外，还可能引起肾毒性。

肝肾综合征是一种典型的临床综合征，其特征是在晚期肝硬化患者中出现不可逆的 AKI，尽管在暴发性病毒性肝炎和酒精性肝炎中也有描述。HRS 几乎可以肯定地代表慢性肝病早期就开始出现的低灌注持续状态。HRS 血流动力学改变的确切病理生理机制尚不完全清楚。在 HRS 的早期，内脏和全身血管舒张导致的血管容量增加被认为会激活肾素 -

血管紧张素 - 醛固酮系统（RAAS）和激活交感神经系统[223]。该阶段肾脏灌注通过局部释放肾血管舒张因子而得以维持，致病因子持续可导致失代偿状态，表现为肾脏低灌注。相对于血管阻力下降，心排血量增加不足也被认为是导致 HRS 的原因。

临床上，HRS 的表现与肾前性 AKI 非常相似。然而，与肾前性 AKI 不同，HRS 并不随着血管内容量扩张而改善。HRS 的诊断标准已经过修订（框 29-6）[227]。先前的标准是基于肝硬化腹水患者血清肌酐水平增加到 1.5mg/dl 以上[228]，而更新的标准与 KDIGO-AKI 定义中的肌酐定义一致[227]。其他标准包括停用利尿剂至少 2 天并经白蛋白扩容治疗、肾功能未能改善、不伴休克，同期或近期未使用肾毒性药物治疗，无肾实质性疾病［蛋白尿超过 500mg/d、血尿＞ 50 红细胞 / 高倍视野（hpf）和（或）肾脏超声检查异常］[227]。

HRS 包括两个亚型。根据先前的标准，1 型 HRS 特征表现为 AKI 的快速发作，其定义为血清肌酐浓度至少翻倍至 2.5mg/dl 以上或肾小球滤过率降低≥ 50%，肾小球滤过率低于 20ml/min 至少 2 周[229, 230]。在修订的标准中，1 型 HRS 的诊断标准建立在 KDIGO AKI 标准 2 期或以上（即血清肌酐水平较基线水平翻倍）[227]。1 型 HRS 通常在住院患者中发生，可能因静脉曲张出血、利尿过快、穿刺操作或自发性细菌性腹膜炎的发展而加剧。其他诱因包括感染、小手术操作或使用非甾体抗炎药等其他药物。但是，在这些情况下必须警惕 AKI 的可逆因素。1 型 HRS 通常表现为暴发性病程，伴有少尿、脑病、显著高胆红素血症，且于临床表现出现 1 个月内死亡。然而，HRS 治疗的进展（稍后讨论）表明，对治疗有反应的患者可能有更好的生存趋势[231, 232]。2 型 HRS 的典型表现是肾功能逐渐下降，病程中合并有利尿剂抵抗的腹水及钠潴留。2 型 HRS 的预后明显优于 1 型 HRS，中位生存期为 6 个月，1 年生存率高达 30%[233, 234]。2 型 HRS 患者可在肾功能长期稳定后出现肾功能骤然减退，其预后与 1 型患者相似。

框 29-6 肝肾综合征的诊断标准

- 肝硬化腹水
- 急性肾损伤（AKI）定义为
  - 血清肌酐在 48h 内增加≥ 0.3mg/dl
  - 已知或推测在 7 天内发生的血清肌酐水平增加≥ 50%
- 停用利尿剂至少 2 天以上并经白蛋白扩容治疗［每天 1g/(kg · d)，最多 100g/d］，血清肌酐水平没有改善（降至≤ 1.5mg/dl）
- 无休克
- 无肾实质性疾病，表现为
  - 蛋白尿＞ 500mg/d
  - 镜下血尿（＞ 50 红细胞 / 高倍视野）
  - 肾超声异常

1 型肝肾综合征

- 根据血清肌酐水平增加＞基线值 2 倍以上则为快速进展性 AKI

2 型肝肾综合征

- 中度肾功能不全，稳定或缓慢进展的病程

改编自 Angeli P，Gines P，Wong F，et al. Diagnosis and management of acute kidney injury in patients with cirrhosis：revised consensus recommendations of the International Club of Ascites. Gut. 2015；64：531-537.

HRS 的最终治疗依赖于肝功能的恢复或肝移植的成功。然而，使用血管收缩药联合胶体进行扩容已显示出有希望改善肾功能[235-237]，其机制可能为通过抑制内脏及外周血管扩张，改善恢复肾灌注。已使用的血管收缩治疗方案包括去甲肾上腺素、联合应用米多德林和奥曲肽及血管升压素激动剂（特利升压素）[235-241]。尽管血管收缩疗法与肾功能的改善有关，并且对该治疗有反应的患者预后也有改善，但血管收缩疗法的使用在 AKI 患者中没有显示出改善总体预后的作用，这表明生存率仍然受制于原发肝病的严重程度。

（七）肾病综合征与急性肾损伤

肾病综合征伴有 AKI 可能有一系列特征性的诊断标准。严重的上皮损伤，可以引发肾病性蛋白尿和急性 / 亚急性肾损伤[242, 243]。上皮损伤通常作为原发性肾小球疾病的表现，如塌陷性肾小球疾病或伴新月体形成的膜性肾病。上皮细胞损伤较轻，并伴有近端肾小管损伤（如非甾体抗炎药引起的上皮细胞损伤或可能未确诊的病毒性疾病）或间质性肾炎（如利福平或氨苄青霉素诱导）也可表现为 AKI 并发肾病综合征[244-246]。轻链蛋白在多发性骨髓瘤患者中的大量排泄也可能以这种方式出现[247, 248]。肾病综合征并发 ATN 见于老年微小病变肾综患者，

伴有严重低蛋白血症的其他肾病患者，尤其是过度利尿的患者。一般来说，肾病综合征合并 AKI 患者比不合并 AKI 的患者有更高的血压和尿蛋白排泄量[242]。这些患者活检样本中动脉硬化的发生率较高，可能表明高血压性肾硬化是并发 AKI 的危险因素。在鉴别诊断肾病综合征和 AKI 时，必须始终考虑肾静脉血栓形成，尤其是在儿童和成人膜性肾病合并大量蛋白尿和低蛋白血症时。

六、急性肾损伤的并发症

急性肾损伤（AKI）中肾功能的急剧丢失可导致多种并发症发生，包括水、电解质和酸碱平衡紊乱，血液、胃肠道和免疫功能紊乱等（表 29–6）。

（一）钾平衡

高血钾是一种常见和致死性的 AKI 并发症[249, 250]。血钾在无尿患者中每天可升高 0.5mmol/L，反映了 K^+ 的排泄障碍，源于患者高钾饮食、含钾溶液和钾盐等药物的应用及受损的小管上皮 K^+ 释放障碍。高钾血症可能与代谢性酸中毒共存，高血糖或其他高渗状态能促进钾从细胞内释放。在诊断急性肾损伤时高钾血症已存在，进展快速均提示大量组织破坏，如横纹肌溶解、溶血或肿瘤溶解[50, 90, 251]。此种情况下，高尿酸血症和高磷血症可能伴随高钾血症同时出现。轻度高血钾（＜ 6.0mmol/L）通常无症状，但随着血钾水平进一步升高通常与心电图异常表现有关，如 T 波高尖、P–R 间期延长、P 波振幅减小、QRS 波增宽和心室内传导阻滞[252–254]。这些心电图表现可能先于危及生命的心律失常，如心动过缓、心脏传导阻滞、室性心动过速、心室颤动和心脏停搏。高钾血症还可能诱导神经肌肉异常，如感觉异常、反射减退、肌无力、弛缓性麻痹加重，甚至呼吸衰竭。

低钾血症在 AKI 并不常见，但可以表现为氨基糖苷类抗生素、顺铂或两性霉素 B 导致非少尿型 ATN 的并发症，推测可能原因为髓襻升支粗段上皮细胞损伤致钾重吸收受损所致[255, 256]。

（二）酸碱平衡

正常膳食蛋白每日可产生 50～100mmol 的固定非挥发酸（主要为硫酸和磷酸），经由肾脏排泄以维持体内酸碱平衡。由此可见，AKI 通常并发代谢性酸中毒，由于磷酸盐、硫酸盐和有机阴离子的滞留，典型表现为血清阴离子间隙增大[257]。当 H^+ 通过其他机制产生增加，如糖尿病或空腹酮症酸中毒、乳酸酸中毒并发全身组织低灌注、肝脏疾病、脓毒症和乙二醇代谢，酸中毒可能较严重（每天血浆中 HCO_3^- 浓度下降＞ 2mmol/L）[70, 225, 258]。相反代谢性碱中毒较罕见，可能情况有过量使用碳酸盐纠正酸中毒、过度使用襻利尿剂和噻嗪类利尿剂，甚至引起呕吐或鼻胃管吸引致胃酸丢失。

（三）矿物质和尿酸平衡

轻至中度高磷血症（5～10mg/dl）是 AKI 的常见并发症。严重高磷血症（10～20mg/dl）可见于高分解代谢患者，或与快速细胞死亡有关的 AKI，诸如横纹肌溶解、严重烧伤、溶血或肿瘤细胞溶解等情况[259–262]。低钙血症的原因包括骨骼对甲状旁腺素的抵抗、1, 25- 二羟维生素 D 的减少和钙封存在受损组织中，如横纹肌溶解时的肌肉和严重高磷血症时磷酸钙的转移性沉积[263–265]。

低钙血症通常无症状，原因可能与酸中毒对神经肌肉兴奋性的平衡效应有关。症状性低钙血症可能会发生在横纹肌溶解症、急性胰腺炎或用 $HCO3^-$

表 29–6　AKI 的常见并发症

代谢系统	心血管系统	消化系统	神经系统	血液系统	感染相关	其　他
• 高钾血症 • 代谢性酸中毒 • 低钠血症 • 低钙血症 • 高磷血症 • 高镁血症 • 高尿酸血症	• 肺水肿 • 心律失常 • 心包炎 • 心包积液 • 肺栓塞 • 高血压 • 心肌梗死	• 恶心 • 呕吐 • 营养不良 • 出血	• 神经肌肉易激惹 • 扑翼样震颤 • 癫痫 • 精神改变	• 贫血 • 出血	• 肺炎 • 败血症 • 尿路感染	• 呃逆 • PTH 升高 • 总 T_3 和 T_4 降低 • 甲状腺素水平正常

治疗酸中毒中发生[263]。低钙血症的临床表现包括口周感觉异常、肌肉痉挛、癫痫、幻觉及意识混乱，心电图可见 Q-T 间期延长和非特异性 T 波的改变。面神经征或面部叩击征（Chvostek 征，即轻拍面神经支配的下颌区域，出现面部肌肉收缩）和 Trousseau 征（用血压计袖带阻断上臂动脉血供 3min 后出现手足痉挛）是发现高危患者潜在的手足抽搐的有效指征。

无症状的轻度高镁血症在少尿型 AKI 中常见，反映了摄入饮食中的镁离子、含镁泻药及抗酸药镁排泄受损[266, 267]。更显著的高镁血症通常是过度胃肠外使用镁所致，如 AKI 合并先兆子痫的患者。低镁血症偶尔见于顺铂、两性霉素 B 或低钾血症相关的非少尿型 ATN，反映 Mg^{2+} 重吸收的主要部位髓襻升支粗段可能受损[256, 268, 269]。低镁血症通常无症状，但可偶尔表现神经肌肉不稳定、抽搐、癫痫、心律失常或顽固性低钾或低钙血症[266, 270]。

尿酸经肾小球滤过、近端小管细胞分泌从血液中清除，无症状高尿酸血症（12～15mg/dl）在确诊的 AKI 患者中较常见。更高的血尿酸水平意味着尿酸产生增多和急性尿酸性肾病的诊断可能[271–273]。随机样本的尿尿酸 / 肌酐比值检测已被公认为一种重要的检测手段，以鉴别高尿酸血症是因产生过多还是排泄受损所致。在一个小样本研究中，超过 1/5 的患者为急性尿酸性肾病。低于 1/27 的急性肾损伤患者为其他原因导致[274]。在随后的病例报道中，尿酸 / 肌酐比值升高＞1，见于 AKI 的其他病因，尤其是存在明显高分解代谢的感染患者[275]。

（四）容量超负荷和心脏并发症

细胞外容量超负荷几乎是 AKI 水钠潴留不可避免的后果，临床可表现为轻度高血压、颈静脉压升高、肺淤血、胸腔积液、腹水、外周水肿、体重增加等，甚至出现危及生命的肺水肿。高血容量在下列患者中需重视，如需要多次静脉用药、大量肠内或肠外营养和（或）维持性静脉输液者。ATN 发生中或重度高血压并不常见，一旦发生应该考虑其他诊断可能，如高血压相关的肾小球硬化症、肾小球肾炎、子痫前期、肾动脉狭窄和肾血管的其他疾病[178, 276–278]。过量饮水、低渗盐或葡萄糖溶液的使用均可能引起低钠血症，严重者可致脑水肿、癫痫或其他神经系统紊乱[279]。心脏并发症包括心律失常和心肌梗死。尽管这些不良事件可能反映基础心脏疾病，但心肌收缩力和兴奋性的异常可能被 AKI 高血容量、酸中毒、高钾血症和其他后遗症等触发或加重[280]。

（五）血液系统并发症

贫血在 AKI 中快速进展，通常是多因素的结果，包括红细胞生成障碍、溶血、出血、血液稀释和红细胞存活时间缩短[281–283]。由于轻度血小板减少症、血小板功能障碍和凝血因子异常（如Ⅷ因子功能异常）导致出血时间延长也较常见。

（六）营养和胃肠道并发症

营养不良一直是 AKI 最棘手的并发症之一。大多数患者存在蛋白高分解，高分解代谢患者可超过 200g/d[284–286]。AKI 营养不良的原因通常是多方面的，包括患者不能进食、食欲缺乏和（或）营养支持治疗不充分、基础疾病为分解代谢性（如脓毒症、横纹肌溶解、外伤）、引流液 / 透析液中营养素丢失、肌肉蛋白分解增加和合成减少、肝糖原异生增加，这可能源于毒素、激素（如胰高血糖素、甲状旁腺素）或 AKI 时其他代谢产物（如蛋白酶）积聚的作用[287–291]。营养也可能因高发生率的胃肠道出血而受影响，AKI 合并消化道出血发生率约为 15%。轻度胃肠道出血常见（10%～30%），通常是由胃或小肠黏膜的应激性溃疡所致[292, 293]。

（七）感染性并发症

感染是 AKI 最常见和严重的并发症，占 50%～90%，占死因的 75%[25, 249, 294–296]。目前尚不清楚，感染的高发生率是由宿主免疫缺陷引起，还是治疗干预造成的皮肤黏膜屏障反复破坏（如静脉套管针、机械通气、膀胱导尿管）所致。

（八）AKI 的其他并发症

长时间的严重 AKI 或分解代谢型无尿 AKI 的少尿期经常出现尿毒综合征。尿毒综合征的临床表现除了那些已经列出来的，还包括心包炎、心包积液、心包压塞，胃肠道并发症（如厌食、恶心、呕吐和肠梗阻），神经精神障碍［如嗜睡、混乱、昏睡、昏迷、躁动、精神病，晕厥、肌阵挛、反射亢进、不宁腿综合征、局灶性神经功能缺陷和（或）癫痫发作]。引起尿毒综合征的尿毒症毒素尚未完全阐明，可能包括尿素、氮代谢的其他产物（如胍类复合物），细菌代谢产物（如芳香胺和吲哚），或其他代谢产物[如一氧化氮（NO）][297]。

（九）AKI 恢复期的并发症

过度利尿可引起血管内容量的减少导致肾功能延迟恢复，从而 AKI 的恢复期延长。上述效应可能为残留尿素和蛋白代谢的其他产物诱导的渗透性利尿的联合作用，AKI 病程中蓄积产物的排泄，以及肾小管重吸收功能相对于肾小球滤过功能延迟恢复导致的盐的丢失[298-301]。如果自由水的损失没有被补充或被相对高渗的盐溶液不恰当取代，高钠血症也可能使恢复期复杂化。低钾血症、低镁血症、低磷血症和低钙血症是 AKI 恢复期较少见的代谢并发症。在恢复期间轻度暂时性高钙血症相对常见，是为继发性甲状旁腺功能亢进延迟消退所致。此外，横纹肌溶解症恢复期受损肌肉螯合钙的动员可致高钙血症[302]。

七、急性肾损伤的治疗

基于 AKI 的病因和临床表现各不相同，AKI 的治疗差异亦较大。AKI 的某些类型（尤其是 ATN），不能用阻断肾脏病理生理过程和阻止肾实质损害为目的的循证药物治疗。在这些病例中，AKI 治疗聚焦于采用干预措施预防其发展，如果可能，提供替代治疗以改善液体和电解质紊乱，以及开始治疗以预防和控制尿毒症并发症发生（表 29-7）。严重 AKI 患者经常需要 RRT，治疗的最终目标是避免死亡，促进肾功能恢复，减少发生或进展至 CKD。

（一）肾前性 AKI 的治疗

1. 血管内容量不足

肾前性 AKI 定义为血流动力学障碍引起的肾功能不全，肾灌注改善后肾功能可迅速恢复[303]。如在肾脏灌注减低前发生呕吐、腹泻、过度利尿和出血等可致血管内容量不足的因素应做到早认识、早治疗。由血容量不足导致的肾前性 AKI，治疗在于恢复正常的循环血容量。其补液成分取决于丢失液体的来源及相关的电解质和酸碱失衡。初始治疗通常由等渗晶体溶液行血管内容量复苏。最近研究表明，在住院患者中，平衡晶体液较等渗盐更能降低肾脏的主要不良事件[304, 305]。当有活动性出血导致失血性低血容量，尤其血流动力学不稳定或血红蛋白降低至生命危险时，应该输注红细胞。

晶体和胶体液复苏在非出血性肾脏、肾外和第三间隙液流失治疗中的相对优势仍存在争议。胶体液的提倡者认为，由于能更大程度滞留在血管腔内，对有效恢复循环血容量有利。然而，随机对照试验（RCT）和 Meta 分析显示，重症患者用胶体液和晶体液替代复苏比较，并没有得到上述结果，相反肾脏替代治疗（RRT）的需求增加，其他与含有羟乙基淀粉的胶体剂型使用相关的其他不良结局多见[306-313]。在一篇纳入 55 项临床试验的 Meta 分析中，3504 例患者被随机分入白蛋白组和晶体组，没有证据显示白蛋白治疗可改善结局、降低死亡率和其他并发症[314]。另一项关于低血容量液体复苏的多中心 RCT 研究随后证实了上述结论，该研究纳入了近 7000 名内科和外科 ICU 的患者，两组间患者的 28 天存活率、单器官或多器官功能衰竭的进展和住院天数均相似[315]。尽管关于 AKI 进展的具体数据没被描述，但是否需要 RRT 在盐溶液和白蛋白复苏组间是无差异的。然而，在一项脑外伤患者研究的二次分析发现，用白蛋白复苏则与患者死亡风险增加有关[316]。

合成胶体溶液已被用作白蛋白的替代品，然而有报道提示羟乙基淀粉与 AKI 发生风险增加有关。在 129 例脓毒症患者的多中心 RCT 研究中发现和 3% 明胶液体相比，发现羟乙基淀粉组增加 AKI 发生风险超过 2 倍[309]。随后的一项 Meta 分析，纳入 34 项研究共 2604 名患者，也进一步证实了羟乙基淀粉与 AKI 发生风险增加相关[310]。在随后的 RCT 研究中，7000 名危重患者分别接受 6% 的羟乙基淀粉或等渗盐水，结果提示羟乙基淀粉患者组需要行 RRT 的 AKI 发生率增加了约 20%[313]。基于上述数据，表明胶体液的应用无明显获益，且增加 AKI 的潜在发病风险及总费用，因此低血容量和脓毒症的容量复苏不推荐常规应用胶体液，尤其是羟乙基淀粉溶液应谨慎使用，且使用期间应常规监测肾功能。在这种情况下，使用适当的晶体溶液能使高张性肾衰竭发生风险降低到最小[3, 309, 310, 312, 313]。

试验数据表明，与含较低氯浓度的等渗晶

表 29–7　急性肾损伤（AKI）的支持治疗

需治疗的问题	治疗措施
血管内容量超负荷	1. 限盐（＜ 1～2g/d）和水（＜ 1L/d）的摄入 2. 利尿剂治疗（非少尿型） 3. 超滤
低钠血症	限制口服和静脉注射游离水
高钾血症	1. 10% 葡萄糖酸钙溶液 10ml 静脉注射大于 5min，如存在心电图改变 2. 胰岛素 10～20U+20% 葡萄糖溶液 250ml 静脉注射 30～60min 以上 3. 沙丁胺醇（10～20mg 通过雾化器或定量喷雾吸入器吸入） 4. 肾替代治疗（RRT） 5. 襻利尿剂（非少尿型） 6. K^+ 结合树脂 7. 停用钾补充剂或保钾利尿剂 8. 限制饮食钾
代谢性酸中毒	1. 限制饮食蛋白质 2. 碳酸氢钠（如果 HCO_3^- ＜ 15mmol/L） 3. 肾替代治疗（RRT）
高磷血症	1. 限制饮食磷的摄入 2. 磷结合剂（氢氧化铝、碳酸钙、醋酸钙、司维拉姆、碳酸镧）
低钙血症	口服或静脉注射替代品（如有症状或已用碳酸氢钠）
高镁血症	停止含镁的制酸剂
营养	1. 热量摄入为 20～30kcal/d 2. 蛋白质摄入 非透析 0.8～1.0g/(kg · d) 透析 1.0～1.5g/(kg · d) 连续性肾脏替代治疗（CRRT）高达 1.7g/(kg · d) 3. 首选肠内营养
药物剂量	根据肾小球滤过率和肾替代治疗模式调整所有剂量

体溶液行容量复苏相比，超生理浓度氯的等渗氯化钠溶液可能加剧肾血管收缩和降低肾小球滤过率[317–319]。健康人群中，输注等渗盐水与输注低氯的等渗晶体溶液相比，磁共振成像（MRI）显示输注等渗盐水与降低肾脏血流速度和肾皮层组织灌注有关[320]。一项在单中心 ICU 进行的开放性序贯研究，发现用较低氯浓度的液体替换高氯溶液静注，可使 3 期 AKI（KDIGO 标准）发病率从 14% 降至 8.4%，RRT 的使用从 10% 降至 6.3%[321]。随后的一篇 Meta 分析显示，21 个研究中的 15 项小型 RCT 研究发现，静脉用高氯溶液增加 AKI 发生风险，但对死亡率无影响[322]。然而，除去该分析中的高权重研究，则高氯溶液与 AKI 间的相关性无统计学意义。

最近，同一单位平行进行的两个比较大的实用、集群随机化临床试验，对比了等渗盐水与平衡胶体溶液的使用（即更像血浆成分的电解质溶液）[304, 305]。SALT–ED 试验（Saline Against Lactated Ringer’s of Plasma–Lyte in the Emergency Department）纳入 13 000 多名非重症患者，平衡晶体液较盐水显著降低（4.7% vs. 5.6%，P=0.01）30 天肾脏主要不良事件（即死亡、新增 RRT、持续肾脏损伤定义为出院 30 天内血肌酐升高＞ 200% 等），但是与观察的主要终点即出院后 28 天存活率无关[304]。SMART 试验（The Isotonic Solutions and Major Adverse Renal Events Trial）纳入 15 802 例重症患者，发现与等渗盐水相比，平衡盐溶液可以降低 30 天肾脏主要不良事件发生（14.3% vs. 15.4%，P=0.04）[305]。在 SALT-ED 试验中，复合结局的获益主要是由于持续性肾脏损害的发生率较低，而在 SMART 试验中，主要观察 30 天死亡率。综上，均提示了平衡盐溶液的临床获益，尽管报道的益处不完全同质化。其中脓毒症患者与基线血清肌酐值＞ 1.5mg/dl 或初始血氯值＞ 110mmol/L 的非危重患者存在最大获益。低渗平衡液虽然就氯浓度而言，更接近生理状态，但由于是低张性的，更易于发生低钠血症。

患者的尿及胃肠道丢失的液体量和电解质成分，应该同血电解质和酸碱状态一样被严密监测以指导调整置换液的组成成分。胃液中钾的含量趋于偏低，但合并尿钾丢失由于代谢性碱中毒则可能会很高。

2. 心力衰竭

心力衰竭基础上 AKI 处理取决于患者的临床表现和心力衰竭病因。在心力衰竭患者中，过度利尿会加重 AKI 进展，因此停用利尿剂和给予谨慎的容量置换有利于肾功能恢复。在急性失代偿心力衰竭（ADHF）中，尽管容量负荷增加，AKI 仍可能发生，此时治疗肺淤血常需要加强利尿。尽管利尿治疗可能会加重肾前性 AKI，但也能通过以下几个假设的机制改善肾功能。

- 减轻心室扩张导致 Starling 曲线从下降支转变到上升支，并且改善心肌收缩力。
- 减轻静脉充血 [318, 323-326]。
- 降低腹内压力 [327]。

在 AKI 的情况下，ADHF 的其他治疗包括增强心肌收缩力、减轻后负荷的血管舒张治疗和机械支持，包括主动脉内球囊泵和心室辅助装置。侵入式血流动力学在 ADHF 中的应用一直存在争议，尽管其经常被用来指导药物治疗，但临床数据表明，用肺动脉导管指导治疗并没有改善肾脏结局 [328]。ADHF 行单纯超滤治疗也是倍受争议。尽管体外超滤较传统的利尿治疗更容易实现液体负平衡，但是研究结果并没有显示两者在肾脏功能恢复或存活率方面存在差异 [329-331]。急性失代偿性心力衰竭患者应用超滤与静脉利尿剂的比较（UNLOAD）研究显示，高血容量的心力衰竭患者随机分至单纯超滤组者，较分至利尿治疗组的液体清除更快，90 天内再住院率降低，但在肾功能方面两者无差异 [330]。相反，在随后的急性失代偿性心力衰竭的肾抢救（CARRESS-HF）研究，观察入组 96h 后血肌酐水平和体重的双变量终点变化，发现超滤组劣于利尿治疗组（P=0.003），原因主要是超滤组肾功能的持续恶化 [331]。基于上述数据，体外超滤不被推荐为失代偿心力衰竭患者的首要治疗措施。

3. 肝衰竭和肝肾综合征（HRS）

容量反应性肾前性氮质血症在晚期肝病患者中较常见，但是区分 HRS 和肾实质性 AKI 可能是困难的 [223]。肝衰竭患者典型表现为机体总钠超负荷，伴有外周水肿和腹水。真正的低血容量或有效的全身动脉血量减少是导致 AKI 发生的重要因素。肝硬化水盐潴留的潜在病理生理机制涉及多种途径。门静脉高压直接导致腹水形成，而内脏和外周血管舒张引起相对动脉充盈不足，这激活神经体液的血管收缩因子分泌，从而引起肾内血管收缩、水盐潴留和 GFR 下降 [332]。过度利尿、胃肠液丢失增加（经常是肝性脑病的治疗结果）、腹水快速排出或自发性细菌性腹膜炎均可能诱发容量反应性 AKI。肝功能恶化常常与利尿剂抵抗和肾功能持续或急剧恶化相关。推测为了应对外周血管阻力下降，心排血量增加不足可能是肝肾综合征发展的中心环节 [333]。

容量反应性肾前性 AKI 和 HRS 的区别是基于临床上对容量负荷的反应。这种情况下，扩容的最佳液体选择一直存在争议。最近的专家意见提倡使用 1g/(kg · d) 高张白蛋白（20% 或 25%）[228, 334]。但缺乏与用等渗晶体液扩容对比的有力数据支持这一方案。更多的数据支持当穿刺放液量＞5L [234, 335, 336] 和自发性细菌性腹膜炎治疗时，输注白蛋白以预防 AKI [337]。在一项 RCT 研究中，给予穿刺放液的患者，每排出 1L 腹水补充近 10g 白蛋白治疗，与未补充蛋白组相比，前者 RAAS 活化程度较低，肾功能恶化速率显著降低 [335]。随后研究发现，大量穿刺放液后给予输注白蛋白预防 AKI 发生显著优于输右旋糖酐或明胶溶液 [336]。当前推荐，腹水穿刺放液量超过 5L 时，每排出 1L 腹水输注 6～8g 白蛋白。RCT 对比研究单纯抗生素和抗生素联合白蛋白治疗自发性细菌性腹膜炎，发现起始治疗即补充 1.5g/kg 白蛋白和治疗第 3 天开始应用 1.0g/kg 白蛋白治疗组相比，前者显著降低 AKI 发生率和死亡率[337]，尽管有研究显示这种益处只局限于血清肌酐水平大于 1mg/dl，血尿素氮＞30mg/dl 或总胆红素超过 4mg/dl 的患者[338]。

肝肾综合征的确切治疗需要肝功能的恢复，通常需通过肝移植实现[225, 334]。腹腔静脉分流术（如 LeVeen 和 Denver 分流）在 HRS 中的作用尚未得到充分的研究。一项包括 33 例 HRS 患者的随机试验比较了腹腔 - 静脉分流术和药物治疗的效果，发现分流术与患者生存率的提高无关[339]。由于样本量较小，并且没有关于肾功能是否改善的数据，因此这些数据需被谨慎解读。另外，由于腹腔静脉分流术长期通畅率低，并发症（尤其是脑病）发生率高，已经在很大程度上被经颈静脉肝内门体分流术（TIPS）取代。TIPS 被证明较连续穿刺放液术能更好地控制腹水[340–343]，尽管有研究显示脑病发生风险较高[344]，但 HRS 发生率低[341]。小样本的病例报道证实 TIPS 作为肝肾综合征的首要治疗措施是有效的[345]，但缺乏随机对照试验的数据支持[334]。

血管收缩药联合白蛋白输注治疗肝肾综合征时，可改善肾功能[334, 346]。其他药物包括去甲肾上腺素[347]、奥曲肽联合米多君[231, 348–350]、V_1 升压素受体激动剂（特利升压素）[235–237, 351] 也已显示对肝肾综合征有效，尽管只有特利升压素有 RCT 研究支持其临床价值。在已发表的 Meta 分析中，发现特利升压素在逆转 HRS 方面增加了 3.5～4 倍[352, 353]。特利升压素治疗 HRS 也与短期死亡率降低相关，但长期结局主要是观察基础肝脏疾病的功能，而不是 HRS 的治疗[353]。此外，特利升压素还能显著增加心血管不良事件风险。最近，REVERSE 试验（the Reversal of Hepatorenal Syndrome Type 1 with Terlipressin）证实和安慰剂相比，特利升压素在逆转或改善 HRS 方面相似（19.6% vs. 13.1%，*P*=0.22），尽管在降低血肌酐平均值方面更为显著（1.1mg/dl vs. 0.6mg/dl，*P*=0.001）[237]。目前在美国，特利升压素还未批准应用。

4. 腹腔间隙综合征（ACS）

腹内压增高可导致 AKI，临床表现与肾前性 AKI 相类似。腹腔间隙综合征的定义是腹内压达 20mmHg 或更高，并与一个或多个器官系统功能障碍有关[354]。然而腹腔内压低于 20mmHg，也可能发生腹腔间隙综合征，但高于此阈值的腹内压也不是普遍会发生腹腔间隙综合征[355–358]。腹腔间隙综合征通常发生在危重症患者中，好发于腹部外伤大出血、腹部手术、大量液体复苏、肝移植、包括腹膜炎和胰腺炎在内的胃肠道疾病。腹腔间隙综合征继发 AKI 的机制被认为涉及肾静脉受压、心排血量减少，以及来自交感神经系统和 RAAS 激活引起的肾动脉收缩[359–361]。跟其他形式的 AKI 相关的肾灌注减少一样，临床常出现少尿，进一步发展为无尿，尿钠浓度通常减低。

腹腔间隙综合征可通过膀胱压力传导来诊断。当遇到急性腹部膨胀、快速积聚的腹水、腹部外伤的患者，应高度疑诊腹腔间隙综合征[59, 354, 355]。其治疗方法是及时进行腹部减压。如果存在腹水，可以通过腹腔穿刺术进行大容量放液达到减压目的，严重的肠梗阻或结肠扩张应行肠减压术，但是明确的治疗通常需要外科剖腹手术。

（二）肾后性 AKI 的治疗

肾后性 AKI 处理的基本原则是及时解除尿路梗阻。此部分内容详见本书第 37 章。尿道或膀胱颈部的梗阻可通过经尿道或耻骨弓上置入膀胱导管解除。输尿管梗阻可通过经皮肾造瘘管或经膀胱镜放置输尿管支架来迅速解除。随着梗阻的解除，数天后大部分患者会经历生理性利尿，排出梗阻期间液体和溶质的滞留。然而，梗阻解除后约 5% 的患者可能有更长的利尿期，因为较 GFR 而言，肾小管功能恢复相对延迟，导致一种失盐综合征，这可能需要静脉补充液体以维持血压[300, 301, 362]。梗阻症状解除后，需进行泌尿系统的评估，以全面评估和积极处理潜在的梗阻原因。

（三）肾性 AKI 的预防

1. 一般原则

由于肾损伤的原因不同，肾性 AKI 的预防策略各不相同。优化心血管功能和恢复血容量是避免肾前性 AKI 进展为缺血性 ATN 的关键预防措施。强有力的证据显示，积极的血管扩张减少了大手术、外伤、烧伤和霍乱后 ATN 的发生[53, 306, 363, 364]。脓毒症所致的 AKI 常见，死亡率可高达 80%[35, 296, 365]。

早期目标导向治疗（EGDT）是利用液体复苏达到明确的血流动力学指标，平均动脉压（MAP）> 65mmHg、中心静脉压（CVP）10～12mmHg、尿量> 0.5ml/（kg·h）、中心静脉血氧饱和度（$Scvo_2$）> 70%，用侵入式血流动力学监测指导联合使用晶体溶液、红细胞输注和血管收缩药改善整体预后和降低 AKI 发生风险一直存在争议。一项具有重大意义的单中心 RCT 研究显示，EGDT 可显著降低严重脓毒症或脓毒症休克患者器官功能障碍和死亡率，尽管关于 AKI 发生的具体数据没被报道 [366]。然而，在早期感染性休克流程化治疗（ProCESS）澳大利亚的脓毒症复苏评估（ARISE）或脓毒症流程化治疗（PRsMISe）试验或来自上述试验的患者水平的 Meta 分析提示 EGDT 与需要透析的 AKI 患者比例下降无相关性（图 29–1）[367–370]。

尽管后来的 3 个临床试验并未证实 EGDT 的益处，但试验发现，脓毒症的早期识别、及时启动抗生素治疗、快速的容量复苏和血流动力学稳定是改善结局，且可能降低 AKI 发生风险的有力手段 [371]。危重患者中维持正常血糖对降低 AKI 发生风险的作用一直备受争议。两个单中心的 RCT 研究显示强化胰岛素管理以维持血糖水平在 80～110mg/dl，与传统管理维持血糖浓度 180～220mg/dl 相比，可降低 AKI 发生率，无论是基于血肌酐水平的变化或需要行 RRT [372–374]。但是强化降糖在 NICE–SUGAR 试验（the Normoglycemia in Intensive Care Evaluation–Survival Using Glucose Algorithm Regulation）中未得到证实，该试验对多个中心的 6104 名患者，比较了强化治疗（80～110mg/dl）与常规治疗（旨在维持血糖值低于 180mg/dl），两组间比较并未发现 RRT 的需求降低 [375]，但发现严格控制血糖与低血糖发生风险增加和死亡率增高相关（27.5% vs. 24.9%，P=0.02）。

手术的患者避免低血压可有效预防 AKI 发生。回顾性分析了超过 33 000 名行非心脏手术的患者，术中 MAP 低于 55mmHg，发生 AKI 的可能性显著升高 [376]。随着术中低血压持续时间的延长而 AKI 发生风险（OR 值）逐渐增加，从低血压持续时间< 10min 的 OR 值为 1.2，到 10～20min 的 OR 值为 1.3，再到> 20min 的 OR 值升至 1.5。手术后常发生容量超负荷，小型临床试验表明腹部手术后限制性容量管理策略带来更好的结局。然而，一项大型 RCT 研究，对比腹部大手术患者给予限制性或大量液体管理策略，发现前者在 1 年无残疾存活率的主要观察结局和并发症发生风险方面无优势，但发现限制性液体管理策略与较高的 AKI 发生率相关（8.6% vs. 5.0%，P < 0.001）[377]。

血容量不足已被确定为导致 ATN 的危险因素，包括碘化对比剂、横纹肌溶解、溶血、顺铂、两性霉素 B、多发骨髓瘤、氨基糖苷类药物和其他肾毒素，

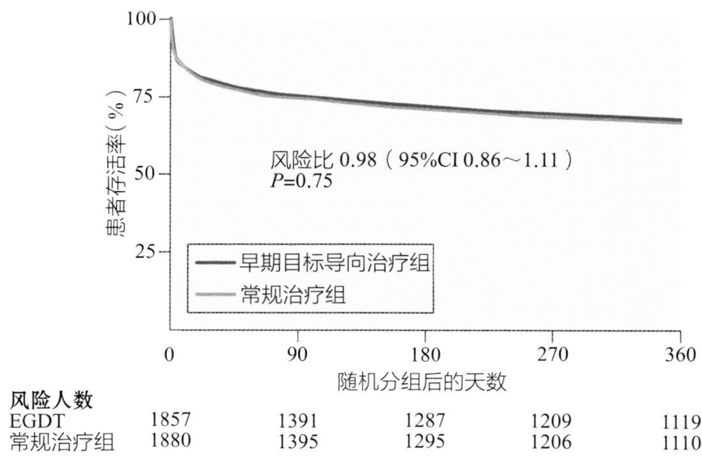

风险人数					
EGDT	1857	1391	1287	1209	1119
常规治疗组	1880	1395	1295	1206	1110

▲ 图 29–1 脓毒症患者早期目标导向治疗（EGDT）与常规治疗的 1 年存活率比较

此图显示来自 ProCESS、ARISE 和 ProMISe 试验的患者，对比 EGDT 组和常规治疗组的 Kaplan–Meier 生存曲线。随机分配到 EGDT 组的患者 11% 需行 RRT，而常规治疗组患者比例为 10.6%（OR=1.02，95%CI 0.81～1.28，P=0.88）（引自 PRISM Investigators；Rowan KM，Angus DC，Bailey，et al. Goal–directed therapy for septic shock—a patient–level metaanalysis. *N Engl J Med*. 2017；376：2223–2234.）

以及与阿昔洛韦和急性尿酸盐肾病有关的结晶相关 AKI 和源于高钙血症的 AKI [74, 75, 160, 169, 251, 273, 364, 378–380]。

恢复足够的血管内容量可以预防实验性和临床 ATN 的进展。避免应用潜在肾毒性药物，及关注高风险人群和疾病对于降低 ATN 的发生也是很重要的。尤其注意，晚期心脏和（或）肝脏疾病患者可能会减少肾脏灌注，使用选择性或非选择性非甾体抗炎药（NSAID）能抑制扩血管物质前列腺素产生，均可能会加剧肾内血管收缩促成 AKI 的发生 [381–385]。利尿剂、NSAID［包括选择性环氧合酶 -2（COX-2）抑制剂］、ACEI、ARB 和其他 RAAS 抑制剂，应谨慎用于怀疑有绝对或有效血管内容量不足的患者和肾血管疾病的患者，因为上述药物能将可逆的肾前性 AKI 转变为缺血性 ATN。联合应用 RAAS 抑制剂、利尿剂和 NSAID 已被确定为 AKI 的危险因素，特别是心力衰竭、肝衰竭或其他伴有基础肾灌注减低情况的患者 [386, 387]。

仔细监测循环血中的药物浓度，可能降低氨基糖苷类抗生素和钙调磷酸酶抑制剂相关 AKI 的发生率 [388–390]。观察发现，氨基糖苷药物的抗菌效应持续存在于组织中，即使已从血循环中被清除（抗生素后效应），建议使用此类药物每日 1 次即可。定量给药策略提供相对高峰药物水平而减少给药频率，与以往的传统给药方案相比，其抗菌活性相当而肾毒性更低 [390–393]。药物的肾毒性也可以通过改变制剂形式来降低，如两性霉素 B 的脂胶囊形式可能减低两性霉素 B 诱导 AKI 的风险 [394]。

对比剂相关 AKI：对比剂相关 AKI（CA-AKI）过去被定义为碘化对比剂使用后 2～4 天内，临床表现为血清肌酐水平升高绝对值＞ 0.5mg/dl 和（或）相对基线升高＞ 25%。尽管单纯应用碘化对比剂引起的严重 AKI 较少见，由于 CA-AKI 定义的血肌酐水平增量相对小，因此过去研究发现 CA-AKI 的发生率可达 15%，或更多的高危患者中 [395]。一系列的观察性回顾性研究提出了针对 CA-AKI 的真实发病率的质疑，包括碘化对比剂具有肾毒性这一观念 [396–399]。一篇包含 13 项非随机研究，25 950 例患者的 Meta 分析发现，放射成像过程中静脉应用碘化对比剂的患者与未静脉应用对比剂的患者相比，AKI 发生风险相似（RR=0.79，95% CI 0.62～1.02）[397]。另一项超过 2900 万住院患者的观察性研究发现，住院期间接受血管内碘化对比剂与未接受对比剂患者相比，发生 AKI 风险相当（RR=0.93，95% CI 0.88～0.97）[400]。虽然回顾性分析的这些结果已经过伴随疾病和其他肾损伤可能危险因素的校正，但校正后的结果不能完全解释对比剂使用的决定因素，发现没有接受对比剂的患者较之对照组可能有更高的 AKI 风险。因此，应谨慎考虑血管内碘化对比剂具有潜在肾毒性这一观点和实施 CA-AKI 高风险患者的循证预防措施（表 29-8）。

表 29-8 对比剂相关 AKI 预防干预的有效性评价

无益处	益处不清楚	有益处
• 襻利尿剂 [a] • 甘露醇 [a] • 多巴胺 [a] • 非诺多泮 [a] • 血液透析 [a] • N- 乙酰半胱氨酸 [a] • 碳酸氢钠 [b]	• 他汀类药物 • 利钠肽 • 茶碱、氨茶碱 • 抗坏血酸 • 血液滤过	• 静脉注射等渗液体 • 低渗或等渗对比剂

a. 可能有害；b. 与等渗盐水比较

过去的研究表明，高危患者血管内应用碘化对比剂之前和其后给予静脉输液可减少 CA-AKI 的发生风险，尽管最佳液体管理方案未知 [3, 401, 402]。在一项出于安全考虑被终止的小型临床试验中，围术期静脉注射等渗盐水较口服液体更显著减低 CA-AKI [401]。在一个较大的临床随机试验中，静脉用等渗盐水与正常半量静脉盐水相比可明显降低冠状动脉造影后 CA-AKI 的发生率，这对糖尿病患者和接受大剂量对比剂的患者更能获益 [402]。

一项最近的研究对静脉补液降低 CA-AKI 风险这一原则提出质疑 [403]。这项非劣效应随机临床试验将 660 例接受碘化对比剂检查的 CKD 患者随机分入为两组，一组接受静脉输注等渗盐水，一组无静脉注射，发现 CA-AKI 发生率相当（等渗盐水组为 2.7%，对照组为 2.6%），结论认为就血肌酐水平小幅增长而言，不静脉输液并不劣于静脉输注盐水。然而，在这项研究中，患者 CA-AKI 的总体风险相对较低，可能原因为 50% 以上的患者接受静脉注射对比剂而不是动脉内造影，且大多数患者为非终末期肾病［eGFR45～59ml/(min·1.73m^2)］。此外，本试验计划招募 1300 名患者，但出于可行性考虑最终选择 660 例入选。在有更多的临床试验证实静脉输注等渗液预防 CA-AKI 无效之前，这一治疗方法仍然是 CA-AKI 的标准预防措施。

许多小型临床试验比较了碳酸氢钠与等渗盐水预防 CA-AKI 的效果[404–413]。这些研究一般证据等级较低，且结果相互矛盾。随后的 Meta 分析结论显示，就 AKI 定义的血清肌酐水平小幅变化而言，应用碳酸氢盐可全面获益，尽管对于透析治疗需求方面没有明显的优势[414–416]。这导致许多临床实践指南推荐接受碘化对比剂检查的高危患者静注等渗氯化钠或碳酸氢钠[3, 417, 418]。然而 PRESERVE（Prevention of Serious Adverse Events Following Angiography）试验提供了碳酸氢钠和氯化钠预防 CA-AKI 的明确效应[419]。PRESERVE 是国际多中心随机临床试验，纳入 4993 名 CKD 患者，运用 2×2 析因设计比较静脉使用等渗碳酸氢钠与等渗氯化钠，和口服 N- 乙酰半胱氨酸与安慰剂治疗，其预防血管造影术严重不良结局和 CA-AKI 的效果。静脉注射碳酸氢钠没有减低 90 天死亡率、透析需求、肾功能持续减退（OR=0.93，95%CI 0.72～1.22）等不良结局。同样，碳酸氢钠也没有降低造影术后 3～5 天 CA-AKI 的发生率（OR=1.16，95%CI 0.96～1.41）。静脉注射盐水的最佳速率和持续时间尚不明确，但有风险的住院患者在增强造影术前或造影术后 6～12h 以 1ml/（kg·h）速率输注 6～12h 等渗氯化钠是合理的。对于高危门诊患者，造影术前 1h 给予静注 3ml/kg 等渗氯化钠，术后 2～6h 继续给予 6ml/kg 的替代方案，更为可行。

N- 乙酰半胱氨酸（NAC）是一种具有血管舒张作用的抗氧化剂，由于其清除活性氧（ROS）、减少谷胱甘肽的消耗和刺激血管扩张介质（如 NO）的产生，因此推测其具有潜在预防 CA-AKI 作用[420, 421]。关于口服和静脉用 NAC 已经产生了不一致的结果[422–431]。初始推荐剂量 600mg，每日 2 次[422]，随后研究建议剂量越高疗效越好，最高达 1200mg，每日 2 次[429, 430]。乙酰半胱氨酸治疗对比剂肾病（ACT）研究 2308 名患者随机接受每日 2 次 1200mg NAC 或安慰剂，在造影前开始服用，检查后继续服用 3 剂[431]，结果造影后 48～96h 两组 CA-AKI 的发生率、死亡率和 30 天内透析需求无差异。但是该研究总体人群的肾功能相对保护得较好，显示血清肌酐水平平均为 1.1mg/dl，低于 16% 患者的基线血清肌酐水平高于 1.5mg/dl。之前提到的 PRESERVE 研究，于血管造影前即开始口服 NAC1200mg 每日 2 次共 5 天，并未得出 NAC 的使用与降低 90 天死亡率、透析需求、肾功能持续损害（OR=1.02，95% CI 0.78～1.33）和 CA-AKI 的发生率（OR=1.06，95% CI 0.87～1.28）减低有关[419]。基于上述发现，NAC 不应被用于减少 CA-AKI 的发生风险。

其他药物的干预试验，包括呋塞米、多巴胺、非诺多泮、钙通道阻滞剂和甘露醇均未证实具有预防作用，甚至在某些试验还显示与 CA-AKI 发生增加有关[432–438]。关于利钠肽、氨茶碱、二羟丙茶碱和抗坏血酸的保护性研究也得到相互矛盾的结果[439–448]。目前利钠肽、氨茶碱、二羟丙茶碱在心血管疾病患者中的有效性和潜在安全性相关的有力证据不足，尚不推荐临床常规应用[447]。已有许多临床试验和 Meta 分析研究他汀类药物预防 CA-AKI。有很多临床试验提示高剂量他汀类对预防 CA-AKI 有好处，但这类药物对更严重的结局，如需要透析和进展至 CKD 的影响仍不清楚[449–459]。需行血管造影的大多数患者，可能存在他汀类药物治疗的其他适应证。RRT 预防 CA-AKI 基本无效，某些情况下，使用“预防性”血液透析还是有害的[460–462]。因为血液滤过本身就能降低血清肌酐的浓度，因此通过其预防 CA-AKI 的研究因其作为重点的血清肌酐水平变化而被混淆[463, 464]。考虑到静脉置管和 RRT 自身的风险，且缺乏明确的优势，因此目前不推荐应用透析或血液滤过预防 CA-AKI（图 29-2）[3, 465]。

过去 25 年间，关于低肾毒性对比剂的研究已经取得了相当大的进步[466]。低渗对比剂替代了早先的和肾毒性更大的高渗对比剂使 CA-AKI 发生率减低[467, 468]。关于研究等渗放射对比剂碘克沙醇的额外益处的数据不太一致[469–475]，也可能反映出特定的低渗药物相关 CA-AKI 的发生风险存在异质性[476]。

2. 肾实质性 AKI 其他类型的预防

别嘌呤醇（100mg/m^2，每 8h 一次，最大量为每天 800mg），可用于限制急性尿酸肾病高危患者

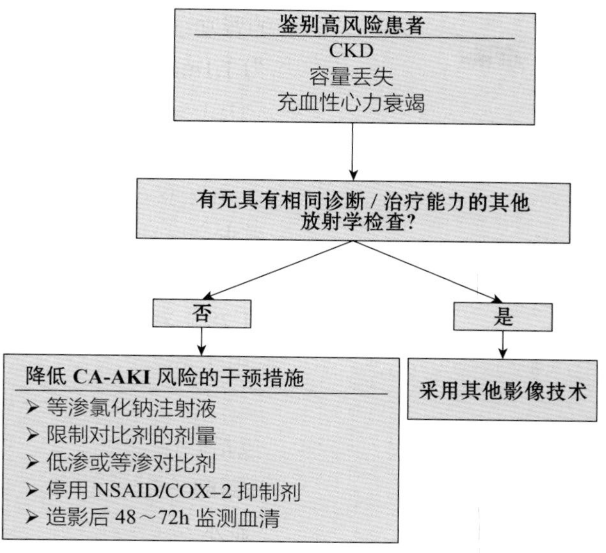

▲ 图 29-2 减轻对比剂相关急性肾损伤（CA-AKI）的流程图

COX-2. 环氧合酶 -2；NSAID. 非甾体抗炎药；CKD. 慢性肾脏病

的尿酸生成。然而，在使用了别嘌呤醇的时候，通过次黄嘌呤晶体对肾小管功能的毒性作用仍会发生 AKI [160, 251, 271, 273, 477, 478]。

如肿瘤溶解综合征等尿酸高速生成等情况，使用重组尿酸氧化酶（拉布立酶，0.2mg/kg）可能更有效。拉布立酶催化尿酸降解为尿囊素，已被证明能有效预防和治疗急性尿酸介导的肿瘤溶解综合征，并能预防肿瘤溶解综合征相关高尿酸血症所致的 AKI [164, 251, 478–481]。对少尿的患者，采用预防性血液透析可用于紧急降低血尿酸水平。

阿咪福汀是一种有机硫代磷酸酯，已被证实可改善实体脏器或血液系统恶性肿瘤患者顺铂的肾毒性 [482–485]。若 24h 内服用 NAC 能减弱对乙酰氨基酚诱导的肾损害，二巯基丙醇是一种螯合剂，能阻止重金属肾毒性 [486, 487]。乙醇可抑制乙二醇代谢为草酸和其他有毒代谢物，但它的使用已基本被甲吡唑取代，后者是一种乙醇脱氢酶抑制剂，可降低乙二醇代谢物的产生，预防 AKI 发生 [488–491]。

3. 远端器官缺血预处理

远端器官缺血预处理（RIPC）被认为是预防 AKI 的有力的干预措施。RIPC 采用对远端组织进行短暂的缺血和再灌注处理——如肢体经血压计袖带的连续短暂的充气和放气，其假定通过激素水平改变、激素和神经信号通路活化，以及抗炎及分子介质，增强肾脏随后对较长时期缺血损伤的抵抗力（图 29-3）。最近试验和 Meta 分析证实了心脏手术行 RIPC 的益处。一项将接受心脏手术的 240 名高风险患者随机分为 RIPC 组或对照组，根据 KDIGO 标准，RIPC 组 AKI 发生率较低（37.5% vs. 52.5%，P=0.02），而次要终点（心肌梗死、脑卒中和死亡）无影响 [492]。

对 1612 名接受心脏手术患者的一项更大规模的研究发现，RIPC 组和对照组间 AKI 的发生率（次要终点）没有差异，且主要复合终点包括 12 个月内死于心血管疾病、非致命心肌梗死、冠状动脉血管重建术或脑卒中在两组间也无差异 [493]。一系列 Meta 分析显示行心脏手术和血管手术者 RIPC 较对照组 AKI 发生率低，但 RRT 需求和死亡率方面无差异 [494–496]。综上，不常规推荐应用 RIPC 来预防心脏和血管手术的不良结局。

（四）急性肾小管坏死的药物治疗

过去 20 年间，学者们运用动物实验模型和细胞培养对 AKI 的发病机制进行了广泛的研究。这些研究结果使我们对人类 ATN 的病理生理学理解有了实质性的进展，并发现了治疗这种常见严重疾病的许多新靶点。然而，动物实验显示改善 AKI 的多种干预措施在人类 ATN 显示无效（框 29-7）。AKI 治疗从动物模型到临床实践的转化失败有许多可能的原因。动物模型和人类疾病中 ATN 的病因存在差异，因此药物治疗的反应不同。另一个主要的障碍是在血肌酐浓度升高或尿量减少的临床证据出现之前，很难确定 ATN 的早期阶段。过去 10 年间，有些新型血清和尿液生物标志物已被研究用于 AKI 早期诊断，并用于鉴别 ATN 与容量反应性 AKI [17]。这一领域的工作有助于识别那些最有可能对在动物模型中验证有效的治疗产生反应的患者。

1. 多巴胺

低剂量（肾剂量）多巴胺［＜2mg/（kg·min）］一直被大力提倡用于少尿型 AKI 的治疗 [497–499]。动物实验和健康志愿者的相关研究发现，低剂量多巴胺增加肾血流量，可小幅升高 GFR。然而，前瞻性临床试验并未证明低剂量多巴胺可以预防或改变缺血或肾毒性 ATN 进程 [500–504]。临床上未获益可能与肾脏疾病患者对低剂量多巴胺的血流动力学反应异于健康人群有关。与无肾脏疾病的危重患者相反，

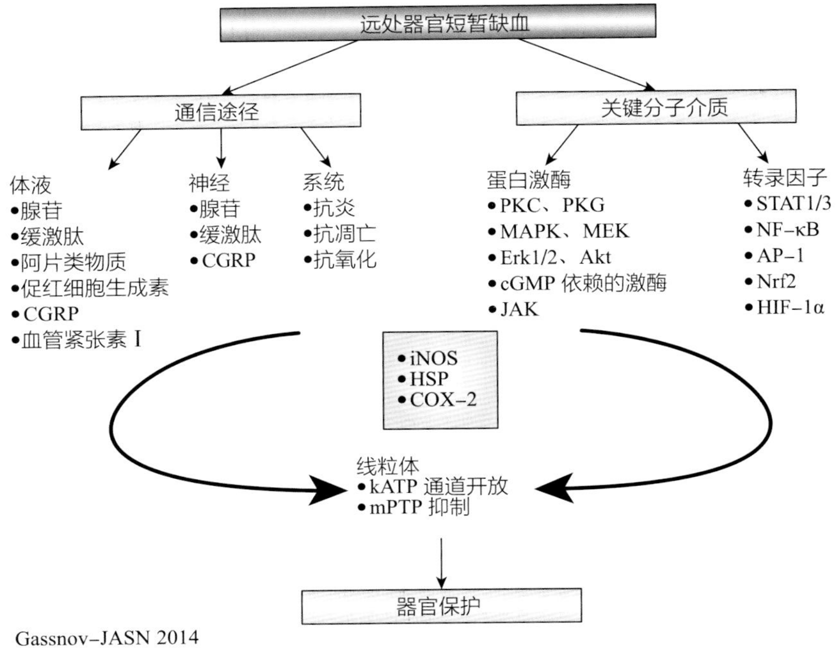

▲ 图 29-3 远端器官缺血预处理的保护效应机制

AP-1. 激活蛋白 -1；cGMP. 环鸟氨酸；CGRP. 降钙素基因相关肽；COX-2. 环氧化酶 -2；HIF-1α. 低氧诱导因子 1α；HSP. 热休克蛋白；iNOS. 诱导一氧化氮合成酶；JAK. Janus 激酶；MEK. MAPK 激酶；mPTP. 线粒体通透性转运孔；NF-κB. 核转录因子 kappa B；Nrf2. 核因子 2（红细胞衍生核因子 2）；PKC. 蛋白激酶 C；PKG. 蛋白激酶 G；STAT1/3. 信号转导子和转录激活子［引自 Gassnov N，Nia AM，Caglayan E，Er F. Remote ischemic preconditioning and renoprotection：from myth to a novel therapeutic option? J Am Soc Nephrol. 2014；25（2）：216–224.］

低剂量多巴胺减低肾脏阻力指数，AKI 患者输注多巴胺增加肾阻力[505]。对危重患者，即使低剂量多巴胺也有潜在毒性，能诱发快速心律失常、心肌缺血和外渗坏死[505]。因此，基于实验和临床证据，常规应用低剂量多巴胺改善或逆转 AKI 进程是不合理的[506, 507]。

2. 非诺多泮

非诺多泮是一种作用于 D_1 受体的选择性突触后多巴胺激活药，发挥比多巴胺更强效的肾脏血管舒张和尿钠排泄作用[508]。但非诺多泮是一种强效降压药，通过降低外周血管阻力来降低血压。几个小型研究结果显示非诺多泮降低临床高风险患者 AKI 的发生[509, 510]。然而，随后一项比较侵入性血管造影患者分别应用非诺多泮与标准水化治疗的大型随机临床试验显示，其对 CA-AKI 的发病率方面没有益处[435]。另一项大型 RCT 显示，非诺多泮不能降低 ICU 病房早期 ATN 患者的死亡率或肾脏替代治疗的需求[511]。因此，目前临床尚未发现非诺多泮在预防和治疗 AKI 中的作用。

框 29-7 临床试验发现药物干预急性肾小管坏死无效

- 利尿剂
- 多巴胺
- 非诺多泮
- 甲状腺激素
- α 促黑素细胞激素
- 心房钠尿肽
- 碱性磷酸酶
- 胰岛素生长因子
- 促红细胞生成素
- 前列腺素 A1

3. 利钠肽

ANP（心房钠尿肽）是在心脏心房肌合成的含 28 个氨基酸的一种多肽[512, 513]。ANP 通过舒张入球小动脉和收缩出球小动脉以提升 GFR[514, 515]。此外，ANP 在肾单位某些节段抑制钠转运和降低氧需求[516, 517]。ANP 的合成类似物在实验研究显示其可用于治疗 ATN 但其临床转化失败了，在 AKI 动物模型的获益转化到人类临床却失败了。阿钠立肽是一种 ANP 的合成类似物。关于阿钠立肽的一项大型多中心、前瞻性、随机、安慰剂对照试验，结果显示 ATN 患者无透析存活率和总体死亡率未见改善，但少尿患者脱离透析的存活率得以改善[518]。对少尿患者获益的结果在随后的前瞻性研究中没有得到证实[519]。分析没有获益可能与开始治疗时机相对较晚，及 ANP 对全身血压的影响有关。在随后的一项初步研究中发现，在高危心脏手术患者中使用低剂量重组 ANP 可降低术后需要 RRT 治疗[520]。在大型多中心试验中确认这些结果后 ANP 才可被推荐应用于这种情况。目前 ANP 预防 CA-AKI 的临床试验产生了喜忧参半的结果[444, 445]。乌利肽（尿苯安定）是一种在肾脏中产生的利钠肽前体的片段。一个小型随机试验中，乌利肽并没有减少 AKI 患者接受透析治疗[521]。一项 ANP 治疗 AKI 的 Meta 分析提示，缺失高质量研究妨碍了对这种治疗效果的判定[522]。

4. 襻利尿剂

大剂量静脉用利尿剂常被用于少尿型 AKI 患者以增加排尿量。虽然此策略有助于容量管理，且可最小化容量超负荷风险，但没有证据证明这种利尿疗法改变了 AKI 自然病程、降低死亡率或提高脱离透析生存率。一项回顾性分析发现利尿治疗与死亡风险增加和肾功能未恢复有关[523]。这些风险仅限于用利尿剂增加尿量而没有反应的患者中，对利尿剂有反应的患者，结局与那些未治疗的患者相似。在一项前瞻性随机试验中，大剂量静脉用呋塞米增加了尿量，但没有改变既定的 AKI 结局[524]。在对 FCTT 试验（液体和导管治疗试验）数据进行后续分析，发现急性肺损伤患者合并 AKI 后维持液体正平衡与死亡率增加密切相关，利尿治疗则与改善患者 60 天存活率相关[525]，考虑到襻利尿剂在 AKI 中的风险，包括不可逆的耳毒性和肾前性 AKI 的恶化，这些药物使用应该仅限于管理细胞外容量超负荷（见下文）[526]。值得注意的是，呋塞米 1.0～1.5mg/kg 单次给药已被证明可增加 AKI 进展风险[527]。尤其给予呋塞米后 2h 内排尿量＜200ml 者，对进展到 AKIN3 期的敏感度和特异度分别为 87.1% 和 84.1%。

5. 甘露醇

甘露醇作为渗透性利尿剂，具有舒张肾血管和清除氧自由基特性，被用作预防 AKI 的药物[528, 529]。没有足够的证据支持少尿患者常规应用甘露醇。严重少尿或无尿患者，应用甘露醇可能引起血管内容量扩张和肺水肿，也会因渗透作用使水从细胞内向血管内转移引起严重的低钠血症[530]。

（五）其他病因肾实质性 AKI 的治疗

1. 急性血管炎和急性肾小球疾病

急性血管炎累及肾脏和急性肾小球疾病的治疗在第 31、32 章节中有详细的介绍。急性肾小球肾炎或血管炎引起的 AKI 可能对糖皮质激素、烷化剂、利妥昔单抗和血浆置换反应较好，取决于疾病的主要原因。血浆置换有助于治疗成人散发性 TTP 和 HUS[531, 532]。血浆置换在药物诱导的血栓性微血管病中的应用尚不太确定，清除致病因子才是最重要的初始治疗策略[144, 533, 534]。儿童腹泻后 HUS 通常治疗相对保守，因为已有研究表明早期抗生素治疗确实会促进 HUS 进展[535]。依库珠单抗是一种人源化的单克隆抗体，能预防补体 C_5 裂解为 C5a 和 C_5b，抑制末端补体激活。非腹泻性 HUS（补体介导）患者对血浆置换无反应，可以考虑使用依库珠单抗[536]。硬皮病相关的高血压和 AKI 可能对 ACEI 治疗相当敏感[537-539]。

2. 多发性骨髓瘤（MM）致 AKI

早期的研究表明，血浆置换对于骨髓瘤管型肾病可能有益[169, 540, 541]。清除循环轻链，同时进行化疗以降低产生率，已被认为可逆转有循环轻链、严重本周氏蛋白尿和 AKI 患者的肾脏损害。随后的 RCT 设计比较了血浆置换联合标准化疗与单纯化疗，结果提示血浆置换没有改善终点事件，包括 6 个月内的死亡、透析依赖或 GFR 低于 $30ml/(min \cdot 1.73m^2)$，但该研究没有足够的证据排除有无确切的临床获益，使用血浆置换有改善预后的趋势[170-172]。最近，建议使用能通过轻链和其他小于白蛋白分子量蛋白质的透析膜（高截留量膜）作为治疗轻链管型肾病 AKI 的有效方法，然而临床试验的数据结果并不肯定[173-175]。因此，多发性骨髓瘤主要的治疗应聚焦于高效化疗的及时启动。同时及时治疗多发性骨髓瘤中其他引起 AKI 的因素，如高钙血症等。

3. 急性间质性肾炎

大多数急性间质性肾炎（AIN）是由药物过敏反应所致[542]。AIN 最初的治疗步骤是立即中止致病药物，或非药物所致的其他需积极治疗的诱因。皮质激素治疗的数据来源于小型观察研究，结果极不一致。尽管一些研究表明早期使用皮质激素（即在明显的肾脏损害之前和停用致病药物 7～14 天内）可能有效[543]，另外的研究表明没有明确的疗效证据[57]。目前一直没有大规模的前瞻性随机对照试验研究皮质激素治疗 AIN 的作用。因为皮质激素激素的一系列潜在严重不良反应，它的使用应该要因人而异，根据具体情况来决策。现有的一项研究中，如果考虑用皮质激素治疗且患者无使用禁忌证，治疗方案为甲泼尼龙（250～500mg/d），应用 3～4 天，随后改为口服泼尼松 1mg/(kg・d)，8～12 周内逐渐减量[543]。然而，没有数据支持这一特定方法存在超越其他方案的优越性。霉酚酸酯也被研究用于治疗 AIN。在一项 8 名 AIN 患者的霉酚酸酯治疗研究中，6 名患者显示肾功能有改善，2 名患者显示肾功能稳定[544]。这一组病例研究提出了霉酚酸酯在 AIN 治疗中的可能作用，还需要更多的研究来证实这一适应证的安全性和有效性。

（六）AKI 相关并发症的非透析支持治疗

血管内容量超负荷、高钾血症、高磷血症和代谢性酸中毒是少尿型 AKI 的常见代谢并发症，预防措施应该从初步诊断即开始实施（表 29-7）。应该提供足够的营养满足热量需求，尽量减少分解代谢。另外，所有经肾脏排泄的药物都需要根据肾脏损伤的严重程度进行调整。

1. 细胞外容量超负荷

血管内容量缺失纠正后，盐和水的摄入量应根据持续的丢失量（尿、胃肠道、引流液、不显性失水）进行调整。细胞外容量超负荷通常可以通过限制盐和水的摄入和适当使用利尿剂纠正。可能需要高剂量的襻利尿剂（如 200mg 呋塞米静脉冲击或以 20mg/h 速度持续静脉输注）或噻嗪类与襻利尿剂联合应用。如果达不到充分的利尿作用，应该停止继续应用利尿剂以减少耳毒性等并发症的风险。应该严密监测液体管理防止进行性容量超负荷。尽管进展性容量超负荷与 AKI 患者死亡风险显著相关[545-547]，但两者的因果关系尚未确定，因为容量超负荷也可能是其他影响死亡因素（如血流动力学不稳定和毛细血管渗漏）的表现。液体保守管理已被证明可以改善呼吸衰竭的危重患者的预后[548]。当保守治疗失败时，可能需要超滤或透析进行液体管理。

2. 低钠血症和高钠血症

低钠血症与有效的血清渗透压下降有关，通常可以通过限制饮水来纠正。相反，高钠血症则需要补充水分治疗，如低渗盐溶液或低渗葡萄糖溶液（后者是有效的低渗，因为葡萄糖能被快速代谢）。

3. 高钾血症

轻度高钾血症（＜ 5.5mmol/L）初始治疗应限制饮食中钾含量、停用含钾药物和保钾利尿剂。更严重的高钾血症（5.5～6.5mmol/L）通常可以通过上述措施并联合降钾树脂来控制，后者可增强胃肠道钾离子交换，进而排钾。尽管降钾树脂已被广泛使用了数十年，但由于有肠坏死病例发生，人们对它的使用安全性也提高了警惕，尤其当合并使用 70% 山梨醇时有肠坏死的报道[549, 550]。新型交换树脂帕蒂罗默和环硅酸锆钠也能有效降低血清钾的浓度，尽管 Patiromer 没有被标注用于高钾血症的急诊处理。有利尿反应的患者，襻利尿剂也能增加钾的排泄。更严重的高钾血症和有心电图表现的高钾血症患者则需要采取紧急措施。严重的高血钾同时伴有相应心电图临床表现者，静脉注射钙剂将对抗高钾血症的心脏和神经肌肉效应，是一种有价值的急诊处理措施，为后面提及的其他措施提供治疗时间。如果伴有严重高磷血症或洋地黄毒性的证据，静脉用钙必须谨慎。静注胰岛素（普通胰岛素 10～20U）促进钾离子进入细胞，在 15～30min 内降低细胞外钾离子浓度，作用持续数小时[551, 552]。没有高血糖的患者需要同时静注葡萄糖（25～50g，30～60min）预防低血糖发生。β 受体激动剂，如沙丁胺醇（雾化剂 10～20mg），也促进钾离子快速进入胞内[551]。虽然碳酸氢钠也刺激钾吸收进入细胞内腔，但这种作用在高钾血症紧急治疗时不能足够快地满足临床所用[552]。如高钾血症经这些治疗均无效，则应进行紧急透析。

4. 代谢性酸中毒

代谢性酸中毒的治疗依赖于临床背景及病因。一般情况下，代谢性酸中毒不需要急诊处理，除非 HCO_3^- 浓度降至 15mmol/L 以下或 pH 低于 7.15～7.20。AKI 患者的代谢性酸中毒是由于基础的肾衰竭所致，可以通过口服或静脉注射碳酸氢盐来纠正。初始置换速率应基于 HCO_3^- 缺乏程度来判断，并在其后根据血清水平进行调整。并发乳酸酸中毒患者中，碳酸氢盐治疗的作用存在争议，治疗重点在于纠正潜在病因[553-556]。静脉注射碳酸氢盐的患者需要监测其治疗的并发症，包括代谢性碱中毒、低钙血症、低钾血症、高钠血症和容量超负荷。

5. 钙、磷、镁和尿酸紊乱

低钙血症通常不需要治疗，除非严重的低钙血症或出现临床症状，可能见于横纹肌溶解、胰腺炎或应用碳酸氢盐后的患者。高磷血症通常可以通过限制饮食中磷酸盐的摄入和口服使用磷结合剂（如氢氧化铝、钙盐、碳酸司维拉姆、碳酸镧）来控制。含铝的磷结合剂应该谨慎使用，因为长期使用可能导致铝中毒，进而导致骨软化，短期使用很少发生骨病，铝中毒引起的神经系统并发症仅限于意外肠外暴露者。高镁血症预防应避免含镁药物应用（如制酸剂），同时限制胃肠外营养中的镁含量。AKI 患者，高尿酸血症通常较轻（＜ 15mg/dl），不需要特殊干预。如前所述，继发于细胞裂解的严重高尿酸血症可应用别嘌呤醇阻断黄嘌呤氧化酶或用重组尿酸酶以增强尿酸的降解来控制。

6. 营养管理

AKI 患者需要个体化的营养管理，尤其在接受 RRT 治疗的危重患者中，其蛋白质分解代谢率可超过 1.5g/(kg · d)[3, 285, 286, 288, 289, 557, 558]。

AKI 的营养管理目标是提供足够的热量，以保持瘦体重，避免酮症酸中毒，促进伤口愈合和组织修复，同时尽可能减少含氮废物的产生。如果患者肾功能受损持续时间短，机体无大量分解，也无须 RRT，那么饮食蛋白质量应接近 0.8～1.0g/(kg · d)[3]。AKI 持续时间较长，伴有高分解代谢或正在接受 RRT 的患者，不应限制蛋白质摄入量，通常给予 1.0～1.5g/(kg · d)[285, 286, 557, 558]。即使在极度高分解代谢情况下，没有证据表明蛋白质摄入高于 1.7g/(kg·d) 能改善患者预后[3]。总热量摄入一般应在 20～30kcal/(kg · d)，不应超过 35kcal/(kg · d)[3, 285, 286, 557, 558]。胃肠外高营养支持治疗的优势尚未得到一致认可。肠内营养支持是首选，因为它避免了与胃肠外营养相关的并发症，同时为肠功能提供支持[288]。水溶性维生素和微量元素在接受 RRT 的患者应该注意补充[557, 558]。

7. 贫血

严重贫血通常需要输血治疗，血色素 70g/L 以上的患者通常不需要输血[559]。AKI 中是否需促红细胞生成素治疗尚不明确[560]。AKI 或其他急性病患者相对抵抗促红细胞生成素的效应，并且使其发挥作用延迟。危重患者的随机对照试验中发现，重组人促红细胞生成素降低了患者对输血的需求率，但对其他结局没有影响[561, 562]。尿毒症出血通常是对血管升压素、纠正贫血、雌激素或透析治疗的反应。

8. 药物剂量

经肾脏排泄的药物剂量必须根据受损的肾功能和使用 RRT 情况进行调整[563-565]。只要可能，应进行药代动力学监测以确保合适的药物剂量，特别是治疗窗较窄的药物（见第 61 章）。此外，必须加强监测正常情况下经肾脏排泄的药物毒性，监测 RRT 能清除的抗生素和其他药物的剂量以确保达到药物治疗水平，尤其是接受强化剂量 RRT 治疗的患者。

（七）AKI 的肾脏替代治疗（RRT）

1. 一般原则

肾脏替代治疗（RRT）是用于治疗肾衰竭的血液透析和血液滤过等多种模式的通称。虽然肾移植是治疗 ESRD 的一种 RRT 形式，但移植在 AKI 治疗中作用不明显。肾脏替代治疗有助于 AKI 患者的管理，纠正酸碱失衡和电解质紊乱，改善容量超负荷和清除氮代谢的产物（尿毒症溶质）。虽然 RRT 可以阻止或逆转严重和持续很久的 AKI 相关的危及生命的尿毒症并发症，但它不加速其进展，且可能延迟 AKI 患者肾功能的恢复[566]，其本身就可能有潜在的危及生命的并发症[567]。尽管经历了 60 多年的临床研究和经验积累[568, 569]，RRT 在 AKI 中的最佳应用仍然存在许多问题[3, 570-573]。

2. RRT 的适应证和启动时机

在临床实践中，AKI 患者启动 RRT 的时机存在很大的差异[574]。被广泛接受启动 RRT 的适应证包括利尿剂治疗无反应的容量超负荷、即使经恰当的药物治疗仍严重的代谢性酸中毒或高钾血症，明显的尿毒症表现，包括尿毒症脑病、心包炎和尿毒症出血倾向（框 29-8）。然而，即使是这些具体的适应证也需要大量的临床试验解释。许多患者 RRT 是在缺乏这些具体指征的情况下启动的，来应

框 29-8 肾脏替代治疗的适应证

绝对适应证
- 利尿治疗无反应的容量超负荷
- 顽固性高钾血症（药物治疗无效）
- 严重代谢性酸中毒
- 显著的尿毒症症状——脑病、心包炎和尿毒症出血倾向

相对适应证
- 无尿毒症临床表现的进行性氮质血症
- 持续少尿

对以进行性氮质血症或持续性少尿为特征的临床病程。BUN 浓度和出现尿毒症症状间的关联性相对弱，尽管氮质血症持续时间越长和越严重，越有可能出现明显的尿毒症症状。20 世纪 50—80 年代的系列观察研究和小型临床试验发现，BUN 浓度接近 90～100mg/dl 时启动 RRT 与延迟启动相比，可明显提高患者生存率[575-579]。其他观察性研究结果显示，在氮质血症程度更轻的情况下，启动 RRT 可能进一步提高生存率[580-583]。需要谨慎解释这些研究结果，因为与 RRT 早期启动相关的结局可能反映了启动治疗的原因（如容量超负荷或高钾血症与进行性氮质血症）差异，而不是早期治疗本身带来的益处。而且，这些观察性系列研究只包括实际已经启动 RRT 的患者，而不包括更广泛的 AKI 人群，如肾功能恢复的患者或未接受 RRT 治疗死亡的患者。

已经有越来越多的前瞻性临床试验评估 AKI 患者 RRT 启动的时机。在一小型危重患者 RCT 研究中，随机分为早期高容量血滤、早期低容量血滤或晚期低容量血滤三组，发现早期启动治疗并没有明显获益[584]。随后的一项比较社区获得性 AKI 患者较早和较迟开始透析的试验，结果显示较迟启动透析治疗的患者死亡率更低，两组间比较肾功能恢复无明显差异[585]。后者的试验结果需要谨慎解读，因为社区获得性 AKI 入院患者中几乎 50% 的患者由于需要紧急透析而被排除在外。

最近，两项临床试验比较了 AKI 患者早期和延迟启动 RRT 的不同治疗策略。早期与延迟肾替代治疗对急性肾损伤危重患者死亡率的影响（ELAIN）试验在一单中心入组 231 例 AKI 的危重患者（基于 KDIGO2 期和血浆中性粒细胞明胶酶相关的载脂蛋白水平＞150ng/ml），根据启动 RRT 的时机随机分为早期组和延迟组，结果表明较早期启动 RRT 可降低 90 天死亡率（HR=0.66，95% CI 0.45～0.97）[586]。早期组也显示减少了 RRT 持续时间（9 天 vs. 25 天，P=0.04）和缩短了住院时间（51 天 vs. 82 天，P＜0.001）。然而，RRT 的启动时间在早、晚两组之间时间间隔不到 1 天，这引发了对观察到死亡率、RRT 持续时间和住院时间显著降低的治疗机制的疑问。两个治疗组之间未被识别的差异可能导致了令人惊讶的巨大效应。

同期人工肾在肾损伤中的应用（AKIKI）试验为随机多中心临床试验，纳入 620 例需要机械通气和（或）儿茶酚胺维持的 AKI KDIGO3 期患者，随机分为早期或延迟 RRT 启动治疗两组。研究发现两组间 60 天死亡率没有差异（早期启动组 48.5% vs. 延迟启动组 49.7%，P=0.79）（图 29-4）[587]。值得注意的是，近 50% 被分配到延迟治疗组的患者（n=151）病情不再需要启动 RRT 治疗。随后，重症监护室早期透析与延迟透析分析（IDEAL-ICU）研究也未能证明 488 例脓毒症相关的 AKI 患者中，早启动 RRT 治疗的临床获益[588]。IDEAL-ICU 试验中，入选标准为符合 RIFLE-F 分层的 AKI 患者，合并脓毒症但无紧急 RRT 指征。早期治疗组的患者入组 12h 内启动 RRT，而延迟治疗组为患者有明确的 RRT 指征或肾功能 48h 后未恢复，则启动 RRT。早期治疗组，90 天死亡率为 58%，而延迟治疗组为 54%（P=0.38）。早期治疗组的患者中 97% 接受了 RRT，而延迟治疗组中只有 62%。未接受 RRT 治疗的延迟治疗组患者中，75% 患者肾功能自然恢复，而 23% 的患者于出现 RRT 启动明确指征之前死亡。

我们应该注意 ELAIN 试验、AKIKI 试验和 IDEAL-ICU 试验的关键不同点。特别强调，AKIKI 和 IDEAL-ICU 试验的入选标准（AKI3 期或 RIFLE-F 阶段）是 ELAIN 试验中 RRT 延迟启动的触发因素。此外，AKIKI 和 IDEAL-ICU 试验均排除了需紧急行 RRT 的患者，因对此类患者行延迟治疗的策略是不合适的。正在进行的 AKI 患者 RRT 的持续标准化与加速启动（START-AKI）试验（NCT02568722）可能有助于综合 ELAIN 试验、AKIKI 和 IDEAL-ICU 试验之间有分歧的结果，阐明 AKI 患者没有明显的临床或生化适应证早期启动 RRT 的优势[589]。

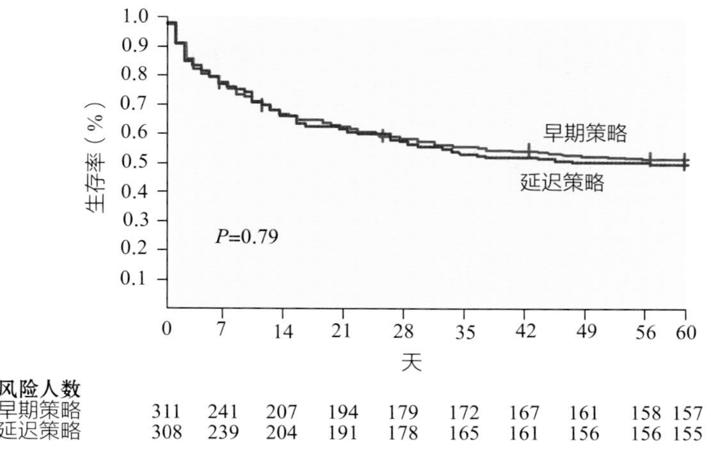

▲ 图 29-4　**早期与延迟策略启动肾脏替代治疗（RRT）的治疗时机与生存率关系**

AKIKI 试验中，Kaplan-Meier 生存率和启动 RRT 的时间变化图。60 天死亡率在早期治疗组为 48.5%，延迟治疗组为 49.7%（HR=1.03，95% CI 0.81～1.29，*P*=0.84）。早期治疗组，约 98% 的患者达 3 期 AKI 后平均 4.3h 启动 RRT，而延迟治疗组则 51% 的患者达到 3 期 AKI 后平均 57h 启动（引自 Gaudry S，Hajage D，Schortgen F，et al. Initiation strategies for renal-replacement therapy in the intensive care unit. *N Engl J Med*. 2016；375：122-133.）

虽然大家广泛接受的 RRT 启动指征是对利尿剂治疗没有反应的容量超负荷，但在开始治疗时容量超负荷的程度有很大的差异 [546, 590, 591]。多项观察性研究表明容量超负荷的程度和死亡风险有很强的相关性，所以提出了应该在容量超负荷进一步加重前早期启动 RRT 的临床建议 [545, 592]。然而，应该认识到，容量超负荷和死亡风险之间的联系并不是因果关系，致容量超负荷的疾病过程可能会独立增加这些患者的死亡风险。因此，需要进行前瞻性研究去证明在更严重的容量超负荷进展之前，优先启动 RRT 可降低发病率和死亡率。

鉴于目前的证据水平，KDOQI 临床实践指南 AKI 部分关于 RRT 启动的时机没有强烈推荐 [3]。指南建议当危及生命的液体、电解质和酸碱平衡改变出现时紧急启动 RRT [3]。决定开始 RRT 时，应考虑更全面的临床情况，RRT 能改善的临床表现和实验室检测的变化趋势等，而不是只考虑单一的血肌酐和尿素氮值 [3]。

当肾功能已经恢复或继续提供透析支持不再符合患者的整体护理目标时，应该停用 RRT [3]。尿量增加通常提示肾功能的恢复。虽然没有特定的尿量值与肾功能的充分恢复相关，但每天排尿量少于 1L 不是摆脱透析的时机。尽管利尿剂可能会增加每日尿量，但没有证据表明利尿治疗可以促进肾功能恢复 [593]。溶质清除的改善表现为血液尿素和肌酐浓度的自发下降或透析前这两种值的持续下降。肌酐清除率测定评估肾功能恢复的作用尚不确定，缺乏明确肾功能恢复的具体阈值。急性肾衰试验网络研究（the Acute Renal Failure Trial Network Study）中，如果根据 6h 收集的尿液，所测肌酐清除率低于 12ml/min，则继续进行 RRT；如果肌酐清除率高于 20ml/min，则可停止 RRT；当肌酐清除率在 12～20ml/min 时，则由临床医生根据具体病情判定 [594, 595]。

3. 肾脏替代治疗的模式选择

RRT 有多种模式适用于 AKI 患者的治疗选择，包括传统的间歇性血液透析（IHD）、腹膜透析（PD）、多种形式的连续性肾脏替代治疗（CRRT）和长时间歇肾脏替代治疗（PIRRT），如持续的低效率透析［SLED，也称为延时透析（EDD）］。这些治疗模式技术方面的详细描述可见第 63、64 和 65 章。指导患者个体化治疗模式选择的客观数据是有限的，往往是由医疗机构的资源配置和医护人员的经验来进行模式的选择。KDIGO 急性肾损伤临床实践指南表明，对大多数患者来说，RRT 的模式是互补的。值得注意的是，CRRT 和 PIRRT 用于血流动力学不稳定的患者，CRRT 可用于急性脑损伤、其他颅内压增加或广泛脑水肿的患者 [3]。

(1) 间歇性血液透析（IHD）：60 多年来，IHD 一直是 AKI 患者 RRT 的中流砥柱。患者通常根据机体代谢、电解质紊乱和容量状态，进行每周 3 次、隔日 1 次或每天 3～5h 的透析治疗。正如 AKI 患者开始透析的时机一样，AKI 患者行 IHD 的最佳处方策略也是当下研究的热点之一。IHD 的剂量可通过改变每次透析的强度或透析频率来调整。每次透析强度通常量化为尿素清除率和透析时间的乘积，标准化为尿素的分布容积（$Kt/V_{尿素}$）。Paganini 及同事发现，疾病评分为中等的患者，$Kt/V_{尿素} > 1.0$ 较之 $Kt/V_{尿素} < 1.0$ 时更易生存获益 [596]。

然而，至今没有前瞻性临床试验评估，当透析作为常规治疗时，$Kt/V_{尿素}$和预后间的联系。Schiffl 的研究团队将 160 名 AKI 患者以交替方式被分为隔日或每日间歇血液透析治疗，进行前瞻性观察 [597]，频繁的透析治疗可降低最后一次透析后 14 天的死亡率，隔日一次透析组为 46% 降至每日一次透析组的 28%（P=0.01）。肾衰竭持续时间由 16±6 天降至 9±2 天（P=0.001）。但是这项研究遭到了批评，因为两个治疗组每次透析的治疗剂量都很低（$Kt/V_{尿素} < 0.95$），导致隔日 1 次透析组的症状出现率很高，这可能与明显地透析不充分有关 [598]。

急性肾衰竭试验网络研究也评估了 IHD 治疗频率的意义 [594]。在这项研究中，1124 名危重患者被随机分配到不同强度的 RRT 治疗中。不管患者处于哪一治疗组，当患者血流动力学稳定时，接受 IHD；血流动力学不稳定，接受 CRRT 或持续低效率透析（SLED）。被随机分配到低强度组的患者接受每周 3 次 IHD 治疗（隔日，周日除外），而被随机分配到强化组的患者接受每周 6 次 IHD 治疗（每日，周日除外）。结果发现，强化治疗组 60 天全因死亡率为 53.6%，而低强化治疗组为 51.5%（P=0.47）（图 29-5）[594]。第 1 次 IHD 治疗后得到的平均 $Kt/V_{尿素}$ 值是 1.3。虽然这项研究并没有设计评估不同 RRT 单个模式的结局，但评估基于 IHD 治疗时间百分比时，两组间死亡率无统计学差异 [599]。

基于上述结果，只要单次透析治疗的 $Kt/V_{尿素}$ 值≥ 1.2，在每周 3 次常规透析的基础上增加 IHD 治疗频率，未显示进一步的临床获益。如果不能达到单次治疗的目标剂量，则可能需要更频繁的治疗，如高分解代谢患者、严重高钾血症或代谢性酸中毒患者及与容量管理相关的问题。KDIGO 急性肾损伤临床实践指南推荐，AKI 患者接受 IHD 治疗模式时每周 $Kt/V_{尿素}$设定为 3.9，每周 $Kt/V_{尿素}$为

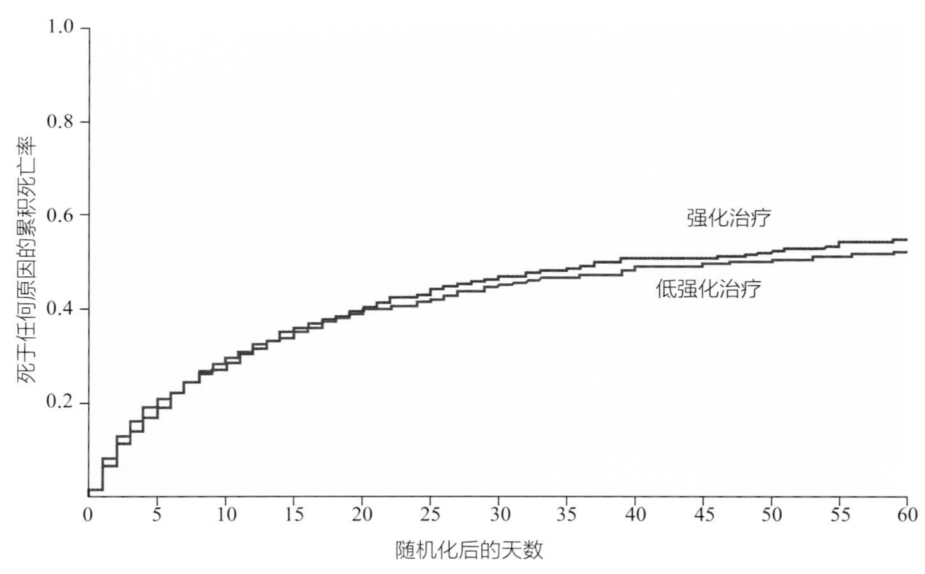

▲ 图 29-5　**急性肾衰竭试验网络（ATN）研究中，强化和低强化肾脏替代治疗的 60 天死亡率**

图示为 1124 例急性肾损伤危重患者的死亡 Kaplan-Meier 图，将患者随机分配到强化肾脏替代治疗策略组（RRT，每周 6 次间断血液透析或连续性静 - 静脉血液透析滤过 35ml/（kg・h）；与低强度 RRT［每周 3 次间断血液透析或连续性静 - 静脉血液透析滤过 20ml/（kg・h）］。60 天时，强化组死亡率为 53.6%，低强化组为 51.5%（OR=1.09，95% CI 0.86～1.40，P=0.47）（引自 VA/NIH Acute Renal Failure Trial Network；Palevsky PM，Zhang JH，O'Connor TZ，et al. Intensity of renal support in critically ill patients with acute kidney injury. *N Engl J Med.* 2008；359：7–20.）

每次治疗剂量之和[3]。应该认识到，这种计算周 $Kt/V_{尿素}$ 当量的方法不符合尿素动力学原理，而且每周治疗频率超过 3 次时，并没有合适的治疗剂量循证依据[13]。

IHD 透析器膜的选择也可能影响临床疗效。AKI 的实验模型中，暴露于纤维素膜与暴露于更具生物相容性的合成膜相比，前者更易致白细胞增多、补体激活和肾功能恢复延迟[600, 601]。关于透析器膜比较的临床试验结果也不尽一致。尽管一些研究显示应用纤维素膜可延迟肾功能恢复[602–604]，其他研究则提示，应用纤维素膜和其他生物相容性更好的合成膜之间没有区别[605–609]。当这些数据被整合在系统综述中时，合成膜的优势未被有力证实[610, 611]。尽管透析膜的类型对体液和细胞的激活效应亦可能影响 AKI 患者肾功能的恢复，但随着合成膜和纤维素膜成本差异的缩小，以及纤维素膜的使用减少，这一问题的临床重要性逐渐降低。

IHD 的主要并发症包括需要建立血管通路、维持体外循环通畅所需的抗凝治疗，以及因溶质和容量改变造成透析相关低血压[594, 597, 612]。其中许多问题与 CRRT 和 SLED 类似，主要是需要建立血管通路和抗凝所致。

血管通路通常是通过将双腔导管插入大静脉（颈内静脉或锁骨下静脉）或股静脉来建立[613]。血管通路相关的主要并发症包括插管过程中血管和器官损伤、出血、导管失功、血栓和感染[613]。虽说股静脉导管感染风险通常较锁骨下静脉或颈内静脉导管增加，但一项 RCT 研究发现，急诊 RRT 患者中，仅高 BMI 的患者应用股静脉导管感染风险增加[614]。及时地过渡到隧道式血透导管（或在治疗开始前即放置隧道式血透导管）已被认为是降低急性透析患者感染风险的一种方法[615, 616]。然而，这一策略尚未在前瞻性临床试验中得到严格评估。

与 CRRT 和 SLED 治疗一样，IHD 治疗中需抗凝以维持体外循环的通畅[617, 618]。最常用的透析抗凝血药是普通肝素，采用多种方案来获得充分抗凝，同时最小化全身效应[617, 618]。局部肝素化，即将肝素注入透析器近心端，将鱼精蛋白注入回路以降低出血风险[619]。现多被低剂量肝素方案所替代[620]。低分子肝素（LMWH）可用作普通肝素的替代品，但其获益未明，且与改善疗效无关，药物半衰期会随着肾功能受损而延长，抗凝血效果的监测更为困难[617]。肝素诱导的血小板减少症（HIT）患者禁用肝素。替代抗凝方案包括局部枸橼酸抗凝[617, 621–623]、丝氨酸蛋白酶抑制剂（萘莫司他）[624]、直接凝血酶抑制剂（如水蛭素、重组水蛭素和阿加曲班）[625–629]，还有极少用的前列腺素类（如依前列醇和伊洛前列素）[617, 618]。合并潜在凝血病或血小板减少症、活动性出血或近期术后状态的患者，可在不抗凝的情况下进行急诊 RRT[594, 630, 631]。

透析过程中低血压在急诊 IHD 患者中很常见[566, 594, 599, 612, 632]。其可影响溶质清除和透析效率，并可进一步损害肾脏灌注，延迟肾功能的恢复[566, 633–635]。透析过程中低血压通常由第三间隙的液体转移或过多的液体清除触发，导致血管内容量下降，可能因急性病情引起血管反应性异常而加重病情[612, 636]。低血压尤为棘手，尤其是 AKI 伴随脓毒症、心功能障碍、低蛋白血症、营养不良或第三间隙液丢失过多的患者。预防透析相关低血压需仔细评估血管内容量，制定切合实际的超滤目标，延长治疗时间从而降低超滤率，提高透析液钠浓度，降低透析液温度[632, 636–638]。值得注意的是，即使没有超滤治疗的透析患者也可能出现透析相关低血压，其病因并不完全清楚，多归结于高通高效透析诱导的溶质或溶液的快速交换导致患者血流动力学不稳定。临床主张针对上述易患低血压患者可降低体外血流量，但没有循证支持这样可以带来获益。过去，应用平板和螺旋透析器时，降低血流量可减少体外循环血量。然而，使用中空纤维透析器时，体外循环血量对血流量几乎没有变化。减少血流量则可能导致透析剂量的减少。

(2) 连续肾脏替代治疗（CRRT）：CRRT 代表了一系列的治疗模式。最初使用时，是通过使用动静脉体外回路进行[639–643]。虽然这种方法操作技术简单，但血流量的调节依赖于 MAP 和中心静脉压之间的梯度，长时间动脉插管增加了相关并发症的风险。因此，连续性动静脉治疗在很大程度上已被泵驱动的静 - 静脉 CRRT 所替代[645–648]。静 - 静脉 CRRT 模式的变化主要是根据溶质清除机制，如连续静 - 静脉血液滤过（CVVH）时溶质转运通过对流发生，连续静脉 - 静脉血液透析（CVVHD）

则通过弥散实现，连续静脉-静脉血液透析滤过（CVVHDF）是对流和弥散两者结合[648-650]。尽管在尿素清除率相同水平情况下，对流较弥散而言，可更好地清除大分子物质，但 CVVH 或 CVVHDF 与 CVVHD 相比，并无明显的临床益处[651]。

CRRT 过程中，尿素和其他小分子溶质的清除一般与总的流出液量（超滤量和透析液量之和）成正比[643, 648, 649]，治疗剂量通常表示为与体重相关的排出量。这种评估溶质清除的方法是基于血液和流出液间溶质接近完全平衡的假设，但对溶质的实际清除量存在高估的可能[652, 653]。几个单中心的随机对照试验显示，当 CVVH 的剂量从 20～25ml/(kg·h) 增加到 35～45ml/(kg·h) 时，患者的存活率可得到改善[654, 655]，但是其他的小型研究没有得到类似的发现[584, 656]，两个多中心大型随机对照试验也没有发现与更积极的 CRRT 治疗剂量相关的生存获益[594, 657]。前面描述的 ATN 研究中，1124 例患者被随机分为两个强度不同的 RRT 治疗组[594]。两个治疗组中，当血流动力学稳定时接受 IHD，当血流动力学不稳定时接受 CVVHDF 或 SLED。在较低强度治疗组中，CVVHDF 置换液流速为 20ml/(kg·h)，在高强化组则为 35ml/(kg·h)。60 天全因死亡率在高强化治疗组为 53.6%，而较低强化治疗组为 51.5%（P=0.47）（图 29-5）[594]。在随机评估正常水平和增强水平的（RENAL）替代治疗研究中，1508 例患者被随机分配到 CVVHDF 25ml/(kg·h) 或 40ml/kg。两个治疗组的 90 天全因死亡率均为 44.7%（P=0.99，图 29-6）[657]。基于这些数据，KDIGO 临床实践指南推荐在 CRRT 期间给予 20～25ml/(kg·h) 的流出液量，认为为弥补治疗的中断可能需要较高剂量才能达到设定的靶目标[3]。

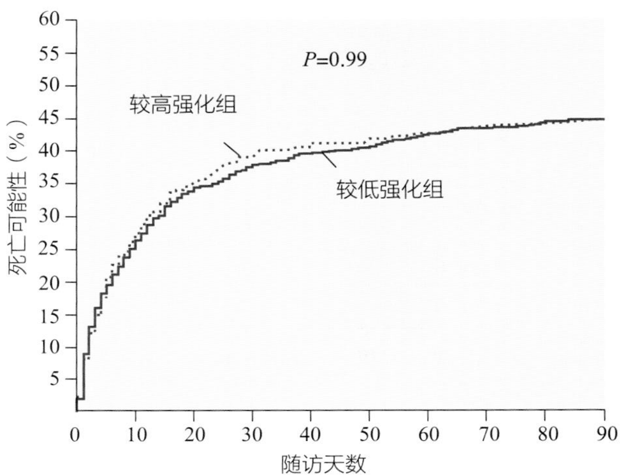

▲ 图 29-6 **RENAL 替代治疗研究了强化或低强化 CVVHDF 治疗 90 天的死亡率**

图示为 1508 例急性肾损伤危重患者随机分为 CVVHDF 35ml/(kg·h) 和 20ml/(kg·h) 两组的死亡 Kaplan-Meier 图。90 天时，两组的死亡率均为 44.7%（OR=1.00，95%CI 0.81～1.23，P=0.99）（引自 RENAL Replacement Therapy Study Investigators; Bellomo R，Cass A，ColeL，et al. Intensity of continuous renalreplacement therapy in critically ill patients. *N Engl J Med.* 2009; 361: 1627-1638.）

由于 CRRT 与 IHD 相比血流动力学的耐受性得到改善，特别是对于存在血流动力学不稳定的患者，因此推测 CRRT 治疗可以改善临床预后。5 项随机对照试验比较应用 CRRT 和 IHD 的治疗结果。Mehta 及同事在一项纳入 166 例 AKI 患者的多中心随机对照试验中观察到，随机分至 CRRT 组患者，在 ICU 和入院死亡率分别为 59.5% 和 65.5%；而随机分至 IHD 组的患者中，两者死亡率分别为 41.5% 和 47.6%（$P<0.02$）[658]。根据 APACHE Ⅲ评分，CRRT 组患者的病情严重程度更高，肝衰竭的比例也更高。这就导致了随机化分配的不均衡性。一项事后分析在调整随机分配的误差干扰后发现，两者死亡率没有显著差异。另一项单中心随机试验中（n=80），Augustine 及同事报道 CVVHD 比 IHD 更有效实现液体清除，且确保了血流动力学的稳定性，但是生存率没有差异[659]。同样的，另一项来自瑞士的单中心随机对照试验，Uehlinger 及同事观察到随机分配到 CVVHDF 的 70 例患者与分配到 IHD 的 55 例患者的生存率之间没有差异[660]。法国一项纳入 21 家 ICU 住院患者开展的多中心 RCT 血液透析研究中，Vinsonneau 团队发现被随机分至 IHD 组的 184 例患者的 60 天生存率为 31.5%，CVVHDF 的 175 例患者为 32.6%（P=0.98）（图 29-7）[632]。Lins 及同事观察到，144 例随机分至 IHD 组的患者，医院死亡率为 62.5%，而 172 例随机分至 CRRT 组的患者，医院死亡率为 58.1%（P=0.43）[661]。多项 Meta 分析发现，接受 RRT 患者的生存率没有差异[662-664]。尽管多项研究表明 CRRT 与 IHD 相比，可提高存活患者肾功能恢复比例[658, 665-668]。上述研究多混杂 CRRT 组较高的死亡率。排除死亡率的干扰时，肾功能恢复率似乎不受 RRT 的模式影响[566, 662, 664, 669]。

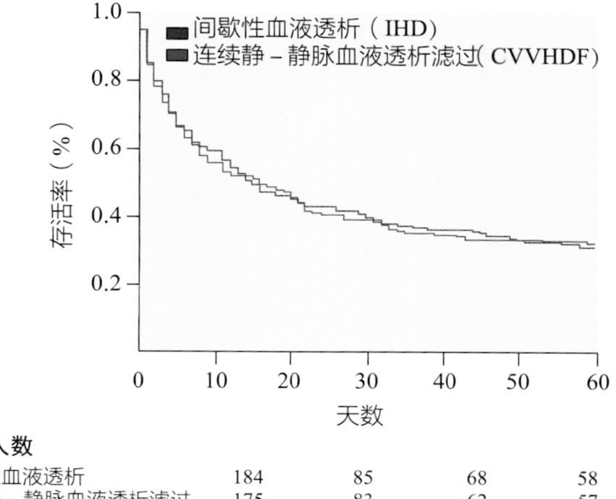

▲ 图 29-7　**血液透析研究中，应用 IHD 与 CVVHDF 的 60 天存活率**

图示为 359 例危重急性肾损伤患者随机分为间歇性血液透析（IHD）组与连续静 - 静脉血液透析滤过（CVVHDF）组的 Kaplan-Meier 生存曲线。60 天时，随机分至 IHD 组的患者存活率为 31.5%，随机分至 CVVHDF 组的患者存活率为 32.6%（*P*=0.98）（引自 Vinsonneau C, Camus C, Combes A, et al; Hemodiafe Study Group. Continuous venovenous haemodiafifiltration versus intermittent haemodialysis for acute renal failure in patients with multiple-organ dysfunction syndrome: a multicentre randomised trial. *Lancet.* 2006; 368: 379-385.）

(3) 长时间歇肾脏替代治疗（PIRRT）：长时间歇肾脏替代治疗是改良了传统的血液透析设备，使用较低的血流速及透析液流速，并延长血液透析时间进行治疗 [670, 671]。目前此种治疗模式有多种术语描述，包括 SLED [672, 673]、延长的每日透析（EDD）[674]、持续低效率每日透析滤过（SLEDD-f）[675]。与 IHD 相比，PIRRT 通过延长透析治疗时间，缓慢的超滤和清除溶质，对血流动力学稳定与否更加友好，这些治疗对代谢的控制效果与 CRRT 相近 [676]。在新西兰、澳大利亚和意大利的三个 ICU 中心进行的一项观察性研究发现，从应用 CRRT 改为 PIRRT 后，观察结局没有变化 [671]。一项纳入 232 名患者的单中心前瞻性随机对照试验中，PIRRT 组和 CRRT 组的 90 天生存率相似（PIRRT 为 50.4%，CRRT 为 44.4%，*P*=0.43），但 PIRRT 的总费用用较低 [677]。在一项 Meta 分析中发现，PIRRT 与 CRRT 相比，在死亡率或肾功能改善等方面无差异 [678]。

(4) 腹膜透析（PD）：随着连续治疗和杂合疗法的增加，PD 在 AKI 治疗中的应用有所减少 [679-681]。腹膜透析的优点是操作简便，便于在偏远或资源受限的区域开展使用 [682]。因此，在 IHD 和 CRRT 不可能实现的地区，它仍然可用于 AKI 的治疗。急诊 PD 治疗可以经皮放置无涤纶套的临时腹透导管，也可通过手术放置隧道式带涤纶套的导管。PD 具有无须建立血管通路，及抗凝血药使用的优点，但溶质清除和对代谢指标的控制可能劣于其他 RRT 方式 [683]。与其他 RRT 模式相比，PD 引起血压降低不是一个严重的问题，但超滤不能被精确地控制。腹膜透析的其他局限性，包括急腹症或近期曾行腹部手术者有相对禁忌证、置管相关内脏器官损伤的风险、腹透相关腹膜炎的风险和腹膜透析液的高葡萄糖浓度增加高血糖倾向，这些在急诊情况与不良预后有关。

几项试验对应用 PD 或其他 RRT 模式治疗 AKI 进行了对比 [683-686]。越南对 70 例感染相关 AKI 患者展开研究，其中 58 例患有严重的恶性疟疾，与持续血液滤过治疗相比，PD 组的代谢控制率差，有较高的死亡率 [683]。相反，在巴西的一项研究中，120 名患者被随机分为高剂量 PD 或每日血液透析两组，结果发现两组治疗在代谢改善、肾功能恢复和患者存活率方面相似 [684]。一篇纳入 8 项观察性研究和 4 项临床试验的 Meta 分析中，Chionh 团队观察到 AKI 患者的腹膜透析生存率与体外 RRT 治疗相近 [687]。

（八）急性肾损伤的治疗总结

急性肾损伤（AKI）仍是一种常见而严重的疾病，病因多样、病情多变。循证医学提示 AKI 的治疗始于预防，如果存在有效的预防措施。尽管有证据提示部分类型的 AKI 可使用药物治疗，但大部分 ATN 仅能依赖药物和 RRT 来改善继发的代谢紊乱等并发症。如何预防 AKI 发生，以及如何有效治疗 AKI、减轻病情并改善疾病预后仍需进一步的研究。

第30章 蛋白尿病理生理学

Pathophysiology of Proteinuria

Norberto Perico　Andrea Remuzzi　Giuseppe Remuzzi. 著
闻　毅　李作林　鲁　荐　译
刘必成　校

一、蛋白尿的发生机制

血浆蛋白经尿液异常排泄是肾小球疾病最常见的特征，也是多种肾脏及全身性并发症的病因和结果。肾小球毛细血管及肾单位的结构和功能变化是导致尿蛋白升高的原因。在阐述蛋白尿的危害之前，我们先回顾蛋白尿的病理生理学。

本章将详细描述肾小球滤过屏障的功能特性、肾小管与滤过蛋白的相互作用及蛋白尿的产生机制[1]，以及与肾小球内皮细胞和足细胞滤过屏障结构相关的分子的特征[2, 3]。以下两种情况下会出现蛋白尿：①血浆蛋白的肾小球滤过率升高；②近端小管重吸收蛋白存在缺陷或不能完全重吸收。这两种情况相互关联，尤其在尿液蛋白的分子量≥白蛋白时，这两者很可能同时在肾小球性蛋白尿的形成中发挥作用。肾脏疾病的结构和分子改变导致蛋白尿已得到众多实验和临床研究证实[4]，但其功能改变的定性及定量仍是许多研究的主题[5]。

（一）肾小球毛细血管壁的结构与功能

肾小球毛细血管可滤过大量的水及少量溶质，并有效限制血液中蛋白质大分子物质从肾小球滤过。其中，选择性滤过及对水的高通透性是肾小球毛细血管所特有。随着肾小球性疾病的进展，毛细血管膜可在分子和（或）细胞水平上发生改变，导致毛细血管膜的水通透性下降，有效滤过面积减少，最终致使肾小球滤过率（glomerular filtration rate，GFR）下降。尽管肾小球性疾病引起毛细血管膜的水通透性下降，却导致血液循环中大分子的滤过率增加。研究显示，很多肾小球的结构和分子变化可导致这些功能改变。

1. 肾小球毛细血管壁组织

本文的形态学研究详细描述了肾小球毛细血管和毛细血管膜的复杂结构（见第 2 章）。但对滤过屏障的功能部分仅进行简要阐述。尽管肾小球毛细血管由许多分支节段组成，但肾小球毛细血管组织常被认为是一个简单的毛细血管节段或一组平行分布的节段。毛细血管膜也常被认为是一个均匀的三层结构。如下文所述，近期研究有助于我们更好地了解肾小球毛细血管的几何结构和立体结构的功能效应，同时帮助我们更好地理解毛细血管膜上的细胞组织特征及其相互作用。这些方面已就肾小球毛细血管功能障碍的机制提出了新见解。

(1) 肾小球毛细血管网：肾脏组织切片的光镜检查显示，毛细血管网由许多连接入球小动脉及出球小动脉的毛细血管节段组成，人体内毛细血管网的平均直径为 120～150μm。扫描电子显微镜可提供更真实直接的可视化结果，但该技术仅能从毛细血管的外表面进行观察。连续切片重建[6]或共聚焦显微镜[7]技术用于研究毛细血管节段的构成，尤其是计算毛细血管网的血流分布和水的滤过[8]。毛细血管节段的数量众多（大鼠约有 200 个）且大小一致，其血流速度较入球小动脉慢且沿毛细血管网均匀分布，从而使血液与过滤膜充分接触。然而，肾小球毛细血管的几何重建结果显示毛细血管网具有一定的异质性。仅有血浆灌注而不涉及红细胞转运的毛细血管段的直径较小（＜ 3～4μm）[6]，可能是毛细血管网为降低总体压力进行的分流。这种精妙的几何结构是细胞分配和重塑的结果，疾病进展可导致毛细血管网简化及局部压力和血流分布改变，最终导致节段性硬化区域的毛细血管闭塞[9]。这些局部的血流动力学改变会影响毛细血管网的滤过功能，如毛细血管节段中升高的血流量和渗透压可导致蛋白的异常滤过[10]。

(2) 肾小球毛细血管壁：从微观层面，肾小球毛细血管膜的结构并不完全一致。通常所说的肾小球毛细血管膜结构是指滤过层的毛细管壁，由内皮细胞，肾小球基底膜（glomerular basement membrane，GBM）和足细胞组成。我们在第 2 章中介绍了这种高度分化的细胞和基质排列的结构和功能。下文将讨论结构和功能改变引起蛋白异常滤过并最终导致蛋白尿发生的机制。

经典理论中，水流阻力和拦截大分子滤过是肾小球毛细血管膜的功能，但研究表明足细胞整体结构的完整性和毛细血管膜的相对位置也可影响水和大分子的滤过。Neal 等发现[11]，大部分滤过膜被足细胞胞体或邻近足细胞所覆盖。这些结构产生的三维空间被称为足细胞下间隙（subpodocyte space，SPS）和足细胞裂隙（interpodocyte spaces，IPS）。水和大分子经 SPS 滤过的理论分析表明，对原尿生成产生了巨大阻力[12]。这种阻力与三层膜结构产生的电阻力相当。SPS 还可能影响大分子的滤过[13]。

SPS 和 IPS 结构的特征性改变尚不清晰，其对肾脏疾病动物模型或肾功能不全患者功能的影响也不明确。此类定量评估的难点在于异质性。此外，SPS 和 IPS 仅能通过电子显微镜（透射电子显微镜和扫描电子显微镜）观察，又因其位于肾小球毛细血管网内部不易定量[14]。

2. 肾小球毛细血管膜的超微结构

(1) 内皮细胞层：肾小球内皮细胞是循环系统中孔结构最多的细胞，其裂孔面积占细胞表面积的 20%～50%[15]。内皮细胞表面有糖蛋白、糖胺聚糖和膜相关蛋白聚糖（糖萼）的电荷，因而带负电荷[16]。这些负电荷形成了阴离子循环蛋白（如白蛋白）跨膜的电荷屏障。因此，即使肾小球内皮细胞的孔径比白蛋白大得多（内皮细胞约为 60nm，白蛋白为 3.6nm），带负电荷的循环大分子物质因同种电荷相斥而远离内皮表面从而存续于循环中。研究证实，肾小球滤过膜的内皮细胞层是白蛋白经肾小球滤过的第一道屏障，且内皮细胞可大幅降低进入 GBM 液体的蛋白浓度[1]。内皮细胞糖萼的表达受流体剪切力的影响较大[17]。剪切力的增加与细胞表面和流体接触时糖萼的形成和重组有关，静态条件下糖萼的表达较低。因此，肾小球毛细血管血流量的减少可抑制糖萼的形成，导致血液阴离子蛋白的滤过增加。即使肾小球基底膜和肾小球足细胞的变化轻微，内皮细胞糖萼的破坏仍会导致肾小球白蛋白滤过增加[18]。在长期输注透明质酸酶（一种破坏内皮细胞糖萼的透明质酸降解酶）的 C57BL/6 小鼠中，富含肾小球多糖的内皮表层（endothelial surface layer，ESL）作为白蛋白等大分子滤过屏障的作用得到了证实[19, 20]。通过使用新型电子显微镜技术，该研究成功在纳米级分辨率对 ESL 和肾小球切片内白蛋白的转运进行了观察[21]。肾小球孔隙中充满了大量带负电荷多糖结构，从而使其他肾小球细胞的多糖表面保持完整，而这些多糖结构可被循环中的透明质酸酶大量清除[19]。阳离子铁蛋白在肾小球基底膜的滤过和血压水平不发生改变。接受透明质酸酶治疗小鼠中，白蛋白可通过 90% 的肾小球内皮细胞，未接受治疗的对照组中则不存在这一现象。足细胞和壁层上皮细胞可结合并吸收滤过的白蛋白，因此并未出现蛋白尿。ESL 的结构和功能可在停止透明质酸酶输注后完全恢复。因此，ESL 中富含阴离子的透明质酸是肾小球内皮通透性屏障的关键组成部分，其减少会导致白蛋白穿过内皮层及 GBM 进入上皮层。

(2) 肾小球基底膜：毛细血管旁的基底膜层（见第 2 章）在阻止蛋白滤过方面发挥重要作用。基底膜的分子组成和结构使其具有大小和电荷的双重选择性，从而发挥筛选功能[22]。Ⅳ型胶原、层黏连蛋白及乙酰硫酸蛋白多糖等结构蛋白不仅产生空间位阻，还有选择性滤过循环分子的电荷效应。研究证实，中性小分子和带电溶质可自由通过细胞外基质层，而白蛋白或更大分子量的物质则存在限制[23]。因此，GBM 的分子组成和（或）组织的变化可引起水滤过的减少和循环大分子的滞留[24]。在人类和小鼠模型中，基因突变可影响 GBM 的组成，提示人们重视 GBM 在肾小球通透性中的作用[25]。Alport 综合征是遗传性肾小球疾病，由编码Ⅳ型胶原 α3、α4 和 α5 链的 *COL4A3*、*COL4A4* 和 *COL4A5*

基因突变引起，可导致视听疾病[26]。Pierson 综合征是编码层黏连蛋白 β_2（*LAMB2*）基因突变引起的伴有肾外表现的先天性肾病综合征[27]。在 Alport 和 Pierson 综合征的基因敲除小鼠模型中，基因缺失小鼠的 GBM 对铁蛋白 / 白蛋白的通透性高于正常 GBM，表明 GBM 在肾小球的选择性滤过中发挥重要作用[28, 29]。

足细胞紧密黏附于基底膜以防止脱落进肾小球囊，包括异二聚整联蛋白在内的多种黏附受体在分子水平介导细胞与周围基底膜的相互作用[30, 31]。局灶性黏附（focal adhesions，FA）是整联蛋白介导黏附的常见形式，在细胞培养中被广泛证实[31]。FERM 结构域蛋白 EPB41L5 被认为是高浓度的足细胞特异性 FA 组分[32]，为 *Epb41l5* 基因缺失引起重度蛋白尿、足细胞脱落、局灶性节段性肾小球硬化症提供了证据支持[32]。

(3) 足细胞滤过裂隙：过去数十年间，大量的基础和临床研究关注于足细胞连接复合体（滤过裂隙）的分子和结构组成。该结构的特定分子组成使详细定义滤过裂隙蛋白成为可能（图 30–1）[33]，但细胞内连接的超微结构仍待研究[5]。Rodewald 和 Karnowsky[34] 最先发现足细胞过滤裂隙呈拉链状，呈 4 × 14nm 矩形开口。生理条件下平均分子半径 3.6nm 的白蛋白能有限通过滤过屏障，与该发现相悖[1]。高分辨率扫描电镜和三维电子显微镜观察显示，滤过裂隙中存在可供白蛋白通过的较大孔径，但其几何形状更为复杂[35]。高分辨率扫描电镜成像显示，滤过裂隙是由平均半径 12nm 大小不等的圆孔组成的超微结构（图 30–2）[36, 37]。尽管滤过裂隙的开口较小，但其单位面积的滤过裂隙延伸较长，从而能够滤过大量的等离子体液体。生理条件下，约 20% 的毛细血管滤过表面与肾小球囊直接相通，而足细胞裂隙是水和溶质滤过的最后阻力[11]。在肾小球膜的其余部分，水和溶质通过滤过裂隙后还须穿过 SPS 和 IPS 才能抵达肾小球囊[11]。

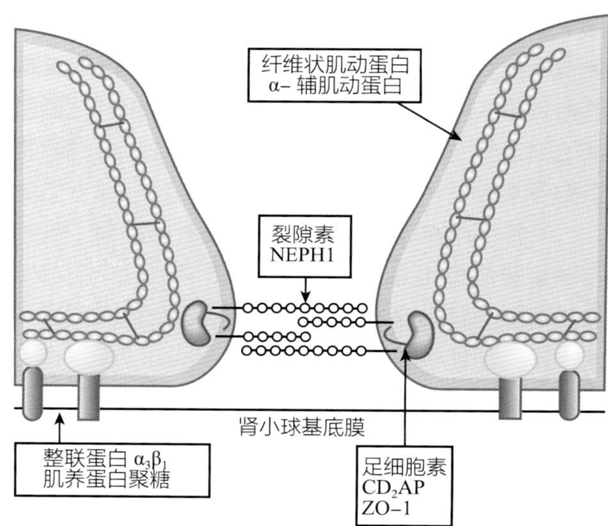

▲ 图 30–1 **足细胞裂隙膜的结构模式图**

详细讨论见正文（经许可引自 Jalanko H. Pathogenesis of proteinuria：Lessons learned from nephrin and podocin. *Pediatr Nephrol*. 2003；18：487–491.）

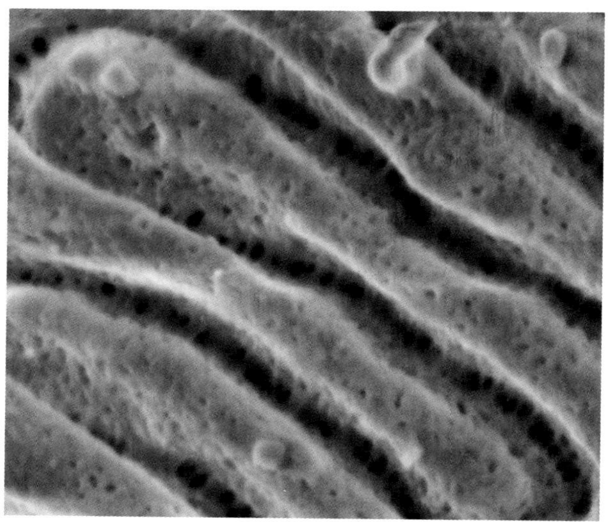

▲ 图 30–2 **用扫描电子显微镜和增强透射电子显微镜内检测下足细胞裂隙膜超微结构**

该肾组织样本来源于 Wistar 大鼠，经严格干燥脱水后制样观察。本图所示的裂隙膜超微结构与文献中提出的传统模型结构有所不同[34]。图中圆形孔的平均半径为 12nm（引自 Gagliardini E，Conti S，Benigni A，et al. Imaging of the porous ultrastructure of theglomerular epithelial filtration slit. *J Am Soc Nephrol*. 2010；21：2081–2089.）

超滤液在细胞表面流动可直接产生足细胞滤过裂隙和胞体相关剪切应力（shear stress，SS）。在滤过流量增加的孤立肾模型中，足细胞表面 SS 增加 1.5～2 倍[38]。SS 在滤过裂隙膜中央最高。与 GBM 平行的作用力被裂隙膜复合体产生的机械阻力所平衡，该复合体与足突作用相反可阻止裂隙扩大[39]。与 GBM 平面垂直的 SS 倾向于分离足突和 GBM。足细胞胞膜和 GBM 蛋白间的紧密连接能将机械负荷传递到细胞骨架结构，从而平衡相关剪切力。生理条件下的肾小球超滤可导致足细胞内发生机械变化，从而使机械传导成为足细胞的重要功能。此外，SS 作用于滤过孔隙附近的足细胞膜及胞体，在足细胞损伤引起的足突消失及足细胞脱离中发挥重要作用[39]。

3. 肾小球滤过率的理论模型

除肾小球毛细血管壁的结构变化外，生理和病理情况中肾小球通透性的功能评价也得到广泛应用。这些功能评价基于对白蛋白、IgG 和其他内源性血浆分子滤过的估计，或基于对不同大小 / 不同电荷大分子的测试。大分子滤过依赖于对流和扩散，受肾小球血流动力学（肾小球血流量和压力）及水滤过的影响。如下所述，针对实验室及临床研究中毛细管壁对大分子滤过的固有选择性，研究人员建立了数种理论模型。

(1) 肾小球大小选择性滤过的多孔模型：最常用的肾小球滤过大小选择性理论模型将不同孔径尺寸作为肾小球膜功能等效物。考虑到静水压和渗透压的平衡及膜的通透性，水的滤过根据毛细血管网计算[9, 40]。溶质滤过的计算需考虑对流和扩散，而溶质滤过的孔隙阻力来自于空间和静水压[10, 40]。这些模型显示，人体肾小球假想孔隙的平均半径为 4.5～5.0nm，且平均孔径的对数值呈正态分布。为获得最佳模拟实验室检测，需假设存在平行于限制性孔隙的非选择性分流通道[41]。

这些理论模型表明，蛋白尿中最大中性大分子肾小球滤过率的增加与限制性孔隙大小的变化无关，而与非选择性分流途径的变化相关[42]。因此，正常尿液中的少量白蛋白由足细胞连接的局部区域少量滤过，而多数滤过孔隙能阻止蛋白滤过。

(2) 肾小球大小选择性滤过的纤维模型：溶质经由肾小球大小选择性滤过的纤维模型也有开发和应用[1]。与多孔模型类似，纤维模型可区分肾小球血流动力学变化与肾小球膜选择性改变的影响。其优点在于不仅考虑空间位阻的影响，还纳入膜电荷和蛋白电荷的影响，从分子结构和电荷两方面评估滤过膜性质的变化[43]。纤维模型表明电荷对白蛋白滤过的影响较大，白蛋白仅基于尺寸选择性时极易通过毛细血管膜。

多层膜模型。针对肾小球毛细血管壁结构的复杂性需建立更复杂的理论模型，从而更可靠地模拟静水压和溶质的跨膜运动。Deen 等[22]为评估各层对水和溶质的滤过提出多层膜模型。多层膜模型中的内皮细胞、GBM 和足细胞阻力为串联作用。正常内皮层的静水压可忽略不计，GBM 和足细胞层尚可产生阻力。这三层膜对溶质具有阻碍作用，而滤过裂隙对膜的选择性起主要贡献[44]。尽管这些模型详细描述了水、大分子与膜结构物理上的相互作用，但其中大量非结构化参数的测量十分困难。

(3) 肾小球电荷选择性滤过模型：如上所述，肾小球膜（内皮细胞的糖萼、GBM 带负电荷的七硫酸酯和足细胞膜的糖蛋白）带负电荷，强烈支持白蛋白等循环负电荷蛋白的滤过受阻来自于尺寸和电荷因素。肾小球电荷选择性滤过的理论模型可估算膜内的电荷量[10]。研究证实电荷是肾小球滤过膜选择性滤过功能的重要组成，即使孔径、纤维大小和单位体积长度等膜结构参数未发生改变，膜电荷变化也可导致白蛋白异常滤过。然而，这些模型评估肾小球滤过率时仍存在缺陷，因为带电溶质可与循环大分子相互作用，且其滤过不只是受分子形状和电荷影响[45]。

（二）近端小管对蛋白的重吸收

1. 近端小管结构与功能

进入近端小管的肾小球滤过液成分会因水和溶质的重吸收发生重大改变。除小分子溶质和电解质外，白蛋白等蛋白也可被重吸收[46]。经由尿液排泄的蛋白成分很大程度上取决于蛋白与近端肾小管上皮细胞的相互作用。近端小管上皮形成致密的上皮层，其基底面与小管基底膜连接，细胞间连接、管腔表面与小管液接触。近端小管细胞的特征表现是具有大量作为代谢活性标志的线粒体和扩大管腔细胞表面积的微绒毛层（图 30–3）。

低密度脂蛋白和负电荷蛋白经受体介导被微绒毛内吞。近端小管腔的白蛋白与膜受体复合体（megalin–cubilin 受体）（图 30–4）的胞外结构域特异性结合[46]，随后被膜泡内吞。囊泡内的蛋白被加工降解成氨基酸，随后被转运至微绒毛基膜并释放如间质，最终进入管周毛细血管。受体经致密顶端小管重吸收后表达于管腔细胞膜。

肾小球滤过和近曲小管细胞重吸收的白蛋白数目不易量化。理想情况下需早期取样近端小管，并

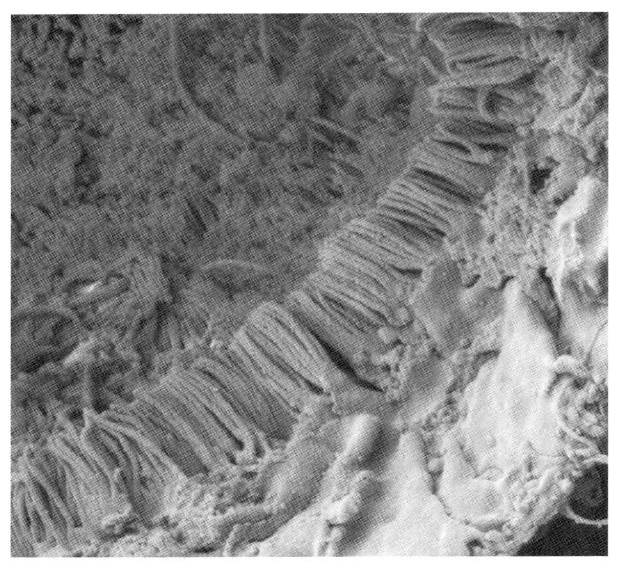

▲ 图 30-3 扫描电子显微镜下近端肾小管细胞超微结构
图中肾小管上皮细胞内侧细胞膜被刷状缘微绒毛所覆盖。肾小球滤过的白蛋白需通过微绒毛的致密层结构，才能与近端肾小管细胞上的细胞受体结合

测量这些微量样本中的白蛋白浓度。尽管技术上存在困难，微穿刺技术的应用可避免穿刺邻近部位（间质间隙和管周毛细血管）血浆对样本的污染。肾间隙中蛋白浓度为 10～25μg/ml [47, 48]。利用双光子显微镜对荧光白蛋白的活体成像技术，研究可直接估算肾小球囊中白蛋白的浓度 [49]。此外，可靠的白蛋白部分清除率（肾间隙白蛋白浓度 / 血浆白蛋白浓度）测量可估算正常大鼠肾小球囊的白蛋白浓度，约为 60μg/ml，相当于部分清除率为 0.002 [50]。白蛋白和小分子蛋白经肾小球滤过后在近端肾小管几乎完全被重吸收。病理条件下，滤过蛋白超过重吸收能力会导致尿液中出现蛋白。

2. 肾小管重吸收理论模型

该理论模型模拟近端小管细胞重吸收白蛋白的过程，从而定量评估肾小球水平的白蛋白超滤、近端小管重吸收和经尿排泄间的关系 [51]。该模型将微血管中白蛋白的扩散过程和小管细胞对蛋白吸收

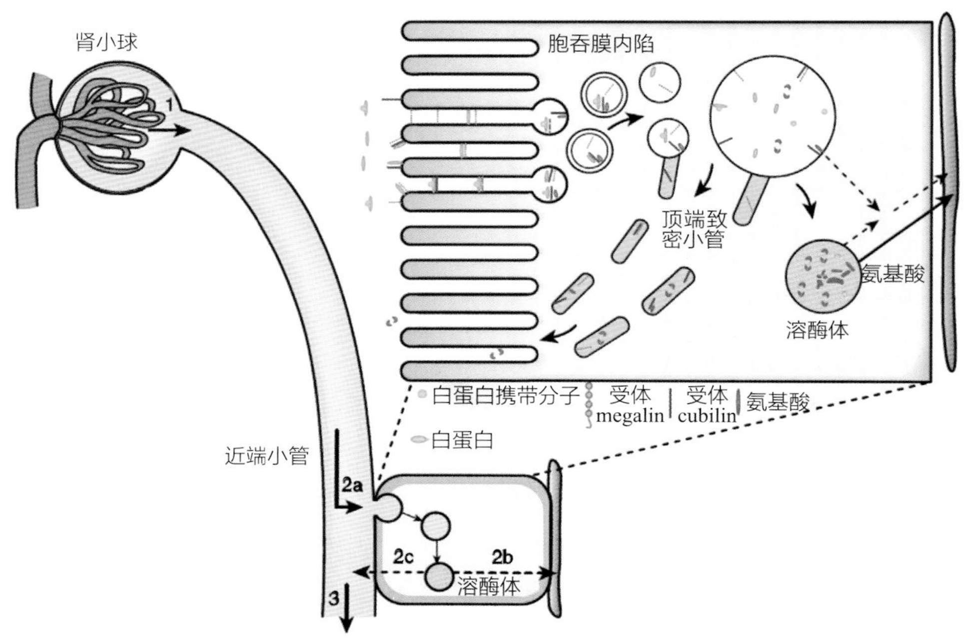

▲ 图 30-4 近端肾小管上皮细胞内的白蛋白降解途径
白蛋白经肾小球滤过 (1) 后，通过受体介导的内吞作用被近端肾小管上皮细胞重吸收 (2a)。内化的白蛋白被运输至溶酶体，并被溶酶体降解。当肾小球滤过分数增加超过肾小管上皮细胞的重吸收负荷时，完整的白蛋白可能逃脱肾小管重吸收 (3)。图中右上角显示了白蛋白被内吞后，细胞内吸收途径及参与成分。白蛋白与细胞表面 Cubilin 或 Megalin 受体结合后形成白蛋白 - 受体复合物，该复合物可形成内陷小泡，并经由内吞作用进入细胞。内陷小泡酸化后，其内容物发生解离，白蛋白则被转移到溶酶体进一步降解。白蛋白也可被晚期内体所降解，形成的蛋白片段释放于小管细胞管腔侧，进而被循环利用。此外，白蛋白碎片还可经溶酶体内的某些未知途径被循环利用。白蛋白受体则通过致密顶端小管被循环利用，而白蛋白所携带并释放的物质可能释放到胞质或穿过管状细胞（经许可引自 Birn H，Christensen EI. Renal albumin absorption in physiology and pathology. *Kidney Int.* 2006；69：440–449.）

考虑在内。该模型假设微绒毛底部存在结合和内化白蛋白的高亲和力位点，以模拟近端小管对白蛋白的重吸收。根据体内、外数据，模型假设这些受体在肾小球囊白蛋白浓度（20～30μg/ml）时处于半饱和状态。不同数值的最大吸收容量（maximum absorptive capacity，V_{max}）对近端肾小管白蛋白浓度的影响，如图 30-5 所示。该模型显示微绒毛的白蛋白转运可影响拟合微穿刺数据所需的 V_{max} 值。

单个肾单位肾小球滤过率（single-nephron glomerular filtration rate，SNGFR）和滤过液中白蛋白浓度（albumin concentration in the filtrate fluid，C_b）是影响白蛋白重吸收分数的最重要参数。SNGFR 升高 50% 可导致大鼠和人类的白蛋白排泄增加 4～5 倍。显微穿刺结果显示 C_b 的升高存在一个阈值，蛋白尿在 C_b 高于阈值后出现 [52]。理论分析认为 C_b 的阈值相当于白蛋白清除率约为 0.001 [51]。SNGFR 的升高与 C_b 增加具有协同作用。

3. 肾小球性蛋白尿

蛋白的肾小球滤过变化和（或）肾小管重吸收缺陷会导致尿中出现蛋白。尿液中蛋白浓度超过 300mg/d 或 200mg/l 时被称为蛋白尿。糖尿病肾脏

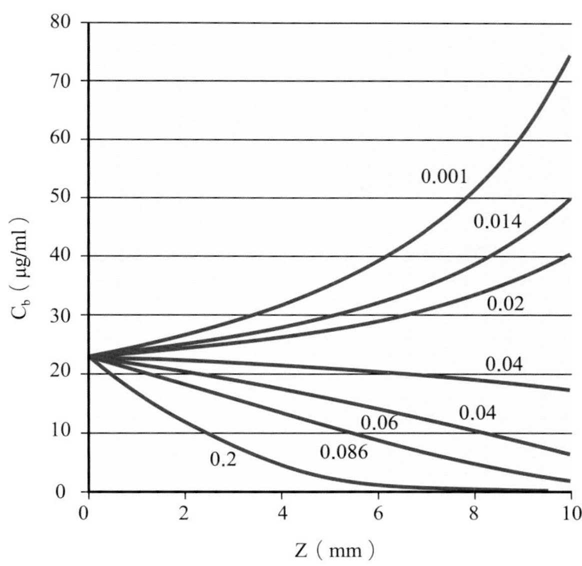

▲ 图 30-5　近端肾小管白蛋白浓度的理论计算

在大鼠 V_{max} 处于 0.001～0.2ng/(s·mm^2) 是，白蛋白预测浓度 (C_b) 与轴向位置 (z) 的关系如图。正常大鼠最对应的曲线是 V_{max}=0.086ng/(s·mm^2)（经许可引自 Lazzara MJ，Deen WM. Model of albumin reabsorption in theproximal tubule. *Am J Physiol Renal Physiol*. 2007；292：F430–439.）

疾病等疾病进展早期的尿液中可出现少量蛋白。此时，白蛋白的排泄量为 30～300mg/d（20～200mg/l），也被称为微量白蛋白尿。尿蛋白浓度＞3.5g/d 时 [53]，则被称为重度或"肾病范围"蛋白尿 [1]。肾小球源性蛋白尿的尿蛋白分子量较大。近端肾小管重吸收异常多与肾小管细胞毒性损伤相关，导致较低分子量的蛋白尿 [54]。肾小球源性的血浆白蛋白构成的蛋白尿主要与进行性肾病相关。肾小球性蛋白尿的形成机制将在以下节段进行讨论。

4. 肾小球选择性滤过功能障碍

如前所述，肾小球的尺寸及电荷选择性缺陷可引起血浆蛋白的异常滤过。肾脏疾病的肾小球尺寸选择性障碍已被中性葡聚糖等中性大分子实验所验证 [42, 55]。在多数情况下，最大的试验大分子的清除率变化有统计学意义，而白蛋白大小分子的清除率（筛选系数）是不变的。这表明是局灶性改变引起白蛋白滤过的选择性缺陷，且很可能是足细胞等肾小球细胞构成的改变。蛋白尿常与足细胞足突的消失和融合相关，且可能与细胞间的连接缺陷有关 [56]。

电荷选择性缺陷对蛋白尿的影响很难量化。基础及临床研究证实了蛋白尿与带电大分子的异常滤过相关 [57, 58]，但这些数据受到了质疑，因为循环中带电分子和内源性大分子可能干扰其他带的电溶质和细胞膜 [1]。这会导致测量结果不能体现探针大分子的有效传输。虽然没有直接证据证实蛋白尿时肾小球膜电荷分布发生改变，但肾小球白蛋白滤过增加而相同大小试验大分子的清除率无明显变化的证据，强烈提示电荷选择性缺陷在肾小球性蛋白尿中的作用 [42, 58]。

基础和临床研究证实存在一些肾病综合征相关的遗传性分子缺陷。Finnish 型肾病的 *NPHS1* 基因缺陷会导致肾小球功能障碍、蛋白尿和终末期肾病 [3, 59]。其他基因（*NPHS2*、*LMX1B* 等）缺陷也可导致滤过孔隙蛋白或肾小球上皮细胞产生结构和功能缺陷 [60]。

缺血再灌注损伤也可导致大量蛋白尿 [61]。肾移植研究表明，缺血再灌注时尿蛋白异常升高，而肾小球毛细血管膜结构却并未发生明显改变。这些证据表明，缺血本身可导致肾小球内皮细胞糖萼丢失 [62]，而流体剪切力对内皮细胞糖萼的影响也提供了支持。因此，滤过膜超微结构和功能的选择性改

变可引起肾小球蛋白滤过率的异常升高。

（三）肾小管对过量滤过蛋白的处理

蛋白滤过对近端小管细胞的影响

白蛋白和其他血浆蛋白的滤过增加可能由肾小球毛细血管膜缺陷和（或）SNGFR 增加所致。这两种情况的单独或并存可导致超滤蛋白的浓度升高。由于生理条件下的蛋白重吸收已接近最大值，这些蛋白滤过后不能被近曲小管细胞完全重吸收。

肾小管内的高浓度蛋白可影响疾病进展。随后导致两种以上的表现：第一种是白蛋白仍存在于近曲小管末端的小管液中，随着水被重吸收，剩余肾单位的白蛋白浓度显著增加。即使肾小球仅滤过少量的蛋白，远端肾小管和集合管的蛋白浓度也会很高，这些蛋白可沉淀并形成蛋白管型[63]。肾小管梗阻随之发生，从而丢失整个肾单位功能及肾小球滤过功能。

第二种，肾小管萎缩、肾小管与肾小球囊的分离及肾小球毛细血管结构改变都可能发生。这些情况常见于基础和临床研究的蛋白尿性肾脏疾病[64]。

暴露于异常蛋白浓度的近端小管细胞在肾小管梗阻前也会发生重要变化。蛋白超负荷使近端肾小管细胞暴露于超过重吸收能力的蛋白浓度中，这可使受体失活而丧失重吸收能力[65]。此时，蛋白低水平重吸收和水的重吸收可导致近端肾小管的蛋白浓度进一步升高，并进一步损伤肾小管细胞，导致整个肾单位的蛋白浓度逐渐升高的恶性循环。我们将在后续章节中讨论肾小球异常滤过血浆蛋白在器官和系统水平的后果。

二、蛋白尿对肾脏的影响

（一）肾小球损伤

动物实验证实，各种因素造成的肾损伤都具备以下表现，如肾小球毛细血管血压升高、以蛋白过度通透为表现的肾小球毛细血管通透性增加及进行性肾小球损伤（图 30-6）[66]。其中，肾小球病变的关键以细胞外基质沉积和毛细血管闭塞为特征的硬化，并最终导致肾功能丧失。

1. 足细胞的细胞功能和数量的变化

足细胞损伤的反应模式较为一致，表现为足突的细胞间连接和细胞骨架结构的改变、细胞表型的改变与丢失，典型裂隙膜结构的消失及蛋白尿发展[67, 68]。虽然足细胞改变是足细胞疾病和肾病综合征的标志，但足细胞的细微损伤难以量化评估[69]。活体成像领域的重大进步使更详细的足细胞生物学研究成为可能[70–72]。新工具、新技术的出现有助于研究者们观察足细胞对损伤的反应。目前，慢性蛋白尿的基础和人体模型（即微小病变型肾小球病变、FSGS、糖尿病肾脏疾病和膜性肾病）中都存在严重的肾小球足细胞损伤，表现为空泡化或足突融合的超微结构变化，以及足细胞从下层基底膜局部脱离[73]。上述变化主要由肾小球内毛细血管血流动力学的持续异常引起。毛细血管内压力和流量的增加及足细胞局部肾素 - 血管紧张素系统的激活会损伤肾小球毛细血管壁的大小选择性滤过功能，使血浆蛋白漏入肾小囊[74, 75]。

除机械应力外，肾小球对大分子渗透性改变引起的蛋白超负荷也可损伤足细胞。这些蛋白可与 megalin 结合而被足细胞摄取。在体外培养的小鼠足细胞中，megalin 是白蛋白和免疫球蛋白（Ig）轻链的受体，蛋白等配体与其结合后被胞吞[76]。在蛋白超负荷小鼠模型中，牛血清白蛋白注射引起的蛋白尿引起足细胞损伤并促进肾小球硬化进展[77–79]。在肾脏质量降低的大鼠中，足细胞内的蛋白沉积早于以突触足蛋白（synaptopodin）丧失和结蛋白增加为特征的足细胞损伤和去分化，表明足细胞的蛋白超负荷与足细胞的损伤存在因果关系[80]。

足细胞异常变化伴随转化生长因子 -β（Transforming growth factor-β，TGF-β）信使核糖核酸（messenger ribonucleic acid，mRNA）和相关蛋白的增加[80]。体外实验中，白蛋白负荷刺激永生化小鼠足细胞的肌动蛋白 - 细胞骨架重排及细胞内转导信号上调，如可刺激 TGF-β_1 合成的激活蛋白 -1（activating protein-1，AP-1）[81]。

足细胞内纤维状肌动蛋白微丝组成复杂的收缩结构，在足突处最为丰富且与衔接子相连，该衔接子与裂隙膜蛋白和 $\alpha_3\beta_1$ 整联蛋白（其为跨膜蛋白，构成黏附复合物并介导足细胞 -GBM 基质相互作用）相锚定[82, 83]。体外研究中，白蛋白超负荷可引起小鼠足细胞的肌动蛋白丝排列紊乱[81]并与足细胞形状变化密切相关，而足细胞形态变化会影响其与细胞外基质的黏附。基础和临床研究证实，蛋白

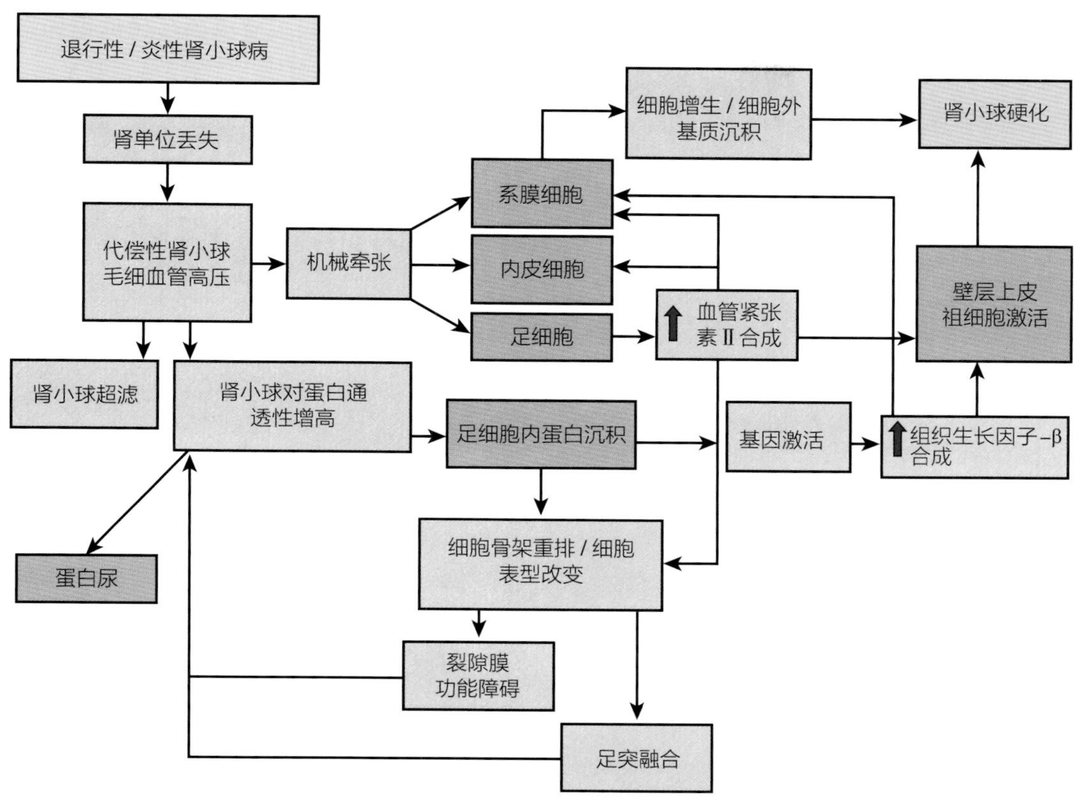

▲ 图 30-6　进行性肾小球损伤机制图

各种肾小球疾病引起的肾单位数量减少会导致代偿性的肾小球血流动力学改变，而该变化最终是有害的。特别是在肾小球毛细血管的长期高压状态下，机械牵张直接损害肾小球细胞。肾小球毛细血管高压也损害肾小球毛细血管的选择性滤过功能，引起蛋白质超滤，最终导致足细胞损伤和蛋白尿发生

尿性肾小球疾病引起的足细胞从 GBM 脱离是足细胞数量减少的基础 [84, 85]。

凋亡是蛋白尿性肾小球病中足细胞丢失的另一个原因。足细胞一旦脱离 GBM 就极易发生凋亡 [67]。此外，局部生成的促凋亡因子也可促进细胞凋亡。体外研究中，外源性 TGF-β_1 通过 p38 丝裂原活化蛋白激酶（mitogen-activated protein kinase，MAPK）和经典的胱天蛋白酶 -3 途径诱导足细胞凋亡 [86]。这种作用仅出现在野生型足细胞中，p21 敲除的足细胞中则不会发生，表明 TGF-β_1 诱导细胞凋亡需要细胞周期蛋白依赖性激酶（Cyclin-dependent kinase，CDK）抑制剂 p21 的参与 [87]。在膜性肾病 [88] 和糖尿病肾脏疾病 [89] 模型中，足细胞的 p21 与 TGF-β_1 的升高模式相似。综上所述，足细胞内蛋白的沉积可诱导 TGF-β_1 生成，从而导致足细胞凋亡。

研究表明，血管紧张素Ⅱ（angiotensinⅡ, AngⅡ）引起蛋白尿肾病的足细胞持续性损伤，并促进进展为终末期肾脏疾病 [90]。机械应力刺激 AngⅡ生成增加和足细胞内 AngⅡ1 型受体（angiotensin Ⅱ type 1 receptor，AT1R）表达增多，促使慢性肾脏疾病中肾小球性高血压的损害持续进展 [74]。AngⅡ可抑制肾小球裂隙膜中肾病蛋白（裂隙素）的表达，从而直接损害肾小球屏障的筛选功能 [91, 92]。在糖尿病动物模型中，阻断 AngⅡ的合成或活性可稳定肾小球中裂隙素的表达并抑制蛋白尿生成 [93, 94]。至少在糖尿病中，AngⅡ通过调节裂隙素水平促使足细胞发生功能性改变，从而与早期蛋白尿之间存在因果关联。在高血糖和肾小球内高压的初始侵害后，AngⅡ可持续刺激足细胞的 Notch1 和 Snail 信号通路，引起裂隙素表达下调从而导致肾小球的持续性损伤 [95]。这些发现在糖尿病肾脏疾病 ZDF 大鼠和 2 型糖尿病肾脏疾病患者中得到证实，提示 AngⅡNotch1/Snail 轴在持续性足细胞损伤中发挥重要作用。

微小 RNA（miRNA）是较短的（21～24 个核

苷酸）非编码 RNA，通过翻译后和表观遗传机制调节基因表达，进而影响从发育到疾病状态的多种细胞功能 [96]。微小 RNA 是维持足细胞稳态的关键参与者（图 30-7），靶向删除带有 RNA 酶基序 Dicer 的解旋酶或Ⅱ类核糖核酸酶Ⅲ Drosha 酶会导致蛋白尿发生和肾小球硬化症进展 [97-100]。研究发现，损伤足细胞的 miRNA 失调是引起肾小球损伤和硬化的重要机制。成熟足细胞必须耐受波动性压力及初级滤液所含的有害分子，它们因此不太可能保持静态 [101]。足细胞中肌动蛋白细胞骨架的重塑在维持肾小球滤过特性中发挥主要作用，并受成人肾脏中的 miRNA 调控，如 miR-30、miR-132、miR-134 和 miR-29a。miR-30 家族成员在人足细胞中高度表达，可保护足细胞免于凋亡 [102]，还通过抑制钙 / 钙调磷酸酶信号通路维持足细胞肌动蛋白纤维的稳定性 [103, 104]。在以足细胞损伤早发为特征的肾小球疾病（如 FSGS）中，导致足细胞的细胞骨架损伤的关键在于钙 / 钙调磷酸酶信号的传导异常 [103]。在 FSGS 患者和足细胞毒素嘌呤霉素氨基核苷诱导的 FSGS 大鼠的足细胞中，miR-30 水平显著下降。在体和离体研究中，TGF-β 等纤维化因子可降低足细胞内 miR-30 的表达 [102, 105]。最近的研究进一步强调 miRNA 调节足细胞细胞骨架动力学的作用。脑源性神经营养因子可促进 miR-132 和 miR-134 与各自的受体结合，导致 miR-132 水平升高而 miR-134 水平下降，从而修复体外和 FSGS 小鼠的足细胞损伤。与蛋白尿引起足细胞扁平化不同，脑源性神经营养因子通过调节 miR-132 和 miR-134 增加肌动蛋白的聚合，从而促进足细胞足突延长 [106]。

最新研究显示，近端肾小管细胞通过释放烟酰胺单核苷酸（nicotinamide mononucleotide，NMN）参与足细胞功能的调节，这与蛋白尿性肾病中足细胞功能障碍持续存在相关 [107]。糖尿病小鼠中，近端小管中高度保守蛋白 Sirt1 的去乙酰化减少 [108]。

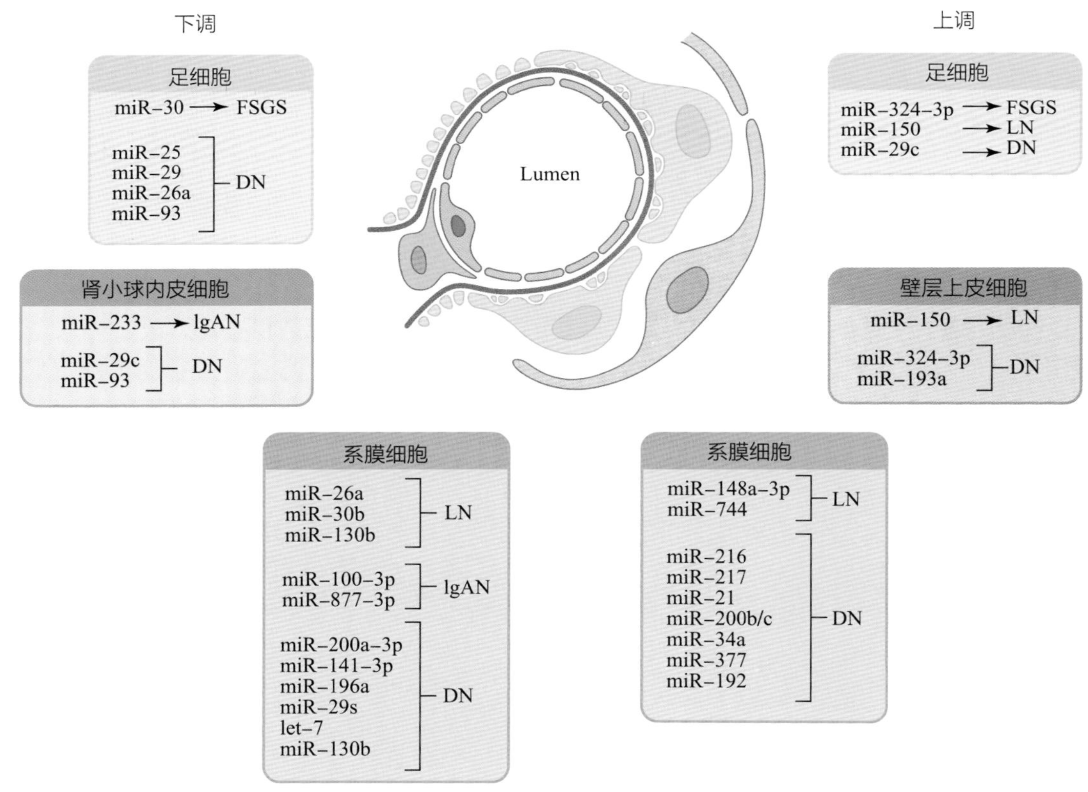

▲ 图 30-7 **肾小球疾病中微小 RNA(miRNA) 的表达和功能失调**

局灶性节段性肾小球硬化症、狼疮肾炎、IgA 肾病、糖尿病肾脏疾病等肾小球疾病中，肾脏固有细胞（如足细胞、壁层上皮细胞、肾小球内皮细胞和系膜细胞）的 miRNA 水平发生改变。DN. 糖尿病肾脏疾病；IgAN. IgA 肾病；LN. 狼疮肾炎；FSGS. 局灶性节段性肾小球硬化症（引自 Trionfini P，Benigni A. MicroRNAs as master regulators of glomerular function in health and disease. *J Am Soc Nephrol.* 2017；28：1686–1696.）

Sirt1 表达下降可抑制肾小管细胞释放 NMN，导致局部 NMN 浓度降低。体外研究中，NMN 缺乏时足细胞的紧密连接蛋白密封蛋白 -1 不再处于沉默状态 [107]。此外，密封蛋白 -1 可激活足细胞内 β 联蛋白 -Snail 通路 [109]，从而下调足细胞突触足蛋白或 podocin 的表达，最终导致肾小球滤过功能障碍 [110]。

2. 系膜细胞的细胞外基质增殖和沉积

系膜因靠近毛细血管腔而直接暴露于穿过内皮层的大分子 [111]。在单侧肾切除 [112] 或嘌呤霉素氨基糖苷诱导肾病 [113] 的大鼠模型中，胶体碳示踪发现大分子在肾小球系膜间隙中积聚。肾脏中存在去除蛋白质的机制以防止其积聚，例如裂隙内系膜柄的蛋白转运以及系膜细胞对蛋白的吞噬和降解 [114]。

IgG 和 IgA 可由受体介导被摄取，也可不依赖受体被摄入 [115]。补体因子 D 是肾小球系膜清除免疫球蛋白的重要因素，是旁路途径激活补体系统所必需的丝氨酸蛋白酶，并在肾小球内表达 [116]。缺乏补体因子 D 的小鼠可自发进展为蛋白尿相关的系膜免疫复合物沉积病 [117]。这些证据表明，补体因子 D 在防止免疫球蛋白积聚沉积于肾小球系膜时必不可少。

然而，蛋白质局部异常积聚能否导致系膜细胞增殖和基质沉积尚不清楚。肾小球膜免疫复合物积聚会导致补体激活和炎症介质（例如活性氧，前列腺素，肿瘤坏死因子 -α（tumor necrosis factor-α，TNF-α）和白介素 6（interleukin-6，IL-6）等细胞因子生成，系膜细胞蛋白清除功能的重要性也因此毋庸置疑 [118]。

肾小球系膜细胞与内皮细胞和足细胞联系密切，是肾小球功能单元的关键组成 [116]，各个类型的细胞间相互影响。研究证实，血小板衍生的生长因子 B（platelet-derived growth factor-B，PDGF-B）等系膜细胞的关键存活因子由内皮细胞产生，且内皮 PDGF-B 敲除可导致小鼠系膜发生溶解 [116]。足细胞产生的细胞因子对系膜细胞的影响尚不明确，研究发现足细胞损伤常导致系膜细胞增殖，说明两种细胞间也存在细胞因子信号网络 [116]。

除 PDGF-B 外，PDGF-C、成纤维细胞生长因子、肝细胞生长因子、表皮生长因子（epidermal growth factor，EGF）、结缔组织生长因子和 TGF-β 等生长因子亦可影响系膜细胞增殖和基质沉积 [116]。此外，Ang Ⅱ 等血管活性激素可促进 EGF 等生长因子生成而间接刺激系膜细胞增殖 [119]。在肾大部切除大鼠中，肾小球 TGF-β_1 表达上调与系膜细胞的表型改变相关 [80]。体外研究中，TGF-β 诱导小鼠肾小球系膜细胞表现出 α- 平滑肌肌动蛋白（α-smooth muscle actin，α-SMA）阳性的硬化性表型，该作用被抗 TGF-β_1 抗体所阻断 [80]。大鼠肾脏的 TGF-β_1 基因转染或小鼠的 TGF-β 转基因过表达刺激系膜中胞外基质的积聚 [120]。在实验性糖尿病动物模型中，系膜细胞基质生成增加是由 miR-192、miR-200b/c、miR-216a 和 miR-377 升高与 miR-29s 和 let-7 下降之间的精密平衡而调节。高糖通过刺激 TGF-β 上调 miR-377 水平，从而抑制 p21 激活激酶和超氧化物歧化酶的表达，加重氧化应激反应和纤连蛋白沉积 [121]。在系膜细胞中，TGF-β 降低 miR-29 [122]、let-7 [123] 及针对各种胶原蛋白的抗纤维化 miRNA 的表达。此外，链脲佐菌素治疗可使小鼠表达 miR-29a 减少，从而下调 Dickkopf-1/Wnt/β 联蛋白信号传到，加重细胞凋亡和细胞外基质沉积 [124]。在肾小球系膜细胞中，TGF-β 启动并放大的信号环路导致慢性促纤维化状态，并调节 miR-192、miR-200s、miR-21 和 miR-130b 的表达 [125–127]。

3. 内皮细胞的凋亡

糖尿病肾脏疾病、高血压、血栓性微血管病和先兆子痫等疾病中都存在肾小球内皮损伤。研究显示足细胞与肾小球内皮细胞之间联系紧密，这种相互作用是肾小球毛细血管屏障正常发挥功能的关键 [128]。肾小球内皮细胞最后的分化步骤是形成窗孔（即穿透扁平的肾小球内皮沿质膜排列的圆形小孔）[129]。足细胞表达并分泌血管内皮生长因子（vascular endothelial growth factor，VEGF）诱导肾小球内皮细胞表达有孔表型 [128, 129]。成熟的窗孔型内皮细胞通常与表达高水平 VEGF mRNA 的足细胞邻近，表明 VEGF 可能调节窗孔的形成 [130]。体外证据表明 A 型和 C 型 VEGF 可调节肾小球微血管内皮细胞糖萼的糖胺聚糖合成、电荷负荷和脱落 [131]。小鼠足细胞特异性转录因子 LMX1B 缺失导致 VEGF-A 等足细胞分化特征丢失，而这与肾小球内皮细胞分化和窗孔发育相关 [132]。蛋白诱导细胞损伤可引起足细胞缺失并导致 VEGF 生成减少，从而影响肾小球内皮窗孔形成，最终导致内皮细胞凋亡[133]。然而，VEGF 逆尿流抵达内皮细胞的机制尚不清楚。体外研究显示，阻断肾小球内皮细胞表达 VEGF 可刺激内皮素 1（endothelin-1，ET-1）释放增加，促使裂隙素白从足细胞脱落[134]，从而导致肾小球的通透性障碍。

ET-1 可刺激足细胞释放乙酰肝素酶[135]。在糖尿病小鼠中，足细胞特异性内皮素受体敲除可阻止肾小球乙酰肝素酶的生成，从而抑制硫酸乙酰肝素的产生、内皮的糖萼厚度和蛋白尿形成[135]。在 1 型糖尿病小鼠中，乙酰肝素酶敲除可缓解蛋白尿发展和减轻肾脏损害[136]。此外，乙酰肝素酶抑制剂 SST0001 干预可减少蛋白尿并改善肾功能[136]。

综上所述，这些研究表明，过量超滤的血浆蛋白对足细胞的毒性作用会改变足细胞与内皮的相互作用，并通过复杂的分子信号传导进一步增强肾小球对蛋白的通透性。

4. 壁层上皮细胞的激活

蛋白尿性肾小球病变中，肾小球选择通透性变化引起血浆白蛋白的过度滤过，从而导致肾小球囊内蛋白浓度升高（图 30-8）。异常滤过的白蛋白会损害足细胞的损伤再生机制[137]。在增殖性肾小球肾炎模型中，肾小球囊内壁层上皮细胞（parietal epithelial cells，PEC）的活化和增殖是多种病因引起肾小球损伤常见反应[138]。毛细血管外增生是较直接的损伤后肾脏病理变化，但增生的确切成分一直存在争议。既往的免疫组化研究认为，多层细胞病变是肾小球壁层上皮细胞、巨噬细胞和成肌纤维细胞的混合体，且上述细胞的比例随疾病种类而变化[139-141]。在动物和人体的肾小球囊完好无损时，增生成分以 PEC 为主。在人体新月型肾小球肾炎的增生性病变中[142]，研究发现异源性肾前体细胞群存在于先前正常的肾小球囊中[143]。因此，毛细血管外病变可能是肾前体细胞对受损足细胞的反应性增殖[143]。这种可能性在 Munich Wistar Frömter（MWF）大鼠中得到证实，该基因编辑大鼠的肾前体细胞过度迁移和增殖，并发展成多层细胞病变，最终进展至肾小球硬化症[144]。在影响 PEC 不良反应的因素中，超滤的白蛋白是损害足细胞再生的关键[145]。值得注意的是，白蛋白可螯合视黄酸并损害视黄酸反应元件，从而介导足细胞特异性基因的转录以阻止 PEC 向足细胞分化[145]。

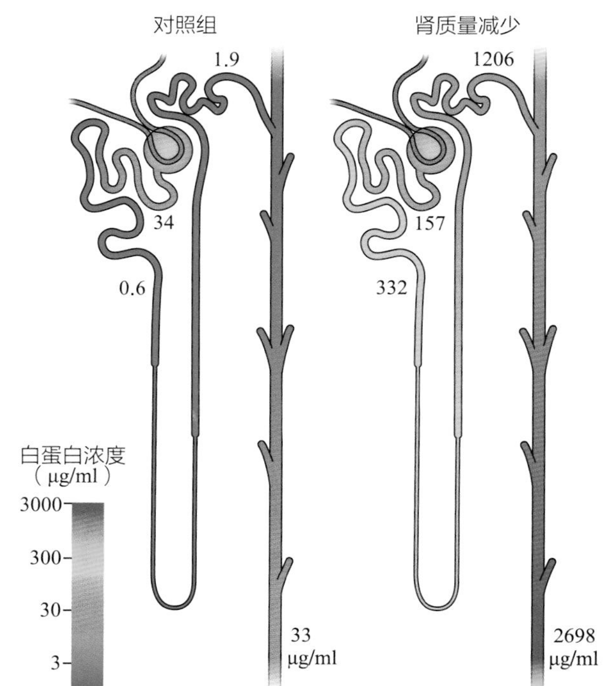

▲ 图 30-8 根据肾单位估算白蛋白的浓度

彩图显示两组动物（对照组和肾质量减少组）根据肾单位估算白蛋白的浓度。数字代表该组平均白蛋白浓度（单位为 μg/ml）（改编自 Sangalli F，Carrara F，Gaspari F，et al. Effect of ACE inhibition on glomerular permselectivity and tubular albumin concentration in the renal ablation model. *Am J Physiol Renal Physiol*. 2011；300：F1291–1300.）

在蛋白尿发生时，补体系统的循环成分也会经尿液丢失，并在肾小球处被激活，从而加重疾病进展[80, 146-148]。在早期的肾大部切除大鼠[80]和蛋白超负荷小鼠模型[148]中，肾小球的足细胞中存在异常沉积的补体 C3，是足细胞去分化和损伤的标志。在蛋白超负荷时，C3 敲除小鼠则不会发生足细胞损伤和硬化，表明 C3 会增加足细胞对损伤的敏感性。在蛋白超负荷模型中，经旁路途径激活的补体是引起足细胞丢失和 PEC 激活的关键因素，最终导致肾小球硬化症[149]。研究观察了 H 因子（$Cfh^{-/-}$）或 B 因子敲除小鼠在蛋白超负荷模型中的变化。牛血清白蛋白超负荷引起野生型小鼠发生足细胞耗竭，并导致补体 C3 和 C3a 沉积于肾小球、PEC 迁移至毛细血管簇、足细胞增殖和肾小球硬化。在同等蛋白负荷条件下，$Cfh^{-/-}$ 小鼠的病变更加明显。B 因子敲除可保护肾小球的完整性，说明旁路途径具有致病作用。在蛋白超负荷小鼠中，PEC 失调与 CXCR4 和 GDNF/c-Ret 轴激活相关。体外研究证实，C3a

对PEC增殖以及CXCR4对PEC迁移具有直接作用，且被足细胞来源的GDNF增强。在蛋白尿性肾病患者中，肾小球C3/C3a水平与PEC激活、CXCR4水平和GDNF升高相一致。上述研究表明，在足细胞依赖性PEC激活引起的肾小球硬化症中，机械性的旁路途径补体激活必不可少[149]。

肾小球性肾炎患者的多层细胞病变以毛细血管外增殖为特征，表达前体细胞标记物的$CD_{133}^{+}CD_{24}^{+}$壁层上皮细胞增殖并积聚，但在膜性肾病或糖尿病肾脏疾病等非增生性肾病中不存在该现象[150]。前体细胞中CXCR4趋化因子受体表达的上调伴随着其配体SDF-1在足细胞的表达升高[150]。此外，壁层上皮细胞增殖与AT1R表达增加相关。肾素-血管紧张素系统阻滞可使CXCR4和AT1R在壁层上皮前体细胞的表达恢复正常，并使新月形病变逐渐消退。这些证据表明，肾小球增生性病变源于受损足细胞引起的肾前体细胞增殖和迁移，AngⅡ/AT1R途径和SDF-1/CXCR4轴共同导致壁层上皮前体细胞的异常反应。

越来越多的研究表明，大多数的FSGS中都存在壁层上皮细胞激活，并以肾病综合征为特征表现，最后导致肾功能进行性下降[151]。在小鼠的谱系示踪研究中，活化的壁层上皮细胞可侵入毛细血管簇的受损部分，并导致肾小球黏附于上皮基底膜及肾小球硬化[152]。研究发现，Notch信号通路参与协调FSGS的壁层上皮细胞表型变化[153]。体外研究证实，在培养的小鼠壁层上皮细胞中，TGF-β刺激Notch mRNA表达升高，导致α-SMA、波形蛋白和Snail等间质细胞表型相关的靶基因表达显著升高[153]。Notch信号和γ分泌酶DBZ[154]的双重抑制剂不仅阻断上皮的间质转化，还阻止TGF-β引起的基因表达变化和细胞迁移，故壁层上皮细胞中间质基因标志物的激活依赖于Notch信号通路。在接受LMB2抗体治疗的NEP25转基因小鼠（塌陷型FSGS模型）中[155]，抑制体内Notch可显著减轻壁层上皮细胞病变，表明Notch介导的细胞活化参与此类病变[153]。

miRNAs可调节壁层上皮细胞的基因表达[96]。狼疮肾炎患者的PEC和足细胞中，miR-150表达升高与疾病的慢性评分和纤维化蛋白的表达呈正相关。miR-150通过抑制下游的SOCS1蛋白促进促纤维化分子的生成。SOCS1负性调节JAK/STAT信号通路，从而促进细胞增殖、炎症发生和纤维化基因转录等[156, 157]。在FSGS大鼠模型中，miR-324-3p与miR-150在PEC和足细胞中的表达增加。在疾病大鼠的肾脏的纤维化区域，miR-324-3p表达升高与涉及抗纤维化肽Ac-SDKD形成的丙基内肽酶下降相关[158]。在由人肾小球囊分离的PEC中，miR-193a大量表达并通过抑制Wilms肿瘤蛋白1（wilms tumor protein，WT1）的表达来抑制足细胞分化[159, 160]。WT1刺激足细胞的结构基因表达，对肾小球和足细胞的发育和维持至关重要[161]。miR-193a下降与PEC向足细胞转分化有关，而miR-193a过表达则引起PEC异常激活，是导致增生性肾小球肾炎新月体形成的先决条件[160]。与正常或其他肾小球疾病的肾脏相比，FSGS患者的肾小球内miR-193a表达增加[159]。研究利用miR-193a敲除小鼠证实miR-193a参与FSGS的发生发展，miR-193a敲除会导致以足细胞足突受损为表现的FSGS发生[159]。以上实验发现，抗miR-193a减少肾毒性肾炎小鼠的新月体数量[160]都表明miR-193a是FSGS的潜在治疗靶点。肾毒性肾炎小鼠模型证实miRNA在T细胞介导的新月型肾小球肾炎中发挥关键作用。CD_4^{+}T细胞miRNA缺陷小鼠在接受毒素注射后发生的肾小球肾炎较轻。此外，在ANCA相关性新月体肾小球肾炎患者和肾毒性肾炎小鼠中，肾组织中miR-155表达水平显著升高，从而促进Th17免疫反应和组织损伤[162]。

5. 肾小球毛细血管缺失致肾小球后缺氧

不论肾小球内皮损伤如何发生［如毛细血管内压力增加和（或）足细胞丢失］，肾小球毛细血管最终会稀疏化。肾小球毛细血管缺失可造成肾小球血流量减少和下游肾小管周围毛细血管网络损伤。在缺氧环境中，微血管功能障碍会引发肾小管间质细胞的纤维化反应和肾组织瘢痕进展[163]，进而影响邻近毛细血管和肾小球并扩大缺氧区域，导致肾脏进行性破坏和肾功能下降的恶性循环，最终发生终末期肾衰竭。

在抗Thy1肾小球肾炎、肾大部切除模型、糖尿病肾脏疾病和多柔比星诱导肾病等蛋白尿性慢性肾脏疾病动物模型中，低氧依赖性吡莫硝唑蛋白加合物的免疫组化阳性表明肾组织缺氧状态处于早期[164]。

血氧水平依赖磁共振成像显示糖尿病肾脏疾病的肾脏处于缺氧状态[165]。尽管动物研究为在蛋白尿性肾病中，大量动物研究证实肾小球后缺氧是促进肾脏瘢痕进行性发展的主要因素，但人体相关数据却很稀少。缺氧诱导因子（hypoxia-inducible factor，HIF）是适应缺氧的调节因子，控制数百种基因的表达[166]。HIF 在糖尿病肾脏疾病、IgA 肾病和慢性同种异体移植肾病的肾活检组织中表达增加，表明人体肾脏中同样存在缺氧损伤[167]。

（二）肾小管损伤

血浆蛋白经肾小球过度滤过可引起肾小管间质损害，进而使肾小球的病变影响肾小管。蛋白尿超滤液的有害物质可引起肾小管上皮损伤、肾小管凋亡、炎症介质的生成和小管周围炎症[4]。尿蛋白升高引起肾毒性损伤的机制多样，并涉及细胞损伤途径之间复杂的相互作用（图 30-9）。

1. 小管细胞的凋亡及管球分离

研究证实蛋白尿可导致小管细胞凋亡。体外实验中，脱脂白蛋白呈剂量和时间依赖性地诱导近端小管细胞凋亡，并以核小体间 DNA 片段化及细胞皱缩、核凝聚和细胞膜转化等形态学改变为特征[168]。在白蛋白超负荷[169]或 Heymann 肾炎[64]大鼠的肾小管间质中，末端 dUTP 缺口末端标记阳性的凋亡细胞数量增加。肾小管的多数凋亡细胞表达 AngⅡ2 型受体（Ang Ⅱ subtype 2 receptor，AT2R）[169]。胞外信号调节激酶（extracellular signal-regulated kinase，ERK）和 Bcl-2 的磷酸化下降，提示 AT2R 可介导肾小管细胞凋亡[169]。

原发性 FSGS 患者的活检标本中存在近端和远端肾小管表型的凋亡细胞[170]。蛋白尿与肾小管细胞凋亡发生率之间呈正相关[170]。

肾脏近端小管细胞通过网格蛋白和 megalin 受体介导的内吞作用大量重吸收白蛋白[65]。Megalin 作为传感分子可感知细胞是否受到白蛋白的损害。Megalin 与丝氨酸 / 苏氨酸激酶 PKB 结合，对 Bcl2 相关死亡启动子 Bad 蛋白磷酸化至关重要[171]。低

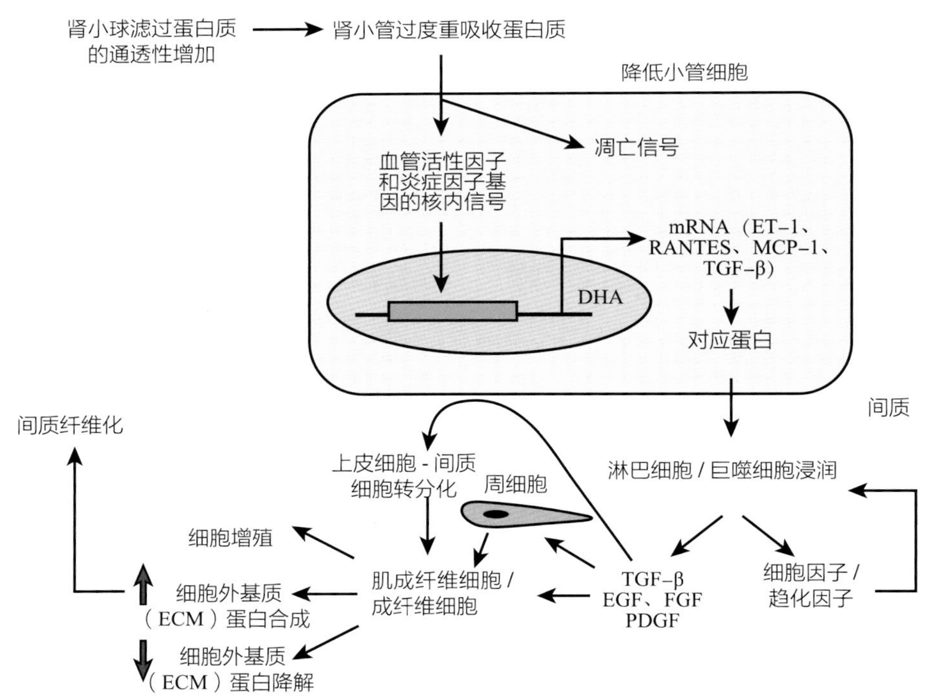

▲ 图 30-9 蛋白诱导肾小管间质损伤的机制

各种原因导致肾小球通透性增加后，超滤的蛋白被近端肾小管细胞所摄取，激活细胞内信号，促进细胞凋亡增加或导致炎症和血管活性介质和生长因子生成。这些物质被释放到肾小管间质中，进一步诱导炎症放大和肾小管间质损伤

EGF. 表皮生长因子；ET-1. 内皮素 -1；FGF-β. β 成纤维细胞生长因子；MCP-1. 单核细胞趋化蛋白 -1；PDGF. 血小板源性生长因子；RANTES. 正常 T 细胞活化后表达和分泌；TGF-β. 转化生长因子 -β

浓度白蛋白刺激 PKB 活化及 Bad 蛋白磷酸化，从而抑制细胞凋亡[172]。此外，白蛋白超负荷导致近端小管细胞膜上 Megalin 表达降低，导致 PKB 活性降低和 Bad 蛋白磷酸化[173]，最终导致白蛋白诱导细胞凋亡。

体外研究中，与单独暴露于脱脂白蛋白相比，同时暴露于脂肪酸饱和白蛋白与亚油酸交联白蛋白的近端肾小管细胞更易发生凋亡[174]。相比于不含脂肪酸的白蛋白，非脂质性白蛋白或与棕榈酸共轭的白蛋白可改变肾小管线粒体的变异率和膜电位，并刺激细胞色素 c 释放增加[175]。与线粒体参数变化一样，脂肪酸超载导致氧化还原失衡并使抗氧化蛋白过氧化酶 2 失活，进而通过氧化还原敏感的 pJNK/ 胱天蛋白酶 -3 途径刺激过氧化物介导的细胞凋亡。以上研究表明，降低循环脂肪酸水平可保持氧化还原平衡并减轻肾小管细胞损伤[175]。最新的研究指出，蛋白尿时的脂毒性与肾小管凋亡存在关联[176]。Na^+/H^+ 交换体 NHE1 是研究重点，通过与膜磷脂酰肌醇 4, 5- 二磷酸酯 PI（4, 5）P2 相互作用来调节近端肾小管细胞的存活，PI（4, 5）P2 启动信号复合物形成从而激活 Akt 通路并抑制凋亡。脂质与细胞凋亡相关联对概念不断完善，最初证据为病变肾小球选择通透受损导致超滤发生及近端肾小管重吸收的非酯化脂肪酸（Nonesterified fatty acids，NEFA）与白蛋白结合，随后发现长链酰基辅酶 A 的 NEFA 代谢产物与 PI（4, 5）P2 结构相似并能竞争性结合 NHE1，从而刺激脂性凋亡发生并阻断 PI（4, 5）P2 的促存活信号[176]。

在蛋白尿性肾病模型中，近端小管细胞凋亡可导致管球分离和萎缩[64]。损伤或死亡的细胞释放危险信号分子[177]。危险分子与模式识别受体（Toll-like receptors，TLRs）[178]、核苷酸结合结构域和富含亮氨酸的重复序列蛋白（nucleotide-binding domains, leucinerich repeat-containing proteins，NLR）[179] 结合而引发炎症，因此又被称为危险相关分子模式（danger-associated molecular patterns，DAMPs）[180]。在 TLR、DAMP 相关细胞因子和趋化因子的刺激下，细胞黏附分子的表达上调。DAMP 与 NLR 相互作用刺激 NLR 与凋亡相关斑点样蛋白（apoptosis-associated speck-like proteins，ASC）形成大分子的炎性小体，进而促使炎细胞因子由前体裂解为成熟形式[181]。除促使管球分离外，近端肾小管细胞凋亡还促进局部促炎症微环境的形成。

2. 小管细胞活化

近端小管细胞在受体介导下从管腔内吞蛋白，且与小管细胞活化的表型特征改变相关。

体外研究使用极化的近端小管细胞评估管腔侧蛋白暴露的影响，发现蛋白摄取导致近端小管细胞活化的特定机制。研究显示，蛋白过负荷可诱导近端小管细胞的促炎症表型[182-185]。血浆蛋白刺激近端小管细胞内炎症和纤维化基因表达上调，并使相关蛋白合成增加，如单核细胞趋化蛋白 -1（monocyte chemoattractant protein-1，MCP-1）、RANTES（活化时受调控的正常 T 细胞表达与分泌）、白细胞介素 -8（IL-8）和 fractalkine 等[182-185]。此外，在体外血浆蛋白的刺激下，促纤维化的细胞因子 TGF-β 及其 I 型受体[186]、金属蛋白酶组织抑制剂 -1（tissue inhibitors of metalloproteinase1，TIMP-1）、TIMP-2 及小管细胞表面的 $\alpha_v\beta_5$ 整联蛋白[187] 的表达显著升高。

研究显示，蛋白刺激近端小管细胞内趋化因子和生长因子表达上调主要分子机制是转录因子 NF-κB 活化[182]。其他研究证实 NF-κB 通路的作用[188, 189]，并揭示活性氧是其第二信使[184, 190]。

很难根据体外数据推断人体内的情况，因为不同细胞系统的蛋白数据都会相互矛盾[191]，以及很多未知功能基因表达的改变[192]。然而，研究利用激光捕获显微技术分离技术蛋白尿患者的近端肾小管上皮细胞，并通过 cDNA 微阵列技术进行转录分析，从而验证体外观察结果[193]。与对照组近端肾小管细胞相比，蛋白尿患者近端肾小管细胞内编码信号转导、转录、翻译、凋亡和炎症蛋白的 160 余种基因的调控不同。

研究显示，megalin 是连接近端小管细胞内蛋白重吸收与基因调控的信号通路的主要元素[194]。Megalin 参与调节性膜内蛋白水解（regulated intramembrane proteolysis，RIP），即关联受体功能与转录调控的进化保守过程[195]。Megalin 通过 RIP 参与蛋白酶 C 调控的金属蛋白酶介导的胞外域脱落，产生膜相关性 C 端片段（membrane-associated C-terminal fragment，MCTF）[194]。MCTF 又成为 γ-分泌酶底物，并生成 C 端胞质域。后者进入细胞核与其他蛋白相互作用，调节特定基因表达。该功能或可解释蛋白尿性肾脏病中近端小管的表型改变。

通过给予 Megalin 敲除 /*NEP25* 小鼠（肾病综合征、局灶节段性硬化和小管间质损伤的模型）LMB2 免疫毒素，研究证实 Megalin 促进非选择性蛋白尿中近端肾小管细胞的早期激活 [196]。Megalin 敲除减少近端肾小管细胞对尿蛋白的重吸收，且抑制 MCP-1 和血红素加氧酶 1 等小管损伤标志物的表达 [196]。

超滤的蛋白尿可激活 TLRs 并诱导固有免疫性炎症反应 [197]。TLRs 不仅表达于巨噬细胞、树突状细胞、中性粒细胞、B 细胞和自然杀伤细胞等免疫细胞，还表达于肾小管上皮细胞等非免疫细胞 [197]。通过激活 TLRs 可刺激细胞内促炎症细胞因子和趋化因子的生成，从而加重局部炎症和白细胞浸润。NZBxNZW 狼疮肾病小鼠的近端肾小管上皮细胞内，TLR-9mRNA 和 CpG DNA 受体蛋白高水平表达 [198]。TLR-9 表达上调伴随着蛋白尿的发生，且与肾小管间质损伤相关。狼疮患者近端肾小管细胞内 TLR-9 阳性染色也与小管间质损伤有关。因此，滤过的血浆蛋白可能会激活小管 TLR，其中包括富含 CG 基序 DNA 的免疫复合物 [199, 200]。

近端肾小管还表达与超滤蛋白结合的其他受体，如细胞因子和生长因子 [4]。这些分子通常以高分子量的前体形式，或与调节其生物活性的特定蛋白结合的形式存在于肾病患者的小管液中。在实验性蛋白尿大鼠模型中，类胰岛素生长因子Ⅰ（insulin-like growth factor Ⅰ，IGF-Ⅰ）的分布由血浆转向小管液（主要为 50kDa 复合物）[201]。在链脲霉素诱导的糖尿病肾脏疾病大鼠中，肝细胞生长因子（hepatocyte growth factor，HGF）存在于早期近端肾小管液中并随尿液排出 [202]。生理状态下，多能细胞因子 TGF-β 的分子量较高不能被肾小球滤过。然而，蛋白尿性肾小球疾病早期的近端肾小管液中便存在 TGF-β，且部分具有生物活性 [202]。IGF-Ⅰ、HGF 和 TGF-β 同样存在于蛋白尿患者的尿液中 [203]。

总之，肾小管上皮细胞对这些生长因子的反应被称为活化或细胞损伤后表型的适应性改变，包括 IGF-Ⅰ诱导的Ⅰ型和Ⅳ型胶原蛋白生成增加 [201]，以及 HGF 诱导的纤连蛋白表达上调 [204]。TGF-β 也可增加近端肾小管细胞中胶原 α_1 Ⅲ（Col3A1）、胶原蛋白 α_2 Ⅰ（Col1A2）和纤连蛋白等编码基因的转录。

经肾小球滤过的血清补体 C3 被认为是小管细胞活化和损伤的关键，作为补体系统的关键分子发挥促炎症作用 [205]。肾小管上皮细胞管腔面缺乏膜结合的补体调节蛋白，如膜辅因子蛋白（CD_{46}）、衰变加速因子、CD_{55} 和 CD_{59} 等，非常容易受到 C5b-9 膜攻击复合体的攻击 [206]。在肾组织大量减少 [207, 208] 或蛋白过负荷大鼠模型中 [148]，补体 C3 与大量摄取蛋白的近端肾小管细胞存在共定位。血管紧张素转化酶抑制剂（ACEI）可限制蛋白的肾小球滤过，从而有效减少残肾小管上皮细胞的补体 C3 负荷 [207]。肾病患者的肾组织活检显示近端肾小管中存在补体 C3 和其他补体蛋白 [205, 209]。此外，近端肾小管上皮细胞能合成补体 C3 和其他补体 [210]，还可受体外血清蛋白的刺激上调补体 C3 表达 [211]。

与肾小管细胞来源补体 C3 不同，血浆来源补体 C3 的损伤作用已在接受 C3 敲除供肾移植的野生型小鼠中得到证实 [148]。在接受 C3 敲除供肾移植的野生型小鼠中，蛋白过负荷可导致肾小球损伤、近端肾小管补体 C3 沉积和小管间质损伤等改变。相反，在接受野生型供肾移植的 C3 敲除小鼠中，蛋白过负荷导致的疾病损伤较轻，且未发现明显的补体 C3 沉积。因此，超滤的补体 C3 对蛋白过负荷相关肾小管间质损伤的影响要强于局部合成的补体 C3。

（三）间质炎症与损伤

蛋白尿性肾病中，肾小球或血管损伤后会出现进行性炎症和间质损伤。肾小管上皮细胞能合成细胞因子和趋化因子，积聚补体成分，加重炎症细胞和淋巴细胞的肾小管间质浸润，从而导致纤维化进展。

1. 固有单核细胞 / 树突状细胞

正常肾脏间质中存在很多固有单核髓细胞 [212]，该细胞表达树突状细胞（dendritic cell，DC）标志物并能提呈抗原 [212]。近期研究认为，树突状细胞在肾脏中形成一个免疫前哨网络，从而探测周围环境中的抗原 [213]。炎症环境可使固有树突状细胞从耐受性状态转变为免疫原性状态，从而更利于募集 T 细胞。众所周知，DC 的交叉递呈是机体对外来抗原进行免疫监视的主要机制 [214]。该过程中，DC 等专职抗原递呈细胞通过吞噬或胞饮等机制获取其他组织来源蛋白，相关抗原经内化和加工后表达于胞外 MHCⅠ类分子上[215]。交叉递呈的免疫效果依赖于抗原吸收后免疫刺激信号的表达[214]。

在非免疫介导的蛋白尿性肾病中，肾脏内固有 DC 聚集的作用至今仍不清楚。最新研究对蛋白尿引起的 DC 活化提出了新见解。将经肾小球自由滤过的卵清蛋白注入正常小鼠后，其主要集中在近端肾小管，并且被传递给肾脏和肾脏淋巴结的 DC[216]。在此，卵清蛋白被递呈给 CD_8^+T 细胞，从而诱导此类细胞增生。

在 NOH 转基因小鼠中（在足细胞中选择性表达模式抗原卵清蛋白和鸡蛋溶菌酶），DC 耗竭可抑制球旁单核细胞的浸润，证实肾脏 DC 活化在肾脏损伤中的重要作用[217]。体外实验证实，与蛋白尿肾病类似，大鼠近端肾小管细胞暴露于过量自体白蛋白可导致白蛋白 N 端 24- 残基片段（ALB_{1-24}）形成[218]。这种肽吸收入 DC 后，被蛋白酶体加工成抗原肽。这类肽具有 MHC Ⅰ类分子的结合基序，能够激活 CD_8^+T 细胞。在 5/6 肾大部切除小鼠模型中，DC 在肾实质中的聚集于术后 1 周达到峰值而后下降，并同时出现于肾周引流淋巴结。在原代培养时，肾淋巴结中载有 ALB_{1-24} 白蛋白肽段的 DC 能激活同来源的 CD_8^+T 细胞[218]。蛋白超负荷刺激后，受损小管释放炎症刺激物是一种危险信号，即白蛋白肽段可促使 DC 在肾周淋巴结中激活 CD_8^+T 细胞，这些活化的 T 细胞浸润于肾间质并促进局部免疫反应。

2. 巨噬细胞与淋巴细胞

大多数人类慢性肾脏疾病的肾间质内浸润有各种效应细胞，如巨噬细胞、CD_4^+T 细胞和 CD_8^+T 细胞[219]。动物研究显示，巨噬细胞在慢性肾损伤的早期和晚期都是主要的浸润细胞。在慢性肾病中，肾小管间质内巨噬细胞的聚集与肾小球和间质损伤及肾功能障碍的程度相关[219]。巨噬细胞产生的活性氧自由基（reactive oxygen species，ROS）、一氧化氮（nitric oxide，NO）、补体成分和促炎细胞因子等可直接损伤固有细胞[220]。巨噬细胞还可通过表达金属蛋白酶和血管活性肽来影响周围基质和血管。

巨噬细胞只是肾间质炎症中浸润细胞的一种。在蛋白尿超负荷模型中，肾小管间质浸润的单核细胞发挥了重要作用。在蛋白超负荷的第 2 周，小管间质中存在辅助性 T 细胞、细胞毒性 T 细胞及巨噬细胞浸润[221]。腹腔注射抗 T 细胞单克隆抗体耗竭 T 细胞并不能减轻巨噬细胞浸润，提示这些细胞的浸润与淋巴细胞无关[221]，而与小管细胞表达的骨桥蛋白、MCP-1 和黏附分子 VCAM 与 ICAM 等有关。

在大鼠 5/6 肾大部切除的早期，肾小管间质中就存在大量 T 淋巴细胞浸润并可持续数周[222]。巨噬细胞浸润属于非特异性炎症反应，但损伤部位淋巴细胞的募集与活化则是抗原特异性免疫反应。这些淋巴细胞的作用是维持并放大肾间质的炎症反应。

众所周知，B 细胞主要参与淋巴结、脾脏和体液免疫应答，其作为肾内浸润细胞的潜在作用未得到重视[223]。然而，研究发现膜性肾病中存在 CD_{20}^+B 细胞的大量浸润[224]。在 IgA 肾病和慢性间质性肾炎的肾活检中，CD_{20}^+B 细胞也是主要的浸润细胞[225]。CD_{20}^+B 细胞与 CD_3^+T 细胞一起形成大型结节状结构，如炎症组织中的三级淋巴器官[226]。

肾小管间质中趋化因子 CXCL13mRNA 水平升高，且与 CD_{20}^+mRNA 相关。淋巴结内 CXCL13 免疫反应的增强及其与 B 细胞表面受体 CXCR5 的共同定位提示 CXCL13-CXCR5 促使 B 细胞向淋巴滤泡样结构内聚集。肾小管间质 B 细胞可释放促炎症细胞因子与趋化因子、递呈抗原和激活 T 细胞，且参与肾脏纤维化进展[226]。

3. 骨髓来源纤维细胞

在蛋白尿性肾脏病中，炎症环境下生成的趋化因子可促进骨髓来源纤维细胞在肾间质中的浸润[227]。纤维细胞是具有较高胶原合成能力的循环结缔组织细胞的祖细胞。在单侧输尿管梗阻小鼠模型中，肾小管间质内有纤维细胞浸润，其数量随着肾脏纤维化的进展而增多[228]。此外，纤维细胞的浸润数量与数种人类肾脏疾病的间质纤维化程度密切相关[227]。尽管从小鼠和人类分离的纤维细胞表达趋化因子受体，例如 CCR2、CCR3、CCR5、CCR7 和 CXCR4 等[227]，但目前仍不清楚哪些趋化因子与受体对参与了受损肾小管间质中纤维细胞的募集。

4. 成纤维细胞的活化与细胞外基质沉积

肾小管间质纤维化过程中存在肾小管丢失、肌成纤维细胞浸润与细胞外基质（extracellular matrix，

ECM）蛋白的沉积[229]。在巨噬细胞来源促纤维化细胞因子的刺激下，肾小管间质内固有成纤维细胞和肌成纤维细胞发生增殖，且数量与随后的瘢痕形成相关[230]。这些细胞可能来源于转分化的肾小管上皮细胞或管周毛细血管的周细胞，该过程由巨噬细胞来源 TGF-β 等促纤维化细胞因子促成[231, 232]。

包括肾脏集合管上皮在内的不同器官的胚胎上皮可在发育阶段转化为间充质细胞，该过程被称为上皮间充质转化（epithelial to mesenchymal transition，EMT）[233]。损伤的肾小管上皮细胞可经 EMT 转化为间充质细胞，从而参与慢性肾脏病的肾小管间质纤维化[233]。然而，有关 EMT 在成人肾脏和慢性肾脏疾病中发挥作用的证据存有争议，且缺乏可靠的体内研究数据支持 EMT 参与肾纤维化。最强的支持性数据来自于单侧输尿管梗阻模型[234]。通过基因标记近端肾小管上皮细胞，该研究证明近端肾小管上皮细胞转化而来的间充质细胞占肾小管间质内所有基质生成细胞的 36%[234]。然而，其他研究认为 EMT 对肌成纤维细胞形成的贡献有限[235, 236]。而且，其他研究人员在单侧输尿管梗阻模型中使用细胞追踪技术并未发现 EMT 参与肾脏纤维化的证据[237]。肾大部切除大鼠模型中有类似发现，蛋白尿刚出现时，肌成纤维细胞转分化的标志蛋白 α- 平滑肌动蛋白表达于管周间隙的非上皮细胞。最近研究证实，转分化过程中的肌成纤维细胞来源于管周间隙的周细胞[237]。

活化的肾脏成纤维细胞可分泌趋化因子，进一步吸引巨噬细胞并使肾小管间质损伤持续存在[197]。最终，活化的成纤维细胞生成基质成分，导致肾小管间质胶原蛋白沉积与纤维化。肾间质纤维化由 ECM 结构蛋白沉积而来，是肾脏损伤的共同特征，且在基质金属蛋白酶（matrix metalloproteinases，MMP）的蛋白水解作用与新蛋白的合成下不断进行间质重塑。

MMP 可被基质金属蛋白酶的组织拮抗剂（tissue inhibitors of matrix metalloproteinases，TIMP）抑制。因此，TIMP 与 MMP 的平衡决定着 ECM 的完整性。TIMP 家族的四个成员中，TIMP3 可与 ECM 结合并在肾脏中高水平表达[238]。在单侧肾梗阻小鼠模型中，与野生型小鼠相比，TIMP3$^{-/-}$ 小鼠肾脏的间质纤维化加重、Ⅰ型胶原蛋白的生成与沉积增多且成纤维细胞及 MMP2 活化增加[239]。糖尿病和慢性同种异体移植肾病患者的肾脏内也存在 TIMP3 水平升高[239]。

研究还发现纤维化与 miRNAs 变化存在联系[96, 240, 241]。糖尿病肾脏疾病中，一些 miRNAs 与肾脏纤维化存在相关性，如 miR-29、miR-200 家族、miR-192 及 miR-21 等[241-244]。这些 miRNA 在肾脏细胞中受 TGF-β 调节，并且在糖尿病的体内与体外模型中抑制其表达可减轻纤维化程度[243]。

近期，miR-184 被证明是蛋白尿的下游效应物，并参与糖尿病肾脏疾病大鼠的肾脏纤维化[245]。事实上，Zucker 糖尿病肥胖（Zucker diabetic fatty，ZDF）大鼠的 miR-184 水平与对照组相比显著升高（18 倍）。miR-184 在小管中的表达与脂质磷酸磷酸酶 3（lipid phosphate phosphatase3，LPP3）的表达减少和胶原沉积相关。miR-184 类似物转染 NRK-52E 细胞可抑制 LPP3 表达，使其表达促纤维化表型。白蛋白是刺激 miR-184 表达的主要因素。有趣的是，抗 miR-184 干预可抑制白蛋白诱导的 LPP3 下调和纤溶酶原激活物抑制剂 -1 的过表达。在 ZDF 大鼠中，ACEI 可减少蛋白尿和 miR-184 水平，从而维持小管 LPP3 表达并减轻小管间质纤维化。在肾小管细胞中，白蛋白诱导的 miR-184 表达受 DNA 去甲基化和组蛋白赖氨酸乙酰化的表观遗传学调控，并通过结合 NF-κB p65 亚基与 miR-184 启动子相偶联。这些结果提示 miR-184 可能是蛋白尿的下游效应物，并通过 LPP3 参与小管间质纤维化，提示靶向抑制 miR-184 与降蛋白药物联用至少可能成为治疗糖尿病肾脏疾病相关肾脏纤维化的新策略[245]。

5. 慢性缺氧

慢性缺血是小管间质纤维化发展的重要促进因素之一[246]。AngⅡ生成增多和 NO 产生减少是慢性血管收缩的基础，可导致组织缺血和缺氧[247]。动物研究和人类肾脏组织活检研究表明，肾小管间质纤维化区域通常会出现管周毛细血管的丢失[233]。在叶酸肾病小鼠模型中，VEGF 表达下调可能与进行性管周毛细血管丢失和组织缺氧相关[248]。

周细胞与内皮细胞在维持管周毛细血管稳定和增殖方面起着关键作用[249-251]。该过程受数个血管调节因子介导，如周细胞产生的血管生成素 -1 和活化内皮细胞产生的血管生成素 -2[251-253]。慢性肾脏病中微血管网稀疏造成的肾脏缺血[254]，会破坏血管生成素的平衡并导致周细胞增殖，在长远范围内加重肾间质纤维化[255]。

此外，间质分隔的大小还决定了管周毛细血管与小管细胞间的扩散距离，肾间质纤维化可进一步影响肾小管的氧供。局部毛细血管内血流量减少引起的小管细胞饥饿状态可能是小管萎缩与丢失的原因。此时，残余肾小管处于耗氧量增加的功能性高代谢状态，进一步加重了肾间质的缺氧环境。体外试验中，缺氧刺激导致小管上皮细胞内成纤维细胞增殖和ECM生成增加[256]。

（四）内源性组织修复系统

1.保护性巨噬细胞

巨噬细胞在肾小管间质损伤中的作用有待进一步研究。在多柔比星诱导的进行性肾损伤小鼠模型中，研究探讨了肾间质巨噬细胞的作用[257]。给予小鼠靶向巨噬细胞表面$CD_{11}b/CD_{18}$整合素的单克隆抗体ED7后，肾皮质中巨噬细胞（ED1阳性细胞）减少约50%，且与多柔比星注射的前后顺序无关[258]。但是，仅在先于多柔比星注射时，单克隆抗体ED7才对肾脏结构和功能发挥保护作用[258]。

针对这些观察结果有众多解释，巨噬细胞表型随时间发生变化是其中之一。如果疾病早期主要为致病性巨噬细胞而晚期主要为保护性巨噬细胞，则只有在早期实施抗巨噬细胞治疗才能发挥保护作用。事实上，巨噬细胞具有明显不同的功能表型，可极化为促炎症（M_1巨噬细胞）或组织修复（M_2巨噬细胞）表型[259]。研究显示，管周间质的巨噬细胞可表达M_2表型参与急性肾损伤后的组织修复，并营造促进组织修复和增殖而非炎症的细胞因子环境[260]。集落刺激因子-1（colony-stimulating factor-1，CSF-1）可介导M_2型巨噬细胞参与的肾损伤修复，药物性阻断CSF-1可减少M_2型极化并抑制组织修复[261]。

最近的研究同样认可巨噬细胞表型的重要性。在单侧输尿管梗阻的小鼠中，不论移植的骨髓来自于AngⅡ1型受体基因敲除小鼠还是野生型小鼠，浸润的巨噬细胞均显示出抗纤维化的保护性作用[262]。

其他研究发现，巨噬细胞的异质性和特异性显著取决于肾脏损伤性质和部位[263]。巨噬细胞在不同的炎症模型中同时发挥诱导损伤和促进修复的作用。在可逆性肝损伤模型中，巨噬细胞被证实在损伤和恢复阶段发挥不同的作用[264]。肝脏纤维化进展时，巨噬细胞耗竭会减少瘢痕形成和肌成纤维细胞数量。在肝脏损伤的恢复期，巨噬细胞耗竭则会抑制基质降解[264]。这些发现清晰地表明，在同一组织中存在功能相反的巨噬细胞亚群。

进一步研究巨噬细胞表型的时间变化、活化状态和损伤后净效应可更好地理解巨噬细胞在慢性肾脏病小管间质损伤和修复中的复杂作用，尤其在蛋白尿背景中。

2.调节性T细胞

CD_4^+T细胞是适应性免疫系统的关键，能辅助体液免疫与细胞免疫反应。但CD_4^+T细胞之间功能各异，某些亚群甚至阻碍而非辅助免疫应答。$CD_4^+CD_{25}^+$是最典型的抑制性亚群，在下调致病性自身免疫反应中发挥积极作用[265]。$CD_4^+CD_{25}^+$T细胞是强有力的免疫调节细胞，能抑制体外T细胞增殖，并抑制机体对自体抗原、同种异体抗原、肿瘤抗原和感染性抗原的免疫应答[266]。

在免疫缺陷型小鼠（severe combined immuno-deficient，SCID）的多柔比星肾病模型中，研究通过$CD_4^+CD_{25}^+$T细胞重组证实其可调节慢性肾脏病的进展[258]。与未经$CD_4^+CD_{25}^+$T细胞重组的多柔比星诱导的SCID小鼠相比，$CD_4^+CD_{25}^+$T细胞重组可有效降低肾小球硬化、小管损伤和间质扩张等。

在绿色荧光蛋白（green fluorescence protein，GFP）-*Foxp3*小鼠中，*Foxp3*的组织特异性表达可标识调节性T细胞[267]。在多柔比星肾病小鼠模型中，*Foxp3*阳性T细胞移植可减轻肾脏损伤。*Foxp3*阳性T细胞移植小鼠的尿蛋白和血肌酐水平降低，且肾小球硬化、小管损伤和间质滤过等显著减少[268]。

3.肾脏来源前体细胞

蛋白尿性慢性肾病的肾小球结构退化与小球重塑相关[269]。肾小球毛细血管丛的三维重建对此有独特价值，可量化肾小球硬化的面积与治疗后毛细血管的再生程度[269]。动物模型和人体研究发现早期肾小球损伤具有可逆性，证明存在促进肾小球修复的再生机制[270]。然而，成熟足细胞是分裂后的细胞且原位增值能力有限，故无法再生[270]。在Alport小鼠和肾移植小鼠模型中，足细胞可被骨髓来源干细胞替代[271, 272]。研究认为足细胞再生主要来自于肾脏固有前体细胞[56, 67]，但这些细胞的来源仍不明确。

通过向三重转基因小鼠注射多西环素以永久标记肾小球壁细胞及其后代，研究证明肾小球囊顶端上皮细胞可经血管茎迁移到肾小球毛细血管丛，并而分化为足细胞[273]。类似地，成人肾脏肾小球囊尿极和血管极间的细胞同时表达前体细胞与足细胞标志物（$CD_{24}^{+}CD_{133}^{+}PDX^{+}$ 细胞），可分化为足细胞，表现为丢失干细胞标志物而表达足细胞表型标志物，并从尿极转移至肾小球毛细血管丛表面[274]。

尾静脉注射人肾小球囊来源前体细胞可减少SCID小鼠多柔比星模型的蛋白尿水平，并减轻慢性肾小球损伤[274]。ACE抑制可促进自发性肾小球损伤大鼠的肾小球修复，具有潜在临床价值[275]。在蛋白尿动物模型中，赖诺普利除可阻断年龄相关足细胞丢失外，还刺激肾小球足细胞数量增加至基线以上，这与WT1阳性增殖细胞数量的增加、细胞周期依赖激酶抑制剂p27表达减少及壁层足细胞数量增加等相关。这些研究表明，肾小球囊上皮细胞通过恢复足细胞数量参与ACEI诱导的损伤后肾小球毛细血管修复。

类似的，在FSGS小鼠的足细胞数量减少时，皮质激素治疗可促进肾小球的修复[276]。泼尼松治疗使足细胞数量增多，且与蛋白尿和肾小球硬化的减少相关。该效应既与足细胞凋亡减少相关，也与肾小球壁层前体细胞增多引起的足细胞再生相关。

除ACEI[144, 150]和泼尼松[276]外，Notch抑制剂[277]、基质细胞衍生因子-1抑制剂[278]和维甲酸[279]都是促进足细胞再生的因子，能增加壁层上皮细胞前体的数量。体外培养的人肾脏祖细胞暴露于人血清白蛋白后，阻断维甲酸和维甲酸反应元件（retinoic acid–response element，RARE）介导的足细胞特异性基因转录可阻止其向足细胞分化[145]。在模拟人类FSGS的多柔比星肾病小鼠模型中，阻断维甲酸的内源性合成会引起蛋白尿水平升高和肾小球硬化加重[145]。该效应与足细胞数量减少相关。在RARE-lacZ转基因小鼠中，蛋白尿抑制肾脏前体细胞内维甲酸的生物活性及RARE的活化，抑制其向足细胞分化[145]。连续病理切片证实，维甲酸治疗可恢复RARE活性，促进肾脏前体细胞中足细胞标志物的表达，减少蛋白尿水平和增加足细胞数量等[145]。

总之，以上研究显示恢复肾小球壁层上皮前体细胞向足细胞分化的能力可促进足细胞再生，并有潜力最终治愈肾小球疾病。

三、肾病范围蛋白尿的系统性危害

肾病范围蛋白尿导致的一系列异常统称为肾病综合征。它的特点是由人体蛋白组成的显著变化、钠潴留、血脂异常、凝血因子异常和不同程度肾功能不全引起的全身性反应。

（一）低蛋白血症

肾病综合征的临床表现在蛋白尿水平超过3.5g/d的患者中较为明显。然而，肾病患者的蛋白尿常超出该下限的2～3倍。免疫化学分析显示，白蛋白在尿蛋白中占80%以上[280]。免疫球蛋白是血浆中第二丰富的蛋白，在尿蛋白中排第二，仅次于白蛋白。低白蛋白血症是肾病蛋白尿最常见的系统性异常，绝大多数患者均会发生。

1. 低蛋白血症的发病机制

正常肝脏生成的白蛋白为12～14g/d（130～200mg/kg）。白蛋白的分解代谢主要发生在肾外，且与其每日生成量相等[281]。然而，约10%在过滤蛋白重吸收后在肾脏近端小管中分解代谢[281]。肾病综合征患者的低蛋白血症主要由尿量过多、肝脏合成减少和白蛋白分解代谢率增加引起（图30-10）。

尿白蛋白丢失是低白蛋白血症发生的重要原因。然而，在大多数肾病综合征患者中，肝脏的白蛋白产量可增加3倍以上，足以代偿尿白蛋白的损失[281]。经胃肠道丢失白蛋白增多也可能导致低白蛋白血症，但该假说缺乏证据支持[282]。因此，低白蛋白血症发生时必须存在肝脏白蛋白生成不足或白蛋白分解代谢增加。

正常情况下，肝脏合成白蛋白的速率可增加300%。肾病综合征动物模型和低蛋白血症患者的研究表明，在饮食中蛋白质供应充足时，肝脏合成白蛋白的速率仅处于或略高于正常上限水平[283]，表

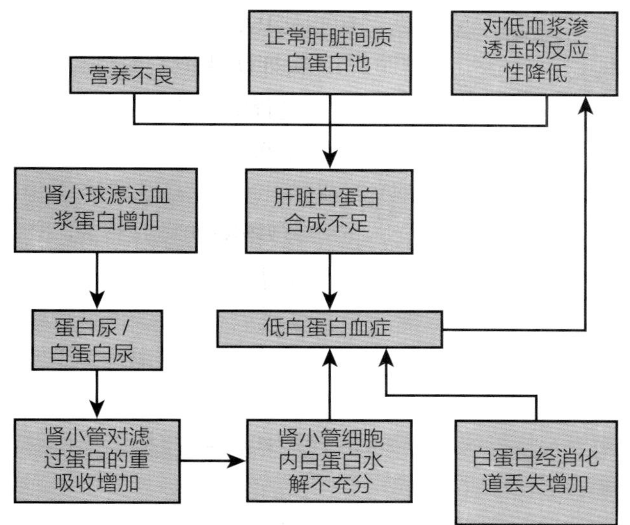

▲ 图 30-10　肾病性低白蛋白血症的发生机制
白蛋白增加合成和蛋白分解代谢下降等代偿机制尚不足以纠正低蛋白血症

明肝脏对低蛋白血症的反应不足。

肝脏内血浆胶体渗透压水平是调节蛋白质合成的主要因素[215]。在循环白蛋白缺失的基因突变大鼠中，肝脏内白蛋白基因的转录速率较正常大鼠增加 2 倍[215]。然而，其肝脏白蛋白合成的增加不足以补偿低白蛋白血症，表明白蛋白合成反应受损[215]。类似地，肾病患者的胶体渗透压降低引起的肝脏白蛋白合成增加不足以恢复血浆白蛋白浓度[283]。正常人群的研究显示，肝脏间质白蛋白可调节白蛋白的合成[284]。肾病综合征患者的肝脏间质白蛋白库未被耗尽，其白蛋白合成水平正常或轻微增加，但仍不足以补偿低白蛋白血症[284]。

膳食蛋白质摄入可促进白蛋白的合成。肾病大鼠肝脏的白蛋白 mRNA 和白蛋白合成水平在低蛋白饮食时没有增加，但在高蛋白饮食时显著升高[285]。然而，高蛋白摄入引起的超滤可加重蛋白尿，故血清白蛋白水平没有变化。

肾脏白蛋白分解代谢在肾病综合征低蛋白血症中的作用存在争议。有人认为肾小管白蛋白的转运能力在处理生理水平的滤过白蛋白时已经饱和，增加的滤过蛋白不会被吸收和分解代谢，而是直接随尿液排出[286]。然而，家兔近端肾小管离体灌流的研究显示，白蛋白的吸收是一个双重运输系统[287]。除在蛋白质超过生理水平时就饱和的低容量系统外，肾小管还可通过高容量的低亲和力系统吸收白蛋白。因此，肾病综合征时可能存在白蛋白分解代谢的增加。

在嘌呤霉素氨基核苷肾病大鼠中，白蛋白的分解代谢与蛋白尿水平正相关，证实了这一假说[288]。然而，肾病综合征的整体白蛋白储备量大幅减少，白蛋白的绝对分解代谢率可能正常甚至降低[282]。该现象受营养状态影响，即白蛋白绝对分解代谢的减少发生于低蛋白饮食肾病大鼠，而非正常蛋白饮食的肾病大鼠[289]。

综上所述，肾病综合征的低蛋白血症由多种白蛋白稳态的改变所致，且不能由肝脏白蛋白合成增加和肾小管白蛋白分解代谢降低所充分代偿。

2. 低蛋白血症的危害

肾功能损害是肾病低蛋白血症患者的常态，通常表现为两方面：①肾脏不能维持水钠平衡；②肾小球毛细血管固有超滤能力丢失导致的 GFR 下降[290]。

在生理情况下，GFR 被定义为经肾小球毛细血管壁滤过的净水量。GFR 由净超滤压力和超滤系数 K_f 的乘积决定，K_f 是由可用过滤表面积（S）和肾小球毛细血管壁的液压渗透率（K）的乘积得出的内在超滤能力的量度。通过研究人体 GFR 及其决定因素发现，部分肾病综合征（微小病变和膜性肾病）的 GFR 降低完全是液体渗透性严重降低的结果[291]。在肾病综合征合并狼疮肾炎、特发性 FSGS 及糖尿病肾脏疾病中，可滤过面积减少和液体通透性降低都会导致 K_f 下降[292, 293]。

肾病患者液体通透性受损的主要原因是上皮足突的融合和消失[291]。水必须通过足突间裂隙膜进入肾小球囊，足突间裂隙膜数量的减少增加了滤过阻力。净超滤压力增加可部分抵消 K_f 下降的影响，很大程度上来自于肾小球毛细血管内胶体渗透压的大幅降低。因此，GFR 下降水平与 K_f 下降水平并不成正比。由于净超滤压力的代偿性升高，在实验性肾病模型中，单个肾单位的 GFR 下降并不总能被观察到[294]。

肾小球疾病和蛋白质丢失引起的超滤能力下降使肾病患者特别容易发生低滤过和肾功能不全的急性加重[295]。GFR 水平在低 K_f 时严重依赖于超滤压力，任何降低肾小球毛细血管灌注压的操作都可导致 GFR 急剧下降。因此，使用利尿剂、环氧合酶抑制剂和环孢素等可降低超滤压力的药物时，应考虑到肾病患者对急性肾损伤的易感性。

低蛋白血症的另一个危害是导致潜在药物毒性的增加[296]。许多药物都与白蛋白结合，低蛋白血症引起可结合位点数量的减少，使循环中游离药物的比例升高。在稳定状态下，循环中增多的游离药物会很快被代谢掉。此外，与蛋白结合可促使药物由小管分泌排泄，肾病综合征中蛋白结合减少可能延迟某些药物经由肾脏排泄[297]。尽管蛋白结合减少的临床后果难以预测，如泼尼松龙所示，高水平的游离药物可能具有毒性[298]。

利尿剂的案例很耐人寻味。肾病综合征患者经常对襻利尿剂产生抵抗，可能是低蛋白血症导致的利尿剂向其作用部位输送减少所致。研究显示，同时给予呋塞米和少量白蛋白（6～20g）可以增强肾病患者对呋塞米的反应[299]。这些发现仍有待商榷，其他研究发现肾病患者中静脉呋塞米的尿液排泄与正常对照组相比没有差别[300]。此外，肾小管中增多的滤过白蛋白可能与呋塞米结合并降低其疗效[301]。

动物研究显示，呋塞米抑制髓襻 Cl^- 重吸收的作用可被近端肾小管中的白蛋白所干扰，华法林和磺胺恶唑也可阻止白蛋白与呋塞米的结合并部分恢复机体对利尿剂的反应[301]。然而，在服用磺胺异嗯唑的肾病患者中未能证实该发现，人们由此怀疑肾小管中与白蛋白过度结合的呋塞米在利尿剂抵抗中的重要性[302]。有效动脉血容量减少和神经体液因子活化等水钠潴留机制可能更加重要。

肾病综合征时，大量结合蛋白经尿液丢失[303]。在肾病综合征患者中，蛋白结合配体水平下降可导致多种离子（铁、铜和锌）、维生素（维生素 D 代谢物）和激素（甲状腺和激素）的水平较低。理论上，蛋白结合配体的丢失可导致肾衰竭，但维生素 D 之外缺乏令人信服的临床证据[304]。维生素 D 结合蛋白（vitaminDvindingprotein，DBP）作为 59kDa 的蛋白很容易经肾病性肾小球过滤，并经由肾病综合征患者的尿液丢失[305]。25- 羟维生素 D_3［$25(OH)D_3$］与 DBP 以复合物形式存在于循环中，肾病综合征中 $25(OH)D_3$ 可经尿液丢失[306]。通过口服 ^3H 标记的维生素 D_3，研究证实肾病综合征中 $25(OH)D_3$ 的血清半衰期缩短，尿液排泄增加[307]。然而，肾病患者的血浆 1, 25- 二羟维生素 D_3［$1, 25(OH)_2D_3$］水平一般正常或降低[306]。

尽管肾病综合征的低钙血症可仅由低蛋白血症的蛋白结合钙减少引起，也存在部分患者的低钙血症与低蛋白血症水平不成正比[308]。继发性甲状旁腺功能亢进症、混合性骨软化和骨炎纤维性囊性骨病等可出现在没有肾衰竭的患者[309]。而且，并非所有肾病综合征患者都会出现钙稳态异常[310]。仅小部分患者发生钙、维生素 D 和甲状旁腺激素稳态改变，其原因并不明确，可能与年龄、病程、肾功能、蛋白尿水平、血清白蛋白水平和皮质激素治疗等相关[304]。

最后，低蛋白血症可能促进血小板的聚集性[311]。白蛋白可与花生四烯酸结合，从而限制其经血小板转化为血栓素 A_2。因此，低蛋白血症可能引起血小板代谢花生四烯酸增加，并导致血小板反应性升高[311]。

（二）水肿的形成

水肿是导致肾病患者就医最常见的临床表现，即间质中液体成分增多。间质液体最容易积聚在组织压力较低的区域。因此，早上醒来时表现为眼眶周围水肿，一天结束时表现为下肢水肿。即使在全面且大量的全身性水肿中，下肢水肿仍然最为明显。腹腔、胸腔和心包腔内常存在大量积液。肾病患者血管外水肿的机制复杂且仍不明确。

1. 血浆胶体渗透压降低

低蛋白血症可导致胶体渗透压降低，有利于水分从血管内向组织间隙移动。正常情况下，淋巴管扩张和增殖引起的淋巴回流增加及无蛋白液体堆积导致间质胶体渗透压降低可阻止水肿的形成。此外，流体聚集引起间质内液压升高，降低跨毛细管压力梯度，进而减少血浆液体向间质的渗漏。在肾病患者中，没有明确的证据显示这些防水肿的防御机制发生了变化[312]。在肾病综合征患者的复发和缓解期，间质和血浆胶体渗透压出现类似变化[312]。此外，肾病患者毛细血管的液压传导性升高[313]，可能是内皮细胞间大分子复合物的破坏增强了毛细血管的通透性，从而导致水肿持续存在[314]。这些现象表明，水肿严重程度的主要决定因素可能不是低蛋白血症本身，而是肾内机制。

2. 血容量的改变

既往认为，肾病综合征的低血浆白蛋白水平可引起循环血容量减少，即充盈不足机制，最终导致水钠潴留（图 30–11）。血浆胶体渗透压降低引起的循环血容量减少会触发一系列事件，刺激肾脏保留滤过的钠和水[315]。因此，低血容量可刺激心脏心房、颈动脉和主动脉中低压和高压感受器介导的复杂反应通路的传入刺激，激活交感神经系统和肾素 - 血管紧张素系统。此外，低血容量还促进精氨酸血管升压素（arginine vasopressin，AVP）的非渗透性分泌，进一步刺激肾脏重吸收水分[315]。

肾脏水钠潴留的动态平衡有助于恢复循环血容量，但会加重低蛋白血症，导致血浆液体向间质持续渗漏。盐潴留可能是循环充盈不足的结果，这与以下发现一致，在增加血容量的露头浸水试验后，部分肾病患者会有利钠和利尿反应[316]。

肾病综合征水肿形成的机械反应还意味着血浆容量的持续减少[317]，血浆肾素活性（plasma renin activity，PRA）升高[318]和血浆尿儿茶酚胺水平增加[319]。但是，仅少数肾病患者出现血浆容量降低[319]，部分研究发现，约 70% 肾病患者的血浆容量正常甚至偏高[320]。某些情况下，肾病缓解期的血浆容量水平低于急性期[319, 320]。然而，肾病患者血浆容量的测定存在方法学问题，可能限制这些研究的价值[321]。

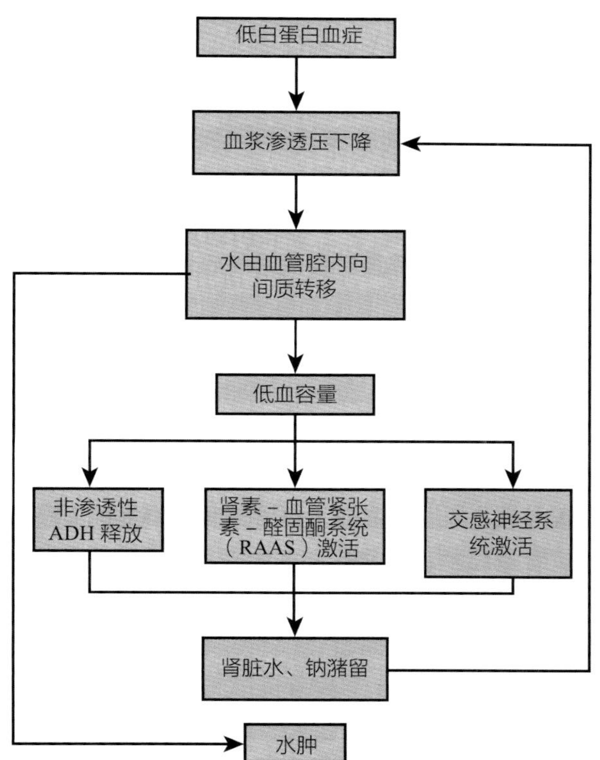

▲ **图 30–11　水肿形成的“充盈不足”机制**
血浆胶体渗透压下降引起血容量减少是指示肾脏保钠保水的关键
ADH. 血管升压素

测定低血浆容量时血管活性激素水平的变化可作为血管内容量变化的替代标志物。研究发现，仅 50% 肾病患者的 PRA、血浆及尿液醛固酮水平高于正常人[322]。此外，用药物阻断高 PRA 肾病患者的肾素 - 血管紧张素 - 醛固酮系统不会改变其尿钠排泄[323]。类似地，血浆去甲肾上腺素、AVP 和心房利钠肽（atrial natriuretic peptide，ANP）水平也接近正常或变化不一[324]。利尿剂和利钠剂对血浆高胶体渗透压或白蛋白输注的反应[325]，以及对露头浸水试验时中心容积增加的反应也因人而异[325]。激素诱导肾病综合征缓解后 PRA 通常增加而非减少，这从另一方面间接否定了低血容量在大多数肾病患者水肿形成中起关键作用[322]。

3. 肾内机制

过度充盈理论提出，肾脏可不依赖于循环血浆容量而发挥保钠作用，导致高容量血症（图 30–12）[315]。在肾病患者水肿形成的过程中，摄取特定量的钠维持正钠平衡。这引起的血容量增加会改变毛细血管壁的 Starling 渗透压力，导致血浆相间质渗漏并形成水肿。该机制亦存在于嘌呤霉素氨基核苷（puromycin amino nucleoside，PAN）诱导的大鼠单侧肾病模型中[326]。该模型体循环的白蛋白浓度正常，但仅蛋白尿肾脏而非对侧完整肾脏可保留过量的钠和水。这表明蛋白尿肾脏的异常钠潴留由肾内因素引起，而非循环或全身因素。

这些现象部分来自于 GFR 下降引起的滤过钠减少，常伴有肾病性蛋白尿。但因钠排出分数较低，肾小管对钠的重吸收增强可能是肾病综合征钠潴留的主要原因。通过分析肾病大鼠转运钠的节段性，证实集合管是重吸收尿钠的主要部位[326]。基础[327]和临床[328]研究进一步表明，肾病综合征的肾单位远端段是钠潴留的部位。事实上，集合管内髓段是 ANP 受体表达最丰富的节段[329]。

此外，肾病大鼠心房提取物（来自正常或肾病大鼠）或合成 ANP 的尿钠排泄反应显著低于正常大鼠[330]。在单侧肾小球病变大鼠模型中，ANP 的

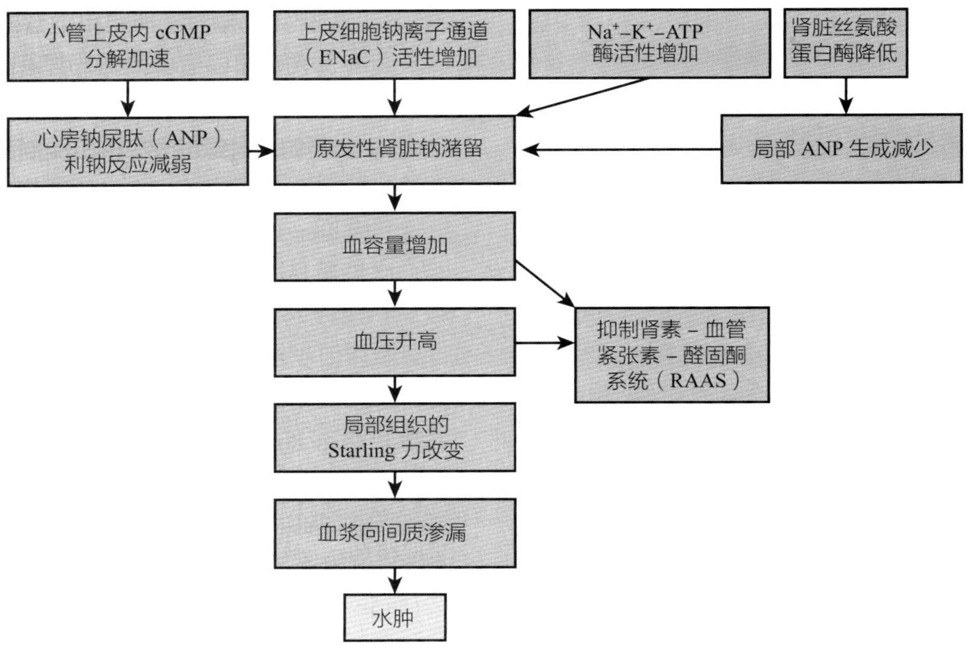

▲ 图 30-12 水肿形成的"满溢"机制

心房钠尿肽反应减弱，上皮细胞 Na^+ 通道活性和 Na^+-k^+-ATP 酶活性增加均是引起异常水、钠潴留的关键。血容量增加可改变局部组织毛细血管壁的 Starling 力，导致"满溢"性水肿

cGMP. 环磷酸鸟苷

钠排泄反应下降仅存在于患肾，而非对侧正常肾脏[327]，以及外源性 ANP 输注时都促进了内源性 ANP 的释放。此外，浸水试验后增加的内源性 ANP 及输注的外源性 ANP 都不能促使肾病患者产生适当的尿钠排泄[328]。

综上所述，ANP 参与肾病综合征的肾内钠潴留。由此可推断，集合管固有运输特性的改变使其缺乏对 ANP 的尿钠排泄反应。

研究发现，交感传出神经活性增加与 ANP 尿钠排泄反应的下降相关[331]。肾病模型中，集合管细胞中磷酸二酯酶活性增强，导致环磷酸鸟苷（cyclicguanosinemonophosphate，cGMP）的分解加速，cGMP 在 ANP 与其受体结合后的细胞内信号转导中非常重要[332]。

随着 corin 的被发现，一种由 1042 个氨基酸组成的跨膜丝氨酸蛋白酶，可将 proANP 和 proBNP 转化为活性形式 ANP 和 BNP[333, 334]，丝氨酸蛋白酶（如 corin）的出现改写了肾病综合征水肿的发病机制。除在心脏中表达外[333]，研究发现丝氨酸蛋白酶也可表达于肾组织[335]。免疫组化分析显示，肾组织中存在 corin 和 ANP 的共定位[335]。值得注意的是，与野生型小鼠相比，$corin^{-/-}$ 小鼠肾脏中 β- 上皮钠通道（β-epithelial Na^+channel，ENaC）、磷酸二酯酶 5（phosphodiesterase 5，PDE5）和蛋白激酶 GⅡ的表达显著增加。在 PAN 诱导的肾病综合征或抗 Thy1 诱导的肾小球肾炎中存在肾内 pro-ANP 的增加和 ANP 的减少，且与肾组织内 corin 表达的减少相关[335, 336]。在肾病综合征和肾小球肾炎中，PDE5 和蛋白激酶 GⅡ的表达上调导致集合管内 cGMP 减少，并最终导致 ENaC 丰度增加[336]。这些发现表明，肾内 ANP 生成减少可引起 corin 缺乏，并导致水肿性肾小球疾病的原发性水钠潴留[337]。同理，慢性肾脏病患者的尿液 corin 水平降低[338]。

集合管通过主细胞顶膜上的 ENaC 调节肾脏对钠的重吸收[339]。研究显示，丝氨酸蛋白酶可通过分解 γ 亚单位的抑制结构域激活 ENaC[340]。在肾病大鼠和人类的尿液中，纤溶酶也可通过该机制激活 ENaC[341]。在大鼠和人肾脏中，尿激酶型纤溶酶原激活药可将肾病肾脏滤过的无活性纤溶酶原转化为具有活性的纤溶酶[341]。阿米洛利可刺激 PAN 肾病大鼠的尿钠排泄并减少腹水量。阿米洛利可抑制

ENaC 和尿激酶型纤溶酶原激活物，从而减少活性纤溶酶的水平[341]。

ENaC 还受醛固酮调节[339]。在肾病综合征大鼠模型中，ENaC 激活可伴随血浆醛固酮水平的升高[342]。然而，在嘌呤霉素肾病大鼠的血浆醛固酮水平不高时，阻断 ENaC 向顶侧膜的募集后尿钠潴留仍然存在[343]。相反，Na^+–K^+–ATPase 为基底外侧膜上的钠泵，其转运活性增加[343]。这表明 Na^+–K^+–ATPase 活性增加促进肾病综合征时尿钠的重吸收，有研究在肾病大鼠的皮质集合管中证实了该发现[344]。

基底膜的 Na^+–K^+–ATPase 促使管腔侧钠离子经由 ENaC 被动进入，因此，肾病大鼠集合管内钠潴留可能由这些钠转运体的过度协同所致。PAN 肾病大鼠近端肾小管顶端 Na^+/H^+ 交换体 3（NHE–3）的激活可刺激钠的重吸收，提示近端肾小管在肾病综合征的水钠潴留中发挥作用[345]。NHE–3 的特异性激活可能是对近端肾小管白蛋白负荷增加的反应，正如白蛋白刺激与负鼠肾（opossum kidney，OKP）细胞的 NHE–3 丰度和活性相关[346]。

另一假说提出，肾间质炎症在原发性水钠潴留中起主要作用[347]。炎症细胞浸润刺激肾间质中血管收缩物质生成，而抑制血管扩张物质产生，导致 K_f 和单个肾单位 GFR 减少。肾小球血流动力学改变引起钠滤过减少，与炎症细胞介质引起的肾小管重吸收钠增加一起，导致原发性钠潴留、血管内容量增加和毛细血管静水压升高。血浆胶体渗透压降低促使液体由血管腔渗出，可缓冲原发性钠潴留引起的血容量变化。然而，在大多数微小病变型肾病综合征的儿童中，肾间质炎症细胞浸润很少或不存在。因此，肾病性水肿可能源于原发性钠潴留和动脉充盈相对不足。这些机制的优势地位可能与肾病综合征的发病机制或疾病的分期相关。

肾脏水代谢紊乱是肾病综合征的另一个主要特征。肾病患者尿液的稀释[348]和浓缩[348]均存在缺陷。肾病综合征的实验模型已就尿液浓缩障碍的原因进行了探讨。尽管肾病综合征的循环升压素水平升高，集合管水通道 1、2 和 3 的表达下调[349]、尿素转运蛋白的表达下调[350]和髓襻升支粗段 Na^+ 转运体丰度的显著降低代表肾脏对细胞外水肿做出的适度反应，但这可能以尿浓缩功能下降为代价。

（三）高脂血症

肾病综合征中存在脂质代谢的数量和质量变化，几乎所有的血浆脂质和脂蛋白组分都增多[351]。血液胆固醇水平通常升高，并随肾病综合征严重程度的增加而继续上升[351]。总胆固醇和胆固醇酯类均有增多[352]。三酰甘油水平的差异很大，除非肾病状态非常严重，许多患者的三酰甘油水平并不升高[351]。部分游离脂肪酸与血浆白蛋白结合，但肾病综合征患者的血清游离脂肪酸水平在正常范围内[351]。极低密度脂蛋白（very low–density lipoprotein，VLDL）、中等密度脂蛋白（intermediate–density lipoprotein，IDL）和低密度脂蛋白（low–density lipoprotein，LDL）水平在肾病综合征早期升高[351, 353]，而高密度脂蛋白（high–density lipoprotein，HDL）的数据不详。HDL 的血浆水平大多正常，但严重蛋白尿患者尿液中 HDL 的排泄可能导致其下降[351]。

脂蛋白的分子组成也存在异常。VLDL、IDL 和 LDL 的胆固醇和三酰甘油含量高于正常水平。此外，脂蛋白分子的载脂蛋白的类型和数量也有改变，载脂蛋白 B、C–Ⅱ和 E 增多，而载脂蛋白 C 减少，且载脂蛋白 C–Ⅲ与载脂蛋白 C–Ⅱ的比值升高[354]。肾病综合征缓解后，这些异常的指标会迅速恢复。

1. 肾病高脂血症的发病机制

肾病性血脂异常有两种机制，即生产过剩和血清脂质及脂蛋白的分解代谢或清除受损（图 30–13）。肾病综合征中通常存在肝脏脂质和载脂蛋白的合成增加，以及乳糜粒（chylomicrons，CM）和 VLDL 的清除减少[355]。肾病综合征相关的低蛋白血症可促使动物和人类的胆固醇合成增加[356]。羟甲基戊二酰辅酶 A 还原酶是肝脏胆固醇合成的限速酶，其活性增加[320]。血清胆固醇水平通常与血清白蛋白水平成反比[320]，血清胆固醇水平常在疾病缓解后恢复正常。相反的，三酰甘油的合成并未增加。

研究认为，脂蛋白与白蛋白具有相同的合成与分泌途径[357]。白蛋白输注可部分纠正肾病高脂血症则支持这一假说。研究还发现，培养基胶体渗透压升高可抑制肝细胞分泌载脂蛋白 B（apolipoprotein B，Apo B）。

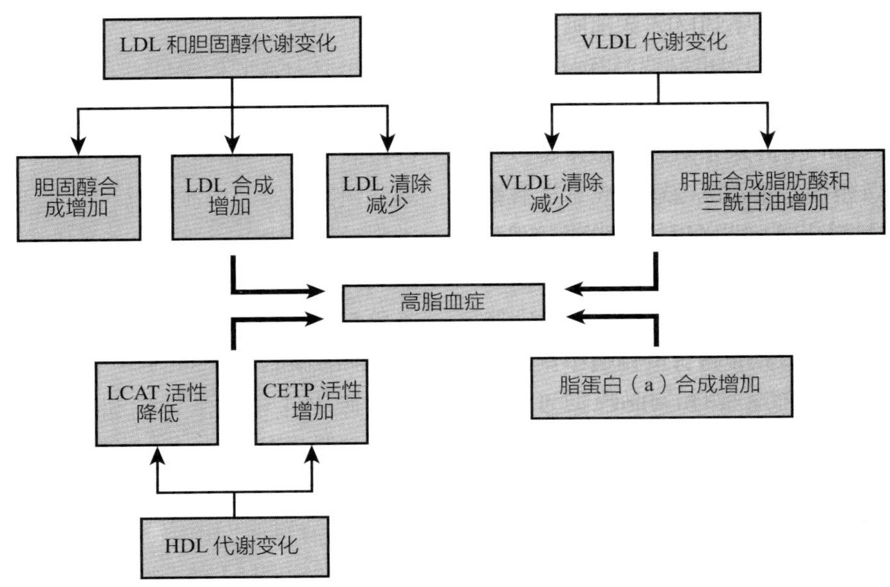

▲ 图 30-13 肾病性高脂血症的病理生理机制

所有血脂异常都源于低密度脂蛋白（LDL）、极低密度脂蛋白（VLDL）、高密度脂蛋白（HDL）、胆固醇代谢的变化和脂蛋白（a）合成的增加

多数研究表明，细胞外白蛋白浓度下降和（或）细胞外胶体渗透压降低可通过某些通路调节肝脏内载脂蛋白和脂肪的生成。尽管肾病综合征患者肝脏合成载脂蛋白增多，但各个载脂蛋白合成受到的刺激程度及合成的机制各不相同。载脂蛋白 A 的生成约增加 6 倍，而载脂蛋白 B 和 E 的合成只增加了 2 倍，载脂蛋白 C 的合成则未增加 [357]。

在肾病大鼠和低蛋白血症大鼠的肝脏中，载脂蛋白 A-Ⅰ的 mRNA 转录增加，提示血浆胶体渗透压降低或白蛋白浓度降低引起载脂蛋白 A-Ⅰ的基因表达发生改变 [358]。尽管肾病大鼠和低蛋白血症大鼠的血浆载脂蛋白 B 和载脂蛋白 E 的水平升高，但其转录率变化很小或没有变化。这些载脂蛋白合成增加所导致的血浆水平升高，最可能涉及的是转录后的翻译或蛋白加工。

肾病综合征时不仅有脂质合成增加，动物和人类研究还证实存在脂质分解代谢的改变。在蛋白尿出现后可见 CM 和 VLDL 清除率降低，但在遗传性无白蛋白血症大鼠模型中上述血脂水平正常 [357, 259]，提示经尿丢失脂质调节物质，而非白蛋白浓度下降或渗透压降低，可能导致脂肪分解缺陷。

脂蛋白脂酶（lipoprotein lipase，LPL）活性下降是脂蛋白清除缺陷的可能原因。LPL 可水解 VLDL 和 CM 的三酰甘油，释放游离脂肪酸。肾病大鼠的 LPL 活性降低是延迟性脂解的可能机制 [357]。肾病大鼠离体心脏中 CM 的分解代谢减少，且 LPL 与血管内皮细胞的结合约减少 90%。未与血管内皮结合的且不与大脂蛋白相互作用的 LPL 活性正常 [359]。因此，特异性减少血管内皮细胞上附着的 LPL 可能导致肾病综合征中 CM 和 VLDL 分解代谢的减少。

内皮结合型 LPL 活性降低与 CM 和 VLDL 分解代谢减少的关系尚不清楚。在低蛋白血症大鼠中，尽管由肝素激活释放的 LPL 活性显著下降，VLDL 和 CM 的分解代谢却是正常的 [360]。此外，正常大鼠来源的 HDL 可纠正肾病大鼠来源 VLDL 的脂解缺陷，肾病大鼠来源的 HDL 则可能存在功能障碍。事实上，肾病动物模型中分离出的 HDL 存在结构异常 [361]。因此，富含三酰甘油的脂蛋白的外周分解代谢存在多个独立缺陷，是脂质分解延迟的可能原因。

肾病综合征患者的脂代谢研究不如大鼠的那般详细。然而，对比研究发现，两个物种存在相似的脂质代谢紊乱。与对照组相比，肾病患者三酰甘油的周转率降低，且 VLDL 中三酰甘油的半衰期从 4h 延长到 11h[362]。在肾病患者中，不仅 VLDL 的分解代谢下降，且 VLDL 时间浓度曲线的形状不同寻常，可能是 VLDL 向 LDL 转变的延迟所致 [363]。

人体的脂解延迟可能与大鼠一样，是 LPL 活性降低所致。研究显示，肾病综合征患儿的 LPL 活性降低，且 LPL 活性在疾病缓解后升高。此外，LPL 活性与 VLDL 的三酰甘油浓度存在较强的负相关性[364]，但不是所有肾病患者的LPL活性都降低[365]。

肾病综合征患者的 VLDL 分解代谢正常或减少[366]，肾病大鼠的 VLDL 分解代谢仅轻微减少[367]。临床研究显示，受体介导的 VLDL 清除率降低是 LDL 升高的可能原因[368]。尽管肾病大鼠的 LDL 受体 mRNA 水平正常，但肝脏内 LDL 受体的表达显著减少，由此推测存在 LDL 受体的翻译缺陷或代谢增强[369]。

肾病综合征还与 HDL 发挥活性所需酶的异常相关。胆固醇酯转移蛋白（cholesterol ester transfer protein，CETP）催化 HDL_2 的富胆固醇酯核心转移至 VLDL 残粒，从而消耗高密度脂蛋白胆固醇以生成低密度脂蛋白胆固醇。肾病患者血浆 CETP 水平的升高与 VLDL 胆固醇呈正相关，而与 HDL 胆固醇呈负相关[370]。

卵磷脂－胆固醇酰基转移酶（lecithin–cholesterol acyl transferase，LCAT）可催化胆固醇的酯化反应及其与 HDL 颗粒的结合，促进 HDL_3 向 HDL_2 转化。肾病患者的血浆 HDL_3 水平较高而 HDL_2 水平较低，表明肾病综合征中 LCAT 的活性降低[371]。CETP 活性增加可将 HDL_2 核心迅速转移至 VLDL 残粒，从而促使胆固醇从 HDL 转移至 LDL 核心。此外，成熟的 HDL 还可运输作为辅助因子的载脂蛋白。载脂蛋白 ApoC-Ⅱ是 LPL 的内源性激活剂。载脂蛋白 C-Ⅱ通常由 HDL_2 转运到新生 VLDL 和乳糜粒。肾病患者的载脂蛋白 C-Ⅱ可以游离形式或以与 HDL 结合的形式经尿液丢失[372]。载脂蛋白 C-Ⅲ是载脂蛋白 C-Ⅱ的抑制剂，在肾病综合征患者升高，引起载脂蛋白 C-Ⅱ与载脂蛋白 C-Ⅲ的比值下降及 LPL 活性显著降低。

2. 高脂血症的临床后果

高脂血症可诱发心血管疾病发生，是最重要的潜在危害。在肾病综合征患者的血脂蛋白中，HDL_2 胆固醇降低，HDL_3 胆固醇相对增加，LDL、IDL 和 VLDL 的胆固醇含量则大量增加，这些改变会导致动脉粥样硬化的风险升高[353]。然而，肾病综合征患者通常存在高血压、高凝状态和慢性肾衰竭等其他 AS 危险因素，因此评估高脂血症对肾病综合征患者动脉粥样硬化风险十分困难。

鉴于动脉粥样硬化发生和发展的自然进程，长期患肾病综合征的患者死于心血管疾病的风险最高[373]。蛋白尿合并高脂血症患者的动脉粥样硬化进展加速，且动脉粥样硬化与心血管疾病和脑卒中发病率的增高显著相关[373]。与正常人相比，肾病综合征患者的缺血性心脏病的发病率增加 85 倍[374]。在 142 名大量蛋白尿（＞3.5g/d）患者参与的回顾性研究中，与年龄和性别匹配的对照组相比，大量蛋白尿患者发生心肌梗死的相对危险度为 5.5，发生心源性死亡的相对危险度为 2.8[373]。

许多研究显示，高脂血症在慢性肾脏疾病的发展作用。肾小球滤过的脂蛋白可在系膜中积聚，并导致肾小球硬化[375]。高脂饮食可诱发啮齿类动物的肾小球局灶性硬化，且肾小球损伤程度与血清胆固醇水平显正相关。肥胖 Zucker 大鼠肾小球的局灶性硬化与高脂血症相关，且降脂药物可显著改善肾小球的病理损伤[376]。类似地，肾病大鼠肾小球中存在游离胆固醇和酯化胆固醇，且血胆固醇水平与硬化肾小球的数量密切相关[377]。

高脂血症在肾病综合征向慢性肾脏疾病进展过程中所起的作用尚不确定。目前，肾病综合征患者的脂代谢异常缺乏明确的治疗方法，但在预计肾病综合征患者的高脂血症将长时间持续时，应当采取降脂治疗。血管紧张素转化酶抑制剂治疗可使肾病综合征患者的蛋白尿水平和血脂水平显著降低[378]，同时降低总胆固醇、脂蛋白（a）、VLDL 和 LDL 胆固醇水平，并抑制 CETP 和 LCAT 活性，但对肾病综合征患者的血浆白蛋白水平无显著影响[379]。

然而，控制肾病综合征患者饮食中胆固醇和饱和脂肪酸摄入时需保持谨慎。每日膳食中添加鱼油（富含 ω-3- 多不饱和脂肪酸）的长期效果尚不明确。在充分的临床对照研究前，不能将其推荐为标准治疗。若降低蛋白尿和控制脂肪摄入不能有效地改善高脂血症，可尝试使用降脂药物，如 3- 羟基 -3- 甲基戊二酰辅酶 a 还原酶抑制剂（他汀类）、抗氧化药和纤维酸衍生物。

（四）高凝状态

凝血级联反应蛋白经尿液丢失及其他蛋白质代偿性增加可导致机体的高凝状态[380]。肾病患者常发生静脉血栓，动脉血栓的发生少有报道[381]。

1. 高凝状态的发生机制

肾病综合征中存在凝血和纤溶蛋白的合成代谢变化及经尿液丢失。肾病综合征的凝血异常如图 30–14 所示。凝血酶原（因子Ⅱ、Ⅴ、Ⅶ、Ⅸ、Ⅹ、Ⅺ和Ⅻ）、辅助因子（因子Ⅴ和Ⅶ）和纤维蛋白原在内的几乎所有凝血因子的浓度都有改变[381]。肾病综合征患者的因子Ⅸ、Ⅹ和Ⅻ等血浆蛋白经尿液丢失，且因合成无法充分代偿而减少[381]。因子Ⅴ和Ⅷ等分子量较高的蛋白质及纤维蛋白原则因代偿合成增加而增多[380]，因子Ⅷ水平可增加 2～3 倍[380]。然而，Ⅷ因子是急性期反应物，Ⅷ因子水平升高可能是静脉血栓形成的伴随现象，而不是导致静脉血栓形成的原因。

肾病综合征患者的血白蛋白水平与纤维蛋白原水平呈负相关[382]。肾病综合征患者体内的分解代谢处于正常水平，血纤维蛋白原水平升高可能是由于肝脏合成增加[383]。高纤维蛋白原血症为纤维蛋白的形成提供纤维蛋白原底物，同时促进血小板聚集、增加血液黏稠度和红细胞聚集，导致机体处于高凝状态。凝血因子Ⅴ和Ⅷ升高引起的凝血酶增多是纤维蛋白沉积增加的可能原因[384]。

肾病患者还存在内源性凝血抑制因子的产生异常，40%～80% 的患者缺乏抗凝血酶Ⅲ[385]。抗凝血酶Ⅲ可经尿液排泄，故其水平与蛋白尿呈负相关，与血清白蛋白水平呈正相关[385]。抗凝血酶Ⅲ缺乏症与血清白蛋白水平低于 2.0g/dl 存在相关性[386]，抗凝血酶Ⅲ缺乏症与深静脉血栓形成和肺栓塞发生相关[386]，但在其他研究中未得到证实[387]。

此外，肾病综合征患者也存在其他内源性抗凝血因子异常，但各个研究结果间相互矛盾。肾病综合征患者血浆蛋白 S 水平升高，但其活性蛋白片段经尿液丢失，这使得血浆蛋白 S 抑制凝血的活性降低[388]。蛋白 C 的研究结果一直相互矛盾[388]。有研究发现，尽管组织因子途径抑制物（Tissue factor pathway inhibitor，TFPI）的相对分子量较低，肾病综合征患者的 TFPI 水平却升高[389]。血清凝血酶激活的纤溶抑制物（Thrombin activable fibrinolysis inhibitor，TAFI）水平升高和蛋白 Z 水平降低也是导致肾病患者血栓形成的可能因素[390]。

在肾病综合征中，许多因素可导致纤溶酶诱导的纤维蛋白溶解降低。近年来，研究多集中于纤溶酶原（纤溶酶的前体）和纤溶酶形成的主要调节因子，即纤溶酶原激活物抑制物（Plasminogenactivator inhibitor，PAI–1）和组织纤溶酶原激活物（Tissue plasminogen activator，t–PA）。肾病综合征中，纤溶

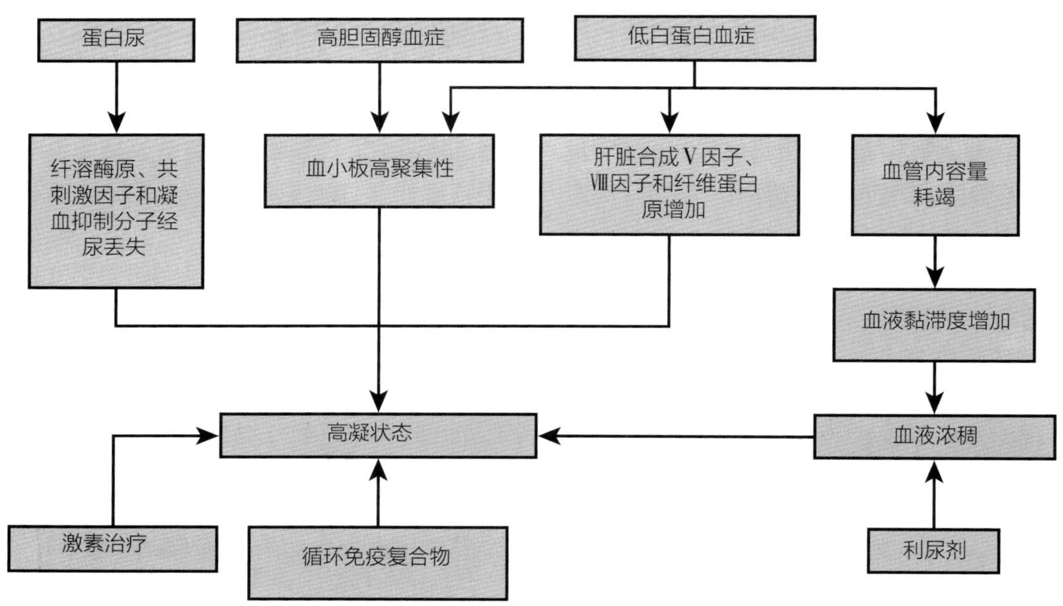

▲ 图 30–14 肾病综合征高凝状态的病理生理机制

内（外）源性凝血级联系统中凝血相关因子表达和活性变化、血浆中抗血栓形成和纤溶成分水平、血小板数量和功能及激素或利尿剂应用等均可导致肾病综合征的高凝状态

酶原下降与大量蛋白尿存在相关性[391]。白蛋白是纤溶酶原与纤维蛋白结合并与 t-PA 相互作用的重要辅助蛋白。因此，肾病患者的低白蛋白血症不利于纤维蛋白的降解。研究发现肾病综合征患者肾小球的纤溶活性受到抑制，且膜性肾病患者的 PAI-1 水平是对照组的 6 倍[392]。

生理止血过程还包括血小板活化和聚集而形成血小板血栓。血小板 - 血管壁相互作用增强和血小板聚集均参与肾病综合征的血栓形成。在肾病综合征中，血小板增多、红细胞变形能力降低、血管性血友病因子（von Willebrand factor，vWf）升高均促进血小板向血管壁转运和血小板黏附能力增强[393]。

体外研究显示肾病患者的血小板聚集增加[393]。除血小板聚集性较高外，肾病患者的血小板活化指标（如血浆 P- 选择素和循环 $CD_{62}P^{+}$ 血小板）均高于健康对照组。儿童肾病患者的 $CD_{62}P$ 表达升高，且 $CD_{62}P$ 水平在疾病缓解期不高[394]。

血小板高聚集性与肾病患者的低蛋白血症、高胆固醇血症和高纤维蛋白原血症相关[394]。低蛋白血症引起白蛋白结合的花生四烯酸水平升高，血小板的血栓烷 2 形成增加，从而导致血小板聚集[395]。LDL 胆固醇水平升高可促进血小板聚集，而降脂治疗可有效抑制血小板的聚集性[396]。然而，该影响在普通人群中缺乏确凿证明[397]。

迄今认为，血小板活化和聚集在肾病综合征患者的血栓栓塞风险增加中发挥作用。然而，体外研究与临床病例观察的结果存在矛盾[387]。血管容量减少和激素暴露等其他肾病的临床特征也会导致高凝状态。血液黏度增加与血液浓度、利尿剂使用[398]和高纤维蛋白原血症[380]相关。潜在的免疫损伤也会导致肾静脉血栓形成和膜性肾小球疾病血栓并发症的发生。膜性肾病合并肾静脉血栓形成的患者存在循环免疫复合物，而无血栓形成的膜性肾病患者没有循环免疫复合物形成[381]。激素使用可能增加患者血栓栓塞并发症的发生风险[381]，但未使用激素治疗时血栓栓塞并发症的发生率同样较高[399]。

因此，凝血过程中任何步骤的异常，如凝血级联反应的激活和终止、纤溶、血小板活化和聚集，都可能导致肾病综合征的高凝状态。但各个变化的具体作用仍然不明确。

2. 高凝状态的临床后果

血栓栓塞是肾病综合征的严重并发症。肾静脉是血栓形成的最常见部位。在回顾性和前瞻性研究中，肾病综合征的肾静脉血栓形成（renal vein thrombosis，RVT）的发生率为 5%～62%[381]。无论基础疾病如何，肾病综合征与 RVT 存在相关性。肾静脉造影研究发现，RVT 在膜性肾病患者中发病率最高，平均为 37%[400, 401]。在膜增生性肾小球肾炎和微小病变性肾病等原发性肾小球疾病中，RVT 的发生风险也较高。上述横断面研究中，最初未发生 RVT 的肾病患者在疾病进展过程有可能发生 RVT，RVT 的发生风险因此存在低估。在纳入 151 名肾病综合征患者的前瞻性研究中，RVT 的累积发病率为 22%[400]。

RVT 存在急性和慢性两种临床表现[400]。急性 RVT 通常发生于单侧，以急性腰痛、腰酸、肉眼血尿和肾功能恶化为临床特征。慢性 RVT 多发生于老年人，通常无症状。选择性肾静脉造影是 RVT 诊断的金标准，静脉侧支循环建立即可确诊慢性 RVT。肾静脉造影是有创性操作，可导致肺栓塞、下腔静脉穿孔和对比剂性急性肾损伤等并发症[402]。因此，静脉肾盂造影，计算机断层扫描和磁共振成像等针对 RVT 的非创伤性检查仍是首选[402]。然而，在诊断或排除急性 RVT 时，这些技术的准确性尚未得到证实。目前看来，多普勒超声确诊 RVT 的能力不如肾静脉造影[403]。

研究显示，合并 RVT 肾病患者的预后不佳。抗凝治疗可显著改善无症状慢性 RVT 患者的预后[400]。肾病综合征患者中也存在下肢深静脉血栓（Deep venous thrombosis，DVT）的形成[401]，DVT 可在 15% 的肾病患者中单独发生或与 RVT 同时发生[400]。

肺栓塞可引起 DVT、下腔静脉血栓形成或 RVT。在 151 例肾病综合征患者中，94 例接受了通气 - 灌注肺扫描，25% 的急性 RVT 患者存在症状性肺栓塞，而 20% 的慢性 RVT 患者存在出现症状性肺栓塞[400]。无症状性肺栓塞的发生率为 12.8%。在前瞻性和回顾性研究中，RVT 外的血栓栓塞并发症的发生率为 8%～44%，平均发生率为 20%[381]。

临床研究证实，低蛋白血症与静脉血栓栓塞之间存在相关性，但有 / 无血栓栓塞事件患者的血清白蛋白水平没有显著差异[400]。这些证据显示，低蛋白血症与肾病患者血栓栓塞并发症的发生相关，但不是必要条件。

儿童与成人的血栓形成方式有显著差异。儿童的血栓发生率较低（1.8%～5%）[404]，但儿童血栓的并发症却更为严重，半数儿童的动脉栓塞可导致持续性偏瘫、肠系膜梗死和外周血管闭塞相关截肢等严重危害[404]。成人的动脉血栓比静脉血栓要少见得多，但仍是严重并发症。在一份病例报道中，43 名肾病综合征患者的主动脉、肾动脉、股动脉、肠系膜动脉、脑动脉或肱动脉处出现动脉血栓栓塞[399]。回顾性研究证实，肾病综合征患者中冠状动脉事件的发生风险显著增加[373]。

肾病患者的静脉血栓栓塞治疗与普通人群类似。一线治疗包括常规抗凝、低分子肝素和口服维生素 K 拮抗剂[381]。早期治疗急性 RVT 可显著改善肾功能和其他症状[400]。抗凝治疗停止后，RVT 可在持续性肾病的情况下复发。因此，当蛋白尿处于肾病范围时，通常需要持续口服维生素 K 拮抗药[405]。低分子量肝素相对安全，但其抗凝活性过高且药物蓄积引起出血风险增加，故肾功能不全患者需谨慎使用[406]。

预防性抗凝治疗在未发生 RVT 的肾病综合征患者中仍存在争议。决策分析研究证实，膜性肾病患者的预防性抗凝治疗具有潜在收益[382]。未接受抗凝治疗的患者因肺栓塞死亡的概率较高，而接受抗凝治疗的患者发生 RVT 和肺栓塞的概率较低。当患者的蛋白尿处于肾病范围，血白蛋白低于 2g/dl，或两者兼有时，必须进行预防性抗凝治疗。合并其他潜在疾病患者的治疗需更加谨慎，仅在血栓栓塞风险较高时才予以预防性抗凝治疗。

（五）易于感染

肾小管高滤过可引起尿蛋白排泄增加、肾小管分解代谢增强[407]和合成代谢降低[408]，上述改变会导致 IgG 缺乏和 B 因子在内的补体替代途径成分减少。肾病综合征患者的血清中，各种 IgG 亚类的水平均较低。在肾病综合征和微小病变患者中，血浆 IgA 水平下降，而 IgM 水平升高[409]。肾病综合征患者的细胞免疫功能同样存在缺陷[410, 411]，如循环 T 淋巴细胞计数减少，淋巴细胞对丝裂原、刀豆蛋白 A（concanavalin A，ConA）和血细胞凝集素反应减弱。

体液和细胞免疫的缺陷使肾病患者极易发生感染[412]。最常见的是肺炎链球菌和大肠埃希菌。尽管感染的易感性是普遍的，但水肿部位特别容易发生局部感染。水肿和营养不良引起的皮肤皲裂使肾病患者易患蜂窝织炎[320]。并发腹水的肾病患者易发生腹膜炎[412]。约 6% 的肾病综合征患儿会发生一次或多次感染[412]。

儿童对包膜细菌感染的易感性与 B 因子、C3 前体和 D 因子等替代途径补体成分经尿液丢失相关[407]。在缺乏特异性抗体的情况下，这些补体成分对包膜细菌的破坏至关重要。提高肾病患者血清 B 因子水平可恢复机体对包膜细菌清除能力[407]。先天性肾病综合征低出生体重的早产儿可发生念珠菌引起的真菌血症[413]。

新型强效的抗生素显著降低了肾病综合征时致命感染的发生率。然而，对于免疫球蛋白水平严重下降的成年人和 2 岁以上的肾病患儿，特别是预计肾病综合征不会快速缓解时，建议采取接种肺炎球菌疫苗等预防措施[414]。

第31章 原发性肾小球病

Primary Glomerular Disease

Manish K. Saha　William F. Pendergraft III　J. Charles Jennette　Ronald J. Falk　著
常冬元　李志盈　马甜甜　译
常冬元　陈　旻　高碧霞　校

要　点

- 原发性膜性肾病（primary membranous nephropathy，PMN）是一种自身免疫性疾病，本病患者循环中存在两种针对足细胞抗原的IgG型自身抗体，一种抗原是肌肉型磷脂酶A2受体（phospholipase A2 receptor，PLA2R1），另一种抗原是含1型结构域的血小板反应蛋白7A（thrombospondin type 1 domain-containing7A，THSD7A），两种抗原在患者的检测阳性率分别为70%和5%～10%。
- 膜增生性肾小球肾炎（membranous proliferative glomerulonephritis，MPGN）新分类方法的依据是肾小球免疫荧光表现，若存在免疫球蛋白和补体同时沉积，则为免疫复合物介导的MPGN。若以补体C3沉积表现为主，则归类为补体介导的MPGN或C3肾小球病。
- 纤维样肾小球肾炎是一种自身免疫性疾病，其靶抗原为DNAJB9。
- 对于免疫触须样肾小球肾炎患者，需除外单克隆丙种球蛋白血症、恶性肿瘤和淋巴增殖性疾病。
- IgA肾病牛津分型欧洲验证性研究（VALIGA）结果提示，扁桃体切除术和非扁桃体切除术患者在蛋白尿水平及肾功能下降方面没有显著差异。
- 在抗肾小球基底膜（GBM）病中，新月体邻近部位常见节段性纤维素样坏死，而非坏死节段在光镜下可见完全正常肾小球或中性粒细胞或单核细胞少量浸润。与抗GBM病不同的是，免疫复合物型新月体性肾炎和C3肾小球病的典型病变是毛细血管壁增厚和毛细血管内细胞增多。
- 在散发的抗GBM病中，可见检测到针对Ⅳ型胶原α3链的自身抗体。在一些X连锁Alport综合征患者移植后出现的抗GBM病中，靶抗原是Ⅳ型胶原α5链NC1结构域的构象型抗原表位区域，这类抗原仅在异体移植肾中表达，而在受者体内无表达。
- ANCA相关血管炎患者中，抗蛋白酶3（anti-proteinase3，PR3-ANCA）抗体阳性患者、肺及上呼吸道受累者，较其他类型血管炎更易复发。

肾小球疾病可分为原发性肾小球疾病和继发性肾小球疾病。本章主要讨论原发性肾小球疾病。有些肾小球疾病在一部分患者中表现为仅有肾脏受累，但另一部分患者中表现为多系统受累，如抗GBM病中，一些患者出现肺泡出血，而另一部分患者无肺泡出血表现。ANCA相关血管炎患者中，也可以伴或不伴多系统受累表现或肉芽肿形成。

第32章重点为继发性肾小球病，第33章重点为肾小球病治疗。将肾小球病分为原发性和继发性可能并不完全准确，因为有时两者在发病机制上类似，如 IgA 肾病、寡免疫复合物坏死性新月体肾炎、抗 GBM 病、膜性肾病和膜增生性肾小球肾炎既可以是原发性肾脏病也可以是系统性疾病肾脏受累的表现，如 IgA 血管炎、寡免疫复合物小血管炎、Goodpasture 综合征、系统性红斑狼疮（systemic lupus erythematosus，SLE）和冷球蛋白血症血管炎。因此目前在很多情况下对于肾小球病的命名也不再依据发病机制而倾向于更能代表其病理生理机制进行命名，如 2012 年第二届 Chapel Hill 会议（Chapel Hill Consensus Conference，CHCC）将血管炎的命名进行了更改，如 IgA 血管炎（原名为过敏性紫癜）、肉芽肿性多血管炎［granulomatosis with polyangiitis（GPA），原名为韦格纳肉芽肿病］，以及嗜酸性肉芽肿性多血管炎（EGPA，原名为 Churg Strauss 综合征）[1]。

过去 30 年里肾小球病的发病率并不清楚，但可能反映行为和（或）环境变化。一项横断面观察性研究发现，根据 1986—2015 年横跨美国东南部的肾小球疾病协作网络数据库提示糖尿病肾脏疾病发生率显著增加 [2]。局灶性节段性肾小球硬化症发病率明显增加但随后下降，其他常见肾小球疾病发病率保持稳定（IgA 肾病和 ANCA 相关肾炎）或下降（微小病变性肾病、膜性肾病、膜增生性肾炎和狼疮肾炎）[2]。

当患者出现肾小球疾病时，临床医生不仅要评估临床症状和体征，也必须警惕系统性疾病肾脏受累或者可能导致肾脏疾病的其他疾病。临床评估包括蛋白尿、血尿、有无肾功能不全或者有无高血压。一些肾小球疾病可以引起单纯性蛋白尿或单纯性血尿，没有特异性的症状或体征。更严重的肾小球疾病常表现为肾病综合征或肾炎（肾小球肾炎）综合征。肾小球病可以表现为隐匿或急性病程，甚至表现为急进性肾小球肾炎。虽然一些肾小球病导致特定的综合征（如微小病变肾病导致肾病综合征），但很多疾病都能引起肾病和肾炎的表现（表 31-1）。不同肾小球病临床表现可以非常类似，肾活检对明确诊断具有重要作用，并且仍然是许多肾小球病确诊的金标准。

本章介绍肾小球病引起的临床综合征，包括单纯性蛋白尿、单纯性血尿和引起肾病或肾炎综合征的原发性肾小球疾病，并回顾了病理特征。

表 31-1　肾小球病表现特点

原发病	肾病表现	肾炎表现
微小病变肾病	++++	-
膜性肾病	++++	+
局灶性节段性肾小球硬化症	+++	++
纤维性肾小球肾炎	+++	++
系膜增殖性肾小球肾炎 [a]	++	++
膜增生性肾小球肾炎 [b]	++	+++
增生性肾小球肾炎 [a]	++	+++
急性弥漫增生性肾小球肾炎 [c]	+	++++
新月体肾小球肾炎 [d]	+	++++

a. 多种肾炎的病理表现可以是系膜增生性和增生性肾小球肾炎（局灶性或弥漫性），包括 IgA 肾病和狼疮肾炎
b. 包括系膜毛细血管（Ⅰ型）和致密物沉积病（Ⅱ型）
c. 急性链球菌感染后肾小球肾炎的病理表现
d. 免疫复合物介导、抗肾小球基底膜抗体介导或抗中性粒细胞胞质抗体相关
改编自 Jennette JC，Mandal AK：The nephrotic syndrome. In Mandal AK，Jennette JC，eds. Diagnosis and Management of Renal Disease and Hypertension. Durham，NC：Carolina Academic Press；1994：235-272.

一、肾小球病综合征概述

（一）蛋白尿

导致蛋白尿的原因有很多种，其中包括体内产生过量异常蛋白引起的溢出性蛋白尿（如多发性骨髓瘤伴 Bence-Jones 蛋白尿）、肾小管功能障碍（如 Fanconi 综合征）或肾小球功能障碍导致。与功能性、短暂性、体位性（直立性）或间歇性蛋白尿患者相比，鉴别蛋白尿是否为肾小球源性十分重要（蛋白尿详细讨论见第 23 章和第 30 章）。

在正常生理状态下，血浆中分子量＞ 70kDa 的蛋白质在肾小球基底膜会因为电荷屏障和物理屏障无法通过基底膜 [3, 4]。肾小球毛细血管滤过功能包括不同大小的物理屏障和不同电荷的电荷屏障，通过两种屏障实现滤过 [5]。肾小球基底膜对于血浆中＞ 150kDa 的分子可以起到选择性滤过作用。除了分子大小，形状在滤过过程也存在限制，细长形状

的分子比其他分子更容易穿过肾小球毛细血管壁，滤过屏障同时具有电荷选择性，其电荷来源于沿毛细血管壁排列的糖胺聚糖。在微小病变肾病中，导致蛋白尿的原因可能是电荷屏障破坏，而在膜性肾病中，蛋白尿产生原因可能是滤过屏障对于蛋白质分子形状的选择功能[4]。

研究证实，很多因素可以破坏肾小球毛细血管壁屏障，包括组织降解酶、沉积在其中的补体成分，以及肾小球基底膜和裂孔横膈膜的氧自由基、肾小球毛细血管壁氨基多糖肝素酶的含量和透明质酸酶的改变均可能与蛋白尿增加有关[6, 7]。基因研究为肾小球毛细血管壁的特殊成分提供了新线索，包括足细胞或裂孔横膈膜蛋白的突变都可能导致蛋白尿（Tryggvason 等[8] 和 Garg、Rabelink 等[9] 对此都撰写过综述）。

另一个导致蛋白尿的主要机制是近端肾小管上皮细胞对血浆蛋白的重吸收受损。许多中小分子量蛋白质，包括白蛋白和 β1、β2 和 α1 微球蛋白，被肾小球滤过后会被肾小管上皮细胞重吸收。当肾小管上皮细胞受损时，这些蛋白质被排出体外。Russo 等研究了肾小管重吸收蛋白的重要性[10]，用双光子激光活体显微镜观察正常大鼠和肾病大鼠肾小球毛细血管对白蛋白的滤过系数，发现非蛋白尿大鼠肾小球毛细血管对白蛋白的滤过系数为 3.4×10^{-2}，而不是 6.2×10^{-4}。

这项研究证实了几个重要的结论。首先，在正常大鼠中，每天有大量的白蛋白通过肾小球毛细血管屏障滤过。其次，研究者没有发现白蛋白通过肾小球滤过时存在电荷屏障。最后，在正常动物和肾病动物中，绝大多数滤过的白蛋白从原尿中“重吸收”，近端小管通过高能转运通路，将完整的白蛋白重吸收到小管周围毛细血管。这是一个重要的概念，因为大多数肾科医生认为蛋白尿是肾小球通透性升高导致的[11]。

单纯性蛋白尿一词用于多种情况，包括 24h 尿蛋白定量＜ 1g 的轻度短暂性蛋白尿，通常伴随生理应激状态，如发热、运动和充血性心力衰竭[12]。在另外一些患者中，短暂性蛋白尿是由于轻链、重链或其他免疫球蛋白片段的过量生产而导致低分子量蛋白质溢出的结果。由循环蛋白增加引起蛋白尿的其他例子有 β2 微球蛋白尿、肌红蛋白尿和血红蛋白尿。

直立性蛋白尿是指患者卧位时无蛋白尿，直立时出现蛋白尿，尤其与行走或运动相关[13]。24h 尿蛋白定量＜ 1g/24h，但也可能高达 2g/24h。直立性蛋白尿在青少年中较为常见，在 30 岁以上成人中并不常见[13, 14]。2%～5% 青少年有直立性蛋白尿。在接受肾活检的直立性蛋白尿患者中，47% 光学显微镜下为正常肾小球结构，45% 有轻到中度非特异性病变，其余患者诊断为原发性肾小球病[15]。

为什么肾小球正常的人在直立姿势时蛋白尿会增加？虽然这个问题的答案还不完全清楚，但有几种可能性。直立性蛋白尿可能是肾小球血流动力学改变的结果。甚至在组织学上“正常”的肾小球中没有特异病变，但存在细微的肾小球异常，包括基底膜异常或肾小球系膜局灶性病变[16]。另外，直立性蛋白尿还表现为主动脉和肠系膜上动脉（通常称为“胡桃夹现象”）之间的左肾静脉解剖性压迫并导致的肾静脉梗阻[17]。此外，手术解除移植肾静脉梗阻后直立性蛋白尿消失也证实了静脉压迫是直立性蛋白尿的原因[16]。

目前有几种诊断直立性蛋白尿的方法，包括留取两次 12h 尿蛋白定量，一次在平卧期间，一次在行走期间，比较两者的差距。另一种方法是比较 16h 活动和 8h 平卧隔夜收集的尿蛋白水平。患者在行活动期间尿液采集前需至少平卧 2h，以避免影响后续平卧期间尿液采集结果。直立性蛋白尿的诊断要求平卧 8h 内蛋白排泄量＜ 50mg。尿蛋白与肌酐比值暂不能作为直立性蛋白尿的诊断试验。

20 年随访研究表明，直立性蛋白尿通常是良性病程[14]。大部分直立性蛋白尿可以自行缓解。随访到 10 年，50% 患者缓解；20 年时，只有 17% 患者未缓解[14]。在没有肾活检的情况下，不能完全除外肾小球病，而肾小球病的早期也可能表现为直立性蛋白尿。因此应该在 1 年后重新评估患者，以确定蛋白尿的程度或性质有无改变。

一部分患者蛋白尿会自发缓解，另一部分患者可能进展为肾小球病表现，提示远期预后不良。蛋白尿持续时间和定量程度是患者预后的重要因素。蛋白尿缓解的患者一般不会出现肾性高血压或肾小球滤过率下降。对于持续存在蛋白尿的患者，需要定期评估。

（二）反复发作的或持续性的血尿

血尿是指尿液中存在异常增多的红细胞，可分为镜下血尿（只有借助显微镜才能发现）或肉眼血尿（茶色或可乐色、粉红色甚至红色尿液）。血尿也可由肾脏或泌尿道的其他部位损伤引起（见第 23 章）。

健康人 12h 内在尿液中可排出约 10^5 个红细胞。血尿指每高倍视野中有 2 个以上红细胞 [18]。处理尿液的方法因实验室而异，因此血尿的参考范围在不同实验室之间可能略有不同。试纸检测阳性是每高倍镜视野＞ 2 个红细胞，因此是一种非常敏感的测试。通常试纸检测阴性可以除外血尿 [19]。

普通人群血尿的比例为 5%～6% [20]，学龄期儿童为 4% [21]。在大多数儿童中，随诊后尿检是正常的。大部分血尿是下尿路来源，如累及尿道、膀胱和前列腺的疾病。只有不到 10% 的血尿为肾小球源性 [18]。老年人持续性血尿需警惕恶性肿瘤的可能性。持续镜下血尿患者膀胱癌的比例约 5%，严重肉眼血尿中膀胱癌的比例约 20% [22]。非肾小球源性血尿的其他病因，包括肿瘤、创伤、代谢缺陷（如高钙尿）、血管疾病（包括肾梗死和肾静脉血栓）、囊肿性肾脏疾病（包括多囊肾）、髓质囊性疾病、髓质海绵肾和间质肾疾病（如乳头状坏死、肾积水、药物性间质性肾炎等）。在无症状血尿的儿童中，15% 的病因是高钙肾损伤，10%～15% 为 IgA 肾病。高达 80% 的儿童和 15%～20% 的成人血尿病因无法确定 [23]。

暂时性血尿较常见，约 13% 出现在绝经后女性 [24]。月经周期中周期性的间歇性血尿很可能由子宫内膜植入泌尿系统导致 [25]。在 1000 名 18—33 岁的男性中，39% 出现过 1 次血尿，16% 出现过 2 次或 2 次以上血尿。在随访无蛋白尿或无肾功能不全的单纯性无症状血尿患者中，20% 患者血尿消失。然而，其中一些患者会进展为高血压和蛋白尿 [26]。对于出现暂时性血尿的老年人需警惕恶性肿瘤的可能 [18, 27, 28]，另一些则可能出现在运动后。

肾小球源性血尿与尿路其他部位损伤引起的血尿不同，其特征是红细胞通过肾单位时，由于渗透压和化学环境变化成为变形的畸形红细胞。有变形红细胞的血尿，特别是出现红细胞表面有膜泡形成的棘红细胞尿，提示为肾小球源性血尿 [22]。若出现蛋白尿（尤其是＞ 2g/24h）、血红蛋白或红细胞管型，则更能提示血尿是肾小球来源。棕色或可乐色的尿通常与肾小球性血尿有关，但如果没有肉眼血尿的表现也不能排除肾小球病的可能。通常情况下，肾小球源性血尿一般不会出现血凝块。

无蛋白尿、肾功能不全或红细胞管型的肾小球源性血尿的病理诊断鉴别包括 IgA 肾病、薄基底膜肾病、遗传性肾炎和组织学正常的肾小球 [29]。在欧洲的一项研究中 [30]，80 例正常成人接受了肾活检，以评估发作性肉眼血尿或持续性镜下血尿，其中约 30% 为 IgA 肾病，20% 为薄基底膜肾病，30% 没有明显病变，血尿缓解 13 例，其余患者有系膜增生性肾小球肾炎、间质性肾炎或局灶性肾小球硬化。在另一项研究中，216 例患有单纯性血尿的中国成人接受了肾活检，结果提示 IgA 肾病的比例最高 [31]。

根据北卡罗来纳大学（University of North Carolina，UNC）肾脏病理实验室对血尿患者的肾活检标本进行分析（表 31-2），SLE 患者被排除在研究之外。入选研究的患者血清肌酐水平低于 1.5mg/dl 或高于 3mg/dl。血清肌酐水平低于 1.5mg/dl 的患者进一步分为 24h 尿蛋白低于 1g/24h 和 1～3g/24h 两组患者。数据显示，血清肌酐水平相对正常、血尿和蛋白尿少于 1g/24h 的患者病理类型最可能是薄基底膜肾病、IgA 肾病或无特异性病变。血尿伴蛋白尿 1～3g/24h 且无明显肾功能不全的患者中，最常见病理类型是 IgA 肾病。血尿伴血清肌酐水平高于 3mg/dl 患者的病理类型可能为新月体肾炎。

虽然有上述总结数据，肾活检仍然是确定血尿病因的金标准，且少数情况下肾活检也无法明确病因。某些规律通常适用于对最可能病因的临床推测诊断。大量血尿多见于 IgA 肾病或遗传性肾炎。薄基底膜肾病患者通常无大量蛋白尿。

对于单纯性血尿患者，肾活检可以明确诊断以减少患者和医生的顾虑。但对于不合并蛋白尿、高血压或肾功能不全的无症状血尿患者，进行肾活检的指征其实并不明确。对于无症状血尿伴少量蛋白尿的患者，肾活检明确病理类型，包括 IgA 肾病和膜增生性肾小球肾炎。在没有蛋白尿的情况下，IgA 肾病、薄基底膜疾病和无诊断意义的轻微病变

表 31-2　血尿患者活检的肾脏疾病发生率（%）[a]

活检结果	血尿患者人数		
	尿蛋白＜ 1g/24h 血肌酐＜ 1.5mg/dl	尿蛋白 1～3g/24h 血肌酐＜ 1.5mg/dl	血肌酐＞ 3mg/dl
无异常	30	2	0
薄基底膜肾病	26	4	0
免疫球蛋白 A（IgA）肾病	28	24	8
肾小球肾炎无新月体[b]	9	26	23
肾小球肾炎伴新月体[b]	2	24	44
其他肾脏病[c]	5	20	25
总和	100（n=43）	100（n=123）	100（n=255）

a. 基于对北卡罗来纳大学肾病理学实验室的肾脏活检结果分析，排除了系统性红斑狼疮患者的标本

b. 除 IgA 肾病或狼疮肾炎外的增生性或坏死性肾小球肾炎

c. 包括肾病综合征的病因，如膜性肾病和局灶性节段性肾小球硬化症

引自 Caldas MLR, Jennette JC, Falk RJ, et al. Immunoelectron microscopic documentation of the translocation of proteins reactive with ANCA to neutrophil cell surfaces during neutrophil activation. [abstract]. Presented at the Third International Workshop on ANCA, November 29–30, 1990, Washington, DC.

仍然是最常见的病理表现[32, 33]。明确病因后可以减少不必要的重复化验，并且可以协助判断长期预后（如薄基底膜肾病比 IgA 肾病进展的可能性小）。不伴蛋白尿或肾功能不全的单纯肾小球源性血尿可能无须肾活检，因为活检结果通常不会改变治疗。在一项对 36 例单纯血尿患者的研究中，肾活检结果仅改变了 1 例患者的治疗方法[34]。

二、导致肾病综合征和肾炎综合征的肾小球病

（一）肾病综合征

肾病综合征表现为 24h 尿蛋白定量超过 3.5g，其特征是水肿、高脂血症、低蛋白血症和其他代谢紊乱（见下文）。肾病综合征不仅可能由原发性（特发性）肾小球病引起，还可能继发于其他疾病（框 31-1）。尽管这些原因存在差异，但大量蛋白质丢失会导致一系列相似的表现，即肾病综合征（框 31-2、框 31-3 和表 31-1）。由于美国国立卫生研究院（National Institutes of Health，NIH）资助的肾病综合征研究网络（Nephrotic Syndrome Study Network，NEPTUNE）和肾小球病治愈组织（Cure Glomerulonephropathy，CureGN）的不断努力，我们对原发性肾小球疾病引起的肾病综合征有了越来越多的认识。NEPTUNE 是一个北美多中心合作转化研究联盟，致力于对 450 例患有 MCD、FSGS 和 MN 的成人和儿童血液、尿液和肾组织进行样本采集，同时完成纵向临床指标监测[35]。CureGN（https://CureGN.org/）是一项纵向多中心观察研究队列，对 2400 例患有 MCD、FSGS、MN 和 IgA 肾病的儿童和成人进行随访。NEPTUNE 和 CureGN 为多项研究提供了基础数据，这些研究会改进我们对肾小球病的理解和管理。

1. 微小病变肾病（MCD）

(1) 流行病学：因为在肾小管上皮细胞和尿液中发现脂质，MCD 最早由 Munk 在 1913 年描述为“类脂性肾病”[36]。MCD 最常见于儿童，占 10 岁以下儿童肾病综合征的 70%～90%，成人肾病综合征的 50%（图 31-1）。

MCD 的发生有地域差异，亚洲比北美洲或欧洲更常见[37]，可能是病理医生主观差异、环境或遗传因素影响造成。老年肾病综合征患者亦有 MCD 可能，且更常见合并急性肾损伤。在一些研究中，儿童 MCD 的男女比例为 2∶1 到 3∶1[38]。然而，另一些研究结果并不支持男女比例存在差异。

框 31-1　肾病综合征进展相关的疾病状态分类

原发性肾小球疾病引起的特发性肾病综合征

与特定病因相关的或由于其他疾病引起的肾病综合征

药物或化合物

- *有机、无机、元素汞*[a]
- *有机金*
- *青霉胺、布西拉明*
- *海洛因*
- *丙磺舒*
- *卡托普利*
- *非甾体抗炎药*
- *锂*
- *干扰素* α
- 氯磺丙脲
- 利福平
- 帕米膦酸钠
- 甲乙双酮（Paradione）、三甲双酮（Tridione）
- 美芬妥英（Mesantoin）
- 甲苯磺丁脲[b]
- 苯茚二酮[b]
- 华法林
- 可乐定[b]
- 高氯酸盐[b]
- 铋[b]
- 三氯乙烯[b]
- 银[b]
- 驱虫剂[b]
- 对比剂
- 合成代谢激素

变应原、毒液、免疫制剂

- *蜂螫伤*
- *花粉*
- 毒常春藤和毒橡树
- 抗毒素（血清病）
- 蛇毒
- 白喉、百日咳、破伤风类毒素
- 疫苗

感染

- 细菌性：急性链球菌性肾小球肾炎、感染性心内膜炎、分流性肾炎、麻风、梅毒（先天性和继发性）、支原体感染、结核病、慢性细菌性肾盂肾炎伴膀胱输尿管反流
- 病毒性：乙型肝炎、丙型肝炎、巨细胞病毒感染、传染性单核细胞增多症（EB 毒感染）、带状疱疹、牛痘、人类免疫缺陷病毒 1 型感染

肿瘤

- 实体瘤（癌症和肉瘤）：*肺、结肠、胃、乳腺*、子宫颈、肾脏、甲状腺、卵巢、前列腺、肾上腺、口咽、颈动脉瘤，以及黑色素瘤、嗜铬细胞瘤、肾母细胞瘤、间皮瘤、嗜酸细胞瘤
- 白血病和淋巴瘤：*霍奇金病*、慢性淋巴细胞性白血病、多发性骨髓瘤（淀粉样变性）、Waldenström 巨球蛋白血症、淋巴瘤
- *骨髓移植后的移植物抗宿主病*

多系统疾病[C]

- *系统性红斑狼疮*
- 混合性结缔组织病
- 皮肌炎
- 类风湿关节炎
- 肺出血 - 肾炎综合征
- *IgA 血管炎*［*原过敏性紫癜*，另见 IgA 肾病（Berger 病）］
- 系统性血管炎（包括 GPA，原 wegener）
- 大动脉炎
- 混合性冷球蛋白血症
- 轻链和重链疾病（Randa Ⅱ型）
- 部分性脂肪营养不良
- 干燥综合征
- 中毒性表皮松解症
- 疱疹样皮炎
- 结节病
- 溃疡性结肠炎
- *淀粉样变*（原发或继发）

遗传性——家族性和代谢性疾病[C]

- *糖尿病*
- 甲状腺功能减退症（黏液水肿）
- 格雷夫斯病
- 淀粉样变（家族性地中海热和其他遗传形式，如 Muckle-Wells 综合征）
- 奥尔波特综合征
- 法布里病
- 指甲 - 髌骨综合征
- 脂蛋白肾小球病
- 镰状细胞病
- α_1- 抗胰蛋白酶缺乏症
- 窒息性胸廓营养不良（Jeune 综合征）
- 糖原贮积症Ⅰa 型病
- 足细胞横膈膜狭缝突变
- 裂隙素突变
- *FAT2 突变*
- 足细胞素突变
- *CD2AP 突变*
- Denys-Drash 综合征（*WT1* 突变）
- *ACTN4* 突变
- 遗传性运动感觉神经病
- 先天性肾病综合征（Finnish 型）
- 胱氨酸贮积症（成人）
- Galloway-Mowat 综合征

（续框）

框 31–1 肾病综合征进展相关的疾病状态分类

原发性肾小球疾病引起的特发性肾病综合征

与特定病因相关的或由于其他疾病引起的肾病综合征

• 原虫类：疟疾（尤其是 Quartan 疟疾）、弓形虫病 • 蠕虫类：血吸虫病、锥虫病、丝虫病	• 黏多糖贮积症 IH 型 • 家族性自主神经功能障碍 **其他** • *妊娠相关（先兆子痫、复发、短暂）* • *慢性肾移植失败* • 加速或恶性肾硬化 • 单侧肾动脉高压 • 肠淋巴管扩张 • 慢性空肠回肠炎 • 球形细胞增多症 • 肾动脉狭窄 • 先天性心脏病（发绀）[b] • 严重充血性心力衰竭 [b] • 缩窄性心包炎 [b] • 三尖瓣关闭不全 [b] • 重度肥胖 • 膀胱输尿管反流性肾病 • 乳头状坏死 • Gardner–Diamond 综合征 • Castleman 病 • Kartagener 综合征 • Buckley 综合征 • 木村病 • 二氧化硅暴露

a. 斜体字的疾病和药物是肾病综合征最常见的病因

b. 无法建立明确因果关系的个例或少量病例报道。其他因素（如在心力衰竭中使用汞利尿剂）为明确致病因素

c. 有关继发性肾病综合征的详细讨论见第 33 章

ACTN4. α– 辅肌动蛋白 4；*CD2AP*. CD2 相关蛋白；*FAT2*. FAT 肿瘤抑制同系物 2（果蝇）；WT1. 肾母细胞瘤 1

(2) 病理表现

足细胞足突融合伴细胞骨架密度增加，可见肌动蛋白丝在足细胞基底膜表面附近沉积成团。相比肾病综合征的持续时间，沉积物消退的程度与蛋白尿变化的趋势更相关 [39]。

① 光学显微镜：光学显微镜下 MCD 无明显肾小球病变（图 31–2），或仅可见局灶性节段性系膜细胞和基质增生 [40]。该系膜增生在节段系膜中嵌入的细胞不应超过 3～4 个，且系膜基质增生的程度不应累及毛细血管腔。毛细血管壁薄同时保持管腔通畅。

肾小管最常见病变是肾小管上皮细胞内蛋白质和脂滴增多，脂滴 PAS 染色阳性。在认识到 MCD 肾小球超微结构病变之前，因为上皮细胞中可见明显的脂类，遂将本病命名为“类脂性肾病”。即使是在严重的肾病综合征和周身水肿状态，也很少发生肾间质水肿。在 MCD 合并 AKI 的患者病理中，常见局灶性近端肾小管上皮扁平化，在组织学上与缺血性 AKI 相似 [41]。

在青年患者中，若病理表现出局灶性间质纤维化和肾小管萎缩，则需警惕 FSGS 的可能性。增加切片数量可能有助于发现硬化的肾小球。MCD 和 FSGS 可能是同一类疾病的不同病程阶段 [42]。

② 免疫荧光显微镜：肾小球通常无 IgG、IgA、IgM、C3、C4 或 C1q 沉积，少数可见 IgM 在系膜区少量沉积，有时伴有 C3 少量沉积。如果 IgM 阳性不伴电子显微镜下系膜区电子致密沉积，则符合 MCD 的诊断。相对 IgM 阴性的患者，系膜区 IgM 染色阳

框 31-2　肾病综合征患者血浆蛋白的变化

- 免疫球蛋白（Ig）
  - –IgG 降低
  - –IgA、IgM 或 IgE 正常或升高
  - –α2 和 β 球蛋白升高
  - –α1 球蛋白降低
- 金属结合蛋白
  - – 铁、铜、锌减少
- 促红细胞生成素减少
- 转铁蛋白减少
- 皮质醇不足
- 补体缺乏
  - – B 因子减少
  - – C3 降低
  - – C1q、C2、C8、Ci 减少
  - – C3、C4bp 增加
- C1、C4 和 C1 抑制剂正常
- 凝血因子
  - – Ⅺ、Ⅻ因子、激肽释放酶抑制剂降低
  - – Ⅸ、Ⅻ因子降低
  - – 抗纤溶酶、α1 抗胰蛋白酶减少
  - – 纤溶酶原激活剂、内皮前列环素刺激因子减少
  - – 抗凝血酶Ⅲ降低
  - – β- 血栓球蛋白升高
- 前促凝剂

改编自参考文献 [504, 1434–1448]

框 31-3　肾病综合征中的促凝血因子

- 血液黏度升高
- 血浓缩
- 血浆纤维蛋白原升高
- 血管内纤维蛋白形成增加
- α2- 巨球蛋白增加
- 组织型纤溶酶原激活剂增加
- Ⅱ、Ⅴ、Ⅶ、Ⅷ、Ⅹ、XⅢ凝血因子增加
- Ⅸ、Ⅺ、Ⅻ凝血因子减少
- α- 抗胰蛋白酶降低
- 纤维溶解活性降低
- 血浆纤溶酶原减少
- 抗凝血酶Ⅲ降低
- 蛋白 S 减少
- 血小板减少
- 血小板聚集性增加

改编自参考文献 [507, 1447, 1449–1463]

性患者（电子显微镜显示无致密沉积物）的预后较差[43, 44]。若电镜下发现系膜区电子致密物，则提示患者预后不良[45]，如若除 IgG 或 IgA 的微量染色外，

表 31-3　引起肾病综合征的疾病[a]

肾小球病变	患者数	男：女比例	白种人：非裔美国人比例
微小病变	522	1.1 ： 1.0	1.9 ： 1.0
局灶性节段性肾小球硬化症（FSGS，典型）	1103	1.4 ： 1.0	1.0 ： 1.0
	135	1.2 ： 1.0	1.0 ： 7.8
塌陷性肾小球病 FSGS	94	1.0 ： 1.0	4.7 ： 1.0
肾小球顶端病变 FSGS	1120	1.4 ： 1.0	1.9 ： 1.0
膜性肾病	114	1.0 ： 1.0	1.0 ： 4.8
C1q 肾病	76	1.0 ： 1.2	14.3 ： 1.0
纤维性肾小球肾炎			

a. 该表中的信息来自 UNC 肾病理实验室的 9605 份肾脏活检数据。该实验室评估了美国东南部，以北卡罗来纳州为中心的约 1000 万基本人口的肾脏活检。在该肾活检人群中，白种人与非裔美国人的预期比例约为 2 ： 1

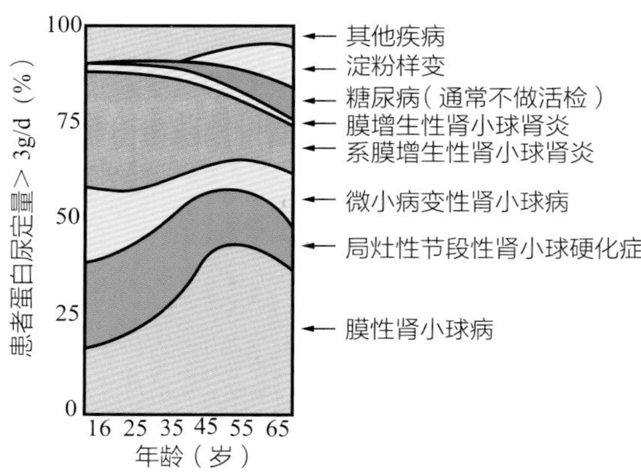

▲ 图 31-1　**尿蛋白定量大于 3g/d 患者病理类型比例**

北卡罗来纳大学肾脏病理学实验室对蛋白尿超过 3g/d 的患者肾脏活检进行了分析，不同肾小球疾病的频率图示。一些蛋白尿患者未进行肾脏活检明确，如在许多患者中，激素敏感型蛋白尿被假定为微小病变因未进行活检，且大多数合并糖尿病和蛋白尿患者被诊断为糖尿病肾脏疾病而未进行活检

IgM 在系膜染色同时阳性，则 MCD 诊断可能存在疑问。即使在光镜下未发现硬化性肾小球病变，由于硬化性病变可富集 C3 和 IgM，因此若出现 C3 和 IgM 清晰的不规则局灶性节段性染色时，需考虑 FSGS 的可能。当出现大量蛋白尿时，肾小球和肾小管上皮细胞胞质脂滴和肾小管管型可能影响免疫荧光染色结果。

③ 电子显微镜：电学显微镜下观察到 MCD 的病理学特征是足细胞足突融合（图 31-3 和图 31-4）。但这并非 MCD 的特异性改变，因为在大量蛋白尿的患者中可以观察到相同的病理表现。在肾

病加重时可以观察到足突广泛融合，只有少量散在的完整足突。当患者进入缓解期时，足突融合的程度逐渐缓解。足突融合经常合并有微绒毛样变，胞质的基底膜侧微丝增多。由于尿液中脂质和蛋白质重吸收增加，这些细胞内高密度物质不应与上皮下沉积的免疫复合物混淆。肾小球和近端肾小管上皮细胞胞质内可以出现透明和高密度的脂滴。

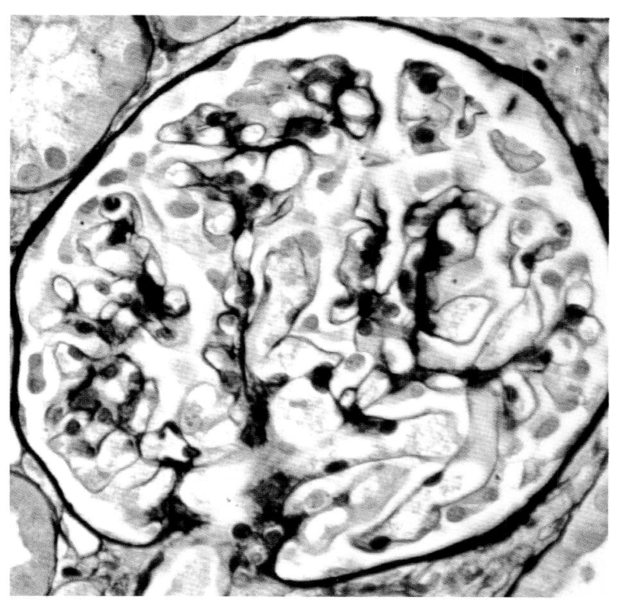

▲ 图 31-2　微小病变肾病
光学显微镜下肾小球无明显变化。肾小球基底膜变薄，无肾小球细胞增生或系膜基质增生（Jones 六胺银染色，300×）

当出现肾病范围蛋白尿时，所有肾小球病都会出现上述超微结构变化。因此，MCD 是一种排除诊断，只有在没有任何其他肾小球疾病的光学显微镜和电子显微镜检查证据时，诊断才成立。

(3) 发病机制：MCD 的发病机制目前尚不清楚，T 淋巴细胞调节异常和循环通透因子可能参与发病[46–50]。皮质激素和烷化剂对 MCD 有效，这支持 T 细胞参与致病。MCD 与霍奇金病相关、与病毒感染（如麻疹）期间细胞介导的免疫功能降低相关[51, 52]。研究发现 MCD 患者 T 细胞杂交瘤可以产生通透因子，当将通透因子注射到啮齿动物中时，可以观察到蛋白尿，病理可见肾小球上皮细胞足突部分融合[53]。MCD 复发或缓解的患者 T 或 B 淋巴细胞亚群无明显异常，但是可以观察到淋巴细胞对促细胞分裂剂反应性明显下降[54–57]。T 细胞很可能产生一种通透因子，可增加肾小球对蛋白质的通透性[58–66]。从难治性肾病综合征患者中去除这种通透因子后，可以观察到肾病缓解。MCD 患者肾脏移植后蛋白尿迅速消失[67]。

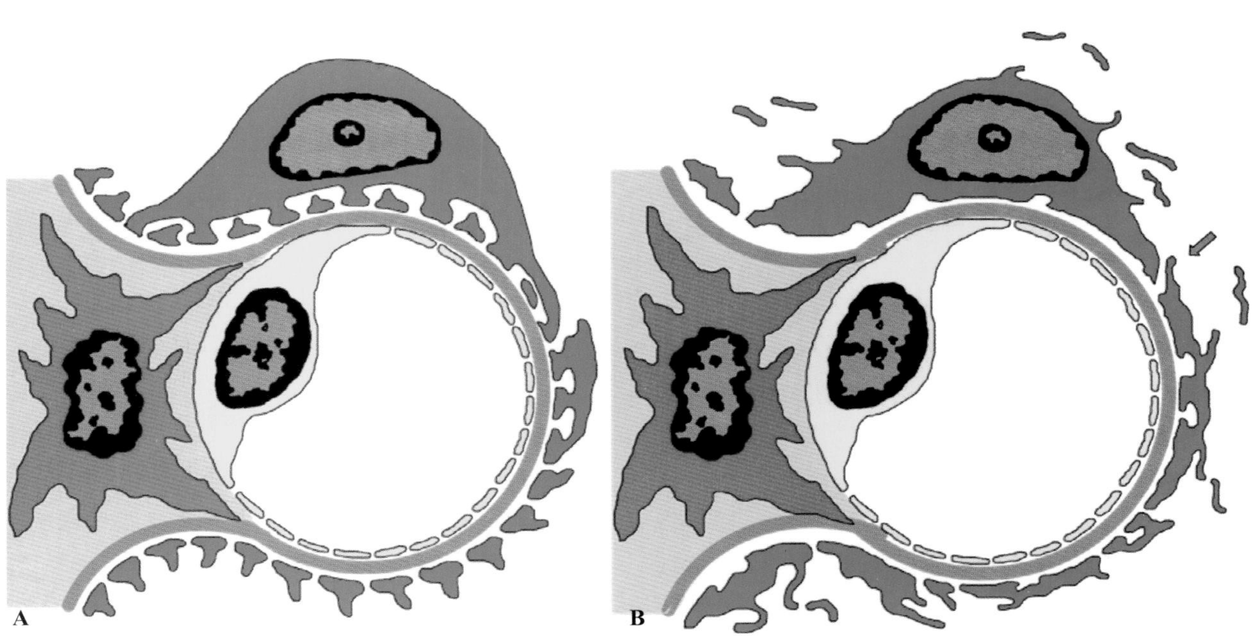

▲ 图 31-3　正常肾小球和微小病变肾病的肾小球超微结构
正常肾小球毛细血管襻（A）和 MCD 毛细血管襻（B）超微结构图示。图 B 中有足细胞足突融合和足细胞胞质微绒毛突起（由 JC Jennette 提供）

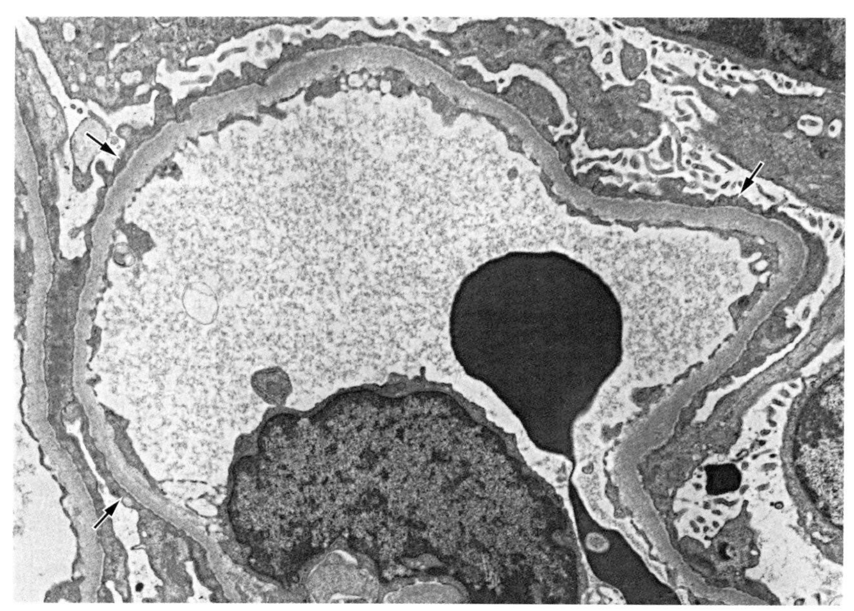

▲ 图 31-4 1 例微小病变肾病电子显微镜显示，足细胞足突逐渐消失（箭）和微绒毛改变（5000×）

足细胞是致病过程的重要靶点，受损结构可能是裂孔膜的组成部分。血结素（hemopexin）在 MCD 发病中的可能也起到重要作用[68, 69]。血结素存在于正常血浆中，如果其蛋白酶的活性增强，则可能引起肾小球通透性增加[68]。在肾病缓解期，MCD 患者血结素同工酶的活性较疾病活动期明显下降[69]。目前，MCD 患者血结素是如何发挥作用及增强的蛋白酶活性如何导致肾小球通透性改变尚不清楚。

基因差异表达发现 MCD 患者外周血单个核细胞肿瘤坏死因子相关的凋亡诱导配体（TRAIL）发生了改变[70]。在复发期间，许多其他基因（超过 20 000 个检查中的至少 15 个）上调，同时 IgE 依赖的组胺释放因子基因[71]及 MCD 与特应性过敏相关都表明 MCD 发病机制非常复杂。

该因子可能对足细胞具有特异性，导致 GBM 电荷选择屏障丧失。研究者通过右旋糖酐研究评估了电荷选择性的损失[72, 73]。在这些研究中，很少有证据表明物理选择屏障有缺陷，而更多的是基底膜静电荷发生了变化。MCD 复发时，肾小球负电荷减少[74]。

目前尚未观察到 MCD 的家族聚集[75]。在一项涉及 104 位成年人 MCD 患者（包括儿童起病）的研究中，约有 1/3 的典型 MCD 患者发现裂隙素和 podocin 的杂合氨基酸变化，但 NEPH1 和 CD2AP 没有观察到氨基酸变化[75]。因此，MCD 患者的基因型可能有很大差异。

白细胞介素 -4 和白细胞介素 -13（IL-4 和 IL-13）、激活转录因子 6 和巨噬细胞移动抑制因子的基因多态性在 MCD 的发病机制中也可能起到重要作用[76-78]。IL-13 与 MCD 复发相关，其多态性可能与疾病表型有关。IL-13 可能是 MCD 相关渗透因子。Lai 等通过大鼠模型进一步证实了 IL-13 在 MCD 发病机制中的作用[79]，转染 IL-13 的 Wistar 大鼠（n=41）与对照组（n=17）相比表现出明显的蛋白尿、低蛋白血症和高胆固醇血症。转染 IL-13 的大鼠肾小球未见明显组织学改变，但电子显微镜下足细胞足突融合率高达 80%。

研究发现，转基因大鼠中足细胞特异性血管生成素样因子 4（podocyte-specific angiopoietin-like 4，$ANGPTL_4$）的过度生产导致 $ANGPTL_4$ 与 GBM 结合，继而 GBM 电荷损失，弥漫性足突融合和肾病范围蛋白尿。此外，在 MCD 患者的血清、肾小球和尿液中观察到了 $ANGPTL_4$ 表达[80, 81]。

(4) 临床特征和自然病程：儿童 MCD 的主要临床特征是急性病程，表现为蛋白尿或很快发展为大量蛋白尿、低白蛋白血症和高脂血症的肾病综合征[40]。儿童患者就诊的原因通常是水肿。儿童患者血尿和高血压不常见。成人 MCD 的临床特征往往有所不同。在一组年龄为 60 岁以上的 89 位成年人中，高血压（有时明显升高）及肾功能不全更为常见[82]。由于年龄在 60 岁以上的人占 MCD 成人患者的近 1/4，因此需关注高龄患者的血压和肾功能。

MCD 与其他几种疾病相关，包括病毒感染、某些药物、恶性肿瘤和过敏（框 31-4）。在某些患者中，MCD 发病之前有药物过敏史。非甾体抗炎药（NSAID）的使用，尤其是非诺洛芬，已明确与 MCD 相关并可能引起 MCD[83]。由于同时合并急性肾小管间质性肾炎，大多数患者不仅患有蛋白尿，还有白细胞尿和肾功能不全。其他药物，包括干扰素[84]、青霉素和利福平也可出现相同疾病过程。在大多数此类患者中，停用相关药物可使蛋白尿转阴，白细胞尿和肾功能不全的恢复可能需要数周至数月的时间。

MCD 与淋巴恶性肿瘤有关，通常是霍奇金病或胸腺瘤。在一项对成年患者的回顾性研究中[85]，MCD 与结节硬化型霍奇金淋巴瘤相关。在诊断淋巴瘤之前，有 40% 患者出现 MCD。

如前所述，MCD 还与多种潜在暴露如 NSAID 相关[86]，以及与 SLE 等系统疾病有关[87, 88]，也可以在异基因干细胞移植治疗白血病和造血细胞移植后起病[89]。

框 31-4 微小病变肾病的常见病因

感染 • 病毒 • 寄生虫 **药物** • 非甾体抗炎药 • 金 • 锂 • 干扰素 • 氨苄西林 • 利福平 • 三甲二酮 • 硫普罗宁 **肿瘤** • 霍奇金病 • 淋巴瘤、白血病 • 实体瘤	**过敏** • 食物 • 灰尘 • 蜂螯伤 • 花粉 • 常春藤和毒橡树 • 疱疹样皮炎 **疾病或相关因素** • 系统性红斑狼疮 • 异基因干细胞移植后或白血病 • 造血干细胞移植后

改编自参考文献 [84, 101, 129-131, 1464-1471]

肾小球疾病与移植物抗宿主病有关。在约 60% 的移植物抗宿主病相关 MCD 或 MN 患者中，肾病综合征通常在移植物抗宿主病起病的 5 个月内起病。与 MN 相比，MCD 发生更早，在调整抗排异药后很快发病，但预后更好，90% 的患者可以达到完全缓解（而 MN 患者为 27%）。

MCD 与食物过敏也相关。在某些患者中，去除过敏原后蛋白尿转阴。在 42 例特发性肾病综合征患者中，有 16 例对食物过敏的皮肤测试呈阳性。对于 42 人中的 13 人，经过最低限度的致敏饮食后，蛋白尿显著减少[90]。因此，应重点询问患者潜在的过敏原，尤其是可疑的过敏食物。

MCD 伴可逆性 AKI 的发生率在成年人中比儿童更高[82, 91, 92]。对 21 例成人 MCD 合并 AKI 的患者（患者就诊时血清肌酐水平高于 177μmol/L）中进行的研究发现，与 50 例成人 MCD 患者（血清肌酐水平低于 133μmol/L）相比，合并 AKI 的患者年龄更大（59—40 岁）、收缩压较高（158～138mmHg）、蛋白尿更多（24h 内蛋白尿分别为 13.5g/24h vs. 7.9g/24h）。肾脏活检病理提示局灶性肾小管上皮细胞扁平化合并缺血性 AKI。在 18 例肾衰竭患者中，所有患者肾功能均有所恢复，仅部分患者在后续长期治疗中需要肾脏替代治疗[41]。

目前我们对于 MCD 合并 AKI 的病程已经比较熟悉，主要是在 40 岁以上 MCD 患者中出现，但是在机制上尚有争议，造成这种现象的原因包括大量的足突受累、肾小球通透性显著降低、蛋白管型引起肾小管阻塞及肾内血流动力学改变。合并 AKI 的 MCD 患者肾脏中内皮素 -1 表达增加，提示血流动力学改变是肾衰竭发病机制的基础[93]，但 MCD 中 AKI 的真正病因仍不确定，可能为多因素参与。

MCD 另一个并发症是骨密度降低，这可能是由于皮质激素使用和（或）维生素 D 缺乏症的影响[94]。他汀类药物可能对提高骨密度有效，2005 年最新研究提示氟伐他汀对降低蛋白尿有一定作用，但对 MCD 儿童的骨密度没有改善[95]。

(5) 实验室检查：实验室检查结果中最常见的是大量蛋白尿[40]。镜下血尿患者不足 15%，只有极少的肉眼血尿。在某些患者中蛋白尿快速增加与容量减少相关，伴有红细胞比容和血红蛋白水平升高。高纤维蛋白原血症和低白蛋白血症的结果使红细胞沉降率增快。血清白蛋白浓度通常降低，而总胆固醇、低密度脂蛋白（LDL）和三酰甘油水平会增加。血清总蛋白浓度通常降低至 4.5～5.5g/dl，血清白蛋白浓度通常低于 2g/dl，在更严重的情况下，低于 1g/dl。血脂明显升高可伴假性低钠血症。低蛋白血症常合并血清钙水平较低。

严重肾病患者会表现为高凝状态，包括血浆黏度增加、红细胞聚集增加、纤溶酶原水平降低和抗凝血酶Ⅲ水平降低[96]。尽管血清肌酐水平在出现时可能略有升高，肾功能通常正常。如前所述，少数患者（通常是老年人）有严重的 AKI。

尿液中白蛋白流失的主要原因是电荷屏障受损[72, 73, 97, 98]。因此，白蛋白的排泄分数显著高于 IgG 的排泄分数。但血清 IgG 水平可能会明显降低，这种情况最常见于复发期间。这种低水平的免疫球蛋白可能会导致感染。缓解后 IgM 水平可能会升高[99]。MCD 患者的平均血清 IgA 水平可能明显高于其他肾小球病的患者[100]，并且在儿童患者中随着复发而升高[101]。在成年 MCD 患者中，50% 以上患者血清 IgE 水平升高，2/3 患者有某些过敏证据[102]。IgE 水平升高提示 MCD 与过敏相关。MCD 患者的补体水平通常正常。

(6) 治疗：MCD 治疗方法主要是糖皮质激素。儿童泼尼松的用量为 60mg/(m^2·d)。成人泼尼松的用量为 1mg/(kg·d)，总量不超过 80mg/24h。儿童患者治疗 4～6 周，超过 90% 患者蛋白尿缓解。如果患者通过试纸分析提示至少 3 天尿蛋白阴性，则提示泼尼松治疗有效。应该注意的是，蛋白尿缓解后血清白蛋白和血脂水平可能需要很长一段时间恢复正常[103]。

蛋白尿完全缓解后，通常应继续治疗至少 6 周。在这 6 周内，应改为隔天泼尼松或逐步减少泼尼松用量。如果在缓解后将剂量改为隔日给药，则儿童的剂量应从 60mg/(m^2·d) 减少至 40mg/(m^2·d)[50, 104–108]。

在成年 MCD 患者中，糖皮质激素的治疗时间可能需要长达 15 周[82]。在一项对 89 名成年 MCD 患者的研究中，75 例患者应用泼尼松龙治疗，8 周后缓解比例为 60%，16 周后为 73%，所有患者缓解率为 77%。在 58 例治疗有效（28 周完全缓解）的患者中，24% 未再复发，56% 出现 1 次或很少复发，只有 21% 出现频繁复发。在 89 例患者中，只有 4 例患者仍为肾病状态，其中 2 例合并 AKI。89 例患者中有 36 例接受了环磷酰胺治疗，5 年后肾病缓解率为 66%。

在对 95 例原发性成年 MCD 患者的大型回顾性分析中，合并 AKI 比例约为 20%[109]。该队列主要为中年人群，其中高血压（45%）和镜下血尿（30%）患病率较高。在这些患者中，92 例最初接受口服糖皮质激素治疗，2/3 患者给药方式为每日服用，1/3 患者则是隔天用药。每日使用激素初始剂量约为 1mg/(kg·d)，隔日使用的初始剂量约为 2mg/kg，因此两组的累积剂量相似。两组之间的人口统计学特征无显著差异，但接受隔日激素治疗的患者出院时血清白蛋白水平往往低于每日治疗的患者（分别为 1.91 ± 0.14g/dl vs. 2.31 ± 0.1g/dl，P=0.055）。在每日和隔日治疗组中，在完全缓解、部分缓解（缓解的患者分别为 76.8% 和 73.9%）和缓解时间方面，未观察到显著差异。肾病综合征的复发率相当高，占最初治疗有效患者的 73%，在接受了至少一个疗程糖皮质激素治疗的患者中，有 92% 达到了缓解（完全缓解率为 84.4%）。这项非随机无对照研究结果提示，隔日和每日激素疗法在治疗 MCD 方面具有相当的疗效和安全性。

关于治疗最有争议的问题之一是在初始治疗缓解后泼尼松的减量方案。突然停用糖皮质激素，或在完全缓解后快速将泼尼松减量，可能会导致复发。原因是肾上腺功能不全还是下丘脑 - 垂体 - 肾上腺轴的抑制一直存在争议[108, 110, 111]。在儿童中，随着糖皮质激素的使用时间延长超过 10～12 周[106, 112, 113]，复发的可能性会降低。病情缓解后，应至少 4 周内开始减量，以降低激素引起的不良反应。

对于在治疗前未进行活检的儿童，如果泼尼松 4～6 周治疗无效，同时病情发生变化，提示可能为其他肾小球疾病，应进行肾脏活检。初发患者如果有临床特征提示可能是 MCD 以外的其他疾病（如合并高血压、尿红细胞管型或贫血）应积极进行肾活检。如果肾病综合征发病在 1 岁以前或者 6 岁以后，儿科医生主张积极进行活检。

初始治疗起效后只有 25% 的患者维持长期缓解[92]，25%～30% 的患者很少复发（不超过 1 年），其余的患者则出现频繁复发、激素依赖或激素抵抗（框 31–5）。激素依赖或频繁复发的肾病患者

框 31-5　微小病变肾病对皮质激素治疗反应分类

- 缓解，无复发
- 复发，缓解 6 个月内仅有 1 次复发
- 频繁复发，缓解 6 个月内复发 2 次或更多
- 激素依赖，初次糖皮质激素治疗达到缓解，减量或停药后 2 周内复发
- 初次应用有效，复发后无效
- 激素抵抗，治疗无效

改编自参考文献 [106, 107, 123, 1472]

需要调整治疗方案，治疗旨在最大限度地减少糖皮质激素治疗的并发症。总之，泼尼松治疗后再行环磷酰胺治疗，可使尿流率增加，并降低出血性膀胱炎的风险。当口服环磷酰胺 2mg/kg 的剂量持续 8～12 周时，有 75% 患者至少 2 年内无蛋白尿[82, 114–116]。环磷酰胺治疗效果可以通过患者对糖皮质激素治疗的反应预测。糖皮质激素停用后立即复发的患者在停用环磷酰胺后立即复发的风险更高。糖皮质激素治疗后缓解时间更长的患者环磷酰胺治疗后复发的风险更低[117]。在一项对激素依赖患者的研究中，环磷酰胺在延长应用至 12 周时起效[114]。然而，在另一项研究中，环磷酰胺的疗程为 12 周，却并未被证明有效[118]。

环孢素已逐渐取代环磷酰胺[119, 120]。应用环孢素治疗患者完全缓解率超过 80%，仅 10%～15% 患者对环孢素反应不佳。环孢素常见的不良反应包括血清肌酐水平升高、多毛症和牙龈增生等。停用环孢素治疗后复发常见。监测环孢素水平的最佳方法尚未达成共识。推荐每天 2 次给药方式，测量药物谷浓度，每天 1 次剂量（C_1～C_2）后 1～2h 测量环孢素水平，并建议在用药中监测血药浓度动态变化[120–122]。对于复发性或激素赖性 MCD，环孢素可以做为环磷酰胺治疗的替代方案。钙调磷酸酶抑制剂（CNI）的最佳疗程尚不清楚，由于停药后常见复发，因此可以考虑在临床缓解中，以最小剂量维持患者 18～24 个月的疗程。同样，有必要与患者进行详细的用药风险分析并持续观察长期使用 CNI 的不良反应。

2. 激素抵抗型微小病变肾病

MCD 儿童中约 5% 存在激素抵抗。在从未接受过肾活检的患者中，出现糖皮质激素治疗抵抗是肾活检的指征。进行肾活检主要目的是除外 FSGS 或除外 MCD 以外的其他肾小球病[123]。

如果在肾活检后诊断仍为 MCD，则有多种因素导致激素抵抗，如部分患者，尤其是糖皮质激素不良反应明显的患者，可能未完全按照医嘱用药；对于其他患者，隔日给药可能无法提供足够量的糖皮质激素以达到临床缓解的目的；在水肿严重的患者中，口服糖皮质激素可能无法很好地吸收，静脉注射甲泼尼龙的给药方式更适合。现有数据表明，静脉应用甲泼尼龙冲击剂量，可以对皮质激素抵抗的儿童 MCD 患者起效。在一项研究中，8 例糖皮质激素耐药的儿童中有 5 例应用静脉冲击治疗后缓解[124]，目前这种治疗方式尚缺乏更多临床证据[125]。

MCD 患者可能存在 FSGS 病变可能，则需要更长的激素治疗疗程（通常＞ 4 个月）才能实现缓解。另一项研究证实了 CNI（环孢素或他克莫司）、霉酚酸酯（MMF）和每月静脉应用环磷酰胺治疗的方案完全缓解的比例更高[126]。有研究证实，西罗莫司和他克莫司联合使用可治疗激素依赖型 MCD[127]，但该方案的整体安全性和疗效尚不清楚。在一项小型的非随机试验中，环孢素与激素联合使用对激素依赖型 MCD 患者的治疗效果更好[128]。

环孢素用量 3～5mg/(kg・d) 分两次服用，90% 的患者可达到部分或完全缓解[101, 106, 129–131]。但停用环孢素后复发风险高[107]。两项试验研究了环孢素在激素抵抗型肾病中的使用。法国儿科肾脏病学会将环孢素与泼尼松联合使用，在第 1 个月中，泼尼松的剂量为 30mg/(m^2・d)，然后改为隔日给药并持续 5 个月；环孢素的剂量为 150～200mg/(m^2・d)[132]。在这项研究中，48%MCD 患者完全缓解，部分在治疗的第 1 个月内缓解。少数缓解患者再度复发时对激素敏感。在 Ponticelli 及其同事的一项研究中[133]，45 例 MCD 患者中 13 例接受环孢素治疗，治疗开始后 2 个月内均实现部分或完全缓解，这项研究提示环孢素早期疗效显著，但停用后所有患者均出现复发。

在对 9 项研究的总结中发现[134]，儿童患者使用环孢素后只有 20% 完全缓解，很多患者因停药复发。此外，尽管环孢素和环磷酰胺在控制肾病综合征方面似乎具有相似程度的功效，但一项研究

发现，环磷酰胺治疗的患者可更久的维持缓解状态[135]。在这项研究中，使用环磷酰胺治疗的患者长期缓解率为63%，而使用环孢素的患者仅为25%。

为了减少使用环孢素治疗6个月后肾病的复发，应考虑延长环孢素治疗的疗程，缓慢降低用药剂量可使患者缓解。在一项研究中[136]，完全缓解超过1年且在缓解期间继续服用环孢素的患者中，停药后仍可以维持缓解。经过长达20个月治疗的患者，肾脏病理检查没有发现明显的肾毒性表现。

B淋巴细胞单抗，即利妥昔单抗，是针对激素耐药和复发型成人MCD的新兴治疗选择，迄今为止，已有大量病例报道和系列报道。最近，利妥昔单抗治疗激素依赖或频繁复发的MCD或FSGS肾病综合征（NEMO）研究组在意大利对10例儿童和20例复发性MCD、膜增生性肾小球肾炎或FSGS的成人进行了一项多中心试验[137]。所有患者均在1年后缓解，18例患者无其他治疗，15例无复发。随访1年以上，所有疾病组的复发次数和泼尼松用量中位值也显著降低，同时利妥昔单抗的耐受性良好。大型回顾性研究表明，采用这种治疗策略使病情得到缓解的比例更高[138]。利妥昔单抗在一些人群中似乎有效。但仍需要更大、前瞻性、随机对照试验来评估利妥昔单在治疗MCD中的效果[139–141]。

3. 局灶性节段性肾小球硬化症（FSGS）

FSGS是病理综合征的诊断术语，存在多种原因和致病机制，且在治疗上的选择有所限制[142–145]。该综合征常见的临床特征是肾病或非肾病水平蛋白尿。普遍存在的病理特征是局灶性节段性肾小球硬化症或瘢痕形成，可以分成几种独特病理类型（图31–5），分别为塌陷型FSGS、顶端型FSGS、细胞型FSGS、门部型FSGS和非特异型（NOS）FSGS[142, 143]。塌陷型FSGS临床表现较重，在非洲裔美国人中比在白种人中更常见，病理学上以毛细血管节段性塌陷、上皮细胞肥大和增生及足细胞内显著的蛋白质滴为特征。顶端型FSGS通常表现为明显的肾病综合征，但预后良好，其特征是与近端肾小管起点相邻的肾小球节段性硬化[143]。细胞型FSGS表现为肾小球上皮细胞增生和肥大及空泡样变性，但该分型名称在文献中可能存在多种形式，特别是哥伦比亚分类系统的出版物，如该术语已用

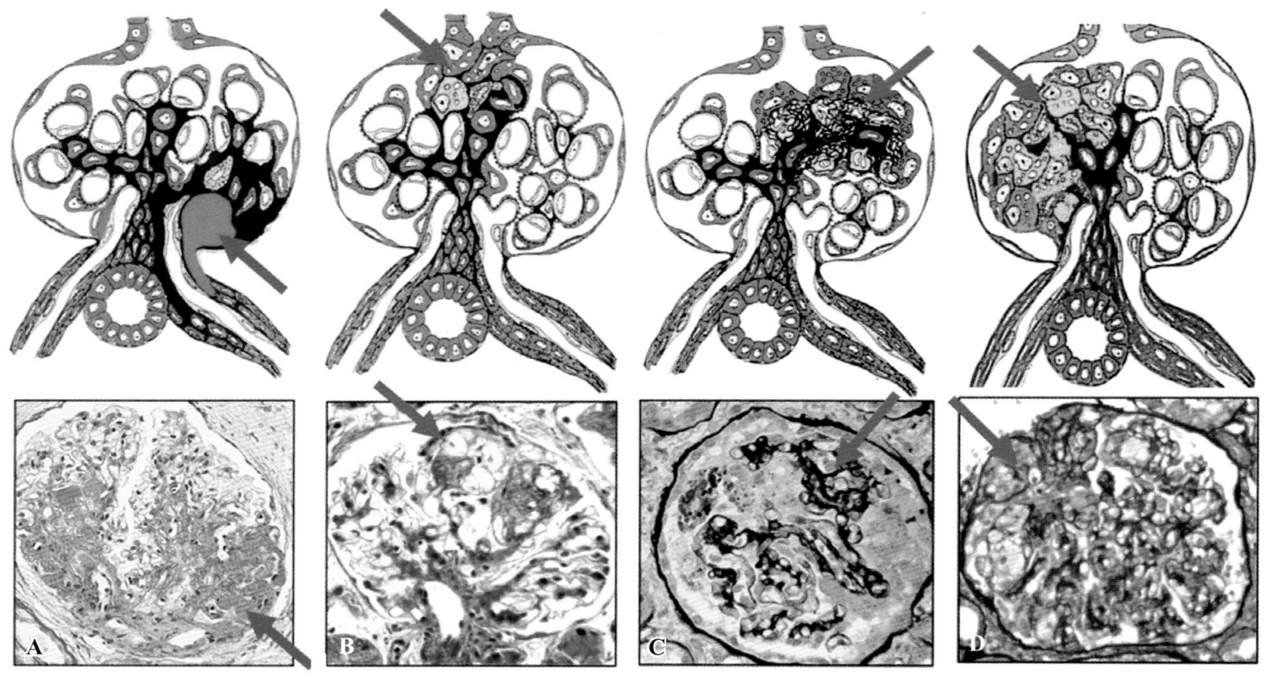

▲ 图 31–5 **FSGS 光镜下病理表现（箭）**

A. 门部型，肾小球血管极周围区域硬化倾向（PAS染色）；B. 顶端型，病变节段局限于邻近近端肾小管起源处（Masson染色）；C. 塌陷型，毛细血管节段性塌陷、肥大和上皮细胞增生（Jones六胺银染色）；D. 细胞型，内皮细胞可见泡沫细胞（Jones六胺银染色）

于描述“塌陷型 FSGS 和顶端型 FSGS”。阅读文献时，请务必确定是否按照哥伦比亚分类系统的定义使用了该名称[142]。门部型 FSGS 病理特征是肾小球血管极处的硬化，通常包含小动脉玻璃样变[142]。

如框 31–6 示，FSGS 可能是原发性肾脏疾病，或者可能与多种其他疾病有关（可能由其引起）（见第 32 章）。

框 31–6　FSGS 分类

原发性（特发性）FSGS
- NOS 型 FSGS
- 顶端型 FSGS
- 塌陷型 FSGS
- 门部型 FSGS
- 细胞型 FSGS

继发性 FSGS
- 人类免疫缺陷病毒病
- 静脉内药物滥用
- 其他药物（如帕米磷酸、干扰素、合成激素）
- 基因异常（如 *podocin*、*α*- 肌动蛋白 *4*、*TRPC6*）
- 肾小球肥大
  - 病态肥胖
  - 镰状细胞病
  - 发绀型先天性心脏病
  - 缺氧性肺病
- 肾单位数目减少
  - 单侧肾发育不全
  - 先天性肾单位减少伴代偿肥大
  - 反流性间质性肾炎
  - 局灶后皮质坏死
  - 肾切除术

FSGS. 局灶性节段性肾小球硬化

(1) 流行病学：在过去的 20 年中，FSGS 的发病率呈上升趋势，无论是以患者的绝对数量表示，还是占终末期肾脏病（ESRD）患者总发病人数比例[148]。虽然有专家认为是肾活检总量增加导致了诊断率升高，但 FSGS 发病率升高基本明确。根据以往数据报道，这种趋势在非裔美国人中最为明显，但在白种人中也得到了证实。1974—2003 年在明尼苏达州的 Olmstead 县对肾脏活检结果进行了回顾，其中 90% 的人是白种人，发现 FSGS 占肾小球病的 17%，仅次于 IgA 肾病（22%），并比 MN（10%）的患病率更高[148]。在这期间，FSGS 的发病率增加了 13 倍（$P < 0.001$），而所有肾小球疾病发病率只增加 2 倍（$P < 0.001$），MN 和 IgA 肾病分别增加 2.5～3 倍。

(2) 病理表现

① 光学显微镜：FSGS 的病理特征是局灶性节段性肾小球硬化症[142, 143, 149]。硬化可能开始于节段性皱缩，其原因是血浆蛋白漏出产生透明样变、泡沫细胞集聚、上皮细胞肿胀及毛细血管塌陷导致毛细血管腔闭塞，同时合并细胞外基质物质增生，也是硬化病变的组成部分。

FSGS 是局灶节段性病变，因肾脏活检标本中肾小球数量有限，可能不包括肾脏中部分硬化性的肾小球。在这种情况下，出现局灶性肾小管间质损伤或肾小球增大可用作诊断 FSGS 的替代性标志病变，如当肾病综合征患者的肾脏活检标本出现相对局限性肾小管萎缩和间质纤维化伴轻度慢性炎症时，即使没有典型 FSGS 病变，同时免疫荧光无免疫沉积物且电子显微镜下除了足突融合无其他超微结构改变，则可以诊断 FSGS。

局灶性节段性肾小球硬化症是非特异性的，需要除外其他继发性疾病可能，如遗传性肾炎导致可能表现为 FSGS，且进展较快，遗传性肾炎需要超微结构特征性改变诊断。IgA 肾病、狼疮肾炎或 ANCA 相关血管炎肾损害都可以表现出 FSGS 改变，从组织学上与原发 FSGS 没有明显区别。电子显微镜和血清学指标可能提示局灶性肾小球硬化形成的继发病因。

根据病变的特征和分布，FSGS 分 5 类，这些分类与预后部分相关，并且可能具有不同的原因和致病机制[142, 143]。如前所述，这 5 个病理学分类是塌陷型 FSGS、顶端型 FSGS、细胞型 FSGS、门部型 FSGS 和 NOS 型 FSGS[142, 143]。

塌陷型 FSGS 的特征是肾小球毛细血管局灶性节段性或整体性塌陷，毛细血管腔消失。覆盖在塌陷节段的足细胞通常会增生并包含明显的蛋白滴。足细胞增生可能导致出现新月体肾炎表现。虽然有些人使用了“假性新月体”，但大部分肾脏病理学家并不将肾小球塌陷的上皮增生称为新月体形成。塌陷型 FSGS 的肾小球粘连硬化程度较典型 FSGS 要轻。这可能导致基底膜收缩（塌陷）和硬化的基质被增生的上皮细胞从肾小球囊中分离出来。塌陷型 FSGS 人类免疫缺陷病毒（HIV）肾病的主要病理表现[40, 147, 150, 151]，也可以表现在静脉吸毒和特发性 FSGS 中[152, 153]。在肾移植患者中，这种表型的 FSGS 既有复发也有初发[154, 155]。

相比典型的 FSGS，塌陷型 FSGS 的肾小球硬化程度和肾小管间质损伤更为严重。肾小管上皮细胞具有较大的蛋白滴，大量的蛋白管型和显著的管腔局灶性扩张（微囊变）。单核细胞在间质广泛浸润。免疫荧光结果与典型 FSGS 相似，不同之处在于肾小球足细胞和肾小管上皮细胞中有较大的蛋白滴。电子显微镜下的表现与光学显微镜所见结构变化相同。塌陷型 FSGS 重要的超微结构是内皮管状网状包涵体。超过 90% 的 HIV 感染塌陷型 FSGS 患者中发现了包涵体，但特发性塌陷型 FSGS 患者中只有不到 10% 的人发现了血管内皮包涵体。α 干扰素治疗和 SLE 继发的 FSGS 患者病理也可见包涵体。

顶端型 FSGS 首先由 Howie 等描述，其特征是与近端肾小管起点相邻的肾小球节段粘连（图 31-5B）[156-160]。粘连通常伴有泡沫细胞形成导致血管腔闭塞、血管内皮细胞肿胀和基质增生（硬化）引起的毛细血管腔破裂。与粘连节段相邻的足细胞增大，出现透明变和玻璃样变。这些改变的足细胞通常在近端小管起点处与相邻的壁层上皮细胞和肾小管上皮细胞邻接，即使不存在粘连，也可能存在不规则的增生和空泡变性。顶端型病变可能伸入近端小管的内腔。一些病变细胞较少，在近端肾小管起点处以基质和胶原附着在肾小球囊上为主。

哥伦比亚分类系统定义的 FSGS 的细胞型具有类似于顶端型病变，但病变分布更广泛，不局限于顶端[142]。门部型 FSGS 的特征是病变好发于门部或血管极。当 FSGS 继发于肥胖症或肾单位数量减少并伴有肾小球增大时，通常表现为门部型。NOS 型 FSGS 类别是非特异类别，其病变无其他四个类型中任何一个的特征。

如下所述，不同病理类型 FSGS 具有独特的人口学特征、临床表现和预后。

② 免疫荧光显微镜：在所有组织学分类中，非硬化性肾小球和肾小球节段通常无免疫球蛋白或补体沉积。与 MCD 患者及无肾功能异常的患者一样，少数 FSGS 患者的非硬化性肾小球 IgM 染色较弱。肾小球系膜 C3 染色阳性比例低，IgG 和 IgA 染色弱阳性并不常见。如果出现免疫球蛋白阳性，特别是免疫复合物类型电子致密沉积物，则表明是局灶性免疫复合物型肾小球肾炎的硬化期而非 FSGS。

硬化节段通常显示 C3、C1q 和 IgM 不规则染色阳性（图 31-6），在硬化部位很少见其他血浆成分，上皮吸收可见蛋白滴。

③ 电子显微镜：FSGS 的超微结构特征为非特异性。电子显微镜在 FSGS 的诊断中起着重要的作用，它可以帮助识别肾小球硬化形成的其他原因，而仅通过光学显微镜可以将其误认为 FSGS。

FSGS 中的足突受累会影响硬化性和非硬化性肾小球，通常比 MCD 更表现出局灶性分布。与特发性 FSGS 相比，某些继发性 FSGS 患者的足突融合范围较小。有时肾小球毛细血管有节段性的足突剥脱。在塌陷型 FSGS 中，与塌陷节段相邻的足细胞呈立方形，并呈现去分化状态。非硬化性肾小球节段应无免疫复合物型电子致密物沉积。需避免将电子致密物增多的“缺血性”损伤与免疫复合物沉积混淆。这些损伤与光镜下所见玻璃样变相符为硬化节段内血浆蛋白沉积。硬化节段电子致密物不能作为免疫复合物介导的肾小球疾病的证据。相反，在非硬化段中的肾小球系膜或毛细血管壁电子致密沉积物提示免疫复合物介导的肾小球肾炎伴继发性硬化形成，应通过免疫荧光显微镜确认。

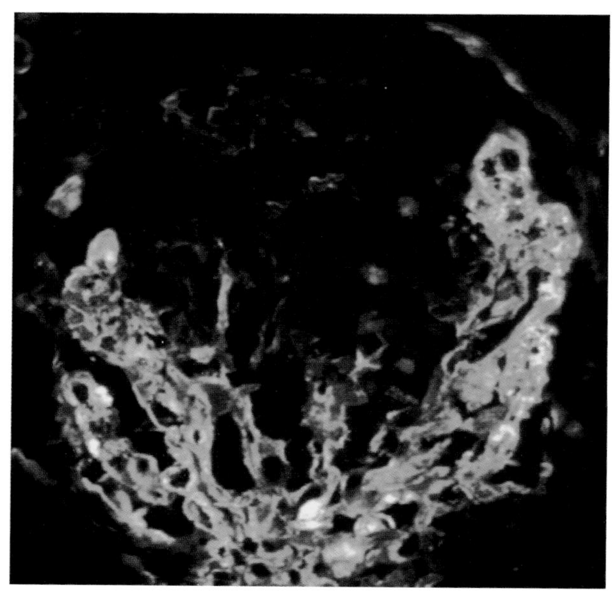

▲ 图 31-6　门部型 FSGS 免疫荧光表现
免疫荧光显微镜显示血管极周围的节段性硬化部位对应的 C3 不规则节段性染色阳性（免疫荧光抗 C3 染色，3000×）

(3) 发病机制：过去 30 年人们对足细胞在 FSGS 中的作用研究越来越深入，部分原因是快速发展的基因组技术发现越来越多基因异常，以及建立了诸如 NEPTUNE 和 CureGN 等精心设计的队列群。足细胞是高度分化的有丝分裂后细胞，其功能需要复杂的细胞结构。家族性 FSGS 的遗传学引起了人们极大的兴趣，足细胞缺损已成为研究的重点（D'Agati 等[145]和 Garg 和 Rabelink[9]评论）。目前已经确定了保持足细胞的正常功能和导致蛋白尿的几种蛋白质。已经明确几个基因的突变，并与家族性和散发性 FSGS 病例相关（见第 43 章）。这些包括但不限于编码足细胞素（*NPHS2*）[161]、裂隙素（*NPHS1*）[162]、α 辅肌动蛋白 –4（*ACTN4*）[163, 164]、瞬时受体电位阳离子通道、C 亚家族的基因 6（*TRPC6*）[165–167]和磷脂酶 CE1（*PLCE1*）[168]。除了编码足细胞特异性蛋白质的基因外，其他基因中的突变也与 FSGS 通常是其一部分表现的综合征有关[169]。包括 COQ2 基因[170]、Wilms 肿瘤基因（*WT1*）和 Lim 同源盒转录因子 1β 的基因（*LMX1B*）是与指甲 - 髌骨综合征相关的 CD2AP 和 NPHS2 表达所需的转录因子。FSGS 发病机制中涉及的基因总结如表 31–4 并经过 Rood 等进行综述[170]。这些遗传突变主要根据家族性 FSGS 病例确定，它们在儿童和成人散发的 FSGS 的含义及其对治疗、预后和移植后复发一直是众多研究的重点。

编码 Podocin 的基因 *NPHS2* 中的突变是激素

表 31–4　与 FSGS 相关的基因突变

基　因	蛋　白	遗传方式
NPHS1	裂隙素	常染色体隐性遗传
NPHS2	足细胞素	常染色体隐性遗传
CD2AP	CD2 相关蛋白	常染色体显性遗传
TRPC6	瞬时受体电位阳离子通道 6	常染色体显性遗传
PTPRO	蛋白酪氨酸磷酸酶受体 O 型（GLEPP1）	常染色体隐性遗传
LAMB2	层黏连蛋白 β2	常染色体隐性遗传
ITGB4	整合素 β4	常染色体隐性遗传
CD151	CD151 四面体	常染色体隐性遗传
ACTN4	α 辅肌动蛋白 4	常染色体显性遗传
PLCE1	磷脂酶 C ε	常染色体隐性遗传
MYH9	非肌肉肌球蛋白重链 A（NMMHC–A）	常染色体显性遗传、新突变
INF2	反式甲酸 2	常染色体显性遗传
MYO1E	肌球蛋白 1E	常染色体隐性遗传
WT1	Wilms 肿瘤抑制蛋白	常染色体显性遗传、新突变
SMARCAL1	Smarca 样蛋白	常染色体隐性遗传
mtDNA-A3243G	tRNAleo	母系遗传
COQ2	辅酶 Q2 同系物，聚异戊烯基转移酶	常染色体隐性遗传
COQ6	辅酶 Q10 生物合成单加氧酶 6	常染色体隐性遗传
SCARB2	2 型溶酶体完整膜蛋白（LIMP）	常染色体隐性遗传
APOL1	载脂蛋白 L1	常染色体隐性遗传

FSGS. 局灶性节段性肾小球硬化

耐药性肾病综合征的最常见遗传原因，最初是在早发疾病中描述的（见 Bouchireb 等最近对所有已知突变的评论[171]）。一项针对来自 404 个不同类别的激素抵抗性肾病综合征的 430 名患者的大型队列研究显示，隐性 podocin 突变的发生率为 18.1%[172]。在 57% 的家庭中，每个亲本基因拷贝上都有两个致病突变中发现了 *R138Q* 突变（在 *Podocin* 基因第三个外显子的 413 位上 G 替换为 A 的单核苷酸）。这些 podocin 突变中，有 70% 是无义、移码或纯合 *R138Q*。有或没有 podocin 突变（平均发病＞ 4.17 岁）的患者中，具有这些突变的患者出现症状的年龄（平均发病时间＜ 1.75 岁）显著低于其他患者组。在杂合突变的 9% 的家庭中发现了序列变体 R229Q，在纯合突变的家庭中发现了 0.5%。

在一项针对 546 例家族性或散发性 FSGS 患者（来自 455 个家庭）的研究中，研究者发现 *R229Q* 序列变异是肾病综合征的重要原因，其中只有 24% 的患者在 18 岁以后发展为肾病综合征[173]。欧洲和南美患者中的 *R229Q* 等位基因频率显著高于对照组个体（0.089 vs. 0.026，*P*=0.00001；0.17 vs. 0.007，*P*=0.000002）。相比无 *p.R229Q* 等位基因的患者，具有一个 *p.R229Q* 等位基因的患者，同时具有单个致病性 *NPHS2* 突变的可能性显著升高，这强烈提示了 *p.R229Q* 在具有 *NPHS2* 突变的复合杂合状态下的致病作用。携带 *p.R229Q* 和 1 个 *NPHS2* 突变的患者发生肾病综合征的时间明显晚于携带 2 个病原性突变的患者（中位数分别为 19.0 年 vs. 1.1 年，*P* ＜ 0.01）。难治性肾病综合征的成年人中，*NPHS2* 突变的频率在散发病例中为 11%，在家族性病例中为 25%。这项研究表明，*p.R229Q* 的复合杂合性与成年发作的激素抵抗型肾病综合征有关。此外，*NPHS2* 的基因分析可以确定治疗开始前个体对激素的耐药性，以及更有可能发展为 ESRD 和（或）移植后复发风险[174]。

在 377 例经活检确认的 FSGS 病例和 919 例无已知肾脏疾病的对照中研究了 *NPHS2* 基因多态性在散发迟发性或 HIV 相关性 FSGS 病例中的作用[175]。在基因测序中鉴定出的 5 个错义突变，均未观察到纯合子或杂合子。在 FSGS 病例中，*R138Q* 携带者的频率是对照组的 5 倍（*P*=0.06），但在 FSGS 病例和对照中，其他 4 个错义突变（包括 *R229Q*）的杂合性均等分布。因此，*NPHS2* 的遗传变异或突变可能在迟发散发性 FSGS 中起作用。但是，由于 *R138Q* 的频率非常低(4/1000～8/1000)，并且缺乏其他突变的参与，成人散发或与 HIV 相关的 FSGS 的 *NPHS2* 归因风险非常小。*NPHS2* 的非同义变体（*p.R229Q* 和 *p.A242V*）的存在并未显著改变健康研究参与者的蛋白尿风险[176]。

总之，*NPHS2* 基因突变与家族性和儿童期发病的激素抵抗型肾病综合征有关，但可能对散发性成年 FSGS 作用不大。*R138Q* 杂合成人患 FSGS 风险增加了 5 倍。当与 *NPHS2* 的其他致病突变结合时，*R229Q* 变体似乎与高龄疾病发作有关。

通常编码裂隙素的 *NPHS1* 突变与出生 3 个月内出现的芬兰型先天性肾病综合征相关。一项对来自 142 个无关家庭的 160 例患者的研究结果显示患者在出生后至少 3 个月出现肾病综合征，在 1 个家族病例和 9 例散发病例中发现了 *NPHS1* 突变。6 名 MCD 患者和 3 名 FSGS 患者的肾脏活检示 1 例患者出现血管增生性病变[177]。这项研究拓宽了与肾素突变有关的肾脏疾病的范围，并增加了 *NPHS1* 中的突变可能会导致散发性肾病综合征及与此综合征相关的其他基因的突变[177, 178]。

ACTN4（编码肌动蛋白结合蛋白 α 辅肌动蛋白 4 的基因）突变是家族性 FSGS 的致病病因，常染色体显性遗传模式，并且可能与足细胞损伤的独特超微结构特征有关，表现为胞质电子致密物沉积，有助于识别 *ACTN4* 突变患者[179]。机制研究表明 *ACTN4* 蛋白突变患者缺乏激活足细胞中保护性核激素受体的能力[180]。

非裔美国人患几种形式的肾脏疾病的风险不成比例，其中 FSGS 风险增加 4 倍，HIV 相关 FSGS 风险增加 18～50 倍。这种敏感性的基础是多因素的，可能有遗传成分参与。两项具有里程碑意义的研究均使用了混合连锁不平衡的全基因组图谱，确定了与非洲裔受试者的肾脏疾病相关的 22 号染色体区域[181, 182]。最初的工作重点是 *MYH9*，它编码肾脏足细胞甚至包括肾小球系膜细胞中表达的非肌球蛋白重链ⅡA 型，并与肌动蛋白结合以完成细胞内运动功能。多个 *MYH9* 单核苷酸多态性（SNP）和单倍型与 FSGS 相关。FSGS 的 9 个 *MYH9*SNP 和相同的单倍型与高血压导致 ESRD 相关（OR=2.2，95% CI 1.5～3.4，*n*=433），但与 2 型糖尿病无关[181]。

与其他导致 FSGS 发病直接相关的突变不同，*MYH9* 与 FSGS 直接相关性尚不明确。另外，最近的工作已经揭示了载脂蛋白 L-1（*apolipoprotein L-1*，A*POL1*）基因编码突变，该突变与 *MYH9* 基因紧密相邻，更可能与肾脏疾病有关[183]。两项研究已经明确 APOL1 基因中的序列变异，可能阐明该基因与非裔患者肾脏疾病的遗传关联[184, 185]。对 *MYH9* 周围区间的重新检测促使了这些新发现。Genovese 等[184]和 Tzur 等[185]都使用了 1000 个基因组计划的数据，该计划对来自世界各地的受试者，尤其是西非的约鲁巴部落的基因组 DNA 进行测序，并确定了与肾脏疾病有关的 *APOL1* 基因。与以前报道的 *MYH9* 变体相比，这些变体与 ESRD 的关联更紧密。

Genovese 等在非洲裔美国人中发现，FSGS 和高血压引起的 ESRD 与 22 号染色体上 *APOL1* 基因的两个独立序列变异有关（FSGS，OR=10.5，95% CI 6.0～18.4；高血压引起的 ESRD，OR=7.3，95% CI 5.6～9.5）[184]。这两个 *APOL1* 变异在非洲染色体中很常见，但在欧洲染色体中却不存在，并且都位于具有阳性选择特征的单倍型中。已经研究了 *APOL1* 基因产物载脂蛋白 L-1 在锥虫溶解、自噬细胞死亡和脂质代谢中的作用及其血管作用。

APOL1 是裂解锥虫的血清因子。据推测 APOL1 变异可保护患者免受布氏锥虫（*Trypanosoma brucei*）的侵害，在非洲布氏锥虫可在成千上万的人中引起睡眠疾病。相反，这些相同的序列与肾脏疾病有关。体外试验显示，只有与肾脏疾病相关的载脂蛋白 L-1 变体裂解了布氏罗得西亚锥虫（*T.* brucei rhodesiense），是一种特别具有侵略性的新亚种。两份单倍型携带者肾脏疾病的风险明显高于一份单倍型携带者。因此在某些方面，与肾脏疾病相关的 APOL1 变异和对采蝇的保护作用反映了镰状细胞贫血和对疟疾的保护作用。

MYH9 和 *APOL1* 中的风险变异处于强连锁不平衡状态，以前归因于 *MYH9* 的遗传风险可能存在于 *APOL1* 中。需要更多的研究来测试更复杂的风险模型。尽管如此，由于非洲血统中这些单倍型的普遍性，第 22 号染色体上的这种遗传关联至少部分地解释了非糖尿病性 ESRD 和与 HIV 相关的肾脏疾病中的种族差异[186]（见第 43 章，肾小球遗传病）。

除了遗传异常，足细胞还可能是多种机制引起损伤的重要致病目标[187]。这些机制包括感染（如 HIV 感染）、某些药物（如帕米膦酸、干扰素）、代谢异常（如糖尿病）和异常蛋白质（如淀粉样蛋白）沉积。足细胞损伤可通过裂缝隙膜异常（如由于基因突变）、足细胞损失和足细胞蛋白质损失引起的负电荷损失（足部蛋白酶或肾小球上皮蛋白质减少）、某些蛋白减少（如硫酸类肝素）、GBM 的破坏（如蛋白酶）、GBM 构成异常和足细胞相关的内皮细胞功能障碍（如血管内皮生长因子降低）[187]。此外，根据损伤的性质，足细胞对损伤的反应可能以不同的方式表达，并可能导致不同的临床综合征。因此，已经提出肾病综合征的各种临床和组织学分类取决于足细胞损伤是否导致凋亡、足细胞损失或足细胞去分化并重新进入细胞周期和增殖[188]。实际上，除了对组织学变异的描述之外，这一概念还使人们提出了基于对疾病的致病机制的理解来改变肾病综合征分类的提议[189]。

在塌陷型 FSGS 中，足细胞发生变化，成熟的足细胞标志物消失，这表明足细胞表型失调[190-192]。在 FSGS 的某些病例中可见足细胞增殖，这可能是细胞周期蛋白依赖性激酶抑制剂 p27 和 p57 减少的结果[193]。这提示在塌陷型 FSGS 中，足细胞出现失调和异常增殖[194]。然而，塌陷型 FSGS 存在足细胞增殖这一概念受到了挑战。在 FSGS 小鼠模型中，上皮细胞而不是足细胞参与了增殖[195]。对两名 HIV 和帕米膦酸盐相关塌陷型 FSGS 患者的研究结果也支持上述结论[196]。

足突融合可能是氧自由基过度产生和脂质过氧化物酶积累的结果[197]。理论上讲，足细胞的丢失可能导致 GBM 剥落的病灶区域屏障功能减弱。足细胞脱落通常可能是肾小球硬化发展的主要因素，特别是在塌陷型 FSGS 的发展中[198-201]。

某些由增生性或坏死性肾小球肾炎引起的继发性节段性瘢痕形成可导致 FSGS 样硬化。由于急性炎性病变而导致的肾小球中转化生长因子-β_1（TGF-β_1）的过量产生可能引起肾小球硬化[202]。在肾小球炎症的实验模型中，TGF-β 的抗体或其他 TGF-β 抑制剂可导致基质沉积减少并减少肾小球瘢痕形成[203]。几种机制与肾脏疾病的纤维化有关。细胞外基质和蛋白聚糖（如 decorin 和 biglycan）可能通过调节 TGF-β_1 在纤维化疾病中具有致病作用[204]。

肾单位缺失也可以导致 FSGS，肾单位缺失导致球内压升高和剩余肾小球代偿性增大。代偿性球内血管高压导致足细胞和内皮细胞损伤及系膜改变，导致进行性局灶性节段性肾小球硬化症[205-211]。在实验动物中，蛋白质摄入量增加导致病变加重，而限制蛋白摄入和降压治疗可改善这一过程。

之前文中已经描述了一些 FSGS 患者通透因子致病的可能。一项开创性研究中发现移植后复发的 33 例 FSGS 患者的通透性因子平均值高于正常受试者[212]。血浆置换后，6 名患者的通透性因子水平降低，蛋白尿显著降低。FSGS 通透因子的性质很难确认并进一步研究。据推测它由低分子量阴离子蛋白或改变肾小球蛋白磷酸化的蛋白组成[213]。也有报道称 FSGS 通透因子对半乳糖具有高亲和力，在体外抑制了其活性[214]。有报道发现口服半乳糖治疗可使肾病综合征缓解[215]。在 FONT 研究中，3/7 患者应用半乳糖治疗使蛋白尿减少了 50%[216]，但在另一个非常小的非对照试验中却没有得到类似结果[217]。另一个可能的通透因子是循环血清可溶性尿激酶受体（soluble urokinase receptor，suPAR），据报道，与原发性 FSGS 相比，2/3 的 FSGS 患者 suPAR 较其他肾小球疾病患者升高[218]。此外，该研究还显示 suPAR 在小鼠中能激活足细胞 β_3 整联蛋白，从而导致足突融合、蛋白尿和类似于人类 FSGS 的组织病理学改变。随后，有两个队列的 FSGS 儿童和成人的血清 suPAR 水平较对照组升高[219]。但最近的一些研究报道了估计的肾小球滤过率（eGFR）与 suPAR 之间存在负相关，这提示 eGFR 可能是混杂因素[220-223]。

应注意的是，基于循环通透因子在疾病发病机制中的作用，在少数激素抵抗 FSGS 患者中，血浆置换可能会减少蛋白尿并稳定肾功能。然而，在大多数患者中，尽管血浆置换后通透因子被去除，但蛋白尿并没有改善[224]。

在低氧血症的情况下，肾小球增大伴有 FSGS 样病变，如镰状细胞性贫血、先天性肺部疾病或发绀型先天性心脏病的患者。肥胖也可导致 FSGS[225, 226]。减重和使用血管紧张素转化酶抑制剂可使蛋白质排泄减少 80%～85%[227, 228]。患有睡眠呼吸暂停综合征的患者可能出现蛋白尿，该蛋白尿多是功能性，肾活检结果几乎没有肾小球瘢痕形成或上皮损伤的证据[229, 230]。在对 148 例经多导睡眠图检查，无糖尿病且未接受过阻塞性睡眠呼吸暂停综合征治疗的患者的分析中，检查了睡眠呼吸暂停和蛋白尿之间的关系[231]。在该患者人群中，显性蛋白尿并不常见。通过单变量分析发现它与年龄、高血压、冠状动脉疾病和唤醒指数有关，但通过多元回归分析发现仅与年龄和高血压有关。体重指数和呼吸暂停低通气指数与尿蛋白与肌酐之比无关。结论是不应将肾病范围蛋白尿归因于睡眠呼吸暂停，应进行更彻底的肾病评估。

许多感染会导致 FSGS。与 HIV 相关的 FSGS 在病理上与特发性塌陷型 FSGS 相同，只是前者中存在内皮包涵体，而后者则不存在。HIV 感染与塌陷型 FSGS 的这种密切联系，以及转染 HIV Ⅰ型基因小鼠中局灶性肾小球硬化症的实验证据[146, 150, 232-238]，增加了 HIV 病毒可能成为感染患者中 FSGS 的病原体的可能性。其他病毒性疾病（包括细小病毒 B19 感染）是否引起塌陷型 FSGS 仍有待阐明[239, 240]。塌陷型 FSGS 患者中发现细小病毒 B19 的频率高于其他类型的患者[239]。多瘤病毒 SV40 也可能有致病作用[241]。

FSGS 与许多与淋巴增生性疾病有关的恶性疾病有关。一项研究发现 FSGS 与意义未名的单克隆丙种球蛋白血症（MGUS）和多发性骨髓瘤有关[242]。淋巴增生性疾病得到治疗后，肾脏病变得到改善。

最后，FSGS 与许多药物相关，包括帕米膦酸[195, 243]、干扰素[244]和使用合成激素[245]。与帕米膦酸和干扰素治疗一样，后者也可能与塌陷型 FSGS 有关，停止使用后蛋白尿可能减少。

(4) 临床特征和自然病程：蛋白尿是所有形式的原发性 FSGS 的标志性特征。蛋白尿的程度为非肾病（每天 1～2g）到超过 10g/24h，且合并出现肾病综合征可能的所有特征。50% 以上的 FSGS 患者合并血尿，约 1/3 患者存在不同程度的肾功能不全。肉眼血尿在 FSGS 中比在 MCD 中更常见[246]。1/3 患者出现高血压。成人和儿童的 FSGS 表现形式有所不同[247-250]。儿童蛋白尿通常更多，而高血压在成年人中更为常见。

临床表现的差异与 FSGS 的不同病理类型相关[251]。与没有肾小球肥大的患者相比，患有门部型 FSGS 并伴有肾小球增大的患者更常见非肾病范围蛋白尿。此外，塌陷型 FSGS 和顶端型 FSGS 的临床表现也存在差异。

塌陷型 FSGS 比门部型 FSGS 的患者蛋白尿水平更高、血清白蛋白水平更低，而血肌酐水平更高 [152, 153, 252]。蛋白尿、水肿或低白蛋白血症的发展可能会在数天至数周的时间内迅速发生，这与大多数典型 FSGS 患者的蛋白尿更为缓慢的发展相反。此外，塌陷型 FSGS 患者在肾病发作前几周常出现肾外疾病表现，如腹泻、上呼吸道感染或下呼吸道样感染症状，通常归因于病毒或其他传染性疾病。但是，肾病发作时，不到 20% 的患者会出现发热、乏力和厌食的全身症状。据报道，双膦酸盐可预防骨髓瘤和转移性肿瘤患者的骨病，与塌陷型 FSGS 有关 [195, 243]。停药后，除塌陷型 FSGS 患者外，所有其他类型患者的肾功能均保持稳定。也有报道称干扰素治疗与塌陷型 FSGS 的发展有关 [244]。

顶端型 FSGS 临床表现与门部型 FSGS 和塌陷型 FSGS 不同 [215]。顶端型病变常见于白种男性，而年轻的非裔美国男性易表现为塌陷型 FSGS。这些患者的蛋白尿通常很严重、发病快、伴迅速发展的水肿和低白蛋白血症。疾病进程类似于 MCD 的临床表现 [158, 253, 254]。顶端型 FSGS 患者可能会发生可逆性 AKI，尤其是疾病初发时，蛋白尿、水肿和低白蛋白血症的程度达到峰值。这也类似于 MCD 的表示，但是很少与 FSGS 的其他类型一起出现。

目前已经明确 FSGS 病理类型的临床适用性和含义。一项 1982—2001 年在 Glomerular Disease Collaborative Network 中追踪 197 例患者的数据分析发现，NOS 型 FSGS 变异为 42%，门部型为 26%，顶端型为 17%，塌陷型为 11%，以及 3% 的患者存在细胞型变异 [143]。非裔美国人占塌陷型 FSGS 的 91%，顶端型为 15%。塌陷型和顶端型的蛋白尿量均明显高于门部型 FSGS（分别为 10 ± 5.3g/24h vs. 9.7 ± 7.0g/24h）或 NOS 型 FSGS（4.4 ± 3.3g/24h vs. 5.5 ± 4.6g/24h，$P < 0.001$）。在这项回顾性非对照分析中，调整皮质激素用量后，顶端型 FSGS 患者更有可能获得完全缓解（$P < 0.001$）。无论病理损伤严重程度如何，塌陷型 FSGS 肾脏预后在第 1 年最差，第 3 年较其他病理类型也更差，这表明损伤在本质上可能存在差异。

同样，对哥伦比亚大学 225 例患者的数据进行分析 [251]，证实了白种人好发顶端型 FSGS（86.2%），非洲裔美国人中塌陷型 FSGS 患者占 53.6%。在这个队列研究中，有 10% 的患者是细胞型 FSGS，其中 32% 是非裔美国人。平均蛋白尿 9.5 ± 1.2g/d，蛋白尿水平与塌陷型和顶端型患者相当（分别为 8.8 ± 1.3g/24h vs. 7.8 ± 0.6g/24h）。细胞型 FSGS 患者缓解率为 44.5%，进入 ESRD 率 27.8% 介于顶端型 FSGS（缓解率 75.8%，ESRD 率 5.7%）和塌陷型 FSGS（缓解率 13.2%，ESRD 率 65.3%）之间。

对荷兰 93 名成年患者队列数据进行的回顾性分析证实，与其他类型相比，顶端型 FSGS 的肾脏存活率更高（顶端型 FSGS5 年存活率为 78%、NOS 型 FSGS 为 63%、门部型 FSGS 为 55%，P=0.02）[255]。

一项重要的前瞻性研究评估了不同病理类型激素抵抗原发性 FSGS 的特点 [256, 257]。与先前的回顾性研究一样，顶端型和塌陷型 FSGS 分别与白种人（86%）和非裔美国人（63%，P=0.003）的关联最强。这项研究还证实了塌陷型 FSGS 的肾脏预后较差，而顶端型 FSGS 的肾脏预后较好。

蛋白尿的严重程度是患者长期临床结果的预测指标。在随访 10 年后，80% 以上非肾病范围蛋白尿患者预后良好 [258, 259]。相反，蛋白尿超过 10g/24h 的患者长期肾脏预后较差，大多数患者在 3 年内出现 ESRD [260, 261]。蛋白尿水平在非肾病水平和大量蛋白尿之间的患者预后多样。通常这些患者的预后相对较差，有 50% 的患者在 10 年后会进入 ESRD [249, 250, 262]。

肾病综合征是否缓解是 FSGS 患者最有意义的预后指标之一 [248]。对比没有缓解的患者，肾病缓解的患者肾脏预后更好 [248, 258, 259, 263, 264]。据 Korbet 等研究，在随访中完全或部分缓解患者 5 年内发展为 ESRD 的不足 15%。在随访的 6 年内，未缓解的患者多达 50% 发展为 ESRD [249, 250]。

与其他形式的肾小球损伤一样，起病时的血肌酐水平与肾脏长期预后相关 [258, 260, 265, 266]。不论蛋白尿水平如何，血肌酐水平超过 1.3mg/dl 的患者和血肌酐水平较低的患者相比肾脏预后较差（10 年肾脏存活率分别为 27% vs. 100%）[250]。多因素分析结果表明，起病时血肌酐水平可能是比蛋白尿水平更为重要的预测进展为 ESRD 的指标 [258, 259, 261, 262, 265, 266]。

(5) 实验室检查结果：低蛋白血症在 FSGS 患者中很常见，总血清蛋白水平会有不同程度的降低，特别是在塌陷型 FSGS 和顶端型 FSGS 患者中，血清白蛋白浓度可能降至 2g/dl 以下。与其他形式的肾病综合征一样，免疫球蛋白的水平通常会降低，血脂的水平会增加，尤其是血清胆固醇水平。在 FSGS 患者中，血清补体成分水平通常在正常范围内。虽然致病意义未明，但已在 FSGS 患者中检测到循环免疫复合物 [267, 268]。FSGS 患者，尤其是塌陷型患者，应进行 HIV 感染的血清学检测。

(6) 治疗

① 血管紧张素抑制剂：ACEI（ACE inhibitors，ACEI）和血管紧张素Ⅱ受体拮抗剂（angiotensin Ⅱ receptor blockers，ARB）已在 FSGS 的治疗中进行了评估。在糖尿病和非糖尿病肾脏疾病中，ACEI 可降低蛋白尿水平和延缓发展为 ESRD 的病程 [269-272]。ACEI 可显著降低激素抵抗型肾病综合征儿童患者的蛋白尿水平 [273]。在一项涉及激素抵抗型肾病综合征且血压正常儿童患者的随机对照试验中，应用泼尼松联合福辛普利比单用泼尼松可更大程度地减低蛋白尿 [274]。

在患有肾小球肥大和非肾病范围蛋白尿的患者中，ACEI 或 ARB 可以充分降低蛋白尿，并可能缓解高脂血症、水肿和尿蛋白所引起的其他表现，由此可以改善患者的长期预后。无论使用哪种其他形式的抗炎或免疫抑制疗法，尽管有高钾血症和 GFR 降低的不良反应（尤其是血清肌酐水平超过 3mg/dl 的患者），仍建议加用上述药物。

在 FSGS 患者开始免疫调节或免疫抑制治疗之前，应仔细评估可能的致病因素。继发性 FSGS 患者不太可能从免疫抑制治疗中获益，且其并发症风险升高。另外，应该对每位患者进行免疫抑制治疗的风险和获益的评估。非肾病范围蛋白尿患者一般预后良好，初始治疗应着重于血压控制，优先使用最大耐受剂量的肾素 - 血管紧张素 - 醛固酮系统（RAAS）阻滞剂。皮质激素或免疫抑制治疗应针对特发性 FSGS 和肾病综合征的患者。

② 皮质激素：目前尚无随机对照试验来评估皮质激素治疗 FSGS 的作用。可用数据基于使用不同治疗方案，缓解、反应、复发和抵抗的不同定义及治疗时间不同的病例系列 [248, 258, 263, 275]。一项回顾研究表明，只有 15% 的 FSGS 患者对治疗有反应，这与 MCD 患者形成了鲜明对比 [276]。多伦多和芝加哥的研究小组结果表明使用皮质激素治疗可以使 30%～40% 的成年患者获得一定程度缓解 [248, 249]。Korbet [250] 对这些研究的汇总表明，在接受各种不同治疗方法的 177 名患者中，45% 的患者完全缓解，10% 的部分缓解，45% 的患者无反应 [248, 258, 263, 275, 277]。

在儿童患者中，FSGS 的初始治疗与 MCD 的初始治疗效果相似，因为治疗通常是在没有组织学证实疾病进程的情况下开始的。因此《国际儿童肾脏疾病研究》建议使用泼尼松初始疗程为 60mg/(d · m^2)（最高为 80mg/d），持续 4 周。随后是 40mg/(d · m^2)（最高 60mg/d），在 7 天内连续 3 天分次给药，持续 4 周，后 4 周逐渐减量。与成年 MCD 患者一样，儿童患者可能需要更高剂量的泼尼松进行更长的疗程才能达到缓解。因此，在那些显示缓解率增加的系列研究和回顾性分析中 [133, 248, 258, 263, 275, 278, 279]，泼尼松治疗持续了 16 周以达到缓解。在成年患者中，完全缓解的中位时间为 3～4 个月 [136]。

对糖皮质激素治疗反应良好的部分患者会复发。复发患者的再次治疗指南与复发性 MCD 患者的治疗指南相似。对于复发前持续缓解时间长（＞6 个月）的患者，重复进行糖皮质激素治疗可以再次诱导缓解。在频繁复发的激素依赖患者中，高剂量皮质激素疗法的反复治疗会导致明显的不良反应。因此需考虑替代治疗方法，如环孢素可能有效。对于顶端型 FSGS 患者，宜进行皮质激素试验性治疗，因为许多患者经治疗后的蛋白质水平下降 [157, 254, 280]。

除老年人群外，隔日激素疗法的尝试均未成功。多伦多已有研究表明，在 60 岁以上的患者中，隔天服用最大剂量 100mg 泼尼松 3～5 个月，缓解率可以达到 40% [281]。该疗法在该人群中耐受性良好，在研究期间无明显不良反应。由于老年人对皮质激素免疫抑制作用的敏感性增加，并且皮质激素的药代动力学改变，因此隔天的泼尼松最有可能在这一人群中起作用。

糖皮质激素治疗效果在白种人和黑种人中可能有所不同。回顾性分析发现，在黑种人中，起病血肌酐水平较低且血压得到良好控制时，肾脏预后良好，但激素治疗对肾脏预后无明显改善[282]。

使用更高剂量的皮质激素诱导缓解因伴随的毒性风险而促进了替代治疗方法的尝试使用。在儿童中给予高剂量的皮质激素及在成年人中持续每天泼尼松治疗长达 6～9 个月并非没有巨大的短期和长期不良反应。在长期服用大剂量皮质激素的研究中，很少评估骨质疏松、短期和长期感染的风险、白内障、糖尿病或其他长期不良反应。因此，目前的数据并不足以充分评估风险和获益。在对照临床试验中研究大剂量甲泼尼龙使用之前，必须谨慎考虑其潜在风险。

③ 环磷酰胺：几项研究未能证明细胞毒性药物治疗 FSGS 的有效性[263, 283]。在一项研究中，247 名 FSGS 患儿只有 23% 对激素治疗有反应，且 70 名患者接受了细胞毒性药物的治疗，其中 30% 有效，总体缓解率不足 20%。目前仅在一些成年患者中评估细胞毒性药物的使用[263]。尽管细胞毒药物可能与更长的缓解期和更低的复发率相关，但尚无其他研究证实这些结果。

《儿童肾脏疾病国际研究》再次明确了环磷酰胺在儿童 FSGS 治疗中的作用[284]。除泼尼松（隔天一次 40mg/m^2）外，每天口服环磷酰胺（2.5mg/kg）治疗 12 个月，并将结果与单独泼尼松使用比较，环磷酰胺对蛋白尿没有影响[284]。在一项涉及激素耐药或频繁复发的 FSGS 儿童患者研究中，应用泼尼松 3 个月联合口服环磷酰胺对完全缓解、部分缓解率及进入 ESRD 的比例均无影响[285]。总之，目前有限的数据不支持在 FSGS 患者中使用环磷酰胺。

④ 环孢素：环孢素对激素耐药型 FSGS 可能有效。两项随机对照试验已证明环孢素的功效，在诱导 FSGS 患者蛋白尿缓解方面具有重要意义。Ponticelli 等进行的研究中，将 45 例激素耐药型肾病综合征患者随机分为接受支持治疗或环孢素（成人 5mg/(kg · d)，儿童 6mg/(kg · d) 治疗，整个研究为期 6 个月，每 2 个月药物剂量减少 25%[133]。22 例接受环孢素的患者中有 13 例缓解，而对照组的 19 例患者中仅有 3 例发生缓解（$P < 0.001$）。然而停用环孢素后复发率为 69%。

在北美肾病综合征研究试验中，随机分配 49 名患者接受低剂量泼尼松单独治疗或联合口服环孢素治疗 26 周[286]。在治疗 26 周结束时，环孢素治疗组患者部分或全部缓解比例为 70%，而对照组中仅有 4%（$P < 0.001$）。然而，缓解的患者中 52 周内有 40% 患者出现复发。环孢素治疗还可以将 GFR 下降 50% 的风险降低 70%[286]。一项随机对照试验在 22 例激素抵抗 MCD、FSGS 或肾小球毛细血管增生性肾炎患者中比较了环孢素和静脉应用环磷酰胺的治疗效果[287]。所有患者同时接受隔日泼尼松治疗。在治疗 12 周时，环孢素治疗组蛋白尿部分缓解率明显增高（60% vs. 17%，$P < 0.05$）。研究结束时，对环磷酰胺无反应的 14 例患者中有 12 例为 FSGS 患者。值得注意的是，所有 6 例因 *NPHS2 R229Q* 突变或 *R6QH* 突变而杂合的患者都被分配到环磷酰胺组，只有一名对治疗有反应。这些结果均提示激素抵抗型肾病儿童患者中应使用环孢素而非环磷酰胺。

“FSGS 临床试验”是同类型研究中最大的多中心随机对照试验。该临床试验比较了 138 例经活检证实、激素抵抗的儿童和青年患者，分别随机予以环孢素治疗或脉冲式口服地塞米松联合 MMF 治疗 12 个月[256]。该试验旨在确定 MMF 联合脉冲式激素治疗在 12 个月内诱导蛋白尿缓解方面是否优于环孢素。仅 22 例接受 MMF 治疗的患者和 33 例接受环孢素治疗的患者在 12 个月内部分或完全缓解，与环孢素相比，MMF 的缓解率更高（OR=0.59，95% CI 0.30～1.18），两组在停药后 26 周的缓解率无显著差异。研究者认为无显著性差异的原因是样本量不足，并且该试验的整体缓解率较低，因此需要更完备的临床试验进一步探索。

Laurin 等对 458 名患有先天性 FSGS 的患者进行了回顾性研究[289]，其中 173 例单独接受皮质激素治疗，90 例接受钙调磷酸酶抑制剂治疗，12 例应用其他药物治疗，183 例无任何免疫抑制剂治疗。结果发现与无免疫抑制治疗的相比，使用糖皮质激素或钙调磷酸酶抑制剂治疗组肾脏进入 ESRD 的风险更低（HR0.49，95% CI 0.28～0.86）。与单独使用糖皮质激素相比，使用钙调磷酸酶抑制剂（有或无联合糖皮质激素）与 ESRD 风险降低不相关（HR0.42，95% CI 0.15～1.18），揭示了免疫抑制在原发性 FSGS 中的作用[289]。同一小组使用相似的队列研究，发现塌陷型 FSGS 或 NOS 型 FSGS 患者在接受免疫抑制治疗后具有相似的肾脏预后 [288]。

患者使用环孢素治疗的疗程应为多久？ Meyrier 等进行了一项研究 [136]，当患者在缓解期超过 12 个月时，环孢素逐渐减停，未观察到复发。但长期使用环孢素治疗与肾小管萎缩和间质纤维化的风险增加有关，其程度与初始血肌酐水平、初始活检病变程度及环孢素剂量＞5.5mg/(kg・d) 有关。因此，长期使用环孢素需考虑间质纤维化和肾小管萎缩的风险。

⑤ 霉酚酸酯：MMF 治疗 FSGS 的数据并不多，一项小型研究报道了 18 例患者，其中 8 例蛋白尿有短暂改善。过去 10 年中进行了两项临床试验。

一项随机对照试验比较了在患有特发性 MN（n=21）或 FSGS（n=33）的成年患者中，以 MMF 为基础加皮质激素的方案与联合或不联合环磷酰胺治疗的疗效 [290]。MMF 与泼尼松龙联合，剂量为 2g/d，持续 6 个月，后 0.5mg/(kg・d)，持续 2～3 个月。对照组中 FSGS 患者接受泼尼松龙 1mg/(kg・d)，持续 3～6 个月。两组之间完全或部分缓解的比例（70% vs. 69%）或蛋白尿缓解时间没有差异。与仅使用皮质激素组相比，MMF 治疗的 FSGS 患者的缓解出现更快（5.6 个月 vs. 10.2 个月），并且皮质激素累积剂量更低（1.9 ± 0.3g vs. 7.3 ± 0.9g）。尽管患者少且随访时间相对较短，但首次对照研究表明，MMF 联合治疗可降低激素累积剂量，且与单独使用皮质激素相比，缓解率更高。在环孢素部分讨论的随机对照 FSGS 临床试验显示，将环孢素与口服脉冲地塞米松和 MMF 进行比较时，结果没有显著差异 [256]。

⑥ 其他疗法：西罗莫司在 FSGS 的治疗中暂无证据支持。在肾脏移植受者中，将钙调磷酸酶抑制剂更换为向西罗莫司时，出现新发蛋白尿 [291-295]。

在一项对 78 例器官移植受者的研究中，有 18 名患者（23.1%）在开始接受西罗莫司治疗后平均 11.2 ± 2.1 个月出现蛋白尿 [296]。出现蛋白尿后肾脏活检病理呈现不同程度的肾小球系膜增生和系膜扩张，通常诊断为慢性移植物肾病，仅 2 例（14.3%）为 FSGS。蛋白尿水平与西罗莫司剂量或血药浓度无相关性。在停用西罗莫司的 6 例患者中，蛋白尿和水肿完全缓解。这项研究引起了西罗莫司在移植受体中诱导蛋白尿的关注。

西罗莫司在自体肾的 FSGS 中的使用尚具争议。在一项针对 21 例激素抵抗 FSGS 患者的前瞻性开放性试验中，应用西罗莫司在 6 个月时，4 例患者（19%）完全缓解，8 例（38%）患者部分缓解，1 例患者肾功能迅速下降 [297]。西罗莫司疗法与很多不良事件相关，包括高脂血症和贫血（43%）。对西罗莫司无反应的患者，平均血清肌酐水平从基线时的 1.66mg/dl 到 6 个月时为 2.2mg/dl，12 个月时为 3.24mg/dl（与基线相比有显著差异，P=0.028）。西罗莫司治疗有效的患者中，平均血肌酐水平从基线时的 1.76mg/dl 增加到 12 个月时的 1.91mg/dl。

相反，由于安全原因，西罗莫司的Ⅱ期开放标签临床试验终止，因为入组的 6 例患者中有 5 例出现 GFR 急剧下降，且均无完全缓解 [298]。在西罗莫司治疗期间，3 例患者的蛋白尿增加 2 倍以上。在 11 例患有各种肾小球疾病的患者中报道了类似不良反应 [299]。尽管尚无定论，但目前可获得的大量数据表明，西罗莫司在 FSGS 患者中应避免使用。

未来针对 FSGS 的治疗方法可能来自移植后复发性 FSGS 的治疗。一项研究报道了 CTLA-4-Ig（abatacept），一种 T 细胞共刺激分子 B7-1（CD80）的抑制剂，在 4 例 FSGS 复发患者和 1 例原发性 FSGS 患者中应用本制剂，因为在一些患有蛋白尿性肾脏疾病（包括 FSGS）的个体中足细胞也表达 B7-1 [300]。令人惊奇的是，所有患者的肾病范围蛋白尿均得到缓解。然而，需要更大的对照研究来验证这一令人鼓舞的结果。

在移植后复发的 FSGS 病例中，可观察到利妥昔单抗治疗后蛋白尿消退 [301]。有一个病例在移植后 5 个月诊为移植后淋巴增生性疾病（posttransplant lymphoproliferative disease，PTLD），且术后 2 周内肾病综合征复发 [302]。在利妥昔单抗治疗 PTLD 后蛋白尿缓解。然而作者建议，由于两次诊断之间的时间间隔，FSGS 可能与病毒感染无关。此外，有一些关于移植后 FSGS 复发的报道，这些复发患者应用利妥昔单抗治疗有效（血浆置换或免疫吸附）且与 PTLD 不相关 [303-306]。这些患者可能代表特定类别，所以从他们的治疗中汲取的教训可能不一定适用于 FSGS 所有患者。

有研究显示，可以将利妥昔单抗与其他免疫抑制剂联合应用治疗原发性 FSGS 和复发性 FSGS，但结果表明这种治疗的效果不一 [307, 308]，且有治疗失败的报道[309]。在最大规模的病例报道中，每 8 例激素耐药 FSGS 的成年患者中 5 例对利妥昔单抗的治疗没有反应，而 2 例患者出现肾功能迅速恶化[310]。只有 2 例患者的肾脏功能和蛋白尿明显且持续改善。近期在意大利进行了一项小规模前瞻性研究中，在 10 名儿童和 20 名患有 FSGS、MCD 或系膜增生性肾小球肾炎复发的儿童中治疗有效，因此有必要开展更大规模的随机临床试验进一步探讨[137]。在复发性 FSGS 的研究中还显示，利妥昔单抗可以与足细胞来源的鞘磷脂磷酸二酯酶酸样 3b（SMPDL-3b）结合，以保持其作为酸性鞘磷脂酶活性调节剂的表达，从而防止破坏肌动蛋白的细胞骨架和凋亡[311]。使用利妥昔单抗治疗 FSGS 的疗效需要随机对照试验进一步评估。

另一个有前景的治疗方法是针对肾纤维化，纤维化是 FSGS 和其他慢性肾脏疾病常见的最终途径[312]。在一项开放标签的先导研究中评估了口服抗纤维化药物吡非尼酮，以确定其对 18 例 FSGS 患者 GFR 下降率的影响，这些患者的 eGFR 每月下降率超过 0.35ml/(min·1.73m^2)。使用吡非尼酮治疗后，GFR 每月变化从基线期的下降中位数 0.61ml/(min·1.73m^2) 改善至 0.45ml/(min·1.73m^2)，即下降率的中位数提高了 25%（$P < 0.01$）[313]。吡非尼酮对血压或蛋白尿没有影响，但与消化不良、镇静和光敏性皮炎有关。这些令人振奋的结果为进展性慢性肾脏疾病患者中实施对照试验提供了有力的依据。

其他治疗，包括血浆置换和蛋白质吸收方法，可消除 FSGS 相关的通透因子，使复发性 FSGS 缓解，但对治疗原发性疾病无益[224, 314]。

总之，对原发性 FSGS 患者的治疗目前仍不理想。FSGS 是一种组织病理学病变，而不是统一疾病，这表明 FSGS 的不同亚型需要不同的治疗策略。有必要对发病机制及足细胞功能障碍进行进一步研究，寻找出可能在临床试验中获得成功的治疗目标[315]。目前较推荐在成人和儿童中长期、大剂量应用皮质激素。但需要进行前瞻性随机试验才能确定其有效性和风险。治疗中首先应该是通过应用 RAAS 抑制剂实现血压控制达标。在肾病水平蛋白尿的患者中，需向患者告知每日皮质激素治疗 12～16 周的风险和获益，对成年患者进行充分的支持治疗和评估皮质激素的应用方式，对于皮质激素存在禁忌证或无法改善症状的患者，可能选择环孢素治疗。

4. C1q 肾病

补体成分 1q（complement component 1q，C1q）肾病是蛋白尿和肾病综合征中一种相对罕见的疾病。与其他原发性肾小球疾病相比，对 C1q 肾病的新认识相对较少。自本章上一版以来，临床信息一直仅限于病例报道和小型病例系列。C1q 肾病可以在临床和组织学上模拟 MCD 或 FSGS，但临床和病理学表现差异很大[316, 317]。在对儿童和青少年肾脏活检单中心回顾性分析中，C1q 肾病占自体肾脏穿刺的 6.6%[318]。斯洛文尼亚卢布尔雅那大学的研究发现，包括儿童和成人在内的最大队列研究中，先天性肾脏中 C1q 肾病占比 1.9%[319]。男性占多数（56%～68%）[319, 320]。C1q 肾病可能与黑种人或棕色人种有关[320]，且所有年龄段均有本病的报道。

该诊断基于肾小球系膜免疫复合物，C1q 染色阳性的同时需除外 SLE 可能。C1q 染色通常伴随 IgG、IgM 和 C3 染色。电子显微镜下可见肾小球系膜免疫复合物型电子致密沉积物。光学显微镜检查的结果从无病变（类似 MCD）、局灶性肾小球增生、增生性肾小球肾炎伴系膜增生到局灶性节段性肾小球硬化症，在组织学上与 FSGS 难以区分。有病例报道描述了与塌陷型 FSGS 相关的 C1q 肾病[321, 322]。通过免疫荧光显微镜和电子显微镜可以将 C1q 肾病与 MCD 和 FSGS 区别开来。免疫荧光显微镜和电子显微镜的发现提示了免疫复合物参与到发病机制中，但其致病机制和原因尚不清楚。

C1q 肾病患者通常患有蛋白尿，可能到达肾病综合征水平。至少 50% 的患者存在镜下血尿，在有肾小球膜增生性病变的患者中更常见[319]。在光学显微镜下，高血压肾损伤的表现可能出现在少数无明显病变的患者（类似于 MCD）中，在系膜增生病变患者中更为普遍（55%）[319]。许多患者相对无症状，蛋白尿可能在体育锻炼后或参军进行体检时首次发现。根据定义，这些患者没有临床或血清学 SLE 的证据，C1q 肾病可能自发缓解[323]。

C1q 肾病患者的肾脏预后总体上良好[318]，尤其是病理表现为微小病变样的患者[319, 324]。研究表明与单纯 MCD 的患者相比，这一类患者复发更频繁且需要更多的免疫抑制剂[318, 319, 324]。病理活检标本显示为 FSGS 样或系膜增生性病变的患者对免疫抑制治疗的反应较差。

考虑到 C1q 肾病可能是一种独特的自身免疫病，狼疮肾炎的最新进展提示 C1q 本身的自身抗原性可能与其构象改变有关。正如抗 GBM 病的发现，增加了其类似于锥虫病的疏水性，即自身抗原通过构象变化变为自身抗原[325]。

5. 膜性肾病

(1) 流行病学：膜性肾病（membranous nephropathy，MN）是成人肾病综合征最常见的病因之一[326–329]。MN 是肾小球疾病的常见类型，通常由抗 M 型磷脂酶 A2 受体（PLA2R）自身抗体引起的，也可以继发于多种自身免疫性疾病（如 SLE、自身免疫性甲状腺炎）、感染性疾病（如乙型肝炎、丙型肝炎和疟疾）、药物（如青霉素、金）和恶性肿瘤（如结肠癌或肺癌）。继发性 MN，尤其是由乙型肝炎和狼疮引起的继发性 MN，在儿童中比在成年人中更为常见[330–334]。在 60 岁以上的患者中，MN 与 20%～30% 患者的恶性肿瘤相关。

MN 占成人肾病综合征患者的比例约为 25%[326, 335–343]。英国医学研究理事会从 1978—1990 年对 24h 尿蛋白定量超过 1g 的患者进行了分析，确定有 20% 的患者为 MN。MN 的发病高峰年龄为 40—50 岁[326, 344, 345]。关于 MN 治疗和长期预后相关的研究很多[346–348]。对特发性 MN 患者的研究汇总分析发现，男女比例为 2∶1（男性为 1190，女性为 598）[349]。成人与儿童的比例为 26∶1（1734 名成人和 67 名儿童），但由于一些研究分析排除了儿童，因此 MN 患者中儿童的比例偏低。MN 发病无种族差异。

尽管大多数 MN 患者表现为肾病综合征，但仍有 10%～20% 的患者蛋白尿量不足 2g/24h[350]。由于患有亚临床蛋白尿的无症状个体通常没有被诊断或进行肾脏活检。因此，一般人群中 MN 的发病率可能被低估。

MN 的临床表现存在地理差异。在澳大利亚和日本进行的研究中，入院时患有肾病综合征的患者百分比低于欧洲或北美人群。地域差异可能与导致 MN 的潜在原因（如乙型肝炎、疟疾和其他感染）的流行病学差异有关[330, 332]。

众所周知，MN 与潜在恶性肿瘤相关联。在一项针对法国 240 名患者的大型队列研究中，MN 患者的癌症发病率明显高于普通人群［男性的标准发病率比为 9.8（范围为 5.5～16.2），女性为 12.3（范围为 4.5～26.9）］[351]。在几乎 50% 的患者中，肿瘤无症状，并且仅因诊断为 MN 而发现。最常见的恶性肿瘤是肺癌和前列腺癌。恶性肿瘤的发病率随年龄增长而增加。在挪威的另一项队列研究中，校正年龄和性别后，161 名 MN 患者的癌症发生率明显更高，标准发病率比为 2.25（95% CI，1.44～3.35）[352]。从诊断 MN 到诊断出癌症的中位时间为 60 个月。患有癌症的 MN 患者年龄较大（65 岁 vs. 52 岁，$P < 0.001$）[352]。

癌症相关 MN 患者与原发性 MN 患者的临床表现无差异，MN 患者恶性肿瘤的危险因素，包括高龄、吸烟史[351]。在患有癌症的 MN 患者中，癌症的临床缓解与蛋白尿的减少有关[351]。这些研究突显了在老年 MN 患者中筛查癌症的重要性，且筛查不仅在初次诊断时，而且在随后的长期随访中也是如此。

临床意义：膜性肾病肿瘤筛查

首次诊断时，在老年膜性肾病患者中全面筛查肿瘤非常重要，且在随后的长期随访中也十分重要。

(2) 病理学表现

① 电子显微镜：MN 的病理学特征是上皮下免疫复合物沉积[353]。虽然可以基于典型的光镜和免疫荧光显微镜发现做出诊断，但电镜仍是明确的 MN 诊断依据。

如 Ehrenreich 和 Churg 所述，图 31–7 描绘了 MN4 个阶段超微结构变化[344]。Ⅰ期特征是在基底膜和足细胞之间的上皮下区域存在分散的或分布规则的小型免疫复合物型电子致密沉积物。当存在大量蛋白尿时，MN 的所有阶段都发生足突融合和微绒毛转化。Ⅱ期特征是基底膜弥漫增厚突入上皮细胞。立体结构示这些突起围绕着沉积物的侧面，但是从横截面观察时，表现为突起位于在沉积物之间（图 31–7 和图 31–8）。Ⅲ期中，基底膜重度增厚可

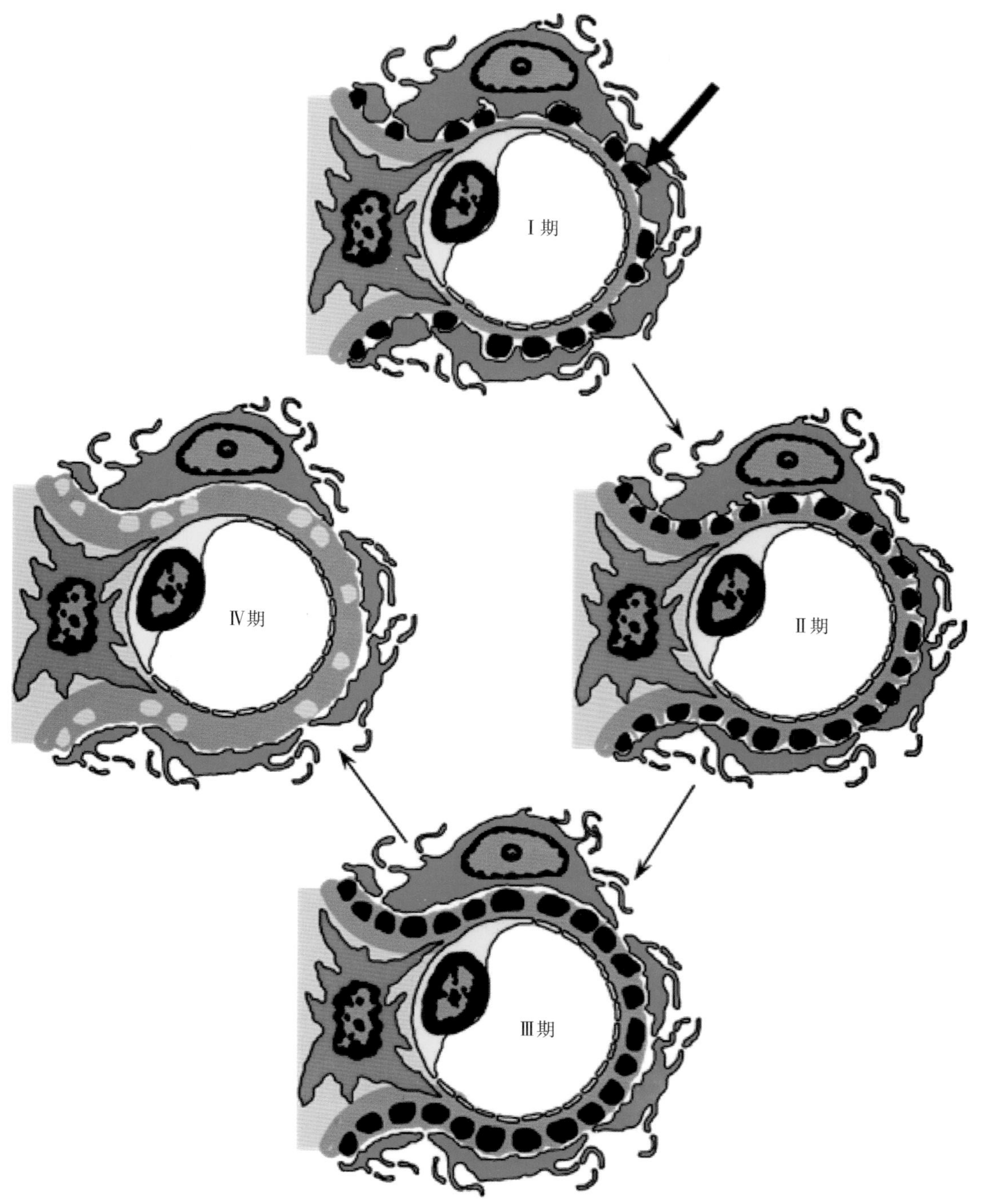

▲ 图 31-7 膜性肾病 4 个阶段的超微结构

Ⅰ期有上皮下致密物沉积（箭），基底膜无变化；Ⅱ期在沉积物附近有基底膜的凸起；Ⅲ期沉积物被基底膜包围；Ⅳ期基底膜增厚，有不规则的透明区域（由 JC Jennette 提供）

见沉积物，在横截面中，沉积物之间可见基底膜上皮细胞，沉积物实质上是膜内的，而不是上皮下，根据超微结构可以推断沉积物曾经位于上皮下。Ⅳ期特征是电子致密物逐渐消失，出现不规则增厚的基底膜内不规则电子透光带。Ehrenreich 和 Churg 并未对此进行描述，但一些肾病理学家认识到Ⅴ期，其特征是基底膜外侧逐渐修复，内侧残留少量异常基底膜成分。在美国，MN 患者病理多为Ⅰ或Ⅱ期疾病（表 31-5）。

原发性 MN 中很少见肾小球系膜区电子致密物

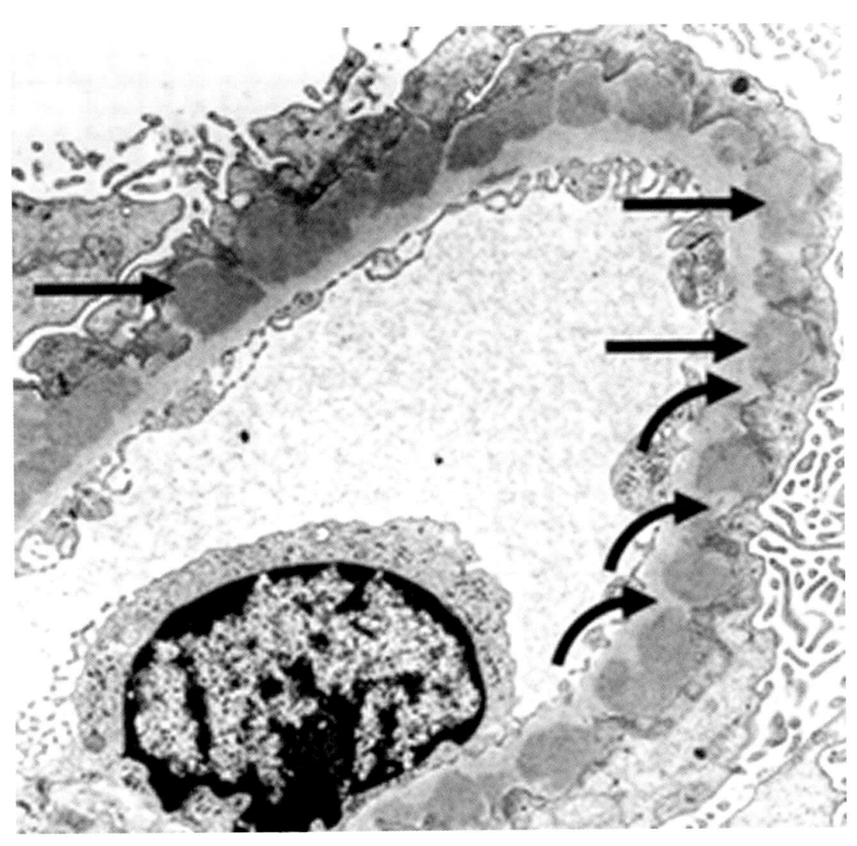

◀ 图 31-8 Ⅱ期膜性肾病在电子显微镜下表现
大量上皮下电子致密物沉积（直箭）和基底膜内沉积（弯箭）（100×）

的沉积，而在继发性 MN 中更常见（表 31-5）。这提示原发性 MN 是由上皮下原位免疫复合物的形成引起的，复合物具有抗体，抗体来自循环，在足细胞处与抗原形成复合物。因此免疫复合物不能逆过滤方向到达系膜。继发性 MN 通常是由免疫复合物引起，所述免疫复合物包含循环中的抗原，如感染（乙型肝炎）、肿瘤抗原（结肠癌）或自身抗原（甲状腺球蛋白）。在全身循环中同时存在抗原和抗体的情况下，可能会形成一些免疫复合物，这些复合物不仅位于上皮下区域，也位于肾小球系膜或内皮下区域。从 SLE 患者继发 MN 中得到证明，在超过 90% 的狼疮继发 MN 标本中，通过电镜可发现肾小球系膜区电子致密物的沉积[354]。因此，肾小球系膜区出现沉积物需警惕继发性而非原发性 MN。

② 免疫荧光显微镜：免疫荧光显微镜下可观察到免疫球蛋白和补体弥漫性颗粒样分布于毛细管壁，在特发性 PLA2R 相关 MN 中补体也可见类似分布（图 31-9）[353]。与 IgA 和 IgM 相比，IgG 最常见且强度最高（表 31-5）。IgG4 是原发性 MN 最突出的 IgG 亚类[355, 356]。超过 95%C3 染色阳性，但

表 31-5 非狼疮性膜性肾病的病理学特征[a]

表　现	百分比（%）
免疫荧光	
IgG	99（3.5+）[b]
IgM	95（1.2+）
IgA	84（1.1+）
C3	97（1.6+）
C1q	34（1.1+）
κ	98（3.1+）
λ	98（2.8+）
电镜	
上皮下电子致密物沉积	99
系膜区电子致密物沉积	16
内皮下电子致密物沉积	7
小管内皮颗粒包涵体	3
Ⅰ期	38
Ⅱ期	32
Ⅲ期	6
Ⅳ期	5
Ⅴ期	1
混合阶段	20

a. 北卡罗来纳大学肾脏病理实验室对 350 例非狼疮性膜性肾病患者肾活检分析结果
b. 括号中的数值表示阳性染色的平均强度，范围为 0～++++
Ig. 免疫球蛋白

通常强度较低。C1q 染色在原发性 MN 中不常见且强度低，但在狼疮继发 MN 中常见且强度高[354]。通常不评估补体活化最终成分（即膜攻复合物），但这些成分在毛细管壁染色强阳性。在抗 GBM 病合并 MN 的患者中，可以在颗粒样染色的下方看到 IgG 线样沉积[357]。

在原发性 MN 中，罕见免疫球蛋白或补体在肾小管基底膜染色阳性，但在继发性 MN，特别是狼疮继发 MN 中很常见[354]。

③ 光学显微镜：通过光学显微镜观察到的典型病变是弥漫性毛细血管壁增厚，但没有明显的肾小球细胞增生[358]。然而，MN 的光镜特征随疾病不同阶段及继发性慢性肾小球硬化和肾小管间质损伤的程度而异。仅使用 HE 染色时，光镜可能无法分辨出Ⅰ期轻度病变。Ⅱ、Ⅲ和Ⅳ期病变通常具有明显的毛细血管壁增厚。

Masson 染色下可见上皮下免疫复合物沿 GBM 外侧呈微小的深红色（红色）颗粒状沉积。但是该方法对于免疫复合物判断的灵敏度、特异性及可靠程度均不理想。六胺银染色通常用于观察上皮下免疫复合物沉积在基底膜的变化。在Ⅱ期病变中通常会看到 GBM 外部的钉突样改变（图 31-10）。Ⅲ和Ⅳ期病变的基底膜呈不规则增厚和双轨征，类似于膜增生性肾小球肾炎和慢性血栓性微血管病的变化。

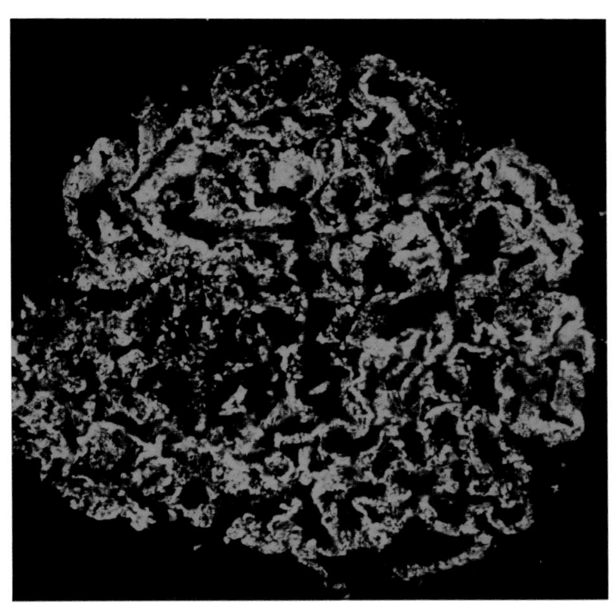

▲ 图 31-9 膜性肾病免疫荧光染色
免疫荧光显微镜下 PLA2R 抗体相关膜性肾病表现，肾小球毛细血管壁染色阳性，同时肾小球 IgG 染色阳性（免疫荧光染色抗 PLA2R 染色，300×）

肾小球系膜细胞增生在原发性 MN 中并不常见，在继发性 MN 中更为常见[354]。出现新月体需考虑抗 GBM 病或 ANCA 相关血管炎[359-365]。

随着疾病的进展，发展为慢性肾小球硬化和肾小管间质病变。肾小球部分硬化，并进展为肾小球囊黏附。肾小管萎缩、间质纤维化和单核细胞浸润的加重与肾功能下降平行[358]。

(3) 发病机制：MN 是由免疫复合物沉积在肾小球毛细血管上皮下区域沉积导致。针对肾脏结构的抗原可以是肾小球内源产生（如足细胞自身抗原），也可以是外源性的（如乙型肝炎抗原）。后者，抗原可以作为预先形成的循环免疫复合物的一部分沉积在上皮下区域，或者可以作为游离抗原在上皮下区域沉积，之后抗体与之结合形成原位免疫复合物。大鼠 Heymann 肾炎（一种非常类似于人类原发性 MN 的动物模型）的证据表明，由足细胞产生的糖蛋白与抗体结合，随后出现大量的核糖体，于是在上皮下形成大量免疫复合物[366-368]。

过去的十年中，在 MN 患者中寻找新的抗原取得了重大突破。足细胞中性内肽酶是最早被鉴定为新生儿肾病综合征内源性自身抗体的靶抗原。由于母亲突变缺失导致缺乏中性内肽酶表位，该抗体通过胎盘在母亲体内诱导产生。母体在前一次怀孕

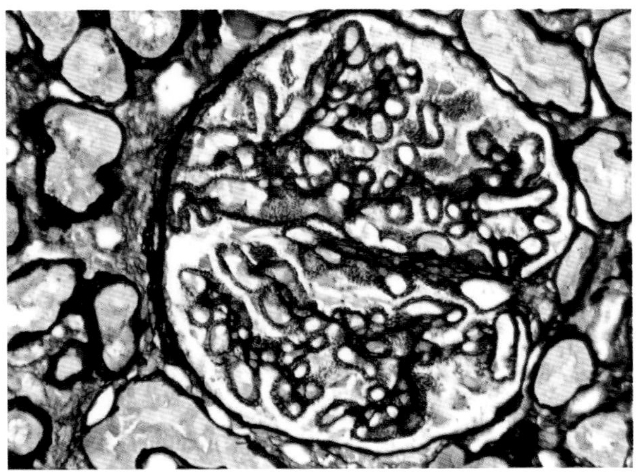

▲ 图 31-10 光学显微镜下膜性肾病表现
肾小球基底膜外侧可见棘突、凹陷和其他不规则结构（图 31-2），这些与免疫复合物沉积物相对应（Jones 六胺银染色，300×）

期间诱发了对新生抗原的敏感性[369-371]。这些发现为原发性 MN 发病机制中原位免疫复合物形成提供了直接证据支持，并构成了同种免疫导致免疫复合物介导的肾病的先例[371, 372]。目前观点认为，大部分原发 MN 病例是由直接针对磷脂酶 A2 受体（PLA2R1）和含 1 型结构域的血小板反应蛋白 7A（THSD7A，见下文）的抗体导致。

目前对于这些机制（即免疫复合物沉积介导蛋白尿产生）的理解，很大程度上是基于现有 Heymann 肾炎研究数据得到的[368, 373]。在 Heymann 肾炎模型中，上皮下区免疫复合物激活补体途径，导致 C5b-9 膜攻击复合物的形成，进而导致补体介导的上皮细胞损伤[374-376]。推测这一过程的发生顺序为补体激活和亚溶解型补体 C5b-9 复合物攻击足细胞，促进氧化剂、蛋白酶、前列腺素、生长因子、结缔组织生长因子、TGF 及 TGF 受体的基因表达上调，继而导致细胞外基质的过度产生[370, 371, 377]。C5b-9 还会引起细胞骨架发生改变，从而导致裂孔隔膜蛋白的异常分解及足细胞分离。上述因素最终使得 GBM 功能完整性和足细胞蛋白滤过屏障被破坏。

上皮下以 IgG4 沉积为主，微量 IgG3 沉积且无 IgG1 沉积[355, 356]，C1q 和 C4 沉积[378]少见这一病理特征，不支持补体激活的经典途径和凝集素途径在 MN 中发挥主要作用，而补体旁路途径可能参与该疾病的致病过程[379]。补体旁路途径自发激活的这一现象反过来说明补体调节蛋白的重要性。足细胞主要依赖膜补体受体 1（CR1，在啮齿动物中为 Crry）和衰变加速因子，并具有自我生成 H 因子的能力。补体介导损伤的重要性（至少在被动 Heymann 肾炎模型中）证据来自于肾脏产生的血清膜补体调节蛋白（Crry）[380, 381]。在活动性 Heymann 肾炎的模型中，缺乏 Crry1A 片段（Fx1A）通过免疫介导抗 Fx1A 抗体的形成及上皮下免疫复合物的沉积，而没有补体的激活或蛋白尿的生成[382]。相反地，Crry 过度表达或者应用外源性 Crry 对免疫介导的肾小球肾炎有治疗作用[383, 384]。对于上皮细胞膜及 GBM 的后续损伤一定程度上被认为是由于活性氧、细胞膜蛋白和Ⅳ胶原的脂质过氧化介导的[385]。

蛋白尿的产生还可能通过不依赖于形成 C5b-9 膜攻击复合物的机制介导，正如同在被动型 Heymann 肾炎的 PVG 大鼠模型中，蛋白尿产生是补体因子 6（PVG/C6 大鼠）缺乏导致的。PVG/C6 大鼠模型不能生成膜攻击复合物。在这项研究中，PVG/C6 大鼠和正常的 PVG 大鼠在注射 Fx1a 抗血清后均出现相似水平的蛋白尿。在两组大鼠的孤立肾小球组织中均可见类似的大鼠 Ig 和 C3 沉积，但是在 C6 缺乏的大鼠模型中，肾小球组织没有 C9 的沉积，这表明没有形成 C5b-9 膜攻击复合物[386]。此外，MN 中肾小球细胞外基质的改变可能部分是由于纤溶酶活化物抑制剂 -Ⅰ与上皮下沉积的玻连蛋白结合，进而导致纤溶活性降低所致的[387]。

补体激活还可以导致 MN 的小管上皮细胞损伤和间质病变的进展[388-390]。蛋白尿本身可能通过激活补体旁路途径引起肾小管间质损伤。在原发性 MN 患者的肾活检标本中发现可溶性补体调节因子备解素（又称补体因子 P）在小管管腔上皮的强染色，而在正常肾组织标本中没有发现此现象[391]。补体 C3 自发裂解后，备解素与 C3b 结合，并通过稳定 C3 转化酶促进补体的活化。靶向结合的备解素可能是放大 C3 激活效应的关键因素。在体外试验中发现，备解素可以结合近端肾小管上皮细胞。通过正常人血清而非备解素缺乏的血清作为补体来源，与近端肾小管上皮细胞结合，导致补体的激活，从而导致 C3 沉积及 C5b-9 的产生。基于以上发现可能提出一个假说，即在蛋白尿型肾脏疾病中，滤过的备解素可能与近端肾小管上皮细胞结合并作为激活补体旁路途径的关键环节。

人类白细胞抗原（HLA）Ⅱ类抗原中的 DR3 和 MN 相关[392-394]，其存在导致 MN 发生风险增加 12 倍[392]。在日本人群研究中发现，MN 患者 HLA-DR2[395, 396] 和 DQW1[397] 的基因频率增加。在这些人群中，包含 HLA-DR3 和特异性 HLA Ⅰ型抗原的单倍体也可能很常见[392]，如 HLA-B18 和 HLA-DR3 单倍体可能导致罹患 MN 的风险更高[398]。肿瘤坏死因子 -α（TNF-α）基因的多态性也可能增加 MN 的易感性[399, 400]。C4 等位基因的缺失在 MN 患者中也更常见，尤其是白种人群中[401]。来自英国（n=335）、法国（n=75）及荷兰的白种人群原发性 MN 的全基因组关联研究（GWAS）已经明确了两个重要的基因位点，即包含编码犯罪抗原 PLA2R 基因的染色体 2q24 和编码 HLA-DQA1 基因的染色体 6p21 [402]。尽管患病风险与其中某些基因标志物相关，家族性 MN 的病例还相对缺乏 [403–408]。

其他研究结果还表明 APOL1 风险等位基因可能与 PLA2R 相关 MN 以及塌陷性肾小球疾病的发生、进展的风险增加相关 [409]。

(4) PLA2R，THSD7A 与膜性肾病：原发性膜性肾病（PMN）是一种自身免疫性疾病，其特点是循环中存在两种针对足细胞抗原的 IgG 抗体。骨骼肌（M）型磷脂酶 A_2 受体（PLA2R1）在 70% 的病例中可以检测到，而抗 THSD7A 抗体存在于 5%～10% 的病例中。针对其他足细胞胞质抗原的抗体（如醛糖还原酶、超氧化物歧化酶、α 烯醇化酶）在原发性和继发性膜性肾病中也可以检测到。这些自身抗体的致病性及其与疾病活动度的关系尚不明确 [410, 411]。

Beck 及其团队研究结果已经确定 M 型 PLA2R 是约 70% 原发 MN 患者的常见靶抗原。相反，健康对照、SLE 或乙肝继发的 MN 患者、非 MN 所致蛋白尿患者或其他自身免疫病（n=7）患者中均未检测到该抗原。通过免疫荧光显微镜和永生化人类足细胞的体外培养证实了足细胞表达 PLA2R，这一结果表明该抗原是 PMN 患者肾小球的固有抗原而非来源于血清沉积 [412]。

一个国际研究团队采用质谱分析技术对 154 例原发性膜性肾病队列进行研究，结果发现 15 例（10%）患者具有针对肾小球蛋白 THSD7A 的自身抗体，而抗 PLA2R 抗体阴性 [413]。随后的研究发现，给予小鼠注射的人类抗 THSD7A 抗体与鼠足细胞上的 THSD7A 结合可导致蛋白尿的产生及类似于 MN 的肾小球病变，提示抗 THSD7A 和 MN 之间存在因果关系。与 PLA2R 抗体（PLA2RAb）类似，针对 THSD7A 的自身抗体识别构象依赖表位 [413, 414]。原发性膜性肾病的患者可能有 PLA2R 或 THSD7A 的抗体，但同时存在两种抗体的情况很少见。

PLA2R 是甘露糖受体家族四大成员之一 [415]。PLA2R 为 185kDa 的跨膜糖蛋白，由细胞外 N 末端、富含半胱氨酸的区域（CysR）、一个纤连蛋白样的Ⅱ型结构域、8 个糖类识别结构域 C 型凝集素结构域（CTLD1–8）组成，随后是跨膜部分和细胞内 C 末端 [416]。这种蛋白在足细胞中的功能尚不明确 [417]。尽管也有报道 IgG1、IgG3、IgG4 是抗 PLA2R 的主要自身抗体，尤其在疾病的早期阶段。这种自身抗体可以存在于循环中，也可以与 PLA2R 共同存在于肾小球毛细血管壁。这种自身抗体的产生原因尚不明确，但是其中一个可能原因是微生物或者环境中的抗原成分与 PLA2R 的分子模拟所致 [418]。尽管这种自身抗体的致病性尚有待明确，多项研究已经证实抗体滴度与疾病活动度的相关性，这亦表明它是一个非常有价值的生物标志物。

在首次描述这一抗体时，Beck 及其团队 [412] 在非还原 SDS–PAGE 胶之后采用蛋白质印迹分析技术，检测出具有重组 PLA2R 抗原的 PLA2R 抗体（PLA2RAb）。尽管这一检测方法敏感性和特异性均较高，但是临床实用性不够。2014 年，美国 FDA 批准重组细胞间接免疫荧光和酶联免疫吸附测定（ELISA）技术。IF 应用转染的细胞作为底物，而 ELISA 是基于转染细胞的纯化重组人 PLA2R 受体。一项 Meta 分析结果表明，在 PMN 中血清 PLA2RAb 检测阳性的敏感性为 78%（95% CI，66%～87%），特异性为 99%（95% CI，96%～100%）。诊断的异质性与多种因素有关，包括种族（日本人群中检测率较低）、样本量、ELISA 检测方法的差异，以及最重要的是疾病所处的阶段和活动度 [419]。

PLA2R 在人类足细胞的胞体和足突上表达，但在啮齿动物中不存在。THSD7A 则表达于人类和啮齿类动物足细胞的基底面 [420]。与 PLA2RAb 结合后，免疫复合物从 GBM 的外层脱落。在正常对照肾组织标本的常规免疫组化（IHC）中，肾小球 PLA2R 弱表达 [421]。

在使用多克隆抗 PLA2RAb 进行石蜡包埋的肾组织样本的抗原修复之后，可以进行免疫组化染色。PMN 患者的肾小球表达 PLA2R 增强。Qin 及其团队报道 PMN 患者血清中抗 PLA2RAb 的检测阳性率为 70%，其中 98% 通过免疫组化检测肾小球 PLA2R 抗原染色为阳性。相比之下，血清抗 PLA2RAb 阴性的患者中仅有 70% 具有 PLA2R 的足细胞表达 [422]。这可能与血清抗体的快速清除或肾小球结构改变后的免疫缓解有关。而且，由于抗 PLA2R 抗体与富含半胱氨酸（CysR）表位的高亲和力，体内抗体较少的患者在足细胞 PLA2R 结合位点饱和前，血清中可能检测不到该抗体 [417, 422]。有些患者循环中抗 PLA2RAb 阳性但肾小球 PLA2RAb 染色阴性，这表明该抗体不具致病性或者无法获得肾活检标本在抗原修复中的抗原决定簇 [423]。

在多项研究包括最初 Beck 及其团队的里程碑式研究中均发现，在继发性膜性肾病中，循环抗 PLA2RAb 和（或）肾小球 PLA2R 均阴性 [412, 424]。此外，在欧洲人群 SLE 继发性膜性肾病和活动增殖性狼疮肾炎队列中未检测到 PLA2RAb [425]。这就产生了一个重要问题，即血清或肾小球 PLA2R 阳性能否替代筛查，包括恶性肿瘤在内的继发因素引起的膜性肾病。随后的许多研究发现，在许多系统性疾病（包括结节病、乙肝、丙肝、干燥综合征及肿瘤）继发的膜性肾病中，肾小球 PLA2R 染色阳性 [426, 427]。PLA2R 阳性的肾小球与乙肝表面抗原（HBsAg）沿毛细血管襻共定位的现象已经在乙肝病毒（HBV）相关 MN 中有所报道 [428, 429]。这些继发性疾病是否针对性诱导 PLA2R 的免疫反应或仅仅是偶然的关联尚不确定，但是基于目前的证据，取代筛查继发因素的必要性可能还为时过早。与 PLA2R 阳性的膜性肾病不同，THSD7A 相关膜性肾病在女性多见，并且与恶性肿瘤相关。Hoxha 及其团队 [438] 报道了 1 例 THSD7A-MN 合并胆囊癌 [430] 的病例。通过免疫组化染色，肿瘤和转移的淋巴结中均可检测到 THSD7A 阳性。此外，THSD7A 的 mRNA 在肿瘤组织中可以检测到，而正常组织中没有。化疗后 THSD7A 抗体减少，同时蛋白尿得到改善。在 1000 例 MN 患者的筛查中，25 例为 THSD7A 抗体阳性，其中 7 例有恶性肿瘤。据推测，针对肿瘤表达 THSD7A 的自身抗体与足细胞上 THSD7A 产生原位交叉反应 [430]。

尽管大部分 PMN 患者表现为肾病范围蛋白尿，但是仍有 1/3 的患者表现为非肾病范围蛋白尿，而且通常预后较好 [431]。在一个以非肾病范围蛋白尿为表现，经肾活检证实为 PMN 的小型回顾性队列研究中，作者发现在多因素校正之后，抗 PLA2RAb 阳性患者比抗 PLA2RAb 阴性患者进展至肾病综合征的风险更高（HR=3.66，95% CI 1.39～9.64）。此外，与抗 PLA2RAb 阴性患者相比，PLA2R 阳性患者使用免疫抑制剂治疗的可能性更大，血肌酐水平更高。未来需要随访时间更长的前瞻性对照研究来进一步验证其相关性。如果相关性被证实，非肾病范围蛋白尿但 PLA2R 阳性患者可能需要更密切的随访、并可能更早给予免疫抑制治疗来获得较好的预后 [432]。

基于多项回顾性和观察性研究结果，抗 PLA2RAb、肾小球 PLA2R1 与疾病活动度的相关性已引起广泛关注。在一项纳入 117 例肾病范围蛋白尿的 PMN 白种人群研究中，74% 的患者通过免疫荧光和 ELISA 检测抗 PLA2RAb 阳性，两种检测方法的一致性为 94%。IgG4 型抗 PLA2RAb 滴度与基线蛋白尿水平显著相关，抗体滴度高的患者自发缓解的可能性小（最高滴度和最低滴度患者的自发缓解率分别为 38% 和 4%）[433]。但是，并非所有的抗体滴度在疾病诊断初期都进行了检测，可能滞后于肾活检 6 个月。另一项回顾性研究的 Cox 多因素回归分析结果发现，抗 PLA2RAb 滴度与自发缓解呈独立负相关（HR=0.37，95% CI 0.17～0.84，*P*=0.017）[434]。与既往研究结果相反，诊断时的抗 PLA2RAb 滴度与基线蛋白尿水平、肾功能及慢性肾脏病进展没有显著相关性。在 PMN 中，血 PLA2RAb 可能在蛋白尿出现之前被检测到，蛋白尿的缓解可能滞后于免疫性缓解数月 [435, 436]。因此，PLA2RAb 阳性相关 MN 的临床各阶段，监测 PLA2RAb 水平可能有助于临床医生预测自发缓解，避免“过早”启动免疫抑制治疗。肾病范围蛋白尿患者的抗 PLA2RAb 滴度通常较高，而随着自发或治疗诱导的缓解而显著下降。而且，抗体滴度也会随着疾病复发而再次升高 [437]。

Hoxha 及其团队在其观察性研究中发现，尽管患者的累积蛋白尿缓解率在 24 个月研究结束时相似，低滴度抗体水平组比高滴度抗体水平组的缓解出现得更早 [438]。

抗 PLA2RAb 仅识别非还原型的 PLA2R 自身抗原，这表明表位构象需要二硫键。Kao 及其团队采用截短的 PLA2R 胞外区研究 PLA2RAb 阳性 PMN 患者的血清，并确定了这个蛋白复合物的三个结构域（即 CysR，纤维连接蛋白样Ⅱ型（FnII-）和 C 型凝集素样结构域 1（CTLD1））作为体液免疫的显性表位 [439]。在这一研究的基础上，Fresquet 及其团队明确 CysR 结构域是体液免疫的显性表位 [440]。

表位扩展是指表位特异性从初始的显性表位特异性免疫反应向亚显性表位多样性的转换 [441, 442]。

这一现象在很多自身免疫性疾病中均有描述，包括抗 GBM 病、类风湿关节炎及 Heyman 肾炎。Seitz-Polski 及其团队[443]描述了 PMN 中 PLA2R1 分子三个结构域之间的相似现象。使用一系列细胞外域的 PLA2R1 表位缺失突变体，已经鉴定出三个反应性表位，其中 CysR 是主要的显性表位，而 CTLD1 和 CTLD7 是额外的不同表位。与针对其他结构域抗体反应性的患者相比，具有针对 CysR 的抗 PLA2R1 反应性的患者预后相对较好、病情较轻、发病年龄更小、自发缓解的概率更高。作者推测抗 PLA2R 反应性在疾病初期局限于 CysR 表位，在后续的免疫攻击之后该反应性扩散至 C 末端区（CTLD1 或 CTLD7），从而导致疾病进展以及对治疗反应的不佳。未来需要更多的研究验证这一假说。如果该假说被证实，它可以指导临床医生基于抗 PLA2R 的反应性进行个体化治疗。

在一项采用环磷酰胺或 MMF 治疗 PMN 的观察性研究中，基线抗 PLA2RAb 的滴度不能预测最初的治疗反应，而治疗结束时抗体滴度可以预测患者的长期预后。该研究经过 5 年的中位随访，治疗结束时抗体转阴患者中有 58% 可以维持缓解，而抗体持续阳性的患者并未缓解。此外，基于环磷酰胺的治疗方案比基于 MMF 的方案能更有效的降低抗体滴度[444]。但是这一研究的结果并没有在其他研究中被证实。Radice 及其同事的研究结果没有发现起始免疫抑制治疗的不同和抗 PLA2RAb 转阴率之间存在统计学差异[445]。一项纵向观察性研究发现，无论是否存在抗 PLA2RAb，患者对利妥昔单抗的治疗反应性相似[446]。在抗 PLA2RAb 阳性的患者中，蛋白尿部分或完全缓解的可能性随着抗 PLA2RAb 滴度的升高而逐渐降低[446, 447]。可能的抗体滴度平台在 500～600RU/ml（1RU/ml≈2pg/ml）。另外，抗体滴度下降 50% 比蛋白尿同等比例下降要早 10 个月[446]。

综合临床指标、血清抗 PLA2R 及肾小球 PLA2R 染色对做出恰当、及时的临床决策可能非常重要。未来需要更长随访时间的随机对照研究来明确膜性肾病中 PLA2RAb 滴度、肾小球 PLA2R 以及临床指标的相关性。基于目前的证据，仅根据 PLA2RAb 滴度这一指标来进行治疗决策是不合适的。疾病过程和各个指标关系的复杂性决定了需要更多的研究来完善和提炼治疗策略的算法。

(5) 临床特点及自然病程：MN 患者通常临床表现为肾病综合征伴低白蛋白血症、高脂血症、外周水肿及脂质尿。这种临床表型见于 70%～80% 的患者[346, 448]。肾病综合征的出现通常与任何前驱性疾病或前驱感染无关。高血压可见于 13%～55% 的患者[348]。大部分患者在起病初的肾功能正常或轻度下降。

如果肾功能不全进行性发展，通常表现是相对隐匿的。肾功能迅速恶化至急性肾衰竭需要引起研究者注意有无重叠其他情况，如新月体性肾小球肾炎[449]。这类患者中有 1/3 存在抗 GBM 抗体，部分合并存在 ANCAs。

其他引起肾功能突然恶化的原因，包括双侧肾静脉急性血栓及肾病状态下的低灌注状态。MN 中肾静脉血栓的发生率为 4%～52%[450]。肾静脉血栓的诊断可能是基于临床突然出现的肉眼血尿、侧腹痛和肾功能下降，但是隐匿起病也很常见。尽管多普勒超声检查可以发现肾静脉血栓[451]，静脉造影仍然是金标准。应用对比剂的螺旋计算机断层扫描[452]或磁共振检查亦有在临床应用[453]。

药物导致的肾损伤是 MN 患者肾功能急剧恶化的另一个原因。非甾体抗炎药（NSAID）、利尿剂及抗生素的应用与急性间质性肾炎或急性肾小管坏死相关[454, 455]。

MN 患者肾脏存活的估算可以通过多项临床预后研究的汇总分析获得[349]。在一项纳入 1189 例患者的汇总分析中得出[326, 338, 347, 456–468]，MN 患者的 5 年肾脏存活率为 86%，10 年肾脏存活率为 65%，而 15 年肾脏存活率为 59%。尽管约 35% 的患者 10 年内会进展至 ESRD，25% 的患者在 5 年内可能出现蛋白尿的完全自发缓解[469]。

在一项包含 328 例未应用免疫抑制剂治疗的 MN 患者的回顾性研究中，32% 的患者出现蛋白尿自发缓解，部分缓解（蛋白尿≤ 3.5g/d）出现的平均时间为 14.7 ± 11.4 个月，完全缓解出现的平均时间为 38.0 ± 25.2 个月[431]。需要指出的是，起病初蛋白尿严重并不能排除自发缓解的可能性，在 26% 基线蛋白尿在 8～12g/24h 的患者及 21% 基线蛋白尿＞ 12g/24h 的患者中可发生自发缓解。多因素分析结果表明，随访第 1 年蛋白尿下降超过 50% 是自发缓解的最好预测指标（HR=12.6，95% CI 5.2～30.5，$P < 0.0001$）。其他的预测指标还包括基线血肌酐水平、基线蛋白尿水平及血管紧张素Ⅱ受体阻滞剂的应用[431]。

持续存在的蛋白尿比单次蛋白尿具有更好的预测肾功能不全的价值。所以，蛋白尿＞ 8g/24h 并持续超过 6 个月的患者中，进展至慢性肾功能不全的可能性为 66%。蛋白尿≥ 6g/24h 并持续超过 9 个月者，进展至慢性肾功能不全的可能性为 55%。蛋白尿持续≥ 4g/24h 并持续超过 18 个月者，进展至慢性肾功能不全的风险更高[470]。肾功能显著下降的患者出现肾功能进行性恶化的风险亦更高[469]。

除了肾功能下降和蛋白尿外，其他因素也可能与肾功能进展的风险升高有关。男性、年龄＞ 50 岁、血压控制不佳及起病时 GFR 下降是肾功能进行性下降的危险因素[345, 463, 467, 469–474]。除了临床预后因素外，肾活检Ⅲ期或Ⅳ期的 MN、肾小管萎缩及肾间质纤维化也可能增加肾功能进展的风险。实际上，慢性间质纤维化和肾小管萎缩是明确的原发 MN 进展至肾衰竭的独立预测因素[462, 475–477]。肾活检中发现新月体也预测着长期的不良预后。电镜明确的肾小球病变分期在某些研究[478–480]而非全部研究[335, 467, 475, 481]中被证实是不良预后的危险因素。同样地，FSGS 合并 MN 比不伴硬化的 MN 长期肾脏预后更差[482, 483]。然而，多伦多大学一项大型回顾性队列研究结果发现，上述人口学及组织学危险因素并未被证实与肾功能下降速率（坡度）有关[484]。在组织学变量中，只有补体沉积的强度与更快的 GFR 下降有关[485]。

一项由 57 例肾功能正常的原发性 MN 患者组成的前瞻性研究中，通过定时尿液标本的收集和分析，结果发现尿液 β_2 微球蛋白水平＞ 0.5μg/min 及尿液 IgG 水平＞ 250mg/24h 可以预测 GFR 进行性下降[486]。通过多因素分析，尿液 β_2 微球蛋白是进展为肾功能不全的最强的独立预测因子，其敏感性和特异性分别为 88% 和 91%。但是，尿液中 β_2 微球蛋白的测定非常复杂，因为它在尿液中不稳定，在测定前需要碱化尿液。近年来，已经有很多来源于不同人群的研究结果发现抗 PLA2R 抗体滴度升高与长期不良预后之间的相关性，越来越多的证据表明抗体水平与疾病预后呈负相关[444, 487–489]。

综上，持续存在的中等量及以上的蛋白尿是疾病进展的最强预测因素之一[473]。肾功能不全、起病初期严重的蛋白尿、肾活检弥漫的间质纤维化、合并新月体性肾小球肾炎及节段性肾小球硬化症也预示着不良预后。

(6) 实验室检查：蛋白尿是 MN 的标志性表现。80% 以上的 MN 患者尿蛋白水平超过 3g/24h。在某些患者中，尿蛋白水平可能超过 20g/24h。医学研究委员会的一项研究发现 30%MN 患者在起病时尿蛋白水平超过 10g/24h[350]。30%～50% 的患者在起病时可出现镜下血尿[346, 490, 491]。相反，肉眼血尿并不常见，仅在 4% 的成年患者中出现[492, 493]，在儿童中相对常见[494]。大部分患者肾功能正常或仅有轻度下降。只有不到 10% 的患者在起病时即发现肾功能不全[490, 495]。

在严重的肾病患者中，低白蛋白血症是很常见的，包括 IgG 在内的其他血浆蛋白的尿液丢失也很突出。与其他类型的肾病综合征类似，血清脂蛋白特异性升高。在 MN 中低密度脂蛋白和极低密度脂蛋白的升高很常见。在某项研究中发现疾病缓解期升高的脂蛋白 a 可降至正常水平[496]。

MN 患者中补体 C3 和 C4 水平通常是正常的。在某些活动的 MN 患者尿液中可以发现补体终末产物 C5b–9。在免疫复合物形成活跃的患者中，该复合物的排出增加。而在疾病非活动期，它的排出可能减少[374–376, 497–502]。

为了排除常见的继发性 MN，患者应该进行乙肝、丙肝及梅毒等可能导致肾脏病的血清学感染指标的检测，以及系统性红斑狼疮、混合型结缔组织病、冷球蛋白血症等免疫学指标的评估。MN 还与造血干细胞移植导致的移植物抗宿主病有关，在可疑患者中这个因素也需要考虑[503]。

尽管高凝状态在肾病患者中普遍存在，但这一现象在 MN 患者尤为突出[504–506]，导致这组人群易栓症的具体机制尚不明确。MN 患者存在高纤维蛋白原血症，循环中促凝物质水平升高，而像抗凝血酶Ⅲ这种抗凝因子减少[507]。在某些患者中，血栓倾向可能随着红细胞增多及脂蛋白 a 抑制纤溶而加重。导致易栓状态的其他可能因素，还包括血容量不足、利尿剂和（或）激素的应用、静脉淤滞、患者活动量少、免疫复合物激活凝血系统及抗烯醇化酶抗体的产生[508-510]。肾静脉血栓在MN患者比其他原因导致的肾病综合征患者中更常见[506, 511-514]。研究报道MN患者中肾静脉血栓的发生率为5%～63%，取决于诊断的方式及是否有系统检查。MN患者中各种类型的深静脉血栓报道的发生率为9%～44%。深静脉和肾静脉血栓的总发生率估计高达45%[510]。肾静脉血栓通常隐匿，可以以肺栓塞为首发表现。在血白蛋白水平低于2.5g/dl时，静脉血栓栓塞事件的风险升高，可发生于40%的患者[510, 515]。

由于对肺栓塞并发症及其死亡风险的关注，促使在严重肾病综合征和MN患者中预防性应用抗凝药物。一项决策分析表明，肺栓塞致命性并发症的风险显著高于抗凝治疗相关风险[516]。然而，这项分析结果的得出可能是基于高估了MN患者的血栓事件发生率。没有直接的对照数据支持或反对这一观点。最近，通过使用898例原发MN患者的数据及估测出血风险的文献综述提出了一个主要基于出血风险和血清白蛋白水平评估抗凝获益的可能性的临床工具，并提议作为个体化预防性抗凝治疗的一个手段（www.gntools.com）[517]。一项对143例肾病综合征患者（白蛋白水平低于2.0g/dl的患者应用低分子肝素或小剂量肝素，白蛋白2.0～3.0g/dl的患者应用阿司匹林75mg/d）预防静脉血栓栓塞治疗方案的回顾性分析表明似乎有效，且并发症很少[518]。但是，在原发性MN患者中常规应用预防抗凝并没有直接对照研究的证据支持。然而，如果没有禁忌证，严重肾病综合征患者（如白蛋白＜2.0g/dl）应用华法林是合理的。这一观点还需要随机对照研究来进一步证实。

(7) 治疗

① 皮质激素：尽管研究很多，但是MN的最佳治疗方案尚未明确。治疗MN的困难在于，该病的慢性化、自发缓解或复发的趋势、临床严重程度的多变性及现有治疗方案的部分有效性。皮质激素和烷化剂在该病中的治疗作用已经争论了数十年。初治的常规治疗方案包括：①保守治疗，应用RAAS阻滞剂；②皮质激素（通常是泼尼松或甲泼尼龙）；③烷化剂，如苯丁酸氮芥或环磷酰胺，单用或联用皮质激素。

多个应用皮质激素治疗的研究呈现出不同的结果[326, 337, 338, 347, 456-463, 466-469, 481, 591, 520]。

这些研究的汇总分析结果发现，皮质激素治疗对改善肾脏预后没有获益[349]。三项大型的前瞻性随机试验研究关于口服皮质激素在成人MN患者中的有效性，呈现了不同的结果[458, 459, 521]。美国协作研究[337]的结果表明，与安慰剂相比，隔日应用泼尼松100～150mg连续8周可使尿蛋白短期下降至＜2g/24h。除非蛋白尿复发，在部分或完全缓解患者中泼尼松应用3个月后停药。复发患者重新应用大剂量泼尼松1个月后缓慢减量。该研究结果表明应用泼尼松治疗的患者血肌酐倍增的风险降低，而出现蛋白尿短期下降至2g/24h以下的可能性更高，蛋白尿的部分缓解亦与长期肾功能预后良好相关。对于该项开创性研究结果是存在质疑的，因为对照组患者的临床状况比其他研究中未治疗的患者要糟糕很多。

英国医学研究委员会的一项研究[458]应用类似的方案，除了泼尼松在8周后直接停用而非逐渐减量，且没有蛋白尿复发的后续治疗。该研究纳入了肌酐清除率较低（≤30ml/min）的患者。进入该研究3～9个月后，患者的肾功能并没有得到改善，尿蛋白及白蛋白水平仅有一过性好转。

由Cattran等[459]报道的第三个皮质激素的前瞻性随机研究纳入了蛋白尿水平相对较低（蛋白尿水平≤0.3g/d）的患者。在该研究中，隔日服用泼尼松（$45mg/m^2$体表面积）对蛋白尿和肾功能均没有获益。

美国协作研究[337, 349]、Cameron的研究[458]、Cattran[459]及Kobayashi和其团队[460]研究的Meta分析比较皮质激素治疗与支持治疗，结果发现皮质激素与24～36个月内获得完全缓解的趋势相关，但是两者没有统计学差异。一项随机研究和前瞻性研究的汇总分析结果发现，皮质激素在诱导肾病综合征缓解或肾功能保护方面均没有获益[349]。

静脉应用甲泼尼龙作为口服皮质激素的替换治疗方案，主要在肾功能不全的患者中广泛应用。肾功能不全患者静脉应用甲泼尼龙1g/d连续5天之后序贯口服泼尼松，该治疗方案与6个月时的肾功能改善和蛋白尿下降相关[522]。但是超过50%患者的长期预后并不乐观，1/3的患者出现肾衰竭，13%的患者出现心肌梗死伴肾功能下降。另一个类似的研究[523]联合应用静脉甲泼尼龙和硫唑嘌呤（或）环磷酰胺。尽管少数患者的蛋白尿和肾功能有所改善，但是几乎所有患者均出现多个不良反应。目前的证据尚不支持单用口服皮质激素治疗 PMN。

② 环磷酰胺或苯丁酸氮芥：细胞毒类药物，包括环磷酰胺和苯丁酸氮芥、联合静脉和（或）口服皮质激素应用于治疗 PMN。在一些研究中，Ponticelli 及其团队已经证实了苯丁酸氮芥对 MN 治疗的益处[462, 479, 481, 524]。在这些研究中，PMN 患者初始治疗方案为静脉给予甲泼尼龙 1g/d 连续 3 天的冲击疗法，每月 1 次，每日口服皮质激素（甲泼尼龙 0.4mg/(kg・d)；或泼尼松 0.5mg/(kg・d)，隔月应用苯丁酸氮芥 0.2mg/(kg・d)。两组患者均接受低盐饮食、利尿剂及必要时的降压药物。在随机分入治疗组的患者中，肾病综合征的持续时间明显缩短，蛋白尿完全缓解或部分缓解率高达 83%，而对照组仅为 38%[524]。治疗组平均血肌酐倒数水平的斜率保持稳定，而未治疗组在第 12 个月开始下降。在 10 年的随访中，治疗组仍有 92% 的患者保持肾功能稳定，而对照组仅为 60%。只有 10% 的患者因不良反应而中断治疗。与单用皮质激素相比，联合应用苯丁酸氮芥和甲泼尼龙与肾病综合征更早缓解及蛋白尿完全或部分缓解持续存在相关[481]。有意思的是，两组的整体肾功能下降程度并没有差异。尽管应用苯丁酸氮芥治疗的患者在前 3 年更占优势，但在第 4 年的数据并未发现存在统计学差异（联合治疗组无肾病综合征占 62% vs. 单用激素组为 42%，P=0.102）。在一项比较环磷酰胺和苯丁酸氮芥的研究中，环磷酰胺与苯丁酸氮芥的效果相当，而前者不良反应似乎更少[525]。

印度的一项前瞻性、开放、随机研究[526]纳入了 93 例患者并随访 11 年（10.5～12 年），比较支持治疗（限盐、利尿剂及降压药）与隔月交替应用激素和环磷酰胺治疗 6 个月(类似于 Ponticelli 方案）的效果[524, 527]。遗憾的是，所有患者至少近一年未使用血管紧张素Ⅱ受体阻滞剂。本研究终点是血肌酐倍增、进展至 ESRD 或患者死亡。47 例应用免疫抑制方案的患者中 34 例缓解，而对照组 46 例患者中 16 例缓解（$P < 0.0001$）。10 年无透析生存率免疫抑制组为 89%，支持治疗组为 65%（P=0.016），并且非死亡、无透析或血肌酐倍增的生存率在治疗组和对照组分别为 79% 和 44%（P=0.0006）。在第 1 年中，两组之间的蛋白尿水平就存在显著性差异，从第 4 年开始，估测 GFR 在对照组明显低于环磷酰胺治疗组。基于 Ponticelli 方案，该研究证实了环磷酰胺联合皮质激素治疗方案的短期和长期获益[524, 527]。

英国最近的一项随机对照研究纳入了 108 例肾活检证实的 PMN 患者，将泼尼松龙联合苯丁酸氮芥与环孢素或单独的支持疗法进行了比较，主要研究终点是肾功能较基线下降超过 20%。结果发现，泼尼松龙联合苯丁酸氮芥组主要研究终点显著低于对照组（HR=0.44，95% CI 0.24～0.78，P=0.0042）。但是，该组患者严重不良反应的发生率也显著升高[528]。

尽管研究报道了这些临床获益，但尚缺乏其他研究来证实烷化剂联合泼尼松或其他药物有益的证据[461, 465, 468, 529]。然而，两项 Meta 分析结果表明应用细胞毒药物使蛋白尿完全缓解的可能性增加 4～5 倍，但是对肾脏存活没有长期保护作用[349, 530]。基于 36 项临床研究的 Meta 分析调查免疫抑制剂对成人原发 MN 的疗效，发现皮质激素联合烷化剂全因死亡或 ESRD 风险低 8 项随机对照研究（RCT），纳入 448 例患者，风险比 0.44，95%CI，0.26～0.75，P=0.002），部分或完全缓解率更高（7 项 RCT 纳入 422 例患者，风险比 1.46，95% CI，1.13～1.89，P=0.004），但是反应更多（4 项 RCT，纳入 303 例患者，风险比 4.20，95% CI，1.15～15.32，P=.03）[531]。

③ 钙调磷酸酶抑制剂：尽管最近的大部分研究都表明泼尼松联合苯丁酸氮芥优于环孢素[528]，但由于环孢素可以改善蛋白尿，且肾功能稳定，所以在临床中仍然得到普遍应用[532–534]。一项 RCT 比较了环孢素联合小剂量泼尼松与安慰剂联合泼尼松治疗的疗效，发现环孢素治疗组中 75% 的患者在 26 周时蛋白尿部分或完全缓解，而安慰剂组仅为 22%（$P < 0.001$）[535]。两组达到缓解的患者中均有 40% 左右的患者复发。研究结束时，两组中维持缓解的比例仍然有显著性差异（环孢素治疗组为 39% vs. 安慰剂组为 13%，P=0.007）。用药期间，肾功能相对稳定且两组基本相当[535]。这项研究的争议在于 26 周研究结束后 4 周环孢素即停用。

一项前瞻性研究纳入 51 例患者，比较单用环孢素［2～3mg/(kg・d)］及环孢素联合口服泼尼松治疗的疗效[536]。泼尼松起始剂量为 0.6mg/(kg・d)，在 6 个月期间逐渐减量至 10～15mg/d，持续使用 12 个月。完全缓解或部分缓解患者接受长期的小剂量环孢素［1～1.5mg/(kg・d)］联合泼尼松［0.1mg/(kg・d)］或单用环孢素。这项研究不是随机设计的，因为有皮质激素禁忌的患者纳入单用环孢素组。在随访期间，单用环孢素组比环孢素联合口服泼尼松组的患者更易复发（47% vs. 15%，$P < 0.05$）。然而，结果表明复发的风险与环孢素水平有关，因为两组复发患者的环孢素水平均低于未复发的患者（72 ± 48ng/ml vs. 194 ± 80ng/ml，$P < 0.03$）。

一项前瞻性 RCT 在 48 例肾功能正常、ACEI 或 ARB 治疗肾病综合征状态持续超过 9 个月的 MN 患者中比较单用他克莫司与支持治疗的疗效[537]。他克莫司 0.05mg/(kg・d)，每日两次口服，并调整剂量使谷浓度维持在 3～5ng/ml。治疗 2 个月后如果没有达到缓解，谷浓度增加至 5～8ng/ml。他克莫司基于浓度检测治疗 12 个月，并在之后的 6 个月内逐渐减量。治疗组在第 6、12、18 个月时的缓解率分别为 58%、82% 和 94%，但是对照组仅为 10%、24% 和 35%。治疗组的蛋白尿水平显著下降。对照组有 6 例，而治疗组仅有 1 例患者达到血肌酐水平升高 50% 的次要终点。但是，和既往报道的环孢素研究类似，接近 50% 患者达到缓解后在 18 个月他克莫司停药后出现肾病综合征复发。

一项来自西班牙的研究[538]分析了皮质激素联合 MMF 和他克莫司对足量 RAAS 阻滞剂 6 个月后仍持续肾病综合征且肌酐清除率＞ 60ml/(min・1.73m^2) 的患者的效果。第 1 个月泼尼松起始剂量为 0.5mg/(kg・d)，在 6 个月时间逐渐减量至 7.5mg/d。他克莫司起始剂量为 0.05mg/(kg・d)，目标谷浓度为 7～9ng/ml。如果 3 个月时尿蛋白降至 1g/d 以下，他克莫司减量使谷浓度在 5～7ng/ml 并维持 9 个月以上。如果尿蛋白＞ 1g/d，他克莫司减量，同时每次加用 MMF0.5g，每日两次并维持目标谷浓度为 2～4mg/L。三联药物的治疗维持 9 个月，此后所有患者的免疫抑制剂在 3 个月内逐渐减停。在纳入的 21 例患者中，11 例患者在 3 个月时蛋白尿降至 1g 以下，维持泼尼松联合他克莫司的治疗。有 9 例患者加用了 MMF，其中有 5 例完全或部分缓解。然而，不论是两联还是三联治疗，复发率均较高。所以，需要更多的对照研究来明确治疗的最佳持续时间，以及评估对钙调磷酸酶抑制剂仅部分有效患者加用 MMF 的临床获益。

④ 促肾上腺皮质激素：已有研究对人工合成的促肾上腺皮质激素（ACTH）在肾病综合征包括 MN 患者中的应用进行了评估[539]。在一项 RCT 中[540]，32 例患者随机接受泼尼松联合苯丁酸氮芥（或）环磷酰胺方案（Ponticelli 方案），或接受每周 2 次肌肉注射 ACTH（替可沙太）疗程持续 1 年。在 ACTH 治疗组，87% 的患者 3 年内达到完全或部分缓解，蛋白尿及胆固醇水平显著下降[540]。少数患者出现皮质激素过量相关的症状和体征。

鉴于在美国难以获得合成的、长效 ACTH 类似物制剂，一项回顾性病例系列研究观察了天然 ACTH 凝胶制药对肾病综合征的疗效[541]。该研究对 21 例肾病综合征患者中的 11 例原发 MN 患者进行 ACTH 凝胶治疗，在这 11 例 MN 患者中，有 9 例（82%）达到完全缓解（11 例中的 3 例，27%）或部分缓解（11 例中的 6 例，55%）。随后一项前瞻性开放研究评估了 ACTH 凝胶（每次 80U 皮下注射，每周 2 次，连用 6 个月）在难治性肾小球病中的作用，难治性肾小球病的定义为至少两种免疫抑制治疗方案仍无法达到蛋白尿的持续缓解[542]。在该研究中，15 例原发 MN 中有 5 例患者应用此药，其中 2 例患者达到部分缓解，3 例患者达到免疫学缓解。ACTH 治疗的机制尚不明确。有研究发现足细胞上有黑皮质素 1 受体表达，这可能是 ACTH 直接作用于这些细胞[543]。

⑤ 吗替麦考酚酯：一些关于吗替麦考酚酯（MMF）治疗 MN 的小型研究的结果并不一致。在荷兰的一项开放标签研究中纳入了 32 例原发性 MN 的患者应用 MMF 治疗，匹配的对照组是已口服环磷酰胺治疗 12 个月的患者[544]。两组均接受间歇性甲泼尼龙和隔日泼尼松治疗。尽管，MMF 治疗组与环磷酰胺治疗组的蛋白尿下降程度及 12 个月时累积蛋白尿缓解率基本相当，但是 MMF 治疗组中对治疗无反应的比例及复发的比例显著高于环磷酰胺治疗组。

在一项为期 1 年的 RCT 中纳入了 36 例患者，

比较 MMF（目标剂量 2g/d）治疗 12 个月与支持治疗的效果[545]。该研究评估基线至 12 个月时的平均尿蛋白 / 肌酐比变化，结果发现对照组这一比例下降了 1834mg/g，而 MMF 组该比例升高了 213mg/g（P=0.3）。12 个月时，MMF 组患者完全或部分缓解率为 37%，而对照组为 41%。

一项中国香港和上海的前瞻性、随机、对照、开放标签研究共纳入 20 例患者[546]，比较 MMF 联合泼尼松龙方案治疗 6 个月与改良 Ponticelli 方案的效果[525]。在总共 15 个月的随访期间，两组蛋白尿下降程度相当。MMF 组的完全和部分缓解率分别为 27.3% 和 36.4%，而对照组分别为 33.3% 和 33.3%。这一项研究结果与既往比较 MMF 与保守治疗的研究明显不同[545]。首先，两项研究的患者种族来源（白种人与亚洲人）不同，而且中国香港和上海这项研究中还联合使用了泼尼松龙。总体而言，除了涉及中国患者的研究外，MMF 研究的整体结果是令人失望的。

⑥ 利妥昔单抗：鉴于抗体介导损伤在 MN 发病中的重要作用，使用利妥昔单抗（一种人源化抗 CD20 单抗）在 MN 治疗中的效果得到广泛关注。在初始报道的 8 例患者中，应用利妥昔单抗（375mg/m^2 体表面积，每周 1 次，共 4 周）与蛋白尿的快速及持续下降相关[547, 548]。随后还有其他开放标签研究[447, 549–552]，但是利妥昔单抗治疗对肾脏长期预后的效果尚不明确。非对照研究结果表明，给予利妥昔单抗每周 375mg/m^2 体表面积，应用 4 周或第 1 天和第 15 天各 1g 的治疗方案，患者完全缓解率为 15%～20%，部分缓解率为 40%～45%[553]。

一项队列研究报道了采用利妥昔单抗治疗 13 例钙调磷酸酶抑制剂依赖（定义为至少 4 次在停用钙调磷酸酶抑制剂后出现肾病性蛋白尿复发）的 MN 患者[554]。该研究应用利妥昔单抗（每周 375mg/m^2 体表面积，共 4 周，且每次用药前给予 125mg 甲泼尼龙），结果发现患者蛋白尿水平显著下降，且所有纳入患者的钙调磷酸酶抑制剂及其他免疫抑制剂均可以停用。

尽管这些非对照的病例系列研究结果均发现利妥昔单抗在 MN 治疗中的有效性，但关于是否应用、何时应用及如何应用（用多久）尚不明确。在美国，由一项大型的医药公司资助的随机对照试验在 19 个医学中心正在进行，该研究比较利妥昔单抗与钙调磷酸酶抑制剂的治疗效果（www.clinicaltrials.gov，NCT01180036）[555]。但是鉴于先前钙调磷酸酶抑制剂与皮质激素联合苯丁酸氮芥的研究结果并不满意，该研究的结果可能会受到质疑[528]。

⑦ 其他治疗：在原发性 MN 中也尝试过其他治疗，研究结果并不一致。其中硫唑嘌呤[519, 520]不论是单用还是联合泼尼松均未得到阳性结果。静脉应用免疫球蛋白仅在一项小的病例系列研究[556]和一项回顾性研究中进行了评估[557]。

基于对补体激活，尤其是补体调节蛋白在 MN 发病机制中的作用的进一步认识，针对该途径的靶向治疗引起了学者们的极大兴趣。几种相关化合物正在研发中。迄今为止，仅有依库珠单抗（一种直接针对 C5 的单克隆抗体）开展了人体试验。在一项针对新发 MN 患者的随机研究中，依库珠单抗治疗与蛋白尿下降及肾功能改善并无相关性。这些不甚满意的结果可能与药物剂量不足有关，因为只有一小部分患者的补体被持续抑制[558]。尽管如此，基于早期动物研究的可喜结果，这类药物仍被大家认为具有很大的应用前景。

由于对 MN 发病机制的认识并不充分，缺乏有效的靶向治疗手段，目前对 MN 治疗方案的确定仍然依赖于风险分层。该疾病相对惰性，有 25% 的患者可自发缓解，此外长期口服皮质激素，烷化剂、钙调磷酸酶抑制剂具有明确不良反应，因此在给予任何一名患者治疗方案时，需要慎重评估风险 – 获益。所有患者均应接受支持治疗，包括 RAAS 阻滞剂[269, 559–562]及降脂治疗。针对大多数患者还需要评估不良预后因素或者是否可能发生自发缓解。具备良好预后特征的成年患者应该保给予保守治疗，而不应使用免疫调节药或免疫抑制剂。

中等风险的患者（应用 RAAS 阻断药蛋白尿仍持续在 4～6g/24h，肾功能正常），或高风险的患者（蛋白尿持续＞ 8g/24h，伴（或）不伴肾功能不全），应该考虑每月 1 次交替使用皮质激素和环磷酰胺(或苯丁酸氮芥）的方案（Ponticelli 方案）。这个决策需要根据患者并发症及每一种治疗方案的风险评估进行个体化制定。现有的数据尚未证明单用 MMF 有效。ACTH 和（或）利妥昔单抗的有效性还需要更多研究的验证。针对 MN 治疗药物的有效性临床研究评估的难点在于研究终点定义的异质性，更不用说其他肾小球疾病了。此外，通过疾病早期蛋白尿完全和（或）部分缓解来替代 ESRD 这一硬终点，可以使临床研究的设计更有效。最近一项研究结果提出，现有的数据表明蛋白尿完全缓解可作为未来 PMN 临床研究的一项替代硬终点[563]。

严重慢性肾功能不全的患者在透析或肾移植之前，最好的治疗是支持治疗。急性肾衰竭患者需要尽快评估有无间质性肾炎、新月体性肾小球肾炎和肾静脉血栓形成。

（二）膜增生性肾小球肾炎和 C3 肾小球病

原发性膜增生性肾小球肾炎（MPGN）是形态学相似但发病机制不同的一组临床综合征。总的来说，MPGN 占肾活检标本的 10% 左右[564, 565]。传统的分类方法是根据电镜下表现将 MPGN 分为三型：Ⅰ型 MPGN 最常见，特点是系膜和内皮下电子致密物沉积；Ⅱ型 MPGN（致密物沉积病，DDD）为电子致密物沿 GBM 沉积；Ⅲ型 MPGN 在上皮下和内皮下均有电子致密物沉积[566, 569, 570]。基于对 MPGN 发病机制的进一步认识，目前又提出了新的系统分型[542, 566–568]。新的分型按照免疫荧光肾小球免疫沉积物染色不同，分为免疫球蛋白及补体沉积（免疫复合物介导的 MPGN）和 C3 沉积为主（补体介导的 MPGN，C3 肾小球病，图 31–11）两大类。免疫复合物在肾小球沉积可以激活补体经典途径，导致 C1q、C4 及 C3 的沉积[566, 570]。Ⅰ型 MPGN 及部分Ⅲ型 MPGN 包括免疫复合物介导的肾小球肾炎及 C3 肾小球病。C3 肾小球病在光镜下可以有多种表现（伴或不伴 MPGN 型），定义为肾小球以 C3 沉积为主，C3 的沉积强度是其他免疫沉积物的 2 倍以上。C3 肾小球病根据电镜下电子致密物沉积特点进一步分为 DDD 和 C3 肾小球肾炎[571]。

很多疾病可以继发免疫复合物介导的 MPGN，包括感染性疾病、恶性肿瘤、自身免疫性疾病和冷球蛋白血症。少见情况下，免疫触须样肾小球病及增生性肾小球病伴单克隆 IgG 沉积亦可表现为 MPGN[570]。C3 肾小球病是由于遗传性或获得性补体旁路途径调节异常所致。C3 肾炎因子、抗 H 因子抗体和单克隆免疫球蛋白是其中的一些获得性

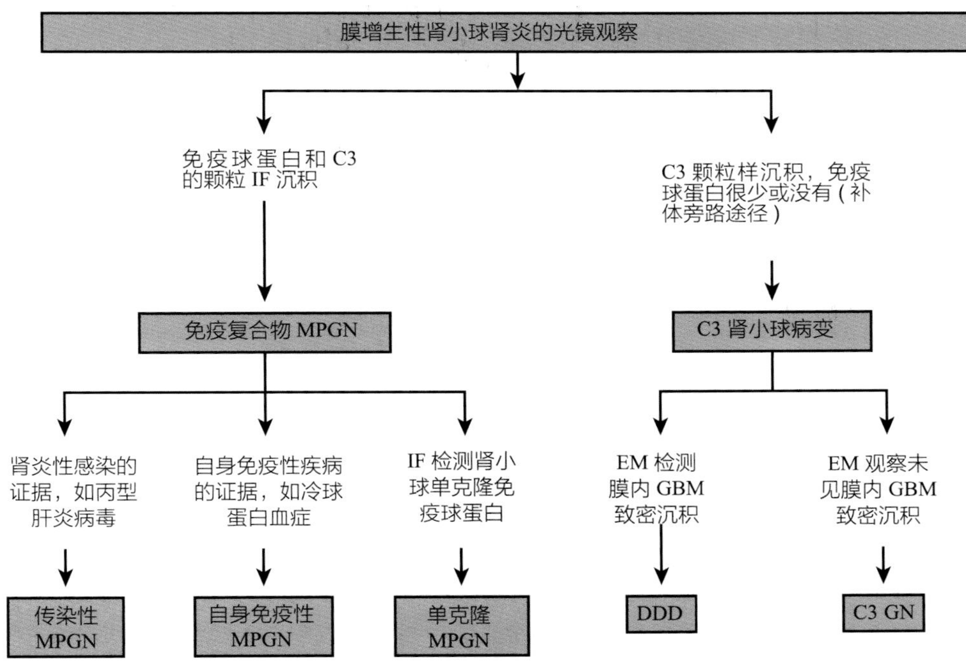

▲ **图 31–11　根据免疫荧光染色特征对膜增生性肾小球肾炎（MPGN）进行组织病理学分类，包括免疫球蛋白和 C3 沉积，以及 C3 伴寡 / 无免疫球蛋白沉积**

这个新的分类方法也纳入了“C3 肾小球病”这一疾病类别。C3 肾小球病包括致密物沉积病（DDD，以前的Ⅱ型 MPGN）及 C3 肾小球肾炎，也包括非 MPGN 类型的肾小球肾炎

因素[570-572]。

1. Ⅰ型膜增生性肾小球肾炎

(1) 病理表现

① 光学显微镜：Ⅰ型 MPGN 组织学的特征性表现是弥漫性毛细血管壁增厚、系膜基质增生及系膜和毛细血管内皮细胞增生[573, 574]。浸润的单核细胞和中性粒细胞促进肾小球细胞数增多。由上述病理变化引起的肾小球节段性融合通常会导致该节段分叶的加重，称为“分叶过多或分叶征”。也由于这一特点，这类肾小球肾炎早期被称为“分叶性肾小球肾炎”。系膜区显著扩张可能导致中心区硬化的结节形成，类似于糖尿病肾小球硬化或单克隆免疫球蛋白沉积病。但是，综合光镜、免疫荧光及电镜表现可以将Ⅰ型 MPGN 与其他类似光镜表现的疾病区分开来。

Ⅰ型 MPGN 的一个独特但并非特异的病理表现为 GBMs 双轨征甚或更多分层，这一特点通过突出 GBM 的染色方法如 Jones 六胺银染色或 PAS 染色可观察到（图 31-12）。这一病理改变是由于系膜细胞胞质突起间或周围的基底膜成分产生并扩展到内皮下区所致，这可能是针对内皮下免疫复合物沉积的反应（图 31-13）。毛细血管腔内的所谓透明血栓的存在应该除外冷球蛋白血症或系统性红斑狼疮导致 MPGN 的可能。透明血栓不是真正意义的血栓，而是填充在毛细血管腔内免疫复合物聚集体。少数Ⅰ型 MPGN 会伴有新月体形成，但是很少会累及超过 50% 的肾小球[575, 576]。与其他类型的肾小球肾炎一样，大量新月体形成与更快的疾病进展有关[574]。

如前所述，C3 肾小球病分为致密物沉积病（Ⅱ型 MPGN）和 C3 肾小球肾炎（图 31-11）。C3 肾小球肾炎包括Ⅰ型 MPGN 的 C3 肾小球病及其他不符合 MPGN 病理标准的肾小球肾炎。非 MPGN 的 C3 肾小球肾炎经常是局灶或弥漫增生性肾小球肾炎，伴不同程度的毛细血管内皮和系膜细胞的增生[568]（图 31-14）。可能会有新月体形成。

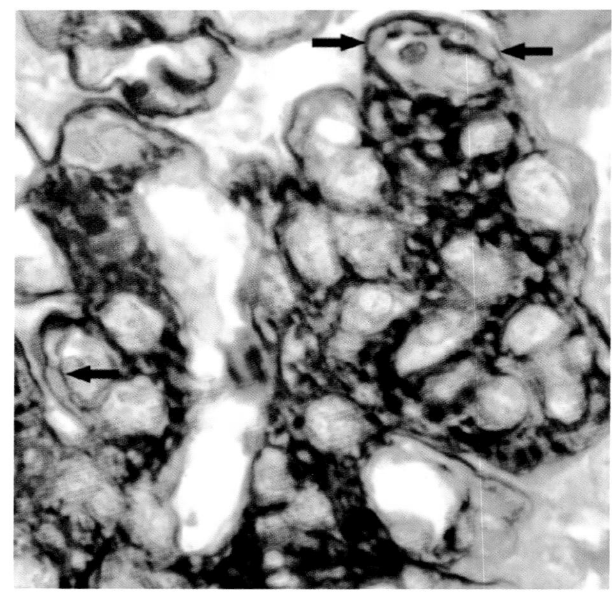

▲ 图 31-12　Ⅰ型膜增生性肾小球肾炎患者的肾小球节段光学显微镜图

表现为肾小球基底膜双轨征（箭）甚或更多分层（Jones 六胺银染色，300×）

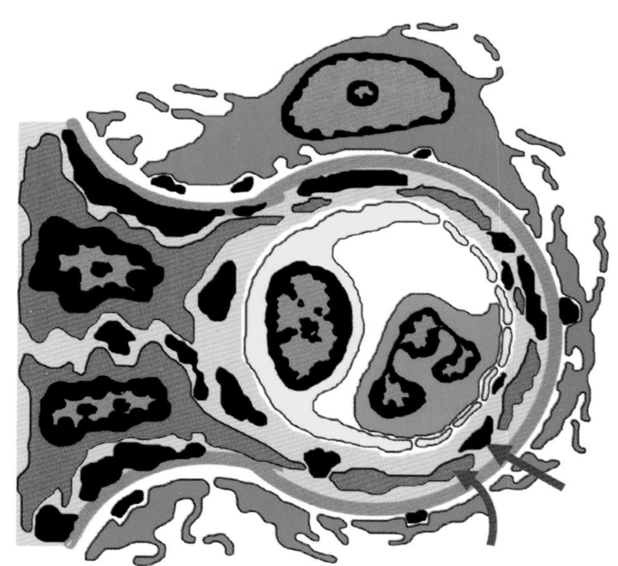

▲ 图 31-13　Ⅰ型膜增生性肾小球肾炎的超微结构特征图

可见内皮下致密物沉积（直箭），内皮下系膜细胞插入（弯箭）及新的基底膜成分产生（由 JC Jennette 提供）

② 免疫荧光显微镜：免疫荧光特征性表现是补体散在颗粒样或条带样沉积，尤其是补体 C3 的沉积（图 31-15）。在免疫复合物型 MPGN 患者中，C3 伴大量免疫复合物沉积。这种免疫荧光染色对应着电镜观察到的内皮下电子致密物沉积。这种沉积不像 MN 那样具有颗粒感和对称性。系膜区颗粒样沉积可以明显或不明显。光镜下观察到的分叶过多或分叶征通常可以通过免疫荧光分辨出来。少数Ⅰ型 MPGN 患者可见免疫复合物沿肾小管基底膜、肾小球外毛细血管内沉积或两者兼有。

大多数免疫复合物型 MPGN 的肾组织标本中 C3 沉积比其他免疫球蛋白更强，但是也有标本对

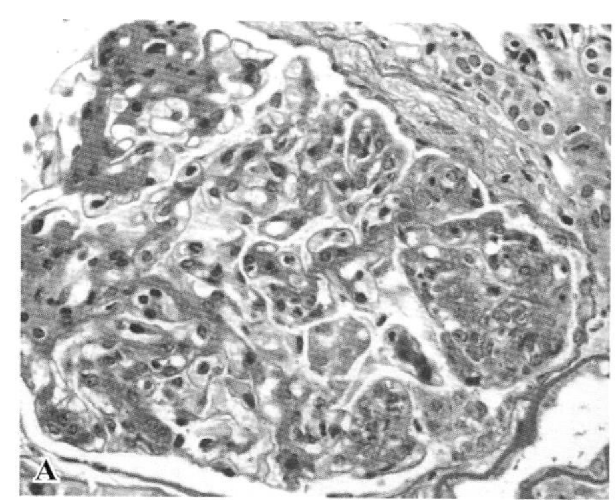

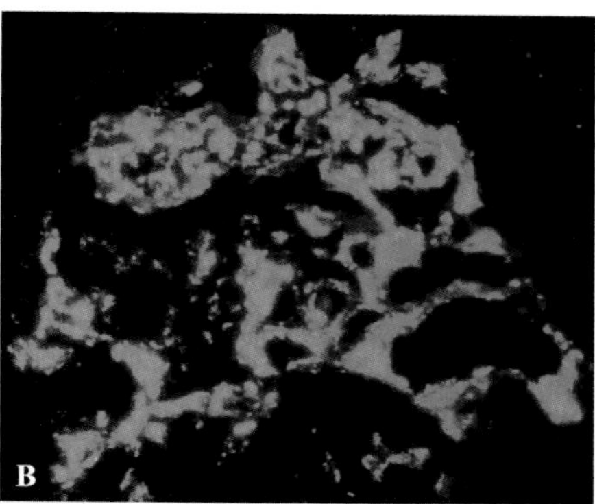

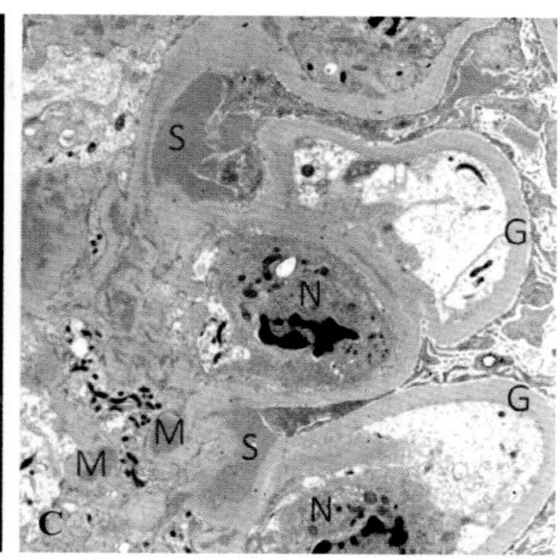

▲ 图 31-14 **A. C3 肾小球病分类中的 C3 肾小球肾炎光镜下可见节段系膜和毛细血管内皮细胞增生（PAS 染色）；B. 免疫荧光（IF）显微镜显示 C3 沿毛细血管壁颗粒样沉积（无免疫球蛋白沉积）；C. 电镜显示上皮下电子致密物沉积（S），系膜区电子致密物沉积（M），毛细血管腔中性粒细胞浸润（N），肾小球基底膜无电子致密物沉积（G）**

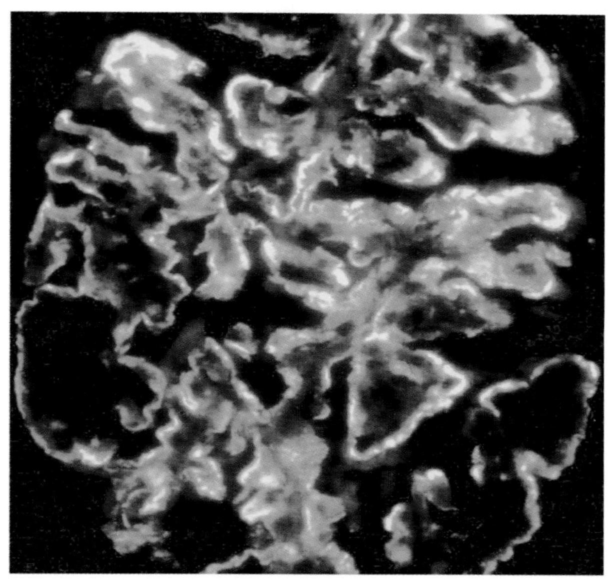

▲ 图 31-15 **Ⅰ型膜增生性肾小球肾炎的免疫荧光图片显示 C3 沿毛细血管壁条带样沉积及不规则系膜区沉积**
（异硫氰酸荧光素抗 C3 染色，300×）

IgG 或 IgM 的染色更强。少数标本以 IgA 染色为主，被认为是 IgA 肾病中的 MPGN 表型。毛细血管腔内的球性结构、免疫球蛋白和补体均强染色的物质对应的是光镜下观察到的透明血栓，提示系统性红斑狼疮或冷球蛋白血症所致 MPGN 的可能性。

MPGN 中的 C3 肾小球病具有无或寡免疫球蛋白沉积的特点。但在 Hou 等的研究中[567]发现有些归类为 C3 肾小球病的标本仍有免疫球蛋白的染色阳性。他们提出 C3 肾小球病的定义，即 C3 染色的强度比其他免疫球蛋白的染色强度至少强两个数量级（0～3 级或 0～4 级）。与 C3 肾小球病是由补体旁路途径异常激活所介导的证据一致，在 MPGN 中的 C3 肾小球病或其他 C3 肾小球肾炎中 C_4 或 C1q 几乎没有染色。

③ 电子显微镜：Ⅰ型 MPGN 的标志性超微结构是系膜插入扩张的、包含电子致密物的内皮下区域（图 31-13 和图 31-16）。系膜和毛细血管均受累的特定模式使“系膜毛细血管型肾小球肾炎”成为Ⅰ型 MPGN 的同义词。在内皮下沉积物周围及系膜基质周围形成新的基底膜成分，它是光镜下基底膜双轨征的基础（图 31-12）。分散的系膜沉积物通常与系膜细胞和系膜基质增生有关。上皮下电子致密物沉积的数目不定。当其数目多到类似于 MN 时，一些肾脏病理学家会采用 Burkholder 及其团队提出的膜性肾病合并增生性肾小球肾炎或Ⅲ型 MPGN 的诊断[569]。Ⅲ型 MPGN 也用于描述一种少见的肾小球损伤类型，它的光镜和免疫荧光下表现类似于Ⅰ型 MPGN，但是超微结构的特点是 GBMs 不规则增厚，伴大量不同密度的膜内电子致密物沉积[577, 578]。根据有无免疫球蛋白沉积，Ⅲ型 MPGN 可以进一步分为免疫复合物病或 C3 肾小球病。在新的分类系统应用早期，Burkholder 等[569]提出的Ⅲ型 MPGN 更倾向于免疫复合物表型，而 Strife 等描述的类型则倾向于 C3 肾小球病表型[577-578]。

光镜下的透明血栓表现为腔内球性密度，当出现这些结构或其他微管结构的电子致密物沉积时，应该考虑冷球蛋白血症相关肾小球肾炎或免疫触须样肾小球病的可能。

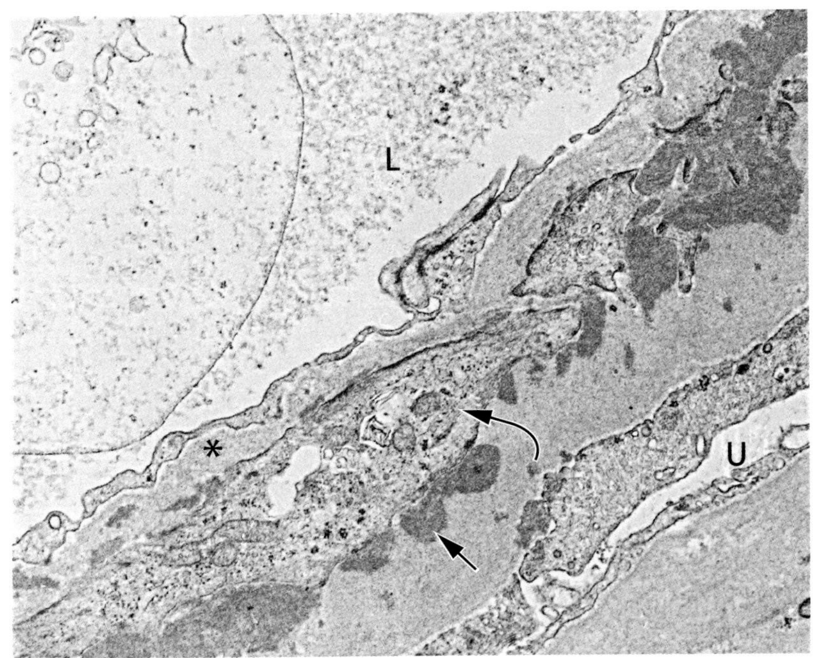

◀ 图 31-16 Ⅰ型膜增生性肾小球肾炎的肾小球毛细血管壁电镜超微图

毛细血管腔（L）在左上侧，尿腔（U）在右下侧。在内皮下区有致密沉积物（直箭），系膜基质的增宽（弯箭）及新的基底膜成分（*）（图 31-12）（10 000×）

(2) 发病机制：如前所述，两种主要的致病途径可以导致 MPGN 相关肾小球损伤的病理类型，即免疫复合物沉积和补体旁路途径异常活化。其他罕见原因是单克隆免疫球蛋白在肾小球的沉积。

少数免疫复合物型 MPGN 已被鉴定出明确的抗原来源，包括感染、自身免疫性疾病、肿瘤及遗传性疾病（框 31-7）。病理上免疫复合物的强沉积伴细胞增生的特点提示免疫复合物所致炎症促使系膜和内皮细胞增生，并招募中性粒细胞和单核细胞等炎症细胞。这些白细胞通过多种介质分子（包括补体系统、细胞因子及趋化因子）激活并趋化到肾小球。

Ⅰ型 MPGN 的免疫复合物可能继发于明确的病因，如冷球蛋白血症、丙肝、乙肝、骨髓炎、亚急性感染性心内膜炎、脑室分流术后感染、恶性肿瘤[579-581]、自身免疫性疾病（SLE 或自身免疫性甲状腺炎[582]）、轻链肾病[583]及腹腔灌流[584]。应该积极筛查这些病因的血清学及临床证据。丙肝所致 MPGN 的具体比例可能因地区及文化因素的差异而有所不同。多达 50% 的 MPGN 患者在起病前存在上呼吸道感染[585]，这一特点提示感染病原体可能参与了部分Ⅰ型 MPGN 患者的发病。

当免疫复合物介导的Ⅰ型 MPGN 继发于肿瘤、风湿性疾病等其他疾病时，与系统性疾病（如 SLE）相关实验室结果（如抗双链 DNA 抗体[586]，见第 32 和 33 章）呈现阳性。Ⅰ型 MPGN 也可以与补体缺乏有关，尤其是 C2 和 C3 缺乏[587]，还有 α_1

框 31-7 膜增生性肾小球肾炎的继发因素

感染相关
- 乙肝和丙肝
- 内脏脓肿
- 感染性心内膜炎
- 分流型肾炎
- 三日疟
- 血吸虫肾病
- 支原体感染

风湿性疾病相关
- 系统性红斑狼疮
- 硬皮病
- 干燥综合征
- 结节病
- 伴或不伴丙肝感染的混合性冷球蛋白血症
- 抗平滑肌综合征

肿瘤相关
- 癌症
- 淋巴瘤
- 白血病

遗传因素相关
- α_1 抗胰蛋白酶缺乏症
- 补体缺乏（C2 或 C3）伴或不伴局部脂肪代谢障碍

引自参考文献 [1106, 1473–1481]

抗胰蛋白酶缺乏[586]。

甚至在识别Ⅰ型 MPGN 中 C3 肾小球病这一特殊表型之前，学者们已经观察到 MPGN 患者循环中补体水平的变化（表 31-6）。近 75% 的 MPGN 患者 C3 水平持续下降[564, 573, 588-590]。这一特点与链球菌感染后肾小球肾炎不同，后者 C3 水平通常在 2 个月内恢复正常[591-593]。持续 C3 水平下降和临床表现为肾病综合征提示Ⅰ型 MPGN。在某些患者中，补体旁路途径的激活是以 C3 水平下降为表现的，而补体经典途径激活相关的 C1q 和 C4 水平通常是正常。这种补体异常表现的患者通常是 MPGN 中的 C3 肾小球病。然而，当 MPGN 是由冷球蛋白血症所致时，则表现为免疫复合物型 MPGN，C4 下降比 C3 更为突出[593]。

(3) 流行病学：MPGN 好发于年龄为 8—16 岁的儿童[585]，占 90% 的Ⅰ型 MPGN 病例。男女比例基本相当[564-565, 573, 577, 594-600]。

(4) 临床特点：以肾小球内下区电子致密物沉积为特点的Ⅰ型 MPGN，是一组临床表现多样的综合征。临床表现为蛋白尿（通常是肾病范围蛋白尿）、血尿、高血压及肾功能不全。

(5) 治疗：Ⅰ型 MPGN 患者的预后情况已经在多项病案报道中得以描述和综述[564, 573, 601-602]。采用生命表分析方法，Ⅰ型 MPGN 肾活检后精算的 10 年肾脏存活率为 60%～65%，治疗组和非治疗组患者没有显著差异[564]。非肾病综合征患者的 10 年肾脏存活率相对较好，为 85%[573]。少数患者可能自发缓解[564]。和Ⅰ型 MPGN 不良预后相关的因素包括高血压[600, 603]、GFR 下降[600, 603-605]，以及肾活检中存在细胞性新月体[573, 605, 606]。

Ⅰ型 MPGN 的治疗方案基于潜在病因的不同而不同。因此，冷球蛋白血症和丙肝相关的 MPGN 应该针对丙肝病毒感染进行治疗，而系统性红斑狼疮或硬皮病相关的 MPGN 应针对这些风湿性疾病采取治疗。治疗Ⅰ型 MPGN 的大多数临床推荐证据来源于涉及儿童的研究[607-613]。西方国家一直强调持续泼尼松治疗对肾脏生存的获益[609]。小剂量泼尼松治疗的获益是仅针对儿童还是类似的获益也能在成

表 31-6 原发性肾小球疾病特征性血清学表现

疾病名称	C4	C3	ASO、ADNase B	Cryo Ig	aGBM	ANCA
微小病变肾病	N	N	–	–	–	–
局灶性肾小球硬化	N	N	–	–	–	–
膜性肾病	N	N	–	–	–	–
膜增生性 GN[a]						
Ⅰ型	N 或↓↓	↓↓	+	++	–	–
Ⅱ型	N	↓↓↓	+	–	–	–
纤维样 GN	N	N	–	–	–	–
IgA 肾病	N	N	–	–	–	–
急性链球菌感染后 GN	N 或↓	↓↓	+++	++	–	–
新月体性 GN						
抗 GBM 病	N	N	–	–	+++	±
免疫复合物	N 或↓	N 或↓↓	–	N/++	–	±
ANCA-SVV	N	N	–	–	±	+++

a. 早期 MPGN 分类架构

ANCA. 抗中性粒细胞胞质抗体；aGBM. 抗肾小球基底膜抗体；ASO. 抗链球菌 O；ADNase B. 抗脱氧核糖核酸酶 B；cryo Ig. 冷球蛋白；GBM. 肾小球基底膜；GN. 肾小球肾炎；IgA. 免疫球蛋白 A；N. 正常水平；SVV. 小血管炎（改编自 Jennette JC，Nickeleit V. Anti-glomerular basement membrane glomerulonephritis and Goodpasture's syndrome. In：Jennette JC，Olson JL，Schwartz MM，eds. Heptinstall's Pathology of the Kidney. 6th ed. Philadelphia：Lippincott Williams & Wilkins；2006.）

人患者获得，目前尚缺乏前瞻性对照研究的证实。尽管如此，小剂量、隔日泼尼松治疗可能改善肾功能[611, 612]。

除了皮质激素外，许多其他免疫抑制剂和抗凝血药已用于Ⅰ型 MPGN 的治疗。初步研究报道提示阿司匹林和双嘧达莫对肾脏存活有所获益[565]。这一结果已经被广泛接受。然而，统计设计的缺陷导致对数据的重新分析结果发现，治疗组和对照组的长期预后方面没有差异[588]。后续联合阿司匹林和双嘧达莫的研究结果显示 3 年尿蛋白水平轻度下降，但肾功能没有得到改善[614]。在对照和非对照研究中均评估了双嘧达莫、阿司匹林及华法林治疗（伴或不伴环磷酰胺）[461, 565, 613–618]。

基于回顾性分析，建议华法林、双嘧达莫和环磷酰胺的方案[613]可以改善长期肾脏预后。然而，在加拿大的一项随机研究并未发现该治疗的临床获益[286]。

对于 MMF 和皮质激素的使用建议基于非对照研究和经验性观察[619]。对于有明确基础疾病（如肿瘤、乙肝和丙肝）的患者，应该针对基础疾病进行治疗[620, 621]。由极为罕见的“Buckley 综合征”导致的Ⅰ型 MPGN，使用环孢素可以使患者得到显著改善[104, 105, 622]。

2. Ⅲ型膜增生性肾小球肾炎

Ⅲ型 MPGN 见于少数儿童及青少年。无论 Burkholder 团队[596]及 Strife 团队[578]对Ⅲ型 MPGN 的病理分类如何区分，这些患者的临床特点基本一致。这类患者的临床特点及长期临床预后与Ⅰ型 MPGN 非常类似。Strife 团队描述的 MPGN 患者[578]具有 C3 水平下降，而缺乏 C3 肾炎因子。非肾病范围蛋白尿患者的预后要优于肾病综合征患者。

3. C3 肾小球病（致密物沉积病和 C3 肾小球肾炎）

(1) 流行病学：DDD（以前的Ⅱ型 MPGN）占儿童 MPGN 的 25%，但是在成人人群中要少见的多。大部分患者为 8—16 岁的儿童[585]，占 70% 的病例。据估计发病率为 2/100 万～3/100 万。部分研究中男性和女性患病比例相当[623]，而其他研究中女性受累更多见[573, 624, 625]。一项来自哥伦比亚大学肾脏病理实验室对 1977—2007 年间的 32 例患者的回顾性研究发现，43% 患者为儿童，其中 65% 为 5—10 岁儿童，22% 的患者是 60 岁以上的成年人。男、女比例为 1.9∶1，85% 的患者是白种人[626]。目前尚不清楚该队列研究中的老年患者出乎意料高的构成比是否反映了疾病地域分布的差异，或肾活检人群的选择偏移，或患者选择、转诊偏倚。

C3 肾小球肾炎包括非膜内致密物沉积 DDD 的 C3 肾小球病，C3 肾小球肾炎包括 MPGN 中的 C3 肾小球病及其他类型增生性肾小球肾炎。鉴于这是一个新的诊断分类，因此流行病学数据相对少。一项包括 19 例患者的 C3 肾小球肾炎研究中，患者中位年龄为 29.9 岁（范围为 7—70 岁）[627]。英国另一项新的更大规模的研究纳入 88 例 C3 肾小球病患者（59 例 C3 肾小球肾炎和 21 例 DDD），结果发现 C3 肾小球肾炎患者比 DDD 患者的年龄更大（中位年龄，26 岁 vs. 12 岁，P=0.002）[628]。

(2) 病理表现：致密物沉积病这个名词强调了 GBM 中不连续的电子致密物条带这一病理特征[568, 574]（图 31–17 和图 31–18）。这类疾病可伴有球形或不规则状系膜区电子致密物沉积，偶见内皮下、上皮下沉积，类似于感染后肾小球肾炎的驼峰表现。致密物沉积也可见于肾小球囊和肾小管基底膜。

免疫荧光可见沿毛细血管壁线样至条带样的 C3 强染色（图 31–19），而很少或基本没有免疫球蛋白

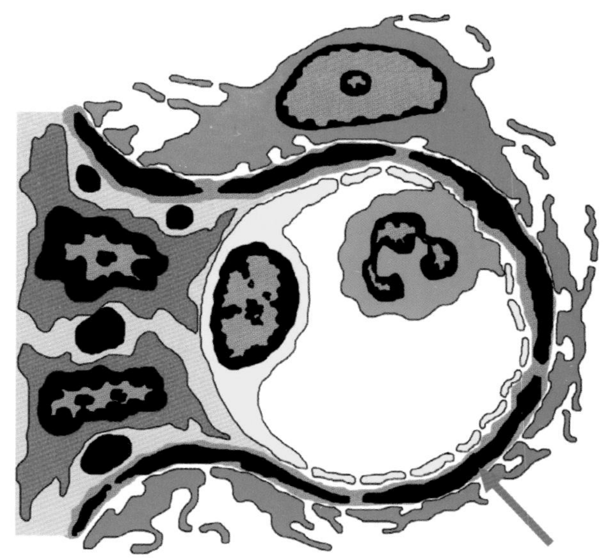

▲ 图 31–17　具有致密物沉积病特征的肾小球毛细血管襻图
可见基底膜内条带样致密物沉积（箭）和系膜区球性致密物沉积
（由 JC Jennette 提供）

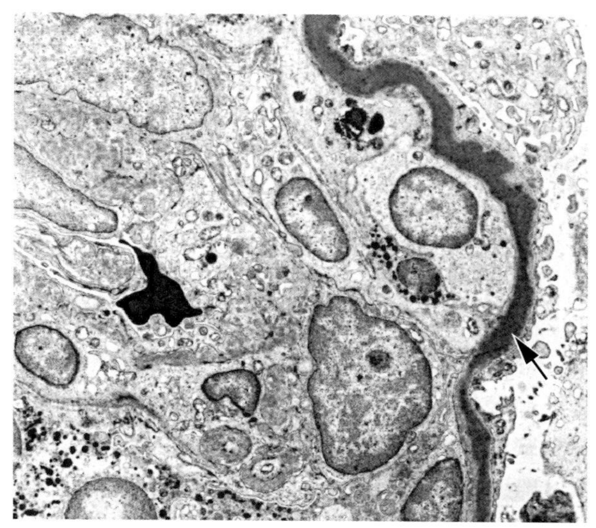

▲ 图 31-18　**1 例致密物沉积病患者的肾小球毛细血管电镜图**
可见基底膜内条带状电子致密物沉积，基本替代了正常的肾小球基底膜，还可见毛细血管内细胞增生（5000×）

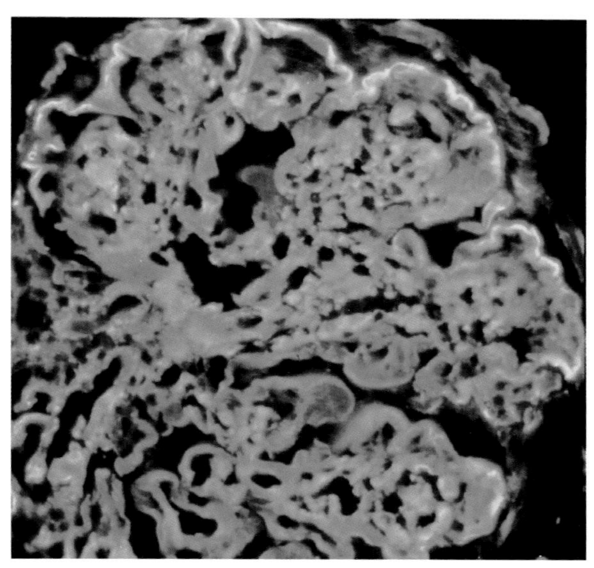

▲ 图 31-19　**致密物沉积病的肾小球免疫荧光图**
展示了 C3 不连续条带样沿毛细血管壁沉积及 C3 粗颗粒状在系膜区沉积（异硫氰酸荧光素抗 C3 染色，500×）

染色 [567, 568, 629, 630]。毛细血管壁染色具有精细的双轨征，并勾勒出致密沉积物的外侧和内侧轮廓。系膜区沉积通常表现为分散的小球形或小环形，后者是因为外侧染色而非内侧球性沉积染色所致。典型的免疫荧光特点是 C3 强染色，而 C_4、C1q 或免疫球蛋白染色很弱或没有。

DDD 的光镜表现比 Ⅰ 型 MPGN 更为多样化，而且通常没有膜增生的病理特点 [568]。所以 "DDD" 这个名称比 "Ⅱ 型 MPGN" 更合适 [630, 631]。在一项来自北美、欧洲及日本的大样本 DDD 患者肾活检标本的综述中，根据光镜特征可分为五种类型：①膜增生性型；②系膜增生型；③新月体型；④急性增生和渗出型；⑤未分型 DDD。其中，以局灶节段和系膜细胞增生为特点的血管增生型病变约占该综述 50% 的病例，其中 28% 表现为膜增生型（Ⅰ型），20% 表现为新月体型。尽管患者的年龄跨度为 3—67 岁，但是近 75% 的患者年龄在 20 岁以下，而且所有新月体型 DDD 或急性增生型 DDD 的患者年龄为 3—18 岁 [631]。因此，DDD 的组织学表现与许多其他类型的肾小球肾炎类似，而免疫荧光尤其是电镜的特征性发现对诊断此类疾病非常关键。

如本章前文所述，非 DDD 型的 C3 肾小球病（如 C3 肾小球肾炎）的光镜表现多样，但仍归类于Ⅰ型 MPGN，局灶或弥漫增生性肾小球肾炎、系膜增生肾小球肾炎这些疾病谱范畴（图 31-14）[568]。作为 C3 肾小球病的一种类型，C3 肾小球肾炎的免疫荧光以 C3 沉积为主，无或微量免疫球蛋白、C_4 或 C1q 沉积。C3 肾小球肾炎的电镜表现不似 DDD 具有典型的膜内致密物沉积。然而，这是一个相对主观的划分，有的标本很难具体归类为 DDD 还是 C3 肾小球肾炎。从实践的角度这可能并不重要，因为两者均属于 C3 肾小球病，且具有类似的发病机制和临床特征。

(3) 发病机制：DDD 和 C3 肾小球肾炎作为 C3 肾小球病的两个亚型具有类似的发病机制，均是由于补体旁路途径调节异常所致（见 Bomback 和 Appel 综述）[632]。

在 DDD 的猪模型标本中发现补体 C3 和 C5b-9（膜攻击复合物）的大量沉积。在循环中存在补体的广泛激活，导致 C3 水平低下而循环末端补体复合物水平很高。在肾组织中无免疫球蛋白沉积。在这个 DDD 的动物模型中，发病机制似乎不涉及免疫复合物，而是通过其他机制来激活补体和捕获 GBM 中激活的补体复合物 [633]。

在 DDD 和其他类型的 C3 肾小球病中的低补体血症反映了补体旁路途径的异常激活（图 31-20）。在正常情况下，补体旁路途径维持低水平活动，以维持 C3 转化酶。任何因素破坏 C3 转化酶活性均

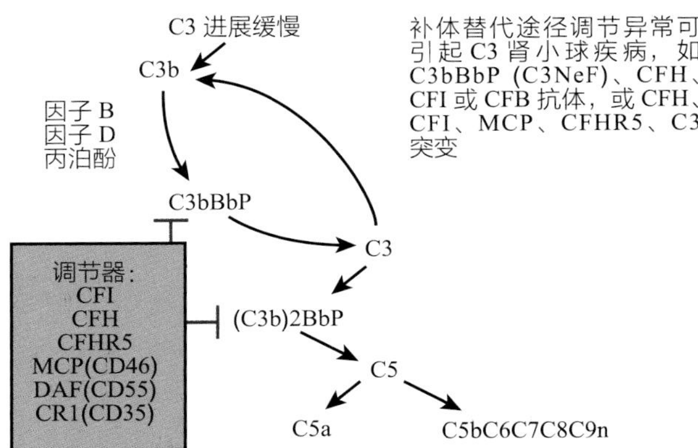

▲ 图 31-20 **补体旁路途径的调节和引起 C3 肾小球病的异常**

CF. 补体因子

可以导致补体旁路途径过度激活。三种机制导致 C3 转化酶的过度激活：①自身抗体 C3 肾炎因子（C3NeF）的产生；②循环调节因子的缺乏（如 H 因子）；③循环中 H 因子抑制物的产生 [633]。其中最常见的机制是 C3NeF 的产生。C3NeF 保护 C3 转化酶（C3bBb）不被 H 因子裂解，从而使其半衰期延长 10 倍 [634]。它通过两种途径发挥作用，即与 C3bBb 结合与或 IgG-C3b-C3bBb 结合。这一稳定形成的复合物导致 C3 被永久性降解。由于大部分患者的循环中都存在 C3NeF，因此很容易把这个因素作为 MPGN 发病机制的核心，尤其是 DDD。然而，C3NeF 并不总是与疾病活动度相关，更重要的是，在补体水平正常的患者中肾脏损害也在持续发生 [635-637]。有意思的是，在某些患者中也可以检测到针对其他补体成分如 B 因子、H 因子、I 因子或 C3 转化酶的成分［C3b 和（或）CFB］的自身抗体 [632, 638, 639]。最近，Sethi 团队积极建议对 MPGN 进行重新分类 [640, 641]，他们通过质谱鉴定技术发现在 DDD 患者肾小球中补体旁路途径成分和补体终末成分比免疫复合物介导的 MPGN 和健康人群都要高。

正常的保护性或调节性机制控制 C3bBb 的水平和补体的沉积，其中 H 因子是最重要的调节因子之一。H 因子是一种可溶性糖蛋白，可通过与 C3b 结合来调节液相和细胞表面的补体 [642]。H 因子的某些突变会导致 C3 肾小球病，但并非 MPGN 的模式 [643, 644]。

DDD 的遗传学很复杂。只有少数家庭明确有一个以上的成员受累，尽管有的家庭是一名患者患 DDD，其他成员患其他自身免疫性疾病。最明确的与 DDD 有关的遗传因素是 H 因子的缺乏，与补体 H 因子基因突变有关 [645, 646]。另一项研究明确了一个 DDD 家系，其中母亲及其同卵双胞胎儿子中均鉴定出 C3 转化酶抵抗的 C3 基因突变，从而导致补体旁路途径的过度激活 [647]。

C3 肾小球肾炎的发生机制是自身抗体的产生和（或）关键调节因子的突变导致补体旁路途径的过度激活 [568]。C3 肾小球肾炎相关的基因缺陷已在某些遗传性疾病中明确，如 CFHR5 肾病。鉴于研究的浓厚兴趣，未来该领域可能很快会有更多的发现 [648-650]。

(4) 临床特点：DDD 患者可有血尿、蛋白尿或两者兼而有之。这些患者可能表现为肾病综合征或急性肾炎综合征。至少 1/3 的患者在起病时符合肾病综合征的所有诊断标准。大部分患者都存在镜下血尿，而肉眼血尿仅见于约 15% 的患者 [626]。25% 的患者有急性肾炎综合征，尿中有红细胞和红细胞管型，伴有高血压及肾功能不全 [564, 573, 588, 589]。高血压程度普遍较轻，但是在某些病例中可能很严重。肾衰竭至少存在于约 50% 的患者中，而且儿童比成年人更多见 [626]。起病初即有肾衰竭者预后不良。

80%～90% 的 DDD 患者表现为 C3 下降为特征的低补体血症。在哥伦比亚大学的一项回顾性综述中，100% 的儿童存在 C3 水平下降，而成年人中只有 41%（P=0.001）[626]。两组人群中，C4 水平下降均不常见。低补体 C3 血症在 DDD 患者中持续时间更长 [467]，而且与终末补体复合物 C5b-9 减少有关。C3NeF 存在于 80% 以上的患者。

50%MPGN 患者起病前有呼吸道前驱感染，尤其是儿童患者 [626]。在少数情况下，链球菌感染可以引发该疾病，因此除了低补体 C3 血症持续超过 8 周这一表现外，此疾病类似于急性链球菌感染后肾小球肾炎 [651]。成人 DDD 患者中可以合并浆细胞异常，在哥伦比亚大学的一篇综述中提及，22%（18 例中的 4 例患者）存在这一现象 [626]。

DDD 患者可出现视网膜上沿 Bruch 膜的沉积，其结构和成分与 GBM 中的沉积相似。这些白黄色玻璃疣在患者幼年时就形成。起初，脉络膜疣对患者的视力影响不大，但约 10% 的患者会发生视力丧失 [652]。因此，对所有 DDD 患者都应仔细进行视网膜检查。肾脏病变的严重性和视网膜病变没有相关性，但其他类型的 MPGN 患者不会出现典型的脉络膜疣[653]。

DDD 可能与获得性部分脂肪营养不良综合征有关[637]。约 80% 出现该综合征的患者存在 C3 水平下降和 C3NeF。20% 左右患者会发展为 MPGN，尽管脂肪营养不良和肾小球病变可能相隔多年出现[654]。获得性部分脂肪营养不良和 MPGN 的关系来源于脂肪细胞生成 C3、B 因子和裂解 B 因子的 D 因子（adepsine）。C3NeF 的产生使得补体旁路途径异常激活，导致脂肪细胞被破坏[654]。

C3 肾小球肾炎和 DDD 患者均可以表现为高血压、氮质血症、血尿和蛋白尿，伴或不伴肾病综合征。有意思的是，尽管 C3 水平通常降低而 C_4 水平正常，在英国的一项纳入 59 例 C3 肾小球肾炎患者的大型研究中发现与 DDD 患者相比，更多 C3 肾小球肾炎患者的 C3 水平是正常的（52% vs. 11%，P=0.003）。因此，C3 水平正常并不能除外 C3 肾小球肾炎[628, 641]。与 DDD 类似，有的患者存在 C3NeF[627, 632, 655]。

(5) 治疗：DDD 患者的预后比Ⅰ型 MPGN 更差。肾组织表现为新月体性肾小球肾炎和慢性间质性肾炎提示预后不佳[603, 656, 657]。DDD 临床缓解很少见[573, 594]，儿童中的比例不到 5%。患者一般在诊断后的 8—12 年进展到 ESRD。DDD 中成人患者的预后比儿童更差[626]。

目前关于 DDD 的治疗尚没有共识，现有的证据仍然是基于小样本的病案系列研究。血管紧张素Ⅱ抑制剂可能有获益，但是尚未被验证[626]。皮质激素可能是无效的[645]。有学者建议应用 MMF 和利妥昔单抗等免疫抑制治疗以减少 DDD 中的 C3NeF 的产生[658]。不论是否联合血浆置换，免疫抑制治疗可能无效，除非存在针对 H 因子的自身抗体。曾有报道每 14 天输注新鲜冰冻血浆以补充完整的因子能有效治疗 H 因子缺乏的患者[655, 659–662]。在一项对补体因子 H 基因缺陷的小鼠进行的研究中，应用纯化的人补体 H 因子治疗可促使血浆 C3 水平迅速恢复正常，GBM 上 C3 沉积得以清除[663]。基于目前对 DDD 发病机制的认识，应用依库珠单抗抑制 C_5 活化和形成补体活化终末产物（C5b–9）在理论上是有效的。然而，这种理论一直缺乏临床实践的证据，直到一项研究对 3 例 DDD 患者和 3 例 C3 肾小球肾炎患者以开放标签形式应用依库珠单抗以验证其有效性和安全性[661]，2 例患者血肌酐下降，1 例患者蛋白尿减少，还有 1 例患者组织病理学得到改善。循环膜攻击复合物水平升高可能预测治疗反应[542]。

考虑到 C3 肾小球肾炎代表一种新的诊断类型，除支持治疗以外的治疗方法有限，但是从发病机制着手纠正补体调节异常的靶向治疗逐渐被大家所理解。举例来说，来自一项以开放标签形式探讨依库珠单抗治疗 3 例 DDD 和 3 例 C3 肾小球肾炎患者的有效性和安全性的概念性研究，结果发现两名受试者的血肌酐水平下降，1 例受试者蛋白尿减少，还有 1 例受试者的组织病理学得到改善。血清膜攻击复合物水平升高可能预测治疗反应[664]。

有关 C3 肾小球肾炎预后的证据也很有限，Servais 及其团队的研究结果虽然证实了预后差，但可能要优于 DDD。在 19 例 C3 肾小球肾炎的患者中，3 例患者在研究时即已进展到 ESRD，6 例患者的肌酐清除率＜ 60ml/min[665]。来自法国的一项包含 134 例 C3 肾小球肾炎患者的队列研究中，25% 患者在随访 10 年内进展到 ESRD[665]。Sethi 及其团队报道了 12 例 C3 肾小球肾炎患者的预后情况，在平均随访 26.4 个月后，除了 1 例患者在就诊后不久就进入透析外，其他所有患者的肾功能均稳定[641]。关于肾移植，一个研究团队报道了 21 例进展到 ESRD 的 C3 肾小球肾炎患者进行了肾移植的经验。在该研究中，14 例（68%）患者在移植肾出现 C3 肾小球肾炎复发，表现为典型的血尿和蛋白尿，中位复发时间为 28 个月。此外，50% C3 肾小球肾炎复发患者的移植肾失功，中位移植失败时间为 77 个月[666]。DDD 患者移植肾复发很常见，可达 80% 或更高[594, 667–669]，尤其是存在 C3NeF 或 CFH 突变的患者[670]。预防性输注血浆或联合肝移植在后者可能有效[659, 660]。血清中的 C3 水平似乎不能预测复发[670]。图 31–21 描述了目前关于 C3 肾小球病诊断和治疗的框架，随着对此类疾病发病机制的深入发现，该框架图可能会进一步完善。

4. 急性链球菌感染后肾小球肾炎

(1) 流行病学：急性链球菌感染后肾小球肾炎（PSGN）好发于儿童，2—6 岁是发病高峰。2 岁以

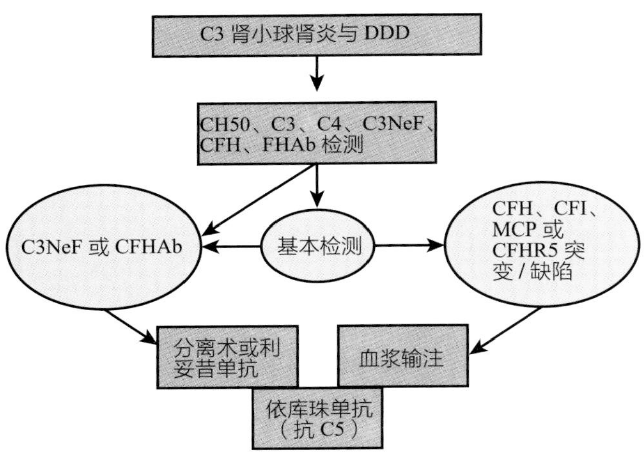

▲ 图 31-21 **C3 肾小球病、C3 肾小球肾炎和致密物沉积病（DDD）的诊断和治疗框架图**
Ab. 抗体；CF. 补体因子；C3NeF. C3 肾炎因子

下儿童及 40 岁以上成年人约占急性 PSGN 患者比例的 15%。值得关注的是，有证据表明急性 PSGN 导致莫扎特在 35 岁英年早逝 [671]。基于对患者家族成员的研究报道指出，在急性 PSGN 中镜下血尿更常见，是肉眼血尿的 4 倍 [672-674]。只有少数情况下 PSGN 和风湿热同时出现 [675]。男性比女性更易出现临床肾炎表现。急性 PSGN 可能流行或散发出现。在链球菌流行性感染期间，PSGN 临床发病率约为 12% [676-678]，但是在感染的家族中发病率为 33% [679]，甚至高达 38% [674]。

不同家族之间发病率的差异提示 PSGN 临床易感性受遗传因素影响 [680]。有研究发现 PSGN 与 HLA-DRW4 [680]、HLA-DPA*02-022、DPB1*05-01 [681] 及 DRB1*03011 [682] 存在相关性。

散发感染的 A 型链球菌导致的急性 PSGN 的发生率差异很大 [683, 684]，这也再度证明了宿主因素的不确定性。少数链球菌感染会导致肾病综合征，这表明该病原体存在特定的肾源性特征。在 20 世纪 50 年代，Rammelkamp 及其团队 [683, 684] 鉴定了在 Lancefield A 组中某些链球菌菌株，特别是Ⅻ型，能够导致急性肾小球肾炎。其他导致肾病的血清型包括 M 型 1、2、3、4、18、25、31、49、52、55、56、57、59、60 和 61。这些血清型在导致肾炎的倾向性方面存在差异，取决于感染部位。某些菌株，如 2 型、49 型、55 型、57 型和 60 型通常与脓皮病后的肾炎有关 [685, 686]，而 M49 型在咽炎或脓皮病后导致肾炎 [686]。除了 A 群 β 溶血性链球菌感染外，C 群链球菌和部分 G 群链球菌感染后也有发生急性 PSGN 的报道 [687, 688]。

在发达国家，急性 PSGN 发病呈下降趋势，但是在发展中国家仍然活跃 [689, 690]。PSGN 的流行与皮肤感染有关，而咽炎与发达国家中散发的 PSGN 有关。急性活动性肾小球肾炎见于 10% 的儿童，但是如果包含亚临床表现患者，如镜下血尿表现的 PSGN，约 25% 的儿童可能会受累 [691, 692]。在某些发展中国家，急性 PSGN 仍然是导致儿童急性肾炎综合征最常见的原因。该疾病的发病似乎呈周期性变化，约每 10 年暴发 1 次 [693]。基于 11 项人群研究的一篇综述纳入了欠发达国家的人群或包含较发达国家的大量少数民族人口的研究。据保守估计，在欠发达地区儿童中的 PSGN 发病率为 2/(10 万・年)，在较发达国家则为 0.3/(10 万・年) [694]。这篇综述中的作者估计每年有超过 470 000 例急性 PSGN 的病例，导致约 5000 例死亡（占病例总数的 1%），其中 97% 出现在欠发达国家。

有趣的是，在过去 20 年间，佛罗里达州 PSGN 的流行病学特点似乎已经发生了变化。与 20 世纪 60—70 年代相比，咽炎已经取代脓疱病成为主要的潜在感染，种族分布（现在主要是白种人受累）和季节性均发生变化，而且疾病严重程度有所减轻 [695]。这些变化反映了脓疱病病原学的改变 [695]。

(2) 病理表现

① 光学显微镜：急性 PSGN 的病理表现随着疾病不同阶段而有所不同。急性期的组织学改变是中性粒细胞大量浸润，导致弥漫性肾小球细胞过多（图 31-22）[696-700]。系膜细胞和内皮细胞的毛细血管内膜增生也促使了细胞增多。细胞增多通常非常明显，并导致肾小球肥大。"急性弥漫增生性肾小球肾炎"经常被用作急性 PSGN 这一阶段的病理学描述。少数患者有新月体形成，通常仅累及少数肾小球 [701]，大量新月体形成很少见 [702, 703]。与免疫沉积物有不同反应的特殊染色可以显示上皮下沉积物，如上皮下沉积物可被 Masson 三色染料染成红色（品红）。

间质水肿和间质细胞浸润（以单核细胞浸润为主）很普遍存在，个别情况会很突出，尤其是在新月体形成的异常严重情况下。病变严重时也可能出

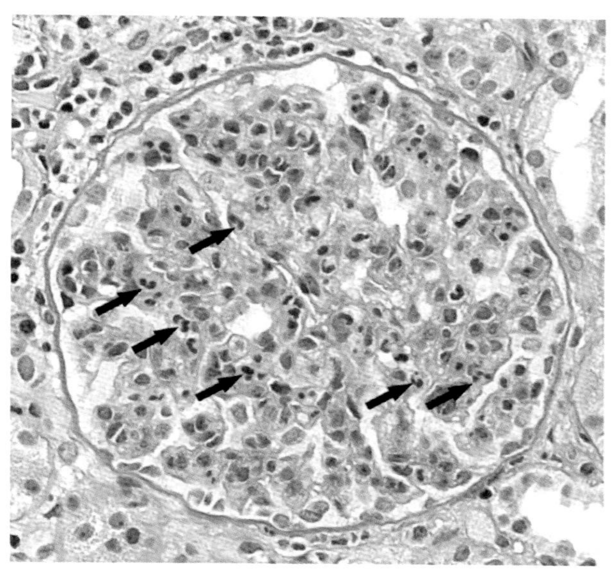

▲ 图 31-22　急性链球菌感染后肾小球肾炎光学显微镜图片显示中性粒细胞大量浸润（箭）（PAS 染色，300×）

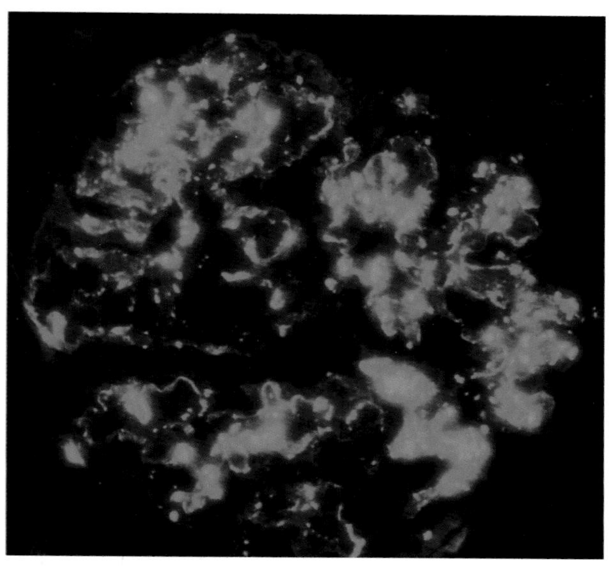

▲ 图 31-23　1 例急性链球菌后肾小球肾炎患者的肾小球节段免疫荧光图

可见毛细血管壁 C3 粗颗粒样沉积。这一特点与图 31-9 膜性肾病中的毛细血管壁细颗粒沉积形成对比（异硫氰酸荧光素抗 C3 染色，300×）

现局灶肾小管上皮细胞简化（扁平化）。动脉和小动脉通常没有急性改变，尽管在老年人中可能存在已有的硬化性改变。

在自限性 PSGN 的缓解期（通常在起病后数周），浸润的中性粒细胞消失，内皮细胞的增生逐渐消退，仅残留系膜细胞增生 [696, 704]。这一系膜增生阶段的 PSGN 患者经常出现肾脏炎症的消退，但是蛋白尿持续存在，并可能在患者临床缓解的情况下持续数月。这一现象可能与局灶性节段性肾小球瘢痕作为明显炎症的后遗症有关，但是这一病变很少广泛发生，除了新月体性 PSGN 患者。最终，急性 PSGN 的病理改变可以完全消失 [704, 705]。

② 免疫荧光显微镜：PSGN 中免疫荧光表现为肾小球免疫复合物沉积 [697, 699, 700, 706]。沉积的方式和成分随 PSGN 的病程而变化。在疾病的急性弥漫增生期，可出现弥漫性粗颗粒毛细血管壁和系膜区染色，通常 C3 染色很强，IgG 从强染色到无染色可出现不同强度的染色（图 31-23）。IgM 和 IgA 染色阳性的频率较低，强度通常也较弱。在自限性病例中，肾活检应该在疾病病程偏后期进行，因为这个阶段的 C3 染色更明显，而免疫球蛋白染色很弱甚或无染色。因为大多数不伴并发症的新发急性 PSGN 患者不进行肾活检，大部分活检标本在疾病后期获得，这时由于血清学指标模棱两可或临床症状持续不缓解甚至加重导致对疾病诊断的不确定性。此时，免疫荧光染色通常以 C3 为主。这可能反映了肾脏中肾源性致病免疫复合物沉积，补体掩盖了残余复合物。对仅有 C3 而没有免疫球蛋白染色这一特点的另一个解释是补体激活或感染释放的因子导致补体调节机制的阻断。这个发病机制与 C3 肾小球病类似。尽管看起来是典型 PSGN 的病理发展过程，但持续存在 1 个月或更长时间的 IgG 强染色预示着疾病发展不是自限性的。

很多类型的免疫染色预后价值有限 [697, 700, 707]。花环模式的特点是沿毛细血管壁有许多大、紧密排列的颗粒状沉积物，具有这种特征的患者经常有肾病范围蛋白尿的表现。满天星型有较多分散的颗粒沉积物与相对较轻的临床表现有关。系膜型，尤其是以 C3 沉积为主时，对应于疾病缓解阶段，光镜下以系膜增生为表现。

③ 电子显微镜：PSGN 的特征性超微结构是上皮下驼峰状电子致密物沉积（图 31-24 和图 31-25）[699, 704-706, 708]。然而，内皮下和系膜区小的电子致密物通常可以通过仔细观察得到确定，并且从理论上讲对于该病的发病机制比上皮下驼峰结构更重要，尤其是中性粒细胞浸润和内皮毛细血管增生

反应。上皮下驼峰被脱落上皮足突所覆盖，后者通常包含压缩的细胞骨架细丝（包括肌动蛋白），在免疫沉积物周围形成光晕（图 31-25）。类似的驼峰也见于 C3 肾小球病。在急性期，毛细血管腔内包含趋化的中性粒细胞，其中有些直接接触 GBMs（图 31-25）。数量较少的单核细胞和巨噬细胞参与了白细胞募集。系膜区的扩张是系膜细胞和白细胞的增多、系膜基质的增生及不同数量的电子致密物沉积所致。

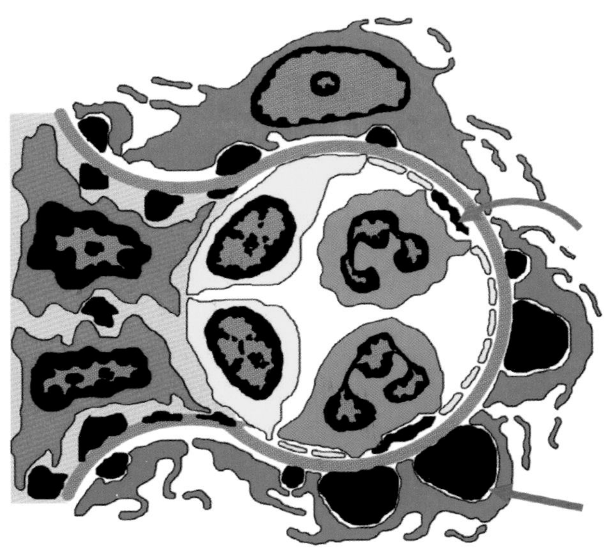

▲ 图 31-24　急性链球菌感染后肾小球肾炎的超微结构图

可见上皮下驼峰样致密物沉积（直箭），内皮下沉积（弯箭）和系膜区沉积。中性粒细胞浸润，以及内皮及系膜细胞增生导致毛细血管内细胞增多（由 JC Jennette 提供）

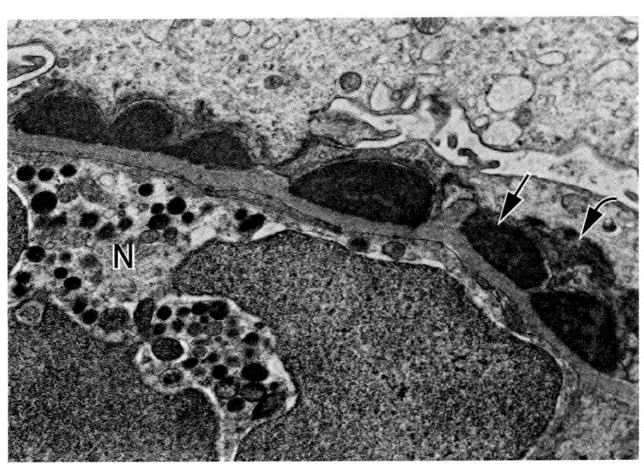

▲ 图 31-25　1 例急性链球菌感染后肾小球肾炎患者的部分肾小球毛细血管电子显微镜图

显示上皮下电子致密物沉积（直箭），邻近的足细胞胞质中骨架凝结（弯箭）及中性粒细胞（N）跨基底膜迁移，无内皮细胞介入（5000×）

在疾病缓解期，通常起病 6～8 周后进入该阶段，上皮下驼峰结构消失，仅留下系膜区及少量分散的内皮下和膜内致密物沉积。上皮下沉积物首先变得电子透明，然后彻底消失。毛细血管环周围的驼峰消失要早于系膜旁与基底膜相邻的上皮下驼峰。

(3) 发病机制：急性 PSGN 是感染相关急性肾小球肾炎的疾病原型。最早描述两者相关性要追溯到 19 世纪初佛罗伦萨和维也纳猩红热流行之后。Richard Bright 在 1836 年首先提出了两者的关联，报道了猩红热感染后部分患者会发生血尿和肾脏病[709]。1907 年，Schick 描述了从链球菌感染到之后发生肾炎的潜伏期为 12 天至 7 周[710]。在 20 世纪 50 年代初，Rammelkamp 及其团队进一步定义了 PSGN 与特殊血清型链球菌的相关性[584, 711]。

尽管人们早已认识到链球菌感染和急性肾小球肾炎之间存在关联，但仍未完全了解其发病机制。从原理上说，急性 PSGN 可能继发于链球菌蛋白的直接致病作用（如某种蛋白能激活或阻断补体旁路途径调控），或链球菌产物可能诱导免疫复合物介导的损伤。这可能通过一系列不同机制：①介导抗原至肾小球（抗原植入）；②循环免疫复合物的沉积；③改变正常肾脏的抗原使其变为自身抗原；④通过抗原模拟诱导自身免疫反应。可以推测，急性 PSGN 的发病机制可能涉及一种以上的链球菌抗原，而且一种以上的发病机制同时发挥作用。

多种链球菌蛋白参与了急性 PSGN 的发病机制[712]。A 组链球菌表面产生的 M 蛋白分子包含与肾小球抗原交叉作用的表位。5 型、6 型和 19 型 M 蛋白的共享序列可导致与多种心肌和骨骼肌蛋白相互作用的抗体产生[713]。相反，针对人肾皮质的单克隆抗体已经被证实可以与 6 型和 12 型 M 蛋白产生交叉反应，这提供了特定 M 蛋白可能在所有肾小球之间共享抗原决定簇的证据[714]。1 型 M 蛋白的氨基末端区域与肾小球的交叉反应进一步定位于四肽序列 23～26[715]。1 型 M 蛋白氨基末端的抗体被证实可以与肾小球系膜细胞的骨架蛋白（即波形蛋白）发生交叉反应[713]。在 PSGN 患者的肾活检标本肾小球沉积物中发现了两种抗原，据报道它们可诱导针对肾源性链球菌感染的抗体反应——链球菌蛋白酶外毒素 B（SPEB，酶原）[716] 和糖酵解酶甘油醛 3- 磷酸脱氢酶（GAPDH），它们与纤溶酶原结合的肾炎相关纤溶酶受体（NaPlr）具有完全的同源性[717]。在一项对 17 例患者肾组织抗原沉积和 53 例患者血清循环抗体进行监测的研究中，发现对 SPEB 的反应比 GAPDH 沉积物和抗体反应更一致[718]。

目前，感染后或感染同时肾小球肾炎的病原体谱包括很多链球菌之外的细菌病原体。包括葡萄球菌、革兰阴性菌及胞内菌[719, 720]。同样地，感染相关肾小球肾炎的高危人群发生了改变，包括酒精成瘾者、静脉吸毒者、心室 - 心房分流术和应用免疫抑制治疗的患者[720]。但是，PSGN 仍然是被研究最广泛和报道最多的感染相关肾小球肾炎之一。

(4) 临床特点和自然病程：经典的急性 PSGN 综合征表现为突然出现的血尿、蛋白尿、高血压及氮质血症。这种综合征的严重程度差异很大，可从无症状到少尿性 AKI[721]。潜伏期为从咽炎到发生肾炎的时间。咽炎后肾炎的潜伏期平均为 10 天，范围为 7～21 天。皮肤感染后肾炎的潜伏期可能更长（14～21 天），尽管脓疱病感染后肾炎很难确定潜伏期[722]。潜伏期可能超过 3 周[723]。潜伏期较短，不超过 1 周提示所谓的咽炎综合征，通常与 IgA 肾病疾病反复相对应。

超过 2/3 的患者表现为镜下血尿，但有些病例也可能出现肉眼血尿。患者普遍诉有肉眼血尿和一过性少尿。无尿不常见，但是如果持续存在，提示可能发生新月体性肾小球肾炎。

超过 75% 的患者可出现轻度至中度高血压。高血压在肾炎起病时最明显，并在利尿治疗后迅速缓解[675]。约有 50% 的患者需要降压药物治疗。充血性心力衰竭的症状和体征可能出现并可能成为患者的主要临床表现。这些症状和体征包括颈静脉怒张、S_3 奔马律、呼吸困难及肺充血症状[723–726]。心功能不全可能是多达 40% 的 PSGN 老年患者中重要的并发症。

2/3 患者出现水肿，甚至有报道高达 90% 的病例均可出现水肿[672]。水肿的出现基于原发性肾性水钠潴留。典型的水肿出现在颜面部和上肢。儿童患者可能出现腹水和周身水肿。

以精神错乱、头痛、嗜睡甚至抽搐为表现的脑病并不常见，但儿童可能比成人相对多见。脑病的发生并不总是因为严重高血压所致，部分为中枢神经系统血管炎导致[723, 725–727]。

急性 PSGN 的临床表现随利尿治疗水肿和高血压消失之后的 1～2 周内逐渐缓解，患者通常没有症状。血尿和蛋白尿可能持续数月，但通常在 1 年内缓解。但是，以肾病综合征起病的患者可能持续存在蛋白尿[672]。持续存在的蛋白尿，尤其是白蛋白尿，可能提示存在增生性肾小球肾炎[678]。

急性 PSGN 的鉴别诊断包括：① IgA 肾病[728]和 IgA 血管炎（既往称为 Henoch–Schönlein 紫癜），尤其是急性肾炎综合征伴有严重的血尿、甚至肉眼血尿时；② MPGN 和 C3 肾小球病；③急性新月体性肾小球肾炎——急进性肾小球肾炎：免疫复合物介导、抗 GBM 抗体介导或者寡免疫介导。持续发热时出现的急性肾炎应该引起对感染相关肾小球肾炎的怀疑，尤其是持续感染（如隐匿性脓肿或感染性心内膜炎）。

尽管风湿热和 PSGN 很少同时出现，但是也有两者同时发生的报道[729]。

(5) 实验室检查：几乎所有急性 PSGN 患者存在血尿（镜下血尿或肉眼血尿）。然而，极少数急性 PSGN 病例无血尿[674, 730]。尿液显微镜检查可见畸形红细胞[731]或红细胞管型。显微镜下其他表现包括白细胞尿、肾小管上皮细胞及透明细胞和颗粒管型[675]。肉眼血尿通常尿液为铁锈色或茶色。

几乎所有患者均有蛋白尿，而典型病例为非肾病范围蛋白尿。50% 患者的尿蛋白可能不到 500mg/d[732, 733]。20% 的患者可出现肾病范围蛋白尿，成年人比儿童更多见[672]。尿液排出的蛋白中可能包含大量纤维蛋白降解产物和纤维蛋白肽[730, 734]。

GFR 显著下降在老年急性 PSGN 患者中非常常见，可累及近 60% 的 55 岁及以上患者[725]。儿童和青中年患者中 GFR 显著下降并不常见。实际上，由于伴随的液体潴留和循环容量增加，GFR 轻度下降可能不伴有血肌酐水平升高超过实验室检测的正常范围。肾血浆流量，肾小管重吸收及浓缩功能通常不受影响。另一方面，尿钠和尿钙的排出显著下降[735]。

一过性低肾素低醛固酮血症可能导致轻度至中度高钾血症。高钾血症还可能因 GFR 下降和远端溶质转运减少而更为严重。这种 4 型肾小管酸中毒可能在利尿时随肾炎的改善而缓解，但在某些患者中可能会持续存在[736]。被抑制的血浆肾素活性可能是这些患者容量过多的后果[737]。

咽喉部或皮肤样本的培养结果通常为 A 型链球菌[675, 738]。其敏感性和特异性受培养标本获取方法和检测方法的影响[739]。在评估疑诊 PSGN 患者近期是否有链球菌感染方面，这种培养可能不如血清学检查令人满意[740]。经常被用于检测近期链球菌感染的抗体包括抗链球菌溶血素 O、抗链球菌激酶、抗透明质酸酶、抗脱氧核糖核酸酶 B 和抗烟酰胺腺嘌呤[741]。其中，最常用的是抗链球菌溶血素 O 试验。在 90% 的咽部感染患者中，抗链球菌溶血素 O 滴度可在 200 单位以上[675]。然而，在急性 PSGN 的诊断中，滴度的动态升高比滴度的绝对水平更具特异性。后者容易受 A 型链球菌咽部感染的地理位置和社会经济流行的影响。抗链球菌溶血素 O 滴度升高可见于 2/3 上呼吸道感染患者，而仅见于约 1/3 链球菌脓疱病患者[672]。连续监测抗链球菌溶血素 O 滴度，出现 2 倍或更高水平的升高，可高度提示近期感染[672, 675]。

链酶试验包含多种抗链球菌抗体，可能作为一种有效的筛查手段[740]。由于 A 组链球菌 12 型中的某些毒株不产生链球菌溶血素 S 或 O，在脓疱病相关 PSGN 的疑似患者中检测抗脱氧核糖核酸酶 B 和抗透明质酸酶可作为一项有用的方法[685]。其他链球菌细胞壁糖蛋白的抗体也可能增加，包括内链球菌素[675, 742–745]。有时可以检测到胶原和层黏连蛋白的自身抗体[675, 746]。仅有 25% 患者的咽喉部或皮肤标本培养出现阳性结果。

补体水平的动态监测对PSGN诊断非常重要。在急性期早期，溶血性补体水平（CH–50 和 C3）下降。这些补体的水平通常在 8 周内恢复正常[675, 723, 747–752]。血清 C3 水平的下降在 C3NeF 阳性患者中尤为明显，因为 C3NeF 可以裂解 C3[591–593]。C3 和备解素水平的降低，以及 C1q、C2 和 C4 水平正常或轻度下降[747, 748, 753]，均提示补体旁路途径激活的重要性[747]。对甘露糖结合蛋白和甘露糖结合蛋白相关丝氨酸蛋白酶 1 的免疫组化分析表明，约 1/3 的患者参与了凝集素途径的补体激活[754]。也有一些证据提示经典途径的激活[755]。另一个补体水平的异常是 C5 水平轻度下降，而 C6 和 C7 水平通常正常[591, 675, 753]。可溶性补体终末复合物（C5b–9）的血浆水平显著升高，随后降至正常[748]。由于补体水平通常在 8 周内降至正常，因此 C3 水平持续下降可能提示其他疾病，如 MPGN、感染性心内膜炎、隐匿性败血症、SLE、动脉粥样硬化性血栓形成或先天性补体缺乏症[747]。

在某些 PSGN 患者中可检测到循环中冷球蛋白[756, 757]及循环免疫复合物[758–761]。这些循环免疫复合物成分对急性肾炎发生的病生理价值尚不明确[760–762]。

在急性 PSGN 患者中可能检测到凝血系统的异常，也可出现血小板减低[763]。此外，纤维蛋白原、Ⅷ因子，纤溶酶活性和循环高分子量纤维蛋白原复合物的升高也可能出现，并与疾病活动度和不良预后相关[764–768]。

尽管关于补体的研究均提示急性 PSGN 中以补体旁路途径激活为主，仍有些证据也提示经典途径的激活[755]。

(6) 治疗：急性 PSGN 的主要治疗为支持治疗。大部分儿童患者均可恢复[769–771]。临床医师主要关注的是以 AKI 起病的患者。AKI 的初次发作不一定与不良预后相关[721]。在一项纳入 20 例成人弥漫增生性肾小球肾炎患者的研究中，有 11 例 AKI 患者和 9 例肾功能正常或轻度肾功能不全患者。两组人群的比较并未发现存在临床、免疫学或组织学的差异。随访 18 个月后两组患者的预后相当。因此，几乎没有证据表明需要任何形式的免疫抑制治疗。由于这些患者中存在明显的水钠潴留，甚至某些患者出现肺水肿，因此应用襻利尿剂（如呋塞米）来减轻容量负荷和高血压是非常重要的。如果存在明显的容量负荷，降压药物常用于减轻高血压。有趣的是，虽然患者血浆肾素水平是降低的，但卡托普利被证实可以降低血压和改善 PSGN 患者的 GFR[772]。

一些容量负荷突出且有显著肺水肿表现的患者对利尿治疗反应欠佳。针对这些患者，透析治疗是可行的，成年人应用血液透析或持续静脉 - 静脉血液滤过，儿童应用腹膜透析。有些患者出现显著高钾血症。在这些患者中，应用交换树脂或透析治疗可能有效。重要的是，所谓的保钾利尿剂，包括氨苯蝶啶、安体舒通及阿米洛利，不应在此阶段应用。通常，患者在患病后 7～10 天内出现自发性利尿，并不再需要支持治疗[721, 773]。至今没有证据表明早期治疗链球菌病（咽炎或蜂窝织炎）可以减低

PSGN 的风险。长期以来一直认为青霉素可以控制流行性 PSGN 的传播。来自澳大利亚原住民社区的研究中，应用苄星青霉素可预防 PSGN，特别是皮肤溃疡的儿童及居家接触感染的病例 [774]。

PSGN 患者的长期预后不如预料好。新月体性肾小球肾炎导致与肾小管间质疾病相关的硬化肾小球数目的增加，从而导致肾功能随时间进行性下降 [775]。一部分链球菌感染相关的肾小球肾炎患者在病后 10～40 年间出现高血压、蛋白尿及肾功能不全 [775–777]。尽管如此，长期病程中最常见的表现为轻度高血压。

在某些患者中，有证据表明 PSGN 的最初诊断可能是有误的，尤其是那些从未进行肾活检的患者如上呼吸道感染后出现肾小球肾炎的患者可能被认为是 PSGN，而实际上该患者是其他增殖性肾小球肾炎。对于这些患者，由于对疾病诊断的不确定性，应该进行肾活检以明确肾小球损伤的真正病因。

5. IgA 肾病

(1) 流行病学：IgA 肾病仍然是最常见的肾小球肾炎之一，尤其是在传染病患病率较低的发达国家 [778]。该疾病最初由 Berger 和 Hinglais 于 20 世纪 60 年代后期报道 [779, 780]，其病理特点是系膜区 IgA 沉积为主（其他免疫球蛋白沉积较弱），伴系膜增生，其临床表现多样，从无症状性血尿至急进性肾小球肾炎。尽管以前被认为是良性疾病，目前已经明确高达 40% 的患者可能进展至 ESRD。此外，人们已经认识到，除了原发性 IgA 肾病外，IgA 肾病也可能继发于一系列疾病（框 31–8）。

IgA 肾病可以累及各个年龄段的人群，但是尤以 20—30 岁的人群多见，而且男性比女性更常见（表 31–7）。IgA 肾病在 10 岁以下的儿童中并不常见。实际上，肾活检患者中 80% 的年龄为 16—35 岁 [781–786]。男女比例为 2：1～6：1.7 [781–786]。

IgA 肾病的分布在全球不同地区有所不同 [787]。它是亚洲最常见的原发性肾小球疾病类型，占诊断肾小球疾病所有活检样本的 30%～40%，占欧洲所有肾活检样本的 20% 和北美肾活检样本的 10% [787]。发病率的差异一部分归因于亚洲和南美洲肾活检的指征不同。在亚洲，学龄期儿童常规进行尿液检查。那些无症状性血尿患者通常要进行肾活检，从

框 31–8 IgA 肾病分类

- 原发性 IgA 肾病
- 继发性 IgA 肾病：相关疾病
  - IgA 血管炎（曾称为 Henoch–Schonlein 紫癜）
  - 人类免疫缺陷病毒感染
  - 弓形体病
  - 血清阴性脊柱关节炎
  - 腹腔疾病
  - 疱疹样皮炎
  - 克罗恩病
  - 肝病
  - 酒精性肝硬化
  - 强直性脊柱炎
  - Reiter 综合征
  - 肿瘤
  - 蕈样肉芽肿病
  - 肺 CA
  - 黏蛋白分泌 CA
  - 周期性中性粒细胞减少
  - 免疫性血小板减少
  - 麸胶敏感性肠病
  - 巩膜炎
  - 干燥综合征
  - 乳腺炎
  - 肺含铁血黄素沉着症
  - Berger 综合征
  - 麻风病
- 家族性 IgA 肾病

CA. 抗细胞质抗体；IgA. 免疫球蛋白 A
改编自参考文献 [826, 850, 862, 979, 980, 1482–1509]

表 31–7 肾小球肾炎的疾病谱列表 a

小球病变	*N*	男 / 女比	白种人 / 非裔美国人
IgA 肾病	692	2.0：1.0	14.0：1.0
Ⅰ型 MPGN	248	1.2：1.0	3.3：1.0
抗 GBM 病	82	1.1：1.0	7.9：1.0
ANCA–GN	257	1.0：1.0	6.7：1.0
纤维性肾小球肾炎	76	1.0：1.2	14.3：1.0

a. 基于对北卡罗来纳大学肾病理学实验室的 9605 份肾脏活检标本的分析结果。该实验室肾脏活检标本来源于以北卡罗来纳州为中心包含约 1000 万基本人口的美国东南部地区。在该肾脏活检人群中，预期的白种人：非裔美国人比例约为 3：2

ANCA–GN. 抗中性粒细胞胞质抗体性肾小球肾炎；抗 GBM. 抗肾小球基底膜；Ⅰ型 MPGN. Ⅰ型膜增生性肾小球肾炎

而可能导致 IgA 肾病诊断数量的增加。

遗传因素在地域差异中可能也很重要。一项日本的研究在肾移植供体移植前即刻活检标本中发现 16% 的供者有隐匿性系膜区 IgA 沉积[788]。在黑种人群中 IgA 肾病很少见[789, 790]，尽管基于人群的研究中发现新诊断 IgA 肾病的发病率在黑种人和白种人中类似[791]。IgA 肾病在祖尼人和纳瓦霍部落的美洲原住民中很常见[792]。据估计，普通人群中 IgA 肾病患病率为 25～50/10 万[787, 793]，值得注意的是，接受肾活检的所有患者中近 5% 存在肾小球 IgA 沉积[794]。来自德国和法国的人群研究得出 IgA 肾病发病率为 2/1 万[795-798]，但在新加坡报道的尸检研究表明[799]，在 2.0%～4.8% 的人群中肾小球中有 IgA 沉积。

(2) 遗传因素：IgA 肾病是一个基于病理的诊断。它不太可能与单个基因相关，但可能是由多个易感性和进展基因与环境因素的相互作用所致[800]。许多研究已经表明存在 IgA 肾病易感和 IgA 肾病快速进展相关的基因。很多基因的多态性，包括编码 ACE、血管紧张素、血管紧张素Ⅱ受体、T 细胞受体、IL-1 和 IL-6、IL 受体拮抗剂、TGF、甘露糖结合凝集素、子宫珠蛋白、一氧化氮合酶和 TNF 的基因及主要组织相容性位点可能同时影响该病的易感性和疾病进展[778, 801-807]。许多研究已经评估了 ACE 基因在 IgA 肾病中的作用，无论是进展性还是非进展性病程。ACE 基因的 D 等位基因可能与亚洲人群对 IgA 肾病的易感性相关，而与白种人无关[808]。IgA 肾病进展相关的基因多态性研究（PREDICT-IgA 肾病）采用回顾性候选基因方法分析了 IgA 肾病进展与动脉粥样硬化疾病相关基因多态性之间的关联，结果发现糖蛋白Ⅰa 和细胞内黏附分子 -1 的基因多态性表达与疾病进展显著相关[809]。在该研究中，ACEI/D 多态性与疾病进展在多重比较校正后未发现存在相关性。

家族性 IgA 肾病已在包括非洲和中美洲在内的世界多个民族中报道。一些研究表明，IgA 肾病患者中有 4%～14% 可能有肾脏疾病的家族史[795, 810, 811]，而且对无症状的一级亲属进行系统筛查后发现超过 25% 存在血尿[812]。大多数家系的疾病发现与外显不全的常染色体显性遗传一致[810]。然而，在某些家系中，IgA 肾病可能合并其他肾小球疾病[810, 813]。

连锁研究表明 IgA 肾病与多个基因位点相关[810]。基于对 30 个 IgA 肾病家系的全基因组连锁研究确定了染色体 6q22-23 的一个基因位点，优势比的对数（LOD）为 5.6[814]。它被命名为 IGAN1（LOD 评分≥ 3，即优势比≥ 1000 : 1，存在连锁）[810]。

全基因组关联研究已经明确与易感性和 IgA 肾病保护相关的候选基因和单核苷酸多态性（SNP）。在英国肾小球肾炎 DNA 库中使用 IgA 肾病患者的 DNA 进行全基因组关联研究（GWAS）首先应用[815]，随后在中国人群中应用[816, 817]。这些研究明确了 7 个基因易感位点，3 个位于染色体 6q21 的 MHC 区，DEFA 位于染色体 8q23，TNFSF13 位于染色体 17p23，HORMAD2 位于染色体 22q12，CFH/CFHR 位于染色体 1q32。这些基因易感位点提示存在固有免疫、获得性免疫及补体旁路途径的缺陷[818, 819]。一个更大的 GWAS 研究纳入了 20 612 名欧洲和东亚随访队列，结果发现了 6 种新的关联基因，其中四个在 ITGAMITGAX、VAV3 和 CARD9 中，两个在 HLA-DQB1 和 DEFA 位点。风险等位基因的生物学特性强烈提示宿主 - 肠道病原体相互作用的重要性，几乎所有的等位基因都与炎症性肠病风险和（或）维持肠道上皮屏障有关，并对黏膜病原有反应[820]。值得注意的是，主要组织相容性复合物参与了迄今为止的每一个 GWAS。

关于 IgA 肾病发病机制的假说普遍集中于蛋白糖基化的缺陷，特别是分泌 IgA1 的 B 细胞。通过对 IgA 肾病患者、患者亲属及无血缘关系对照患者的血清半乳糖缺陷 IgA1 水平的检测发现，家族性或散发性 IgA 肾病患者及其高危亲属中血清异常糖基化的 IgA1 水平要高于无关个体[821, 822]。这一发现表明异常的 IgA1 糖基化是遗传而非后天获得的特性。IgA1 糖基化酶的基因多态性可能增加了 IgA 肾病的易感性。尽管研究结果不尽一致，这类基因包括核心 1β- 半乳糖糖基转移酶基因（*C1GALT1*）[823, 824] 和分子伴侣 COSMC 基因（*C1GALT1C1*）。有趣的是，近期一项纳入了 2633 名欧洲和东亚人群的研究中，通过对半乳糖缺陷型 IgA1 血清水平的 GWAS 明确了 *C1GALT1* 和 *C1GALT1C1* 中的两个新的基因位点，这两个位点编码 IgA1 的酶促 O 糖基化所需的分子伴侣[825]。

(3) 病理

① 免疫荧光显微镜：IgA 肾病通过免疫组学明

确诊断，根据肾小球免疫沉积以 IgA 为主或 IgA 沉积强于 IgG 和 IgM 即可诊断（图 31–26）[826–829]。沉积通常全部或主要在系膜区，尽管少数标本尤其是严重病变患者的标本，可见大量沿毛细血管壁染色。根据定义，100%IgA 肾病标本有 IgA 沉积，强度为 0～++++ 不等，平均 IgA 染色强度是 +++ [828]。84% 的标本中可观察到 IgM 染色，平均强度（如果存在）仅 + 左右。62% 的标本中可观察到 IgG 沉积，平均强度（如果存在）也是 + 左右。与新近研究比较，IgA 肾病的早期研究描述 IgG 沉积更常见且更强，但这可能是由于使用了在 IgA 和 IgG 相互作用的特异性较差的抗体引起的。几乎所有的 IgA 肾病标本均有 C3 的大量沉积。相反，C1q 沉积很少见且染色很弱。如果标本中存在大量 IgA 和 IgG 的强染色，应该考虑狼疮肾炎而非 IgA 肾病的可能性 [828]。IgA 肾病不同于其他肾小球免疫复合物疾病的另一个突出特点是 λ 轻链的免疫沉积强度强于 κ 轻链 [826, 828]。

② 电子显微镜：普遍存在的超微结构特征是肾小球系膜区电子致密物沉积，与免疫组化分析所见的免疫沉积物相对应（图 31–27 和图 31–28）[827]。系膜区沉积物通常位于系膜周围基底膜的正下方。常常伴有不同程度的系膜基质扩张和细胞增生。大多数标本没有毛细血管壁沉积，但是少部分标本，尤其是严重病变患者的标本，可见散在的内皮下致密物沉积或上皮下致密物沉积或两者兼有。毛细血管内膜增生和白细胞浸润程度与光镜所见的损伤模式平行。上皮足突融合见于大量蛋白尿的患者。

③ 光学显微镜：IgA 肾病可呈现增生性肾小球肾炎的任何光镜表型（图 31–29），亦或可能无明显的组织学改变 [827–834]。如图 31–30 所示，这种肾小球炎症反应谱可由一系列不同原因的肾小球肾炎引起，但可以导致相似或相同的光镜改变。图 31–30 也描述了在肾活检时肾小球肾炎的不同组织学表型的最常见临床表现，所有这些均可由 IgA 肾病引起。活检标本中，IgA 肾病通常表现为局灶性或弥漫性系膜增生性或增生性肾小球肾炎，尽管少数患者的标本在光镜下没有病变，少数患者显示进展性病变伴新月体形成，偶有标本已经出现慢性硬化性病变。

肾活检的指征不同导致不同人群的 IgA 肾病不同表型构成比不同。在 UNC 肾脏病理实验室诊断的 668 例 IgA 肾病标本中，有 4% 光镜下未见明显病变，13% 仅表现为系膜增生性肾小球肾炎，37% 表现为局灶增生性肾小球肾炎（其中 25% 为 < 50% 新月体），28% 表现为弥漫增生性肾小球肾炎（其

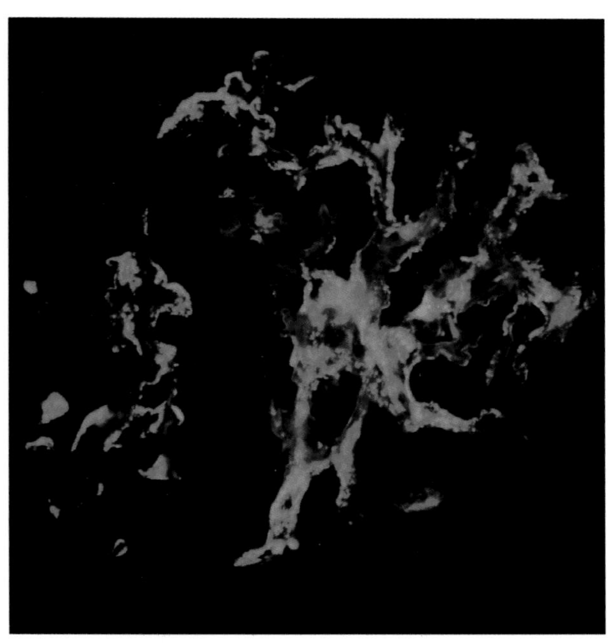

▲ 图 31–26　**具有 IgA 肾病特征的肾小球免疫荧光图**
显示 IgA 在肾小球系膜区强染色（异硫氰酸荧光素抗 IgA 染色，300 ×）

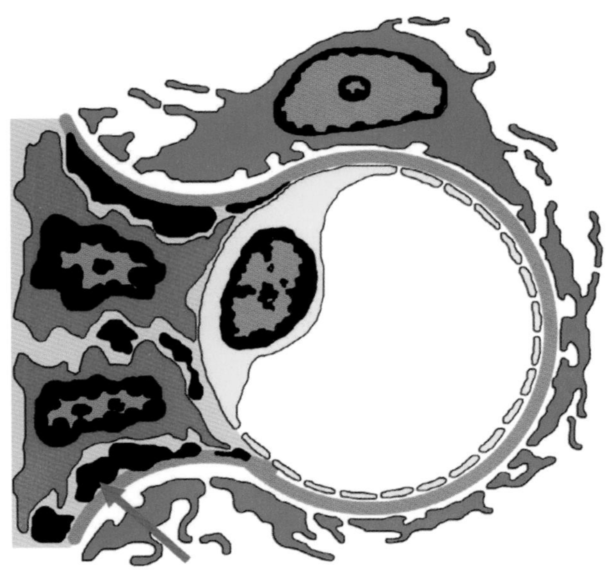

▲ 图 31–27　**IgA 肾病的超微结构图**
显示系膜区致密物沉积（蓝箭）和系膜细胞增生（由 JC Jennette 提供）

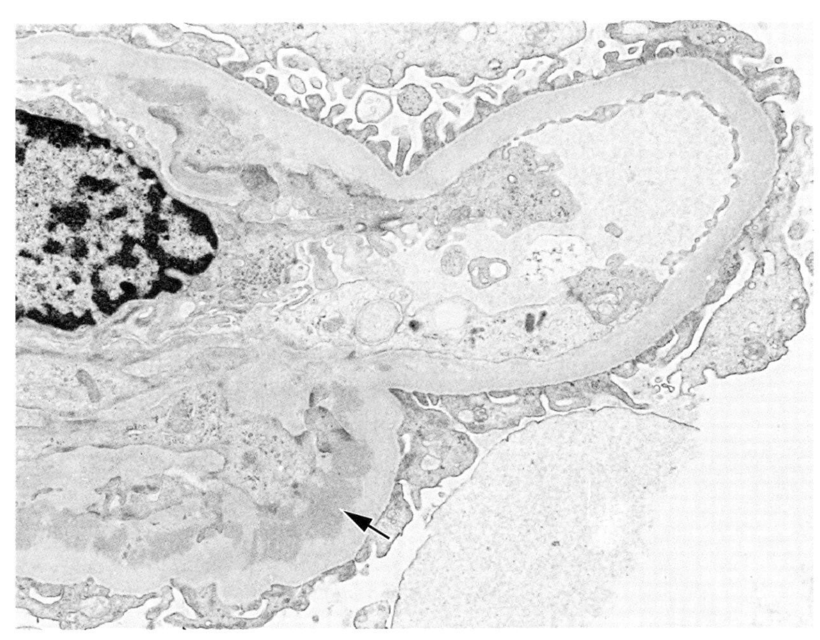

◀ 图 31-28　**1 例 IgA 肾病患者的肾小球毛细血管及邻近系膜的电子显微镜图片**
可见系膜区电子致密物沉积位于系膜周围基底膜的正下方（箭）（7000×）

中 45% 为＜ 50% 新月体），4% 患有新月体性肾小球肾炎（≥ 50% 新月体），6% 患有局灶硬化性肾小球肾炎不伴增生活动性病变，6% 患有弥漫性慢性硬化性肾小球肾炎，2% 的病变无法归类至上述任何类别。

除无明显病变外，IgA 肾病最轻的光学显微镜表现为局灶性或弥漫性肾小球系膜细胞增生，而不伴毛细血管内皮细胞增生性病变（如内皮细胞增生或白细胞浸润）。类似于国际肾脏病协会 / 肾脏病理学会中的Ⅱ型狼疮肾炎 [835]。更严重的炎症损伤导致局灶性（＜ 50% 的肾小球受累）或弥漫增生性肾小球肾炎也见于 IgA 肾病，在病理上与Ⅲ型和Ⅳ型狼疮肾炎类似。这一病理表现的特点不仅是系膜细胞增生，而且在一些程度上存在内皮细胞增生或白细胞浸润，导致毛细血管腔变形或消失。广泛坏死性病变在 IgA 肾病中很少见，尽管轻度的局灶性节段性坏死伴核碎裂可以见于严重炎症的肾小球。随着时间推移，破坏性肾小球炎症病变发展为硬化性病变，可能形成肾小球囊粘连。偶见 IgA 肾病患者有光镜下的局灶肾小球硬化，光学显微镜下与 FSGS 难以鉴别而需要结合免疫荧光的表现综合判断。由于 IgA 肾病具有发作性特点，很多患者同时具有局灶硬化性病变和局灶活动增生性病变。病变最严重的 IgA 肾病患者因毛细血管襻严重破坏而形成新月体 [834]。晚期慢性病变的特征是广泛的肾小球硬化，伴有明显的肾小管萎缩、间质纤维化和单核细胞浸润。

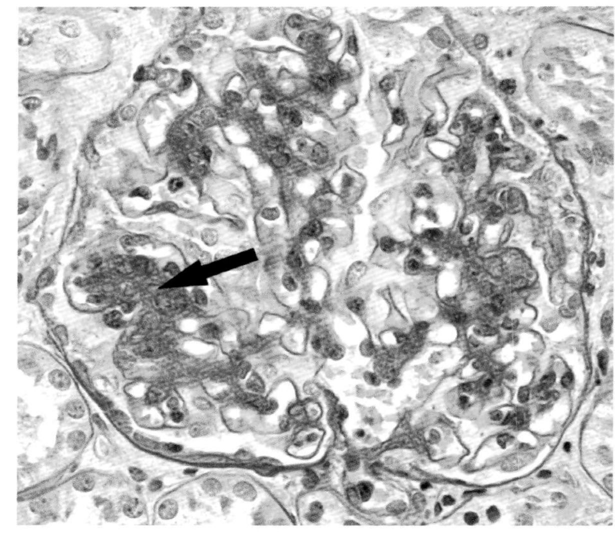

▲ 图 31-29　**IgA 肾病的一个肾小球光学显微镜图**
可见节段性系膜基质扩张和细胞增生（箭）（PAS 染色，300×）

肾活检的组织学特点是否可以预测 IgA 肾病进展已经被研究了很多年。既往肾脏病理提供的预后价值比简单的临床指标（如血压、血肌酐水平及蛋白尿程度）低。IgA 肾病牛津分型研究是一项开创性研究，评估特定病理学特征在预测 IgA 肾病中肾脏病变进展的风险 [836, 837]。该研究人群是一个多种族的 IgA 肾病患者队列，其中包括儿童（n=59）和

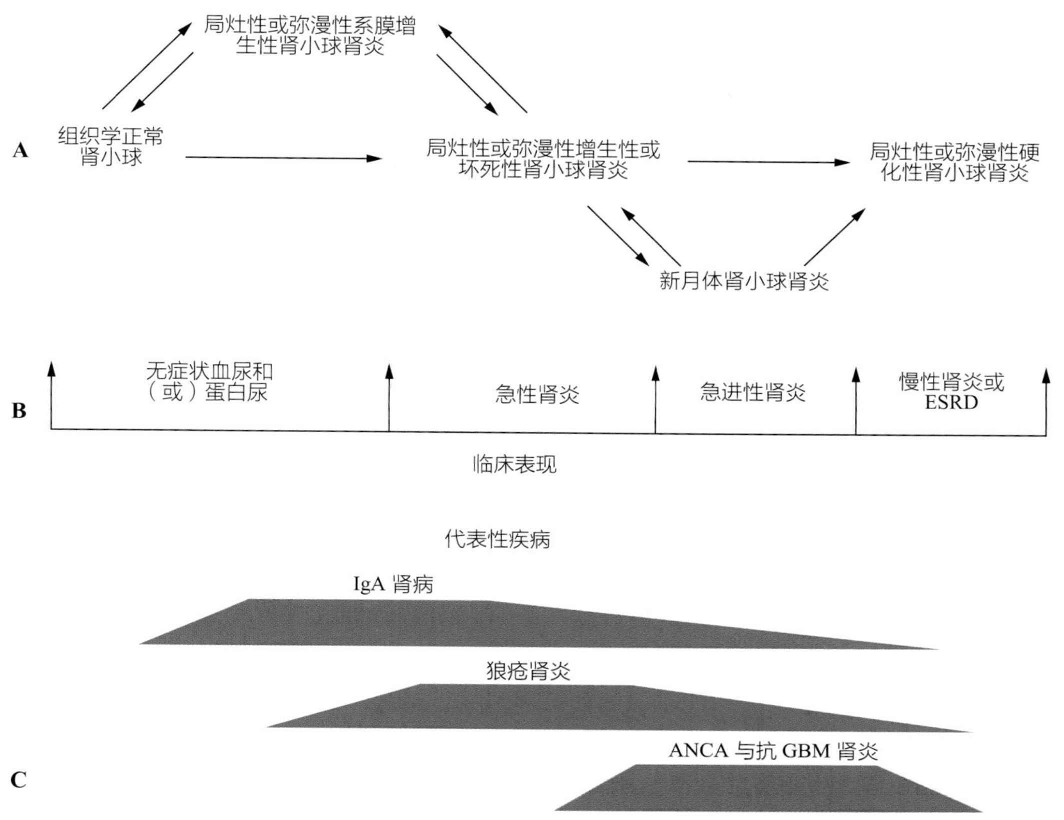

▲ 图 31-30 **该图描述了肾小球炎症引起组织学改变的连续过程（A），每一种肾小球损伤导致的常见临床综合征（B），以及最常与几种特定类别对应的肾小球疾病分类（C）**

ANCA. 抗中性粒细胞胞浆抗体；ESRD. 终末期肾脏病；GBM. 肾小球基底膜；IgA. 免疫球蛋白 A

成人（*n*=206），平均随访时间为 69 个月。通过反复考量，病理变量基于以下标准来选择，包括再现性、对取样误差的敏感性最小、易于评分及通过多因素分析与三个临床结局（肾功能下降速率、免于肾功能下降 50% 或 ESRD 的肾脏存活率，随访过程中的蛋白尿水平）独立相关性 [836]。

四个病理参数可用于独立预测临床结局：系膜细胞增生、内皮细胞增生、节段性肾小球硬化及小管萎缩 - 间质纤维化。在这些预测指标中，系膜细胞增生与 ESRD 或 GFR 下降 50% 显著相关，节段性硬化与肾功能下降速率相关，而小管萎缩 / 间质纤维化与肾功能下降速率、ESRD 或肾功能下降 50% 显著相关。毛细血管内细胞增生不能有效预测上述三个临床结局。然而，毛细血管内（或毛细血管外）细胞增生的患者更可能接受免疫抑制治疗，这一病理改变与肾功能下降速率的关系可能受到应用免疫抑制剂的影响。这一发现间接表明具有这种病变类型的患者对免疫抑制治疗有效。

上述结论促使一项建议的提出，即在 IgA 肾病的病理报告中整合四个参数（Ocford–MEST 评分）进行评分 [836]。

- 系膜细胞增生：评分≤ 0.5 为 0 分，或评分＞ 0.5 为 1 分。
- 毛细血管内细胞增生：无为 0 分，或有为 1 分。
- 节段性肾小球硬化：无为 0 分，或有为 1 分。
- 小管萎缩或间质纤维化：皮质受累百分比≤ 25% 为 0 分，26%～50% 为 1 分，或≥ 50% 为 2 分。

这一评分系统对儿童和成人 IgA 肾病患者均可应用 [838]，但要证明其临床实用性需要其他队列中进行验证，尤其是与包括血肌酐和蛋白尿在内的临床指标进行比较 [839]。随着 IgA 肾病牛津分型的提出和应用，基于 2009 年 1 月—2012 年 12 月期间的 16 个回顾性队列的 Meta 分析评估了这一评分系统的实用性。结果发现 M、S、T 及新月体（C）病变（不是 E 病变）与进展至肾衰竭显著相关，其中肾衰竭的定义为血肌酐水平倍增，eGFR 下降 50% 或进入 ESRD [840]。欧洲一项大型验证性研究纳入 1147 名包含所有 IgA 疾病谱的患者 [841]。在 4.7 年的中位随访中，eGFR < 30ml/(min · 1.73m^2) 的患者，M 和 T 病变独立预测生存不良；而蛋白尿低于 0.5g/d 的患者中，M 和 E 病变与蛋白尿升高至 1～2g/d，甚至更多相关。在没有免疫抑制治疗的患者中，综合 M、S、T 病变与临床指标可提高预测进展的效能。IgA 肾病分类工作组 2016 年的更新内容中进一步发现新月体形成可以预测预后，因此将 MEST 评分更改为 MEST-C 评分（C 为新月体形成）[842]。未来还需要更多应用牛津分型的前瞻性研究，目前已有 CureGN 前瞻性队列旨在评估 MEST-C 评分的效用。

(4) 发病机制：近年来，我们对 IgA 肾病发病机制的理解已经取得了显著进步 [778, 843, 844]。免疫荧光的特征性表现是肾小球系膜区 IgA 和 C3 颗粒样沉积，以及皮肤毛细血管 IgA 血管炎（既往称作 Henoch-Schönlein 紫癜），这表明该疾病是循环免疫复合物沉积的结果，导致补体通过旁路途径激活补体级联反应。沉积的 IgA 通常是多聚 IgA1 [845–848]。多聚 IgA1 主要来自黏膜免疫系统，以及与某些导致 IgA 肾病临床发作的影响呼吸道或消化道的疾病有关，这些发现提示 IgA 肾病是黏膜免疫缺陷的结果 [849]。这一观点得到了以下发现的支持，如在一些 IgA 肾病患者中发现了食品源性抗原或各种传染源（包括病毒和细菌）的抗体 [850–863]，以及一些临床观察发现上呼吸道或消化道感染时患者的血尿加重。然而，目前已经明确在黏膜中不会发生多聚 IgA1 抗体合成的升高，而在破伤风毒素系统免疫后多聚 IgA 水平会增加 [846, 864–865]。此外，分泌 IgA 的 B 细胞在患者的外周血 [866] 和骨髓中 [867] 均可见增加。

血清中 IgA 水平与疾病活动或系膜沉积无关。因此，IgA 肾病的发病机制不太可能与血清多聚 IgA1 的定量水平增加有关。相反，它与 IgA 分子本身的异常，即前文讨论的糖基化相关 [868]。IgA 型多发性骨髓瘤就是一个很好的例子，其中只有那些 IgA 糖基化异常的患者会发展为肾小球肾炎。

在人类中，IgA1 的重链，而非 IgA2，包含一个 18 个氨基酸的铰链区，富含脯氨酸、丝氨酸和苏氨酸残基。由 N-乙酰半乳糖胺组成的 O-连接的单糖或寡糖在翻译后可添加到这些氨基酸残基中。这种 N-乙酰半乳糖胺通常被末端半乳糖替代 [869]。凝集素结合研究与糖类成分分析表明，IgA 肾病患者 IgA1 包含的末端半乳糖比健康对照组低 [846, 870]。糖基侧链的半乳糖残基被 IgA1 铰链区的 N-乙酰半乳糖胺残基的过早唾液酸化所阻断。其确切原因尚不明确。推测可能的三种机制，包括 α-2,6- 唾液酸转移酶的活性过高、β-1,3- 半乳糖基转移酶的活性降低，以及由于其伴侣蛋白（Cosmc）活性下降导致的 β-1,3- 半乳糖基转移酶稳定性降低 [871, 872]。这些异常是获得性还是遗传性的尚未可知 [824, 873, 874]。IgA 糖基化也可能受到后天异常的影响，如 T 细胞细胞因子环境的极化 [875]。

半乳糖缺乏的 IgA1（Gd-IgA1）导致 N- 乙酰半乳糖胺的 IgA1 铰链区暴露和新表位形成。这个新表位是 IgG 自身抗体的靶点，如 IgA 肾病患者的永生化 B 细胞研究证明的 [872, 876]，而且这些患者的循环中发现针对 Gd-IgA1 特异性的 IgG 自身抗体 [877]。这些抗体呈高度受限的异质性，直接针对异常糖基化的 IgA1 上存在的独特表位 [876]。自身抗体与 Gd-IgA1 形成循环免疫复合物 [878, 879] 并可逃避网状内皮细胞系统的清除，并通过与系膜区 IgA 受体（可能是转铁蛋白受体）结合沉积在肾小球上 [880–883]。一旦沉积在肾小球系膜区，这些免疫复合物刺激系膜增生 [884]。IgA 在肾小球的沉积也可能独立于免疫复合物的形成而发生 [885]，因为异常糖基化的 IgA1 与肾脏的结合力增强 [868, 879, 886]。然而，组织培养结果发现仅有异常糖基化 IgA 不会引起系膜增生 [876]。系膜区 Gd-IgA1 分子诱导多种炎症介质产生，包括细胞因子、趋化因子及生长因子，还可以通过甘露糖结合凝集素途径激活补体 [887–889]。

Gd-IgA1 和抗 Gd-IgA1 自身抗体的临床相关性得到广泛关注。一项研究对 97 例 IgA 肾病患者和 30 例非 IgA 肾病患者及 30 例健康对照相比，发现血清 IgG 和基于 IgA 的抗糖自身抗体水平与疾病进展和不良预后相关 [890]。随后一项更大的研究对 275 例 IgA 肾病患者进行中位 47 个月（12～96 个月）随访并评估肾脏存活率。结果发现与健康对照组相比，疾病组 Gd-IgA1 水平升高，而且更高水平的 Gd-IgA1 与肾衰竭风险独立相关（自然对数转化 Gd-IgA1 每增加一个标准差，HR=1.44，95% CI 1.11～1.88，*P*=.006）[891]。

IgA 肾病的另一个发病机制是细胞因子或趋化因子介导的足细胞损伤，反映在足细胞尿增多。足细胞损伤可能是局部补体激活和血小板源性生长因子或 TNF-α 水平升高的结果[892–894]。

据推测，随后的自身抗体反应可能由环境交叉反应抗原触发，并通过循环自身抗体与“植入的”自身抗原的相互作用导致原位免疫复合物形成。循环免疫复合物与异常糖基化的 IgA 形成，循环中 IgA 受体分子也可能参与其中[895]。由于正常情况下循环中的 IgA1 通过肝脏中的脱唾液酸糖蛋白受体清除[896–898]，因此还认为 IgA1 铰链区的半乳糖基化缺陷也可能导致 IgA 肾病患者的 IgA1 分子清除减少[886, 899]。

IgA 肾病中其他自身抗体的存在、性质及作用也在研究中。在 IgA 肾病中已经发现了多个针对各种自身抗原的自身抗体[900]。这些自身抗原包括系膜细胞膜抗原[901]、内皮细胞（人脐静脉内皮细胞）[851, 900]、单链 DNA[851] 和心磷脂[851, 902]。这些自身抗体中大多数是在少部分患者（很少超过 3% 的 IgA 肾病患者）中发现的，有时可能是由于循环中高水平 IgA 所致[902]。新近的一项整合性“抗生素”方法发现 117 种特异性自身抗体，其中很多是针对肾脏中的蛋白[903]。少数 IgA 肾病患者中存在 IgG 型 ANCAs[904]。此外，罕见情况下，IgA 型 ANCAs 与系统性血管炎（IgA 血管炎）相关[905–907]。在 IgA 型 ANCA 患者中，自身抗原似乎不同于主要的 ANCA 抗原即髓过氧化物酶（MPO）和蛋白酶 3（PR3）。在 IgA 肾病和 HIV 感染的患者中也有循环 IgA 纤维结合蛋白复合物的报道[908]。这些复合物可能不是真正的免疫复合物，可能与 IgA 肾病患者的 IgA 水平升高直接相关[909]。一种以 IgA 为主的免疫复合物性肾小球肾炎的特殊类型类似于继发于葡萄球菌感染后的肾小球肾炎，多发生在糖尿病患者但不限于糖尿病患者[910]。

鉴于针对抗体产生的免疫抑制治疗（如血浆置换和抑制 B 细胞药物）效果不好，因此人们对 IgA 肾病补体替代途径和凝集素途径的兴趣大大增加[911]。举例来说，补体 H 因子相关蛋白 1（FHR-1，H 因子的内源性拮抗剂）和 FHR-3 的基因多态性的缺失对 IgA 肾病有显著保护作用，来自大型 IgA 肾病患者队列研究的血浆样本分析发现 FHR-1 水平升高，提示其在疾病进展中的作用[912]。一项正在进行的开放标签研究探讨服用 RAAS 阻滞剂的 IgA 肾病患者中口服 C5a 受体拮抗剂的有效性（www.clinicaltrials.gov，NCT02384317）。

(5) 临床特点与自然病程：40%～50% 的患者以肉眼血尿起病。这个过程与上呼吸道感染，包括扁桃体炎和咽炎的发生有关。咽炎和发作性肉眼血尿的同步关系被称为咽炎性肾炎。少见情况下，肉眼血尿可发生在尿路感染或胃肠炎之后。肉眼血尿可以完全无症状，但更常见的是与排尿困难有关，从而促使医师考虑细菌性膀胱炎的可能。全身症状很常见，包括非特异性症状如不适、疲劳、肌痛和发热。有些患者有腹部或背痛[913, 914]。少数患者（＜ 5%）可出现恶性高血压[915]。在最严重的病例中（＜ 10%），可因急性肾小球肾炎导致急性肾功能不全和肾衰竭[916, 917]。伴随着症状的缓解，肾功能通常恢复，即使是那些暂时依赖透析的患者[917]。

IgA 肾病所致的肉眼血尿在儿童比成人更常见。如肉眼血尿出现在老龄患者，应该考虑这个年龄段其他更常见的原因，如结石或恶性肿瘤。

无症状性镜下血尿（伴或不伴蛋白尿）可发生于 30%～40% 的患者[918]。IgA 肾病患者来诊评估无症状性血尿，无论伴或不伴蛋白尿。除了肾小球肾炎外，这些患者常常患有高血压。实际上，在有高血压和血尿的白人中，IgA 肾病是最常见的血尿原因[919]。间歇性肉眼血尿发生在其中 25% 的患者中。在肉眼血尿发作的间期，镜下血尿和蛋白尿持续存在。

以肾病综合征起病的患者肾脏病理可能是弥漫增生性肾小球肾炎或 IgA 肾病合并肾小球微小病变[920]。部分 IgA 肾病患者在首次就诊时已进入 ESRD。这些个体通常表现为无症状的血尿和蛋白尿，且未规律体检[916]。

除了原发性 IgA 肾病外，还有继发性 IgA 肾病，肾脏病变继发于全身性疾病（框 31-8），如 IgA 血管炎患者出现腹痛、关节炎、血管炎性皮疹和与原发性 IgA 肾病难以区分的肾小球肾炎（见第 32 章）。

虽然既往认为 IgA 肾病预后相对较好，但是据估计，自诊断后每年 IgA 肾病患者中有 1%～2% 会发展为 ESRD。在一项涵盖 11 个队列、1900 例患者的综述中，起病 10 年后，长期肾脏存活率为 78%～87% [921]。欧洲研究表明，起病后 20 年内，20%～30% 的患者可能会出现肾功能不全 [785]。在 135 名中国儿童中进行的 IgA 肾病自然病程和“孤立性”镜下血尿的研究中 [31]，发现 12% 的患儿自发缓解，而 88% 的患儿持续存在血尿。约 30% 的患儿出现新发蛋白尿，高血压发生率是 32%。最终，20% 患儿出现不同程度的肾功能不全，不良预后与持续性血尿、微量白蛋白尿和肾活检标本存在肾小管间质改变有关。这项研究清楚地表明，所有诊断为 IgA 肾病的患者都需要严密随访。

总体而言，约 25% 患者在确诊 10—25 年内会发展为 ESRD，取决于最初疾病的严重程度。发作性肉眼血尿患者的预后通常要优于持续存在镜下血尿的患者。然而，在发生与 AKI 相关的镜下血尿后，部分患者（约 25%）可能无法恢复至正常肾功能 [922]。儿童增生性 IgA 肾病预后可能优于成人 [923]。一些研究表明，男性 IgA 肾病患者预后可能更差，但目前尚不明确 [924]。发病年龄大也可能和预后不良相关 [921, 925–929]。

多项研究评估了不良预后的预测因素。持续性高血压、持续性蛋白尿（尤其是蛋白尿 > 1g/24h）、肾功能不全和肾病综合征提示预后不良 [811, 829, 925]。反复发作血尿是否与预后有关仍存在争议 [930]。肉眼血尿作为一个明显临床表现，可能让患者在疾病的更早期得到确诊。另外，发作性肉眼血尿提示自限性炎症，相反持续性血尿意味着持续的轻度炎症。一般来说，持续性镜下血尿与预后不良相关 [931]。实际上，血尿的缓解可改善肾脏存活和 IgA 肾病的预后 [932]。需要注意的是，与肉眼血尿有关的 AKI 不会影响长期预后。AKI 可以在肉眼血尿严重发作期间出现 [933–935]。在这类患者中，AKI 最可能与急性肾小管损伤而不是真正的新月体病变有关。肉眼血尿发作后，肾功能通常会恢复到基线，且长期预后良好。

蛋白尿程度不只是肾小球病变的标志。目前尚不清楚，这是在多种肾小球病中发现的蛋白尿与肾小管功能障碍相关的结果，抑或只对 IgA 肾病具有特异性。在 Chen 等的一项研究中 [936]，通过多种方法诱导小鼠出现蛋白尿，可以观察到 IgA 免疫复合物的沉积增加。提示这些复合物在蛋白尿状态下可能更容易沉积。更重要的是，诊断 1 年后的尿蛋白排泄量可高度预测随访 7 年内 ESRD 的发生。每天蛋白排泄少于 500mg 的个体，在 7 年内没有发生肾衰竭，而蛋白质排泄超过 3g 的个体进展到 ESRD 的可能性约为 60% [937]。

目前已有若干公式预测 IgA 肾病患者疾病进展。在美国和欧洲的白种人受试者中，最有效的是基于前 2 年观察平均动脉压和蛋白尿的多伦多公式 [938]，但是这两个因素仍无法解释不同患者肾病进展的巨大变异度。可以通过含少数变量的算法辅助进行疾病进展风险分层，这些变量包括年龄、性别、慢性肾脏病的家族史、诊断时的 eGFR、蛋白尿、血清白蛋白和总蛋白水平、血尿、收缩压或舒张压和病理表现变量 [939–942]。一项前瞻性队列研究共纳入 332 例经活检证实的 IgA 肾病患者，平均随访 13 年，得出了可预测透析或死亡的绝对肾脏风险评分系统，通过计算诊断时存在的危险因素的数量，包括高血压、尿蛋白 ≥ 1g/24h 和严重的病理病变，得到差异显著的风险分层（$P < 0.0001$）[943]。最新的风险预测评分之一是基于中国 IgA 肾病患者大型队列得出的，使用 4 个基线变量（eGFR 下降、血清白蛋白、血红蛋白和收缩压升高）对 ESRD 风险有显著的独立预测意义 [944]。治疗也可改善 IgA 肾病预后 [945]，诊断后尿蛋白定量下降至 < 1.0g/24h 是预后良好的可靠预测指标 [946]。

除了简单的临床评估外，还检验了很多其他因素的预测意义。一些因素与预后独立相关，而其他因素则未能被证明有评估预后或指导治疗决策的意义 [947]。最近提及的一些因素包括足细胞自噬 [948]、肾活检标本和血液中的 $CD19^+CD5^+B$ 细胞 [949]、肾小球 C5b–9 沉积 [950]、系膜区广泛的 C4d 沉积 [951]、肾小管 α3β1– 整合素的表达 [950]、肾小管 17kDa 颗粒膜蛋白（GMP–17）阳性 T 细胞 [952]、肾小球密度和大小 [953]、尿液表皮生长因子与单核细胞趋化肽 1 的比率 [954, 955]、尿液中生长停滞和 DNA 损伤 –45γ（GADD45γ）表达 [956]、尿蛋白质组分析（激肽原、胰蛋白酶抑制剂链 4、甲状腺素运载蛋白）[957] 和新月体 IgA 肾病中尿液 IgG 的排泄比例（与肾单位损失的评估相结合）[958]。同样，血尿伴足细胞尿可能和预后不良有关[959]。这些检测在预后评估和治疗决策中的临床效用和适用性尚待确认，而且在经过多个不同队列验证风险评分系统之前，从患者个体水平进行风险评估仍受限。

除这些变量外，肥胖[960]、夜间血压升高[961]、尿酸水平升高[961]和 C4 结合蛋白水平升高[962]也与预后不良有关。适度饮酒可改善 IgA 肾病的预后[963]。在韩国 IgA 肾病患者中，血清胆红素水平轻度升高（＞ 0.6mg/dl）与长期预后改善相关[964]，这一发现在非亚裔人群中尚未得到证实。长时间、高水平的暴露于有机溶剂也可能使 IgA 肾病患者的预后更差[965]。

患有 IgA 肾病的女性对妊娠的耐受性良好[966]。只有存在未控制的高血压、GFR 低于 70ml/min 或肾活检发现严重的小动脉或间质损伤的女性才存在肾功能不全的风险[967, 968]。肌酐水平高于 1.4mg/dl 的女性在妊娠过程中更容易出现高血压和肌酐水平进行性升高，其中 43% 的患者发生了与妊娠相关的母体肾功能丧失[969]。这项研究中的新生儿存活率为 93%，早产的发生比例几乎是 2/3，并且 1/3 的婴儿存在生长发育迟缓[969]。意大利最近对 223 名经活检证实为 IgA 肾病的女性（妊娠和非妊娠组分别为 136 例和 87 例）进行了一项至少随访 5 年的研究结果显示，两组之间 IgA 肾病患者长期预后没有显著差异[970]。

(6) 实验室检查：迄今为止，尚无诊断 IgA 肾病或 IgA 血管炎的特异性血清学或实验室检查方法。由于异常半乳糖基化 IgA1 的发现，检测 IgA 肾病患者凝集素结合水平可能成为具有潜在诊断价值的检验项目[971]。

尽管多达 50% 的患者血清 IgA 水平升高，但循环中存在的 IgA 升高并不是 IgA 肾病的特异性表现。最初 IgA- 纤连蛋白复合物被认为是 IgA 肾病的标志物，但尚未被证明是有效的临床检验项目[972, 973]。如前所述，在某些 IgA 肾病的患者中也发现了多聚体 IgA[845, 974–978]。多聚体 IgA 本身属于 IgA1 亚类。IgA 也可以被包含在非补体结合的循环免疫复合物中。在 IgA 血管炎中已经发现了类似的免疫复合物[979–996]。循环免疫复合物的水平会起伏变化，有时可能与肉眼血尿发作相关。曾有研究发现，IgA 肾病患者饮用牛奶后，循环免疫复合物水平增加。此现象发生在 10%～15% 的患者中，可能提示 IgA 肾病患者对牛血清白蛋白敏感。不过，这些发现对于 IgA 肾病来说都缺乏疾病特异性。

在 IgA 肾病患者中已经发现了多种抗体，其靶抗原包括 GBM[997]、系膜[998, 999]、肾小球内皮细胞[850, 903]、中性粒细胞胞质成分[852, 853]、IgA 类风湿因子[1000, 1001]、多种感染病原、牛血清蛋白和大豆蛋白[855–862, 1002]。除非研究证实患者明确对某些特定病原体或食物过敏原敏感，否则很难确定是否需要进行抗体检测，以便让患者规避某些食物。这些抗体检测均未在大样本患者中进行标准化研究，因此尚不清楚它们是否适用于所有 IgA 肾病患者。补体水平（如 C3 和 C4）通常是正常的，在某些患者中甚至是升高的[1003]，补体成分 C1q 和 C2～C9 也是如此[783, 979, 980, 1003, 1004]。这些补体成分水平正常可能掩盖补体旁路途径或者补体经典途径的活化。50%～75% 的患者 C3 片段水平升高[1005, 1006]。同样，C4 结合蛋白的浓度也是升高的[1004]。也有人提出，C3 水平下降伴有 IgA/C3 比值升高可能对 IgA 肾病具有诊断意义[31]，并且可能与更高的进展风险相关[1007, 1008]。值得注意的是，在韩国进行的一项纳入 343 例活检证实为 IgA 肾病的患者的大型研究还表明，C3 下降和系膜区 C3 沉积与肾脏预后之间存在独立的相关性[1009]。

一个典型的发现是即使在轻度肉眼血尿的情况下，尿液分析中镜下血尿仍会持续。典型的发现是尿液中畸形红细胞[1010]。许多 IgA 肾病患者都存在蛋白尿，尽管在大多数患者中蛋白排泄少于 1g/24h。系膜和毛细血管增生、节段性肾小球硬化和毛细血管外增生与蛋白尿密切相关[836]。

虽然早期的研究表明检测皮肤毛细血管的 IgA 沉积可能对 IgA 肾病具有诊断意义[1011]，但该检测尚未获得广泛的认可，主要是因为患者 IgA 在皮肤活检上的表现的敏感性和特异性存在很大差异[1012]。

(7) 治疗：由于 IgA 肾病患者的预后变异性较大，目前仍未完全确立最佳治疗方法[1013–1015]。尿蛋白排泄量超过 0.5g/24h 的患者有治疗指征[1016]。以下 3 种方案有大量直接证据支持：①RAAS 阻滞剂；②口服和（或）静脉应用皮质激素；③联合免疫抑制（细胞毒性药物）治疗。后者通常用于病情进展的患者[1017]。这些方案的组合已经过严格的评估。

① 血管紧张素Ⅱ抑制剂：在回顾性研究中，血管紧张素Ⅱ阻滞剂可以延缓肾脏功能减退速度，并且与不治疗[1018]或者与使用β受体拮抗剂相比，蛋白尿的缓解率更高[1019]。在IgA肾病患者中已进行了多个血管紧张素Ⅱ阻滞剂相关的RCT研究[1020-1025]。

对11项研究（共585名受试者）的Meta分析显示，使用血管紧张素Ⅱ阻滞剂可以降低蛋白尿和保护肾功能[1026]。在*ACE*基因为*DD*基因型的患者中，ACEI降低蛋白尿的作用似乎更加明显[1027]。对IgA肾病患者的观察性研究显示，IgG排泄分数升高是血管紧张素Ⅱ阻滞剂起到肾脏保护作用强有力的预测因素[1028]。高剂量的血管紧张素Ⅱ阻滞剂可能会提供额外的肾脏保护作用。在一项纳入207例患者的RCT研究中，分别给予患者高剂量ARB（氯沙坦，200mg/d）与常规剂量ARB（氯沙坦，100mg/d），以及常规剂量ACEI和低剂量ACEI（分别等效于依那普利，20mg/d和10mg/d）[1029]。大剂量ARB治疗在减少蛋白尿和延缓eGFR下降方面效果最好。目前的一线治疗包括递增ARB剂量以达到尿蛋白排泄量少于1g/24h。同时，对于任何年龄的IgA肾病和蛋白尿超过500mg/24h的患者，都要限制饮食中的钠摄入。

② 皮质激素：虽然泼尼松最初被认为是无效的[921]，但一些队列研究表明，皮质激素可能有效[1030, 1031]，如一项RCT研究显示，对于肾功能良好的IgA肾病患者（血清肌酐水平＜1.5mg/dl和蛋白尿1～3.5g/d），为期6个月的静脉加口服皮质激素治疗可能有效[1032]。随访5年，接受皮质激素治疗的患者血肌酐水平翻倍的风险显著低于对照组，而且治疗组的患者在随访1年后平均尿蛋白排泄量也显著降低，且可见治疗效果贯穿整个随访过程[1033]。随访10年后，治疗组的肾脏存活率（血肌酐未翻倍）为97%，而安慰剂组为53%（log-rank检验，*P*=0.0003），说明这种有益效果持续到了随访10年后[1032]。西南儿科肾脏病研究组进行的多中心RCT未显示皮质激素治疗效果优于安慰剂[1034]，但安慰剂组基线蛋白尿显著低于治疗组，这降低了这项阴性结果的意义。对7个RCT包含366名患者的Meta分析表明，皮质激素治疗可有效减少蛋白尿并延缓肾功能不全进展[1035]。随后对15项临床试验进行了Meta分析，将ESRD、血肌酐水平翻倍和尿蛋白排泄量作为终点事件，发现皮质激素治疗与蛋白尿减少和ESRD风险的显著下降相关[1036]。

泼尼松对于IgA肾病合并MCD的患者有明确的治疗效果。这些患者表现为肾病水平蛋白尿和足突弥漫融合，对泼尼松的治疗反应和MCD患者非常类似[129, 920, 1037, 1038]。低剂量的泼尼松（20～30mg/d，2年中逐渐减少至5～10mg/d）对改善轻度炎症性肾小球病变患者的蛋白尿可能也是有效的[1039]。相反的，广泛的肾小球硬化、毛细血管襻粘连、严重的间质纤维化、较低的血清白蛋白水平、较低的eGFR和显著的蛋白尿提示患者对皮质激素的治疗反应差[1040]。间质中大量成纤维细胞特异性蛋白1（FSP1）阳性细胞（＞33 FSP-1^{+}细胞/每高倍视野）对激素治疗反应差具有高度的预测性[1041]。

TESTING研究最近完成，它评估了激素对IgA肾病持续性蛋白尿患者治疗效果[1042]。这是一项多中心、双盲、RCT研究，将262名受试者随机分配至口服甲泼尼龙组［0.6～0.8mg/(kg · d)，最多48mg/d］或安慰剂组2个月，之后4～6个月逐渐减停，主要终点事件包括ESRD、因肾衰竭导致的死亡或eGFR降低超过40%。但是，因为严重不良反应事件，研究已停止招募，不良反应事件主要发生在激素组，包括严重感染和2例死亡。

近期NEFIGAN研究是一项ⅡB期双盲、随机、安慰剂对照的临床试验，将150例经肾脏活检证实为IgA肾病且接受最大限度的RAAS阻滞治疗仍有持续蛋白尿的患者随机分为以下3组，即安慰剂组、布地奈德靶向缓释剂（TRF）8mg/d口服组和布地奈德TRF16mg/d口服组，主要终点定义为治疗9个月后尿蛋白/肌酐比值（UPCR）均值相对基线的变化。接受布地奈德TRF治疗的患者，无论剂量如何，平均UPCR较基线降低24.4%（与安慰剂组相比UPCR变化为0.74，95% CI 0.59～0.94，*P*=0.0066），疗效持续了整个随访过程，各组不良事件发生率相似（www.clinicaltrials.gov，NCT01728035）。这些结果表明，更具体地针对局部肠黏膜免疫的非全身性皮质激素的使用可能是IgA肾病治疗的新方案[1043]。

总之，对于有不良预后特征的IgA肾病患者，如果肾功能良好［GFR ＞ 60ml/(min·1.73m²)］、接受了 3～6 个月的血管紧张素Ⅱ阻滞剂治疗仍存在蛋白尿或者合并 MCD 和肾病综合征表现，皮质激素治疗是一个合理的选择[1044]。

③ 血管紧张素Ⅱ抑制剂联合皮质激素治疗：两项 RCT 对 IgA 肾病患者使用皮质激素联合血管紧张素Ⅱ抑制剂与单独使用血管紧张素Ⅱ抑制剂（而非单独使用皮质激素）进行了比较[1045, 1046]。这两项研究中较大的一项[1046]［97 名 IgA 肾病受试者、尿蛋白排泄＞ 1.0g/24h、eGFR ＞ 50ml/(min·1.73m²)］进行了 8 年随访，接受雷米普利单药治疗的受试者中 27% 出现血清肌酐水平翻倍或 ESRD，而雷米普利联合皮质激素组中只有 4% 的受试者出现上述终点事件（P=0.003）。这些研究表明与单独使用血管紧张素Ⅱ阻滞剂相比，皮质激素可使患者取得额外获益。这种联合治疗方案应该作为初始治疗还是仅在尝试过血管紧张素Ⅱ阻滞剂单药治疗之后应用有待进一步研究[1047–1049]。

在 VALIGA 队列的回顾性分析中，使用倾向评分匹配，将 184 例接受皮质激素和 RAAS 阻滞剂治疗的 IgA 肾病患者与数目匹配的仅接受 RAAS 阻滞剂治疗的患者进行了比较[1047]。在中位时间近 5 年的随访过程中，皮质激素治疗组的肾功能每年下降了 –1.0 ± 7.3ml/(min·1.73m²)，而对照组每年下降的数值为 3.2 ± 8.3ml/(min·1.73m²)（P=0.004）。此外，在蛋白尿量超过 3g/24h 的患者中，皮质激素组中 64% 的患者治疗后蛋白尿可达到 1g/24h 以下，而单用 RAAS 阻滞剂组只有 4%（P ＜ 0.001）可以达到该水平。eGFR 低于 50ml/(min·1.73m²) 的患者接受皮质激素治疗可以延缓肾功能下降速度。但该研究存在局限性，一方面因为回顾性研究的性质，另一方面因为缺乏重要信息，包括皮质激素剂量、依从性、不良反应及皮质激素方案的疗程和时机。

对于严重的新月体性或肾功能进行性进展的 IgA 肾病患者，可以采用更积极的治疗方式[1050–1052]。在一项 RCT 研究中，血清肌酐浓度超过 1.5mg/dl 且 GFR 下降速度超过 15%/ 年的患者分别接受非免疫抑制治疗或者口服泼尼松龙（起始剂量 40mg/d）联合环磷酰胺［1.5mg/(kg·d)］治疗 3 个月，之后改为硫唑嘌呤［1.5mg/(kg·d)］治疗 2 年[1053]。随访 2～6 年后，治疗组患者 5 年肾脏存活率为 72%，而非治疗组的患者 5 年肾脏存活率仅为 6%[1053]。也有其他回顾性研究观察了口服泼尼松联合硫唑嘌呤 2 年的治疗方案在蛋白尿超过 2.5g/24h 患者中的应用[1054, 1055]。

据报道，甲泼尼龙冲击疗法、口服泼尼松和（或）环磷酰胺疗法可用于治疗患有急进性肾小球肾炎伴广泛新月体形成的患者[1056–1058]。对于新月体性 IgA 肾病患者的治疗，可以参考其他类型的新月体性肾小球肾炎（如 ANCA 肾小球肾炎）的治疗方式。然而，值得关注的是，在一项研究中，12 例患者虽然迅速积极地接受了甲泼尼龙冲击治疗和口服泼尼松治疗，并且短期逆转了急性新月体性肾小球肾炎，但对这 12 例患者的重复肾活检中发现了持续性新月体病变[1058]。这项研究表明，应用皮质激素治疗只是降低了新月体 IgA 肾病患者进展为 ESRD 的比例。

④ 血管紧张素Ⅱ阻滞剂、皮质激素和免疫抑制联合应用。德国最近一项大型多中心 RCT 研究比较了支持治疗与免疫抑制治疗对进展性 IgA 肾病疗效（STOP–IgAN）[1092, 1093]。这是一项多中心、开放、随机、对照的临床试验，纳入了 309 例经活检证实为 IgA 肾病的患者，这些患者定义为进展高危［蛋白尿＞ 0.75g/d 合并高血压、eGFR ＜ 90ml/(min·1.73m²) 或两者兼有］。所有患者均从 6 个月的导入期开始，在此期间，他们接受了 RAAS 阻滞剂治疗。在 6 个月的时间里，94 例患者（30%）蛋白尿降至 0.75g/24h 以内并维持，这部分患者未进入下一步研究。剩余的 162 例患者被随机分配到继续支持治疗组（n=80）或免疫抑制治疗组（n=82）。患者接受的免疫抑制治疗，eGFR 大于 60ml/(min·1.73m²) 的患者接受皮质激素治疗，eGFR30–59ml/(min·1.73m²) 的患者接受皮质激素联合口服环磷酰胺，序贯硫唑嘌呤维持治疗。蛋白尿＞ 3.5g/24h、eGFR ＜ 30ml/(min·1.73m²)、新月体性 IgA 肾病及继发性和快速进展性疾病的患者被排除在外。研究的两个主要终点是分别是，随访 36 个月时完全临床缓解，即 UPCR ＜ 0.2 和 eGFR 稳定［eGFR 下降＜ 5ml/(min·1.73m²)］，随访 36 个月后 eGFR 较基线下降至少 15ml/(min·1.73m²)。在最后一次随访时，支持治疗组的 80 例患者中有 4 例（5%）、免疫抑制组

的 82 例患者中有 14 例（20%）达到完全临床缓解。临床缓解率较高归因于蛋白尿的减少，因为各组肾功能无明显差异。各组之间不良事件的总数没有显著差异，但免疫抑制组的感染率明显更高。

对于研究结果，同一作者得出结论，尽管皮质激素单药治疗可减少蛋白尿，但没有哪种免疫抑制治疗方案可以阻止 GFR 下降。该研究中值得注意的局限性是随访期短（为时尚早，不足以显示出对肾脏功能的任何有益作用）、缺乏组织学（MEST）评分且蛋白尿程度不重。

⑤ 其他治疗方式：肾素直接抑制剂阿利吉仑已被用于 IgA 肾病降低蛋白尿治疗的研究。一项在中国香港进行的开放性初步研究纳入 25 例 IgA 肾病患者，接受阿利吉仑治疗 12 个月后 UPCR 平均降低 26.3%，并且血浆肾素活性显著降低（95% CI 20.1～43.6，基线相比 P=0.001）。但 2 例患者（8%）有轻度过敏反应，6 例患者（24%）有一过性高钾血症[1059]。随后在中国进行了一项使用阿利吉仑或安慰剂的随机交叉研究，纳入 22 例经活检证实为 IgA 肾病并且接受 ACEI 或血管紧张素受体阻滞剂后仍存在持续性蛋白尿的患者，研究显示在 4 周时蛋白尿显著下降（1.76 ± 0.95 vs. 1.03 ± 0.69g 蛋白 /g 肌酐，$P < 0.0001$），在 4～16 周时也是如此，但 eGFR 有轻度的降低［57.2 ± 29.1 vs. 54.8 ± 29.3ml/(min · 1.73m^2)，P=0.013］，结果有显著统计学意义[1060]。

在一项为期 3 年的环磷酰胺、双嘧达莫和小剂量华法林的前瞻性对照试验表明这种治疗方案[1061]对 IgA 肾病患者的长期获益很小。一项为期 5 年的小型对照试验（总共 48 例患者）显示之前用环磷酰胺、双嘧达莫和华法林治疗的患者和对照组相比进入 ESRD 的比例无显著差异，分别为 22% 和 33%。值得注意的是，环磷酰胺治疗没有获益这一结果可能受到了受试者因为“华法林肾病”所致 AKI 风险的影响[1062]。这个发现提示需要去除这项混杂因素后，再进行关于联合治疗的临床试验。

目前尚不清楚 MMF 是否可用于治疗 IgA 肾病。关于 MMF 的三项随机试验得到不一致的结论[1063-1066]。来自中国内地和中国香港的研究报道了 MMF 对蛋白尿和高脂血症有益处[1064, 1067]，但短期内对肾脏功能没有作用[1063]。该队列的长期随访显示 MMF 治疗组的肾脏功能得到了更好的保护[1068]。另一方面，在两项分别纳入 32 例和 34 例白种人患者的 MMF 安慰剂对照研究未能证明 MMF 对蛋白尿或肾功能的保留有益处[1065, 1066]。值得注意的是，其中一项研究[1065]中的患者有相对晚期的肾功能不全（平均血清肌酐水平 2.4mg/dl）。总体而言，这些力度不足的研究未能确立 MMF 在 IgA 肾病治疗中的作用，并提出了一个问题，即某些种族群体（如亚洲人）是否可能对这种治疗方案反应性更好。

关于硫唑嘌呤的使用，意大利一项对 207 例经活检证实为 IgA 肾病的患者进行的 RCT 比较了单独使用激素或与硫唑嘌呤联合 6 个月的治疗效果，中位随访 4.9 年，肾脏存活定义为血浆肌酐水平较基线增加 50%，研究发现肾脏存活率无差异。在这项研究中，5 年累积肾脏存活率无显著差异（88% vs. 89%，P=0.83）[1069]。来自同一研究组另一项随机研究纳入 253 例经肾活检证实为 IgA 肾病且肾功能受损（血浆肌酐 > 2.0mg/dl，蛋白尿 ≥ 1g/24h）的患者，治疗疗程长达 1 年。类似地，发现单独使用皮质激素组和与联合硫唑嘌呤组 6 年时肾脏存活率无差异[1070]。

关于对 IgA 肾病患者进行扁桃体切除术在文献已有很多讨论，回顾性研究的结果并不一致[1071-1074]。在一项对 200 例经活检证实的 IgA 肾病患者进行的单中心回顾性队列研究中，70 例患者（35%）接受了扁桃体切除术，多元回归模型显示扁桃体切除术可防止 GFR 下降（回归系数，2.0，P=0.01）。在未经激素治疗的患者中也观察到了这种作用[1074]。基于一项日本的 329 例患者的大型队列的回顾性多变量分析[1072]显示，采用扁桃体切除术联合皮质激素冲击治疗（甲泼尼龙，0.5g/d × 3 天，共 3 疗程，序贯口服泼尼松龙，起始剂量为隔日口服 0.6mg/kg，每 2 个月减少 0.1mg/kg）与临床缓解相关。类似地，在一个多变量分析[1075]中，来自上述队列的 70 例基线血肌酐水平高于 1.5mg/dl 的患者亚组结果显示，扁桃体切除术和皮质激素冲击联合治疗可改善长期肾脏生存。然而，另一项回顾性分析[1071]显示，扁桃体切除术对 IgA 肾病的临床进程无益处。日本一项纳入 365 例经活检证实的 IgA 肾病患者的回顾性分析显示，扁桃体切除术延缓了疾病向 ESRD 的进展（OR 为 0.09，

95% CI 0.01～0.75，P=0.026）[1076]。

在一项对照的非随机试验中，扁桃体切除术联合皮质激素冲击治疗与单独使用激素冲击治疗相比，有更高的蛋白尿和血尿缓解率（而非肾功能）[1077]。一项多中心 RCT 研究将经活检证实为 IgA 肾病的患者随机分配至扁桃体切除联合皮质激素冲击治疗组（n=33）和单独皮质激素冲击治疗组（n=39）[1078]。尽管在 12 个月时扁桃体切除组的尿蛋白排泄显著降低（$P < 0.05$），但临床缓解率（定义为血尿、蛋白尿消失，或两者消失）没有差异。相反，来自 IgAN 肾病牛津分型分欧洲人群验证研究（VALIGA 研究）的大型队列的结果显示，无论患者是否接受扁桃体切除术，蛋白尿或肾功能下降方面均未发现显著差异 [1079]。长期随访结果可能会提供进一步确认信息。

虽然在过去 10 年中引起了研究者极大的兴趣，但在 IgA 肾病中使用 omega–3 长链多不饱和脂肪酸（鱼油中的二十碳五烯酸和二十二碳六烯酸）的治疗价值仍未得到证实。其治疗价值基于以下前提，即 omega–3 多不饱和脂肪酸，也就是二十碳五烯酸和二十二碳六烯酸，在生物转化为三烯类二十烷酸之后，可以调节血管反应性和炎症介质。通过抑制细胞因子、白三烯和可能的血小板激活因子的形成，鱼油可能在抑制细胞介导的炎症和限制肾小球损伤这些方面发挥作用 [1080, 1081]。在 Mayo 诊所的一项研究中 [1081]，106 位患者被随机分配至 12g 的 omega–3 脂肪酸组或橄榄油组 2 年。接受鱼油治疗的患者中只有 6% 的患者血浆肌酐水平倍增，而接受橄榄油治疗的患者中这个比例是 33%。在接受鱼油治疗的患者中，只有 14% 的人蛋白质排泄超过 3.5g/24h，相比之下，橄榄油治疗组的患者中该比例则达到 65%。然而，之后的研究们没有发现鱼油疗法的益处 [1082, 1083]，这就降低了这种治疗方案热度。

一项对已发表的有关 omega–3 脂肪酸的试验进行的 Meta 分析涵盖了 17 项试验和 626 名患者，涉及多种肾脏疾病，其中包括 5 项 IgA 肾病的试验 [1084]，结果未发现对蛋白尿或减慢 GFR 下降速度有任何益处。在一项纳入 30 名患者的 RCT 中，omega–3 脂肪酸联合血管紧张素Ⅱ阻滞剂比单独使用血管紧张素Ⅱ阻滞剂在减少 6 个月后的蛋白尿和血尿方面更有效 [1085]。随后对 5 项 RCT 进行的 Meta 分析（共 233 例患者）发现，使用 omega–3 脂肪酸可显著降低蛋白尿，但在肾功能保护方面无明显益处 [1086]。但是，同年发表的另一项 Meta 分析未发现任何益处 [1087]。所以，如果在 IgA 肾病的治疗中应使用 omega–3 脂肪酸，应将其与血管紧张素Ⅱ阻滞剂联合使用，而不是作为单药治疗。

总之，在得到更好的长期随访研究结果之前，对肾功能良好且蛋白尿超过 1g/24h 的 IgA 肾病患者，应采取支持治疗，包括 RAAS 阻滞剂 [1088–1091]。接受血管紧张素Ⅱ阻滞剂后蛋白尿仍持续的患者，如果肾功能良好［GFR ≥ 60ml/(min · 1.73m^2)］，应考虑联合皮质激素（口服或静脉内加口服）。对于进行性肾功能不全的患者，应考虑使用泼尼松联合环磷酰胺，序贯硫唑嘌呤的方案 [1053]。对于进展高危的患者（如符合 STOP–IgAN 纳入标准的患者），使用皮质激素或其他免疫抑制治疗是需要多方考虑的 [1092]。最好的解决办法是综合评估疾病进展的风险、MEST 评分、患者的临床资料及免疫抑制治疗产生不良反应的风险。此外，必须与患者就研究试验、风险和获益进行开放性讨论，以得出结论。需要注意的是，STOP–IgAN 研究并未阐明免疫抑制治疗在新月体性、急进性肾小球肾炎或肾病水平蛋白尿的患者中的作用，因为这些患者被排除在研究之外 [1093–1096]。

对于弥漫性的新月体性肾小球肾炎患者，也可考虑使用大剂量皮质激素和（或）环磷酰胺，而肾小管坏死导致的 AKI 伴轻微肾小球损伤的患者应采取保守治疗，因为这些患者长期反应良好。尽管尚无确切的疗效证据，但 omega–3 脂肪酸疗法的相对良性作用使其可用于预后不良的患者。患有肾病综合征和 MCD 的患者可能从口服皮质激素中获益。

6. 纤维样肾小球肾炎和免疫触须样肾小球病

(1) 命名：纤维样肾小球肾炎和免疫触须样肾小球病是以电子显微镜下观察到有结构的沉积物（图 31–31 和图 31–32）为特点的肾小球疾病 [1097–1104]。大多数肾脏病理学家倾向将纤维样肾小球肾炎与免疫触须样肾小球病区分开来的原因是在纤维样肾小球肾炎中存在的纤维丝直径约 20nm，而在免疫触须样肾小球病中存在的是更大的直径约 30～40nm 的微管结构 [1097, 1099–1102]（图 31–31 和图 31–32）。然而，少数病理学家提倡将存在纤维丝沉积或微管沉积的肾小球病分类到“免疫触须样肾小球病”名下[1101, 1104]。

(2) 纤维样肾小球肾炎病理

① 电子显微镜：诊断纤维样肾小球肾炎（FGN）需要通过电子显微镜确认存在杂乱排列的直径约 20nm 的无分支纤维丝的不规则沉积，部位包括肾小球系膜区、毛细血管壁或两者均有[1097–1103, 1105]（图 31–31A）。在毛细血管壁中，纤维丝沉积可以在上皮下、内皮下或基底膜内。纤维丝沉积物通常包含斑点状的电子致密物质，但很少有明确的电子致密物沉积。纤维丝明显大于相邻细胞中的肌动蛋白纤维，这个观察结果很有用，有助于将 FGN 的纤维丝与淀粉样变性病的纤维区分开，后者只是稍

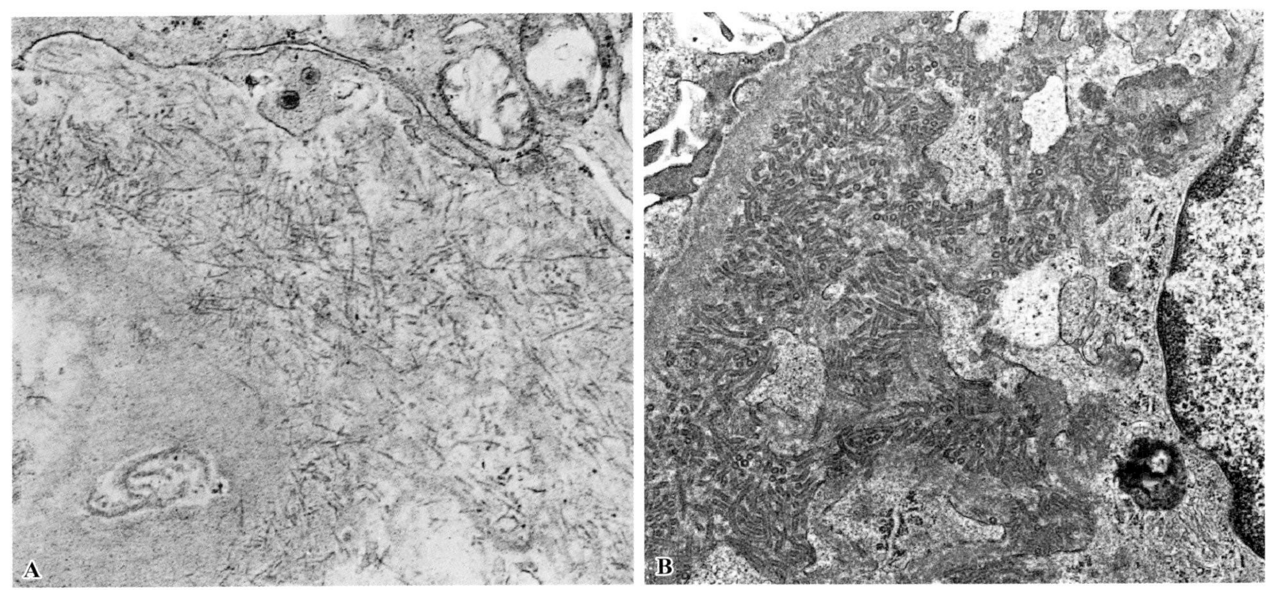

▲ 图 31–31 电子显微镜下纤维样肾小球肾炎（A）和免疫触须样肾小球病（B）的肾小球沉积物

注意图 A 的排列是随意的，图 B 呈微管表现且排列更加有序（20 000×）

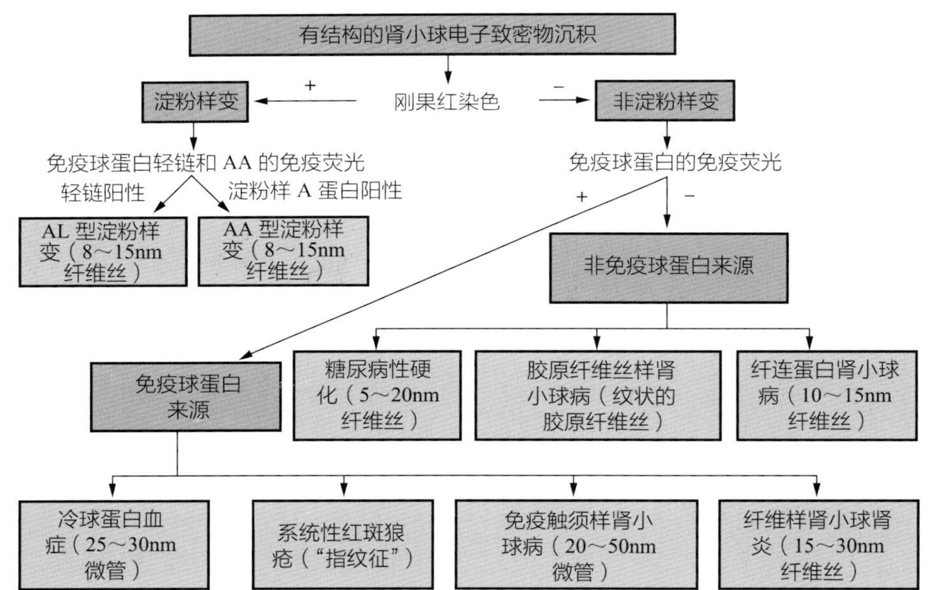

▲ 图 31–32 肾小球疾病伴结构或组织沉积物的病理分类流程图

首先分为淀粉样变和非淀粉样变性疾病，下一步区分是否为免疫球蛋白（Ig）分子沉积引起的疾病。根据标注的路径，基于沉积物的超微结构特征，可以将纤维样肾小球肾炎与免疫触须样肾小球病区分开

大于肌动蛋白。FGN 的纤维丝不如免疫触须样肾小球病或冷球蛋白血症的微管沉积物大，而且它们也不具有在狼疮肾炎致密物沉积中偶然观察到的“指纹”结构。大多数 FGN 患者有大量蛋白尿，因此通常存在脏层上皮足突弥漫融合。

② 光学显微镜：在 FGN 中，纤维丝在毛细管壁中的广泛沉积会导致毛细管壁增厚。系膜区的沉积导致系膜基质增加，并且通常会刺激肾小球系膜细胞增生。纤维丝沉积分布不同导致了纤维样肾小球肾炎光镜表现的多样性 [1097, 1103]。因此，FGN 可以类似 MPGN、增生性肾小球肾炎或 MN 的光镜表现。严重者也可以出现新月体。在 UNC 评估的 74 例纤维样肾小球肾炎标本中，28% 存在新月体，肾小球受累平均比例为 29%（范围为 5%～80%）。在六胺银染色上，纤维丝沉积物通常具有虫蚀样外观。纤维丝刚果红染色阴性，这将它与淀粉样沉积物区分开。

③ 免疫荧光显微镜：FGN 沉积物 IgG 染色通常较 IgM 或 IgA 强，IgM 和 IgA 染色弱或为阴性 [1097–1103]。IgG4 是主要亚类。极少数情况下标本染色只有一种轻链类型。C3 染色通常很强。纤维样肾小球肾炎的免疫荧光染色模式相对独特（图 31–33），表现为在毛细血管壁中不规则缎带状，而不是颗粒状或线状，在系膜区呈不规则的蓬松外观。

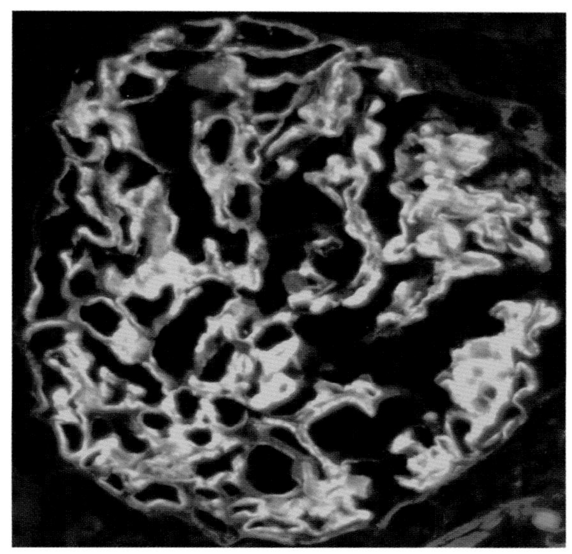

▲ 图 31–33　纤维样肾小球肾炎的肾小球免疫荧光显微图
显示了系膜区和缎带样的毛细血管壁免疫球蛋白 G（IgG）染色（异硫氰酸荧光素抗 IgG 染色，300×）

(3) 免疫触须样肾小球病病理

① 电子显微镜：在 5000～10 000 的放大倍数下可以很容易地辨别出免疫触须样肾小球病沉积物的管状亚结构（图 31–31B）。在这个放大倍数下，FGN 的沉积物没有管状结构。免疫触须样肾小球病的微管更趋于平行排列，而 FGN 的纤维丝则是杂乱分布 [827]。免疫触须样肾小球病的沉积物超微结构与冷球蛋白血症性肾小球肾炎的类似。因此必须先除外后者才能做出免疫触须样肾小球病的诊断。但是，冷球蛋白血症的微管通常比免疫触须样肾小球病的短且排列更无序。

② 光学显微镜：免疫触须样肾小球病光学显微镜表现多变。最常见的情况是合并毛细血管壁增厚和系膜增生，通常呈膜增生样肾小球肾炎表现。可以出现大量的免疫触须样沉积物，导致某些标本中出现系膜结节样扩张。

③免疫荧光显微镜：免疫触须样肾小球病的沉积物通常以 IgG 为主，且 κ 和 λ 轻链染色都是阳性的。然而，与纤维样肾小球性肾炎相比，免疫触须样肾小球病沉积物中的免疫球蛋白出现单克隆的可能性更大 [1099]。存在单克隆性时需要行 B 细胞病方面的临床检查。

(4) 发病机制：FGN 和免疫触须样肾小球病的病因和发病机制尚不清楚。纤维样肾小球肾炎和免疫触须样肾小球病已知与淋巴增殖性疾病（如慢性淋巴细胞性白血病和 B 细胞淋巴瘤）相关 [1099, 1105, 1106]。免疫触须样肾小球肾炎更常与单克隆丙种球蛋白病相关 [1107]。在极少数情况下，FGN 也可能与单克隆丙种球蛋白病相关 [1108, 1109]。FGN 沉积物的寡克隆特性可能以类似于免疫球蛋白轻链（AL）淀粉样变的单克隆轻链的方式促进彼此结合和纤维形成 [1102]。免疫触须样沉积物与通常包含单克隆成分的冷球蛋白血症的沉积物相似，也提示沉积物中的免疫球蛋白存在某种均质性，可导致免疫触须样肾小球病中有结构的组织形成。极少数情况下，FGN 可伴有丙型肝炎病毒感染 [1110] 或不常见的 IgM 肾小球沉积病 [1111]。

最近的一项研究提出一种假说，FGN 为由针对特定抗原 DNAJB9 的自身抗体引起的自身免疫性疾病 [1112]。分子伴侣是一类蛋白质，可以促进蛋白质适当折叠和生物学功能所需的组装。DNAJ 是调节热休克蛋白（HSP）活性的分子伴侣，而 HSP 是人类的主要伴侣蛋白。DNAJB9（也称为"Mdg-1"或"ERdj4"）是位于内质网（ER）中的 DNAJ 蛋白的成员之一。它是 HSP 的 ER 成员 Bip 的分子伴侣。它是由许多外部刺激诱导的，包括热刺激，也可以由 DNA 损伤后反应的 p53 通过 Ras/Raf/ERK 通路诱导。

在最近两项使用激光捕获显微切割技术的研究中，从石蜡包埋的活检标本中分离出肾小球[1113, 1114]。使用液相色谱辅助串联质谱分析了样品中存在的蛋白质。DNAJB9 是仅在 FGN 病例中发现的采样丰富的蛋白质，此外还有 IgG1 和补体经典途径的蛋白质。这对 FGN 是特异性的，因为在其他肾小球疾病，包括免疫触须样肾小球病中，并未检测到 DNAJB9。而且，使用 DNAJB9 抗体行免疫荧光染色，显示在 GBM 和（或）系膜区有特异性染色。双重染色为肾小球和肾小球外沉积物中 DNAJB9 和 IgG 的共定位提供了确证。需要进一步的研究来了解 DNAJB9 和抗 DNAJB9 抗体在 FGN 发病机制中的作用。

(5) 流行病学和临床特点：在 UNC 肾脏病理实验室评估的 9085 例连续肾脏活检标本中，纤维样肾小球肾炎的比例约为 0.8%，免疫触须样肾小球肾炎的为 0.1%，相比之下，MN 为 14.5%，IgA 肾病为 7.5%，Ⅰ型 MPGN 为 2.6%，淀粉样变为 1.5%，抗 GBM 肾小球肾炎为 0.8%。因此，纤维样肾小球肾炎与抗 GBM 肾小球肾炎常见程度一致，并且比免疫触须样肾小球病更为常见。

纤维样肾小球肾炎患者有肾病综合征和肾炎综合征的混合表现[1100, 1102, 1105]。患者可能患有镜下或肉眼血尿、肾功能不全（包括少数患者的急进性肾小球肾炎）、高血压和蛋白尿，蛋白尿可以是肾病水平的。UNC 所见的 28 例纤维样肾小球肾炎患者平均年龄为 49 岁（范围为 21—75 岁），男女比例为 1∶1.8，白种人与非裔美国人比例为 8.3∶1[1102]。随访 24 个月后，肾脏存活率仅为 48%[1102]。1993—2010 年于明尼苏达州罗切斯特市梅奥诊所进行了 66 例纤维样肾小球肾炎患者的研究，诊断的平均年龄为 53 岁，男女比例为 1∶1.2。起病时 100% 患者有蛋白尿，52% 的患者有血尿，71% 的患者有高血压，66% 的患者存在肾功能不全。潜在的恶性肿瘤（23%）、异常蛋白血症（17%）或自身免疫性疾病（15%）是常见的。61 例随访患者有可用的数据，平均随访时间为 52.3 个月，其中 13% 的患者完全或部分缓解，43% 的患者持续存在肾功能不全，44% 的患者进展为 ESRD。在多变量分析中，高龄、肌酐水平较高、活检时的蛋白尿和球性肾小球硬化比例高是 ESRD 的独立预测因素[1115]。总的来说，起病时蛋白尿常见，血尿、肾功能不全和高血压也是同样。在诊断出这些疾病的患者中，必须排除恶性肿瘤、克罗恩病、SLE 和冷球蛋白血症。这些患者在不到 5 年的时间内就会出现进行性肾衰竭，患者存活率在 5 年时超过了 80%[1107, 1116]。

一组包括 6 名免疫触须样肾小球病患者的研究中，患者平均年龄为 62 岁[1100]。起病时，这些患者的临床特征与纤维样肾小球肾炎患者非常相似，包括蛋白尿、血尿和肾功能不全。在迄今为止最大的病例系列研究中，从梅奥诊所的病理学档案中确定了 16 名患有免疫触须样肾小球病的患者。100% 的患者存在蛋白尿，80% 有镜下血尿，69% 有肾病综合征，50% 有肾功能不全。38% 的患者患有血液系统恶性肿瘤。在对 12 例患者进行的平均 48 个月的随访中，50% 的患者缓解，33% 存在持续肾功能不全，而 17% 进展为 ESRD[1117]。

重要的是，免疫触须样肾小球疾病的患者更可能与造血系统相关，长期存活率也更差[1100]。在一项对 67 例患有纤维样肾小球病（n=61）或免疫触须样肾小球病（n=6）的患者的回顾性研究中，所有患者均有蛋白尿，50% 有肾病综合征，而血尿约发生在 2/3 的患者中，高血压发生率约为 75%[1118]。在 50% 的患者人群中发现了肾功能不全。纤维样肾小球肾炎患者与免疫触须样肾小球肾炎患者在临床表现上无统计学差异。关于病因，免疫触须样肾小球肾炎的患者在统计上更可能有潜在的淋巴增殖性疾病、血清蛋白电泳的单克隆峰和低补体血症[1118]。

已有纤维样肾小球肾炎伴发肺出血的报道[1119]。在一名免疫触须样肾小球病患者的肝脏和骨髓中也发现了肾外沉积物[1120]。

(6) 治疗：目前，对于纤维样肾小球肾炎或免疫触须样肾小球病尚无有确切疗效的治疗方法[1105]。这两种疾病的预后都很差，促使医生研究一些免疫抑制的治疗方案。患有这些疾病的患者 40%～50% 在起病后 6 年内发展为 ESRD[1097, 1098, 1100, 1102]。用皮质激素或烷化剂（如环磷酰胺）进行治疗通常无效，仅可能改善了蛋白尿[1121]。根据我们的经验，单用泼尼松治疗并没有获益。一个小型病例系列（3 例患者）报道，单独使用利妥昔单抗或与皮质激素或他克莫司联用对蛋白尿有显著改善[1122]。在纤维样肾小球肾炎或其他与慢性淋巴细胞性白血病或其他形式的淋巴细胞性淋巴瘤有关的肾小球肾炎中，有研究报道少数患者接受苯丁酸氮芥治疗后有所改善。因此，如果存在潜在的恶性肿瘤，针对肿瘤的治疗可能会改善肾小球肾炎[1106]。值得注意的是，最近的一个病例系列及对先前发表的大型病例系列的综述显示，如果在纤维样肾小球肾炎患者疾病早期使用利妥昔单抗有治疗作用，可以保留 eGFR[1123]。

肾移植后纤维样肾小球肾炎的复发率尚不清楚。一份报道中，4 例患者共接受了 5 次肾移植，其中的 3 例出现复发[1124]。在更大的病例系列中，5 例纤维样肾小球肾炎患者均未出现复发，但是 7 例患有单克隆免疫球蛋白病和纤维丝沉积的患者中有 5 例复发[1125]。

三、急进性肾小球肾炎和新月体肾炎

（一）命名和分类

“急进性肾小球肾炎”（RPGN）是指以肾功能迅速丧失为特征的临床综合征，通常伴有少尿或无尿和肾小球肾炎的特征，包括变形的红细胞尿、红细胞管型尿和肾小球性蛋白尿[1126]。RPGN 通常有广泛的新月体形成[1127]。因此，临床术语“急进性肾小球肾炎”有时与病理术语“新月体性肾小球肾炎”可互换使用。新月体性肾小球肾炎是肾小球炎症所致的系列损伤中最具侵袭性的结构表型（图 31–30）。这种病理特征可以在光镜、免疫荧光和电镜下观察到[1127–1129]。这是由于肾小球毛细血管壁局部破裂使炎症介质和白细胞进入肾小球囊，在那里它们诱导上皮细胞增殖和巨噬细胞浸润和成熟，共同形成了细胞性新月体（图 31–34）[1130–1132]。

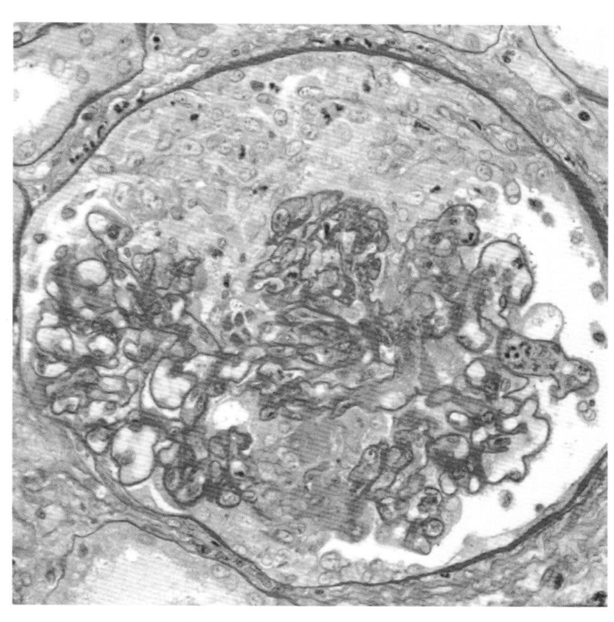

▲ 图 31–34　**肾小球囊中的细胞性新月体的光学显微镜下图**
肾小球基底膜勾勒出了下方肾小球毛细血管襻（PAS 染色，500×）

新月体性肾小球肾炎以外的肾脏疾病，也会引起 RPGN 的症状和体征。两个例子是急性血栓性微血管病和动脉栓塞性肾脏病。尽管急性肾小管坏死和急性肾小管间质性肾炎可能会导致肾功能迅速丧失和少尿，但它们通常不会引起变形红细胞尿、红细胞管型尿或大量蛋白尿。

在所有肾小球肾炎的患者中，有一小部分会发展为 RPGN，但抗 GBM 疾病和 ANCA 相关疾病的患者新月体发生率高。据估计，急进性肾小球肾炎的发病率可低至 7/（100 万・年）[675, 1133]。在不同年龄段，新月体性肾小球肾炎 3 种主要免疫病理学类型的发生率不同（表 31–8）[1126–1128, 1134]。对于临床表现为 RPGN 且光镜检查在肾活检标本中确诊新月体性肾小球肾炎的患者，对疾病准确诊断分类需要进行临床、血清学、免疫组织学和电子显微镜数据的整合（图 31–35）。

免疫复合物型新月体性肾小球肾炎是由肾小球内的免疫复合物引起的。这是儿童 RPGN 的最常见原因（表 31–8）[1127]。儿童的主要临床鉴别诊断是溶血尿毒综合征，这个疾病也可以引起肾脏功能快速丧失、高血压、血尿和蛋白尿。

若出现微血管病性溶血性贫血和血栓性血小板减少，提示快速的肾功能减退更可能是由溶血尿毒综合征引起，而不是新月体性肾小球性肾炎。寡免疫沉积性新月体肾炎中，肾小球内免疫复合物或抗 GBM 抗体的沉积很少或缺如，这种肾炎通常与 ANCA 有关，是成年人、尤其是老年人 RPGN 和新月体性肾小球性肾炎的最常见的原因（表 31–9，表 31–8）[1126, 1134–1136]。在大多数患者中，寡免疫沉积性新月体性肾小球肾炎是小血管炎（如 GPA 或 MPA）的组成部分，但有些患者存在肾脏局限性（原发性）疾病 [1127, 1137]。抗 GBM 病是新月体性肾小球肾炎最不常见的原因（表 31–8 和表 31–9）[1126, 127, 1134, 1135]。

（二）免疫复合物介导型和 C3 肾病型新月体性肾小球肾炎

1. 流行病学

大多数免疫复合物介导型新月体性肾小球肾炎的患者都有某种特殊类型的原发性肾小球肾炎的临床或病理学证据，如 IgA 肾病、感染后肾小球肾炎或 MPGN，或者是肾小球肾炎作为系统性免疫性疾病的一部分，如 SLE、冷球蛋白血症或 IgA 血管炎。但是，少数患有免疫复合物型新月体性肾小球肾炎的患者的免疫复合物定位模式并不符合这些特殊类型的免疫复合物型肾小球肾炎 [1138]。

免疫复合物型新月体性肾小球肾炎占儿童新月体性肾小球肾炎的大多数，但仅占老年患者新月体性肾小球肾炎的一小部分（表 31–8）。儿童和年轻人中较高的频率反映了与其他类型的免疫复合物型肾小球肾炎类似的趋势，如 IgA 肾病、PSGN、MPGN、DDD 及狼疮肾炎。

表 31–8　不同年龄组新月体肾小球肾炎免疫病理学类型的相对频率（%）[a]

免疫病理学类型	年　龄			
	所有年龄段（n=632）	1—20 岁（n=73）	21—60 岁（n=303）	＞ 60 岁（n=256）
抗肾小球基底膜型 CGN	15	12	15	15
免疫复合物型 CGN	24	45	35	6
寡免疫型 CGN[b]	60	42	48	79
其他	1	0	30	0

a. CGN 定义为在＞ 50% 的肾小球中出现新月体。频率是在不同年龄段的患者中分别计算的，患者的肾脏病理标本由北卡罗来纳大学肾脏病理学实验室评估。注意老年人中寡免疫沉积性疾病［通常是抗中性粒细胞胞质抗体（ANCA）相关］的发生率很高

b. 约 90% 与 ANCA 相关

CGN. 新月体肾小球肾炎

引自 Jennette JC，Nickeleit V：Anti–glomerular basement membrane glomerulonephritis and Goodpasture's syndrome. In Jennette JC，Olson JL，Silva FG，D'Agati V，eds. Heptinstall's pathology of the kidney. 7th ed. Wolters Klewer：Philadelphia；2015：657–684.

2. 病理表现

(1) 光学显微镜：新月体性免疫复合物型肾小球肾炎的光学显微镜下表现取决于肾小球肾炎的类型，如 MPGN、急性感染后肾小球肾炎或增生性肾小球性肾炎（包括 IgA 肾病）在严重活动性病变时均可有新月体形成 [359–363, 697, 703, 831, 1058, 1133, 1139]。

识别免疫复合物型肾小球肾炎的潜在表型最好通过完整的肾小球或肾小球节段。免疫复合物介导的肾小球肾炎和 C3 肾小球病通常有整个肾小球的不同程度的毛细血管壁增厚和毛细血管内增生。这与抗 GBM 肾小球肾炎和 ANCA 相关肾小球肾炎相反，后两者虽然在受累肾小球和节段出现严重坏死性损伤，但完整肾小球或肾小球节段的病变反而很少。在免疫复合物型肾小球肾炎中，与新月体相邻的肾小球节段通常会出现一定程度的坏死，并伴有核碎裂。然而，这种坏死很少像抗 GBM 病或 ANCA 相关肾小球肾炎中常见的坏死那样广泛。另外，在免疫复合物型肾小球肾炎中，与新月体有关的肾小球囊破坏较少，肾小球周小管间质炎症也不明显。与抗 GBM 病或 ANCA 相关肾小球肾炎中的新月体相比，免疫性复合物型肾小球肾炎的新月体中上皮细胞比巨噬细胞的比例更高，这可能与肾小球囊破坏的严重程度更低导致巨噬细胞从间质中迁移的机会更少有关 [1138]。

(2) 免疫荧光显微镜：免疫荧光显微镜和电子显微镜证实新月体性肾小球肾炎是免疫复合物介导的或补体介导的，而不是抗 GBM 抗体介导的或 ANCA 介导的。免疫球蛋白和补体染色的模式和构成取决于引起新月体形成的免疫复合物型肾小球肾炎或 C3 肾小球病的种类 [360, 702, 1140]，如以显著的系膜区 IgA 沉积为主的新月体性肾小球肾炎提示为新月体性 IgA 肾病，C3 在外周以条带样沉积为主提示新月体性 MPGN，出现粗颗粒毛细血管壁沉积增加了新月体性感染后肾小球肾炎的可能性，细颗粒的 IgG 为主的毛细血管壁沉积提示新月体性 MN，后者可能是同时存在的抗 GBM 病的结果，这也导致了颗粒样染色掩盖了线性的 GBM 染色，或者是

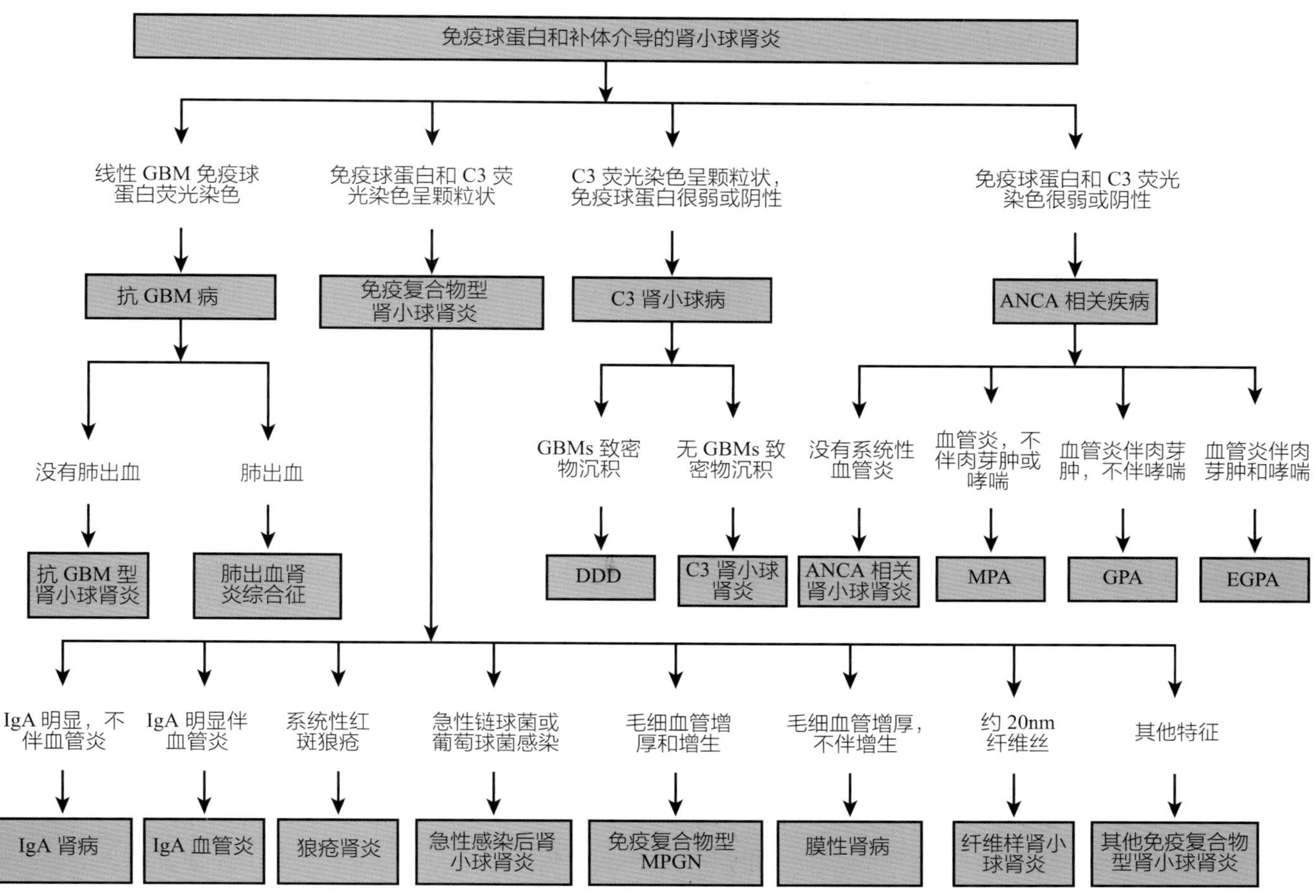

▲ 图 31-35 已知或怀疑由抗体和补体介导的肾小球肾炎诊断流程图

请注意，准确诊断肾小球肾炎（GN）需要整合光学显微镜、免疫荧光（IF）显微镜、电子显微镜、实验室数据和临床表现

ANCA. 抗中性粒细胞胞质抗体；DDD. 致密物沉积病；EGPA. 嗜酸性肉芽肿性多血管炎；GBM. 肾小球基底膜；GPA. 芽肿性多血管炎；MPA. 显微镜下多血管炎

表 31-9 免疫荧光显微镜评估肾活检标本中新月体肾小球肾炎免疫病理学类型的频率 [a]

免疫组织学	所有增生性肾小球肾炎 (n=1093)	任何新月体 (n=540)	＞50% 新月体 (n=195)	活检中发现动脉炎 (n=37)
寡免疫型（免疫球蛋白＜ ++）	45%（496/1093）	51%（227/540）	61%（118/195）[b]	84%（31/37）
免疫复合物型（免疫球蛋白≥ ++）	52%（570/1093）	44%（238/540）	29%（56/195）	14%（5/37）[c]
抗 GBM 型	3%（27/1093）	5%（25/540）[d]	11%（21/195）	3%（1/37）[e]

a. 基于对北卡罗来纳大学肾脏病理学实验室评估的 3000 多例连续非移植肾活检标本的分析

b. 在 77 例患者中，有 70 例（91%）抗中性粒细胞胞质抗体（ANCA）呈阳性 44 例为核周型 ANCA（P-ANCA），26 例为胞质型 ANCA（C-ANCA）

c. 4 例患狼疮，1 例患链球菌感染后肾小球肾炎

d. 19 例患者中有 3 例（16%）ANCA 阳性（P-ANCA2 例，C-ANCA1 例）

e. 该患者的 P-ANCA（髓过氧化物酶 ANCA）也呈阳性

GBM. 肾小球基底膜

引自 Jennette JC，Nickeleit V：Anti-glomerular basement membrane glomerulonephritis and Goodpasture's syndrome. In Jennette JC，Olson JL，Silva FG，D' Agati V，eds. *Heptinstall's pathology of the kidney.* 7th ed. Wolters Klewer：Philadelphia；2015：657-684.

同时存在 ANCA 相关疾病，这可以通过血清学证实。在所有新月体性免疫复合物型肾小球肾炎患者中，约有 25% 为 ANCA 阳性，而在非新月体性免疫复合物型肾小球肾炎中，只有不到 5% 的患者为 ANCA 阳性。这表明免疫复合物型肾小球肾炎患者出现 ANCA 阳性意味着病变的破坏性更强。

(3) 电子显微镜：与免疫荧光显微镜检查的结果一致，免疫复合物型新月体性肾小球肾炎患者的电子显微镜检查结果取决于引起新月体形成的免疫复合物型疾病的种类。标志性的超微结构发现是免疫复合物型电子致密物沉积。沉积物可以位于系膜区、内皮下、基底膜内、上皮下，或这些位置的组合。沉积物的模式和分布可能提示了原发性免疫复合物型新月体性肾小球肾炎的特定表型，如感染后、膜性、膜增生性或 DDD [360, 702, 1140]。超微结构的发现也可能提示该疾病是继发于某些未明的全身性病变，如内皮小管网状包涵体提示狼疮肾炎，免疫沉积物中的微管结构提示冷球蛋白血症。

在所有类型的新月体性肾小球肾炎中，如果仔细寻找，通常可以发现 GBM 断裂，尤其是在与新月体相邻的肾小球节段中。在纤维素样坏死的部位及新月体细胞之间的间隙中，栓塞的毛细血管里可出现致密的纤维蛋白触须结构。通常，与新月体性抗 GBM 病或 ANCA 相关肾小球性肾炎相比，免疫复合物型新月体性肾小球肾炎在纤维素样坏死区域中纤维蛋白触须结构形成的程度不那么明显。

3. 发病机制

新月体性肾小球肾炎是由导致新月体形成的肾小球损伤的最终共同途径导致的。最终的共同途径可由多种原因和发病机制引起，包括多种类型的免疫复合物型疾病。一般认为，免疫复合物通过沉积、原位形成或这两种机制定位于肾小球毛细血管壁和系膜区，激活多种炎症调节系统 [211, 1126, 1127]，包括体液调节系统（如凝血系统、激肽系统和补体系统），以及炎性细胞（如中性粒细胞、单核细胞和巨噬细胞、淋巴细胞、血小板、内皮细胞）和系膜细胞。活化的细胞还释放可溶性介质，如细胞因子和趋化因子。如果导致的炎症在 GBM 内部，则会出现损伤的增生性或膜增生性表型，只有毛细血管内增生，但如果炎症突破毛细血管壁进入肾小球囊，则会导致毛细血管外增生（新月体形成）。

补体活化是免疫复合物型肾小球肾炎的一个主要损伤媒介。然而，实验数据也表明 Fc 受体在免疫复合物介导的损伤中的重要性 [1141, 1142]，如 FcγR1 和 FcγR Ⅲ受体缺陷的小鼠的发生免疫复合物型肾小球肾炎的可能性明显下降 [1143, 1144]。

4. 治疗

免疫复合物型新月体性肾小球肾炎的治疗方法受免疫复合物型肾小球肾炎类别特性的影响，如急性 PSGN 伴 50% 新月体形成和 IgA 肾病伴 50% 新月体形成治疗方法可能并不一致。但是，目前尚缺乏足够的前瞻性对照研究来指导对大多数形式的免疫复合物型新月体性肾小球肾炎的治疗。一些肾病学家从狼疮肾炎的经验进行推断并选择用免疫抑制类药物治疗免疫复合物型新月体性肾小球肾炎患者，如果肾小球病变的破坏性不那么强，他们将不使用这种药物。对于患有特发性免疫复合物型新月体性肾小球肾炎的少数患者，最常见的治疗方案是以下免疫抑制疗法为甲泼尼龙冲击治疗，序贯泼尼松 1mg/(kg・d)，第 2～3 个月逐渐减为隔日用药，直至完全停用 [675, 1145–1147]。在肾功能迅速下降的患者中，除了皮质激素外，还可以考虑使用细胞毒性药物，联合或不联合血浆置换。与抗 GBM 病和 ANCA 相关疾病一样，新月体性免疫复合物型肾小球肾炎应尽早开始免疫抑制治疗，以减少进展到晚期瘢痕形成不可逆阶段的可能性。但是，有证据表明，与抗 GBM 病或 ANCA 相关新月体性肾小球肾炎相比，免疫复合物型增生性肾小球肾炎导致的新月体性肾小球肾炎对积极的免疫抑制治疗反应较差 [1058, 1138]。

（三）抗肾小球基底膜肾小球肾炎

1. 流行病学

抗 GBM 病约占新月体性肾小球肾炎的 10%～20% [675]。该病的特征是循环中存在针对 GBM 的抗体（抗 GBM 抗体）和沿着 GBM 沉积的 IgG，极少情况下为 IgA（见第 32 章）[675, 1138, 1148–1160]。从抗 GBM 病患者的肾脏组织样本可洗脱出抗 GBM 抗体，从而可以验证该抗体是否对 GBM 具有特异性 [675, 1154, 1158]。从肾脏组织洗脱的抗体与来自同一患者的循环抗 GBM 抗体结合在相同的Ⅳ型胶原表位上 [1161]。

抗 GBM 病表现为肾脏局限性疾病（抗 GBM 肾小球肾炎）和肺肾血管炎（肺出血肾炎综合征）的形式[675, 1138, 1148–1160, 1162]。抗 GBM 病有两个发病年龄高峰。第 1 个高峰出现在 11—30 岁，这个年龄段的抗 GBM 病出现肺出血（肺出血肾炎综合征）的频率更高。第 2 个高峰出现在 50—60 岁，这种起病较晚的情况在女性中更为多见，女性也更常出现肾脏局限性疾病。在一项纳入 30 例抗 GBM 病患者和 30 名健康对照的病例对照研究中，诊断前的多个血清样本中就检测到了抗 GBM 自身抗体（50% vs. 0%，$P < 0.001$）[1163]，其提示疾病出现之前已经发生了自身免疫应答。

抗 GBM 病的遗传易感性与 HLA-DR2 特异性相关[1164]。对与 HLA-DR2 的相关性进一步详细分析提示与 DRB1 等位基因 DRB1*1501 和 DQB*0602 相关[1165–1169]。进一步遗传学的深化研究显示 HLA Ⅱ类抗原的第 2 个肽结合区中的多态性氨基酸位点与疾病呈现共分离现象，支持抗 GBM 病 HLA 抗原关联是反映了特定Ⅱ类分子结合和呈递抗 GBM 肽段至辅助 T（T_H）细胞的假说[1165]。

抗 GBM 病小鼠模型进一步支持了这个观点，虽然所有单倍型小鼠均具有产生抗Ⅳ型胶原 α3-NC1（“非胶原区”）结构域抗体的能力，但新月体性肾小球肾炎和肺出血仅出现在有某些特定的组织相容性复合体（MHC）的单倍型中[1170]。对抗 GBM 抗体诱发的肾炎易感的小鼠品系与对照组相比，其肾脏中的基因表达分析表明，这些小鼠的低表达基因的 20% 属于激肽释放酶基因家族，该家族编码的丝氨酸酯酶参与炎症、凋亡、氧化还原平衡和纤维化的调节[1171]。通过阻断缓激肽受体 β1 和 β2 拮抗激肽释放酶通路，可使疾病加重，而使用缓激肽则降低了易感小鼠品系抗 GBM 抗体诱导的肾炎的严重程度。肾炎敏感的小鼠品系的激肽释放酶单倍型不同于对照品系，包括几种调节多态性。这些结果表明激肽释放酶在抗 GBM 抗体诱导的肾炎中是保护性的疾病相关的基因[1171]。这些发现是否与人类抗 GBM 病的易感性或严重性有关尚未可知。还应注意的是，另一项包括 48 例中国抗 GBM 病患者和 225 名匹配的健康对照的遗传关联研究表明，FCγRⅡB 多态性（I232T）与疾病易感性之间存在遗传关联[1172]。SLE 患者也有同样的多态性，这种多态性被认为可以改变维持 B 细胞耐受性和活化阈值的抑制性受体[1173]。

2. 病理表现

(1) 免疫荧光显微镜：病理上免疫球蛋白在 GBM 呈线样沉积提示抗 GBM 肾小球肾炎（图 31-36）[1155, 1158, 1159, 1174, 1177]。免疫球蛋白主要是 IgG，但据报道也有极少数抗 GBM 肾小球肾炎患者以 IgA 为主[1156, 1178]。κ 和 λ 轻链的线样沉积通常伴有 γ 重链沉积。单独 γ 重链的线样沉积提示 γ 重链沉积疾病。大多数抗 GBM 肾小球肾炎标本的 C3 呈不连续的线样至颗粒样毛细血管壁沉积，但少数标本的 C3 沉积很弱或没有。IgG 线样沉积也可以沿着远端肾小管基底膜出现[1159]。

在糖尿病肾小球硬化症患者中常见 IgG 沿 GBM 线样沉积，老年高血压性血管疾病患者线样沉积略弱，不能与抗 GBM 病混淆。临床数据和光学显微镜镜下发现应有助于区分。所有抗 GBM 病的诊断都应进行血清学确证。

应同时进行 ANCA 的血清学检测，因为 1/4～1/3 的抗 GBM 病患者呈 ANCA 阳性。这可能会导致预后的改变，更接近系统性小血管炎[1179–1180]。

(2) 光学显微镜：活检时，97% 的抗 GBM 病患者有一定程度新月体形成，而 85% 的患者有 50% 或更多的肾小球中有新月体形成（表 31-10）[1127, 1174]。平均 77% 的肾小球出现新月体，出现新月体的肾小球通常在相邻的肾小球节段中有纤维素样坏死。非

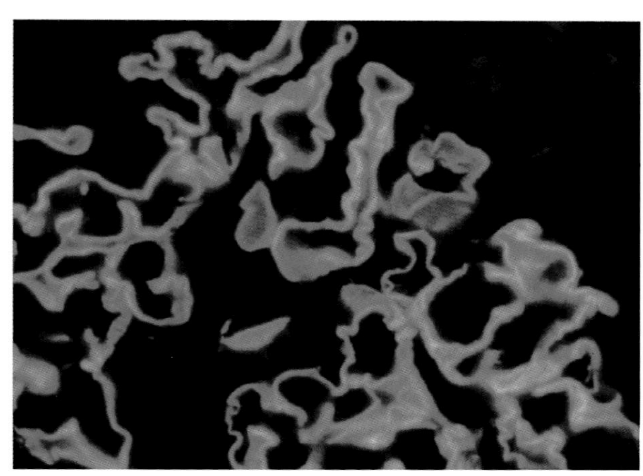

▲ 图 31-36 **抗肾小球基底膜（抗 GBM）肾小球肾炎部分肾小球的免疫荧光显微镜图**
显示了免疫球蛋白 G（IgG）在 GBMs 上的线样沉积（异硫氰酸荧光素抗 IgG 染料，500×）

表 31-10　各种肾小球疾病中新月体形成的比例[a]

疾　病	出现新月体的患者（%）	新月体≥ 50% 的患者（%）	出现新月体的肾小球比例均值（%）
抗 GBM 肾小球肾炎	97	85	77
ANCA 相关肾小球肾炎	90	50	49
免疫复合物介导的肾小球肾炎			
狼疮肾炎（Ⅲ型和Ⅳ型）	56	13	27
IgA 血管炎（之前称为过敏性紫癜性肾小球肾炎）[b]	61	10	27
IgA 肾病[b]	32	4	21
急性感染后肾小球肾炎[b]	33	3	19
纤维样肾小球肾炎	23	5	26
Ⅰ型膜增生性肾小球肾炎	24	5	25
膜性狼疮性肾小球肾炎（Ⅴ型）	12	1	17
膜性肾病（非狼疮性）	3	0	15

a. 基于对北卡罗来纳大学肾脏病理学实验室评估的 6000 多份原位肾脏活检标本的分析。通常，最常出现新月体的疾病，被新月体累及的肾小球的比例也最高

b. 由于更严重的免疫球蛋白 A 肾病和感染后肾小球肾炎病例更可能通过肾脏活检评估，因此本表所含患者的新月体受累程度要高于这类疾病的一般患者

ANCA. 抗中性粒细胞胞质抗体；GBM. 肾小球基底膜；IgA. 免疫球蛋白 A

改编自 Jennette JC：Rapidly progressive and crescentic glomerulonephritis. Kidney Int. 2003；63：1164–1177.

坏死的节段在光学显微镜下看起来可能完全正常，或者只有轻度的中性粒细胞或单核白细胞浸润。这与免疫复合物型新月体性肾小球肾炎和 C3 肾小球病不同，后两者通常毛细血管壁增厚和毛细血管内增生累及整个肾小球。显示基底膜的特殊染色，例如六铵银或 PAS 染色，通常显示出坏死区域 GBM 的局灶性断裂和肾小球囊的局部断裂，损伤最严重的肾小球表现为球性肾小球坏死、周围细胞性新月体形成，以及肾小球囊的广泛破坏。

急性坏死性肾小球病变和细胞性新月体分别发展为肾小球硬化和纤维性新月体[1174]。如果在抗 GBM 病起病数周后进行肾活检，这些慢性硬化性病变可能是唯一的损伤。可能会出现急性和慢性病变混杂的情况。然而，抗 GBM 肾小球肾炎的肾小球损伤比 ANCA 相关肾小球肾炎的更趋于同步，而 ANCA 相关肾小球肾炎更常表现为急性和慢性损伤混合。

小管间质的改变与肾小球损伤的程度相符。具有广泛坏死和肾小球囊破裂的肾小球通常伴有明显的肾小球周围炎症，包括偶见的多核巨细胞。还可以出现局灶性肾小管上皮的急性脱落或萎缩、局灶性间质水肿和纤维化，以及单个核白细胞为主的局灶性间质浸润。动脉或小动脉没有特异性改变。如果在动脉或小动脉中发现坏死性炎症，则应考虑到同时出现抗 GBM 病和 ANCA 相关疾病的可能。

(3) 电子显微镜：电子显微镜下表现与光学显微镜下的表现一致[1174, 1181]。在急性疾病中可见局灶性肾小球坏死伴毛细血管壁破裂。肾小球囊也可出现局部破损。白细胞，包括中性粒细胞和单核细胞，经常出现在坏死部位，但在完整的肾小球节段中并不常见。纤维蛋白触须结构是纤维蛋白聚合形成的电子致密物曲线样堆积，出现在凝血系统激活的部位，包括毛细血管内血栓、纤维素样坏死和肾小球囊内的纤维蛋白（图 31-37）。细胞性新月体内包含的细胞具有巨噬细胞和上皮细胞超微结构特点。一个重要阴性发现是没有免疫复合物型电子致密物沉积。这些沉积只出现在合并免疫复合物型疾病的抗 GBM 病患者的标本中。没有坏死的肾小球节段

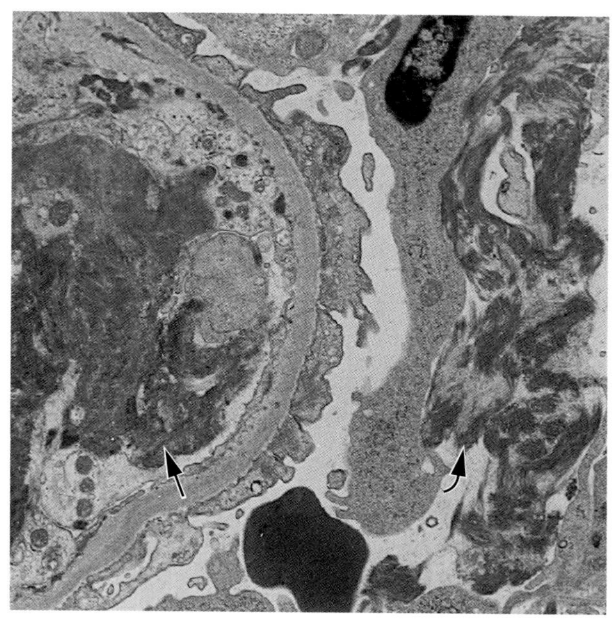

▲ **图 31-37 抗肾小球基底膜（抗 GBM）肾小球肾炎患者的肾小球毛细血管壁和相邻肾小球囊腔的电子显微镜图**

注意毛细血管血栓内（直箭）和肾小球囊内（弯箭）内新月体细胞之间的纤维蛋白触须结构。同时要注意，在毛细管壁上没有免疫复合物型电子密集物沉积（6000×）

可能看起来非常正常，只有脏层上皮足突的局灶融合。内疏松层可能有轻微的透明扩张，但这是一个不固定的、非特异性的表现。在慢性病变中，无定形和条带状胶原沉积会扭曲或替代正常结构。

3. 发病机制

Lerner 及其同事进行了具有里程碑意义的研究，为了解抗 GBM 病的发病机制开辟了道路[1154]。在这些研究中，将从肺出血肾炎综合征患者的肾脏中洗脱的抗 GBM 抗体注射给猴，可以诱导出肾小球肾炎、蛋白尿、肾衰竭和肺出血，以及 GBM 上强阳性的人 IgG 染色。

最初发现与抗 GBM 抗体反应的抗原是Ⅳ型胶原的胶原酶抵抗部分，即所谓的非胶原结构域或 NC1 结构域[1182-1184]。在 NC1 结构域中发现的一些隐蔽形式的抗原表位，说隐蔽是因为抗体对 NC1 域的天然六聚体结构几乎没有反应性。但是，当六聚体 NC1 结构域变性并解离为二聚体和单体时，和抗体的反应性增加了 15 倍[1184]。约 90% 的抗Ⅳ型胶原抗体是靶向Ⅳ型胶原 α3 链的[1146, 1185]。天然自身抗原中的 Goodpasture 表位隐藏在 α3、α4、α5（Ⅳ）型胶原网络的 NC1 六聚体中，这是 2 个不同的 α3、α4、α5（Ⅳ）NC1 六聚体构成的四级结构的特点。Goodpasture 抗体仅破坏只包含单体亚基的六聚体的四级结构，而由二聚体和单体亚基共同组成的六聚体（D-六聚体）在自然条件下对自身抗体具有抵抗性[1186, 1187]。D-六聚体的表位在四级结构复合物二聚体加固的过程中被结构性隐蔽[1187]。过去数十年里，人们对 α3、α4、α5（Ⅳ）型胶原 NC1 六聚体的四级结构的自身抗体特异性表位进行了大量的探索性工作，逐渐认识到该疾病过程是一种自身免疫性构象异构体病[1188]。据推测，环境因素（如暴露于碳氢化合物）[1189]、吸烟[1190]和内源性氧化剂[1191]，也可能导致隐匿的 Goodpasture 表位的暴露。在没有抗经典表位 α3 链抗体的抗 GBM 病患者中，已检测到抗巢蛋白的抗体[1192]。少数抗 GBM 病患者与Ⅳ型胶原的 α1 或 α4 链的 NC1 结构域也存在有限的反应性。这些额外的反应性在单纯抗 GBM 抗体介导的肾小球肾炎患者中似乎更常见[1193]。

大多数患有抗 GBM 病的患者有针对位于Ⅳ型胶原 α3 链的羧基末端非胶原（NC1）结构域内的两个主要构象表位（E_A 和 E_B）的抗体[1194-1197]。抗原表位 E_A 被 α3NC1 第 17-31 位的氨基酸包绕。E_B 表位被另外 1 个位于 α3NC1 第 127-141 位氨基酸的同源区域包绕，只有少数患者的自身抗体可以识别该表位[1198]。在一个大规模的中国患者队列中[1199]，抗 E_A 抗体和抗 E_B 抗体水平高度相关。抗 α3、E_A 和 E_B 抗体的水平与血肌酐水平、1 年时的死亡或 ESRD 相关，但与性别、年龄、ANCA 阳性或咯血无关。有趣的是，最近的一项研究发现，针对 E_A 和 E_B 的自身抗体对于肾功能不全至关重要。多因素 Cox 回归分析显示，自身抗体对 E_B 的反应性是肾衰竭的独立危险因素（HR=6.91，P=0.02）[1200]。导致形成自身抗体的诱因和机制仍然不清楚。同样，将正常情况下隐匿的靶向表位暴露于循环自身抗体的机制也不清楚。

约 1/3 的抗 GBM 肺出血肾炎综合征患者循环 ANCA 阳性，其中大多数是 MPO（MPO-ANCA）[1180, 1193, 1196, 1201, 1202]。在一项大规模的中国抗 GBM 病患者队列（部分患者合并 ANCA 阳性）研究中，抗 GBM 病合并 ANCA 阳性的患者和单纯抗 GBM 病患者相比，对 E_A、E_B 和 S2 表位（表达对抗 GBM 表位至关重要的 9 个氨基酸残基的重组构建）[1203] 的反应无差异 [1204]。为什么某些患者同时产生抗 GBM 抗体和 ANCA 的机制尚不清楚。推测在此类患者中，ANCA 可能首先出现并对 GBM 造成损害，从而暴露出通常被隐藏的抗 GBM 抗体的靶向表位。抗 GBM 抗体阳性的患者同时存在 ANCA 阳性与肺和肾脏以外器官的小血管炎相关。在实验模型中，抗 MPO 抗体阳性会加剧抗 GBM 病的病情 [1180, 1205, 1163]。

一些 X 连锁 Alport 综合征（XLAS）的患者在移植后会产生抗 GBM 抗体和肾小球肾炎。成熟的 GBM 的主要结构成分是Ⅳ型胶原蛋白，后者是 3 条 α 链（α3、α4 和 α5）组成的异三聚体 [1206, 1207]，中央为胶原结构域，氨基端和羧基端有非胶原（NC）结构域。自身反应性 B 细胞在 B 细胞发育的不同阶段受到负性调控。缺失、失能（功能失活）和受体编辑是 B 细胞耐受的某些机制 [1208]。XLAS 患者缺乏 GBM 中的 α3、α4、α5 网络。因此，B 细胞对 α3、α4、α5–NC1 中的表位的不能产生耐受。与在抗 GBM 病中靶向Ⅳ型胶原 α3 链的 NC1 结构域的自身抗体不同，在某些 XLAS 患者中导致移植后肾炎的抗 GBM 同种抗体仅针对 α5（Ⅳ）型胶原蛋白 NC1 结构域中的构象表位，这种表位通常在同种异体移植物中表达，但是不在受者中表达。与抗 GBM 自身抗体靶向 α3NC1 隐匿表位不同，同种异体移植物洗脱的同种抗体主要针对人类 GBM 的 α3、α4、α5NC1 六聚体中的 2 个可及的表位 [1209]。

多年来，基于应用异源或同源 GBM 对动物进行免疫的方法，已经研发了许多抗 GBM 病的动物模型 [1210]。此外，还可以通过静脉内注射异源性抗 GBM 抗体来被动产生抗 GBM 抗体诱导的损伤 [1210]。损伤分为两个阶段。第一阶段，即所谓的异源性阶段，发生在最初的 24h 内，由异源抗体直接沉积在 GBM 上并募集中性粒细胞介导。之后常伴一个自体性阶段，取决于宿主对与 GBM 结合的异源性免疫球蛋白的免疫反应 [1210]。

通过注射异源抗 GBM 抗体诱导的大鼠抗 GBM 病模型为研究各种炎症介质在抗 GBM 病发展中的作用提供了条件 [1211-1214]。因此，在注射了兔抗大鼠 GBM 血清的 Wistar–Kyoto（WKY）大鼠的肾炎的炎症期或进展期，使用多克隆抗 CXC 趋化因子配体 16（CXCL16）抗血清阻断趋化因子 CXCL16，可减少白细胞聚集和单核巨噬细胞肾小球浸润，从而显著减轻肾小球损伤并改善蛋白尿 [1215]。类似地，$CD8^+$ 细胞的耗竭阻止了抗 GBM 新月体性肾小球肾炎的发生和发展。在同一动物模型中，应用穿孔素抗体治疗导致蛋白尿、肾小球新月体比例及肾小球单核细胞和巨噬细胞数量显著减少，尽管肾小球 $CD8^+$ 细胞的数量无变化 [1216]。这些结果表明 $CD8^+$ 细胞是肾小球损伤的效应细胞，其部分作用是通过穿孔素 - 颗粒酶介导的途径实现的。

最近的抗 GBM 病的鼠类模型应用了特定基因敲除的小鼠品系，为更特异地评估炎症过程创造了条件 [1170]，如使用蛋白酶激活受体 2 敲除（$PAR\text{–}2^{-/-}$）的小鼠研究了蛋白酶激活受体 2（PAR–2）在肾脏炎症中的作用 [1217]。PAR–2 是一种细胞受体，主要在肾脏的上皮、系膜和内皮细胞以及巨噬细胞表达。PAR–2 被丝氨酸蛋白酶和凝血因子Ⅶ a 和Ⅹa 激活。在体外实验中，PAR–2 在肾脏中诱导入球动脉的内皮依赖性和内皮非依赖性血管舒张及肾小球系膜细胞增生。静脉注射绵羊抗鼠 GBM 抗体可诱发小鼠肾小球肾炎。在该模型中，与野生型小鼠相比，*PAR-2* 敲除小鼠的新月体形成、蛋白尿和血清肌酐水平更低，但这与 $CD4^+$T 细胞或巨噬细胞的肾小球浸润差异或肾小球中增生的细胞的数量差异无关。这些结果证明 PAR–2 在新月体性肾小球肾炎中具有促炎作用，该作用不依赖对肾小球白细胞募集和肾小球系膜细胞增生的效应。

自身抗原互补蛋白理论指出，引起自身免疫反应的不一定是自身抗原或类似物，而是与自身抗原反义或互补的外源性或内源性肽段。该理论已被应用于抗 GBM 病的 WKY 大鼠模型。用与Ⅳ型胶原 α3 链的关键免疫显性表位的互补肽段免疫大鼠，大鼠在 8 周内发展为新月体性肾小球肾炎，而且发现抗 GBM 病患者的血清中存在抗Ⅳ型胶原 α3 链互补肽段的抗体，提示自身抗原互补蛋白在抗 GBM 病中的作用。以前在 ANCA 相关血管炎中也有提及 [1218, 1219]。

尽管抗 GBM 病被认为是典型的抗体介导的肾小球肾炎，但若干证据表明 T 细胞在该疾病的发生发展中起着重要作用。HLAⅡ类抗原 DRB1*1501 和 DQB*0602 与疾病易感性增加相关，提示了 T 细胞在自身免疫反应中起作用 [1165-1169]。

研究显示 GBM 其他单体成分[1220]和合成寡肽[1221]可引起 T 细胞增殖，这些研究为 T 细胞活化参与对Ⅳ型胶原 α3 链 NC1 结构域的自身免疫反应提供了进一步证据。将对重组的 GBM 抗原特异的 $CD4^+$T 细胞转移到同系大鼠中，会导致新月体性肾小球肾炎，不伴线性抗 GBM IgG 沉积[1222]。此外，还证明了Ⅳ型胶原 α3-NC1 的 1 个促肾炎性 T 细胞表位可诱导 WKY 大鼠肾小球肾炎[1223]。最近，发现应用 α3（Ⅳ）NC1 结构域的 3136-3146 位氨基酸肽段免疫 HLA-DRB*1501 转基因小鼠产生的 $CD4^+$T 细胞克隆，能够将疾病转移至 HLA-DRB*1501 转基因小鼠中[1224]。有趣的是，来源于人类感染相关微生物的交叉反应肽段也被证实可以在免疫的大鼠中诱发严重的蛋白尿和中到重度肾小球肾炎[1225]。1 种来自肉毒杆菌的肽段也可引起肺出血[1225]。

用Ⅳ型胶原的 α3-NC1 结构域对小鼠进行免疫后，肾小球肾炎和肺出血的发生取决于某些 MHC 单倍型和小鼠产生 T_H1 反应的能力[1170]。将发生肾炎的品系的淋巴细胞或抗体被动转运至同源受者会导致后者肾炎的发生，而将抗体被动转移至 T 细胞受体敲除的小鼠则不会，这进一步支持了 T 细胞在该模型中的作用[1170]。

$CD4^+CD25^+$ 调节性 T 细胞可能在调节抗 GBM 病的免疫应答中起重要作用。因此，在注射抗 GBM 兔血清之前，将调节性 T 细胞转移到先前用兔 IgG 免疫的小鼠中，可以显著地减少蛋白尿的发生和肾小球损伤。在组织学分析中，$CD4^+$T 细胞、$CD8^+$T 细胞和巨噬细胞的浸润减少，但并未阻止免疫复合物的沉积[1226]。在人类中，调节性 T 细胞的作用也部分解释以下现象，即少数情况下疾病出现复发、即使不使用免疫抑制剂、患者抗 GBM 抗体的最终也会消失[1227]。因此，对肺出血肾炎综合征患者外周血单个核细胞的分析表明，在恢复期出现了 GBM 特异性 $CD25^+$ 调节性 T 细胞，而起病时并没有[1228]。

C3 沿 GBM 沉积证明了补体参与抗 GBM 病发病机制。补体活化的作用已在被动注射抗 GBM 异源性抗体的研究中得到了广泛研究。该模型的研究表明补体系统的终末产物不参与疾病的发病[1229]。对存在补体 C6 天然缺陷的兔的进一步研究结果同样表明，除了在白细胞耗竭的动物中，补体系统的终末产物在发病中不起主要作用[1230, 1231]。在一个异源性抗 GBM 小鼠模型中，补体级联激活在模型中的作用出现了矛盾的结果[1232]。最近的研究中使用补体 C3 或 C4 完全缺陷的小鼠建立同一模型，显示 C3 缺陷的保护作用大于 C4 缺陷。如果增加促肾炎抗体的剂量，则可以盖过这两种保护作用[1233]。

为了进一步评估补体激活和 Fcγ 受体的作用，使用低于促肾炎剂量的兔抗小鼠 GBM 抗体建立了病情更轻的抗 GBM 病小鼠模型，随访 1 周后注射抗兔 IgG 的小鼠单克隆抗体，从而导致白蛋白尿[1234]。在此模型中，Fcγ 链缺陷型小鼠不出现白蛋白尿，而 C3 缺陷型小鼠蛋白尿减少，这表明 Fcγ 受体和补体均起作用。C1q 和 C4 缺陷的小鼠都出现了蛋白尿，这提示参与发病的是补体旁路途径[1234]。用牛Ⅳ型胶原治疗的抑制性 Fcγ2b 受体缺陷的小鼠会出现严重的肺出血，这也证明了 Fcγ 受体的作用[1235]。

由于动物模型可能无法准确复制人类疾病，因此对于从动物模型中总结的人类抗 GBM 病发病机制需要进一步检验。

4. 临床特征和自然病程

抗 GBM 病肾脏表现通常为急性肾小球肾炎，伴有严重少尿或无尿。如果未及时采取适当的治疗，则极有可能发展为 ESRD。及时应用血浆置换、皮质激素和环磷酰胺治疗可使患者生存率达到约 85%，肾脏生存率约 60%[1145, 1236-1240]。

少数情况下可隐匿起病，在尿毒症症状和体液潴留出现之前，患者可以无症状[675, 1162, 1177, 1241]。该病起病可能表现为关节痛、发热、肌痛和腹痛，但神经系统疾病和胃肠道受累很少见。

肺出血肾炎综合征的特征是同时出现肺出血和肾小球肾炎。常见的肺部表现是严重的肺出血，这可能会危及生命。但是，患者的病变也可能比较轻，呈局灶性。没有咯血并不排除弥漫性肺泡出血。对于患有早期或局灶性疾病的患者，尤其是在存在无法解释的贫血时，需要高度怀疑并进一步检查以确定诊断。可以通过一氧化碳弥散能力增强及胸部计算机断层扫描的发现来辅助诊断。最终，肺泡出血的诊断评估通常包括支气管镜检查和支气管肺泡灌洗[1242]。这种方法还可以排除气道出血和可能相关的感染。在患有抗 GBM 病的患者中，吸烟者肺出血发生率远高于不吸烟者 [1243]，并且可能与对碳氢化合物的环境暴露 [1243-1246] 或上呼吸道感染有关 [1247]。石油提炼的矿物油的职业接触是出现抗 GBM 抗体的危险因素 [1248]。肺出血与环境暴露和感染存在相关，所以有以下理论可能性，即这两者暴露了肺泡基底膜中的隐藏抗原，从而被循环中的抗 GBM 抗体识别。

5. 实验室检查

抗 GBM 病肾脏受累通常会导致急性肾炎综合征伴有血尿，包括变形红细胞和红细胞管型。尽管可能发生肾病范围蛋白尿，但很少有患者出现肾病综合征 [1159, 1172, 1174, 1177, 1241]。

抗 GBM 病的诊断性实验室发现是检测到针对 GBM 的循环抗体，特别是针对Ⅳ型胶原 α3 链的抗体。通过使用各种纯化或重组底物的免疫分析，可以在约 95% 的患者中检测到这些抗体 [1249]。抗 GBM 抗体最常见的是 IgG1 亚类，也有可能是 IgG4 亚类，后者在女性中更为常见 [1250]。

6. 治疗

抗 GBM 病的标准治疗方案是强化的血浆置换联合皮质激素和环磷酰胺 [1145, 1237, 1251-1254]。血浆置换指的是清除 2～4L 血浆并用 5% 白蛋白溶液替代，每日进行，直到循环抗体水平无法检测到为止。对于患有肺出血的患者，在每次治疗结束时应输注新鲜冷冻血浆补充凝血因子。泼尼松起始剂量为 1mg/kg，维持至少 1 个月，然后在治疗的第 2 个月和第 3 个月逐渐减至隔日用药。口服环磷酰胺［2mg/(kg · d)，根据肾功能损害程度和白细胞计数进行调整］，持续 8～12 周。大剂量静脉应用甲泼尼龙的作用在抗 GBM 病的治疗中尚未得到证实 [1255-1259]。尽管如此，临床过程的紧急性促使一些肾病学家在这种或其他类型的新月体性肾小球肾炎使用甲泼尼龙［7mg/(kg · d)，连续 3 天］作为诱导治疗的一部分。

积极应用血浆置换联合皮质激素和环磷酰胺的治疗方案，患者存活率约为 85%，40% 进展为 ESRD [1145, 1236-1241]。在应用血浆置换以前，患者的存活率＜ 50%，约 90% 会进展到 ESRD。在英国哈默史密斯医院的一项研究中，Gaskin 和 Pusey 发现，即使是严重肾功能不全的患者，积极的血浆置换也可能具有改善预后作用，并能改善提高长期的患者和肾脏生存率 [1260]。在该队列中，在就诊时肌酐浓度为 500μmol/L 或更高（＞ 5.7mg/dl）但不需要立即透析的患者中，患者和肾脏存活率在 1 年时分别为 83% 和 82%，最后一次随访时肾脏存活率分别为 62% 和 69%。起病时即透析依赖的患者的肾脏预后差，92% 的患者在 1 年时进展至 ESRD。所有需要立即透析且肾脏活检标本中新月体累及 100% 肾小球的患者仍依赖透析 [1261]。

进展为 ESRD 的主要预后标志是开始治疗时的血肌酐水平。血清肌酐浓度高于 7mg/dl 的患者的肾功能不太可能恢复到可以终止肾脏替代治疗的程度 [1157]。一个重要的问题是依赖透析的患者是否应接受积极的免疫抑制治疗及治疗的持续时间。肺出血患者应积极进行免疫抑制治疗和血浆置换。对于肾脏局限性疾病的患者，如果肾脏活检标本显示广泛的肾小球和间质瘢痕形成，并且血清肌酐浓度超过 7mg/dl，应避免进行积极的免疫抑制治疗。这些患者治疗的风险大于潜在的获益。对于血清肌酐水平升高但活检标本显示活动性新月体性肾小球肾炎的患者，积极治疗应持续至少 4 周。如果到 4～8 周肾脏功能没有恢复，也没有肺出血，应停止免疫抑制治疗。

同时具有循环抗 GBM 抗体和 ANCA 的患者与单纯抗 GBM 抗体阳性的患者相比，肾功能恢复的机会更大。在这些患者中，即使血清肌酐水平高于 7mg/dl，也应该进行免疫抑制治疗，因为在某些研究中，同时存在 ANCA 阳性与更好的肾脏预后相关 [1259, 1262]，虽然也不都是这样 [1263]。在一项回顾性分析中，比较了抗 GBM 自身抗体阳性、MPO-ANCA 阳性和两者均阳性的患者，所谓的双阳性的患者和抗 GBM 自身抗体阳性的患者在起病时的血肌酐水平（分别为 10.3 ± 5.6 和 9.6 ± 8.1mg/dl）显著高于单独抗 MPO-ANCA 的患者（5.0 ± 2.9mg/dl）。单纯 MPO-ANCA 阳性的患者 1 年肾脏存活率（63%）比双阳性组（10.0%，P=0.01）和抗 GBM 组（15.4%，P=0.17）更好 [1263]。

抗 GBM 病经过免疫抑制治疗达到缓解后很少出现复发 [1264-1267]。类似地，肾脏移植后抗 GBM 病的复发也很少见，尤其是当移植推迟到抗 GBM 抗体转阴或循环中的抗体水平大幅度减少之后 [1268]。

（四）寡免疫沉积性新月体性肾小球肾炎

1. 流行病学

在寡免疫沉积性新月体性肾小球肾炎中，肾小球病变的特征是局灶坏死性和新月性肾小球肾炎，免疫荧光显微镜下肾小球的免疫球蛋白沉积很少或没有[1127, 1149, 1174, 1252, 1254]。

寡免疫沉积性新月体性肾小球肾炎通常是系统性小血管炎的一部分。然而，也有部分患者有肾脏局限性的（原发性）寡免疫沉积性新月体性肾小球肾炎[1127, 1137, 1179, 1269]。ANCA 相关性血管炎在第 32 章中也有讨论。寡免疫沉积性新月体性肾小球肾炎，包括伴随的小血管炎，是成年人、尤其是老年人中最常见的 RPGN 类型（表 31–8）。与黑种人相比，该病更常见与白种人（表 31–7）。该病发病没有性别差异（表 31–7）。

2. 病理表现

(1) 光学显微镜：ANCA 相关的寡免疫沉积性新月体性肾小球肾炎与抗 GBM 新月体性肾小球肾炎的光学显微镜表现没有区别[360, 701, 1128, 1138, 1269–1272]。肾脏局限的（原发性）寡免疫沉积性新月体性肾小球肾炎与系统性小血管炎，如 GPA（原名 Wegener 肉芽肿病）、显微镜下多血管炎（MPA）和 EGPA（以前称为 Churg–Strauss 综合征）造成的寡免疫沉积性新月体性肾小球肾炎也没有区别。如图 31–30 所示，ANCA 相关肾小球肾炎和抗 GBM 肾小球肾炎最常见的表现为新月体性肾小球肾炎。

活检时，约有 90% 的 ANCA 相关寡免疫沉积性新月体性肾小球肾炎的肾活检标本中有一定程度的新月体形成，并且约 50% 的标本中新月体累及 50% 或更多的肾小球（表 31–9 和表 31–10）。超过 90% 的标本中有局灶节段性至球性纤维素样坏死（图 31–38）。和抗 GBM 病一样，完整的肾小球节段光镜下通常无异常。损伤最严重的肾小球不仅具有广泛的肾小球襻坏死，还有广泛的肾小球囊溶解和继发的肾小球周围炎。肾小球周围炎包含中性粒细胞、嗜酸性粒细胞、淋巴细胞、单核细胞和巨噬细胞的各种组合，偶尔还包括多核巨细胞。这个肾小球周围炎的区域可能有肉芽肿外观，特别是当炎症起源的肾小球已被破坏或不在切面内时。这种肉芽肿外观是肾小球周围对广泛的肾小球坏死的反应

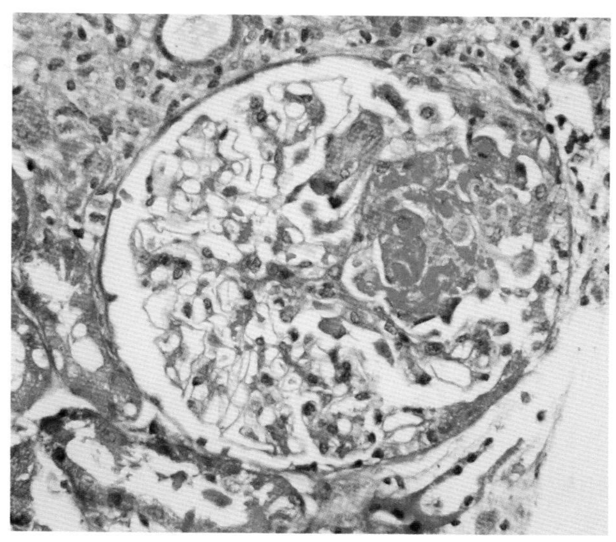

▲ 图 31–38 **1 例抗中性粒细胞胞浆抗体相关的寡免疫沉积性新月体肾小球肾炎患者的肾小球中的节段性纤维素样坏死（节段性的鲜红色染色）的光学显微镜下图（马松三色染色，300×）**

的结果，对特定类型的坏死性肾小球肾炎不具有特异性。

这种损伤的模式可以见于抗 GBM 肾小球肾炎、肾脏局限性寡免疫沉积性新月体性肾小球肾炎和继发于 MPA、GPA 和 EGPA 的新月体性肾小球肾炎。如果坏死性肉芽肿性炎症不以肾小球为中心，而是位于间质或以动脉为中心，则 GPA 或 EGPA 的可能性增加。如果寡免疫沉积性新月体性肾小球肾炎的活检标本中同时存在动脉炎，提示肾小球肾炎是更广泛的血管炎（如 MPA、GPA 或 EGPA）的一部分。

急性坏死性肾小球病变会演变为硬化性病变。在完全静止期，肾脏活检标本可能只有局灶硬化性病变，类似 FSGS。ANCA 相关性肾小球肾炎通常还具有反复发作的特点。因此，活动性急性坏死性肾小球病变和慢性硬化性病变经常出现在同一肾脏活检标本中。

(2) 免疫荧光显微镜：根据定义，寡免疫沉积性新月体性肾小球肾炎和抗 GBM 及免疫复合物性新月体性肾小球肾炎之间的病理区别是肾小球没有或只有很弱的免疫球蛋白沉积。寡免疫沉积性新月体性肾小球肾炎的寡免疫如何判定？将疾病归类为寡免疫沉积性新月体性肾小球性肾炎的一种依据是确

定患者是否为 ANCA 阳性，这会增加某些系统性小血管炎的可能性 [365, 1269, 1273, 1274]。在新月体性肾小球肾炎标本中，ANCA 阳性的可能性与肾小球免疫荧光显微镜下免疫球蛋白沉积的强度成反比 [1272]。如果免疫球蛋白染色阴性，则 ANCA 血清学检测结果阳性的可能性约为 90%；如果染色为微量或 + 染色（范围为 0～++++），可能性则约为 80%；如果染色为 ++，可能性约为 50%；染色 +++ 则可能性约为 30%；若染色为 ++++，可能性低于 10%。因此，即使 ANCA 在确诊的免疫复合物介导的肾小球肾炎患者中的阳性率高于预期，但仍是在寡或无免疫复合物或抗 GBM 介导的疾病证据的患者中最常见。

一个有趣的现象是 ANCA 在免疫复合物介导的疾病中的阳性率高于预期，提示 ANCA 可能不仅参与寡免疫沉积性新月体性肾小球性肾炎的发病，也参与免疫复合物型疾病的最严重病例的发病 [365]。换个角度来说，约 25% 的特发性免疫复合物型新月体性肾小球肾炎（如符合免疫复合物型肾小球肾炎诊断，但不能满足具体某种原发性或继发性免疫复合型疾病）的患者为 ANCA 阳性，而患有特发性免疫复合物型肾小球肾炎但不伴新月体形成的患者 ANCA 阳性率不到 5% [365]。

肾小球毛细血管壁或系膜区染色通常与免疫球蛋白染色相伴，偶尔出现在没有免疫球蛋白染色的标本中。在肾小球内纤维素样坏死和毛细血管血栓形成的部位及新月体的间隙中，可有纤维蛋白的不规则沉积。肾小球坏死和硬化灶也可以有 C3 和 IgM 的不规则沉积。

(3) 电子显微镜：电子显微镜表现与之前对抗 GBM 肾小球肾炎的表现相似 [1181]。单纯寡免疫沉积性新月体性肾小球性肾炎的标本中没有或只有少量免疫复合物型电子密集物沉积。肾小球坏死灶有大量白细胞浸润、GBMs 断裂，以及毛细血管血栓内和纤维素样坏死部位可见纤维蛋白触须样结构。

3. 发病机制

寡免疫沉积性新月体性肾小球性肾炎的发病机制目前尚不完全明确，但有充分的证据表明 ANCA IgG 是一个主要的致病因素 [1275–1277]。在肾小球或其他血管中缺乏或只有少量免疫复合物沉积的情况下，免疫复合物介导的损伤的经典机制与寡免疫沉积性新月体性肾小球性肾炎的发病无关。另一方面，在血管坏死部位大量的多形核白细胞聚集，这也促进了中性粒细胞活化在该疾病中的作用相关研究的开展。大量体外数据提示 ANCA 具有致病作用，原因是这些自身抗体可激活正常人的多形核白细胞 [1272, 1275, 1278–1280]。

对于抗 MPO 自身抗体、抗 PR3 自身抗体或针对嗜天青颗粒中包含的其他中性粒细胞抗原的自身抗体来说，与它们相应的抗原作用，抗体必须进入细胞，或者那些抗原必须移位至细胞表面。实际上，浓度很低不足以引起中性粒细胞完全活化的少量细胞因子（如 TNF-α、IL-1）就能够诱导 ANCA 靶抗原向细胞表面的移位 [1281]。已经通过 GPA 患者和败血症患者的中性粒细胞体内实验证明了 ANCA 抗原向细胞表面的移位 [1282–1284]。患有 ANCA 相关疾病的患者异常表达 *PR3* 和 *MPO* 基因，且该表达与疾病活动相关 [1285]。尽管这些基因存在于不同的染色体上，但它们的表达在疾病活动期间似乎是协同上调的，在缓解期间则下调。表观遗传学的变化是由于 *MPO* 和 *PR3* 基因座位上未甲基化 DNA 的增加导致的，也与 *MPO* 和 *PR3* 基因表达下调导致 RUNX3（Runt 相关转录因子 3）对组蛋白甲基化酶 PRC2（核心蛋白复合体 2）的募集减少有关。另外，在这些患者中似乎表达了 JMJD3（含十字形结构域蛋白 3），这进一步降低了组蛋白 H3K27me3 的甲基化状态 [1286]。为进一步支持表观遗传学修饰导致 ANCA 相关血管炎中自身抗原基因表达和疾病状态这个观点，在 ANCA 相关血管炎患者病程中对白细胞中 *MPO* 和蛋白酶 3（*PRTN3*）基因的基因特异性 DNA 甲基化进行检测，显示活动性疾病的患者的 *MPO* 和 *PRTN3* 甲基化不足，自身抗原表达增加，而缓解期患者 DNA 甲基化增加 [1287]。此外，无论 ANCA 血清型如何，*PRTN3* 启动子上 DNA 甲基化增加的患者无复发的可能性更高（$P < 0.001$），这表明这些检测项目有可能用作疾病活动的生物标志物 [1287]。

无论是细胞因子刺激还是基因表达造成抗原在细胞表面表达，存在循环 ANCA 时，自身抗体与其外部化抗原的相互作用都会导致中性粒细胞的完全活化，从而导致呼吸暴发和主要和次要颗粒成分的脱颗粒 [1288, 1289]。目前的假设是，ANCA 在中性粒细胞贴壁和游出时会诱导中性粒细胞过早脱颗粒和活化，导致裂解酶和有毒氧化代谢产物在血管壁部位释放，产生坏死性炎性损伤。这种观点得到了体外研究的支持。研究表明，ANCA 活化的中性粒细胞可导致培养的人脐静脉内皮细胞的损伤和破坏[1290–1292]。

不只是中性粒细胞脱颗粒引起内皮的直接损伤，中性粒细胞和单核细胞释放的 ANCA 抗原进入内皮细胞也可引起细胞损伤。PR3 可以通过受体介导的过程[1293–1295]进入内皮细胞，并产生 IL–8[1296]和趋化蛋白–1。PR3 还通过蛋白水解和非蛋白水解机制诱导凋亡[1297, 1298]。有趣的是，PR3 介导的细胞凋亡似乎部分与细胞周期抑制因子 $p21^{cip1/waf1}$ 和核因子 –κB（NF–κB）的裂解有关[1299, 1300]。类似地，MPO 通过能量依赖的过程[1301]进入内皮细胞，并穿过整个细胞，定位在细胞外基质中。在存在底物 H_2O_2 和 NO_2^- 的情况下，MPO 催化细胞外基质蛋白上酪氨酸残基的硝基化[1302]，导致细胞外基质蛋白断裂[1303]。内皮细胞似乎会抑制 ANCA 活化的中性粒细胞产生超氧化物，在介导 ANCA 相关血管炎病程中的内皮损伤方面，丝氨酸蛋白酶可能比活性氧作用更大[1304]。

ANCA 活化中性粒细胞可能是以下两者共同介导的。自身抗体 F（ab’）$_2$ 的抗原结合位点，自身抗体 Fc 段和中性粒细胞表面 Fcγ 受体的结合[1137, 1291, 1305, 1306]。人类中性粒细胞结构性表达 IgG 受体 FcγRⅡa 和 FcγRⅢb[1307]。ANCA 可与这两类受体结合[1291, 1308]。和 Fc 受体结合导致一系列中性粒细胞活化事件，包括呼吸暴发、脱颗粒、吞噬、细胞因子产生和黏附分子上调[1309]。特别的是，FcγRⅡa 和 ANCA 的结合似乎会增加中性粒细胞中的肌动蛋白聚合作用，从而导致细胞变形，并可能降低它们通过毛细血管（ANCA 相关血管炎损伤的初始部位）的能力[1310]。此外，FcγRⅢb 受体的多态性[1311, 1312]（而不是 FcγRⅡ的多态性[1313, 1314]）似乎会影响 ANCA 相关血管炎的严重程度。

除 Fc 受体介导的机制外，大量数据支持抗体分子的 F（ab'）$_2$ 段参与白细胞活化。ANCA 的 F（ab'）$_2$ 段诱导正常人中性粒细胞和单核细胞中氧自由基的产生[1306]和细胞因子基因的转录。微阵列基因芯片分析显示，ANCA IgG 和 ANCA F（ab'）$_2$ 段刺激不同基因子集的转录，其中某些只对 IgG 有反应，某些只对 F（ab'）$_2$ 段有反应，某些对两者皆有反应[1315]。ANCA 的 F（ab'）$_2$ 段很可能具有较低的活化中性粒细胞和单核细胞的能力[1306]。一旦免疫球蛋白的 F（ab'）$_2$ 段与抗原在细胞表面或微环境中相互作用，该分子的 Fc 段几乎肯定会引起白细胞活化[1291]。F（ab'）$_2$ 和 Fc 受体活化的信号转导通路是通过一个特定的 p21ras（Kristen–ras）途径激活的信号转导途径进行的[1316]。

考虑到 ANCA 的致病性，目前已经致力于确认 MPO 被 ANCA 识别的特异表位，以便确定治疗方法，在体内阻断这种相互作用。来自美国、荷兰和澳大利亚的研究人员通过高度敏感的表位切除和质谱分析法，发现活动性疾病患者的血清中针对 MPO 特定表位的自身抗体与缓解期患者不同。此外，该研究还报道了在 ANCA 阴性疾病患者中发现致病性 MPO–ANCA 的开创性发现。这些抗体是在 IgG 纯化（清除了血清来源的铜蓝蛋白，铜蓝蛋白是 MPO 的天然抑制剂）后检测到的[1317]。

尽管有人认为 T 细胞在寡免疫沉积性坏死性小血管炎或肾小球肾炎的发病中起作用[1318, 1319]，但尚未证实。以下信息具有提示性肉芽肿[1320]和活动性血管病变部位[1321–1325]存在 $CD4^+$T 细胞，T 细胞活化的可溶性标记物水平与疾病活动性之间有某些相关性[1320, 1326]，特别是 IL–2 受体和 sCD3[1327, 1328]。在 ANCA 相关疾病中对 T 细胞反应性的了解比较多，包括 T 细胞对 PR3 和 MPO 的识别[1329, 1330]。调节性 T 细胞的比例在 ANCA 患者中是升高的，但这些调节性 T 细胞似乎有功能缺陷，不能抑制产生细胞因子的效应细胞的增殖。此外，外周血中分泌 IL–17 的 T 细胞的百分比增加，并且 TH17 相关的细胞因子 IL–23 的血清水平与疾病活动的趋势相关[1331]。虽然有待重复和验证，从 ANCA 相关血管炎患者的纯化 $CD8^+$T 细胞的基因表达谱中已鉴定出与预后不良相关的特征，其中包括 $CD8^+$ 记忆性 T 细胞群体扩增[1332]。一项单独的研究对 ANCA 相关血管炎患者的纯化的 $CD4^+$T 细胞进行了检测，发现活动性疾病患者中调节性 T 细胞的频率增加，伴有抑制功能的下降，以及另一个 T 细胞群对调节性 T 细胞的抑制作用存在抵抗[1333]。

长期以来，人们一直认为患有 ANCA 相关血管炎和肾小球肾炎的患者有疾病的遗传易感性。首个 GWAS 是用 1233 例英国 ANCA 相关血管炎患者的 DNA 样本进行的，对照组有 5884 例，另外还有一个北欧的验证队列，纳入了 1454 例患者和 1666 例对照 [1334]。有趣的是，遗传因素与 ANCA 血清型的相关性比与疾病表型之间的相关性更强。PR3-ANCA 阳性的患者与 HLA-DP 和编码 α1- 抗胰蛋白酶（SERPINA1，PR3 的内源性抑制物）的基因及 PR3（PRTN3）本身的基因相关（$P=6.2\times10^{-89}$，$P=5.6\times10^{-12}$ 和 $P=2.6\times10^{-7}$）。MPO-ANCA 阳性的患者与 HLA-DQ 有显著的全基因组关联（$P=2.1\times10^{-8}$）。值得注意的是，ANCA 相关血管炎在黑人中极为罕见。然而，已发现 HLA-DRB1*15 等位基因与 PR3-ANCA 阳性疾病相关，与社区对照相比，在黑种人患者脑卒中风险增加 73.3 倍 [1335]。有趣的是，在 50% 的黑种人患者中发现了源自白种人的 DRB1*1501 等位基因变异，而在该组中却没有发现源自非裔的 DRB1*1503 等位基因。北美最近的 GWAS 纳入 1986 例的 GPA 或 MPA 患者，发现风险等位基因与 HLA-DPB1、SERPINA1、PTPN22 和 PRTN3 基因座位相关 [1336]。

该疾病的动物模型确立了 ANCA 与寡免疫沉积性坏死性肾小球肾炎和小血管炎之间的致病关联。该疾病的早期模型基于在 20% 的雌性 MRL/lpr 小鼠 [1337] 及从 MRL/lpr 小鼠衍生的近交小鼠 SCG/Kj 品系和会发展为严重的新月体性肾小球肾炎和系统性坏死性血管炎的 BXSB 品系 [1338] 中发现的循环抗 MPO 抗体。已从这些小鼠品系中分离出抗 MPO 抗体。给大鼠应用氯化汞会导致广泛的炎症，包括伴有抗 MPO 抗体和抗 GBM 抗体阳性的坏死性血管炎 [1339]。一个更有说服力的模型显示了 ANCA 的致病作用。事先用 MPO 免疫动物后，轻症的抗 GBM 抗体介导的肾小球肾炎恶化 [1205]。提示在 ANCA 存在的情况下，轻微的促炎事件可能会发展为严重的坏死过程。

现在有了更多有说服力的 ANCA 小血管炎模型。用鼠 MPO 对 MPO 缺陷型小鼠进行免疫，然后将这些小鼠的脾细胞转移到免疫功能低下的重组激活基因（*Rag2*）缺陷型小鼠中 [1340]。这导致了抗 MPO 自身抗体的出现和严重的坏死性新月体性肾小球肾炎的发生，在某些动物中还导致了肺和其他器官系统的血管炎。在另外一系列类似的实验中，单独将抗 MPO 抗体转移到 $Rag2^{-/-}$ 小鼠中，诱导出了寡免疫坏死性新月体性肾小球肾炎 [1340]。这些研究表明抗 MPO 抗体会引起寡免疫沉积性坏死性血管炎。给予脂多糖（LPS）会加重抗 MPO 抗体诱导的肾小球肾炎 [1341]。相反，如果用选择性中性粒细胞单克隆抗体耗竭接受抗 MPO 抗体的小鼠的中性粒细胞，则不出现该疾病 [1342]。在使用这种动物模型评估 T 细胞作用的实验中，引入富含 T 细胞的脾细胞（> 99% T 细胞）并未造成肾小球新月体形成或血管坏死。这些数据不支持抗 MPO 的 T 细胞在诱发急性损伤中的致病作用 [1343]。此外，还通过在复杂性状遗传资源库的 13 个近交小鼠品系中诱发的疾病来研究遗传易感性的作用。但是没有发现显性数量基因座位，这提示严重程度的差异可能是多基因造成的，还可能与周围环境有关 [1344]。

前文所述的相同模型还证实了补体活化的作用。给予眼镜蛇毒因子的小鼠不出现肾小球肾炎和血管炎，缺乏补体 C5 和 B 因子的小鼠也不发病，而 C4 缺陷的小鼠则可发展出与野生型小鼠相当的疾病 [1345]。这些结果表明，补体旁路途径活化是诱发疾病必需的，而经典途径或凝集素途径则不是。使用相同的小鼠模型，在用抗 MPO IgG 和脂多糖诱导疾病之前的 8h 或之后 1 天，用抑制 C5 的单克隆抗体治疗小鼠，可完全消除或显著改善肾小球肾炎 [1346]。因此，抗 C5 对该 ANCA 血管炎小鼠模型具有显著的治疗作用。这些结果已在体外实验中得到证实，阻断人类中性粒细胞的 C5a 受体使得中性粒细胞不能激活 [1347]。

最近的工作已证实了补体旁路途径的免疫病理学重要性，因为阻断 C5a 受体（C5aR）活性可防止疾病发展。当给予人类 C5aR 口服小分子拮抗剂“CCX168”时，可使表达人 C5aR 的小鼠免于抗 MPO 自身抗体诱导的疾病 [1348]。相反，使用相同的小鼠模型，C6 缺陷的小鼠不能免受疾病侵袭，因此支持了形成膜攻击复合物不是疾病发展必需环节的观点 [1348]。

总的来说，这些结果表明补体活化在 ANCA 血管炎的发病机制中起着重要作用，并且提示补体级联反应阻滞剂可能是未来的治疗干预手段。虽然有待证实，在人类中也有初步的证据，因为患有活动性疾病的患者的血浆和尿液中的 C3a、C5a 和可溶性 C5b-9 水平存在异常增高[1349, 1350]。一项随机、安慰剂对照的临床试验招募了新诊断或复发的 ANCA 相关血管炎成人患者，患者接受环磷酰胺或利妥昔单抗，联合安慰剂加激素、avacopan（口服抗 C5a 受体拮抗剂，30mg 口服，每天 2 次）加减量的泼尼松（20mg 口服，每天 1 次）或单独 avacopan（30mg 口服，每天 2 次），不联合激素[1351]，主要终点是随访第 12 周时伯明翰血管炎活动评分（BVAS）降低 50% 以上且在任何身体系统中均未恶化的患者比例，共纳入 67 位患者。安慰剂组的 20 例患者中有 14 例（70%）在 12 周时达到临床反应，avacopan 加减量激素组的 20 例患者中有 19 例（86.4%）达到了临床反应，单独 avacopan 组（不联合泼尼松）的 21 例患者中有 17 例（81%）达到了临床反应（与对照组的差异为 11.0%，双侧 90% CI：-11.0%～32.9%，对于非劣效性，P=0.01）。组间不良事件相似[1351]。此外，正在进行 3 期 ADVOCATE 临床试验，以评估 CCX168（抗 C5a 受体拮抗剂）在大样本 ANCA 相关肾小球肾炎患者中的有效性（www.clinicaltrials.gov，NCT02994927）。另外值得注意的是，关于补体旁路途径作用的所有证据均来自抗 MPO 自身抗体介导的疾病模型。在小鼠或人类中没有直接证据表明这也适用于抗 PR3 自身抗体介导的疾病。

抗 MPO 抗体的致病作用已经在第二种动物模型中得到了证明，该模型用人 MPO 免疫大鼠，诱发出抗大鼠 MPO 抗体、坏死性和新月体性肾小球肾炎及肺毛细血管炎[1352]。研究中通过活体显微镜观察，发现抗 MPO 活化的中性粒细胞沿血管壁发生贴壁和渗出[1352, 1353]。这两个动物模型已证明抗 MPO 抗体能够引起坏死性和新月体性肾小球肾炎和广泛的系统性血管炎。

在 PR3 缺陷的小鼠中建立了一种抗 PR3 诱导的血管损伤模型。在模型中，鼠抗小鼠 PR3 的被动转移与更强的局部皮肤炎症有关，并且在皮内注射 TNF-α 的部位的皮肤血管附近观察到血管周围浸润[1343, 1354]。总之，这些动物研究已证明抗 MPO 和抗 PR3 抗体均能够致病。

就像大多数自身免疫反应一样，免疫耐受破坏和抗 MPO 或抗 PR3 抗体产生的诱因尚不清楚。尽管提示可能与遗传易感性[1355]和对外来致病因素的环境暴露[1356]（特别是二氧化硅）[1357, 1358]有关，但这些暴露与 ANCA 的产生之间没有确立直接联系。ANCA 血管炎的一个偶然发现促成了自身抗原互补性的理论[1218, 1359]。该理论基于以下证据：从 DNA 链转录和翻译的蛋白质与从 DNA 反义链转录和翻译的蛋白质结合[1360]。已证明某些 PR3-ANCA 阳性的患者有针对与 PR3 中部互补的抗原的抗体[1330]。这些抗互补 PR3 抗体与 PR3-ANCA 形成配对抗独特型。而且，克隆的互补 PR3 蛋白与 PR3 结合并起到丝氨酸蛋白酶抑制剂的作用。初步数据表明，在多种微生物中发现了互补的 PR3 抗原，其中一些与 ANCA 血管炎有关，并且在某些 PR3-ANCA 阳性的患者和 MPO-ANCA 阳性的患者的基因组中也发现了这些抗原[1218]。尽管需要确认并扩大这些研究以确定互补 PR3 抗原的来源及其在诱导血管炎中的作用（如果有），这些观察结果仍可为研究 ANCA 自身免疫反应最可能的原因提供有前景的研究方向。

4. 临床特征和自然病程

大多数患有寡免疫沉积性坏死性新月体性体肾小球肾炎和 ANCA 阳性的患者的肾小球疾病是系统性小血管性血管炎的一部分。在约 1/3 的患者中，该疾病临床局限于肾脏[1361]。寡免疫沉积性新月体体性肾小球肾炎，包括肾脏局限性和血管炎相关，是成年人 RPGN 最常见的病因[1127, 1133, 1179, 1361, 1362]。当疾病是系统性血管炎的一部分时，患者患有肺 - 肾、皮 - 肾或多系统疾病。常见的受累部位，包括眼、耳、鼻窦、上气道、肺、胃肠道、皮肤、周围神经、关节和中枢神经系统。ANCA 相关的 3 种主要综合征是 MPA、GPA 和 EGPA[1270, 1363, 1364]。即使患者没有活动性血管炎肾外表现的临床证据，发热、乏力、肌痛和关节痛等全身症状也很常见。

大多数 ANCA 相关寡免疫沉积性坏死性肾小球肾炎的患者表现为 RPGN，即肾功能迅速丧失并伴有血尿、蛋白尿和高血压。但是，有的患者的临床过程更迁延一些，肾功能缓慢下降，尿沉渣不那么活动。在后面这类患者中，局灶性坏死和血尿发作以局灶性肾小球瘢痕形成结束，之后的复发导致肾小球的累积损伤。

注意，仅以寡免疫沉积性新月体性肾小球肾炎起病的患者可能随后出现系统性疾病的症状和体征，并累及肾外器官系统[1365]。对死于 ANCA 相关血管炎的患者进行了尸检研究。这项研究的结果显示了弥漫的肾小球肾炎，也发现了缺乏临床表现的肾外血管炎。约 8% 的患者死于败血症性感染或进展性复发性血管炎[1365]。

对于缺乏肾外表现的寡免疫沉积性新月体性肾小球肾炎的预后因素，目前尚无针对性研究。在对 ANCA 相关小血管炎一般患者的预后研究[1273, 1365, 1366]中发现，肺出血的存在是决定患者存活的最重要因素。关于 ESRD 的风险，最重要的预后指标是治疗开始时的血肌酐水平[1366]。在多变量分析中，对诸如是否存在肾外疾病等变量进行校正后，该参数仍然是肾脏预后的最重要预测因素。以下指标可作为治疗抵抗和进展为 ESRD 的预测因素，即患病时间长、肾脏活检标本发现血管硬化（表现为肾小球硬化、间质浸润、肾小管坏死和萎缩[1367]）及存在慢性疾病的临床标志，包括累积的器官损害（通过血管炎损伤指数衡量）[1368]。还有研究发现，活检中的血管硬化是治疗抵抗的独立预测因素[1369]，可能反映了由于高血压或其他动脉粥样硬化过程引起的慢性肾脏损害，同时 ANCA 相关性肾炎又造成了额外的损伤。

肾脏损害是治疗抵抗的预测因素，这强调了早期诊断和及时治疗的重要性。值得注意的是，尽管初始血肌酐水平是肾脏预后最重要的指标，但没有一个超出该范围之后治疗无效的肾功能不全的阈值，因为起病时 GFR 低于 10ml/min 的患者中超过 50% 会达到缓解和肾功能的显著改善[1370]。因此，对所有新诊断的疾病患者都应采取积极的免疫抑制治疗[1369]。但是，进展为 ESRD 的风险还取决于治疗 4 个月内 GFR 的变化。在没有其他疾病表现的情况下，对于 GFR 急剧下降的患者，因为肾脏恢复的机会减少，需要权衡是否继续免疫抑制治疗[1369]。

多达 40% 的患者会发生 ANCA 小血管炎的复发。根据一项大型队列研究，似乎可以通过存在 PR3-ANCA（相对 MPO-ANCA 而言）及上呼吸道或肺部受累来预测复发的风险[1369]。仅患肾小球肾炎的患者（主要是 MPO-ANCA 阳性的患有）属于复发风险相对较低的患者亚组，中位随访 62 个月的复发率约为 25%。

寡免疫沉积性坏死性肾小球肾炎和小血管炎可在肾移植复发[1371, 1372]。总体而言，包括单纯寡免疫沉积性坏死性肾小球肾炎在内的 ANCA 小血管炎复发率约为 20%[1373]。单纯寡免疫沉积性坏死性肾小球肾炎的患者不伴系统性血管炎的亚组的复发率未知，可能低于 20%。移植时 ANCA 阳性似乎与疾病复发风险增加无关。

5. 实验室检查

80%～90% 的患寡免疫沉积性坏死和新月体性肾小球肾炎的患者存在循环 ANCA[365, 1273, 1276, 1363, 1374–1376]。在酒精固定的中性粒细胞的间接免疫荧光显微镜检查中，ANCA 有两种染色模式，即核周型（P-ANCA）和胞质型（C-ANCA）[1276, 1376]。ANCA 的两种主要特异性抗原是 MPO 和 PR3[1269, 1376–1379]。这两种蛋白均存在于中性粒细胞的初级颗粒和单核细胞的溶酶体中。抗 MPO 自身抗体在间接免疫荧光显微镜下为 P-ANCA 染色模式，而抗 PR3 自身抗体为 C-ANCA 染色模式，只有极少数例外。在没有系统性血管炎临床证据的情况下，约 2/3 的寡免疫沉积性坏死性新月体性肾小球肾炎患者为 MPO-ANCA 或 P-ANCA 阳性，约 30% 为 PR3-ANCA 或 C-ANCA 阳性[1270, 1380]。和 MPA 或 GPA 患者相比，肾脏局限性疾病患者的 MPO-ANCA 相对 PR3-ANCA 的频率更高[1270]。一小部分患者同时存在 MPO- 和 PR3-ANCA。但是，这可能主要见于曾暴露于掺杂左旋咪唑的可卡因的患者[1381, 1382]。

如前所述，约有 1/3 的抗 GBM 病患者和约 25% 的特发性免疫复合物型新月体性肾小球肾炎患者呈 ANCA 阳性。因此，ANCA 阳性对寡免疫沉积性新月体性肾小球肾炎并非完全特异[365]。如果同时进行间接免疫荧光和抗原特异性检测，可以实现 ANCA 检测的最大的灵敏度和特异性。抗原特异性检测可以是 ELISA 或放射免疫分析。现在可以进行多种商品化检测，其诊断特异性范围为 70%～90%，灵敏度为 81%～91%[365, 1383]。但是，如果基于此启动或调整细胞毒性治疗的话，检测仍不能提供必要的敏感性、特异性和预测能力。

阳性 ANCA 测试结果的阳性预测值（PPV）（即阳性结果患者中寡免疫沉积性新月体性肾小球肾炎的百分比）取决于被测患者的疾病症状和体征。症状和体征预示了寡免疫沉积性新月体性肾小球肾炎的预测可能性（预测患病率），这极大地影响了预测价值。在具有典型 RPGN 特征的患者中，ANCA 阳性的 PPV 为 95% [365]。在血尿和蛋白尿患者中，如果血清肌酐水平高于 3mg/dl，阳性 ANCA 结果的 PPV 为 84%，如果血清肌酐水平为 1.5～3.0mg/dl，则为 60%，如果血清肌酐水平低于 1mg/dl，PPV 仅为 29% [1384]。尽管在最后一种情况下 PPV 欠佳，但阴性预测值＞ 95%，因此阴性结果可以减少患者患早期或轻症寡免疫沉积性坏死性肾小球肾炎的可能。

在寡免疫沉积性新月体性肾小球肾炎中，尿液分析发现包括伴有变形红细胞的血尿，伴或不伴无红细胞管型及蛋白尿。蛋白尿的范围为 1～16g/24h[1365, 1385]。通常在诊断时血肌酐水平会升高，虽然少数患者的疾病相对惰性。在活动性疾病期间，红细胞沉降率和 C 反应蛋白水平升高。血清补体成分水平通常在正常范围内。

ANCA 相关寡免疫沉积性肾小球肾炎是否需要行肾活检取决于许多因素，包括 ANCA 检测的诊断准确性、发现寡免疫沉积性肾小球肾炎的预测可能性、了解肾脏活动性和慢性的损伤价值，以及 ANCA 相关寡免疫沉积性坏死性肾小球肾炎免疫治疗相关的风险。一项研究纳入 1000 例增生性和（或）坏死性肾小球肾炎，并且 PR3-ANCA 或 MPO-ANCA 阳性的患者，发现 ANCA 检测的 PPV 为 86%、假阳性率为 14%、假阴性率为 16%。考虑到大剂量皮质激素和细胞毒性药物治疗固有的严重风险，除非患者病情严重不能耐受操作过程，否则应谨慎地通过肾脏活检确诊并评估 ANCA 相关寡免疫沉积性新月体性肾小球肾炎的活性和慢性病变 [1384]。

6. 治疗

ANCA 阳性寡免疫沉积性坏死性新月体性肾小球肾炎治疗方面的数据来源于 ANCA 相关血管炎（包括 GPA 和 MPA）的研究。仅有少量数据专门针对肾脏局限性寡免疫坏死性肾小球肾炎患者的治疗。寡免疫沉积性新月体性肾小球肾炎（伴或不伴系统性血管炎）的治疗仍主要基于各种皮质激素和环磷酰胺的组合方案 [1366, 1386, 1387]。

鉴于这种疾病的潜在暴发性，应连续 3 天使用 7mg/(kg · d) 的甲泼尼龙进行诱导治疗，以阻断侵袭性、破坏性的炎症过程。然后每天口服泼尼松，联合口服或静脉环磷酰胺。泼尼松起始剂量通常为第 1 个月 1mg/(kg · d)，逐渐减量至隔日治疗，然后在第 4 个月末至第 5 个月时停用。如果采用每月静脉使用环磷酰胺的方案，起始剂量应约为 0.5g/m^2，并应根据 2 周白细胞计数的最低点上调剂量至 1g/m^2 [1387, 1388]。每日口服环磷酰胺的方案起始剂量为 2mg/(kg · d) [1386]，并按需下调，使最低白细胞计数保持在 3000/mm^3 以上。

环磷酰胺的最佳给药方式（每日口服还是静脉冲击）是一个研究重点。通常，静脉冲击方案的环磷酰胺累积剂量比口服方案低约 2 倍，并且中性粒细胞减少和其他并发症的发生率显著降低。在一项纳入 3 个 RCT 的 Meta 分析中，与每日口服环磷酰胺的方案相比，静脉冲击环磷酰胺相关的复发率并未显著增加，但是静脉冲击环磷酰胺临床缓解率更高、白细胞减少及感染发生率更低 [1389]。两种给药方案在预后终点（死亡或 ESRD）方面没有差别。

为对比静脉冲击和每日口服环磷酰胺在诱导缓解中的作用，开展了一个大型随机对照试验（CYCLOPS），纳入 149 例新诊断的伴肾脏受累的 ANCA 血管炎患者 [1390]。患者被随机分配接受静脉冲击环磷酰胺，每 2 周 15mg/kg，共 3 次，之后每 3 周 1 次，或每日口服环磷酰胺 2mg/(kg · d)。缓解后，环磷酰胺治疗持续 3 个月。然后所有患者改用硫唑嘌呤［口服 2mg/(kg · d)］直至第 18 个月。所有患者均接受泼尼松龙口服，初始剂量为 1mg/kg，然后逐渐减量。血清肌酐水平超过 500μmol/L（5.7mg/dl）的患者被排除在研究之外，随访到 9 个月时，有 79% 的患者获得了缓解（两组的中位缓解时间均为 3 个月）。两个治疗组在达到缓解所需的时间或 9 个月时达到缓解的患者比例方面没有差异（冲击组为 88.1%，而口服组为 87.7%）。两组之间的 GFR 没有显著差异。到 18 个月时，冲击组中 13 例患者和口服组中 6 例患者复发（HR 2.01，CI 0.77～5.30）。口服组的环磷酰胺绝对累积剂量几乎是冲击组的 2 倍（15.9g vs. 8.2g，$P < 0.001$）。冲击组白细胞减少症的发生率较低（HR=0.41，CI 0.23～0.71），但两个治疗组之间的严重感染率没有显著差异。据报道，该试验的长期结果的中位随访时间为 4.3 年，获得了 90% 的原试验入选患者的数据 [1391]。两组的生存率无差异，但口服环磷酰胺

组的复发风险显著降低（HR=0.50，CI 0.26～0.93，*P*=0.029），研究结束时两组肾功能相似（*P*=0.82），不良反应也是如此。

该 RCT 证实这两种环磷酰胺方案在诱导缓解率和实现诱导缓解所需的时间方面是相似的，其中静脉冲击环磷酰胺的方案累积药物剂量约为口服方案的 50%，白细胞减少的发生率明显降低。长期结果表明，每日口服环磷酰胺治疗方案复发的风险更低，并且在原始研究中也有这种趋势。此时临床医生必须权衡每一种方案的风险和获益，以确定最合适的方案，现在治疗决策可能更多地取决于患者的依从性水平。

基于一项大型对照试验的结果，环磷酰胺治疗的疗程已经发生了显著变化，该试验将接受环磷酰胺治疗 3 个月后完全缓解的患者随机分配，改用硫唑嘌呤或继续应用环磷酰胺至 12 个月。12 个月后，两组均接受为期 1 年的硫唑嘌呤维持治疗 [1211]。在肾功能和复发率方面，环磷酰胺治疗 3 个月后改用硫唑嘌呤似乎与口服环磷酰胺治疗 12 个月，然后接受 12 个月硫唑嘌呤治疗疗效一样。值得注意的是，与 ANCA 滴度转阴的患者相比，PR3-ANCA 滴度在更换治疗时仍为阳性的患者随后复发的风险增加约 2 倍 [1392]。

在针对血浆置换在 ANCA 相关血管炎和肾小球肾炎治疗中的作用的 3 个相对较小的 RCT 中 [1393-1395]，未发现联合血浆置换比单独的免疫抑制治疗为肾脏局限性疾病的患者或轻中度肾功能不全的患者带来额外获益。但是，在免疫抑制治疗基础上，血浆置换疗法对于起病时即需要透析的患者是有益的 [1395, 1396]。欧洲血管炎学组对 137 例新诊断并经活检证实的重症 ANCA 相关性肾小球肾炎患者进行了一项研究（MEPEX 研究），发现在入组时患有严重肾衰竭的患者（血清肌酐水平＞ 5.8mg/dl）中，血浆置换疗法在促进肾功能恢复方面优于甲泼尼龙冲击治疗 [1397]。长期随访未显示两组患者中无 ESRD/ 死亡的比例有显著差异，可能因为样本量小，限制了差异的检出 [1398]。因为临床上发现透析患者使用环磷酰胺时严重骨髓抑制的风险增加，应用该治疗需格外小心。

最终能够脱离透析的患者通常会在治疗开始后的 3～4 个月内摆脱透析 [1370, 1388]。因此，对于接受了 4 个月以上的免疫抑制治疗仍在透析的患者，继续免疫抑制治疗可能不会带来额外的获益（除非他们持续存在肾外血管炎表现）。在一项纳入 523 例 ANCA 血管炎患者、中位随访期超过 40 个月的回顾性分析中，有 136 例进入 ESRD [1399]。长期透析患者的血管炎复发率［0.08 次 /（人・年）］显著低于未进入 ESRD 时的自身对照［0.20 次 /（人・年）］和肾功能保留的患者［0.16 次 /（人・年）］。接受维持性免疫抑制剂的 ESRD 患者感染率几乎是 2 倍，而且是重要的死亡原因之一。鉴于接受长期免疫抑制治疗的血液透析患者复发风险减低，而感染和死亡风险升高，根据风险获益比，不支持长期透析的 ANCA 小血管炎患者常规使用维持免疫抑制治疗。

大剂量静脉应用免疫球蛋白已用于对常规免疫抑制治疗抵抗的系统性血管炎的治疗 [1400-1404]，但在不合并系统性受累的单纯寡免疫沉积性新月体性肾小球肾炎患者中的应用尚无报道。

> **临床意义：透析患者的免疫抑制治疗**
>
> *因为透析者复发风险减低，而感染风险高，必须谨慎考虑长期透析的 ANCA 小血管炎患者维持免疫抑制治疗的风险获益比。*

有研究对早期局限性 GPA 和轻度肾脏疾病的患者中进行甲氨喋呤诱导治疗和环磷酰胺治疗的对比 [1405-1409]。在 6 个月时两个治疗组的缓解率相当 [1407]。但是，接受甲氨蝶呤治疗的患者，如果病变更广泛或存在肺部受累，缓解更为滞后。与环磷酰胺相比，甲氨蝶呤的复发率也显著高于环磷酰胺（69.5% vs. 46.5%），并且 45% 的复发发生在患者甲氨蝶呤治疗期间。肌酐清除率低于 80ml/min 的患者甲氨蝶呤需减量，肌酐清除率低于 10ml/min 时禁用甲氨蝶呤。而且，根据作者的经验，有些服用甲氨蝶呤的患者肾小球肾炎进展。因此，甲氨蝶呤单药不太可能在寡免疫沉积性新月体性肾小球性肾炎治疗中起作用。

有两个 RCT 研究了使用利妥昔单抗是否可以减少或完全避免使用环磷酰胺。在 RITUXVAS 试验中，以 3：1 的比例将 44 例新诊断的 ANCA 血管炎患者随机分配到利妥昔单抗治疗组（375mg/m² 每周 ×4 次）联合环磷酰胺（15mg/kg 静脉用药 ×2 次，间隔 2 周），或单独给予环磷酰胺（15mg/kg 静脉用药 ×3 次，间隔 2 周，然后每 3 周用药 1 次，总量最多 10 次）[1409]。两组均接受相同的静脉和口服泼尼松龙治疗方案。利妥昔单抗组的患者未接受维持治疗，而环磷酰胺组的患者维持治疗改用硫唑嘌呤，直至试验结束。研究随访时间至少为 12 个月。两个治疗组的持续缓解率相似（利妥昔单抗组 76%，环磷酰胺组 82%，风险差异 P=0.67）。两组严重不良事件均常见，利妥昔单抗组为 45%，环磷酰胺组为 36%（P=0.60）。这项研究表明，利妥昔单抗和减量的环磷酰胺联合疗法可能不逊于传统环磷酰胺方案，但并未证明基于利妥昔单抗的方案的安全性获益。这项研究不足以证明等效性或非劣效性。

在一项评估利妥昔单抗与环磷酰胺相比的非劣效性的大型 RCT 研究中，将 197 例患者随机分配至利妥昔单抗治疗组（375mg/m² 每周输注 1 次，×4 次），或环磷酰胺治疗组［2mg/(kg · d) 口服］共 3 个月、第 4～6 个月期间改为硫唑嘌呤［2mg/(kg · d) 口服］。所有患者均接受甲泼尼龙治疗（静脉滴注 1g/d，最多 3 天），序贯泼尼松［1mg/(kg·d)，6 个月内逐渐减停］。结果显示，在诱导期两个治疗组在 6 个月时完全缓解率类似（利妥昔单抗组为 64%，环磷酰胺组为 55%，P=0.21）[1410]。两组之间未观察到复发率差异。利妥昔单抗方案较环磷酰胺序贯硫唑嘌呤在 18 个月的疗效评估方面显示出持续的非劣效性。但是，在 18 个月时两组的缓解率分别为 39% 和 33%（P=0.32），说明迫切需要更有效的诱导缓解和维持治疗方案[1411]。虽然这些研究表明用利妥昔单抗替代环磷酰胺可能是有效的，但是在需要透析的严重肾衰竭患者中，尚未正式评估过利妥昔单抗的应用。

以预防复发为目的的维持性免疫抑制治疗相关的研究主要在 GPA 或 MPA 患者中进行。目前的数据表明，单纯寡免疫沉积性肾小球肾炎和 MPO-ANCA 阳性的患者复发风险相对较低[1369]。这组患者延长维持性免疫抑制治疗的价值意义是未知的，而且在预防复发方面，任何获益都必须与免疫抑制剂的潜在毒性及治疗风险相权衡。

7. 维持治疗

诱导缓解治疗成功之后，大多数 ANCA 相关血管炎患者应继续维持免疫抑制方案，以防止复发和减少终末期脏器损害。PR3-ANCA 相关性血管炎或肺 / 上呼吸道受累的患者比其他患者更容易复发，每个危险因素的 HR 为 1.7[1369]。

心血管受累可能与较高的复发风险相关，而肾功能差则与较低的复发风险相关[1412]。药物相关性 ANCA 血管炎患者在经诱导治疗达到缓解后，可以不进行维持治疗，而是密切随访。是否所有复发风险较低的患者（无肺 / 上呼吸道受累的 MPO-ANCA 相关性血管炎）都需要维持治疗有待商榷，应根据具体情况对患者进行评估。

在很长一段时间内，长程（＞ 12 个月）使用环磷酰胺（CYC）和皮质激素（GC）是标准治疗方案。尽管显著改善了死亡率，但 CYC 和 GC 均与显著的并发症和脏器损害有关[1368]。所以需要寻找一种毒性更小的维持治疗方案。几项主要的临床试验研究了不同的维持性免疫抑制治疗方案。这些试验包括环磷酰胺和硫唑嘌呤在血管炎缓解早期的对比（CYCAZAREM 研究）、韦格纳肉芽肿 -ENTretein（WEGENT 研究，比较硫唑嘌呤和甲氨喋呤）、系统性 ANCA 相关血管炎利妥昔单抗维持缓解方案（MAINRITSAN 研究）、应用 MMF 方案减少血管炎复发（IMPROVE 研究）和系统性血管炎中长程维持缓解（REMAIN 研究）。

在 CYCAZAREM 研究中，新诊断为 ANCA 相关血管炎（57% 为 PR3-ANCA 阳性，37% 为 MPO-ANCA 阳性）的患者接受口服环磷酰胺［2mg/(kg·d)］联合泼尼松诱导治疗[1413]。参加研究的大多数患者有肾脏受累（平均 eGFR 为 49ml/min，95% CI，43.7～54.6）。研究排除了血清肌酐水平高于 5.7mg/dl 的患者。诱导缓解后，患者被随机分配至硫唑嘌呤组［2mg/(kg · d)］或继续用 CYC［1.5mg/(kg · d)］联合泼尼松（10mg/d）。到第 12 个月，两组均接受硫唑嘌呤［1.5mg/(kg · d)］和泼尼松（7.5mg/d）治疗。在第 18 个月时，两组的复发率没有显著差异（约 15%），严重不良反应发生率也没有显著差异，在诱导缓解阶段有 7 例死亡。这项研究说明达到缓解后，可用硫唑嘌呤替代长程 CYC。同样，从研究开始到第 18 个月，两组的肾功能改善程度类似（硫唑嘌呤组和 CYC 组分别为 17.5ml/min 和 23.5ml/min）[1413]。

WEGENT 研究是一项多中心开放标签的随机对照研究，纳入了新诊断的经 CYC 冲击和 GC 治疗后达到诱导缓解的韦格纳肉芽肿病（55%）和显微镜下型多血管炎（45%）患者，进行了 CYC 冲击和 GC 治疗后获得了诱导缓解，随机分配至硫唑嘌呤组［2mg/(kg・d)］或甲氨蝶呤组（每周 0.3mg/kg，逐渐增加至每周 25mg），维持 12 个月，之后逐渐减量，持续 3 个月以上[1414]。随机分组时平均血清肌酐水平为 1.46mg/dl。导致研究药物停用或死亡的不良事件发生率在硫唑嘌呤组和甲氨喋呤组分别为 11% 和 12%。甲氨蝶呤与硫唑嘌呤相比，不良事件风险的 HR 值为 1.65（95% CI 0.65～4.18）。此外，甲氨蝶呤组 3 级或 4 级毒性发生率为 18%，高于硫唑嘌呤组（8%）（P=0.11）。硫唑嘌呤组和甲氨蝶呤组的复发率相似，分别为 36% 和 33%。虽然两种药物在诱导缓解方面似乎相似，但甲氨蝶呤有发生更多严重不良事件的趋势，这可能与肾功能受损的情况下使用了更高的剂量有关。而且，两组的复发率都很高[1414]。

在 IMPROVE 研究中，新诊断为 GPA 或 MPA 的患者接受口服或静脉滴注 CYC 和 GC 的诱导缓解方案。维持治疗包括硫唑嘌呤［2mg/(kg・d)］或 MMF（2g/d）[1415]。在第 12 个月时，将硫唑嘌呤的剂量减至 1.5mg/(kg・d)，MMF 减至 1.5g/d，直至第 18 个月，之后进一步将硫唑嘌呤的剂量减至 1.0mg/(kg・d)，MMF 减至 1.0g/d，直至第 42 个月。两组均接受 24 个月的泼尼松治疗，期间逐渐减量。中位随访时间为 39 个月（四分位数间距 0.66～53.6 个月）。硫唑嘌呤组的血清肌酐中位数为 2.7mg/dl，MMF 组为 2.9mg/dl。复发在 MMF 组中更为常见，校正其他因素后，HR 值为 1.80（95% CI 1.10～2.93，P=0.02）[1415]。

MAINRITSAN 试验报道了在预防 ANCA 相关血管炎的复发方面利妥昔单较硫唑嘌呤的优效性[1416]。研究纳入 115 例患者，大多数为 GPA 患者（76%），20% 为 MPA 患者。大多数患者是新诊断的病例。经皮质激素联合 CYC 冲击诱导治疗达到缓解后，所有患者 1∶1 随机分配至利妥昔单抗或硫唑嘌呤组。接受利妥昔单抗治疗的患者在随机分组后的第 0 天和第 14 天及之后的第 6、12 和 18 个月时给药。硫唑嘌呤组的起始剂量为 2mg/(kg・d)，维持 12 个月，之后 6 个月减量至 1.5mg/(kg・d)，之后减量至 1mg/(kg・d) 并维持 4 个月。到第 28 个月时，硫唑嘌呤组有 17 次复发（29%），而利妥昔单抗组只有 3 次(5%)。在利妥昔单抗组中，在第 8、22 和 24 个月（即最后一次利妥昔单抗用药后 6 个月内）分别有 1 例患者复发。而在硫唑嘌呤组，在开始的 12 个月内 8 例患者复发，第 24～28 个月时（硫唑嘌呤停药后）7 例患者复发。两组的不良反应发生率相近。虽然该试验显示利妥昔单抗在预防复发方面优于硫唑嘌呤，但也受到了一些质疑。主要是因为大多数患者患有 GPA，只有少部分患者患有 MPA 和肾脏局限性 ANCA 血管炎。因此，利妥昔单抗的优效性可能不是在两组患者中均适用。而且，硫唑嘌呤在按标准剂量给药 1 年后逐渐减量，但利妥昔单抗的剂量保持不变。这就引出了一个问题，如果在整个研究期间，硫唑嘌呤的剂量恒定，复发率是否会有所不同。所有患者均接受了 CYC 诱导治疗，因此不能将这些结论外推至接受利妥昔单抗诱导治疗的患者[1416-1418]。

REMAIN 研究是在经 CYC 方案诱导缓解后的缓解期 ANCA 相关血管炎患者中进行的[1419]。在这项研究中，患者被随机分配，接受硫唑嘌呤 - 泼尼松龙至诊断后 48 个月（持续组），或在第 24 个月时停用硫唑嘌呤 / 泼尼松龙（停药组）。这项前瞻性 RCT 旨在研究长程维持治疗的复发风险。该研究表明，更长的维持治疗（＞ 2 年）可将复发风险降低 3 倍。停药组大多数复发发生在停用硫唑嘌呤之后。虽然两组的安全性没有统计学差异，但这项研究不足以评估这些差异。此外，在持续治疗组中，血细胞减少和心血管事件更为常见。持续组中 5 例患者死亡，其中 2 例死于心血管事件。该研究有许多局限性，包括 GC 和 CYC 累积剂量未知，未包括 ESRD 患者及之前严重复发的患者。虽然长程免疫抑制治疗可能会降低复发风险，但是该研究并未解决与这种治疗方案相关的风险[1360, 1419]。

根据上述结果，可以考虑使用硫唑嘌呤、利妥昔单抗或甲氨蝶呤进行维持治疗。在确定最佳和最合适的维持治疗时，应综合考虑患者的临床和血清学特征、肾功能、合并用药（硫唑嘌呤最好避免和别嘌醇联用）、费用和其他因素。维持治疗的持续时间尚不确定，必须权衡复发风险和长期免疫抑制作用（如感染、心血管疾病和恶性肿瘤的风险）的风险。为确定最佳的维持治疗方案、持续时间及是否或何时停止治疗，临床医生和患者之间进行开放性讨论是非常必要的。停止治疗时，应开展有关疾病复发的体征和症状的患者教育，对肾脏受累患者，应鼓励定期用尿液试纸法检测血尿。

肾功能不全或有肾损伤的高危人群应避免甲氨蝶呤。利妥昔单抗可能导致 HBV 再激活，因此在开始治疗前筛查 HBV 感染至关重要。硫唑嘌呤的最佳疗程和剂量仍待商榷，但是由于大多数复发是在 12～15 个月后停药和（或）逐渐减量时发生的，所以硫唑嘌呤的用药时间可以更长一些。维持治疗的持续时间还取决于复发的风险、药物的耐受性、感染、不良反应和其他因素。对于利妥昔单抗，在 MAINRITSAN2（NCT01731561）研究和 RITAZAREM 研究（NCT01697267）得到结果之前，可以选择 MAINRITSAN 试验中使用的给药方案。MAINRITSAN2 研究将在 ANCA 相关血管炎患者中评估以下两种给药方案，即根据 ANCA 滴度及 CD19 淋巴细胞计数给药和固定间隔输注。RITAZAREM 试验纳入的是经利妥昔单抗和皮质激素诱导缓解后复发的 ANCA 相关性血管炎患者，对比以下方案，即每 4 个月输注 1000mg 利妥昔单抗（共 2 年）与硫唑嘌呤 2mg/(kg・d)。

反复接受利妥昔单抗治疗的患者，特别是之前使用过细胞毒性药物的患者，应监测血清 IgG 水平。因为循环的成熟浆细胞（大多数 IgG 的来源）不表达 CD20，所以单剂量利妥昔单抗可能不会显著降低 IgG 水平。重复给药和前体 B 细胞的消耗可能会导致低丙种球蛋白血症。在利妥昔单抗输注后的回顾性分析中，发现 34% 的患者 IgG 在低水平（＜ 6g/L）持续至少 3 个月，但只有 4% 的患者 IgG 水平是严重降低的（＜ 3g/L）。虽然利妥昔单抗累积剂量 6g 以上的患者的中位 IgG 水平趋向低丙种球蛋白血症范围，但是结果没有统计学意义 [1420]。在一项纳入 29 名 GPA 患者的单中心队列研究中，CYC 中位累积剂量为 17g，输注利妥昔单抗后，1/4 的 GPA 患者出现了低丙种球蛋白血症 [1421]。男性、环磷酰胺总量和基线血清免疫球蛋白水平是独立危险因素，而利妥昔单抗的累积剂量并不影响该风险 [1421]。

在另一个系列中，4% 的系统性血管炎患者在利妥昔单抗输注后有中度至重度低丙种球蛋白血症伴反复感染。这些患者大多数以前曾用过其他免疫抑制剂物。CYC 的中位剂量为 6g。以每月 0.4g/kg 的剂量静脉补充 IgG，以期逐渐达到 8～10g/L 的目标值和感染率的下降。该方案降低了感染的发生率和严重程度，许多患者能够在 IgG 替代治疗保驾下继续进行利妥昔单抗输注 [1422]。

对诱导治疗有了明显反应后，GCs 应在 6 个月内逐渐减量。虽然有关治疗持续时间的数据不一致，但 Meta 分析表明，持续 12 个月以上的低剂量 GCs 可能会减少复发。然而，作者承认，在他们的分析中缺乏对复发性质（大复发或小复发）和不良反应的准确评估 [1423]。此外，长期、低剂量 GC 可能会增加感染的风险，并可能导致新发糖尿病 [1424]。

复方磺胺甲噁唑（S-T）已被建议用于 ANCA 相关血管炎的维持治疗 [1425, 1426]。有观点认为，ST 可以通过干扰活化的中性粒细胞的细胞毒性氧代谢产物来发挥抗炎作用，并减少组织损伤 [1427]。在一项纳入 81 例系统性 GPA 患者的前瞻性、随机、安慰剂对照研究中，经 CYC 和泼尼松龙治疗达到缓解后，每天给予 2 次复方新诺明（800mg 磺胺甲噁唑加 160mg 甲氧苄啶）或安慰剂。两组的平均肌酐清除率均超过 60ml/min，泼尼松龙和 CYC 的剂量在组间无显著差异。在第 24 个月时，呼吸道和非呼吸道感染更少。ST 组中 82% 的患者维持缓解，而安慰剂组仅有 60% 的患者仍处于缓解状态（复发的相对风险，0.4，95% CI 0.17～0.98）。在 20% 的患者中，该药因不良反应停用，包括恶心、呕吐、皮疹，以及 1 例疑似间质性肾炎和无症状性肝脏毒性。停药后所有的不良反应都可以缓解 [1425]。

在另外一项研究中，经 CYC 和泼尼松诱导缓解后的系统性 GPA 患者被随机分配接受甲氨蝶呤或每日口服 S-T（160mg 甲氧苄啶加 800mg 磺胺甲噁唑），伴或不伴泼尼松进行维持治疗。与之前的研究不同，甲氨蝶呤组中 86% 的患者维持缓解（完全缓解或部分缓解），而 ST 组中该比例只有 58%。而且，所有接受 S-T 和小剂量泼尼松治疗的患者均复发，中位时间为 14 个月。两项研究之间缓解率的差异可以用评估疾病活动度的临床工具不同来部分解释。另外，不同的组之间复发的危险因素可能有所不同[1428]。虽然 S–T 可以与标准维持性免疫抑制方案联用，以预防感染并可能降低复发风险，但不建议单独使用 S–T 来预防复发，特别是对于寡免疫沉积性肾小球肾炎患者。

大多数临床试验将 PR3–ANCA 相关血管炎（AAV）和 MPO–AAV 归类在一起。多项研究表明，PR3– 和 MPO–AAV 具有显著差异，包括遗传基础、组织学特点和临床表现[1318, 1334, 1429]。而且，PR3–AAV 的复发风险高于 MPO–AAV，与 PR3–AAV 和 ANCA 阴性血管炎相比，MPO–AAV 的肾脏存活更差（HR=2.1，95% CI 1.13～1.80，P=0.01）。PR3–AAV 合并的寡免疫沉积性肾小球肾炎的患者疾病活动性更高，而 MPO–AAV 合并的寡免疫沉积性肾小球肾炎的患者在肾脏组织学上可能有更多的慢性病变，提示隐匿性疾病延迟了诊断和治疗[1318, 1430]。根据一项临床研究事后分析，对于 PR3–AAV 患者，利妥昔单抗比 CYC 更有助于达到并维持缓解（n=131，65% vs. 48%，P=0.04）[1431]。

很多临床研究对 MPO–ANCA 患者的代表性不足。将来在设计诱导和维持治疗方面的临床试验时，应将 MPO 和 PR3–ANCA 血清型分开。

第32章 继发性肾小球疾病

Secondary Glomerular Disease

Jai Radhakrishnan Gerald B. Appel Vivette D. D'Agat 著
梁 伟 陈星华 任志龙 王玉娟 朱吉莉 陈 铖 苏 可 译
丁国华 校

一、系统性红斑狼疮

狼疮肾炎（LN）是系统性红斑狼疮（SLE）的常见严重并发症之一[1-6]。狼疮肾炎可直接或间接通过治疗相关的并发症影响SLE的死亡率。近期的研究更明确了SLE的临床特点、肾组织病理学改变和预后。针对重型LN已有随机对照的临床研究，在诱导治疗期侧重以最小的不良反应获得肾脏病缓解，维持治疗期的研究侧重比较不同药物治疗在防止狼疮活动和疾病进展的疗效。一些新型免疫调节剂已用于对目前治疗方案抵抗或复发的患者。

（一）流行病学

SLE的发病率和患病率取决于研究人群的年龄、性别、地理位置和种族及SLE的诊断标准[1, 3, 6-8]。女性的患病率约是男性的10倍。然而，男性SLE患者的肾脏病发病率与女性相同。发病高峰为15—45岁，超过85%的患者年龄＜55岁。儿童和男性SLE患者的LN较重，老年人较轻。尽管生物遗传与社会经济因素在SLE和LN中的确切作用尚未阐明，但在非裔美国人、亚裔和西班牙裔人群中更为常见，且与更严重的肾脏受累相关。在美国，接近50%的终末期肾病（ESRD）SLE患者是非裔美国人[3, 8-14]。SLE的总发病率为每年1.8～7.6例/10万，患病率为40/10万～200/10万[3, 6, 15]。肾脏受累的发病率差异与研究人群、肾脏病的诊断标准及肾脏受累是基于由肾活检还是临床诊断有关。25%～50%的新确诊的狼疮患者在发病时出现肾脏并发症，而多达60%的成人SLE患者在病程中会出现肾脏损害[3, 15-18]。

许多遗传、激素和环境因素影响SLE的病程和严重程度[3, 6, 7, 15, 16, 18]。SLE和LN均涉及多种基因[19]。单卵双生子（25%）比异卵双生子（＜5%）具有更高的一致性支持了遗传易感性。SLE患者亲属发生SLE或其他自身免疫性疾病的风险增大，与某些人类白细胞抗原（HLA）基因型（如HLA-B8、HLA-DR2、HLA-DR3），补体成分遗传缺陷（如纯合子C1q、C2、C4缺陷），以及Fc受体多态性相关。SLE患者的部分HLA等位基因对LN（HLA DR4和DR11）有保护作用，而另一些HLA则增加了肾脏受累的风险（HLA DR3和DR13）[3, 19-21]。全基因组相关性研究（GWAS）已经确定了40多个与SLE风险增加相关的不同基因位点。这些候选易感基因调节多种免疫功能，如T细胞激活、B细胞信号传导、Toll样受体（TLR）、信号转导、中性粒细胞功能和干扰素（IFN）的产生[3, 22]。对寻找LN风险等位基因的SLE患者进行GWAS的Meta分析，并将这些等位基因定位于单个基因，如PDGF受体A基因[23]。同样，患有LN的高危人群（如非洲裔美国人），具有高频率的遗传标记，这可能解释了包括某些FcγRIIA-R131等位基因和APOL1等位基因在内风险增加的原因，这几乎使该人群中ESRD的风险增加3倍[24, 25]。SLE和LN的自然遗传小鼠模型包括NZB B/W F1杂交、BXSB和MRL/lpr小鼠。通过注射针对DNA的自身抗体或注射Smith抗原肽，可在某些鼠类品系中诱导SLE。激素因素的证据包括在育龄女性中SLE的显著优势，以及在妊娠期间或妊娠后不久狼疮发病率增加。在F1 NZB/NZW小鼠中，雌性比雄性有更严重的疾病，通过卵巢切除或雄激素治疗可以改善疾病的严重程度。除雌激素外的环境因素也影响疾病的表型，这些因素包括对病毒或细菌抗原的免疫反应，在阳光和紫外线辐射下暴露，以及某些药物[3, 6, 7, 26, 27]。

美国风湿病学会（ACR）根据临床和实验室指标制定了 SLE 的诊断标准[3, 17]。在病程中出现 11 项标准中的 4 项，诊断 SLE 的敏感性和特异性达到 96%。这些标准包括颧部红斑、盘状红斑、光敏感、口腔溃疡、非变形性关节炎、浆膜炎（包括胸膜炎、心包炎）、中枢神经系统障碍（如癫痫、精神病）、肾脏受累、血液疾病（包括溶血性贫血、白细胞减少症、淋巴细胞减少症或血小板减少症）、免疫紊乱［包括抗 DNA 抗体、抗 Sm 抗体、狼疮抗凝物，或抗磷脂抗体（APL）］及抗核抗体（ANA）阳性。肾脏受累的标准是每天持续蛋白尿超过 500mg/dl（或尿蛋白 +++）或有尿细胞管型。由于一些患者，特别是肾小球系膜或膜性 LN 患者，在达到 11 项标准中的 4 项之前，就会出现肾病，因此 SLE 的诊断仍然是以临床诊断为主，组织病理学结果支持或证实推定诊断[3]。有些医学中心，特别是在欧洲，已经采用了系统性红斑狼疮国际合作诊断标准（Systemic Lupus International Collaborating Clinics Criteria），该标准比 ACR 诊断 SLE 的敏感性增加，但特异性降低[28]。

（二）系统性红斑狼疮及狼疮肾炎的发病机制

在 SLE 患者中，免疫调节异常导致自我耐受丧失，出现自身免疫反应，并产生多种自身抗体和免疫复合物[3, 16, 26, 27, 29–33]。SLE 与细胞毒性和抑制 T 细胞数量减少、辅助（$CD4^+$）T 细胞增加、T 细胞信号功能失调、T_H1、T_H2、T_H17 细胞因子分泌异常等 T 细胞调节缺陷有关[3, 6, 29–34]。也与 B 细胞存在多克隆活化和缺陷 B 细胞耐受有关。凋亡机制无法清除自身反应性 B 细胞和 T 细胞克隆，可能会促进其扩增，并可能通过与 TLR 相互作用并与随后产生的自身抗体而触发免疫反应。失去这种耐受性的结果是产生广泛的自身抗体，包括针对核酸、核小体［与带正电的组蛋白核心相联系的双链 DNA（dsDNA）］、染色质抗原、核质核糖核蛋白[3, 6, 27, 33, 35]。含有与天然抗原相似序列的病毒或细菌多肽可能导致“抗原模拟”并刺激自身抗体的产生。

在 SLE 中，自身抗体与自身抗原结合，产生循环免疫复合物沉积在肾小球中激活补体，引起炎症反应。免疫复合物也可在真皮 - 表皮交界处、脉络膜丛、心包和胸膜间隙中检测到。SLE 肾脏受累被认为是典型的实验性慢性免疫复合物诱发的肾小球肾炎的人类原型[36]。循环免疫复合物的慢性沉积在 LN 的系膜和毛细血管内增生性肾炎中起主要作用。免疫复合物的大小、电荷、亲和力、局部血流动力学因素及系膜的清除能力都会影响循环免疫复合物在肾小球内的定位[6, 16, 30, 36]。在弥漫性增生性 LN 中，沉积的复合物由核抗原（如 DNA）和高亲和力的补体固定免疫球蛋白（IgG）抗体组成[3, 16, 36]。在一些 SLE 患者中，起始事件可能是局部组蛋白等阳离子核抗原结合到肾小球毛细血管壁上皮下区域，然后形成原位免疫复合物。一旦肾小球免疫沉积物形成，补体级联反应被激活，则导致补体介导的损伤，促凝血因子的激活，白细胞浸润引起的白细胞 Fc 受体激活，蛋白水解酶的释放及调节肾小球细胞增殖和基质合成的各种细胞因子的产生。通过对 LN 患者的肾活检标本进行转录组学分析，发现在肾小球中 B 细胞基因、髓单核细胞基因、干扰素诱导基因和纤维化基因的表达改变存在差异[37]。对 LN 活动患者，肾脏活检组织的免疫特征可以预测治疗的快速应答和无应答[38]。某些患者由于存在抗补体（C1q 和 C3b）自身抗体，可能增加了自身抗原暴露并促进免疫复合物沉积，而抗 C 反应蛋白（CRP）自身抗体的存在也可能导致进一步的免疫激活和 LN 恶化[39, 40]。在细胞死亡过程中，中性粒细胞释放染色质网状物［称为中性粒细胞胞外陷阱（NET），由染色质、组蛋白和中性粒细胞蛋白组成］。NET 在 LN 活检中可检测到，因其在狼疮患者中不能完全降解，被认为是浆细胞样树突状细胞自身抗原呈递和产生 IFN-α 的来源[41]。也有证据显示 LN 患者肾脏产生了自身抗体[42]。除免疫复合物沉积外，其他机制如高血压和凝血功能异常可能加重了肾小球损伤。有些伴抗中性粒细胞胞质抗体（ANCA）阳性的狼疮患者出现局灶性节段性坏死性肾小球病变，但未见明显的免疫复合物沉积，类似于“寡免疫复合物”

肾小球肾炎[43, 44]。APL 抗体的存在及伴随的内皮和血小板功能改变（包括前列环素和其他内皮抗凝因子的减少、纤溶酶原的激活、C 或 S 蛋白的抑制和血小板聚集的增强）均可加重肾小球和血管病变。部分患者表现为足细胞病（podocytopathy），而无免疫复合物沉积[44, 45]。

（三）狼疮肾炎的病理改变

LN 的组织病理学改变复杂多样[3–5, 16, 36]。这种多样性改变表现在不同患者甚至同一患者肾活检中相邻肾小球的病理改变也明显不同。而且，病变具有自发地或在治疗后从一种类型转变为另一种类型的特点[16, 36]。世界卫生组织（WHO）分类系统[46, 47]结合肾小球光镜（LM）、免疫荧光（IF）和电子显微镜（EM）改变对 LN 进行了分类。2003 年国际肾脏病学会 / 肾脏病理学会（ISN/RPS）对 LN 的分类（表 32–1）已被证明具有更好的可重复性，并为精确的临床病理相关性提供了更标准化的定义[48, 49]。最近对这一分类系统进行了小的修订[50]，重新定义肾小球系膜细胞增多（每个系膜区＞ 3 个系膜细胞），更精确地定义了细胞和细胞纤维新月体，并将术语“毛细血管内增殖（endocapillary proliferation）”替换为“毛细血管内细胞增多（endocapillary hypercellularity），以强调白细胞浸润的意义。这次修订还取消了Ⅳ型 LN 中 IV–S 和 IV–G 的细分，并将改良的美国国立卫生研究院（NIH）的活动性和慢性指数应用于 LN 分型。

表 32–1 国际肾脏病学会 / 肾脏病理学会（2003）狼疮肾炎的分类

分 型	病变描述
Ⅰ型	轻度系膜性狼疮肾炎
Ⅱ型	系膜增生性 LN
Ⅲ型 Ⅲ（A） Ⅲ（A/C） Ⅲ（C）	局灶性 LN[a]（＜ 50% 的肾小球） 活动性病变 活动性和慢性病变 慢性病变
Ⅳ型 Ⅳ（A） Ⅳ（A/C） Ⅳ（C）	弥漫性 LN[b]（≥ 50% 的肾小球） 弥漫节段性（Ⅳ–S）或球性（Ⅳ–G）LN 活动性病变 活动性和慢性病变 慢性病变
Ⅴ型[c]	膜性 LN
Ⅵ型	重度硬化性 LN（≥ 90% 的肾小球球性硬化，无活动性病变）

a. 活动性与硬化病变肾小球比例
b. 纤维素样坏死和细胞新月体肾小球比例
c. Ⅴ型病变可与Ⅲ型或Ⅳ型病变同时存在
均可存在不同程度（轻度、中度或重度）的肾小管萎缩、间质性炎症和纤维化、不同程度动脉硬化或其他血管损伤
LN. 狼疮肾炎

ISN/RPS Ⅰ型：光学显微镜观察到肾小球基本正常，但 IF 和 EM 发现肾小球系膜区免疫沉积物。也有患者临床上没有肾脏病的表现，但通过更敏感的 IF 和 EM 检测，可发现肾小球系膜区免疫复合物沉积[51]。

ISN/RPS Ⅱ型：单纯的肾小球系膜细胞增多，IF 和 EM 下有肾小球系膜区免疫复合物沉积（图 32–1 至图 32–3）[51]。肾小球系膜细胞增多定义为在 3μm 厚的切片中，远离血管极的肾小球系膜区有 3 个以上的细胞。IF 或 EM 可发现光学显微镜下不明显的少许微小的内皮下或上皮下沉积物。

ISN/RPS Ⅲ型（局灶性 LN）：定义为局灶性节段性和（或）球性毛细血管内和（或）毛细血管外肾小球肾炎，病变区域不超过所选样本肾小球总数的 50%。在计算肾小球受累比例时，应包括活动性和慢性病变。典型的局灶节段性毛细血管内增生包括系膜细胞和内皮细胞，并伴有单核细胞和多形核白细胞浸润（图 32–4 至图 32–6）[51]。Ⅲ型病变包括活动性和慢性病变的任何组合。活动性病变包括细胞新月体、纤维素样坏死、核固缩或核破裂及肾小球基底膜(GBM）断裂。苏木精小体(Hematoxylin bodies）由嗜碱性细胞核成份与周围抗核抗体（ANA）结合形成，偶见于坏死性病变中。LM 可见到毛细血管内皮下免疫复合物沉积物，表现为肾小球毛细血管壁“线圈”样增厚（“白金耳”改变）或毛细血管管腔内大团块物质，又称“透明血栓”。慢性肾小球病变包括节段性和（或）球性硬化，这些病变由伴或不伴纤维性新月体的肾小球肾炎瘢痕所致[51]。在Ⅲ型病变中，邻近严重病理改变区的肾小球可仅表现为系膜区异常。Ⅲ型的典型病变是弥

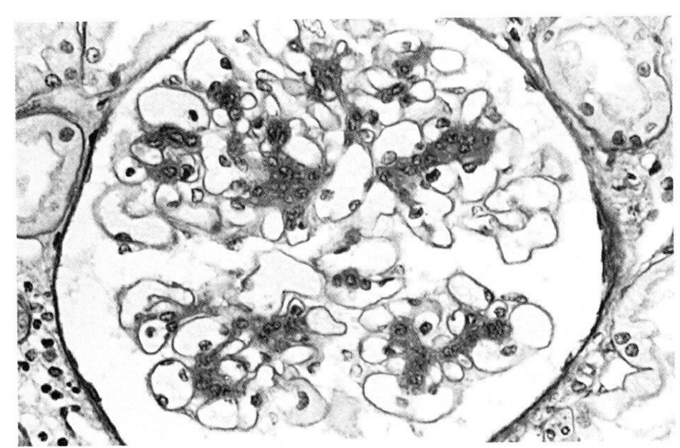

▲ 图 32-1 Ⅱ型狼疮肾炎
轻度球性肾小球系膜细胞增生（PAS，400×）

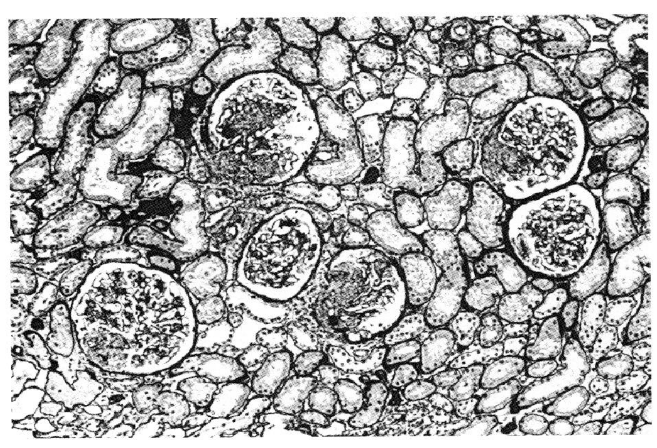

▲ 图 32-4 Ⅲ型狼疮肾炎
局灶性节段性毛细血管内增生（Jones 六胺银，100×）

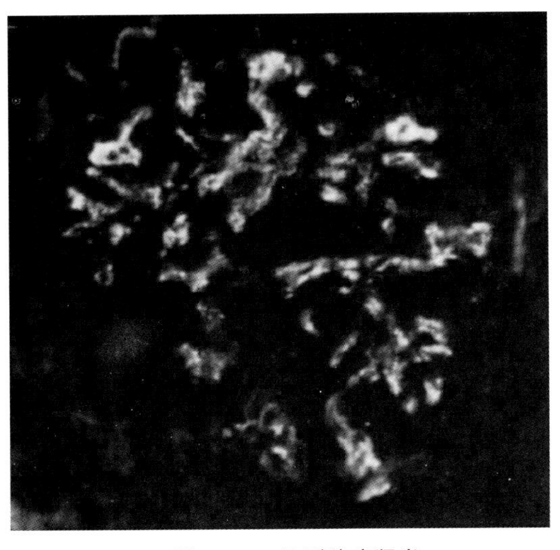

▲ 图 32-2 Ⅱ型狼疮肾炎
免疫荧光显示肾小球系膜区 C3 沉积（400×）

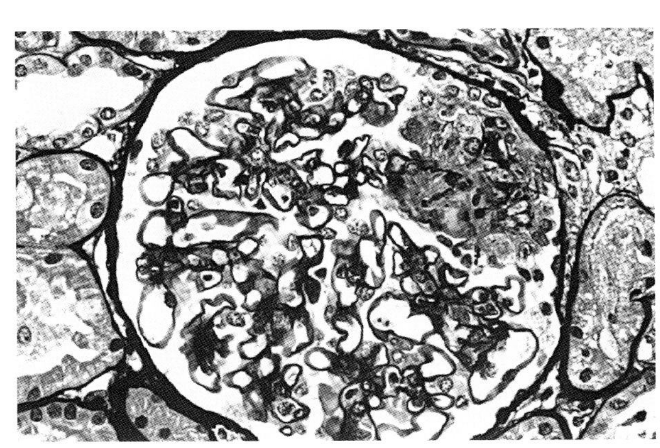

▲ 图 32-5 Ⅲ型狼疮肾炎
肾小球毛细血管内散在节段性坏死和早期细胞性新月体形成（Jones 六胺银，400×）

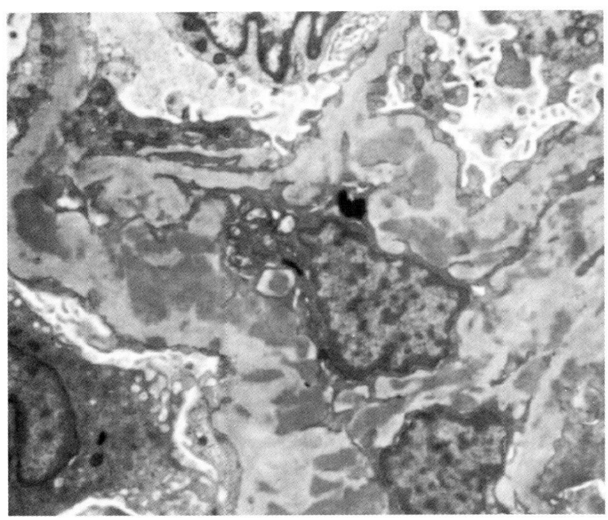

▲ 图 32-3 Ⅱ型狼疮肾炎
电子显微镜显示肾小球系膜区电子致密沉积物（12 000×）

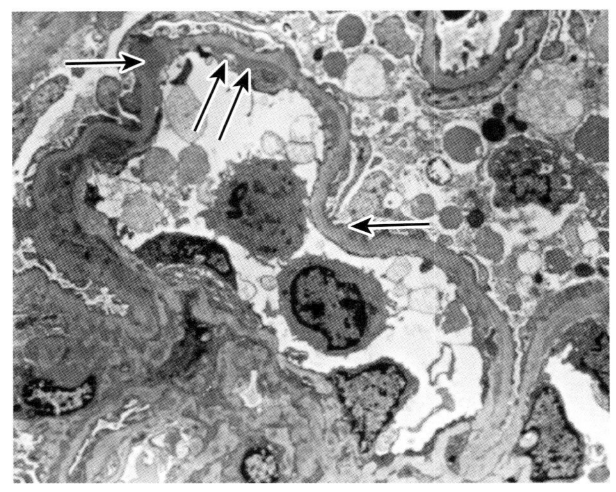

▲ 图 32-6 Ⅲ型狼疮肾炎
电子显微镜显示肾小球系膜区和相应毛细血管襻内皮下（双箭）和上皮下（单箭）电子致密物沉积（4900×）

漫性系膜和局灶性节段性内皮下免疫复合物沉积，在节段性毛细血管内增生性病变区域也常见节段性内皮下沉积。

ISN/RPS Ⅳ型（弥漫性 LN）：病变特点与Ⅲ型的肾小球毛细血管内和（或）毛细血管外病变相似，但累及的肾小球超过 50%（图 32-7 至图 32-9）[46, 51-53]。同样，计算累及肾小球比例时，应包括急性（增生性）和慢性（硬化性）病变。Ⅳ型病变可分为弥漫节段性增生（Ⅳ -S），50% 以上的受累肾小球呈节段性病变。弥散球性增生（Ⅳ -G），50% 以上的肾小球呈球性病变。Ⅳ型中的活动性病变特点与Ⅲ型一致（包括纤维素样坏死、白细胞浸润、“白金耳”样物质、透明血栓、苏木精小体和新月体）。通常，沿毛细血管襻分布的内皮下免疫复合物沉积更多见，毛细血管襻外新月体性增生性病变也不少见。部分Ⅳ型病变可与原发性膜增生性肾小球肾炎（MPGN，又称系膜毛细血管性肾小球肾炎）相似，呈现系膜成分插入毛细血管壁，与肾小球基底膜形成“双轨征”。部分Ⅲ型和Ⅳ型可表现为与小血管炎类似的局灶性坏死和新月体病变，其中部分患者外周血中 ANCAs 阳性 [43, 54]。

ISN/RPS Ⅴ型（膜性 LN）：定义为在上皮下规则的免疫复合物沉积（图 32-10 至图 32-12）[51, 55-57]。病变是否合并系膜区免疫复合物沉积和系膜细胞增殖可以鉴别膜性 LN 与原发性膜性肾病。早期膜性 LN 病变在 LM 下可无异常发现，但 IF 和 EM 可以检测到上皮下免疫复合物沉积 [58]。在典型的膜性病变，通常可见肾小球毛细血管襻增厚，上皮细胞下的沉积物之间有“钉突”形成。由于在 LN 的其他类型（Ⅲ或Ⅳ）中也存在少量的上皮下免疫复合物沉积，所以只有以膜性病变为主的病例才诊断为单纯 LN 膜性病变。当 50% 以上肾小球表现为膜性病变，同时伴有局灶或弥漫性毛细血管内增生性和内皮下免疫复合物沉积时，可分别诊断为Ⅴ + Ⅲ型或Ⅴ + Ⅳ型。

ISN/RPS Ⅵ型（晚期硬化性 LN 或终末期 LN），90% 以上肾小球呈硬化性且无残存活动性病变 [51]。这些患者由于 IF 和 EM 未发现残存的肾小球免疫复合物沉积或在活动性 LN 之前未行肾活检，通常难以确定 LN 的诊断。

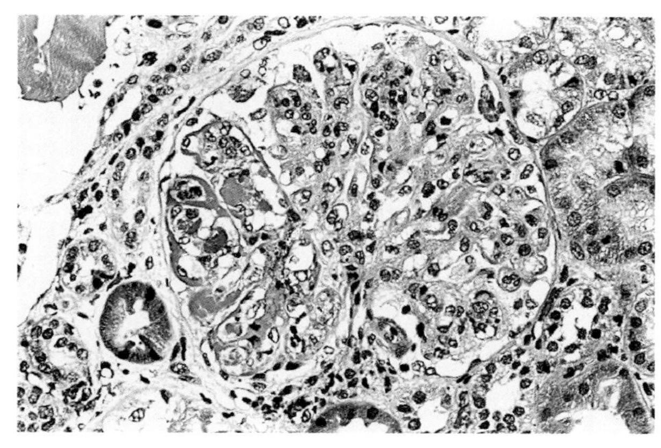

▲ 图 32-7　Ⅳ型狼疮肾炎

球性毛细血管内增生伴中性粒细胞浸润和节段“白金耳”沉积（苏木精 - 伊红，320 ×）

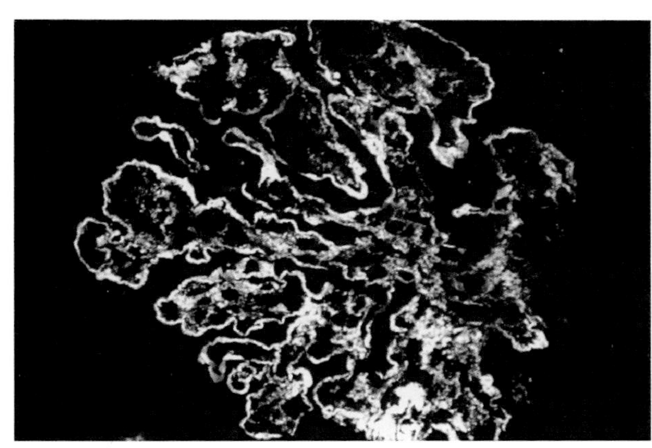

▲ 图 32-8　Ⅳ型狼疮肾炎

免疫荧光显示 IgG 在肾小球系膜区弥漫沉积并沿毛细血管襻内皮下分布（600 ×）

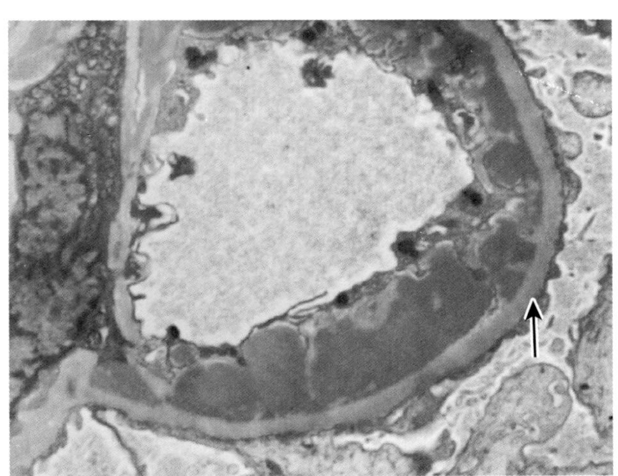

▲ 图 32-9　Ⅳ型狼疮肾炎

电子显微镜显示大量电子致密物内皮下沉积和少量小的上皮下沉积物（箭）（1200 ×）

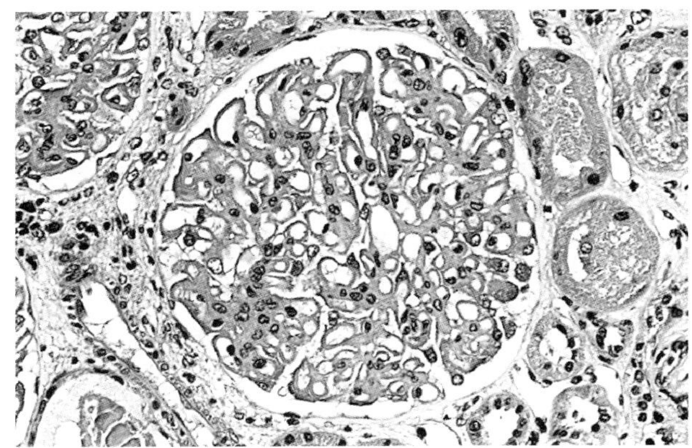

▲ 图 32-10 Ⅴ型狼疮肾炎

肾小球基底膜弥漫均质性增厚伴轻度节段性系膜细胞增生（苏木精 - 伊红，320×）

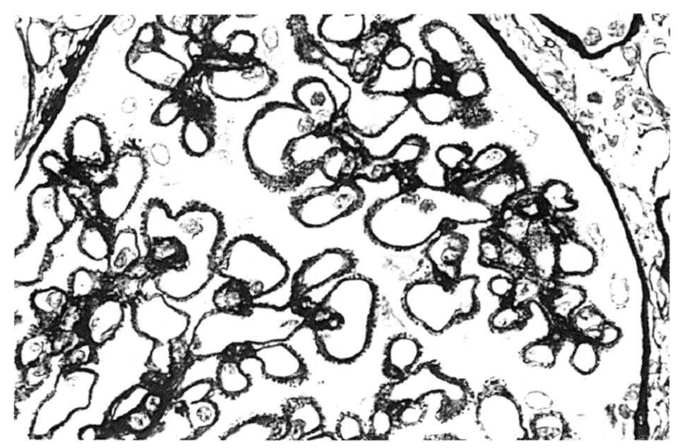

▲ 图 32-11 Ⅴ型狼疮肾炎

银染显示肾小球基底膜棘突，从肾小球基底膜突向尿腔（Jones 六胺银，800×）

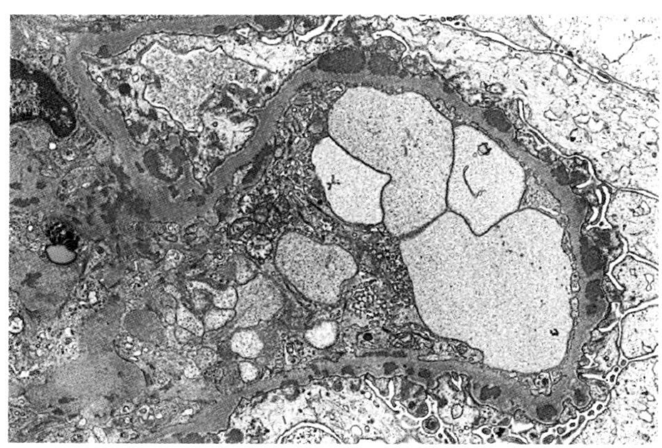

▲ 图 32-12 Ⅴ型狼疮肾炎

电子显微镜显示上皮下和系膜区大量电子致密沉积物（5000×）

1. 免疫荧光

狼疮肾炎患者免疫复合物可沉积在肾小球、肾小管、肾间质和血管[4, 5, 16, 36, 58]。IgG 沉积最常见，通常伴有 IgM、IgA、C3 和 C1q 沉积[16, 36, 51]。如果三种免疫球蛋白（IgG、IgA 和 IgM）及两种补体成分（C1q 和 C3）同时存在，称之为“满堂亮”，高度提示 LN。纤维蛋白 - 纤维蛋白原通常在新月体和节段坏死区染色阳性。“组织 ANA”（抗人 IgG 荧光素血清标记肾脏上皮细胞核染色）可存在于任何类型的 LN 中[58]。这是由于患者自身的 ANA 与冰冻切片过程中暴露的细胞核结合所致。

2. 电子显微镜

电子显微镜下肾小球、肾小管间质和血管区沉积分布与 IF 所见密切相关[4-6, 16, 17, 36]。沉积物通常为电子致密物和颗粒状物。有些患者出现局灶性、直径为 10～15nm 的“指纹状”亚结构，呈曲线平行排列[16, 36]。在 SLE 肾活检组织中，通常观察到直径为 24nm 的管网状内含体（Tubuloreticular inclusions，TRI），主要分布于肾小球和血管内皮细胞扩张的内质网中[5, 16, 36]。TRI 可被 α-IFN 诱导增加（又称“干扰素足迹”，interferon footprints），TRI 也存在于人类免疫缺陷病毒（HIV）和其他病毒感染的活检组织中[59]。

3. 活动性和慢性化评分

目前的指南主张根据改良的 NIH 标准对肾活检病变进行活动性和慢性化评分[50]。目的是辨别和量化活动性（可逆性）病变和慢性化（不可逆性）病变。在新近修订的 NIH 系统中，针对 6 种特征性急性病变［毛细血管内皮细胞增生，肾小球中性粒细胞浸润和（或）核破裂，“白金耳”样沉积，纤维素样坏死，细胞和(或)纤维细胞新月体，间质炎症］，每种病变根据严重程度分为 0～+++，对活检组织进行活动指数评估。新月体和纤维素样坏死赋予两倍的权重。综合各个病变评分计算出组织学活动指数（总分为 0～24 分）。同样，针对特征性慢性病变［球性和（或）节段性肾小球硬化、纤维性新月体、肾小管萎缩和间质纤维化］，每种病变根据严重程度分为 0～+++，计算慢性指数（总分为 0～12 分）。NIH 的研究表明，活动性指数高（＞12），尤其是慢性指数高(＞4)的患者 10 年肾脏存活率低。然而，其他几项大型研究却发现无论是活动性指数还是慢性化指数均与肾脏长期预后没有相关性。NIH 的其他研究发现，高活动性指数（＞7）结合慢性化指数（＞3）预示远期预后差 [60]。活动性和慢性化指数的主要价值在于评估患者重复肾活检结果，用以评价治疗效果以及病变的可逆性与不可逆性 [4, 5, 16, 36, 61, 62]。

（四）肾小管间质损伤、血管病变和狼疮性足细胞病

部分 SLE 患者的肾小管间质损伤明显，同时存在活动性肾小球病变，但是 SLE 的主要肾脏累及以间质性肾炎表现为主 [63–67]。急性肾小管间质损害包括水肿和 T 淋巴细胞（$CD4^+$ 和 $CD8^+$ 细胞）、B 淋巴细胞、单核细胞和浆细胞的浸润 [66]。肾小管间质免疫球蛋白和（或）补体免疫复合物可沉积于肾小管基底膜和间质毛细血管壁。严重急性间质病变和肾小管间质免疫复合物沉积多见于活动性增生性病变（LN Ⅲ和Ⅳ型）。间质炎症的严重程度与肾小管间质免疫复合物的沉积或沉积的多少并非一致 [63, 64]。间质纤维化与肾小管萎缩可单独或同时多见于 LN 慢性期。有研究证实，肾小管损害程度与肾脏存活明显负相关 [64]。此外，肾活检组织中的细胞间黏附分子 –1（ICAM–1）表达低的患者肾脏存活率高 [65]。

血管病变虽然常见，且有临床意义，但 ISN/RPS 的分类和 NIH 的活动性和慢性指数评估均未将其纳入分析体系 [44, 68–70]。最常见的血管病变为单纯的血管免疫复合物沉积，多见于 LN Ⅲ型和Ⅳ型。LM 下血管形态可能正常，但 IF 和 EM 可以发现颗粒状免疫沉淀物在小动脉和微动脉的血管中膜和内膜中。非炎性坏死性血管病变，最常见于活动性Ⅳ型 LN 的微动脉，是一种无白细胞浸润的微动脉管腔狭窄或闭塞的纤维素样坏死。真正类似多血管炎的炎性血管炎在 SLE 患者中极为罕见，它可能仅局限于肾脏或是全身系统性血管炎的一部分 [44, 69, 70]。累及血管和肾小球的血栓性微血管病可能与抗心磷脂 /APL 抗体或是溶血性尿毒症 / 血栓性血小板减少性紫癜（HUS/TTP）样综合征有关 [44, 69, 70]。

此外，SLE 患者肾活检已发现一些其他的肾脏病变（包括足细胞病），表现为微小病变性肾病（MCD），局灶性节段性肾小球硬化症（FSGS）或塌陷性肾小球病 [45, 71–73]。SLE 与足细胞病之间的关系并非巧合，可能与 SLE 诱导的细胞因子介导足细胞损伤有关。非洲裔 SLE 患者的塌陷型局灶性硬化与 APOL1 风险等位基因有关 [74]。

（五）临床表现

SLE 主要影响年轻女性，但成人和儿童，男性和女性的临床表现相似。通常受累器官系统包括肾脏、关节、浆膜腔（包括胸膜和心包膜）、中枢神经系统和皮肤。此外，心脏、肝脏、肺、造血系统和胃肠道的受累并不少见。

肾脏受累通常与 SLE 同时发生或在 SLE 确诊一段时间后才表现肾脏受累，并可能会经历一个漫长的缓解和恶化交替的过程。临床肾脏累及程度通常与肾小球病变密切相关。然而，部分患者主要表现为严重血管或肾小管间质病变 [44, 63, 70]。

ISN/RPS Ⅰ型患者通常很少有肾脏病的临床表现。同样，大多数 ISN/RPS Ⅱ型患者（肾小球系膜病变）肾脏表现轻微 [3–5, 16, 34, 46]。此类患者可能狼疮血清学指标活跃（高 dsDNA 抗体滴度和低血清补体），但无明显尿沉渣改变，高血压少见，蛋白尿通常少于 1g/d，血清肌酐浓度和肾小球滤过率（GFR）通常正常。除非存在足细胞病变，肾病综合征范围的蛋白尿极为罕见 [71, 72]。

Ⅲ型，局灶增生性 LN，通常狼疮血清学指标活跃，但血清学指标的活跃程度不一定与组织病变的严重程度一致 [46, 52]。高血压和尿沉渣改变较为常见。蛋白尿通常超过 1g/d，并且 1/4～1/3 的局灶性 LN 患者表现为肾病综合征。许多患者就诊时血肌酐升高。患者如无肾小球广泛增生，无新月体形成、坏死病变轻微，则无高血压、肾功能得以维持。

ISN/RPS Ⅳ型，弥漫增生性 LN 患者，通常表现出明显的临床症状。患者常有较高滴度的抗 DNA 抗体、血清补体水平降低和尿沉渣明显异常，尿检发现红细胞和细胞管型 [3–5, 16, 46, 51, 53, 75]。几乎所有Ⅳ型患者出现蛋白尿，多达 50% 的患者表现为肾病综合征。高血压和肾功能不全是典型的临床特征。即使血肌酐水平在“正常范围”，GFR 也通常降低。

膜性 LN，ISN/RPS Ⅴ型的患者，通常伴有蛋白尿、水肿和肾病综合征的其他表现 [3–5, 16, 46, 51, 55–57]。然

而，多达 40% 的患者尿蛋白少于 3g/d，16%～20% 的患者少于 1g/d。约 60% 的膜性 LN 患者血清补体浓度降低，而抗 DNA 抗体滴度升高[46]。患者可能有高血压和肾功能不全。膜性 LN 患者可能在 SLE 的其他临床和实验室指标异常之前表现为肾病综合征[46, 55–57]。此外，此型患者容易发生血栓并发症，如肾静脉血栓和肺栓塞[44, 69]。肾活检发现同时有膜性和增生性病变的患者，临床分别表现相应病理类型的临床特点。

终末期 LN（ISN/RPS Ⅵ型）是长时间 LN“燃尽”的结果[51]。部分肾脏组织病变可能由残存肾单位高滤过介导的非免疫学硬化性损害所致。尽管病变呈硬化性和非活动性，Ⅵ型患者仍可能有镜下血尿和蛋白尿。终末期患者均表现高血压和 GFR 降低。抗 DNA 抗体和血清补体水平通常在晚期恢复正常。

对于肾活检提示有活动增生性病变，但没有肾脏受累临床证据的患者，已被定义为“沉默 LN”[3, 35, 76]。有人将“沉默 LN”定义为活检有活动性病变，而无明显的尿沉渣、蛋白尿异常，或 GFR 下降，有人还要求狼疮血清学指标阴性。尽管“沉默 LN”在一些研究中有充分讨论，但在其他的研究中未发现单独病例[3, 34]。此类病例似乎不常见，而且即使是真正的“沉默病”患者，随着病程进展也可能会出现肾脏受累。

（六）血清学检测

抗核抗体（ANA），尤其是抗 DNA 抗体已包含在 SLE 的 ACR 标准中，临床常用于监测疾病的进程[3, 6, 27]。ANAs 用于筛查 SLE 高度敏感，存在于 90% 以上未经治疗的 SLE 中，但用于诊断 SLE 特异性有限，因可在许多其他风湿和非风湿性疾病检测到[3, 6, 27, 36]。无论是 ANA 荧光的特定核型（均质型、斑点型、核仁型或边缘型）还是滴度均与 SLE 肾脏受累与否或严重程度无明显相关。

抗 dsDNA 自身抗体（抗 dsDNA）对诊断 SLE 特异性高，但敏感性低，存在于 3/4 未经治疗的活动性 SLE 患者[3, 6, 27]。结合补体后的高亲和力的抗 dsDNA IgG 抗体与肾脏疾病的存在密切相关[3, 6, 27]。这类抗 dsDNA 抗体已发现存在于小鼠和人类 LN 的肾小球免疫沉积物中[3, 27, 77, 78]。抗 dsDNA 抗体的滴度与临床活动度有较好的相关性[3, 6, 27]。抗单链 DNA 抗体（抗 ssDNA），常见于 SLE 和其他胶原血管疾病，与临床狼疮活动无关。

抗核糖核酸抗原的自身抗体在狼疮患者中常见，包括抗可提取核抗原（ENA）的抗 Sm 和抗 nRNP 抗体[3, 6, 27, 33]。抗 Sm 抗体，尽管对 SLE 非常有特异性，但仅存在于约 25% 的狼疮患者中，且对判断预后的价值不明确。抗 nRNP 抗体，存在于 1/3 以上的 SLE 患者，但也出现在许多其他的风湿性疾病，尤其是混合性结缔组织病（MCTD）[27, 33, 79]。抗 Ro/SSA 抗体的靶抗原是细胞质 RNA 中的蛋白质复合物，出现在 25%～30% 的 SLE 患者。抗 La/SSB 自身抗体的靶抗原是核 RNP 抗原，存在于 5%～15% 的狼疮患者。后两种抗体均对 SLE 无特异性，且均在其他胶原疾病中出现，尤其是干燥综合征。产妇抗 Ro 抗体在新生儿狼疮的发病机制与心脏传导异常的进程中起重要作用[80]。抗 Ro 抗体与一种牛皮癣型狼疮相关，此类患者存在纯合 C2 缺陷，同时伴发中枢神经系统损害和皮肤溃疡性血管炎[81]。此外，狼疮患者可产生针对组蛋白、内皮细胞、磷脂、N– 甲基 –D– 天冬氨酸受体（与 SLE 的中枢神经系统疾病相关）和中性粒细胞胞质抗原（ANCAs）的抗体[82–84]。

在活动性 SLE 尤其活动性 LN，总溶血补体（CH50）和补体水平通常降低[3–6, 16]。C4 和 C3 水平通常在 SLE 发作之前下降。连续性监测补体水平，补体水平下降可预示发作，动态监测比孤立的 C3 或 C4 下降更有临床价值[5]。同样，补体恢复正常通常与肾脏预后改善有关[85]。在 SLE 皮肤广泛受累的患者，即使没有活动性的全身性或肾脏受累，总补体和 C3 水平可能降低。多种遗传性的补体缺失（包括 C1r、C1s、C2、C4、C5 和 C8）与 SLE 相关，此类患者补体处于较低水平，而并非疾病活动[86]。

其他免疫学指标异常也常见于狼疮患者，包括循环免疫复合物水平升高，狼疮带试验阳性及出现冷球蛋白，但是没有一种指标与 SLE 或 LN 活动相关[87–89]。在 SLE 和孤立的盘状红斑狼疮中，受累皮肤的真皮 - 表皮交界处可见含 IgG 抗体和补体的免疫复合物。未受累皮肤（狼疮带试验）中发现颗粒状沉积物，提示全身性疾病。然而，这一检查方法的特异性和敏感性存在争议，尚需要皮肤活检进行 IF 镜检。由于存在 APL 抗体，SLE 患者通常会出现假阳性的性病实验室（VDRL）检测结果[3]。研究发现，SLE 患者通常 CRP 水平较低，这与 CRP 作为其他疾病炎症标志物的认识不一致。现在认为这些 SLE 患者可能存在高滴度抗 CRP 抗体，但这种抗体的临床意义仍不清楚。

（七）临床监测

通过谨慎使用免疫抑制剂，预测全身性和肾脏病变复发至关重要。连续监测多种血清学指标［包括补体成分、自身抗体、红细胞沉降率（ESR）、CRP、循环免疫复合物，以及细胞因子水平和白介素（ILs）］可用于预测狼疮活动。尽管血清 C3 和 C4 水平及抗 DNA 抗体滴度在预测 SLE 或 LN 活动的价值仍存在争议，但这些指标仍未被新的生物标志物所替代[4, 6, 89]。由于 SLE 的临床活动常发生在肾脏病变恶化之前，通常伴有血清抗 dsDNA 水平升高和血清补体下降。在肾脏有活动病变的患者，尿液分析常显示畸形红细胞、红细胞管型和其他成分。患者蛋白尿从少于 1g/d 到超过 1g/d，或者从少量蛋白尿发展到肾综范围蛋白尿，提示肾脏病变活动性增加或者病理类型发生改变。当考虑到 SLE 和 LN 活动时，常通过肾活检明确是否需要更改治疗方案[4, 46]。

（八）药物性狼疮

多种药物可能诱发狼疮样综合征或增加 SLE 的易感性，以通过乙酰化作用代谢的药物，如普鲁卡因胺和肼苯哒嗪最常见[90, 91]。临床上多见于肝脏遗传性 N- 酰基转移酶减少的慢性乙酰化患者。地尔硫卓、米诺环素、青霉素、异烟肼、甲基多巴、氯丙嗪和倍他洛尔是诱导狼疮的常见药物[90–93]。其他较少诱导狼疮的药物包括苯妥英钠、奎尼丁、丙基硫氧嘧啶、磺酰胺类、锂、β 受体拮抗剂、呋喃妥因、对氨基水杨酸（PAS）、卡托普利、格列本脲、氢氯噻嗪、IFN-α、卡马西平、柳氮磺吡啶、利福平和肿瘤坏死因子 -α（TNF-α）阻滞剂[90, 94, 95]。药物性狼疮的临床表现包括发热、皮疹、肌痛、关节痛和关节炎，以及浆膜炎。中枢神经系统和肾脏受累相对少见[90、96、97]。抗 DNA 抗体升高和血清补体水平降低在药物性狼疮中较少见，但超过 95% 患者抗组蛋白抗体阳性[90]。这些抗体通常作用于组蛋白二聚体 H2A-H2B 与 DNA 和其他组蛋白成分组成的复合物[90, 98]。这些抗体也存在于很多与药物无关的特发性 SLE 患者，但主要针对不同的组蛋白抗原（连接肽 H1 和核心 H2B）[90]。在缺乏抗 DNA 抗体和 SLE 其他血清标志物的情况下，抗组蛋白抗体的存在提示药物性狼疮。药物性狼疮的诊断取决于可疑药物的使用病史，停药后缓解，主要的治疗是停用致病药物。

（九）妊娠与系统性红斑狼疮

因为 SLE 在育龄期女性中多发，所以妊娠的问题常被关注。独立但相关的问题是孕妇的健康（考虑到狼疮活动与肾脏病变的进展）和胎儿的命运。尚不清楚在妊娠期间或分娩后不久狼疮活动是否更常见。有对照研究发现妊娠期狼疮活动风险与非妊娠狼疮相比未显著增加[99–102]。狼疮非活动的患者妊娠导致 SLE 恶化的可能性较小[99, 101, 102]。但是，两个小的回顾性研究报道，超过 50% 的孕妇出现有肾损害的狼疮活动[99, 102]，这大大超过了分娩后和非妊娠患者狼疮活动的发生率。

既往患有 LN 的患者，妊娠期可出现肾功能恶化[103, 104]。妊娠前肾脏病变缓解维持至少 6 个月后妊娠，妊娠期间肾功能恶化风险明显降低。妊娠期间基础血压高的患者可能出现更高的血压，蛋白尿可能进一步增加。妊娠前血清肌酐升高的患者，妊娠期间肾功能可能进一步恶化，存在流产的高危风险。尽管大剂量皮质激素、环孢素、他克莫司和硫唑嘌呤均已用于妊娠狼疮患者，但其安全性尚不清楚。环磷酰胺由于其致畸作用而禁用，霉酚酸酯和利妥昔单抗等较新的药物未被推荐用于妊娠患者，从而使重度 LN 的治疗困难。

在大多数报道中，SLE 患者的流产率为 20%～40%，有些报道可能接近 50%[99, 101, 103, 104]。虽然 SLE 肾病患者的胎儿死亡率有所增加，由于治疗方式的改进，胎儿死亡率逐步降低[103–106]。抗心磷脂或 APL 抗体阳性，有基础高血压或大量蛋白尿的患者流产风险更高。在一项纳入 10 项研究，550 余例 SLE 女性患者的系统回顾分析，发现有 APL 抗体的 SLE 孕妇其胎儿死亡率为 38%～59%，而没有 APL 抗体的 SLE 孕妇胎儿死亡率为 16%～20%[107]。

（十）透析和移植

根据研究人群，随访时间及对治疗的反应，重度 LN 患者进展至需要透析或移植的比例为 5%～50%[3, 5, 6, 46, 108–111]。许多慢性进展到肾衰竭的患者，肾外表现和血清学指标缓解[112, 113]。随着透析时间的延长，狼疮活动的发生率进一步下降，一项研究发现从透析开始时的 55% 下降到第 5 年的＜ 10%，第 10 年为 0%[113]。LN 导致的终末期肾脏病（ESRD）患者在透析的最初数月因免疫抑制剂引起的感染并发症，而死亡率增加[112, 113]。长期血液透析或腹膜透析的 SLE 患者，长期生存率与非狼疮患者相近，最常见死亡原因多为心血管疾病[112–114]。

大多数肾脏移植方案均建议活动性 SLE 患者接受 3～12 个月的透析，使移植前临床和血清学指标缓解[113]。LN 患者的异体移植存活率与其他的移植人群相当[3, 5, 114–118]。异体移植的 SLE 复发率较低，大多数报道不到 4%[114–118]，而在最近的一些报道中复发率较高[116]。在一项对近 7000 例狼疮移植受体 20 年随访的研究中，LN 的复发率仅为 2.4%，多发生于黑色人种的女性和年轻患者[117]。然而一项狼疮移植受体的小样本研究发现，如果常规行移植肾活检，54% 的患者可以检测到复发，尽管多表现为亚临床的轻系膜增生 LN[118]，狼疮患者肾移植复发率低，部分原因是移植前已处于免疫抑制状态，移植后继续使用免疫抑制剂。APL 抗体阳性狼疮患者在移植后接受抗凝治疗可能会获益[119, 120]。

（十一）狼疮肾炎的病程与预后

LN 患者的病程差异明显，进展至肾衰竭的比例为 5% 以下到 60% 以上[3, 5, 16, 46, 52, 61, 108–111, 121]。病程进展与最初肾脏受累类型和严重程度相关，也受治疗、疾病恶化和治疗并发症的影响。数十年来，随着广泛和更合理使用新的免疫抑制，预后明显改善。大多数研究发现肾活检比临床指标对 LN 预后的判断价值更高[52, 122–124]。

病变局限于肾小球系膜的患者通常病程和预后良好[3–5, 16, 36]。病变不转化为其他类型的患者不大可能发生进行性肾衰竭，死亡原因多为肾外病变和治疗并发症。局灶增生性病变患者的病程极其复杂多变。轻度增生累及小部分肾小球的患者对治疗反应良好，5 年内进展到肾衰竭比例＜ 5%[3–5, 16, 46, 124, 125]。明显增生、坏死和（或）新月形成的患者的预后更接近于Ⅳ型弥漫性 LN。随着时间的推移，Ⅲ型可能转变为Ⅳ型，患者有非常活动的节段性增生和坏死性病变，且类似 ANCA 相关性小血管炎，其肾脏预后比其他局灶性增生性病变更差[43, 54, 126]。

大多早期病例研究报道，弥漫增殖性病变的预后较差[3–5, 16, 36, 46, 52, 53]。然而，由于新型免疫抑制剂的使用，这些患者的预后有了显著改善，肾脏存活率已经超过 90%[5, 53, 125, 127]。在 NIH 方案中，以环磷酰胺为基础治疗弥漫增生性狼疮肾炎，5 年内血肌酐翻倍的风险为 5%～35%[109, 110, 127]。在一项意大利的弥漫增生性狼疮肾炎的研究中，患者 10 年存活率为 77%，如果排除肾外死亡，生存率甚至超过 90%[53]。一项来自美国的弥漫增生性 LN 研究，纳入 89 例患者，1 年肾脏存活率为 89%，5 年肾脏存活率为 71%[128]。目前尚不清楚最近这些系列报道，生存率的提高是由于新型免疫抑制剂的应用，还是得益于更好的支持性治疗及更谨慎的使用这些药物有关。

早期研究发现年龄、性别和种族是 SLE 患者的临床特点和肾脏存活的重要预测因素[3, 4, 9–11, 60, 123, 128–131]，一致认为非裔美国人 LN 的患病率高，肾脏和整体预后差。非裔美国人 LN 的不良预后与生物 / 遗传和社会经济因素有关[3, 4, 10, 11, 60, 128, 130–132]。一项 NIH 研究包含 65 例严重 LN 患者，显示肾功能快速恶化与入组时高龄、黑人种族、红细胞比容＜ 26% 和血清肌酐浓度＞ 2.4mg/dl 相关[60]。肾活检活动指数＞ 7 并且慢性指数＞ 3 的患者，以及细胞新月体和间质纤维化患者的肾脏预后也较差。另一项来自美国包含 89 例弥漫增生性 LN 的研究发现，年龄、性别、SLE 病程、未控制的高血压、或者任意组织学特征均不能预测肾脏病预后[128]。入组时血清肌酐高于 3.0mg/dl，肾活检急慢性指数，以及黑人种族提示预后不良。白种人群 5 年肾脏存活率为 95%，而黑色人种患者 5 年肾脏存活率仅为 58%。一项来自纽约的研究，纳入 WHO LN Ⅲ或Ⅳ型 125 例 LN 患者，发现种族和社会经济因素均与非裔美国人和西班牙裔患者的不良预后相关[10]。一项来自迈阿密地区的 203 例患者的研究证实，非裔美国人和西班牙裔肾脏结局与生物和经济因素相关[11]。

迅速缓解和肾功能持续稳定与长期预后改善相关[133, 134]。在系统性红斑狼疮病程中，肾脏病变活动预示肾脏预后不良[121, 135, 136]。在 5～10 年的随访中，重型狼疮的复发率达 50%，通常对重复治疗方案不敏感或反应缓慢[4, 121, 137–140]。一项意大利回顾性研究发现，70 例患者中 50% 以上有弥漫性增生性病变，患者存活率良好（10 年存活率 100%，20 年存活率 86%），肾功能亦保持良好，10 年 85%、20 年 72% 的患者未见血肌酐倍增。该研究中的大多数患者是白种人，这可能是长期预后良好的因素。任何类型的肾脏病变活动患者进入肾衰竭的风险增加 7 倍，肌酐快速上升患者肌酐翻倍风险增加 27 倍。另一项意大利的研究，纳入 91 例弥漫增生性 LN 患者，发现超过 50% 的患者有肾脏病变活动，与肾活检时年龄（30 岁以下）、较高的活动指数和肾活检核破裂病变相关[135]。肾炎和伴蛋白尿增加的活动及活动次数与肌酐倍增呈正相关。尽管复发并不一定预示预后差，但多项研究已提示复发可预示疾病进展[141]。

尽管抗 DNA 抗体滴度升高和血清补体水平降低可能与活动性肾损害相关，但它们与肾脏长期预后的关系不明确[3, 46, 108, 121, 128]。多项研究发现，不管贫血的原因如何，贫血是一项预后不良的指标[60, 121]。部分研究显示，严重的高血压也与肾脏预后相关[46]。大多数研究显示，肾功能不全（如血清肌酐升高或肾小球滤过率降低或严重蛋白尿及肾综范围蛋白尿）预示肾脏预后不良[3–6, 16, 52]。然而，并非所有的研究发现初始血清肌酐升高可预测长期预后不良，而某些研究发现初始血清肌酐仅能预测肾脏短期存活率[128]。其他肾脏指标（如肾炎持续时间及肾小球滤过率下降），也可预测预后[108, 125]。

最后，组织学特征（如病变类型）、肾脏病变的活动性和慢性化指数、小管间质损伤程度也可预测疾病进展。众多研究发现，不论 ISN/RPS 还是较早的 WHO 分类，明确肾脏病变的类型可有效指导预后[3, 16, 46, 49, 75]。在 NIH 研究中，严重增生性 LN 不论是活动性指数高还是慢性化指数高，均容易进展到肾衰竭[125]。但参照不同的研究人群，上述观点未得到证实[4, 16, 36, 46, 142]。然而，许多研究都证实了慢性瘢痕性病变预示远期预后不良[65, 108, 135, 141, 143]。一些研究发现，初始的肾活检病变几乎没有预测价值。相反，6 个月后重复活检的某些病变特征证明是肌酐倍增或肾功能进展的强力预测因子[64, 144]。这些病理特征包括持续的细胞新月体炎症、肾小管腔巨噬细胞浸润、IF 下持续免疫复合物沉积（尤其是 C3）、持续的内皮下和系膜区免疫复合物沉积或 NIH 活动性评分[145, 146]。其他研究发现，间质纤维化和肾小球节段性瘢痕的逆转及初始炎症和免疫复合物沉积的缓解是 6 个月后重复活检有利预后的重要表现[141]。因此，初始肾活检的慢性改变并不总是加重或不变，当新的急性损害进展时，慢性病变的逆转在防止最终肾衰竭中至关重要。

膜性 LN 的自然病程仍不太明确。在早期研究中，膜性 LN 的病程似乎比活动性增生性病变好[147]。随后长时间随访提示，伴肾病综合征的膜性 LN 预后不良[46]。回顾性分析发现，5 年的肾存活率主要取决于病变为单纯的膜性病变（Ⅴ型）还是Ⅴ型与局灶性（Ⅲ + Ⅴ型）或弥漫性（Ⅳ + Ⅴ）病变的叠加[56, 57]。一项美国的研究发现，单纯膜性病变患者的 10 年生存率为 72%，而叠加增生性病变患者的 10 年生存率仅为 20%～48%[56]。黑色人种、血清肌酐升高、大量蛋白尿、高血压、WHO 病理类型转换都预示着更差的预后[1, 3]。一项意大利白种人的回顾性研究也证实黑色人种膜性狼疮患者生存率低，白种人膜性 LN 患者的 10 年生存率为 93%[56]。即使在这一意大利人群中，单纯膜性 LN 的存活率也远高于叠加增生性病变的患者。因此，在较早的研究中，至少某种程度上，预后差异与种族背景、组织学和治疗方式不同有关。

（十二）狼疮肾炎的治疗

重型 LN 的治疗仍存在争议。虽然近年的对照研究已经对重型 LN 的疗程和治疗方案重新调整，但是对此类患者最有效和最低毒性的治疗方案仍不明确。尽管环磷酰胺对大多数重型 LN 治疗有效，新的治疗方法寄希望获得等同或更佳的疗效和较少的不良反应。在“诱导”治疗阶段进行强有力的初始治疗，在“维持”治疗阶段保持小剂量长疗程的治疗理念已被广泛接受[3, 16, 148, 149]。

ISN/RPS Ⅰ型和Ⅱ型肾脏预后好，无须对肾脏进行针对性治疗。蛋白尿增加和尿沉渣活动预示肾脏病理类型转换。此时，重复肾活检指导治疗[3]。ISN/RPS Ⅲ型患者只有少量轻度增生性病变，无坏死或新月体，预后良好，通常对短疗程大剂量皮质激素或其他免疫抑制剂治疗有反应。如受累及肾小球较多、有细胞坏死和新月体的患者，需要类似弥漫增生性病变的强有力治疗。

ISN/RPS-Ⅳ型即弥漫性增生性病变需要积极治疗，以避免出现不可逆的肾损害和进展到ESRD[3, 6, 16, 125, 127, 133]。理想的免疫抑制方案应该个体化，并基于既往的治疗、风险、潜在不良反应、依从性和耐受性等综合考虑。初始方案可包括以下组合，即口服或静脉注射皮质激素、口服或静脉注射环磷酰胺、霉酚酸酯（MMF）、环孢素、他克莫司和（或）利妥昔单抗。一些其他治疗方法可尝试用于耐药或复发及维持治疗。

尽管缺乏对照试验，泼尼松包含在大多数 LN 的治疗方案中。在回顾性研究中，大剂量的激素比小剂量（< 30mg/d 泼尼松）更有效[1-6]。起始大剂量皮质激素仍为一些临床医师用于治疗部分局灶增生性病变。然而，对于重型 LN，无论是Ⅲ型还是Ⅳ型，皮质激素需要与其他免疫抑制剂联用[5]。通常治疗方案是泼尼松起始 1mg/(kg · d)，治疗 4～6 周后逐渐减量至治疗 3 个月时每天 30mg 或更小剂量。也可开始每日 1 次静脉泼尼松龙冲击治疗 1～3 天，然后口服皮质激素。

尽管泼尼松龙冲击治疗后序贯口服皮质激素治疗重型 LN 的初步效果良好，但很少有随机对照试验与其他免疫抑制相比[3, 109, 110]。两项 NIH 研究发现，皮质激素冲击治疗在防止进展性肾衰竭的疗效不如静脉环磷酰胺[109, 110]。在一项研究中，激素冲击治疗组 48% 患者 5 年肌酐翻倍，而环磷酰胺治疗组只有 25%[110]。

来自 NIH 和其他的随机对照试验已经证明环磷酰胺在治疗重型 LN 中的作用[61, 109, 110, 127, 148-150]。在一项大型研究中，患者被随机分为口服大剂量皮质激素组［1mg/(kg · d) 持续 4～8 周，缓慢减量］，口服环磷酰胺组［环磷酰胺 1～4mg/(kg · d)+ 泼尼松 10～20mg，qod］、口服硫唑嘌呤组［（硫唑嘌呤 1～4mg/(kg · d) + 泼尼松 10～20mg，qod）］、硫唑嘌呤联合环磷酰胺组［（环磷酰胺和硫唑嘌呤各 1mg/(kg · d) + 泼尼松 10～20mg，qod）］和静脉环磷酰胺组（环磷酰胺 0.5～1.0g/m^2 体表面积，每月 1 次，持续 3 月，以后每 3 个月 1 次 + 泼尼松 10～20mg，qod）[127]。随访 120 个月，静脉环磷酰胺组的肾脏存活率优于单纯激素组。随访至 200 个月，硫唑嘌呤组的肾存活率统计学上并不优于激素组[127]。随后荷兰协作组研究发现，口服硫唑嘌呤和口服环磷酰胺的缓解率相当，但硫唑嘌呤组的复发率更高，远期预后更差[151]。因此，多年来，环磷酰胺联合皮质激素被广泛用于重型 LN 的诱导免疫抑制治疗。由于静脉环磷酰胺的严重不良反应较少，随后的 NIH 方案推荐每月 1 次的给药频率。来自 NIH 和其他研究已应用每月冲击治疗 1 次、连续治疗 6 个月的方案取代每 3 个月冲击 1 次的初始方案[137, 148-150]。

上述研究证实了静脉环磷酰胺联合皮质激素治疗重度 LN 的疗效和缓解率[61, 128, 137]。在大多数接受静脉环磷酰胺治疗的患者中，出血性膀胱炎、脱发和肿瘤等不良反应并不常见[3, 6]。月经不调和过早绝经在接受静脉环磷酰胺超过 6 个月、25 岁以上女性中最为常见[152]。对于严重肾损害的患者，必须减少静脉环磷酰胺的剂量。血液透析可清除，需要调整环磷酰胺剂量。细胞保护剂“美司钠（mesna）”可有效减少由环磷酰胺引起的膀胱并发症。

来自 NIH 的一项三臂随机对照研究，比较了①每月静脉甲泼尼龙 1 次，持续 1 年；②每月静脉环磷酰胺 1 次，持续 6 个月，然后每 3 个月 1 次；③前两种方法联合治疗，发现联合治疗方案的缓解率最高（85%），显著优于单用环磷酰胺（62%）和单用甲泼尼龙（29%）的缓解率[109]。所有组的死亡率都很低且无组间差异。长期随访发现，环磷酰胺组与联合治疗组的药物不良反应无显著差异[150]。在环磷酰胺 - 激素联合治疗组中，由于持续的高缓解率和更少的复发，较少的患者需要重复治疗。此外，联合治疗组的长期疗效，特别是在肾脏预后方面获益最大。因此，静脉甲泼尼龙冲击序贯口服泼尼松联合静脉环磷酰胺冲击已成为重型 LN 的一种标准治疗。值得注意的是，一些研究在短期口服环磷酰胺后序贯其他免疫抑制剂，也获得了相同的疗效和较少的不良反应[1, 2, 153]。维持期口服其他免疫抑制剂获得了比环磷酰胺更优的疗效和安全性，更安全等效的诱导治疗方案也符合临床需要，方案之一是使用较低剂量的细胞毒药物进行诱导治疗。欧洲狼疮肾炎试验是一项对 90 例重型狼疮肾炎患者进行的多中心前瞻性临床研究，比较了大剂量静脉冲击和小剂量静脉环磷酰胺的疗效[154]。患者随机分为连续 6 个月静脉冲击 0.5～1.0g/m^2（体表面积）环磷酰胺，然后 2 个季度的冲击治疗（每 3 个月 1 次），或者每 2 周静脉注射环磷酰胺 500mg，共 6 次，然后口服硫唑嘌呤维持治疗。经过 40 个月的随访，两组治疗失败率、肾脏缓解或肾脏活动事件均无统计学差异，但是大剂量组感染发生率增加 2 倍。虽然该研究可能包括一些肾脏轻度受损的患者（两组平均肌酐 1～1.3mg/dl，平均蛋白尿 2.5～3.5g/d）和以白种人为主的患者群体，该研究支持使用较短的维持时间和较低的环磷酰胺总剂量进行诱导治疗。这一人群的长期随访证实，对治疗的早期反应预示良好的远期预后[133]。这种治疗方案在最近一项研究中作为对照，评价阿巴西普（Abatacept）对重型 LN 的疗效，发现阿巴西普对黑种和白种人重型 LN 治疗均有效[155]。

MMF 已被证明在器官移植和其他各种免疫性肾脏病中是一种有效的免疫抑制剂[156]。它是嘌呤从头合成途径限速酶（肌苷单磷酸脱氢酶）的可逆性抑制剂，有阻止 B 细胞和 T 细胞增殖、抑制抗体形成、减少黏附分子表达等作用。MMF 治疗小鼠 LN 有效[156]。与标准治疗方案相比，MMF 在 LN 的一些非对照临床试验中显示出良好的疗效和更少的并发症[156]。在一项中国为期 6 个月的临床试验中，重型 LN 随机分为 MMF 或静脉环磷酰胺冲击诱导治疗[157]，MMF 组的蛋白尿和镜下血尿改善明显优于环磷酰胺组，治疗前后肾损害、肾组织活动指数、血清学指标改善两组比较无差异。MMF 耐受性好、胃肠道不良反应少、感染少。在另一项随机对照试验中，一组患者泼尼松联合口服 MMF，另一组使用泼尼松联合口服环磷酰胺 6 个月，序贯口服硫唑嘌呤治疗 6 个月，两种治疗方案的疗效相似[158]。在 MMF 组中，81% 达到完全缓解和 14% 部分缓解，环磷酰胺 + 泼尼松组为 76% 完全缓解和 14% 部分缓解。治疗失败、治疗后复发、停止治疗、死亡率和缓解时间相似。在 4 年的长期随访中，随着更多患者的入组，MMF 的疗效与环磷酰胺相当，在完全或部分缓解、较基线肌酐倍增或复发方面没有显著差异。MMF 治疗的患者中很少发生严重感染、白细胞减少或闭经，所有死亡和肾衰竭病例均来自环磷酰胺组[159]。

一项美国的多中心研究比较了 140 例严重Ⅲ型和Ⅳ型 LN 患者的诱导治疗，包括 50% 以上的黑种人患者，大多数伴有大量蛋白尿和活动性尿沉渣[160]。患者随机分为每月静脉环磷酰胺 0.5～1g/m^2（体表面积），或口服 MMF2～3g/d，两组均使用逐步减量的皮质激素治疗 6 个月。尽管该研究设计为一项等效性研究，但证明了 MMF 在完全缓解和部分缓解方面具有优势。MMF 的不良反应也相对较弱。3 年随访发现，MMF 组的肾衰竭和死亡率有下降趋势。因此，在肾脏预后不良的高危人群中，已证明 MMF 优于静脉环磷酰胺。随后一项国际多中心随机对照试验比较了 MMF 类似方案与静脉环磷酰胺诱导治疗 370 例 ISN/RPS Ⅲ、Ⅳ、Ⅴ型 LN 患者[9]。这项研究发现，两种方案之间的完全和部分缓解率（＞ 50%）、肾功能和蛋白尿的改善及死亡率几乎相同。MMF 组中腹泻和胃肠道不良反应最常见，而恶心、呕吐和脱发在环磷酰胺组更常见。在一项 30 例 GFR 大幅度降低（＜ 30ml/min）的小样本研究中，MMF 证明至少和静脉环磷酰胺同样有效[161]。对不同地域和种族背景群体分析，均证明 MMF 疗效更优[162]。另一项 52 例新月体形成的 LN 患者（50% 以上肾小球有新月体）随机使用 MMF 或静脉环磷酰胺诱导治疗，MMF 组有更高的缓解率和更低的复发率[163]。因此，这两个大型随机对照试验和其他各种分析均支持 MMF 作为一线药物来治疗重型 LN。ACR 和 KDIGO 指南均支持以环磷酰胺或霉酚酸酯为基础的方案作为治疗重型 LN 的一线方案。对于经过 6 个月的诱导治疗患者，如果一种方案未能获得有效缓解，推荐使用另一种方案[164]。

许多研究侧重优化 LN 的维持期治疗，目的是在减少长期免疫抑制剂毒性基础上，避免复发和狼疮活动。一项随机对照试验研究了成功通过 4～7 个月静脉环磷酰胺诱导缓解的 LN 患者，将其随机分为每 3 个月静脉注射 1 次环磷酰胺，或口服硫唑嘌呤，或口服 MMF[3, 16, 165]。随机入组的 54 例 LN 患者主要为黑种人（50%）和西班牙裔，包括许多肾病综合征（64%）、GFR 降低和严重增生的 LN

患者。与序贯环磷酰胺维持治疗相比，硫唑嘌呤组和 MMF 组较少达到死亡和慢性肾衰竭的主要终点。与环磷酰胺组（43%）相比，MMF 组（78%）和硫唑嘌呤组（58%）保持无复发的患者比例较高，并且继续使用环磷酰胺增加死亡风险。在 MMF 和硫唑嘌呤组，治疗住院天数和并发症包括闭经和感染也相应减少。因此，口服 MMF 或硫唑嘌呤的维持治疗优于静脉环磷酰胺，并且不良反应更少。

两个大型随机研究的结果进一步阐明了这些口服制剂在增生性 LN 患者维持治疗中的作用 [166, 167]。在欧洲 MAINTAIN 研究中，105 例患者随机分为硫唑嘌呤组或 MMF 组，维持治疗至少 3 年（53 个月）[166]，这些药物在防止肾脏病变活动和维持缓解时间上没有差异。而在全球开展的 Aspreva 狼疮管理研究（ALMS）中，227 例环磷酰胺或 MMF 诱导治疗缓解的患者，随机纳入 MMF 组或硫唑嘌呤组进行为期 3 年的维持治疗 [167]。结果发现，在防止主要终点事件（死亡、ESRD、肌酐加倍、LN 复发或需要挽救治疗）方面，MMF 优于硫唑嘌呤 [167]。以上两项研究之间的差异可能解释两项临床研究的不同结论。MAINTAIN 研究从第 1 天起病人就被随机分组，样本量相对较小，主要研究人群是白种人，较少观察对象进展到肾衰竭，因此采用肾脏病变活动作为终点事件。尽管如此，硫唑嘌呤组 26% 的患者有病变活动，而 MMF 组为 19%，但这一差异没有统计学意义。仅纳入诱导缓解患者的 ALMS 维持期研究是国际性的，包括了多种族和不同地域人群，并采用硬终点事件（肌酐翻倍、ESRD 等）。目前，ACR 和 KDIGO 均建议使用硫唑嘌呤或 MMF 作为维持治疗方案。

钙调磷酸酶抑制剂（CNI）环孢素和他克莫司在一些对照和非对照研究中已被证明可以提高诱导缓解率 [1, 2]。他克莫司作为治疗重型 LN（ISN/RPS Ⅳ型 + Ⅴ型）患者多药联合方案的一部分，已证实成功增加缓解率 [168]。与他克莫司、MMF 和皮质激素的“多靶点方案”相比，静脉环磷酰胺组诱导治疗 6 个月获得 5% 的完全缓解和 40% 的部分缓解，而“多靶点”诱导治疗达到 50% 的完全缓解和 40% 的部分缓解率。这项中国的大型多中心临床研究纳入了 350 例患者，使用 CNI+MMF+ 皮质激素的多靶点治疗证明优于环磷酰胺 + 皮质激素的诱导治疗 [169]。上述人群中对诱导治疗有效的 200 例患者进入了扩展试验，分别继续多靶点维持和环磷酰胺诱导后硫唑嘌呤维持。两组肾脏复发率相似（分别为 5% 和 7%）。此外，两组患者血清肌酐和 GFR 均保持稳定，但硫唑嘌呤组有更多的不良事件（44% vs. 16%）和因为不良反应停药 [170]。

利妥昔单抗是一种针对 CD20 B 细胞的嵌合单克隆抗体，通过补体依赖性细胞裂解，FcR-γ 依赖性、抗体依赖性、细胞介导的细胞毒性和诱导细胞凋亡等多种机制，导致 CD20 B 细胞耗竭。利妥昔单抗，被美国 FDA 批准用于治疗类风湿性关节炎、肉芽肿伴多血管炎（GPA，原命名为韦格纳肉芽肿）、显微镜下型多血管炎（MPA），对许多其他免疫和自身免疫性疾病，包括各种原发性肾小球疾病有不同的疗效 [171]。该药已用于 300 多例 LN 患者，但主要来源于病例报道和开放标签的非对照性研究 [1, 2]。然而，两项大型随机对照研究的结果却令人失望。一项研究（EXPLORER）纳入了 257 例无严重肾脏病变的 SLE 患者，随机接受利妥昔单抗或安慰剂 [172]。虽然亚组分析提示非裔美国人和西班牙裔患者的疗效好，但安慰剂与利妥昔单抗的总体差异并不显著。另一项（LUNAR）研究纳入了 144 例Ⅲ型和Ⅳ型 LN 患者，随机分为利妥昔单抗组或安慰剂组，两组患者均同时接受 MMF（目标 MMF 剂量 3g/d）和皮质激素 [173]。虽然利妥昔单抗组抗 DNA 抗体滴度明显下降，血清补体水平升高，但 1 年后两组患者的肾脏结局无显著差异 [174]。因此，目前利妥昔单抗不是大多数重型 LN 的一线诱导治疗方案，但仍用于对其他治疗产生抵抗和不能耐受常规治疗的患者 [175, 176]。在最近的一项研究中，50 例患者使用了利妥昔单抗和 MMF，而没有使用皮质激素，这些患者获得了良好的治疗效果（完全和部分缓解）[177]。临床仍需要大型多中心随机对照研究来评估不使用皮质激素的利妥昔单抗诱导治疗，以确定利妥昔单抗在治疗 LN 中的作用。

其他针对 B 细胞的单克隆抗体已完成或正在进行临床试验。Ocrelizumab 是一种 FDA 批准用于治疗严重多发性硬化的完全人源化抗 CD20 单克隆抗体，它的优点是避免了首次使用的输液反应和非人源嵌合抗体等利妥昔单抗的潜在问题 [178]。一项随机对照研究在 LN 患者中使用该药物，由于不良事件而提前终止。Obinutuzumab 是另一种 FDA 批准的人源化抗 CD20 单克隆抗体，目前正在评估其在 LN 中的作用。阿塔西普（Atacicept）是一种可溶性的完全人源化重组融合蛋白，抑制 B 细胞刺激因子（BLISS）和增殖诱导配体（APRIL），但在 LN 患者的初步试验中没有成功[179]。依帕珠单抗是一种人源化的抗 CD22 单克隆抗体，CD22 是成熟 B 细胞的标志，而不是浆细胞的标志，目前正在尝试治疗 LN。α 干扰素是一种被 SLE 诱导的抗病毒细胞因子，可导致炎症、自身免疫和肾损害。阿尼夫罗单抗是一种抗 IFN-α Ⅰ型受体的单克隆抗体，已在 300 多例 SLE 患者中试用，发现可提高标准治疗的疗效[180]。

T 淋巴细胞的激活需要两个信号[171, 181]。第一个是在抗原提呈细胞的主要组织相容性复合体（MHC）Ⅱ类分子的基础上将抗原呈递给 T 细胞受体，第二个是通过 T 淋巴细胞和抗原提呈细胞上的共刺激分子相互作用。干扰共刺激信号可中断免疫反应。两个临床研究在 LN 患者中使用不同的人源抗 CD40L 单克隆抗体来阻断 B 细胞和 T 细胞的共刺激，但均未获成功[182, 183]。另一种共刺激途径是通过 CD28 与 CD80/86 的相互作用来介导的。CTLA4Ig，阿巴西普，是一种融合分子，它将人 CTLA4 的细胞外结构域与人类 IgG1 重链的恒定区（Fc）结合，从而阻断 CD28 与 CD80/86 的相互作用。FDA 已批准阿巴西普用于治疗类风湿关节炎。两项随机对照的研究评价了阿巴西普与环磷酰胺和激素联用治疗重型狼疮的疗效，但结果呈阴性[3, 184, 185]。最近，贝利木单抗作为一种人源化的抗 BLys（B- 淋巴细胞刺激因子）单克隆抗体，已被 FDA 批准用于治疗狼疮[186, 187]。虽然在已发表的研究中较少比例的患者有明显的肾脏损害，但蛋白尿超过 1g 的患者使用贝利木单抗后病情明显改善[188]。一些关于贝利木单抗的临床研究仍正在进行中。

其他疗法如血浆置换和静脉注射 γ- 球蛋白治疗 LN 亦有相关报道。一项多中心对照研究对 86 例严重 LN 的患者进行血浆置换[189]。研究发现，血浆置换除了可迅速降低抗 DNA 抗体滴度外，未显著提高临床缓解率、延缓肾功能进展和患者的存活率。同样，血浆置换联合静脉环磷酰胺冲击治疗尚未证明有效[190]。目前，血浆置换只应用于某些特定的 LN 患者（如肺严重出血者、TTP 样综合征者、有 APL 抗体者和因出血而不能抗凝者）。

静脉注射免疫球蛋白已成功用于许多 SLE 的血小板减少症和 LN 患者，部分患者的临床和组织学得到改善[191, 192]。一项 14 例患者的对照研究，先用静脉环磷酰胺成功诱导缓解，再静脉注射免疫球蛋白作为维持治疗，这些患者的血肌酐、肌酐清除率和蛋白尿均保持稳定[193]。

其他较新颖但尚未批准治疗 LN 患者的方法包括蛋白酶体抑制剂硼替佐米、促肾上腺皮质激素、全淋巴管照射、骨髓干细胞移植、拉奎尼莫德治疗、voclosporin（一种新型钙调磷酸酶抑制剂）和耐受性分子的使用[5, 111, 193–196]。上述治疗方法仍处于试验阶段，还没有哪一种方法成功完成了多中心大型临床对照研究。大剂量环磷酰胺免疫清除或联合干细胞移植，已应用于少数 SLE 病例，但随访时间较短，推广仍有较高风险。

Ⅴ型膜性 LN 患者，在病程、预后和治疗反应方面的研究结果不一致[3, 5]。Ⅴ型膜性 LN 应给与抗高血压、抗蛋白尿和降脂治疗，抗凝预防严重肾病综合征患者的血栓栓塞事件应个体化。对于哪些 LN Ⅴ型患者应给予免疫抑制疗法，专家意见也不一致。伴发增殖性病变的程度对Ⅴ型患者预后有很大的影响，目前尚不清楚以往的临床试验是否只包括单纯的膜性 LN 患者。因此，早期研究报道口服皮质激素的反应率低且不一致[55]。意大利以及其他学者的研究发现，强化免疫抑制方案疗效显著，但问题是这些结果是否与干预措施、人群背景或更好地支持治疗有关[57]。一项回顾性意大利研究发现，使用苯丁酸氮芥和甲泼尼龙方案比单独使用皮质激素缓解率高[197]。在使用环孢素治疗膜性 LN 的一个小型非随机研究中，肾病综合征有很好的缓解率，平均蛋白尿 6 个月内从 6g/d 减少到 1～2g/d[62]。长期随访和重复肾活检，没有发现环孢素相关的肾损害，但随着时间的推移，两名患者叠加了增殖性病变。一项包含 42 例膜性 LN 患者的 NIH 试验，比较了环孢素、泼尼松 + 静脉环磷酰胺的疗效，发现环孢素和环磷酰胺的缓解率较高。但当环孢素撤药时，疾病有复发的趋势[198]。他克莫司也用于Ⅴ型 LN，效果良好。一项研究用泼尼松加硫唑嘌呤长期治疗 38 例单纯膜 LN 患者[157]。随访 12 个月，67% 的患者完全缓解，22% 的患者部分缓解。随访 3 年复发率 12%，5 年复发率 16%，90 个月复发率仅 19%。在随访结束时，没有患者出现血肌酐翻倍。显然，在这个患者群体中，激素加硫唑嘌呤方案非常有效。膜性 LN 患者对 MMF 的反应不一[199-201]。在两个类似设计的随机对照试验中 510 例患者，84 例为单纯Ⅴ型 LN 患者，该研究比较了 MMF 和静脉环磷酰胺诱导治疗[201]，两组患者的缓解率、复发率和病程相似。因此，MMF 也可用于某些膜性 LN 患者的一线治疗。

因为数据有限，膜性 LN 的治疗应个体化[3, 5]。单纯的膜性 LN 和有良好肾脏预后（非肾综蛋白尿水平和 GFR 保持稳定）的患者可能获益于短时间的环孢素与小剂量皮质激素治疗，以及肾素 - 血管紧张素 - 醛固酮系统阻滞剂和他汀类药物。对于进展风险较高的患者（非裔美国人，完全性肾病综合征），可选治疗方案包括环孢素、他克莫司、每月静脉注射环磷酰胺、MMF 或硫唑嘌呤加皮质激素。合并膜性和增生性 LN 患者的治疗方式与单纯增生性病变患者相同。

随着 LN 治疗方案的安全性和有效性提高，导致 SLE 死亡的其他原因逐渐受到重视。系统性红斑狼疮加快动脉粥样硬化进展，不典型冠心病比例增加，可能导致高死亡率[202]。SLE 患者伴随高血压、高脂血症、肾病综合征、长期使用皮质激素、APL 综合征（APS）及在某些情况下慢性肾脏病（CKD）的血管疾病均增加心血管危险[203, 204]。尽管在 SLE 人群中干预上述危险因素的数据有限，但积极干预可纠正的心血管危险因素可改善该人群的死亡率。从其他伴蛋白尿的 CKD 人群推断，使用血管紧张素转化酶抑制剂（ACEI）和（或）血管紧张素受体阻滞剂积极降压（＜ 130/80mmHg），用他汀类药物调节血脂异常在 LN 人群中都是合理的。此外，使用钙、维生素 D 和双膦酸盐可预防皮质激素引起的骨质疏松。

40%～75% 的狼疮患者存在 APL 抗体[205-207]。因为大多数人不会发生血栓性并发症，所以不需要特殊的治疗。但是，有建议对一些无症状的 APL 抗体阳性患者使用小剂量阿司匹林和羟氯喹来预防。如果患者出现临床血栓表现，又有抗体存在，大多数研究推荐长期使用华法林抗凝。虽然标准的治疗方案不推荐其他狼疮病人使用抗凝血药，但在最近一项包含 100 多例 SLE 患者的系列报道中，超过 1/4 患者存在 APL 抗体，其中近 80% 发生血栓事件。APL 抗体阳性患者慢性肾衰竭发生率高于抗体阴性患者[207]。（见下文，抗心磷脂抗体和肾小球肾炎）。

二、抗磷脂综合征

抗磷脂综合征（Antiphospholipid Syndrome，APS）可能与肾小球疾病、肾脏大小血管受累及接受透析和肾移植患者的凝血功能紊乱等相关[205-208]。APS 患者体内具有针对与磷脂结合的血浆蛋白的自身抗体。这些自身抗体可能包括 IgG 和（或）IgM 型抗心磷脂抗体、IgG 或 IgM 同型的抗 β_2 糖蛋白 I 抗体或狼疮抗凝物[209-211]。在一些研究中，特异性 β_2 糖蛋白 I 抗体的存在与 APS 患者血栓形成事件风险增加相关[212]。抗磷脂（APL）抗体可引起 VDRL 假阳性。除了存在上述自身抗体外，APS 患者至少 1 次或多次发生静脉、动脉或小血管的血栓形成事件，或其胎儿发病[213]。血小板减少和部分凝血活酶时间延长是常见的实验室检查结果。APL 抗体需在至少相隔 12 周且在有临床表现的 5 年内 2 次或多次检测阳性。

APS 的发病机制仍不清楚[214-220]，易感人群可能在暴露传染或其他有害物质后产生 APL 抗体。在系统性红斑狼疮（SLE）患者，可能存在与 *HLA-DRB1* 基因位点相关的遗传易感性[221]。然而，尽管存在 APS 抗体，可能需要“二次打击”（如怀孕、使用避孕药、肾病综合征、SLE 或高脂血症）因素导致血栓形成事件和 APS 发生。促凝作用的机制可能是多因素的，APL 抗体在凝血级联反应的多个位点发挥促凝作用，包括凝血酶原、蛋白 C、膜联蛋白Ⅴ、凝血因子Ⅶ和Ⅻ、血小板、血清蛋白酶和组织因子促凝剂等。APL 抗体也可能通过抑制诸如组织型纤溶酶原激活物等因子而影响纤维蛋白的溶解。由于抑制了 mTorc 细胞内途径，APL 抗体自身也可能作为一种促凝剂而存在[222]。所有上述这些作用的结果最终导致内皮损伤和血管内凝血。

在 APL 抗体阳性的患者中，30%～55% 的人患有原发性 APS，其中并没有相关的自身免疫性疾病[205-207, 209-211, 213]。尽管大多数患者从未表现 APS 的临床特征，但 25%～75% 的 SLE 患者存在 APL 抗体。在最初认为是特发性 APS 的患者中，0%～23% 的患者随时间发展为 SLE 相关性 APS [205–207, 209–211, 223]。分析 29 个已发表的研究包括 1000 多例 SLE 患者，发现 34% 的患者狼疮抗凝物阳性，44% 的患者抗心磷脂抗体阳性 [218]。大多数研究发现，APL 抗体呈阳性的 SLE 患者血栓事件发生率更高 [219, 224–226]。欧洲一项针对 575 例 SLE 患者的研究发现，IgG 型抗心磷脂抗体的患病率为 23%，IgM 型的患病率为 14% [227]。IgG 抗体阳性患者与血小板减少和血栓形成存在明确的相关性。欧洲一项对 1000 例 SLE 患者的多中心研究分析发现，在 5 年内，7% 的患者发生了血栓事件。与狼疮抗凝物阳性的患者一样，IgG 型抗心磷脂抗体阳性患者再次发生血栓事件的可能性更高 [228]。在高达 2% 的正常个体和各种感染（通常在 HIV 或丙型肝炎病毒 HCV 患者中）及药物反应患者存在 APL 抗体，但这些个体或患者通常无 APS 的临床表现 [229–231]。

APS 的临床特征与血栓形成事件和随后的局部缺血相关联。在 1000 例 APS 患者中，最常见的临床特征是深静脉血栓形成（32%）、血小板减少（22%）、网状青斑（20%）、脑卒中（13%）、肺栓塞（9%）和胎儿流产（9%）[228]。患者也可能出现肺动脉高压、心脏受累、记忆力减退与其他神经系统表现，以及发热、全身不适和一些全身症状 [205–208, 225]。三种诊断检测指标（狼疮抗凝物、抗心磷脂抗体和 β_2 糖蛋白抗体）均呈阳性的患者发生血栓栓塞事件的风险会更高。灾难性 APS 罕见（在 0.9% 的 APS 患者中发生），与多个器官系统中的快速血栓形成相关，并且死亡率很高 [213, 232, 233]。

肾脏受累，即所谓 APL 肾病，尽管在 APS 患者中很少见，但也在多达 25% 的原发性 APS 患者中发生，其特征表现为肾小球毛细血管、肾动脉和静脉的主干血栓形成 [205, 208, 234, 235]。动脉和小动脉的病变通常存在血栓形成成分和反应性或增生性成分，包括内膜黏液样增厚、内皮下纤维化和内皮增生（图 32–13）[235, 236]。由于组织缺血，可能出现肾间质纤维化和皮质萎缩。肾小球病变包括肾小球毛细血管血栓形成伴系膜溶解、系膜插入、基底膜“双轨”，以及透明电子样絮状物内皮下蓄积，类似于其他类型的肾小球血栓性微血管病变，如 HUS 和 TTP。

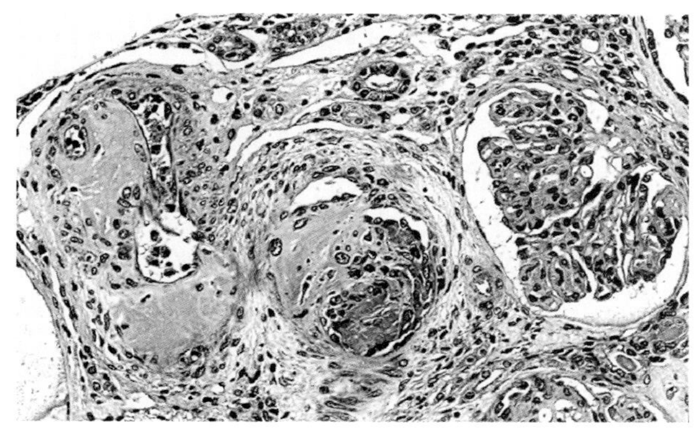

▲ 图 32–13　**抗磷脂抗体综合征**

机化再通血栓使两个小叶间动脉的管腔变窄。邻近的肾小球显示簇状的缺血性回缩（苏木精 – 伊红，200×）

一项针对肾活检的回顾性研究发现，APL 抗体阳性患者中近 40% 患有 APL 肾病，而 APL 抗体阴性患者中这一比例只有 4%。APL 肾病与狼疮抗凝物和抗心磷脂抗体相关 [237]。在 APL 抗体阳性的 SLE 患者中，约 2/3 合并 APS 和 1/3 不合并 APS 的患者表现为 APL 肾病。尽管该系列患者肾活检时，有较高的高血压发生率和血肌酐水平升高，但随访发现进行性肾功能不全、ESRD 或死亡的发生率并不高 [238]。这与另一系列 100 多例 SLE 患者的研究相反，后者发现 APL 抗体的存在与血栓形成事件和肾衰竭快速进展相关 [207]。在 APL 肾病患者中，表现为血栓性微血管病的肾活检可能误诊为 FSGS、膜性肾病和 MPGN [239]。然而，一项最近的研究报道，一些 APS 患者光镜检查可能表现为许多其他肾小球病理改变，包括膜性肾病、微小病变 / 局灶性硬化、系膜增生性肾小球肾炎和寡免疫快速进展性肾小球肾炎（RPGN）[240]。

临床上最常见的肾脏表现是蛋白尿，有些呈肾病性蛋白尿，活动性尿沉渣改变，高血压和进行性肾功能不全 [205, 206, 234, 236, 237, 239, 240]。有些患者表现为肾功能急性恶化 [239]。肾动脉主干受累可能会出现肾梗死，而肾静脉血栓形成可能无症状，或出现突发腰区疼痛和肾功能下降。肾动脉狭窄伴和不伴恶性高血压也有报道 [241–243]。

约 10% 的肾活检狼疮患者有肾小球微血栓形成，并以其为主要的组织病理学改变。此型肾小球病变的治疗显然不同于免疫复合物介导的肾小球肾炎的治疗[69]。一项纳入 114 例活检的 SLE 患者的研究发现，1/3 的活检标本中存在血管闭塞性病变，其与高血压和血肌酐水平升高相关[244]。在 SLE 中，与高滴度 IgG 型 APL 抗体密切相关的特征表现为血小板减少、梅毒假阳性 VDRL［FTA（荧光性色氨酸抗体）阴性］和活化的部分凝血活酶时间延长[205, 206, 244]。抗 DNA 抗体的滴度和血清补体水平与 APL 抗体水平均无很好的相关性。SLE 患者高滴度的 IgG 型抗心磷脂抗体通常与血栓形成风险密切相关。然而，在上述 114 例经肾活检的 SLE 患者研究发现，肾血栓与狼疮抗凝物相关，而与抗心磷脂抗体无关[244]。SLE 患者中 APS 的临床特征与原发性 APS 相同。一项平均随访 173 个月，纳入 111 例 SLE 患者的研究报道，26% 的患者 APL 抗体阳性[207]。在 APL 抗体阳性的患者中，79% 发生了血栓形成事件或胎儿流产，而且抗体的存在与进行性 CKD 的发生密切相关。

血液透析患者 APL 抗体的阳性率较高（10%～30%），而与年龄、性别或透析时间长短无关[245, 246]。相比之下，肾功能不全腹膜透析患者的 APL 抗体阳性率要低得多[205]。一项血液透析的研究发现，与自身瘘管患者相比，动静脉（AV）血管移植患者的 IgG 型抗心磷脂抗体滴度更高[246, 247]。抗心磷脂抗体滴度升高的患者发生 2 次或 2 次以上的 AV 移植血管血栓形成的概率显著增加。对于 AV 移植物是否诱导抗心磷脂抗体或抗心磷脂抗体阳性患者依赖 AV 移植目前尚无定论[205]。另一项研究发现，230 例血液透析患者中，26% 的患者 IgG 型抗心磷脂抗体滴度升高，仅 4% 的患者 IgM 型抗体滴度升高[247]。在 IgG 型抗体水平升高的患者中，AV 移植失败的平均时间明显缩短，而使用华法林可提高这些患者的 AV 移植存活率。

多项研究发现，20%～60% 已接受肾移植的 SLE 患者，APL 抗体阳性，出现 APS 相关的问题，如静脉血栓形成、肺栓塞或持续性血小板减少[119, 120, 248, 249]。在一项针对非 SLE 患者的大型研究中发现，178 例肾移植患者中 APL 抗体阳性占 28%，并认为其与动静脉血栓形成风险 3～4 倍增加相关[248]。然而，另一项 337 例肾移植受者的研究发现，与抗心磷脂抗体阴性的患者相比，18% 的 IgG 或 IgM 型抗心磷脂抗体阳性患者并没有发生更显著的同种异体移植物失败或 GFR 降低[250]。尽管没有证据表明多数 APL 抗体阳性且 HCV 检测呈阳性的患者血栓形成和 APS 风险增加，但当他们接受移植时，似乎具有更高的同种异体移植血栓性微血管病发生风险[251]。在许多这些移植相关的研究中，抗凝治疗已成功防止了血栓复发和移植失败[119, 120, 249]。

治疗

APL 抗体阳性患者及 APS 的最佳治疗方案目前仍有待进一步明确[205, 206, 252]。许多 APL 抗体阳性的患者并没有经历血栓形成事件。对于那些无症状但 APL 抗体阳性，且无血栓事件或 APS 证据的患者，基于有限的数据，小剂量阿司匹林可能有益[253]。

由于 IgG 型 APL 抗体滴度越高的患者发生血栓事件的可能性越高，这些患者抗凝治疗可能获益[227, 228]。在全征候 APS 患者中，已证明预防复发性血栓形成时，先使用肝素再用华法林抗凝的治疗方案与不使用任何治疗、使用阿司匹林或小剂量抗凝药治疗相比更为有效[205, 208, 252]。一项纳入 147 例 APS 患者（包括 62 例原发疾病，66 例 SLE 和 19 例狼疮样综合征）的回顾性分析研究报道，69% 的患者共发生了 186 例次复发性血栓事件[252]。从初次血栓形成到第 1 次复发之间的中位时间为 12 个月，但其范围宽广（0.5～144 个月）。高剂量华法林治疗（国际标准化比率 INR ＞ 3）比低剂量华法林治疗（INR ＜ 3）或阿司匹林治疗更为有效。在停止抗凝治疗后的 6 个月内，血栓事件发生率最高（每患者年 1.3）。147 例患者中有 29 例出血并发症，仅 7 例重症患者。一项新型直接口服抗凝血剂与华法林对比的研究由于数据不足，无法推荐其在 APS 患者中使用[254, 255]。免疫抑制剂在 APS 患者中的作用尚不明确[205, 206, 229]。在 SLE 患者，抗 DNA 抗体滴度和血清补体水平可以通过使用免疫抑制剂正常化，但对于高滴度 IgG 型 APL 抗体没有明显改变[205]。在怀孕的 APS 患者中，已证实使用肝素和小剂量阿司匹林治疗有效，而泼尼松治疗没有明显效果[256, 257]。对于一些罕见病例包括因近期出血而不能耐受抗凝治疗的患者，或虽然经过适当的抗凝治疗，但仍然发生了血栓栓塞事件，或灾难性 APS

患者，应用血浆置换和皮质激素及其他免疫抑制剂治疗已取得了一定疗效[257, 258]。主要用于 SLE 患者的羟氯喹能否防止 APS 血栓栓塞事件发生尚不清楚[253, 259, 260]。目前尚无足够的证据证明新型药物（如利妥昔单抗）是否降低 APL 抗体水平或降低血栓栓塞的风险，因已发表的研究资料存在相互矛盾[261, 262]。其他治疗方法（如依库珠单抗），静脉注射 γ- 球蛋白和干细胞移植等，仅见于少数病例报道[263, 264]。

三、混合性结缔组织病

混合性结缔组织病（Mixed connective tissue disease，MCTD）的定义为临床与血清学特征的结合[79, 265, 266]。MCTD 患者具有系统性红斑狼疮、硬皮病和多发性肌炎等疾病特征[265–267]，同时血清中有高滴度斑点状抗核抗体和对特异核糖核酸酶敏感的 ENA（U1RNP）抗体[266, 267]。MCTD 发病率和患病率低，女 / 男比例高，与 *HLA-DR4* 和 *DR2* 基因型相关[268, 269]。并非所有表现 MCTD 临床特征的患者 ENA 阳性，也并非所有 ENA 阳性患者表现 MCTD 的临床特征[267]。因为随着时间的推移，部分患者会出现符合其他结缔组织疾病的诊断标准，研究者已经开始质疑 MCTD 是否是一种独特的临床综合征，并已制定了特定的标准将患者归类为 MCTD[270]。术语“未分化自身免疫性风湿疾病和结缔组织疾病或重叠综合征”也已经用于描述 MCTD[267, 268]。一项为期 8 年纳入 161 例 MCTD 患者的临床研究发现，60% 的患者为未分类的 MCTD，17% 为系统性硬化病，9% 为 SLE，2.5% 为风湿性关节炎，11.5% 为未分化结缔组织病[270]。抗 DNA 抗体阳性可以预测 SLE 进展，而食管或指端硬化性运动减弱则可预测系统性硬化病的进展。

在 MCTD 早期，患者通常表现非特异性症状，如全身不适、疲劳、肌肉痛、关节痛和低热。随着时间的推移，患者出现类似于其他风湿性结缔组织疾病的特征，包括关节痛、变形性关节炎、肌痛和肌炎、雷诺现象、手和手指肿胀、限制性肺疾病和肺动脉高压、食管动力障碍、心包炎和心肌炎、浆膜炎、口腔和鼻腔溃疡、指状溃疡和坏疽、盘状狼疮样病变、黄斑疹、脱发、光敏感和淋巴结病等[266, 267, 271]。但是对于 MCTD 患者，尤其是那些抗 U1RNP 抗体阳性的患者，很少会出现严重的中枢神经系统疾病或严重的增殖性肾小球肾炎[266, 267, 271]。而轻度贫血、淋巴细胞减少和高球蛋白血症在 MCTD 患者中常见。

抗 U1RNP 抗体的 ENA 检查是确诊 MCTD 最广泛应用的血清学检测方法[267, 272]，抗 U1RNP 抗原成分 68kD 蛋白的 IgG 抗体阳性患者，MCTD 的诊断更能确定[272, 273]。MCTD 患者体内已经发现了针对其他核抗原的抗体，其中一些与特异性风湿病的某些临床特征具有更好的相关性[266]。MCTD 患者 dsDNA、Sm 和 Ro 抗体很少阳性，但多达 70% 的患者类风湿因子阳性。

成年人肾脏受累的发生率为 10%～26%，而儿童 MCTD 的患病率为 33%～50%[267, 273]。许多患者临床表现轻微，仅有轻微血尿和每天＜ 500mg 的蛋白尿。但是，也有患者出现大量蛋白尿、严重高血压和急性肾损伤（AKI）等类似“硬皮病肾病”[271, 274, 275]。尽管抗 RNP 抗体滴度与肾脏受累无关，但 SLE 活动性血清学标志物（如高的抗 dsDNA 抗体滴度、抗 Sm 抗体等）阳性在肾脏疾病中更为常见[267]。血清补体水平低并不总是与肾脏受累相关[271]。儿童 MCTD 肾小球受累更常见，但很少有临床症状或尿检异常[276]。

MCTD 患者的病理学表现呈多样性，肾小球病变类似于 SLE 的病变谱，而血管病变类似于硬皮病。肾小球病变最为常见，表现为系膜沉积和细胞增生重叠[271, 274, 276–279]。多达 30% 的活检患者肾小球系膜区 IgG 和 C3 沉积，其他患者则表现局灶增生性肾小球肾炎，伴肾小球系膜和内皮下沉积，但纤维蛋白样坏死和新月体很少见，膜性肾病是肾小球受累最常见类型。据报道，多达 35% 的病例[274, 276–278]免疫荧光染色 IgG 和 C3 阳性，也有 IgA 和 IgM，这些在外周毛细血管壁呈颗粒样沉积。有些患者表现为基底膜和系膜增生的混合型肾小球肾炎（GN）[276]。肾活检改变可能随时间的推移从一种肾小球受累类型转变为另一种，类似于 SLE 患者。已有研究报道超微结构分析类似狼疮肾炎（LN）的改变，包括内皮 TRIs、“指纹”亚结构沉积和肾小管基底膜沉积[271]。在对 100 例 MCTD 活检患者进行的回顾性研究发现，12% 的肾活检表现正常，35% 表现为肾小球系膜病变，10% 表现为肾小球增生性病变及 36% 表现为膜性肾病 [280]。此外，15%～25% 的患者存在间质性病变和血管病变。在尸检病例中，2/3 的患者有临床意义的肾脏损害，也具有相似的肾小球病理改变分布 [279]。MCTD 患者其他肾脏病理表现包括继发性肾淀粉样变性 [281]、从内膜硬化到内侧增生的血管硬化及类似于硬皮病肾脏的血管病变，累及小叶间动脉，表现为内膜黏液样水肿和纤维硬化 [271]。

MCTD 患者应用皮质激素可有效治疗以炎症为主要特征的关节疾病和浆膜炎 [267, 271]。硬皮病累及皮肤、食管，尤其是肺动脉高压患者激素激素治疗效果较差。静脉注射免疫球蛋白已用于治疗血小板减少症和溶血性贫血 [282]。对于肾小球病变的治疗与 LN 相似。

最初，认为 MCTD 预后良好，死亡率低，很少患者发展为其他不同类型的结缔组织疾病。MCTD 患者随访时间越长，发展为某种结缔组织疾病的可能性越高 [267]。在某些系列研究中，几乎 50% 的患者在短时间内随访仍被认为是 MCTD，但是在随访时间较长的患者中，这一比例降至 15% 或更低 [267, 271]。大多数患者发展为 SLE 或系统性硬化病，但有些患者会出现类风湿关节炎的特征 [270, 271]。病程到 10～12 年时，转变率为 15%～30%，具有硬皮病和多发性肌炎临床特征的患者病情更为严重 [267, 271]。抗心磷脂抗体和抗 β_2 糖蛋白抗体阳性患者死亡风险增加。在最近的一项研究中，5 年、10 年和 15 年生存率分别为 98%、96% 和 88% [282]。MCTD 患者的主要死因是肺动脉高压和心血管疾病 [267, 283]。其他死因包括冠状动脉和其他血管病变、高血压硬皮病危象和慢性肾衰竭。显然，MCTD 不是一种良性疾病，而是一种明显增加死亡风险的疾病。

四、抗中性粒细胞胞质抗体相关血管炎

肉芽肿性多血管炎（GPA，以前称为韦格纳肉芽肿），显微镜下多血管炎（MPA）和嗜酸性肉芽肿性多血管炎（EGPA，以前称为 Churg-Strauss 综合征或 Churg-Strauss 脉管炎）为一组主要累及小动脉、毛细血管和小静脉的寡免疫复合物型小血管炎 [284-294]。三种血管炎的临床、组织学和实验室特征有相当多的重叠，但均与抗中性粒细胞胞质抗体（ANCA）相关。然而，通过基因分析发现三者之间存在差异，而且三者的病程及对治疗反应也不同 [295]。

（一）肉芽肿性多血管炎

传统 GPA 定义为血管炎三联症，即上、下呼吸道坏死性肉芽肿炎症和肾小球肾炎 [296]。以后通过对“限定的”上呼吸道疾病、多器官系统受累及血清标志物 ANCA 性质和发病机制的研究，提高了对这种疾病的认识 [288-291]。即使在前 ANCA 时代，临床标准诊断 GPA 的敏感性为 88%，特异性为 92%。ANCA 添加到诊断标准后，进一步增加其敏感性和特异性 [292-294]。1993—2011 年，美国每年 GPA 的住院率从每百万 5.1 上升到 6.3，增长 24%，而医院内死亡率下降了 73%[297]。

GPA 在男性较为常见，在 31—60 岁发病率最高 [286, 289, 298, 299]。在所有年龄阶段，尤其在老年人中，寡免疫复合物 RPGN（包括 GPA 和 MPA）即新月体肾小球肾炎最常见 [293, 294]。尽管在所有种族患者使用 ANCA 筛查诊断出 GPA，但目前发现大多数患者为白种人 [298]。GPA 在一个以上的家庭成员中发生非常罕见 [299]。某些 HLA 频率，如 *HLA-DR2*、*HLA-B7*、*HLA-DR1* 和 *DR1-DQW1*，较为常见 [299, 300]。

1. 病理

GPA 典型的组织病理学表现为局灶性节段性坏死和新月体肾小球肾炎（图 32-14）[290]。尽管受累肾小球的百分比差异很大，但坏死性病变通常呈节段性分布 [290, 301]，未受累的肾小球通常正常。在较为严重的病例中，球性增生和坏死性肾小球簇受累更为常见。最早期的病变为“毛细血管内血栓形成”，伴有嗜酸性的“纤维蛋白样”物质沉积，这些与血管内皮细胞肿胀，多形核白细胞浸润及核固缩或核破裂有关 [290, 301]。在活动坏死性肾小球病变区域，肾小球基底膜断裂伴节段或球形细胞新月体形成。新月体通常与肾小球囊的断裂或广泛破坏有关 [302]。上皮样组织细胞和巨细胞肉芽肿新月体可能占病例的 15%～50%，大量新月体是 GPA 和胞质 ANCA（C-ANCA）阳性血管炎的典型表现。慢性节段性或球性肾小球硬化伴纤维新月体通常与活动性肾小球病变同时出现。尽管 MPA 和 GPA 在组织学上有很多重叠，但人们已经注意到两者之间的一

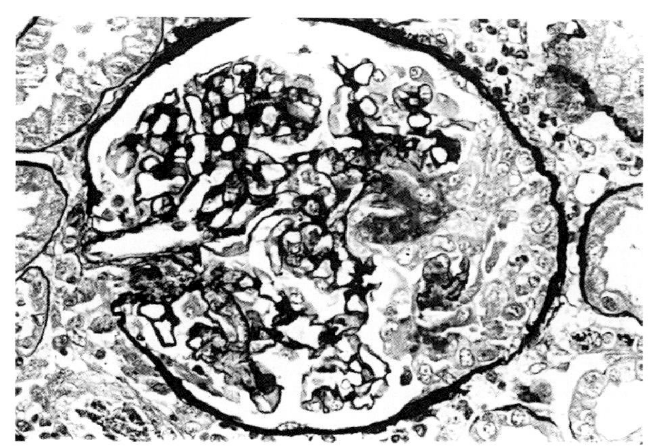

▲ 图 32-14　肉芽肿性多血管炎
典型肾小球呈节段性纤维素样坏死，伴肾小球基底膜断裂，纤维蛋白渗入尿腔，以及节段性细胞新月体形成（Jones 六胺银，500×）

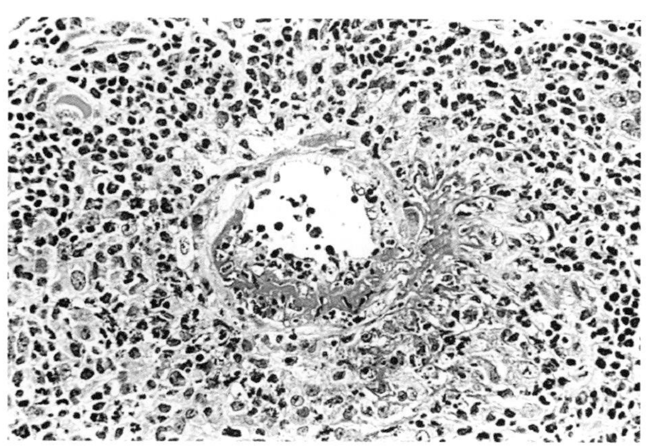

▲ 图 32-15　肉芽肿性多血管炎
小叶间动脉表现为坏死性血管炎、内膜纤维蛋白沉积、中性粒细胞和淋巴细胞透壁炎症反应（苏木精 - 伊红，375×）

些差异性。MPA 患者和抗髓过氧化物酶（抗 MPO）ANCA 阳性患者在初次活检时常有较大程度和严重的肾小球硬化、间质纤维化和肾小管萎缩 [303]。

GPA 中真正的血管炎可累及中小型肾动脉、静脉和毛细血管 [290, 301]。病变多呈局灶性，占 GPA 活检的 5%～10% [286, 289, 290]。通过大量组织内采样，或进行连续切片和针对病变的定向研究，这种病理改变在尸检中更为常见。坏死性动脉炎包括内皮细胞肿胀和剥脱、内膜纤维蛋白沉积及坏死性血管壁单核和多形核白细胞浸润（图 32-15）。在一些病例中，动脉炎以肉芽肿为表现特征。肾小管病变表现为局灶病变和再生性改变，并有可能发生皮质梗死 [286, 290]。常见淋巴细胞、单核细胞、浆细胞和多形核白细胞的间质炎性浸润。3%～20% 的病例肾皮质和髓质间质中可形成含巨细胞的肉芽肿。皮质肉芽肿意味着肉芽肿新月体形成的肾小球破坏灶。据报道，乳头状坏死通常是双侧的，并影响大多数肾乳头，通常发生直小血管坏死性间质毛细血管炎。肾外组织活检可能表现为坏死性肉芽肿性炎症或血管炎 [289, 290]。

在大多数 GPA 病例中，肾小球或血管免疫染色阴性，因此称为“寡免疫”。少量的免疫球蛋白和补体的染色可能是坏死和硬化区域的非免疫性沉积。这种阴性或仅局灶性弱免疫荧光染色也称为“寡免疫”。纤维蛋白 - 纤维蛋白原阳性在坏死性肾小球病变、新月体和血管性病变的分布中很常见。电子显微镜显示，坏死性病变累及的肾小球通常发现有伴内皮坏死的腔内及内皮下纤维蛋白沉积和肾小球基底膜间隙，可见纤维蛋白和白细胞通过该间隙渗入肾小球囊 [286-290]。同时，可见与血管内凝血相关的电子透明絮凝物在内皮下沉积。真正的免疫型电子致密沉积物通常无法识别，并且即使存在，也非常少且难以确认 [286-290]。电子显微镜下观察，GPA 的血管可能表现为内皮细胞肿胀和剥脱，以及纤维蛋白、血小板和无形电子致密物质的内皮下沉积，但无典型的免疫型电子致密沉积物。

2. 发病机制

虽然 GPA 的确切发病机制不清楚，但目前认为本病涉及体液免疫和细胞免疫及补体系统的参与 [287, 289, 290]。一项 GWAS 研究发现，GPA 和 MPA 是遗传上不同的疾病，其信息 DNA 标记物与 ANCA 的抗原特异性密切相关，而与临床综合征本身不相关 [295]。在这种遗传易感性的背景下，人们提出了各种始发事件，包括感染、药物治疗及诸如二氧化硅的呼吸道毒素暴露等诱发 GPA 和 MPA [304]。体外和动物实验强烈支持 ANCA 在该病发病机制中的作用 [305-309]。ANCA 的产生可能与感染、遗传、环境及其他风险因素相关 [305]。感染性病原体的分子模拟和针对反义肽产生的抗体已认为与 ANCA 的发生相关。蛋白酶 3（PR3）阳性的 ANCA 患者已证明存在针对 PR3 的抗体，该抗体由 PR3 基因的反义 RNA 编码，并具有对互补 PR3 肽应答的 $CD4^+T_H1$ 记忆细胞 [306]。在 *Rag-2* 小鼠，注射抗 MPO IgG 可导致坏死性肾小球肾炎和新月体形成，光镜和免疫荧光改变与人 ANCA 相关肾小球肾炎相同[308]。这可以在抗原特异性 T 淋巴细胞缺失的情况下发生，高度提示该抗体本身的致病作用。有报道，母体 MPO-ANCA 进入新生儿已发生新生儿 MPA 伴肺出血和肾脏病变[310]。一项研究发现，与 MPO 或 PR3 相反，一种抗溶酶体相关膜蛋白 2（LAMP2）的罕见 ANCA 亚型存在于 90% 以上 ANCA 阳性的寡免疫坏死性肾小球肾炎[311]。但其他研究未能证实该人群抗 LAMP2 抗体的高发生率。然而，最近的一项研究发现，在 PR3 和 MPO 均为阴性的寡免疫性坏死性肾小球肾炎患者中，抗 LAMP2 抗体的阳性率很高[312, 313]。

大量 $CD4^+$T 淋巴细胞和单核细胞在炎性呼吸道中浸润、高水平 T_H1 细胞因子、迟发型超敏反应缺陷、T 细胞活化可溶性标记物如 IL-2 受体和 CD30 的增多、淋巴细胞增殖能力受损及 T 细胞对 PR3 的反应等证据支持 GPA 中细胞免疫介导的组织损伤机制[291, 314-316]。尽管有明显的呼吸道受累，但仍未确定引起疾病的吸入性病原或环境过敏原。呼吸道感染可能致使细胞释放诸如 TNF 之类的细胞因子，从而“致敏”中性粒细胞在其表面表达 PR3 和其他抗原。颗粒蛋白在嗜中性粒细胞和单核细胞表面的表达使其与循环中的 ANCA 相互作用，导致细胞呼吸暴发，脱颗粒和局部产生破坏性蛋白酶和活性氧及一些趋化性产物的释放与嗜中性粒细胞凋亡，结果导致内皮细胞损伤、纤维蛋白样坏死和炎症[289-291, 317-319]。在 ANCA 存在情况下，中性粒细胞呈现强大的黏附力，迁移通过内皮[319]。最近，许多研究指出补体系统参与 ANCA 相关血管炎（AAV）的发病机制，并且已有针对该机制的治疗研究[320, 321]。

肾小球和血管病变反应谱取决于抗原表达、宿主白细胞活化、循环和局部细胞因子和趋化因子、内皮细胞的状况及 T 细胞和 B 细胞相互作用的性质等[289-291, 317-319]。GPA 患者的白细胞膜致敏表达 PR3 分子使其成熟以引发疾病进程[291, 318, 322, 323]。这种致敏现象可能解释了与呼吸道感染相关疾病的活动加剧，以及甲氧苄啶 - 磺胺甲噁唑预防的潜在获益[323, 324]。

3. 临床和实验室特征

GPA 患者可表现为缓慢渐进性呼吸道受累，轻度肾脏病表现或暴发性急性肾小球肾炎。尽管对该病已经有了更多的了解，肾活检及 ANCA 血清学检测也得到了更广泛的应用，但诊断仍然经常被滞后。大多数患者会出现全身症状，包括发热、虚弱和不适感[286-289, 325, 326]。70%～80% 的患者在就诊时有上呼吸道症状，并且超过 90% 的患者随时间最终发展为上呼吸道疾病[286-289, 325, 326]。患者可能会有鼻炎、脓性或血性鼻涕和结痂，以及鼻窦炎，通常累及上颌窦，而蝶骨、筛窦和额窦则少见[286-289, 325, 326]。X 线检查可显示为鼻窦浑浊、气液平、肿块或较为少见的骨侵蚀等表现。上呼吸道受累还可表现为耳鸣和听力下降、耳溢液、耳痛、鼓膜穿孔及声嘶和咽痛等[286-289]。慢性后遗症包括耳聋、慢性鼻窦炎和鼻中隔塌陷及鞍鼻畸形等[288]。

75%～85% 的患者就诊时有下呼吸道疾病，出现咳嗽（通常伴有痰液产生），用力后呼吸困难或气短、肺泡出血和咯血及胸痛等症状[286-290, 327]。胸部 X 线片和 CT 可能显示单个或多个结节，一些结节有气蚀影、肺泡浸润和间质性改变，少量胸腔积液和肺不张少见。

GPA 是一种多系统疾病，通过血管炎进展及其后遗症多个器官受累[286-290]。15%～50% 的患者存在皮肤受累，通常在下肢出现各种黄斑病变、丘疹、结节或紫癜。风湿病患者有大、小关节的关节痛及膝盖和脚踝的非变形性关节炎，或者更为罕见的肌病或肌炎。多达 65% 的患者因眼眶后发炎而患有结膜炎、巩膜炎和葡萄膜炎、视神经血管炎或眼球突出症等眼科疾病。神经系统受累最典型的表现为多发性单神经炎，但有可能会涉及脑神经或中枢神经系统。受累的其他器官包括肝脏、腮腺、甲状腺、胆囊和心脏等[286-290]。最近的研究报道强调了血栓栓塞的风险，特别是在活动性疾病期间，这可能与血管炎及其治疗引起的内皮损伤和高凝状态相关[328]。

GPA 的实验室检查异常包括正色素性、正红细胞性贫血及轻度白细胞和血小板增多[286, 290]。炎性疾病的非特异性标志物，如 ESR、CRP 增加和类风湿因子与疾病活动相关。其他血清学检查包括 ANA、血清补体水平、冷球蛋白检测正常或阴性[286]。

85%～95% 以上的 GPA 患者中可检测到 ANCA，伴肉芽肿性病变的患者更有可能 C-ANCA 阳性，

C-ANCA 的靶抗原为 PR3。PR3 是一种由 228 个氨基酸组成的丝氨酸蛋白酶，存在于嗜中性粒细胞的嗜天青颗粒和单核细胞的溶酶体 [285, 287–289, 296]。然而，许多符合 GPA 临床和组织学改变的患者表现为核周 ANCA（P-ANCA）阳性，而 P-ANCA 的靶抗原为 MPO，MPO 是一种高度阳离子化的 140kDa 二聚体，其细胞定位分布与 PR3 类似 [285, 287–289, 291]。ANCA 也可能针对其他抗原（如乳铁蛋白、组织蛋白酶、弹性蛋白酶等）产生抗体，但这些抗体通常与血管炎无关，而通常在其他免疫介导的疾病中发现。在一项来自中国的 89 例 GPA 患者研究中，61% 的患者 MPO-ANCA 阳性，仅有 38% 的患者 PR3-ANCA 阳性 [298]。尽管通过不同的检测方法，C-ANCA 对 GPA 的特异性高达 98%～99%，但对于某些疾病处于非活动状态或限定疾病人群，其敏感性低 [329]。有些寡免疫新月体肾小球肾炎患者 ANCA 阴性，可能是某种与较常见的 ANCA 阳性患者截然不同的疾病 [330]。在一项中国 RPGN 系列报道中，27%ANCA 阴性，且上呼吸道疾病的发生率高于 ANCA 阳性组 [330]。然而，他们在其他临床表现上并没有差异。其他新月体肾小球肾炎患者的 ANCA 和抗 GBM 抗体均呈阳性（见抗肾小球基底膜疾病和 Goodpasture 综合征）。已有研究报道在某些感染性疾病（如 HIV、结核病、感染性细菌性心内膜炎）和肿瘤性疾病的患者中 ANCA 阳性 [331]。许多药物与 ANCA 相关，通常表现为抗 MPO 抗体阳性，且滴度很高，其中相关性最强的药物为抗甲状腺药物丙硫尿嘧啶，以及肼屈嗪和米诺环素。甲乙咪唑、卡巴咪唑、青霉胺、别嘌醇、氯氮平、利福平、头孢噻肟、异烟肼和一些药物也与 ANCA 阳性血管炎有关 [332, 333]。左旋咪唑作为可卡因的一种掺杂剂与特异性 MPO 和 PR3 抗体阳性 ANCA 相关，通常表现高滴度的 ANCA，伴 ANA 阳性，高滴度 APL 抗体和其他血清学检查异常 [334, 335]。尽管 ANCA 水平是否与 GPA 的临床和组织学活动一致存在争议，但许多患者的 ANCA 滴度在静止期一般正常 [293, 329, 336–340]。ANCA 滴度由低升高可预测肾脏疾病和全身性发作 [336–340]。近期一项研究纳入 166 例 PR3 或 MPO 阳性 AAV 患者，其中 104 例有肾脏受累，62 例没有肾脏受累。在近 50 个月的随访中发现，89 例患者 ANCA 滴度升高，有 74 例复发 [341]。在肾病患者中，ANCA 滴度升高与复发相关，而在非肾病患者中相关性较弱。另一项研究也发现，PR3-ANCA 滴度升高与疾病严重复发相关，尤其是肾脏疾病和肺出血患者 [342]。大多数临床医生倾向在临床表现的基础上结合其他活动性炎症指标（如 ESR 和 CRP 等）应用 ANCA 检测。而肾活检常常是明确 ANCA 滴度变化临床意义的唯一检测方法。

4. 肾脏表现

GPA 的肾脏表现高度不一，通常与其他全身表现一起出现 [286–290, 326]。AAV 肾脏受累程度可高度预测患者的存活率。尿沉渣异常但 GFR 正常的患者死亡风险增加 2 倍，而肾功能受损患者的死亡风险则增加 5 倍 [343]。大量研究证实，严重的肾脏疾病是预后不良的特征。许多患者在就诊时存在一些肾脏损伤的证据，50%～95% 的患者最终发展为临床肾脏受累。蛋白尿和尿沉渣异常常见，包括镜下血尿和红细胞管型。肾小球受累较重的患者 GFR 下降，蛋白尿水平升高，但肾病综合征并不常见。肾功能不全较轻患者的蛋白尿水平可能会更高，并且在治疗期间随着 GFR 的改善蛋白尿实际上可能增加 [326]。肾衰竭的程度和血肌酐并不一定与肾小球坏死性病变和肾小球新月体形成的百分比及存在间质性肉芽肿或血管炎相关。急性少尿性肾衰竭和严重高血压的发生率因报道而异，但来自肾脏中心的报道较高。静脉肾盂造影通常正常，血管造影通常无血管动脉瘤发现。GPA 其他肾脏疾病包括因血管炎引起的肾盂肾炎和肾积水、引起输尿管狭窄、肾乳头坏死、动脉瘤破裂引起的肾周血肿及免疫抑制治疗的肾实质发生肿瘤浸润的淋巴样恶性肿瘤。

GPA 由于血管炎引起的其他肾脏疾病，包括肾盂肾炎和肾积水、输尿管狭窄、乳头坏死、动脉瘤破裂引起的肾周血肿，以及因免疫抑制治疗引起的淋巴瘤和肾实质肿瘤性浸润等 [344]。

5. 病程和治疗

GPA 活动性肾小球肾炎的病程呈 RPGN 典型特征，数日至数月内发展成肾衰竭 [286–290]。严重坏死性肉芽肿肾小球肾炎患者更容易发展为肾衰竭，有更多球性肾小球硬化的患者更容易发展为 ESRD。肾小球硬化和间质纤维化程度越重肾脏预后越差 [345]。从长远来看，即使使用了免疫抑制治疗，仍有大量患者最终发展为肾衰竭。依赖透析超过 4

个月的患者即使接受最佳的免疫抑制治疗也不太可能恢复肾功能[346]。

有效的细胞毒性免疫抑制治疗极大地改变了 GPA 的临床进程。早期的报道未经治疗或接受皮质激素治疗患者的 1 年生存率仅为 20%～60%[286, 290]。皮质激素治疗期间，肾脏和肾外病变均可能进展[286]。基于环磷酰胺的治疗方案，长期生存率从 8 年的 87% 到 10 年的 64%[286–290, 347, 348]。通过联合使用环磷酰胺［1.5～2mg/(kg・d)］和皮质激素的方案，133 例 GPA 患者中 85%～90% 得到缓解[286]。尽管许多患者最终复发，但其余患者仍处于长期缓解状态而不需要免疫抑制治疗。其他研究也证实了这些结果[288–291, 347]。已有报道肾脏和肾外症状的完全缓解，包括严重的肺部疾病和需要透析治疗的肾衰竭患者。50% 以上的透析依赖患者可终止透析并保持病情稳定数年。尽管已充分证明存在治疗抵抗，但有些患者由于依从性差、并发感染需要减少治疗剂量、并发症或治疗时间不当等原因而未治疗获益。

对于 ANCA 阳性的小血管炎患者，使用环磷酰胺的最佳剂量、治疗持续时间、给药途径和伴随疗法等意见不一[288–291]。最近的许多临床试验均包括 GPA 和 MPA 患者。环磷酰胺通常与皮质激素联合诱导，随后激素逐渐减量或改为隔日服用。有些方案包括最初静脉内大剂量皮质激素“冲击”治疗，危重患者使用血浆置换。重症 GPA 或 MPA RPGN 患者的经典诱导治疗方案，包括连续 3 天静脉冲击甲泼尼龙（7mg/kg，最大剂量为 500～1000mg），然后口服泼尼松 1mg/(kg・d)（最大剂量 60～80mg/d），一个月后逐渐减量，并同时静脉或口服环磷酰胺约 6 个月[287–290]。根据白细胞减少和其他不良反应以及对治疗反应调整剂量。已有多项研究评估了静脉环磷酰胺与口服环磷酰胺在 ANCA 阳性小血管炎中的作用[349–352]。一项入组 50 例 GPA 患者为期 2 年的研究，患者随机分为静脉或口服环磷酰胺治疗，静脉组 89% 的患者在 6 个月时获得缓解，而口服组患者在 6 个月时缓解率为 78%[349]。在研究结束时，静脉组 67% 的患者获得缓解，而口服组缓解率为 57%，但静脉组复发率高（60% vs. 13%）。在对 11 项非随机研究（包括超过 200 名 AAV 患者）进行的 Meta 分析发现，完全缓解患者超过 60%，部分缓解患者仅占 15%[350]。与口服环磷酰胺相比，环磷酰胺冲击给药更能诱导缓解，且发生感染的可能性较小。但静脉内使用疾病复发更为频繁。根据病例系列的不同，AAV 患者发生率为 10%～60%。复发率的巨大差异取决于初始和维持治疗、治疗时间、随访时间、AAV 的血清学类型及诊断复发的标准（基于临床 vs. 基于实验室）。最近的一项大型多中心临床研究进一步明确了该病的复发率，该研究纳入 149 例 ANCA 阳性血管炎患者，随机分为甲泼尼龙加环磷酰胺静脉冲击（每 2～3 周 15mg/kg）或口服环磷酰胺［2mg/(kg・d)］[350]。两组间及时缓解或 9 个月缓解率无明显差异（两组均为 88%），GFR 的改善也无差异。尽管静脉注射组复发率较高，但无统计学差异。静脉注射组环磷酰胺的总剂量约为口服组的 50%，并且感染在口服环磷酰胺组更为常见。由此可见，两种治疗方案均有效，虽然静脉治疗复发常见，但静脉给药药物的总剂量小和不良反应少[318]。初次环磷酰胺静脉冲击的频次目前尚不清楚。一些研究每月使用 1 次，另一些研究者每 2～3 周使用 1 次较小剂量。显然，尽早使用强化免疫抑制治疗有助于预防长期发病和终末器官损害。由于静脉冲击治疗患者应用环磷酰胺的总剂量要小，临床更倾向于此方案，因其不良反应较小，并尝试加强维持治疗以避免复发。

甲氨蝶呤已用于 GPA 和其他 ANCA 相关血管炎患者的诱导和维持治疗[351–354]。最大的一项临床研究，NORAM 研究，对 95 例 ANCA 阳性血管炎患者（89 例 GPA，6 例 MPA）分别使用甲氨蝶呤（20～25mg/w，口服）或口服环磷酰胺［2mg/(kg・d)］联合激素进行为期 1 年的治疗比较[351]。尽管两组的缓解率相当，但甲氨蝶呤组达缓解时间更长，而复发率更高（70% vs. 47%）。鉴于这些结果，除非轻症且快速可控，否则甲氨蝶呤很少用于 ANCA 阳性血管炎的诱导治疗。

对重症肾衰竭或肺出血或抗 GBM 抗体阳性及对所有其他治疗药物无效的 GPA 患者，血浆置换治疗似乎可以获益[345, 355]。对患有大量肺出血的 20 例小血管炎患者，给予甲泼尼龙、静脉环磷酰胺和血浆置换治疗后，所有患者肺出血症状均得到缓解[355]。一项针对 137 例 ANCA 阳性肾小球肾炎患者的临床试验，甲泼尼龙与血浆置换对比（MEPEX），使用血浆置换或静脉甲泼尼龙冲击作为诱导治疗，同时口服皮质激素和环磷酰胺，对血肌酐明显升高（＞500μmol/L 或 5.7mg/dl）的患者进行了评估[356]。虽然两组 1 年死亡率相当且都很高，但是血浆置换组患者的短期存活率明显改善，并且 1 年未达肾衰竭的可能性更大（19% vs. 43%）。然而，在接近 4 年的较长时间随访中，这种减少肾衰竭的获益并没有转化为长期死亡率的下降，这也引发了人们对血浆置换疗法能否确实为患者带来真正获益的争议[357]。血浆置换对比静脉甲泼尼龙冲击的研究设计与有或无血浆置换的静脉甲泼尼龙冲击的研究设计并不相同。但是，最近的一些指南推荐血浆置换用于快速进展性肾衰竭或有严重弥漫性肺出血的患者[358]。一项对 174 例 GPA 患者在标准诱导方案中加用依那西普（一种 TNF-α 阻滞剂）进行了评估，并没有得到持续缓解或缓解时间或肺肉芽肿性疾病缓解的额外获益[359]。疾病活动和不良事件在两组中都很常见，而依那西普组中有 6 名患者出现了实体瘤。在另外 4 个非对照研究中，使用另一种 TNF-α 阻滞剂英夫利昔单抗获得了 80% 的缓解率，但感染并发症的发生率较高[360]。同样，一项针对抗 CD52 单克隆抗体（alemtuzumab）的研究中显示，在 70 例患者中缓解率达 83%，但该药与较高的复发率、感染率和死亡率相关[361]。最近的研究提示补体阻断在 AAV 中的作用，相关的临床研究正在进行[352]。

一些小型非对照研究最早发现利妥昔单抗在 ANCA 阳性血管炎中有作用，其中多数研究患者达到了持续缓解[363, 364]。一项回顾性研究分析了 120 例 AAV 患者，发现 86% 的患者经利妥昔单抗治疗达到缓解，但有 41% 的患者在平均约 20 个月时复发[365]。无论患者输注 2 次或多次，结果相同，提示利妥昔单抗有疗效，即使该研究为非对照试验。另外有两项随机对照研究也支持利妥昔单抗作为一线药物治疗 AAV，其疗效与环磷酰胺相当[366, 367]。在一项 ANCA 相关肾血管炎患者使用利妥昔单抗与环磷酰胺治疗对比的研究中（RITUXIVAS），44 名患者（平均年龄 68 岁）随机分配，其中 2/3 的患者接受 4 次利妥昔单抗，2 次环磷酰胺和 1 次甲泼尼龙静脉输注，其余 1/3 患者接受 6～10 次静脉环磷酰胺冲击治疗[366]。两组患者均激素减量治疗，在随访的 12 个月中，两组的缓解率、缓解时间和不良反应相似。由于患者的年龄及其肾功能不全等因素，两组的死亡率和发病率均较高。在更长的随访时间（≤ 24 个月）中，两组患者死亡、ESRD 和复发的复合结果仍然相同[368]。在另一项利妥昔单抗治疗 ANCA 相关血管炎的研究（RAVE）中，197 例重症 AAV（75%GPA）患者随机入组，一组使用激素加 4 次利妥昔单抗（375mg/m^2，每周 1 次），一组使用激素加环磷酰胺口服［2mg/(kg · d)］，且仅在环磷酰胺组中由硫唑嘌呤维持替代[367]。在这组患者中，利妥昔单抗组有 64% 达到缓解，而环磷酰胺组中只有 53% 达到缓解。通过活动性评分，更多的利妥昔单抗治疗患者活动性血管炎得到缓解，两组的不良事件相似，其肾脏受累和肺出血的亚组也表现相同。与环磷酰胺治疗相比，复发患者使用利妥昔单抗的缓解率明显提高。最近对该组患者的长期随访也证实，两种治疗方案疗效相当，均可诱导 AAV 完全缓解[369]，两组间感染或恶性肿瘤的不良事件无明显差异。尽管这并不意味着利妥昔单抗可取代环磷酰胺作为 ANCA 阳性血管炎的标准治疗方案，但证据表明，它为许多患者提供了初始治疗的选择[370]。欧洲抗风湿病联盟（EULAR）/ 欧洲肾脏协会 - 欧洲透析和移植协会（ERA-EDTA）在最近的指南中推荐，对于严重威胁器官的 AAV 诱导缓解，环磷酰胺和利妥昔单抗被认为具有相同的疗效[358]。利妥昔单抗在诱导治疗后也已成功用于 AAV 的维持治疗。

当感染并发症导致停用免疫抑制治疗时，疾病复发率为 20%～50%[336, 339, 347, 371]。一项纳入了 350 例 ANCA 阳性血管炎患者的队列研究分析发现，复发预测因素包括 C-ANCA 或 PR3 阳性、肺部受累和上呼吸道受累。相比之下，不能预测复发的因素包括年龄、性别、种族和对 GPA 的临床诊断，而并非 MPA 或肾限制性血管炎[364, 371]。大多数复发患者对另一疗程的环磷酰胺治疗有反应[347]。在缓解期间 ANCA 水平下降的患者中，ANCA 滴度的大幅上升可能预示复发，尽管 ANCA 水平与临床疾病活动并不总是相关[336–340]。

由于使用环磷酰胺治疗可能会导致严重的并发症（感染、不育、出血性膀胱炎及长期恶性肿瘤的风险增加），患者一旦获得初步缓解，通常改用毒性较小的免疫抑制剂，如硫唑嘌呤、低剂量甲氨蝶呤或 MMF [371–374]。一项对 155 例 ANCA 阳性血管炎患者的研究中，开始通过使用激素加环磷酰胺治疗诱导缓解，随后随机分为口服硫唑嘌呤组或继续环磷酰胺维持组 [374]。两组间复发率或不良事件发生率并无差异。MPA 患者的复发率低于 GPA 组。一项随机对照研究比较了 MMF 与硫唑嘌呤在维持缓解中的差异，发现 MMF 组复发率更高 [375]。利妥昔单抗可防止 B 细胞重新聚集和 ANCA 滴度升高，也成功用于维持治疗 [376, 377]。一项回顾性研究分析了 172 例使用利妥昔单抗治疗的 AAV 患者（57%MPO 阳性），利妥昔单抗每 4 个月 1 次，平均治疗时间为 2 年以上，这些患者治疗后严重的复发率仅为 5%，死亡率没有超过年龄和性别匹配的普通人群 [378]。一项纳入 115 例患者的随机对照研究比较了 6 个月 1 次 500mg 静脉应用利妥昔单抗与每日硫唑嘌呤治疗以预防 AAV 复发 [379]。在 28 个月的随访中，利妥昔单抗组的严重的复发率（5%）低于硫唑嘌呤组（29%），且不良反应（感染、癌症、严重不良事件）不比硫唑嘌呤组高。由于呼吸道感染（可能通过中性粒细胞致敏或 ANCA 激活）与疾病活动有关，已提倡预防性使用甲氧苄啶 - 磺胺甲基异噁唑 [380]。虽然不推荐甲氨蝶呤用于诱导治疗，但该药已用于 GPA 的维持治疗 [353]。对于 GPA 患者的支持性治疗措施，如鼻窦引流手术、助听器及鼻中隔塌陷的矫正手术等，可能对上呼吸道受累的慢性后遗症患者有所帮助 [286–290]。关注心血管事件风险很重要，因为与其匹配的 CKD 对照组相比，患有 AAV 和肾脏疾病的患者心血管事件的风险增加了 2 倍以上 [381]。

发病后 3～4 年，约 25% 的患者发生 ESRD。越来越多的 AAV 患者在接受透析和肾移植 [382–387]。许多患者的疾病活动性随着肾衰竭的发生而减弱，达到 ESRD 的患者复发频率明显降低 [385]。然而，有些患者仍需要加强免疫抑制治疗，据报道这些患者在进入 ESRD 后复发。在有些 ESRD 患者中，由于对血管炎病程复发的认识滞后，或更为常见的感染性并发症，致死率可能很高。大多数接受同种异体移植的患者均使用泼尼松、环孢素或他克莫司，并加用或不加用霉酚酸酯治疗，患者和移植物的存活率都很高 [382–387]。患者需要经过长时间的缓解，否则不应该接受移植 [388]。在同种异体移植的患者中，15%～37% 出现复发性活动性肾小球肾炎，复发患者使用环磷酰胺或利妥昔单抗或其他强化治疗有效 [382–387]。没有证据表明，MMF 或他克莫司等治疗方案比早期的免疫抑制方案防止异体肾移植后 AAV 复发有优势 [386]。使用西罗莫司或其他较新的移植免疫抑制剂的经验极为有限 [389]。

（二）显微镜下多血管炎

这一类型 ANCA 阳性小血管血管炎相关的肾脏疾病发病率似乎正在增加 [287–290]，这可能归因于 ANCA 检测和肾活检的广泛开展，但许多研究者认为该病的绝对发病率确有增加。在一项大系列临床研究中，两年内 ANCA 相关新月体肾小球肾炎约占肾活检的 10%。在老年人中，这是最常见的病因诊断 [292]。在一些使用药物（抗甲状腺药物丙基硫尿嘧啶最常见）引起的复发性多软骨炎和 ANCA 阳性多血管炎患者中已经发现类似于 MPA 的血管炎与肾小球肾炎 [390, 391]。

1. 病理

(1) 光镜表现：最典型的组织学表现为局灶节段性坏死性肾小球肾炎，新月体形成累及很少或多个肾小球（图 32–16）[287–291, 392]。GBM 的节段性断裂与肾小球簇和邻近肾小球囊内的多形核细胞浸润、核破裂及纤维蛋白沉积有关。新月体典型地覆盖节段性簇状坏死区域，呈节段性或环形分布。细胞和纤维新月体往往同时存在。由于肾小球囊周围破坏严重，有些大新月体呈“日出样”改变。未累及的肾小球通常表现正常。在该病的慢性或治愈阶段，可见节段性和球性肾小球硬化，并伴有局灶纤维细胞和纤维状新月体。一项研究报道了 MPA 和 GPA 患者之间的肾活检差异，尽管两者有很多相似之处。MPA 和 MPO–ANCA 阳性患者的肾活检通常表现肾小球硬化、间质纤维化和肾小管萎缩 [303]。这表明，MPA 患者的病程比 GPA 患者更长，进展缓慢。国际分类主要依据肾小球病变是否为局灶性、新月体型、混合型还是硬化性来进行区分，并与临床转归相关 [393]。

MPA 患者肾活检很少见真正的动脉炎，发生率为 11%～22%，主要累及小叶间动脉和小动脉 [392]。累及呈环形，病变通常处于同一阶段，很

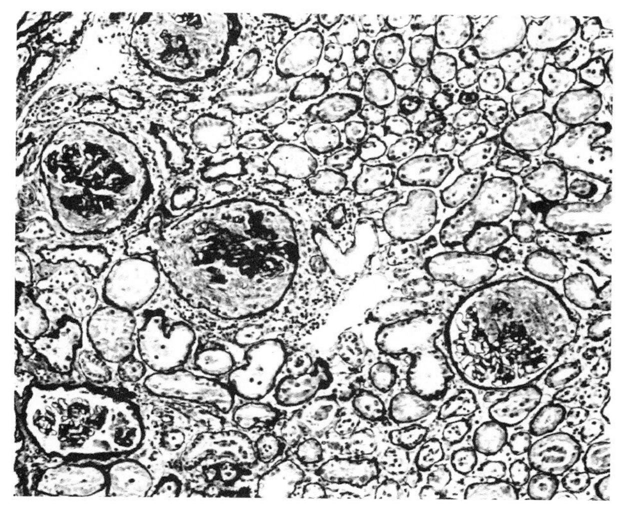

▲ 图 32-16　显微镜下多血管炎
有弥漫性新月体，其肾小球簇有局灶性节段性坏死（Jones 六胺银，125×）

少形成动脉瘤。急性血管炎通常表现为血管壁纤维蛋白样坏死，并有中性粒细胞和单核白细胞浸润。肉芽肿性血管炎并不常见。在疾病的晚期，由于向心性内膜纤维增生和弹性重叠、小动脉管腔变窄，但与传统的结节性多动脉炎（PAN）相比，内侧壁瘢痕形成的频率和严重性低。MPA 通常存在弥漫性间质炎性细胞浸润，尤其在肾小球和血管周围，浸润细胞包括浆细胞、淋巴细胞、多形核白细胞，有时存在嗜酸性粒细胞。间质炎性细胞可能穿透小管基底膜，引起小管炎[392]。在慢性阶段，存在与肾小球和血管损害平行的间质纤维化性斑片状小管萎缩。

(2) 免疫荧光和电子显微镜发现：在大多数病例，肾小球未显或仅显微弱的 IF 染色，符合“寡免疫”肾小球肾炎[392, 393]。综合一些大系列的研究发现，3%～35% 的病例存在一种或另一种免疫球蛋白阳性，且存在很大的异质性和强变异性[392]。纤维蛋白 / 纤维蛋白原是肾小球中最常见且染色最深的反应物，其次是 C3、IgG 和 Clq 相对稀疏且较弱[392, 393]。这种阳性染色认为是“非特异性捕获”，而不是免疫复合物沉积。血管染色也是相似的发现。

电子显微镜观察，大多数 MPA 患者肾小球无或少有稀疏的不规则电子致密物沉积[392, 393]。肾小球可能表现为内皮肿胀、内皮下散在的电子透明物，以及内皮下和毛细血管内纤维蛋白沉积。通过 GBM 中的间隙，纤维蛋白团块和中性粒细胞渗入到肾小球囊腔，一起形成上皮新月体。血管病变包括内皮肿胀和局灶变性，内皮下纤维蛋白沉积所致的内皮与基底膜分离。当损害严重时，可见腔内和壁内纤维蛋白沉积、水肿及内膜和中膜白细胞炎性浸润[392, 393]。血管中常无离散的电子致密物沉积。在慢性病变的血管中，存在纤维或纤维弹性组织的同心层扩张伴有内膜局部疤痕。

2. 发病机制

目前认为 ANCA 在 ANCA 相关性 MPA 和肾小球肾炎中的致病作用类似于 GPA（见抗肾小球基底膜病和 Goodpasture 综合征[305, 307, 308] 及 GPA）。为应对感染，嗜中性粒细胞由于细胞因子和其他炎症介质首先致敏，进而导致中性粒细胞表面表达 MPO-ANCA 抗原。然后，这些暴露的抗原与循环中的 ANCAs 反应，导致嗜中性粒细胞激活并经历呼吸暴发、脱颗粒并释放活性氧到内皮表面。在药物诱导的 MPA 中，尽管 ANCA 的产生与多种不同的抗原（弹性蛋白酶、组织蛋白酶 G、乳铁蛋白等）有关，但只有产生高滴度高亲和力及能与补体结合特异性抗 MPO 抗体的患者才发生疾病[391]。

3. 临床特征

不论肾活检是否证实血管炎，ANCA 阴性的寡免疫局灶节段坏死性肾小球肾炎和 ANCA 阳性 RPGN 的患者均有相似的临床表现[287-290]。MPA 是一种涉及多个器官的多系统疾病，许多临床表现与 ANCA 阳性 GPA 相似，包括皮肤病、风湿病和神经系统疾病。肺部累及常见，表现为呼吸急促、呼吸困难、咳嗽和喘息[287-290]。

4. 实验室检查

异常的实验室检查包括正色素、正细胞性贫血、血小板减少和轻度白细胞增多，有时合并嗜酸性粒细胞增多[287-291]。非特异性炎症标志物，如 ESR 和 CRP 通常升高。ANA、血清补体水平和冷球蛋白正常或阴性。

精确的酶联免疫吸附测定（ELISA）ANCA 的广泛应用促进了 MPA 的临床诊断[287-291]。MPA、GPA 和 EGPA 患者之间临床上存在许多重叠，并且 ANCA 阳性率都很高。尽管 C-ANCA 阳性患者更有可能经活检证实为坏死性血管炎、鼻窦或下呼吸道肉芽肿性炎症，但 C-ANCA 阳性和 P-ANCA

阳性患者的临床表现有很多重叠。在最近的一项纳入 198 例 ANCA 阳性患者的临床研究中，75% 的患者为临床 GPA，只有 67% 的患者抗 PR3 阳性[367]。同样，25% 的患者为临床 MPA，但有 33% 的患者抗 MPO 阳性。在具有相似临床表现的患者中，ANCA 滴度差异很大，并且该滴度在预测疾病发作中的作用尚未完全确定（见肉芽肿性多血管炎）。尽管有些患者达到临床缓解，但仍会保持较高的 ANCA 水平，而有些患者抗 GBM 抗体阳性，ANCA 也阳性（见抗肾小球基底膜病和 Goodpasture 综合征）。

5. 肾脏表现

多数 MPA 患者就诊时有肾脏受累的实验室证据，如镜下血尿和红细胞管型尿沉渣改变[287–291]。蛋白尿常见，但肾病综合征却不常见。GFR 下降在非选择性病例中常见，在选择性有肾脏受累病例中更常见。患者就诊时可能存在严重的肾功能不全。这些肾脏表现与 ANCA 阳性的 RPGN 患者相似，而无论其是否与全身受累相关[287–291, 303, 394]。MPA 患者临床肾脏表现的严重程度通常与肾小球受累程度相关。血肌酐水平或肌酐清除率正常的患者肾活检可能发现有更多的正常肾小球，而肾功能下降或恶化的患者可能呈现出更多有严重节段坏死性或弥漫增生性肾小球肾炎特征的肾小球[394, 395]。新月体的大量形成与少尿、严重的肾衰竭和治疗后降低的残留 GFR 相关。

6. 预后和治疗

MPA 的标准治疗包括使用环磷酰胺和皮质激素其治疗方案与 GPA 相似（见肉芽肿性多血管炎）。ANCA 阳性血管炎患者（包括 GPA 和 MPA）已使用静脉或口服环磷酰胺、抗 TNF-α 药物、甲氨蝶呤和利妥昔单抗等药物进行了对照研究[350, 351, 355, 356, 360, 366, 367, 369, 370, 374]。这些方案在 GPA 一节中已经进行了广泛讨论。在多数研究中，MPO 和 PR3-ANCA 阳性患者对治疗的反应无明显差异。同样，其治疗反应并不取决于全身症状的存在与否。然而，即使对初始治疗反应良好的患者也可能遭受残余肾小球损害并进展至 ESRD[396]。因此，早期积极、有效地治疗以阻止疾病进程对防止残余器官损害至关重要。除免疫抑制治疗外，还包括预防非免疫性肾小球疾病进展的一些治疗干预措施，如使用肾素 - 血管紧张素 - 醛固酮系统阻滞剂、控制血脂异常、降压及对某些患者给予低蛋白饮食等。

（三）嗜酸性肉芽肿性多血管炎

EGPA（以前称为 Churg-Strauss 综合征或过敏性肉芽肿性多血管炎）是一种罕见的多系统疾病，其特征为血管炎、哮喘、过敏性鼻炎、嗜酸性粒细胞浸润器官和外周血嗜酸性粒细胞增多[397–400]。该病与其他类型血管炎和过敏性疾病如 GPA、MPA、PAN、Loeffler 综合征和慢性嗜酸性肺炎等可能有些重叠[397–400]。

EGPA 是 ANCA 相关小血管血管炎中最为罕见的一种[397–403]。在对近 185 000 例接受药物治疗哮喘患者的分析中，仅发现 21 例 EGPA 患者[401]。低发病率可能部分反映对该病的认识不够。EGPA 是嗜酸性肺疾病鉴别诊断的一部分，其中包括嗜酸性肺炎、过敏性支气管肺曲霉病和弥散性圆线虫病[404]。有多种不同的诊断标准，包括临床标准（哮喘、外周血嗜酸粒细胞增多 10%、神经系统疾病、短暂性肺浸润、鼻旁异常和血管外嗜酸性粒细胞浸润）和临床和组织病理学综合的标准（富含嗜酸性粒细胞的肉芽肿性炎症、坏死性血管炎伴嗜酸性粒细胞增多和哮喘及 ANCA 检测呈阳性），这些诊断标准具有高度敏感性和特异性[405–407]。EGPA 发病无性别差异，诊断时的平均年龄约为 40 岁[397–403]。临床肾脏受累表现明显少见于组织形态学上的肾脏受累。在尸检病例中，超过 50% 的病例有肾脏受累，而有临床肾脏病表现的病例占 25%～90% 及以上[398–403]。

有研究报道，服用白三烯受体拮抗剂（如孟鲁司特、扎鲁司特、普仑司特）的激素依赖性哮喘患者，特别是在激素减量期间，很少发生 EGPA[408–411]。尽管并非所有研究者能够证实这种关联，但是已发表的研究却支持这种关联[412, 413]。由于使用白三烯受体拮抗剂而停用激素，该病可能通过暴露血管炎综合征而发生。类似的病例已有报道，即激素口服改为吸入时。罕见情况下，用白三烯受体拮抗剂代替吸入性激素也可导致 EGPA[411–413]。

1. 病理

EGPA 病理改变包括以下特征，嗜酸性粒细胞浸润、坏死性病灶、小动脉和静脉的嗜酸性巨细胞血管炎及间质和血管周围肉芽肿形成等。EGPA 肾活检可表现为正常或严重的肾小球肾炎、血管炎和间质性炎症等[392, 397, 398, 414]，也可表现为局灶节段性坏死性肾小球肾炎，有时会伴有小新月体。在大多数病例中，肾小球肾炎病变轻，仅影响少数肾小球，节段性累及血管丛。肾小球病变很少呈弥漫性或球性分布或严重的坏死性特征和新月体形成。在一些病例中，仅发现有肾小球系膜细胞增多，而无毛细血管内增生或坏死。

在 Churg 和 Strauss 最初的尸检研究中，50% 以上病例的肾组织中发现了血管炎，同时在肾组织活检中也注意到了这种现象[392]。这可涉及从肾小动脉到大弓形动脉或叶间动脉的任何水平的肾动脉系统，并且病变形式可能从纤维蛋白样坏死到肉芽肿形成。尽管这类似于其他类型的血管炎，但其动脉炎的特征表现为动脉壁内和周围结缔组织中的嗜酸性粒细胞浸润（图 32–17）。血管损害可能表现为弹性膜破坏、血管瘤、管腔内血栓形成和再通，以及中膜、外膜和血管周结缔组织中的上皮样细胞和多核巨细胞浸润。活动性和愈合性病变可能并存。小静脉和叶间小静脉受累较为少见，通常具有肉芽肿性特征。肾小管间质区域炎性细胞浸润，其中主要为嗜酸性粒细胞和一些淋巴细胞、浆细胞和多形核白细胞，并伴间质性水肿[392]。有些病例的间质性肉芽肿中心由嗜酸性或嗜碱性坏死物质形成核，周围由巨噬细胞、朗汉斯巨细胞和大量嗜酸性粒细胞呈放射状环绕，也可表现间质性肾炎而不伴肾小球病变。

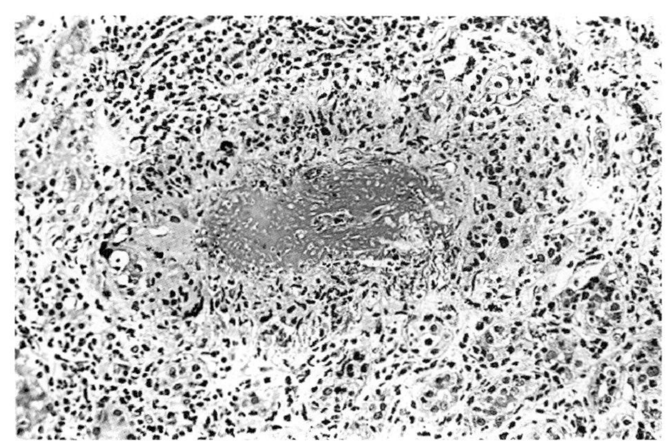

▲ 图 32–17　**嗜酸性肉芽肿性多血管炎**
肉芽肿性血管炎累及弓动脉，肉芽肿性透壁炎症伴局灶性巨细胞并伴腔内血栓形成（苏木精 – 伊红，125×）

免疫荧光观察，肾小球节段性坏死区包含 IgM、C3 和纤维蛋白原[399]。肾脏或其他组织中 IgE 的存在尚未充分证明。电子显微镜观察肾小球、肺肉芽肿、小静脉和毛细血管中未发现电子致密物沉积[392, 398–400]。

2. 发病机制

尽管 EGPA 的发病机制不清楚，但哮喘、嗜酸性粒细胞增多和血浆 IgE 水平升高，均支持过敏或超敏反应机制[397–400, 413, 415]。由于 CD95 介导的细胞凋亡抑制和 T 细胞分泌嗜酸性粒细胞激活细胞因子，EGPA 患者的嗜酸性粒细胞生存期延长。在嗜酸性粒细胞增多症患者的肉芽肿组织中发现了嗜酸性粒细胞阳离子蛋白（ECP），这种蛋白在多种嗜酸性粒细胞增多综合征中可以破坏组织[416, 417]。发现血清 ECP、可溶性 IL–2 受体和可溶性血栓调节素水平增加与疾病活动相关[368, 418]。EGPA 患者产生 IL–10 的外周 T 调节细胞数目减少，而在临床缓解期间其数目增加[419]。很少出现低补体血症和循环免疫复合物，而且免疫荧光和电镜的阴性结果也不支持免疫复合物机制。据报道，在活动性疾病期间，外周血中辅助 T 细胞 / 抑制 T 细胞比例增高，并在皮肤活检肉芽肿中发现大量的辅助 T 细胞，提示细胞介导的免疫反应可能参与了该病的发病机制[398]。在 ANCA 阳性的患者中，ANCA 抗体可能起到类似于 GPA 和 MPA 的致病作用[317, 318, 323]。

3. 临床及实验室特点

患者最初可表现为全身症状，如体重减轻、疲劳、不适感和发热[397–400]。肾外特征性表现包括哮喘（占病例的 95% 以上）、变应性体质、变应性鼻炎和外周血嗜酸性粒细胞增多等[397–399, 403]。哮喘病通常比血管炎发作早数年，但也可能同时发生。哮喘的严重程度不一定与血管炎的严重程度一致。许多患者随后在血液中发现嗜酸性粒细胞增多，并在多个器官中出现嗜酸性粒细胞浸润。疾病通常累及心脏，并伴有心包炎、心力衰竭和（或）缺血性心肌病；累及胃肠道，有腹痛、溃疡、腹泻或肠穿孔等表现；累及皮肤，有皮下结节、瘀斑和（或）紫癜性病变[397–399, 419, 420]。周围神经病变伴多发性单神经炎，而移行性多关节痛和（或）关节炎的发生率较低[421]。眼睛、前列腺和泌尿生殖道等器官可能受累。有些 EGPA 患者与 PAN 或其他 ANCA 阳性血管患者在临床特点上有所重叠[397–400]。

实验室检查可表现为贫血、白细胞增多、高球蛋白血症及 ESR 和 CRP 水平升高等[397–400, 402, 403]。嗜酸性粒细胞增多往往超过 10%，也有可能达到外周白细胞总数的 50%。嗜酸性粒细胞增多和 ESR 水平，以及 ECP、可溶性 IL-2 受体和可溶性血栓调节蛋白水平可能与疾病活动相关[418]。类风湿因子通常为阳性，但血清补体、肝炎标志物、循环免疫复合物、ANA 和冷球蛋白通常为阴性或正常[397–399, 402, 403]。患者血清 IgE 水平和含 IgE 的循环免疫复合物常常升高，在许多 EGPA 患者可见 IgG4 水平升高[404]。胸部 X 线片可显示斑块状浸润、结节影、弥漫性间质疾病和胸腔积液[397–399, 422]。胸腔积液可能呈渗出液，含大量的嗜酸性粒细胞[422]。在血管造影检查中，PAN 重叠综合征和典型 EGPA 患者均可有内脏动脉瘤表现。胸部 CT 最常见的表现包括磨玻璃片状混浊影和多发实变影[404]。

约 40% 的 EGPA 患者 ANCA 水平升高，且通常与疾病严重程度及某些疾病的临床病程相关[397–400, 423–426]。大多数 ANCA 阳性患者表现为 P-ANCA 和抗 MPO 阳性，但有些患者表现为 C-ANCA 和抗 PR3 阳性。在一项对近 100 例患者的研究中，通过核周间接 IF 发现 35% 的患者 ANCA 阳性，约 3/4 的患者发现特异性抗 MPO[424]。有临床活动性血管炎和活动性肾小球肾炎的患者可能表现为 ANCA 阳性[414]。许多研究者发现 ANCA 阳性或 ANCA 滴度与临床活动之间有良好的相关性，但 ANCA 滴度与疾病复发之间的相关性并不清楚[419, 424, 426, 427]。显然，尽管达到临床缓解，某些患者的 ANCA 滴度仍可维持阳性。在 EGPA 患者，ANCA 阳性通常与活动性肾小球肾炎、肺出血、神经病变和小血管血管炎相关[397–400, 423, 425]。

EGPA 患者的临床肾脏受累表现不同。在一项纳入 383 例 EGPA 患者的研究中，22% 的患者肾脏受累[426]。在另一项纳入 116 例患者的研究中，许多患者有单纯的尿检异常，约 50% 患者表现为 AKI[414]。镜下血尿和轻度蛋白尿常见，肾病范围蛋白尿少见。10%～30% 的患者发现有高血压。在一项肾活检的研究中，近 70% 的患者有坏死性新月体肾小球肾炎，而其余患者有嗜酸性细胞间质性肾炎[414]。肾病患者中 75%ANCA 阳性，而非肾病患者中 25%ANCA 阳性。

4. 预后、病程及治疗

患者多年的病程可能经过几个阶段，包括早期的变应期，随后的嗜酸性细胞和最后的血管炎期[397–399, 402–404, 426]。可能有哮喘或变应性鼻炎的前驱期，随后是外周血和组织嗜酸性粒细胞增多期，在发展为全身性血管炎前的数月至数年中，这种疾病可反复出现缓解和复发。血管炎发病前哮喘持续时间较短与其预后较差相关。ANCA 水平与疾病活动之间的相关程度不一。肾脏病变通常轻，在一项文献综述中，只有 7% 的患者因肾衰竭死亡，其中甚至包括未经治疗的患者[399]。但是，也有报道患者进展为严重肾衰竭，需要透析治疗[405]。大多数患者在疾病最初的损害中幸存，接受治疗的患者 1 年生存率约为 90%，5 年生存率约为 70%[397–399, 402, 403, 426]。对于伴有显著心脏、中枢神经系统和胃肠道受累及肾损害程度较重的患者，远期预后差。患者发病时通过 5 因素评分系统对五个变量参数（年龄＞ 65 岁、心脏受累、胃肠道受累、肾功能不全和无耳鼻喉受累，各取 1 分）进行评分，可以很好地预测 EGPA 预后。评分为 0、1 或 2 或大于 2 的患者，其 5 年死亡率分别为 9%、21% 和 40%[428]。

皮质激素是许多轻症 EGPA 和间质性病变患者的主要治疗[397–399, 402, 403, 426]。患者每天口服大剂量泼尼松治疗可能会迅速起效，甚至复发的再治疗也有效，肾外疾病对该治疗也有反应。对有多系统疾病、坏死性肾小球肾炎和其他严重器官受累表现，或治疗耐药或复发患者，可使用其他免疫抑制剂往往联合皮质激素[429]。这些药物包括环磷酰胺、硫唑嘌呤、甲氨蝶呤、来氟米特、MMF、IFN-α、静脉免疫球蛋白、TNF 阻滞剂等，以及血浆置换[397–399, 402, 403, 426, 430, 431]。

一些病例报道和小系列研究证明利妥昔单抗治疗难治性和复发性 EGPA 有效[432, 433]。奥马珠单抗（一种针对 IgE 受体的单克隆抗体，已成功用于激素抵抗患者）[434] 和美泊利单抗（一种人源化针对 IL-5 的单克隆抗体）在 EGPA 的一项 3 期临床研究中得到了阳性结果[435]。

虽然该病恢复的预后良好，但有一些患者病情进展需要接受透析治疗，部分患者复发或出现慢性后遗症，如永久性周围神经病变、慢性肺部改变和高血压。

五、其他血管炎肾小球损害

（一）结节性多动脉炎（经典型结节性多动脉炎）

经典型结节性多动脉炎（Polyarteritis Nodosa，PAN）是一种主要累及中等肌性动脉的系统性坏死性血管炎，常发生于动脉分叉处，病变可见于任何年龄段，伴局灶性动脉瘤形成[296]。第二种“显微镜下”多动脉炎最初描述为累及小动脉、小静脉及肾小球肾炎相关毛细血管的坏死性血管炎。而现在认为，显微镜下多动脉炎指 ANCA 阳性血管炎，显然应认定为 ANCA 相关性小血管炎范围（见 ANCA 相关性血管炎下肉芽肿性血管炎和显微镜下多血管炎）。本部分仅探讨“经典型”结节性多动脉炎。

该病男性发病多于女性，且 50—60 岁最常见。发病率和患病率研究表明，PAN 并不常见，且有显著地区差异[436]。研究表明，随着乙型肝炎病毒（HBV）感染率下降，PAN 患病率同步下降[437]。临床上，未经选择的 PAN 患者的肾脏病患病率为 64%～76%[437-440]。病理性肾脏受累的患病率要高于临床症状明显的疾病。真正的特发性 PAN 是一种原发性血管炎。经典型多动脉炎还与苯丙胺及其他违禁药品的滥用有关，但是这些患者中多少人与病毒性传染性肝炎相关，尚不明确[441]。经典型 PAN 患者中发现最常见的相关疾病为 HBV 感染。不同患病人群中，发病率为 0%～55%，但综合所有病例，患病率很可能低于 10%[437]。HBV 相关性 HBV 合并 PAN 患者的临床特征与特发性 PAN 患者相似，常在 HBV 感染早期出现。此种类型的 PAN 现已从特发性 PAN 中分离出来，自成一类，因为其发病机制和治疗不同[442]。有多少此种类型的伴发 HCV 感染，尚未得知。在一组患有系统性自身免疫疾病的患者中，全部 1200 例患者 HCV 检测呈阳性，78 例患有 PAN[443]。毛细胞白血病也报道与 PAN 相关。近期发生一种儿童基因疾病，特征与 PAN 相似，发病原因为相关隐性基因腺苷脱氨酶 2 功能丧失[442, 444, 445]。

1. 病理

在经典型 PAN 中，肾小球通常不会受累。有些患者可能出现肾小球毛细血管襻缺血性皱缩和肾小球囊硬化。在极少数情况下，大血管炎患者可能也会出现局灶坏死性肾小球肾炎，情况类似于显微镜下多血管炎（MPA）中的肾小球肾炎。经典型 PAN 累及中等动脉、大动脉（即小叶间动脉、弓形动脉和叶间动脉管径的动脉），损伤呈节段性分布，且通常呈现不同阶段表现，包括急性期、愈合期和慢性期[296, 440]。动脉受累节段散布于正常组织区域，呈现“跳跃式病变”，甚至血管壁仅部分炎症受累而出现偏心性。在活动性血管炎发生部位，淋巴细胞、多形核白细胞和单核细胞浸润，偶尔嗜酸性粒细胞浸润，引起血管壁炎症，可累及内膜，或同时累及内膜和中层，或累及血管壁全层。血管壁内纤维素沉积和弹力膜破裂，通常产生坏死性病变。坏死区域可见动脉瘤形成，特别常见于较大动脉中（即弓形动脉和叶间动脉），可伴有肾实质破裂出血。叠加血栓伴管腔阻塞常见。在愈合期，炎症消退，肌内膜细胞增生，呈葱皮样，由松散的基质隔开，血管壁因此增厚。弹力纤维染色后，弹力层的局灶性破裂明显可见。最终，中层由纤维瘢痕代替。大片葱皮样增生，内弹力膜断裂，膜内纤维素增生，可造成管腔几乎完全阻塞。肉眼可见楔形皮质梗死，且通常是由于病变部分血栓性阻塞所致[440]。在慢性期，可见更多的小管萎缩和间质纤维化表现。

PAN 尸检研究表明，肾脏是最易受累的器官（65%），其次是肝脏（54%）、肾上腺组织（41%）和胰腺（39%）、肌肉和大脑受累较少见[438-440]。病变活检诊断时，诊断效力较好的组织包括睾丸、腓肠神经、皮肤、直肠和骨骼肌。

2. 发病机制

PAN 患者通常 ANCA 呈阴性，因此认为这一类型的血管炎不由 ANCA 介导。PAN 的致病是多因素的，其中包括体液免疫复合物在血管沉积、细胞免疫和内皮细胞病变因素。急性血清病实验说明了血管炎的免疫复合物发病机制。实验中引发了急性肾小球肾炎，伴发一种类似 PAN 的系统性血管炎[440]。补体或嗜中性粒细胞清除可以在很大程度上预防这种血管炎。实验性 Arthus 反应也可以诱发一种血管炎，这种血管炎由原位血管免疫复合物形成伴血管损伤导致，同样可以通过嗜中性粒细胞或补体清除来预防[446]。MRL1 小鼠呈现免疫复合物性肾小球肾炎伴坏死性血管炎，类似于 PAN，其与高浓度循环免疫复合物（主要是含抗 DNA 的自身抗体）相关[447]。鼠白血病病毒感染血管中层肌细胞也与一种坏死性血管炎和狼疮样综合征相关，这些病变也有免疫球蛋白和补体的血管沉积[448]。然而，尽管人 PAN 中循环免疫复合物浓度很高，肾小球和血管免疫复合物沉积却很罕见。

两种细胞介导的血管炎的鼠模型已经建立[449]。在这些模型中，没有发现免疫复合物在血管沉积的证据，而有些出现了类似于 PAN 的肉芽肿性血管炎，累及多器官。在川崎病中，已经描述了 IgM 型的抗内皮细胞抗体，其靶抗原为细胞因子诱导的内皮细胞表面抗原[450]。同样，人的某些病毒性感染也能够诱发对动脉内皮的直接细胞免疫损伤[440]。

3. 临床表现

PAN 的临床表现呈多样化。经典型 PAN 患者 ANCA 阴性，通常出现内脏器官梗死和局部缺血相关症状，包括腹部、心脏、肾脏和神经系统受累。最常见的临床表现为发热、体重减轻和周身不适等全身症状。胃肠道受累可能出现恶心、呕吐、腹痛、胃肠道出血、肠梗阻和穿孔等症状[440, 451, 452]。肝脏受累可能与 HBV 和 HCV 有关，还可以出现肠系膜血管和肝动脉炎症、胆囊炎等[437, 452]。患者可能出现心力衰竭、冠状动脉缺血引发心绞痛或心肌梗死，少数情况下可出现心包炎和传导异常。神经系统病可表现中枢神经受累，出现抽搐和脑血管意外，也可能周围神经受累，出现多发性单一神经炎和周围神经病[453–455]。患者可出现肌无力、肌痛或肌炎，还有关节痛，但是症状明显的关节炎并不常见[440, 456]。其他临床表现包括生殖腺、唾液腺、胰腺、肾上腺、输尿管、乳房和眼部受累。总之，除肝脏临床表现和关节痛之外，HBV 阳性和阴性患者的临床表现差别不大。皮肤损害包括白细胞分裂性脉管炎引发的“可触性紫癜”，或出现瘀点、皮下结节、丘疹、网状青斑和溃疡。

4. 实验室检查

实验室检测尚不能诊断 PAN。实验室检测结果异常一般包括血沉（ESR）升高、贫血、白细胞增多，有时可出现嗜酸性粒细胞增多和血小板增多[395, 437, 440]。经典型 PAN 患者 ANCA 通常呈阴性，如果 ANCA 检测呈阳性则更倾向于诊断为 MAP、GPA 或 EGPA 等小血管血管炎[435]。ANA 检测阴性，患者血清补体检测值正常。类风湿因子检测通常呈阳性。根据报道，冷球蛋白通常呈阳性，但是病毒性肝炎的比例不详[440]。PAN 患者的乙型肝炎抗原血症的发病率为 0%～40%。相比之下，未经选择的患者该病的发病率不足 10%[435]。同样，有些患者血清检测 HCV 呈阳性，在对患者的 PAN 检查中，应当筛查这两种类型的肝炎，因为阳性结果会影响治疗方法。

5. 肾脏表现

经典型 PAN 的肾病临床表现反映了肾缺血和由于较大血管的明显受累导致的梗死。起初，50% 的患者发现有不同程度的高血压，而且在病程中随时会发生高血压[395, 437–439, 451, 457]。肾脏症状在 PAN 中并不常见，但可能出现肾动脉瘤引起的出血、腰痛和肉眼血尿。尽管会出现轻微蛋白尿和镜下血尿，但不会出现红细胞管型和肾病综合征等肾小球肾炎的表现。

PAN 血管造影检查通常能显示血管炎的征象和楔形局部缺血。血管造影显示约 70% 的患者有中等血管的多发圆形囊状动脉瘤。此外，还包括血栓形成、血管狭窄及其他管腔异常[451, 458]。动脉瘤最常累及肝脏、内脏和肾脏血管，通常是双侧多发性，大小为 1～12mm[458]。临床上无法预测动脉瘤出现。血管造影可以证实血管炎随时间变化甚至动脉瘤治愈，这通常与患者的临床反应有关[457, 458]。在 GPA、SLE、TTP、细菌性心内膜炎和 EGPA 中已证实存在类似的动脉瘤。

6. 预后与治疗

在早期报道中，未经治疗的 PAN 患者生存率很低[440]。很多患者因为急性血管炎引发肾衰竭、胃肠出血或急性心血管事件而有一个暴发阶段，导致患病早期死亡率高。后期患者死亡主要归因于慢性血管炎相关的慢性肾衰竭和充血性心力衰竭[438, 459]。在一组纳入 300 余例 PAN 报道中，有 109 名患者 HBV 阳性，其中 20 人死于患病第 1 年，而 200 名 HBV 阴性患者中，只有 18 人死于患病第 1 年[460]。早期死亡的危险因素包括高龄、肾脏受累、中枢神经系统疾病和胃肠受累。血管炎和感染是早期治疗无效导致死亡的主要原因。

皮质激素的使用显著提高了 PAN 患者的生存率，5 年生存率约达到 50% [436]。然而，有些患者病情只是获得了部分缓解，伴随长期的病程。最近尝试单独使用皮质激素治疗轻症患者，结果导致患者复发率高 [461]。对原发性 PAN 患者使用细胞毒免疫抑制剂已经使 5 年生存率远高于 80% [396, 437, 458, 462, 463]。尽管许多免疫抑制剂已经投入使用，但环磷酰胺仍然是普遍认为最有效的药物。原发性 PAN 早期治疗通常包含大剂量的环磷酰胺［如 2mg/(kg・d)］，一般同时给大剂量的皮质激素［如泼尼松，1mg/(kg・d)］，后逐渐减量。许多患者使用另一种毒性更低的免疫抑制剂（如硫唑嘌呤）进行维持治疗。然而，一项纳入 19 例非重症 PAN 患者的小型研究发现，硫唑嘌呤与皮质激素联合应用并不提高缓解率、降低复发率，或者减少激素用量 [464]。成功的治疗可完全控制血管炎进展，甚至逆转严重肾衰竭。PAN 合并 HBV 患者，早期治疗应当使用抗病毒药物。对重症或对所用药物没有反应的患者，可用几种免疫抑制治疗方案。对 HBV 相关性 PAN 和毛细胞白血病相关性 PAN 患者，使用短程 2 周的皮质激素，同时视情况进行血浆置换，接着再给予抗病毒治疗，可以降低复发率和死亡率。同样，对于 HCV 合并患者，抗病毒治疗被视为一线治疗。控制高血压是治疗的重要部分。对于终末期肾病（ESRD）患者，在 PAN 不活动后，仍需继续用免疫抑制治疗 6～12 个月。PAN 行肾移植的病例有限。

（二）颞动脉炎（巨细胞动脉炎）

颞动脉炎或巨细胞动脉炎，是一种累及中等和大动脉巨细胞的系统性血管炎。其特点是大中弹性动脉由于淋巴细胞、单核细胞和多核白细胞等多种细胞浸润引发节段性全壁炎。在颞动脉活检时血管受累的大小和程度与该病的临床表现和发病率有关 [465, 466]。

该病是西方国家最常见的动脉炎 [467–470]。颞动脉炎主要发生在老年人，患者平均年龄 72 岁，95% 以上的患者超过 50 岁 [469, 470]。10%～15% 的巨细胞动脉炎患者血管受累 [467, 468, 471]。老年人若出现持续头痛、颌跛行、突发性视力障碍、风湿性多肌痛，或者不明原因的发热和周身不适并伴贫血和 ESR、CRP 升高，应该怀疑颞动脉炎。颞动脉活检是最佳的诊断检测方法。然而，彩色多普勒超声和加压超声成像，以及磁共振成像（MRI）放射技术的应用使检查具有很高的敏感性和特异性 [472–474]。超声加压图像用于诊断巨细胞颞动脉炎在观察者之间有高度的一致性 [475]。据报道，该病有明显的肾脏受累，但肾脏临床表现却很少见，且总体症状轻微 [467, 468, 470, 471, 476]。

有些患者血清检测 P-ANCA 呈阳性，或偶见 C-ANCA 阳性。肾脏病理表现为局灶节段性坏死性肾小球性肾炎，出现局灶性新月体和血管炎，主要影响小动脉和微小动脉。极少数情况下，造影发现明显内脏动脉瘤。目前仍不清楚这些病例是否代表颞动脉炎真正的临床表现，或者是与小血管动脉炎重叠的变形。有报道狼疮肾炎（LN）、膜性肾病和肾淀粉样变患者并发颞动脉炎 [476, 477]。

不到 10% 的患者最常见的肾脏临床表现为轻微蛋白尿和镜下血尿。肾功能不全不常见。高血压较少见，如果出现通常为轻度或中等程度。偶见肾动脉炎因累及肾主动脉的主干或实质内重要分支动脉而出现肾衰竭 [476]。有些情况下，仅凭病理不足以诊断肾衰竭。据报道，1 例颞动脉炎并膜性肾病患者表现肾病综合征，用激素治疗后蛋白尿减少 [476]。

使用皮质激素治疗颞动脉炎通常能快速大幅提升患者的总体健康状况，改善相应的症状和异常实验室指标 [467, 468, 470, 471]。治疗旨在避免前部缺血型视神经病变这一可怕并发症。静脉冲击激素、一些非皮质激素和二线免疫抑制剂已经成功应用于治疗 [470, 478–481]。对于甲氨蝶呤等药物是否能获得与皮质激素相等的疗效，结果不一。因为容易复发，也常需要其他非激素治疗 [482, 483]。有些药物，如环磷酰胺对皮质激素依赖的患者疗效良好 [481, 484]。药物诸如英夫利昔单抗和阿达木单抗似乎无获益 [468, 470, 471, 480]，而其他药物如阿巴西普可在不增加不良反应的情况下减少复发 [485, 486]。近期研究发现托珠单抗有效。一个小型单中心研究评价托珠单抗与皮质激素联用，发现托珠单抗对诱导和维持缓解均有效 [487]。最近，一个大型多中心随机对照研究也证实了托珠单抗对不用皮质激素的持续缓解有效 [488]。使用皮质激素后，尿沉淀异常消失，颅外大血管受累恢复。然而，一旦确诊，即便疾病活动期已过，但视力丧失通常是永久性的。如果皮质激素减量过快，可能出现系统性血管炎加重。

（三）大动脉炎

大动脉炎是一种罕见的巨细胞动脉炎，发病机制未明，特点是中等和大动脉的炎症和狭窄，好发于主动脉弓及其分支[284, 489–492]。该病最常侵犯 10—40 岁的年轻女性，而且亚洲女性通常易感性更高。尽管研究结果一般只局限于主动脉弓（包括锁骨下动脉、颈动脉和肺动脉），但腹中动脉及其分支也可能受累。这些血管的病理学表现包括动脉炎，淋巴细胞、单核细胞、多形核白细胞和多核巨细胞透壁浸润。在慢性阶段，内膜纤维素增生和中层瘢痕可能会导致严重的血管狭窄或全管腔阻塞。

肾脏病通常是由于肾动脉主干出现闭塞性动脉炎，或者腹主动脉炎引发肾动脉狭窄所致肾血管性高血压[490–495]。尽管计算机断层显像（CT）、MRT 和正电子发射断层扫描成像也用于诊断大血管炎，但动脉造影仍是有用的诊断方法[496–498]。实验室指标异常包括轻度贫血，ESR、CRP 和 γ- 球蛋白升高，但 ANA、VDRL 和抗链球菌溶血素 O（ASLO）等血清检测和血清补体水平均正常。有些患者存在抗内皮细胞抗体，有些患者正五聚蛋白 3（PTX3，一种免疫细胞和血管细胞对炎症的反应产物）水平升高[494, 499]。40%～60% 的患者可出现高血压，甚至是严重高血压，这要归因于主动脉弹力下降、肾动脉主干狭窄引发的肾素分泌增加和其他机制[500, 501]。尽管有些患者出现轻度蛋白尿和血尿，但肾病综合征范围蛋白尿却不常见[502]。血清肌酐通常正常，也可能会轻度升高，或者伴有血尿素氮 / 肌酐比较高，提示“肾前性”氮质血症，进行性肾衰竭不常见[489]。

大动脉炎患者可能会出现轻微的系膜增生性肾小球肾炎[493–495]，可见 IgG、IgM、IgA、C3 和 C4 等肾小球系膜沉积，以及肾小球系膜电子致密沉积。大多数患者肾功能正常，仅出现轻度血尿和蛋白尿。有些患者肾小球受累，表现为典型 IgA 肾病[489, 493]。这是巧合还是疾病过程的一部分尚不清楚。有报道一组大动脉炎患者的肾小球组织出现特异性病理改变，肾小球系膜硬化和结节，还存在类似于血栓性微血管病和糖尿病肾小球硬化症的系膜溶解和微动脉瘤[493]。在这些“小叶中心系膜血管病”的病例中，免疫荧光（IF）和电子显微镜（EM）不支持免疫性发病机制。此外，肾淀粉样变性、MPGN、新月体性肾小球肾炎和增生性肾小球肾炎也有报道[503, 504]。

治疗

对于大多数患者，皮质激素是血管炎和系统性症状的有效治疗药物[502, 505]。其他诸如硫唑嘌呤、甲氨蝶呤、来氟米特、环磷酰胺和 MMF 等药物和抗 TNF 疗法都已经成功应用于部分患者的治疗，抗凝血药物、血管舒张药物和阿司匹林也有应用[506–509]。最近关于托珠单抗的报道，这种针对 IL-6 受体的单克隆抗体应用前景良好[510, 511]。一个小样本对照研究，虽然未能达到主要终点，但仍提示托珠单抗与皮质激素联用可能延缓复发[512]。炎症性动脉的进行性纤维化和狭窄会影响大动脉炎的发病率和死亡率[513]。

六、过敏性紫癜

过敏性紫癜（Henoch–Schönlein purpura，HSP），又称 IgA 血管炎，是一种系统性血管炎综合征，累及皮肤、胃肠道和关节，伴发肾小球肾炎。在 HSP 中，含 IgA 的免疫复合物沉积，引起血管免疫反应。累及皮肤时，导致白细胞分裂性血管炎，出现瘀点和紫癜。累及胃肠道时，可能出现溃疡、疼痛和出血。累及肾脏时，出现免疫复合物介导的肾小球肾炎[514–516]。

男性 HSP 易感性略高于女性，儿童患病率远高于成人[514, 515, 517–523]。HSP 是儿童时期最常见的血管炎。HSP 发病高峰年龄为 5—10 岁，与之不同的是，IgA 肾病则发病年龄段较广[514, 515, 517–520, 524]。15% 的幼儿肾小球肾炎由 HSP 所致，年龄较大的儿童和成人会出现更严重的肾脏病变[521, 525]。与 IgA 肾病相同，HSP 在黑种人中较少见。家族性发病很少，有些病例中 HLA-Bw35 基因频率增加[515–518]。约 1/4 的患者有过敏史，但是与某种特异性变应原相关的发病却很少见。接触过敏原或受冷刺激时可导致疾病复发。发病具有季节性，冬季高发。

因为患者常有感染，如脑膜炎球菌血症、淋球菌血症和耶尔森菌小肠结肠炎，或某些药物或疫苗引起的过敏，或某些感染后肾小球肾炎伴发系统性临床表现，HSP 可能被误诊为系统性红斑狼疮（SLE）和显微镜下多血管炎（MPA）等系统性疾病。虽然 30%～50% 的 HSP 患者出现先驱上呼吸道感染，但缺乏链球菌感染的血清学证据。

（一）临床表现

HSP 经典四联征包括皮肤受累、胃肠疾病、关节受累和肾小球肾炎，但并非所有患者都有全部器官或系统受累的临床表现[514–516, 526]。全身症状可能包括发热、周身不适、疲倦和虚弱。HSP 患者皮肤受损几乎普遍存在，通常发生于上下肢，可能发生于臀部或其他部位[514–516, 525]。皮损的特点是出现荨麻疹样黄斑和丘疹样紫红色损伤，且不褪色。损伤可不连续，或者融合成可触性紫癜，伴发下肢水肿。损伤可能在数周或数月内反复出现。皮肤活检发现有白细胞分裂性血管炎，出现含 IgA 的免疫复合物和 IgG、C3 和备解素，但没有 C4 或 C1q。25%～90% 的患者有胃肠临床表现，包括绞痛、恶心呕吐、黑便和便血[514–516, 252–528]。腹痛可被误认为是阑尾炎、胆囊炎或外科急症，从而导致剖腹探查。一项针对 260 例患者的回顾性研究发现，58% 的患者出现腹痛，18% 的患者有胃肠道出血[528]。内镜检查可发现紫癜性损伤，极少数情况下，患者可出现肠套叠或肠穿孔。风湿疾病累及较大关节（通常包括踝关节和膝关节），其次为肘关节和腕关节。患者可能有关节痛或症状明显的关节炎伴疼痛性少量积液，但不会演变为关节畸形或侵蚀性关节炎。极少数情况下，患者会出现其他器官受累的迹象（如肺、中枢神经系统或输尿管）。HSP 成年患者临床表现不同于儿童患者。最近一项最大的 HSP 研究报道，250 例成年患者就诊时的临床表现包括紫癜（100%）、关节炎 / 关节痛 / 肌痛（61%）、胃肠道受累（53%）和肾小球肾炎（70%）[514–516, 525, 529]。

HSP 表现肾脏受累的患者占 20%～50%[514, 515, 522, 525]。年龄较大儿童和成人肾脏病变更高发、更严重，而且肾脏临床表现的严重程度通常与活检的结果相关[522, 525, 530, 531]。在尿常规检查中，患者肾脏受累的概率为 40%～60%。活动性肾脏疾病通常出现在系统性临床表现后的数天或数周后，特点是显微镜下血尿、明显的尿沉渣异常和蛋白尿[514, 516, 525, 532]。在一组 200 多例的患儿报道中，46% 的患者平均 14 天出现 HSP 肾病，大多数患者在 1 个月内出现 HSP 肾病[532]。在一组 250 例 HSP 成人患者中，32% 的病例伴有肾功能不全，通常伴有蛋白尿（97%）和血尿（93%）[525]。有些患者表现为肾病综合征，有些患者表现为肾炎。肾外器官受累的严重程度与肾脏损害的严重程度没有关系。

（二）实验室特征

HSP 患者血小板计数和血清补体水平及其他血清检查指标基本正常[514, 516, 526]。肾脏或胃肠损害可能会导致血清白蛋白水平降低[526]。约 50% 的患者在疾病活动期血清 IgA 升高，但血清 IgA 水平与临床表现的严重程度或病程没有明显相关性[514–516, 533]。IgA 肾病合并 HSP 患者循环半乳糖缺陷的 IgA 升高[534, 535]，血中可检测到一些异常 IgA 抗体，包括 IgA 类风湿因子、含 IgA 和 IgG 的循环免疫复合物、IgA 型抗心磷脂抗体、IgA- 纤连蛋白聚合物、IgA 型抗 α- 半乳糖基抗体和 IgA 型抗中性粒细胞胞质抗体[533, 536–539]，这些与肾脏或系统性疾病的活动有无关系仍不清楚。然而，IgA 和 IgG 免疫复合物浓度、IgA 类风湿因子浓度、IgA 和 IgG 抗半乳糖抗体浓度与肾脏疾病的临床表现相关[533, 538, 540]。近期研究表明靶向半乳糖缺陷 IgA 的 IgG 和 lgA 自身抗体与临床结局相关[538]。

（三）病理

HSP 肾活检结果与 IgA 肾病肾活检结果重叠。HSP 中典型的肾小球病变表现为肾小球系膜和毛细血管内增生性肾小球肾炎，有不同程度的新月体形成[514–516, 541]。肾小球系膜改变包括肾小球系膜细胞增生和系膜基质增多，可能为局灶性或弥漫性增生（图 32–18）。严重病例，在毛细血管内增生区域可见嗜中性粒细胞和单核白细胞浸润，且通常伴有纤维素样坏死。可见单核 - 巨噬细胞和 CD4 和 CD8 T 细胞数量增加[542, 543]。有些病例出现类似于膜增生性肾炎、肾小球基底膜呈双轨征。新月体普遍出现，呈现节段性或环状体，随时间推移由细胞性新月体向纤维性新月体转变（图 32–19）。肾小管萎缩和间质性纤维化等间质性病变与肾小球损伤的程度一致。总之，相比 IgA 肾病，HSP 的毛细血管内增生、毛细血管外增生和肾小球纤维素沉积更常见与严重。国际儿童肾脏病研究组提出的组织病理分型将肾小球损害与临床表现以及预后关联，分为 6 型：Ⅰ型为肾小球轻微病变；Ⅱ型为仅有肾小球系膜增生；Ⅲ型分为局灶性（Ⅲ a）或弥漫性（Ⅲ b）肾小球系膜增生，少于 50% 的肾小球含新月体或出现节段性血栓、坏死或硬化；Ⅳ型与Ⅲ a 型和Ⅲ b 型系膜增生相似，但 50%～75% 的肾小球含新月体；Ⅴ型为肾小球改变相似，新月体超过 75%；Ⅵ型为"假性"膜增生性肾小球肾炎[544]。尽管各型患者均可出现血尿和不同程度的蛋白尿，但肾综仅见于 25% 的Ⅰ、Ⅱ和Ⅲ型患者。同样，Ⅲ b、Ⅳ型和Ⅴ型患者发展至肾衰竭病程更迅速。光镜检查可见系膜区沉积，但沉积极少沿毛细血管壁分布，血管炎不常见。

免疫荧光显示 IgA 为主要的免疫球蛋白，常见 IgG、IgM、C3 和备解素的共同沉积物。沉积物通常发现于肾小球系膜，特别是系膜旁区，通常呈节段性延伸至内皮下（图 32-20）[514-516]。有些病例毛细血管壁周围比肾小球系膜有更多的沉积。早期典型的补体成分 C1q 和 C4 很少出现。这些结果与狼疮肾炎形成对比，在 LN 检测中，IgG 通常是最主要的，C1q 几乎一直存在。HSP 的 IgA 沉积通常为 IgA1 亚型，可能含有 J 链，表明其为多聚体，但未发现 IgA 分泌片段[514-516, 545, 546]。纤维蛋白相关抗原也普遍存在。IgA 可与 C3 和 C5 一同在受累和未受累皮肤的小血管沉积，与 IgA 肾病的检测结果相似[547, 548]。类似的 IgA 沉积也可以出现在疱疹样皮炎的皮肤中，也可以与早期和晚期补体成分同时出现于系统性红斑狼疮皮肤中。肠道血管炎损害也可发现 IgA 沉积[527, 528]。

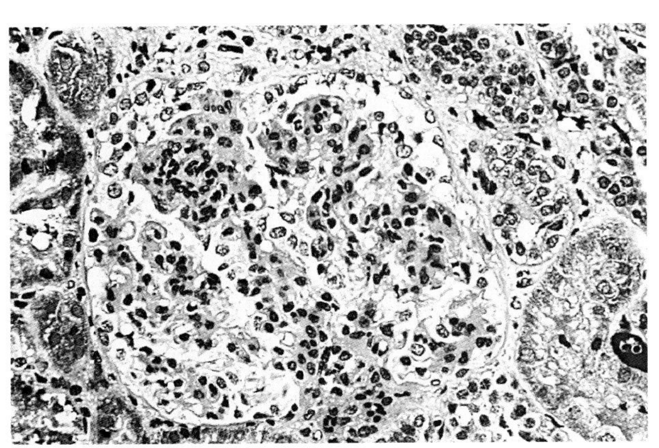

▲ 图 32-18　过敏性紫癜肾炎（HSPN）

球性肾小球系膜增生和局灶性中性粒细胞浸润（苏木精－伊红，500×）

电子显微镜检测发现典型的免疫型电子致密物主要沉积于系膜区，伴随肾小球系膜细胞增生和基质增加[514-516, 544]。在一些毛细血管襻中，沉积从邻近的系膜区向内皮下延伸，有时也可散在沉积于内皮下，类似于链球菌感染后肾炎的驼峰样沉积。毛细血管腔内可发现纤维蛋白和血小板血栓的凝血过程。在严重的新月体损害病例中可出现肾小球基底膜局灶性断裂。免疫电镜检查证实沉积物中 IgA 为主要物质，也含部分 C3 和 IgG[541]。

（四）发病机制

HSP 的发病机制仍然不清楚。HSP 患者及他们的血源亲属循环中半乳糖缺陷的 IgA 水平较

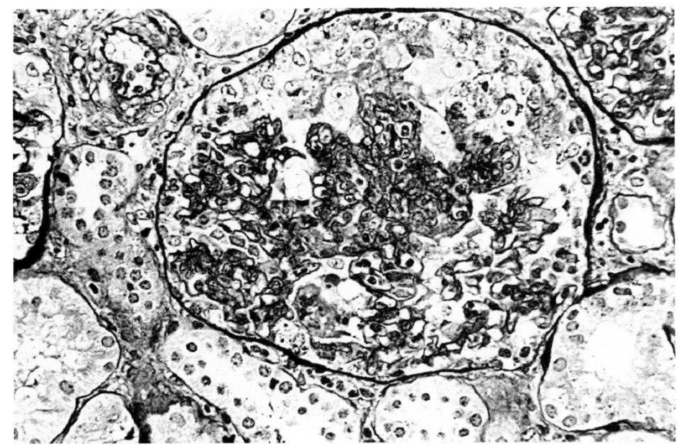

▲ 图 32-19　HSPN

节段性毛细血管腔内增生伴节段性细胞性新月体覆盖（PAS，475×）

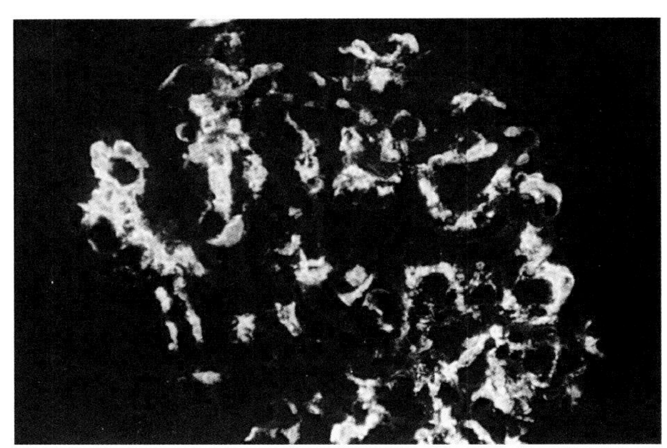

▲ 图 32-20　HSPN

免疫荧光显示整个肾小球系膜区均有致密的 IgA 沉积且延伸至部分肾小球周围毛细血管壁（600×）

高[534, 535]。HSP 无疑是一种系统性免疫复合物疾病（ICD），其含 IgA 的沉积物与小血管血管炎和毛细血管损害相关。沉积包含多聚 IgA1 亚型和后期作用的补体成分。这种混合物提示补体激活旁路途经或凝集素途径。IgA 肾病患者的 IgG 和针对半乳糖缺陷 IgA 的 IgA 抗体增加[536]。这些患者循环中存在蛋白质氧化应激，同时出现高水平的半乳糖缺陷的 IgA[523, 549]。研究发现，诱导性 NO 合酶基因的某些遗传多态性与 HSP 患者的肾炎相关[550]。HSP 儿童患者患有前驱感染的证据，而且前驱感染可能是某些易感个体的发病病因。多种因素结合，可能会触发自身抗体和免疫复合物形成，但不清楚的是 lgA 免疫复合物是否引起补体激活，以及补体最终起什么作用。循环多聚 lgA 复合物的存在，肾脏、皮肤、肠道及其他器官的 lgA 沉淀和同种异体移植中疾病的复发，这些都表明了 HSP 过程为系统性疾病。lgA 沉淀导致组织损伤的具体机制并不清楚，因为在诸如乳糜泻和慢性肝病等一些疾病中，也有 lgA 沉积，但并未引起明显的临床肾小球损害[551]。目前认为，补体激活、血小板活化及血液凝固、血管活性前列腺素类、细胞因子和生长因子在其中发挥作用。T 细胞活性受损也与 HSP 发病有关[552]。据报道，极少数 HSP 患者伴发 lgA 单克隆丙种球蛋白病[553]。

HSP 与 lgA 肾病的关系还未完全确定，有些研究者认为两者为独立的疾病，大多数研究者将它们视为相同发病机制病谱的两端[520]。相似的肾脏组织学表现和相似的免疫异常，如循环半乳糖缺陷的 lgA 水平升高，存在 lgA 纤连蛋白聚合物和抗系膜细胞抗体，所有这些均提示两病肾脏损伤为同一机制。抗肾小球系膜细胞的 IgG 自身抗体与肾脏疾病的进程平行。lgA 肾病和 HSP 均可发生在同一家庭的不同成员和腺病毒感染的同卵双胞胎[520]。与 HSP 发病相关的感染原包括水痘、麻疹、腺病毒、HBV 和（或）HCV、耶尔森菌、志贺氏菌、支原菌、HIV 感染及耐甲氧西林的葡萄球菌，但是没有一种被证明是因果致病菌[515, 554–556]。同样，有报告 HSP 发病与接种疫苗、虫咬、冷刺激和损伤有关，其因果关系也未证明[557]。

（五）病程、预后和治疗

在大多数患者，HSP 是一种自限性疾病，远期疗效较好[513, 514]。患者数个月或数年内可能出现皮疹、关节症状和胃肠道症状复发，但大多数患者具有良性短期或长期肾病病程。通常，最初的肾病临床表现及肾活检发现与最终预后之间有良好的相关性[514–516, 527]。局灶性肾小球系膜受累和仅有血尿和轻度蛋白尿的患者往往预后极好。在最近一项大型儿童研究中，肾存活率为 100%[532]。在另一项针对 150 例患者的研究中，50% 患者肾脏受累，但仅有两例有残留血尿，在 2.5 年时无患者出现肾功能异常[514]。大多数患者在症状出现数年内肾功能正常。不到 25% 的患者有尿沉渣异常或蛋白尿，仅 10% 的患者肾小球滤过率降低。＜ 10% 的患者发病时出现严重的临床肾脏受累，持续性高血压或肾小球滤过率下降。一项针对 50 多例患者的回顾性研究报道，患者自童年 HSP 发病后进行 24 年的随访，发现 20 例首发严重的 HSP 患者中，7 例在成年后留有肾脏损伤，与之相比，27 例首发时轻微肾病的患者中，仅 2 例成年后留有肾脏损伤[558]。一项包括 1100 多例 HSP 患儿的长期随访回顾性研究发现，尿检正常的患儿无肾脏损害发生[559]。单纯尿检异常患儿只有不到 2% 的出现肾脏损害，而肾炎或肾病综合征患儿的发生率为 20%。有些患者出现复发，在一项包括 400 多例患者的研究中，1/3 的患者复发，通常是在症状初步缓解后不久[560]。1/4 的患者出现肾病复发，最终这些复发患者中 8% 出现明显的肾脏后遗症。

成年 HSP 患者的长期肾功能不稳定[525, 540, 558, 561, 562]。250 多例 HSP 成年患者为期近 15 年的随访发现，11% 的患者发生终末期肾病（ESRD），13% 的患者出现严重肾损害，清除率＜ 30ml/min，15% 的患者有中度肾功能不全[525]。如果患者出现急性肾炎征，或患者年龄较大，特别是大量蛋白尿和严重的肾病综合征，通常提示预后不好[540, 561–563]。在一项包括 219 例 HSP 合并肾炎患者的回顾性分析中，没有发现初步诊断结果可以预测最终的肾功能性减退，但随访发现蛋白尿水平较高与功能性衰退相关[540]。肾活检发现，lgA 沉积从肾小球系膜延伸至周围毛细血管壁、间质纤维化增加、肾小球纤维素样坏死，尤其是存在大量的新月体，可预示预后不良[525, 540, 562]。在一项包括 150 多例 HSP 儿童患者的研究中，肾小球新月体＞50% 的患儿中有 1/3 进展为 ESRD，另外 18% 进展为慢性肾功能不全。对临床症状有改善的 HSP 患者行重复活检，结果发现肾小球系膜沉积减少，细胞增生减轻。血浆蛋白氧化应激标记物，循环半乳糖缺陷的 lgA 水平和针对半乳糖缺陷 lgA 的 lgG 和 lgA 抗体水平与肾脏预后相关[535, 538, 549]。95% 的感染儿童可完全临床痊愈，但 HSP 成年患者治愈率低，表现肾病综合征、肾功能不全、高血压、肾小球新月体占比高及小管间质纤维化的患者很可能呈现进行性疾病[540, 562]。超过 1/3 的 HSP 患者在怀孕后出现相应的高血压或蛋白尿。HSP10 年死亡率＜10%。

两周的皮质激素治疗对蛋白尿无效。对于大多数 HSP 患者主要是支持性治疗，使用缓解症状的止痛药物和控制血压[514–516]。大部分患者尽管没有任何免疫抑制干预，但病情平稳。使用皮质激素存在争议，虽然皮质激素可缓解腹部和风湿病症状，但没有任何对照研究证明其可以改善肾脏损害或改变临床过程[526, 564–566]。一项随机对照研究对 lgA 肾炎患者进行约 6 个月皮质激素治疗和随访，发现治疗对蛋白尿减少和肾功能保护有效[567–569]。由于 HSP 与 lgA 肾病肾脏病理相同，或许可以推断该疗法可应用于 HSP 患者。临床症状较严重的 HSP 患者，尤其是有肾病综合征或活检发现较多新月体的患者，也可用硫唑嘌呤、环磷酰胺、苯丁酸氮芥和其他免疫抑制剂治疗，甚至采取血浆置换[570–572]。尽管这些方案成功逆转了肾病进展，但还没有对照研究和其他大型回顾性研究证明使用细胞毒免疫抑制剂治疗有效[529, 563]。在一项包括 54 例 HSP 伴发增生性肾小球肾炎和严重全身表现患者的对照研究中，比较单用激素、激素与环磷酰胺联用对病情缓解、肾病转归和死亡率的疗效，发现两组的治疗获益无差异[573, 574]。环孢素在一些患者已成功应用，成功控制了严重蛋白尿[575]。静脉注射免疫球蛋白应用于若干出现肾病综合征和肾小球滤过率降低的患者中，虽然为非对照非随机临床试验，但应用结果显然是成功的[576]。

对 HSP 成年患者进行 15 年的随访研究，发现 10%～30% 患者发生 ESRD[521, 525]。HSP 导致的肾脏疾病可在肾移植后复发[577–579]。与 lgA 肾病相同，组织学复发比临床复发更常见。移植复发可能导致 8%～14% 的患者肾移植失败[578, 579]。这在活体亲属供肾肾移植或在 ESRD 前几年仍处于临床活动期的患者中更为常见。尽管原发性疾病与复发性疾病转归没有相关性，但仍建议处于活跃期的 ESRD 患者需要移植前等待。肾移植患者存活率高，15 年存活率高达 95%。总体 5 年和 10 年移植物存活率与 lgA 肾病和其他疾病导致移植的存活率相近[577–579]。

七、抗肾小球基底膜病和 Goodpasture 综合征

抗肾小球基底膜（GBM）病是循环中出现抗 GBM 抗体为特征的自身免疫性疾病，其主要靶抗原为位于 GBM 的Ⅳ型胶原[580–582]。尽管对肺出血和肾小球肾炎的最初描述远早于抗 GBM 病发病机制的研究，但真正的 Goodpasture 综合征应同时具备下列三个条件：①增生性肾小球肾炎常伴新月体形成；②肺出血；③抗 GBM 抗体阳性[580–583]。在抗 GBM 病中，肺出血可发生于肾小球受累之前、之后或同时发生[582, 584]。有些患者抗 GBM 抗体阳性伴肾小球肾炎，但病变未累及肺部，因此不是真正的 Goodpasture 综合征。抗 GBM 抗体病可通过肾活检或检测循环中存在抗 GBM 抗体确诊[580, 582, 584]。尽管间接 IF 法具有较高的诊断特异性，但需要有经验的病理专家[585, 586]。放射免疫法、酶联免疫吸附法和免疫印迹法检测抗体具有较高的特异性和敏感性，且易于开展[580, 586]。

（一）发病机制

不明原因诱导刺激产生的抗 GBM 抗体与Ⅳ型胶原 α3 和 α5 链非胶原区的表位抗原反应[580–583]。抗原表位位于 α3 链末端的 198～237 区域[580, 581, 584, 587]。Ⅳ型胶原 α3 链主要存在于 GBM 和肺泡毛细血管基底膜中，这与 Goodpasture 综合征疾病受累的局限分布有关[580, 581, 583]。Goodpasture 综合征现在被认为是一种自身免疫性"构象异构体病"，涉及Ⅳ型胶原 α3、α4、α5NC1 六聚体四级结构的紊乱[580, 581, 587]。α3NC1 和 α5NC1 结构域的自身抗体均可与肾脏和肺结合，这些自身抗体结合的表位包含 α5NC1 结构域中 Ea 区和 α3NC1 结构域中 Ea 和 Eb 区，但它

们不与天然交联的 α3、α4、α5NC1 六聚体结合[587]。肾小球和肺泡基底膜中的表位相同，可能需要部分变性才能完全暴露自身抗原。Goodpasture 综合征患者的肺和肾脏抗体洗脱液可与 GBM 和肺泡基底膜发生交叉反应，也可以诱导产生抗 GBM 动物模型[580, 582–584]。抗体与自身抗原反应，可能由自身反应性 T 细胞辅助，引发炎症反应，增生性肾小球肾炎形成，肾小球基底膜断裂，及毛细血管外增生性新月体形成[580, 583]。抗 GBM 患者中 ANCAs 阳性率为 10%～50%，其致病作用机制有待进一步研究[588, 580]。对 568 例 AAV、41 例抗 GBM 和 37 例双阳性患者进行回顾性分析，发现双阳性患者年龄较大，危重肾衰竭患者容易恢复，复发率为 50%，其死亡率与 ANCA 单阳性和抗 GBM 单阳性患者之间无显著差异[590]。已有研究发现支持 T 细胞在 Goodpasture 综合征中起作用，包括肾活检组织 T 细胞浸润，体外实验 α3 Ⅳ型 NC1 结构域可引起患者 T 细胞增生反应，自身反应性 T 细胞与疾病活动相关、$CD4^{+}CD25^{+}$ 调节性 T 细胞调控自身反应性 T 细胞作用以及 T 细胞抗原表位模拟诱导作用[591]。动物模型研究结果表明，α3 Ⅳ型胶原特异性 T_H1 和 T_H17 细胞均在肾脏中积聚，促进抗 GBM 肾炎的发生发展[592]。由于正常情况下抗 GBM 抗体不能通过肺泡毛细血管，初始可能是肺血管的完整性受损，再导致肺毛细血管的基底膜损害[582, 593–595]。病情恶化（尤其是伴有咯血的肺损害）与接触碳氢化合物气体、吸烟、染发剂、金属粉尘、D- 青霉胺和吸入可卡因有关[595–597]。虽然抗 GBM 病吸烟患者肺出血的发生率较高，但循环中抗 GBM 抗体水平与非吸烟患者比无显著差异[595, 596]。偶有报道 Goodpasture 综合征在一个以上的家庭成员中发病。某些 HLA 等位基因可能趋向于综合征甚至其他更严重的疾病[598]。Goodpasture 综合征发病可能与 A_2 流感病毒感染有关。某些地区出现聚集性病例说明发病受环境诱因影响[599]。抗 GBM 病也可发生在膜性肾病和 5%～10% 的 Alport 综合征接受移植的患者[600]。然而，与抗 GBM 病患者相比，Alport 综合征患者肾移植后，同种抗体与完整 α3、α4、α5NC1 六聚体中 α_5NC1 结构域的 Ea 区结合，而不是与变性六聚体结合[583]。（见遗传性肾炎和 Alport 综合征）。

（二）临床特征

抗 GBM 病较为罕见[580, 582–584]。尽管有研究称抗 GBM 病的发生率高达 3%～5%，但大多数报道的发生率为 1%～2%。该病有两个明显的发病高峰期，年轻男性为第一个高峰期，常伴肺出血，第二个高峰期为老年女性，多伴孤立性肾小球肾炎。尽管有这些趋势，但任何年龄和性别均可能发病[580, 582, 583, 595, 601]。在老年患者中病变局限在肾脏的抗 GBM 病更为常见。Goodpasture 综合征在黑色人种中较少见，可能由于该人群易感 HLAs 频率较低。20%～60% 的病例在发病前有过上呼吸道感染[5, 79, 582, 595]。

最常见的肺部表现有咳嗽、呼吸困难、气促和咯血，咯血量多少不等，少则微量，多则失血和窒息，严重危及生命。约有 3/4 的病例先发生肺出血或同时并发肾小球疾病[580, 582, 595]。患者少有虚弱、疲劳、体重减轻、畏寒和发热等全身症状。有些患者可能出现皮疹、肝脾大、恶心呕吐、关节炎等症状[582]。

临床肾脏表现通常为急性肾炎，如高血压、水肿、血尿和活动性尿沉渣改变及肾功能减退。然而，只有 20% 的患者起病时有高血压，在有些病例中，15%～35% 的患者尿沉渣和 GFR 正常[580, 582, 584, 601]。通常在发病时肾功能已经下降，可能在数天或数周内迅速恶化直至透析[580, 582, 601–603]。血清肌酐水平与新月体形成所累及肾小球比例有很好的相关性。

（三）实验室检查

实验室检查显示活动性尿沉渣中有红细胞和红细胞管型[582]。蛋白尿常见，呈非肾综范围。血清学检测 ASLO、ANA、血清补体水平、类风湿因子和冷球蛋白均为阴性或正常[582, 595, 601–603]。尽管抗体滴度与肺或肾脏疾病的临床表现和病程之间并不总是密切相关，但患者循环中抗 GBM 抗体阳性率＞ 90%[583]。登记采集的血浆标本检测到抗 GBM 抗体在患者发病之前，这些患者最终发展为抗 GBM 病[604]。多数患者血清抗体滴度随时间而降低。患者抗 GBM 抗体和 ANCA 双阳性率为 10%～38%，ANCA 通常为 MPO-ANCA，偶为 PR3-ANCA[582, 583, 604, 605]。ANCA 阳性患者与 ANCA 阴性患者的抗 GBM 抗体的抗原特异性相同[606]。有研究表明，抗 GBM 抗体和 ANCA 双阳性患者的病程与抗 GBM 抗体疾病患者相同，但比单纯 ANCA 阳性的血管炎患者更容易发生严重肾衰竭[605, 607]。由于 ANCA 相关性血管炎是肺肾综合征较常见的病因，抗 GBM 抗体阳性患者很可能 ANCA 阳性。有些患者临床表现为紫癜、关节痛和关节炎的系统性血管炎，很少发生不合并 ANCA 的 Goodpasture 综合征[605, 606]。即使 Goodpasture 综合征患者无明显肺出血，但多见小细胞低色素性贫血。其他患者可能出现白细胞增多症。肺含铁血黄素沉着症通过胸部 CT、支气管肺泡灌洗液或痰液检查发现含铁血黄素的巨噬细胞来确诊[601]。在肺部受累的患者中，胸片异常检出率超过 75%，通常表现为肺出血伴肺部浸润。也可表现为肺不张、肺水肿及并发肺炎。肺功能呈限制性通气障碍和低氧血症，严重者肺泡 - 动脉氧分压梯度升高[582, 584, 601, 603]。

（四）病理

LM 观察发现，轻度受累患者病理类型多为局灶性节段性肾小球硬化症和增生性肾小球肾炎，伴节段性坏死和小新月体形成[582, 583, 603]。然而，最常见的活检病理改变是弥漫性、新月体性肾小球肾炎，累及 50% 以上的肾小球，主要呈环状新月体（图 32–21）[302, 584]。银染色可见大部分 GBM 和 Bowman 囊基膜断裂[302]。早期新月体由增生的壁层上皮细胞和浸润性 T 淋巴细胞、单核细胞和多形核白细胞组成，而后期主要由纺锤形成纤维样细胞组成，几乎无浸润性白细胞[302]，主要表现为间质炎症细胞浸润伴间质水肿，多核巨噬细胞可能存在于新月体或小管间质区域。部分患者，尤其是 ANCA 阳性患者，常伴有小动脉和微小动脉坏死性血管炎。疾病后期肾活检则表现为进行性球性和节段性肾小球硬化症及间质纤维化。肺组织改变显示肺泡内出血、肺泡腔扩大、肺泡间隔破裂及含铁血黄素巨噬细胞聚集[582, 584]。

IF 检查可明确 Goodpasture 综合征的病理改变，并将其与寡免疫复合物新月体肾炎和免疫复合物介导的新月体肾炎区分开来。特征性表现是 IgG（尤其 IgG1 和 IgG4）沿 GBM 呈线性沉积（图 32–22）[608, 609]。IgM 和 IgA 很少呈线性分布。许多患者可见 C3 沿 GBM 呈细颗粒样沉积。C1q 未见典型沉积。IF 染色可见 IgG 沿小管基底膜呈线性沉积，尤其在远端小管。纤维蛋白相关抗原通常沉积于新月体和节段性坏死病变区。IgG 沿肺泡毛细血管壁呈相似的线性沉积。电子显微镜下通常未见电子致密物沉积。纤维蛋白样物质充填的内皮下区增宽，GBM 和 Bowman 囊常存在裂隙[302]。

（五）病程、治疗及预后

未经治疗的 Goodpasture 综合征的病程呈进行性肾功能损害，导致尿毒症[583, 584, 605]。早期研究发现，几乎所有患者均死于肺出血或进行性肾衰竭。最近数据显示，死亡率低于 10%，可能与支持治疗的改善和更快速的诊断治疗方法有关[582, 610]。与 GPA、MPA 和其他 ANCA 阳性血管炎不同，抗 GBM 病一旦进入静止期很少复发。虽然在治疗过

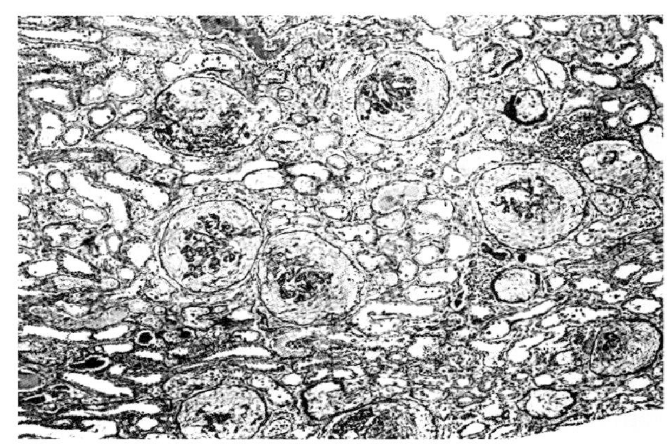

▲ 图 32–21　抗肾小球基底膜病（Goodpasture 综合征）
弥漫性新月体性肾小球肾炎，多数呈大的环状细胞性新月体，肾小球血管襻严重萎缩（PAS，80×）

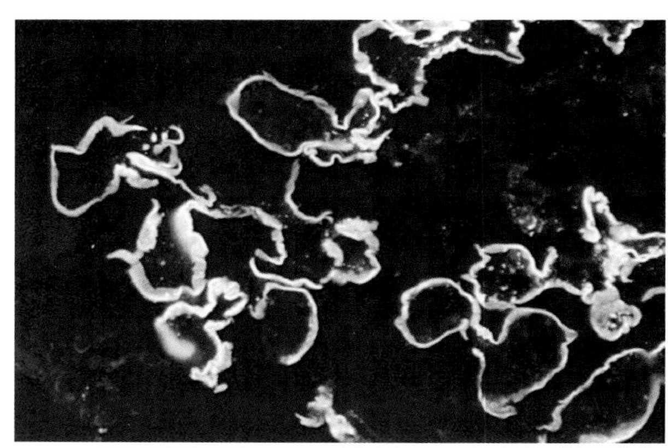

▲ 图 32–22　抗肾小球基底膜病（Goodpasture 综合征）
免疫荧光显示免疫球蛋白沿肾小球基底膜呈线性沉积。一些肾小球基底膜断裂（800×）

程中，许多肾病患者病程稳定且肾功能显著改善，但肾病自然缓解极为罕见[582, 610, 611]。如果及早治疗，患者可恢复部分肾功能。血肌酐水平与新月体累及程度有很好的相关性，大多数血肌酐水平明显升高且需要透析的病例会发展为 ESRD[581, 582]。

目前还没有大型随机研究证明哪种治疗方案对抗 GBM 病有效。然而在有些患者大剂量口服或静脉使用皮质激素可使肺出血甚至肾脏病减轻，因此激素、环磷酰胺和血浆置换联合治疗已成为这一疾病的标准治疗方案[582, 611]。标准的治疗方案包括口服泼尼松［1mg/(kg・d)］或先静脉使用甲泼尼龙（30～1000mg/d）数天后，再大剂量口服皮质激素并与环磷酰胺［2mg/(kg・d)］和血浆置换联用。在病程早期应用血浆置换联合免疫抑制剂治疗，对逆转肺出血和肾脏疾病具有显著疗效[582, 607]。血浆置换可清除循环中抗 GBM 抗体，而免疫抑制治疗可抑制新抗体形成并调控持续性炎症反应。一项非对照研究发现，40% 的患者经血浆置换治疗后肾功能稳定或改善[611]。然而对有严重肾衰竭已行透析治疗或血清肌酐水平高于 5～8mg/dl 的患者疗效不好，但有些有效。研究发现，抗 GBM 抗体和 ANCA 双阳性患者与抗 GBM 抗体单阳性患者临床表现相似，血肌酐浓度低于 500μmol/L 的患者 1 年肾存活率为 73%，而需要透析的患者 1 年肾存活率为 0%[611]。另一些研究表明，双阳性的患者年龄越大，肾功能恢复较好，但复发的可能性大[589]。一项包括 568 例 AAV、41 例抗 GBM 病和 37 例双阳性患者的回顾性分析发现，双阳性患者年龄较大，肾功能恢复较好，但复发率达 50%，死亡率与 ANCA 单阳性患者和抗 GBM 单阳性患者相似[590, 605]。虽然每日血浆置换可维持数周，但其频率可由临床反应的程度决定。病情恶化多伴并发感染。免疫抑制治疗通常持续 6 个月，用量逐渐减少，直至自身抗体的消失。一些循环中抗 GBM 抗体早期消失的患者可能对较短的治疗有应答，或对毒性较低的维持性免疫抑制剂如硫唑嘌呤的耐受性改变。有关 Goodpasture 综合征的其他免疫抑制治疗方案报道有限[611–615]。Rituximab 已成功应用于小部分选择性患者[614]。免疫吸附和双重滤过血浆置换也被用于去除 Goodpasture 综合征患者血液中的抗 GBM 抗体[616–618]。一些严重累及新月体肾小球的患者，尽管早期肾功能改善，但也会随着时间的推移发展为肾衰竭，这可能与自身免疫性疾病进程有关。ESRD 伴严重肾小球受累患者的发病率高于 50%，如果不及时进行积极治疗，肾功能通常会出现进行性下降。

抗 GBM 介导的肾脏疾病在肾移植术后患者中很少复发[589, 619–621]。遗传性肾炎患者可再发生抗 GBM 病（见 Alport 综合征）。与其他类型的肾小球肾炎一样，其复发的组织学证据（即 IgG 沿 GBMs 呈线性沉积）远高于临床受累证据，高达 50%。最近在移植中报道的低复发率可能反映了以下因素起作用，如等待足够的时间以致抗 GBM 抗体消失、免疫抑制剂物的应用、血浆置换清除现存的抗体或疾病本身就是“一次打击”性质[620–622]。继发于疾病复发的移植物失功比较少见。当自身抗体水平较高时，患者不应在急性期行移植术，对于接受亲属供体移植的患者，建议在移植术前行预防性免疫抑制治疗。虽然肺部疾病的恢复患者其残余的气体交换功能减弱，但大多数肺功能检测恢复正常，不会限制肾移植的进行[622]。

八、干燥综合征

干燥综合征以唾液腺和泪腺等外分泌腺的慢性炎症性细胞浸润为特征，主要表现为口干症和眼干症[623–625]。最近采用临床症状和血清学诊断的分类标准，对原发性干燥综合征诊断的特异性和敏感性为 95%[626]。约 1/3 的干燥综合征患者出现系统症状[627]。有些患者出现累及肾脏、肺、食管、甲状腺、胃和胰腺的系统性炎症性疾病[623–625]。其他患者临床表现为结缔组织疾病，以类风湿关节炎最常见，其次为系统性红斑狼疮、硬皮病、多发性肌炎或 MCTD。还有一些患者发生其他免疫功能紊乱，如慢性活动性肝炎、原发性胆汁性肝硬化、克罗恩病和纤维化肺泡炎，或发展为淋巴瘤或 Waldenström 巨球蛋白血症。干燥综合征血清学异常包括高丙种球蛋白血症、类风湿因子、冷球蛋白、均质型或斑点型 ANA、抗 Ro/SSA 和抗 La/SSB，但血清补体水平通常正常，除非患者伴有 SLE[623–625]。

干燥综合征肾损害患者的主要临床表现通常与肾小管间质损害有关，包括远端肾小管酸中毒、浓缩功能障碍、高钙尿和较少见的近端肾小管损害[623-625, 628, 629]。多数患者无肾小球疾病的临床证据。一项 470 多例原发性干燥综合征患者的回顾性研究，平均随访 10 年，仅 20 例（4%）发展为显性肾脏疾病[624]，其中间质性肾炎 10 例、肾小球病变 8 例、间质性肾炎合并肾小球病变 2 例。不常见的肾小球病变患者多伴血尿、蛋白尿、肾病综合征和肾功能不全。另一部分则可能发展为肾血管炎伴高血压和肾功能不全。

在大多数病例，肾脏病理显示慢性活动性间质性炎症，主要是淋巴细胞和浆细胞浸润，伴不同程度的间质纤维化和肾小管萎缩[623-625, 629]。重度慢性肾小管间质损害表现为非特异性肾小球硬化、系膜硬化、GBM 增厚和皱缩。极个别患者可出现免疫复合物介导的肾小球受累[76, 624, 625, 628-633]。在一项原发性干燥综合征肾活检的研究中，主要病变为系膜增生性肾小球肾炎或 MPGN[624]。其他的系列报道显示类似于 SLE 病变特征，肾小球受累表现从系膜增生到局灶增生、弥漫增生及膜性肾病[76, 630-633]。也有膜增生性肾小球肾炎并冷球蛋白血症的报道[624, 631-633]。IF 和 EM 检查，免疫复合物沉积于肾小球系膜区、GBM、内皮下或上皮下。有些干燥综合征患者发生坏死性动脉炎，偶伴肾外脏器受累[634]。多数干燥综合征伴肾小管间质疾病患者对皮质激素治疗有反应[623-625, 629]。免疫复合物性肾小球肾炎伴干燥综合征患者的治疗方案与 SLE 患者相似，血管炎患者通常接受免疫抑制剂治疗。在全身多系统受累的患者中，利妥昔单抗联合皮质激素具有不同的长期疗效，然而对疾病活动度低的患者使用利妥昔单抗尚未见获益报道[635-638]。使用贝利木单抗和阿巴西普进行的小样本研究初步呈现了好的疗效[639, 640]。

九、结节病

结节病较少累及肾脏，但其导致的高钙血症可导致肾小管间质受累[641]，表现为肉芽肿性间质性肾炎、肾结石和肾小管功能异常[642, 643]。累及肾小球少见，有报道表现为 MCD、FSGS、MN、IgAN、MPGN、增殖性和新月体性肾小球肾炎，伴和不伴血清 ANCA 阳性[642-650]。免疫荧光和显微镜表现多样。最近的一项研究发现，27 例肾活检结节病患者中 1/4 合并 IgA 肾病，这一结果可能受到人口学特征和活检选择性偏倚的影响[651]。有些患者同时具有肾小球病变和肉芽肿性间质性肾炎。结节病患者临床表现多为肾病综合征，部分表现为尿沉渣多样的蛋白尿。尿蛋白定量为 0.5～1g/d 的结节病患者仅见累及肾小管间质。结节病的治疗包括激素等多种免疫抑制剂[644-650]。

十、淀粉样变

淀粉样变是一组以特殊纤维在细胞外沉积为特征，累及多器官或某一器官的疾病[652-655]。形成淀粉样物质的前体蛋白超过 25 种，转变为淀粉样物质后在结构上和致病性上都非常相似。X 线显示非平行的 β 折叠片样结构、刚果红和硫黄素 T 染色阳性，偏振光下可见苹果绿双折光。目前已知的所有淀粉样物质均包含一个分子量为 25kDa 的糖蛋白、血清淀粉样变 P 物质（SAP），属 pentraxin 家族。含有限制性硫酸化的糖胺聚糖也可与淀粉样纤维非共价连接，促进淀粉丝沉积[652-655]。淀粉丝可以沉积在肾脏，主要分为“AL”型和“AA”型淀粉样变。一项为期 8.5 年的随访研究表明，2.15 万肾活检中淀粉样变约占 1.3%，其中 86% 为 AL 淀粉样变，7% 为 AA 淀粉样变，其余为其他类型的遗传性淀粉样变[656]。另一个单中心 474 例淀粉样变患者的研究发现，2007—2011 年 85% 为 AL 性淀粉样变，7% 为 AA 型，4% 为遗传性淀粉样变[652]。由单克隆浆细胞或浆细胞来源 B 细胞产生的轻链成分形成的称之为“AL”型淀粉样变。慢性炎症状态下以血清淀粉样变 A（SAA）沉积形成的淀粉丝，称为“AA”型淀粉样变[652, 653, 657]。部分肾淀粉样变是由罕见的遗传性基因突变形成的淀粉丝，如编码转甲状腺素蛋白（ATTR）、纤维蛋白原 Aα 链（AFib）、载脂蛋白 A–I（apo A–I）或 A–II（apo A–II）、溶菌酶（ALys）、胶溶蛋白（AGel）和白细胞趋化因子 2（LECT2）肽[654, 656, 658-660]。然而，由 LECT2 缺陷引起的肾淀粉样变在某些人群中（如美国西南部的拉丁美洲人、旁遮普人、美洲原住民、埃及人）较 AL 型淀粉样变更常见[661]。显微切割和质谱分析可用于确定淀粉样变的来源[652, 656, 662, 663]。14%～35% 的 AL 型淀粉样变难以通过免疫荧光诊断[652, 662, 663]。

目前尚不清楚导致淀粉样变折叠成β折叠片和淀粉样纤维形成的原因[664-668]。淀粉样P物质可能通过促进纤维形成、稳定纤维、与基质蛋白结合、抑制蛋白酶水解的作用在淀粉丝的形成中起重要作用[654, 657, 664-667]。淀粉样纤维通常能抵抗组织中生物降解作用，导致器官功能障碍。放射性标记的SAP闪烁照相术显示，淀粉样变的沉积处于一种动态平衡[669]。异常蛋白沉积的数量达到一定程度可导致有意义的临床表现[670]。AA型淀粉样变中，血清A蛋白沉积与淀粉样物质的产生和血液循环中A蛋白的消减有关。如伴有肺结核或支气管扩张的AA型淀粉样变患者，其循环中A蛋白水平并不高于没有淀粉样沉积的炎症性疾病患者。可见，淀粉样纤维的形成和沉积可能需要一些未知因素刺激启动[668]。AL型淀粉样变的生化特性（包括某些位点的异常氨基酸组成）在确定淀粉样变的形成方面显得很重要[671]。应用患者的单克隆轻链输注动物后产生某种类型的肾脏病模型（如管型肾病或肾淀粉样变）可以解释上述机制[671]。某些轻链在体外也能形成高分子聚集体。AL型淀粉样变患者常产生超量的λ轻链为主，伴肾损害的AL型淀粉样变患者中λ轻链与κ轻链比例为12 ∶ 1，而不伴肾损害的患者λ轻链与κ轻链比例为4 ∶ 1[652-654]。依赖巨噬细胞生成的淀粉样前体片段，其化学特性允许淀粉丝聚集。系膜细胞上的轻链受体可以修饰轻链导致轻链蛋白变性。淀粉样P物质可保护淀粉样纤维形成后不被降解[672]。

（一）AL型和AA型淀粉样变

AL型淀粉样纤维由免疫球蛋白轻链可变区的N末端氨基酸残基组成，以λ轻链Ⅵ亚型增加为主[652-654]。淀粉样变的诊断不仅需要临床表现，还需要活检支持。肾脏是AL型淀粉样变最主要累及器官，大多数患者最终发展为肾淀粉样变[652-654, 673]。早期肾活检的研究表明，60岁以上的特发性肾病综合征患者中高达10%～20%为淀粉样肾病[674]。AL型淀粉样变病例中约20%为多发性骨髓瘤。如果患者血清蛋白电泳出现M蛋白，应该怀疑为淀粉样变诊断。约90%的初发淀粉样变患者血清或尿液免疫固定电泳检测出现副蛋白峰和高浓度的单克隆轻链条带[652, 653, 673]。所有的AL淀粉样变患者都有轻链的增加，但并不是所有淀粉样变都累及肾脏，也不是血清出现单克隆免疫球蛋白就会表现为淀粉样变。这些表现在老年患者中尤为突出，5%的70岁以上患者可能持续表现为良性单克隆丙种球蛋白血症[675]。

AL型淀粉样变的发病率约为8/100万，不同的地区存在很大的差异[653]。大部分AL型淀粉样变患者年龄超过50岁（中位数59—63岁），40岁以下患者不到1%。男性发病率是女性的2倍[652, 653, 673]。临床症状包括体重减轻、疲劳、头晕、呼吸短促、外周水肿、周围神经病变引起的疼痛（通常为腕管综合征）和体位性低血压。患者可能有心肌病、肝脾大、巨舌症或偶见淋巴结肿大。多器官受累表现，最常见是肾脏（50%）、心脏（40%）和外周神经（25%）[652, 653, 673]。一个系列研究报道AL型淀粉样变患者中1个器官受累占25%，两个器官受累占36%，3个或更多器官受累占38%[676]。某医学中心最近一项研究报道2000—2014年超过1500名新诊断的淀粉样变患者，两个以上器官的受累比较少见[677]。

AA型淀粉样变多发生于慢性炎症性疾病，淀粉丝由急性期反应物血清淀粉样A蛋白（SAA）的N末端形成[652, 654, 666, 669, 678, 679]。SAA在肝脏产生，并与高密度脂蛋白结合进入血液循环。在西方国家，AA型淀粉样变最常见于类风湿关节炎和其他炎性关节炎，也见于炎症性肠病、家族性地中海热（FMF）、慢性尿路感染、褥疮、支气管扩张、治疗不当的骨髓炎、皮下注射毒品（慢性海洛因成瘾者）[652, 654, 666, 679-682]。在一项多中心包括374例AA型淀粉样变患者的报道中，60%患者患有慢性关节炎、15%有慢性感染、9%有周期性发热综合征、5%炎症性肠病、6%有其他病因，另有6%没有发现病因[678]。一项150例吸毒者尸检研究中，皮下注射伴有慢性化脓性感染吸毒者占14%，其中26%伴发肾淀粉样变[681]。该中心最近对625例AA型淀粉样变患者的回顾性研究发现，1990—2014年出现了一些流行病学变化[683]。近年来患者平均年龄偏大（约56岁），南亚患者比例有所增加，青少年特发性关节炎患者减少，但因静脉吸毒和非特异性炎症疾病引起的慢性感染患者增加，ESRD患者较多。AA型淀粉样变通常发生在有长期静脉注射药物的瘾君子身上，因为全身静脉通道耗竭，进而转向皮下或肌肉注射[682, 684]。

淀粉样变的诊断通常需要对受累器官的组织活检来确定[652–654]。临床上肝和肾受累的活检阳性率 90%，其他低侵袭性检查包括脂肪活检（60%～90%）、直肠活检（50%～80%）、骨髓检查（30%～50%）、牙龈活检（60%）和皮肤活检（50%）[685]。放射性标记的 SAP 全身闪烁摄影可无创性诊断淀粉样变，并可量化器官系统受累程度、评估治疗反应[686]。这项检查即使在组织活检阴性情况下，也可能呈阳性表现，且对 AA 型淀粉样变诊断率更高。与血或尿蛋白电泳和免疫固定电泳相比，在 AL 型淀粉样变中检测血清中游离 κ 与 λ 轻链的比率异常更具有意义，它提示浆细胞病[687]。随访观察血清中异常的游离轻链水平可以观察和评估患者对治疗的反应[680]。遗传性淀粉样变的患者由于异常的转甲状腺素蛋白、载脂蛋白、溶菌酶或纤维蛋白原 Aa 的沉积，可以表现为 AL 淀粉样变。在一项 350 例遗传性淀粉样变患者的研究中，10% 患者曾被误诊为 AL 型淀粉样变[659]。

遗传性淀粉样变可出现在任何年龄段，但大多数患者为成年人，其血肌酐和蛋白尿水平均高于 AL 或 AA 型淀粉样变患者[652]。在遗传性淀粉样变的高发区（如葡萄牙地区），对透析患者和其他肾病患者进行的靶向遗传学检测，如纤维蛋白原 Aα 的轻链阳性，可以诊断遗传性淀粉样变[688]。有些遗传性淀粉样物质以肾小管间质和髓质为主要沉积部位（如因载脂蛋白 A–Ⅰ、A–Ⅱ、A–Ⅳ变异引起的淀粉丝）。最近一项临床研究回顾性分析 11 例载脂蛋白 A–Ⅳ相关淀粉样变患者，临床表现有少量蛋白尿伴进行性肾衰竭患者，组织学上可见广泛的肾髓质受累，未累及肾皮质[689]。其他遗传性淀粉样变（如 AFib 蛋白导致），可见广泛的肾小球闭塞[53, 652]，LECT2 蛋白可以沉积在肾脏各个部位并可致肾衰竭[656 , 690 , 691]。遗传性淀粉样变的病程通常比 AL 型的患者病程要长、良性居多，其临床表现可能类似，在某些情况下都可快速进展为 CKD、甚至 ESRD。最近对 72 例 LECT2 淀粉样变患者的研究发现，2 年内约有 1/3 患者发生了 ESRD[691]。正确的诊断至关重要，AL 型淀粉样变患者治疗主要是化疗、干细胞移植，遗传性淀粉样变治疗还包括肝移植[656]。肾小球激光微切割和质谱蛋白质组分析是目前少数几个医疗中心可用的检测方法，能精准诊断肾淀粉样变的类型[662]。

肾脏淀粉样变的临床表现取决于淀粉沉积的部位和范围。30%～70% 的 AL 淀粉样变患者有肾脏累及，就诊时有肾脏表现[652–654, 692]。大部分患者初期表现为蛋白尿，约 25% 为肾病综合征，其他为不同程度的氮质血症[652–654, 673]。随着病程进展，多达 40% 的患者逐渐进展为肾病综合征、蛋白尿或氮质血症。尿液分析提示显微镜下血尿和细胞管型常见。大部分为非选择性蛋白尿，90% 定量超过 1g/d 的患者出现尿中单克隆蛋白，高胆固醇血症少见。光学显微镜下肾小球内淀粉丝沉积的量与蛋白尿或肾功能不全的程度无关[652, 653]。尽管文献报道 AL 型淀粉样变肾脏体积增大，但大多数患者超声检查肾脏大小正常[652]。20%～50% 患者有高血压，多数患者因存在周围神经病变、自主神经病变和（或）肾病综合征，可出现直立性低血压。AA 型淀粉样变患者通常也有蛋白尿和进行性肾功能不全，以血管受累为主的患者较少出现蛋白尿，但可因为肾血流量的减少导致肾功能不全。少部分患者可出现以肾功能不全和肾小管功能缺陷（如远端肾小管酸中毒、Fanconi 综合征和肾性尿崩症）为主要表现的肾间质淀粉样物质沉积[652, 653, 673]。

（二）病理

肾活检诊断肾淀粉样变的敏感性接近 100%[653, 657, 693, 694]。肾活检可以区分 AL 型和 AA 型淀粉样变，并且判断是否存在其他肾脏病变，是否受到肾外淀粉样蛋白的影响。

光学显微镜下肾小球内可见无定形玻璃样物质沉积，这种物质通常始于系膜区，并逐渐延伸至周围毛细血管壁（图 32–23）。受累肾小球固有细胞减少、系膜区可呈结节样增宽。与糖尿病结节性肾小球硬化相比，这种沉积物具有伊红染色轻度阳性、PAS 弱阳性，不嗜银特性。淀粉样物质沉积在毛细血管襻上形成毛刺状突起（图 32–24）。刚果红染色呈砖红色阳性染色、偏振光下呈苹果绿双折射（图 32–25）。淀粉样沉淀物用结晶紫或甲基紫染色可出现变色，在紫外光下经硫黄素 T 染色后发荧光。淀粉样物质沉积可局限于肾小球、肾小管基底膜、间质或血管。

AL 淀粉样变可用特异性轻链进行免疫荧光染色，通常 λ 轻链阳性（图 32–26）。少部分淀粉样物质来源于免疫球蛋白前体，只含重链（AH 淀粉样变）或轻重链（AHL 淀粉样变）。重链通常是 γ 链（来源于 IgG），少见来源于 α 链（IgA）和 μ 链（IgM）。AA 型淀粉样变中的免疫球蛋白和补体染色通常是阴性或弱阳性。免疫荧光或免疫组化染色提示 SAA 蛋白强阳性可以诊断 AA 型淀粉样变（图 32–27）。遗传性淀粉样变中轻链和 SAA 的染色均阴性，必须用特殊前体蛋白染色。循环中的免疫球蛋白和轻链等可因非特异性沉积导致免疫荧光着色，如果难以区别，需要通过激光微切割进行肾组织质谱分析淀粉样物质亚型[662]。

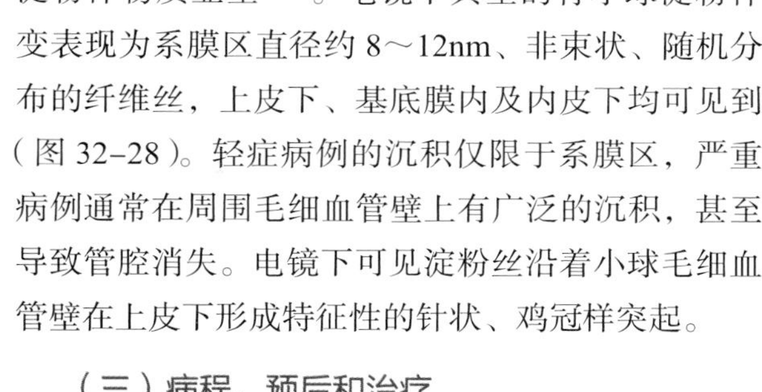

电镜下典型的肾小球淀粉样变表现为系膜区直径约 8～12nm、非束状、随机分布的纤维丝，上皮下、基底膜内及内皮下均可见到（图 32–28）。轻症病例的沉积仅限于系膜区，严重病例通常在周围毛细血管壁上有广泛的沉积，甚至导致管腔消失。电镜下可见淀粉丝沿着小球毛细血管壁在上皮下形成特征性的针状、鸡冠样突起。

（三）病程、预后和治疗

既往研究认为 AL 型淀粉样变患者的预后较差，中位生存率不到 2 年[652, 653, 673]。血肌酐、蛋白尿定量水平变化和血液学反应可预测是否进展为 ESRD。在老年患者中，从诊断到透析的平

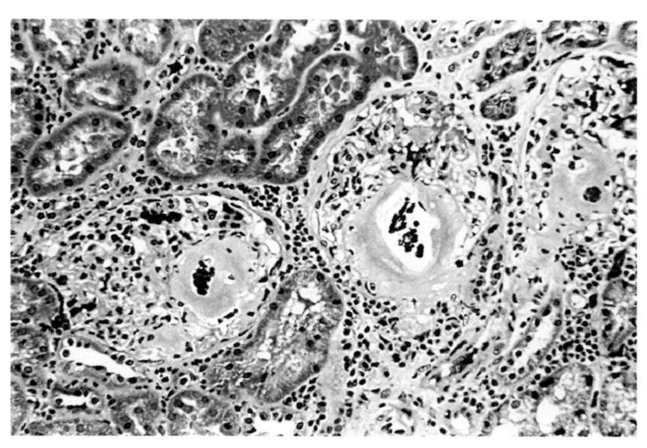

▲ 图 32–23　肾淀粉样变

肾小球襻内含有节段性无定形嗜酸性透明物质的沉积，累及血管极和部分系膜区（HE，375 ×）

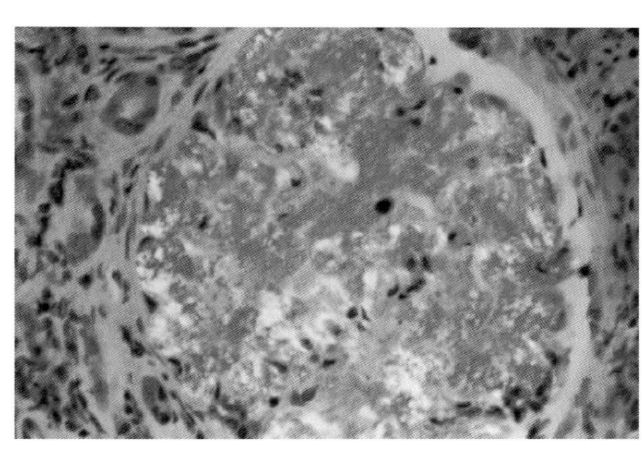

▲ 图 32–25　肾淀粉样变

刚果红染色显示肾小球的淀粉样物质在偏振光下具有特征性的双折光现象（450 ×）

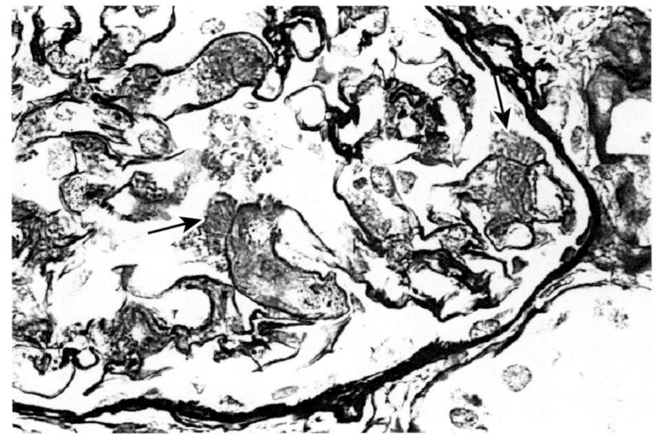

▲ 图 32–24　肾淀粉样变

淀粉样物质沉积在系膜导致系膜扩张，沉积在毛细血管襻上形成局灶性的针状突起，类似于毛刺状（箭）（Jones 六胺银，800 ×）

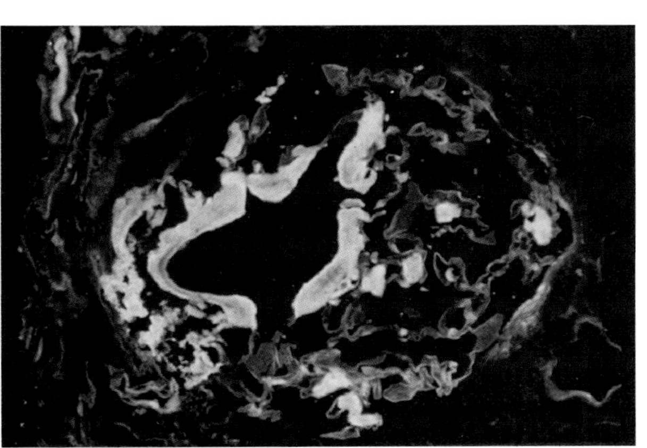

▲ 图 32–26　肾淀粉样变

AL 型淀粉样变伴浆细胞异常增殖的患者肾小球内淀粉样物质 lambda 轻链染色阳性（免疫荧光，600 ×）

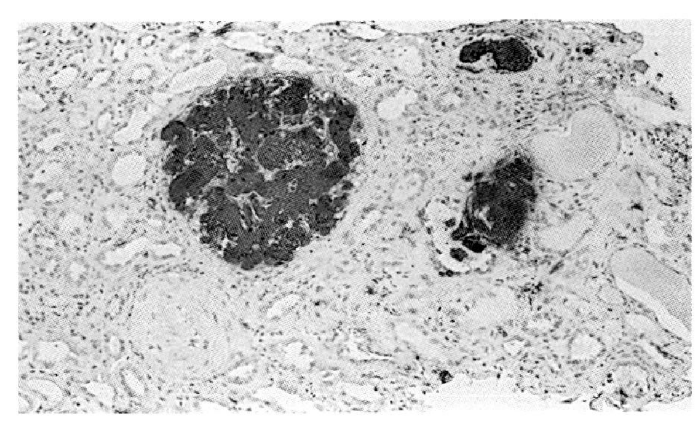

▲ 图 32–27　肾淀粉样变

类风湿关节炎继发性 AA 型肾淀粉样变患者肾小球和小动脉内淀粉样物质血清淀粉样蛋白 A 染色阳性（免疫组化，125×）

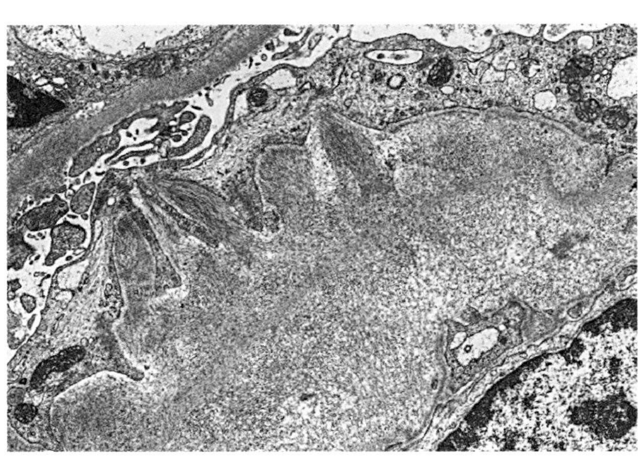

▲ 图 32–28　肾淀粉样变

肾小球可见约 10nm 的淀粉丝广泛沉积在肾小球基底膜，并向肾小球囊腔突出（电镜 8000×）

均时间为 14 个月，从透析到死亡的平均时间仅为 8 个月 [652, 653, 673]。与生存率降低相关的因素包括心脏受累、肾功能不全和活检时间质纤维化程度 [652, 653, 673]。心脏受累导致的心力衰竭和心律失常是淀粉样变死亡的主要原因，肾脏受累是第二位死亡原因 [652, 653, 673, 695]。

最近的数据显示淀粉样变生存率有所提高。其中一项研究显示，自体干细胞移植（ASCT）患者的 4 年生存率为 91%，非 ASCT 组为 38%。生存率的提高与早期诊断、对治疗的反应率增加和早期死亡率的显著降低相关 [677]。

一项对 374 例 AA 型淀粉样变患者的研究表明，其死亡中位数已超过 7 年 [680]。抑制炎症性疾病的治疗可用于 AA 型淀粉样变患者。肾功能不全是本病的主要表现、也影响本病病程进展，如果无肾功能不全，AA 型淀粉样变患者中位生存期可达 10 年以上。死亡率、淀粉样物质多少和肾脏的预后均与 SAA 浓度相关。在持续较低 SAA 浓度的患者中，通过 SAP 扫描提示淀粉样物质沉积减少，与沉积没有减少的患者相比，该组患者的生存率更高 [680]。

AL 型淀粉样变的治疗方案取决于患者年龄、器官累及程度和整体健康状况 [653, 673, 696]。一般状况好并且年轻的患者可予以 ASCT（见下文），伴多种危险因素的老年患者予以化疗。对于 GFR < 20ml/(min · 1.73m^2) 的患者，肾存活率取决于对治疗的反应 [692]，因为当前的化疗方案侧重于减少单克隆轻链产生。在一项 153 例 AL 型淀粉样变患者的回顾性研究中发现，仅用美法仑和泼尼松治疗，18% 患者受累器官功能好转，其 5 年生存率为 78%，而那些无好转患者的生存率只有 7% [697]。25% 的肾淀粉样变患者病程平稳，50% 的肾病综合征患者蛋白尿缓解、GFR 稳定或改善。最近，地塞米松联合包括多种化疗药物，如美法仑、利奈度胺、沙利度胺、硼替佐米和环磷酰胺已成功地用于骨髓瘤的治疗 [697–703]。通过化疗后，部分患者蛋白尿减少、肾功能稳定、症状改善，偶见器官受累减轻，如肝、脾大缓解。最近的研究表明，以美法仑和皮质激素为基础加用硼替佐米或利奈度胺的治疗方案具有更高的反应率 [704, 705]。新药抗 CD38 抗体达雷木单抗（daratumumab）的治疗提高了多发性骨髓瘤和淀粉样变患者的血液学反应率 [706]。对于心脏淀粉样变，达雷木单抗仍具有良好的耐受性和有效性。其他治疗淀粉样变的药物包括二甲基亚砜、秋水仙碱、4′– 碘 – 4′– 脱氧多柔比星、氟达拉滨、维生素 E、大剂量地塞米松单一治疗和 IFN–α–2，目前证实均无效 [696, 699, 703]。最新的临床研究表明，使用单克隆抗 SAP–IgG 抗体可以有效地消除 AL 型淀粉样变患者体内 SAP 成分，似乎可以安全的用于肝脏和其他器官已经受累的患者 [707]。

大剂量美法仑联合异种基因骨髓移植或干细胞移植取得了很好的效果 [708, 709]。此方案可以缓解肾病综合征症状，部分病例的重复活检证实受累器官中淀粉样物质减少。然而，在 173 例淀粉样变患者中，20% 的 ASCT 患者出现 AKI 症状。尽管早期死亡率很高（前 3 个月为 20%），但部分存活下来的患者能够达到完全缓解，许多肾脏受累患者蛋白尿大幅度减少，GFR 没有恶化。一项回顾性研究分析了 65 例蛋白定量＞ 1g/d 的 AL 型肾淀粉样变患者，接受自体造血干细胞移植后再使用强化剂量的化疗药物 [710]，3/4 的患者第 1 年存活率达 75%，其中 1 年肾脏有效反应率 36%、2 年达 52%。具有完全血液学指标缓解的患者也有良好的肾脏缓解，＜ 3 个器官累及、能够耐受大剂量化疗的年轻患者存活率更高。不良反应包括黏膜炎、水肿、肝酶升高、肺水肿、消化道出血及一过性肾功能异常（约 23%）。干细胞移植对于以肾脏受累为主的年轻患者是一种可行的治疗方法 [711]。部分研究支持干细胞移植作为对某些 AL 型淀粉样变患者治疗方案。即使已经进展至 ESRD 的淀粉样变患者也可以接受干细胞移植，他们与非 ESRD 患者结局并无不同 [712]。然而，唯一一项针对淀粉样变干细胞移植的大型随机临床研究表明，干细胞移植疗效低于标准化疗 [713]。这项法国的多中心研究显示，100 例患者随机分为造血干细胞移植组和美法仑加地塞米松组，化疗组总体生存率仍高于移植组。尽管这项研究因患者选择和高死亡率而存在争议，但它是目前唯一的大型随机临床研究。近期的研究显示 ASCT 治疗淀粉样变的血液学反应率和总体生存率有显著提高。新近的文献总结了自 2010 年的研究，显示 ASCT 治疗总体生存率高达 91% [677]。另一项研究收集 1995—2012 年期间接受 ASCT 治疗的 1500 多名 AL 型淀粉样变患者，结果显示随着时间的推移，早期死亡率逐渐降低，血液学反应率逐渐提高，5 年总体生存率为 77% [714]。此外，接受大剂量美法仑和 ASCT 治疗后的 AL 型淀粉样变患者，因降低了早期死亡率，其长期生存率也有显著改善 [715]。

肾淀粉样变患者化疗或骨髓移植的同时需要加强支持治疗，包括水肿明显可以使用利尿剂、限盐，加压长袜、氟氢可的松、米多君（α 受体激动剂）治疗直立性低血压。

AA 型淀粉样变的治疗重点在控制潜在的炎症 [669, 678, 680, 716]。包括炎症组织的外科清创治疗、感染过程的抗生素治疗、类风湿关节炎和炎症性肠病的抗炎和免疫抑制剂治疗。经过上述治疗后患者肾功能稳定、蛋白尿减少和淀粉样沉积减少 [669, 678, 680, 716]。如果基础疾病能得到控制且淀粉样物质沉积没有扩散，预后可能好转。有证据表明免疫抑制剂、抗炎药和抗细胞因子治疗用于伴有肾脏病的风湿性疾病和克罗恩肠病，可以使患者 GFR 增加、蛋白尿减少，在某些情况下还可以使肾内淀粉样物质沉积减少 [678, 680, 716, 717]。家族性地中海热（FMF）是一种由编码 pyrin 的基因突变引起的常染色体隐性疾病，以反复发热和浆膜炎为特征，90% 的未经治疗的患者可出现 AA 型淀粉样变，主要见于犹太人、土耳其人、美洲人和阿拉伯人 [678]。秋水仙碱能有效缓解发热症状，稳定或减少蛋白尿生成，但不能阻止肾病综合征患者肾功能的恶化。一项回顾性研究纳入随访 5 年以上、伴有轻度肾功能不全的 FMF 患者，提示大剂量秋水仙碱可以阻止肾功能恶化，并且血肌酐水平较低的患者对治疗反应也更好，但是一旦血肌酐升高，秋水仙碱增加剂量也无效。

最近，类风湿性关节炎、FMF 等新药物的应用改善了 AA 型淀粉样变的结局 [718, 719]。托珠单抗（Tocilizumab，IL–6 阻滞剂）在一项 20 例对其他治疗无反应的系统性炎症疾病患者的研究中，被证明是有效的。通过 SAP 扫描测量，这些患者的血清 AA 淀粉样变物质水平降低，AA 沉积减少 [720]。药物滥用者和炎性状态（如白塞病和炎症性肠病）所导致的 AA 型淀粉样变偶尔对秋水仙碱治疗有反应，其原因尚不清楚，不能确定是否与停止药物使用或潜在的炎症被治疗有关 [682, 721]。

一项多中心随机对照临床研究比较了糖胺聚糖模拟剂（用于阻止纤维生成）和安慰剂对 183 例 AA 淀粉样变治疗效果。尽管该药物对防止 ESRD 进展或死亡没有统计学意义，但糖胺聚糖模拟剂确实降低了肾脏疾病的进展 [722]。这项研究清楚地表明，淀粉样变的治疗需要新思路，也验证了设立正确对照组的重要性。另外，几个比较有前景的治疗方案，包括抗淀粉样蛋白抗体、阻止淀粉样 P 物质与淀粉纤维结合的抑制剂等。

遗传性转甲状腺素（ATTR）淀粉样变患者的治疗通常进行肝移植，肝移植可以减少这些突变蛋白的产生。其他治疗药物，如转甲状腺素四聚体稳定剂（Tafamidis 和 Difluisal），显示了其以心力衰竭为终点事件的临床疗效。ATTR 特异性寡核苷酸，作为小干扰 RNA（patisiran）或反义寡核苷酸药物（inotersen），沉默肝细胞内 TTR mRNA 导致分泌的甲状腺素蛋白合成减少，从而减少单体错误折叠形成淀粉丝沉积。两项随机对照研究显示，RNAi 疗法可以减缓遗传性甲状腺素（ATTR）淀粉样变患者脑部病变 [670, 723, 724]，为此类患者提供了新的希望。

（四）淀粉样变终末期肾脏病

伴有 ESRD 的淀粉样变患者的中位生存期不到 1 年，主要死因是心脏淀粉样变的并发症 [725, 726]。早期启动透析患者 2 年和 5 年生存率分别在 50% 和 30% 以上 [726]。腹膜透析和血液透析没有差异 [726]。据对 19 例 AL 型淀粉样变透析患者的随访数据表明，35 个月死亡率为 80%，而同期 20 例 AA 型淀粉样变透析患者死亡率为 15% [727]。另有报道也发现 AL 淀粉样变血液透析患者的中位生存期低于 1 年。

对 AL 型淀粉样变患者肾移植的经验有限，进行 ASCT 之前或之后均可移植 [711, 712]。早期对淀粉样变肾移植的研究提示，45 例淀粉样变（42 例 AA 型）肾移植患者总体存活率偏低，尤其是移植后早期即出现感染和心血管并发症的老年患者 [728]。移植后淀粉样变患者存活率并没有下降，并且移植后淀粉样变的复发率高达 20%～33% [728, 729]。AA 淀粉样变患者，主要是 FMF 接受活体同种异体移植的患者，5 年和 10 年存活率分别高达 80% 和 66%。在由纤维蛋白原 Aα 链疾病引起的遗传性淀粉样变中，50% 的移植物复发，移植物失功常见。肝、肾联合移植效果可能较好。

十一、纤维性肾小球肾炎和免疫触须样肾小球肾炎

某些少见的肾小球疾病与淀粉样变相似，都有纤维丝样物质的沉积 [730, 731]。许多研究者曾根据纤维丝大小将这些疾病细分为两组：直径约 16～24nm（平均 20nm）的纤维性肾小球肾炎，直径 30～50nm 且呈空心微管状的免疫触须样肾小球肾炎 [730–733]。与免疫触须样肾小球肾炎不同，纤维性肾小球肾炎内纤维丝具有特异的 DNAJB9 抗原属性 [734, 735]。DNAJB9 是一种热休克蛋白 70s 的伴侣蛋白，由于它在纤维性肾小球肾炎的沉积部位与 IgG 高度一致，因此提出了它作为自身抗原的可能。除上述两种外，另一种罕见类型的纤维性肾脏疾病是纤维连接蛋白肾小球病，其肾小球内有大量异常纤维连接蛋白沉积所致 [736, 737]。

纤维性肾小球肾炎多见于各年龄组的成人，男女均可发病，常见于白种人。虽然被认为是一种独立的特发性肾脏病，但它常伴随恶性肿瘤、单克隆抗体病和自身免疫性疾病 [730–737]。免疫触须样肾小球肾炎患者发病年龄偏大，病程进展较慢，伴发淋巴细胞增生性疾病（如慢性淋巴细胞白血病或 B 细胞淋巴瘤）可能性大，血清学检查可见副蛋白血症，偶有低补体血症 [730–733]。这两种疾病的患者临床表现为蛋白尿，多伴有高血压和血尿。约 70%～75% 的患者活检时表现肾病综合征，肾功能不全也比较常见的，大多数患者进展为 ESRD。纤维性肾小球肾炎和免疫触须样肾小球肾炎均可能与丙型肝炎病毒感染相关 [733]。

诊断需要肾活检来明确其超微结构特征 [730–733]。纤维性肾小球肾炎的光镜表现呈多样性，包括系膜增生、无定形纤维样物质引起的系膜扩张、膜性、膜增生性和新月体性肾小球肾炎表现（图 32–29）[730]。在免疫触须样肾小球肾炎中，肾小球病变常为结节样病变和硬化性病变，少量为增生性或膜性病变（图 32–30）。纤维性肾小球肾炎电镜下可见直径为 16～24nm 的无分支纤维（淀粉样变为 8～12nm，图 32–31），免疫触须样肾小球肾炎可见直径为 30～50nm 的中空微管（图 32–32）。纤维性肾小球肾炎中系膜基质和基底膜中的纤维是紊乱、随机排列的。相比之下，免疫触须样肾小球肾炎的微管通常在系膜、内皮下和（或）上皮下呈有序的平行排列。纤维性肾小球肾炎刚果红或硫黄素 T 染色阴性。免疫病理中 IgG（图 32–33，特别是 IgG1 和 IgG4 亚型）、C3、k 和 λ 链染色均阳性，提示纤维性肾小球肾炎的抗原是多克隆的 [730–733]。少数病例中有 IgM、IgA 和 C1 阳性。在免疫触须样肾小球肾炎中，免疫球蛋白沉积通常是单克隆，由具有同种单克隆 IgG 轻链（k 或 λ）组成。在这两种疾病中，发现具有锚定补体作用的免疫球蛋白 IgG1、IgG3 与补体 C1q、C3 沉积部位相同，且常局限于肾小球内。在纤维性肾小球肾炎中，纤维丝与颗粒状的电

子致密物混合在一起[730]。纤维丝的肾外沉淀物报道罕见，纤维性肾小球肾炎报道有肺泡毛细血管沉积，免疫触须样肾小球肾炎有骨髓沉积[738, 739]。最近的研究表明，免疫组化和激光微切割 - 质谱分析提示 DNAJB9 作为特异性抗原在纤维性肾小球肾炎中沉积，这一发现对今后其发病机制和治疗的研究提供了新的方向[734, 735]。

半数以上的纤维性肾小球肾炎或免疫触须样肾小球肾炎患者在发病后 2～6 年内发生 ESRD[730, 732]。病理上出现新月体、硬化性小球、弥漫增生性表现的患者，其临床表现比呈系膜增生和膜性表现的患者严重。而年轻、GFR 正常、非肾综范围蛋白尿的患者则进展缓慢[730]。

虽然纤维性肾小球肾炎目前还没有一个有效的治疗方法，某些临床医生仍会根据肾活检中观察到的病理改变（如膜性、增生性、新月体形成）选择治疗方案[730]。泼尼松、环磷酰胺和秋水仙碱治疗未见长期获益[730]。一些表现新月体肾炎的患者

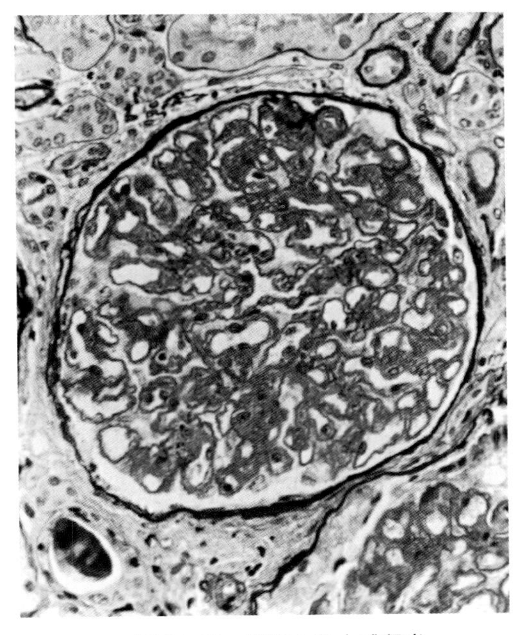

▲ 图 32-29　纤维性肾小球肾炎
肾小球系膜轻度扩张，血管襻增厚，节段襻双轨状（PAS，300×）

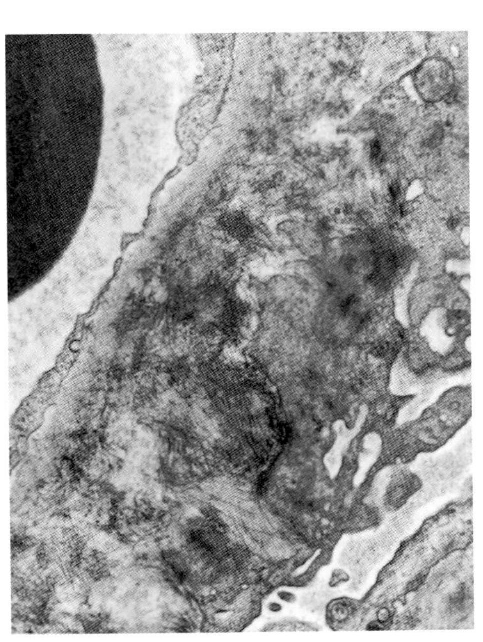

▲ 图 32-31　纤维性肾小球肾炎
肾小球基底膜内侧见特征性、杂乱分布、直径约 16～20nm 的纤维丝沉积，足突弥漫融合（电镜 8000×）

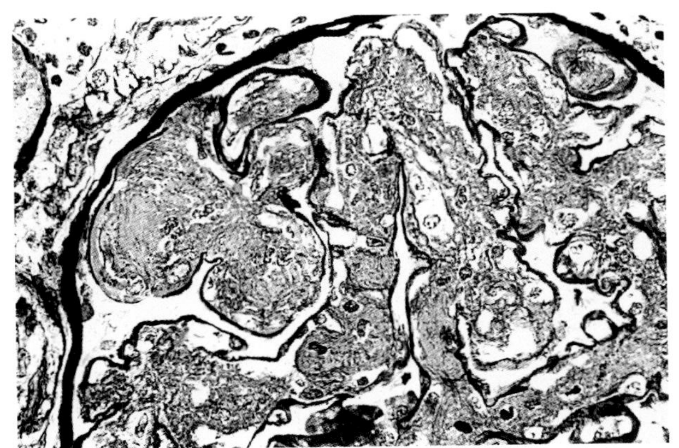

▲ 图 32-30　免疫触须样肾小球肾炎
肾小球分叶状、系膜区和节段内皮下大量不嗜银的无定形物质沉积（Jones 六胺银染色，500×）

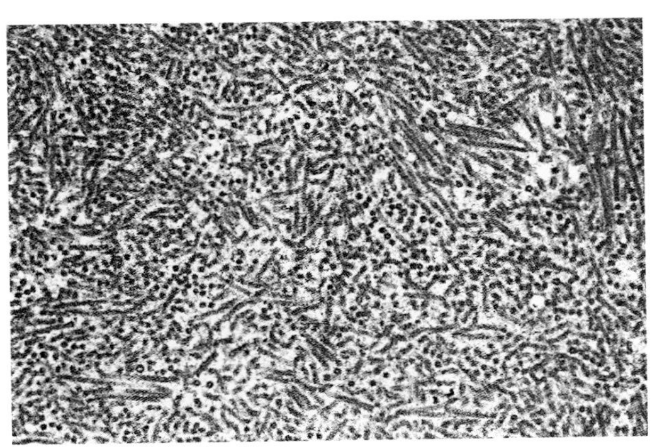

▲ 图 32-32　免疫触须样肾小球肾炎
肾小球系膜区大量微管样物质沉积，直径约为 35nm（电镜 10 000×）

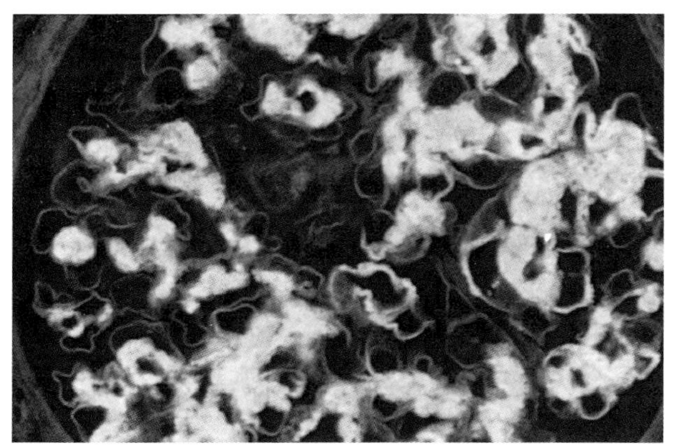

▲ 图 32-33 纤维性肾小球肾炎
肾小球系膜区 IgG 不规则的团块样沉积，节段性延伸至周围血管襻（免疫荧光，800×）

使用环磷酰胺和皮质激素治疗，可以改善肾功能和蛋白尿。环孢素也被成功用于部分呈膜性病变的纤维性肾小球肾炎患者。利妥昔单抗也可应用于那些呈膜增生样病变的患者，目前疗效仍存在争议[371, 730, 740, 741]。部分与慢性淋巴细胞白血病相关的纤维性肾小球肾炎患者进行化疗，可以改善肾功能、减少蛋白尿[730, 732]。纤维性肾小球肾炎和免疫触须样肾小球肾炎患者均可进行透析治疗和肾移植，但移植肾有比较高的原发病复发率[730, 742, 743]，这可能与此类疾病单克隆丙种球蛋白血症升高有关[730, 742, 743]。

纤维连接蛋白肾小球病是一种常染色体显性遗传性疾病（常见青少年），临床表现为蛋白尿和血尿，并逐渐发展为肾病综合征和肾功能恶化[736, 737]。肾小球内大量功能异常的纤维连接蛋白，是由编码纤维连接蛋白 -1 基因突变导致[737]。纤维连接蛋白肾小球病患者如果肾移植也容易复发。

（一）单克隆免疫球蛋白沉积病

单克隆免疫球蛋白沉积病（MIDD）包括轻链沉积病（LCDD）、轻链和重链沉积病（LHCDD）、重链沉积病（HCDD）。MIDD 是一种由单克隆免疫球蛋白片段产生过多、沉积在细胞外基质引起的系统性疾病[744-746]。以 LCDD 居多，与淀粉样变不同，80% 以上的 LCDD 由 k 轻链形成，以 VkIV 亚群为主，少量由 λ 轻链形成[744-747]。LCDD 中的颗粒状沉积物，不能形成纤维丝或 β 折叠片，因而刚果红染色或硫黄素 T 染色阴性[744-747]。淀粉样变的纤维丝主要由轻链可变区肽链形成，LCDD 的沉积物主要由轻链恒定区肽链组成。因此免疫荧光检测中，LCDD 的轻链染色比淀粉样变的轻链染色亮。轻链这一特性也可以解释轻链管型肾病在 LCDD 中更常见[744-747]。LCDD 中肾小球硬化的机制，包括系膜细胞转分化产生转化生长因子 β，刺激系膜细胞合成细胞外基质，如Ⅳ型胶原、层黏连蛋白和纤维连接蛋白，同时减少胶原酶的产生[748]。

最初认为 MIDD 患者的年龄偏大、多为 45 岁以上[744-747]。最近的一项研究表明，MIDD 发病的中位年龄为 56 岁，超过 1/3 患者在 50 岁以下[745]。许多患者发展为骨髓瘤，有些可能发展为浆细胞性 B 细胞疾病，如淋巴瘤或 Waldenström 巨球蛋白血症[744-746]。与淀粉样变类似，其临床特征因单克隆蛋白的沉积器官和程度而不同，通常有心脏、神经、肝脏和肾脏受累，其他器官如皮肤、脾脏、甲状腺、肾上腺和胃肠道也可能受累[744-747]。肾脏受累患者通常有明显的肾小球病变，出现蛋白尿、肾病综合征和高血压，肾功能不全也多见，个别需要透析治疗。15%～30% 的患者血清蛋白电泳或尿蛋白电泳无可识别的 M 蛋白峰，血清游离轻链检查异常见于所有患者，80% 的患者有高水平的异常蛋白生成[745]。有些患者可能会出现肾小管间质受累，表现为少量蛋白尿伴肾功能不全[748]。

光学显微镜下 LCDD 肾小球通常呈结节性硬化改变，表现为系膜区无细胞性结节样增宽、伊红染色阳性，类似于糖尿病性肾小球硬化症（图 32-34）[744-746]。肾小球同样也可出现血管襻微瘤样扩张[749]。部分可以表现为膜增生样病变。与糖尿病的结节样病变相比，LCDD 中形成的结节 PAS 染色强阳性、嗜银性低，基底膜通常无明显增厚[744, 745]，系膜正常或仅有轻度增生。通过轻链（80% 为 κ）免疫荧光染色可以诊断 LCDD，沉积物沿着基底膜、系膜区结节、小管基底膜和血管壁弥漫性分布（图 32-35）[744, 745]。补体染色通常阴性。电镜下电子致密物沿肾小球基底膜内侧、系膜区、小管和血管基底膜呈颗粒状或点状沉积[744-747]。

LCDD 患者的预后多样，常因并发心力衰竭、感染、骨髓瘤和肾衰竭而死亡[744-747]。一项 63 例 MIDD 患者的研究中，65% 的患者发展为骨髓瘤，36 例发展为尿毒症[746]。另一项研究纳入 64

例 MIDD 患者（包括 51 例 LCDD）随访 2 年左右，57% 的患者肾功能稳定或改善，4% 的患者肾功能恶化，39% 进展为 ESRD [745]。患者 1 年生存率 90%，5 年生存率 70%，1 年和 5 年肾存活率分别为 67% 和 37% [744-746, 750, 751]。最近的一项研究对 53 例患者随访发现，肾存活平均为 5.4 年和患者存活平均为 14 年，其中 62% 的患者进展为 ESRD [752]。肾功能的预测因素包括年龄、轻链相关的管型肾病、血肌酐升高 [744-746]。患者存活的预测因素包括年龄增加、骨髓瘤的发生、初始血肌酐升高、肾外轻链沉积和良好的化疗后反应 [744-746]。对化疗有较好的血液学反应患者，其肾存活和患者存活时间均好于那些无反应的患者 [752]。

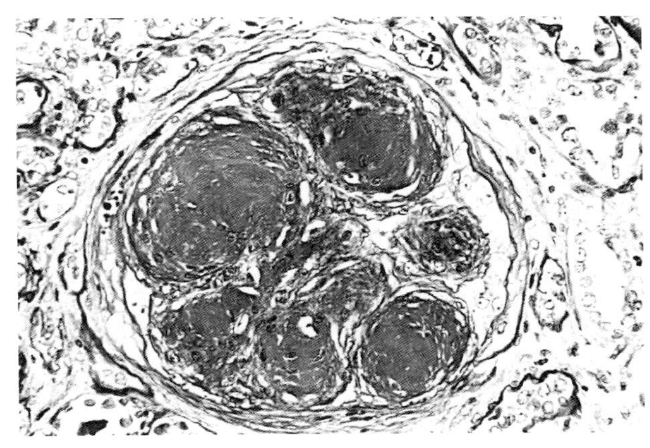

▲ 图 32-34　轻链沉积病

肾小球呈结节性病变，系膜区扩张、填充大量 PAS 强阳性的物质，血管襻无明显增厚（PAS，375×）

类似于骨髓瘤或淀粉样变，MIDD 也可以联合使用地塞米松与其他药物，包括美法仑、环磷酰胺、硼替佐米、沙利度胺和利奈度胺，通过这种治疗可使部分 MIDD 患者肾功能稳定或改善 [744-746]。然而，这种治疗方案对于开始治疗时血肌酐＞ 4mg/dl 的患者通常无效 [751]。在一项 32 名接受化疗的 MIDD 研究中，34% 的患者进展为 ESRD [746]。有些 LCDD 患者可以选择骨髓或干细胞移植 [744, 746]。LCDD 中透析和肾移植的患者数据报道较少，但 MIDD 患者的情况似乎和淀粉样变患者一样。据报道，部分肾移植术后原发病复发 [744, 745, 750, 751, 753] 和部分病例复发率高达 70%～75% [711, 745, 753]。因此，在肾移植之前，抑制产生异常副蛋白的细胞克隆特别重要。有报道 7 名患者维持克隆病情缓解，肾移植 10 年后没有原发病复发 [752]。

部分浆细胞病患者可见单克隆轻链和重链同时沉积（LHCDD）或单克隆重链片段（HCDD）沉积在组织中（图 32-36）[744, 747, 754, 755]。电子显微镜表现和 LCDD 一样，沉积物呈颗粒状，刚果红染色阴性。临床表现与 LCDD、淀粉样变相似，患者多为中老年，表现为肾功能不全、高血压、蛋白尿或肾病综合征 [755]。大多数患者血清或尿液中检测到单克隆增生的蛋白。与淀粉样变、LCDD 患者相比，HCDD 患者的重链可紧密结合补体（特别是 γ 重链的亚型 IgG1 和 IgG3），导致明显低补体血症 [755]。所有 HCDD 患者有重链 CH1 结构域的缺失，导致未成熟的重链从浆细胞分泌 [755, 756]。HCDD 患者光

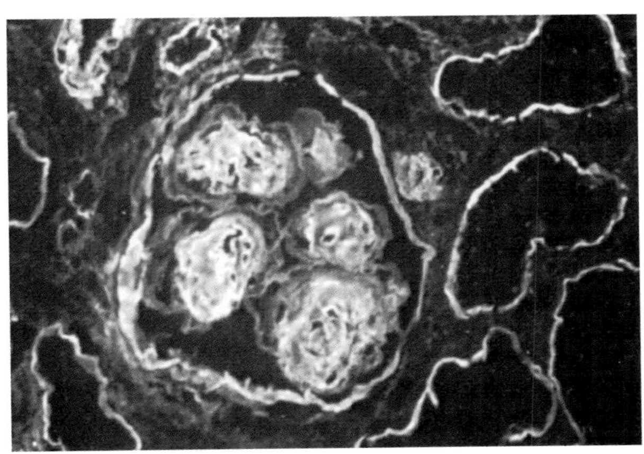

▲ 图 32-35　轻链沉积病

肾小球系膜区、血管襻，肾小球囊壁和血管壁见 κ 轻链呈线性沉积（免疫荧光，250×）

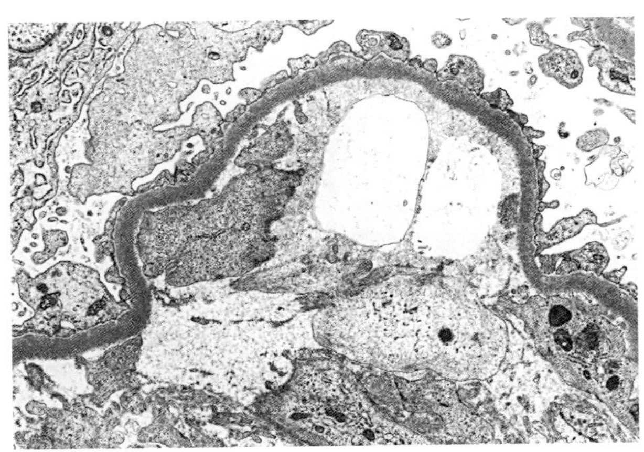

▲ 图 32-36　重链沉积病

肾小球基底膜内侧条带状分布的细颗粒样电子致密沉积物（电镜 5000×）

学显微镜下特征性表现为结节硬化性病变，可伴节段新月体形成[744, 755–757]。免疫荧光见免疫球蛋白重链（通常为 γ 蛋白）沿毛细血管襻沉积，κ 和 λ 轻链染色阴性[755]。沉积物分布广泛，肾小球、肾小管，以及血管基底膜均可见。治疗方法与 LCDD 相似，许多患者逐渐进展为肾衰竭，行肾移植后也容易复发[755, 758, 744]。

十二、其他肾小球疾病和异常蛋白血症

类似免疫复合物肾小球肾炎的增生性肾小球肾炎已报道与单克隆 γ 球蛋白血症的频发相关[759, 760]。这类新的疾病称为伴单克隆免疫球蛋白沉积的增生性肾小球肾炎（PGNMIDs）。这些患者表现为肾功能不全和蛋白尿，有时为肾病综合征，缺乏冷球蛋白血症的证据。光学显微镜显示超过半数为膜增生性改变，超过 1/3 为毛细血管内增生性病变和膜性病变。PGNMID 沉积物呈紊乱的颗粒状分布于系膜区、内皮下和上皮下，免疫荧光检查提示为单克隆 γ 重链亚型和轻链片段（常见为 IgG3-κ）。单克隆 IgG 沉积病罕见呈膜性改变。20%～30% 的 PGNMID 患者血清中发现 M 峰，但大多数患者在随访期间并没有发展为骨髓瘤或淋巴瘤。在一项随访 2.5 年的大型研究中，38% 的患者完全康复，38% 的持续性肾功能恶化，22% 进展为 ESRD[760]。血肌酐升高、肾小球硬化比例增高和光学显微镜下间质纤维化程度增高均预示 ESRD 的进展。尽管没有证据表明 PGNMID 患者骨髓活检出现血液恶性肿瘤迹象，但患者可能受益于针对单克隆增生的治疗，包括利妥昔单抗、环磷酰胺、硼替佐米等[761]。PGNMID 通常在肾移植后复发，部分患者在接受利妥昔单抗、硼替佐米或环磷酰胺治疗后得到缓解[762–764]。

异常蛋白血症患者罕见足细胞和肾小管上皮细胞内结晶形成[765]。帕米膦酸盐导致的塌陷性局灶性节段性肾小球硬化症在骨髓瘤和呈新月体肾炎的 PGNMID 患者治疗中均有发现[766]，但呈膜增生样病变的患者报道少见，尤其是同时伴有冷球蛋白血症的就更少（见下文，冷球蛋白血症）。

十三、Waldenström 巨球蛋白血症

Waldenström 巨球蛋白血症是一种血液循环中含有大量单克隆 IgM（巨球蛋白）的 B 淋巴细胞恶性增生性疾病[767–770]。常见于老年患者（中位年龄 60 岁），病程缓慢进展，表现为疲劳、体重减轻、出血、视觉障碍、神经系统症状、肝大、脾大、淋巴结病变、贫血，多数有高黏血症[767–770]。肾脏受累不足 5%，可表现为显微镜下血尿、蛋白尿和肾病综合征[770, 771]。部分患者有肾脏体积增大。肾脏病理改变多种多样[770–773]。最近的一篇综述对 1391 例肾活检患者进行分析，其中 44 例诊断为 Waldenström 巨球蛋白血症[774]。肾活检中最常见为淀粉样变（25%）、单克隆 IgM 沉积病 / 冷球蛋白（23%），淋巴瘤浸润（18%）、LCDD（9%）、轻链管型肾病（9%）等。单克隆 IgM 蛋白沉积病伴 AKI 患者可出现肾小球襻内血栓形成。这些血栓由大量嗜酸性、无定形、PAS 阳性的沉积物组成，导致毛细血管腔堵塞，很少或没有肾小球内细胞增生（图 32–37）。免疫荧光下这些血栓样物质染色 IgM 和单克隆轻链阳性，并且两者沉积部位一致，补体染色通常阴性或仅弱阳性。电镜下沉积物中含有非淀粉样纤维或无定形的电子致密物质。有些患者出现膜增生性病变伴有Ⅰ型或Ⅱ型冷球蛋白血症（图 32–38）。Waldenström 巨球蛋白血症患者肾小管内蛋白管型类似轻链管型肾病、LCDD 和肾淀粉样变中小血管内管型。Waldenström 巨球蛋白血症的治疗是针对淋巴细胞增生性疾病，包括烷基化剂、美法仑、皮质激素、利妥昔单抗、苯达莫司汀、伊布替尼、骨髓移植。血浆置换可用于治疗患者高黏血症[775–779]。无肾脏累及的老年患者中位生存时间为 16 年，与之相比，伴肾脏受累的 Waldenström 巨球蛋白血症中位生存时间为 11.5 年[774]。

（一）混合性冷球蛋白血症

冷球蛋白血症是指血液循环中含有一种特殊的球蛋白，这种蛋白在低温时自然沉淀，加热后又能溶解[780]。冷球蛋白血症与多种感染（尤其是丙型肝炎病毒）、结缔组织病和淋巴增生疾病相关[443, 780]。冷球蛋白根据性质分为 3 大类。Ⅰ型冷球蛋白血症，为单克隆来源的免疫球蛋白，常与 Waldenström 巨球蛋白血症或骨髓瘤相关。Ⅱ型和Ⅲ型冷球蛋白血症定义为混合型冷球蛋白，至少含有两种免疫球蛋白。在Ⅱ型中，单克隆冷球蛋白

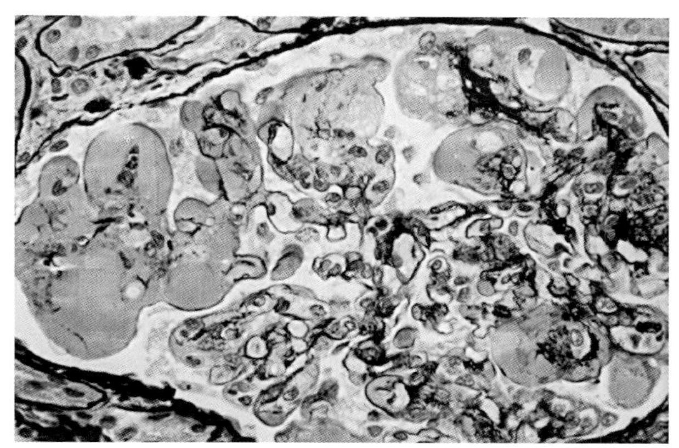

▲ 图 32-37　**Waldenström 巨球蛋白血症**
肾小球毛细血管管腔被大块的蛋白样血栓填充，与免疫荧光下单克隆 IgM 沉积部位相对应，部分节段见细胞增殖（Jones 六胺银染色，600×）

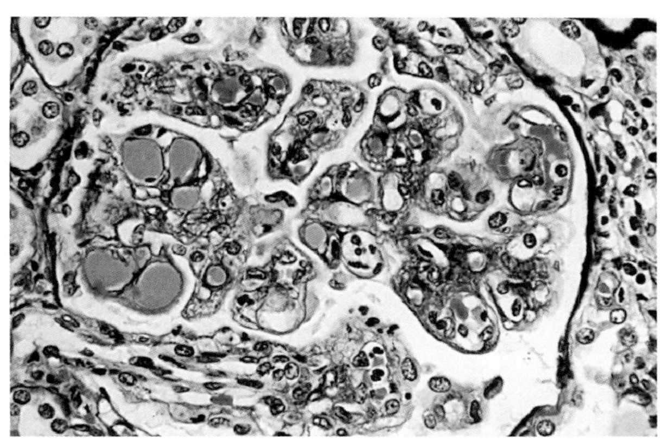

▲ 图 32-38　**Waldenström 巨球蛋白血症**
以冷球蛋白血症肾小球肾炎为表现的 Waldenström 巨球蛋白血症，肾小球典型毛细血管腔内蛋白沉积，中性粒细胞浸润和双轨征（Jones 六胺银染色，600×）

（IgM-κ 占 90% 以上）具有抗多克隆 IgG 活性和类风湿因子活性。Ⅲ型冷球蛋白是多克隆来源，大部分同时具有多克隆 IgG 和 IgM。大多数Ⅱ型和Ⅲ型混合性冷球蛋白的患者现在已经被证实有 HCV 感染 [746, 781–786]。冷球蛋白血症的诊断，必须证实有异常的冷球蛋白或特征性的肾组织受累表现。

过去无明显病因的冷球蛋白血症称之为"原发性混合性冷球蛋白血症"[781]。现在已明确它们与丙型病毒肝炎感染相关 [783, 787, 788]。混合性冷球蛋白血症的临床表现包括疲劳、不适、雷诺现象、关节炎，2/3～3/4 患者肝大、脾大伴肝功能异常、周围神经病变和皮肤紫癜 [443, 780]。最近对 64 例与丙肝感染无关的Ⅰ型冷球蛋白血症患者的研究发现，28 例患者存在意义未明的单克隆丙球蛋白血症，36 例患者有血液恶性肿瘤 [785]。该病特征是严重的皮肤坏死和溃疡，血清冷球蛋白水平升高，肾脏受累的发生率比以往的报道较少。低补体血症，特别是早期成分（低 C4 血症）是一个有助于发现各型冷球蛋白血症的特征。少于 25% 的患者出现肾脏损害，但随着时间的推移，累及肾脏可达 50% [781, 789, 790]。在 279 例严重危及生命的 HCV 相关冷球蛋白血管炎患者中，205 例出现 AKI [784]。因肾脏疾病死亡的患者中，败血症是最常见的死亡原因，其他如胃肠道、中枢神经系统损害和肺部血管炎也可以导致死亡。一项纳入 242 例非感染性混合性冷球蛋白血管炎患者的研究得出了相似的死亡原因 [785]。大多数患者可出现血尿、高血压、蛋白尿和进行性肾功能不全的急性肾炎综合征表现，20% 的患者表现为肾病综合征。较少患者出现少尿及急进性肾炎。大多数累及肾脏的冷球蛋白血症患者进展缓慢，其特征是蛋白尿、高血压、血尿和肾功能不全。

许多早期对Ⅱ型冷球蛋白血症的研究提示，患者均有乙型肝炎病毒感染或其他病毒（如 EB 病毒）感染的证据 [786]。然而新的研究表明，丙肝病毒感染是大多数混合冷球蛋白血症患者产生冷球蛋白的主要原因。这些冷球蛋白血症患者血清中有抗 HCV 抗体、HCV RNA 和抗 HCV 抗体富集 [783, 787, 789, 790]。即使转氨酶水平正常且没有肝炎临床证据的患者也是如此。免疫组化可见 HCV 抗原定位于肾小球 [787]，免疫球蛋白复合物沉积在肾小球和中小动脉，免疫复合物可以结合补体并引发增殖性反应 [783, 789]。循环中的冷球蛋白参与了肾小球内免疫复合物的形成。体外研究表明，与正常对照组的 IgM 或类风湿关节炎患者血清中的 IgM 相比，Ⅱ型冷球蛋白血症患者的 IgM-κ 类风湿因子与细胞纤维连接蛋白（系膜基质的组分）更容易结合 [791]。冷球蛋白可变区的特殊理化特性可能促进肾小球沉积物的产生。

光镜下冷球蛋白血症肾损害的肾小球形态学病变多样（图 32-39），但是有些发现有助于区别冷球蛋白血症性与其他增生性肾炎 [781, 789, 790]，如肾小球内大量单核细胞 / 巨噬细胞和少量多形核白细胞的渗出。无定形沉积物 HE、PAS 阳性、刚果红染色阴性，沿肾小球内皮下沉积、局部可在襻腔内形成"血栓样"物质。伴沉积物、系膜细胞和单核细胞插入呈双轨状的膜增生性病变。毛细血管内增殖明显，但毛细血管外增殖（新月形形成）罕见。急性血管炎病变也可累及小中型血管。荧光下Ⅱ型或Ⅲ型冷球蛋白血症的肾小球内 IgM 和 IgG、κ 和 λ 轻链沉积，内皮下和系膜区的沉积物和毛细血管内血栓样物质见 C3 和 C1q 沉积（图 32-40）。Ⅱ型冷球蛋白血症中 IgM 和 κ 阳性提示沉积物为单克隆 IgMκ 轻链。电子显微镜见内皮下或襻腔内的电子致密物为无定形物质，或者为束状平行分布的纤维样物质，或者为直径 20～35nm 的微管状结构（图 32-41）[781, 789]。内皮下较多含有吞噬溶酶体的巨噬细胞，提示巨噬细胞对沉积物的主动吞噬作用。有时候这种吞噬作用非常有效，以至于沉淀物很难被免疫荧光或电镜检测到。

部分混合性冷球蛋白血症患者全身和肾脏病变会出现阵发性加重，但某些患者的病情可以部分或完全缓解[781, 789]。在混合性冷球蛋白血症和丙型病毒肝炎之间的联系发现之前，许多患者使用泼尼松和细胞毒性药物（如环磷酰胺和苯丁酸氮芥）治疗有效[782]，但无对照比较。冷球蛋白血症伴有严重肾损害、指端坏死、重要器官受损的患者可以采用血浆置换与激素和细胞毒联合使用[782, 792]。大多数冷球蛋白血症患者既往并没有死于肾衰竭，而是死于心脏病，以及其他系统性疾病或感染性并发症[782]。现在大多数丙型病毒肝炎相关的冷球蛋白血症患者使用抗病毒药物[793]（见肝病性肾小球病下的丙型病毒肝炎）。积极的免疫抑制治疗有可能促进 HCV 感染患者的病毒复制，淋巴瘤患者的细胞活化。最近利妥昔单抗已成功地用于治疗伴或不伴 HCV 感染的Ⅱ型混合性冷球蛋白血症患者，无论之前有或没有进行抗病毒治疗[794–797]。利妥昔单抗也成功地应用于 HCV 相关肾小球肾炎和混合性冷球蛋白血症患者[798, 799]。与感染无关的Ⅰ型冷球蛋白患者使用基于烷基化剂、利妥昔单抗、沙利度胺或来那度胺和硼替佐米的治疗方案也有疗效[781]。透析和肾移植也用于治疗冷球蛋白血症，但肾移植后有冷球蛋白血症复发的报道。

十四、Alport 综合征

Alport 综合征是一种Ⅳ型胶原蛋白 α3、α4、α5

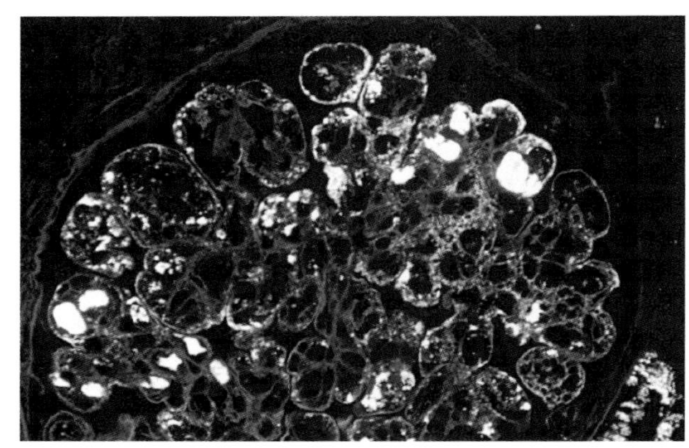

▲ 图 32-40　冷球蛋白血症性肾小球肾炎
IgM 在肾小球毛细血管内大量沉积，部分沿着毛细血管襻在内皮下沉积（免疫荧光，900×）

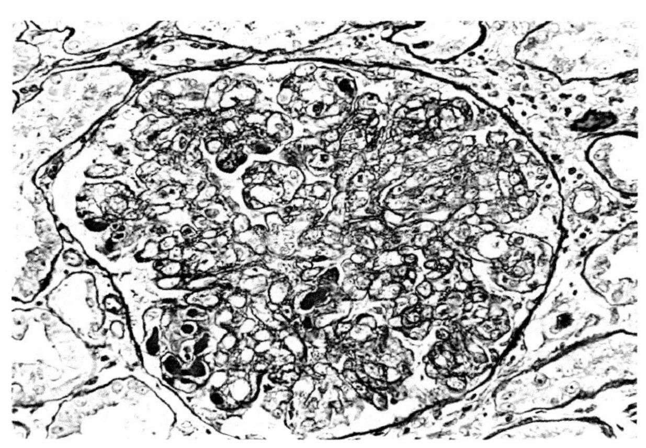

▲ 图 32-39　冷球蛋白血症性肾小球肾炎
肾小球呈膜增生样病变，局部血管襻内冷球蛋白沉积，"免疫血栓"形成（PAS，375×）

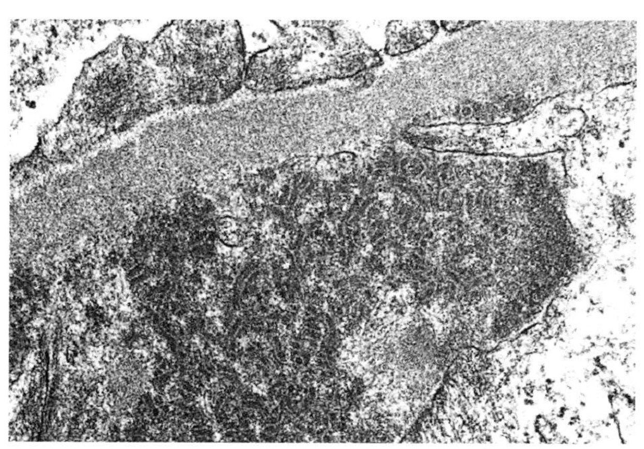

▲ 图 32-41　冷球蛋白血症性肾小球肾炎
肾小球内皮下出现具有环状或管状亚结构的、直径约 30nm 的电子致密物沉积（电镜 30 000×）

链的遗传性（通常为 X 连锁）疾病。该病患者几乎不可避免地发展为终末期肾病，常伴有听力丧失和眼部异常。Guthrie 最先报道了一个血尿反复发作的家族[800]，其后 Alport 报道了关于该家族的观察结果，耳聋的发生与血尿有关，患病的男性死于尿毒症，而女性则可活到老年[801]。在美国，Alport 综合征和其他遗传性和家族性疾病占成年终末期肾脏病患者的 0.4%[802]。目前，关于Ⅳ型胶原蛋白疾病的诊断和管理指南已发布[803, 804]。

（一）临床表现

该病通常起病于儿童或年轻人[805-807]。男性患着有持续性的镜下血尿，有偶发性肉眼血尿，可因呼吸道感染或运动而加剧。血尿可能伴有肋腹疼痛或腹部不适。患病初期，蛋白尿通常程度较轻，可随着年龄的增长而逐渐增加，患者可出现肾病综合征[808]。高血压是疾病晚期表现。男性患者常缓慢进行到肾衰竭。终末期肾病通常发生在 16—35 岁的男性中。在家族成员中，病程可能会更迁延，肾衰竭发生年龄为 45—65 岁。在大多数女性患者中，病情相对较轻，仅出现部分症状。但是，也有部分女性可发生肾衰竭[809]。在 ECASCA 队列研究中，95% 的女性携带者出现血尿，剩余 5% 的女性中一直没有血尿表现，出现蛋白尿、听力丧失和眼缺陷的比例分别为 75%、28% 和 15%[810]。该差异的产生与突变过程中突变 X 染色体与野生型 X 染色体的随机失活程度有关。

高频感觉神经性聋发生在 30%～50% 的患者中，听力障碍通常伴有肾脏受累。听力丧失的严重程度不一，且与肾脏疾病之间无关。根据脑干听觉诱发反应，听觉病变部位位于耳蜗[811, 812]。遗传性肾炎但无感觉神经性听力丧失的家族病例也有报道[812, 813]。

眼部异常发生在 15%～30% 的患者中[814]。前圆锥晶状体，实际上是晶状体中央向前囊突出，是 Alport 综合征的特定的临床表现，其他眼部异常包括圆锥角膜、视神经节、近视、视网膜斑点、白内障、色素性视网膜炎和黑矇[805, 806, 815]。部分患者可出现主动脉疾病，包括主动脉夹层、主动脉瘤、主动脉扩张和主动脉瓣关闭不全等罕见疾病[816]。

所谓 Alport 综合征的其他变异，现在已知是具有不同遗传基础的不同疾病，包括与遗传性肾炎相关的血小板减少症（巨血小板减少症），也称为 Epstein 综合征[817, 818]、弥漫性平滑肌瘤病[819]、鱼鳞病[820]，以及高蛋白血症和 Fechtner 综合征(肾炎、巨血小板减少症、Döhle 样白细胞包涵体、耳聋和白内障)[821]。

（二）病理

活检在光镜下的表现是非特异性的，诊断取决于电镜观察结果。光学显微镜下，大多数活检表现为肾小球和肾小管间质病变。在早期（< 5 岁），肾脏活检可能正常或接近正常。唯一的异常可见于浅表部位的胎儿型肾小球（可累及 5%～30% 的肾小球）或间质泡沫细胞[822, 823]。在年龄较大的儿童(5—10 岁）中，可见肾小球系膜和肾小球毛细血管壁病变，包括节段性到弥散性的肾小球系膜细胞和基质增生，以及肾小球毛细血管壁的不规则增厚[824]。使用特殊染色，如琼斯二甲胺银或 PAS 染色，可见肾小球基底膜的增厚和分层，足细胞肿胀，可能存在部分或整体硬化的肾小球。肾小管间质改变包括间质纤维化、肾小管萎缩和间质泡沫细胞。肾小球和肾小管病变随时间进展加重。在晚期病例中，常见局灶性节段性和全球性肾小球硬化伴玻璃样变，具有肾病综合征范围蛋白尿患者尤甚。值得注意的是，相当大比例的家族性 FSGS 患者（无明显的肾小球基底膜分层）可能携带 *COL4* 基因突变，其中包括 *COL4A5*[825]。肾小管间质病变从局灶性发展为弥漫性[822, 826]。

免疫荧光染色下，多数标本表现为阴性[822, 827]，部分可出现位于肾小球系膜和血管极内及沿肾小球毛细血管壁呈节段或球性分布的 C3 和 IgM 呈非特异性颗粒状沉积[805, 812]。在极少数情况下，肾小球基底膜和球旁区可出现 IgG 和 C1q 非特异性的电子致密物沉积，误诊为免疫复合物肾小球肾炎[828]。由于节段性硬化，IgM、补体 C3、备解素和补体 C4 在内皮下可见沉积[805, 822]。Alport 综合征男性患者的 GBM 通常缺乏与抗 GBM 肾小球肾炎患者的血清或抗 Goodpasture 的单克隆抗体起反应[829, 830]。此特征有助于诊断电子显微镜下特征不明确模棱两可的病例[831]。

在成熟的肾脏，Ⅳ型胶原是六种可能的 α 链组成的异源三聚体。由 α1 组成的Ⅳ型胶原，α1、α2

组成的Ⅳ型胶原链分布在所有肾脏基底膜中。由α3、α4、α5 组成的Ⅳ型胶原存在于成熟的肾小球基底膜和一些远端肾小管基底膜（TBM）中。α5 链，α5、α6 链分布在肾小球囊，集合管基底膜及皮肤表皮基底膜中。目前市场上商业化的针对胶原蛋白Ⅳ亚基的抗体能识别 α1 和 α2 亚基，但对 X 连锁疾病男性患者肾小球基底膜中的 α3、α4 和 α5 亚基无免疫反应。此外，在患 X 连锁疾病受影响的男性中，肾小球囊、远端管状基底膜和皮肤中的 α5 染色呈阴性。由于女性是嵌合体，突变的 X 染色体的随机失活使肾小球和表皮基底膜中的 α5 呈节段性丢失。常染色体隐性遗传 Alport 综合征患者的 GBM 常缺乏 α3、α4 和 α5 亚基，但在肾小球囊、集合管和皮肤（α5 与 α6 形成异源三聚体）中存在 α5 免疫反应。因此，皮肤活检 α5 染色阴性对于诊断 X 连锁 Alport 综合征具有高度特异性[832]。

电子显微镜下，年轻男性患者最早出现的变化是 GBM 变薄（该特征不是遗传性肾小球肾炎所特有，也可发生在薄基底膜疾病中）。主要的超微结构异常是肾小球基底膜不同程度的增厚、变薄、篮网状和板层状改变（图 32–42）。这些异常也可能发生在一些没有肾炎家族史的患者中[833]。这些患者可能是无症状携带者的后代，或者是自身突变。内皮细胞通常完整，在病变的毛细血管壁上可见足突消失。在早期病患中，系膜可无异常，但是随着时间的推移，系膜基质和细胞增加，可观察到肾小球系膜插入毛细血管壁中[805, 827]。男性患者出现板层样改变的肾小球数量可从 10 岁时的约 30% 增加到 30 岁时的超过 90%。在患有轻度疾病的女性中，少于 30% 的肾小球可被累及[834]。一些患病女性的主要表现为基底膜变薄，伴很少的板层样节段区域。

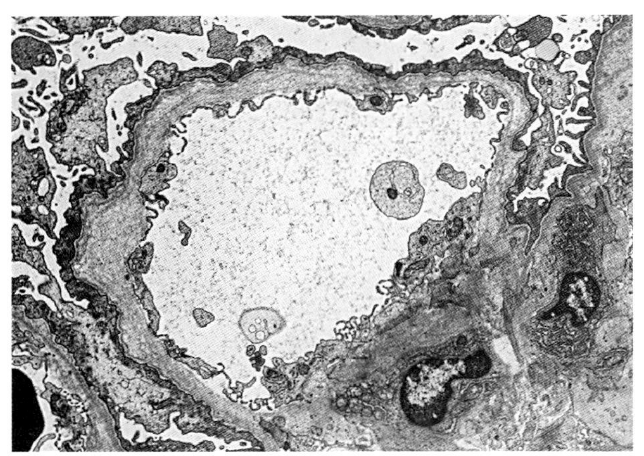

▲ 图 32–42 **Alport 综合征**

电子显微镜显示肾小球基底膜增厚，板层状、呈撕裂状特征（4000×）

目前对于该病 GBM 病变的特异性仍存在争议[835]。在 6%～15% 的非选择性的肾活检标本中可观察到基底膜板层样改变和撕裂。其他肾小球病变中也可以观察到这些病变。当超微结构特征提示 Alport 综合征时，临床症状和免疫荧光染色至关重要。尽管肾小球基底膜的弥漫性增厚和分层强烈提示 Alport 综合征，但并非所有 Alport 综合征患者都显示出这些特征。GBM 可出现增厚、变薄，正常及其他非特异性的改变。

（三）遗传性肾炎的发病机制和遗传学

遗传性肾炎有三种遗传形式（表 32–2）。在大多数情况下，该疾病为 X 连锁遗传（即不会发生父传子遗传），女性为携带者，有些情况下女性携带者可因里昂化作用而致病，其他遗传形式还包括常染色体显性遗传和隐性遗传，也有散发[806, 836, 837]。Alport 基因突变的频率在犹他州约为 1 : 5000[838]，在美国为 1 : 10 000[839]。

遗传性肾炎由Ⅳ型胶原蛋白缺陷所致。目前已鉴定了编码Ⅳ型胶原的六种基因。X 染色体上 COL4A5 基因的突变（编码Ⅳ型胶原的 α5 亚基）是 X 连锁遗传性肾炎的最常见原因[840]。六种不同的Ⅳ型胶原存在于人类基因中的 3 个不同位点，即 α1/α2、α3/α4 和 α5/α6，前一对在常染色体上配对，后两对在 X 染色体上配对。目前已发现的突变包括缺失、插入、替代和重复[840–844]。然而，还有其他异常并非由 *COL4A5* 基因突变引起，也有其他Ⅳ型胶原蛋白肽的异常分布。通常存在于成熟肾小球系膜和内皮下区域的 α1 和 α2 肽，分布在遗传性肾炎中 GBM 的全层。随着肾小球的逐渐废弃，这些肽链消失，胶原蛋白Ⅴ和Ⅵ增加[845]，而且这些患者的基底膜不与抗 GBM 抗体发生反应，这表明Ⅳ型胶原的 α3 亚基的 NC1 结构域没有正常整合到成熟的 GBM 中，因为正常异源三聚体的形成需要 α5 亚基[846]，同时也存在阳离子抗原成分的缺失[847]。这些 GBM 异常发生的原因尚未明确，可能是由于其他胶原蛋白整合到 GBM 的改变所致[848]。常染色体隐性遗传和常染色体显性遗传性肾炎已证实涉及 α3

表 32-2 Ⅳ型胶原 α3、α4、α5 分子遗传疾病的统一命名

遗传方式	基 因	基因型	注 解	终末期肾病风险
X 连锁	*COL4A5*	半合子（男性患者）	发展到终末期肾病的速度和肾外表现的出现受基因型的强烈影响	100%
		杂合子（女性患者）	进展的危险因素：肉眼血尿、SNHL、蛋白尿、GBM 增厚和分层	高达 25%
常染色体	*COL4A3* 或 *COL4A4*	隐性遗传（纯合子或复合杂合子）	发展到终末期肾病的速度和肾外表现的出现受基因型的强烈影响	100%
		显性遗传	• 血尿 • 包括先前诊断出的患者（如 TBMN/BFH）。进展的危险因素：蛋白尿、FSGS、GBM 增厚和分层，SNHL 或患者或家属进展的证据，遗传修饰因子	约 20%，在有疾病进展危险因素的患者中更高，在无进展危险因素的患者中＜ 1%
双基因	*COL4A5*、*COL4A3* 和 *COL4A4*	*COL4A3* 和 *COL4A4* 反式突变	• 临床发现和家族谱系拟合常染色体隐性遗传	高达 100%
		COL4A3 和 *COL4A4* 顺式突变	• 临床发现和家族谱系拟合常染色体显性遗传	高达 20%
		COL4A5、*COL4A3* 或 *COL4A4* 中的突变	• 不符合任何孟德尔遗传形式	高达 100%（男性患者）

BFH. 良性家族性血尿；SNHL. 感觉神经性耳聋；TBMN. 薄基底膜肾病；GBM. 肾小球基底；FSGS. 局灶性节段性肾小球硬化症

或 α4 链，编码基因定位于常染色体，特别是 2 号染色体。这些链中任何一条的异常都可能损害肾小球和耳蜗中基底膜的完整性，从而导致类似的临床表现。

家族性血尿的其他少见病因，如 Fechtner 综合征、Epstein 综合征及以巨血小板细胞为特征的其他两种遗传病(Sebastian 综合征和 May–Hegglin 异常)，是由 *MYH9* 基因的杂合突变所导致，该基因编码非肌肉肌球蛋白重链ⅡA（NMMHC–ⅡA）[849]。

（四）病程与治疗

复发性血尿和蛋白尿可能存在多年，之后逐渐出现肾衰竭。几乎所有患病男性发展为 ESRD，但进展速度存在明显的家族间差异。患病家庭中的男性成员进展速度通常相对稳定，但也有例外[805, 850, 851]。儿童期出现肉眼血尿、肾病综合征、感觉神经性聋、前圆锥晶状体和弥漫性 GBM 膜增厚提示女性患者预后不良[809]。ECASCA 队列研究发现，在基因有大的缺失，无义或移码突变的患者中，到 30 岁时发展为 ESRD 的概率为 90%，而具有错义或剪接位点突变的患者的风险分别为 50% 和 70%。发生错义突变的患者在 30 岁之前约 60% 出现听力丧失，而其他类型的突变则有 90% 的概率[852]。X 连锁 *COL4A5* 突变的女性携带者通常病情较轻。在 ECASCA 队列中，12% 的女性在 40 岁之前到达 ESRD，而男性为 90%。女性 60 岁后发展为 ESRD 的风险增加。女性患者肾衰竭的危险因素包括蛋白尿的出现和进展，以及听力障碍的发生[810]。

Alport 综合征目前尚无有效的治疗方法。减少蛋白尿，如积极控制高血压和使用 ACEI，可能减缓遗传性肾炎患者的病情发展速度[853–855]。使用醛固酮拮抗剂可进一步减少蛋白尿[856]。少数患者长期使用环孢素治疗后可明显稳定病情[857]。然而，钙调磷酸酶抑制剂的长期使用可能会产生药物毒性[858]。microRNA–21（miR–21）靶向性纤维化抑制剂的前期试验成功后，相关Ⅱ期临床试验已经启动[859]。

遗传性肾炎患者多需要肾脏替代治疗（透析或移植）。同种异体移植物和患者的存活率与 UNOS 数据库数据相当[860]。在接受肾移植的男性患者中，2%～4% 可能会出现抗 GBM 抗体病[861]。这些抗体针对的是胶原Ⅳ完整 α3、α4、α5 六聚体中的 α5 非胶原蛋白（NC1）亚基[862]。这种抗原因为存在于正常供体肾脏中，而不存在于遗传性肾炎患者的自

身肾脏中，因此被认为是异体蛋白 [863, 864]。临床资料显示 [831] 这些患者通常为男性，常伴有耳聋，并且可能在 30 岁之前达到 ESRD。有一种观点认为，*COL4A5* 基因的某些突变，如缺失（占 Alport 综合征病例的 11%～12%），可能使患者更容易发展为同种异体移植物抗 GBM 肾炎 [864]。在 75% 的病例中，抗 GBM 肾炎发生在移植后第 1 年内，导致 76% 的移植物功能丧失。在一项纳入 296 例 Alport 综合征患者的注册研究中，只有 1 名患者出现抗 GBM 疾病。另外一项澳大利亚 - 新西兰的注册研究，Alport 综合征患者的临床结局与对照组相当 [865]。

十五、薄基底膜肾病

薄基底膜肾病（TBMN，也称为良性家族性血尿和薄 GBM 肾病）因通常病程良性和无进展而不同于 Alport 综合征。肾脏病理的典型表现为 GBM 弥漫性变薄。但是，在有些其他疾病（包括早期的 Alport 综合征和 IgA 肾病）也可发现 GBM 变薄 [866]。TBMN 的真实发病率不详，但估计至少影响人口的 1%。评价孤立性血尿患者的报道显示，20%～25% 的该类患者为 TBMN [867–869]。

（一）临床表现

患者通常在儿童时期出现镜下血尿。血尿通常为持续性，也可为间歇性。发作性肉眼血尿可发生，特别是在上呼吸道感染期间 [870, 871]。患者通常没有明显的蛋白尿，蛋白尿的出现可能预示着疾病的进展 [867, 872]。

（二）病理

光学显微镜下，典型的肾活检标本除可见局灶性红细胞管型外，通常无组织学异常。免疫荧光染色未发现肾小球免疫球蛋白或补体沉积。电子显微镜下，GBM 呈弥漫且相对均匀的变薄（图 32–43）。GBM 的正常厚度与年龄和性别相关。Vogler 等 [873] 为儿童提供了 GBM 正常厚度的参考区间，如出生时 169 ± 30nm、2 岁时 245 ± 49nm、11 岁时 285 ± 39nm。Steffes 等 [874] 定义成年人 GBM 的正常范围为 373 ± 42nm（男性）或 326 ± 45nm（女性）。每个实验室应尝试针对 GBM 厚度建立自己的标准。有报道界限值为 250nm [875–877]，也有研究报道界限值为 330nm [872]。GBM 内板层和外板层常有

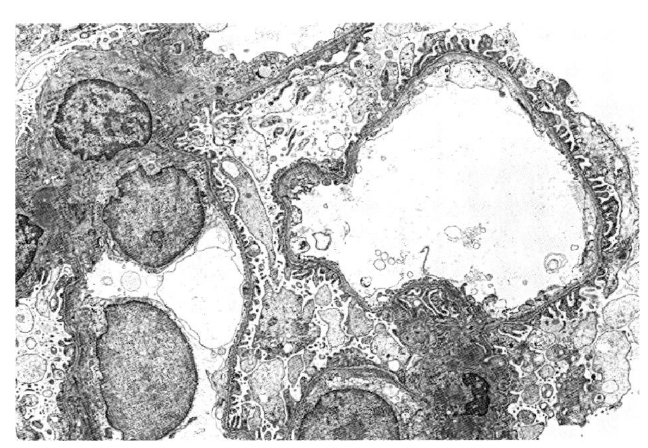

▲ 图 32–43 **薄基底膜病**

电子显微镜下肾小球基底膜（GBM）呈弥漫均匀的变薄，厚度＜ 200nm（2500 ×）

增厚，可见局灶性 GBM 间隙 GBM 胶原Ⅳ的 α 亚基免疫染色显示正常分布。

（三）发病机制

约 40% 的 TBMN 与 *COL4A3* 和 *COL4A4* 基因的突变有关 [878]。大多数 TBMN 家族以常染色体显性遗传方式遗传。有少数家庭孩子患病而父母表型正常提示 TBMN 可以隐性遗传或者父母其中一人为无症状的携带者 [869.870, 879]。基因突变导致 GBM 上皮下正常含量Ⅳ型胶原 [880] 的部分减少或丢失，但 GBM 变薄的程度似乎并不影响临床表现或预后 [881]。

十六、家族性血尿的鉴别诊断

Ⅳ型胶原蛋白缺陷可导致 TBMN 和 Alport 综合征。TBMN 患者可视为常染色体隐性遗传 Alport 综合征的携带者 [882, 883]。随着分子生物学和免疫病理学的发展，血尿的遗传形式已得到更好的研究。随着基因检测的广泛应用（可以确保超过 90% 的 Alport 综合征患者确诊）。最近的推荐和专家指南提出了关于胶原Ⅳ α3、α4、α5 分子遗传疾病统一命名的建议（表 32–2）[803, 804]。“Alport 综合征”一词应用于具有典型临床特征和板层状肾小球基底膜且胶原Ⅳ成分异常的患者，患者检测存在或者（根据家族史等）可能存在 *COL4A5* 突变（X 连锁疾病）或两个 *COL4A3* 或两个 *COL4A4*（常染色体隐性遗传疾病）反式突变。“薄基底膜肾病（TBMN）”应该用于由杂合 *COL4A3* 或 *COL4A4*（但不是 COL4A5）突

变而使肾小球基底膜变薄的持续性孤立性肾小球性血尿患者。这种区别是为了确保患有 X 连锁 Alport 综合征的患者不会因 TBMN 的良性预后而错误判断预后。在肾功能不全且伴有杂合 *COL4A3* 或 *COL4A4* 突变的患者，可同时存在其他肾脏疾病中，如 IgA GN 或常染色体隐性 Alport 综合征，或者是第二个未检测到的 *COL4* 突变。针对这种情况，需经肾病专科医生、病理学医生、临床遗传学家、眼科医生和听力学家讨论后，进行解释并对疾病做出相应诊断 [803]。出现疑似病例但在其他检测不能确诊 Alport 综合征时，或怀疑有 TBMN 但必须排除 X 连锁 Alport 综合征时，可进行基因检测。使用当前的基因检测技术，突变检测率超过 90%，并且更易确诊具有早期肾衰竭和肾外表现的个体 [803]。

如果无法进行基因检测，则应进行 α3、α4 和 α5 亚基的免疫组织化学分析。表 32-3 显示了肾脏和皮肤基底膜的典型免疫染色表现。

十七、指甲 - 髌骨综合征（遗传性骨软骨病）

指甲 - 髌骨综合征（NPS）是一种常染色体显性遗传疾病，影响外胚层和中胚层来源的组织，表现为对称的指甲、骨骼、眼部和肾脏异常。

（一）临床特征

1948 年 Mino 等描述了指甲、肘、膝盖和髂骨角异常的经典四联征 [884]。指甲发育不良和髌骨发育不良或发育不全是诊断 NPS 的基本标准。NPS 的特征性病变为三角形指甲新月体，其他骨骼异常包括肘关节发育不良、髂骨角和足部畸形。NPS 患者中偶见各种眼部异常，包括微角膜、硬化性巩膜、先天性白内障、虹膜病变、虹膜内缘色素沉着和先天性青光眼 [885]。

肾脏受累程度不一，超过 38% 的患者可出现肾脏病变。肾脏表现首先出现在儿童和年轻人中，包括蛋白尿、血尿、高血压或水肿，可出现肾病综合征和进行性肾衰竭。病程通常是良性的，肾衰竭则是疾病晚期特征 [886, 887]。这些患者中先天性泌尿道畸形和肾结石较为常见，亦由典型的 NPS 肾脏病变但无骨骼异常的病例报道 [888]。

（二）病理

光学显微镜下为非特异性病变，包括局灶性节段性肾小球硬化症，肾小球毛细血管壁节段性增厚和轻度肾小球系膜细胞增生 [889]。荧光显微镜下也无特异性病变，可在硬化节段中观察到 IgM 和 C3。超微结构显示基底膜增厚，其中包含不规则的透明改变，呈“虫蚀状”外观（图 32-44A）。电镜切片磷钨酸染色可见分布规则的胶原蛋白的膜内纤维，与膜内透亮区改变分布相对应（图 32-44B）。这些改变表现必须与各种肾小球硬化性疾病中非特异性胶原纤维的系膜硬化区沉积相鉴别 [889]。

（三）发病机制

NPS 的遗传位点位于 9 号染色体，由 LIM 同源结构蛋白 LMX1B 基因的突变产生，该基因编码一个转录因子并以常染色体显性遗传方式遗传。LMX1B 在脊椎动物肢体的背腹模式中起着重要

表 32-3　肾脏和表皮基底膜中Ⅳ型胶原的 α5 亚基的免疫染色表现

	肾小球基底膜	肾小球囊	表皮基底膜
正常	存在 / 正常	存在 / 正常	存在 / 正常
X 连锁 Alport 综合征男性患者	缺失	缺失	缺失
X 连锁 Alport 综合征女性携带者	节段性 / 马赛克样	节段性 / 马赛克样	节段性 / 马赛克样
常染色体隐性遗传 Alport 综合征	缺失	存在 / 正常	存在 / 正常
薄基底膜病	存在 / 正常	存在 / 正常	存在 / 正常

引自 Savige J，Gregory M，Gross O，Kashtan C，Ding J，Flinter F. Expert guidelines for the management of Alport syndrome and thin basement membrane nephropathy. *J Am Soc Nephrol.* 2013；24（3）：364–375.

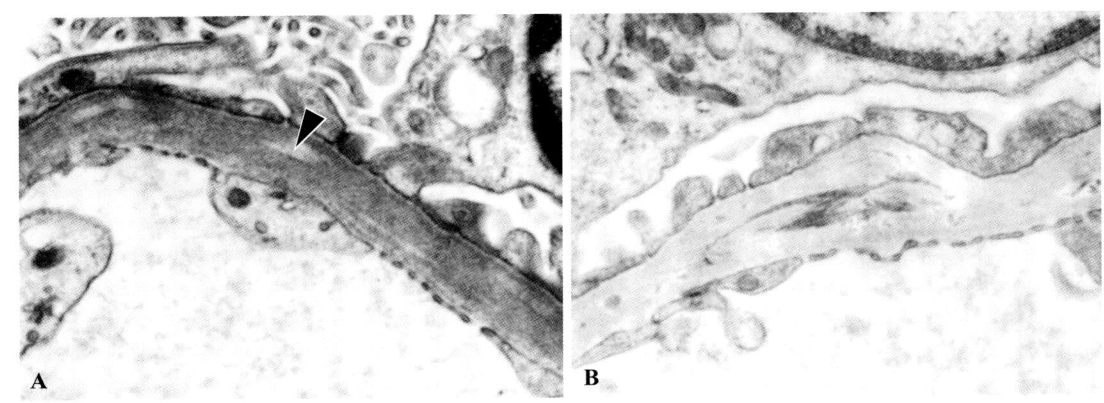

▲ 图 32-44 指甲 - 髌骨综合征

A. 常规电子显微镜显示肾小球基底膜增厚，伴有局灶性不规则的透亮区改变（箭头）（15 000×）；B. 磷钨酸染色的电镜图显示肾小球基底膜罕见节段内存在特异性胶原纤维（15 000×）

作用[890, 891]。在小鼠中，LMX1B 的基因切除导致 Nphs2 表达和 GBM 胶原 Col4a3 和 Col4a4 的表达丧失，这表明 Lmx1b 可能是这些基因的共同上游调节因子[892]。在一项斑马鱼的研究中，足细胞基因 NPHS2 的表达受转录因子 Lmx1b 和 FoxC 的联合调控，也与常见的增强子 FLAT-E 和 forkhead 协同作用有关[893]。

（四）治疗

目前没有针对该病的特异性治疗方法，偶有肾衰竭的患者成功移植的报道[894]。

十八、法布里病（弥漫性躯体血管角质病）

法布里病（Fabry disease，FD）[895] 是 X 连锁的鞘糖脂代谢异常的先天性遗传病，涉及一种溶酶体酶 -α- 半乳糖苷酶 A（也称为神经酰胺三己糖苷酶），是 GLA 基因突变的结果[896]。这种酶缺乏可导致神经酰胺三己糖苷及相关中性糖鞘脂的堆积，导致多系统受累与和功能障碍。FD 诊断和治疗的临床指南已经出版[897, 898]。

（一）临床特征

FD 在所有人种都有报道，男性的发病率估计为 1/40 000 到 1/60 000。在男性半合子中，最初的临床表现通常始于儿童期，表现为肢端感觉异常及发作性疼痛。肾脏受累在男性半合子中很常见，在女性杂合子中偶见。该病表现为血尿和蛋白尿，通常会发展为肾病综合征水平。男性患者在 41—50 岁进展至肾衰竭。法布里登记（Fabry Registry）的数据表明，蛋白尿是肾脏预后的重要决定因素[899]。在美国，FD 患者占进行肾脏替代治疗数量的 0.02%[900]。

皮肤病变常表现为“腰带以下”的红紫色斑块（血管性角质瘤），在腹部、臀部、髋部、生殖器和大腿上部。其他发现包括手掌红斑、结膜和口腔黏膜毛细血管扩张及甲下碎裂出血。神经系统受累主要表现为周围神经和自主神经病变。冠状动脉的早发性动脉疾病可导致年轻患者出现心肌缺血和心律失常。同样，脑血管受累导致脑卒中的早期发作。心脏病变包括瓣膜疾病和肥厚型心肌病也有报道。几乎所有半合子和大多数杂合子患者都可见角膜混浊，可出现后囊性白内障、视网膜和眼睑水肿、视网膜和结膜血管迂曲。全身淋巴结肿大、肝大、脾大、股骨头和肱骨头无菌坏死、肌病，低白蛋白血症和低丙种球蛋白血症在 FD 也有报道。

女性携带者中临床表现不一，可从无明显症状到类似于男性半合子的严重病情。多达 1/3 的女性携带者具有明显的临床症状[901]。

非典型（迟发性）临床亚型通常具有残留的 α- 半乳糖苷酶 A，可不出现典型的临床症状。在心脏表现临床类型中，患者可在 41—80 岁时表现出肥厚型心肌病、心电传导异常或心律失常[902]。有报道，在透析患者中有 1.2% 先前被误诊为慢性肾小球肾炎的患者为肾脏亚型[903]。

（二）病理

糖鞘脂的蓄积始于生命的早期[904]，而肾脏的主要沉积部位是足细胞（脏层上皮细胞）。光学显微镜下，这些细胞的细胞质中出现许多清晰、均一的空泡，呈泡沫样外观（图 32-45）。这些空泡脂质染色（如油红 -O）阳性。在偏光显微镜下显示双折射外观。所有肾脏细胞都可能积聚脂质，包括足细胞、壁层上皮细胞、肾小球内皮细胞、系膜细胞、间质血管内皮细胞、远曲小管细胞，以及影响程度较小的髓襻上皮细胞和近端小管细胞。实际上所有器官和组织的血管内皮细胞都有累及[905]。在肾脏中，肌细胞和动脉内皮细胞也通常受累及。在杂合子可出现上述病变，但程度较低[906]。该病的特征性表现主要在电子显微镜下（图 32-46），足细胞胞质中可见大量的"髓磷脂样小体"或"斑马体"，其他肾细胞类型也有不同程度的类似发现。这些胞质内空泡由单层膜包绕的致密体组成，呈同心圆或多层状排列。肾小球足细胞表现为不同程度的足突消失。GBM 在疾病初期正常，随着疾病的发展，可出现 GBM 增厚和塌陷，局灶节段性肾小球硬化症，并伴有肾小管萎缩和间质纤维化[907]。荧光显微镜检查通常为阴性，节段性硬化区域可见 IgM 和补体沉积。在足细胞和其他肾细胞中可发现与脂质包涵体相对应的橙色自发荧光。

（三）发病机制

GLA 基因中的突变通常表现为因家族而异的特定分子缺陷，包括重排、缺失和点突变[908]。酶缺乏导致神经酰胺三己糖苷在血管内皮中蓄积，从而继发缺血性器官功能障碍。B 和 AB 血型患者症状出现更早和更严重的原因，可能与 B 抗原在红细胞膜上合成期间，α- 半乳糖物质终末产物的蓄积有关[909]。足细胞中的神经酰胺三己糖苷蓄积可导致蛋白尿和肾功能不全，但肾功能异常通常未引起注意，特别是在女性杂合子中。FD 基因敲除的小鼠模型已建立，呈现 FD 特征性病变[910]。

（四）诊断

男性患者可通过检测血浆或外周血白细胞中的 α- 半乳糖苷酶 A 水平，其后进行基因突变分析来确诊。半合子几乎检测不到酶活性。女性携带者的酶水平可能在低至正常水平范围内。要确诊女性携带者，必须确定其家族中的特定突变[803]。尿神经酰胺双半乳糖苷和三己糖苷水平的测定也可用于鉴定携带者。产前诊断可以通过测量羊水中羊水细胞的酶水平来进行。对未确诊的肾衰竭透析和肾移植患者及肥厚型心肌病和脑卒中患者进行筛查，发现 FD 的诊断率为 1%～5%[911]。

（五）治疗

两种形式的重组 α- 半乳糖苷酶 A 可用于 FD 的治疗，分别为半乳糖苷酶 α（Replagal®）和半乳糖苷酶 β（Fabrazyme®）。半乳糖苷酶 α 在一个连续性人类细胞系中产生，每 2 周以 0.2mg/kg 的剂量静脉给药，静脉输注时间应＞ 40min。半乳糖苷

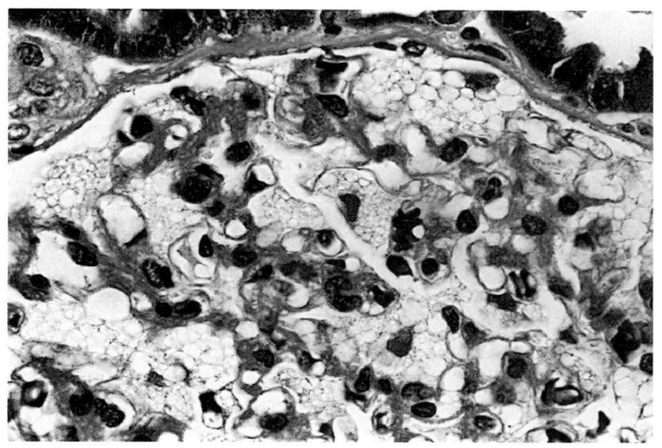

▲ 图 32-45　法布里病

光学显微镜下可见脏层上皮细胞（足细胞）明显增大，胞质呈泡沫状（三色，800×）

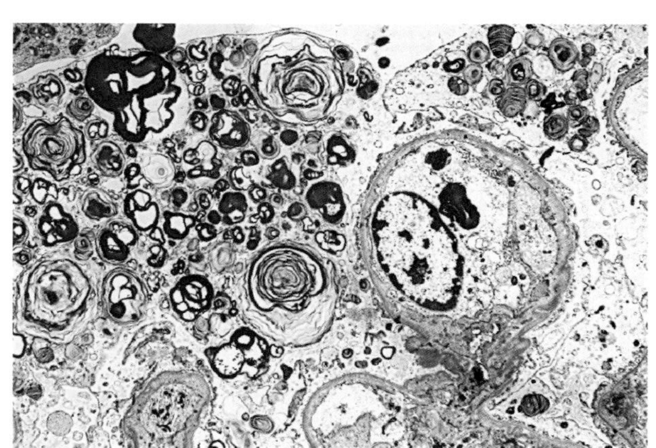

▲ 图 32-46　法布里病

电子显微镜下显示足细胞胞质内有大量漩涡状的髓磷脂小体，肾小球内皮细胞中也可见类似的包含物（2000×）

酶β产自中国仓鼠卵巢（CHO）细胞，每 2 周以 1.0mg/kg 的剂量静脉给药，静脉输注时间为 4h[897]。两项关键的随机对照试验表明，重组人α-半乳糖苷酶 A 酶替代疗法（ERT）是安全的，可以改善临床指标。在一项短期研究中，α-半乳糖苷酶 A 治疗可改善神经性疼痛、减少肾小球系膜增宽和改善肌酐清除率[912]。在第二项研究中，重复肾活检提示，神经酰胺三己糖苷在微血管内皮沉积减少[905, 913]。然而，一项包括了五项研究纳入 187 名患者的系统性回顾对使用替代疗法并没有提供有力证据[914]。从肾脏的角度来看，非盲扩展研究表明，大多数基线肾功能正常的患者肾功能可长期保持稳定[915, 916]，而基线肾功能受损的患者使用 ERT 治疗后，肾功能仍继续下降[916]。FD 的治疗已有相关临床指南发表[897, 898]。

根据专家共识，FD 的治疗应基于性别、是否存在典型或非典型疾病表现。根据是否存在成簇的血管角质瘤，角膜涡状营养不良或非常高的（溶血）Gb3 水平，将女性分为典型和非典型 FD。对于典型的 FD 男性患者，即使无症状，也可以考虑对 16 岁以上的患者进行 ERT 治疗。对于典型 FD 的诊断主要基于 GLA 突变、生化检测提示残留酶活性缺乏或非常低，以及至少存在以下一种表现，即血管角质瘤、角膜涡状营养不良或非常高的（溶血）Gb3 水平。典型 FD 患者及非典型 FD 男性患者一旦出现不能由其他疾病完全解释的多器官［肾脏、心脏和（或）中枢神经系统］受累的早期征象时，应尽早接受治疗。相关治疗也适用于 FD 早期及非典型表现的女性患者[898]。严重肾功能不全［GFR ＜ 45ml/(min・1.73m^2)］、透析或认知功能减退的患者不应停止治疗，但应结合个体具体情况考虑。终末期 FD 或其他并发症的患者可以考虑停止 ERT，停药后预期寿命＜ 1 年。对于任何原因导致的认知能力下降的患者或神经性疼痛是使用 ERT 的唯一指征，而治疗 1 年没有效果的患者，可以考虑停止 ERT。此外，对于没有肾脏移植可能的终末期肾脏病患者，如果合并有晚期心力衰竭［纽约心脏协会（NYHA）Ⅳ级］，应考虑终止 ERT。对依从性差或不能定期就诊的患者进行 ERT 治疗无效[898]。

欧洲 ERA-EDTA 注册库报告指出，FD 透析患者的 5 年生存率为 41%，心血管并发症（48%）和恶病质（17%）是主要的死亡原因。33 例患者的 3 年移植物存活率不劣于其他肾病（72% vs. 69%），FD 移植患者的存活率与 55 岁以下其他肾移植患者的存活率相当[917]。在美国，FD 患者生存率低于非糖尿病肾衰竭患者[900]。FD 患者同种异体移植物的长期存活已有报道。在移植物可见糖鞘脂沉积，但未见导致移植物失功的报道[918]。

十九、镰状细胞肾病

与镰状细胞病相关的肾脏疾病包括肉眼血尿、肾乳头坏死、肾病综合征、肾梗死、尿浓缩异常、肾髓样癌和肾盂肾炎[919, 920]。显微镜或肉眼血尿很可能是肾髓质微梗死的结果[921]。肾小球损伤相对少见，可见于 HbSS、HbSC 和镰状细胞地中海贫血患者[922]。

（一）临床特征

在一项研究中，HbSS 患者中蛋白尿的发生率（在试纸上＞＋）为 26%[918]。大多数蛋白尿患者的尿蛋白含量低于 3g/d，7% 的患者出现血清肌酐水平升高。在另一项研究中，有 4.2% 的 HbSS 患者和 2.4% 的合并镰状细胞病患者发展至肾衰竭。这些患者的发病中位年龄分别为 23.1 岁和 49.9 岁。肾衰竭接受透析治疗后，HbSS 贫血患者的生存时间为 4 年，死亡中位年龄为 27 岁。中非共和国βs 基因簇单倍型，高血压、蛋白尿和严重贫血的患者肾衰竭的风险增加[923]。HbSS 肾病的病程呈进行性。一个病例系列病例报道显示，18% 的 HbSS 疾病患者发展为终末期肾脏病[924]。

（二）病理

HbSS 患者的早期肾小球病变包括肾小球增大、毛细血管扩张充血，其中包含镰状红细胞（其中有些患者可能患有肾病性蛋白尿）[925]。肾小球损伤表现存在一定的异质性。由于 GBM 重叠和系膜插入，膜增生型表现为系膜增生伴轻度至中度的毛细血管壁增厚（图 32-47）。部分患者可呈现慢性血栓性微血管病的特征，表现为 GBM 窄双层和系膜溶解。患者也可出现膜性肾病的病变表现。荧光显微镜下，在膜性病变或部分膜增生病变患者可见 IgG 和 C3 的不规则颗粒状沉积[925, 926]。超微结构显示，肾小球系膜和上皮下有密集的颗粒状沉积物，具有

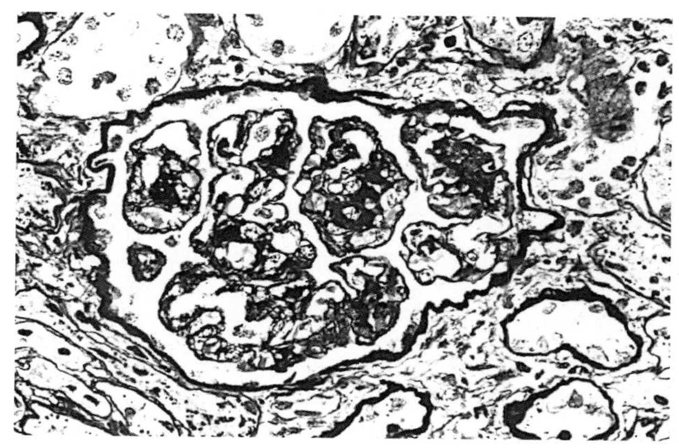

▲ 图 32-47 镰状细胞肾病

1 例膜增生特征的镰状细胞性肾小球疾病。肾小球基底膜呈窄双层，与肾小球系膜节段溶解有关（Jones 六胺银，500×）

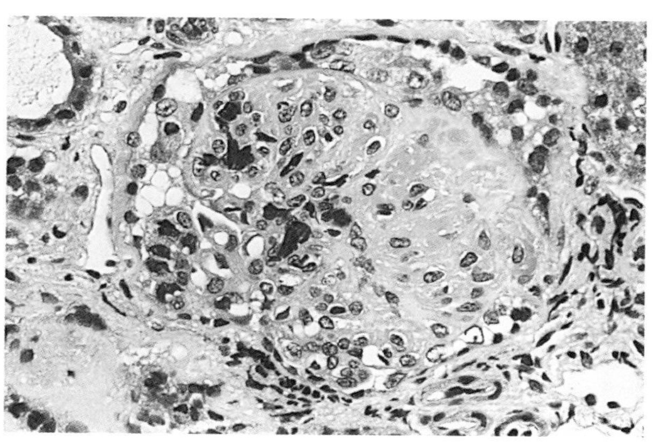

▲ 图 32-48 镰状细胞病

1 例局灶性节段性肾小球硬化症。非硬化性肾小球毛细血管充满镰状红细胞（苏木精 - 伊红，500×）

膜增生性改变的病例常常发现无沉积物，但有内皮下积聚的电子透明“绒毛”，类似于慢性血栓性微血管病的改变。轻度肾小球系膜增生和周围肾小球系膜插入较为常见。肾小球毛细血管内可见含结晶样包涵体的镰状红细胞[926-930]。

另一种镰状肾小球病的表现形式为局灶性节段性肾小球硬化症伴肾小球肥大（图 32-48）。可观察到两种 FSGS 表现，即塌陷型和扩张型[919, 922, 931-933]。按照现在的 FSGS 分类，目前已经报道的有塌陷型、周围型、顶端型和其他非特异性的亚型[925]。在荧光显微镜下，硬化节段可见非特异性 IgM 和 C3 沉积。在所有这些类型中，可能都会出现明显的毛细血管内镰状红细胞和淤滞。

（三）发病机制

SS 患者肾小球病变的机制尚不完全清楚。一种理论提出肾小球毛细血管中存在破碎的红细胞，从而激活肾小球系膜细胞。活化的系膜细胞促进基质蛋白的合成并迁移到外周毛细血管壁中，从而导致肾小球基底膜的多轨[934]。另一项研究沿 GBM 检测到了颗粒状分布的肾小管上皮抗原和补体成分，这些结果导致了另一假设，即肾小球肾炎由肾小球沉积的免疫复合物介导，而该复合物包含肾小管上皮抗原和针对肾小管上皮抗原的特异性抗体（这种抗原可能因继发于 SS 疾病相关的氧合减少和血流动力学改变所致的肾小管损伤而释放）[926]。

在表现为 FSGS 的患者，推测红细胞镰状化会触发并导致肾小球毛细血管床进行性减少，尽管肾小球肥大但仍不能进一步代偿。由于毛细血管床的减少，持续性高滤过而导致血流动力学性肾小球损伤，形态学表现为扩张型硬化[922, 931]。有研究报道，51% 的 SS 患者其超滤与较低的血红蛋白水平和网状细胞呈正相关，提示溶血相关的血管病变参与发病[935]。也有研究提出活性氧作为介质可能与导致了慢性血管内皮损伤[936]。

最近，有研究发现非肌性肌球蛋白重链 9（MYH9）和载脂蛋白 L1（APOL1）基因的多态性与非裔美国 SS 病患者出现蛋白尿的风险相关。GFR 与蛋白尿呈负相关（$P < 0.0001$）。在多变量模型中，MYH9 与 APOL1 相互作用显著预测 GFR[937]。高风险 APOL1 基因型也与撒哈拉以南非洲血统的欧洲患者的患病相关[938]。

（四）治疗

镰状细胞贫血性肾病的治疗效果不佳。ACEI 治疗可降低镰状细胞性肾病患者蛋白尿的程度[922, 939]。然而，其在保持肾脏功能的有效性方面仍有待确定[804]。在部分镰状细胞性贫血患者中，进行造血干细胞移植，与未移植患者相比可有效预防肾功能减退[940]。

在美国，SS 肾病占 ESRD 患者的 0.1%，与其他 ESRD 病因（包括糖尿病）相比，死亡率更高[941]。SS 患者可进行肾脏移植。SS 患者的 1 年移植物存活率与其他移植患者相似。但肾脏长期预后及患者短期和长期死亡率相对更差[942]。移植的 SS 患者通常会发生镰状细胞危象[943, 944]。移植的肾脏有复发镰状细胞肾病的报道[932, 945]。与移植前相比，患者的生存率得到了改善，移植后存活率与糖尿病患者相当[811]。

二十、脂质营养不良

脂质营养不良是一种与胰岛素抵抗相关的罕见疾病。在这种疾病中，身体存在脂肪丢失。部分脂质营养不良症（PLD）患者脂肪丢失出现在身体上半身，而广义脂肪营养不良症（GLD）患者呈现广泛性丢失[946, 947]。

大多数 GLD 患者（遗传性和获得性）有蛋白尿，且 GFR 升高（提示高滤过）。肾活检显示 FSGS 是最常见的病理表现，其次是 I 型 MPGN，很少出现糖尿病肾脏疾病[948]。

PLD（Barraquer-Simons 综合征）通常与 C3 肾小球病 / 致密物沉积病相关。PLD 最常出现在 5—15 岁的女孩中。除了脂肪丢失，脂质营养不良还与各种代谢和全身异常相关。高胰岛素血症、胰岛素抵抗和糖尿病很常见，其他代谢异常包括高脂血症、高蛋白血症和甲状腺功能亢进症。临床表现包括身材高大、肌肉肥大、多毛症、大舌症、腹胀、皮下结节、黑棘皮病、肝大、肝硬化、阴蒂或阴茎增大、发热性腺病、脑萎缩、脑室扩张、偏瘫、智力低下和心脏肥大等[946, 947]。PLD 患者中有 20%～50% 会出现肾脏疾病[946, 947]，致密物沉积病的患者中有 10% 为 PLD[949, 950]，患者通常有无症状蛋白尿和镜下血尿，部分患者可发展为肾病综合征[951, 952]。与 C3 肾病（C3NeF）相关的 C3 水平降低是其最突出的血清学异常。肾小球疾病的病程进展到 ESRD 的速度相当快，PLD 的预后主要取决于肾脏疾病的程度[947]。

在 GLD 患者中，已有肾病综合征，非肾病性蛋白尿和高血压的报道[946]。约 88% 的患者尿白蛋白排泄率超过 30mg/24h，60% 的患者有大量白蛋白尿（＞ 300mg/24h），20% 的患者存在肾病性蛋白尿，超过 3500mg/24h[953]。

PLD 和 GLD 的发病机制仍未明确。获得性脂质营养不良被认为是一种自身免疫性疾病。大多数 PLD 患者具有一种 IgG 自身抗体 C3 致肾病因子（C3NeF），该抗体与 C3 转化酶 C3bBb 结合并稳定补体替代途径。在 C3NeF 存在的情况下，C3bBb 对其调节蛋白 H 和 I 产生抵抗。尽管大多数部分营养不良患者血清 C3 较低，但并非所有患者都会出现肾炎[954]。虽然肾移植是出现 ESRD 后的一种选择，但目前尚无有效针对 PLD 的治疗方法，亦有移植后复发的报道[947, 955, 956]。依库珠单抗曾成功治疗单例新月体型致密物沉积病的 PLD 患者[957]。在 GLD 患者中，瘦素治疗与肾脏临床指标的改善相关[958]。有 GLD 患者接受肾脏移植的报道病例[959]。

二十一、卵磷脂胆固醇酰基转移酶缺乏症

Gjone 和 Norum 首次报道一类以蛋白尿、贫血、高脂血症和角膜混浊为特征的家族性疾病[960, 961]。最初报道的患者大多是斯堪的纳维亚人，随后其他国家也报道了该病[962, 963]。该病由卵磷脂胆固醇酰基转移酶（LCAT）基因突变引起血清 LCAT 活性降低而致病[964, 965]。

（一）临床特征

该病临床三联征为贫血、肾病综合征和角膜混浊。肾脏病变在此类病患中十分常见。早期就可出现蛋白尿，蛋白尿加重通常为 31—50 岁，并发展至肾病综合征。肾病综合征常伴有高血压和进行性肾衰竭。大多数表现为轻度贫血患者外周血涂片上可见靶细胞和异型红细胞，并伴有低度溶血。在儿童时期，角膜混浊表现为角膜浅灰色斑点，并伴有脂肪样的角膜弧，视力可不受影响。鱼眼疾病由 LCAT 的部分缺乏引起，表现为角膜疾病，无肾脏表现。患者血浆 HDL 浓度降低（通常＜ 0.3mmol/L，11.6mg/dl），血浆 apo A-1 水平低于 50mg/dl。早期动脉粥样硬化在 LCAT 完全缺乏时并不常见，但在鱼眼疾病患者中可能是由不明原因引起[966]。

（二）病理

病理异常主要发生在肾小球、动脉和小动脉也可能受到影响[960, 961, 967, 968]。光学显微镜可见（图 32-49）肾小球毛细血管壁增厚、系膜扩张。基底膜形状不规则、常可见空泡，类似于 3 期膜性肾病，毛细血管壁偶见双轨。在系膜中也可见类似的空泡，呈蜂窝状。除偶见毛细血管内泡沫细胞外，无相关肾小球细胞增多。荧光显微镜检查，所有免

疫球蛋白和补体成分染色阴性。电子显微镜下（图 32–50），在系膜基质可见空泡和 GBM 含有脂质包涵体，这些包涵体由圆形的小结构组成，可以是实心结构，也可以是包含电子透明和电子致密区域的层状亚结构。

（三）发病机制

该病为常染色体隐性遗传疾病。由于 LCAT 基因的突变，患者的血液循环中几乎无 LCAT 活性 [964, 965]。LCAT 是一种血液循环中的酶，主要与 HDL 结合，通过水解并转移磷脂酰胆碱中的 sn–2 脂肪酸到胆固醇的 3– 羟基基团来催化胆固醇酯的形成。因此，患有 LCAT 缺乏症的患者血液中的磷脂酰胆碱和未酯化胆固醇水平较高，而溶血磷脂酰胆碱和胆固醇酯水平则较低。患者血浆中存在异常的脂蛋白，即脂蛋白 X（Lp–X）。由于缺乏 LCAT 活性，乳糜微粒残留物未被完全代谢，而导致 Lp–X 从乳糜微粒残留物的表面产生。脂质成分的蓄积在细胞内和细胞外均有发生，GBM 中的脂质蓄积可导致蛋白尿。内皮损伤和由此引起的血管功能不全可能导致肾功能不全。有研究提出，Lp–X 可刺激肾小球系膜细胞，导致 MCP–1（单核细胞趋化蛋白 –1）产生，促进单核细胞浸润、泡沫细胞形成和进行性肾小球硬化，与动脉粥样硬化的过程类似 [969]。获得性自身免疫性 LCAT 缺乏症罕见，其肾活检结果类似于家族性 LCAT 缺乏症并伴有膜性肾病 [970]。

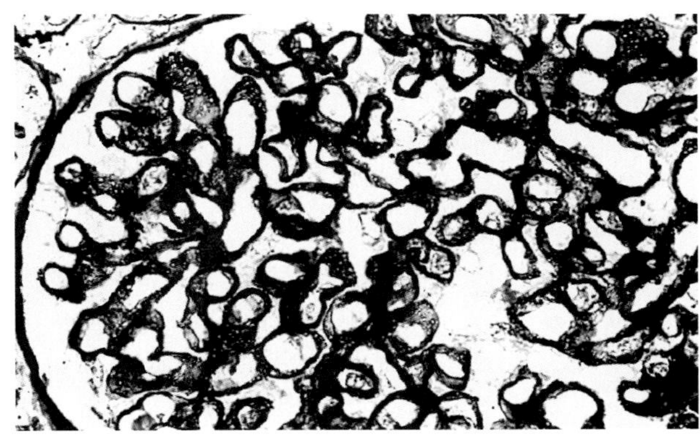

▲ 图 32–49　卵磷脂胆固醇酰基转移酶缺乏症
肾小球基底膜和系膜呈空泡状，类似于 3 期膜性肾病（Jones 六胺银，800×）

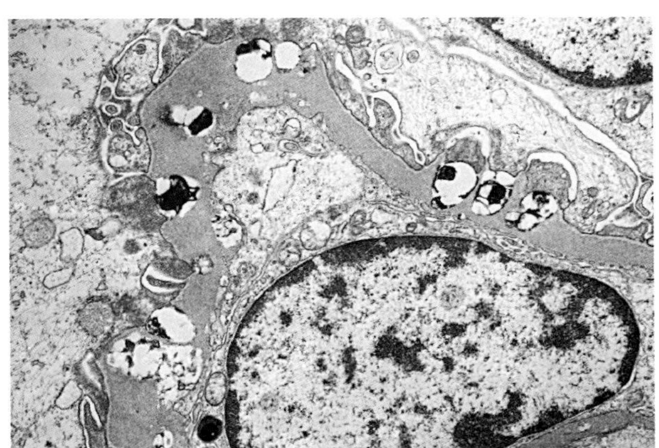

▲ 图 32–50　卵磷脂胆固醇酰基转移酶缺乏症
电子显微镜下显示膜内腔隙含有电子致密膜核和电子透明周边的圆形结构（5000×）

（四）诊断

对怀疑患有 LCAT 缺乏症的患者，应进行血浆酶的测定。酶的水平和活性在不同的家族之间有所不同 [971]。因此，酶的测定应包括活性和质量。确诊可通过针对整个编码区基因或靶标基因分析（https://www.ncbi.nlm.nih.gov/gtr/）。

（五）治疗

低脂饮食或降脂药未显示治疗获益 [967]。血浆输注可以逆转红细胞异常，但长期收益尚待证实 [972]。肾移植后，病变可能在同种异体移植物中复发，但肾功能得到充分保护 [973]。一项对 ERT rhLCAT（ACP–501）的单例研究表明可改善患者生化指标 [974]。

二十二、脂蛋白肾小球病

脂蛋白肾小球病（LPG）是一种以肾脏内脂质沉积和脂质代谢异常为特征的肾小球疾病，可导致肾小球硬化和肾衰竭。报道中的大部分患者来自日本，其他人群也可受累。肾脏是该病唯一受累的器官 [975, 976]。肾脏病变通常在成年人发病，很少有儿童发病和疾病进展的报道。

LPG 的组织学特征是在扩张的肾小球毛细血管腔内存在由脂质组成的分层血栓。虽然 LPG 的发病机制尚不明确，但由脂蛋白组成的血栓存在提示脂质代谢异常是其主要原因之一 [977]。事实上，所报道的日本患者Ⅲ型高脂血症，即低密度脂蛋白升高和高 apo E 水平与 apo E 变异体有关，通常 apo E 为

apo EⅡ而非 apo EⅢ[976, 978–982]。其他基因变异体如 Apo ELas Vegas，是报道的来自美国的欧洲白种人后裔的病例[983]。此外，在 apo–E 缺陷小鼠中转染 apo–E（Sendai）后，可观察到 LPG 样沉积，apo–E（Sendai）也是与 LPG 相关 apo–E 变异体之一。

LPG 没有统一而有效的治疗方法，有病例报道使用贝特类强化降脂或双重滤过血浆置换治疗有效[984, 985]。LPG 可在同种异体移植肾复发[986, 987]。

二十三、细菌感染相关性肾小球损害

（一）感染性心内膜炎

心内膜炎相关性肾小球肾炎的自然史变迁与感染性心内膜炎（infectious endocarditis，IE）流行病学的改变和有效抗生素治疗的出现相平行[988]。在抗生素问世前，草绿色链球菌（*Streptococcus viridans*）是最常见的致病菌，50%～80% 的亚急性感染性心内膜炎可发生肾小球肾炎[989]。在抗生素问世前，肾小球肾炎很少与急性心内膜炎相关[990, 991]。随着预防性抗生素在心脏瓣膜病患者中的应用和静脉注射药物使用的增加，金黄色葡萄球菌已经取代了草绿色链球菌成为主要的致病菌。与此同时，肾小球肾炎在急性感染性心内膜炎和亚急性感染性心内膜炎中发生一样常见[989, 992–994]。22%～78% 的金黄色葡萄球菌心内膜炎患者合并肾小球肾炎[992, 995]，其发病率明显高于静脉药物滥用者[995, 996]。一项对 49 例感染性心内膜患者的研究发现，最常见分离的病原菌为金黄色葡萄球菌（53%），其中 56% 对甲氧西林耐药。链球菌是第二常见的致病菌（23%）。不常见的是汉赛巴尔通体（*Bartonella henselae*）有 4 例患者、贝纳柯克斯体(*Coxiella burnetii*)有 2 例、人源性心脏杆菌(*Cardiobacterium hominis*)有 1 例、孪生球菌属（*Gemella* species）有 1 例，4 例细菌培养阴性（9%）[997]。

1. 临床特征

感染性心内膜炎的肾脏并发症，包括栓塞、脓肿和肾小球肾炎（所有这些可共同出现）。在局灶性肾小球肾炎中，可以出现轻度无症状尿检异常，包括血尿、脓尿和蛋白尿，也可以出现严重的局灶性肾小球肾炎、肾功能不全或尿毒症，但不常见。在弥漫性肾小球肾炎中可出现肾功能不全、镜下血尿或肉眼血尿、肾病性蛋白尿[989, 992, 998]。伴新月体的快速进展性肾衰竭也有报道[989, 999]。患者出现血管炎特征（包括紫癜）较罕见[1000]。尽管低补体血症常见（肾小球肾炎患者中发生率为 60%～90%），但不是感染性心内膜炎的特异性损害[994, 995]。大多数患者补体激活途径为经典途径[995, 1001]，部分金黄色葡萄球菌感染的心内膜炎患者为旁路激活途径[995]。补体活化的程度与肾损害的严重程度相关[995]，抗感染治疗成功后补体水平回归正常。90% 的患者血清中发现循环免疫复合物[1001, 1002]。冷球蛋白和类风湿因子可同时存在于患者血清[994, 1003]。肾活检证实的 IE 相关性免疫复合物性肾小球肾炎偶有 ANCA 阳性，其中有些可见坏死和新月体特征[1004]。很少有报道在病变肾小球的洗脱液中检测到抗 GBM 抗体[1005]。

2. 病理学

光学显微镜下，局灶性节段性毛细血管内膜增生肾小球肾炎伴局灶性新月体是最典型的表现，坏死性病变也存在[997]。部分患者表现为弥漫毛细血管内增生和渗出性肾小球肾炎伴或不伴新月体[989, 990, 992, 1006, 1007]。免疫荧光表现为 IgG 和 C3，或单一 C3，或 IgM、IgG 和 C3 的不同组合在毛细血管襻和系膜区呈颗粒样沉积[989, 992, 1006]。部分患者免疫荧光表现为 IgA 染色阳性，也称“IgA 显性感染相关性肾小球肾炎”[997, 1008, 1009]。IgA 显性感染相关性肾小球肾炎与葡萄球菌，特别是肺源性葡萄球菌相关，很难与 IgA 肾病 / 血管炎从病理上鉴别。以 IgM 染色为主的可能与巴尔通体（*Bartonella*）性心内膜炎有关[870]。电子显微镜显示系膜、内皮下有电子致密物沉积、偶尔有上皮下沉积，以及不同程度的系膜和毛细血管增生[989, 992, 1006, 1010]。心内膜炎患者罕见 ANCA 阳性，且肾活检罕见坏死性病变和免疫复合物沉积相对缺乏的增生性病变[997, 1009, 1011]。

3. 发病机制

免疫球蛋白弥漫沉积、补体降低及电子致密物沉积，均支持这种类型肾小球肾炎通过免疫复合物的发病机制。肾脏洗脱液中可以检测到特异性抗体及在沉积物中发现细菌抗原进一步支持这一观点，已鉴定的抗原包括金黄色葡萄球菌[1012]和溶血性链球菌（hemolytic *Streptococcus*）[1013]。

4. 治疗

随着抗生素的应用，细菌感染相关性肾小球肾炎的发生率减少。极少出现镜下血尿和蛋白尿持续数年[989]。在一些肾衰竭患者中，血浆置换和皮质激素可以促进肾脏的恢复[999, 1014]。虽然这两种治疗方法可以抑制免疫反应，但应用时须谨慎，因为可能会增加感染的风险和继发性低丙种球蛋白血症。免疫抑制剂已用于治疗伴发 ANCA 和免疫复合物相关性肾小球肾炎[872]。

（二）分流性肾炎

脑室 - 血管分流术（脑室 - 心房、脑室 - 颈静脉）用于治疗脑积水（现在很少用）通常是在分流部位继发微生物定植引起的肾小球肾炎、葡萄球菌（*Staph. albus*）感染占 75%[1015]，其他细菌，如痤疮丙酸杆菌（*Propionibacterium acnes*）报道较少[1016, 1017]。脑室 - 腹膜分流术感染的概率低，但也有发生肾小球肾炎的报道[1018]。

病人通常表现为发热，检查可发现贫血、肝大、脾大、紫癜、关节炎和淋巴结肿大，肾脏表现包括血尿（镜下或肉眼）、蛋白尿（30% 的患者出现肾病综合征）、氮质血症和高血压。实验室检查异常包括类风湿因子、冷球蛋白阳性，血沉增快、CRP 水平升高、低补体血症循环免疫复合物阳性[1019, 1020]。分流性肾炎通常在分流术后数月内出现，但有延迟性表现的报道，最迟可达 20 年[1021]。光学显微镜下，肾小球病理表现为系膜增生或膜增生。免疫荧光显示为弥漫性 IgG、IgM 和 C3 颗粒样沉积。分流性肾炎主要为 IgM 沉积。电子显微镜下，电子致密物沉积在系膜和内皮下[1017, 1022]。抗生素治疗和迅速去除感染导管通常可以使肾小球肾炎得以缓解[1023]，但是也有进展为慢性肾衰竭的病例报道[1024]。有个别病例报道 PR3-ANCA 滴度升高，在去除感染的分流管后，无论是否使用皮质激素，PR3-ANCA 滴度降低[1025]。

（三）内脏感染

腹部感染、肺部感染、腹膜后脓肿这些内脏感染都可以导致肾小球肾炎[1026]。临床过程可能比较隐匿，但临床和病理综合征与感染性心内膜炎相似。Beaufils 等报道了 11 例内脏脓肿并发急性肾衰竭，其中有些患者循环冷球蛋白呈阳性、血清补体水平降低、循环免疫复合物阳性。所有病例的肾活检呈弥漫性增生性肾小球肾炎和新月体肾小球肾炎。连续切片肾活检证实肾小球肾炎的进展与感染有密切的平行关系。感染迅速并完全治愈的患者，肾功能完全恢复。感染未治愈或延误治疗的患者，发生慢性肾衰竭[1027]。这些现象在老年患者和糖尿病患者中更差[998]。

（四）其他细菌感染和真菌感染

先天性、继发性和潜伏期梅毒偶可累及肾小球。其典型表现为肾病综合征，蛋白尿、通常经青霉素治疗后有反应[1028–1032]。肾活检的典型表现为膜性肾病，伴有不同程度的增殖，IgG 和 C3 颗粒样沉积。沉积物可洗脱出密螺旋体抗原和抗体。微小病变[1033]和新月体肾小球肾炎[1034]、淀粉样变较罕见。

汉赛巴尔通体是导致巴尔通体病（猫抓病）的病原体。通常表现为皮肤丘疹伴局部淋巴结病变，罕见心内膜炎、中枢神经系统受累（脑病）、全身性皮疹，以及帕里诺眼淋巴结综合征（发热、局部淋巴结病和滤泡性结膜炎），肾脏表现罕见，包括 IgA 肾病[1035]，以 IgM 沉积为主的感染后肾小球肾炎[1036, 1037]，或坏死性肾小球肾炎[1038]。控制感染后通常可自行恢复，但有报道因肾脏严重损害发展为终末期肾衰竭[1038]。

麻风病肾损害的表现有氮质血症、蛋白尿、肾病综合征、肾小管损害和血尿，尤其在麻风反应中更常见[1039–1044]。但很少出现急进性肾小球肾炎[1045]和终末期肾病[1046]。肾活检可见系膜增生、弥漫增生性肾小球肾炎、新月体肾炎、膜性肾病、膜增殖性肾小球肾炎、微血管炎和淀粉样变。在肾小球内均可检查到有麻风分枝杆菌。

曲霉菌病与免疫复合物介导的肾小球肾炎有关[1047]。膜性肾病、膜增殖性肾小球肾炎、新月体肾炎和淀粉样变与结核分枝杆菌有关[1048–1051]。支原体与肾病综合征和急进性肾小球肾炎有关。抗生素并不能改变这些疾病的病程。在病变肾小球可检测到支原体抗原[1052–1056]。有报道肺炎球菌感染引发急性肾小球肾炎合并低补体血症。肾活检呈增生性肾炎，可见 IgG、IgM、补体 C1q、C3 和 C4 沉积，以及肺炎球菌抗原[1057, 1058]。诺卡菌病与系膜毛细血管性肾小球肾炎有关[1059]。布鲁菌感染，患者可出现血尿、蛋白尿（肾病性蛋白尿）和不同程度的肾功能损害，使用抗生素后症状改善，但组织学异常、蛋白尿和高血压可持续存在。肾活检可见肾小球系膜增生、局灶性节段性毛细血管内增生、弥漫性增生和新月体。免疫荧光偶见 IgA、无 IgG 沉积 [1060–1064]。80% 的钩端螺旋体感染患者出现无症状尿检异常，肾活检常表现为小管间质性肾炎，极少出现系膜或弥漫增生性肾小球肾炎 [1065, 1066]。沙门菌感染的伤寒患者有 1%～4% 继发肾小球肾炎，无症状性尿检异常较为常见，肾脏损害较短暂，2～3 周可恢复，血清补体 C3 降低，系膜增生并以 IgG、C3、C4 沉积最常见，IgA 肾病也有报道 [1067–1069]。

二十四、寄生虫疾病相关性肾小球损害

（一）疟疾

四种疟原虫引起人类疾病，包括间日疟原虫、恶性疟原虫、三日疟原虫（引起三日疟）和卵形疟原虫。肾脏受累在三日疟原虫和恶性疟原虫中已有深入的研究。在恶性疟疾中，临床表现明显的肾小球疾病并不常见，可呈无症状尿检异常，包括亚肾病综合征水平的蛋白尿、血尿或脓尿，肾功能往往正常。肾活检表现为系膜增生或膜增生性病变 [1070]。严重疟疾可以表现为血红蛋白尿和急性肾衰竭 [1071]。在最初的儿童感染报道中，三日疟与肾病综合征密切相关，经抗疟治疗或激素治疗无明显改善，3～5 年内甚至进展为终末期肾衰竭 [1072]。乌干达感染三日疟的成人和儿童肾活检结果显示，部分为增生性肾小球肾炎（弥漫性、局灶性、小叶性或轻微病变），膜性肾病也可见 [1073]。但在尼日利亚的儿童中，最常见的肾脏病理变化为局灶性或弥漫性的肾小球毛细血管壁增厚伴局灶或广泛的双规征和节段性肾小球硬化症 [1074]。免疫荧光显示 IgG、IgM、C3 和三日疟原虫抗原沉积在肾小球。电子显微镜下，在不规则增厚的肾小球基底膜可见电子致密物 [1075]。值得注意的是，最初在地方性流行区域的尼日利亚，并没有发现三日疟与儿童肾病综合征相关 [1076]。疟疾引起肾小球疾病可能与单核 / 巨噬细胞被寄生虫感染后，其细胞上的补体受体 1（complement receptor 1，CR1）表达减少引起免疫复合物清除障碍有关。CR1 结合补体 - 免疫复合物，这对它们的清除至关重要 [937]。

（二）血吸虫病

血吸虫病是由裂体吸虫属血吸虫引起的一种寄生虫病。曼氏血吸虫和日本血吸虫引起肝硬化，埃及血吸虫引起膀胱炎。曼氏血吸虫引起的肾小球损害包括系膜增生、局灶性硬化、膜增生性病变、新月体改变、膜性肾病、淀粉样变、最终可进展至终末期肾病 [1077–1079]。在肾活检组织中可检测到血吸虫抗原 [1080]。除埃及血吸虫偶尔引起的肾病综合征可经抗寄生虫药物治疗后缓解 [1077]，一般的抗血吸虫药物对肾脏病变治疗无效 [1081]。有些血吸虫病患者的肾脏损害可能与沙门菌感染有关 [1082]。

（三）利什曼病及其他

利什曼病，又称黑热病，由杜氏利什曼原虫引起，其引起的肾脏损害较轻，可在抗利什曼原虫治疗后缓解，肾活检表现为肾小球系膜增生或局灶性毛细血管内增殖，IgG、IgM、C3 在增生区域沉积，也可出现淀粉样变 [1083, 1084]。在锥体虫病中，布氏锥虫罗德西亚亚种（*Trypanosoma rhodesiense*）和布氏锥虫冈比亚亚种（*Trypanosomagambiense*）是引起非洲睡眠病（Africansleeping sickness）的病原体。锥虫病很少引起蛋白尿 [1085]。丝虫病由丝虫引起，寄生于人体的主要有吴策线虫属（*Wuchereria*）、血丝虫属（*Brugia*）、罗阿罗阿丝虫（*Loa*）、旋盘尾丝虫（*Onchocerca*）。血尿、蛋白尿（肾病综合征）的表现可见于丝虫病。丝虫病的肾脏表现可以在治疗感染时出现。肾活检可见系膜增生性肾小球肾炎伴 C3 沉积、弥漫增生性肾小球肾炎，罗阿丝虫病中可见塌陷性肾小球病的病理改变 [1086–1091]。肾门淋巴管性丝虫病患者，出现乳糜尿，其蛋白尿可为肾病综合征性蛋白尿，但无低蛋白血症和肾小球损害 [953]。旋毛虫病由旋毛线虫（*Trichinellaspiralis*）引起，可以出现蛋白尿和血尿，经过特殊治疗后可减轻。罗阿丝虫病患者肾活检显示系膜增生肾小球肾炎伴 C3 沉积 [1092, 1093]。细粒棘球绦虫（*Echinococcusgranulosus*）和多房棘球绦虫（*Echinococcus multilocularis*）引起棘球蚴病，亦称包虫病。系膜毛细血管肾小球肾炎和膜性肾病可偶见于肝包虫病 [1094, 1095]。弓形虫感染引起的肾病综合征可见于婴儿，成人不常见，其肾脏病理表现为系膜和内皮细胞增生，伴 IgG、IgA、IgM、C3 和纤

维蛋白原在增生区沉积[1096-1098]。

二十五、病毒感染相关性肾小球损害

病毒通过多种机制引起肾小球损伤，包括直接细胞毒性作用、免疫复合物的沉积或启动自身免疫。

在一项以往健康人进行的非链球菌性上呼吸道感染的研究中，发现 4% 的人在肾活检时有红细胞管型和肾小球肾炎。有些腺病毒感染、甲型流感或乙型流感患者，他们的血清补体水平下降。一项 9 例肾活检显示局灶性或弥漫性系膜增生患者的研究中，6 例伴有系膜区 C3 沉积，随访约 50% 患者的肌酐清除率降低[1099]。

EB 病毒感染可引起肾病综合征[1100]。尿检异常的患者肾活检可出现免疫复合物介导的肾小球肾炎伴肾小管间质性肾炎[1101]、微小病变伴 IgM 沉积[1102]、膜性肾病[1103]、广泛的肾小球系膜溶解伴节段系膜硬化[1104]。肾小球中存在 EB 病毒 DNA 被认为可加重慢性肾小球损害[1105]。其他病毒很少引起肾小球肾炎，包括带状疱疹病毒、腮腺炎病毒、腺病毒、埃可病毒、柯萨奇病毒、甲型和乙型流感病毒[1106]。

（一）HIV 相关性肾小球病

目前全球估计有 3530 万人携带人类免疫缺陷病毒，每年新增感染人数超 200 万[1107]。HIV 感染者可发生多种肾小球病变，其中一种特殊形式的肾小球病变被称为 HIV 相关性肾病（HIV-associated nephropathy，HIVAN）[1108, 1109]。自 1996 年联合性抗逆转录病毒治疗方案（cART）被引入后，获得性免疫缺陷综合征（艾滋病）的患者伴随有肾脏损伤的生存率延长[1110]。由于 cART 及传统的共病如糖尿病、高血压的治疗，艾滋病患者存活时间延长，HIVAN 发展至终末期肾病的发生率稳定在每年新增 800～900 例[1111]。与此一致的是，1997—2004 年，组织学诊断 HIVAN 比例由 80% 下降至 20%。然而，在资源贫乏的国家，HIVAN 仍然是终末期肾病的常见病因[1110]。

（二）HIV 相关性肾病

1. 临床特征

1984 年，在 HIV 感染者中第 1 次报道了一种新型的硬化性肾小球病[1112]。随后主要来自大都市治疗中心的研究记录和描述了 HIVAN 的发生及特征[1112-1122]。在美国东海岸大都市医疗中心的 HIV 阳性肾病综合征患者中，HIVAN 患病率达 90%，而旧金山的患病率只有 2%，HIV 血清学阳性患者多为白种人群的同性恋者[1123-1125]。

HIVAN 好发于感染 HIV 的黑色人种，黑色人种与白种人发病率为 12：1[1126]。HIVAN 是 20—64 岁非裔美国人继糖尿病和高血压后，引起终末期肾病的第三大病因[1119, 1127]。种族因素影响 HIV 受体的突变率，这可以部分解释 HIV 感染和 HIVAN 具有种族差异[1128-1130]。利用混合连锁不平衡绘制遗传图谱的方法已将 HIVAN 和散发性 FSGS 与位于 22 号染色体上 *APOL1* 基因变异体联系起来，从而可

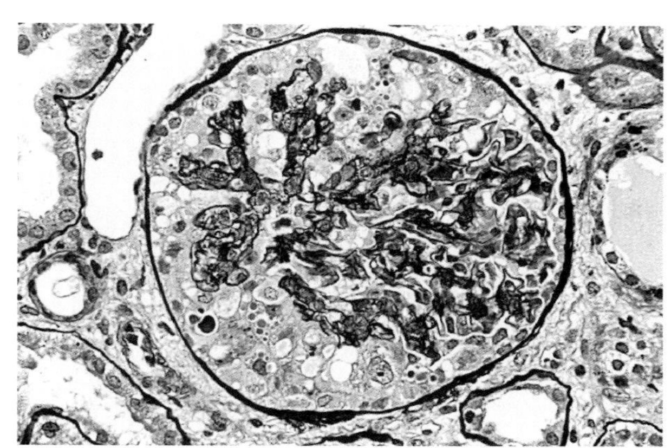

▲ 图 32-51　人类免疫缺陷病毒相关性肾病
电子显微镜下显示肾小球基底膜皱缩，足细胞肥大，足突完全融合，胞质内较多蛋白吸收滴（2500×）

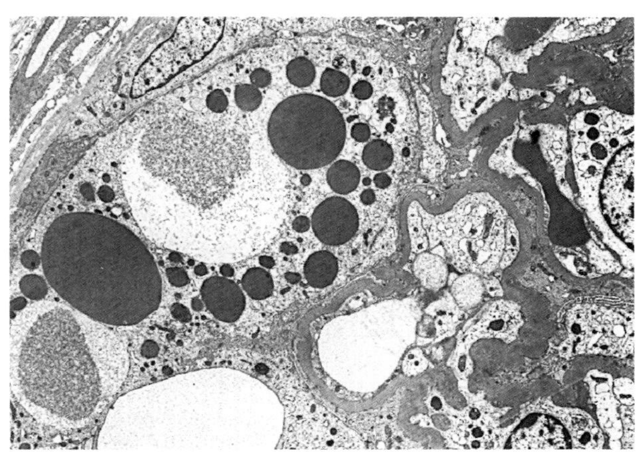

▲ 图 32-52　人类免疫缺陷病毒相关性肾病
肾小球毛细血管襻塌陷，其上覆盖有足细胞，尿囊腔扩张。小管扩张成微囊样，充以蛋白样物质管型（PAS，125×）

以解释黑色人种发病率高的原因 [1131, 1132]。

HIVAN 最主要的危险因素是静脉毒品滥用，此外艾滋病高风险人群，包括同性恋、性传播、围产期获得性疾病、暴露于污染的血液制品 [1108]。HIV 多发生在 CD4 细胞计数低的患者中，但不一定是临床显性艾滋病患者。美国纽约的一项研究发现，无症状 HIV 感染者出现 HIVAN 更为常见（12/26 为无症状感染者）[1112, 1116]。HIVAN 发病与患者年龄、感染时间、有无机会性感染、是否存在恶性肿瘤均无关 [1108]。临床筛查 HIV 阳性患者中 HIVAN 发病率达 3.5% [1133]，而尸检报道的 HIVAN 发病率在 HIV 阳性患者中占 6.9% [1134]。

HIVAN 的临床特征，包括蛋白尿和肾功能不全，蛋白尿多为肾病范围的或大量蛋白尿。肾病综合征的其他表现如水肿、低蛋白血症、高胆固醇血症在有些患者也常见。但在另一些有大量蛋白尿的患者中，这些表现却不常见 [1108, 1112, 1115, 1116, 1120, 1122, 1135]。同样，高血压的发病率即使在严重肾衰竭患者也高低不一。部分患者表现为亚肾病综合征性蛋白尿、尿沉渣镜下血尿、无菌性脓尿 [1136]。肾脏 B 超回声增强或肾脏体积增大，即便在肾功能不全的情况下，肾脏大小超过 12cm [1116, 1120]。肾脏 B 超回声增强与小管间质病变的相关性好于肾小球病变 [1120]。

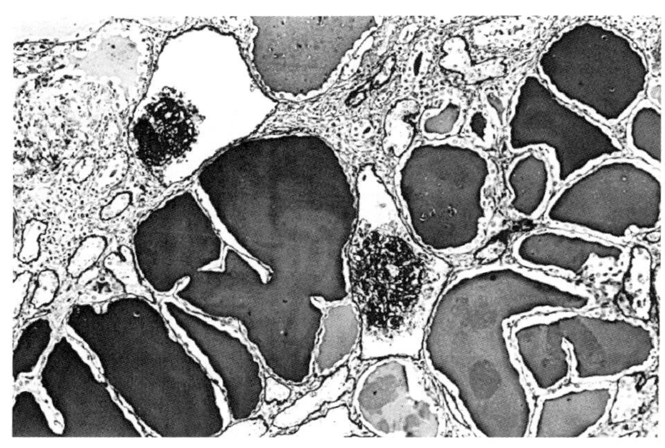

▲ 图 32-53　人类免疫缺陷病毒相关性肾病
图中显示肾小球塌陷型硬化的特征性的组织学改变。肾小球毛细血管壁的皱缩导致肾小球毛细血管腔闭锁，伴随脏层上皮细胞肥大增生，形成假性新月体（PAS，325×）

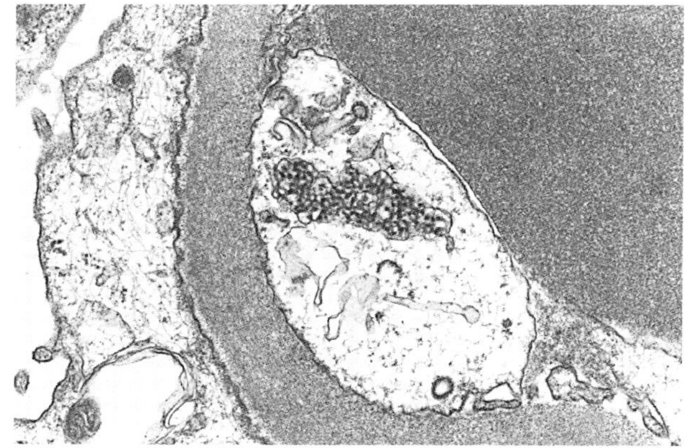

▲ 图 32-54　人类免疫缺陷病毒相关性肾病
电子显微镜显示肾小球内皮细胞的内质网中存在管网状包涵体（6000×）

2. 病理

HIVAN 在病理上的定义是特指光镜下表现为塌陷型 FSGS，伴肾小球毛细血管襻皱缩、管腔闭塞，呈节段或球性分布 [1109, 1114, 1137]（图 32-51）。肾小球脏层上皮细胞明显增生肥大，并聚集在塌陷的肾小球小叶周围（图 32-52）。一项研究分析了足细胞的分化增殖表型改变，发现塌陷型肾小球足细胞的分化标志物消失，伴足细胞增生，提示足细胞表型调节异常 [1138]。随后的研究认为是肾小球壁层上皮细胞增殖取代缺失的足细胞 [1139]。即使血肌酐和蛋白尿改变程度相当，HIVAN 患者肾小球塌陷比例、透明变性和足细胞肿胀程度重于特发性 FSGS 或海洛因肾病 [1114]。HIVAN 的肾小管间质病变更严重，表现为小管退行性变和再生、间质水肿、纤维化和炎症 [1109, 1114]。肾小管常有严重的微囊样扩张，且内含蛋白性管型（图 32-53）。免疫荧光下可见 IgM 和 C3。但是，电镜下未见电子致密物（图 32-51）。几乎所有未经治疗的 HIVAN 患者肾活检组发现肾小球和血管内皮细胞存在管网状包涵体（tubuloreticular inclusion，TRI）（图 32-54）[1108, 1109, 1114, 1137]。在滑面内质网内可见 24nm 相互吻合的管状结构。值得注意的是，接受 cART 治疗后的 HIVAN 患者肾小球塌陷的特征可消失，出现典型的 FSGS 病变 [1111, 1140]。

3. 发病机制

实验证据有力地支持 HIV-1 直接感染肾实质细胞。通过原位杂交，在肾小管上皮细胞、肾小球上皮细胞（脏层和壁层）、肾间质的白细胞中可检测到 HIV-1 RNA [1141]。肾脏上皮细胞有可能为 HIV 病毒的贮藏池。因为 HIV RNA 病毒在肾脏中可以检测到，而病毒载量在外周血中不能被检测出 [1141]。肾小管上皮细胞感染 HIV 病毒能支撑病毒的复制，证据源于在同一患者中，相较于外周血单核细胞，在肾脏上皮细胞可以检测到 HIV 病毒的准种[1142]。

复制缺陷的 HIVAN 转基因小鼠已制备成功，其病变损害与人 HIV 肾脏病变表现一致[1143-1145]，且提示肾脏上皮细胞中病毒基因产物的表达是肾病发生的基础。

塌陷性肾小球病的发生与足细胞增殖和去分化有关[1138]。p27 和 p57 这两种周期蛋白依赖性激酶抑制物（调节细胞周期）在 HIVAN 足细胞中的表达降低，而另一种周期蛋白依赖性激酶（CDK）抑制物 p21 表达增加[1146]。调控这些改变的 HIV 基因也有研究。Nef 基因（通过激活酪氨酸激酶起作用）与 HIV 引发的足细胞病变[1147]和 HIVAN 小鼠模型[1148]相关。nef 和 vpr 基因在足细胞功能障碍和进行性肾小球硬化中有协同作用[1149]。Vpr 在 G_2 细胞周期阻滞和诱导细胞凋亡中起重要作用[1150]。足细胞中还发现了一些其他异常，这些异常与足细胞的未成熟表型和功能丧失有关。维甲酸（一种重要的分化因子）的合成障碍与视黄醇脱氢酶 9 的表达降低有关[1151]。端粒酶蛋白 TERT 在 HIVAN 足细胞中的表达增加。TERT 增加上调 Wnt 信号通路，这也与足细胞去分化有关。抑制 TERT 或 Wnt 信号可改善足细胞病变[1152]。

在隐性遗传模型中，编码载脂蛋白 L1 的 APOL1 基因与黑色人种患者 HIVAN 发生率相关，且黑色人种的发生风险高达 29 倍。未经治疗的 HIV 感染黑色人种患者中，具有两个 APOL1 危险等位基因（G1/G1、G1/G2 或 G2/G2）者，发生 HIVAN 的风险为 50%。此外，大多数具有两个 APOL1 危险等位基因的患者肾活检中可见 FSGS，而具有一个或零危险等位基因的患者，免疫复合物性肾小球肾炎更为常见[1153]。载脂蛋白 1 变异风险与 HIVAN 相关的机制尚未完全阐明，但被认为与足细胞自噬缺陷相关。足细胞中的 IFN 信号在体外研究已经证明可以上调 APOL1 的合成[1154]。在小鼠研究中，发现足细胞表达 APOL1 风险变异等位基因可干扰内体运输和阻断自噬通量，最终导致炎症性足细胞死亡和肾小球瘢痕形成[1155]。

4. 病程和治疗

在艾滋病的早期流行阶段，HIVAN 的自然病程进展很快，可快速进展为终末期肾病。美国的系列病例显示，在确诊 1 年内就需要透析[1112]。联合的抗病毒方案和新药的应用对治疗 HIVAN 有效果[1140, 1156-1158]。HIVAN 的进展是抗逆转录病毒治疗的一个指标。当 cART 治疗引入后，HIVAN 导致终末期肾病的新病例增速明显减缓[1159]。

有些研究已使用皮质激素治疗 HIVAN。早期研究发现儿童应用泼尼松治疗 HIVAN 无效[1160, 1161]。感染 HIV 的儿童中，病理类型为微小病变的，使用激素治疗可缓解，但肾小球硬化和塌陷性损害的儿童，对激素治疗效果不明显[1108]。在成人中，几项回顾性研究报道使用激素可在短期内改善临床症状及指标[1162-1164]。

3 例病理诊断为 HIVAN 的儿童患者应用环孢素后肾病综合征获得持续缓解[1160]，最后因感染而停用环孢素，肾病综合征复发并随后进展至肾衰竭。

个别病例和小规模的临床研究发现 ACEI 可减轻 HIVAN 患者的蛋白尿和延缓肾脏病进展[1165-1167]。HIV 患者血清 ACE 水平升高，ACEI 可通过血流动力学机制或通过调节细胞外基质生成和系膜细胞增殖，甚至通过影响 HIV 蛋白酶活性，防止蛋白尿和肾小球硬化[1165-1167]。尽管其中一些研究使用了年龄、性别、种族、肾功能不全和蛋白尿程度相似的未经治疗的 HIV 患者为对照组，但这些研究不是随机、盲法的试验。然而，在这些非随机、非盲法研究中，ACE 治疗蛋白尿减少、血肌酐升高和 ESRD 进展减缓。

目前，HIVAN 的治疗应包括使用多种抗病毒药物，与无肾病的 HIV 感染患者的治疗相同。使用 ACEI 或血管紧张素 Ⅱ 受体抑制剂可能获益，但要特别注意高钾血症和血清肌酐的急性升高。有几项研究证明接受肾移植的 HIVAN 患者有良好的预后[1168-1171]。目前认为，肾移植不再是 HIV 阳性患者的禁忌证，但这些待移植患者应至少 6 个月内检测不到病毒载量，CD4 细胞＞ 200/μl[1172, 1173]。

（三）HIV 感染相关的其他肾小球损害

在应用 cART 治疗前，HIVAN 是最常见的 HIV 感染患者的肾小球病类型，但其他类型的损害也有报道。在 cART 治疗问世后，病毒载量低于 400copies/ml 的 HIV 阳性患者的肾活检更有可能出现高血压性肾硬化[1174]或糖尿病肾脏疾病[1175]。HIV感染后肾小球病变中有两种类型不常见，一种是HIV相关免疫复合物肾病（HIV-associated immune complex kidney disease，HIV-ICD），另一种是血栓性微血管病。HIV-ICDs可表现为多种肾小球病理类型，其特征是免疫复合物沉积。HIV感染者的免疫复合物肾小球肾炎包括IgA肾病、狼疮样肾小球肾炎、感染后肾小球肾炎、MPGN和冷球蛋白血症性肾小球肾炎[1111, 1176]。在一系列报道中超过100例HIV阳性的肾小球病，典型HIVAN占73%，其他病变包括MPGN10%、MCD6%、淀粉样变3%、狼疮样肾炎3%、急性感染后肾小球肾炎2%、膜性肾病2%，局灶性和节段性坏死性肾小球肾炎、血栓性微血管病、IgA肾病和免疫触须样肾小球病各1%[1109, 1177-1179]。

IgA肾病在一些HIV感染者中已有报道，白色人种和黑色人种都有发生，黑色人种中典型的IgA肾病少见[1180-1184]。临床特征上表现为血尿、蛋白尿和肾功能不全。皮肤白细胞碎裂性血管炎与过敏性紫癜性肾炎的病例也有报道。肾脏病理可有不同表现，如系膜增生性肾小球肾炎、肾小球硬化伴系膜区IgA沉积。IgA抗HIV免疫复合物可以从此类患者的肾脏中洗脱出来，有些患者有循环免疫复合物包含针对病毒蛋白的IgA特异型抗体，如抗HIVp24或HIVgp41[1183]。

在HIV感染者中MPGN是最常见的免疫复合物性肾炎类型。在静脉药物滥用者中HIV与HCV常同时感染[1185, 1186]，多数表现为镜下血尿、肾病性蛋白尿、肾功能不全。冷球蛋白通常为阳性、低补体血症也常见，部分患者出现乙肝和丙肝的同时感染。病理表现多与原发性MPGN的Ⅰ型和Ⅲ型类似，尽管有些患者呈现节段性膜性或系膜增生的特征[1187]。

有些患者表现为狼疮样免疫复合物肾小球肾炎[1119, 1188-1191]。这些患者中大多有SLE的血清学阳性，抗核抗体（ANA）、抗DNA抗体（anti-DNA）阳性，补体水平降低。而普通HIV感染人群的ANA阳性率低、抗DNA抗体几乎检测不到[1192]。这些患者通常使用皮质激素，或联用霉酚酸酯同时抗病毒治疗，但结果不一[1191]。

类似于TTP的包括血栓性微血管病，不论在白色人种还是黑色人种HIV感染者中并不罕见，大多数已经处于HIV感染的晚期，并有血尿、蛋白尿和不同程度的肾功能不全。其他典型TTP表现如发热、神经症状、血小板减少、微血管病性溶血性贫血常见。启动或重启cART治疗、血浆置换或辅用免疫抑制可导致病情缓解[1193]。ADAMTS13的降低可能与较好的预后相关（在特发性TTP中）[1194]。但需要排除其他疾病，如恶性高血压、血管侵入性感染（如卡波西肉瘤）、HIV直接诱发的HUS[1195]。

二十六、肝脏疾病相关的肾小球损害

（一）乙型肝炎

乙型肝炎病毒与肾小球肾炎的相关联系发现至今已有40多年历史。乙型肝炎呈全球性分布。在病毒流行的国家（撒哈拉以南非洲、东南亚和东欧），存在母婴垂直传播和水平传播。在儿童乙型肝炎相关肾病中，患病率男性和女性比例为4 ∶ 1[1196-1198]。在美国和西欧，乙型肝炎的主要传播途径是通过胃肠外途径或性传播途径，肾病主要影响成人，其临床病程因地而不同[1199-1201]。然而，乙型肝炎携带者中少见乙型肝炎病毒相关性肾病[1202]。如前所述，结节性多动脉炎也与乙型肝炎相关[1203]。

1. 临床特征

大多数患者出现蛋白尿或肾病综合征。在流行地区，可能以前没有肝炎病史。大多数患者在病程初期肾功能正常，尿检有红细胞，但大多数较轻，可能无肝病症状（乙肝携带者）或呈慢性临床症状轻微，血清转氨酶正常或轻度升高(在100～200U/L之间)。肝活检常显示为慢性活动性肝炎，有些患者最终发展成肝硬化。乙肝携带患者常自发缓解，肾脏异常也缓解。在乙肝流行地区中的儿童，乙型肝炎病毒相关肾病常自发缓解。10年后的自发缓解的概率可高达80%[1024, 1205]。

2. 病理表现

乙型肝炎病毒相关肾病大多病理表现为膜性肾病，也有系膜增生和硬化[1196, 1197, 1199-1201, 1206, 1207]。在中国膜性肾病的队列研究中，12%的患者合并乙肝病毒，少见MPGN伴系膜细胞插入、形成双层GBM、肾小球内皮下沉积[1199, 1201, 1206]。有报道在Ⅲ型MPGN中，除了有Ⅰ型MPGN的改变外，还有上皮下电子致密沉积[1201]。膜性肾病合并新月体肾炎和原发性新月体肾炎也有报道[1208-1210]。

肾小球损害可能为免疫复合物所介导。HBsAg、HBcAg 和 HBeAg[1211]证实存在于受损的肾小球，HBV DNA 也证实存在[1198, 1212]。在乙型肝炎病毒相关膜性肾病中，很少有肾小球抗磷脂酶 A_2 受体（PLA2R）染色阳性和循环中存在抗 PLA2R 抗体的报道[1210]。

3. 治疗

对于轻型流行性乙型肝炎病毒肾病的儿童，除了支持治疗外，不提倡其他治疗。对肾功能不全进展期的患者，干扰素的使用效果不一[1213-1216]。激素不能显著改善蛋白尿，且可以增加病毒复制[1217, 1218]。核苷类似物包括拉米夫定、替比夫定、阿德福韦、恩替卡韦或替诺福韦通过抑制病毒 DNA 聚合酶抑制 HBV 复制，治疗乙型肝炎具有临床效果。尤其是在一项 10 例乙型肝炎病毒相关肾病的研究中，拉米夫定被证明可以减少蛋白尿和 ESRD 的发生率[1219]。在另一项 16 例患者的小规模随机研究中，拉米夫定联合皮质激素治疗没有改善肾脏结局[1220]。与历史性对照相比，肾移植患者接受拉米夫定先期治疗的存活率有所提高[1221, 1222]。Meta 分析证实，皮质激素并不能改善蛋白尿，但抗病毒治疗与清除 HBeAg 和改善蛋白尿相关[1223]。目前的乙肝治疗不鼓励使用拉米夫定，因为耐药率很高，建议使用替诺福韦、恩替卡韦和聚乙二醇 IFN-α-2a[1224]。然而，目前还没有关于乙型肝炎相关肾小球肾炎对这些新药物治疗反应的数据。

（二）丙型肝炎

与 HCV 感染相关的肾脏疾病，包括 MPGN 伴或不伴混合性冷球蛋白血症、膜性肾病。MPGN 是最常见的免疫复合物类型[1225-1227]。有些罕见的病例也与 HCV 相关，包括弥漫性增生性和渗出性肾小球肾炎、多发性动脉炎、纤维性和免疫触须样肾小球病[1228, 1229]。大多数患者血清转氨酶水平升高反映肝脏疾病，但也有患者无急性肝炎病史、转氨酶水平正常。

1. 发病机制

丙型肝炎病毒相关性肾炎是由免疫复合物介导的疾病。慢性 HCV 感染患者可见 B 细胞多克隆扩增，并分泌 IgM 类风湿因子。丙型肝炎病毒刺激 $CD27^+IgM^+$B 细胞克隆扩增并产生一种类风湿因子，这种因子通常由 V_H1-69 和 $V_\kappa3-20$ 基因编码。这些 B 细胞表现出两个特征，即无能和病毒诱导的功能耗竭。B 细胞受体由于持续受到交联刺激而发生细胞无能，无能表现在磷酸化的胞外信号调节激酶高表达和细胞生命周期的缩短。病毒诱导的功能耗竭细胞呈现 $CD21^{low}$ 表型，并表现出对 B 细胞受体和 TLR9 联合刺激的无反应特征。在 B 细胞对病毒持续性应答方面，混合性冷球蛋白血症 B 细胞（MC B 细胞）的无能可出现快速恢复，但是病毒特异性耗竭却很难快速恢复反而长时间地抑制细胞的功能[1230]。

HCV 特异性蛋白已从病变肾小球分离[1231]。蛋白尿减少与抗 HCV 治疗后病毒血症消失有关（见下文），病毒血症的复发常伴随有蛋白尿增加。

2. 临床和病理特征

混合性冷球蛋白血症与丙型肝炎相关，可引起系统性血管炎。患者可出现全身症状、可触及性紫癜、周围神经病变和低补体血症。肾脏表现包括血尿、蛋白尿（通常为肾病性蛋白尿）和肾功能不全。肾脏组织学表现与特发性Ⅰ型或Ⅲ型 MPGN 相似（图 32-55 和图 32-56）。与特发性 MPGN 不同的改变包括光学显微镜下管腔内可见蛋白“血栓”、电子显微镜下可见有序排列的环管状亚结构电子沉积物。在丙型肝炎血清学检测开展之前，混合性冷球蛋白血症被认为是一种特发性疾病（“自发性”混合冷球蛋白血症），随着认识的深化，混合性冷球蛋白血症患者检测 HCV 后，发现高达 95% 的患者合并 HCV 感染[1232]。很少有报道血栓性微血管病与冷球蛋白血症相关[1233]。有报道不伴冷球蛋白血症的 MPGN，但非常少见[1226]。

HCV 感染相关的膜性肾病很少见，患者表现肾病综合征或蛋白尿。补体水平一般正常，冷球蛋白和类风湿因子阴性[1234]。目前，原发性膜性肾病的主要靶抗原 PLA2R 染色已应用于肾活检组织。已经证明有些 HCV 感染的膜性肾病患者实际上是原发性膜性肾病[1235]。

肾移植后Ⅰ型 MPGN（伴或不伴冷球蛋白血症）和膜性肾病均可以在移植肾复发，甚至导致移植肾失功[1236-1239]。HCV 阳性患者肝移植后，自体肾脏也可以出现类似的病变[1240, 1241]。

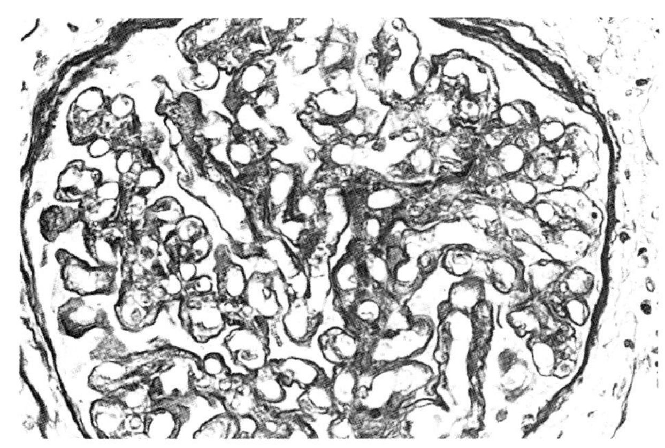

▲ 图 32-55　Ⅰ型丙型肝炎相关膜增生性肾小球肾炎
肾小球系膜区扩张，系膜细胞增生插入肾小球基底膜的形成双轨征（PAS，500×）

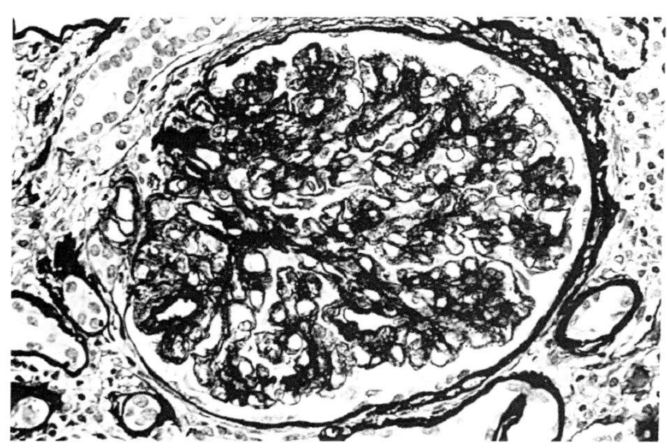

▲ 图 32-56　Ⅲ型丙型肝炎相关膜增生性肾小球肾炎
Ⅰ型膜增生性肾小球肾炎（系膜增生和肾小球基底膜双轨征）和膜性肾病（基底膜钉突）的混合特征（Jones 六胺银，325×）

3. 治疗

随着有效口服直接抗病毒药物（oral direct-active antiviral，DAA）的出现，丙型肝炎病毒相关肾脏疾病的治疗发生了革命性的变化，抗丙肝病毒治疗可获得完全的免疫学应答。在 DAA 问世前，一些早期的报道显示 α-IFN 对治疗丙型肝炎有效[1234, 1242, 1243]，停用 α-IFN 治疗后大多数患者病毒血症和冷球蛋白血症复发。相反的是，干扰素治疗可能会加剧蛋白尿和血尿，这似乎与病毒的抗原作用无关[1244]。在一项 20 例丙型肝炎病毒相关性肾炎（HCV-GN）的研究中，第二代利巴韦林和聚乙二醇干扰素联合治疗可改善肾功能，25% 的患者出现病毒学应答反应[1245]。另一项 18 例患者的研究显示，2/3 的患者出现持久性病毒学应答，这与肾功能的改善有关[1246]。联合治疗（尤其是利巴韦林）在有明显肾功能不全的患者，不能很好地耐受[1247]。丙型肝炎病毒肾移植患者应用 IFN-α 治疗，与急性肾衰竭[1248]和急性体液排斥反应[1249]有关，因此不推荐使用。

美国感染病学会 / 美国肝病研究协会（IDSA/AASLD）已发布指南，使用新一代 DAAs 可以使 90% 以上患者产生持续性病毒应答[1250]。在一项连续观察 24 例丙型肝炎病毒冷球蛋白血症性血管炎患者（丙型肝炎病毒相关性肾炎占 21%）的研究中，使用索非布韦联合利巴韦林（不使用干扰素）治疗 24 周，约 74% 的患者在治疗后 12 周出现持续性免疫学应答，87.5% 的患者在治疗 24 周出现临床完全应答。

在有症状的冷球蛋白血症患者中，免疫抑制治疗可以缓解症状。在 DAA 临床应用之前，有症状的患者使用伴或不伴抗病毒药物的免疫抑制剂治疗方案。即使在干扰素耐药的情况下[1252]，环磷酰胺治疗已成功用于丙型肝炎病毒相关性肾炎[1251]，环磷酰胺治疗可能与病毒载量暂时的可逆性增加和准种的变化相关[1253]。氟达拉滨（Fludarabine）可降低 HCV 相关冷球蛋白血症性 MPGN 患者的蛋白尿[1254]。利妥昔单抗与丙型肝炎病毒相关性肾炎（HCV-GN）蛋白尿的缓解相关[1255-1257]。在 HCV-GN 肾移植患者中，尽管感染性并发症的发生率较高，但肾脏指标也有改善[1258]。单用利妥昔单抗已成功治疗复发性冷球蛋白血症性血管炎，且不良事件发生率较低[1259]。

目前，许多患者不需要免疫抑制剂，单用 DAA 可改善血管炎。由于应用含干扰素治疗方案的持续性病毒学应答率低[1260]，已有建议对伴有肾病性蛋白尿急性发作或快速进展性肾小球肾炎患者，可以考虑使用免疫抑制剂物（利妥昔单抗或环磷酰胺、联用皮质激素），严重病例可用血浆置换治疗[1261]。

（三）自身免疫性慢性活动性肝炎

自身免疫性慢性肝炎是一种特殊的全身性自身免疫性疾病，临床特征以肝脏进行性坏死和纤维化表现为主[1262]。肾小球肾炎和间质性肾炎与该疾病相关。肾小球病变患者表现为肾病综合征或肾功能不全。肾活检呈现膜性肾小球肾炎或 MPGN 改变。

在 2 例膜性肾病患者中，报道存在循环免疫复合物含有 U1–RNP（核糖核蛋白）和 IgG。肾组织的洗脱液显示高浓度的抗 U1–RNP 抗体。目前尚不明确免疫抑制治疗是否能改善肾脏病变[1262]，也不清楚是否存在自身免疫性慢性肝炎合并丙型肝炎感染。

（四）肝硬化

肾小球肾炎在肝硬化患者中很少见，50% 以上的肝硬化患者在尸检和活检时发现肾小球形态异常伴 IgA 沉积[1263, 1264]，在非肝硬化肾脏的尸检中也有同样发现[1265]。临床上，可以有轻度蛋白尿和（或）血尿。组织学改变有两种类型，即系膜硬化（肝硬化性肾小球硬化）或 MPGN。后者可能与严重的肾脏症状和血清补体 C3 水平降低相关[1266]，不清楚是否有些患者合并丙型肝炎感染。很少有报道过敏性紫癜性肾炎伴急进性肾小球肾炎与肝硬化相关[1267]。

肝硬化患者肾活检光镜下显示系膜基质增生，很少或无系膜细胞增生，这种病变称为“肝性肾小球病”。有时可见特殊的病理表现包括系膜增生性肾小球肾炎伴系膜 IgA 沉积，常伴有补体沉积和较低荧光强度的 IgG 和（或）IgM[1263, 1268, 1269]。电子显微镜下，系膜和内皮下可见透亮的致密颗粒和圆形膜结构，类似于脂质包涵体（图 32–57）。90% 以上伴肾小球 IgA 沉积的肝硬化患者血清 IgA 水平升高，也有报道 IgM 为主要沉积[1264]。肝硬化性肾小球肾炎一般无临床症状，如果检查发现蛋白尿或尿沉渣异常，应该怀疑该诊断。即使没有肾脏受累的

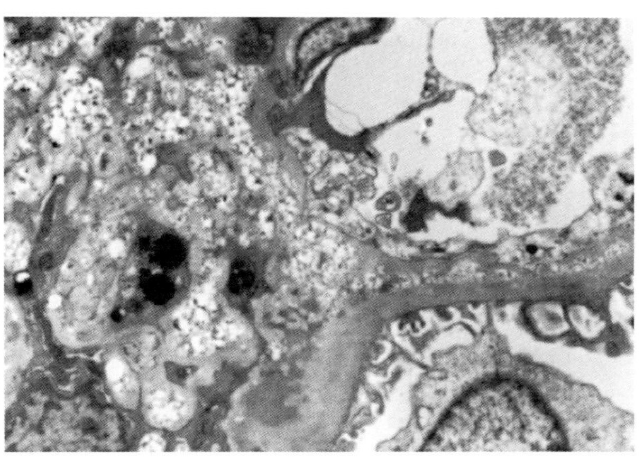

▲ 图 32–57　肝性肾小球病
系膜旁区电子致密沉积其对应的免疫染色为 IgA，系膜基质中可见不规则的透亮区，内含致密颗粒和圆形膜结构，并延伸到内皮下间隙（EM，6000×）

临床表现，肝硬化患者肝移植时的肾活检可能呈现肾小球病变（主要为 IgA 肾病或糖尿病肾脏疾病）。与 IgA 肾病患者相比，糖尿病损害肾移植后 5 年肾功能明显恶化[1270]。肝硬化患者很少出现伴有大量免疫复合物沉积的急性肾小球肾炎，免疫复合物沉积以 IgA 为主要或共同沉积物。6/9 例患者同时发生细菌感染[1271]。

其发病机制可能与 IgA 肝清除缺陷和循环免疫复合物处理和（或）门静脉分流改变有关[1270]。肝硬化患者皮肤和肝血窦中 IgA 沉积增加，支持这一理论[1272]。此外，在非肝硬化门静脉纤维化患者中，行门静脉旁路手术后，IgA 沉积与临床显性肾小球肾炎的发生率增加（从 32% 增加到 78%）。在后一组研究中，肾衰竭的发生率也很高（5 年后为 50%）[1273]。在 α_1– 抗胰蛋白酶缺乏症或胆道闭锁而导致终末期肝病的儿童中，也出现上述类似表现，这些问题在肝移植后得到了解决[1274]。

二十七、肿瘤相关性肾小球损害

副肿瘤性（与肿瘤负荷、转移、侵袭无关）肾小球病变（包括肾病和肾炎）的发生罕见（＜1% 的癌症会引起该综合征），但各种恶性肿瘤均可出现肾小球损害。

已有研究表明，肾小球疾病患者肿瘤的发生风险高于一般人群，如丹麦肾活检登记系统的数据显示，自 1985 年以来，肾小球疾病诊断后 1 年和 1～4 年的肿瘤发生风险增加，分别是普通人群的 2.4 倍和 3.5 倍[1275]。与肾小球损害最相关的肿瘤为肺癌、胃癌、乳腺癌和结肠癌[1276]。膜性肾病是肿瘤相关肾小球疾病最常见的病理类型。年龄超过 50 岁的肾病综合征患者要评估是否存在恶性肿瘤[1277, 1278]。

（一）临床和病理特征

肿瘤相关性肾小球疾病临床可表现为蛋白尿或肾病综合征、活动性尿沉渣、肾小球滤过功能降低，严重的肾功能损害不太常见，常与增生性肾小球肾炎相关。大多数肾病综合征患者的血沉（ESR）超过 60mm/h，约 20% 的患者 ESR 超过 100mm/h。但肾病综合征（或 ESRD）患者仅有 ESR 升高，并不代表患者需要评估存在隐匿性恶性肿瘤或潜在的炎症性疾病[1279, 1280]。

（二）膜性肾病

6%～22% 的膜性肾病病例与恶性肿瘤相关[1278, 1281, 1282]。这些恶性肿瘤包括支气管癌[1283]、乳腺癌[1284]、结肠癌[1285, 1286]、胃癌、卵巢癌[1287]、肾癌[1288]、胰腺癌[1289]、前列腺癌[1290, 1291]、睾丸精原细胞瘤[1292]、腮腺腺淋巴瘤、类癌[1293, 1294]、霍奇金淋巴瘤和颈动脉体瘤[1295]。在部分恶性肿瘤相关性膜性肾病的肾小球中，可以检测到肿瘤抗原。据推测，肿瘤抗原在肾小球沉积后抗体沉积，导致“原位”免疫复合物形成，随后补体激活[1296, 1297]。在无明显肾脏疾病的肿瘤患者中，肾小球也可以检测到免疫复合物和补体[1296]。

肿瘤相关膜性肾病肾活检可见肾小球炎性细胞浸润增多（＞ 8 个细胞 / 肾小球）。炎性细胞增多可见于 92% 的肿瘤相关膜性肾病患者，以及 25% 的特发性膜性肾病患者[1281]。肿瘤相关膜性肾病，以 IgG1 和 IgG2 沉积为主，特发性膜性肾病以 IgG4 沉积为主[1298]。跨膜糖蛋白 M 型 PLA2R 的抗体是原发性膜性肾病的典型特征，已用来区分原发性和继发性膜性肾病（如继发于狼疮的膜性肾病）[1299]。然而，在一项研究中发现，3/10 例的肿瘤相关膜性肾病患者血清中，可检测到抗 PLA2R 抗体。事实上，抗 PLA2R 抗体在肿瘤切除后仍然存在，且抗体亚型以 IgG4 为主，这一研究表明，这些病例可能是原发性 MN 而不是肿瘤相关膜性肾病[1300]。

在最近的一项研究中，部分膜性肾病患者发现有 1 型血小板反应蛋白 7A 域（THSD7A）抗体[1301]。一项包含 40 例膜性肾病的队列研究报道，THSD7A 阳性的患者中有 8 例在诊断膜性肾病后的中位时间 3 个月发生恶性肿瘤[1302]。此前有病例报道显示，1 例 THSD7A 阳性的膜性肾病患者与胆囊腺神经内分泌混合癌相关。原发性胆囊癌及有淋巴结转移的原发性胆囊癌中，免疫组化检测显示 THSD7A 阳性，且与血清抗 THSD7A 抗体相关。化疗后，血浆抗 THSD7A 抗体消失，尿蛋白 / 肌酐比值从 5.0 下降到 0.7[1303]。

对新诊断为膜性肾病的老年患者，在排除其他继发性因素后，应进行肿瘤的筛查。如果患者抗 THSD7A 抗体阳性、抗 PLA2R 抗体阴性和（或）以 IgG1 和 IgG2 的沉积为主，需要彻底排除肿瘤及其他原因。这部分患者应进行肿瘤危险因素评估、针对性别和年龄的高危人群进行针对性筛查（结肠镜检查、前列腺特异性抗原检测和乳腺钼靶摄影），吸烟者应进行低剂量胸部 CT 筛查。如果初次筛查没有发现恶性肿瘤，应进行密切随访。

肿瘤切除后，肾病综合征可缓解，但在肿瘤转移后，肾病综合征可复发。在 Lefaucheur[1281] 等报道中，23 例肿瘤相关膜性肾病，6 例完全缓解。所有患者肾病症状的缓解均发生在肿瘤缓解期。然而恰恰相反，在 14 例持续性肾病性蛋白尿患者中，只有 3 例肿瘤缓解。

（三）微小病变和局灶性肾小球硬化

霍奇金淋巴瘤（HD）常见的肾脏病理改变为微小病变（MCD）或局灶性肾小球硬化[1304–1306]，这两种病理变化在非霍奇金淋巴瘤或白血病中不常见[1305]，在胸腺瘤[1276, 1307]、蕈样肉芽肿[1308]、肾细胞癌[1309] 和其他实体瘤[1310–1312] 中罕见。

HD 与足细胞病变密切相关，最常见的是 MCD。在 600 例 HD 患者中，有 4 例出现 MCD[1313]。在另一来自法国的 21 例报道中，38% 的患者在诊断 HD 之前出现 MCD，其中 50% 的患者呈现激素抵抗肾病综合征。HD 经治疗缓解后，MCD 也随之缓解[1314]。

在上述病变中，可能由于细胞因子的分泌导致肾小球损伤。血管内皮生长因子（vascular endothelial growth factor，VEGF）为其中之一，在实验模型中，VEGF 在足细胞中的过度表达与足细胞病变相关联[1315]。在 1 例直肠癌合并 MCD 患者中，血清 VEGF 水平升高，在肿瘤切除后肾病综合征缓解，VEGF 水平也相应降低[1316]。此外，VEGF 在肿瘤组织中高表达。C–Maf 诱导蛋白（C–Mip）在 HD 相关性 MCD 患者足细胞和淋巴瘤组织中均有表达，而在 HD 不伴 MCD 的患者中无表达，这提示该蛋白参与 HD 相关性 MCD 的致病过程[1317]。在另 1 例 FSGS 的肾病综合征患者中，检查出肺小细胞肺癌。C–Mip 在足细胞和肿瘤细胞中均高表达，C–Mip 在正常肾和肺组织中无表达。将培养的足细胞暴露于肿瘤患者血清后，足细胞骨架排列紊乱、C–Mip 表达阳性。而将培养足细胞暴露于正常人血清和 HD 化疗后患者的血清，均未见 C–Mip 表达。肺癌缓解后肾病综合征消失[1318]。

继发性淀粉样变（AA 型）常见于许多恶性肿瘤，特别是肾细胞癌、HD 和慢性淋巴细胞性白血病[1, 2, 4]，如在 HD 中，肾淀粉样变通常在晚期出现，被认为是由慢性炎症状态引起的，而 MCD 通常在早期出现[5]。

（四）增生性肾小球肾炎和血管炎

在实体瘤和淋巴瘤患者中，膜增生性肾小球肾炎和急进性肾小球肾炎已有报道，尽管肾脏病变与病因关系尚未被证实[1312, 1319]。膜增生性肾小球肾炎（MPGN）和慢性淋巴细胞白血病，可能与循环中的冷球蛋白或单克隆免疫球蛋白的肾小球沉积相关[1320, 1321]。系膜增生伴 IgA 沉积与黏膜相关淋巴组织淋巴瘤（MALT）有关，肾小球病变在用苯丁酸氮芥（chlorambucil）治疗恶性肿瘤后可以治愈[1322]。尽管新月体性肾小球肾炎和血管炎与肿瘤可能同步发生，但已有报道肿瘤可能是血管炎的触发因素[1323–1325]。与发作时肾功能保持良好、尿沉渣改变不显著的肾病综合征患者相比，增生性肾小球肾炎患者通常有急剧的肾功能下降和活动性尿沉渣改变。

（五）血栓性微血管病

HUS 和相关的 TTP 可发生于恶性肿瘤患者，胃、胰腺或前列腺的潜在癌肿可能与 HUS 相关。更常见的是，抗肿瘤药物和治疗方案，如丝裂霉素、吉西他滨、博莱霉素与顺铂联合、骨髓移植前放疗联合高剂量环磷酰胺均可导致 HUS，HUS 甚至可以在停止治疗肿瘤数月后出现[1326]。抗 VEGF 药物也与肾小球血栓性微血管病相关，因而导致蛋白尿、肾功能不全和高血压[1131, 1167]。

二十八、药物相关性肾小球疾病

（一）海洛因肾病

20 世纪 70 年代，出现报道海洛因滥用与肾病综合征和局灶性节段性肾小球硬化症相关。这种综合征被称为海洛因相关性肾病（Heroin-associated nephropathy，HAN）[1327–1332]。

静脉注射喷他佐辛（Pentazocine，镇痛新，又名 Talwin）和曲吡那敏（Tripelennamine，别名为扑敏宁、去敏灵，Pyribenzamine），即所谓的 Ts 和 Blues，也出现上述类似的病变[1333]。这种综合征几乎仅发生于黑色人种，且认为黑色人种可能有遗传倾向发展为 HAN[1334, 1335]。海洛因肾病患者平均年龄不到 30 岁，90% 为男性，疾病发作前吸毒时间为 6 个月至 30 年（平均 6 年），大部分表现为肾病综合征，在病程数年后进入终末期肾脏病，而戒毒后病情会好转。此类患者肾活检多为局灶性节段性和球性硬化，硬化区可见非特异性 IgM 和 C3 沉积，肾小管间质可见炎性浸润。HAN 发病机制尚不清楚，但细胞和体液免疫的异常在海洛因成瘾患者已有充分的研究[1336]。有认为吗啡本身可以作为抗原，以及制作海洛因的污染物均可促使海洛因肾病的发生。吗啡（海洛因的活性代谢物）已证明可以诱导系膜细胞和成纤维细胞的增殖和硬化[1337, 1338]。当吸毒者出现肾衰竭时，海洛因肾病的症状已基本消失。海洛因肾病的发病率已有显著下降，1991—1993 年，纽约布鲁克林已经没有海洛因肾病引起的终末期肾衰的报道[1339, 1340]。海洛因肾病的发病趋势与 HIV 感染及 HIVAN 的发病趋势呈现一致。

（二）非甾体抗炎药物性肾病

在美国约有 5000 万人经常使用非甾体抗炎药（NSAID）。1%～3% 的 NSAID 使用者出现与该药物相关的肾脏异常，包括液体和电解质紊乱、急性肾衰竭、肾病综合征伴间质性肾炎和乳头坏死[1341]。急性间质性肾炎合并肾病综合征是这类药物导致肾脏损伤的特点，基本上所有的非甾体抗炎药都能导致这种类型的肾脏疾病[1342–1344]，包括环氧合酶 2 抑制剂[1345, 1346]。

1. 临床特征和病理特征

(1) 微小病变伴间质性肾炎：非甾体抗炎药物性肾病的症状通常出现较晚，平均发生在 NSAID 使用后 5.4 个月（2 周至 18 个月）。患者出现水肿和少尿，通常无过敏性间质性肾炎的症状。尿检呈镜下血尿和脓尿、蛋白尿呈肾病范围、不同程度的肾功能不全。光学显微镜下可见，MCD 伴间质性肾炎、局灶性或弥漫性间质浸润，以细胞毒性 T 淋巴细胞浸润为主（也有其他 T 细胞亚群、B 细胞和浆细胞）[1347, 1348]。停止使用 NSAID 后，症状可逆转，恢复时间为 1 个月至 1 年[1344]，通常完全缓解[1349]，也有报道蛋白尿复发[1350]。因为肾病综合征为自限性，通常不需要针对肾病综合征治疗。但是，对于停药数周后未见好转的患者，短期使用皮质激素治疗有效[1351]。在 2 例患者的病例报道中，血浆置换伴随肾功能的快速恢复[1352]。

(2) 其他病理类型：偶尔有报道微小病变不伴间质性肾炎[1353]，无肾小球病变的肉芽肿性间质性病变也有报道[1354]。也有报道膜性肾病与非甾体抗炎药使用相关[1355]，如使用新型 COX-2 抑制剂[1346]。与 NSAID 引起的微小病变型肾病一样，停用 NSAID 后膜性肾病迅速恢复。

2. 发病机制

NSAID 诱导的肾病的发病机制尚未阐明，可能机制是 NSAID 抑制了环氧合酶，从而抑制前列腺素的合成，使花生四烯酸经代谢生成白三烯，这种花生四烯酸的代谢产物可促进 T 淋巴细胞活化和增加血管渗透性，而导致 MCD[1342–1344]。

（三）抗类风湿性关节炎治疗药物引起的肾小球病

口服或非口服金制剂与蛋白尿和肾病综合征相关[1356, 1357]，同时也可引发皮炎。金制剂引起的膜性肾病有报道，但很少有引起微小病变的报道[1358]。肾病好发于 HLA B8/DR3 基因型的患者[1359, 1360]。D-青霉胺治疗类风湿关节炎可引起蛋白尿，膜性肾病是其最常见的病理类型，MCD 和系膜增生性肾小球肾炎不常见[1360]。Goodpasture 样综合征[1361]、微小病变肾病综合征[1362]和膜性肾病合并血管炎[1363]很少见。HLA-B8/DR3 基因单倍型也与青霉胺肾病相关[1364]。硫普罗宁和布西拉明（一种类似青霉胺的药物）也与青霉胺引起肾脏损害相关[1365, 1366]。蛋白尿通常在使用金制剂或青霉胺 6～12 个月后出现，停药后蛋白尿消失，罕见持续性肾功能不全[1360, 1364, 1367]。金制剂和青霉胺可以在严密监测下继续用于肾病患者，可能对肾功能无明显不良影响[1368]。抗肿瘤坏死因子 -α（TNF-α）制剂可促使类风湿关节炎患者的狼疮肾炎和 ANCA 相关性肾小球肾炎的发生[1369]。

（四）其他药物

利尿剂、皮肤美白霜、黄金精炼和工业暴露会涉及接触汞。含汞的制剂可引起蛋白尿和肾病综合征[1370–1372]，这些患者肾活检显示为膜性肾病[1373, 1374]或 MCD[1375]。抗惊厥药乙琥胺（ethosuccimide）[1376]、三甲双酮（trimethadione）[1377]、甲乙双酮（Paradione）[1378]与肾病综合征相关。美芬妥英（mesantoin，mephenytoin）与弥漫性增生性肾小球肾炎相关[1379]。丙硫氧嘧啶[1380–1383]和肼屈嗪[1151]与狼疮肾炎和 ANCA 相关小血管炎相关[1380–1383]。卡托普利与膜性肾病蛋白尿和肾病综合征相关[1384]，使用依那普利代替卡托普利可以减轻肾病综合征[1385]。应用 IFN-α 与间质性肾炎、MCD、局灶性节段性肾小球硬化症，以及急性肾衰竭相关[1386, 1387]。IFN-α 治疗出现的塌陷性 FSGS 患者，停止治疗后，肾功能和蛋白尿通常可改善[1388]。使用 IFN-α 也与血栓性微血管病[1389, 1390]和新月体肾小球肾炎[1391]相关。用于治疗胱氨酸尿症的巯丙酰甘氨酸与膜性肾病相关[1392]。锂制剂与 MCD[1393, 1394]、膜性肾病[1395]、局灶性节段性肾小球硬化症相关[1396, 1397]。恶性肿瘤患者中使用大剂量的帕米磷酸与 HIV 阴性的塌陷型局灶性节段性肾小球硬化症相关[1398]。掺杂有左旋咪唑的可卡因可导致 ANCA 血管炎，C-ANCA 和 P-ANCA 均可阳性，易发皮肤坏死和关节痛，肾和肺损害也可发生[1399]。健身训练者滥用合成激素会引发不同亚型的 FSGS。据推测合成代谢激素可增加肾小球滤过率并对肾小球细胞具有直接毒性作用[1242]。依库珠单抗（依库珠单抗）是一种针对 C5 的人源化单克隆抗体，用于治疗 C3 肾小球病，该药物可与肾组织中 C5 沉积物结合，而引起新的 κ 型 IgG 阳性，类似于单克隆免疫球蛋白沉积病（MIDD）[1243]。

二十九、其他疾病相关的肾小球损害

已有文献报道，单侧肾动脉狭窄合并肾病综合征，肾动脉狭窄解除后，肾病综合征改善，故推测产生蛋白尿的机制与血管紧张素 Ⅱ 水平升高有关[1400–1402]。

急性矽肺已与增生性肾小球肾炎伴 IgM 和 C3 沉积导致肾衰竭相关[1403]。在肿胀的肾小球上皮细胞中可见致密的板状包涵体，与 FD 中所见类似[1404]。

膜性肾病和 MPGN[1405]与溃疡性结肠炎相关[1406]。木村病（Kimura's disease）和血管淋巴样增生伴嗜酸性粒细胞增多（angiolymphoid hyperplasia with eosinophilia，ALHE）的皮肤损害表现为单一或多发的红棕色丘疹或皮下丘疹，或皮下结节，好发于头颈部，其他特征包括嗜酸性粒细胞增多和 IgE 水平升高。木村病和 ALHE 常与肾小球疾病相关，已有系膜增生性肾小球肾炎 [1407] 和 MCD [1408] 发生的报道。

Castleman 病的肾脏并发症（血管平滑肌淋巴结增生）并不常见。其肾脏病理表现非常多样化，包括 MCD、系膜增生性肾小球肾炎 [1409]、膜性肾病 [1410]、MPGN [1411]、新月体肾小球肾炎 [1412]、纤维性肾小球肾炎 [1413] 和淀粉样变性 [1414]。血清 IL-6 水平升高，但接受皮质激素治疗后 IL-6 下降 [1409]，在某些情况下，切除 Castleman 病的肿物或接受皮质激素治疗可改善肾脏病变。

血管免疫母细胞性淋巴结病与弥漫性增生性肾小球肾炎合并坏死性动脉炎及 MCD 相关 [1305, 1415]。噬血细胞综合征与感染性疾病或淋巴组织增生性疾病相关，该病与塌陷型 FSGS 相关 [1416]。

第33章 肾小球肾炎的治疗

Treatment of Glomerulonephritis

Heather N. Reich　Daniel C. Cattran　著
韩雅纯　李晨睿　刘崇斌　译
孙　林　校

要　点

- 肾小球肾炎（glomerulonephritis，GN）的发病率和患病率可能被低估。
- 基于随机对照试验指导 GN 治疗的文献日益增多。
- 治疗决策应遵循个体化原则，反复评估药物治疗价值与不良反应。
- 治疗 GN 的新疗法和新方案强调了减轻药物不良反应的重要性。
- 烷化剂的使用应该注意患者年龄、累积剂量及对性腺的损害。
- 霉酚酸具有致畸性。
- 依库珠单抗治疗易并发荚膜细菌感染，如奈瑟菌性脑膜炎。建议提前进行预防接种或使用抗生素预防。

一、引言

肾小球肾炎（glomerulonephritis，GN）对患者本人和社会医疗保健系统均造成了极大影响。虽然肾脏替代治疗为肾衰竭患者维持生命提供了重要保障，但 GN 治疗方案的进步则为延缓患者肾衰竭的发生（甚至完全避免肾衰竭的发生）提供了帮助。目前 GN 的治疗策略正朝着个体化治疗的方向迈进，通过开发具有特异性强、疗效好、不良反应少的药物与治疗方法并筛选验证，可能对延缓慢性肾脏病进展具有重要意义。本章我们将讨论 GN 患者个体化诊疗、护理的策略以及如何降低目前治疗方案的不良风险。

二、全球影响和挑战

目前，对 GN 的发病率及其对患者死亡率的影响进行评估尚存在诸多障碍。首先，GN 的发病率被严重低估，医疗费用也因各个国家慢性肾脏病登记制度的不同或缺乏肾脏病理活检确诊而被低估。虽然现有大量的前瞻性研究探讨了此类疾病的自然病史和发病机制，但由于患者登记制度在不同地区存在差异[1]，使得这些研究结果无法反映 GN 的真实发病率。

加拿大肾脏病理登记的发病率可能更好地评估此类疾病的流行程度。例如，芬兰的一个登记处报道了中央医院和大学中心的 GN 发病率为 8.7/10万～25.4/10 万，显著高于欧洲活检登记处报道的发病率（1/10 万～6.9/10 万）[2]。仅以终末期肾病登记的数据所评估的疾病影响也会偏低，因为表现为晚期慢性肾脏病（chronic kidney disease，CKD）或 ESRD 的患者通常不进行活检。最近一项包含超过 1900 万人的公共医疗保险和两个保险公司数据库的研究也提出 GN 的发病率可能远远高于此前的估计[3]。根据健康索赔数据［国际疾病分类，第 9 版

（ICD–9）规范］所估计的 GN 的发病率高达 134/（10 万・年）（95% CI 132～136）。私人医疗保险机构提示的 CKD 发病率较低，但仍远高于登记处以前参考的估计值。

了解 GN 的发病率尤为重要。随着治疗个体化，从资源角度来看，药物的成本将变得至关重要。如果不了解 GN 的发病率和病程，卫生保健支付者就无法估计成本效益。随着价格更昂贵但更具有针对性的药物的问世，通过避免肾衰竭的发生和治疗相关并发症，未来节省费用将变得愈发重要。肾脏病学界有责任设计严谨和高质量的治疗性试验，以加快新疗法的开发和疗效的量化[4]。

三、个体化治疗：平衡风险和获益

在进行决策时必须考虑到 GN 发病率和死亡率。最近一项包括 2300 多名经活检证实的 GN 患者的综合医疗系统的观察性队列回顾性分析（Kaiser Permanente）强调了此类风险，在平均 4.5 年的随访时间中，21% 的患者出现终末期肾衰竭，8% 的患者在达到观察终点前死亡[5]。改善全球肾脏病预后组织（KDIGO）指南制定了 GN 标准化治疗方案，并提供了基于证据的建议，而个性化的治疗决策是临床指南应用过程中所面临的挑战之一。

开发针对患者特定的风险评估是实践重点之一，以便在个体层面评估治疗的获益和风险。可采取文档记录方式，或在咨询中评估个体化治疗的获益和风险。考虑个体化治疗对平衡免疫治疗的潜在风险和益处至关重要，因此临床医生和患者可通过知情协作共同参与治疗决策。

总之，在评估患者治疗方案时，需考虑以下三个主要因素（表 33–1），包括特定疾病的相关风险和治疗目标、患者的特点和治疗药物的毒性，并与患者（或其护理人员）共同参与评估各种策略的利弊。

四、个体化治疗疾病特异性风险和目标

充分了解疾病具体性质和疾病进展风险是个体化治疗的先决条件，包括充分认识疾病的自然史和治疗目标。为平衡治疗风险，有必要对患者疾病进展的风险和疾病自然史（包括发病率）进行充分考虑。

在疾病自然史的研究中，学者们对疾病进展风险进行了大量的研究，为患者管理和治疗的效益评估提供了重要信息[6-9]。这些研究结果使得可干预因素对临床结局的影响能够被更准确地评估，从而使医生能够为患者提供通用性的建议和疾病特异性的建议，如高血压是所有原发性和继发性 GN 进展的危险因素，靶向控制血压治疗可能在所有肾脏疾病分类中均通用，而尿蛋白量与 GN 预后的关系则因诊断而异。

传统上，临床医生通常根据患者是否为肾病性蛋白尿来评估 GN 进展风险。对大量经活检证实的 GN 患者的综合研究表明，不同的基础病，蛋白尿对疾病进展有不同的影响。如图 33–1 所示，不同持续性蛋白尿类型肾功能下降的比率并不因患者性别而有很大差异，但根据组织学诊断则差异很大。蛋白尿 2g/d 的 IgA 肾病（immunoglobulin A nephropathy，IgAN）患者预后较膜性 GN（membranous GN，MGN）差。因此，将蛋白尿分为肾综型和非肾

表 33–1 个体化治疗和避免药物毒性的注意事项

	注意事项	举 例
疾病	针对疾病的治疗目标	蛋白尿的部分缓解可能预示着良好的预后和尽量减少药物毒性
	未予治疗的疾病相关风险	未治疗的膜性肾病血栓风险、危及生命的血管炎风险
患者	可干预的患者因素	肥胖、吸烟
	不可干预的患者因素	年龄、共存疾病
	暴露	地方性和潜在性感染
药物	药物特异性毒性的预测	糖尿病前期避免使用激素、预防感染

综型对疾病风险的评估过于简单。

自然史研究也有助于明确治疗目标，并有助于评估 GN 患者蛋白尿减少的获益程度（表 33–2）。在权衡治疗风险和获益时，蛋白尿降低的程度是肾科医师做出医疗决策的关键因素，并且蛋白尿下降程度也逐渐成了肾脏存活的替代终点事件。将蛋白尿减少作为疾病长期预后改善指标，不仅在诱导治疗时需要考虑，在决定是否延长治疗时间或重新开始治疗时也需要考虑，以促进患者部分缓解，最终为医生及患者提供帮助。因此，它们是获益 – 风险评估中的一个重要指标。

（一）膜性肾小球肾炎

膜性肾小球肾炎（membranous GN，MGN）的自然史研究证实了蛋白尿完全缓解的价值。一项对 348 名 MGN 表现为肾病综合征患者的前瞻性研究评估了完全和部分蛋白尿缓解在肾脏存活和进展中的相对获益情况 [8]。部分缓解被定义为蛋白尿减少到低于 3.5g/d 和峰值蛋白尿减少 50%。在超过中位随访期 60 个月后，30% 患者完全缓解，40% 患者部分缓解，30% 患者无缓解。10 年后，完全缓解患者的肾脏存活率为 100%，肾功能损失最小（年肌酐清除率 –1ml/min）。部分缓解的患者在 10 年内有 90% 的肾脏存活率。虽然他们年肌酐清除率下降速度小于 –2ml/min，但进展速度比完全缓解的患者更快。相比之下，无缓解的患者 10 年的肾存活率仅为 50%，无缓解组与部分缓解组比较，其肾功能丧失的年发生率高达 5 倍（–10ml/min）。部分缓解肾衰竭患者的生存期明显改善（与无缓解对照组比较 ESRD 危险比为 0.08，95% CI 为 0.03～0.19，$P < 0.01$）。然而，这项研究并没有明确达到蛋白尿部分缓解所采取的干预措施。此外，自发蛋白尿部分缓解也与有利结果相关 [10]。

对同一队列的最新分析进一步证实了降低蛋白

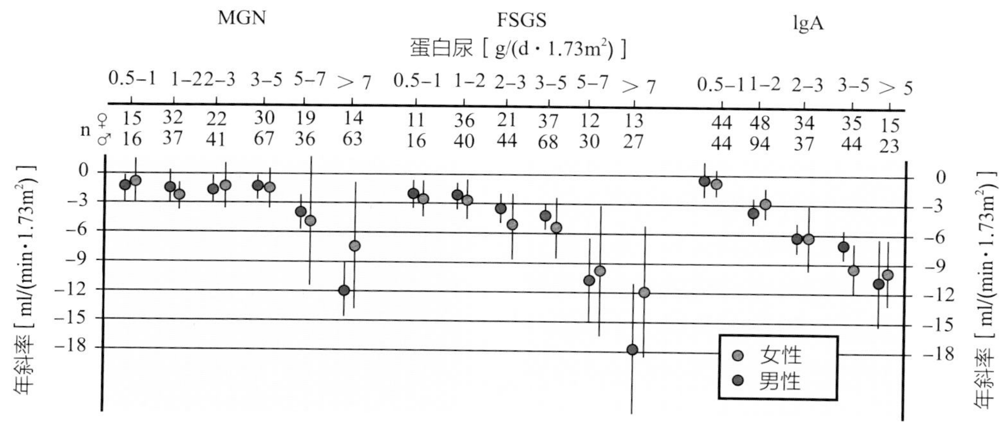

▲ 图 33–1 **不同性别和组织学亚型条件下，蛋白尿对膜性肾小球肾炎（MGN）、局灶性节段性肾小球硬化症（FSGS）和免疫球蛋白 A（IgA）肾病肾功能下降程度的影响**

该图根据某一时间段平均的尿蛋白水平（x 轴）显示了肾功能下降的年增率（y 轴），并依据疾病亚型和性别来分别进行描述［引自 McCarthy ET, Sharma M, Savin VJ. Circulating permeability factors in idiopathic nephrotic syndrome and focal segmental glomerulosclerosis. Clinical Journal of the American Society of Nephrology: CJASN. 2010;5(11):2115–2121.］

表 33–2 原发性肾小球肾炎的组织学诊断及转归的定义

	膜性肾小球肾炎	局灶性节段性肾小球硬化症	IgA 肾病
部分缓解的定义	蛋白尿减少至< 3.5g/d，峰值蛋白尿减少 50%	蛋白尿减少至< 3.5g/d，峰值蛋白尿减少 50%	蛋白尿减少至< 1g/d
肾功能下降率	CR：每年 –1ml/min PR：每年 –2ml/min NR：每年 –10ml/min	CR：每年 –0.1ml/min PR：每年 –5.6ml/min NR：每年 –10ml/min	CR：每年 –1.6ml/min PR：每年 –2ml/min NR：每年 –9ml/min

CR. 完全缓解；NR. 无缓解；PR. 部分缓解

尿的价值。事实上，无论是完全缓解还是部分缓解都能更好地保护肾功能，降低肾衰竭的发生率[11]。大量证据表明，蛋白尿的部分缓解是改善肾脏结局的重要指标[12]。

（二）局灶性节段性肾小球硬化症

在局灶性节段性肾小球硬化症（focal and segmental glomerulosclerosis，FSGS）患者中也观察到了蛋白尿减少对长期预后的有益影响，蛋白尿完全缓解被认为是肾脏存活的最佳预测指标[13, 14]。以往有关 FSGS 的不良预后因素包括初始蛋白尿的严重程度、肾功能及肾小管间质病变程度[10, 15]。蛋白尿减少则是一个独立决定因素[16]。

一项对 281 名经活检证实为原发性 FSGS 患者的长期队列研究观察了部分蛋白尿减少对疾病病程的影响，平均随访时间为 65 个月[9]。部分缓解定义为蛋白尿减少到＜ 3.5g/d 和峰值蛋白尿减少 50%。在观察期间，55 例患者完全缓解，117 例部分缓解，109 例蛋白尿无缓解。蛋白尿部分缓解可独立预测肾脏存活和肾功能下降率，并与良好预后相关。部分缓解与改善肾脏存活相关，经时间调整的危险比为 0.48（95% CI 0.24～0.96，P=0.04）。部分缓解组的 10 年肾脏存活率为 75%，而无缓解组为 35%。与 MGN 类似，蛋白尿部分缓解对 FSGS 患者评估非常重要。

（三）IgA 肾病

IgA 肾病患者的蛋白尿水平一般较 MGN 和 FSGS 患者低，但也与肾脏终点事件相关[17]。治疗和观察性研究证实了降低蛋白尿对减轻 IgAN 疾病进展风险的重要性。Donadio 等的研究表明，蛋白尿减少与改善肾脏存活率和延缓血清肌酐翻倍具有相关性[18]。一项平均随访 78 个月，包括 500 多例原发性 IgAN 患者的研究评估了蛋白尿部分缓解至＜ 1g/d 的临床相关性。在近 200 例达到并维持蛋白尿部分缓解的患者（自发缓解或经治疗后）中，肾功能下降的平均率仅为未达到缓解患者的 10%。此外，无论蛋白尿水平如何，部分缓解患者与蛋白尿峰值从未超过 1g/d 的患者具有相同的长期预后和缓慢的疾病进展速度。虽然在多变量分析中尚有与肾功能下降相关的其他可改变因素（平均动脉压和肾素 - 血管紧张素系统抑制），但持续蛋白尿水平仍是主要的可改变风险。疾病进展率和肾衰竭风险差异巨大，了解蛋白尿持续改善的影响对执业医师非常有价值。IgAN 患者偶尔表现为肾病综合征但肾功能正常，对于这部分患者肾病综合征的部分或完全缓解也与良好的预后相关[19]。

蛋白尿与非无 GN 患者的心血管疾病死亡率密切相关[20]。一项对韩国近 1400 例 IgAN 患者的纵向研究表明，此类疾病可能与较高的死亡率有关，尤其是当蛋白尿＞ 1g/d 时[21]。因此，蛋白尿缓解以降低死亡率的潜在独立益处值得进一步研究。

进展性 IgAN 支持治疗与免疫抑制治疗的对比研究（STOP–IgAN）表明，蛋白尿减少与肾脏存活之间存在一定的“脱节”[22]。虽然很多患者在经过激素治疗后蛋白尿缓解，但是并未转化为长期预后的改善。这种“脱节”的一个可能解释是，整个队列研究中患者的蛋白尿程度相对较低，肾功能下降率也很低。因此很难证明“硬”肾脏终点的差异。此外，研究中治疗仅持续 6 个月，蛋白尿减少并不持续，6 个月的随访不能充分反映蛋白尿减少的长期获益。

（四）狼疮肾炎和血管炎的缓解

蛋白尿缓解对血管炎和狼疮肾炎的预后评估更复杂。在继发性 GN 中，肾外临床表现相关的潜在发病率，可能是评估患者风险和指导免疫治疗决策的主要决定因素。队列之间在肾脏损伤的严重程度、血清学指标和治疗方案方面差异很大，因此除这些重要因素之外，很难评估蛋白尿减少的独立价值。长期观察研究证实了持续性蛋白尿与长期预后的关系[23–26]。然而，考虑到这些疾病的复发性和系统性，即使蛋白尿完全缓解也不能保证这些多系统疾病（包括进展中出现的 CKD）可以免于高发病率和死亡率[27]。

五、反应时间

在治疗开始时，患者和临床医生应充分了解对治疗反应的预期时间，这有助于避免过度暴露于治疗中的不良反应并及时调整或停止治疗方案，如 MGN 免疫治疗 3 个月后其疗效才出现，其原因可能是广泛的滤过屏障损伤需要足够的时间进行重建才能恢复功能。从治疗开始后，肾脏结构与功能恢复可能持续数月。在使用利妥昔单抗的病例中，从治疗开始到缓解终点的中位时间为 7 个月，最长持续时间超过 1 年（四分位区间 3～12 月）[28]，虽然部分患者治疗 3 个月后可观察到改善趋势，然而评估治疗的完全反应则需要 12 个月。

在继发性 GN 中，尿沉渣（如血尿）的恢复常常是延迟的。在 6 个月的评估中，包括尿沉渣检查结果，参与治疗试验的严重狼疮肾炎患者中只有不到 50% 达到完全缓解[29]。最近一项回顾性研究观察了严重狼疮肾炎患者的长期预后，结果表明在治疗 6 个月时蛋白尿减半是长期肾脏和患者生存的重要预测因素[30]。同样，在利妥昔单抗用于治疗血管炎的肾脏试验中，利妥昔单抗组和环磷酰胺 / 硫唑嘌呤组完全缓解的平均时间分别为 182 天（标准差 43 天）和 202 天（标准差 66 天）[31]。这些研究充分表明治疗有效和良好耐受的情况下，耐心是评估药物充分反应中必不可少的。

疾病特异性治疗目标对于规划个体化治疗和减少不良反应至关重要。然而，疾病放弃治疗可能导致高发病率和高死亡率，如 6 个月的观察通常是膜性肾病治疗的第一步。事实上，随着观察时间的延长，自发缓解有时需要 1 年以上，甚至可以发生在大量蛋白尿患者中[10]。然而，长时间严重低蛋白血症不仅会使患者面临感染和血栓事件的风险，还会加重肾实质损伤。因此，对于每个患者都应权衡此类风险，减轻延迟治疗风险（如 MGN 的预防性抗凝治疗）也应纳入治疗策略中。同样，晚期肾损伤合并血管炎的患者可能无法恢复肾功能，且针对该类透析患者，免疫治疗的不良反应发生率更高。然而，血管炎是一种系统性疾病，有可能产生肾外疾病相关发病率，免疫抑制治疗可能也无法避免。

六、个体化治疗：缓解药物毒性

使用免疫抑制剂治疗 GN，治疗的风险和潜在的获益必须根据药物暴露来评估（剂量和疗程），患者因素则包括性别、年龄、种族、国籍和伴随疾病，如肥胖、糖尿病和心脏病。由于缺乏有效的对照组数据和许多新药和生物制剂的高成本，许多新药和生物制剂无法广泛应用。因此，临床医生在选择治疗方案时必须密切关注可能产生的不良反应，这些不良反应往往主导着治疗方案的选择。

七、皮质激素

糖皮质激素（glucocorticoids，GC）是治疗原发性和继发性 GN 最常用的抗炎和免疫抑制剂物。它们对 T 细胞和 B 细胞介导的免疫反应有多种作用，包括可逆性阻断 T 细胞和抗原呈递细胞来源的细胞因子和细胞因子受体的表达。GC 的疏水结构使它们能够轻易扩散进入细胞内，并与特定的细胞质蛋白结合，促进这些蛋白进入细胞核，与高度保守的 GC 受体 DNA 结合域（GC 反应元件）结合，从而调节该基因转录[32]。GC 抗炎活性的一些下游效应包括抑制与肾小球和肾小管间质损伤相关的促炎细胞因子合成，如白细胞介素 -2、白细胞介素 -6、白细胞介素 -8 和肿瘤坏死因子[33, 34]。GC 还对免疫效应细胞产生一系列非转录免疫调节作用，包括改变白细胞迁移和趋化特性，调节内皮功能、血管舒张和血管通透性[32]。由于其免疫调节功能（如微小病变）对足细胞的影响，蛋白尿缓解可能比预期更快，这可能与足细胞功能和运动改善有关[35-37]。

（一）主要不良反应

感染是所有免疫抑制剂共同的潜在风险。GC 对免疫系统的影响可抑制细胞介导的免疫反应。GC 治疗具有增加短期和长期感染风险，特别是在老年患者中。一项嵌套病例对照分析显示，类风湿关节炎患者持续使用 GC 5mg/d 超过 6 个月后，严重感染率高达 46%[38]。除感染外，GC 有广泛的全身不良反应，包括葡萄糖耐量受损、心血管和胃肠道（gastrointestinal，GI）毒性、潜在的严重肌肉骨骼损伤及面容、眼部和精神方面的不良反应。

GC 通过增加肝脏糖异生和降低外周组织胰岛素敏感性影响葡萄糖代谢，这些葡萄糖稳态的变化可通过减少剂量而得到改善[39]。然而，即使当剂量减少到生理范围或完全停用，这些药物的代谢作用可能并不完全可逆[40]。大剂量的 GC 与高血糖风险相关，而激素激素诱导高血糖的其他危险因素还包括非裔美国人、西班牙血统、肥胖（定义为身体质量指数＞ 30kg/m^2）、年龄偏大、有糖尿病家族史及存在其他代谢综合征[40]。

GC 具有重要的肌肉骨骼效应，长期激素治疗引起的肌肉损伤会导致近端无力、萎缩和肌痛。最理想的控制方法是停用激素，但恢复可能需要数周或数月。当患者暴露于强效氟化激素（地塞米松、倍他米松、曲安奈德）时，激素肌病更为常见，类似的肌肉损伤表现已在非氟化激素如泼尼松章节中阐述[41]。

皮质激素对骨小梁结构有重要影响，在接受长期激素治疗的患者中，多达 10% 的患者会出现明显的骨折，即便剂量低至 2.5～7.5mg/d 骨折风险仍然增加，停止治疗后可迅速下降至基线水平[42, 43]。

缺血性坏死是一种不同于骨密度损失的临床和病理生理类型的骨损伤，是一种股骨头或其他长骨破坏的毁灭性疾病。缺血性坏死的发展与泼尼松剂量之间的关系尚不清楚[44]。

视力可能会受到白内障和眼压升高的影响。GC 也可使皮肤变薄、易瘀伤、脂纹形成、受损的伤口难愈合，GC 引起的情绪不稳定和失眠也是导致患者耐受性较差的原因之一。GC 的胃肠道不良反应包括诱导胃炎和胃肠道出血。

考虑到肾病患者心血管疾病的风险升高，GC 增加的心血管毒性也是一个重要的考虑因素。一个大型的包括 68781 名 GCs 使用者的队列研究在校正了高血压、葡萄糖耐受不良和肥胖等其他传统危险因素后，证明了大剂量激素与心血管事件相关[45]。

（二）降低毒性的策略

目前有几种减少激素治疗方案的策略，隔日激素治疗方法已在肾病综合征中使用[46]。然而，累积剂量与这一方法并无不同，疗效和不良反应最小化在成人中尚未得到证实。另一种方法是缩短疗程和（或）更快地减少泼尼松用量，这种方法目前正在血管炎的治疗中观察（PEXIVAS study，www.clinicaltrials.gov）。更常见的方法是引入非 GC 免疫抑制剂。因其具有“减少激素使用剂量”的潜力，缩短皮质激素的总体治疗时间。对于并发症风险极高的患者，也可以考虑使用“二线”方案以避免其毒性，如根据 2012 年 KDIGO 指南，钙调磷酸酶抑制剂（calcineurin inhibitor，CNI）被认为是成人 FSGS 所致的肾病综合征的二线治疗[47]。对于有明显 GC 禁忌证的患者，如既往存在明显肥胖或有精神病病史的患者，可以考虑使用该药物作为一线治疗方法。

替代治疗策略特别重视减少或预防与皮质激素治疗相关的并发症，包括使用如甲氧苄啶磺胺甲噁唑（复方新诺明，SMZ）等抗生素预防肺孢子虫肺炎。回顾性研究表明，使用 8 周相当于 16mg 泼尼松的 GC 治疗与肺孢子虫肺炎风险存在显著相关[48, 49]。持续监测血糖和定期的眼科检查是必要的。使用大剂量 GC 治疗时，降压药用量可能需要调整，并定期评估血压，同时应使用质子泵抑制剂保护胃。

考虑到骨折风险，如果在成人中预计每天使用皮质激素（0.5～1mg/kg）超过 8～12 周，应考虑添加维生素 D 1000U/d 和钙 1g/d，某些人群可能需要更强的治疗，包括添加双膦酸盐。美国风湿病学会最近更新了对长期治疗患者预防骨质疏松的建议[50]。这些指南总结了尽量减少骨质疏松风险的通用策略，如优化钙和维生素 D 的摄入量，同时加强锻炼。是否给予双膦酸盐由早期骨密度评估、年龄和患者特异风险来决定，可以使用有效的在线风险计算器来评估。双膦酸盐对防止皮质激素使用造成的骨密度减少可能有更强的作用，然而值得注意的是双磷酸盐在骨矿化中可存留数月至数年，在理论上对生育期女性有致畸风险[51]。

八、钙调磷酸酶抑制剂

环孢素和他克莫司是通过下调 T 细胞激活来抑制免疫反应的钙调神经磷酸酶抑制剂（CNI），它们特异性地阻断钙依赖性 T 细胞受体信号转导，从而抑制 T 细胞和抗原呈递细胞中白介素-2 和其他促炎细胞因子的转录[52]。白细胞介素-2 是 T 细胞的主要激活因子，是许多免疫过程中 T 细胞和 B 细胞激活的关键调节因子[53]。他克莫司和环孢素具有共同的作用机制（如抑制钙调磷酸酶活性），但它们与细胞内不同免疫亲和蛋白家族蛋白结合。其中，环孢素与亲环蛋白结合，他克莫司与 FKBP12 结合[54]。免疫亲和蛋白结合的差异在毒性机制中的作用尚不清楚，但可能与这些药物的独特不良反应有关。最近，这些药物的作用机制被认为与它们稳定肾小球足细胞内细胞骨架结构的能力有关[55]。这是一种有趣的可能性，可能有助于解释与实体器官移植所需的药物相比，它们在较低的药物水平下对某些肾小球疾病有效[56]。

（一）主要不良反应

CNI 类药物有明显的不良反应，最值得关注的是其肾毒性，这在考虑延长治疗时尤为重要。长疗程通常是为了预防或降低肾病综合征复发的风险，而这种风险在退出治疗后确实存在。CNI 相关肾毒性可能是严重的，报道表明如果长期给予大剂量 CNI，患者发生 CKD 的风险高，如早期非肾移植患者[57]。然而在这些研究中使用的环孢素剂量和疗程已经不再被认为是适当的，目前提倡在肾小球疾病使用剂量比实体器官移植使用剂量低[58, 59]。此外，环孢素的药物配方也发生了改变，从而使药代动力学更加一致和可预测，至少能够在一定程度上减少药物治疗剂量与时间[59]。

新发或恶化的"高血压"是另一个重要和常见的 CNI 剂量依赖的不良反应，可能导致其潜在的长期肾毒性。CNI 治疗的肾小球疾病患者高血压的报道发病率为 10%～30%[60]。另一个显著的不良反应是葡萄糖耐受不良，甚至是糖尿病[61]。这似乎是 CNI 特有，其中以他克莫司更常见[62]。移植相关文献强调了 CNI 对高血糖影响，认为是胰岛素分泌受损和胰岛素抵抗增加的结果。他克莫司相关高血糖发生率高可能反映了对胰岛 β 细胞胰岛素转录和释放的不同影响。据报道，即使 CNI 作为单一疗法，新发糖尿病的风险高达 4%[63]。

与所有免疫抑制剂一样，CNI 影响免疫监测，并与感染和恶性肿瘤的增加有关。肾小球疾病中单纯 CNI 诱发的恶性肿瘤的发生率很难从文献中确定，很少有 GN 长时间治疗以评估 CNI 暴露作为一个独立的危险因素的研究。然而，环孢素已被用于其他自身免疫性疾病的长期治疗，包括类风湿关节炎和银屑病。环孢素治疗的类风湿关节炎患者与对照组（服用安慰剂、青霉胺或氯喹的患者）比较，癌症风险未增加[64]。最近对银屑病患者的研究发现，与普通人群比较，使用环孢素治疗的患者癌症发病率确实有所增加。然而，当已知更常见于银屑病患者的皮肤恶性肿瘤被排除后，CNI 治疗的患者中发病率无显著升高[65]。因此，药物相关的恶性肿瘤的发病率，特别是在 GN 治疗环境下被认为是相对较低的[66]。而未经治疗的肾病综合征的潜在感染风险和膜性肾病相关的恶性肿瘤的潜在风险进一步复杂化了 CNI 相关并发症的风险评估。

其他常见的不良反应有牙龈肥大和多毛症（环孢素比他克莫司更多见）等。过度的毛发生长可能是严重的，并可能导致药物依从性差，特别是在年轻女性受试者中。最近一项近 200 名儿童肾病患者接受平均 22 个月环孢素治疗的研究指出这种延长治疗的不良反应包括多毛症（52.3%）、牙龈增生（25.4%）、高血压（18.8%）和肾功能损害（9.1%）[67]。本研究对肾损害患者亚组进一步观察发现，少数（18 例患者）出现肾功能损害，停用环孢素后 12 例完全恢复，3 例出现持续的肾功能损害，仅有 3 例（1.5%）肾病进展缓慢。多因素分析显示，环孢素耐药是肾损害的唯一预测因素。

（二）降低毒性的策略

与移植相比，长期低剂量环孢素［1.0～2mg/(kg · d)］联合或不联合低剂量激素治疗既安全又有效。CNI 对 GN 患者的低毒性至少在一定程度上与所需的每日维持剂量较低和在数天或数周内逐渐增加剂量以达到治疗效果有关，而在实体器官移植后则需要更迅速地增加剂量[59]。虽然膜性肾病诱导期可能需要较高剂量的环孢素，但通常可在维持期减量使用[68]。在肾移植患者中，CNI 在第 1 年后调整至安全剂量，即使在暴露于该制剂 20 年后肾功能仍可保持稳定[69]。然而，肾毒性仍是 CNI 治疗的风险之一，需要仔细监测药物水平、不断了解药物相互作用并及时监测肾功能。

CNI 引起肾毒性与它们的肾血管收缩特性有关，这种血流动力学效应呈剂量依赖性和可逆性，但仍可能导致急性肾损伤，特别是当患者同时服用肾素 - 血管紧张素系统抑制剂时[70]。因此，患者应该被告知此类风险。肾小管间质和小动脉的迟发性慢性损伤部分也可通过减少剂量或停止使用而消除。CNI 毒性在晚期肾脏损害和（或）组织学上有明显肾小管间质和（或）血管改变的患者中更为明显。但在仔细监测和缓慢增加剂量下，即使是肾功能严重损伤的患者也可用 CNI 安全治疗[71]。

CNI 相关高血压是另一个需要注意的不良反应，可直接通过降压药物控制，不会因此停止或限制 CNI 的使用。除了影响肾小管钾离子分泌外，环孢素的血管收缩作用也影响了大剂量肾素 - 血管紧张素抑制剂控制血压的作用。此外，还需警惕葡萄糖耐受不良风险较高的患者中糖尿病发生风险，包括肥胖患者、有糖尿病家族史的患者、老年患者和代谢综合征患者[40]。预防这一不良反应的策略包括优先使用环孢素而不是他克莫司和（或）单一使用 CNI 或与其他非激素药物联合使用，从而至少避免皮质激素治疗的附加风险。

九、烷化剂

环磷酰胺是该类药物中最常用的治疗 GN 的药物，它是一种主要通过嘌呤碱基烷基化作用的细胞毒性物质。这种 DNA 损伤会引起 B 细胞和 T 细胞的凋亡或功能改变[72, 73]。另一种常用的药物为苯丁酸氮芥，但比环磷酰胺的使用频率低，因为它在短期和长期的不良反应和药物耐受性方面存在显著差异。

（一）主要不良反应

有报道称，烷化剂可导致男性和女性不育，其中环磷酰胺最为常见。考虑到肾小球疾病患者年龄通常较轻，这可能是最令人担忧的长期不良反应。这种影响与总剂量密切相关，但也与患者年龄有关[74]。一项早期的研究表明，在接受 10～20g 环磷酰胺治疗的患者中，永久性卵巢衰竭的发生率为 26%，而累计剂量超过 30g 的患者中，这一比例超过 70%[75]。这类不良反应引起女性的广泛关注，当今女性因职业需求而多将生育期推后。据估计，与 30 岁后接受单一疗程环磷酰胺治疗（10～20g）的女性永久性不育风险（30%～40%）比较，25 岁前接受相同疗程的环磷酰胺治疗风险（0%～15%）明显降低[75-77]。Ioannidis 等估计 32 岁以后标准剂量为 $12g/m^2$ 的女性卵巢永久衰竭的风险更高（90%）[78]。年龄和生育暴露的组合可以用比值比 / 优势比来表示，这些研究者认为，每 100mg/kg 累积剂量永久性卵巢衰竭的比值比是 1.48，每患者每年为 1.07[79]。男性不育的风险难以估计，但也不容忽视。然而，男性的年龄影响不如女性明显。研究表明，在累积接触环磷酰胺超过 300mg/kg 之前，长期性腺毒性并不明显，但最近的证据表明在累积剂量低于 168mg/kg（相当于 70kg 患者 12g）时[80, 81]，亦存在很大风险，精子数量的减少所显示的性腺毒性已经在低剂量环磷酰胺 100mg/kg 下得到证实[74]。

另一个主要的不良反应是恶性肿瘤的风险，这一风险在以往被低估，部分原因可能是药物暴露和癌症发生之间的间隔时间较长，潜伏期可能长达数年。最新一项丹麦 293 名抗中性粒细胞胞浆抗体相关血管炎患者的流行病学研究数据表明，使用环磷酰胺治疗的血管炎患者的安全暴露限度远低于先前估计[82]。这项研究指出：环磷酰胺超过 36g 的累积剂量的患者（相当于 70kg 的患者 2mg/kg 使用 8 个月）与年龄和性别匹配的正常人群比较，恶性肿瘤进展的风险显著增加。急性骨髓性白血病的标准化发病率为 59.0，膀胱癌为 9.5，非黑色素瘤皮肤癌为 5.2。他们还证实了暴露和恶性肿瘤之间存在明显的延迟，环磷酰胺使用和恶性肿瘤诊断的潜伏期平均为 6.9～18.5 年，因此患者需终生筛查恶性肿瘤。36g 暴露量比之前估计严重并发症的阈值要低得多，但尚需在独立的数据集中进行验证[83, 84]。当考虑将更长疗程环磷酰胺治疗作为膜性肾病、狼疮肾炎或血管炎的治疗方案时，应注意低剂量治疗的潜在毒性。

烷化剂的另一个公认的短期不良反应是骨髓抑制，特别是白细胞。最近的一项 Meta 分析报道显示，25% 的狼疮肾炎患者使用环磷酰胺治疗后出现明显的白细胞减少[85]。感染易感性增加是环磷酰胺的另一个短期不良反应，感染可能是严重的，并且对治疗具有耐药性，当伴随白细胞减少时后果严重。其他可能影响依从性的不良反应包括脱发和出血性膀胱炎。这一系列潜在的严重并发症使监测这些药物的短期和长期效果成为管理的关键和必要组成部分。

苯丁酸氮芥是用于膜性肾病治疗的一种替代烷化剂，最初由 Ponticelli 等开发，每月循环使用一次，与皮质激素交替使用 6 个月[86]。苯丁酸氮芥的不良反应与环磷酰胺相似，尽管它与膀胱毒性以及肉眼血尿无关，但其整体耐受性可能不如环磷酰胺，并且增加了急性粒细胞白血病的相关风险[87]。

（二）降低毒性的策略

减少药物暴露的策略集中在限制治疗的持续时间，而不是调整剂量。唯一的例外是在狼疮和血管炎中使用静脉注射环磷酰胺，低频率和较小剂量的静脉注射环磷酰胺似乎与早期大剂量治疗方案一样有效，不良事件较少[73, 88]。较短时间的药物暴露是膜性肾病的一种既定方案，目前已发表的两种环磷酰胺治疗有效方案在治疗时间上存在显著差异，如在最初的经典 6 个月方案中，环磷酰胺的治疗期被限制在 3 个月[86]，而最新公布的常规疗程则是一年，这一疗程常被调整为 6 个月，但是这种减少治疗时间的长期结果仍不清楚[87]。

另外一种治疗策略是选择毒性小于环磷酰胺的其他药剂替代。霉酚酸酯（Mycophenolate mofetil，MPA）或硫唑嘌呤用于狼疮肾炎的维持治疗是较好的选择，似乎具有相似的疗效，且不良反应明显较少。最近对弥漫性增殖性狼疮肾炎患者的随机对照试验数据证实，MPA（3g/d）比环磷酰胺为主的方案化脓性感染发生率较低（相对危险度 0.36）[89]。同样，在血管炎的维持阶段，长期硫唑嘌呤治疗已被证明与环磷酰胺一样有效，且毒性更小[90]。在膜性肾病中，MPA 替代环磷酰胺在完全缓解和部分缓解方面也得到了类似的结果，但严重不良反应的发生率明显较低。该研究不是随机对照试验，因为接受环磷酰胺治疗的患者是一个回顾性对照组。虽然 MPA 初始反应率相同，但复发率远远高于环磷酰胺组[91]。另一种选择是用 CNI 代替环磷酰胺，这种替代策略可以在环磷酰胺初始治疗失败、患者复发和（或）考虑反复采用烷化剂时使用。该方法可用于膜性肾病、狼疮肾炎或 FSGS 的治疗。

减少环磷酰胺毒性的其他策略，包括定期血细胞计数监测和根据肾脏损害程度、年龄及其他共病情况调整剂量。如“皮质激素”章节部分所述，预防性抗生素 / 抗病毒药物的使用也可降低如肺孢子虫肺炎和（或）巨细胞病毒等机会性感染的可能性。考虑到可能导致年轻患者不孕不育，患者可以考虑精子库和卵母细胞冷冻保存。有限的数据表明促性腺激素释放激素类似物（gonadotropin-releasing hormone analog，GnRH-a）可能提供卵巢保护，卵巢早衰率从 30% 降低到 5%[92]。然而，GnRH-a 的使用仍然存在争议。GnRH-a 的使用在癌症领域内被大量研究，但由于研究数据相互矛盾，目前还没有得到普遍推荐[93]。肾脏领域文献中关于卵巢抑制的使用经验相对有限，部分原因是治疗紧迫性，没有足够时间制定预防策略。因此应详细向患者解释风险，并考虑对育龄患者进行替代治疗。最后，鉴于环磷酰胺的致畸性，需要对生育期男性和女性进行避孕咨询，并应审查各种避孕方式的风险和益处。对于需要紧急治疗的育龄男性来说，冷冻保存精子可能是一个最佳选择。

十、硫唑嘌呤

硫唑嘌呤是肌苷单磷酸脱氢酶的抑制剂，肌苷单磷酸脱氢酶是参与嘌呤从头合成的关键酶，是淋巴细胞分裂和免疫球蛋白合成的必需酶，可抑制 B 淋巴细胞和 T 淋巴细胞水平。其代谢物 -6- 硫代鸟苷 -5'- 三磷酸（trio-GTP）通过阻断 T 淋巴细胞中鸟苷 -5'- 三磷酸酶的活化，特别是阻断 Rac 蛋白的活化而抑制免疫[94]。

（一）主要不良反应

常见的胃肠道不良反应包括恶心和呕吐，是治疗中断的主要原因[95]。血清转氨酶水平显著增加的肝脏毒性也被描述为胰腺炎[96]。剂量相关性骨髓抑制主要影响白细胞，但也可影响所有细胞系。在硫嘌呤甲基转移酶（thiopurine methyltransferase，TPMT）水平低的患者中可能表现严重，这种基因异常影响了约 0.3% 的酶缺乏人群，而 11% 的个体杂合了一种具有中间活性的低活性变异等位基因[97]，导致硫唑嘌呤代谢减弱。同样，别嘌呤醇会导致药物积累，并可导致严重的骨髓抑制[98]。与所有的免疫抑制剂一样，细菌和病毒感染也会发生，特别是在白细胞减少的情况下，恶性肿瘤（特别是皮肤癌）的发病率也会增加[99, 100]。

（二）降低毒性的策略

内科医生对肾小球疾病的 TPMT 缺乏的评估没有共识，基因检测和功能测定都可选用，但通常的做法是缓慢增加剂量，骨髓抑制通常会随着剂量的减少而改善。硫唑嘌呤（和其他细胞毒性药物，如环磷酰胺）由于存在白细胞减少的风险，因此，当患者合并痛风时也应禁用别嘌呤醇和非布索坦。使用硫唑嘌呤时，监测肝毒性和胰腺炎也是必要的。

十一、霉酚酸酯

霉酚酸酯（Mycophenolate mofetil，MPA，也可称为麦考酚酯，或代谢物霉酚酸）是一种可逆的肌苷单磷酸脱氢酶抑制剂，一种参与嘌呤从头合成的关键酶，是淋巴细胞分裂所必需[101]。有几个因素导致了 MPA 对嘌呤代谢的淋巴细胞特异性影响。首先，与其他细胞不同，淋巴细胞独特地依赖于嘌呤从头合成生成 RNA 和 DNA，因为它们没有嘌呤生成的补救合成途径。因此，MPA 对这一途径的抑制主要影响淋巴细胞的代谢。MPA 也是一种在活化的淋巴细胞中表达的肌苷单磷酸脱氢酶亚型的强效抑制剂（Ⅱ型），因此其特异性强[102, 103]。相对于其他影响所有分裂细胞的烷化剂，MPA 选择抑制淋巴细胞增殖是 MPA 毒性低的基础。除了对 T 细胞和 B 细胞的影响外，MPA 还可能影响成纤维细胞增殖 / 活性[104]和内皮功能[105]。

（一）主要不良反应

MPA 的主要不良反应与胃肠道症状有关，包括对上消化道的刺激（恶心、呕吐）和对下消化道的影响（腹泻），比在环磷酰胺中更常见[106]。这些症状往往在治疗过程的早期出现，并可随着时间的推移而改善。

与所有抗代谢物一样，MPA 可引起血液并发症，包括白细胞减少和贫血。MPA 的骨髓抑制作用与其感染风险有关，尽管一些数据表明 MPA 在狼疮肾炎中感染风险比环磷酰胺低，但也有几项研究表明两者发生严重感染的风险类似，并已有严重感染的报道[85, 107–109]。此外，移植相关文献表明 MPA 增加了病毒感染的风险，尤其是在多种药物治疗的情况下[110]。MPA 用于治疗狼疮或其他 GN 时，迟发性恶性肿瘤的风险是否存在差异目前尚无定论。

虽然对生育能力无影响，但 MPA 现已证实为一种人类致畸物，具有可识的畸形模式，即颅面畸形（小耳畸形或无耳畸形、无听道畸形、腭裂畸形、眶距增宽）和肢体畸形[111]。制造商的数据显示，流产率增加了 33%，致畸率至少增加了 22%。因此，如果女性怀孕期间发生 MPA 暴露，可以选择终止妊娠。MPA 致畸是由精子介导这一可能性尚有争议[112]。在致畸风险没有明显高于人口比率的情况下，如果计划怀孕，应该权衡药物致畸风险和改变治疗方法后对疾病失去控制的后果[112]。

（二）降低毒性的策略

与移植不同的是，MPA 的剂量可以在数天到数周的时间内逐渐升高，以减少胃肠道不良反应的发生。每天 4 次，而不是标准的每天 2 次也能减少胃肠不良反应。暂时减少剂量也可以尝试，特别是在急性胃肠道感染的情况下。对骨髓的主要影响是白细胞减少，通常以暂时减少剂量来纠正。如果仍不能耐受全剂量，可以考虑添加其他药物，如低剂量激素或 CNI。生育期女性在 MPA 开始治疗前应进行妊娠试验，而那些希望怀孕的女性应在怀孕前至少 6 周停止使用 MPA。服用 MPA 的女性应采取两种避孕方法。

十二、利妥昔单抗（Rituximab）和奥瑞珠单抗（Ocrelizumab）

利妥昔单抗（Rituximab）是一种基因工程嵌合的鼠 / 人单克隆抗体，针对正常和恶性前体 B 细胞和成熟 B 细胞表面的 CD20 抗原[113]。CD20 抗原不表达于造血干细胞、祖 B 细胞、正常浆细胞或其他正常组织。因此，与传统的细胞毒性药物相比，它更为安全。抗 CD20 抗体在自身免疫性疾病尤其是 GN 中的确切作用机制尚不清楚。B 细胞作为免疫调节细胞，通过在抗原呈递和细胞因子的释放中发挥重要作用。它们的消除可能会对其他免疫细胞如 T 淋巴细胞、树突状细胞和巨噬细胞产生抑制作用。体外研究表明，利妥昔单抗 Fc 片段与人补体结合，可通过补体依赖的细胞毒性导致靶细胞裂解，利妥昔单抗介导抗体依赖的细胞毒性已被证实。最近，利妥昔单抗被证实是治疗特发性膜性肾病的有效药物，其可能是通过消耗定位于足细胞的抗原磷脂酶 A_2 受体介导的自身抗体发挥作用[114]。此外，利妥昔单抗可能通过与鞘磷脂磷酸二酯酶酸样 3b 蛋白交叉反应、对足细胞质膜脂筏区分隔及足细胞组织和信号所介导的必需的酸性鞘磷脂酶调节，以直接调节足细胞[115]。这种对足细胞的直接影响独立于对 B 细胞克隆选择性耗竭作用，可能使其成为治疗特发性肾小球疾病的一个非常有效的选择。

奥瑞珠单抗（Ocrelizumab）是一种完全人源化的单克隆抗体，针对正常 B 细胞表面的 CD20 抗原，作用模式与利妥昔单抗相同。由于其完全人源化的特性，与利妥昔单抗相比，这种抗 CD20 抗体可以更快速地注入，与输液相关的即时反应较少。此外，由于完全人源化的结构，针对该药物的自身抗体不易形成，从而增强了重复治疗的潜在疗效和安全性。

（一）主要不良反应

急性输液相关反应可从轻微症状到严重危及生命。轻微反应在暴露人群中高达 10%，包括皮疹、瘙痒、潮红、恶心、呕吐、疲劳、头痛、流感样症状、头晕、高血压和（或）流鼻涕。过敏反应和休克也可发生，但幸运的是发生率低（＜1%）。利妥昔单抗的其他罕见不良反应包括贫血、心律失常、呼吸衰竭和急性肾损伤（发生率＜0.1%）[116-120]。另一种严重的反应主要见于血液系统恶性肿瘤的治疗中，在血液系统恶性肿瘤中，肿瘤细胞负担高，可能出现急性肿瘤溶解综合征。更多的延迟性不良反应包括血清病和感染发生率增加，包括潜伏性病毒感染的重新激活（如乙型肝炎和肺囊虫感染）[121]。有几例关于在使用该制剂的患者中发展为进行性多灶性白质脑病（progressive multifocal leukoencephalopathy，PML）的报道。这一严重的综合征是由于潜伏性 JC（约翰・坎宁安）多瘤病毒的激活，并与进行性神经功能障碍有关，最终在确诊后数月内死亡。在大多数报道的病例中，当利妥昔单抗与其他化疗药物联合使用时，会出现 PML [122]。考虑到利妥昔单抗对抗体形成的影响，在治疗期间应避免接种含有活生物体的疫苗。

虽然人类抗嵌合抗体（human antichimeric antibodies，HACAs）的临床意义尚不清楚，但仍会发生。尽管在利妥昔单抗治疗的患者中出现了 HACA 及其不良后果，这些后遗症在 GN 小范围研究中并没有得到统一观察[123]。新的完全人源化的抗 CD20 抗体应该可改善或消除 HACA 形成的问题。

（二）降低毒性的策略

通过谨慎、缓慢地增加输液速度，以及在用药前使用抗组胺药和皮质激素，可以减轻急性输液反应的风险，管理流程可参考 McGeoch 等的附录[124]。自身免疫性疾病患者使用的确切剂量和（或）治疗方案尚不清楚。虽然外周 CD20 阳性的细胞耗竭和反应关系较差，但已经有研究表明在膜性肾病中，单剂量对 B 细胞耗竭已经足够，对蛋白尿的作用与多剂量药物相似[125]。

十三、依库珠单抗（Eculizumab）

依库珠单抗是一种抗 C5（补体因子 5）单克隆抗体，它是一种内源性补体途径激活抑制剂，用于抑制因子功能受损的疾病。这种级联反应的激活在非典型溶血性尿毒综合征中有重要意义，因此为该制剂在本病和其他可能涉及补体途径的疾病中提供了潜在的理论基础[126, 127]。最新证据表明，补体调节障碍可能是许多渐进性肾小球损伤的关键因素，传统上认为是经典或凝集素激活的补体通路。依库珠单抗对这些通路的激活及其潜在抑制作用可能与 C3 肾病和致密沉积病相关，甚至在特发性免疫球蛋白介导的膜增生性肾小球肾炎[128]、系统性红斑狼疮[129]和其他 GN，以及在移植中抗体介导的排斥反应中也可能存在[130]。

（一）主要不良反应

依库珠单抗的耐受性很好，但感染脑膜炎奈瑟菌等包裹性细菌的风险可能增加。

（二）降低毒性的策略

当依库珠单抗应用于阵发性夜间血红蛋白尿和非典型溶血性尿毒综合征的患者时，建议在治疗开始前接种疫苗，并仔细监测[131]。此外，预防性使用抗生素也被广泛推荐，特别是在考虑到免疫接种的时机和效果时。抗生素治疗的选择和持续时间可见指南（如美国肾脏补体疗法中心的指导方针）[132]。目前尚不清楚肾小球疾病患者的确切剂量和（或）治疗方案。

十四、促肾上腺皮质激素

促肾上腺皮质激素（adrenocorticotrophic hormone，ACTH）的合理使用此前已被证实对肾病综合征患者有效，使用 ACTH 治疗胆固醇升高和蛋白尿可追溯到数十年前[133, 134]。在欧洲，ACTH 的合成配方替可克肽（二十四肽促皮质素），在无对照组和一项样本量较小的随机对照试验中与细胞毒药物治疗比较同样有效[135-137]。迄今为止，只有有限的数据表明天然的 ACTH（H.P. Acthar 凝胶）是目前北美唯一可用的 ACTH 制剂，能通过降低蛋白尿、改善血清白蛋白和胆固醇水平使肾病综合征患者获益[138]。

H.P. Acthar 凝胶的活性成分是结构相关肽家族即黑皮质素肽的一部分。黑皮质素肽，包括 ACTH，α、β 和 γ 黑素细胞刺激激素，由天然蛋白阿黑皮素原衍生而来，阿黑皮素原与细胞表面 G 蛋白偶联受体结合，称为黑皮质素受体（melanocortin receptor，MCR）[139]。到目前为止，有五种形式 MCR 已被克隆，每一种都有不同的组织分布、亲和性和生理作用。因此，其潜在的治疗机制是复杂的[140]。潜在的肾脏保护机制包括 ACTH 通过 MCR2 作用诱导激素生成和 MCR（MCR1、3 和 5）介导的免疫调节和抗炎作用。纠正由 MCR1 和 5 介导的肝细胞血脂异常和由中枢神经系统中表达的 MCR1 和 4 介导的神经源性抗炎作用对肾脏发挥保护作用。MCR 介导的肾脏细胞保护作用，特别是在足细胞中已被证实。MCRs 在肾小球足细胞中表达，受体刺激后可通过减少动物模型残余肾脏中足细胞的凋亡、损伤和丢失以减少氧化应激并改善肾小球形态[141]。

（一）主要不良反应

虽然最初认为与 GCs 相比毒性更小，但现在的研究表明，与这种方案相关的膜性肾病不良事件的频率被低估了。一项开放式研究报道了接受合成 ACTH 治疗的 95% 受试者的不良事件发生率[142]。在最近的一项研究中，不良反应被指出呈剂量依赖性[138]。ACTH 相关不良反应包括激素样效应，库欣样外观、体重增加及水肿或腹胀的恶化。潜在的皮肤变化包括痤疮、潮红和皮肤古铜色。治疗的潜在心理影响包括易怒、抑郁和情绪改善与短暂的失眠、震颤、头晕、肌肉酸痛或疼痛、头痛、胃肠道症状、视物模糊及全身无力或疲劳。葡萄糖耐受不良和糖尿病也是潜在的罕见不良反应，往往会随着治疗的停止而改善。

（二）降低毒性的策略

目前尚不清楚肾小球疾病患者使用的确切剂量和（或）治疗方案，如何减轻不良反应受到限制。鉴于所述的毒性情况，应考虑采用类似的策略来减轻皮质激素的毒性。

十五、治疗流程和注意事项

最新的治疗建议在第 31 章和第 32 章进行了综述。指南有助于决策，并给出不同方案的证据及证据等级。然而，指南不能解释患者和疾病特殊性的所有变化，也无法诠释个人偏好（如保持生育能力的愿望）。因此，这些指南应用于个别患者需要慎重考虑。在实践中，我们在制定基于指南的治疗建议之前应考虑以下问题。

1. 这个病人发展为肾衰竭的风险有多大

(1) 关键的问题在于这种药物的风险是否大于肾病进展的风险。其次考虑与透析或移植相关的发病率和死亡率，在这种情况下，许多相同的药物将用于防止排斥反应。

(2) 蛋白尿是我们决定治疗原发性肾小球肾炎时，在保守治疗的基础上增加免疫抑制剂治疗是否有优势的主要考虑因素之一。尽管与疾病进展风险最高相关的蛋白尿阈值因疾病而异（图 33-1），但这一指标对我们的治疗决策比组织学变化更重要。如 MGN 可能是一种非常适合免疫治疗的疾病，而 MGN 合并持续的非肾病综合征蛋白尿患者一般长期预后良好，免疫治疗相对于单纯保守治疗的附加优势在这一亚群中尚未确定。肾功能不全的表现和观察期间肾功能不全的进展也应予考虑[6]。虽然免疫抑制治疗可能是一种更积极的治疗方法，但其不良反应往往在清除能力受损和对感染更敏感的患者中更常见。肾脏损伤的病理指标，特别是肾小管间质纤维化，对慢性病变的程度和预后的判定也有参考价值。事实上，一个常见的临床错误是将不可逆的肾脏损伤患者置于风险之中，而获益的机会几乎没有[143]。晚期组织损伤伴清除障碍可能改变免疫治疗的风险 – 效益比。

2. 患者的并发症情况如何

(1) 理想情况下，治疗的选择应针对患者个人，并考虑可能使患者处于药物毒性危险的并发症。如指南建议，对于与肾病综合征临床特征相关的特发性 FSGS，应首先考虑至少 4 周的皮质激素治疗作为一线治疗。然而，在严重肥胖的患者中，激素引起的体重增加和葡萄糖耐受不良是重要的潜在不良反应。对于个别患者来说，CNI 可能是更好的首选。

(2) 选择患者特定方案时需要考虑的重要变量包括年龄、个人或家族葡萄糖耐受不良史、肥胖、肿瘤史和以往的免疫抑制剂治疗累积量。

3. 生育计划是什么

(1) 妊娠患者考虑的重要因素包括药物的致畸性、药物对生育能力的影响及妊娠前肾脏健康的优化。

(2) 考虑到患者的复杂性及推荐的治疗方案，可以建议在类似透析前和移植前的多学科专科会诊对 GN 患者进行治疗。护理指导和监督、饮食咨询、药剂师及社会支持的增加可能最终改善这一独特人群的疾病进展。虽然这种设置不是在所有的卫生保健中心可行，但多学科会诊的益处值得进一步研究。

十六、结论

GN 仍然是 CKD 和肾衰竭的主要原因。关于临床相关终点事件和治疗目标的新数据将有助于开发和研究治疗 GN 患者和防止肾功能丧失的新药物。临床医生应认真考虑免疫抑制剂的毒性，必须始终将这些药物的风险与每个患者的潜在获益进行权衡，充分考虑患者个体差异、疾病特殊性和药物特异性。当前治疗 GN 方案的药物毒性和复杂性也使得肾脏学界迫切需要开发针对这些重要疾病的新型靶向治疗方法，并在严格的临床试验中证明这些治疗方法的有效性。

第34章 血栓性微血管病

Thrombotic Microangiopathies

David Kavanagh　Neil Sheerin　著

田秀娟　魏　蕾　译

孙世仁　校

一、引言

血栓性微血管病（TMA）是严重内皮损伤的结果，病理特征表现为组织对损伤的反应[1]。它可以在多种情况下以不同临床表现发生，但急性肾损伤（AKI）是一个共同的突出特点，因为肾小球有内皮损伤和闭塞的倾向。

二、分类

在过去的20年里，随着对疾病病理生理学的深入研究，TMA的分类已经发生了变化。既往分类反映了主要的表型，即肾脏受累为主的溶血性尿毒综合征（HUS）和神经系统受累为主的血栓性血小板减少性紫癜（TTP）。最近，严重的（一种具有血小板反应蛋白1型基序的解体蛋白和金属蛋白酶，成员13）ADAMTS13缺乏定义为TTP，根据产志贺毒素菌存在与否分为志贺毒素相关的溶血性尿毒综合征（STEC–HUS）和所有其他原因引起的TMA被分为非典型HUS（aHUS）。目前的分类为原发性遗传性TMAs（如补体突变、ADAMTS13突变）、原发性获得性TMA（H因子自身抗体、ADAMTS13自身抗体）、感染相关TMA和继发性TMA（图34–1）[1]。然而需要记住的是，有潜在补体基因突变的患者往往需要一个继发性的刺激才能表现为aHUS。

三、临床和实验室特征

TMA的临床特点反映了溶血和缺血性器官功能障碍及其潜在病因。不同病因的具体特征在个别章节中介绍。

血小板减少和微血管病性溶血性贫血（MAHA）是TMA的主要特征。聚集和消耗是血小板减少的原因，MAHA被认为是由于血栓的部分闭塞导致小血管内流动紊乱区域的机械碎裂所致（图34–2A）。乳酸脱氢酶升高是溶血最敏感的标志物，是由细胞溶解和组织缺血引起的。在溶血时结合珠蛋白与游离血红蛋白结合，网状内皮系统摄取结合珠蛋白-血红蛋白复合物，导致结合珠蛋白在TMA中的水平较低。除肺炎球菌性尿毒综合征外，直接抗球蛋白试验（DAT/direct–Coombs）均为阴性。肾缺血造成TMA相关性AKI，但TTP少见。一旦常规的血液学和生化诊断证实了TMA，检查的目的是确定潜在的病因，并排除其他的诊断，其中最迫切的是ADAMTS13分析（图34–3）[1]。

四、血栓性微血管病病理

在急性HUS中，内皮细胞肿胀和内皮细胞与基底膜间絮状物质积聚，可见肾小球毛细血管壁增厚。纤维蛋白和血小板血栓导致肾小球毛细血管阻塞和肾小球闭塞。最近发现，TMA的肾活检中可能没有明显的纤维蛋白血小板血栓形成，因此建议重新分类为微血管病伴或不伴血栓形成[2]。系膜溶解发生在疾病早期，随后出现硬化改变。早期的动脉变化是可变的，从轻微的内皮肿胀到纤维蛋白样坏死伴闭塞性血栓形成。血管壁可见红细胞碎片。随后，出现黏液样内膜增生，血管管腔变窄（图34–2）。

免疫荧光提示纤维蛋白或纤维蛋白原在肾小球、系膜及血管壁内沉积，补体和免疫球蛋白沿肾

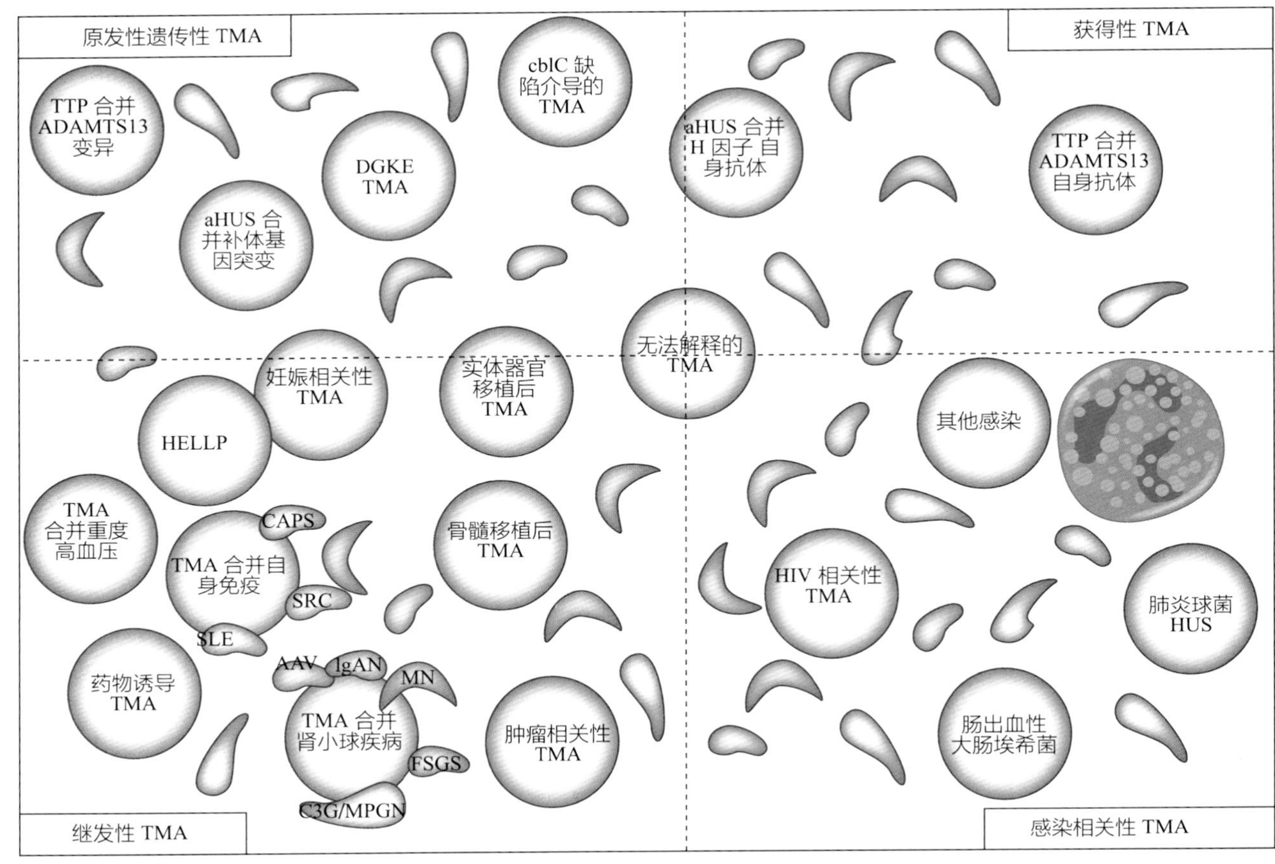

▲ 图 34-1 血栓性微血管病（TMA）的分类

TMA 分为原发性遗传性 TMA、原发性获得性 TMA、感染相关 TMA 和继发性 TMA。原发性遗传性 TMA 易受 ADAMTS13、MMACHC 或编码补体蛋白基因突变的影响。原发性获得性 TMA 是由 ADAMTS13 或补体 FH 自身抗体引起的。感染相关的 TMA 可能有不同的机制（如产生志贺毒素的大肠埃希菌和肺炎球菌溶血性尿毒综合征）。在其他感染中，在某些情况下，感染可能引发原发性 TMA 的表现。继发性 TMA 发生在一系列条件下，致病机制很多情况下是多因素的或原因未知。在一些继发性病例中（如妊娠相关的 TMA 或移植后的新 TMA），相当一部分患者有原发性 TMA 的遗传倾向。AAV. ANCA（抗中性粒细胞胞质抗体）相关血管炎；ADAMTS13. 一种具有血小板反应蛋白 1 型基序的解体蛋白和金属蛋白酶，成员 13；aHUS. 非典型溶血性尿毒综合征；C3G. C3 肾小球病；CAPS. 灾难性抗磷脂综合征；cblC. 钴胺素 C 型；DGKE. 编码二酰基甘油激酶 ε 的基因；FSGS. 局灶性节段性肾小球硬化症；HELLP. 溶血综合征、肝酶升高、血小板减少；HIV. 人类免疫缺陷病毒；IgAN. IgA 肾病；MN. 膜性肾病；MPGN. 膜性增生性肾小球肾炎；SLE. 系统性红斑狼疮；SRC. 硬皮病肾危象；TMA. 血栓性微血管病；TTP. 血栓性血小板减少性紫癜；HUS. 溶血性尿毒综合征（改编自 National Renal Complement Therapeutics Centre 2017/2018 annual report. Available from: http://www.atypicalhus.co.uk/. Last accessed February 4, 2019.）

小球毛细血管襻沉积。

许多肾小球疾病和自身免疫性疾病中也有 TMA 的证据。然而，在已发表的临床病理研究中，有 TMA 病理证据的患者只有一小部分同时有临床和实验室证据。根据目前的知识，不可能从组织病理形态学上确定 TMA 的病因，这方面需要进一步的研究。

TTP 的特征是异常巨大的血管性血友病因子（vWF）多聚体和毛细血管及小动脉中富含血小板的血栓形成，尽管目前很少在病理标本中见到。

五、原发性血栓性微血管病

（一）补体介导的非典型溶血性尿毒综合征

20 世纪 90 年代后期的一系列突破性研究证实了补体过度激活在 aHUS 发病机制中的作用[3]。

补体系统包括约 50 种血浆和细胞表面蛋白，它们在一个信号和扩增的调控网络中运行，这些信号和扩增对先天免疫系统和适应性免疫系统的正常生理功能都至关重要。补体激活剂和抑制剂的数量相等且同时存在。补体除了调理和分解病原体，调

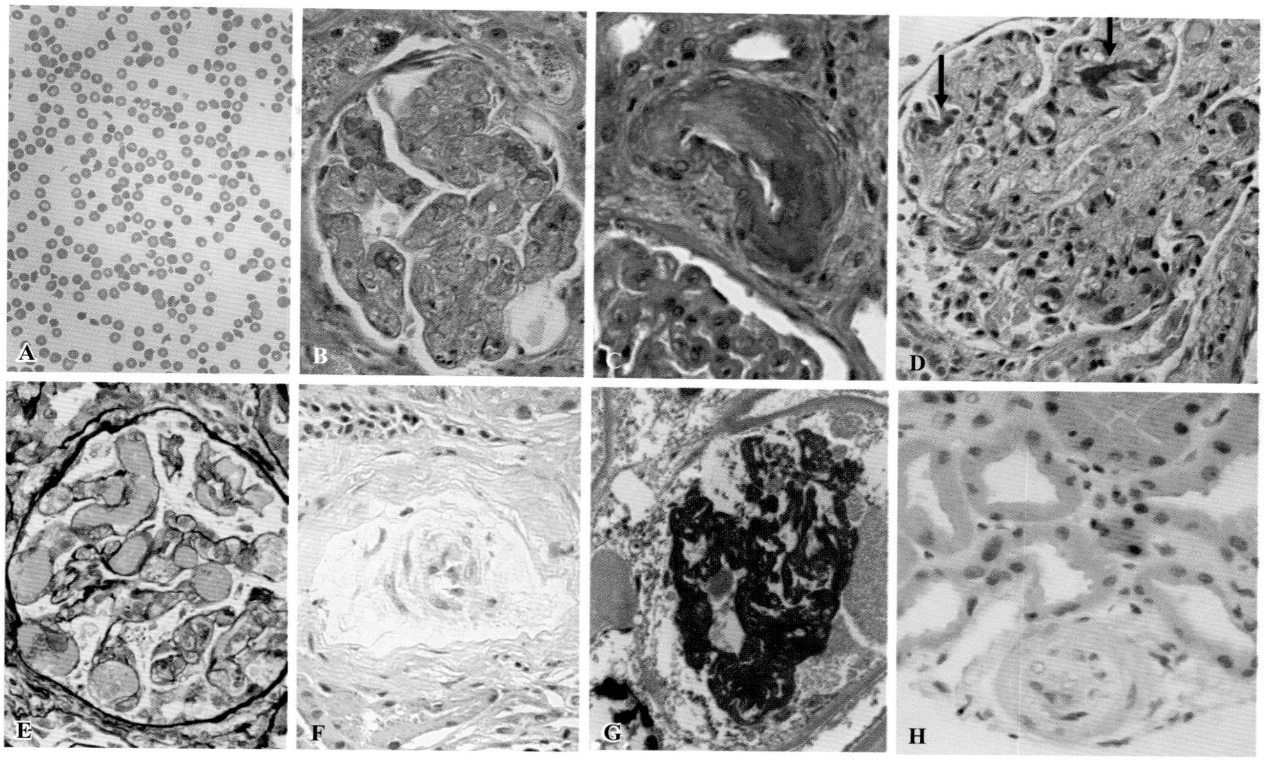

▲ 图 34-2　血栓性微血管病的病理特征

A. 血栓性微血管病患者的红细胞膜显示有裂细胞；B. 肾小球毛细血管管腔中的纤维蛋白血栓（红）和红细胞（黄）；C. 动脉壁纤维蛋白样坏死；D. 毛细血管襻（Masson 三色）中的血栓（箭）；E. 肾小球闭塞，毛细血管襻含有大量红细胞（银灰）；F. 小动脉黏液样内膜增厚（苏木精和伊红）；G. 肾小球毛细血管中的纤维蛋白触体（黑）（电子显微照片）；H. 小动脉（苏木精和伊红）管腔的黏液样增厚和闭塞

节适应性免疫系统外，还促进了对受损宿主细胞和潜在的损伤性免疫复合物的处理。

补体激活可通过三种途径启动，即经典途径（CP）、凝集素途径（LP）和替代途径（AP，图 34-4）。当 C1q 与许多激活物（如抗原 - 抗体复合物和其他非免疫球蛋白部分）中的一种结合时，CP 被触发。C1q 激活相关的丝氨酸蛋白酶 C1r 和 C1s，C1r 和 C1s 裂解血浆蛋白 C2 和 C4，在激活表面形成 C3 转化酶复合物（C4b2a）。当甘露糖结合凝集素（MBL）、纤维胶原蛋白或胶原凝集素识别病原体甘露醇残基后，激活 LP，并诱导 MBL 相关的丝氨酸蛋白酶裂解 C2/C4，再次形成 C4b2a。AP 在低水平下持续有活性，但主要负责 CP 和 LP 的快速扩增。C3 转化酶激活 C3，导致 C3b 沉积，释放 C3a，通过与可溶性蛋白酶因子 B 和 D（分别为 FB 和 FD）相互作用，表面结合的 C3b 形成 C3 转化酶。因此，尽管最初由 CP 触发，替代途径与约 80% 的补体活性有关。

补体的终末途径始于 C3b 的持续沉积和备解素稳定的转化酶，促进 C5 转化酶的形成，其裂解 C5 为过敏毒素 C5a 和 C5b，在构象改变后结合 C6、C7、C8，与 C9 形成膜攻击复合物，诱导靶细胞裂解或损伤（图 34-4）。

（二）补体调节

补体系统的扩增环对病原体可以快速反应，但如果补体系统不受抑制，宿主细胞容易受到附带损伤。补体系统受血浆蛋白（包括 H 因子和 I 因子）及细胞表面蛋白（如 CD46）的严格调控。调节异常可导致病理学改变，补体介导的 aHUS 是补体过度激活的典型疾病（图 34-4）。

六、遗传性补体介导的非典型溶血性尿毒综合征

补体介导的 aHUS 是一种罕见的疾病，每年发病率约为 0.4%。

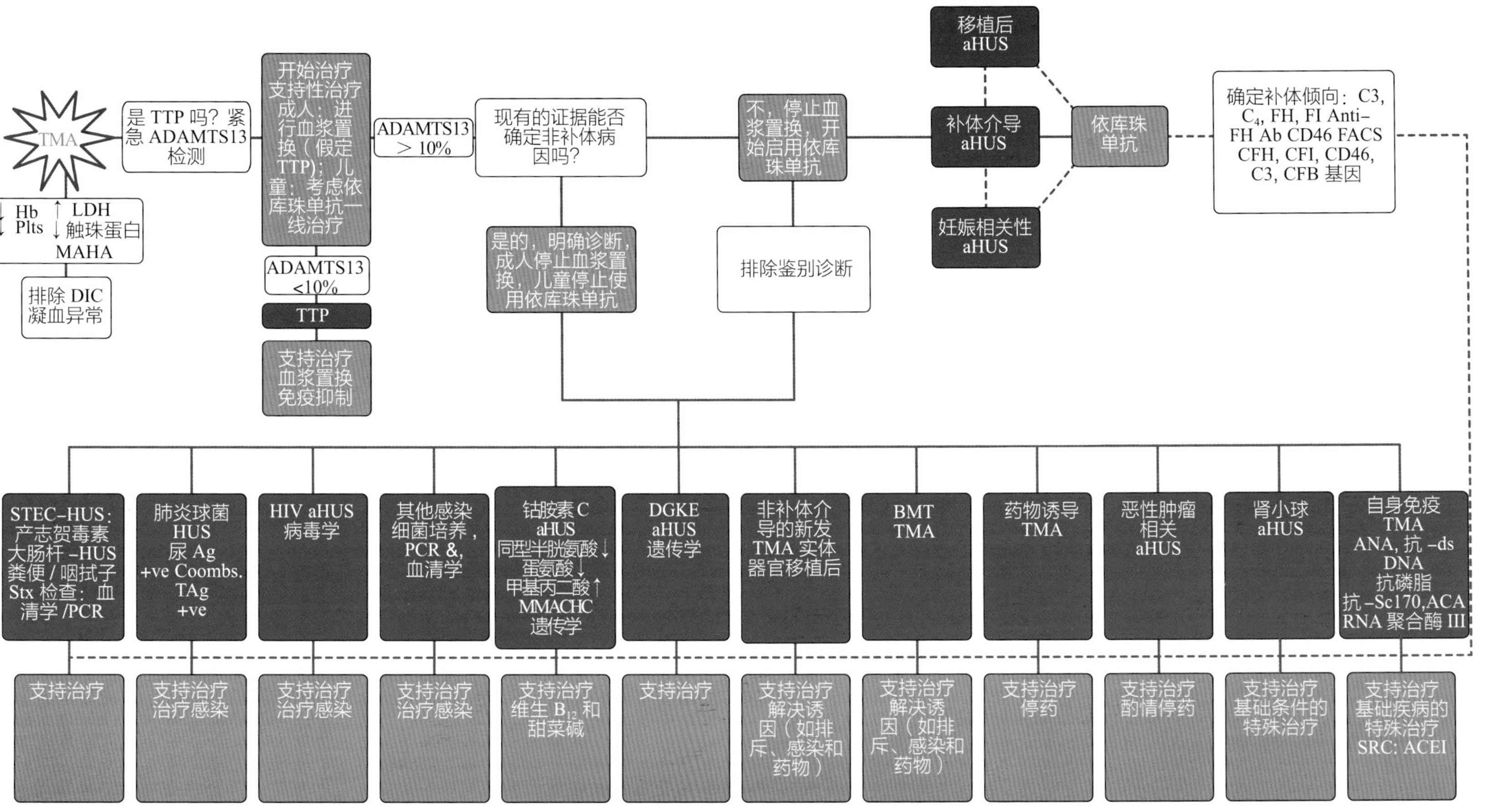

▲ 图 34-3 血栓性微血管病患者的调查与处理算法

如果未经治疗，死亡率很高，因此紧急治疗至关重要。在成人中，除非有确凿证据表明有其他情况，如果考虑血小板减少性紫癜（TTP），建议行血浆置换（PEX）。在儿童中，TTP 较少见，如果怀疑存在补体介导的非典型溶血性尿毒综合征（aHUS），则应考虑使用依库珠单抗进行初步治疗，并应及时测定 ADAMTS13 活性。对于急性期补体介导的 aHUS 和 ADAMTS13 活性大于 10% 且无明显其他病因的 aHUS. 没有快速诊断试验，建议给予依库珠单抗治疗，并诊断性筛查非补体病因，以确定最佳的长期治疗。如果没有依库珠单抗，建议继续给予 PEX. 直到病情缓解。由于 TMA 可能会暴露潜在补体缺陷，建议对所有患者进行补体评估。BMT. 骨髓移植；DGKE. 二酰甘油激酶 ε；DIC. 弥散性血管内凝血；FACS. 荧光激活细胞分选；FH. 因子 H；FI. 因子 I；Hb. 血红蛋白；HIV. 人类免疫缺陷病毒；LDH. 乳酸脱氢酶；MAHA. 微血管病性溶血性贫血；MMACHC. 甲基丙二酸尿和同型半胱氨酸尿 C 型蛋白；PCR. 聚合酶链反应；Plt. 血小板；STEC-HUS. 产志贺毒素大肠杆 -HUS；TMA. 血栓性微血管病；ACEI. 血管紧张素转化酶抑制剂；ADAMTS13. 一种具有血小板反应蛋白 1 型基序的解体蛋白和金属蛋白酶，成员 13；TTP. 血栓性血小板减少性紫癜

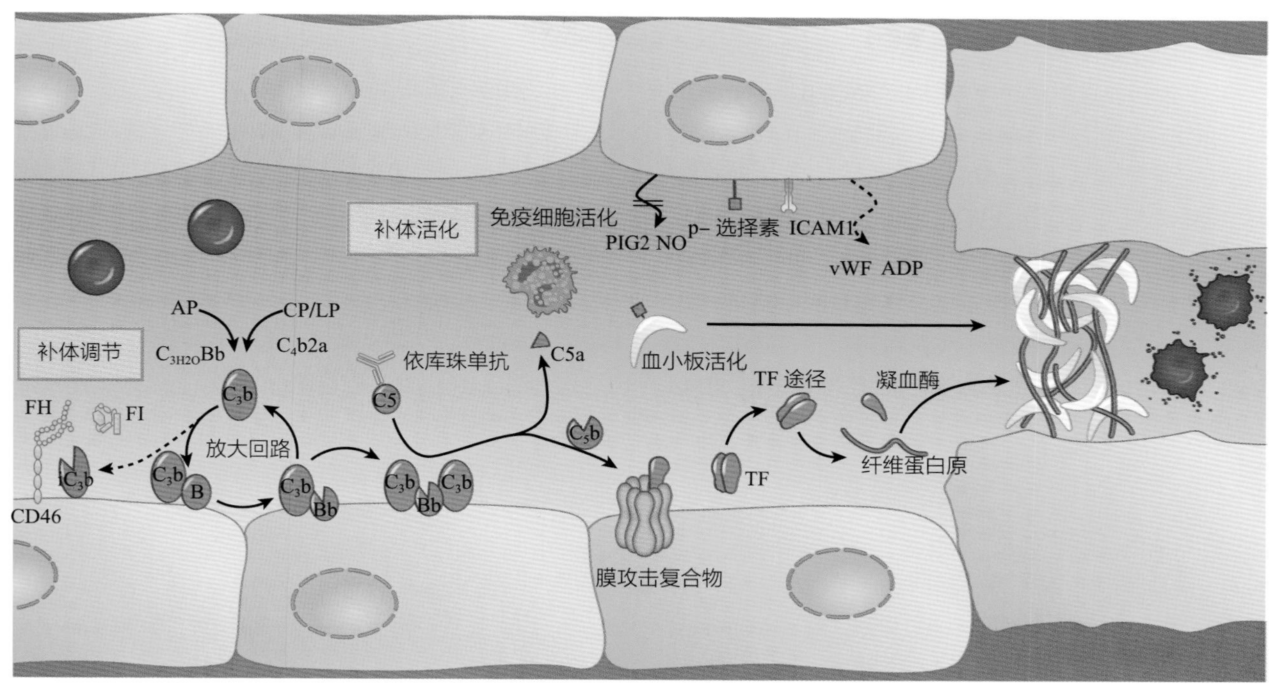

▲ 图 34-4　**补体介导的非典型溶血性尿毒综合征（aHUS）**

补体通过替代（AP）、经典（CP）和凝集素（LP）途径激活。AP 是一正反馈放大环。C_3b 与 B 因子相互作用，然后被 D 因子裂解形成 C3 转化酶 C_3bBb，导致终末补体途径激活，产生过敏性毒素 C5a 和膜攻击复合物（MAC，C5b-9）。包括 H 因子（FH）、I 因子（FI）和 CD46 在内的补体调节因子保护肾小球内皮免受 AP 损伤。在补体介导的 aHUS 中，CFH、CFI 和 CD46 的功能缺失突变、C3 和 CFB 的激活突变及 FH 的自身抗体导致 AP 过度激活，引起免疫细胞和血小板活化，内皮细胞损伤和肿胀，最终导致血栓形成、血小板消耗、血管阻塞和机械性溶血。依库珠单抗与 C_5 结合，以防止终末途径的激活，抑制效应分子的产生，这些效应分子可导致血栓性微血管病（TMA），其中最主要的补体缺陷是 TMA 发病的基础（改编自 National Renal Complement Therapeutics Centre 2017/2018 annual report. Available from: http://www.atypicalhus.co.uk/. Last accessed February 4, 2019.）

（一）补体因子 H

遗传学研究在 1998 年首次证实，H 因子（CFH）功能缺失突变导致补体介导的 aHUS [4]。此后，多项研究证实，该基因突变是最常见的致病原因，约占 25%。

H 因子蛋白（FH）是补体 AP 最重要的液相调节因子，由 20 个称为补体控制蛋白单位（CCP）的模块组成。四个 N 端 CCP（CCP1～4）通过以下 3 个方面介导 FH 的补体调节功能：①与 FB 竞争结合 C3b；②加速 C3 转化酶衰变为其组分；③作为因子 I 介导的 C3b 蛋白水解酶失活的辅助因子。FH（CCP19-20）的 C 端结构域通过结合多阴离子（如糖胺聚糖）介导宿主表面的保护。FH 的这段 C- 末端区域在 aHUS 中最常发生突变，导致细胞表面补体调节功能受损 [5]。

补体激活（RCA）基因簇的遗传结构位于 1 号染色体上，其中包括 CFH，这是导致这一突变热点的原因。RCA 簇被认为是由几个大的基因组重复产生的。因此，CFH 和五因子 H 相关蛋白具有非常高的序列同源性。这种同源性通过非等位同源重组和微同源性介导的末端连接，易导致基因转换和基因组重排（CFH/CFHR1 和 CFH/CFHR3 杂交基因）[6]。这些杂交基因，如 CFH 的 C- 末端突变，导致细胞表面补体调节丧失。从实际应用的角度来看，这种复杂的基因组位点与人类疾病中突变的其他基因相比，很难进行测序，部分原因是基因组 DNA 序列的重复区域很大。

最近，通过非等位基因同源重组产生了一个反向 CFHR1/CFH 杂交基因，其中 FHR1 的 C 末端 CCP 被 FH 的 C 末端 CCP 取代。在这种情况下，FHR1/FH 杂交蛋白作为 FH 的竞争性抑制剂，不会影响 FH 细胞表面结合 [7]。

（二）CD46 膜辅因子蛋白

约 10% 的 aHUS 患者中可以发现 CD46（膜辅因子蛋白）突变。CD46 作为补体激活的膜抑制剂，在大多数细胞上表达，除红细胞外。它由 4 个 CCP 单位组成，包含补体相互作用的位点，然后是 O–糖基化区，富含丝氨酸、苏氨酸和脯氨酸残基（STP 结构域）、跨膜锚和细胞质尾。在 aHUS 中描述的大多数突变在细胞胞外四个 CCP 结构域，负责 C_3b 和 C4b 的结合。大多数 CD46 突变导致细胞表面 CD46 表达减少（75%），剩下的产生表面表达但无功能的蛋白质 [8]。

（三）补体因子 I

补体因子 I（CFI）突变占 aHUS 的 5%～10% [9]。FI 是一种二硫键连接的异二聚体丝氨酸蛋白酶，通过结合一种辅助因子蛋白（FH 结合 C3b；C4b 结合蛋白结合 C4b，CD46 结合补体受体 1）裂解 C3b 和 C4b。aHUS 中所描述的 CFI 突变都是杂合子 [3]。

（四）补体 C3

C3 负责补体级联反应的纽带。它被裂解形成过敏毒素 C3a 和高活性 C3b，然后通过其活性硫酯键与细胞表面结合。硫酯是具有 R–S–CO–R′ 官能团的化合物。C3b 可以在 FD 存在下与 FB 相互作用形成 AP 转化酶。C3 突变约占补体介导的 aHUS 的 2%～8% [10]。它们代表功能获得性突变。与补体介导的 aHUS 相关的 C3 突变，通过与 FB 结合或阻止补体调节因子与 C3 结合并使其失活，最终导致补体过度活化。大多数 C3 突变与低血清 C3 水平（70%～83%）有关。

（五）补体因子 B

在 CFB 中也发现有功能获得性突变，尽管发生率很低 [11]。FB 含有补体 AP 转化酶（C3bBb）的催化位点。补体调节受损或转化酶形成增加可导致补体过度激活。

（六）血栓调节蛋白

在一些 aHUS 也发现有血栓调节蛋白（THBD）的遗传变异，但其因果关系尚待确定 [12]。THBD 通过凝血酶激活蛋白 C 和增强凝血酶介导的血浆前羧基肽酶 B（CPB2）的激活来调节血栓的形成。然而，我们认为 THBD 通过加速 FI 介导的 C3b 失活在 AP 的调节中起作用 [12]。

（七）疾病外显性

在补体介导的 aHUS 中，基因突变本身不是致病因素，而是易感因素。要使疾病显现，需要额外的基因和环境修饰因子（图 34–5）。这种疾病的外显性与年龄有关。据报道，在 70 岁时具有单一罕见遗传变异的个体的外显率高达 64%，尽管这可能代表了上限。aHUS 患者（约 3%）很少会有一个以上的突变，每个额外的突变都会增加外显性。

除了罕见的遗传变异外，常见的遗传单核苷酸多态性（SNP）也与补体介导的 aHUS 相关。由这些 SNP 组成的包含 CFH 基因（CFH–H3，tgtgt）的单倍型阻滞使得 aHUS 的风险增加了 2～4 倍。功能分析表明，与保护性突变相比，危险性突变 CFH–Val62 的辅因子活性略有下降。RCA 簇中的另一个单倍型阻滞 CD46ggaac 与 AHU 风险增加 2～3 倍相关，尽管其功能意义尚未确定。即便补体介导的 aHUS 存在多种罕见和常见的遗传危险因素，也经常需要触发因素（如妊娠、感染）来诱发潜在的补体缺陷，最终导致 aHUS。这些触发因素通常激活补体，如补体激活是对感染的正常生理反应 [3]。在

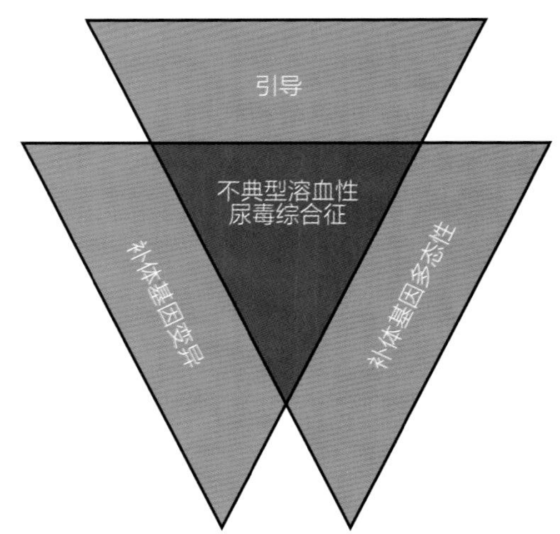

▲ 图 34–5 **补体介导的不典型溶血性尿毒综合征（aHUS）多重打击模型**

对于补体介导的 aHUS，除了补体基因中的罕见遗传突变外，患者可能需要常见的遗传变异，如补体基因中的高危单倍型和触发器的存在（如怀孕、感染）（改编自 National Renal Complement Therapeutics Centre 2017/2018 annual report. Available from: http://www.atypicalhus.co.uk/. Last accessed February 4, 2019.）

一些继发性 TMA 的病例中，携带突变的个体比例很高（如妊娠相关的 AHU 约 70% 及移植后新生的 TMA 约 30%），但在其他病例中，突变的发生率未知或较低（如 STEC-HUS）。在其他 TMA 中，可以在体内观察到补体激活，但在这些情况下，补体是致病性的、修饰性的还是单纯的旁观者还有待确定（图 34-6）。

七、获得性原发性补体介导的非典型溶血性尿毒综合征

除了补体系统的遗传缺陷外，在补体介导的 aHUS 中还报道了 FH [13] 和 FI [14] 自身抗体形式的获得性缺陷。aHUS 的 FH 自身抗体主要出现在儿童期，在欧洲人群队列研究中占 5%～25%，而在一个印度队列中这一比例高达 56%。

FHR1 缺乏的 aHUS 存在 FH 自身抗体的遗传倾向，可能是由于 CFHR3 和 CFHR1 或 CFHR1 和 CFHR4 全基因缺失或 CFHR1 基因强连锁的点突变。FHR1 缺陷在 FH 自身抗体产生中的作用尚不清楚，有几例患者在 FHR1 存在的情况下仍出现了 H 因子自身抗体 [15]。

FH 自身抗体主要与 FH 的 C 末端表位结合，干扰 FH 介导的细胞表面保护作用。因此，这些获得性缺陷反映了 FH 相关 aHUS 中的遗传缺陷。

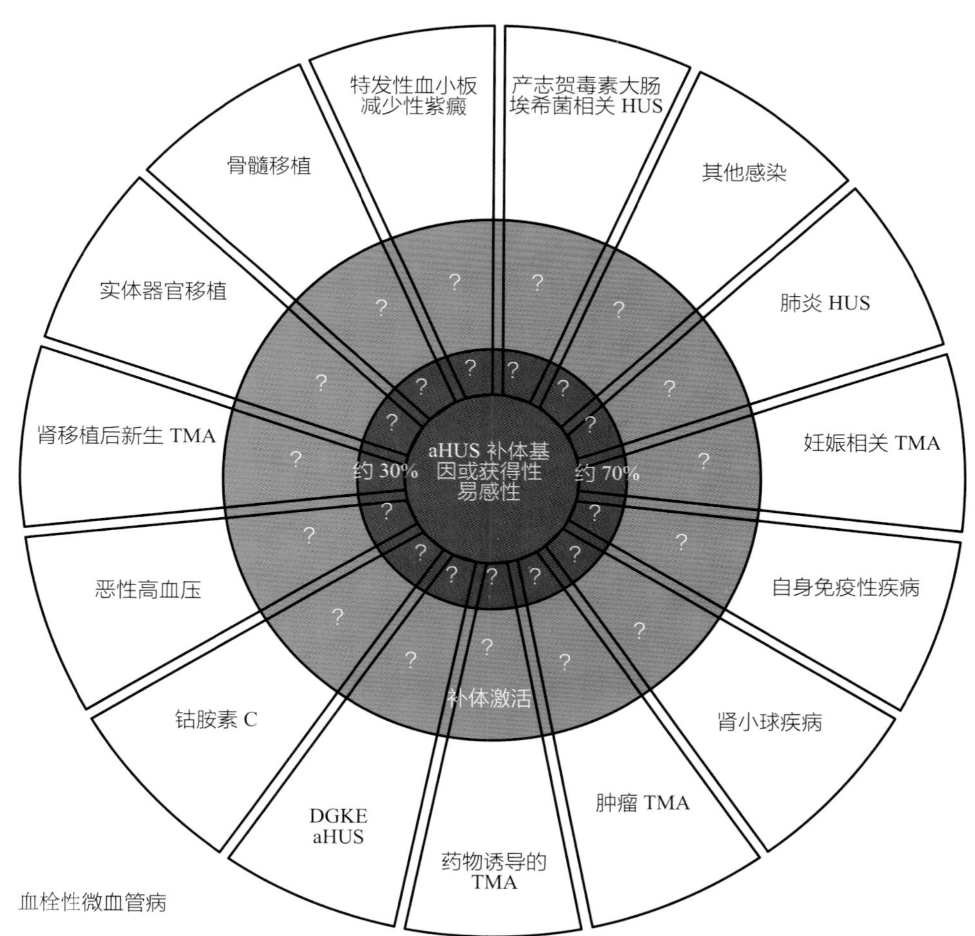

▲ 图 34-6　**补体在血栓性微血管病（TMAs）中的作用**

在原发性遗传和获得性补体介导的非典型溶血性尿毒综合征（aHUS）中，突变或者自身抗体导致补体调节受损，从而易于致病。补体介导的 aHUS 通常只在暴露于环境触发器时才会出现，可能包括 TMA 的其他原因。在一些继发性 TMA 的病例中，高比例的个体携带突变（如妊娠相关的 aHUS 约占 70%，移植后新发 TMA 约占 30%），但在其他病例中，突变的发生率未知或较低（如 STEC-HUS）。在其他 TMAs 中，补体激活可能在体内看到，但在这些情况下，补体是致因性的、修饰性的还是单纯的无作用，尚待确定。STEC-HUS 产志贺毒素大肠埃希菌溶血性尿毒综合征；*TTP*. 血栓性血小板减少性紫癜（改编自 National Renal Complement Therapeutics Centre 2017/2018 annual report. Available from: http://www.atypicalhus.co.uk/. Last accessed February 4, 2019.）

抗 FI 的自身抗体的报道很少，其功能相关性尚待确定。

八、非典型溶血性尿毒综合征补体筛查

aHUS 患者的补体分析应包括血浆置换（PEX，图 34–3）前血清 C3、C4、FH、FI、FB、FBb 和 sC5b–9 水平及 H 因子自身抗体[2]。补体突变患者常出现 C3 水平低下，考虑与补体介导疾病相关，但 C3 水平正常也不能排除突变或自身抗体的可能性。同时建议用流式细胞术检测外周血单个核细胞 CD46 的降低。aHUS 中的突变筛查具有挑战性，因为大多数与疾病相关的突变是个别罕见的。在无义突变、大基因重排和框架移位突变的情况下，其功能性后果是显而易见的。在补体介导的 aHUS 中，有相当比例的变异由未知意义的错义突变组成，这在报道遗传结果时构成了挑战。除了直接 DNA 测序外，aHUS 中的基因转换和基因组重排频率高，使得拷贝数分析在 aHUS 筛选中至关重要。C5 基因（p.R885H）中的多态性已经被证明可以阻止依库珠单抗与 C5 结合，因此应进行基因筛选以确定那些对依库珠单抗治疗无效的基因，从而允许早期重新启动 PEX[3]。

九、补体介导的不典型溶血性尿毒综合征的临床特征

AKI 是补体介导的 aHUS 的一个主要特征[1]。aHUS 患者的预后一般较差。据报道，儿童的初始死亡率较高（1 岁时为 6.7% vs. 0.8%），当然成人在初次出现时进展为终末期肾病（ESRD）的概率更高（46% vs. 16%）。发病后 3～5 年，成人 64%～67% 和儿童 36%～48% 的儿童死亡或达到终末期肾衰竭（ESRF）。预后因基因型而异，CD46 突变的预后最好。两个大型队列研究发现，CD46 突变的患者在第 1 次发病时没有死亡，也没有儿童，只有 25% 的成人在第 1 次发病时达到 ESRF。起病 3 年后，也只有 6% 的成人和儿童出现了 ESRF。相比之下，CFH、CFI 或 C3 基因突变的患者的预后都很差。在 CFH 突变的人群中，儿童和成人的初始死亡率分别为 30% 和 4%，幸存者在第 1 次发病时进展为 ESRD 的比例，儿童为 19%～33%，成人为 48%。5 年后，高达 77% 的 CFH 突变患者出现 ESRD 或死亡。只有 30%～40% 的 CFI 和 C3 基因突变的个体在 3～5 年后仍能存活并具有肾功能。少部分患者会合并多种罕见的基因变异。CD46 突变患者如合并其他突变，预后会更差。在 FH 自身抗体介导的 aHUS 中，36.5%～63% 患者会在 5 年内死亡或达到 ESRD。依库珠单抗是一种针对 C_5 补体蛋白的重组人源化单克隆抗体，可以抑制 C_5 转化酶裂解 C5。依库珠单抗的引入，改变了疾病的自然病史，这些补体异常患者的预后明显改善。

补体介导的 aHUS 肾外表现仅见于 10%～20% 的 aHUS 患者（框 34–1）。神经后遗症是最常见的症状，症状从易怒到昏迷不等。目前尚不清楚其病因，可能是 TMA 直接结果、补体激活的直接影响，也可能是 AKI 的并发症，如严重高血压和尿毒症[3]。

十、补体介导的非典型溶血性尿毒综合征的治疗

（一）血浆置换

目前建议在 TMA 中使用 PEX，除非 ADAMTS13 活性可排除 TTP。除了去除 ADAMTS13 自身抗体和取代 ADAMTS13 外，PEX 还可取代不起作用的补体蛋白并去除 FH 自身抗体和功能亢进的补体成分。一旦 TTP 被排除在外，应使用依库珠单抗，尽管其

框 34–1　补体介导的非典型溶血性尿毒综合征和产志贺毒素大肠埃希菌溶血性尿毒综合征的肾外表现

- 神经系统受累，包括癫痫发作和意识改变
- 胰腺炎
- 糖尿病
- 心脏受累 / 心肌梗死
- 胃肠道受累（包括腹泻、呕吐、腹痛）
- 眼部受累
- 手指坏疽 / 皮肤受累
- 脑动脉血栓形成 / 狭窄
- 脑外动脉狭窄
- 肺受累
- 肝炎
- 出血性结肠炎
- 肠坏死
- 肠穿孔
- 肠套叠
- 结肠狭窄

目前价格昂贵，使得 PEX 在许多国家仍是唯一的选择。共识指南建议成人每次使用 1～2 个血浆容量，儿童每次使用 50～100ml/kg。PEX 最初每天进行 1 次，当溶血得到控制时，可以频率降低。在那些补体缺陷患者中，经常出现血浆依赖，一些患者需要长期血浆治疗（每周 1 次 / 每周 2 次）以维持病情缓解。

（二）依库珠单抗

补体在疾病中的作用，为依库珠单抗的应用提供了理论基础[2]。依库珠单抗是一种重组人源化单克隆抗体，通过与 C5 相结合，阻止其裂解为 C5a 和 C5b。依库珠单抗的治疗效果很好，在血浆抵抗或者血浆依赖的 aHUS 患者中，约 85% 使用后可呈现无疾病状态[16]。目前尚无生物标志物可诊断原发性补体介导的 aHUS 急性期，只能为排除性诊断。由于早期应用依库珠单抗效果更佳，如果怀疑原发性补体介导的 aHUS 患者，建议立即使用，当然如果随后确定了其他替代病因，则应停止治疗（图 34–3）[1]。

补体介导的 aHUS 的最佳治疗时间尚不确定，尽管目前允许长期治疗。在一系列补体介导的 aHUS 患者中，依库珠单抗已被撤回，因为约 33% 的患者出现的复发。所有复发的患者均存在补体系统的罕见遗传变异，但重要的是，补体抑制的快速恢复可以使肾功能恢复正常。目前正在进行疾病驱动的间歇性依库珠单抗单抗治疗方案，希望能确定最佳治疗时间。

（三）依库珠单抗无反应性非典型溶血性尿毒综合征

随着临床实践的增加，很明显一部分 aHUS 亚组人群对依库珠单抗并无反应[17]。在一项研究中，所有具有罕见补体遗传变异或 FH 自身抗体的儿童患者的肾小球滤过率估计都有所改善。然而，没有发现补体异常的 27% 的患者并没有出现 GFR 改善。目前尚不清楚这是否代表疾病晚期表现或真正的无反应。此外，已证明患有甲基丙二酸尿和高胱氨酸尿 C 型蛋白（MMACHC）[18]、二酰甘油激酶 ε（DGKE）[19] 和 INF2 [20] 介导的 aHUS 的患者对治疗无效，具有 C5 多态性（p.R885H）的患者也对治疗无效[21]。

（四）依库珠单抗不良反应

依库珠单抗单抗治疗最严重的不良反应是被包裹的革兰阴性菌感染，尤其是奈瑟菌感染。正因为如此，脑膜炎球菌疫苗接种是强制性的，尽管其在补体阻断方面的效力尚不确定。建议长期使用抗生素预防。尽管采取了这些预防措施，仍然可能发生脑膜炎球菌感染，但患者的意识至关重要[2]。也有报道出现依库珠单抗肝毒性和其在肾小球内沉积。

（五）补体介导的不典型溶血性尿毒综合征肾移植

通常补体介导的 aHUS 肾移植的结果很差，5 年移植存活率只有 50% 左右，死亡率为 7%[22]。移植的失败的主要原因是 aHUS 的复发，这发生在多达 70% 的患者中，通常在移植过程的早期（约 70% 在第 1 年）。肾移植的结果在很大程度上取决于潜在的遗传异常[22]。在 CFH 突变的个体中，复发率＞80%。同样，C3 和 CFB 中的激活突变也有很高的肾移植复发风险。与这些液相补体蛋白不同的是，CD46 是膜系的，同种异体肾移植可以纠正补体缺陷并防止 aHUS。因此，CD46 突变者移植后的预后更好，复发率通常很低。移植后环境［如病毒性疾病、缺血再灌注损伤、不受控制的血压、供体特异性抗体、免疫抑制性钙调磷酸酶抑制剂（CNI）］，通过内皮细胞损伤和补体级联激活，为揭示潜在的遗传补体缺陷提供了必要的触发因素。CNI（他克莫司和环孢素）虽然一直被认为是 aHUS 的触发因素，但在最近两项关于移植后 aHUS 复发的研究中，并没有发现其与 aHUS 有显著相关性。据报道，哺乳动物雷帕霉素抑制剂的靶点（如西罗莫司）可能会增加复发风险。血浆治疗在肾移植术后复发性 aHUS 的抢救中成功率较低，但早期应用 PEX 可以减少复发。在移植的时候，这种机制已经基本上被依库珠单抗所取代。

考虑到 4 名捐赠者在捐赠后 1 年内发现了新的 aHUS 及相关补体突变，因此不建议在 aHUS 中进行活体相关肾移植。基因分型可能揭示的是家族成员的已知突变。然而，单倍型风险的存在及未来的遗传风险因素仍不清楚，我们不可能排除捐献者随后的 aHUS。如考虑活体相关移植，捐赠者需要咨询新发 TMA 的风险。

十一、DGKE 血栓性微血管病

DGKE 介导的 aHUS 是由该基因的纯合子或复合杂合子突变引起的 [19]。在 DGKE 介导的具有膜增生性肾小球肾炎（MPGN）表型的肾脏疾病中，也可以看到遗传性多效性，其中一个基因影响同一生物体中的许多表型性状 [23]。

（一）发病机制

DGKE 是一种细胞内脂质激酶，可将二酰基甘油（DAG）转化为磷脂酸。DAG 激活蛋白激酶 C，导致一系列下游效应，包括抗血栓因子和促血栓因子的释放、血小板的活化、血管张力的变化、肌动蛋白细胞骨架的改变。DGKE 异常导致 TMA 的最终机制尚不清楚，该病似乎与补体激活无关。然而，很少有补体基因伴随突变的报道。

（二）临床特征

DGKE 介导的 aHUS 在婴儿期和幼儿期出现。主要特征为大量蛋白尿。疾病的自然史遵循一个复发 / 缓解过程，通常进展为慢性肾病（CKD）和 ESRD。

（三）治疗

治疗结果数据很有限，大多数患者无论治疗与否都在进展。该病似乎与补体无关，对依库珠单抗治疗反应很差。未见 DGKE 介导的 aHUS 移植术后复发的相关报道。

十二、甲基丙二酸尿、同型半胱氨酸尿及钴胺 C（CBLC）型溶血性尿毒综合征

甲基丙二酸尿和同型半胱氨酸尿是一种钴胺素（cbl，维生素 B_{12}）代谢紊乱导致，与 aHUS 有关 [24]。甲基丙二酸尿和同型半胱氨酸尿 C 型蛋白 MMACHC 基因的纯合或复合杂合突变引起本病。钴胺素是甲硫氨酸合成酶和甲基丙二酰辅酶 a 突变酶的辅因子，其缺乏可导致甲基丙二酸血症伴同型半胱氨酸尿。

（一）临床特征

MMACHC 介导的 aHUS 主要出现在婴儿期或儿童期，但很少有成人早期发病。血浆同型半胱氨酸水平升高，蛋氨酸水平降低。尿中甲基丙二酸升高。这种代谢性疾病有许多不同严重程度的肾外表现（包括发育、眼科、神经和心脏缺陷）。如果未经治疗或有心肺受累，死亡率很高 [24]。

（二）治疗

用羟钴胺和甜菜碱进行代谢治疗是非常有效的。补体的作用不明确。有个别报道称，伴随补体基因突变和多态性可能会改变疾病，但少数发表的关于依库珠单抗的报道描述无反应。

十三、血栓性血小板减少性紫癜

（一）发病率

获得性 TTP 的年发生率为 0.37/10 万。中位年龄为 41 岁，75% 的病例为女性患者。获得性 TTP 在儿童中非常罕见 [25]。

（二）发病机制

TTP 是由 ADAMTS13 缺陷介导的，通常由抗 ADAMTS13 自身抗体（95%）获得，偶尔遗传 ADAMTS13 基因的隐性突变。血管内皮细胞合成和分泌的超大血管性血友病因子（ULvWF）多聚体被 ADAMTS13 裂解。在高剪切应力区域（如高流速的小动脉），这些 ULvWF 多聚体发生构象变化。在缺乏功能性 ADAMTS13 的情况下，ULvWF 多聚体积聚在血小板黏附的内皮细胞上，导致微血管中富含血小板的血栓形成，最终导致终末器官损伤 [25]。在白种人中，与 HLA-DQ7、DRB1*11 和 HLA-DRB3 相关的 ADAMTS13 自身抗体的发展存在遗传倾向。ADAMTS13 本身的缺陷可能不足以单独引起 TTP，通常需要继发性炎症或血栓前触发（图 34-7）。

（三）临床特征

与补体介导的 aHUS 相比，TTP 肾损害较轻（血清肌酐，1.7～2.3mg/dl），但存在严重的血小板减少（$< 30 \times 10^9$/L）。尽管 TMA 的可能原因有一般性的指南，但这些切断并非绝对的，在迫切需要

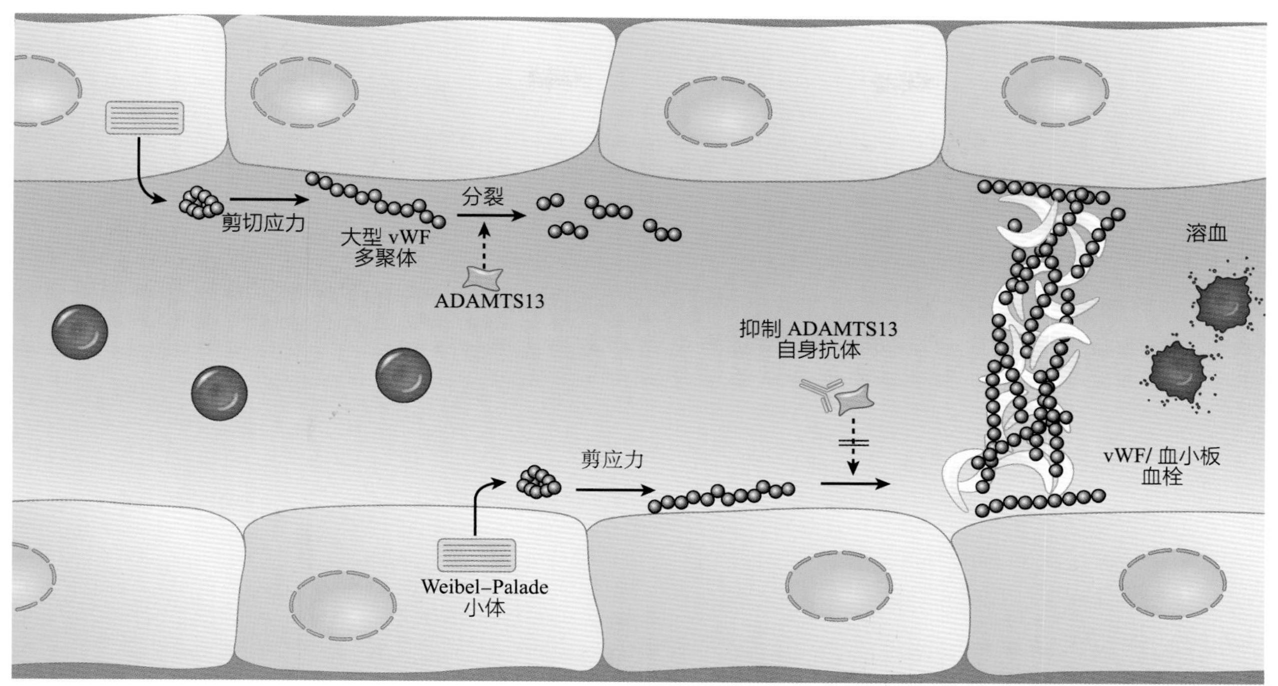

▲ 图 34–7　血栓性血小板减少性紫癜

在正常情况下，血管内皮细胞 Weibel–Palade 小体释放的超大血管性血友病因子（ULvWF）多聚体被 ADAMTS13 裂解，以阻止和调节血小板黏附。在血栓性血小板减少性紫癜（TTP）中，ADAMTS13 缺乏症，无论是获得性（ADAMTS13 自身抗体）还是遗传性（ADAMTS13 隐性突变），都会导致分泌或锚定的超大 vWF 裂解减少，而形成的 vWF– 血小板血栓，最终导致组织缺血、血小板消耗和微血管病性溶血性贫血。ADAMTS13. 一种具有血小板反应蛋白 1 型基序的解体蛋白和金属蛋白酶成员 13（改编自 National Renal Complement Therapeutics Centre 2017/2018 annual report. Available from: http://www. atypicalhus.co.uk/. Last accessed February 4, 2019.）

ADAMTS13 活性的临床实践中不能过度依赖 [26]。

虽然是潜在的危及生命的疾病，但最初临床早期表现可能比较轻微，而不像危重患者。这些症状可能包括恶心、呕吐、疲劳、呼吸困难、瘀伤和瘀斑。神经系统受累很常见，从轻微的（如头痛、困惑、虚弱）到严重的症状（癫痫、脑卒中、昏迷）。胃肠道症状约占 50%。心脏受累可能出现心肌梗死，心律失常是一种常见的致死原因 [25]。

（四）治疗

通常 TTP 死亡率高，但在引入 PEX 后死亡率下降到约 10%。TTP 患者应进行严密监护，紧急启动 PEX [27]。血浆输注应可暂时性维持，直到患者转移到能够进行 PEX 的场所。建议每天行 PEX 直到恢复。对于难治性患者，PEX 可增加到 1 天 2 次。

免疫抑制疗法（如皮质激素和利妥昔单抗 [28]）现在被用于降低获得性 TTP 的复发。

获得性 TTP 复发率约为 33%，但随着利妥昔单抗使用的增加，复发率正在下降。约 50% 的复发发生在就诊后的第 1 年，因此需要常规的临床监测。

十四、感染性血栓性微血管病

（一）志贺毒素溶血性尿毒综合征

志贺毒素诱导的溶血性尿毒综合征（HUS）是导致幼儿 AKI 的主要原因之一，常发生在感染产生志贺毒素的肠出血性大肠埃希菌（STEC）或志贺菌后 [29]。

（二）微生物学

产志贺毒素大肠埃希菌是发达国家最常见的溶血性尿毒综合征病因。大肠埃希菌血清型根据其 O 和 H 抗原进行分类。O 抗原是由重复寡糖组成的聚合物，它形成了脂多糖（LPS）在外膜的最外层结构域。H 抗原是细菌鞭毛的主要成分。在欧洲和北美，大肠埃希菌 O157∶H7 是与 STEC–HUS 相关的最常见血清型，尽管其他非 O157 菌株也可以致病（包括 O26、O80、O91、O103、O104、O111、

O121、O145）。在一些地区，非 O157∶H7 菌株占优势（如澳大利亚），2011 年 5 月，以德国为中记录的最大疫情是大肠埃希菌 O104：H4 菌株。在亚洲和非洲，志贺 1 型痢疾杆菌，也是通过产生志贺毒素，导致 HUS 的主要原因。

（三）传染源

产志贺毒素的大肠埃希菌寄生在健康的牛肠道中，也从鹿、羊、山羊、马、狗、鸟和苍蝇中分离到志贺毒素。尽管也有其他方式，包括未经高温消毒的乳制品、受污染的水源和受感染的蔬菜，但食用屠宰时污染的肉类是最常见的感染人群的方式（框 34–2）[29]。

在发达国家，志贺 1 型痢疾杆菌感染，很少与食物和水的污染有关。志贺菌感染剂量低，有直接人传人的报道。

框 34–2　大肠埃希菌 O157∶H7 的传播媒介

- 肉
  - 未煮熟的碎肉
  - 未煮熟的牛排
  - 未煮熟的烤牛肉
  - 意大利蒜味腊肠
  - 鹿肉干
  - 鹿肉
- 污染的水果 / 蔬菜
  - 生菜
  - 豆芽
  - 萝卜芽
  - 沙拉
  - 西瓜
  - 凉拌卷心菜
  - 葡萄
  - 未经高温消毒的苹果汁 / 苹果酒
- 乳制品
  - 未经高温消毒的牛奶
  - 未经高温消毒的牛奶制成的奶酪凝块
  - 未经高温消毒的牛奶制成的黄油
  - 雪糕
- 水
  - 湖泊 / 池塘
  - 游泳池
  - 市政饮用水
  - 其他
- 粪便 – 口腔
  - 日托中心
- 空气传播

（四）发病率

儿童中 90% 以上的病例为 STEC–HUS，且多发生在夏季。与传播方式相一致，农业地区发病率较高。STEC–HUS 的发病率为 0.7/（10 万・年），主要发生在 5 岁以下儿童。有 5%～10% 的 STEC 感染会引起溶血性尿毒综合征，尽管这个数比德国 O104：H4 疫情暴发时要高得多（约 20%）[30]。感染志贺 1 型痢疾的儿童不到 10% 会发展为 TMA。

（五）产志贺毒素肠出血性大肠埃希菌溶血性尿毒综合征的临床特点

血性腹泻是 STEC–HUS 的典型前驱症状。暴露于 STEC 后 3 天，腹泻会伴随呕吐和腹痛而发生发展。5%～10% 的 HUS 患者会在 7 天后出现。尽管常为血性腹泻，但也仅在约 60% 的病例中报道（图 34–8）。目前尚不清楚为什么有些患者会发生进展，而另一些患者则不会。

约 5% 的 STEC–HUS 没有腹泻。因此，无论腹泻与否，所有 TMA 病例中都应该进行 STEC 调查[31]。STEC 尿路感染可导致 HUS。STEC–HUS 白细胞计数通常升高，与预后较差相关。超过 50% 的 STEC–HUS 患者需要透析，常见于入院时有效动脉容积降低的患者。但 STEC–HUS 患者肾功能通常可以恢复，依赖于透析超过 2 周的患者罕见。常常出现高血压。STEC–HUS 死亡率较低，约 2%，主要出现于老年和儿童[29]。

（六）肾外表现

STEC–HUS 的肾外表现很常见。神经系统症状包括头痛、昏迷和皮质盲。出血性结肠炎、肠坏死、穿孔和肠套叠等肠道症状，可导致长期结肠狭窄。STEC–HUS 也可出现胰腺炎、糖耐量受损，可能出现糖尿病（框 34–1）。

（七）远期后遗症

尽管 ESRF 不常见，但肾功能受损、蛋白尿和高血压发生率可高达 40%。不常见的症状还包括持续性糖尿病、神经系统缺陷和癫痫[32]。

（八）志贺 1 型痢疾的临床特点

志贺菌通常表现出与 STEC 相似的前驱症状，如腹泻（最初呈水样、随后呈黏液样或血样）、腹

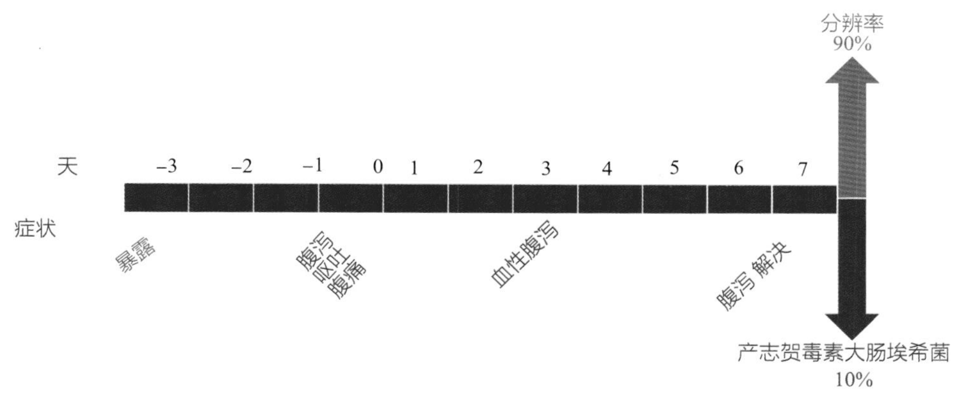

▲ 图 34-8　大肠埃希菌 O157 感染的临床时间线

感染产志贺毒素大肠埃希菌（STEC）3 天后，伴随呕吐和腹痛开始出现血性腹泻。约有 10% 的患者会在 7 天后出现溶血性尿毒综合征（HUS）

痛和呕吐。发热和白细胞升高很常见。感染后一般 3 天后出现症状。与 STEC-HUS 相比，该病的预后较差，死亡率可达 15%，40% 的患者发展为 CKD。一般在病程第 7 天，腹泻控制后出现溶血性尿毒综合征。与 STEC-HUS 一样，可能会出现胃肠道和神经系统症状。

（九）微生物学检测

约 5% 的患者没有腹泻前驱症状，因此建议所有的 TMA 患者均应留取粪便样本。腹泻可能在出现时已经停止，但 STEC 仍然可以从粪便或直肠拭子中培养出来。培养并不是一种敏感的检测方法，特别是如果样本采集延迟，而细菌通常只存在数天，尤其是腹泻已经停止而活菌大便样本在医院里待了很多天后没有常规处理的时候。目前推荐用聚合酶链反应检测粪便中志贺毒素 1/2 基因或酶联免疫吸附试验（ELISA）检测粪便中志贺毒素 1/2。血清学可检测抗 LPS 抗体［免疫球蛋白 M(IgM) 阳性/IgG 滴度升高］也提示可能感染。

（十）发病机制

STEC 通过一种 97kd 的外膜蛋白紧密黏附素与胃肠黏膜上皮细胞紧密结合，从而造成消失性病变。紧密黏附素蛋白由肠上皮细胞清除位点的 eaeA 基因编码。附着后，毒素（通常是志贺 2 型毒素）通过上皮进入循环。这种毒素通过附着在白细胞、红细胞和血小板上进行循环。志贺毒素由一个 A 单位和五个 B 单位组成。五聚体 B 单位结合于表达器官上的酰基鞘鞍醇三己糖（Gb3），介导毒素进入网格蛋白包被的小凹中内化，通过高尔基复合体向内质网逆行运输毒素。A 单位抑制核糖体功能和蛋白质合成，导致内皮细胞死亡和基底膜暴露[29]。此外，志贺毒素能够增加促炎细胞因子（白细胞介素-1、肿瘤坏死因子-α 和白细胞介素-6）的释放，放大炎症反应，促进凝血，最终导致 TMA 出现[33]。虽然在其他器官中也发现 Gb3，但肾脏最易受损伤，可能由于肾细胞，特别是肾小球内皮细胞（也包括足细胞、系膜和肾小管上皮细胞）上的 Gb3 水平较高，肾血流量高，或肾细胞对毒素的影响更敏感。Gb3 在其他部位（如脑）的表达可能解释了 STEC-HUS 的肾外表现。儿童中 Gb3 受体表达的增加与儿童主要临床表现有关，尽管也有其他解释（如成人中抗志贺抗体增加（图 34-9）。

（十一）补体在 STEC-HUS 发病中的作用

补体激活，特别是替代途径，通常与 STEC-HUS 的发病机制有关，我们常发现补体水平低下，C3 和 FB 的分解产物增加，提示补体 AP 的激活[34]。低补体血症见于 50% 的 STEC-HUS 病例，持续低水平与预后较差有关。体外研究表明，STEC 诱导细胞膜表面 P- 选择素的表达，增加补体 AP 的活化。虽然在灵长类动物模型中没有发现补体激活的证据，但在临床前啮齿类动物模型中志贺毒素介导损伤的证据来看，补体激活可能会增强毒素对细胞的影响。目前尚不清楚这种补体激活是否在 STEC-HUS 的发生发展中起作用，以及阻断补体是否能改

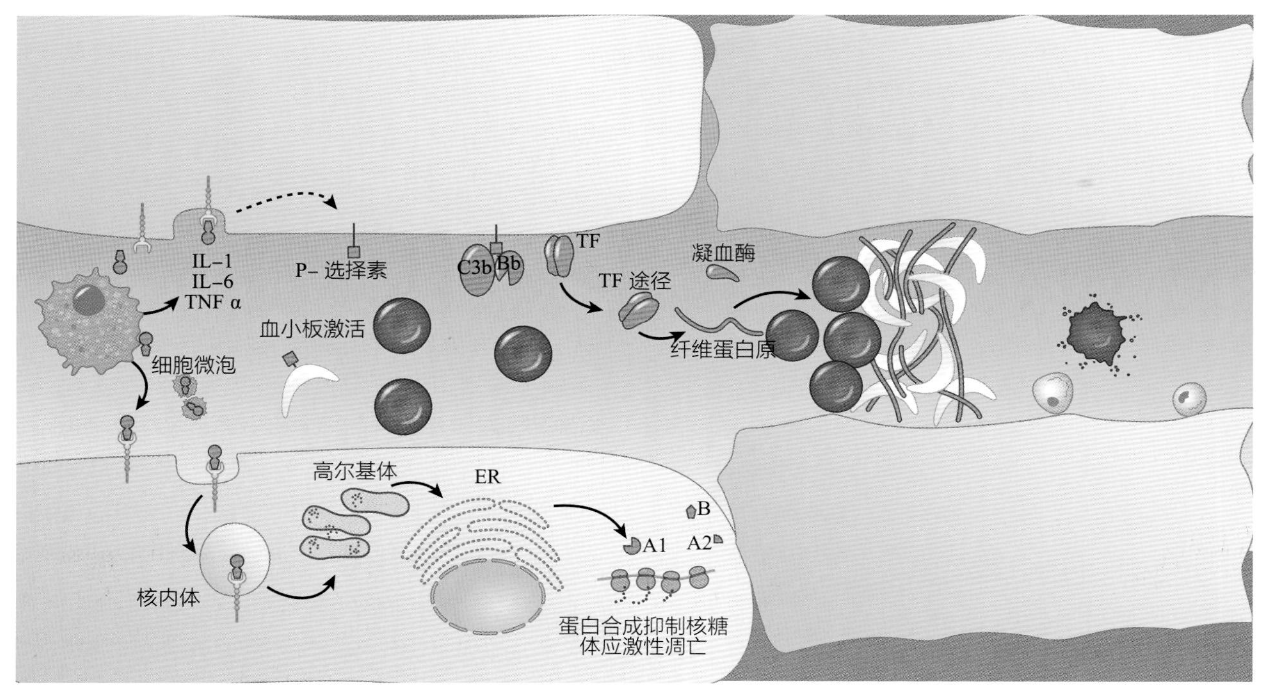

▲ 图 34-9 志贺毒素溶血性尿毒综合征

志贺毒素通过白细胞、红细胞和血小板从肠道输送到肾脏。在循环或微泡内释放的毒素在氯氰菊酯包被的小凹中内化，然后通过高尔基复合体逆行运输到内质网。志贺毒素的 A 单位抑制核糖体功能和蛋白质合成，导致内皮细胞死亡和基底膜暴露。志贺毒素还能促进促炎细胞因子白细胞介素-1（IL-1）、肿瘤坏死因子-α（TNFα）和白细胞介素-6 的释放，从而放大炎症反应。志贺毒素也能上调 P-选择素，引起补体活化、血栓形成，最终导致微血管病性溶血性贫血和终末器官损伤（改编自 National Renal Complement Therapeutics Centre 2017/2018 annual report. Available from: http://www.atypicalhus.co.uk/. Last accessed February 4, 2019.）

善预后。罕见的情况下，也存在功能显著的补体突变，通常预后较差[35]。

（十二）治疗

作为一种自我限制条件，支持治疗包括液体复苏、血压控制、透析仍然是 STEC-HUS 的主要治疗方案。应避免使用抗动力药物，它们会增加患 HUS 的风险。抗生素的使用是有争议的，因为大多数中心避免使用抗生素治疗大肠埃希菌 O157 感染，要么没有益处，要么可能增加患 HUS 的风险，尽管这可能取决于使用的抗生素。某些种类的抗生素（如氟喹诺酮类）在细菌裂解前显著增加志贺毒素的产生和释放，并使动物模型中的 STEC-HUS 结果恶化。抑菌药（如阿奇霉素）阻断蛋白质合成，对 STEC 产生和释放志贺毒素有很强的抑制作用。阿奇霉素在 STEC-HUS 中的随机对照试验（NCT 02336516）正在进行中。

相比之下，志贺 1 型痢疾杆菌的抗生素治疗并没有增加溶血性尿毒综合征的风险，这可能是由于控制志贺毒素产生的差异。

尽管有证据表明 STEC-HUS 中存在补体激活，但补体抑制剂依库珠单抗的作用仍未得到证实。2011 年的几份个案报道了描述了使用依库珠单抗治疗 STEC-HUS 儿童的肾脏和神经恢复情况[36]。随后，在 2011 年欧洲 O104：H4HUS 暴发疫情中，回顾性分析提示依库珠单抗或 PEX 与支持性护理相比并无差异，尽管使用依库珠单抗治疗的患者疾病相对较重[30]。最终，在自限性疾病中，一项临床随机对照试验（ECUSTEC）正在进行，目的是确定补体的抑制作用。因患者需要脱离 STEC1 周，因此应实施标准预防措施，防止人与人之间的传播和源头隔离。在儿童中，通常在返回学校之前至少有两种粪便培养呈阴性。

十五、肺炎球菌溶血性尿毒综合征

成人和儿童的侵袭性肺炎链球菌感染可能会发生 TMA[37]。

（一）发病率

据报道，肺炎球菌性溶血尿毒综合征，在儿童中的 10 年累计发病率为 1.2/10 万。0.5% 的肺炎球菌疾病复杂，通常会发生在肺炎合并脓胸患者身上 [37]。

（二）发病机制

有人提出了几种机制来解释肺炎球菌性尿毒综合征的发病机制。肺炎球菌产生神经氨酸酶，它能从红细胞膜、血小板膜和内皮细胞膜上的糖蛋白中分离唾液酸残基，暴露出神秘的 Thomsen-Friedenreich 抗原（T 抗原）。天然 IgM 抗体可以结合并导致细胞损伤和 TMA [38]。因此，DAT（Coombs）试验呈阳性。唾液酸的裂解可以减少 FH 结合，导致内皮补体调节受损，促进疾病的发生 [39]。肺炎球菌蛋白 PspC 也可以与纤溶酶原结合，当转化为纤溶酶时，会损伤内皮，再次促进了疾病发生。同样，与 STEC-HUS 一样，补体系统中罕见的遗传变异很少。

（三）临床特征

大多数肺炎球菌性尿毒综合征与肺炎（约 70%）有关，常伴有脓胸。脑膜炎（约 20%）、鼻窦炎和中耳炎也与 HUS 有关。受感染的儿童通常非常不适，住院时间长并需要在重症监护室治疗。多数患者（约 75%）需要透析。死亡率远高于 STEC-HUS（约 10%），通常是由于潜在的感染。高达 33% 的人患有 ESRD。也有所有其他 TMA 肾外表现的相关报道 [40]。

（四）治疗

重点关注支持性治疗和抗感染治疗。PEX 的作用是有争议的，因为它可能含有抗 T-IgM，理论上有使供体血浆 TMA 恶化的风险。依库珠单抗在治疗肺炎链球菌性溶血性尿毒综合征中的作用尚不清楚，只有个别病例报道记录了疗效 [17]。

十六、人类免疫缺陷病毒相关血栓性微血管病

人类免疫缺陷病毒（HIV）相关的 TMA 在高活性抗逆转录病毒治疗前较常见，发病率为 1.5%～7%。根据目前的抗人类免疫缺陷病毒治疗，这一比例已降至约 0.3%。其发病机制尚不清楚，但反映了肾小球内皮损伤。HIV-TMAs 与低 $CD4^+$ 细胞计数、高病毒 RNA 水平和机会性感染有关。治疗包括支持性治疗和抗逆转录病毒治疗 [41]。

十七、其他感染

除了大肠埃希菌、人类免疫缺陷病毒和肺炎链球菌外，还有大量其他细菌、病毒、真菌和寄生虫感染与 TMA 有关（框 34-3）。与大肠埃希菌和肺炎链球菌不同，尚不清楚发病是病原体的直接作用、治疗的不良反应，亦或是揭示潜在补体缺陷的触发因素（图 34-6）。在补体介导的 aHUS 的研究中，有 70% 的 CFH、CFI 或 CD46 突变与触发感染相关。建议针对感染进行支持性护理和治疗，并评估补体水平。当认为是感染触发补体介导的 aHUS，可考虑使用依库珠单抗 [1]。

框 34-3　与溶血性尿毒综合征有关的感染

志贺毒素腹泻
- 大肠埃希菌 O157:H7、O26、O80、O91、O103、O104、O111、O121、O145
- 志贺 1 型痢疾杆菌

非志贺毒素腹泻
- 诺如病毒
- 弯曲杆菌
- 艰难梭菌
- 呼吸道感染
- 百日咳杆菌感染
- 肺炎链球菌
- 流感嗜血杆菌

其他细菌
- 坏死梭形杆菌

病毒性疾病
- 水痘
- 巨细胞病毒
- H_1N_1 流感病毒
- 肝炎 A
- 肝炎 c
- 人类免疫缺陷病毒柯萨奇 B 病毒
- 柯萨奇 B 组病毒
- EB 病毒
- 登革热
- 人类疱疹病毒 6
- 细小病毒 B19

寄生虫
- 恶性疟原虫

十八、继发性血栓性微血管病

（一）妊娠相关血栓性微血管病

妊娠相关 TMA 包括原发性补体介导的 aHUS 和 TTP。此外，还需与其他疾病进行鉴别诊断，如先兆子痫、HELLP（溶血、肝酶升高和血小板减少）、脂肪肝、胎盘早剥和产后出血（图 34-10）（见第 48 章，妊娠相关肾脏疾病）。

妊娠是女性 aHUS 的常见诱因，约占 20%，通常发生在产后[42]。很明显，很高比例的人有可识别的补体突变，而妊娠则在有潜在遗传倾向的患者中起着诱因的作用。尽管有 PEX，但约 75% 的人发展为 ESRD，预后很差。妊娠相关 aHUS 中存在高频率的补体突变，从而为依库珠单抗抑制补体提供了理论依据，虽然临床实验尚未开展[42]。已有许多关于依库珠单抗治疗妊娠期阵发性夜间血红蛋白尿和 aHUS 的报道。

在妊娠的中晚期，有相当大比例的女性患有 TTP[43]。在具有遗传倾向的女性中，怀孕期间 vWF 的生理性增加（可以消耗 ADAMTS13）成为易感因素，它的活性可降低到足以使 TMA 发生的程度。建议行 PEX。

先兆子痫的特征是新出现高血压和蛋白尿或其他全身症状（如血小板减少和 AKI）。子痫前期是妊娠期 AKI 最常见的原因，尽管很少需要透析。先兆子痫使妊娠和高血压、糖尿病和 CKD 风险可增加 5%[43]。HELLP 是一种严重的非典型先兆子痫，使 10%～20% 的先兆子痫病例和约 0.1% 的妊娠复杂化。子痫前期和 HELLP 的发病机制尚未明确。合胞滋养层衍生的抗血管生成因子、可溶性内皮素和可溶性血管内皮生长因子受体（sFlt1/ 可溶性 VEGFR1）的循环水平升高，可能是导致皮功能障碍的原因。尽管在临床上很难区分 HELLP 和 TMA，但在 HELLP 中肾小球的主要病理改变是内皮增生。而与妊娠相关 aHUS 相比，只有少数（8%～10%）的先兆子痫和 HELLP 综合征患者存在补体基因变异，大多具有未知或非致病性意义[44]。建议给予 HELLP 患者支持性管理，并尽快分娩。如果女性并没有在或者接近预产期，可考虑进行预期管理。虽然有证据表明 HELLP 和子痫前期存在补体激活，但其在疾病发病中的作用尚不清楚。值得注意的是，在接受依库珠单抗治疗阵发性夜间血红蛋白尿症[45]或补体介导的 aHUS 的女性中，出现了先兆子痫，因为对 C_5 抑制剂在先兆子痫治疗中的作用存在争议。

十九、药物介导的血栓性微血管病

尽管 TMA 与大量药物有关，但其因果关系很少能够确定（框 34-4）。药物介导的 TMA 发病机制主要有 2 种，即直接毒性和免疫介导的损伤，如 β 干扰素[46]和贝伐珠单抗[47]通过剂量依赖性毒性引起 TMA，而奎宁通过诱导产生与血小板糖蛋白

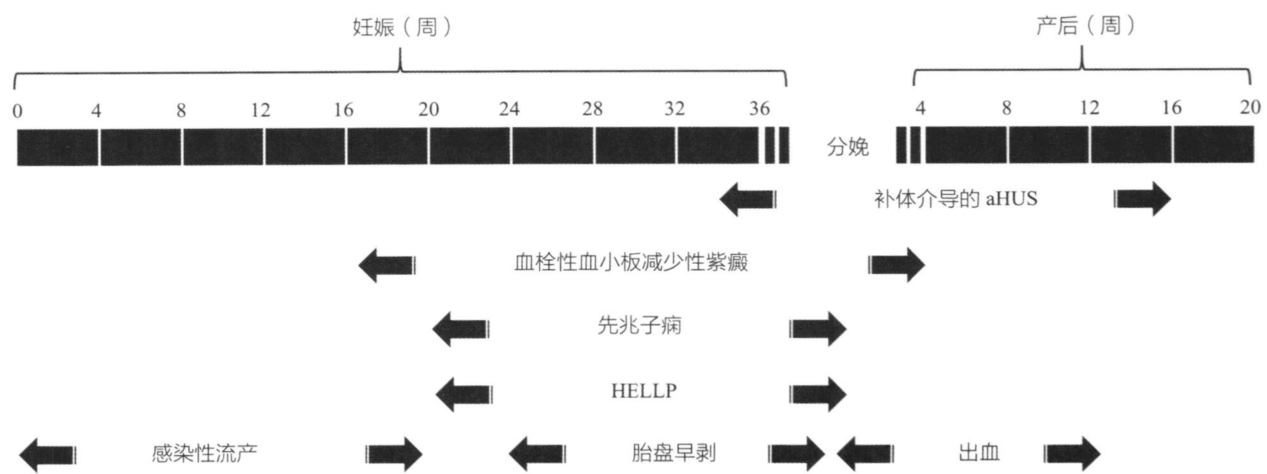

▲ 图 34-10 妊娠期和产后血栓性微血管病（TMAs）的表现和鉴别诊断

分娩时间的选择有助于 TMA 的鉴别诊断，补体介导的非典型溶血性尿毒综合征通常在产后出现。aHUS. 非典型溶血性尿毒综合征；HELLP. 溶血综合征、肝酶升高、血小板减少

Ⅰb/ⅠX 或Ⅱb/Ⅲa 复合物反应的自身抗体，或两者皆有，引起 TMA [48]。标准治疗方案为停药，并给予支持性治疗，除了与抗 ADAMTS13 抗体和 TTP 相关的噻氯匹定外，建议使用 PEX。

二十、恶性肿瘤相关的血栓性微血管病

文献中有许多恶性肿瘤相关 TMA 的报道 [3]。发病机制尚不清楚。然而，直接接触微血管栓塞肿瘤细胞后的红细胞剪切作用可能是其发病机制。通常很难区分恶性肿瘤的直接作用还是化疗介导的 TMA。由于与恶性肿瘤相关，预后很差，建议停止化疗并给予支持性治疗。

二十一、实体器官移植后新生血栓性微血管病

实体器官移植（肝、胰腺、肺和心脏）后可以出现 TMA。发病机制是多因素的，可能反映移植后内皮细胞损伤的环境，包括免疫抑制剂［如 CNI、缺血再灌注损伤、抗体介导的排斥反应、病毒感染（如巨细胞病毒）等］。在肾移植后的出现的新 TMA 中，补体突变约占 30% [49]。因此，如果原发诊断与补体介导的 aHUS 不冲突，应考虑依库珠单抗治疗。支持性治疗和清去除诱发因素（CNI 停药或减少剂量、治疗抗体介导的排斥反应和病毒感染）对于阻止 TMA 可能有效。

框 34-4 与血栓性微血管病相关的药物

- 顺铂
- 吉西他滨
- 长春新碱
- 丝裂霉素
- 氯吡格雷
- 奎宁 α
- α 干扰素
- β 干扰素
- 奥沙利铂
- 青霉素
- 喷司他丁
- 噻硫平
- 磺胺异噁唑
- 舒尼替尼
- 噻氯匹定
- 莫罗单抗
- 抗血管内皮生长因子贝伐珠单抗
- 阿仑单抗
- 环孢素
- 他克莫司
- 依维莫司
- 西罗莫司
- 环丙沙星
- 口服避孕药
- 非法药物（如可卡因、海洛因、摇头丸）

α. 尽管许多药物已被报道与血栓性微血管病有关，但很少有令人信服的因果关系，包括抗血管内皮生长因子、β 干扰素和奎宁（改编自 George JN. Interferon-induced thrombotic microangiopathy. Blood. 2016;128:2753–2754.）

二十二、骨髓移植后血栓性微血管病

10%～40% 的同种异体骨髓移植因 TMA 复杂化，死亡率高达 75%。与实体器官移植后 TMA 一样，其发病机制是多因素参与，包括 CNI、移植物抗宿主疾病、HLA 配型不符、化疗、放射治疗和感染。在骨髓移植后 TMA 中很少有 FH 自身抗体和 aHUS 相关基因的罕见遗传变异 [50]。

该最佳治疗方案尚不确定。补体突变的偶发和补体激活的证据促进了依库珠单抗的使用，并进行了未受控制的回顾性分析描述其治疗反应。为了确定最佳策略，可能需要进行前瞻性试验。

二十三、自身免疫和肾小球疾病相关血栓性微血管病

TMAs 与许多肾小球疾病有关，包括 MPGN/C3 肾小球病（C3G）、局灶性节段性肾小球硬化症（FSGS）、IgA 肾病、抗中性粒细胞胞质抗体相关血管炎、膜性肾病。通常这是中个组织病理学描述，而非血液学或生化特征。

在 MPGN/C3G 中，可发现获得性和遗传性补体异常（见第 31 章）。尽管与补体介导的 aHUS 有细微的不同，但这些是相似的（CFH 和 C3 的突变），并且已经报道了 C3G 和 TMA 的同时和顺序表现。这种遗传多效性目前还不清楚，可能反映了突变的位置在这些基因中或者进行了遗传修饰。在 DGKE 和 INF2 介导的疾病合并 TMA 中，除了 MPGN 或 FSGS 外，也报道了遗传多样性。

自身免疫性疾病，如系统性红斑狼疮（SLE）、灾难性抗磷脂综合征（CAPS）和硬皮病肾危象（SRC）也可出现 TMA。确切的发病机制尚未明确。

然而，在 CAPS 和 SLE 中有补体激活的证据。对于 SLE、CAPS 和 SRC 合并 TMA，首先应针对潜在疾病进行治疗。对于 SRC，血管紧张素转化酶抑制剂能显著降低死亡率。

在与 TMA 相关的 SLE 中，除了标准的狼疮治疗外，没有证据表明需要额外的治疗。目前尚不清楚 SLE 合并 TMA 是否会加重治疗结局。

在 CAPS 中，TMA 的发生率约为 14%，总死亡率为 37%。最常见的治疗方案为抗凝和皮质激素，加或不加 PEX。在 CAPS 中，临床和小鼠模型中都有补体激活的证据。有报道称依库珠单抗在 CAPS 中治疗有效，目前正在进行前瞻性试验。

二十四、重度高血压伴血栓性微血管病

严重高血压与补体介导的 aHUS 急性期临床表现不同。在临床中，如果血压控制和支持性管理不能控制 TMA，往往会启动 PEX 或依库珠单抗治疗，直到补体可以评估。在大多数伴有严重高血压的 TMA 患者中，肾功能和 MAHA 通常随着血压的控制而恢复。在一个回顾性研究中，基因分析发现因严重高血压导致 TMA 的患者补体基因中存在罕见变异。尽管高血压得到了治疗，但 9 名患者中仍有 8 名进展为 ESRD。当考虑到患有严重高血压伴 TMA 的 ESRD 患者的肾移植评估，或者如果 TMA 在移植后再次发生时，一定要考虑到这一点。

二十五、总结

TMA 可在多种情况下发生，并与发病率和死亡率升高相关。TMA 发病机制不同，意味着需要对患者进行个性化管理，以提供最适合患者潜在病因的靶向治疗。

第35章 肾小管间质疾病

Tubulointerstitial Diseases

Mark A. Perazella　Mitchell H. Rosner　著

卜　茹　张　琦　杨　晨　译

蔡广研　校

要　点

- 肾小管间质性疾病是急性肾损伤（AKI）较常见的病因（占10%~20%），并且很可能是导致慢性肾脏病（CKD）的一种尚未被充分认识的重要病因。
- 肾小管间质损伤可以是免疫介导的，由先天性及适应性免疫反应激活驱动，也可以是非免疫途径介导的，但间质纤维化是最终的共同途径。药物诱导的急性肾小管间质性肾炎（ATIN）最常见是由T细胞介导的迟发型超敏反应引起。
- 常染色体显性遗传性肾小管间质肾病（ADTKD），既往称为家族性青少年高尿酸血症肾病或肾髓质囊性病，是一组罕见的遗传性疾病，可导致慢性进行性非蛋白尿CKD。最常见的病变类型是由尿调蛋白基因（UMOD）突变引起，伴有高尿酸血症和痛风。
- 药物［特别是抗生素、质子泵抑制剂和非甾体抗炎药（NSAID）］是引起ATIN最常见的原因，免疫检查点抑制剂也越来越多地被认可。其他原因还包括自身免疫疾病、系统性疾病［如系统性红斑狼疮（SLE）、干燥综合征、结节病］及感染（如军团菌、结核、多瘤病毒、汉坦病毒、钩端螺旋体病）。
- ATIN的症状较轻，常伴有血清肌酐急性或亚急性升高。临床上经典三联征发热、皮疹和嗜酸性粒细胞增多并不常见，主要见于由β-内酰胺和磺胺类药物引起的药物性ATIN。考虑到尿沉渣、尿液嗜酸性粒细胞检测及影像学检查（如镓扫描）的敏感性和特异性有限，因此通常需要进行肾活检才能明确诊断。
- 一般建议对于停药后无改善的药物性ATIN及早使用激素激素治疗，但这仅是基于小型观察性研究有限证据得出的建议。早期未得到及时诊断和治疗的ATIN可能会发生肾脏纤维化加重和肾功能不可逆的损害。
- 慢性肾小管间质性肾炎（CTIN）可能成为ATIN的晚期并发症，也可能是暴露于毒素（如复合止痛药、马兜铃酸、重金属、锂）或系统性疾病和自身免疫性疾病（如结节病或干燥综合征）的初始表现。
- 病因不明的CKD是CTIN最新发现的一个病因，主要见于炎热环境下年轻男性农业工人。在一些国家和地区（包括中美洲、斯里兰卡、印度和埃及的部分地区）已经成为一个主要健康问题。

一、概述

肾间质由肾小管间、肾小球外和肾血管外间隙组成。肾间质可以受到多种疾病的影响，引起局部炎症、肾小管细胞损伤，并可能导致纤维化和慢性进行性肾脏病。肾小管间质疾病传统上指间质性肾炎，常见的有两种形式，即急性和慢性。ATIN 表现为肾功能迅速恶化，伴有明显的以单核细胞浸润、间质水肿和不同程度的肾小管细胞损害为特征的间质炎症反应。CTIN 发展较缓慢，病理上以间质单核细胞浸润、肾小管间质纤维化和萎缩为特征。急性和慢性 ATIN 病程之间存在一些重叠，特别是急性 ATIN 如果无法及时识别和治疗，则可能会发展为慢性肾脏病（CKD）。

二、原发性与继发性肾小管间质疾病

肾小管间质性疾病的另一种分类是根据该部位的病理进程从病因学上是原发性还是继发性分类。原发性肾小管间质性疾病病因，主要包括急性和慢性肾小管间质损伤（如药物性间质性肾炎、毒素和重金属引起的慢性间质性疾病及自身免疫介导的疾病），这些可以直接损伤肾小管及周围间质。损伤通常通过多种病理过程发生，包括免疫细胞、细胞因子和补体介导机制，可能是急性的，也可能是慢性的。

然而，肾小管间质损伤可以出现在多种肾脏疾病中，包括首发病变不在该部位的肾脏疾病（如继发性）。这类继发性肾小管间质疾病常见于肾小球肾炎、糖尿病、高血压、动脉粥样硬化和囊性肾脏疾病的患者[1, 2]。最近，肾小管间质改变已被视为急性肾损伤（AKI）后的继发过程[1–4]。此外，衰老本身会导致肾小管间质区发生明显改变和进行性纤维化[1–6]。作为最终的共同途径，这些肾小管间质改变与肾功能受损都和活检发现的肾纤维化相关[1, 2]。

1870 年，首次认识到与许多肾脏疾病相关的继发性肾脏间质改变的重要性，当时人们假设 Bright 病中记载的间质改变是终末期肾脏病（ESRD）相关的肾脏瘢痕和萎缩形成的原因[7]。随后人们发现在几乎所有的进行性实验和 CKD 患者中，间质部位均存在明显的炎性浸润。浸润的程度、纤维母细胞数量和纤维化面积均与肾功能进行性下降有关[8–10]。几项研究指出肾小管间质严重损害对狼疮肾炎、膜性肾病、免疫球蛋白 A（IgA）肾病和其他肾小球疾病的预后有重要意义[10–12]。肾小球疾病患者的肾功能损害程度与肾小管间质损害程度有关[10]。在 50 例持续性肾小球肾炎中，肾小管病变程度与肾功能改变之间的相关性远大于肾小球结构改变对肾功能的影响[10]。这些结果提示，慢性肾小球肾炎患者的肾小管间质损害程度对肾小球滤过率（GFR）的影响远大于对肾小球结构的损害。随后的工作也强调了在多种肾小球病变中，肾小管间质改变对 GFR 的重要性[13]。

目前提出了几种可以解释肾小管间质疾病影响肾功能的机制。提出的最简单一种机制是由于间质性炎症和纤维化引起的肾小管阻塞阻碍尿液流出，增加肾小管内压力，最终降低肾小球滤过[13, 14]。第二种可能的机制是由于进行性纤维化导致肾小管周围毛细血管量减少，在这种情况下，肾小管间质部位变得相对无血管和局部缺血[15]。由于肾小球后段血管阻力增加，肾小球毛细血管的静水压力也增加，影响了肾小球小动脉血流。第三种可能性是球 - 管反馈改变导致 GFR 降低[16]。肾间质的水肿、炎症和纤维化，通过增加间质压力，可能是通过控制局部血管活性物质［如血管紧张素Ⅱ（AngⅡ）、一氧化氮、前列腺素］的产生，降低反馈机制敏感性[16, 17]。当肾小管间质纤维化进展时，肾血流的自动调节也遭到永久破坏，导致 GFR 下降[18]。第四，球 - 管分离或者发现萎缩的肾小管与肾小球不再相互连接，都是公认的肾小管间质损伤的结果[19]，尤其是近曲小管的损伤[19–21]。这与人体内研究的证据一致，即慢性肾盂肾炎患者的间质部分体积、未连接肾小球的近端小管百分比与肾功能下降之间呈正相关[22]。总体而言，所有这些病理生理过程是相互关联的，并突显了间质继发性纤维化改变作为 CKD 进展关键机制的重要性。

三、肾小管间质损伤的机制

肾小管间质损伤是由一系列过程引起的，许多细胞因子都参与了多个过程，最终导致了肾小管间质改变[23, 24]。原发性先天和适应性免疫损伤诱发肾小管间质的炎症，伴有肾小球损伤，蛋白尿下游效应引起肾小管间质性肾炎。持续性炎症导致肾小管间质纤维化的快速进展。炎症过程也可能由宿主间的基因变异所触发。

（一）肾小管间质的组成

肾小管间质由大量的固有细胞和结构成分，以及进入该部位的浸润细胞组成。内源性和外源性细胞与肾小管间质成分之间有动态相互作用。肾小管和血管，以及大量内源性和外源性细胞、间质，称为肾小管间质 [25]。实质上，间质由肾小管间、肾小球外和肾血管外间隙组成，周围被肾小管和血管基底膜包围 [25]。纤维状周细胞存在于致密斑和入球小动脉之间的血管极，可能参与肾脏的自身调节反应。液体静压力差驱动直小血管和间质内的淋巴管参与溶质交换。皮质和髓质间质的分离阻止了髓质的溶质逆流，并形成了皮质髓质渗透压梯度。

多种细胞类型、细胞外基质及间质液体也是间质的重要组成部分 [25]。近端小管具有抗原呈递能力，并分泌各种生长因子和细胞因子，通过旁分泌和近分泌机制直接与间质相互作用 [26]。由于这些细胞位于肾小管和基底外侧缘受到炎症和免疫刺激的结果，这些细胞也可能参与肾小管间质炎症。它们受到很多自体有效物质的影响，从而导致生长因子（金属蛋白酶和相关抑制剂）的产生和细胞因子［转化生长因子-β（TGF-β）］的分泌 [27]。由此产生的细胞 - 基质相互作用决定了成纤维细胞对细胞外基质的生成、稳定或清除 [28]。

间质成纤维细胞，来源于间充质，是肾间质中含量最多的细胞 [29]。不同于其他肾间质来源的非成纤维细胞（周细胞、干细胞、肌成纤维细胞和血管平滑肌细胞），它们主要表达基质生成蛋白和基质降解蛋白，这些蛋白决定了基质的净产生量和肾小管间质的纤维化程度 [30]。

除成纤维细胞外，间质中还有巨噬细胞、淋巴细胞、淋巴管内皮细胞、肥大细胞和树突状细胞。循环中的单核细胞迁移到肾脏后，转化为肾间质巨噬细胞。在肾小管间质疾病中，单核细胞聚集到肾脏，随后分化为炎性 M_1 或修复性 M_2 表型 [31]。M_1/M_2 表型表达与生长因子和细胞因子与 T 淋巴细胞、成纤维细胞、树突状细胞的相互作用之间的平衡决定了肾纤维化的程度和慢性肾小管间质疾病的进展。肥大细胞在间质内数量较少，但可能既具有促纤维化，也有抗纤维化作用 [32]。树突状细胞是由骨髓来源的前体细胞迁移到间质产生的一种抗原呈递细胞 [33]。这些细胞与间质淋巴网内的 T 细胞相互作用以处理抗原并引发炎症反应 [34]。它们也可能通过近端小管细胞参与抗原呈递，近端小管细胞持续表达组织相容性复合物（MHC）第二类抗原 [35]，导致炎症和肾小管间质性肾炎，也可能参与肾小球损伤后的肾小管间质损伤 [27]。

（二）免疫介导的肾小管间质疾病

当免疫系统将肾间质部分作为主要过程靶点时，靶抗原来源有内源性和外源性。主要包括内源性肾细胞、肾小管基底膜（TBM），以及其他细胞外基质成分，或者间质内的天然肾细胞或少量树突状细胞加工和呈递的外源性抗原。

1. 肾间隙内抗原

近端 TBM 抗原是人抗 TBM 抗体介导的间质性肾炎（TIN）的主要靶点 [36]。糖蛋白 54～58kda 和 40～50kda 异构体是抗 TBM 抗体识别的 TIN 抗原 [36]。该糖蛋白对Ⅳ型胶原蛋白和层黏连蛋白具有亲和力，可能有助于稳定 TBM [37]。

药物和（或）药物 - 半抗原复合物也可以作为肾炎性抗原。这些抗原及靶向抗体可以在间质内形成原位免疫复合物沉积或以循环复合物的形式沉淀。常见于青霉素家族的成员、头孢菌素类和苯妥英类。在某些情况下，针对微生物的抗体可能会在间质中发生交叉反应性表位，如与Ⅳ型胶原蛋白发生交叉反应的肾炎链球菌抗体。一些抗 DNA 抗体也会与细胞外基质成分、层黏连蛋白和硫酸肝素发生反应。

2. 肾小管细胞的抗原呈递

当外来抗原被分成小片段并与 MHC 抗原分子结合存在于抗原呈递细胞（APC）的表面时，其可被 T 细胞识别 [38]。识别在 APC 上的这种复合物导致 T 细胞的激活。$CD4^+T$ 细胞识别抗原，随后加工，与Ⅱ类 MHC 分子结合呈递抗原，而 $CD8^+T$ 细胞主要识别由 APC 结合Ⅰ类 MHC 分子合成的抗原。表达加工抗原的 APC 对 T 细胞的激活也通过涉及细胞表面共刺激分子及其配体的许多细胞间相互作用而得到优化。$CD4^+T$ 细胞识别Ⅱ类 MHC 分子通常会导致细胞增殖和细胞因子表达，而 $CD8^+T$ 细胞在检测到携带抗原–Ⅰ类复合物后会导致靶细胞死亡。

激活的肾小管上皮细胞释放促炎细胞因子和 $CD4^+T_H1$ 趋化因子，但不释放 T_H17 趋化因子[39]。除了处理多种潜在免疫原性肽之外，近端肾小管上皮细胞还可能暴露于多种滤过的低分子促炎细胞因子，如γ干扰素（IFN–γ）、白细胞介素–1（IL–1）、肿瘤坏死因子–α（TNF–α）和间质浸润的免疫细胞分泌的细胞因子。肾上皮细胞呈递抗原或作为 $CD8^+T$ 细胞靶点的能力，取决于细胞因子表达谱及这些介质的净作用是促炎还是抗炎。促炎细胞因子通常会增强上皮细胞中Ⅱ型 MHC 分子的表达，这种分子在间质性肾炎中作用明显增强，黏附分子［如细胞间黏附分子 1（ICAM–1）］的表达也是如此[40]。

肾小管细胞为了充分激活 T 细胞也需要增强共刺激分子的表达[41]。共刺激分子对（T 细胞受体和 APC 配体）的相互作用导致免疫反应的激活或抑制。T 细胞上的许多受体都是 Ig 超家族的成员，包括 CD28、细胞毒性 T 淋巴细胞相关蛋白 4（CTLA–4）、诱导型 T 细胞共刺激物（ICOS）和程序性死亡 1（PD–1），而它们的受体配体是可以由促炎性细胞因子诱导的 B7 家族成员[42]。肾小管细胞还可以被诱导表达与 T 细胞活化相关的其他辅助分子，如 CD40、ICAM–1、血管细胞黏附分子 1（VCAM–1）和 ICOS–L 1[43, 44]。此外，肾小管细胞程序性死亡配体 1（PD–L1）和 PD–1 受体的表达可能对 T 细胞增殖和（或）效应子功能具有抑制作用[45, 46]。IgA 肾病、间质性肾炎和系统性红斑狼疮（SLE）肾炎出现肾小管 B7–H1（PD–L1）染色阳性[47]，提示该共刺激分子的表达上调。因此，具体调节肾小管细胞与 T 细胞相互作用的受体–配体成对的数量很多，但无法预估具体数量。

3. 细胞浸润

细胞介导的免疫反应与间质性肾炎的发病机制有关，因为在体内（延迟型超敏反应）和体外（淋巴母细胞转化）都有证据表明细胞介导的免疫反应对特定诱因抗原超敏。但是，肾小管间质炎症可以由抗原特异性刺激引起的，也可以在没有抗原刺激的情况下发生[48]。在后一种情况下，越来越多的证据表明先天性免疫传感器（TLR_2、TLR_4 和 MyD88 信号传导）和炎性体复合物在引发肾小管间质损伤中的作用[49, 50]。

虽然 $CD4^+T$ 细胞在大多数 CKD 患者中的间质浸润中占主导地位，但间质浸润实际上是由许多不同的效应细胞组成，包括 $CD4^+$ 和 $CD8^+T$ 细胞、巨噬细胞[51]。肾间质的单核细胞和巨噬细胞浸润在肾损伤的发生和发展中也很重要。巨噬细胞通过产生活性氧、一氧化氮、补体因子和促炎细胞因子引起细胞损伤[52]。这些细胞还可通过金属蛋白酶和血管活性肽的表达，影响支撑基质和血管系统。巨噬细胞还可能在间质损伤中起有益作用，作为疾病缓解的标志物[53]或具有抗纤维化作用[54]。显然，在不同间质损伤模型中，间质巨噬细胞具有表型和功能的异质性。

B 淋巴细胞和 T 淋巴细胞浸润通常伴随间质内的巨噬细胞浸润。间质浸润的组成都是相似的，无论损伤的起始原因是慢性缺血[55]、自身免疫性肾小管间质性肾炎[56]还是蛋白质超载[57]。可能对受损的间质细胞新抗原的免疫反应是间质损伤的最终共同途径。在残肾模型中，巨噬细胞和淋巴细胞的间质浸润，与肾衰竭的功能参数相关，使用免疫抑制治疗可改善病情[58]，这支持了免疫介导损伤在非免疫性原发病导致的进行性间质疾病中的重要性。

间质疾病的组织学表现多种多样，可以从肉芽肿性间质性肾炎伴有大量的细胞浸润到少量的浸润。尽管这些变化的出现可能反映了免疫介导病变的不同阶段或不同的靶抗原，但它也可能反映了活化 T 细胞不同组成的生物活性[59]。尽管单个 T 细胞克隆可以诱导间质损伤，但对间质和肾小管细胞造成的损害很可能是许多细胞类型之间相互作用的最终结果。肾抗原反应性 T 细胞克隆的细胞毒性可能最终解释了肾小管细胞的破坏和由此引起的肾小管萎缩。

4. 药物诱导的急性小管间质性肾炎的免疫学和发病机制

药物诱导的急性小管间质性肾炎（ATIN）被认为主要是 T 细胞介导的Ⅳ型迟发型超敏反应[60–65]。肾脏对超敏反应的敏感性与高血流量转运及局部药物代谢有关。超敏反应可以是仅肾脏受限的，没有全身性表现。该反应分为四个阶段：①抗原识别；

②抗原呈递；③免疫调节；④效应阶段。

在药物通过多种机制诱导致抗原形成之后，就会发生抗原识别。药物可以充当半抗原并与肾脏固有蛋白结合，从而使其具有抗原性[60, 61]。药物也可以作为前半抗原，需要肾脏或肝脏代谢成为半抗原[64]。抗原性的另一种药物机制涉及通过破坏肾小管间质结构使天然蛋白具有免疫原性，从而产生新抗原[66]。各种药物在结构上也与天然肾脏抗原（分子模拟）相似，并且可以引发免疫反应。

如前所述，固定的树突状细胞、间质巨噬细胞和肾小管细胞可以在肾脏中作为 APC 发挥作用[66–71]。树突状细胞在肾小管周围毛细血管和肾小管细胞的基底外侧寻找异物。巨噬细胞的主要功能是吞噬各种天然和外来物质，但它们在抗原呈递中也起作用。肾小管细胞与外源抗原接触时可诱导 MHC Ⅱ类表达，从而有助于抗原呈递。所有这些 APC 将抗原呈递给位于肾脏和区域淋巴结内的 T 细胞。

由于肾脏的免疫反应是自我调节的，因此药物性 ATIN 往往不常见。自我调节涉及抑制性 T 细胞的激活和Ⅱ类 MHC 表达的下调[63]。检查点抑制剂的使用，可以激活静止的 T 细胞以破坏癌细胞，这是药物干扰免疫调节的一个途径。

免疫系统的效应阶段通过淋巴细胞、中性粒细胞、巨噬细胞、肥大细胞和嗜酸性粒细胞的浸润促进间质炎症和肾小管损伤。其中，T 淋巴细胞占浸润细胞的 80%[64, 65, 71, 72]。药物性 ATIN 最常见的形式是Ⅳ b 型超敏反应（表 35–1），伴有 IL–5 的产生及全身性和组织中嗜酸性粒细胞的增多[64, 71, 73]。然而，不同药物可以通过不同途径引起 ATIN，如非甾体抗炎药（NSAID）中，间质嗜酸性粒细胞的缺乏提示为非Ⅳ b 型药物超敏反应[72]。

免疫复合物沉积是药物性 ATIN 的罕见原因。但是，抗 TBM 抗体沉积与甲氧西林、利福平、别嘌呤醇或苯妥英钠等药物相关[51]。沉积物通常由 IgG 和补体 C3 组成，并以线性或颗粒状沿 TBM 沉积。最后，药物与 T 细胞的直接相互作用可以诱导 ATIN。未处理的药物通过 T 细胞受体与 T 细胞相互作用，激活 T 细胞，这在药物超敏反应中也起了重要作用[64, 74]。

表 35–1　药物引起的超敏反应分类

Ⅳ a 型
• T_H1 细胞
• IFN– γ /IL–12
– 单核细胞 / 巨噬细胞刺激
– 补体结合抗体的合成和补体介导的损伤
– 共刺激促炎反应（肿瘤坏死因子、IL–12）
– 共刺激 CD8 T 细胞反应
Ⅳ b 型
• T_H2 细胞
• IL–4、IL–13、IL–5
– B 细胞产生 IgE 和 IgG4
– 巨噬细胞失活
– 肥大细胞和嗜酸性粒细胞反应
Ⅳ c 型
• 细胞毒性 T 细胞
– 通过穿孔素 / 颗粒酶和依赖于 FasL 过程造成的损伤
Ⅳ d 型
• T 细胞（IL–8 和 GM–CSF）
– 中性粒细胞介导的炎症 / 富含 PMN 的无菌炎症

FasL. Fas 配体；GM–CSF. 粒细胞 - 单核细胞集落刺激因子；IFN. 干扰素；Ig. 免疫球蛋白；IL. 白细胞介素；PMN. 多形核白细胞；T_H. T 辅助细胞

（三）非免疫介导的肾小管间质疾病

除免疫介导的肾小管间质损伤之外，各种非免疫介导的过程也会加重该部位的损伤。

1. 肾小球相关的损伤

肾小球疾病通过多种途径引起肾小管间质损伤[75]。这些途径是：①肾小球的选择通透性受损，使肾小管接触到引起其形态改变的物质[75, 76]；②肾小球内高血压损害了肾单位[77]或者肾小球灌注不足可减少肾小球后血流并引起肾小管缺血；③肾小球的免疫机制可能导致耐受丧失并引起肾小管间质损伤[78]；④炎症介质通过球旁器进入间质[79]。由于肾小球和小管损伤而导致的肾单位丢失可能促进存活肾单位发生代谢适应，通过肾素 - 血管紧张素系统引起肾小管间质损伤[80]。

此外，还有 2 种可能的机制：①过滤方向错误；②新月体细胞增殖。根据方向异常机制，含蛋白质酶的新月体向近端小管的外部延伸，扩展到肾小管上皮和 TBM 之间的间隙，并可能沿着该间隙向整个近端扩展。这个过程可引起肾小管间质炎症和损伤[81, 82]。另一个机制是逐渐增加的细胞性新月体侵袭肾小球肾小管交界处，近端小管的初始部分被合并到新月体中[82, 83]，导致肾单位丢失和纤维化，有学者认为修复过程对维持肾脏结构很重要，而不是引起进一步的损伤[84]。

最终，扩散到肾小球范围之外的损伤导致炎症在肾小管间质内蔓延。由于此过程驱动的慢性损伤和伴随的纤维化使更多炎症传播到不受原发病侵袭的区域。

2. 蛋白尿诱导的肾小管细胞损伤

肾小球 - 肾小管间质相互作用的一种重要机制是通过蛋白尿。尽管蛋白尿被认为是潜在肾小球损害严重程度的替代指标，但临床和实验数据表明蛋白尿是独立的危险因素，在肾脏疾病的进展中起重要作用[85]。蛋白尿过多引起肾毒性损伤的机制因素较多，涉及许多细胞损伤途径。

蛋白管型阻塞肾小管腔和肾小球毛细血管襻粘连阻塞肾小管颈部，可能是导致肾小管间质损害的原因之一。但是，滤过的大分子对肾小管细胞的直接作用影响更大[86]。到达肾小管的蛋白质在肾小管上皮的近端部分被大量吸收，从而引起损伤。蛋白质超载激活近端肾小管细胞获得促炎表型[87]。随着近端肾小管细胞暴露于血浆蛋白，炎症和成纤维的基因表达上调，并产生相关蛋白，包括许多促炎和促纤维化细胞因子和趋化因子[88-90]。细胞凋亡和自噬是蛋白质诱导的肾小管细胞损伤的其他机制[91, 92]。蛋白超载导致培养的近端肾小管细胞凋亡呈剂量依赖性和时间依赖性[93]。这些过程被认为是蛋白尿引起的肾小管间质疾病的主要机制（见第 30 章）。

3. 肾小球滤过的生长因子和细胞因子

肾病性肾小管液中存在许多通常以高分子量前体形式或与特异性结合蛋白结合的生长因子和细胞因子[94]。胰岛素样生长因子 -1（IGF-1）和肝细胞生长因子（HGF）均以蛋白尿状态经历肾小球超滤，并与近端肾小管细胞相互作用[95]。在蛋白尿性肾小球疾病中，TGF-β 还以生物学反应所需的浓度存在于早期近端小管液中[96]。超滤的 IGF-1、HGF 和 TGF-β 可能通过顶端信号受体作用于肾小管细胞，在这些细胞中它们诱导基质蛋白表达增加，最有可能导致间质纤维化。

4. 补体成分激活

血清或肾小管来源的补体因子是尿蛋白的成分，可对肾小管间质造成损害[97]。由于相对缺乏许多膜结合的补体调节蛋白，肾小管上皮细胞可能最容易在管腔受到 C5b-9 的攻击[98]。肾小管激活 C5b-9 与肾小管损伤有关，肾小管损伤的特征是严重的细胞骨架改变、空泡形成和细胞溶解。超氧阴离子和 H_2O_2 的产生增加及促炎细胞因子（如 IL-6 和 TNF-α）的合成也会导致损伤[99]。补体在近端肾小管细胞内积聚后，局部招募浸润的单核细胞[100]。总体而言，补体激活作为进行性肾小管间质损害的介质可能起着关键作用。

（四）肾小管间质纤维化

纤维化是导致 CKD 的最终共同途径，与起因无关。肾小管间质纤维化的过程涉及肾小管的减少及成纤维细胞和基质蛋白，如胶原蛋白（Ⅰ～Ⅴ型和Ⅶ型），纤维连接蛋白和层黏连蛋白的蓄积[101]。长期以来，人们一直认为肾间质的细胞浸润在肾小管间质纤维化的发生和发展中起着重要作用。然而，成纤维细胞已被确定为介导肾小管间质纤维化的主要效应细胞[102]。

1. 纤维化中的上皮 – 间质转分化

上皮 - 间质转分化（EMT）是组织成纤维细胞的重要来源[103, 104]，在肾小管间质纤维化中起关键作用[105]。排列在小管和血管中的上皮细胞和内皮细胞具有可塑性[106, 107]。在发育过程中，这些细胞可以通过 EMT 转变为成纤维细胞，成为器官生长的一部分[106]。肾脏持续性损伤期间经过 EMT 的肾小管上皮和内皮细胞产生新的肾成纤维细胞及固有细胞和新成纤维细胞的增殖以增加总的细胞数量[103, 108]。经过转分化的周细胞也是成纤维细胞的来源[109]。在肾脏炎症期间持续的细胞因子活化和局部蛋白酶对基底膜的破坏启动了 EMT 过程[110]。

EMT 的典型调节剂包括 Wnt 蛋白、整合素连接激酶、IGF-1 和 IGF-2、表皮生长因子（EGF）、成纤维细胞生长因子 -2（FGF-2）和 TGF-β 等许多蛋白[105]。然而，TGF-β 和 EGF 为上皮细胞完成转分化提供的刺激程度最强。这些生长因子或其中间体增强上皮细胞向成纤维细胞的转化。EMT 还可以在人肾小管细胞[111, 112]和病理性肾组织中发挥作用[113, 114]。重要的是，成熟的上皮细胞处于动态分化状态，但不是终末分化状态[107]。因此，上皮表型的形态维持力与试图削弱这种稳定性的抵消力相互对抗。间质的慢性炎症通过破坏上皮组织的稳定性促进纤维化的发生。

2. 慢性缺氧与纤维化

肾小管间质纤维化发生的最重要因素之一是慢性缺血[115–117]。慢性血管收缩导致 Ang Ⅱ 生成和一氧化氮生成受抑，从而导致组织缺血和缺氧[118]并刺激 EMT。肾小管间质纤维化区域的管周毛细血管丢失（稀少），可能是由于血管内皮生长因子下调所引起，这进一步加剧了缺血[118, 119]。此外，由于间质容量大小影响了管周毛细血管和肾小管细胞之间的弥散距离，间质纤维化可能使肾小管的供氧量恶化。间质毛细血管血流减少导致小管供血供氧不足，引起肾小管萎缩和消失。在这些条件下，剩余的小管会发生功能性高代谢、耗氧量增加，这进一步促进了缺氧环境并使小管间质纤维化加重。

四、肾小管间质性疾病的遗传因素

临床上有一组十分罕见的常染色体显性遗传疾病，其致病基因突变后会导致患者患有缓慢进展性 ESRD，其特征是间质纤维化、肾小管萎缩，并伴有 TBM 的增厚和分层。这类疾病的发病机制没有免疫学成分、补体和免疫球蛋白的免疫荧光阴性[120]。过去这组疾病有许多名称，如家族性青少年高尿酸血症肾病或肾髓质囊性病。但是，最近的共识会议基于这些疾病的遗传突变提供了规范术语（表 35–2）[120]。迄今为止，已鉴定出编码肾小管蛋白的四个基因，这些基因突变后会导致常染色体显性遗传性肾小管间质肾病（ADTKD），如尿调素（UMOD）、肾素（REN）、肝细胞核因子 1β（HNF1β）和黏蛋白 1（MUC1）[121–124]。通常认为 UMOD 和 MUC1 中的突变更常见[120]。

在这些情况下，临床表现及疾病表现发生年龄是高度可变的，这给诊断带来了挑战。但是，在大多数情况下，肾脏疾病具有阳性家族史，并且采用常染色体显性遗传的形式。此外，肾功能下降的速率具有变异性，ESRD 发病年龄为 20—80 岁，大多数患者需要在 30—50 岁进行肾脏替代治疗。蛋白尿水平通常较低，尿沉渣通常是正常的[125]。可伴有肾囊肿，但常在较晚期的病例中发现，与其他非囊性肾病相比不常见[121–125]。

不同形式的 ADTKD 之间有不同的特点（表

表 35–2　常染色体显性遗传性肾小管间质肾病

KDIGO 术语	突变基因	既往术语	临床特征	实验室特征	组织学特征
ADTKD–UMOD	*UMOD*	• 尿调节素相关肾病 • 家族性青少年高尿酸血症肾病 • 2 型肾髓质囊性病	• 早发痛风和偶发肾囊肿 • 儿童时期很少出现	• 高尿酸血症伴尿酸排泄分数降低 • 尿调素的排泄量低	• 尿调素作为细胞内沉积物，特别是在髓襻升支粗段
ADTKD–MUC1	*MUC1*	• Mucin–1 肾病 • 1 型肾髓质囊性病	• 无特征性发现 • 偶发肾囊肿 • 常见于老年期	未描述	远端小管中黏蛋白 1 移码蛋白在细胞内沉积
ADTKD–REN	*REN*	• 2 型家族性青少年高尿酸血症肾病	• 轻度低血压 • 儿童期贫血 • 常见于儿童期	高尿酸血症、高钾血症、尿调素排泄量低	球旁器细胞中的肾素染色减少
ADTKD–HNF1β	*HNF1β*	• 5 型青年发病成年型糖尿病 • 肾囊肿和糖尿病综合征	• 成年发病型糖尿病 • 双侧肾囊肿少见 • 胰腺萎缩 • 生殖器异常 • 常见于儿童期甚至产前	低镁血症、低钾血症、肝功能检查异常	非特异性

ADTKD. 常染色体显性遗传性肾小管间性肾病；HNF1 β . 肝细胞核因子 –1 β ；KDIGO. 改善全球肾脏病预后组织；MUC1. 黏蛋白 1；REN. 肾素；UMOD. 尿调素

35-2）。ADTKD-UMOD 在某些患病个体中的特征是尿酸的排泄分数（FE）降低、高尿酸血症和痛风，这可能在儿童时期就表现出来[126]。ADTKD-REN 的特征是儿童时期出现一过性贫血，以及由于肾素血管紧张素系统的缺陷而导致容量不足的风险增加[127]。患有 HNF1β 突变的患者可能具有多种肾外表现，包括青年发病的成年型糖尿病，有些可能没有肾小管间质疾病[128]。ADTKD-MUC1 患者表现出进行性肾小管间质纤维化，无独特的表型特征[129]。

ADTKD-UMOD 是由 UMOD 基因突变产生的，编码尿液中最丰富的蛋白质 - 尿调素（也称为 Tamm-Horsfall 蛋白质）[120, 121]。ADTKD-UMOD 是最常见的 ADTKD 亚型。从机制上看，突变型尿调素可能积聚在髓襻升支粗段的肾小管细胞内质网中，导致细胞损伤和 Na^+-K^+-$2Cl^-$ 共转运向腔表面的转运不良[130, 131]。这些变化造成钠平衡受损，尿液浓缩能力降低，并导致轻度的容量不足。这种容量不足可能驱动近端肾小管对尿酸的重吸收并导致高尿酸血症等特征性表现[130, 131]。进行性 CKD 可能与肾小管细胞凋亡和纤维化有关。患有早发型痛风、高尿酸血症和进行性 CKD 且不伴有尿沉渣的家族史较重的患者应怀疑 ADTKD-UMOD。ADTKD-UMOD 患者的痛风可能发生在青少年时期，在一组 205 例患者中，有 65% 的患者患有痛风。然而一些家系没有表现出这一特征，而是无症状高尿酸血症的比例更高[131]。这些患者的 CKD 病程不定，发展至 ESRD 的中位年龄为 54 岁（范围为 25—70 岁）[126, 131]。通过特定的基因检测可证实 ADTKD-UMOD 的诊断，肾活检不具有诊断作用，除非使用针对尿调素的抗体进行特异性免疫荧光检查所证实，其在髓襻升支粗段的肾小管细胞中存在异常沉积[132]。目前没有针对 ADTKD-UMOD 的特异性治疗，因此治疗重点是痛风的治疗和预防 CKD 进展。关于别嘌呤醇疗法是否可以延缓肾脏病的进展，尤其是在病程起始阶段，仍存在争议[133, 134]。然而，鉴于痛风的高风险，许多临床医生建议在发现高尿酸血症时对患者进行别嘌醇治疗。没有证据表明血管紧张素抑制剂可延缓 ADTKD-UMOD 患者的 CKD 进展。

编码远端小管中表达的跨膜蛋白的黏蛋白 1 基因（MUC1）突变导致 ADTKD-MUC1。这种突变产生了一种聚集在肾小管上皮细胞内新肽[135]。然而，进行性 CKD 的机制尚不十分清楚。患者通常表现为不明原因的进行性 CKD 多无尿沉渣。尽管这些患者肾脏超声检查通常是正常的，但它们可能检测出髓质囊肿，但超声对这种情况的检测能力并不敏感和特异。在某些情况下，可能会出现遗传性 CKD 的病史。CKD 的病程变化很大，发生 ESRD 的年龄范围也很广（20—70 岁）[136]。ADTKD-MUC1 的基因测试尚未广泛使用。多采用支持治疗为主，按所有 CKD 患者的一般治疗原则。

HNF1β 中的突变可导致多种表型，因为该基因在很多组织中表达并调节其他下游基因[137]。现已有一整套表型相关的报道，包括生殖器畸形、自闭症、癫痫、痛风、低镁血症、原发性甲状旁腺功能亢进症、肝脏和肠道异常及一种罕见的肾癌[138]。肾小管间质纤维化进展的机制尚未明确。对怀疑患有 ADTKD-HNF1β 的患者可进行基因检测。该综合征的肾脏表现以支持治疗为主。

ADTKD-REN 是由编码前肾素原的基因突变引起的。前肾素原经过加工成为肾素，肾素通过肾素原受体及通过蛋白酶功能控制血管紧张素形成，从而发挥多种作用[139]。这种疾病基因突变后破坏了前肾素原向肾素表达细胞的内质网的转运，肾素表达细胞存在于肾小管和球旁器的多个部分[122]。最终结果是，前肾素原会在这些细胞中积聚，从而导致受累个体的低肾素水平和肾小管细胞损伤[140]。低肾素水平在这种情况下无法诊断。因此，ADTKD-REN 的某些患者临床表现是由于低肾素水平，包括低至正常血压、血清钾轻度升高、出现容量减少和肾前性氮质血症的风险，以及生后早期出现但随着青春期而消退（仅在晚期 CKD 时复发）的低促红细胞生成素水平的低增殖型贫血[140, 141]，也会出现高尿酸血症和早发性痛风。进行性 CKD 始于儿童期，ESRD 多见于 30—60 岁。基因检测可以确诊。对于某些低血压和高钾血症患者，用氟氢可的松和（或）高盐饮食治疗可能有用。由于这些患者的肾素水平较低，容易出现容量不足，应避免低钠饮食。此外，服用非甾体抗炎药时，发生 AKI 的风险更高。

肾脏移植是所有形式 ADTKD 的有效疗法，因为该疾病不会在移植的肾脏中复发。但是，在捐赠肾脏之前应仔细筛选家庭成员是否存在这些突变。

五、急性肾小管间质性肾炎

（一）急性肾小管间质性肾炎的主要特征

ATIN 病是一种以间质炎性细胞浸润、不同程度的肾小管损伤、间质水肿和小管炎的组织学表现为特征的疾病。Councilman 将 ATIN 的肾脏损伤定义为“肾脏的急性炎症，其特征为间质中有细胞和液体渗出，伴有但不依赖于上皮的变性。渗出的性质不是化脓性的，病变可以是弥漫性的，也可以是局灶性的[142]。”这种形式的无菌性间质性肾炎是在死于猩红热和白喉的患者尸检中可观察到。此外，还发现“过敏性”间质性肾炎多见于细菌性败血症和其他有全身感染性但在肾实质中没有直接细菌感染者。随着有效的抗菌药物（如磺胺类药物和β-内酰胺类药）用于治疗感染，感染相关的 ATIN 发病率和患病率逐渐降低，而药物则成为最常见的病因[143]。随后的几年，认识到源于自身免疫引起的间质性肾炎，并证实了各种肾小管间质抗原、肾炎性T细胞和与 ATIN 有关的致纤维化过程的作用[144]。

1. 发病率 / 患病率

总人群中 ATIN 真实的发病率和患病率很难估算，并且大多数估算是从活检登记处获得的[145-148]。根据临床情况和所研究的人群，发病率差异很大，如所有肾活检适应证的患者中，发病率范围为 1%～3%（表 35-3）。实际上，大多数活检结果都与这种发病率相似[149]。在异常尿检（血尿或蛋白尿）的无症状患者中观察到 0.7% 的发病率，而没有明确病因的 AKI 住院患者的发病率为 10%～20%（表 35-3）。值得注意的是，ATIN 的活检比例似乎呈上升趋势，尽管这有可能是由于检出率的提高。西班牙注册中心（1994—2009 年）指出，在研究期间，患有 ATIN 的肾活检的比例从 3.6% 上升到 10.5%[146-148, 150]。其他研究也报道了类似的发现[151]。

在美国、欧洲和其他发达国家，药物是 ATIN 的主要病因。尽管 ATIN 可以出现在所有年龄段，但似乎在老年人中更为常见。西班牙注册中心 ATIN 诊断数量的增加，相比于年轻患者（1.6%），主要由老年患者（12.3%）引起[146]。一项美国研究报道显示，老年人中 ATIN 的活检比例为 19%，高于一般人群中的比例[147]。老年患者中经活检证实的 ATIN 比例有所增加，这反映了该组人群中可能由于联合用药使其暴露于更多药物或其他诱因。

2. 临床病史

ATIN 患者的临床表现形式多种多样，并且常常给临床医生的正确诊断带来挑战。这类患者可表现为医院获得性 AKI，住院或门诊患者肾功能的亚急性下降，或仅出现异常的尿检如血尿、脓尿或蛋白尿[152, 153]。ATIN 的典型表现（发热、皮疹、关节痛、嗜酸性粒细胞增多）较少见（表 35-4），“三联征”（发热、皮疹、嗜酸性粒细胞增多）仅发生于 5%～10% 的患者中，不应主要根据三联征做出 ATIN 的最终诊断[152, 153]。这种过敏症状更多见于某些药物，如青霉素衍生物和磺胺类药物（相比于非甾体抗炎药），但并不常见。ATIN 的非特异性症

表 35-3　不同国家肾活检数据库报道的急性间质性肾炎

作者，国家	研究时间跨度	总活检数	AIN 总发病率	AKI 中 AIN 的发病率
Haas 等[147]，美国	1991—1998	259	N/R	18.6%
Gesualdo 等[148]，意大利	1996—2000	14 607	5.3%	NR
Davison 和 Jones[149]，英国	1978—1998	7161	2.2%	6.5%
Muriithi 等[150]，美国	1993—2011	7575	1.8%	NR
Clarkson 等[151]，美国	1988—2001	2598	2.6%	10.3%
Valluri 等[152]，苏格兰	2000—2012	3604	4.7%	NR
Prendecki 等[153]，英国	1998—2011	3983	5.9%	NR

AIN. 急性间质性肾炎；AKI. 急性肾损伤；NR. 未报道

状更常见[154, 155]，包括全身不适、疲劳、虚弱、厌食和恶心。有时，患者会描述肌痛和关节痛、侧腹部疼痛和"发热"。可能会伴有瘙痒性皮疹，引起对过敏或药物相关过程的怀疑。但是，这些不是 ATIN 特有的，这会在许多有或没有 AKI 的住院患者中都可以看到[152–155]。

ATIN 在鉴别诊断的临床评估中，确定可疑药物暴露的存在和时间很重要。正如随后将要讨论的，尽管所有药物都可能引起 ATIN，但主要考虑的应该是某些典型的抗菌药物，如β- 内酰胺类、磺胺类药物、喹诺酮类和抗病毒药、抗溃疡药如质子泵抑制剂（PPI）和 H_2 受体拮抗剂、非甾体抗炎药、

表 35-4　急性间质性肾炎的临床和实验室表现

表　现	注　解
临床特征	
• 过敏反应的表现：发热、皮疹和嗜酸性粒细胞增多	三联征出现率＜ 5%～10%
• 潜在致病药物接触史	
• 潜在的系统疾病证据：结节病的肺和皮肤表现、TINU 的葡萄膜炎、SLE 的皮肤 / 关节表现、干燥综合征的干眼症	
• 发病年龄	TINU 和 SLE 在年轻人中更常见，药物引起的在老年人中更常见
实验室检查	
• 肾小球滤过标志物（血清肌酐和血尿素氮）的亚急性或急性升高	
• 炎性标志物升高（ESR、CRP）	非 ATIN 特异性
• 嗜酸性粒细胞增多	反常的发现（药物性 AIN 中更常见）
IgE 水平升高	
• 无菌性脓尿、白细胞管型、肾小管上皮细胞和颗粒管型	敏感性有限：经活检证实的 ATIN 中约有 20% 尿沉渣正常
• 血尿，RBC 管型罕见	RBC 管型罕见
• 轻度（肾小管）蛋白尿（＜ 1g/d）	
• 尿嗜酸性粒细胞	敏感性 20%～30%，特异性 70%～90%，PPV15%～30%，NPV 约 85%
• 范科尼综合征（糖尿、血尿、碳酸氢盐尿和氨基酸尿）	对 ATIN 不具特异或敏感性
• 远端肾小管病变（远端 RTA、肾性尿崩症、钠流失）	对 ATIN 不具特异或敏感性
影像学检查	
• ^{67}Ga 显像显示肾脏摄取增加	由于敏感性和特异性差，效用有限
• FDG–PET 扫描显示肾脏摄取增加	有个别阳性病例报道，但缺乏更多的研究
• 肾脏超声和 CT 扫描可能显示肾脏大小和回声增加	非特异性，但有助于排除肾脏疾病的其他原因
肾脏活检	
• 肾脏组织学检查显示伴有肾小管炎的炎性间质浸润（有时为肉芽肿）	是诊断的金标准

AIN. 急性间质性肾炎；ATIN. 急性小管间质性肾炎；CRP. C 反应蛋白；CT. 计算机断层扫描；ESR. 红细胞沉降率；FDG–PET. 2–[18F] 氟 –2–脱氧 –D– 葡萄糖正电子发射断层扫描；NPV. 阴性预测值；PPV. 阳性预测值；RBC. 红细胞；RTA. 肾小管性酸中毒；SLE. 系统性红斑狼疮；TINU. 肾小管间质性肾炎 – 葡萄膜炎综合征

抗惊厥药和别嘌醇[154, 155]。表 35–4 提供了与 ATIN 相关常见药物列表。

3. 体格检查

体格检查主要针对 ATIN 的诊断。没有记录感染的情况下发生的低热或高热都应考虑 ATIN 的可能。然而，实际上要在用抗生素治疗感染的住院患者中筛选出此类发热通常非常困难。这部分患者还包括带有侵入性操作的患者，如外周或中央静脉导管和留置膀胱导尿管。此外，尽管发热在甲氧西林和其他青霉素衍生物诱发的 ATIN 经常发生，但发热并非普遍存在[145, 146, 151–163]。常见药疹表现是典型的麻疹，累及躯干，这对提示药物相关的 ATIN 可能非常有帮助。然而，这种药疹不是敏感性发现，即使在经过非常严格的活检证实的 ATIN 患者中也不经常出现。通常，在 ATIN 病例中，已报道 15%～50% 发生与药物相关的皮疹。暴露于引起超敏反应的药物（如 β- 内酰胺类、磺胺类和苯妥英）后，更容易出现皮疹。相比之下，非甾体抗炎药和 PPI 等药物很少或完全没有出现皮疹[145, 158, 164]。其他查体发现的有关 ATIN 特征包括明显增大有压痛的肾脏[154, 155]。但是，这在查体中很少见。在没有潜在的全身性疾病、致病药物暴露和典型药疹的情况下，缺乏其他支持性数据时，医院获得性 AKI 中诊断 ATIN 非常困难。

患有与 ATIN 相关的系统性疾病的患者中，如结节病、SLE、干燥综合征和其他此类疾病，有肾脏异常表现，并且出现活动性终末器官受累应怀疑为 ATIN[153, 158, 159]。在患有活动性系统性疾病的患者中，提示可能为 ATIN 的线索包括提示有肾小管病变［近端 / 远端肾小管酸中毒（RTA）、高钾血症、浓缩异常］的各种电解质酸碱紊乱、尿检异常或活动性尿沉渣（血尿、脓尿、蛋白尿、白细胞管型），或 CKD 的急性、慢性或慢性基础上的急性进展[152, 153, 163, 164]。表 35–4 列出了系统性疾病中 ATIN 的一些临床线索。

4. 实验室检查

除临床病史和体格检查所提供的信息评估 ATIN 之外，还可使用许多诊断方式。由于可用的非侵入性检查准确度不高，因此对 ATIN 的确诊，尤其是药物性 ATIN 仍然是一个挑战[152–154]。因此，肾脏活检仍是诊断的金标准。表 35–4 列出了用于诊断 ATIN 的实验室和影像学检查。

(1) 血清肌酐浓度：血清肌酐浓度升高，作为 GFR 降低的标志物，提示可能出现严重 AKI。但是，血清肌酐的升高速度可能较慢，不符合“改善全球肾脏病预后组织”（KDIGO）的 AKI 诊断标准。值得注意的是，高达 50% 的经肾活检证实的 ATIN 患者不符合当前公认的 AKI 定义[149]。实际上，在诊断为 ATIN 的 107 位患者中，只有 57% 符合 AKI 标准，超过 90% 的患者实际上符合 KDIGO 急性肾脏病（AKD）标准，该标准定义如下：① KDIGO AKI 标准；② GFR < 60ml/(min · 1.73m^2) 不足 3 个月；③ GFR 降低≥ 35% 或血清肌酐升高> 50% 不足 3 个月；④发现肾损害的证据< 3 个月[165]。因此，临床医生必须记住 ATIN 确实会出现血清肌酐浓度的迟发性升高，否则将耽误 ATIN 的早期诊断，最终可能导致间质纤维化和 CKD 的进展。

(2) 血清嗜酸性粒细胞计数：血清嗜酸性粒细胞计数升高是最有助于怀疑 ATIN 诊断的血清检测之一，尤其是发生变态反应或超敏反应时。严重的嗜酸性粒细胞增多可能提示临床医生有药物过敏反应，并且对医院获得性 AKI 的患者在诊断上非常有帮助[152–155]。尽管嗜酸性粒细胞增多也发生在其他情况，如癌症、胆固醇栓塞综合征和血管炎，这些可能与 AKI 有关，但这些疾病过程通常是临床可识别的[152–155]。但是，与用于评估 ATIN 的其他检测方法一样，血清嗜酸性粒细胞也不是敏感或特异的表现。嗜酸性粒细胞增多的程度较轻，几乎不能认为是异常，或明显升高伴有严重的过敏反应，某些恶性肿瘤的嗜酸性粒细胞升高占白细胞总数的 50%～75%[166]，如 DRESS（伴嗜酸性粒细胞增多和系统症状的药物反应）综合征和嗜酸性粒细胞白血病。正如与药物相关的发热和相关的皮疹所观察到的，ATIN 血清嗜酸性粒细胞显著增加的范围很广（0%～50%），在某些类型的药物（β- 内酰胺类和磺胺类药物）中更为常见，也可能血液中不增加尽管肾活检中出现嗜酸性粒细胞明显浸润[145, 161, 164]。如前所述，由于只有 5%～10% 的患者会出现发热、皮疹和嗜酸性粒细胞缺乏的三联征，所以三联征对 ATIN 的诊断效用较差[151, 161]。

(3) 其他血清学检查：患者的炎症标志物，如红细胞沉降率和 C 反应蛋白，常提示升高，但由于这种变化没有特异性，对诊断没有帮助 [151–153, 164]。可见 IgE 水平升高但也不是稳定表现。虽然贫血在 ATIN 患者中很常见，但不具有特异性的。因为贫血在住院患者中普遍存在，特别是那些 AKI 或在 CKD 的基础上患有 AKI 的患者 [151–153]。贫血很可能是由多种原因导致的，包括肾损伤导致促红细胞生成素产生减少，以及并发炎症和（或）感染引起的促红细胞生成素反应低下或抵抗 [151–153]。患者肝功能检查（LFT）也可能提示异常，这主要是由于药物性肝炎引起。但这一变化在 ATIN 中极为罕见，且其他多种疾病过程也会使住院患者的 LFT 异常。因此，这些检测中的绝大多数对诊断没有特异性的帮助。

(4) 肾小管功能异常的血清标志物：反映肾小管损伤和肾小管功能异常的血清标志物异常可能在血清肌酐升高和 AKI 发生之前出现。肾小管功能异常的早期血清学表现，包括低钾血症 / 高钾血症或 RTA。警觉的临床医生可能会发现血清学的异常，提示肾小管损伤和功能异常，如与肾衰竭的严重程度不成比例的高钾血症伴高氯性代谢性酸中毒，增加了相关的肾小管间质损伤的可能性 [152, 153, 164]。除了这些血清异常外，ATIN 还可观察到其他类型的肾小管间质损伤，如范科尼综合征、失盐性肾病、远端 RTA 和尿液浓缩缺陷 [152, 153, 164]。干燥综合征是与 ATIN 相关的远端 RTA 的经典疾病。

(5) 尿液分析：尿检是 AKI 的重要诊断检测方法，通常用于分析了解住院患者中 AKI 的病因，该检测可以为临床医生提供提示 ATIN 有用的病因线索 [152–155, 167, 168]。由于肾小管间质性肾损伤的性质，经常会出现一些尿检异常。通常，在大多数 ATIN 患者中普遍存在一定程度的轻度蛋白尿（> 90%），通常反映出肾小管性蛋白尿 [150, 169]。除非伴随肾小球损伤，如非甾体抗炎药相关的微小病变性肾病或膜性肾病，或伴 ATIN 发生的潜在肾小球病（糖尿病肾脏疾病等），一般情况下会检测出微量、蛋白尿 + 或 ++ [152, 153]。用尿蛋白与肌酐的比值定量蛋白尿，通常提示蛋白质水平 < 1g/d，与肾小管性蛋白尿一致 [145, 152, 153]。

约 50% 的病例可见血尿，尤其在服用甲氧西林和 β- 内酰胺类药物的患者中更为常见，比例高达 90% [152, 153, 164, 167, 168]。部分患者尿检提示脓尿。在适当的临床环境中，无菌性脓尿可能提示着 ATIN。在 ATIN 患者中，许多患者尿检中存在白细胞尿。在甲氧西林相关的 ATIN 的早期报道中，高达 90% 的病例中尿检均出现白细胞 [161, 166]。实际上，一项研究指出，约 80% 的药物性 ATIN 患者检测结果提示脓尿 [170]。除此之外，在其他形式的 ATIN（包括药物引起的类型）中，≤ 50% 的病例出现脓尿 [159, 162]。21 例经活检证实的药物性 ATIN 患者中，尿检结果提示 43% 的患者出现血尿和 57% 的患者尿中出现白细胞 [167]。因此，这些研究证实，尽管血尿和白细胞尿相对普遍，但是当没有血尿或脓尿时，临床医生不应错误地将 ATIN 排除在 AKI 的病因之外。

(6) 尿液嗜酸性粒细胞检查：用于 ATIN 的最常见诊断检查之一是尿液嗜酸性粒细胞检查。实际上，大多数临床医生都认为嗜酸性粒细胞尿是药物性 ATIN 的重要组成部分。该临床方法基于对 9 例甲氧西林相关性 ATIN 的早期描述，这些患者的嗜酸性粒细胞检测呈阳性，而与这项研究结果相反的是，另一诊断为 AKI 的 43 例患者的研究中，尿检并未提示存在嗜酸性粒细胞尿 [171]。在随后的小型研究中，9 例药物性 ATIN 患者中有 6 例观察到嗜酸性粒细胞尿 [172]。这两项小型研究是尿嗜酸性粒细胞广泛用于 ATIN 评估的基础。

在这两项阳性发现的小型研究之后，发现该检测在评估 ATIN 方面的敏感性和特异性结果差异较大，这引发了关于嗜酸性粒细胞尿实用性的疑问。由于尿嗜酸性粒细胞的实用性较差，因此建议使用 Hansel 染色而非 Wright 染色，以提高检测灵敏度 [173]。这是基于该染色剂在显示过敏性疾病患者的鼻腔、支气管和眼部分泌物中的嗜酸性粒细胞方面的准确性较高。一项使用这种染色剂的小型研究发现灵敏度提高了 91%。然而，对 Hansel 染色 [174, 175] 的进一步研究质疑了这种方式的敏感性和特异性 [35]。该检测的问题在于，除 ATIN 外，许多疾病都与大量嗜酸性粒细胞尿有关，包括膀胱炎、前列腺炎、肾盂肾炎、动脉粥样硬化性疾病、ATN、急进性肾小球肾炎、过敏性肉芽肿、膀胱肿瘤、回肠通道术和哮喘 [175]。这些疾病也经常与 AKI 伴随出现。

尽管尿嗜酸性粒细胞检测的用途尚不清楚，但通常需要对 AKI 患者，尤其是医院获得性 AKI 患者进行该检测以评估 ATIN。根据这种准确性和特异性较差的检测方法，可能导致对患者造成误诊和漏诊，如在患者未出现 ATIN 的情况下使用激素进行治疗，或者对药物性 ATIN 的患者继续使用该致病药物。这种方法由于是根据样本比较小的研究得出的结论，存在许多不足，尤其对 ATIN 患者诊断的金标准尚不明确。梅奥诊所进行的为期 18 年对尿液嗜酸性粒细胞检测，是目前进行的相关检测中最大最好的研究之一，研究对象是 566 位患者，其在同一周内进行了尿嗜酸性粒细胞检测和肾脏活检 [170]。经活检证实的 ATIN 病例中，约有 2/3 的尿嗜酸性粒细胞阴性。当尿嗜酸性粒细胞≥ 1% 作为阳性检测指标时，该检测仅鉴定出约 31% 的 ATIN 病例，具有与 ATN 相似的敏感性（29.0%）。尿嗜酸性粒细胞（＞ 1%）对 ATIN 的特异性为 68.2%。5% 的尿嗜酸性粒细胞临界值可提高特异性（91.2%），但敏感性（19.8%）随之降低。因此，尿嗜酸性粒细胞不应再被视为 ATIN 的有效的生物标志物，我们建议废除此检验指标来确诊 ATIN [170, 176]。

(7) 尿液镜检和尿沉渣检查：由经验丰富的肾脏科医生对尿沉渣进行仔细的检查是一种非常准确的检测方式，相当于肾脏的“液体活检”。在没有肾盂肾炎的情况下，AKI 患者尿液中观察到的尿白细胞、红细胞及白细胞管型，高度提示 ATIN [145, 152, 153]。但白细胞管型对 ATIN 不是特异性表现，因为在急性肾小球肾炎和急性乳头状坏死中很少见到 [145, 152, 153, 155]。ATIN 的其他尿沉渣发现还包括肾小管上皮细胞、管型和颗粒管型。肾小管上皮细胞和管型反映了肾小管炎和浸润性炎症细胞导致的肾小管细胞损伤。此外，在经活检证实的药物性 ATIN 的 21 例患者中，有 18 例观察到大量透明和颗粒管型 [167]。这项研究中令人惊讶的是，26% 的患者中存在红细胞管型，但仅有 14% 的病例中存在白细胞管型。此外，约 20% 的 ATIN 患者可以表现出正常的尿沉渣 [145, 152, 153]。因此，在没有脓尿或白细胞管型的情况下，不应错误地将 ATIN 排除在 AKI 的病因之外。

(8) 尿液中的化学指标：尿液化学指标常用于 AKI 的评估。单独检查尿钠（Na）和尿素浓度或钠和尿素的滤过分数（$FE_{钠}$、$FE_{尿素}$）的检测已经被广泛用于评估 AKI [168]。除了特殊情况外，尿液化学指标的最大用途是将鉴别肾前性氮质血症与 ATN，对 ATIN 的诊断没有帮助。ATIN 的患者的 $FE_{钠}$ 值可能高于或低于 1% [154, 155, 168]。尽管这种情况下 $FE_{尿素}$尚未得到广泛推行，但其相对于 $FE_{钠}$的优势并不显著 [168]。因此，尿液化学标志物对 ATIN 的评估没有效用。

(9) 新型尿液生物标志物：在 AKI 领域，新型生物标志物在 AKI 的早期诊断和预后中的作用已经进行了广泛研究。提示肾小管功能异常的新型标志物，如单核细胞趋化蛋白 -1（MCP-1）、中性粒细胞明胶酶相关脂质运载蛋白（NGAL）、α_1 微球蛋白（α_1-MG）和 N- 乙酰 -β-D- 氨基葡萄糖苷酶（NAG）在 ATIN 中均被检测出升高 [177]，但是仅在药物性 ATIN 患者与健康对照组进行了对比 [177]。因此，它们区分 ATIN 和其他原因 AKI 方面的价值尚不清楚。尽管新型和传统的肾小管间质生物标志物，如尿微量白蛋白、α_1-MG、基质金属蛋白酶(MMP)-2、MMP-9、尿液 NGAL、视黄醇结合蛋白和 NAG 与慢性肾小管间质性肾炎（CTIN）的肾脏预后相关 [178–180]，但它们尚未在 ATIN 中进行充分研究。

(10) 淋巴细胞转化试验：淋巴细胞转化试验主要用于评估和检测在非肾脏药物超敏反应中的致病过敏原（从几个潜在的候选药物中）[181]。该试验检测体外活化的 T 细胞，并与非致死剂量的药物混合后测量其增殖情况。该试验基于的假设，在先前无代谢或不需要蛋白质结合的情况下，药物可以直接与 T 细胞受体相互作用。基于此假设，该试验可能检测药物性 ATIN 的确切病因。它的潜在优势包括特异性高（85%～100%）并且可以同时检测多种药物。然而，淋巴细胞转化试验在技术上具有挑战性，对操作员技术要求较高，依赖纯药物的可获得性，并且不能在超敏反应的急性期进行 [181]。此外，大多数通常不会通过常规 T 细胞激活途径的药物（如非甾体抗炎药）会产生假阴性结果。因此，该检测不建议常规用于可疑药物性 ATIN 的临床评估。

(11) 影像学检查

① 超声检查和 CT 扫描：肾超声和（或）计算机断层扫描（CT）成像常用于 AKI 诊断。用超声

检查或 CT 扫描对肾脏进行成像可提供结构信息，如肾脏大小和数量、皮质回声及是否存在肾积水、囊肿、肿块或结石[182–184]。因此，这些检查的实用性在于排除了其他导致 AKI 的原因。ATIN 患者常可见肾脏增大、肿胀，回声增强。但这种变化并不特异，可见于浸润性疾病、急性肾小管坏死、急性肾小球肾炎和其他原因 AKI 中[154, 155, 183, 184]。据报道，ATIN 患者的肾脏体积增加了 100%[185]，这可能与炎细胞浸润和间质水肿有关。同样，ATIN 的 CT 扫描可能显示肾脏肿大，但该检查与肾脏超声检查有相同的局限性[182–184]。总体而言，这些影像学检查对 ATIN 既不敏感也不特异，只能用于排除尿路梗阻或其他形式的肾脏损伤。

② ^{67}Ga 扫描：使用 ^{67}Ga 扫描的肾脏影像技术用于 ATIN 的评估已超过 30 年[186, 187]。该检测基于 ATIN 的肾脏会通过示踪剂增强。因为 ^{67}Ga 与乳铁蛋白结合，而乳铁蛋白由渗入肾间质的白细胞（主要是淋巴细胞）产生并在其表面释放[161]。注射 ^{67}Ga 后 48～72h 测得的肾脏示踪剂摄取以 0～+++ 的等级进行分级，并与脊髓强度进行比较[187]。在扫描结果中，如果肾脏强度≥ ++，则视为阳性。在动物模型上检验 ^{67}Ga 扫描在诊断 ATIN 中的效用支持这一观点。通过比较大鼠药物性 ATIN 和正常大鼠肾脏，证明 ^{67}Ga 扫描在鉴别实验诱导的 ATIN 中具有很高的准确性[186]。

但是，在人体使用 ^{67}Ga 闪烁显像评估 ATIN 出现了不同的结果。最初的研究显示，经活检证实的 ATIN 患者具有极好的敏感性（100%）[187]，但后续研究显示敏感性较低，波动范围为58%～69%[188, 189]，特异性仅为 50%～60%[152, 153, 161]。这种检测方式的主要问题在于其他炎性疾病（如肾盂肾炎、肾动脉粥样硬化和肾小球肾炎）及非炎性疾病（如 ATN 和正常肾组织）中，也可以看到阳性扫描结果[152, 153, 161]。当肾活检具有高危因素或患者拒绝活检时，使用 ^{67}Ga 闪烁显像进行肾脏扫描可能有助于区分 ATIN 和 ATN。但是，使用此成像方法前应考虑其局限性。

③ FDG-PET 扫描：2-（^{18}F）氟 -2- 脱氧 -D- 葡萄糖正电子发射断层扫描（FDG-PET）是一种无创成像检测，主要用于评估恶性疾病，但最近已用于诊断 ATIN[165]。两名活检证实的 ATIN 导致的严重 AKI 患者中发现 FDG-PET 扫描阳性（其中 1 名患者镓扫描阴性）[190]。第 3 名来自新月型肾小球肾炎的严重 AKI 患者的 FDG-PET 扫描阴性。在 2 名 ATIN 患者治疗后，复查的 FDG-PET 扫描均为阴性。这种情况下示踪剂的摄取基于 FDG 在炎症性病变的淋巴细胞、巨噬细胞、嗜中性粒细胞和成纤维细胞的积聚[190]。然而，在后续更多研究证实其真正用途之前，暂不能将该方法视为诊断 ATIN 的常规有效检查。

5. 鉴别诊断

通过使用诸如危险性（risk）- 损伤（injury）- 衰竭（failure）- 丧失（Loss）- 终末期阶段（end stage）（RIFLE）、急性肾损伤网络（AKIN）和 KDIGO AKI 标准等，对血清肌酐急性和亚急性升高的评估将诊断和分类变得更加标准化[156, 157, 191]。KDIGO 标准包括 AKD，其中包含 AKI 和血清肌酐升高或其他以肾脏异常病变为主但不符合 AKI 诊断标准。ATIN 通常需要同时符合 AKI 和非 AKI 的 AKD 定义。这些标准不能鉴别各种类型的 AKI 或 AKD，包括肾前性 AKI、ATN、ATIN 和其他病变，需要更加准确的鉴别方式。

如前所述，ATIN 在临床上可能表现为 AKI 或血清肌酐浓度的亚急性升高，通常伴有其他实验室检查的异常，尤其是尿检及尿液镜检异常。医生在普通医院病房、重症监护病房及门诊就诊的患者中经常会发现这类检测结果的异常[191]。尽管大多数医院获得性 AKI 病例是由肾前 AKI 或 ATN 引起，但未被识别的 ATIN 可能是第三大常见原因，在鉴别诊断中必须予以考虑[147, 152, 153]。导致急性 / 亚急性血清肌酐浓度升高的其他潜在原因包括各种形式的免疫复合物和非免疫复合物肾小球肾炎、寡免疫型小血管炎、肾脏受累的血栓性微血管病、非 AIN 的肾小管间质疾病（肾动脉粥样硬化、管型肾病、浸润性疾病如淋巴瘤和白血病等）和阻塞性肾病。值得注意的是，无明显诱因的血清肌酐的急性或亚急性升高的病例中很大比例（10%～27%）是由于活检证实的 ATIN 导致[143, 145, 151–153, 192, 193]。

将 ATIN 与其他原因的 AKI 区分开来需要详细的临床病史、体格检查、实验室检查和针对性影像学检查（表 35-4）。最终，需要进行肾活检组织学检查以明确诊断并指导治疗。表 35-5 总结了有助

表 35-5　ATIN 的临床特征、实验室检查及组织学特征有助于鉴别诊断

ATIN 的病因	临床特征及实验室检查	用于鉴别的组织病理学特征
药物性的 ATIN	常见于老年患者	间质混合性炎性浸润
质子泵抑制剂和 H_2 受体拮抗剂	潜伏期长，临床特征不典型	可能存在嗜酸性粒细胞、少见肉芽肿
非甾体抗炎药物	可能与肾病范围蛋白尿相关、潜伏期长、较少出现过敏症状	常无嗜酸性粒细胞，微小病变和膜性肾病的肾小球病变较少伴随肾小管间质病变
β- 内酰胺类药物、磺胺类药、抗惊厥药物	全身过敏表现常见有皮疹、嗜酸性粒细胞增多和发热，尤其是甲氧西林、青霉素，潜伏期短	常伴间质的大量嗜酸性粒细胞混合性炎性浸润，可能存在肾小管炎和肉芽肿
免疫介导的 ATIN	常见于年轻患者	单核细胞浸润
SLE	SLE 的全身症状，血尿、蛋白尿、脓尿、白细胞管型，SLE 血清学阳性、低补体血症	通常与 SLE 的其他肾脏表现相关，如局灶性或弥漫性增殖性肾小球肾炎，以及“满堂亮”的免疫荧光类型；无肾小球疾病者少见
结节病	高钙血症、高钙尿症、尿液浓缩缺陷、肾钙化、肾石症，以及急性或慢性肾脏病	局灶性淋巴细胞浸润，由巨细胞、组织细胞和淋巴细胞组成的间质非干酪样肉芽肿
干燥综合征	眼干、口干，血清学阳性	淋巴细胞浸润，急性肾小管损伤
IgG4 相关	伴随血清 IgG4 水平升高、累及多系统疾病（包括唾液腺、胰腺、腹膜后和肾脏），影响中年人	以 IgG4 阳性浆细胞为主的淋巴细胞间质浸润，间质纤维化呈“席纹”状
肾小管间质性肾炎 - 葡萄膜炎综合征	葡萄膜炎的特点是眼睛红肿、畏光，常见于年轻女性	混合性炎性浸润（包括嗜酸性粒细胞）与非干酪性肉芽肿形成

ATIN. 急性肾小管间质性肾炎；SLE. 系统性红斑狼疮

于区分不同原因 ATIN 的临床和组织学特征。

6. 肾脏病理

ATIN 的诊断依赖于通过经皮肾脏活检获得最佳的肾脏组织样本，包括肾皮质和髓质组织。不同病因导致其炎性细胞的类型、肉芽肿的存在与否、间质性水肿和（或）纤维化及其他特征的表现不同。

(1) 肾间质组织病理学：ATIN 的特征性表现主要在肾小管间质，主要是间质性炎症和肾小管炎。肾间质的炎性细胞浸润（图 35-1），同时伴随炎性细胞浸润到肾小管中，称为“肾小管炎”，并伴有不同程度的急性肾小管损伤 [194]。此外，肾间质还存在一定程度的间质性水肿和（或）纤维化。ATIN 通常会在数天到数周内进展。如果发现并治疗较晚，可转变为慢性间质性肾炎，其特征是间质纤维化和肾小管萎缩，其病变进展达数月至数年 [194]。

间质浸润通常由单个核细胞组成，以淋巴细胞（T 细胞）为主，主要是 $CD4^+$ 和 $CD8^+$T 细胞。间质内可见混杂有单核细胞 / 巨噬细胞与浆细胞、B 细胞、少量的嗜酸性粒细胞，可能还伴有中性粒细胞 [194–196]。间隙浸润的成分可能有助于诊断 ATIN 的病因，如发现大量中性粒细胞浸润，则应考虑发生肾盂肾炎（特别是中性粒细胞形成的微脓肿）或其他感染性病因的可能。药物性 ATIN 经常出现嗜酸性粒细胞浸润，当在放大 20 倍每个视野中观察到＞10 个嗜酸性粒细胞时，应该考虑为药物性 ATIN。然而，ATIN 的其他病因也可能存在嗜酸性粒细胞浸润，如肾小管间质性肾炎 – 葡萄膜炎综合征（TINU）和 IgG4 相关性肾病 [194–196]。重要的是，缺乏间质性嗜酸性粒细胞时，不能排除药物性病因，特别是口服 PPI 和非甾体抗炎药引发的 ATIN。

当观察到淋巴细胞靠近肾小管基底膜（TBM），并进入 / 穿过膜的内侧及外侧时就可诊断为肾小管炎 [194–196]。这在生理上表明间质性炎症延伸到了肾小管上皮细胞。肾小管炎通常伴有肾小管退行性改变，包括细胞凋亡、核仁突出、管腔扩张、管腔轮廓不规则、细胞质减少和刷状缘缺失 [194–197]。这些局灶性或弥漫性的肾小管改变通常是从 TBM 剥脱

开始，这与急性肾小管损伤相反，后者通常先出现肾小管上皮细胞绒毛损伤，随后出现细胞凋亡或坏死。

ATIN 中也可看到间质肉芽肿，但相对罕见[198, 199]。病因可能是由于感染性因素，如结核病引起的干酪样坏死，而非干酪样肉芽肿可由多种原因引起，如药物、结节病（图 35–2）和特发性病因[198, 199]。药物性 ATIN 在病理上可表现为肉芽肿性间质性肾炎，其特征性表现为“过敏性肉芽肿”，由反应性上皮样组织细胞（巨噬细胞）和多核巨细胞组成[198, 199]。与肉芽肿形成相关的常见药物（包括抗惊厥药、抗生素、非甾体抗炎药、别嘌醇、检查点抑制剂和利尿剂）。

肾脏组织的免疫组织化学的表现对 ATIN 发病机制提供的线索较少。免疫复合物沉积相对少见，但可出现于伴有肾小管间质疾病的狼疮肾炎和药物性 ATIN（如甲氧西林）[200]，表现为肾小管基底膜（抗 TBM 抗体）上 IgG 和 C3 线性或颗粒状沉积。IgG4 相关的肾脏疾病中，间质浸润的浆细胞 IgG4 呈阳性[201–203]。

(2) 血管和肾小球：在没有基础肾脏疾病的情况下，患者的肾小球和肾血管在 ATIN 中通常病变较少。当 ATIN 患者患有基础疾病时，如糖尿病肾脏疾病、高血压和其他肾脏病变，与慢性肾脏疾病（CKD）相关的肾小球和肾血管的基础改变可在 ATIN 中观察到，尤其是药物性 ATIN[194–196]。在对 ATIN 晚期患者的肾活检中，可见显著的小管间质纤维化，以及肾小管萎缩、管腔扩张。在一些特定形式的药物性 ATIN 中，如暴露于非甾体抗炎药之后的 ATIN，可见微小病变或膜性肾病等肾小球病变[204]。

7. 治疗原则

ATIN 的治疗首要在于识别引起间质性疾病的根本原因。在风湿病中，予以抗炎治疗可改善肾功能。在感染相关性 ATIN 中，根除感染性病原体可促进肾脏的恢复。无论何种病因，早期治疗都有助于减轻慢性肾小管间质损伤和纤维化。其中最好的例子是药物性 ATIN。药物性 ATIN 的治疗原则主要是早期诊断，然后迅速明确致病药物并立即停用[144]。使用免疫抑制剂减轻炎性病变也是一种有效的选择（见下文，药物性 ATIN）。免疫抑制剂疗法被认为是许多免疫疾病的标准治疗策略，包括结节病、干燥综合征、IgG4 相关性肾病和 TINU[201–203, 205–209]。然而，尽管免疫抑制剂广泛用于药物性 ATIN，但目前对支持其有效性的证据较少并且存在争议。除这些措施外，支持治疗也很重要。控制好血压、避免暴露于肾毒素及积极进行

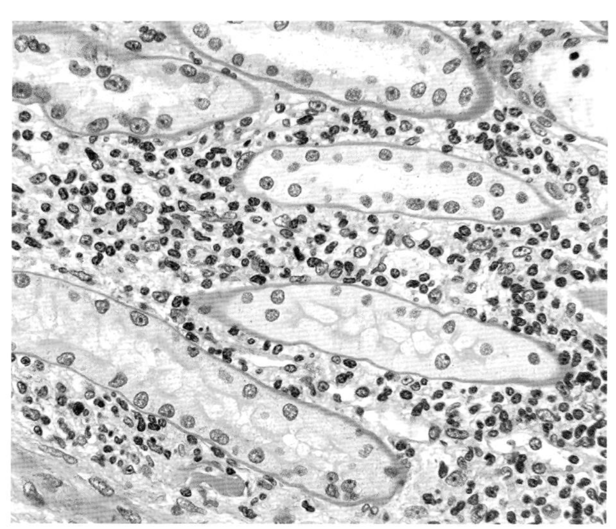

▲ 图 35–1 **急性肾小管间质性肾炎的肾脏组织学表现，观察到突出的炎性浸润**

PAS 染色（引自 Perazella MA. Clinical approach to diagnosing acute and chronic tubulointerstitial disease. *Adv Chronic Kidney Dis*. 2017；24：57–63.）

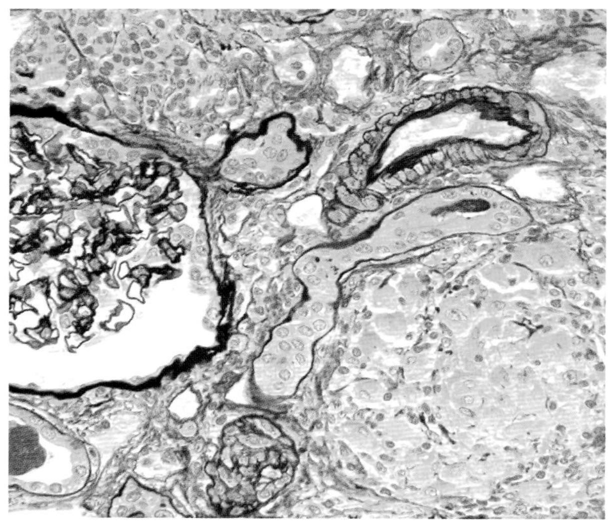

▲ 图 35–2 **结节病的肾脏组织学以炎性浸润和非坏死性肉芽肿为特点的表现**

Jones 六胺银染色（引自 Perazella MA. Clinical approach to diagnosing acute and chronic tubulointerstitial disease. *Adv Chronic Kidney Dis*. 2017；24：57–63.）

CKD 常规治疗，这些都可以改善患者的总体预后。以下有关 ATIN 病因的章节提供了关于特定治疗的更多详细信息。

(一) ATIN 的特定病因及其特征

引起 ATIN 的病因有很多，包括药物、感染及系统性疾病和特发性疾病（表 35-6）。在广泛使用抗生素之前，感染是 ATIN 的主要病因。目前在美国、欧洲和其他发达国家，ATIN 常见的病因主要为药物，而在发展中国家，药物和感染都是较为常见的病因[210]。

1. 药物性 ATIN

药物原因导致的急性间质性肾炎（AIN）在发达国家占 70% 以上，在发展中国家约占 50%[169, 210, 211]。尽管任何药物都可能引起 ATIN，但某些药物更容易导致 ATIN。重要的是，引起 ATIN 的药物列表正在不断增加。如表 35-6 所示，常见的病因包括抗菌药物、PPI 类、非甾体抗炎药、抗癫痫药和几种抗癌药。一项对 133 例 ATIN 患者肾活检结果进行的回顾性病例研究表明，70% 是药物引起的 ATIN[169]。从药品种类上排名前三的是抗生素（49%）、PPI 类（14%）和非甾体抗炎药（11%），其中导致 ATIN 最多的前三种药物为奥美拉唑（12%）、阿莫西林（8%）和环丙沙星（8%）。

(1) 抗菌药物：β- 内酰胺类抗生素（青霉素和头孢菌素）导致超敏反应综合征时，常发生 ATIN[212–214]。从暴露于致病性 β- 内酰胺类抗生素到引起 ATIN 的时间常常相对较短，数天到数周约有 75% 的患者会出现发热、皮疹或嗜酸性粒细胞增多症。75% 的患者尿检异常，包括蛋白尿、脓尿或血尿。尽管大多数 β- 内酰胺类引起的 ATIN 患者肾功能可以恢复，但也可能后续会出现 CKD[212–214]。

暴露于非 β- 内酰胺类抗生素也可以继发 ATIN，如磺胺类抗生素。与 β- 内酰胺类抗生素一样，这些

表 35-6　急性肾小管间质性肾炎的常见病因

分　类	特定致病因素
药物	
抗菌药物	β- 内酰胺类（青霉素及其衍生物、头孢菌素）、喹诺酮类、乙胺丁醇、异烟肼、大环内酯类、利福平、磺胺类药物、四环素、万古霉素、抗病毒药物（阿昔洛韦、膦甲酸钠、依地那韦和阿扎那韦）
NSAID 和 COX-2 抑制剂	几乎所有药物
胃肠系统用药	质子泵抑制剂，H_2 受体拮抗剂、美沙拉嗪、柳氮磺吡啶
利尿剂	呋塞米、噻嗪类、氨苯蝶啶
抗癌药	异环磷酰胺、酪氨酸激酶抑制剂、培美曲塞、免疫检查点抑制剂
其他	别嘌醇、氨氯地平、硫唑嘌呤、卡托普利、卡马西平、氯贝丁酯、可卡因、肌酸、地尔硫卓、芬特明、苯妥英钠、普鲁司特、丙硫氧嘧啶、奎宁、苯茚二酮、合成大麻素
感染性病因	
细菌	白喉棒状杆菌、大肠埃希菌、军团菌、葡萄球菌、链球菌、耶尔森菌、布鲁氏菌、弯曲杆菌
病毒	巨细胞病毒、EB 病毒、汉坦病毒、丙型肝炎、单纯疱疹病毒、HIV、多瘤病毒、腺病毒
其他	钩端螺旋体、分枝杆菌、支原体、衣原体、立克次体、梅毒、弓形体、真菌
全身性疾病	
免疫	SLE 肾小管间质性肾炎、结节病、干燥综合征、IgG4 相关性肾病、TINU、ANCA 相关性疾病、自发性肾小管间质性肾炎
肿瘤	淋巴组织增生性疾病、浆细胞病

ANCA. 抗中性粒细胞胞质抗体；COX-2. 环氧合酶；HIV. 人类免疫缺陷病毒；NSAID. 非甾体抗炎药；SLE. 系统性红斑狼疮；TINU. 肾小管间质性肾炎 - 葡萄膜炎综合征

药物可能与过敏反应有关，出现发热、皮疹和嗜酸性粒细胞增多症[210-214]。与其他患者相比，移植患者、人类免疫缺陷病毒（HIV）感染患者和 CKD 患者发生磺胺类药物导致 ATIN 的概率更大，这可能源于该类人群使用此类药物更加频繁及肾功能减退时药物浓度较高[210, 215, 216]。

氟喹诺酮类抗生素也可能引起 ATIN。环丙沙星是最常见的致病药物，这可能与其广泛应用有关。与磺胺类抗生素相反，氟喹诺酮类抗生素很少与超敏反应综合征相关。尽管环丙沙星是最常见的致病药物，但其他氟喹诺酮类抗生素（包括诺氟沙星、氧氟沙星和左氧氟沙星）也可以引起 ATIN[210, 217, 218]。

当间歇性使用利福平治疗各种分枝杆菌感染时，ATIN 会影响利福平的治疗[19, 23, 77]。与其他药物相比，利福平导致的 ATIN 具有剂量依赖性，这与抗利福平抗体产生量有关，也与溶血性贫血、血小板减少症和肝炎相关。利福平导致的 ATIN 患者中有近 2/3 后续需要进行透析[160, 164, 219]。

各种抗病毒药物也与 ATIN 相关，但是与抗生素相比较少见[220, 221]。

(2) 质子泵抑制剂：PPI 类药物是缓解胃酸相关的胃肠道疾病主要治疗药物。1992 年首次将 PPI 类药物确定为 ATIN 的病因[222]，许多个案报道和系列病例研究建立起两者的关联[223-226]。一项对澳大利亚两家教学医院 10 年（1993—2003 年）记录进行的回顾性研究发现，有 28 例经活检证实的 ATIN 病例，其中 18 例（64%）与 PPI 的使用有关[227]。使用 PPI 治疗后出现该病变的平均时长为 11 周。澳大利药物管理数据库显示在 14 年的时间中，与使用 PPI 类药物相关的有 34 例“经活检证实的 ATIN”、10 例“疑似间质性肾炎”、20 例“原因不明的肾衰竭”及 26 例“肾损伤”[227]。2007 年的文献综述研究了 73 例 PPI 类药物导致的 ATIN 病例，其中经活检证实的有 64 例[226]。所有 PPI 类药物都可导致药物性 ATIN，其中奥美拉唑是最常见的病因（n=59）。

在一项基于接受 PPI 类药物治疗的新西兰患者人群的病例对照研究（2005—2009 年）中，研究人员评估了 ATIN 发生住院治疗或死亡的风险[228]。正在接受 PPI 治疗的人发生 ATIN 的概率是对照组的 5 倍。与年轻患者［15—49 岁的患者为 0.02/（1000 人·年）］相比，老年患者［＞ 60 岁的患者为～0.2/（1000 人·年）］发生 ATIN 的绝对风险更高。第二项以普通人群为基础的研究，研究对象为因 AKI 和 ATIN（120 天内开始 PPI 治疗的）而住院治疗的安大略省老年居民[229]。应用倾向评分匹配法发现，接受 PPI 类药物治疗的患者中 AKI 和 ATIN 的发生率、风险比（HR）均高于对照组［AKI：13.49 vs. 5.46/1000（人·年），HR=2.52；ATIN：0.32 vs. 0.11/1000（人·年），HR=3.00］。这些基于人群的研究表明，PPI 类药物使用者（尤其是老年人）发生 ATIN 的风险增加。

与由 β- 内酰胺类抗生素导致的 ATIN 相比，PPI 导致的 ATIN 通常更加难以察觉，并且没有全身性过敏表现，这使得临床医生很难识别该病。事实上，最近的一项研究表明，约有 1/4 的病例在进行肾脏活检之前被疑诊[150]。约 10% 的患者有发热、皮疹和嗜酸性粒细胞增多症，而不到 50% 的患者只有发热，不到 10% 的患者有皮疹，将近 33% 的患者仅出现嗜酸性粒细胞增多症[226]。虚弱、疲倦、不适感和厌食等非特异性症状是最常见的症状。得到早期诊断的 PPI 导致的 ATIN 患者，一般预后良好。尽管可能发展为 CKD，但患者很少需要肾脏替代治疗[227]。数据表明，临床特征和现有的诊断性检验对于诊断 PPI 导致的 ATIN 不甚理想，需要进行肾脏活检明确诊断。

长期暴露于 PPI 药物，常见的潜在长期并发症为 CKD。病例对照研究和多项观察性研究都支持应用 PPI 与 CKD 之间存在关联[230, 231]。值得注意的是，在设计分析用来解释适应证等混杂因素后，PPI 与 CKD 之间的相关性依然存在。或者应用 PPI 者比对照组病情重，使他们更有可能出现不良结局。PPI 暴露导致 CKD 具有生物学的合理性一未经识别和未经治疗的 ATIN 和 AKI 发作最终会引起慢性间质疾病和 CKD[232]。

(3) 非甾体抗炎药：非甾体抗炎药［包括选择性和非选择性环氧合酶（COX）抑制剂］已被广泛用于治疗疼痛、发热和炎症。尽管非甾体抗炎药的主要不良反应是胃肠道不良反应，但它们也与多种肾毒性作用有关，其中血流动力学性 AKI 最常见[233-239]。暴露于非甾体抗炎药的 AKI，也可能是由 ATIN 引起的。选择性 COX-2 抑制剂（塞来昔布和罗非昔布）具有与非选择性非甾体抗炎药相似的肾毒性表现 [232, 236, 237]。非甾体抗炎药导致的 ATIN，临床和病理表现与接受 β- 内酰胺类抗生素治疗后引起的 ATIN 略有不同。发热、皮疹和嗜酸性粒细胞增多症极少见，并且在造成 ATIN 之前的治疗时间很长，通常在 6～18 个月内 [204]。非甾体抗炎药可能很少引起 ATIN 和肾小球病变的双重病变（微小病变肾病比膜性肾病更常见）[238, 239]。

这些药物所致的肾脏组织学表现为间质性炎症和肾小管炎。然而它们比其他药物导致的 ATIN 病理改变轻，并且很少或没有间质性嗜酸性粒细胞浸润 [204]。非甾体抗炎药导致的 ATIN 与其他药物引起的 ATIN 相比，临床病理方面的差异可能是因为非甾体抗炎药具有抗炎特性，并且可能将花生四烯酸代谢物分流至替代途径抑制免疫功能 [63]。非甾体抗炎药也曾经报道过导致肉芽肿性 ATIN 和具有 TBM 免疫沉积物的罕见病例 [234, 235]。除了严重的 AKI，大多数患者在停药后可恢复肾功能，在某些病例中，需使用泼尼松治疗。

(4) 抗癌药：人们对化疗药物引起或促进 ATIN 的认识不断增加。一项单中心回顾性研究发现，近 5% 的 ATIN 病例与癌症化疗有关 [240]。在接受肾活检的癌症患者中，约有 50% 被诊断为化疗药物导致的 ATIN。四个最主要的致病药物是异环磷酰胺（28%）、卡介苗（BCG，12.5%）、酪氨酸激酶抑制剂（14%）和培美曲塞（9%）。值得注意的是，异环磷酰胺更常引起急性肾小管坏死，而酪氨酸激酶抑制剂更常与血栓性微血管病相关 [241]。

一类独特的药物性 ATIN 被称为免疫检查点抑制剂（CPI）[242–248]。肿瘤可以通过过表达配体与抑制性 T 细胞受体结合（免疫检查点分子）得以存活并逃避免疫监视，从而减少活化的 T 细胞浸润到肿瘤微环境并抑制了抗肿瘤 T 细胞反应。两种 CPI 药物都使用单克隆抗体把免疫检查点作为靶点，从而允许 T 细胞免疫激活、侵入肿瘤环境并破坏癌细胞。但是免疫系统的激活与 T 细胞入侵包括肾脏在内的实体器官有关，这导致自身免疫性 ATIN 的形成。CPI 最初引起药物不良反应的部位是肺、胃肠道和某些内分泌器官的自身免疫性损害。现已发现伊匹单抗（一种批准用于治疗晚期恶性黑色素瘤的抗 CTLA-4 单克隆抗体）可引起 ATIN，伴或不伴发肉芽肿 [242–244]。已被批准用于治疗晚期黑色素瘤和鳞状细胞肺癌的 PD-1 抑制剂（尼鲁单抗和帕博利珠单抗）也与 ATIN 的发生有关 [243–247]。在癌症和肾脏国际网络工作组关于免疫检查点抑制剂的最新描述性综述中提到 [249]，接受 CPI 治疗的患者 AKI 发生率预计高达 10%～30%。与单药治疗相比，接受伊匹单抗和尼鲁单抗联合治疗的患者 AKI 发生率、严重程度均增加。通常在开始使用伊匹单抗治疗后 2～3 个月发生，但使用 PD-1 抑制剂可延迟至 12 个月。许多个案报道和系列病例研究表明，激素是治疗这种并发症的有效方法。在目前最大样本的针对 12 例经活检证实为 CPI 导致 ATIN 的患者研究中，有 10 例接受了皮质激素治疗，其中 2 例肾功能完全改善，7 例部分肾功能改善，而未给予激素的 2 例患者肾功能没有改善 [244]。

(5) 药物性 AIN 的免疫抑制治疗：由于在药物性 ATIN 中使用皮质激素是一个重要且有争议的话题，现对此进行简要回顾。引起 ATIN 的免疫机制及肾活检中的大片炎性浸润，使免疫抑制疗法成为生物学上看似可信的治疗方法。然而现有的证据是有限的，并且这些证据来自回顾性研究而非随机对照试验。

下列回顾性研究结果对于皮质激素治疗药物性 ATIN 的益处存在争议（表 35-7）[151, 169, 250–253]。这些研究在临床判断的基础上做出使用激素的决定，这增加了产生偏倚的风险（可能支持或反对激素）。此外这些研究规模很小，并不足以发现任何激素潜在的益处。尽管这些研究提供了低水平的证据，但它们确实建议应该考虑在早期识别（＜2 周）的亚组患者中进行皮质激素试验，这些患者肾活检没有明显的瘢痕，也没有明显激素使用禁忌证。我们的建议是首先停用致病药物，然后如果在停药后 5 天内肾功能没有改善，则应考虑激素治疗。我们认为应对考虑存在由药物引起 ATIN 疑似患者进行肾活检，这不仅可以在潜在的有害治疗开始之前确定诊断，还可以评估瘢痕形成程度和对治疗的反应性。那些治疗有效的患者可以持续用药 4～8 周，而在 3～4 周内无明显疗效的患者，应立即逐渐停用激素。一个合理的方法是开始前 3 天静脉注射激素（250～500mg）或泼尼松 1mg/kg 的治疗。皮质激素

表 35-7　皮质激素治疗急性肾小管间质性肾炎的代表性研究

作者，年份	样本量		sCr 峰值（mg/dl）		sCr 最终值（mg/dl）		随访（月）	评　论
	激素	对照	激素	对照	激素	对照		
Clarkson 等，2004[151]	26	16	7.9	6.1	1.6	1.6	12	患者在诊断后接受激素治疗较晚（中位治疗时间＞3 周）
Gonzalez 等，2008[250]	52	9	5.9	4.9	2.1	3.7	19	接受激素治疗的患者中，完全恢复患者（13d）比未完全恢复患者（34d）治疗延迟的时间短
Raza 等，2012[251]	37	12	6.5	5.2	2.8	3.4	19	激素与对照组相比，eGFR 有所改善，$P < 0.05$。激素治疗时间对肾脏结局的影响没有差异
Muriithi 等，2014[169]	83	12	3.0	4.5	1.4	1.5	6	早接受激素治疗的患者比晚接受的患者具有更好的肾脏预后
Valluri 等，2015[252]	73	51	4.03	3.16	NR	NR	12	激素治疗的患者完全康复占 48%，而对照组占 41%；1 年后的终点 sCr 值无明显差异
Prendecki 等，2016[253]	158	29	20.5ml/min（eGFR）	25ml/min（eGFR）	43ml/min（eGFR）	24ml/min（eGFR）	24	接受激素治疗的患者在 2 年时 eGFR 明显较高、需要透析者较少（5.1% vs. 24.1%）。激素治疗剂量、疗程和开始时间不统一

eGFR. 估算的肾小球滤过率；NR. 未报道；sCr. 血肌酐浓度

治疗并不能总是有效或耐受良好，其他药物很少用于 ATIN。对于那些认为需要免疫抑制治疗的患者，可以使用药物进行 4 周的试验性治疗，这并非不合理，但皮质激素不是最佳选择。

2. 感染

在广泛使用抗生素之前，肾脏炎症反应主要见于链球菌和白喉杆菌感染。随后在发达国家，感染已经不是 ATIN 的主要病因，占肾活检证实病例＜5%[210, 211]。感染可能通过肾盂肾炎的肾脏直接损害和免疫介导机制间接损害从而损害肾小管间质。当间质以中性粒细胞浸润为主并且局限于单个肾锥体时，应怀疑细菌性肾盂肾炎，尽管在发生尿路梗阻时它会变得更加弥漫。CT 扫描表现为楔形的炎症区域时，更支持是肾盂肾炎而不是 ATIN 的一种过敏形式。

ATIN 也与许多其他的感染性疾病相关。其中包括肺结核、钩端螺旋体病、军团菌病、组织胞质菌病、念珠菌感染、支原体病、立克次体热、巴贝虫病，以及多种病毒——巨细胞病毒、汉坦病毒、腺病毒、BK 病毒和 EB 病毒[253-265]。肺结核表现为伴干酪样肉芽肿的 ATIN，也可见非干酪样肉芽肿[253, 254]。组织胞质菌病可能表现为非干酪样肉芽肿性间质性肾炎[262]。钩端螺旋体病是侵入性 ATIN 的经典例子，螺旋体通过黏膜进入血液并进入肾小管间质，从而引起炎症和肾小管间质损伤[257, 258]。汉坦病毒与间质的炎性浸润和水肿有关。间质性出血伴随肾脏炎症，并伴有肉眼血尿或镜下血尿[255]。治疗的重点是针对潜在感染的抗菌治疗，通常不使用免疫抑制剂。

3. 系统性疾病

(1) 免疫性疾病：多种自身免疫性疾病可以引起 ATIN，更常见于年轻患者。由于肾脏受累，许多自身免疫性疾病从风湿病开始扩展至肾脏病。与 ATIN 相关的疾病包括 SLE、结节病、干燥综合征和 TINU[211, 266-272]。狼疮肾炎可以仅表现为 ATIN，但更常见的与肾小球疾病相关。TBM 内的免疫复合物沉积物引发了小管间质炎性病变。

肾结节病有多种表现，包括高钙血症、高钙尿症、肾钙化病、肾结石病和各种肾小球病变[211, 266, 267]。ATIN 是结节病最常见的肾内病变，其特征是由淋巴细胞（T 细胞）组成的弥漫性炎症性间质浸润，有时伴非干酪性肉芽肿（图 35-2）。激素是结节病的有效疗法。但不是所有病例都能完全缓解，许多患者部分缓解甚至肾脏没有改善[211, 266, 267]。因此，CKD 可能是一个长期并发症。其他免疫抑制剂已用于激素不耐受和激素依赖的病例的治疗当中。

特发性或继发性干燥综合征是一种多器官受累的全身性疾病，以淋巴浆细胞浸润为特征[268, 269]。虽然很少出现免疫复合物肾小球疾病，但肾脏受累以 ATIN 更为常见，其范围为 15%～67%[268, 269]。ATIN 以淋巴细胞为主，同时伴随肾小管萎缩、肾小管炎和不同程度的间质纤维化。肾小管受累的临床表现为各种肾小管病变，特别是远端肾小管酸中毒。干燥综合征中 ATIN 的最佳治疗方法尚不清楚。通常使用免疫抑制剂，可能包括激素、硫唑嘌呤、环磷酰胺或霉酚酸[268, 269]。

其他主要影响肾脏微血管和肾小球的免疫相关性疾病，也可能伴有 ATIN 病变[270, 273–275]，如抗肾小球基底膜抗体疾病（即 Goodpasture 疾病）、免疫复合物疾病（SLE 或 IgA 肾病）或抗中性粒细胞胞质抗体（ANCA）相关的寡免疫血管炎[270, 273–275]，也常见于伴有淋巴细胞、浆细胞、嗜酸性粒细胞和巨噬细胞的活动性肾小管间质病变并不少见。

(2) 肾小管间质性肾炎 - 葡萄膜炎综合征：TINU 是一种病因不明的罕见病，最常见于青春期女性，也可于成年后出现，很少发生于老年人[272, 276, 277]。它是一种主要累及眼睛和肾脏的临床综合征[272, 276, 277]。葡萄膜炎表现为红眼，伴疼痛、畏光。体重减轻、发热、贫血和高血球蛋白血症通常出现在眼部和肾脏表现之前。孤立的近端肾小管病变或范科尼综合征可能是肾脏的最初表现[272, 276, 277]。值得注意的是，ATIN 可发生在葡萄膜炎前、中、后的任何时期。肾脏组织病理学显示混合性炎性浸润，有时伴发肉芽肿。激素是有眼部和肾脏表现的主要治疗药物。治疗策略通常为约 3～6 个月疗程的泼尼松，逐渐减量以减少复发的机会，复发较常见[272, 276, 277]。非激素药物则选择包括霉酚酸、甲氨蝶呤和环孢素。ATIN 的发生机制和危险因素尚不清楚。然而诸如弓形虫病、EB 病毒感染和贾第鞭毛虫病等的感染与 TINU 有关。其免疫或遗传方面的原因尚未明确，幸运的是，接受治疗的患者预后相对较好。

(3) IgG4 相关性肾病：IgG4 相关性肾病是最近才被认识的一组疾病中一部分，该组疾病的特点是血清 IgG4 亚型抗体水平升高（60%），组织 IgG4 沉积及包括唾液腺、胰腺、腹膜后和肾脏在内的多器官受累[278–282]。该病常见于中年男性。除非患者在已知或疑似 IgG4 相关的全身性疾病时出现肾脏病变，否则很难诊断 IgG4 相关性肾病。这种疾病的肾脏受累范围很广，包括急性或慢性间质性肾炎、肉芽肿性 ATIN、占位性肾脏病变及由腹膜后纤维化引起的阻塞性肾病（影像学可无肾积水表现）[278–282]。组织学可以看到以 IgG4 阳性浆细胞为主的淋巴细胞间质浸润。“席纹”状的间质性纤维化以车轮状排列的成纤维细胞和炎性细胞为本疾病的典型特征[278–282]。该治疗方法包括长期皮质激素治疗，然而非激素类药物（如霉酚酸或利妥昔单抗）使用也有成功治疗的案例。

4. 预后

药物导致的 ATIN 的预后最好，通常认为这种疾病可通过早期识别和停用致病药物而发生逆转。起病后 2 周内停药的患者比用药＞ 3 周的患者肾功能更有可能恢复。然而超过 50% 的患者在 ATIN 发作后肾脏仅部分恢复，长期随访研究发现 AIN 进展为 CKD 的比例为 70%～88%[175, 283, 284]。在对 3 个 ATIN 系列病例的回顾研究中发现，只有 64.1% 的患者完全康复，23.4% 的患者部分康复，12.5% 的患者发展为 CKD 并接受肾脏替代治疗[158]。随着年龄增加预后更差，但与 AKI 的严重程度无关。肾小管间质疾病的严重程度（特别是局灶性和弥漫性间质细胞浸润）与预后无关[285]。

六、慢性肾小管间质性疾病

CTIN 的特征是进行性、慢性的肾功能丧失，其病理特征为肾小管萎缩、间质单核细胞浸润及间质纤维化。CTIN 虽然病因众多（表 35-8），但临床特征较相似。

（一）临床特点

慢性肾小管间质疾病患者常因异常的实验室检查结果（血清肌酐升高或尿液分析异常）或由全身性疾病（镰状细胞性贫血）引起的症状发现该疾病。鉴于肾脏疾病发病时的程度，患者主诉可能为由 CKD 引起的非特异性症状，如疲劳、虚弱、食欲下降、体重减轻等。由于慢性肾小管间质性疾病可能导致尿液浓缩能力下降，因此患者可能有夜尿症的主诉。这些患者的典型实验室检查结果包括非肾病范围蛋白尿，其本质上通常是小分子量（肾小管性）蛋白尿（溶菌酶、β_2 微球蛋白、NAG 和视黄醇结合蛋白）、镜下血尿和脓尿（包括白细胞管型）、糖尿（由于肾小管缺陷），如果与感染性疾病相关则有尿培养阳性。某些病因的 CTIN 有肾小管功能异常的特异性表现。肾小管近端损害可能导致糖尿、尿碳酸氢盐增多、高磷酸盐尿、氨基酸尿和近端 RTA。远端肾小管损害可能导致包括高钾血症、钠消耗和远端 RTA。髓质损伤可能导致钠消耗和尿液浓缩缺陷。血清尿酸水平通常低于预期，与肾衰竭程度不符，这可能是由于肾小管尿酸重吸收功能受损。由于产生促红细胞生成素的间质细胞早期遭到破坏，贫血在某些慢性间质性疾病病程中出现相对较早。早期大多数 CTIN 患者超声检查正常，直到病程后期肾脏才出现回声增强和萎缩。在某些情况下（如镇痛药引起的 CTIN），肾脏可能出现形状不规则和钙化。

（二）鉴别诊断

怀疑患有 CTIN 者通常伴发 CKD，而 CKD 通常病变为进行性发展，病程迁延。由于尿检异常可能因为非肾病性蛋白尿，因此许多这类患者可能不接受诊断性肾活检。因此，诊断需要高度怀疑。如表 35-8 所示，CTIN 的病因种类繁多，仔细地询问病史、体格检查可能会找到有关病因的线索，如暴露于重金属、大量使用非甾体抗炎药、其他药物或毒物暴露、慢性感染或其他慢性全身性疾病，这些线索有助于形成更加明确的鉴别诊断，并通过适当进行有侧重的辅助实验室检测（如重金属检测、免疫学检验或其他）。当 CTIN 仅继发于免疫介导性、副蛋白相关性或感染性等病因时，肾脏活检显得更为重要。

（三）肾脏病理

CTIN 的病理特征在各种不同的病因中差别不大，变异比较小。这些特征包括肾小管细胞萎缩、扁平的上皮细胞、肾小管扩张、间质纤维化，以及组织间和肾小管间的单核细胞浸润。TBM 经常增厚。慢性肾小管间质疾病的细胞浸润主要为淋巴细胞、巨噬细胞和 B 细胞，偶有中性粒细胞、浆细胞和嗜酸性粒细胞。这种间质浸润通常不如 ATIN 中显著。

表 35-8　慢性肾小管间质性肾炎的病因

药物和毒素	代谢异常	免疫介导性	感　染	血液系统疾病	其　他
• 镇痛药联用 • 5- 氨基水杨酸 • NSAID • 中药 • 锂 • 铅 • 镉 • 汞 • 巴尔干地方性肾病 • 钙调磷酸酶抑制剂 • 顺铂 • 除草剂（草甘膦） • 原因未明的 CKD	• 尿酸代谢异常 • 低钾血症 • 高钙血症 • 高草酸尿症 • 胱氨酸病	• 结节病 • 白塞综合征 • 干燥综合征 • 炎症性肠病 • TINU • IgG4 相关性全身性疾病 • 同种异体移植排斥 • 系统性红斑狼疮	• 细菌性肾盂肾炎 • 汉坦病毒 • 钩端螺旋体病 • 黄色肉芽肿肾盂肾炎 • 软化斑	• 镰状细胞病 • 轻链肾病 • 淀粉样变性 • 多发性骨髓瘤	• 放射性肾炎 • 继发于进行性肾小球疾病 • 梗阻 • 膀胱输尿管反流

CKD. 慢性肾脏病；IgG. 免疫球蛋白；NSAID. 非甾体抗炎药；TINU. 肾小管间质性肾炎 – 葡萄膜炎综合征

如果对活检标本进行免疫荧光检测，偶尔可发现非特异性免疫球蛋白或 C3 沿 TBM 沉积。如下所述，慢性肾小管间质疾病可能在特定病因下，肾脏活检中显示出特殊的病变。

在慢性肾小管间质疾病中，即使存在显著的肾功能损伤，光镜下的肾小球也可未见明显异常。随着慢性肾间质损伤的进展，肾小球的异常变得越来越明显，包括肾小球周围纤维化、节段性硬化，以及最终发展为的球性硬化。小动脉和细小动脉可见不同程度的纤维内膜增厚。

（四）治疗原则

CTIN 发生进行性 CKD 的最好处理措施是积极治疗任何可能存在的导致 CTIN 的全身性疾病（如对结节病进行适当的免疫抑制剂治疗），避免暴露于任何肾毒性药物或毒素，以及积极对症处理可能导致病情加重的高危因素（如糖尿病或高血压）。另外，治疗方法很大程度上遵循现在对于治疗 CKD 患者的治疗策略[286]（见第 59 章，慢性肾脏病的分期和管理）。唯一不同的是，目前没有数据支持 RAAS 阻滞剂对 CTIN 的保护作用，不像治疗蛋白尿或以肾小球病变为主的疾病。

（五）慢性肾小管间质性肾炎的特殊病因

表 35-8 列出了与 CTIN 相关的病因，部分病因讨论在此。

1. 镇痛药导致的慢性肾小管间质性肾炎（镇痛药肾病）

在流行病学研究中，长期（多年）大量联合使用镇痛药与慢性间质性肾炎（称之为镇痛药肾病）、乳突坏死有关。镇痛药肾病的发生率在不同国家、美国不同地理区域之间都有所不同，并且高度依赖于研究的时期。在从镇痛药混合制剂中剔除非那西汀之前（1960—1980 年间），镇痛药肾病是 CKD 的常见病因，据报道在苏格兰、比利时和澳大利亚，占这些国家 ESRD 患者的 10%～20%[287]。美国病例对照研究的结论是镇痛性肾病的发病频率随镇痛药的类型和使用程度的变化而改变[288]。在 20 世纪 90 年代，在几个欧洲国家和澳大利亚的透析患者中，镇痛药肾病的患病率和发病率均有所下降。大多数学者认为这种下降与从镇痛药混合物中剔除非那西汀有关[289]。镇痛药肾病的真正患病率尚不清楚，某种程度上是由于缺乏明确的诊断标准。该病在 CKD 患者中常为排除性诊断，有大剂量应用镇痛药物史，并且没有其他可解释其进行性肾脏疾病的病因。镇痛药肾病的组织学上没有特征性表现。

涉及镇痛药肾病的镇痛药复合制剂包含阿司匹林或安替吡啉与非那西汀、对乙酰氨基酚（扑热息痛）或水杨酰胺的复合制剂，以及咖啡因或可待因的非处方药专有复合制剂。镇痛药肾病的进展可能需要长期规律的联用镇痛药（每天至少服用 6 片，持续 3 年以上）。尽管存在大量的观察性研究，但特定药物对镇痛药肾病进展的相对作用尚不清楚，并且数据通常提示镇痛药复合制剂的单个成分未显示有肾毒性[290]。

关于非那西汀的研究数据最多，这是一种解热止痛的复合物，它可代谢成扑热息痛和其他反应性中间产物。考虑到肾脏毒性，非那西汀已从大多数国家 / 地区市场上撤出。这些国家镇痛药肾病发生率显著下降与撤药相吻合，这种情况支持非那西汀与肾毒性的相关性[289]。但是非那西汀化合物在某些国家仍在使用，而中国最近数据表明与未使用非那西汀的对照人群相比，使用非那西汀者更易患 CKD[291]。这项研究需要谨慎解释，因为在对 CKD 进展的混杂因素进行调整后，结果没有统计学上的显著差异。同样重要的是，非那西汀仅在复方制剂中才有引起镇痛药肾病的风险，在大鼠试验研究中发现尽管长期超剂量药物治疗可导致乳突坏死，但长期服用治疗剂量的非那西汀单药治疗并未显示出肾毒性[292]。

对乙酰氨基酚（扑热息痛）也被认为是镇痛药肾病的可能病因。在一项前瞻性研究中，终生摄入＞500g 对乙酰氨基酚发生 GFR 下降至＜ 30ml/(min1·73m^2) 的风险增加近 2 倍[293]。但是尚未证明其直接因果关系，过去的几项研究也未能证实 CKD 与应用对乙酰氨基酚之间的关联[294]。

几乎没有数据表明长期使用阿司匹林单药治疗与镇痛药肾病有关[295, 296]。一项纳入 11032 名男性患者的大型病例对照研究表明，血清肌酐水平与摄入阿司匹林之间没有关联[295]。最近一项队列研究也未能发现长期服用阿司匹林与 CKD 的关联性[296]。然而，含对乙酰氨基酚和阿司匹林的复合制剂与单用任何一种药物相比肾毒性更大[297, 298]，如一项瑞典研究表明，与单独服用阿司匹林者相比，服用对乙酰氨基酚与阿司匹林复合制剂的患者肌酐升高的发生率高出 2 倍[298]。

大部分研究未能发现大量服用非甾体抗炎药与 CKD 之间存在关联[293, 295]。但是对于那些既往有肾功能不全的患者，长期反复服用非甾体抗炎药可能会增加 CKD 的进展速度[299]。

一般认为女性的镇痛药肾病的发病率比男性高（5～7 倍）。患者通常有慢性头痛、关节痛和（或）腹痛的病史，使患者需要经常服用镇痛药。伴或不伴有血尿的腰腹部疼痛发作可能表明乳头脱落并可能出现阻塞。由于这些药物可以在药店购买，因此许多患者可能到肾脏疾病的晚期才引起医疗人员的注意。此类情况下，由 CTIN 引起的肾功能异常是非特异性的，包括夜尿、无菌性脓尿和氮质血症。贫血很常见。停止服用大量镇痛药可以减慢或阻止肾脏疾病的进展，但是逆转肾功能障碍是不太可能的。

从机制上讲，对乙酰氨基酚等镇痛成分可通过脂质过氧化作用损伤细胞[300]。髓质和肾乳头尖端的药物和代谢产物浓度最高，此处可最早见到毛细血管的硬化病变[301]。服用阿司匹林时，肾皮质和乳头内存在对谷胱甘肽的竞争。如果细胞内的谷胱甘肽耗尽，则可能增强对乙酰氨基酚及其反应性代谢产物的肾脏毒性[301]。此外，由于阿司匹林和其他非甾体抗炎药类药物可抑制血管舒张性前列腺素的产生，可能影响肾脏流向髓质的血液供应，进而造成了血流动力学方面的损伤。

影像学检查结果可以提示但不能诊断镇痛药肾病。与临床体征和症状相比，非增强 CT 扫描发现肾脏体积小、轮廓凹凸不平、肾乳头钙化时，对诊断镇痛剂肾病的敏感性和特异性更高（图 35-3）[302]。然而这些 CT 上的表现在美国 ESRD 人群很少见，在持续使用大量镇痛药患者中出现频率不高，并不能作为诊断镇痛药肾病的敏感工具[303]。

镇痛药肾病的晚期可能合并泌尿系恶性肿瘤[304]。这种并发症的主要症状是镜下或肉眼血尿。据估计镇痛药肾病患者中，泌尿系恶性肿瘤的发生率高达 8%～10%，通常在大量服用镇痛药 15～25 年后发生[305]。其中一些患者之前可能没有被诊断为镇痛药肾病[306]，这些尿路上皮恶性肿瘤的发病机制可能与肾髓质和下尿路内具有烷基化作用的非那西汀代谢物浓缩和积聚有关[307]。非甾体抗炎药和对乙酰氨基酚是否与这些肾脏肿瘤有关仍存在争议。但是最近一项流行病学 Meta 分析研究表明，无论是否存在镇痛药肾病，这两类药物与发生肾癌的风险显著增加相关[308]。

2. 马兜铃酸引起的间质性肾病（巴尔干肾病）

马兜铃酸（AA）是马兜铃属植物中提取的一种化合物，其在抗病毒药、抗菌药及减肥制剂的药剂成分中曾广泛存在[309]。值得注意的是，现在认为铁线莲状马兜铃和广防己两个物种（常见名称为马兜铃和广防己）是引起肾损害导致进行性肾衰竭的化合物，该综合征最初被称为“中草药肾病”，但后来被称马兜铃酸肾病（AAN）[310]。

在 20 世纪 90 年代初期，比利时报道了一类表现为快速进展的肾衰竭的患者（通常为女性）。这些患者的肾脏活检显示出与 CTIN 一致的病变[311]。最初的报道指出，确诊的患者有长期服用相同中药制剂进行减肥养生的病史。整个 20 世纪 90 年代到 21 世纪前几年，病例报道的数量增加到 120 多个[310]，全世界均有该病例出现。疾病最初发作的原因调查显示是将一个没有已知肾毒性的草药（汉防己）替换为有毒的广防己。随后的研究细分了几种临床亚型，包括 AKI、正常血清肌酐的肾小管损伤和 CTIN（最常见的表现）[310]。这些亚型可能代表着受暴露于 AA 的总量和持续时间影响的临床变异，如 CTIN 的变异性在每日摄入量低但累积剂量较大的患者中更为常见。

AAN 患者通常主要表现为血清肌酐值升高少有其他症状。AAN 的其他症状和体征包括与肾衰竭程度不成比例的贫血（破坏肾小管周围合成促红细胞生成素的细胞）、糖尿、轻度肾小管性蛋白尿和无菌性脓尿。肾脏超声检查，特别是在 CKD 病情进展后可显示出轮廓不规则的缩小肾脏[312]。AAN 的诊断标准包括 GFR 估计值（eGFR）＜ 60ml/(min · 1.73m^2) 且符合以下 3 个组织病理学标准中的 2 个：①少细胞性间质纤维化，程度从肾皮质区域由外向内逐渐减轻；②服用经植物化学分析确认的含有 AA 的药品；③经专业实验室鉴定肾组织或泌尿道中存在 DNA 加合物[313]。

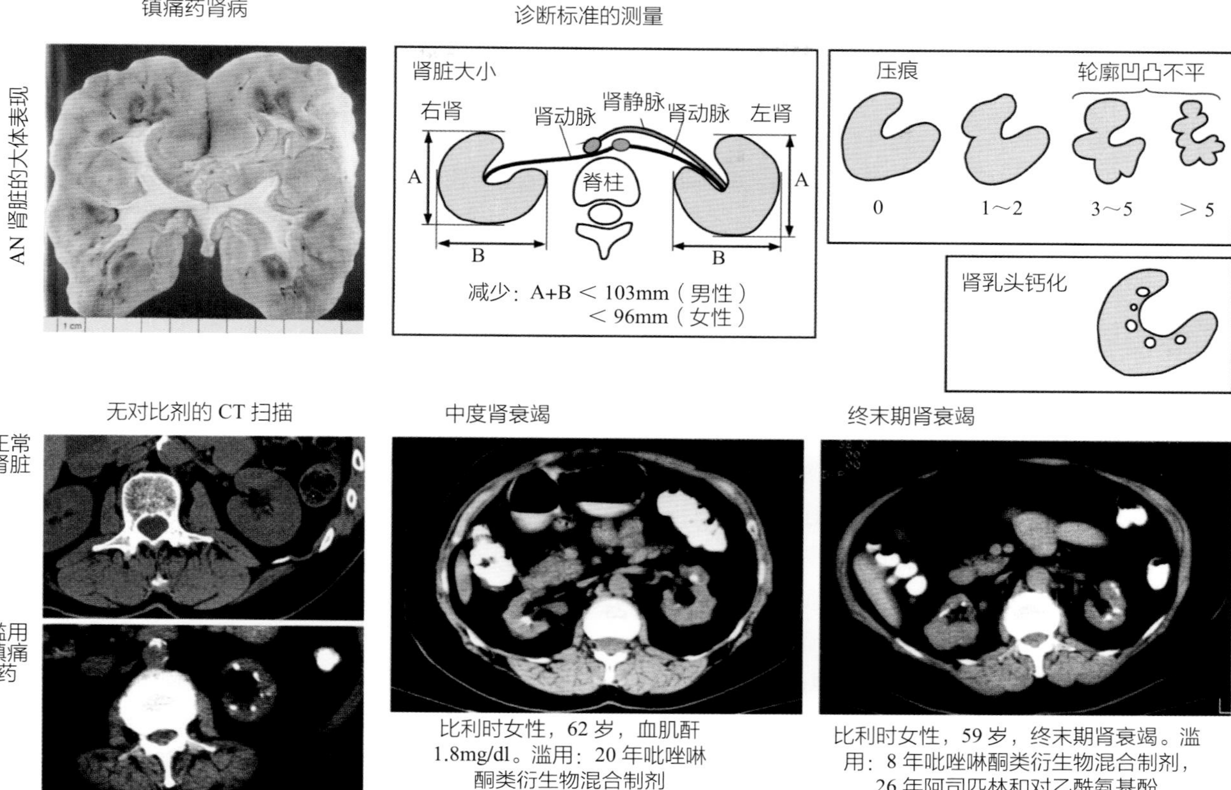

▲ 图 35-3　**镇痛药肾病（AN）的肾脏成像标准，资料来源于尸检肾脏和无对比剂的计算机断层扫描（CT）**
这些标准包括肾脏体积小、轮廓凹凸不平、肾乳头钙化（改编自 De Broe ME，Elseviers MM. Analgesic nephropathy. N Engl J Med. 1998；338：446–452.）

来自临床研究和动物模型的证据表明，AA 是出现间质性肾病的主要病因，在服用过这些草药的中国台湾和中国大陆的患者中，流行病学显示是导致 CKD 和 ESRD 的主要原因[314, 315]。AA 现在似乎是与中草药相关肾病和巴尔干肾病的共同病因（见下文）[316]。通过定期给兔和大鼠服用 AA 的实验结果提示，服用数周至数月后兔和小鼠产生了和既往 AA 患者相似的肾脏病变，支持了 AA 的致病性[317, 318]。这些动物的肾脏出现间质纤维化、肾小管萎缩，伴有细胞浸润，以及一些非典型和（或）恶性尿道上皮细胞。鉴于 AA 在引起肾病和尿路上皮恶性肿瘤中的不良反应，全世界大多数卫生机构已颁布保健品禁用这种化合物。但是由于缺乏对保健品的监督管理，许多含 AA 的产品仍在出售[319]。

目前多种治疗方法尝试来减慢 AAN 向 ESRD 的进展[310]。显然避免进一步暴露于 AA 是至关重要的。但是唯一证实可能有效的是皮质激素治疗，在对样本量很小的 AAN 患者进行的观察性研究中显示，该药物似乎延迟了 CKD 的进展[320, 321]。由于缺乏其他有效疗法，因此在明确的 AAN 患者中应考虑应用皮质激素治疗。

已发现暴露于 AA 的患者易患尿路上皮恶性肿瘤，如在一项针对 39 例患有马兜铃酸肾病和 ESRD 的患者行肾脏和输尿管切除术后的病理研究发现，其中 18 例患者患有尿路上皮癌，19 例患者出现轻度至中度尿路上皮不典型增生[322]。关于 AA 诱导的突变研究显示，此化合物诱导的平均突变率比与吸烟相关的肺癌相比升高近 20 倍[323]。这使 AA 成为人类已知的最强致癌物之一。这些发现提示，有 AA 暴露史的患者应接受定期癌症监测，包括每年 1 次 CT 检查、膀胱镜和输尿管镜检查和半年 1 次的尿细胞学检查[310, 312]。当开始肾脏替代治疗并在移植前，患者应考虑行双侧肾输尿管切除术。

巴尔干地方性肾病（BEN）是一种慢性肾小管间质疾病，主要发生在塞尔维亚、波斯尼亚、黑塞哥维那、克罗地亚、罗马尼亚和保加利亚的多瑙河冲积平原上的人群中。这些地区的患病率很高，为 0.5%～5%[324]。尽管怀疑遗传和环境因素在该地区患者的发病机制中起作用，但目前的证据表明 AA 可能是主要致病原因[310]。BEN 可能是由于摄入被铁线莲状马兜铃种子污染的面包，从而导致该地区人民长期摄入低浓度的 AA。在 BEN 患者的肾脏和尿路上皮肿瘤标本中发现 AA 的 DNA 加合物支持这一机制[325]。

BEN 患者具有许多慢性肾小管间质疾病都存在非特异性临床特征。患者出现肾脏和尿液异常至少需要在流行区居住 15 年以上。BEN 患者通常无高血压。最初的肾脏异常表现包括肾小管功能异常，其特征是肾小管性蛋白尿、糖尿、氨基酸尿和排酸受损。肾脏活检时，存在少细胞性浸润和由外皮层向内皮层逐渐减少的肾小管间质纤维化。随后出现浓缩功能受损、缓慢进展的氮质血症，导致 ESRD 的病程可能需要 20 年以上（与 AAN 进展较快不同）。正色素正细胞性贫血也是一个典型特征。在疾病早期阶段肾脏的体积正常，但随着时间的推移肾脏体积会逐渐减小。与 AAN 一样，BEN 与尿路上皮癌有很强的关联，因此在这类高危人群中进行定期筛查泌尿系癌症是十分有必要的[325]。基于肾脏出现病变的患者与居住在流行地区患有慢性肾小管间质疾病的分布相一致进行诊断推定[326]。目前对于这类肾小管间质性疾病尚没有具体的治疗方案。

3. 重金属相关的慢性肾小管间质性肾炎

职业或环境中的重金属暴露也是慢性肾小管间质性肾炎的常见病因。重金属中铅和镉的肾毒性最强。尽管砷暴露和铀暴露已被定为肾毒素，但目前的报道还比较少[327, 328]。

(1) 铅：从流行病学研究结果来看，过量的铅暴露是 CTIN 的一个明确的病因，并且最终可导致肾衰竭[329]。尽管职业和环境铅暴露人数已显著减少，但人们仍可暴露于老住宅中的旧水管、陶器、晶质玻璃和含铅油漆中的低浓度的铅。最近，2014 年在密歇根州的弗林特市等受污染的供应水中检测出来大量的铅。鉴于低水平铅暴露普遍存在，弄清铅暴露是导致 CKD 的独立致病因素还是需要和其他因素相结合是十分重要的。铅暴露的确诊需要结合仔细的病史采集和准确的身体铅负荷测量，后者可以通过乙二胺四乙酸（EDTA）活化测试来完成。需要进行此测试是因为血铅水平仅代表近期的铅暴露而非长期的。数项研究表明，血铅水平升高和（或）身体铅负荷增加与出现肾脏疾病和（或）慢性肾脏疾病进展速度加快之间存在相关性[330, 331]。根据第三次国家健康与营养检查调查（NHANES Ⅲ）的数据，Muntner 及其同事认为在美国成年高血压人群中，即使低水平的铅暴露也与 CKD 相关[331]。该研究还显示在美国青少年中，较高的血铅水平与较低的 GFR 相关[332]。动物研究同样支持铅摄入可加速 CKD 进程的假设[333]。

慢性铅性肾病的发病机制与近端肾小管对滤过的铅重吸收，导致近端肾小管功能异常相关，特别是在儿童中，临床常表现为范科尼综合征的氨基酸尿症、糖尿和高磷酸盐尿。在亚临床铅性肾病和 GFR 轻度至中度下降的成年患者中，肾脏活检主要表现为慢性间质性肾炎、肾小管萎缩和间质纤维化。

与铅暴露相关 CTIN 的成年患者通常患有高血压，也常伴有痛风。因此，进行性 CKD 合并痛风和高血压时应提示考虑铅暴露的可能。进展至 ESRD 需历经数年，这种缓慢的进展促使临床研究人员去调查螯合铅是否可以减慢或逆转该疾病的进展。早期一项受试者数量较少的研究结果表明，对有轻度肾功能不全和工业化性铅暴露的患者进行长期注射 EDTA 可以改善 GFR[334]。两项较大型的前瞻性研究在无铅暴露史且全身铅负荷正常或低于正常的非糖尿病 CKD 患者中表明，相对于对照组，慢性 EDTA 螯合可在 24 个月中改善 GFR[335, 336]。尽管 EDTA 螯合作用可能通过清除铅以外的其他方法发挥了有效作用，但令人感兴趣的是，铅可能会对其他形式肾脏疾病造成损害，并且这可能是受到 EDTA 螯合的推动。因此，EDTA 螯合剂治疗慢性铅性肾病仍需要数据更加充分的研究得到证实。

(2) 镉：镉经过胃肠道吸收或吸入后在体内累积。镉肾病可以发生在长期暴露于低水平接触过量镉的人群中，如锌冶炼厂工人，或者发生大规模环境污染的情况下，如 20 世纪初在日本所发生的那样。这种中毒的主要特征包括肾衰竭[337]。镉与金属硫蛋白结合，近端肾小管细胞吸收这些复合物，导致产生肾小管性蛋白尿[338]。另外还可以观察到其他近端肾小管损伤的表现，包括肾性糖尿、氨基酸尿、高钙尿症和高磷酸盐尿。这种肾脏损害进展至不可恢复的肾小球滤过率的损伤的情况较少[339]。

在日本，与采矿有关的高镉环境污染也不常见。长期低水平的镉暴露对肾功能的影响程度尚不清楚。Cadmibel 研究纳入了比利时不同地区 2000 多名成年人，试图比较高血压、心血管疾病和肾脏异常与尿镉排泄之间的关系（尿镉排泄水平是一种衡量长期镉暴露的方法）。结果表明，尽管高血压和心血管疾病风险与尿镉排泄无关，尿镉排泄与血清碱性磷酸酶活性以及视黄醇结合蛋白、NAG、β_2-MG、氨基酸和钙都有着直接相关性，这表明镉暴露与肾小管损伤有关[339]。有趣的是，在尿镉排泄水平较高的群体进行为期 5 年的随访研究中，并未展示出能够导致进行性肾脏损害或功能丧失的证据[340]。在镉暴露的人群中发现尿钙排泄增加，可能与磷酸钙肾结石相关[341]。

4. 锂诱导的慢性肾小管间质性肾炎

锂具有多种肾毒性作用，包括与降低血管升压素调节的水通道蛋白 –2 表达相关的肾性尿崩症，以及 CTIN 引起的进行性 CKD[342-344]。长期摄入锂的动物模型显示出局灶性间质性肾炎的病理变化，包括肾小管萎缩、间质纤维化、远端肾小管扩张和囊性变。这些动物在 12 个月时，还出现了肾小球硬化和氮质血症[345]。一项针对长期接受锂治疗患者（平均治疗时间＞ 13 年）的研究，分析了 24 名肾功能异常患者的肾脏活检结果[346]。在这个筛选的人群中，所有患者的活检结果均与 CTIN 一致。皮质和髓质中都存在管状扩张和囊肿（图 35–4）。这些囊肿的形成可能是集合管主细胞摄取锂的直接结果，因为这些囊肿主要起源于远端小管和集合管。一些患者还出现局灶性或球性肾小球硬化。活检时血清肌酐值＞ 2.5mg/dl 是最终发展为 ESRD（即使停用锂也会发生）最有力的预测因素。约 20% 长期摄入锂的患者出现血清肌酐值缓慢升高，但这与治疗时间或累积剂量无关[347]。另一项瑞典的研究表明，摄入锂的患者 ESRD 患病率比一般人群高出 6 倍。接受锂治疗的人群中 CKD 患病率约为 1.2%，其治疗时间是唯一确定的危险因素[348]。与接受锂治疗相关的分子变化是多种多样的，包括钙信号、单磷酸肌醇、细胞外调控的前列腺素、钠 / 溶质转运、G 蛋白偶联受体、一氧化氮、血管升压素 / 水通道蛋白和炎症相关通路等有关[349]。这些因素如何相互作用导致了肾小管间质损伤和纤维化尚未阐明清楚，但是 TGF-β_1 的增加可能是最终导致纤维化的共同通路[350]。

对长期摄入锂的慢性 CKD 患者的临床管理需要辨别和风险 - 受益分析，同时应讨论可用于治疗患者的替代药物。锂水平应仔细监测，并维持在控制症状的最低水平。鉴于用于双相情感障碍的一线治疗的其他药物（奥氮平、喹硫平、拉莫三嗪）的最近进展，可在肌酐水平升高的患者中使用这些药物，最好在发生不可逆的间质损害之前使用。尽管实验和临床证据表明上皮钠通道抑制剂阿米洛利治疗锂诱导的肾性尿崩症有效果，但尚不清楚该药能否预防 CKD[351]。

5. 尿酸肾病

肾脏是尿酸排泄的主要器官，尿酸代谢异常可通过多种方式影响肾脏。通常尿酸在肾小管、集合系统或流出道中结晶，或是尿酸在间质内沉积并引发炎症。尿酸溶解度取决于 pH 和浓度。由于肾小管腔内的尿酸被浓缩并且在远端肾单位中暴露于较低的 pH，因此在远端小管节段的沉积更多。尿酸结石是常见疾病（见第 38 章，尿路结石疾病）。急性尿酸性肾病是一种常见疾病，通常被视为肿瘤溶解综合征细胞破裂后的一种 AKI 表型，通常可以对其进行预防性治疗（如拉布立酶和别嘌醇）。

持续性和慢性高尿酸血症是否会导致 CTIN 一直是个有争议的问题。20 世纪 70 年代，有人提出高达 11% 的慢性间质性疾病可归因于尿酸代谢紊乱的主张，但在 80 年代受到了质疑。由于难以确定高尿酸血症独立于其他危险因素（如高血压、血管疾病、肾结石或衰老）[352, 353]。另一个争议是关于合并痛风和 CTIN 的患者可能存在慢性铅中毒，这是前两者可能为干扰因素的原因。最近一些研究已经证实高尿酸血症与 CKD 的发生和发展之间存在关联。在一项对超过 13 000 名参与者进行了长达 9 年的随访研究中，调整混杂因素后，基线尿酸水平每升高 1mg/dl，患肾脏疾病的风险增加 7%[354]。关于 13 项观察性研究的 Meta 分析还发现高尿酸血症与新发 CKD 的风险增加有关[355]。其他研究表明，高尿酸血症还与进展至 ESRD 的风险有关[356, 357]。

鉴于这些相关性，一些小型试验评估了降尿酸治疗（别嘌醇、非布司他）对 CKD 进展的影响。虽然这些研究规模很小，但结果提示接受降低尿酸治疗的患者 CKD 的进展较慢[358–361]。氯沙坦还能够通过减少近端小管吸收尿酸来降低尿酸水平。在 RENAAL 试验（使用血管紧张素Ⅱ受体拮抗剂氯沙坦降低非胰岛素型糖尿病终点的试验）中，每降低 0.5mg/dl 尿酸水平，肾脏事件的风险就会降低 6%[362]。这需要更大规模的随机试验来证明这些结果并为临床实践提供信息。但是对于患有痛风和间质性疾病的患者或患有 CKD 且血尿酸水平升高的患者，建议饮食中限制蛋白质和嘌呤的摄入是合理的。

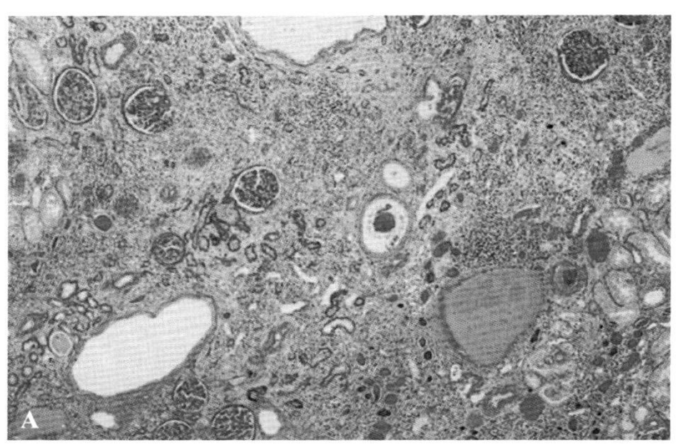

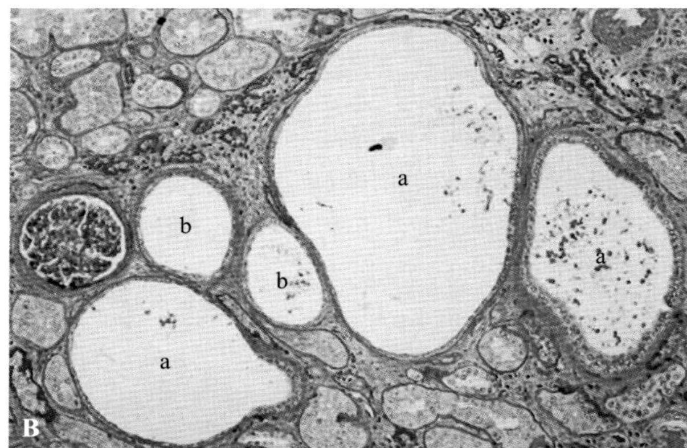

▲ 图 35–4 **A. 严重的锂相关性慢性肾小管间质性肾病，额外的发现是在严重的间质纤维化和肾小管萎缩背景下出现局灶性肾小管囊肿［高碘酸 – 希夫（PAS）染色，40×］B. 高倍视野下可见管状囊肿内衬简单的立方上皮细胞（a）。邻近肾小管出现肾小管扩张（b）（PAS 染色，100×）**

引自 Markowitz GS，Radhakrishnan J，Kambham N，et al.Lithium nephrotoxicity：a progressive combined glomerular and tubulointerstitial nephropathy. J Am Soc Nephrol. 2000；11：1439–1448.

从机制上讲，高尿酸血症可能通过几种重叠机制导致内皮功能障碍、炎症、氧化应激和肾素 - 血管紧张素系统激活，进而造成 CKD 病情进展（图 35–5）[363]。此外，尿酸可以调节血管平滑肌关键的促炎通路，可能参与了高血压和血管疾病相关的血管变化[364, 365]。动物研究还显示在残肾模型中，高尿酸血症可诱发高血压并加速肾脏进展[366, 367]。总的来说，这些研究为尿酸可能是肾病发生和疾病进展的主要原因之一。

6. 病因未明的慢性肾脏病

2002 年在萨尔瓦多，对病因不明的晚期 CKD 患者队列进行了观察[368]。随后，其他几项来自尼加拉瓜和萨尔瓦多沿海地区及哥斯达黎加和危地马拉的流行病学研究证明，存在一种尚无明确病因的进展性 CKD[369–372]（见第 76 章）。据描述这种 CKD 具有以下特征：①位置相对局限于特定的地理区域，即中美洲的太平洋沿海地区；②与糖尿病、高血压或其他已知的 CKD 病因无关；③好发于男性和年轻人；④它主要发生于在高温和经常性脱水的极端环境条件下工作的低收入劳动者，如从事棉花和甘蔗收割的农业工人[373]。该疾病典型的表现为无症状进行性 CKD，可能出现少量蛋白尿（＜ 1g/d）、尿沉渣无异常和轻度高尿酸血症。肾脏活检提示肾小管间质疾病，少数情况下，还可出现肾小球缺血和肾小球硬化[374]。ESRD 的进展速度变化不一，但由于受影响地区缺乏肾脏替代疗法，因此死亡率

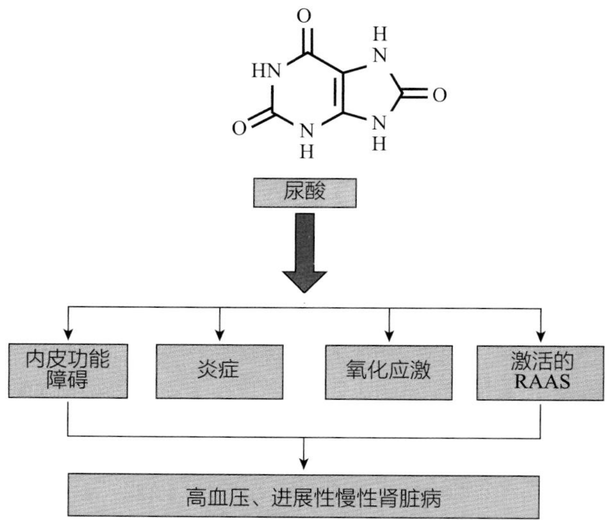

▲ 图 35–5 **尿酸相关性慢性肾病的发病机制**

RAAS. 肾素 - 血管紧张素 - 醛固酮系统

很高[373]。

中美洲肾病的病因尚不清楚，可能是多因素导致的。但是已提出了几种可能的危险因素，其中包括重金属、农药、过度使用非甾体抗炎药和食用受污染的酒精。这些机制的背后是患者可能出现反复脱水 / 容量不足，或者因剧烈劳动而发生的横纹肌溶解[375]。目前预防的最佳建议是提供足够的饮水并减少暴露于极端高温之下。正在进行进一步的现场研究，以了解这种破坏性疾病的发病机制。

在埃及、印度、突尼斯和斯里兰卡也有报道一种与肾小管间质纤维化相关的 CKD[376]。这种病的病因也是不明确的，但流行病学数据表明饮食和水源毒素的暴露可能是病因[377]。具体而言，受影响地区水稻和水中的镉含量升高[378]。但我们需要更多的数据才能具体了解环境毒素在此病发病机制中所起的作用。

第36章 成人尿路感染

Urinary Tract Infection in Adults

Lindsay E. Nicolle 著
潘庆军 陈小翠 译
刘华锋 校

要 点

- 尿路感染可发生于任何年龄段，其主要影响健康女性和泌尿生殖系统有潜在异常的个体。
- 尿路感染的最佳管理方法需要根据临床表现和尿培养结果，以及潜在的共患病和泌尿系统异常情况来评估。
- 由于常见尿路感染病原体（包括大肠埃希菌）对抗生素多重耐药，需要对经验性抗菌药物治疗重新进行评估。
- 无症状菌尿在许多人群中均常见，但仅孕妇或接受侵袭性尿路手术并伴有黏膜出血的患者需要治疗。
- 尿路内引流装置植入后被生物膜覆盖，生物膜的存在将影响尿培养结果和抗菌治疗的效果。
- 小的肾脓肿（＜5cm）通常可以通过延长抗菌疗程来治疗，但是大的脓肿（包括大多数肾周脓肿），除了抗菌治疗外还需要引流。
- 泌尿生殖系结核是最常见的肺外结核之一，通常表现为仅单侧肾脏或输尿管的复发。
- 曼氏血吸虫是一种地方性寄生虫，主要分布在膀胱壁上。前往疫区是感染曼氏血吸虫的一种风险因素。

膀胱、肾脏或（男性）前列腺的尿路感染是人类最常见的感染之一。感染的病原微生物通常是细菌或真菌，小部分由病毒或寄生虫引起。泌尿生殖道感染的其他表现为肾及肾周脓肿、气性膀胱炎和肾盂肾炎、黄色肉芽肿性肾盂肾炎和脓性膀胱炎。弥散性病毒感染（如腮腺炎、巨细胞病毒和其他疱疹病毒）和真菌感染（如芽生菌病、组织胞质菌病）也可能侵及尿道，但在本章中暂不具体讨论。肾移植受者的多瘤 BK 病毒感染和儿童的尿路感染，包括膀胱输尿管反流，分别在第 70 章和第 72 章讨论。

一、定义

尿路感染是由于尿液或泌尿生殖器中存在细菌或其他微生物引起的。“菌尿”一词是指尿液中可分离出细菌，实际上它通常指的是分离出浓度符合特定的定量标准微生物。当尿培养结果符合菌尿定量标准但无尿路感染症状时，称为无症状尿路感染。有症状的尿路感染可表现为膀胱感染（膀胱炎或下尿路感染）、肾脏感染（肾盂肾炎或上尿路感染）或前列腺感染（急性或慢性细菌性前列腺炎）。急性单纯性尿路感染发生于泌尿生殖道正常的女性，通常表现为膀胱炎[1-3]。肾盂肾炎，也被称为“急性非阻塞性肾盂肾炎”或“急性单纯性肾盂肾炎”，也发生于泌尿生殖道正常的女性中，但较少见[2]。复杂泌尿道感染通常发生于泌尿生殖道功能或结构异常者（表 36–1）[4, 5]。无泌尿生殖系统异常的健康绝经后女性和无肾病或神经源性膀胱损伤的糖尿病女性，其尿路感染应考虑为单纯性尿路感染。急性单纯性尿路感染很少发生在男性。男性泌尿道感染通常比较复杂，要注意排除潜在的泌尿道异常。

尿路感染常复发。“再感染”是指一种病原体侵入泌尿生殖道后复发的感染，通常由尿道周围菌群引起，再感染由不同病原体引起。然而，当潜在的尿路病原体在尿道周围持续定植时，可以从再感染者中分离出相同的菌株。“复发”是指尽管进行抗菌治疗，但感染病原体仍持续存在于泌尿道，治疗后仍能从复发感染者尿标本中分离出相同的病原体。

二、一般概念

（一）正常尿道的宿主防御

应用标准微生物学方法检测，除了远端尿道外，尿液和泌尿生殖道通常无菌。远端尿道的正常菌群阻止尿路潜在的病原体在该部位定植，包括常见的共生于皮肤的需氧菌，如凝固酶阴性葡萄球菌、草绿色链球菌和棒状杆菌[6, 7]，还有大量复杂的厌氧菌群[7]，它们在宿主防御中起着重要作用。最近有研究发现，为减少尿标本污染而经耻骨上膀胱穿刺引流或导尿收集膀胱尿液，通过 16S 核糖体 RNA 序列分析发现尿微生物群落主要为非致病性革兰阳性菌及一些其他微生物[8, 9]。该菌群在女性中表现出显著的异质性，并随年龄变化而改变。微生物群落的作用尚不清楚，但已提出生物膜屏障、营养竞争或宿主防御启动的保护作用。

尿液是大多数细菌的良好营养来源，常见的尿病原体在尿液中生长良好。维持尿液无菌最重要的宿主防御是正常的、通畅的排尿。尿液和尿上皮细胞成分的复杂组合也有助于维持正常泌尿生殖道的无菌状态（表 36–2）[10–12]。黏附于尿路上皮细胞的细菌抑制剂，可防止细菌进入尿路后持续滞留。Tamm–Horsfall 蛋白是尿液中含量最丰富的蛋白，在宿主防御中起着重要作用[11]。Tamm–Horsfall 蛋白通过与 1 型菌毛黏附素（FimH）结合，防止大肠埃希菌黏附在尿上皮细胞受体上，并清除一些其他尿道病原体，如肺炎克雷伯杆菌和腐生葡萄球菌[13]。它也可能通过 Toll 样受体（TLR）4 依赖的机制激活先天免疫应答而发挥免疫调节作用[11]。

尿上皮细胞表面的黏多糖 - 糖胺聚糖层，尿 IgG 和分泌型 IgA，以及尿液中一些低分子量的低聚糖也可以防止细菌黏附于尿路上皮细胞上，这些机制在体内的相对重要性还未确定。尽管尿液中有许多成分有助于维持尿液无菌。然而，一旦正常排尿功能受损，仍然很容易造成细菌尿。在尿路存在复杂因素情况下，如应用泌尿道介入器械、尿液湍

表 36–1　尿路异常可能与复杂性尿路感染有关

异　常	举　例
梗阻	肾盂肾盏交界处梗阻、输尿管或尿道狭窄、前列腺肥大、尿路结石、肿瘤、外在压迫、女性生殖器损伤
神经系统损伤	神经源性膀胱功能障碍
泌尿外科介入	留置导管、输尿管支架、肾盂引流管
泌尿系统异常	膀胱输尿管反流、膀胱憩室、膀胱囊肿、泌尿外科手术、回肠膀胱术、膀胱扩张、人工膀胱
代谢 / 先天性疾病	肾钙化、髓质海绵肾、尿道瓣膜症、多囊肾
免疫损伤	肾移植

表 36–2　除排尿之外，一些有助于维持无菌尿的宿主防御机制

防御机制	举　例
正常菌群	尿道、膀胱微生物
尿液特点	pH、渗透压、有机酸浓度
尿蛋白	Tamm–Horsfall 蛋白（尿调节蛋白）、分泌型免疫球蛋白、乳铁蛋白、脂质运载蛋白、阳离子肽（防御蛋白、抗菌肽）、铁载体
先天免疫反应	Toll 样受体、多形核白细胞、趋化因子 / 细胞因子的产生、抗菌肽、髓样树突状细胞、巨噬细胞、肥大细胞
尿路上皮	黏多糖层、糖蛋白斑块（尿空斑蛋白）、上皮屏障、浅表上皮层脱落
前列腺分泌物	趋化因子、免疫球蛋白

流或输尿管反流，病原体进入膀胱或肾脏的机会增加，从而发生感染。当尿流不畅或附着在尿路留置装置生物膜上的病原体导致菌尿滞留，即使有其他宿主防御机制，病原体也会持续存在。

（二）尿路感染的免疫和炎症反应

先天免疫是泌尿系感染的主要免疫系统[12]。免疫反应的强度是由微生物致病性、个体基因调控和感染部位相互作用而决定的[14, 15]。大肠埃希菌菌株有诱导或规避先天免疫反应激活的多种能力。引起有症状尿路感染的致病菌株可引起强烈的先天免疫反应，而从无症状菌尿分离出的菌株只能引起有限的免疫反应[16, 17]。不能激活免疫反应的菌株可能具有定植膀胱和持续感染的致病优势[18, 19]。影响先天免疫应答的宿主基因多态性易导致急性肾盂肾炎或无症状菌尿[15, 20]。

感染膀胱的病原体黏附于尿道上皮细胞，细菌脂多糖的刺激可激活尿道上皮细胞[21]。通过 TLRs（TLR-4、TLR-2、TLR-5、TLR-11）的识别及激活可促进细胞因子的产生，如白细胞介素 -1（IL-1）、IL-6 和 IL-8。这些细胞因子诱导趋化中性粒细胞和其他具有免疫功能的细胞进入肾脏和膀胱[11, 12, 15]。趋化性细胞因子 IL-8 在黏膜部位释放，诱导中性粒细胞迅速涌入膀胱，随后进行吞噬和清除细菌。黏膜下层的巨噬细胞和肥大细胞也趋化至感染部位。病原体也可感染膀胱浅表上皮细胞，导致上皮细胞脱落。这种先天免疫反应能迅速清除膀胱中大多数尿路致病性大肠埃希菌，但在小鼠模型中不能产生灭菌性免疫反应[22]。在人类，尽管有明显的脓尿，细菌尿仍会持续存在。

尿液和血清 IL-6 浓度与感染严重程度相关。肾盂肾炎患者尿液和血清 IL-6 浓度最高。IL-1β 和 IL-6 促进发热，激活急性期反应。肾盂肾炎肾组织中形成的多形核白细胞急性炎症浸润限制了细菌在肾内的传播和驻留，但也会造成组织损伤和肾瘢痕形成。

在细菌性膀胱炎患者的膀胱黏膜下层中，产 IgA 浆细胞的数量高于健康对照组。然而，急性膀胱炎表现为减弱或检测不到的血清学反应，可能反映了感染的表面性质[12]。局部免疫反应持续时间短，每次感染后都会被重新激活。膀胱感染有限的免疫反应可以解释为什么一些急性膀胱炎女性再感染的早期会有同一大肠埃希菌菌株存在。然而，动物研究已经报道了一些由全身和局部抗体介导的同种毒株再感染的保护反应[22]。

肾盂肾炎患者会出现明显的局部和全身性体液免疫反应[10, 16]。抗体反应针对的是感染细菌的表面抗原，包括 O 抗原以及表面蛋白，如大肠埃希菌的主要黏附素 1 型（FimH）和 P 型菌毛[22, 23]。IgM 抗体参与上尿路感染的全身体液反应第一阶段，随后的感染以 IgG 反应为主。在肾盂肾炎中，抗脂质 A-IgG 抗体的升高与肾脏感染和实质破坏的严重程度相关。还有大量尿 IgG 和分泌型 IgA 抗体反应。尽管有如此强烈的免疫反应，抗体反应在肾盂肾炎中的保护作用（如果有）仍不清楚。尽管特异性抗体水平很高，但细菌仍常存留于肾实质。此外，尿路感染的频率在不产生分泌型 IgA 的女性中也并没有增高。

细胞免疫似乎在尿路感染的宿主防御中作用有限。少量的黏膜 T 淋巴细胞分布于尿道，$CD4^+$ 和 $CD8^+$T 细胞都存在于膀胱和尿道黏膜下层和固有层。二次感染可观察到 B 淋巴细胞和 T 淋巴细胞聚集到膀胱壁。T 细胞来源的促炎性细胞因子刺激肾小管上皮细胞产生 IL-6，IL-6 能促进 B 细胞分泌 IgA[22]。但是，感染 HIV 病毒的女性虽然 $CD4^+$T 细胞非常低，但她们尿道感染的易感性和严重程度并没有增高[24]，表明细胞免疫并不是尿路感染的必要宿主防御方式。

（三）尿培养

尿路感染的明确诊断和恰当处理通常需通过尿培养进行微生物学确认。尿液标本的培养应始终在抗菌治疗开始之前，因为抗菌药物从尿中排泄会迅速消毒尿液。一旦采集到标本，应立即送往实验室。从环境中进入尿标本中的少量病原菌（即污染物）在室温下容易在尿液中生长，并在数小时内达到很高的数量。如果标本延迟到达实验室，应在 4℃下冷藏直至运输。

用于培养的尿液标本必须采用尽量减少污染的方法进行收集。通常，干净的尿液标本无须额外尿道周围清洁。当患者无法配合收集尿液标本时，可通过插导尿管收集。对于应用清洁安全套导尿管和收集袋的男性患者，可以通过安全套导尿管留取尿标本[25]。尿液标本也可以通过耻骨上穿刺或通过皮肾盂穿刺引流管收集。短期留置导尿管的患者尿液标本应通过穿刺导管口采集。对于长期留置导尿管的患者，由于导尿管生物膜内随时存在 2～5 种微生物，因此通过导尿管收集的尿液标本会被生物膜中的微生物污染[26]。因此，长期留置导尿管的患者应事先更换新的导尿管，并通过新导尿管收集尿液标本[25, 26]。

确诊尿路感染的定量标准是潜在尿路病原体微生物计数≥ 10^5/ml 菌落形成单位（CFU）。存在于女性阴道或尿道周围的菌群可导致尿标本污染，而微生物定量检查法可区分细菌尿与污染。该定量检查的应用始终适合于无症状菌尿的诊断，但对于有症状的病例，必须在临床表现的背景下考虑标本采集方法来解释定量尿培养结果（表 36–3）。细菌需要在膀胱尿液中孵育数小时才能达到浓度≥ 10^5/ml 个 CFU。某些尿频或者应用利尿剂的患者尿液可能没法在膀胱中保留足够时间以使细菌浓度达到≥ 10^5/ml 个 CFU。当感染是由某些特殊细菌引起，或者患者正在使用抗菌剂时，定量计数也可能会降低。对于有症状的男性，根据排尿标本和耻骨上穿刺的比较，单个尿液标本分离出≥ 10^3/ml 个 CFU 尿路致病菌也可诊断膀胱细菌尿。

表 36–3　对未接受抗生素治疗的尿路感染患者进行尿液细菌定量计数

收集方法	定量标准（CFU/ml）
排尿标本	
无症状的男性和女性	≥ 10^5 [a]
女性患者：急性无并发症	
膀胱炎	≥ 10^3
肾盂肾炎	≥ 10^4 [b]
男性患者：有症状	≥ 10^3
男性患者：外部安全套导尿管	≥ 10^5
导尿管	
临时导尿管	≥ 10^2
留置导尿管[c]	
无症状	≥ 10^5
有症状	≥ 10^2
耻骨或经皮穿刺	任何定量计数

a. 建议女性患者连续取两次标本
b. 95% 情况是≥ 10^5 CFU/ml
c. 长期留置导尿管患者，应更换新导尿管，并通过新放置的导尿管收集尿液样本

通过耻骨上穿刺或其他经皮方法（如肾盂引流术）收集到的尿液样本被认为是无菌样本，无论细菌定量计数多少，都属于真性菌尿。但通过临时导尿管收集的尿液标本，因为可能从尿道周围引入污染微生物，建议定量计数≥ 10^2/ml 个 CFU 时诊断为真性菌尿。解释尿培养结果的其他相关因素包括分离出的微生物的数量和类型，通常只有一种感染性微生物，但对于复杂性尿路感染患者，尤其是那些留置尿管的患者，往往可检出多种感染病菌。当尿标本中分离出正常皮肤共生细菌，如乳酸菌和凝固酶阴性的葡萄球菌时，通常应被视为污染标本。在年轻健康女性，无论定量计数多少，如果分离出的是 B 组链球菌和肠球菌，也通常视为标本污染[27]。

（四）药代动力学和药效动力学治疗

治疗膀胱炎成功与否取决于尿液中抗菌药物水平。肾组织中的抗菌药物水平与血清水平相关，决定了肾盂肾炎的预后[27]。由于许多排泄到尿液中的抗菌药物的尿液浓度异常高，导致在某些方面泌尿道感染的治疗比较独特（表 36–4）。尿液浓度由肾小球滤过、肾小管分泌和肾小管重吸收共同决定，所有这些因素均受尿液 pH、药物的蛋白质结合率和药物分子结构影响。膀胱炎和肾盂肾炎可能通过使用最小抑菌浓度（MIC）的抗菌药物就能成功治愈，而人们认为该抑菌浓度对感染的病原菌通常是不敏感的。临床微生物学实验室报告的“中度”药敏性指的是在生理上集中抗菌药物的身体部位（如尿液）的临床疗效，并且与治疗尿路感染有关。因此，据报道从尿液中分离出的微生物对抗菌药物具有中等敏感时，该药物通常适用于针对该微生物的尿路感染治疗。某些抗菌药物的尿液杀菌活性会因尿液的 pH 变化而改变。青霉素、四环素和呋喃妥因在酸性尿液中更有效，而氨基糖苷类药、氟喹诺酮和红霉素在碱性尿液中更有效。然而，这种 pH 变化并未显示出与治疗效果相关，甲氧胺盐（因为

表 36-4　肾功能正常患者尿中抗菌药物排泄情况

抗生素	吸收的药物以母体代谢物（活性代谢物）形式从肾脏排泄的百分比（%）[a]	肾功能正常者正常剂量[b]
青霉素		
青霉素 G	80	1 000 000～2 000 000U，IV，q4～6h
阿莫西林	90	500mg，po，tid
阿莫西林 / 克拉维酸	克拉维酸：20～60	500mg，po，tid 或 875mg，po，bid
氨苄青霉素	90（10）	1～2g，IV，q6h
氯洒西林	35～50	1～2g，IV，q4～6h
哌拉西林	50～80	200～300mg/(kg · d)，IV，qid
哌拉西林 / 他唑巴坦	他唑巴坦：60～80	3.375g，IV，q6h
匹美西林	45	200～400mg，bid 或 tid
头孢菌素		
头孢氨苄	＞ 80（18）	500mg，po，qid
头孢唑啉	＞ 80	1g，IV，q8h
头孢呋辛	＞ 80	250～500mg，po，bid
头孢噻肟	50～60（30）	1g，IV，q8h
头孢曲松钠	50	1～2g，IV，q24h
头孢吡肟	85	1～2g，po，q12h
头孢克肟	15～20	400mg，po，qd
头孢泊肟	20～35	100～200mg，po，q12h
头孢丙烯	60	250～500mg，po，q12h
头孢他啶	80～90	1～2g，IV，q8～12h
头孢洛林酯	50	600mg，IV，q12h
头孢洛扎 / 他唑巴坦	95/80	1g/500mg，q8h
头孢他啶 / 阿维巴坦	80～90/97	2g/500mg，q8h
大环内酯类抗生素，林可酰胺类抗生素		
红霉素	5～15	500mg，po，qid 或 1g，IV，q6h
克林霉素	≤ 6（一些活性代谢产物）	150～300mg，po，tid 或 600～900mg，IV，q6～8h
克拉霉素	20～30（10～15）	250～500mg，po，q12h
阿奇霉素	6	500mg，po，qd
氨基糖苷类抗生素		
庆大霉素	99	5mg/(kg · d)，IV，分 1～3 次注射
妥布霉素	99	5mg/(kg · d)，IV，分 1～3 次注射
阿米卡星	99	15mg/(kg · d)，IV，分 1～3 次注射
碳青霉烯类		
亚胺培南 / 西司他丁	70～76	500mg，IV，q6h
美罗培南	70～80	500～1000mg，IV，q6～8h
厄他培南	40	1g，IV，q24h
多利培南	70（15）	500mg，q8h
氟喹诺酮		
诺氟沙星	25～40（10～20）	400mg，bid

（续表）

抗生素	吸收的药物以母体代谢物（活性代谢物）形式从肾脏排泄的百分比（%）[a]	肾功能正常者正常剂量[b]
环丙沙星	40（10～20）	250～750mg，po 或 400mg，IV，bid
左氧氟沙星	70～80	250～750mg，po 或 IV，q24h
莫西沙星	20	400mg，po 或 IV，q24h
其他抗菌药物		
万古霉素	＞ 90	1g，IV，q12h
替考拉宁	＞ 90	6～12mg/kg，IV，q12h
达巴万星	42	1g，IV
达托霉素	54	4mg/kg，IV，q24h
利奈唑胺	35	600mg，po 或 IV，q12h
替加环素	32	250～500mg，IV，q6h，div，q12h
黏菌素	64～70	1.5～2.5mg/(kg · d)
甲氧苄啶	66～95	100mg，po，q12h
磺胺甲恶唑	20～40	
联磺甲氧苄啶		180/800mg，po，bid
呋喃妥因	40～60	50～100mg，po，q6h
磷霉素氨丁三醇[a]	30～60	
无症状的泌尿道感染		3g，一剂量；
有症状的泌尿道感染		3g，q48～72h
多西环素	20～30	100mg，po，bid
氨曲南	66	1～2g，IV，q6～8h
甲硝唑	15（30～60）	500mg，po 或 IV，tid
利福平	＜ 10/50	600mg，po，qd
抗真菌		
两性霉素 B 脱氧胆酸盐	＜ 10	0.5～1mg/kg，IV，qd
两性霉素 B 脂类制剂	＜ 1	1～5mg/(kg · d)，IV
氟胞嘧啶	90	100～150mg/(kg · d)，po，分四次服用
酮康唑	＜ 10	400mg，po，qd
氟康唑	80	100～400mg，po 或 IV，q24h
依曲康唑	＜ 1	200mg，po 或 IV，bid，服用 2d 后，改用 200mg，po，qd
伏立康唑	＜ 1	6mg/kg，IV，1 个疗程后，改用 200mg，IV，bid；200mg，po，bid × 1d，改用 100mg，bid
泊沙康唑	＜ 1	400mg，po，bid
卡泊芬净	＜ 1	70mg，负荷剂量，后改用 50mg，IV，q24h
米卡芬净	＜ 1	50～100mg，IV，q24h
阿尼芬净	＜ 1	100～200mg，IV，负荷剂量，后改用 50～100mg，IV，q24h

a. 除注明外，数值为肾排出的剂量比例不变
b. 不是所有的抗菌药物都有尿路感染的适应证
IV. 静脉注射；po. 口服；qd. 1 次 / 日；bid. 2 次 / 日；tid. 3 次 / 日；qid. 4 次 / 日

酸性的 pH 是释放甲醛的必要条件，甲醛是其中的活性成分）除外。

前列腺是一个独特的需要考虑抗菌效果的部位。目前还没有针对前列腺的有效的抗生素运输方式，而且大多数抗生素很难渗透到前列腺组织和前列腺液[28, 29]。腺体内部是酸性环境。药物的进入和抗菌活性取决于抗菌药物的浓度梯度、蛋白结合率、脂溶性、分子大小、局部 pH 和 pKa。碱性药物，如甲氧苄啶（TMP）易扩散至前列腺并聚集达到较高浓度，但药物处于非活性的离子形式。而氟喹诺酮类和大环内酯类药物穿透性良好并保持活性。

目前抗菌药物治疗感染的药效学模型分为时间依赖型和浓度依赖型。β- 内酰胺类抗菌药物灭菌作用是时间依赖性的，因为治疗效果取决于抗菌药物浓度保持在感染微生物 MIC 以上多长时间。而氟喹诺酮类和氨基糖苷类对细菌的杀灭作用是浓度依赖性的，通过峰值抗菌药物浓度与 MIC 的比值或曲线下面积与 MIC 的比值来衡量治疗效果。尿液杀菌滴度代替 MIC 的药效学模型已被用于预测尿路感染抗菌治疗的最佳给药方案[27, 30]。这些模型对尿路感染的有效性仍然需要在临床试验中加以证实[31, 32]。特别是治疗复杂性尿路感染的相关性不确定，因为受损的肾功能、排尿异常及留置设备上生物膜的存在，这些可变性会影响抗菌效果[30]。

三、尿路感染的常见表现

（一）膀胱炎，急性单纯性尿路感染

1. 流行病学

急性单纯性尿路感染表现为急性膀胱炎，是影响健康女性的常见病症[1, 3]。每年约有 10% 的年轻、性活跃、绝经前的女性会发生尿路感染，而所有女性中有 60% 在一生中有 1 次或多次尿路感染。2%～5% 的女性至少在一段时间内经历频繁、复发性尿路感染。在一项研究中，21% 的女大学生在第 1 次膀胱炎发作后 6 个月内发生第 2 次感染[33]。在西雅图健康组织登记的 55—75 岁的绝经后女性中，每 100 人每年有 7 例感染；在 24 个月内，7% 女性发生 1 次感染，1.6% 发生 2 次感染，1% 发生 3 次或 3 次以上感染[34]。急性膀胱炎的短期发病率相当高[35]。据报道，女大学生症状持续平均为 6.1 天[2]，而对于非卧床女性，平均症状持续时间为 4.9 天，其中 63% 患者日常活动受到感染的影响[36]。然而，尽管有大量女性受到影响，而且许多女性经常感染复发，但没有长期的发病率。在健康的年轻男性中，急性单纯尿路感染并不常见，估计每年的发生率＜ 0.1%。

2. 发病机制

(1) 微生物学：急性单纯性尿路感染细菌主要是肠外致病性大肠埃希菌，也称为尿路致病性大肠埃希菌。这些细菌在急性膀胱炎发作中占 80%～85%[1, 2, 34]。源自肠道菌群的菌株在阴道或尿道周围区域定植后，通过上行路径发生感染[7]。虽然尿路病原体的潜在尿道定植似乎是感染的先决条件，但大多数具有尿道周围定植细菌的女性随后不会发生膀胱炎[7]。在尿道周围区域定植并随后引起尿路感染的大肠埃希菌菌株属于在系统发育中数量有限的大肠埃希菌群，并且比无症状性感染的尿道周围菌株更频繁地表达多种致病因子[37, 38]。膀胱感染的一个必要条件是 FimH 的产生，FimH 是一种黏附素，附着在尿路上皮细胞的受体上[39]。然而，这种表面蛋白在大肠埃希菌菌株中很常见，不管它们是否引起感染。其他潜在的尿路毒力特征包括其他黏附素、铁螯合系统、毒素分泌和能动性[38]。从症状性感染中分离出的菌株所产生的特定毒性因子与从无症状性菌尿中分离出的菌株所产生的特定毒性因子重叠，并且无某个特定的特征与症状性感染有特定的相关性[40]。尿路致病性大肠埃希菌菌株可在旅行时从食物或水中摄取获得，也可从其他家庭成员（包括宠物）中获得，以及从性伴侣获得[41, 42]。在社区或更大地理区域内传播单个菌株可能会发生单个病原菌的集中感染[43, 44]。

腐生链球菌是一种凝固酶阴性葡萄球菌，实际上是急性膀胱炎所特有的一种微生物。它是第二个最常见感染菌种（占 5%～10%），并且感染具有季节性，在夏末或秋季更常见。腐生菌基因组中可能促进尿路毒力的遗传因素包括黏附素、支持在尿路生长的转运系统和脲酶的产生[45]。其他的肠杆菌属，最常见的是肺炎链球菌，它在不足 5% 的绝经前女性中被分离出，但在 10%～15% 的绝经后女性中被分离出[34, 46]。革兰阳性菌如肠球菌和 B 群链

球菌是绝经前女性的罕见病原体[47]。偶尔会分离出来与性传播感染相关的沙门菌和细菌，如解脲脲原体、阴道加德纳菌和人型支原体[48]。

许多女性的急性单纯性尿路感染复发，其特点是再感染。在多达 30% 的早期再感染（在治疗急性膀胱炎后 1 个月内发生的再感染）中，分离出了与治疗前菌株相似的大肠埃希菌菌株。这一发现假定推测是由于抗菌疗法未能从肠道或阴道菌群宿主中清除有毒菌株的结果[2]。大肠埃希菌在尿路上皮细胞内的持续存在是基于动物实验观察到的另一种解释同种菌株复发的机制[49, 50]。然而，针对女性的前瞻性研究表明，在膀胱感染发作前的大部分时间，致病菌在尿道周围定植[51]及在尿路上皮细胞内存留对急性非复杂性膀胱炎的复发作用仍未确定。

(2) 宿主因素：急性单纯性尿路感染的发生受细菌毒力、宿主遗传易感性和宿主行为影响[10, 14]。遗传易感性的观点得到两个观察结果的一致支持：①复发性感染女性的直系女亲属中尿路感染概率增加[1, 3, 52]；②在任何年龄女性中，年轻时发生感染是复发性膀胱炎的主要危险因素[1, 34, 52]。复发性感染的一个典型的遗传学上的关联是 ABO 血型抗原的非分泌者[52, 53]。复发性尿路感染的女性是 ABO 血型抗原非分泌者的可能性至少是无复发性尿路感染的女性的 3 倍。ABO 血型抗原非分泌者在阴道上皮细胞（可能还有尿道黏膜）上表达细胞表面糖鞘脂，与 ABO 血型抗原分泌者表达的糖鞘脂不同，ABO 血型抗原非分泌者表达的糖鞘脂对尿路致病性大肠埃希菌的亲和力更强[14]。其他潜在的遗传因素包括 IL-8 受体 CXCR1、TLRs 和肿瘤坏死因子启动子的遗传多态性[14]。

绝经前女性尿路感染最重要的行为关联是性交[1-3, 54]。在性活跃的年轻女性中，75%～90% 的发作归因于性交，并且性交频率与感染频率存在相关性[53]。性交似乎通过促进微生物从尿道周围区域移行到膀胱而促进感染。用于节育的杀精剂是绝经前女性急性膀胱炎的另一个独立行为危险因素。使用杀精剂的女性的复发感染频率至少是不使用杀精剂的女性的 2 倍[53]。因为杀精剂对正常阴道菌群中产生过氧化氢的乳酸菌具有杀菌作用，而乳酸菌具有维持酸性 pH 的作用。当这些细菌不存在时，阴道的 pH 就会升高，这有利于潜在的尿路病原菌（如大肠埃希菌）定植。病例对照研究一致表明，通常被认为是膀胱炎风险的行为因素，如内裤的类型、盆浴而非淋浴、性交后排尿、排尿的频率、会阴卫生习惯、阴道冲洗和卫生棉条的使用，均与感染风险无关[1, 2]。

年轻时尿路感染史是绝经后女性复发性急性膀胱炎的最强关联因素[55-57]，而性交并非重要因素[57, 58]。有人提出雌激素缺乏可通过改变阴道菌群，包括潜在的尿路病原体替代乳酸菌而促进这些女性发生复发性尿路感染。然而，前瞻性队列研究和病例对照研究均表明，无论阴道乳酸菌和酸性 pH 的恢复如何、口服或局部使用雌激素与复发性尿路感染均无关联[59]。男性急性单纯性尿路感染并不常见，但报道的危险因素包括与复发性尿路感染的女性伴侣性交、未行包皮环切术和肛交[60]。

(3) 诊断：有症状下尿路感染的典型临床表现为一种或多种膀胱刺激症状，如尿急、尿频、排尿困难、痛性尿淋和排尿不畅[1, 3]。肉眼血尿也很常见。需排除的最重要鉴别诊断是性传播感染[61]。还应考虑外阴念珠菌病和非感染性综合征，如间质性膀胱炎。新发尿频、排尿困难、尿急，无阴道分泌物及疼痛，对急性膀胱炎阳性预测价值达 90%[62]。反复感染的女性根据症状进行自我诊断的准确性也超过 90%[2]。

对于临床表现与急性单纯性膀胱炎表现一致的妇女，不建议进行常规尿培养[3, 48, 63]。尿液培养的实用性受到临床诊断的可靠性、微生物学可预测性及快速起效的短期经验抗菌治疗所限制。在治疗完成之前，通常无法获得最终的培养结果，并且在多达 30% 的患有急性膀胱炎的女性中，细菌定量培养细菌计数低于 10^5/ml 个 CFU，导致对培养结果的解读可能产生误差[1, 47]。实际上，在多达 10% 具有典型临床表现的女性，尿培养结果为阴性，这些女性对抗生素治疗反应与阳性培养的女性相似[64]。尿培养细菌计数低的女性可能患有尿道炎而不是膀胱炎。但是，尿频和液体摄入增多是急性膀胱炎患者的特征。因此，尿液在膀胱停留时间不足是尿液培养阳性率高而定量计数却偏低的可能原因。最后培养结果判断可能是阴性，因为微生物的定量计数低于标准实验室检测标准（通常＜ 10^3/ml 个 CFU），或者因为尿液标本处理过程中，常规实验室操作可能无法鉴定出需要复杂营养的微生物。

但还应从某些可能患有急性单纯性尿路感染的女性留取用于培养的尿液标本，因为当临床表现不典型时，尿培养可以帮助确诊或排除尿路感染。肠杆菌科或腐生链球菌的任何定量计数均视为培养阳性，而肠球菌属或 B 群链球菌的任何定量计数中均应认为污染[47]。对经验性抗菌治疗无效或治疗后不久（＜1 个月）即出现症状性复发，均提示感染了耐药菌。在这类情况下应该进行尿液培养，以确认是否存在抗生素耐药，并便于选择有效的替代方案。

通过常规尿液分析或白细胞酯酶试纸测试可确定是否存在脓尿，脓尿的存在是急性膀胱炎常见伴随症状[1, 63]。没有脓尿提示为其他诊断，但有一致临床表现的女性可能发生尿路感染[1, 64–66]。因此，在为急性膀胱炎女性诊治时，不推荐常规筛查脓尿[1, 63]。尿亚硝酸盐试纸测试可筛查细菌而非白细胞，结果通常阳性[66]。当感染不还原硝酸盐的细菌（如肠球菌），或尿液在膀胱停留时间不足而导致细菌不能将硝酸盐转化为亚硝酸盐时，可能出现亚硝酸盐试验假阴性。亚硝酸盐检测通常很少出现假阳性结果，但当尿液中有血液、尿胆素原或某些染料时，则可能出现假阳性结果。

(4) 治疗：对许多女性而言，急性单纯性膀胱炎的自然病程是数天或数周内，随后即出现临床症状消失和微生物学检测转阴。在一项临床试验中，受试者被随机分配到抗生素治疗组或安慰剂治疗组，在接受安慰剂的 277 名女性中，有 28% 的女性 1 周内症状消失，而 45% 的女性 6 周内尿培养转阴[67]。在另一项研究中，接受安慰剂治疗的女性中，有 54% 在 3 天时无症状，有 52% 在 7 天后无症状[68]。然而，抗菌治疗可明显缩短症状持续时间。呋喃妥因 3 天临床治愈率为 77%，而安慰剂为 54%。而在 7 天时两组治愈率分别为 88% 和 52%[68]。开始抗菌治疗后，54% 的女性在 6h 内症状改善，87% 的女性在 24h 后症状改善，91% 的女性在 48h 后症状改善。在另一项病例系列研究中，有效治疗的第 4 天，有 72% 的女性症状完全缓解[36]。在一项针对轻、中度症状女性单用布洛芬抗感染治疗与经验性磷霉素抗菌治疗相比较的研究中，抗菌治疗与症状更快缓解及肾盂肾炎发生比例减少相关[69]。

许多抗菌药物可有效治疗急性膀胱炎（表 36–5）。推荐一线经验疗法的预期治愈率为 80%～95%[3, 70]。数十年来，TMP/ 磺胺甲噁唑（TMP/SMX）一直是经验性治疗急性膀胱炎的主要手段，至今仍然对敏感微生物有效[70, 71]。然而，社区大肠埃希菌分离株对 TMP/SMX 耐药性的增加，使该药物作为一线经验治疗药物的应用量减少[72]。一些抗菌药物（如呋喃妥因、匹美西林和磷霉素），在很大程度上仅限于急性膀胱炎的治疗，这些药物不会与其他类型的抗菌剂产生交叉耐药。迄今为止，它们在社区尿路致病菌中观察到耐药较少[3, 72]，因

表 36–5　治疗或预防肾功能正常的急性单纯性膀胱炎女性的首选抗菌方案

一线疗法	其他疗法
急性膀胱炎	
• TMP/SMX，160/800mg，bid × 3d • 呋喃妥因，50～100mg qid；或一水合物 / 大晶体，100mg，bid × 5d • 匹美西林，400mg，bid × 5d；或 200mg，bid × 7d[a] • 磷霉素氨基丁三醇，3g，单剂量[a]	• 诺氟沙星，400mg，bid × 3d • 环丙沙星，250mg，bid；或缓释剂，500mg，qd × 3d • 左氧氟沙星，250～500mg qd × 3d • 甲氧苄啶，100mg，bid × 3d • 阿莫西林，500mg，tid × 7d[a] • 阿莫西林 / 克拉维酸，500mg，tid 或 875mg，bid × 7d[a] • 头孢氨苄，250～500mg，qid × 7d[a] • 头孢泊肟酯，100mg，bid × 3d[a] • 头孢呋辛酯，500mg，bid × 7d[a] • 头孢克肟，400mg，qd × 7d[a] • 多西环素，100mg，bid × 7d[a]
预防	
长期低剂量治疗方案（睡前）	
• 呋喃妥因，50mg，qd；或一水合物 / 大晶体，100mg qd • TMP/SMX，40/200mg 每日或隔日服用	• 头孢氨苄，500mg，qd[a] • 诺氟沙星，200mg，隔天服用 • 环丙沙星，125mg，qd • 甲氧苄啶，100mg，qd
有性生活史的（单次冲击剂量）方案	
• TMP/SMX，40/200mg 或 80/400mg • 甲氧苄啶，100mg • 呋喃妥因，50 或 100mg[a]	• 头孢氨苄，250mg[a] • 诺氟沙星，200mg • 环丙沙星，125mg

a. 建议孕妇使用

qd. 每日 1 次；bid. 每日 2 次；tid. 每日 3 次；qid. 每日 4 次；TMP/SMX. 甲氧苄啶 / 磺胺甲噁唑

此它们在治疗急性膀胱炎方面具有得天独厚优势[35, 70, 73]。但是，并非所有国家都提供匹美西林。目前磷霉素还可以通过口服和肠道外给药用于某些耐药菌感染，但也出现了对它耐药的情况[74]。通过尿液排泄的氟喹诺酮类药物（如诺氟沙星、环丙沙星和左氧氟沙星），通常不被推荐作为一线治疗药物，因为广泛使用会促进耐药性的产生[73]。据报道，β- 内酰胺抗生素（包括阿莫西林、阿莫西林 / 克拉维酸和头孢菌素）的疗效比一线药物低 10%～15%[70, 75]。然而，β- 内酰胺类药物对孕妇很有价值，因为它们对胎儿是安全的[48]。

TMP/SMX 和氟喹诺酮类治疗以 3 天为宜[3, 70]，呋喃妥因治疗的最短疗程为 5 天[76, 77]，β- 内酰胺类抗生素则建议使用 7 天。疗程不足则疗效较差。磷霉素采用单剂量疗法，而其他药物单次剂量疗法的效果通常比所推荐的较长疗程低 5%～10%[48, 70]。

在社区中获得的尿路致病性大肠埃希菌菌株的耐药性随着抗生素强度的增加而不断演变[72, 78–80]，社区分离株的耐药性削弱了氨苄西林、头孢菌素和 TMP/SMX 作为经验疗法的功效，对氟喹诺酮类药物的耐药性也在增加[3, 72]。近期发现先前的抗菌药物治疗与耐药菌的分离有很强的相关性[80]。用已被病菌耐药的抗菌药物治疗膀胱炎的失败率很高，尽管该药物尿中浓度很高[81, 82]。事实上，当病原菌对抗菌药物产生耐药性时，其治愈率与安慰剂相似，约 50%。如果社区大肠埃希菌菌株对抗菌药物的耐药率已超过 20%，则不应将该药作为一线经验治疗用药[70]。当前社区获得性产生广谱 β- 内酰胺酶（ESBL）的大肠埃希菌感染增高是由大肠埃希菌克隆 ST131 在全球扩散引起[44]，这特别令人关注，因为这些菌株通常对 TMP/SMX 和氟喹诺酮类药物也有耐药性[80, 83]。目前尚未明确对产 ESBL 大肠埃希菌感染的最佳治疗方法。呋喃妥因、磷霉素和哌甲西林目前对这些菌株中的大多数仍然有效[80, 84]。

(5) 其他检查：年轻女性表现出特征性的临床表现且经过适当的经验治疗后效果明显，无须进一步的影像学检查或泌尿科检查[85]，这些女性中仅有不足 5% 泌尿系统有异常，并且通常不需要进一步干预。但是，当诊断不确定或临床表现不典型时，应进行必要检查以排除其他病理过程。

(6) 复发性感染：急性膀胱炎在许多女性中反复发作。每天或隔天在睡前或性交后给予低剂量的预防性抗菌治疗可有效地控制急性膀胱炎（表 36–5）[2, 86, 87]。在 6 个月内经历两次以上发作的女性，建议采用这种策略，首次预防治疗疗程为 6 个月或 12 个月。预防性抗菌药物治疗可使服药期间的复发性发作减少约 95%，但一旦停止预防，则复发感染的频率不会改变，约有 50% 的女性在停止预防后 3 个月内再次感染。对于这些女性，可以考虑重新制定长达 2 年的预防措施。自我治疗是控制复发的另一种有效策略，旅行中或复发次数较少的女性通常更倾向于这种方法[2]。在临床试验中，TMP/SMX 或环丙沙星 3 天疗程已被证明对经验性自我治疗是有效的，但其他方案也可能有效。

预防尿路反复感染的唯一有效的行为干预措施是避免使用杀精剂。其他被建议的非抗菌预防方法包括每天摄入蔓越莓产品、口服或阴道使用益生菌重建正常阴道菌群，以及绝经后女性使用雌激素替代治疗[88, 89]。初步研究表明，与安慰剂相比，每天摄入蔓越莓汁或片剂可以减少 30% 的复发性膀胱炎发作[90]，其可能机制是蔓越莓产品中的原花青素可抑制大肠埃希菌通过 P 菌毛黏附在尿路上皮细胞上。然而，最近的临床试验表明，与安慰剂相比，每日服用蔓越莓汁没有益处[91]，而且蔓越莓胶囊的预防效果也不如 TMP/SMX[92]。口服或阴道使用乳酸杆菌益生菌的试验结果不支持这些产品对预防尿路感染有疗效[93–95]。雌激素替代疗法预防绝经后女性尿路感染作用存在争议[2, 96]，在前瞻性临床试验中，尽管接受雌激素的受试者恢复了酸性阴道 pH 并增加了阴道内乳酸菌的定植，但全身使用雌激素与安慰剂相比并没有明显的益处[59]。两个小型临床试验针对经常反复感染的绝经后女性采用阴道局部雌激素治疗，与安慰剂比较，阴道局部使用雌激素治疗的女性出现症状的频率较低。但一项对比试验发现，含雌激素阴道药栓的疗效比呋喃妥因预防效果差得多[59, 97]。目前，局部阴道雌激素可能只考虑用于预防某些复发感染频率很高的女性。

目前正在研究其他几种可能用于预防复发性尿路感染的非抗菌方法[49, 98, 99]。这些措施包括恢复葡糖胺聚糖层[100, 101]以阻止细菌 FimH 与 D– 甘露糖的黏附[99]，使用维生素 D 增强抗菌肽的产生[102]，使用 FimH 或铁受体的疫苗接种[99]，以及热灭活的全细菌的免疫刺激[99]。然而，最近一项使用全细菌免疫刺激剂（OM-89S）的试验却显示这种方法没有任何益处[103]。上述干预措施的临床疗效仍不确定。

（二）急性非梗阻性肾盂肾炎

1. 流行病学

与膀胱炎相比，肾盂肾炎是急性无并发症尿路感染的少见表现。据报道，在反复感染的女性中，肾盂肾炎与膀胱炎发作的比例在 1∶18 至 1∶29 之间[2]。发病率最高的是 20—30 岁的女性。肾盂肾炎的发病率相当高，多达 20% 受影响的非妊娠女性需要住院治疗[104]，但脓毒症综合征等严重症状并不常见。急性肾盂肾炎使 1%～2% 的妊娠复杂化。当这种并发症发生在中期妊娠末或晚期妊娠早期时，可能导致早产和分娩，并导致胎儿结局不佳，与妊娠后期任何发热性疾病相似[105]。

急性非梗阻性肾盂肾炎很少是肾衰竭的直接原因。在少数因肾盂肾炎而导致肾衰竭的报道中，患者为老年人[106]或患有糖尿病和艾滋病等共病[107]。在一些临床表现较严重的女性，肾脏瘢痕是肾盂肾炎的并发症。一项意大利研究报道称，29% 因肾盂肾炎住院的女性在 6 个月的随访中通过计算机断层扫描或磁共振成像确定存在肾脏瘢痕[108]。在以色列的一项研究中，203 名因急性肾盂肾炎入院的女性中有 30% 在入院 10～20 年后接受了重新评估，这些女性中 46% 的人在 ^{99m}Tc 标记的二巯基琥珀酸扫描中检测出肾瘢痕。然而，肾瘢痕与高血压或肾脏损害无关[109]。肾衰竭的"慢性肾盂肾炎"患者的组织学改变既往将其归因于感染，然而这种情况现在被认为是许多肾脏慢性炎症的终末期表现，只有少数有明确肾脏反复感染史的患者会被归因于感染。

2. 发病机制

在患有急性单纯性肾盂肾炎女性中，85%～90% 检测出大肠埃希菌[2, 110]。感染菌株的特征是产生 P 菌毛黏附素 Gal（α_1-4）、Galβ 二糖半乳糖。该表面蛋白通过诱导黏膜炎症在肾盂肾炎的发病机制中起直接作用[38, 111]。据报道，家族性肾盂肾炎易感性与 IL-8 受体表达减少基因多态性有关[112]。健康女性肾盂肾炎的其他遗传和行为危险因素与急性单纯性膀胱炎相似[110]。对于绝经前女性，这些关联因素包括性交的频率、尿路感染史、患者母亲尿路感染史、新的性伴侣和新近杀精剂的使用。最强烈的关联因素是新近的性行为。儿童时期患肾盂肾炎的女性成年后患肾盂肾炎的风险仍然较高，但发病率降低[113]。糖尿病也是肾盂肾炎的独立危险因素。年轻糖尿病女性因肾盂肾炎住院的机会是同龄非糖尿病女性的 15 倍。与绝经后女性肾盂肾炎相关的行为危险因素尚未确定。

3. 诊断

肾脏感染的典型临床表现为肋脊角疼痛或压痛，常伴有发热和各种下尿路症状。但严重程度差别很大，从轻微的肋脊角压痛和轻度刺激性症状到可能包括高热、恶心和呕吐及剧烈疼痛等严重症状。急性胆囊炎、肾绞痛和盆腔炎有时易与肾盂肾炎相混淆。当患者出现严重症状时，必须通过急诊影像学排除梗阻、脓肿等潜在复杂因素。对于每一个疑似肾盂肾炎的病例，在开始抗菌治疗之前，应留取尿液标本进行培养，通过尿液培养可确定尿路感染的诊断，明确感染微生物种类和药物敏感性，从而优化抗菌治疗。在 95% 的肾盂肾炎患者中，从尿液培养中分离出 ≥ 10^5/ml 个 CFU 的微生物。

如果通过常规采集血液培养标本，10%～25% 的急性肾盂肾炎患者可检出菌血症。然而，常规血培养的临床应用是有限的，因为菌血症不会改变治疗方法，也不能预测预后[114, 115]。因此，通常只有在诊断不确定或临床表现严重的情况下，才选择血液培养。从血液和尿液中生长出相同的微生物通常证实了感染来自尿路。然而，从尿液中分离出的细菌偶尔来自菌血症，该菌血症由尿路以外来源的细菌引起。这一发现也可能反映了随着肾微脓肿的进展而导致的血源性播种，这在金黄色葡萄球菌中有很好的描述[116]。然而，非泌尿来源的金黄色葡萄球菌的菌尿发生率仍存在争议[116, 117]。

对于大多数表现为急性肾盂肾炎的患者，建议附加检查外周血白细胞计数和血清肌酐水平。白细胞计数通常升高，可作为监测治疗反应的依据。在大多数急性肾盂肾炎的女性中，C 反应蛋白和降钙素原检测水平升高，并且往往与临床表现的严重程度相关[2, 118, 119]。入院时血清降钙素原水平是菌血症[120]和败血症休克[121]的标志物，但是它不能有效地区分需要住院治疗还是可以接受门诊治疗[122]，也不能预测结局[118]。出院时高 C 反应蛋白水平与住院时间延长和出院后复发有关[119]。

4. 诊断性影像学检查

当肾盂肾炎临床表现具有特征性，症状为轻度或中度，并且开始抗菌治疗后临床反应迅速，则不需要常规影像学检查[48, 123]。临床表现严重、治疗失败或治疗后早期复发的女性应立即进行影像学检查，以排除梗阻或脓肿，并确定是否需要进行干预。超声检查通常是最初的影像检查方式，因其安全且可以广泛使用[124]。无并发症肾盂肾炎女性患者的超声检查通常结果正常，但 20% 的患者可观察到一侧或两侧肾脏肿大和水肿[125]。超声对肾盂肾炎诊断敏感性或特异性低于 CT 或 MRI。

最佳的影像学检查是增强 CT，尽管这可能有对比剂诱发肾病的风险[125]。CT 异常表现为单侧或双侧、局灶性或弥漫性、局灶性肿胀或无局灶性肿胀、肾增大或无肾增大[124]。除了肾脏增大和水肿外，在无阻塞的情况下，还可观察到集合系统的扩张、楔形密度降低区和延迟增强的圆形低密度影，炎性碎屑阻塞肾小管或肾小管缺血受损可出现“条纹状肾图”[124]，有时可观察到肾皮质和髓质的异常，Gerota 筋膜或肾窦的炎症改变及尿路上皮增厚。急性局灶性肾盂肾炎（又称急性大叶性肾盂肾炎），是一种局限于单个肾叶的感染，常见于患有糖尿病或免疫功能低下的女性。然而，无论有或没有这种影像学表现，治疗的反应是相似的[125]。在一项研究中，在 CT 或 MRI 上发现以外周环形增强为特征的局灶性病变，表现为中央没有摄取对比剂，这是唯一与肾瘢痕后续发展相关的影像学表现[108]。

5. 治疗

大多数患有单纯性肾盂肾炎的女性都会在门诊接受治疗[48, 70]。住院适应证包括怀孕、血流动力学不稳定、胃肠道药物吸收不确定或口服治疗的依从性差、需要排除梗阻和脓肿等复杂因素，以及需要监测或治疗相关疾病。对低血压、恶心呕吐和疼痛应及时采取适当的支持性治疗。当因恶心呕吐而导致口服耐受性不能确定时，急诊处理经常使用的策略是给予单次注射头孢曲松 1g 或庆大霉素 120mg，一旦胃肠道症状得到控制，则随后进行口服治疗。

许多肠胃外的抗菌药物对肾盂肾炎有效（表 36–6）。经验性肠胃外治疗的选择包括氨基糖苷类、广谱头孢菌素（如头孢噻肟和头孢曲松）及氟喹诺酮类药物（如环丙沙星或左氧氟沙星）[2, 70]。由于氨基糖苷类化合物在肾皮质中以高浓度结合，因此对治疗肾脏感染具有独特疗效[2]。头孢曲松治疗是孕妇首选的经验性治疗方案。尽管有人建议妊娠期避免使用庆大霉素，因为庆大霉素具有潜在的胎儿耳毒性，但在大量队列研究中发现宫内接触庆大霉素的新生儿中，并未有过多耳部损伤的报道[126]。因此，当头孢菌素出现耐药或患者不能耐受时，庆大霉素仍然是治疗孕妇肾盂肾炎的替代抗菌药物。对所有一线治疗耐药的产超广谱 β- 内酰胺酶的大肠埃希菌，推荐使用碳青霉烯类（美罗培南、厄他培南和多利培南）。

根据尿液培养结果选择口服治疗，然后可以按照处方完成抗菌疗程。在大多数年轻的非怀孕女性

表 36–6　肾功能正常及易感菌女性急性单纯性肾盂肾炎的抗菌治疗方案

一线治疗	其他治疗
口服	
• 环丙沙星，500mg bid 或缓释剂，1g，qd × 7d • 左氧氟沙星，750mg qd × 5d	• TMP/SMX，160/800mg bid × 7～14d • 阿莫西林，500mg tid × 14d • 阿莫西林 / 克拉维酸，500mg tid 或 875mg bid × 14d[a] • 头孢氨苄，500mg qid × 14 天[a] • 头孢呋辛酯，500mg bid × 14d[a] • 头孢克肟，400mg qd × 14d[a]
注射用药[b]	
• 环丙沙星，400mg，q12h × 7d • 左氧氟沙星，750mg，qd × 5d • 庆大霉素或妥布霉素，3～5mg/kg，qd，± 氨苄西林，1g q4～6h • 头孢曲松，1～2g，qd[a] • 头孢噻肟，1g，q8h[a]	• 厄他培南，1g qd • 美罗培南，500mg q6h • 哌拉西林 / 他唑巴坦，3.375g q6h • 多尼培南，500mg q8h • 头孢噻吩 / 他唑巴坦，1g q8h • 头孢他啶 / 阿维巴坦，2g q8h

a. 孕妇推荐；b. 一旦临床病情稳定，改为口服治疗完成疗程
qd. 每日 1 次；bid. 每日 2 次；tid. 每日 3 次；qid. 每日 4 次；TMP/SMX. 甲氧苄啶 / 磺胺甲噁唑

中，急性肾盂肾炎可以通过门诊口服治疗得到有效控制（表 36-6）[48, 70]。推荐的经验性抗菌药物选择是环丙沙星或左氧氟沙星[70]。口服 TMP/SMX 是有效的，但由于耐 TMP/SMX 大肠埃希菌在许多社区中高流行，只有当已知是敏感时，才推荐使用这种药物。其他口服方案也是有效的，而且可能是合适的，这取决于病原体的敏感性和患者的耐受性。一般疗程为 10～14 天，但环丙沙星为 500mg，每天 2 次，连续服用 5 或 7 天[127, 128]。左氧氟沙星每天 750mg，连用 5 天，单剂头孢曲松每天 1g，头孢克肟 400mg，连用 6 天[129] 均为有效的短程治疗方案[130]。

通常在开始抗菌治疗后 48～72h 观察到令人满意的临床反应。预测不良预后的危险因素包括住院、分离出耐药菌、并发糖尿病和肾结石[131]，所有因素都提示在出现症状或复杂感染时病情更严重。类似于复发性膀胱炎的预防性抗菌策略对于预防复发性、单纯性肾盂肾炎是有效的。

（三）复杂性尿路感染

1. 流行病学

复杂性尿路感染发作频率差异很大，这主要取决于泌尿生殖系统异常程度（表 36-1）[1, 5]。一些只有一过性异常的个体，如输尿管结石并发肾盂肾炎，可能只经历 1 次感染。而其他患者，包括尿路留置导尿管或尿路持续梗阻的患者，可能会频繁发生反复感染，如在脊髓损伤的男性中，通过留置导尿管来控制排尿，其感染每天发生率为 2.72/1000，而当通过间歇性导尿管理排尿时，感染每天发生率为 0.41/1000[132]。常住护理机构中长期留置导尿管的患者有症状感染每天发生率为 3.2/1000[133]。

复杂性尿路感染是住院的常见原因。尿路感染是社区获得性菌血症最常见的来源[134, 135]。而大多数细菌性尿路感染是由复杂性感染引起的[136]。有梗阻、留置尿管、泌尿系肿瘤或近期接受尿道手术并有黏膜出血的患者，其菌血症和严重败血症的风险增加。在入住重症监护病房的感染性休克患者中，约 10% 由泌尿生殖道的感染引起[137]。

这些患者也有局部化脓性并发症的风险，如肾或肾周脓肿，或菌血症后的转移性感染（如化脓性关节炎、骨髓炎或心内膜炎）。严重并发症在糖尿病、免疫功能受损、长期使用泌尿系引流装置或梗阻的患者中更为常见。复杂性尿路感染患者的肾功能损害通常是由于感染性休克导致的器官衰竭，而不是感染的直接后果，如采用排尿策略来维持低膀胱压力和防止反流，几乎消除了脊髓损伤患者慢性肾衰竭的并发症，尽管这些患者尿路感染发生率仍然很高[138]。

2. 发病机制

(1) 微生物学：宿主损伤而不是病原菌毒力是感染的主要决定因素。大肠埃希菌仍然是复杂性尿路感染最常见细菌[4, 5]，与急性单纯性感染相比，复杂性尿路感染大肠埃希菌毒力较低[40]。除了大肠埃希菌，许多其他细菌和酵母菌也被分离出来[5, 139, 140]。肠杆菌科常见的有克雷伯菌属、肠杆菌属、沙雷菌属、枸橼酸杆菌属、奇异变形杆菌、摩氏摩根菌和斯氏普鲁维登菌等。其他可能分离的革兰阴性菌包括铜绿假单胞菌、嗜麦芽窄食单胞菌和不动杆菌。革兰阳性菌也经常被分离出来，包括 B 组链球菌、肠球菌和凝血阴性葡萄球菌。金黄色葡萄球菌较少被分离出来。假丝酵母菌也可能被分离出来，通常来自糖尿病患者、留置泌尿器械的患者或正在接受广谱抗菌治疗的患者[141]。从复杂性尿路感染患者中分离出来的细菌其抗药性往往会增强[142]。分离出耐药菌的危险因素包括最近的抗菌治疗史或住院史、留置导尿管、侵入性泌尿外科手术史、疗养院住院史及一些并发症。

生物膜的形成在含有长期尿路引流装置留置的患者中普遍存在[143]。尿路引流装置置入后，由蛋白质和其他宿主成分组成的调节层立即覆盖在设备上。该调节层为随后细菌或酵母的附着提供了附着表面，这些细菌或酵母起源于尿道周围菌群或引流袋，或在封闭引流系统中断后引入。微生物沿着尿路装置生长，形成一种胞外多糖物质，微生物菌落在这个相对受保护的环境中持续存在。尿液成分，如 Tamm-Horsfall 蛋白和 Mg^{2+} 或者 Ca^{2+} 也结合到生物膜中。微生物沿着引流装置的内表面和外表面在生物膜中上升，并在数天内到达膀胱。最初的感染通常是单一微生物感染，但在长期尿路引流装置中，常常存在多种微生物群体[26, 143]。产脲酶的微生物如变形杆菌、肺炎克雷伯菌、摩氏摩根菌、斯氏普鲁威登菌，从长期留置导尿管的患者中分离出的频率更高，并且存留时间比其他微生物（如肠球菌）更长。产尿酶微生物因生物膜形成而导致的并发症包括肾结石或膀胱结石及器械阻塞[144]。

尽管最常见的引流装置是导尿管，但其他引流装置生物膜的形成过程也相类似，如输尿管支架和肾造瘘管[145-147]。34%～42% 的输尿管支架在取出时发现有细菌或酵母菌定植，且通常有多种微生物。通过支架生物膜分析鉴定的 50% 以上的微生物不是从同时采集的尿液标本培养中分离出来的。

罕见的细菌有时也会引起感染，其中一些微生物通过普通的实验室检测方法不能鉴定。解脲棒状杆菌是一种产脲酶的革兰阳性杆菌，与结节性膀胱炎或肾盂肾炎的独特临床表现有关[148]。这种感染的特点是膀胱壁或肾盂壁上有溃疡性炎症和鸟粪石结痂。如果不治疗，肾盂肾炎可能会破坏肾脏。解脲支原体是另一种可引起膀胱炎或肾盂肾炎（通常伴有尿石症）的产脲酶菌。病例报道提示免疫受损的个体，特别是低丙种球蛋白血症的个体易患此病，健康人也可能被感染。血气球菌是一种罕见的能引起泌尿系复杂性感染的病原菌，通常需要通过分离血培养中的微生物来协助诊断[149]。一般临床微生物学实验室中有 0.3%～0.8% 的尿液标本可分离出血气球菌，通常来自有菌血症的老年人[150]。在无化脓性并发症（如脓肿）存在的情况下，很少发现厌氧菌[151]。

(2) 宿主因素：泌尿生殖系统异常会增加病原菌进入膀胱的机会（如间歇性导尿、泌尿外科手术），随后由于排尿不畅（如梗阻、泌尿系结石、憩室、反流）或泌尿系统引流装置上的生物膜导致病原菌持续存留而促进感染[4, 5]。无症状菌尿在泌尿生殖系统持续性异常的患者中很常见，也普遍见于长期留置导尿管的患者[152]。在慢性菌尿患者中，诱发有症状感染的决定性因素尚未明确。但是，在先前存在菌尿的患者，尿路梗阻和黏膜损伤出血是菌血症和败血症公认的危险因素。

3. 临床表现

复杂性尿路感染表现为广泛的临床症状和体征，从轻微尿路刺激征到肾盂肾炎和菌血症，包括败血症休克[4, 5, 153]。患者通常有与膀胱炎或肾盂肾炎相一致的局部症状和体征。留置导尿管或其他尿路引流装置的患者通常只表现为发热、肋椎角部疼痛或压痛、血尿或导尿管阻塞（如果存在）有助于确定感染来源于泌尿生殖道。慢性神经损伤患者有时不表现为典型的尿路感染症状[138]，如脊髓损伤患者会表现为膀胱痉挛和腿部痉挛加剧，或者自主神经反射障碍。而多发性硬化患者可能表现为疲劳或神经功能损害恶化[5]。

有认知障碍的老年人，发现症状性感染通常比较困难[154-156]。这些患者经常有慢性泌尿生殖系统临床症状，但由于同时存在沟通障碍，难于对他们的症状和体征进行评估。由于菌尿在认知功能障碍的老年人中非常普遍，尿液培养呈阳性。因此非局部性的临床恶化往往归因于尿路感染[157]。但是，在没有长期留置导尿管的老年人中，包括发热在内的非局部临床表现不太可能是由泌尿感染引起[25, 155]。尿液特征改变，如浑浊和异味，也常常被认为是尿路感染的表现。浑浊可能是由于脓尿，而脓尿通常伴有菌尿，难闻的气味则提示尿液中的细菌产生多胺。然而，尿液特征的改变对感染的诊断往往不敏感也不特异，可能是由其他原因引起，如晶体沉淀和机体脱水。因此，尿液特征的改变不应作为尿路感染的表现。

4. 实验室诊断

对每一个疑似复杂性尿路感染的患者，在开始抗菌治疗之前，应留取尿液标本进行培养。由于导致感染的微生物种类繁多，产生耐药菌株的可能性也增加，明确的微生物学特性对于优化抗菌治疗是非常必要的。

尿路内留置导尿管和支架等引流装置上的生物膜使一些合并感染的患者尿液培养的结果判断变得复杂[7, 143-145]。对于长期留置导尿管的患者，应更换新的导尿管后对膀胱尿液进行采样，这样可以避免被旧导尿管上生物膜中的微生物污染[25, 26]。在通过创建回肠管道尿液分流、可控性经皮穿刺尿液引流或肠道原位新膀胱下尿路重建等情况下，通过管道或储尿管收集的尿液常是细菌尿，无论有无症状[158]，此时分离到的微生物是革兰阳性菌混合菌群，包括链球菌和表皮葡萄球菌，但泌尿系统致病菌（如大肠埃希菌、变形杆菌、铜绿假单胞菌、粪肠球菌）也可能存在。有报道称，类似的尿培养结果也见于 30%～60% 直视膀胱替代或扩大膀胱成形术患者[159]。这些患者如果从清洁间歇导尿管取标本，则可能有更多阳性的培养结果[158]。因此，当怀疑有症状的尿路感染时，患者的尿培养结果必须根据这些常见的菌尿背景来判断。

当临床表现提示有症状的尿路感染，但尿培养结果却反复为阴性时，尤其是当有脓尿时，应考虑是否感染了较难培养的微生物。这些微生物可能包括解脲棒杆菌、解脲支原体和嗜血杆菌。尿持续碱性 pH 伴脓尿，但尿培养阴性，提示存在产脲酶的微生物，如解脲棒杆菌或解脲支原体。如果考虑为难培养微生物，应咨询实验室，并收集适当的标本进行额外的实验室检测，以最大限度分离到潜在的感染微生物。

泌尿生殖系统异常的患者不管表现为无症状性菌尿或有症状性感染，通常都有脓尿，因此脓尿本身不能作为尿路感染的诊断标准[5]。但在一些老年患者中，脓尿的消失对排除尿路感染有很高的参考价值[25]。临床表现严重程度决定是否需要进行额外检查，如血培养或外周血白细胞计数等。每一例复杂性尿路感染的患者都应进行肾脏功能评估。如果患者无症状，则不建议在抗菌治疗后进行第 2 次尿培养。

5. 抗菌治疗

复杂性尿路感染的处理原则，包括及时采集标本以确定特定的感染微生物，明确肾功能，寻找潜在的尿路异常，及早制定适当的抗菌治疗方案。根据感染部位，症状的严重程度，已确定或推测的感染微生物及其敏感性，以及患者的耐受性，选择个性化的抗菌治疗方案[5]。当症状轻微时，最好在尿液培养结果出来后再开始抗菌治疗。这种方法允许选择一种专用于感染病原菌的窄谱制剂，并将抗菌强度降至最低，抗菌强度太大可增强病原菌的耐药性。

如果患者症状严重，在等待尿液培养结果过程中就应开始经验性抗菌治疗。在选择经验性方案时，要考虑既往尿培养结果（如果有）和患者最近接受的抗菌治疗[5]。肠外治疗适用于血流动力学不稳定的患者、不能耐受或口服吸收药物不良的患者，或者已知或怀疑对可用的口服药物已产生抗药性的患者。出现严重脓毒症（包括感染性休克）的患者应接受初始经验性抗菌治疗，此时要广泛覆盖革兰阳性和革兰阴性菌，包括耐药菌[153]，方案包括加或不加氨苄青霉素的氨基糖苷类药物，头孢菌素加氨基糖苷类药物，碳青霉烯类（厄他培南、亚胺培南、美罗培南），超广谱头孢菌素或 β- 内酰胺 / β- 内酰胺酶抑制剂，新的 β- 内酰胺 /β- 内酰胺酶抑制剂（头孢他啶 / 阿维巴坦和头孢噻嗪 / 他唑巴坦）对复杂耐药菌感染有效[160-164]。静脉注射磷霉素也可用于一些严重耐药的微生物，但通常与另一种广谱抗菌剂联合使用[165]。

经尿液排泄良好、革兰阴性覆盖率广的氟喹诺酮类药物诺氟沙星、环丙沙星和左氧氟沙星适用于经验性口服治疗[5]。许多其他口服药物是有效的，也可能是比较合适的，这取决于患者的耐受性和特定的感染微生物[5]。这些药物包括 TMP/SMX、阿莫西林、阿莫西林 / 克拉维酸、口服头孢菌素和多西环素。口服磷霉素可用于一些耐药菌，报道成功率为 50%～85%[166-168]。硝基呋喃妥因对某些膀胱感染有效，但对肾脏或前列腺感染无效。治疗肾衰竭患者时忌服用硝基呋喃妥因，因为有报道称该药可导致周围神经病变。肺炎克雷伯菌、铜绿假单胞菌、奇异单胞菌和产超广谱 β- 内酰胺酶菌均对呋喃妥因耐药，但呋喃妥因对耐万古霉素的肠球菌和大多数产超广谱 β- 内酰胺酶的大肠埃希菌仍然有效。

在开始有效抗菌治疗后的 48～72h，临床症状一般会有实质性改善，此时需要综合考虑临床治疗反应和尿培养结果后重新对经验性治疗进行调整，通常修改为较窄谱的肠外或口服药物，一般疗程共 7～10 天。如果在治疗前尿培养标本中分离出的微生物对经验性抗菌剂有抗药性，即使临床症状有所改善，治疗方案也应改为敏感的抗生素。在一些患者中，5 天较短疗程也是可以的[169]。

6. 其他干预措施

复杂性尿路感染的最佳治疗方案需要明确潜在的泌尿生殖系统异常情况，并采取适当的泌尿外科或其他干预措施，以帮助解决当前感染和预防以后发生感染。紧急影像学检查或泌尿外科检查技术适用于全身症状严重的患者，或尽管分离出感染微生物，但对抗菌治疗无反应的患者。早期影像学检查的目的是发现梗阻或脓肿，因为这些梗阻或脓肿可能需要立即引流以控制感染的源头[132]。即使尿路异常已然明确，如尿管留置或神经源性膀胱患者接受间歇性导尿管，但如果患者最近感染频率或严重程度发生改变，也应进一步检查，因为这些患者也可发生尿石症、肿瘤和化脓性感染的风险。

诊断影像学和泌尿科检查的选择取决于疾病的临床表现和患者的既往病史。腹部 X 线片可以识别气肿性感染和一些结石。CT 是首选的影像学检查方式，可识别结石、气体、出血、钙化、梗阻、肾脏肿大和炎性肿块，推荐使用增强扫描（尽管这可能导致对比剂肾病风险，临床决策中也应加以考虑），用螺旋 CT 和多层螺旋 CT 来观察对比剂排泄的不同阶段[123-125]。超声检查比螺旋 CT 和 MRI 等影像学检查的敏感性和特异性要低，但超声检查可能更便利[125]。

除了抗菌治疗，还必须迅速开始恰当的支持治疗和护理。在开始抗菌治疗之前应拔除和更换长期留置的导尿管，这可使治疗后更快退热和降低早期复发的风险，也有助于收集更高质量的尿液培养样本[26]。推测更换导尿管的好处是清除生物膜中高浓度微生物，这些微生物往往无法通过抗菌治疗根除，是复发的重要根源。泌尿外科检查技术，如膀胱镜检查、逆行肾盂造影和尿动力学检查应依情况选用。如果存在解脲支原体结痂感染，则需要手术切除结痂并进行抗菌治疗。解脲支原体菌株通常对万古霉素、四环素和氟喹诺酮类药物敏感[148]。

7. 反复感染的管理

当抗菌治疗后疾病很快复发时，应检测治疗前感染微生物的敏感性，以确认开出的抗菌剂是有效的。如果机体容易受到感染，应检查潜在的泌尿生殖系统异常，并在适当的情况下进一步评估，以确定是否存在需要引流的异常情况，如脓肿。即使这些异常不能完全纠正，改善尿液引流也可以减少症状性感染的发生频率[4, 5]。只要有可能，应拆除留置的尿管。循证医学感染控制指南在预防导尿管获得性尿路感染方面提供可参考的建议[170-172]，多方面的举措可有效减少导管使用、降低感染率[173, 174]。具体做法包括限制导尿管使用适应证，限制使用时间，安全插入尿管和加强护理，以及选择大小适当的导尿管。已被证明无效且不推荐的干预措施包括使用不同的导尿管材料、导尿管的抗菌涂层、防腐或抗菌的护理及向引流袋内滴注防腐剂。置入长期导尿管和其他尿路引流装置的患者会因为这些引流装置上的生物膜而感染。因此，预防导尿管获得性感染最终是要开发具有生物膜抗性的生物材料[175, 176]。

不推荐进行长期的预防性抗菌治疗[5, 138, 177]。当使用预防性抗生素治疗排尿功能受损或有尿路留置装置的患者时，症状性感染几乎没有减少（如果有），并且同样可以观察到耐药微生物的快速再感染[5]。对于特定的泌尿系统永久性异常患者，如果他们的症状性复发感染无法根除，可考虑抑制性抗菌疗法。抑制性抗菌疗法的目的不是为了防止再感染，而是在病菌无法根除时控制症状发作，或者防止无法手术去除的感染性结石增大。抑制性抗菌方案是根据感染微生物选择，并且初始剂量是全剂量，如果患者保持临床稳定，并且尿液无菌的，这个剂量通常在 4～6 周后减半。抑制性抗菌疗法不适合于尿路引流装置置入的患者，因为生物膜的形成导致快速再感染和耐药微生物产生。然而，对于有复杂泌尿系统异常和尿路留置引流装置的患者，短期使用这种治疗（数周或数个月）有时被认为是姑息治疗策略的一部分。

为控制膀胱排空障碍患者复发感染而提出的一种新方法叫“细菌干扰”[178]。该策略是在排尿障碍患者中用一种非致病性大肠埃希菌菌株建立无症状菌尿，膀胱中无毒菌株可以防止其他更具毒性菌株感染。其可能的保护机制包括阻断存在于尿上皮细胞上的细菌受体，竞争尿液中的营养物质，以及减少毒素的产生。初步的临床试验已经证明，这种方法在少数经过高度选择的患者中有一定疗效[179]。

（四）无症状性菌尿

1. 流行病学

无症状性菌尿是一普遍现象，特别是在女性、老年人及一些患有持续性泌尿生殖系统异常的患者（表 36–7）[152]。性行为活跃的年轻女性菌尿的发生率为 3%～5%，但在没有性行为的相当年龄对照组，菌尿的发生率不足 1%。5%～10% 的健康绝经女性有菌尿[152]，20% 的 80 岁以上社区女性有菌尿[180]。无症状性菌尿在年轻男性中不常见，但 65 岁以上男性发生率增加，可能与前列腺肥大有关。在社区，10% 的 80 岁以上健康男性会出现菌尿[180]。在没有留置导尿管的疗养院居民中，有 20%～50% 的女性和 15%～40% 的男性患有菌尿症。在长期留置导尿管的人群中，

表 36-7 正常人群和某些潜在泌尿生殖系统异常患者的无症状菌尿

人群 / 患者	菌尿患病率（%）
健康女性	
20—50 岁：	
性行为活跃	3～5
性行为不活跃	＜1
年龄 50—70 岁	3～9
年龄≥ 80 岁	14～22
健康男性	
年龄＜ 65 岁	＜1
年龄≥ 80 岁	6～10
伴有复杂泌尿生殖系统异常的患者	
脊髓损伤	
膀胱功能训练	25
间歇性导尿	23～89
括约肌切开术 / 避孕套导管	58
回肠原位新膀胱下尿路重建	30～60
长期在护理中心居住	
女性	25～57
男性	19～37
留置导尿管	
短期	每天采集 5%～7%
长期	100
尿道支架	
临时性	45
长久性	100

引自 Nicolle LE，Bradley S，Colgan R，et al. Infectious Diseases Society of America guidelines for the diagnosis and treatment of asymptomatic bacteriuria in adults. *Clin Infect Dis*. 2005；40：643–654；and Rodhe N，Mölstad S，EnglundL，et al. Asymptomatic bacteriuria in a population of elderly residents living in a community setting：prevalence，characteristics，and associated factors，*Fam Pract*. 2006；23：303–307.

菌尿的患病率为 100%[155]。在脊髓损伤的患者中，无论采用哪种膀胱排空方法，只要有排尿障碍且没有留置尿管，菌尿的患病率都是 50%[138]。

在无症状性菌尿高发人群，其症状性尿路感染的发病率也较高，但有症状性感染发病率高并非无症状菌尿所导致，相同的易感因素导致无症状感染和有症状感染概率均增加。健康年轻女性的菌尿通常比较短暂，但高达 8% 的人在最初鉴定出阳性尿培养结果后 1 周内患急性膀胱炎[181]。在糖尿病女性[182]和疗养院居民（无论女性或男性）[155]，菌尿常常持续数月或数年，且通常是同一菌株。无症状性菌尿不会导致远期不良预后[152, 182]，他们发生高血压或慢性肾衰竭的风险并没有增加，生存时间也与没有细菌尿的人相似。

仅在两类人群中发现无症状性菌尿的短期不良结局，孕妇和接受创伤性泌尿生殖系统手术的患者[152]。在怀孕早期，菌尿的患病率为 3%～7%，与年龄相当的未怀孕女性相似。妊娠期伴随着孕酮水平升高，出现生理性平滑肌松弛和蠕动减弱而导致肾盂和输尿管扩张。在怀孕后期，可能由于子宫压迫骨盆边缘而导致输尿管阻塞。在未经治疗的菌尿孕妇中，有 20%～35% 在怀孕后期发生急性肾盂肾炎，通常发生在中期妊娠的末期或晚期妊娠的早期。肾盂肾炎的发病率在未经治疗的菌尿女性中比那些最初筛查尿培养阴性或接受菌尿治疗的女性高出 20～30 倍。妊娠晚期的急性肾盂肾炎可导致早产及胎儿不良结局。另外一类是那些接受创伤性泌尿外科手术的患者，若菌尿未得到及时治疗，手术后菌血症的发生率高达 60%，其中 5%～10% 的患者进展为严重败血症或感染性休克。

2. 发病机制

(1) 微生物学：80% 发生无症状性菌尿的健康女性分离出大肠埃希菌[181]，其他大多数是肺炎克雷伯菌、肠球菌和凝固酶阴性葡萄球菌。而 65 岁以上男性最常分离出的是凝固酶阴性葡萄球菌，其次是大肠埃希菌和肠球菌。在存在潜在泌尿生殖系统异常的患者中，分离出微生物的种类更多。大肠埃希菌和其他与无症状菌尿有关的病原菌的特征是相对缺乏或没有公认的毒力因子的表达[183]。有些菌株具有很强的黏附性，但不能刺激上皮细胞产生和分泌 IL-6。这些相对无毒的大肠埃希菌可能来自非致病性共生菌，也可能从强毒菌株通过毒力减弱转化而来[184, 185]。其他被经常分离出的微生物（如凝固酶阴性葡萄球菌和肠球菌），则相对无致病性，很少与症状性感染相关。慢性留置导尿管由于生物膜形成导致了菌尿中有多种细菌[143]。

(2) 宿主因素：无症状性菌尿与复杂性无症状或症状性尿路感染有相似的遗传、行为危险因素及泌尿生殖系统异常。对年轻女性而言，行为风险包括性行为和使用杀精剂[181]。社区中 80 岁以上无症状菌尿女性的共同特征是活动能力下降、尿失禁和接受雌激素治疗，80 岁以上无症状菌尿男性患者的共同特征是前列腺疾病、有脑卒中病史及居住受到监管[180]。在未留置导尿管的常住养老机构人群中，泌尿系统功能障碍是无症状细菌尿主要危险因素[155]。残余尿量增加与老年人群菌尿发生率增多无关，但与需转诊到泌尿外科门诊有关[155]。

3. 诊断

无症状性菌尿的诊断标准是尿培养微生物定量计数≥ 10^5/ml 个 CFU。女性最好连续 2 次培养结果相似，但男性 1 次培养结果就足够了[152]。初次尿液培养阳性的年轻女性，如 2 周内再次培养仍为阳性，则尿路感染诊断的概率可达 85%～90%，如果第 2 次培养结果为阴性，则最初的阳性培养结果可能是因污染所致，当然也可能是菌尿自发消退。如果一个尿标本中单个潜在的尿病原体数量很低，而又必须排除细菌尿，则应再收集首次晨尿进行第 2 次培养。

脓尿通常伴随菌尿，但在不同人群，脓尿发生频率不同。50% 的菌尿孕妇存在脓尿。因此，没有脓尿并不能排除孕期菌尿[186]。约 75% 糖尿病菌尿女性、90% 的血液透析的菌尿患者及 90% 以上的老年菌尿患者会出现脓尿[152]。30%～70% 短期留置导尿管的菌尿患者和 100% 的长期留置尿管的菌尿症患者会出现脓尿。其他的一些生物标志物已经被用于区分无症状性和有症状性尿路感染，特别适用于疗养院人群，如尿 IL–6 水平升高与有症状性感染相关，但到目前为止其临床诊断价值还未显现[187, 188]。

4. 治疗

无症状性菌尿的筛查及治疗只推荐用于孕妇或将要进行创伤性泌尿生殖道手术的患者[152]。对于其他患者而言，治疗并不能改善其短期或长期临床结果，反而会导致不良结果，如增加再次感染耐药微生物的机会以及带来药物不良反应[152, 189]。在年轻女性和女性群体中，对无症状性菌尿进行治疗会增加后续发生症状性菌尿的概率[152, 190]，这可能是因为抗菌治疗改变了阴道菌群，或者导致了尿液中的良性微生物被更具毒性的微生物所取代。研究表明，治疗无症状菌尿对包括肾移植受者在内的并发感染患者并无益处[191–193]。对无症状性菌尿患者进行治疗是导致抗生素滥用的主要原因，也是抗生素管理的重要对象[194, 195]。

在怀孕早期鉴别和治疗无症状性菌尿可以将肾盂肾炎的患病风险从 25%～30% 降至 1%～2%[152]。最近在荷兰开展的一项只招募低风险孕妇的临床试验发现，尽管低风险孕妇肾盂肾炎的发病率很低，但仍观察到肾盂肾炎和未经治疗的无症状性菌尿之间存在显著关联[196–197]。目前的建议是，所有孕妇均需在妊娠早期末通过尿培养进行菌尿筛查，并在菌尿检查阳性时进行治疗[186]。首选治疗方案包括呋喃妥因一个疗程治疗（5 天或 7 天 / 疗程）[198]，或者阿莫西林或阿莫西林 / 克拉维酸或头孢菌素一个疗程治疗（7 天 / 疗程）。个体化治疗方案是根据分离出来的微生物及患者的耐受性来选择的。有时会要求缩短抗菌疗程，但是缩短疗程可能会影响治疗效果[199]。避免使用甲氧苄啶 / 磺胺甲噁唑类药物，尤其是在妊娠早期，整个妊娠期间禁用氟喹诺酮类抗生素。在治疗无症状性菌尿和症状性菌尿的过程中，应至少每月进行 1 次尿菌培养。如果感染复发，应开始并持续预防性使用抗生素治疗直至妊娠结束。呋喃妥因和头孢氨苄是首选的预防方案，因为它们被认为对胎儿是安全的。

在创伤性泌尿外科手术前立即开始有效的抗菌治疗可以预防菌尿患者发生菌血症和败血症[152, 200]。从概念上讲，这种方法是外科预防，而非治疗无症状性菌尿。虽然一些指南建议在经尿道前列腺电切术后继续使用抗菌剂直到拔除留置导管，但使用单剂量抗生素通常就已足够[152]。在膀胱镜和尿动力学检查等小型泌尿外科手术或更换长期导尿管前，不推荐使用抗生素，因为这些手术操作引起菌血症和败血症的风险较低，预防性使用抗生素并不能改善临床结局[5, 171, 201]。

表 36-8 美国国立卫生研究院前列腺炎综合征分类

类　别	描　述
Ⅰ	急性细菌性前列腺炎
Ⅱ	慢性细菌性前列腺炎
Ⅲ	慢性盆腔疼痛综合征（CPPS）
Ⅲa	• 炎症性 CPPS • 白细胞存在于精液中，前列腺按摩后的尿液中，或表达的前列腺分泌物中
Ⅲb	• 非炎症性 CPPS • 淋巴细胞不存在于上述标本中
Ⅳ	• 无症状性炎症性前列腺炎 • 淋巴细胞存在于上述标本中，但是没有症状

引自 Krieger JN，NybergL，Nickel JC. NIH consensus definition and classification of prostatitis. *JAMA*. 1999；281：236–237.

（五）前列腺炎

美国国立卫生研究院前列腺炎综合征分类（表 36–8）的制定及随后在临床试验和患者护理中的应用，极大地促进了对这一常见问题的理解和适当管理[202]。只有急性或慢性细菌性前列腺炎被认为是感染所致，并有抗菌治疗的适应证[28, 203, 204]。

急性细菌性前列腺炎是一种严重的感染，属于泌尿外科急症[28]，这种综合征通常是社区获得性的，尽管医院获得性感染可能在前列腺活检后发生[205]。患有急性细菌性前列腺炎的男性表现为严重的全身症状，包括发热、明显的排尿困难及尿频，常常出现尿路梗阻和强烈的耻骨上疼痛。据报道，27% 的急性细菌性前列腺炎会伴有菌血症。诊疗过程不建议进行直肠指检，因为该操作可能会诱发菌血症[28]。

70% 的急性细菌性前列腺炎患者分离出大肠埃希菌，分离出的菌株具有多种毒力因子[206]。而分离出变形杆菌、克雷伯杆菌、肠球菌、铜绿假单胞菌和金黄色葡萄球菌概率低于 10%[205]。急性细菌性前列腺炎的治疗手段包括插入尿道或耻骨上导尿管进行膀胱引流，血液和尿液培养以确定感染微生物的特征，以及开始经验性的肠外抗菌治疗。大多数的抗生素对治疗急性前列腺炎有效。β- 内酰胺和氨基糖苷的联合治疗被认为是一线治疗方案，尽管其他广谱的肠外抗生素，如哌拉西林 / 他唑巴坦和碳青霉烯类也是有效的[29]。一旦确认感染菌种及其药物敏感性，且肠外抗生素治疗临床反应良好，则改为口服抗生素治疗以完成 6 周的治疗疗程。如果感染的微生物对药物敏感，则推荐口服氟喹诺酮，环丙沙星或左氧氟沙星进行治疗。如果应用膀胱引流术和给予有效的抗生素治疗，但临床效果不佳，则应进行 CT 或 MRI 检查以排查前列腺脓肿。前列腺脓肿是急性前列腺炎的一种罕见并发症，发病率约 5%。若发现有前列腺脓肿，经直肠超声引导下穿刺通常是有效的引流方法。只有 10%～15% 的少量急性前列腺炎会进展为慢性细菌性前列腺炎[206]。

慢性细菌性前列腺炎发生于患有持续性前列腺感染的男性[28, 203, 207–209]。由于抗生素的扩散或者活性在前列腺中受到限制及老年男性经常出现感染性前列腺结石，导致细菌从尿道进入前列腺后能够持续存在。由于前列腺内的细菌间歇性进入膀胱，因此慢性细菌性前列腺炎的一个常见临床表现是复发性急性膀胱炎。同一机体尿液检测经常反复检测出同一种微生物，但症状发作的间隔时间可能会持续数月至数年。其他临床表现一般较轻，如刺激性排尿症状及睾丸、下背部或会阴部不适。前列腺检查结果一般是正常，但偶尔也会有压痛症状。

在患有慢性前列腺炎或慢性盆腔疼痛综合征的男性中，只有 10% 的男性患有慢性细菌性前列腺炎。诊断时需要对清洁中段尿及前列腺按摩后的尿液标本同时进行细菌培养[29]。如果清洁中段尿细菌培养阴性，而前列腺按摩标本培养却显示为脓尿，则推测细菌来源于前列腺[28, 207]。革兰阴性菌包括肠杆菌属和铜绿假单胞菌，以及革兰阳性菌包括肠球菌、金黄色葡萄球菌、凝固酶阴性葡萄球菌和 B 族链球菌是最常见被培养出的细菌[206]。通过性传播的微生物，如沙眼衣原体、解脲支原体、生殖支原体和阴道毛滴虫较少见，且通常发生于年轻男性患者[29]。但前列腺按摩后标本培养的临床意义仍存在争议。在一项含有 463 名患者和 121 名年龄匹配对照组的研究中，发现 70% 的患者在前列腺按摩分泌物标本中至少有一种细菌，8% 的患者和 8.3% 的对照组分离出大肠埃希菌等泌尿系微生物[210]。另一项研究中，470 名男性中有 6% 在前列腺按摩后分离出革兰阳性细菌，但 97% 的微生物在第 2 次培养中没有得到证实[211]。

尽管存在不确定性，但是恰当的抗菌药物对慢性细菌性前列腺炎的治疗是有效的，虽然治疗后经常复发。如果培养细菌对环丙沙星和左氧氟沙星药敏阳性，则应首选它们治疗慢性细菌性前列腺炎。这两种药物能够较好渗入前列腺和精液中，并在前列腺的酸性环境中维持活性。4 周一个疗程治疗 6 个月后，治愈率可达 75%～89% [29, 203]，虽然晚期可能会出现复发。多西环素和大环内酯类药物被认为是二线治疗药物，但被认为是治疗革兰阳性细菌感染的首选药物 [203]。首次出现慢性盆腔疼痛综合征且前列腺按摩分泌物中有炎症迹象（如淋巴细胞），但培养结果却为阴性，如果之前未接受长期抗菌治疗，则应进行为期 4 周的抗菌试验性治疗 [203, 212]。在已报道的病例系列中，尽管培养结果阴性，但仍有 10% 对抗生素治疗产生反应。然而，尚未有针对培养结果阴性的初治男性的对照临床试验。如果经 4 周的抗菌试验后症状持续或复发，并且前列腺按摩分泌物培养结果仍然为阴性，则不需要进一步的抗菌治疗 [207, 213, 214]。

四、特殊患者群体的尿路感染

（一）肾移植受者

尿路感染占肾移植术后患者感染的 45%～60% [215–217]。移植后 6 个月，17% 的受者至少经历过一次尿路感染。移植后 3 年内，60% 的女性受者和 47% 的男性受者会出现移植后尿路感染 [218]。肾移植早期尿路感染的发病率最高，因为此时使用免疫抑制强度最强，而手术及导尿管和输尿管支架等引流装置的留置导致感染复杂化 [219–221]。临床表现通常为无症状性菌尿、膀胱炎和肾盂肾炎也较为常见。3%～14% 的患者会发生菌血症 [217, 220, 222]。移植后早期发生感染者，症状往往更严重，常更多表现为肾盂肾炎或菌血症 [223]。

尿路感染的危险因素包括：①患者特点，如女性、糖尿病、移植前尿路感染、长期透析、多囊肾病；②移植手术相关危险因素，如移植创伤、供肾受微生物污染，与输尿管吻合术相关的技术并发症、导尿管和输尿管支架、免疫抑制、再植入手术及膀胱 - 输尿管尿液反流 [221]。据报道，移植后第 1 年内出现任何症状性或无症状性感染的独立危险因素，包括高龄、女性、移植后长时间留置导管、泌尿系统解剖异常，及术前 1 个月内发生尿路感染 [224]。对于移植后任何时候出现的急性肾盂肾炎，其独立危险因素包括女性、经历急性排斥反应、移植前尿路感染次数较多及接受霉酚酸酯治疗 [225]。移植后发生尿路感染的风险与围术期导尿或输尿管支架留置时间的长短有关 [216, 226]。移植时常规使用输尿管支架降低了整体移植并发症的发生率，但支架植入会增加泌尿系感染的风险。

无症状性菌尿与症状性的尿路感染发生有关，但却不是移植物丧失或移植物功能受损的危险因素 [152]。无症状性菌尿的移植受者进展为移植失败通常也会经历症状性尿路感染。这些患者的移植失败通常源于导致感染的泌尿系统异常，而非尿路感染的直接后果。症状性尿路感染与移植物存活也非独立相关 [222, 227–230]。然而，有个案报道称，接受规律免疫抑制治疗的移植受者，移植肾功能的恶化常伴发急性肾盂肾炎 [231]。这种情况可能是由于感染激活了免疫系统导致的。

肾移植受者泌尿系感染的处理原则与任何复杂性泌尿系统感染患者的处理原则相似，包括及时的临床诊断和开始抗菌治疗、获得合适的标本进行培养及对可能加剧感染的潜在泌尿生殖系统异常进行泌尿学评估。肠杆菌属（尤其是大肠埃希菌）是最常见的感染微生物，但也有可能检出其他各种细菌或酵母菌。抗菌药物的选择取决于感染微生物的药敏和患者的耐受性。膀胱炎患者推荐使用 1 周疗程的抗菌药。对于肾盂肾炎，推荐使用 2 周疗程。免疫抑制治疗的类型和强度对抗菌效果的影响尚未见报道。菌尿不会损害肾功能 [193, 228]，菌尿的治疗也不能改善临床结果，包括症状发作的频率或移植功能 [191–193]。因此，目前的指南不建议对菌尿进行筛查 [232]。在肾移植受者中治疗无症状念珠菌菌尿也未被证明有益，因此不推荐对其进行治疗 [233]。

确保最佳的手术操作是减少移植后尿路感染的关键，包括尽可能缩短围术期留置尿路引流装置的时间。移植后的前 6 个月预防性地使用甲氧苄啶 / 磺胺甲噁唑类药物可降低症状性和无症状性尿感及其他感染的风险，但会导致病原菌的耐药性增加从而降低其疗效 [234, 235]。在预防性使用甲氧苄啶 / 磺胺甲噁唑类药物的患者发生尿路感染后，所分离出的微生物均对该药物产生耐药性。移植后频繁复发的症状性感染可能是由于抗菌治疗时间不足、微生物耐药性、存在泌尿系统异常（如梗阻和结石）及固有肾脏感染所致。治疗不久后感染复发，应查看以前的尿培养结果以确定是发生了再感染还是感染复发，并再次确认分离出来的微生物是否对目前治疗所用的抗生素敏感。如果治疗 2 周后，由同一个药敏的微生物引起复发，推荐继续使用 4～6 周的疗程再进行治疗，尽管这种延长再治疗的有效性还没有得到严格的评估 [222]。在无泌尿系统异常的患者，如果经长期抗菌治疗后仍然反复复发，则通常是固有残肾感染引起，这类患者通常在移植前有反复尿路感染的病史，可能由于抗生素未能在失功残肾中达到有效治疗浓度，导致失功残肾中的细菌无法根除，这类患者需要进行长期的抑制治疗，以防止该类患者出现进一步的症状发作。

（二）肾衰竭患者

轻中度肾衰竭患者伴发尿路感染时，通常会对抗生素治疗产生适当的反应 [236]。然而，当肾功能严重受损时，由于肾脏灌注能力受限，尿液和肾脏中的抗生素可能无法达到有效治疗浓度。如果肾衰竭伴发急性肾盂肾炎，抗菌治疗反应可能延迟，或者治疗后复发的风险可能会增加。对肾衰竭患者尿路感染的抗菌疗效的系统评价一直较少 [5]。氨基糖苷类抗生素很难渗透到失功的肾脏中，因此不推荐在肾衰竭患者中使用该药物治疗泌尿感染。个案报道称氟喹诺酮、甲氧苄啶 / 磺胺甲噁唑类药物、氨苄西林和头孢菌素类药物均可有效治疗此类患者的尿路感染。厄他培南对治疗膀胱炎或导尿管获得性尿路感染有效，但对于肾功能受损患者，通过细菌培养检测转为阴性的时间会更长 [237]。使用磷霉素治疗慢性肾脏病伴发多重耐药微生物引起尿路感染的患者，治疗失败的风险显著增加 [166]。

当感染局限于单侧失功肾脏时，会出现另一个治疗问题。由于抗生素可通过功能正常的肾脏排泄，因此抗菌治疗可以消毒尿液，通常可以改善相关症状。然而，由于抗菌药物对功能受损的肾脏渗透不足，细菌常残留在功能受损的肾脏中。一旦停止抗菌治疗，感染会迅速复发。留置输尿管导管前用生理盐水冲洗膀胱，以清除感染的膀胱尿液，然后直接从输尿管收集尿液进行培养，从而可以证明哪一个肾脏受到感染。对于已知或怀疑失功肾脏发生症状性复发性感染，处理方案可选择尝试更长疗程的抗菌治疗、持续抑制治疗及手术切除失功肾脏。

（三）泌尿系结石患者

尿路感染可从几个方面使尿石症复杂化。感染可能是结石形成的原因，未感染的代谢性结石可能会被附着在生物膜上的细菌定植，而导致梗阻的未感染结石可能会在梗阻附近引发感染 [238]。对于任何有尿路结石和感染的患者，在进行泌尿外科手术之前，应通过适当的抗菌治疗来控制感染 [239]。

感染性结石，也称“鸟粪石”，是感染了产尿素酶微生物（如奇异假单胞菌）而引起的并发症 [240]。尿素酶催化尿液中尿素分解。这一过程产生氨和碱性尿液，有利于磷酸铵镁、碳酸盐磷灰石和尿酸单铵的沉淀 [241]。这些晶体与细菌生物膜结合，形成感染性结石 [143]。感染性结石持续增大，有时会迅速增大，如果治疗不当，最终会导致梗阻和肾衰竭。而长期留置尿管、尿路阻塞、神经源性膀胱排尿障碍、远端肾小管酸中毒及海绵状肾的患者，发生感染性结石的风险增加（见第 38 章，泌尿系结石疾病）。

感染性结石的处理需要彻底清除结石，并对尿液进行消毒 [239]。经皮肾镜超声碎石术能有效地清除 60%～90% 的结石，而体外冲击波碎石术的有效率为 30%～60%。碎石术后有多块结石碎片排出。要继续根据尿液培养结果选择抗菌治疗，直至所有碎石排出。碎石术后抗菌治疗的最佳持续时间仍存在争议。目前，建议抗菌治疗持续时间为 4 周，虽然有些学者建议持续时间可缩短。当经皮碎石术无效或有禁忌证时，可能需要进行开腹手术取石或肾切除。对于患有复杂泌尿系统疾病或医学问题的老年或身体虚弱患者，可能无法进行上述取石治疗，这类患者建议采用持续抑制性抗菌治疗，以限制结石增大并保护肾功能 [242]，可根据尿液培养结果选择抗生素，如果抗生素治疗有效且可耐受，治疗将无限期持续。

有的结石最初并非感染性结石，但结石形成后细菌可能会黏附在其表面，最终在生物膜上持续存留[143]，在这种情况下，尿液培养通常不能反映结石的细菌种类。在 75 例非感染性肾结石患者中，36 例（49%）患者结石有细菌定植，但仅有 19 例（其中的 53%）患者有细菌尿[243]。可定植在结石上的细菌包括大肠埃希菌（75%）、肠球菌（100%）、铜绿假单胞菌（19%）、克雷伯菌（31%）、奇异假单胞菌（8.3%）、链球菌（31%）、枸橼酸杆菌（8.3%）、腐生链球菌（19%）、摩根木霉（8.3%）和芽孢杆菌（8.3%）。大的结石通常更容易被定植。被细菌定植的结石患者术后脓毒症的风险增加，即使尿液标本培养结果为阴性[244]。在围术期，建议对所有留置导管或支架的结石患者使用抗生素，因为这类患者的结石发生细菌定植的风险更高。即使预防性使用抗生素，仍有 10% 的经皮肾镜取石术患者术后会出现发热。尿菌培养阳性、糖尿病、鹿角形结石及术前肾造口是术后发热的危险因素[245]。

未感染的结石引起输尿管梗阻可能并发梗阻上游尿路感染。完全梗阻是菌血症和败血症高风险因素，及时引流对这些患者至关重要[246]。当发生输尿管梗阻时，排出的尿标本的微生物学特性可能与直接从肾盂取出的尿标本的微生物学特性不一致。在肾盂尿液培养阳性的尿路梗阻患者中，排出的尿液标本培养阳性率仅为 16%，排出的尿液标本与肾盂取样的尿液标本分离出同一种细菌的概率仅有 23%[247]。因此，对于梗阻的患者，应尽可能通过经皮肾盂穿刺留取尿标本进行培养。

五、其他泌尿系感染

（一）肾及肾周脓肿

肾脓肿和肾周脓肿是罕见的化脓性并发症，其发病率和死亡率都很高。肾脓肿完全位于肾实质内，而肾周脓肿则位于肾周围的腹膜后脂肪和肾筋膜。脓肿可能同时累及肾和肾周组织，25%～39% 的脓肿为肾内脓肿，19%～25% 为肾内脓肿和肾周脓肿共存，42%～51% 为单独的肾周脓肿[248, 249]。肾及肾周脓肿并发于上行性尿路感染和肾盂肾炎，或通过另一部位菌血症后的血源性扩散，到达肾皮质或腹膜后腔。双侧皮质出现多个微脓肿提示血源性播散。大多数病例都存在糖尿病、尿石症、尿路梗阻等合并因素。一项以中国台湾人口为基础的研究报道称，糖尿病患者因肾和肾周脓肿住院的发病率为 4.6/（10000・年），非糖尿病患者仅为 1.1/（10000・年）[250]。

从脓肿中分离出的最常见微生物是大肠埃希菌、肺炎克雷伯菌、奇异疟原虫、金黄色葡萄球菌及厌氧菌，而金黄色葡萄球菌引起的脓肿最有可能起源于另一个感染部位的血源性播散。肾及肾周脓肿的临床表现与急性肾盂肾炎相似，特征表现为发热、肋脊角疼痛或压痛。在接受治疗肾盂肾炎患者并发肾或肾周脓肿的临床过程特点是临床治疗反应延迟或治疗后早期症状复发。一项多因素分析报道称，患有肾脓肿而非肾盂肾炎的患者更有可能患有糖尿病，并出现低血压、急性肾损伤和外周白细胞计数＞20000/ml[251]。

CT 是诊断肾脓肿或肾周脓肿的首选影像学检查方法，它能显示脓肿的大小和范围，并可确定其潜在的来源[124]。超声检查可识别大多数肾周脓肿，但可能无法区分肾内炎性小叶肿块和真正的肾脓肿[125]。

肾脓肿和肾周脓肿的处理，包括及时诊断、及早实施有效的抗菌治疗，以及对特定患者进行诊断性和治疗性兼顾的脓肿引流。脓液的培养可确定感染微生物的类型，对抗生素的选用起指导作用。如果无法抽取脓液进行培养，应根据血液或尿液培养的结果选用抗生素。最初抗菌药物给药途径通常是静脉注射，一旦患者的病情稳定，可以继续口服生物利用度高的合适抗生素。较小的肾脓肿（直径不超过 5cm）可以只用药物治疗，但较大的脓肿通常需要引流[248, 249, 252-254]，约 70% 的肾脓肿只需药物治疗就可治愈[249]，肾周或混合性脓肿较大，通常需要引流。目前治疗这些较大脓肿的首要方法是尝试经皮穿刺引流，如果效果不佳，则进行开放性引流或肾切除术。通过反复的影像学检查来监测脓肿消退情况，持续使用抗生素直至脓肿完全消退或仅留下稳定的瘢痕。

（二）感染性肾囊肿

肾囊肿感染发生率和发展的危险因素尚不清楚。法国的一个病例系列报道称，肾内科 10 年内收治的 389 名常染色体显性遗传性多囊肾病患者中，有 8.4% 的人存在明确或可能的囊肿感染[255]，24% 的病例感染与菌血症有关，其中 2 名患者不止感染一次。并发多囊肾病的感染性囊肿在临床和微生物学上都很难确诊[256]，发热、腹痛或压痛，通常伴有菌血症，是常见的临床表现。然而，鉴别诊断包括肾盂肾炎、感染肾结石、肾周脓肿、囊肿出血和其他腹腔内病理。大多数感染性肾囊肿患者也会出现外周血白细胞增多和 C 反应蛋白升高。最常见的感染菌包括大肠埃希菌、肺炎克雷伯菌、肠球菌和 B 群链球菌，也有报道提示沙门菌属、铜绿假单胞菌属、梭菌属、念珠菌属和曲霉属也可引起肾囊肿感染。考虑到潜在病原体种类较广，应尽可能通过囊肿抽吸来确认特定的感染微生物类型。通常需要使用影像学手段来确认诊断和识别相关囊肿。B 超和 CT 无法明确诊断[255]，在个别病例报道中 MRI 和白细胞标记扫描可明确囊肿感染[257, 258]。据报道，氟（F–18）脱氧葡萄糖进行正电子发射断层扫描是定位受感染囊肿最有效的方法，但该技术的使用范围有限[256, 259–261]。

一旦发现潜在的感染性囊肿，则应尽可能进行囊肿穿刺以明确感染病原菌并进行治疗性囊肿引流[262]。抗菌药物对囊肿的渗透被认为是跨上皮的。甲氧苄啶 / 磺胺甲噁唑类药物、氯霉素及氟喹诺酮可在囊肿内可达到有效治疗浓度[236]。左氧氟沙星在囊肿中的浓度与血清水平相似，而环丙沙星在囊肿中的浓度仅为血清水平的 40%[263]。青霉素、头孢菌素、氨基糖苷类[236]和两性霉素 B[264]也可在囊肿中达到治疗药物浓度。虽然未见明确最佳治疗时间的报道，但建议抗菌治疗至少为期 4 周。在先前描述的法国系列病例报道中，抗生素治疗的平均持续时间为 5 周，初始治疗的成功率为 71%[254]。若囊肿引流和适当的抗菌治疗未能成功控制感染，必要时需要切除肾脏（见第 45 章，肾脏囊性疾病）。

（三）气肿性膀胱炎和气肿性肾盂肾炎

气肿性膀胱炎和肾盂肾炎是以气体形成为特征的急性坏死性感染。泌尿系统存在气体常见于多种介入手术术后，但气肿性感染的特征是气体存在于组织中[125]。在膀胱炎，气体定位于膀胱壁和管腔[265]，在肾盂肾炎中定位于肾内和肾周[266]。气肿性肾盂肾炎是局限于集合管系统的气体形成感染，而不涉及肾实质。受影响的患者通常患有糖尿病，且血糖控制不佳。梗阻是气肿性肾盂肾炎的另一常见诱因。大肠埃希菌和肺炎克雷伯菌是最常分离出的感染微生物。尿液中高水平的葡萄糖是这些细菌的底物，大量的气体是通过自然发酵产生的。在受影响的非糖尿病患者中，蛋白质发酵被认为是气体的来源[265]。CT 是确认气肿性感染及确定组织受累及程度的最佳影像学手段[124, 125]。

一项针对 135 例气肿性膀胱炎的跨越 50 年的回顾性研究表明，患者年龄中位数为 66 岁（范围为不足 1 岁—90 岁），64% 的患者为女性，67% 的患者患有糖尿病[265]，出现的症状从单纯的气肿到刺激性下尿路刺激症状，再到急性腹部表现甚至败血症等严重的疾病指征，7% 的病例无症状。感染细菌谱为大肠埃希菌占 58%、肺炎克雷伯菌占 21%、梭状芽孢杆菌和产气肠杆菌各占 7%。84% 的病例经腹部 X 线片可明确诊断。有效的治疗手段主要包括抗菌治疗、膀胱引流和血糖控制。仅 10% 的病例需要手术治疗，包括膀胱切除术、部分膀胱切除术及合并气肿性肾盂肾炎时的外科清创术。气肿性膀胱炎的总体死亡率仅为 7%。

气肿性肾盂肾炎是一种较严重的感染，病死率较高[267]。在气肿性肾盂肾炎的系列病例报道中，62%～100% 为糖尿病患者，且以女性居多[268–270]，患者的血糖水平往往很高，血清 C 反应蛋白也普遍升高。45%～54% 的病例分离到大肠埃希菌，进行血培养的受试者中有 20%～50% 出了现菌血症。通过腹部 X 线片仅在 50% 的病例中发现了肾脏中有气体存在。肾脏超声检查通常可看出一些异常，但在诊断气肿感染方面不如 CT 准确。治疗手段主要包括抗菌治疗、经皮或开放性脓肿引流及纠正梗阻[266, 267, 269–271]。积极的血糖控制和支持性护理也是必要的。病死率在症状较轻的患者中占 7%～20%，而在以坏死、血管内血栓和微脓肿形成为特征的暴发性病程的患者中死亡率可达 70%。

以前认为任何出现气肿性肾盂肾炎的患者都需要进行紧急肾切除术。目前，经皮穿刺引流是推荐的初始治疗方法。经皮穿刺引流的死亡率与紧急肾切除术或单纯药物治疗的死亡率相似甚至更低[267, 271–274]。一项患者数量较少的系列病例回顾性研究显示，单用药物治疗的患者死亡率为 50%，药物治疗联合紧急肾切除术的患者死亡率为 25%，药物治疗联合经皮穿刺引流的患者死亡率为

13.5%[268]。部分患者可能需要择期行肾切除术。

（四）黄色肉芽肿性肾盂肾炎

黄色肉芽肿性肾盂肾炎是一种罕见的、严重的、亚急性或慢性的化脓性肾盂肾炎，其特征是肾实质被含有组织细胞和泡沫细胞的肉芽肿性组织破坏和替代[275, 276]。炎症可拓展至肾周组织（如肾筋膜）、肾周后间隙、腰大肌、膈肌及脾脏。据报道，只有不到 1%～8% 的患者因肾脏被切除或因炎症情况而接受活组织活检时才被发现黄色肉芽肿性肾盂肾炎[276]。该病的发病机制尚不清楚，但潜在的致病因素，包括慢性泌尿系统感染、脂质代谢异常、淋巴管阻塞、淋巴细胞功能受损及血管闭塞。62%～89% 的病例尿培养呈阳性。从肾组织中分离出的最常见致病菌包括奇异葡萄球菌（38%）、大肠埃希菌（33%）、克雷伯菌 / 肠杆菌（8%）、铜绿假单胞菌（8%）和金黄色葡萄球菌（10%）。

一项单中心经验报道称，1994—2005 年的 41 例患者中有 35 例（85%）是女性[277]。在此回顾期间，该医院进行的 214 例肾切除术中，黄色肉芽肿性肾盂肾炎占 19%。常见的症状是发热、腰痛或腹痛、体重减轻、下尿路症状和肉眼血尿，所有患者均患有肾结石，17 例患者进行了尿液培养，其中大肠埃希菌检出率为 35%，奇异芽孢菌占 18%，无细菌生长标本占 35%。一篇来自希腊的报道对 1980—1999 年的 39 例黄色肉芽肿性肾盂肾炎患者进行分析发现，患者男女性别比为 2∶1[275]，这些患者的病史包括尿石症或肾绞痛、反复尿路感染及既往泌尿系统手术史，所有患者在就诊时症状明显，症状包括主诉发热、腰部或腹部疼痛、寒战和身体不适，还报道了厌食、体重减轻、下尿路症状和肉眼血尿，其中 15 例患者分离出大肠埃希菌，12 例患者分离出奇异芽孢菌。腹部 X 线片或静脉肾盂造影（IVP）显示 63% 患者有一个无功能的肾，52% 患者有单发或多发性结石，48% 患者存在鹿角形结石，26% 患者发生肾盏畸形，23% 患者发生肾积水。2001—2013 年，在新西兰的 35 名患者中[278]，女性占 91%，51% 患者发生鹿角形结石，23% 患者有梗阻性输尿管结石，分离出的最常见的细菌是大肠埃希菌（46%）和奇异芽孢杆菌（20%）。

CT 被认为是最好的影像学检查方式，74%～90% 的病例可通过它发现异常[124, 125, 279]。由于目前 CT 应用普及，目前诊断通常在手术前就可做出。特征性表现包括肾脏肿大，常伴有肾实质占位和多个充满液体的空腔，并伴有尿石症。超声检查可发现非特异性异常，包括相对保留肾脏轮廓的肾脏增大和多发低回声性圆形肿块[125]。MRI 检查表现与 CT 检查相似[279]。鉴别诊断包括恶性肿瘤和肾结核。常规的治疗方法是行肾切除术，抗菌治疗是次要治疗手段[276]。如果发现较早，只有局部肾组织受累，行部分肾切除手术可治愈。

（五）膀胱积脓

膀胱积脓是膀胱无功能患者膀胱中潴留了感染性脓液的一种疾病，事实上，膀胱已经演变成一个不排尿液的脓肿。膀胱积脓是无尿性肾衰竭或膀胱旁路手术后患者的一种罕见并发症，临床表现包括耻骨上疼痛或肿胀、腹痛、尿道分泌物异味、发热或败血症[280, 281]。分离出的病原微生物包括大肠埃希菌、奇异芽孢菌、铜绿假单胞菌、黏质沙雷菌、链球菌、肠球菌和念珠菌，混合感染很常见。目前尚不明确厌氧菌是否能引起膀胱积脓。

针对疑似病例，应取膀胱液标本进行培养，应将标本作为脓液而不是尿液进行处理，要求实验室识别所有分离的微生物。治疗方法主要是全身使用抗生素和行膀胱引流导尿。抗菌治疗要根据分离培养出的病原微生物进行针对性治疗。建议用生理盐水或含有抗生素液体行膀胱冲洗，但冲洗能否提高额外疗效至今尚不明确[282]。对于少数顽固性的病例，需行手术治疗以获得充分引流。

六、罕见微生物感染

（一）泌尿生殖道结核

泌尿生殖道结核占结核患者比例的 1.1%～1.5%，占肺外结核比例的 5%～6%[283-285]。这种感染通常是结核分枝杆菌在原发肺部感染过程中通过血液传播到肾皮质后局部重新激活的结果。肾皮质也常发生粟粒样病变和多发性肉芽肿。肾皮质的高氧分压有利于结核分枝杆菌在肾脏定植。男性感染率是女性的 2 倍。从初发肺结核到临床诊断泌尿生殖道结核的潜伏期是 1～46 年，平均潜伏期为 22 年[286]。肾结核通常只累及单侧肾，因此单侧肾感染可作为该疾病的特征性诊断指标。肾脏集合系统连续受累导致了结核杆菌尿，并伴有随后的输尿管和膀胱感染。前列腺和附睾结核可直接由血源性播散引起，而非邻近播散。60%～100% 的泌尿系统结核患者会累及肾脏，19%～41% 累及输尿管，15%～20% 累及膀胱，20%～50% 累及男性前列腺或附睾 [286–288]。

大量的发病率归因于泌尿生殖系统结核。23%～33% 的病例发生严重的肾盏杆状变形和扩张及输尿管变形，最终导致肾脏完全破坏和肾自截，1%～10% 的病例发生肾衰竭 [286]。一个世界范围的病例报道总结显示，27% 患者出现单侧肾功能丧失，但不同国家的比例为 8%～72%，考虑与诊断是否及时有关 [289]。

泌尿生殖系统症状通常是模糊的或非特异性的，可能包括背部或腰部疼痛、排尿困难和尿频，对于女性，可能包括不孕症，多达 50% 的患者没有局限性的泌尿生殖系统症状。25%～33% 的患者有全身性症状，通常是肺部症状、发热和体重减轻 [286, 290]。亚急性临床表现和初步评估结果与黄色肉芽肿性肾盂肾炎相似。在男性中，提示结核的其他特征包括附睾肿大、质硬、无触痛，输精管增厚或串珠样输精管，硬化性或结节性前列腺和无痛性睾丸肿块 [284]。结核性肉芽肿性前列腺炎常表现为伴有前列腺特异性抗原升高的结节性前列腺，临床表现与前列腺癌难于鉴别。大多数肾结核患者伴发泌尿生殖器外病变，最常见的部位是肺部，但是肺部疾病通常是非活动性的，67%～75% 的患者可出现胸部 X 线片异常，60%～90% 患者结核菌素皮试试验呈阳性。

90% 以上的泌尿系统结核患者尿液分析结果异常 [283]，以无菌脓尿合并血尿最为常见，但也可能出现无菌脓尿和肉眼或显微镜下的血尿 [283, 287, 288]。对于感染 HIV 的患者，结合常规尿培养阴性和脓尿、蛋白尿或血尿进行评估，对诊断泌尿系统结核有较好的预测价值 [291, 292]。然而，多达 50% 的 HIV 阳性患者在就诊时伴有含其他微生物的菌尿，这一发现可能会扰乱对尿液分析的初步判断，因此影响对泌尿生殖系结核的最初诊断。

静脉肾盂造影是传统和标准的影像学检查方法，目前首选 CT 检查 [286]。影像学研究发现 75% 的肾结核病例为单侧病变（图 36–1），早期特征性表现为肾

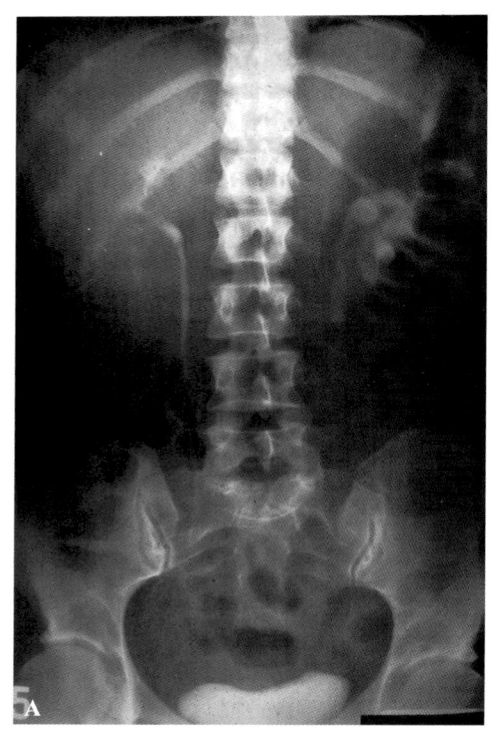

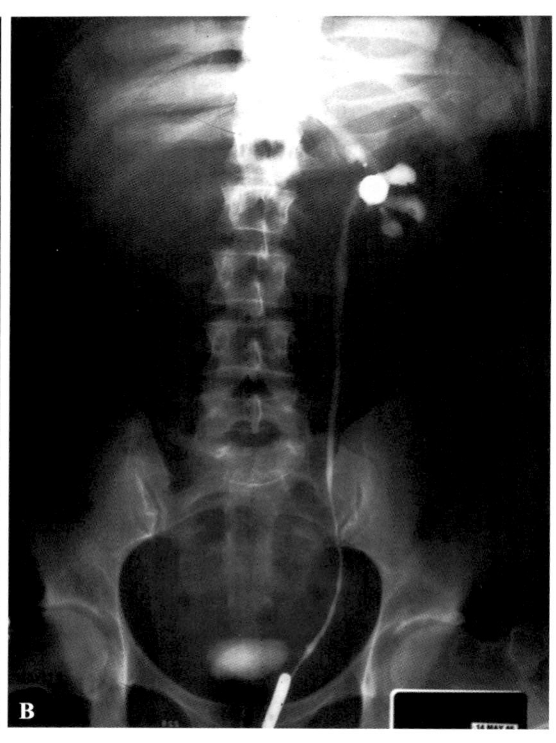

▲ 图 36–1　**肾结核**

A. 静脉肾盂造影，显示单侧肾积水，肾盏扩张；B. 同一患者行逆行肾盂造影，显示输尿管远端狭窄

盏糜烂，后可发展为乳头状坏死、肾积水、肾实质空泡化和肾盏扩张。输尿管结核的特征是输尿管壁增厚和狭窄，病变最常见部位是输尿管远端 1/3 处。膀胱结核可表现为膀胱容量缩小，并伴有膀胱壁增厚、溃疡和肉芽肿引起的充盈缺损。在膀胱结核晚期，瘢痕的形成可导致永久性的残余膀胱容量缩小，并残留一个小、不规则的钙化膀胱。通过 CT 结果能看到的最常见的表现是肾脏钙化，50% 的病例可出现肾脏钙化 [293]。其他特征性表现是继发尿道口狭窄和空腔积液。在疾病晚期会出现皮质丧失、尿道上皮增厚、营养缺陷性钙化。

泌尿生殖道结核确诊是尿液或组织培养中培养出结核分枝杆菌。无论何时考虑这种诊断，获得合适的分枝杆菌培养标本至关重要，推荐 3 份连续的晨尿标本进行分枝杆菌培养。75%～90% 的受影响患者，其尿培养结果可呈现阳性。尿液抗酸杆菌涂片阳性通常意味着是结核分枝杆菌感染，但培养确认对于排除非致病性分枝杆菌的定植和确定感染菌株的药敏还是必不可少的 [294, 295]。如果肾脏异常提示肾结核，但尿培养结果却为阴性，则可能需要进行组织活检以确定诊断。据报道，尿液标本 PCR 核酸抗原检测比尿培养更敏感，如果该方案可行，可提供更快速的诊断 [285, 292]，但还仍有必要进行尿培养以明确感染微生物的药物敏感性。

抗结核分枝杆菌的治疗应在有经验的结核病专科医生监督下进行。泌尿生殖道结核的治疗与其他部位的肺外结核相似。最初的治疗方案由 4 种药物（异烟肼、利福平、吡嗪酰胺和乙胺丁醇）组成，为期 2 个月，如果分离株对一线治疗药物敏感，则随后使用两种药物（异烟肼和利福平）治疗 4 个月。作为愈合过程的一部分，瘢痕或梗阻可能在治疗过程中发展或进展，因此建议每 6 个月行 1 次静脉肾盂造影检查，以明确是否存在输尿管瘢痕或梗阻。皮质激素治疗不能预防瘢痕或梗阻形成 [283]。如果发生进行性梗阻，可能需要输尿管再植、内镜气囊扩张或植入输尿管支架 [296]。很少需要肾切除术，但该手术可能用于顽固性疼痛，狭窄附近无法治疗的感染，无法控制的血尿、高血压或耐药性。结核感染治疗后膀胱出现瘢痕挛缩，需进行膀胱扩大术。

（二）卡介苗感染

卡介苗膀胱内灌注被认为是浅表性膀胱肿瘤和原位癌的一线治疗方法。在不到 5% 的病例中，经过这种生物疗法治疗的患者会出现全身或局部卡介苗感染并发症 [297–299]。卡介苗膀胱灌注后，有 80% 的病例会出现局部刺激性症状（如排尿困难），但这些症状的持续通常不会超过 48h [300]。如果症状仍然存在，建议使用异烟肼治疗 14 天。若使用异烟肼治疗后症状仍持续，推荐进行完整疗程的抗结核治疗 [301]。接受卡介苗膀胱内疫苗滴注后，少量患者会出现泌尿生殖道感染，前列腺炎发生率为 1%～3%，附睾炎发生率为 0.2%，极少数情况下会出现睾丸脓肿、膀胱溃疡、局部皮肤感染及肾感染。反流可能是导致卡介苗肾盂肾炎这一罕见并发症的危险因素 [302]。局限性泌尿生殖道感染往往发病比较延迟，通常在卡介苗治疗后 3 个月以上才表现出临床症状 [296, 297]。尿液或组织培养可能不能分离出卡介苗 [297]。组织活检病理常显示为坏死性肉芽肿性炎症，在之前的卡介苗治疗背景下这一发现也足以确诊为卡介苗感染，即使随后的培养结果为阴性 [299]。

（三）真菌性尿路感染

真菌性尿路感染通常由念珠菌引起。这些微生物具有一系列广泛的致病因子，可能有助于尿路的成功定植和侵袭 [303]。感染可以是顺行性感染，继发于念珠菌血症，也可以是通过尿道逆行感染 [303]。临床表现为无症状念珠菌尿、膀胱炎和肾盂肾炎。膀胱或肾脏存在真菌球及全身真菌血症是罕见并发症 [304]。

超过 50% 的病例可分离出白色念珠菌，其次是光滑念珠菌、热带尿珠菌和假丝酵母菌 [305, 306]。念珠菌尿通常是在患有多种共存疾病的重症患者中被发现，而且大多数感染是无症状的 [304]。念珠菌尿的最重要危险因素是存在留置尿管或其他留置的尿路引流装置、糖尿病及使用过广谱的抗生素 [306]。无症状白色念珠菌尿的治疗并无多少益处，目前仅推荐应用在特定的患者中，如高危的中性粒细胞减少（＜ 100 白细胞 /mm^3）的患者或将进行创伤性泌尿外科手术的患者 [307–309]。为了更好地解决患者的念珠菌尿，应尽可能移除泌尿系引流装置。对于反复出现症状性感染或尿路梗阻的患者，应考虑进行影像学检查以排除真菌球的存在。当有真菌球存在时，需要对其进行手术清除才能治愈患者的感染。

氟康唑在尿液中以活性形式存在并被排泄，尿液浓度高，是治疗念珠菌尿路感染的首选药物[308, 309]。建议每日口服 200mg～400mg 氟康唑，为期 2 周（表 36–9）。两性霉素 B 脱氧胆酸［0.3～0.6mg/(kg・d)］是推荐用于耐氟康唑菌株（包括大多数光滑念珠菌）感染及对氟康唑过敏的患者，或尽管进行了最佳的氟康唑治疗和泌尿系统管理但治疗失败的患者的替代治疗方法。两性霉素 B 治疗周期为膀胱炎需治疗 1～7 天，肾盂肾炎需治疗 2 周。两性霉素 B 作为膀胱冲洗剂也可以有效地治疗真菌性膀胱炎，但这种方法通常不被推荐，因为它需要数天导尿，而且最佳剂量、频率和持续时间还没有很好的确定[311]。两性霉素 B 脂质体在肾组织和尿液中的活性较低，因此不推荐使用脂质制剂。

抗真菌药物氟胞嘧啶经尿排泄，可作为单一药物治疗念珠菌性尿路感染，或与两性霉素 B 联用治疗念珠菌性肾感染[308, 309]。单一使用氟胞嘧啶治疗会引起迅速耐药，此外严重的骨髓抑制和小肠结肠炎等不良反应也限制了该药的使用，特别是在肾衰竭的患者。棘白菌素类抗生素（如卡泊芬净、米卡芬净、阿尼芬净）和其他唑类药物（如伊曲康唑、伏立康唑和泊沙康唑）因为不通过尿液排泄，所以

表 36–9　念珠菌尿治疗

	膀胱炎	肾盂肾炎
氟康唑（如微生物药物敏感）	每天 200～400mg，14d	每天 200～400mg，14d
两性霉素 B 脱氧胆酸	0.3～0.6mg/(kg・d)，1～7d	0.5mg～0.7/(kg・d)，14d
两性霉素 B（膀胱冲洗）	5～50mg/L，持续冲洗 2～7d	未注明
5– 氟胞嘧啶	25mg/kg 体重，每天 4 次，7～10d	25mg/(kg・d)，每天 4 次，14d[a]

a. 可与两性霉素 B 联用

引自 Pappas PG，Kauffman CA，Andes D，et al. Clinical practice guidelines for the management of candidiasis 2009：update by the Infectious Diseases Society of America. Clin Infect Dis. 2009；48：503–535.

不建议用于尿路感染的治疗[308, 309]。然而，有病例报道称，卡泊芬净成功地治疗了光滑念珠菌尿路感染[312]，而在系列病例报道中，米卡芬净治疗光滑念珠菌性尿路感染成功率达到 75%[313]。

（四）病毒感染

病毒性尿路感染在成人中并不常见，主要发生在免疫功能低下的患者[314–317]，通常是免疫功能低下患者的潜伏感染病毒被重新激活，尽管新发感染可能性也是存在的。常见的临床表现是出血性膀胱炎，但也可表现为肾病[314, 318–320]。最常见的病毒是腺病毒、细小病毒 B19 和巨细胞病毒（CMV），多种病毒感染可并存。大多数成人病例发生在造血干细胞移植的接受者，特别是那些患有严重移植物抗宿主病的接受者，以及肾移植接受者。在其他免疫功能抑制的患者中也有感染的报道，如 CD4 阳性细胞计数较低的 HIV 感染患者[316, 321]。HIV 相关肾病作为一种独特的临床疾病，包括宿主遗传背景、肾小球细胞病毒的进入和复制（见第 32 章）。移植肾中细小病毒 B19 感染的处理将在第 70 章讨论。腺病毒或巨细胞病毒感染可通过尿液病毒培养或尿液 PCR 检查进行诊断。如果可能，应制定合理的处理方案，包括最小化免疫抑制治疗。对于 HIV 感染者，应开始使用抗逆转录病毒治疗以增加 CD4 阳性细胞计数。更昔洛韦或膦甲酸钠对 CMV 感染的治疗有疗效[314]。使用西多福韦治疗腺病毒感染，虽然有报道显示使用阿糖胞苷有一些疗效[314]。也有用更昔洛韦和利巴韦林成功治疗腺病毒的病例报道[314, 322]。

（五）泌尿系统寄生虫感染

泌尿系统最常见和最重要的寄生虫感染是血吸虫感染[323–325]。患者是在接触含有血吸虫尾蚴污染的水后而感染的。血吸虫尾蚴穿透皮肤，在血液中迁移到肝脏进而转化成血吸虫幼虫（血吸虫童虫），4～6 周后发育成熟，然后进一步迁移到膀胱周围的小静脉。小静脉内成虫的寿命一般为 3～5 年或更长。成虫产生的大部分卵子进入膀胱腔，并随尿液排出。然而，一些卵子被局部滞留在膀胱壁，在那里它们会激发嗜酸性炎症和肉芽肿性免疫反应，导致进行性纤维化。疾病早期的功能异常为膀胱颈梗

阻，晚期并发症包括反复的细菌性尿路感染、膀胱或输尿管结石、肾功能异常并最终进展为肾衰竭[324, 326]。血吸虫感染也是膀胱鳞状细胞癌的危险因素[327]。血吸虫患者患膀胱癌的相对风险为1.8～23.5，在 30—50 岁年龄组发病率最高[328]。

该病在血吸虫流行地区的感染率很高。来自津巴布韦农村地区的调查研究显示，60% 的 20 岁以下女性及 29% 的 45—49 岁女性尿液中有血吸虫虫卵，35 岁以上感染人类免疫缺陷病毒的女性感染率要高出许多[329]。前往疫区的旅行者只需接触少量受污染的水即可感染[330–332]（见第 76–78 章，拉丁美洲、非洲及近东和中东血吸虫病）。

高达 50% 的感染病例会出现急性泌尿生殖系统症状，包括血尿（通常为终末血尿）、排尿困难及尿频。据报道，慢性血吸虫感染患者中 41%～100% 有微量血尿，0%～97% 有肉眼血尿。放射学检查发现有 2%～62% 的慢性血吸虫感染患者存在上尿路异常[324]。泌尿系超声显示膀胱壁增厚、肉芽肿性改变及肾积水，有时可见膀胱或输尿管钙化。诊断是通过鉴定尿液或活检标本中的寄生虫卵或通过血清学检查来确定的[325]。为了鉴定是否存在虫卵，应在 1100～1300h 内连续采集尿样，因为此时经尿液排出的虫卵量最大。检查前将尿液进行沉淀或过滤可增加虫卵检测的灵敏度[324, 333]。

按 40mg/kg 单剂服用吡喹酮进行治疗，可治愈 80% 的感染患者[325]。建议在治疗 3 个月后对患者行尿液寄生虫检查，以确定疗效失败且需要重复治疗的患者。如果在感染早期给予治疗，大多数受感染的患者膀胱壁增厚和输尿管积水的病理改变可以被逆转[334]。然而，当疾病迁延成慢性且纤维化形成时，病变已不可逆，需行矫正手术或按终末期肾脏病治疗[333]。

原生动物门寄生虫阴道毛滴虫一般通过性传播，有时候显微镜下常规尿液分析即可发现。在女性患者中，寄生虫可能来源于受阴道分泌物污染的尿液。而对于男性和女性患者来说，该微生物是导致尿道炎的主要原因。一旦发现滴虫感染，无论症状如何，都需要对患者及其性伴侣进行治疗。推荐的治疗方法是单剂量甲硝唑 2g 或替硝唑 2g[335]。

细粒棘球蚴感染偶可累及肾脏[320]。据报道，有 2%～3% 的棘球蚴病患者有肾囊肿[336, 337]。通常是通过影像学检查偶然发现肾脏、输尿管、膀胱或睾丸囊肿或对非特异性症状进行检查而发现[338]，患者有时可出现腰部疼痛或肿块。包虫囊肿不会经尿液排出。治疗需要行囊肿切除或荷包缝合术，偶尔需要行肾切除术[339]。对于棘球蚴病患者，围术期推荐服用阿苯达唑治疗。一种罕见的蠕虫感染是班氏吴策线虫病（丝虫病），它可能导致淋巴道阻塞并破裂而进入尿液收集系统，产生乳糜尿[323]。

第37章

尿路梗阻

Urinary Tract Obstruction

Jørgen Frøkiaer 著
周小春 李小丽 译
王俭勤 校

要 点

- 肾积水和梗阻性尿路疾病这两个术语不可等同——肾盂肾盏扩张可以在无梗阻的情况下发生，尿路梗阻也不一定伴有肾积水。
- 尿路梗阻分为先天性和继发性两种，继发性尿路梗阻有内源性和外源性两大因素。
- 目前，还没有一种技术可以很安全地诊断尿路梗阻。因此，当肾功能恶化、慢性氮质血症或肾功能/尿量急剧改变时，即使无肾积水，仍要考虑尿路梗阻。
- 肾内因素和肾后性因素共同参与了梗阻期间及梗阻解除初期肾小球滤过率和肾血流量的下降。
- 尿路梗阻后，肾小管上皮细胞大部分转运蛋白下调，干扰尿液浓缩稀释功能，并损害上皮细胞对钠、氢离子和碳酸氢盐的转运功能。
- 尿路梗阻发生后，通过一系列复杂的机制，包括多种内分泌激素和细胞分子通路，导致肾小管间质纤维化及不可逆性肾脏损害。

成人每日有1.5～2.0L的尿量从肾乳头排泌至肾盂，并依此经过输尿管、膀胱及尿道排出体外。尿路中任何部位发生梗阻，都会引起尿潴留，并通过逆行传导尿路压力导致肾组织静水压增高，最终导致肾脏损害，从而干扰代谢产物和水分排泄及水电解质平衡。梗阻性肾病的肾功能恢复程度与梗阻范围和梗阻时间呈负相关。所以，及时诊断和解除梗阻对于治疗是非常重要的。庆幸的是，大部分尿路梗阻是可以治疗的。

描述尿路梗阻的术语很多，具体定义也不同[1-3]。下文中我们将肾积水定义为梗阻部位近端的肾盂肾盏扩张。梗阻性尿路疾病定义为从尿道口到肾盂之间任何部位发生功能和结构的改变，阻碍了正常尿流，使梗阻部位近端的尿路压力升高。梗阻性尿路疾病并不一定导致肾实质损害。如果肾实质发生功能或病理性损害，则称为梗阻性肾病。需要注意的是，肾积水和梗阻性尿路疾病这两个术语不可等同——肾盂肾盏扩张可以在无梗阻的情况下发生，尿路梗阻也不总伴有肾积水。

一、患病率和发病率

尿路梗阻的发病率在不同的人群中差异很大，主要与并发疾病、性别和年龄有关。然而，目前的流行病学数据仅仅源自部分选择性人群（如高危妊娠和尸检者）。据估计，在1985年，美国每10万入院患者中，就有166名疑诊梗阻性尿路疾病的患者[4]。由于产前超声的常规应用检测出越来越多的疑似尿路梗阻的婴儿[5]。过去25年中，由于人口老龄化加剧，梗阻性尿路疾病的发生率可能超过我们的估计甚至更多。

有学者回顾性分析了 59064 例尸检资料（新生儿至 80 岁）发现，肾积水发生率为 3.1%，其中男性为 3.3%，女性为 2.9%，10 岁以下的儿童占 1.5%。尿路梗阻的主要原因为输尿管 / 尿道狭窄或神经系统异常。20 岁以前尿路梗阻发生率并无明显的性别差异（见第 72 章），20—60 岁女性患者更常见，可能与子宫癌和妊娠有关，60 岁以后，随着前列腺疾病的增多，男性患者的发生率则超过女性。

15 岁以下尸检的儿童尿路梗阻发生率约为 2%。男童和女童肾积水的发生率分别是 2.2% 和 1.5%。而 1 岁以下儿童肾积水的发生率则为 80%[6]。与此结果一致的是，另一项 3172 名儿童尸检研究发现，尿路异常的发生率为 2.5%，输尿管积水和肾积水最为常见，占 35.9% [7]。但是，并不清楚有多少患者在死亡之前能够做到临床确诊。

这些尸检结果显示，尿路梗阻有较高的患病率，但很多患者在生前并未被发现，所以尿路梗阻的总患病率很有可能要远远高于既往报道。有些常见导致梗阻的原因往往是一过性的，如妊娠和肾结石，这一事实也支持以上结论。

二、分类

尿路梗阻根据病程分为急性和慢性 [8]，根据性质分为先天性和继发性尿路梗阻，根据部位分为上尿路和下尿路梗阻，以及膀胱上、膀胱和膀胱下梗阻等。急性梗阻者可伴有急性梗阻症状。上尿路梗阻［输尿管或输尿管肾盂连接处（UPJ）］可能会出现肾绞痛。低位尿路梗阻（膀胱或尿道）可能表现为排尿异常。而慢性尿路梗阻则进展隐匿，局部症状轻微甚至无症状。一般性症状更为常见，如反复尿路感染、膀胱结石和进行性肾功能不全。先天性梗阻为发育异常所致，而继发性损害则在出生后发生，常常是疾病的结果或医疗干预所致 [9]。

三、病因学

先天性和继发性尿路梗阻在病因和病程上差别很大，所以我们分别进行论述。

（一）先天性尿路梗阻原因

先天性异常可以发生在 UPJ 到尿道口的任一部位，造成单肾或双肾的损害（框 37–1）。尽管有些病变很少发生，但它们是尿路梗阻的重要原因。正如在年轻患者中，它们通常会导致严重的肾功能障碍，并可能导致严重的终末期肾病 [10]（见第 72 章）。

由于胎儿超声的广泛应用及其敏感性的提高，使越来越多的病例得以早期监测。胎儿尿路梗阻最常见的超声表现是肾脏集合系统扩张，患病率为 2%～5.5% [11]。因此，在妊娠早期发现严重梗阻可能会采取终止妊娠或试图减轻梗阻的措施 [10, 12, 13]。然而，超声检查也可能会发现临床意义不明确的轻度梗阻 [10, 12]。总之，UPJ 梗阻是胎儿和幼儿肾积水最常见的原因 [14–15]，每年发生率为 5/10 万 [16]，成人也可能发生 [17]。目前，就早期梗阻是否具有临床意义的问题尚存在很大争议。胎儿超声的广泛应用发现了许多无症状病例，在儿童时期随访过程中梗阻可能会自发解除 [3, 18]。尽管此类病例众多。但是，目前仍无统一的命名和用于产前婴儿肾积水临床风

框 37–1 先天性尿路梗阻原因

部 位	分 类
肾盂输尿管连接部	肾盂输尿管连接处梗阻
	上、中段输尿管
	输尿管皱褶
	输尿管瓣膜
	狭窄
	良性纤维上皮息肉
	下腔静脉后输尿管
远端输尿管	输尿管膀胱连接处梗阻
	膀胱输尿管反流
	腹肌发育缺陷综合征
	输尿管口囊肿
膀 胱	膀胱憩室
	神经病变（如脊柱裂）
尿 道	后尿道瓣膜
	尿道憩室
	前尿道瓣 尿道闭锁
	阴唇融合

险评估的分级系统[5]。大部分先天性 UPJ 梗阻可通过产前超声诊断[19]。新生儿肾积水最常见的临床表现为侧腹部或腹部肿块[20]，而成人常常表现为侧腹部疼痛[17]。间歇性尿路梗阻可能表现出与胃肠道疾病类似的症状，易延误诊断。在任何年龄，UPJ 梗阻可能与肾结石、血尿、高血压或反复的尿路感染相关[16, 17]。第 72 章将详细阐述 UPJ 梗阻的不同原因及先天性近端和远端输尿管梗阻的病理生理学。先天性膀胱出口梗阻可能由机械或功能因素引起（见第 72 章）。

由于手术并发症较多。所以，是否使用手术来解除胎儿或新生儿尿路梗阻仍存在争议[10, 12, 13, 21–23]。单侧肾积水通常不需要手术，而双侧梗阻则需要手术干预。但是，在严密的随访过程中发现，几乎 20% 的先天性肾积水患者需要进行肾盂成形术[23, 24]。原则上，单侧肾积水的手术适应证为肾积水出现梗阻症状者或在梗阻解除后肾功能损害可能得以挽救者。

（二）继发性尿路梗阻原因

1. 内源性因素

继发性尿路梗阻的原因包括内源性（如管腔及管壁异常）或外源性因素（框 37–2）。内源性因素可能与解剖定位有关。

内源性腔内梗阻可分为肾内因素和肾外因素。肾内因素有肾小管内管型或结晶的形成，如尿酸性肾病、尿液中药物沉积结晶（如磺胺类药物、阿昔洛韦、茚地那韦和环丙沙星）及多发性骨髓瘤[25–30]。尿酸性肾病常出现在烷化药治疗造血系统恶性肿瘤过程中，烷化药快速杀灭大量肿瘤细胞、尿酸大量释放，导致循环中尿酸负荷增加所致。该病的风险与血浆尿酸浓度直接相关[25]。尿酸性肾病也可能发生在胃肠道播散性腺癌[31]。随着酸性尿中易溶解的磺胺类药物的临床应用，曾经常见的磺胺类药物结晶沉积已变得罕见。磺胺嘧啶已用于抗反转录病毒的治疗，由于其脂溶性高、易穿透血脑屏障。因此，已经成为治疗获得性免疫缺陷综合征（AIDS）患者弓形虫病的有效方法。但是，同样亲脂性药物的使用却易形成肾内结晶，大剂量给药时可导致急性肾损伤[26, 32]。环丙沙星可能在肾小管液中沉积，形成结晶，后者可形成结石导致尿路梗阻[29]。多发性骨髓瘤常见的肾脏损害为骨髓瘤性肾病，也称为骨髓瘤管型肾病、肾脏损害（管型）与单克隆免疫球蛋白轻链（FLC）直接相关，后者与 Tamm–Horsfall 糖蛋白（THP）一起在远端肾单位的管腔内沉淀，阻塞小管液的流动[33, 34]。一项很有前景的体外研究确定了在 FLC 和 THP 相互作用中起决定性作用的分子，这使通过体外研究获得一种强力抑制 FLC 与 THP 结合的分子肽成为可能[34]。

肾小管管腔内、肾外或输尿管内异常也可能导致梗阻。尿石症是年轻男性最常见的输尿管梗阻的原因[35]。据 1988—1944 年的美国人群自我报道的病例统计，在 20—74 岁的成人中，症状性肾结石的患病率为 5.2%（男性 6.3%、女性 4.1%）[36]。2006 年，因肾结石和输尿管结石而住院的者高达 16.6 万[37]。草酸钙结石最为常见，偶然会诱发梗阻，往往倾向急性表现、单侧梗阻，通常不会对肾功能造成长期影响。当然，孤立肾梗阻时可能会发生少尿或无尿性急性肾损伤。有些结石如鸟粪石(铵 - 镁 - 硫酸盐）和半胱氨酸结石较少见，但这些物质随时间推移而不断蓄积，常形成鹿角状结石，更易引起严重的肾损害。结石常嵌顿在输尿管狭窄处（包括 UPJ、骨盆边缘（输尿管跨髂血管处）和输尿管 - 膀胱交界处），阻塞尿流。

导致输尿管梗阻的其他原因包括肾乳头坏死、血凝块和囊肿性炎症。肾乳头坏死可能由镰状细胞性贫血、淀粉样变性、镇痛药滥用、急性肾盂肾炎和糖尿病引起[38–39]。移植肾也可能发生乳头状坏死[40]。乳头坏死引起的急性梗阻可能需要手术治疗[41]。继发于尿道良性或恶性输尿管病变或输尿管囊肿性炎症（囊性输尿管炎）的血凝块也可能导致尿路梗阻和肾结石[42]。

管壁病变引起的梗阻表现为排尿障碍及罕见的输尿管蠕动降低。膀胱储尿和排尿需要脊髓反射、中脑和脑皮质功能之间复杂的相互作用而完成[43]。糖尿病、多发性硬化、脊髓损伤、脑血管疾病均可发生神经系统功能障碍[44]，帕金森病可引起上运动神经元损伤。这些异常可能导致各种膀胱功能不全。如果膀胱不能正常排空，大部分时间处于充盈状态，则引起慢性膀胱内压升高，并将压力逆行性传入输尿管、肾盂和肾脏。另外，膀胱收缩与尿道括约肌开放之间的不协调状态，会导致膀胱肥大，

框 37–2　尿路梗阻的获得性原因	
内源性	*腔内* • 肾内 - 尿酸肾病 - 磺胺类药物 - 阿昔洛韦 - 茚地那韦 - 多发性骨髓瘤 • 输尿管内 - 肾结石 - 乳头坏死 - 血栓 - 曲霉肿
	管壁内 ➢ 功能性 • 疾病 - 糖尿病 - 多发性硬化 - 脑血管疾病 - 脊髓损伤 - 帕金森病 • 药物 - 抗胆碱能药物 - 左旋多巴（α– 肾上腺素能类药物） ➢ 解剖学 • 输尿管狭窄 - 血吸虫病 - 结核病 - 药物（如非甾体抗炎药） - 输尿管操作 - 输尿管狭窄 - 肾盂、输尿管和膀胱良性或恶性肿瘤
外源性	*生殖道* ➢ 女性 • 子宫 - 妊娠 - 肿瘤（纤维瘤、子宫内膜或宫颈癌） - 子宫内膜异位症 - 子宫脱垂 - 输尿管结扎（手术） - 卵巢 - 输尿管卵巢脓肿 - 肿瘤 - 囊肿 ➢ 男性 • 良性前列腺增生 • 前列腺癌

（续框）

框 37–2　尿路梗阻的获得性原因	
外源性	*恶性肿瘤* • 泌尿生殖道 - 肾脏、输尿管、膀胱和尿道肿瘤 • 其他部位 - 转移性扩散 - 直接蔓延
	胃肠系统 • 克罗恩病 • 阑尾炎 • 憩室 • 慢性胰腺炎伴假性囊肿形成 • 急性胰腺炎 *血管系统* • 动脉瘤 - 腹主动脉瘤 - 髂动脉瘤 • 静脉 - 卵巢血栓性静脉炎 • 血管炎 - 系统性红斑狼疮 - 结节性多动脉炎 - 韦格纳肉芽肿 - 过敏性紫癜
	腹膜后疾病 ➢ 纤维化 • 特发性 • 药物因素 • 炎症 - 下肢上行性淋巴管炎 - 慢性尿道感染 - 结核 - 结节病 • 医源性（多次腹部手术） ➢ 腹膜后淋巴结肿大 ➢ 肿瘤浸润 ➢ 肿瘤肿块 ➢ 出血 ➢ 尿性囊肿
	生物学因素 • 放线菌病

膀胱充盈就需要以增加静水压来拉伸逼尿肌为代价，而升高的膀胱内压同样会沿着尿道向上传递，依次传递到输尿管和肾盂。低位脊髓束的损伤可导致膀胱松弛、无力、排尿困难及反复的尿路感染。

多种药物可通过影响尿路平滑肌的正常功能而导致梗阻。抗胆碱能药物可干扰膀胱收缩[45]，左旋多巴可通过增加 α 肾上腺素能水平而增强尿道括约肌的张力，导致膀胱出口阻力增加[46]。长期使用硫普罗芬酸（Surgam）可导致严重的膀胱炎，进而导致输尿管梗阻[47]。由于膀胱不能正常排尿，会发生反复尿路感染，残余尿导致逆行性压力上升，最终导致肾脏损害。

继发性尿路解剖结构的异常包括输尿管狭窄、尿道、膀胱、输尿管，或肾盂的良、恶性肿瘤[48]。输尿管狭窄可能发生在接受放射治疗的盆腔癌或下腹部癌症（如子宫颈癌）的儿童和成人患者[49, 50]，也偶尔见于镇痛药滥用人群（目前已罕见）[51]。输尿管器械的使用或手术也可能导致尿路狭窄并发症。

微生物感染也可能会引起尿路梗阻。全球将近 1 亿人患过血吸虫病，尽管活动性感染可得以治疗，梗阻性肾病也可能被解除。但是，未经治疗的慢性血吸虫病例，则可能发展为不可逆的输尿管、膀胱纤维化，造成梗阻。在其他感染中，泌尿生殖系统结核占全部结核病例的 3%～5%，其发病率在过去 30 年中相对稳定[53]。由白色念珠菌或热带念珠菌引起的真菌病，可因真菌球的形成而导致腔内梗阻或感染侵犯输尿管壁从而引发梗阻[54]。

2. 外源性因素

在多种情况下，可发生继发性外源性尿路梗阻，如生殖道结构改变（妊娠）及疾病（如盆腔肿瘤）使年轻女性发生梗阻性肾病的概率要高于年轻男性[2]。常规孕妇腹部超声和胎儿超声检查显示，超过 2/3 的妊娠晚期女性有不同程度的集合系统扩张[55]，大部分为机械性输尿管梗阻[55]，这种暂时性的尿路梗阻通常发生在输尿管与骨盆上缘交叉部位，常常累及右侧输尿管[55]。大部分患者无明显临床表现，分娩后会完全恢复[56]，有症状的患者几乎均表现为侧腹部疼痛[57]。超声是一种有价值的初筛检查[20]，若超声不能确诊，可使用核共振成像（MRI）[57]。当然，检查要因人而异，最大限度地降低胎儿的辐射暴露量。梗阻严重时，可以在膀胱镜下放置输尿管支架，并反复超声随访以监测其疗效[58]，妊娠期间可以保留支架。妊娠期间有临床意义的输尿管梗阻较罕见，双侧梗阻引起的急性肾损伤更为罕见[57]。另外，在妊娠期，多胎、羊水过多、妊娠子宫嵌顿或孤立肾时易发生梗阻性尿路疾病病和急性肾损伤[56]。

盆腔恶性肿瘤，尤其是宫颈腺癌，是女性第二大常见的外源性尿路梗阻性疾病的原因[59]。在老年女性中，子宫脱垂和盆底肌正常张力的衰退均可导致尿路梗阻，其中 5% 的患者可发生肾积水[60]。子宫脱垂情况下，输尿管受压。此外，子宫脱垂还与尿路感染、脓毒症、肾盂积脓和肾功能不全的发生有关。盆底肌群衰退引起其他盆腔脏器脱垂也可能导致梗阻[60]。此外，各种良性盆腔疾病也可导致输尿管梗阻，如子宫肿瘤、卵巢囊性病变和盆腔炎症性疾病，尤其是输卵管卵巢脓肿更为常见。盆腔脂肪瘤是一种病因不明的疾病，多见于男性，是压迫性尿路梗阻的另一罕见原因[61]。

子宫内膜异位症很少引起输尿管梗阻[62]。但是，当绝经前女性出现单侧尿路梗阻时，应警惕这种疾病。此时，梗阻较为隐匿且局限于输尿管的骨盆段[62]。它可以通过内源性或外源性原因影响输尿管。子宫内膜异位症会引起相关组织粘连，进而造成外源性输尿管受压，导致梗阻。由于输尿管受累比较缓慢且可能是单侧。因此，对晚期子宫内膜异位症患者进行筛查，判断是否存在梗阻性尿路疾病非常重要[62]。如果梗阻部位以上的输尿管无明显扩张，超声可能无法显示肾积水，而 CT 就成为首选检查[63]。当子宫内膜异位症患者计划进行任何手术时，应进行输尿管成像，因为受累输尿管很可能不在预期的手术区域，也可能接近或附着在粘连处[62, 63]。值得注意的是，在妇科腹部和腹膜后手术中，输尿管被意外结扎者高达 52%[64]。

在 60 岁以上的人群中，男性比女性更易发生梗阻性尿路疾病。良性前列腺增生是目前为止最为常见的男性尿路梗阻的病因。在 50 岁及以上的男性中，75% 的患者会出现膀胱出口梗阻症状[65, 66]。如果内科医生常规详细记录病史，受影响的老年男性比例可能会更高[65, 66]。膀胱出口梗阻的症状包括排尿困难、尿线变细、滴尿、尿不尽和夜尿增多。病史、尿动力学检查结合影像学检查可明确诊断[65-67]。

泌尿生殖系统恶性肿瘤偶尔也会引起尿路梗阻。膀胱癌是仅次于宫颈癌而导致输尿管恶性梗阻的第二大常见病因[2]。随着前列腺特异性抗原的问世和临床应用，使前列腺癌在很少影响其他器官前得以早期发现而成为器官局限性疾病[68]。尽管如此，前列腺癌压迫膀胱颈或侵犯输尿管口而导致的梗阻仍然比较常见。晚期和转移性前列腺癌可以发生在包括输尿管和盆腔淋巴结在内的多个解剖部位。因此，前列腺癌导致的尿路梗阻会呈现出不同的临床表现[69]。另外，肾盂、输尿管和尿道的尿路上皮肿瘤尽管非常罕见，也可能导致尿路梗阻[70]。

胃肠道疾病很少引起梗阻性尿路疾病。克罗恩病的炎症可波及腹膜后，引起输尿管梗阻，常见于右侧[71-72]。有些胃肠道疾病可能导致草酸中毒而引起肾结石[73]。小儿和青年阑尾炎可导致腹膜后瘢痕或脓肿形成[74]，阻塞右侧输尿管。也有老年憩室炎导致左侧输尿管梗阻的罕见的病例报道[75]。粪石是另一导致双侧输尿管梗阻的罕见病因[76]。慢性胰腺炎伴假性囊肿有时可导致左侧输尿管梗阻[77]，极少引起双侧梗阻[78]。急性胰腺炎则可能导致右侧输尿管梗阻[79]。

血管异常或疾病也可能引起梗阻。腹主动脉瘤是最常见的血管性原因[80]，可能是动脉瘤直接压迫输尿管或继发腹膜后纤维化所致。髂动脉瘤突破血管也可能导致输尿管受压而造成阻塞[80]。在极少数情况下，卵巢静脉系统病变会引起右侧输尿管梗阻[81]。此外，也有系统性红斑狼疮、结节性多动脉炎、韦格纳肉芽肿病和过敏性紫癜导致的血管炎引起尿路梗阻的个别病例报道[82-86]。

腹膜后疾病，如肿瘤浸润引起输尿管受压和腹膜后纤维化均能导致尿路梗阻。腹膜后病变是外源性尿路梗阻的主要原因，通常由结肠、膀胱、前列腺、卵巢、子宫或宫颈的肿瘤所致，占所有腹膜后疾病的 70%[2, 87, 88]。特发性腹膜后纤维化[87, 88]通常累及中 1/3 段输尿管，主要影响 41—60 岁的人群，男女无明显差异[88]。药物（如二甲基麦角新碱）或腹部手术后瘢痕形成可导致腹膜后纤维化[88]。它也可能与其他多种疾病有关，如淋病、结节病、慢性尿路感染、过敏性紫癜、结核、胆道疾病和下肢炎症伴上行性淋巴炎等[88]。

恶性肿瘤可以通过直接蔓延或转移阻塞尿路[89]，逆行性支架是一种切实可行的临床治疗方法，但要根据每个患者的具体情况谨慎选择[89]。如前所述，宫颈癌是最常见的引起梗阻的恶性肿瘤，其次为膀胱癌[2, 90, 91]。有些罕见的儿童肿瘤，如盆腔神经纤维瘤，也可能导致上尿路梗阻，发生率高达 60%[92]。肾母细胞瘤可通过局部压迫肾盂引起梗阻[93]。多种炎症也可能引起梗阻，包括肉芽肿病（如结节病和儿童慢性肉芽肿性疾病）[94-95]。淀粉样沉积可能单独累及输尿管。另外，放线菌病相关的盆腔肿块或炎症病变可能会造成输尿管外源性压迫[96, 97]。膀胱后包虫病可阻碍尿流[98]。腹膜后软化斑也是一种罕见的尿路梗阻原因[99]。另有报道显示，乙型肝炎相关的结节性多动脉炎也能引起双侧肾积水[100]。

血液系统疾病可通过多种机制引起输尿管梗阻。腹膜后肿大的淋巴结或肿瘤可能压迫输尿管导致梗阻[33, 101]。多发性骨髓瘤由于细胞分解产物如尿酸（见上文）和副蛋白沉淀可能会导致内源性尿路梗阻。在凝血异常的患者中，血块或血肿可能阻塞尿路，如镰状细胞病或镇痛药肾病患者肾乳头坏死脱落也可能阻塞尿路（见上文）。成人白血病浸润很少引起梗阻，但在 5% 儿童中也会出现梗阻[102]。淋巴瘤肾浸润较常见，但淋巴瘤累及输尿管引起梗阻则较少见[103]。

四、临床表现

尿路梗阻可能引起尿路症状，但有些严重梗阻的患者反而没有症状，特别在梗阻进展缓慢或脊髓损伤的情况下更是如此[104]。临床症状主要取决于梗阻发生速度（急性还是慢性）、程度（部分还是全部）、单侧还是双侧及是内源性还是外源性因素。梗阻性尿路疾病引起的疼痛通常与突发性梗阻有关，如肾结石、血凝块或脱落的乳头组织引起的阻塞，可能是由于肾包膜或集合系统壁（C 型感觉纤维位于此处）突然扩张所致。疼痛程度似乎与扩张速度而非扩张程度相关。患者可能表现为典型的肾绞痛，疼痛剧烈，并向尿道口放射。但是，在合并反流的患者中，疼痛仅仅在排尿时发生并且向侧腹部放射。在 UPJ 梗阻的情况下，如果患者摄入大量液体或使用利尿剂可能会触发或加重侧腹部疼痛[105]，早起饱腹感和体重减轻也是临床表现之一[106]。此外，肠梗阻或其他胃肠道疾病也可能引起类似疼痛。因此，在有些情况下，肾绞痛与胃肠道疾病常难以鉴别。

有些患者在梗阻发作时会发生尿量改变。尿路梗阻是少数导致无尿的疾病，这种情况通常见于膀胱出口或孤立肾梗阻。梗阻并非总伴有尿量改变，有时也会表现为多尿和少尿交替出现。反复的尿路感染可能是尿路梗阻的唯一表现，在儿童更是如此。如前所述，有明显膀胱出口梗阻的前列腺疾病患者通常表现为排尿困难、尿流变细、尿线无力、尿滴沥和膀胱排空不全[107]。膀胱痉挛或刺激症状（如尿频，尿急和排尿困难）可能是尿路感染所致。与月经周期同步出现的梗阻症状也可能是子宫内膜异位症的一个征兆[108]。

体格检查时出现以下体征则提示尿路梗阻，即可触及的腹部肿块（尤其在新生儿），常提示肾积水。在所有年龄的患者，耻骨上肿块提示膀胱扩张。实验室检查中，尿蛋白定量通常小于 2g/d，镜下血尿常见，肉眼血尿偶尔发生。如发生罕见的阑尾肉芽肿时[109]，尿沉渣变化通常不明显。尿路梗阻少见的表现包括无明显原因的肾功能恶化、高血压[110]、红细胞增多症、尿酸酸化和浓缩功能异常。

五、诊断

详细的病史和体格检查是诊断的基础，有助于发现尿路梗阻及其原因。病史和体格检查仍应侧重于评估，以最少的时间和费用明确梗阻的原因。

（一）病史和体格检查

重要的病史信息包括症状类型和持续时间（如排尿困难、侧腹疼痛和尿量减少）、是否存在尿路感染及其发作次数和频率（尤其是儿童）、液体摄入方式和尿量及慢性肾衰症状（如疲乏、睡眠障碍、食欲不振和瘙痒）等。此外，应详细回顾病史，寻找诱发原因，包括结石、恶性肿瘤、妇科疾病病史、近期手术史、艾滋病和药物使用史。

体检应首先关注生命体征，这可为感染（发热、心动过速者）或容量超负荷（高血压者）提供证据。评估容量状态能够指导液体治疗。腹部检查时，侧腹肿块提示肾积水（尤其在儿童中），而耻骨上肿块提示膀胱膨胀，也要注意到慢性肾衰竭相关表现，如苍白（贫血）、困倦（尿毒症）、神经肌肉刺激征（代谢异常）或心包摩擦音（尿毒症性心包炎）。所有患者都应行直肠检查，女性应做全面的盆腔检查。详细的病史和有针对性且全面的体格检查往往能明确尿路梗阻的具体原因。梗阻并发感染是泌尿外科急症，必须立即进行适当的检查，包括超声、CT 和 MRI，以便及时发现并解除梗阻。静脉尿路造影（IVU）目前已经较少使用。

（二）尿路梗阻的生物标志物

慢性梗阻对肾功能的影响是一系列复杂事件的结果，这些事件会导致肾小球和肾小管的结构和功能发生显著改变，最终导致肾小球和肾小管功能损伤。肾小管间质损伤的进展表现为一系列动态改变的过程，包括肾小管萎缩、炎性细胞浸润和间质纤维化，最终导致肾功能不可逆丧失及梗阻性肾病，甚至在梗阻解除后病变仍会继续进展。整个过程十分复杂，几乎涉及全部的肾脏细胞和很多分子途径。很多学者基于目前对肾损伤情况下尿路梗阻病理生理学的了解，试图找到能够预测梗阻进程的生物标志物，包括血液和尿液的生化检测及各种影像学检查（见下文）。

（三）血尿生化评估

实验室评估包括尿液和尿沉渣镜检分析。应留取新鲜尿液，并由经验丰富的技术人员进行检查。不明原因的肾衰竭伴良性尿沉渣提示尿路梗阻，不伴有蛋白尿的镜下血尿提示结石或肿瘤，脓尿和细菌尿提示肾盂肾炎，而单纯细菌尿表示尿液淤滞，新鲜尿液中出现结晶要考虑肾结石或肾内结晶沉积。

血液学评价指标包括血红蛋白、红细胞比容和平均红细胞体积（用以鉴别慢性肾性贫血）和白细胞计数（用以鉴别造血系统肿瘤或感染）。其他生化指标，如血清电解质（Na^+、Cl^-、K^+ 和 HCO_3^-）、血尿素氮、肌酐、Ca^{2+}、磷、Mg^{2+}，尿酸和白蛋白水平，则有助于鉴别远端肾小管功能紊乱（泌酸或渗透压调节功能受损）和尿毒症。尿液化学检查也可能提示远端肾小管功能障碍（尿 pH 升高、等渗尿）和重吸收钠能力降低［尿 Na^+ > 20mEq/L、Na^+ 排泄指数（FE_{Na}）> 1%、渗透压 < 350mOsm/L］。但在急性梗阻中，尿化学参数变化可能与肾前性氮质血症一致（尿 Na^+ < 20mEq/L，FE_{Na} < 1%，渗透压 > 500mOsm/L）[8]。

目前正在研发与肾功能、细胞和分子变化相关的新型肾损伤生物标志物，并可预测重建后的肾储备或恢复情况。一些涉及风险因素的功能蛋白研究表明，在梗阻肾脏患者的尿液中，中性粒细胞明胶酶相关脂蛋白和 β_2 微球蛋白水平升高[111]。尿蛋白组学分析新技术可预测先天性单侧 UPJ 梗阻的新生儿的临床预后，鉴定尿液中多肽有助于确定梗阻的严重程度。在新生儿，这项新技术的临床评估准确率达到 94%[112]，但在年龄较大的儿童中仅为 20%[113]。大规模的尿蛋白组学分析有望对肾积水患者进行更精确的分类，这样可以及时确定患者能否进行手术[114]。但是，我们仍需进行长期随访研究以明确此诊断方法真正的临床价值[115]。产前超声和胎儿尿液多肽分析有助于后尿道瓣膜的诊断，而一种基于 12 种尿肽的分类系统能够精确敏感地预测出婴儿出生后的肾功能[116]。

为了提高对梗阻性肾病的认识，更好地将研究结果应用于临床，有学者研发了一种系统性生物学评价方法。此种方法结合了人类和小鼠梗阻性肾病的组学数据，通过分子生物学手段确定新型标志物。应用 UPJ 梗阻的婴儿尿液 miRNome 和相应的单侧输尿管部分梗阻（PUUO）新生小鼠模型的肾组织 miRNome 对比研究发现，let-7a 和 miR-29b 可能通过调控 DTX4 参与了人类和小鼠 UPJ 梗阻肾纤维化的发生发展[117]。

2. 医学影像学评估

病史、体格检查和初步的实验室数据应用于指导医学影像学评估。疼痛、肾功能不全程度和是否存在感染决定影像学检查的缓急和方法。影像技术众多，每种技术均有各自的优缺点，包括在识别梗阻部位、梗阻原因及区别功能性梗阻及单纯的尿路扩张方面的优势和不足。我们还必须权衡患者的特定因素，如肾功能不全时使用对比剂的风险和孕妇暴露于辐射的风险等[20]。

(1) 超声检查：超声检查（US）安全、经济、可靠、可重复、无辐射，而且对肾积水的敏感性高[118, 119]，所以是疑似尿路梗阻患者的首选筛查方法[118, 119]，它尤其适用于妊娠者、婴幼儿和儿童[20, 118, 120]。另外，US 不需要对比剂，所以非常适用于肾功能不全和对对比剂禁忌的患者，包括血清肌酐升高者、对比剂过敏者和儿科患者[118–119, 121]。此外，US 也能显示肾盂肾盏扩张、肾脏大小和形状及在严重的慢性肾积水情况下显示肾皮质变薄（图 37–1）及判断是否并发肾周脓肿，后者可能是梗阻性肾病复杂的表现形式。在最近一项对疑似肾结石的患者进行急诊超声检查或腹部 CT 的多中心有效性对比研究显示，大部分患者仅需进行超声检查，发生严重不良事件的风险、疼痛评分、急诊回访和住院事件与 CT 相比也无明显差异，同时可避免过多地暴露于 CT 辐射[122]。

超声对肾积水的敏感性和特异性也很高，达 90%[118, 119, 123, 124]，而且可以用于对比剂禁忌的氮质血症患者[124]。肾积水在超声下显示为中央无回声且扩张的集合系统、周围为等回声的实质。

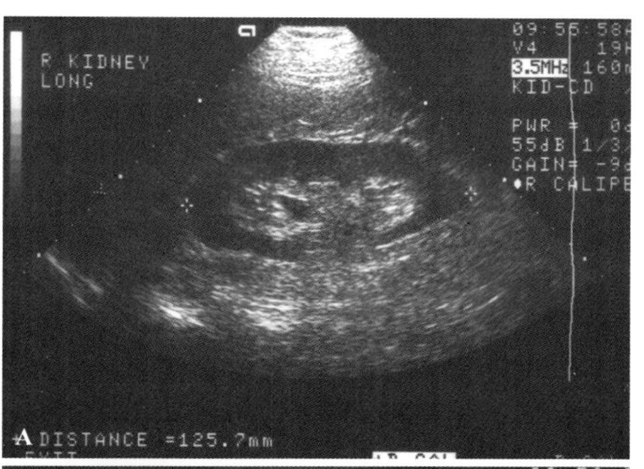

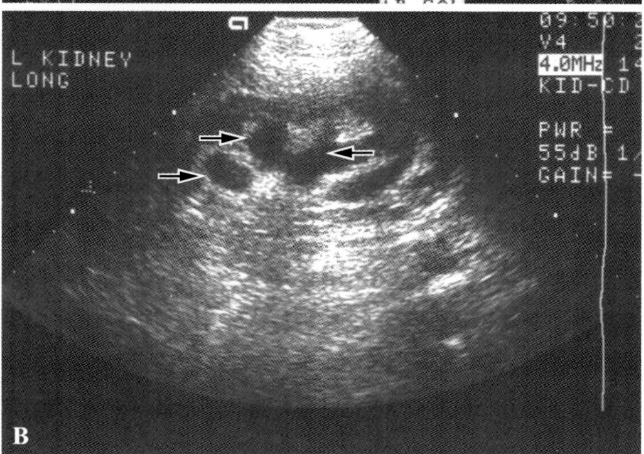

▲ 图 37–1 **肾脏超声检查，(A) 正常肾脏，(B) 肾积水表现为扩张的肾盏和肾盂（箭）**

然而，在一些急性尿路梗阻病例，US 可能无法检测梗阻的存在。在梗阻最初的 48h 内[118, 119, 123, 124]，或 CT 显示有尿路梗阻但无肾积水时，US 可能无异常表现[125]。在脱水、鹿角状结石、肾钙盐沉着症、腹膜后纤维化、肾盏扩张误诊为皮质囊肿或肿瘤包裹集合系统的情况下，也会出现假阴性结果[124, 126–128]。在接受结肠膀胱尿流改道患者中，高达 50% 患者仅显示出集合系统扩张，并不伴有梗阻[129]。为了提高超声诊断的敏感性和特异性，有学者开发了一种特殊的梗阻评分系统，即超声回声增强、皮质边缘＞ 5mm、对侧肾脏肥大、阻力指数（RI）≥ 1.10 及其他特征来区分梗阻性肾积水或非梗阻性肾积水[120]。较大的肾外型肾盂、肾盂旁囊肿、膀胱输尿管反流或高尿流率可能会导致假阳性结果[130, 124]。另外，US 仅仅可能提示而不能确定梗阻及其原因。肾脏超声弹性成像通过剪切波技术测量肾脏弹性，可提供纤维化（如慢性梗阻肾）相关的肾脏僵硬度信息[131]。另外，弹性成像对机械和功能参数如肾积水和肾外受压也很敏感[131]。

尽管超声是一种有用的筛查试验，但它不能评价肾功能，也不能完全排除梗阻，特别是当临床高度怀疑时。几乎所有经验丰富的肾科医生都遇到过 US 检查阴性的梗阻患者。因此，当肾功能恶化、慢性氮质血症、肾功能或尿量急性改变时，即使在 US 检查没有发现肾积水的情况下，也要考虑梗阻[132]。

(2) 产前超声检查：肾脏疾病的产前诊断始于 20 世纪 70 年代[133]。此后，随着常规孕妇超声设备的分辨率日益提高，先天性输尿管梗阻的产前诊断率也较前提高了 4 倍[134]。在胎儿超声检查中，产前肾盂积水的发病率为 1/100～1/500[10, 12, 102]。梗阻或非梗阻病变均能引起尿路扩张。总之，尿路梗阻的病因包括 UPJ 梗阻（44%）或输尿管膀胱连接部梗阻（21%）及多囊肾、输尿管囊肿或异位、重复肾（12%）、后尿道瓣膜（9%）、尿道闭锁、骶尾骨畸胎瘤及子宫阴道积水（子宫积液）[103, 135–137]。非梗阻性疾病包括膀胱输尿管反流（14%）、生理性扩张、腹肌发育缺陷综合征、肾囊性疾病和巨型肾盏（肾盏重度扩张）[103, 135–137]。膀胱扩张同时伴肾脏强回声和羊水过少，在确定某些梗阻的原因方面有很好的预测价值（87%），这对于双肾积水和膀胱明显扩张男童的产前指导和治疗很重要[138]。

对于产前超声来说，确定哪些病例需要干预，哪些可以保守治疗，仍是尿路梗阻诊断中存在的主要问题。如果妊娠 20 周以下，胎儿肾盂的前后径＞ 6mm，20～30 周时＞ 8mm 及 30 周以上＞ 10mm，那么出生后肾脏很可能持续异常。轻度肾积水（肾盂扩张不伴肾盏扩张）的长期预后较好[10, 12]。中度肾积水（肾盂和肾盏扩张，无实质变薄）则与扩张的严重程度的逐渐改善相关，无相对肾功能的丢失。严重肾积水（肾盂扩张伴实质变薄）的患者可能需要手术治疗以改善肾功能、控制感染或减轻症状。只有 5%～25% 的产前肾积水患者需要手术治疗[102, 139]。因此，这些患者在整个儿童和成年时期均应密切随访。几乎所有产前肾积水的患儿在出生后的最初数天都需进行产后超声检查。大多数轻度肾积水均可自行缓解[140]。肾积水患儿均需要进行功能影像学检查以确定残余肾功能，并对出生后病情进行监测。对无双侧肾积水和孤立肾者或怀疑后尿道瓣膜的患儿，功能影像学检查可以可推迟到出生后的 4～6 周[102]，否则应行放射性同位素肾造影检查。

在美国，大多数产前诊断为肾积水并经产后检查证实的婴儿，在进一步评估结果之前会进行抗生素预防治疗[102]，但这一方案在欧洲并非常规。输尿管梗阻时感染的发生率明显升高，会导致婴儿发生败血症，并由此引发肾损害。阿莫西林［10mg/(kg · d)］口服是最常用的预防性抗生素[102]。

(3) 双功能多普勒超声：如前所述，超声对集合系统扩张（肾积水）非常敏感。然而，扩张并不等于梗阻，而梗阻或非梗阻性因素均会导致扩张。梗阻性扩张（急性和亚急性梗阻除外）会导致肾内血管收缩，RI 持续升高，超过上限 0.7，而非梗阻性扩张则不会[103, 135]。利尿剂干预可能会进一步增强梗阻和扩张之间的 RI 差异[136]。因此，我们可以使用双功彩色多普勒测量肾内血管 RI，以进行鉴别。一项临床研究显示，肾绞痛占所有泌尿系统急症的 30%～35%，彩色多普勒预测急性扩张的发生具有更高的敏感性、特异性和准确性，对肾绞痛的诊断效果优于普通超声检查[141]。

(4) 静脉泌尿系造影：如果患者病史怀疑有尿路梗阻时则需进行影像学检查。静脉肾盂造影（IVU）

是多年来非常先进的一项技术（图 37-2），但是它需要放射性对比剂且耗时，因此已经逐渐被 US、CT 和 MRI 取代。

(5) 计算机断层摄影术（CT）：CT 最初应用在临床高度怀疑、而 US 或 IVU 不能明确的梗阻患者中[142]。随着多层螺旋 CT 分辨率的提高，CT 已逐渐取代 IVU 而用于上尿路的评估[142, 143]。此检查不需要增强对比即可以显示扩张的集合系统，耗时少，尤其在肾功能损害伴梗阻情况下，IVU 对比剂延迟排泄损伤肾脏者更为适用（图 37-3）。非增强 CT 能够更好地识别尿路结石，与 IVU 一样能够有效地确定是否存在尿路梗阻[144, 145]。CT 对密度的敏感性很高，甚至能够发现透射线结石（如尿酸结石），它在 CT 上的密度至少为 100HU，要高于软组织密度（通常为 10～70HU）。CT 在识别梗阻的外源性原因如腹膜后纤维化、淋巴结病变和血肿方面尤其有效。由于其敏感性日益升高，在美国大部分急诊病例也可随时进行 CT 扫描，所以在过去的 15 年中，CT 在结石诊断方面的应用提高了 10 倍[146, 147]。最近一项对疑似肾结石的患者进行急诊超声检查或腹部 CT 的多中心有效性对比研究显示，CT 的敏感性要优于 US，但特异性较差[122]。必须强调的是，虽然行 CT 检查时辐射暴露引起的癌症风险很低，但仍可能产生额外的癌症风险，特别在儿童时期接受 CT 扫描的人群[148-149]。

临床实践证明螺旋 CT 也能准确无创地显示 UPJ 梗阻中跨越的血管[150]。此外，还能够发现泌尿系外病变，确定非泌尿生殖道疼痛的原因。这些优点使非增强螺旋 CT 可以用于急性侧腹痛的评估[125]。CT 在盆腔器官（诸如膀胱和前列腺）显像方面非常有价值，可显示前列腺增生引起的异常，如继发于前列腺肥大的膀胱阻塞和扩张（图 37-4），此时超声可能是首选检查方法（图 37-5），但 CT 具有更好的分辨率和细节显示[142]。然而，继发于人类免疫缺陷病毒（HIV）蛋白酶抑制剂（主要为茚地那韦）的肾结石不透射线，没有或仅有轻度的梗阻征象，因此 US 和非增强 CT 扫描可能会漏诊，

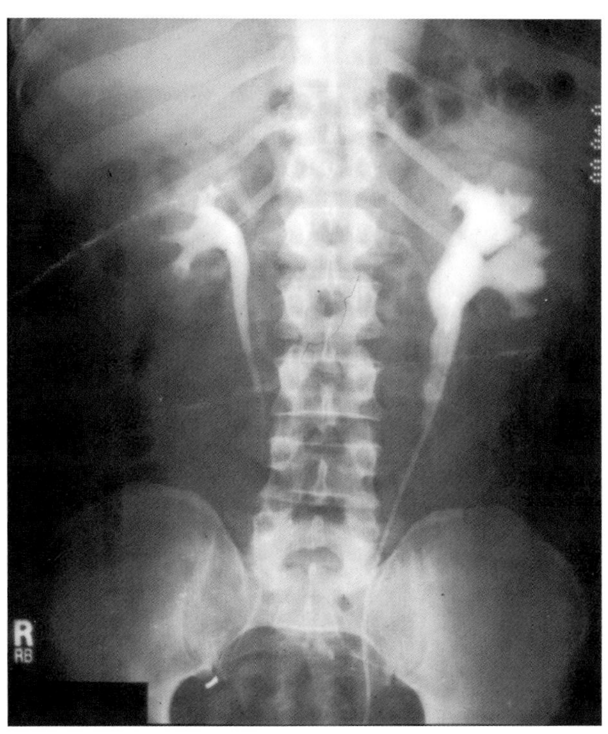

▲ 图 37-2　静脉肾盂造影显示，右侧肾脏正常，左侧集合系统扩张，放置支架后梗阻减轻

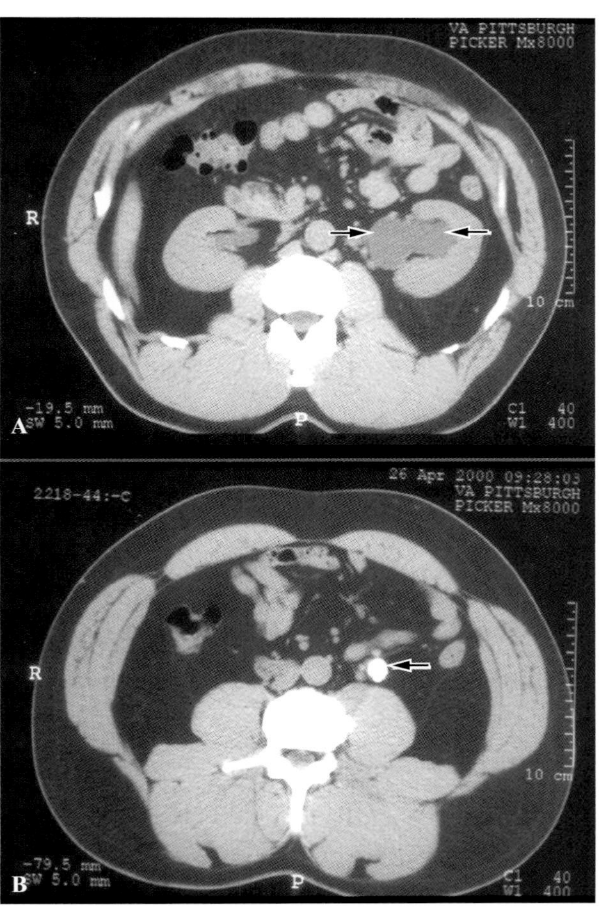

▲ 图 37-3　非对比剂增强 CT

A. 左肾积水，显示肾盂扩张（箭），右肾正常；B. 梗阻原因为左侧中段输尿管结石（箭）

此时需行增强 CT 扫描以确诊[151]。

(6) 同位素肾图：同位素肾图或肾动态显像，有助于诊断上尿路梗阻，并能提供分肾功能（DRF）信息，同时避免对比剂的风险[152, 153]。静脉注入放射性同位素，肾脏动态摄取并排泄，通过γ照相机成像，此法能够评估梗阻肾脏的功能，但解剖定位劣于 CT。同位素肾图常用于评估每个肾对整个肾功能所占的比例，具有无创和高重复性的特点，这使其非常适用于患者的监测，并能够帮助泌尿外科医师决定是否需手术治疗还是仅需保守观察[23]。在梗阻缓解后也可以重复进行此项检查以评估肾功能的恢复程度。

1978 年临床开始引入利尿剂肾图[154]，用于鉴别肾积水或肾盂扩张是否伴有梗阻。这种方法虽然是在成人中研发、使用和验证[154]，但实际上在儿童和婴儿中更为重要，因为这些患儿中扩张和梗阻不易区分。放射性同位素给药、肾盂显像后，静脉注射襻利尿剂（如呋塞米），如果是单纯性扩张，那么利尿会使示踪剂从肾盂迅速排出，但如果是梗阻引起的扩张，示踪剂则不会排出[155]。同位素肾图的结果通过直观显示和定量测定来判定，包括示踪剂从集合系统排出的半衰期（$t_{1/2}$）[156]。一般认为，成人 $t_{1/2} < 15$min 表示同位素从集合系统的清除正常，$t_{1/2} > 20$min 可能存在梗阻，而 $t_{1/2}$ 在 15～20min 时不能确定。肾功能降低或有明显的肾盂扩张导致利尿剂无反应或反应迟钝时，检查结果较难解释，这种情况也限制了它的应用，这时需要其他辅助方法来提高诊断效能[157]。此外，利尿剂肾图在儿童无症状先天性肾积水的诊疗方面也非常重要。利尿剂肾图的经典指标不可能估计最佳的排泄状态，因为在膀胱充盈的状态下，重力对排泄的作用是不完全的，因而会表现出肾盂排空不良，尤其是在改变呋塞米给药时间的情况下更是如此。因此，将尿路排泄的残效性而不是斜率上的参数来估计排泄量可能更为合适。肾功能和肾盂容积可能影

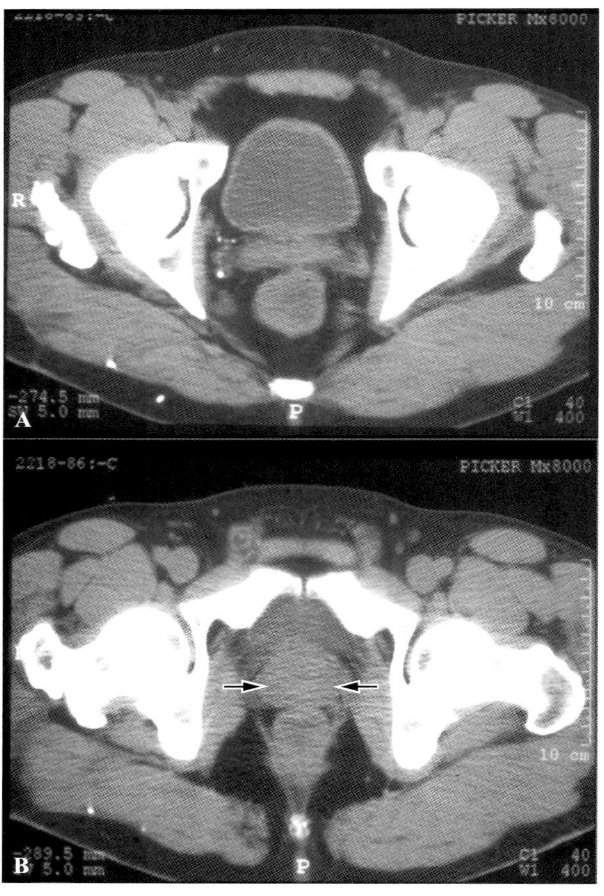

▲ 图 37-4 肾盂 CT
A. 膀胱排空后大量残余尿；B. 前列腺肿大（箭）导致尿潴留

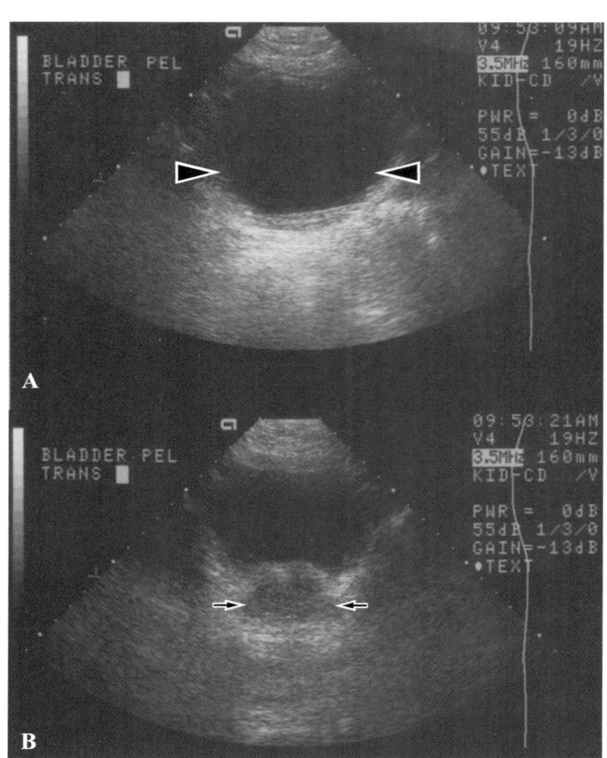

▲ 图 37-5 肾盂超声
A. 膀胱扩张（箭头）；B. 前列腺肿大（箭）导致膀胱下输尿管梗阻

响排泄的质量。如果肾盂较大，在观察时间内不能正常排泄，则容易导致结果出现错误，应用新工具有助于更好地估计排泄情况[158]。这项检查如果有足够的背景降噪，可用于 DRF 的测定。此检查的“陷阱”与以下几点有关，即目标区域的勾勒（尤其是在婴幼儿中）、评估 DRF 的计算间隔及信噪比。目前暂无 DRF“重度”降低标准。

(7) 正电子发射 CT：空间分辨率合适时，正电子发射 CT 能够对肾脏进行定量成像。$H_2^{15}O$、$^{82}RbCl$ 和 [^{64}Cu]ETS［乙二醛双（氨基硫脲）］是肾血流测定中最重要的放射性药物[159]。有机阳离子和阴离子膜转运体对肾小管上皮的功能非常重要，有些新型放射性药物，如 ^{64}Cu 标记的单氧四氮杂大环配体和 ^{11}C 标记的二甲双胍，已经用于肾脏分子成像，并可能在检测尿路梗阻引起的肾损伤中发挥作用[159-161]。

(8) 磁共振成像（MRI）：从实验情况来看，新型 MRI 系统和特异性 MR 对比剂在评估肾功能（肾小球滤过率的测定）和潜在的预后因素（缺氧、炎症、细胞活力、肾小管功能和间质纤维化）及监测新疗法方面取得了很大进步[143, 162]。它具有更高的信噪比和空间和（或）时间分辨率，有可能为各种肾脏疾病（包括尿路梗阻）相关的组织特征提供形态学和功能信息，利于诊断、预后和治疗随访[143, 162]。当怀疑尿路梗阻时，MRI 可用于尿路探查。MRI 的空间分辨率更佳，在严重肾衰竭的情况下，检测梗阻优于 IVU[143]。但 MRI 不能直接显示钙化，因此在评价结石疾病方面的应用非常有限[163]。

有些地区的磁共振成像可能比其他检查方法更为昂贵。在儿童，MR 尿路造影（图 37-6）可能取代传统的尿路放射学检查方法。最近的一项研究表明，功能性磁共振在鉴别哪些患者将从肾盂成形术中最大受益，哪些患者更需要随访方面具有重要的价值[164]。亦有研究发现，磁共振成像可以提供重要的肾功能信息，包括血氧水平依赖性（BOLD）成像中的能量消耗。这些数据有助于预测梗阻后肾功能的恢复水平[165, 166]。更有趣的是，应用 BOLD 的功能性 MRI 能够识别急性输尿管结石梗阻患者的病理生理变化[167]。近年来，新型 BOLD-MRI 分析技术发现 CKD 患者的皮质氧合低于正常对照者，

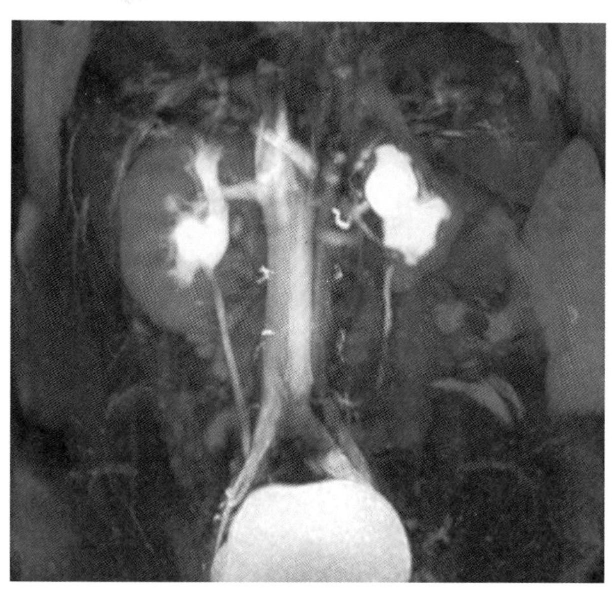

▲ 图 37-6　**磁共振（MR）尿路造影显示左侧肾积水伴实质变薄**
MR 显示左肾盂扩张，左肾盂输尿管连接处变窄

证实了 CKD 慢性缺氧假说。CKD 患者给予呋塞米后 BOLD 的短期变化较小，我们也可以以此来估计肾小管氧依赖性的钠转运状态。因此，BOLD-MRI 单独或与其他功能性 MRI 方法结合使用可以用来监测药物对肾脏的影响，并有可能用于鉴别尿路梗阻引起的肾实质性改变。在不久的将来，就可以明确 BOLD-MRI 是否可以预测肾功能下降和不良的肾脏预后[168]。近年来，在肾功能严重受损的患者，人们注意到，由于钆的毒性而导致肾源性系统性纤维化（NSF）的发病风险增加，而正常或中度肾功能受损的患者则不会发生 NSF，这使我们更加关注 MRI 在肾脏患者中的应用。因为存在 NSF 的风险，所以建议 CKD4～5 期患者避免使用钆造影剂[169]。

(9) WHITAKER 试验：Whitaker 试验传统上定义为上尿路扩张对肾功能的影响。方法是通过导管测量肾盂和膀胱中的静水压。通过导管将盐水和对比剂混合物注入肾盂，以此确定上尿路扩张对肾功能的影响[170]。患者俯卧位于透视床上，膀胱置入一导管，经皮穿刺肾盂置入测导管并与压力传感器相连。以 10ml/min 的速度将盐水和对比剂的混合物通过肾盂导管注入体内，之后测压。如果肾盂压力小于 $15cmH_2O$，表示尿路通畅；$> 22cmH_2O$ 则表示梗阻；$15～22cmH_2O$ 则不能确定[170]。但是，随

着无创成像技术的出现，本试验目前仅在以下情况下用于评估潜在的上尿路梗阻，即微创检查结果不明确、怀疑梗阻肾功能不良、腰痛且利尿剂核素肾显像阴性、怀疑间歇性梗阻及明显扩张而利尿剂核素肾显像阳性[171]。此种检查方法主要根据经验解读检查结果，目前已鲜少使用。

(10) 逆行性和顺行性肾盂造影：如果其他检查不能提供足够的解剖细节，或必须解除梗阻诸如孤立肾梗阻、双侧梗阻或梗阻伴症状性感染的情况下，可能需要进行更具侵入性的检查及治疗。逆行性肾盂造影将导管经膀胱镜插入输尿管口，并注入对比剂[61, 172, 173]，在完全梗阻的病例中，对比剂可能无法到达肾脏，这时梗阻可能发生在较低位。逆行性肾盂造影时，可同时放置输尿管支架解除梗阻或同时取出结石。由于导管通过膀胱到达上尿路，所以要谨记，此检查有可能导致梗阻部位感染，检查完成后要迅速解除梗阻。顺行性肾盂造影通过经皮穿刺肾盂置管，注入对比剂并依次进入肾脏和输尿管[172, 173]。此方法能够确定近端尿路梗阻，也可以通过经皮肾造瘘解除梗阻（图 37-7）。

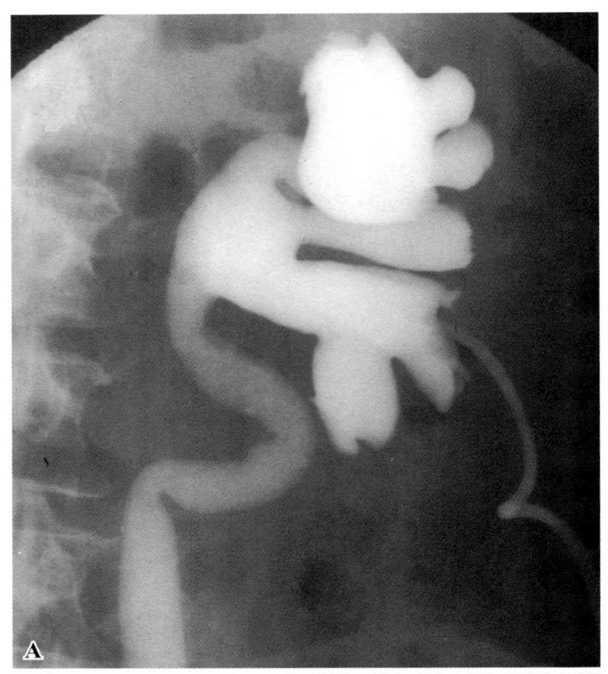

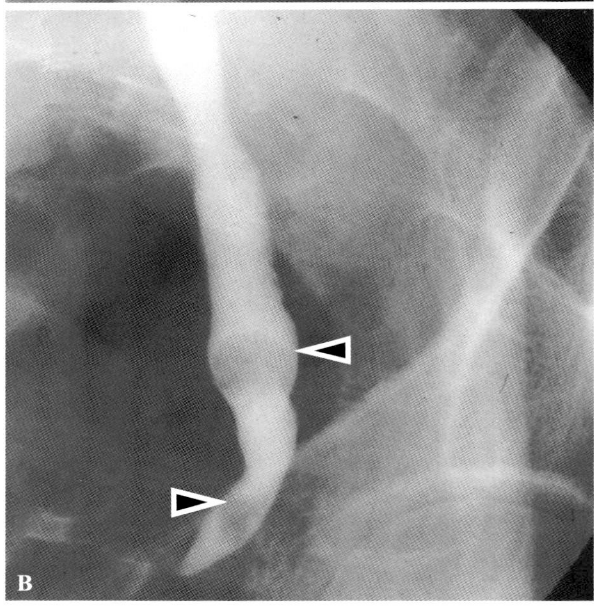

▲ 图 37-7 顺行性肾盂造影

A. 左侧肾盂肾盏扩张；B. 结石（箭头），表现为远端输尿管充盈缺损（X 线片未显示）。因梗阻和肾功能异常，静脉肾盂造影未成功

六、梗阻性肾病的病理生理学

人类继发性梗阻性肾病通常是由不完全尿路梗阻引起的，病程较长。但是，大部分继发性梗阻致肾功能不全的机制研究均使用急性完全梗阻模型，通常持续 24h。急性梗阻模型的梗阻程度明确而且可以重复。如果在建模完成或解除梗阻后立即进行肾脏研究，结果就不会受到炎症或纤维化导致的肾脏结构改变的影响。短时间完全梗阻可显著改变肾血流量、肾小球滤过和肾小管功能，但肾血管、肾小球和肾小管仅有轻微的解剖改变[2]。

（一）梗阻对肾血流和肾小球滤过的影响

梗阻对肾小球功能有明显的影响。GFR 的降低程度取决于梗阻的严重程度和持续时间、单侧还是双侧梗阻、梗阻缓解程度[2]。为了明确梗阻对肾小球滤过功能（肾小球滤过率，GFR）的影响，我们必须回顾基线 GFR。全肾 GFR 取决于所有功能性肾小球的滤过率和实际上有滤过功能的肾小球的比例。如第 3 章所述，单位肾小球滤过率（SNGFR）取决于肾小球血流、肾小球毛细血管襻的有效滤过压和超滤系数（K_f）。肾小球血流量和肾小球毛细血管内压（P_{GC}）由入球（R_A）和出球（R_E）小动脉阻力决定。有效滤过压由 P_{GC}、肾小球囊内压（等于近端肾小管内压 P_T）及肾小球毛细血管与肾小球囊的胶体渗透压差值决定。K_f 由过滤膜的渗透特性和面积决定。梗阻可以改变决定 GFR 的任一或全部因素。

1. 早期充血期

UUO 后的 2～3h，顺行尿流被阻断，P_T 显著升高，肾小球囊内压力升高，GFR 迅速降低[174-176]。但在梗阻的早期阶段，入球动脉扩张，R_A 降低，P_{GC} 升高，抵消了 P_T 的增高[174, 175]。因为这种血管扩张或“充血反应”发生在原位去神经和离体灌注的肾脏[177, 178]。因此，这种变化可能是肾内机制所致。体内微穿刺实验在肾小管中放置蜡块来阻断顺行尿流，相应的单个肾单位的小球表现出相同的反应[179]。

多重机制介导了入球小动脉的扩张，包括前列腺素在内的扩血管激素、致密斑调控和直接的肌源性反射。这种充血反应不会因肾神经刺激或输注儿茶酚胺而减弱，并且可能与间质压力的变化相关[178, 180]。

在管 - 球反馈中，通过致密斑的尿流减少会使 R_A 降低、P_{GC} 升高，从而导致 SNGFR 升高。同样，由于梗阻会减少经过致密斑的尿流，因此可以推测它可能诱发入球小动脉舒张[179]。然而，微穿刺研究技术在致密斑近端小管进行穿刺，使聚集的小管液漏出，阻断致密斑的尿流，这样 P_T 保持正常[175]，但是，P_{GC} 却并不像梗阻小管中那样升高，这表明是梗阻本身，而非致密斑刺激了入球小动脉扩张[175]。

肾脏前列腺素和神经在充血反应中起着重要作用。吲哚美辛能够阻断肾血管扩张，表明前列腺素对入球动脉的扩张至关重要[176, 181]。一项研究发现，双肾梗阻后入球小动脉扩张缺如或明显减弱，表明梗阻时的血流动力学反应中存在肾 - 肾反射[2, 178]。左肾梗阻会增强左肾入球小动脉的神经活性和右肾出球小动脉的神经活性，后者则出现血流降低。在诱导左侧输尿管梗阻前，将左肾或者右肾去神经，血管收缩反应则会消失，这表明在双侧输尿管梗阻中，提高入球小动脉神经张力会触发血管收缩肾 - 肾反射，抵消了梗阻早期内源性肾脏舒血管反应[178]。

2. 迟发性血管舒张期

因为梗阻会中断肾小球滤过，所以研究梗阻后 SNGFR 的调控需要测定梗阻解除后即刻 GFR 参数[2, 182]。相关研究表明，在单肾梗阻 3h 后，肾血流量进行性下降[183, 184]，直至梗阻 12～24h。有意思的是，尽管在梗阻初期肾小管内压是升高的，之后则开始下降，直至 24h，肾血流、GFR 和小管内压力均降低到正常水平以下[174, 176, 184, 185]。在梗阻的 24h 内，通过注射硅橡胶测定肾脏局部的血流量，发现大面积的皮质血管床会出现低灌注或无灌注[2, 176, 184]。不同物种外皮质层和近髓皮质的血管床分布存在差异，所以在基础状态和梗阻后的肾血流的比例也不同，但可以明确的是，梗阻 24h 后，总 GFR 的降低很大程度是由于大量肾小球无灌注所致。

梗阻 24h 后，持续灌注的肾小球 SNGFR 显著降低，这是因为入球动脉收缩、入球动脉血流量下降，继发 P_{GC} 水平的降低[185, 186]。因为，在进行微穿刺测量之前，用蓖麻油阻塞单个肾单位 24h，P_{GC} 会出现相同的反应。显然，在梗阻成模阶段，入球小动脉收缩在下调 SNGFR 水平中起着重要作用[187]。这些结果表明，与梗阻早期产生血管充血反应一样，肾内调控机制在单侧肾脏梗阻晚期血管收缩反应中发挥了重要的作用。在双侧梗阻中，肾血流会降低到正常值的 30%～60%（表 37-1）[185, 186, 188]。在单侧和双侧梗阻中，SNGFR 下降的程度相似。然而，这两种情况下所涉及的机制是不同的。在单侧梗阻中，当 P_T 接近正常时，P_{GC} 减少，滤过压降低；反之，在双侧梗阻中，P_{GC} 保持正常，GFR 则被升高的 P_T 抑制[185]。这些结果表明，系统因素如细胞外液和尿素潴留、利钠素的增加和肾神经活性的改变，均对梗阻后受累肾脏的血管收缩具有调节作用[188]。

（二）梗阻时肾小球滤过率的调节

梗阻解除后肾血流量和肾小球滤过率降低的程度因研究的物种和梗阻持续时间不同而不同[2]。犬和大鼠在单侧完全梗阻 24h 后解除，两者的肾血流量均显著降低，犬的 GFR 水平降为正常的 50% 以下，而大鼠则不到正常的 25%[2]。双侧输尿管梗阻解除后肾血流量高于单侧梗阻解除后的血流量，可能是由于容量负荷加重、交感神经张力降低或循环心房钠尿肽增加等出现利钠反应。但是，GFR 仍明显降低。如硅橡胶注射试验中所示，肾血流量增加但 GFR 仍然较低，部分是由于大量的肾小球未灌注或低灌注所致[176, 184]。当肾小球持续灌注时，入球小动脉强烈收缩会降低 P_{GC}。因此，即使 P_T 水平

表 37–1　尿路梗阻时肾小球血流动力学

梗阻阶段	P_T	R_A	P_{GC}	SNGFR
单侧，1～2h	↑↑	↓	↑	=
单侧，24h	=	↑↑	↓	↓↓
双侧，24h	↑↑	=	=	↓↓
梗阻解除后，单侧，24h	↓	↑↑	↓↓	↓↓
梗阻解除后，双侧，24h	=	↑↑	↓	↓↓

a. 见讨论和参考文献部分

P_{GC}. Bowman 囊内压；P_T：近端肾小管内压；R_A. 入球小动脉阻力；SNGFR. 单肾肾小球滤过率；=. 无变化；↑. 升高；↑↑. 明显升高；↓. 降低；↓↓. 明显降低

随着梗阻的解除而下降，但肾小球滤过压力仍然很低[185, 186]。此外，在单侧和双侧梗阻解除后，K_f 的急剧减少增加了此时 GFR 的下降[185, 186]。

有几个方面有助于阐明入球小动脉收缩和 K_f 降低的机制，如解除梗阻会明显增加通过致密斑的小管液。尽管小管液流速仍明显低于正常，但是致密斑仍会感受到流速的巨大变化，进而引起强烈的血管收缩[2]。支持这一观点的是，单侧梗阻时管球反馈敏感性的增加要强于双侧梗阻时，这表明入球小动脉张力受到肾外激素的调节[189]。

大量证据表明，肾内血管紧张素Ⅱ（angiotensin Ⅱ，ANGⅡ）升高参与了输尿管梗阻解除后的入球小动脉收缩和 K_f 的降低。当肾血流量正常或升高时，输尿管梗阻使肾静脉内肾素水平迅速升高，但随后恢复正常[190–192]。此外，卡托普利可以减轻单侧和双侧梗阻时肾血流量和肾小球滤过率的下降[190, 192]。由于抑制血管紧张素转化酶活性也会增加激肽活性，所以我们用分解激肽的羧肽酶 B，或阻断激肽的抑肽酶来消除激肽的影响。结果表明，无论使用哪种药物，卡托普利同样有效，这表明卡托普利主要通过阻断 ANGⅡ的生成来降低 R_A[2]。最近发现，长效 AT1 受体拮抗剂可减轻成年和新生的单侧部分梗阻模型大鼠 GFR 的降低[193]，这再次证明了肾素 - 血管紧张素系统对血管收缩调节的重要作用[194]。

血栓素 A_2（TXA_2）在梗阻所致的血管收缩中有着重要作用[190, 195]。我们通过测定其更稳定的代谢产物 TXB_2 发现，慢性肾积水肾脏 TXA_2 水平升高[195]。进一步研究发现，抑制血栓素合酶后，总 GFR 和肾血流量升高[190, 196]，可能是入球小动脉阻力降低导致 K_f 升高所致[197]。这些结果显示，TXA_2 似乎是在肾脏梗阻解除后产生的，并介导入球小动脉的收缩和 K_f 减少。

尽管 TXA_2 的产生来源尚不完全清楚[198, 199]，但我们仍探索了一些可能的机制，如从梗阻肾脏中分离出来的肾小球展示出更强的 TXA_2 合成能力。也有一些研究发现，炎症细胞是 TXA_2 的主要来源，类似的研究发现，抑制性 T 细胞和巨噬细胞在梗阻 24h 后至肾皮质和髓质募集，其数量高达正常肾脏水平的 15 倍[200]，并且 TXA_2 释放的增加伴随 GFR 的下降[200]。这些变化在肾辐射处理后减弱，表明梗阻可刺激炎症细胞的迁移，进而促进血管收缩药如 TXA_2 的生成[200, 201]。此时 AngⅡ的作用更加突出，因为使用 AngⅡ刺激后，梗阻肾脏分离的肾小球中类花生酸合成增加，而用转化酶抑制剂处理后，梗阻动物的 GFR 升高，TXA_2 降低[202]。因此，这些血管收缩药可能有助于梗阻后的 R_A 和 GFR 的调节。

如前所述，双侧输尿管梗阻动物的血管收缩较轻。因此，肾外因素可能在梗阻和解除梗阻后的肾脏血流动力学反应的调节中起主要作用。除了已经提到的肾 - 肾反射外，其他多种因素，包括容量及尿素、ANP 类和其他利钠肽类溶质增加，均可以改善双侧输尿管结扎梗阻时的血管收缩反应[203, 204]。单侧梗阻 24h 后，如果对侧肾脏也被阻塞或切除[203]，GFR 会有一定程度的保留。在单侧梗阻 24h 解除梗阻的动物中，如果将对侧肾脏尿液中的尿素、盐和水分重新输入动物体内，会发现 GFR 显著高于单侧梗阻时的 GFR 水平[203, 205]，这表明 ANP、尿素和其他排泄的尿液溶质可能具有肾保护作用，可通过直接扩张入球小动脉、收缩出球小动脉和增加 K_f 来减轻输尿管梗阻后的血管收缩。

在犬和大鼠中进行的研究进一步表明，内皮素有助于梗阻时 GFR 的下降，而且前列腺素 E_2（PGE_2）和一氧化氮（NO）可能改善慢性梗阻肾肾小球血管的收缩[206, 207]。梗阻肾组织 PGE_2 水平显著升高，尤其在双侧输尿管梗阻、细胞外容量扩张的情况下尤为如此。鉴于 PGE_2 具有舒血管作用，其水平的增加似乎可以改善梗阻时 GFR 的下降。双侧梗阻可减少 NO 的生成，从而产生净血管收缩效应[202]。

在 PUUO 模型，由于肾素 - 血管紧张素 - 醛固酮系统活性增加、氧化应激升高、NO 生物利用度降低、入球小动脉反应性升高和肾脏自我调节等因素的作用，导致 PUUO 模型小鼠和大鼠血压升高[208]。PUUO 大鼠的肾脏去神经可减轻高血压和盐敏感性，肾脏排泄可恢复正常，但肾纤维化和炎症程度无明显改变。这表明肾脏神经、血压升高和烟酰胺腺嘌呤二核苷酸磷酸氧化酶功能的调节之间存在某种联系。

总之，肾内和肾外因素共同作用使梗阻期间及梗阻解除后即刻 GFR 的显著降低。GFR 的降低是由于有灌注肾小球数量锐减和有功能的肾单位 SNGFR 的降低导致的。降低 K_f 和升高 R_A 均会降低 SNGFR。各种缩血管物质如血管紧张素Ⅱ和 TXA_2 的增加及其他来自炎性细胞的缩血管物质强化了这些血流动力学效应。在双侧梗阻的情况下，尿素和其他溶质潴留，容量扩张和循环中舒血管物质如 ANP 升高，有助于抵消这些血管收缩效应，但仅仅是部分缓解的作用。

（三）梗阻解除后肾小球功能的恢复

梗阻解除后肾小球滤过功能的恢复程度取决于以下几个因素，即梗阻的持续时间和程度、对侧肾功能存在与否、是否合并感染及梗阻前肾血流量的水平[2, 209]。在一个经典的犬试验中，经过一周完全 UUO 后再解除梗阻，GFR 下降到正常水平的 25%，2 年后逐渐恢复到正常水平的 50%，这表明肾小球发生了持续的不可逆转的改变[210]。对大鼠进行分别 7 天和 14 天的 UUO，如果对侧肾健在，那么在梗阻解除后，残余 GFR 分别是对照组的 17% 和 9%。如果对侧肾脏被切除，则 GFR 分别为 31% 和 14%[211]。在慢性部分性梗阻大鼠中，我们也观察到对侧肾切除术对梗阻肾脏是有益的[211]。如前所述，这种获益可能是在对侧肾功能缺失后，其他溶质潴留及 ANP 水平升高所致。

梗阻解除后 GFR 可以部分恢复，在一定程度上掩盖了血流和肾单位功能分布的不均匀。在微穿刺研究中，有些肾单位无法恢复滤过功能，而另一些肾单位则表现出明显的高滤过[209]。有些研究显示，尽管皮质浅层肾单位的 SNGFR 正常，单全肾的 GFR 降低到正常的 18%[212]。这些结果提示慢性部分梗阻可选择性地损害近髓和皮质深部的肾单位[184, 209, 212]。同样，对 24h 完全性输尿管梗阻的长期预后研究显示，在梗阻解除后 14 天和 60 天，总肾 GFR 恢复到正常水平。然而在恢复的肾脏中，有 15% 的肾小球无滤过，而其他肾单位则表现为高滤过。在完全梗阻的模型中，皮质浅层肾小球似乎没有比皮质深部和近髓肾小球更具优势[209]。

同样，对正在发育的肾脏而言，梗阻时间和解除时机对肾功能的长期预后有着显著的影响。出生时行 PUUO 的大鼠在 1 周后解除梗阻能完全避免肾盂积水及肾血流量和 GFR 的降低。如果在 4 周后解除，则肾功能几乎完全丧失，这证明早期解除新生鼠梗阻比发育成熟后解除梗阻对肾功能的保护作用更佳[213]。与此结果一致，对新生猪进行单侧部分梗阻的研究表明，梗阻会加重肾发育障碍，导致肾小球数量减少[214]。要保留全肾功能意味着在一定程度上需要肾小球高滤过来代偿，根据高滤过与系统性高血压风险增加有关的假设[215]，使用猪和大鼠进行研究表明，肾积水动物肾组织中神经元型一氧化氮合酶（NOS）和内皮型 NOS 蛋白的表达较低[216, 217]，梗阻性积水肾中 NO 反应性降低及随后重新启动的管 - 球反馈机制在肾积水患者高血压的发生发展中发挥了重要作用。

（四）梗阻对肾小管功能的影响

梗阻会严重损害肾小管转运 Na^+、K^+ 和 H^+ 及肾小管浓缩和稀释尿液的能力（表 37-2）[2, 218-224]。与肾小球滤过功能相同，肾小管转运功能的损害程度直接取决于梗阻的持续时间和严重程度。长期梗阻可导致明显肾小管萎缩、间质慢性炎症和纤维化（见下文）。而在梗阻的早期（如 24h），只有轻微的结构和超微结构改变，包括线粒体肿胀、髓襻升支粗段和肾小管上皮细胞的基底侧连接部轻微变钝、上皮扁平和集合管上皮细胞间隙增宽[2, 225, 226]，仅在乳头的最顶端观察到早期有细胞死亡及局灶坏死[225]。如后文所述，肾小管物质转运的调节是复杂的，既有上皮细胞的直接损伤，也有肾和肾外来源的肾小管外介质的作用。

1. 梗阻对肾小管钠重吸收的影响

UUO 24h 解除梗阻后，肾脏的排泄正常或略有增加（表 37–2）。但如前所述，在 GFR 明显降低时（正常的 20%），容量排泄也可以正常。因此，肾脏梗阻后钠排泄分数（FENa）明显升高。双侧梗阻解除后，水盐排泄量升至正常的 5～9 倍[2, 188, 218, 219]，由于 GFR 仍是降低的，所以 FE_{Na} 可能比正常值高 20 倍。

表 37–2 中总结的微穿刺研究表明，单侧和双侧输尿管梗阻解除后均会发生重吸收缺陷。所以，在梗阻后，髓襻升支粗段（MTAL）、远曲小管和整个集合管（包括皮质、外髓和内髓段）的水、盐重吸收会降低[218]。

不同实验室使用多种动物对离体灌注肾小管和细胞悬液进行了一系列研究，均证实了此结果（表 37–3）。从单侧或双侧梗阻的动物中分离出的肾小管（包括近端小管直部、MTAL 和皮质集合管）均表现钠重吸收严重受损[219, 220]。这一发现在来自阻塞肾脏制备的 MTAL 细胞悬液研究中得到了证实，在这些细胞悬液中，转运依赖性耗氧量显著降低[221]，后者是衡量钠重吸收能力的重要指标。鉴于盐皮质激素对集合管重要的调节作用，值得注意的是，不论动物是否经过盐皮质激素预处理，梗阻肾脏的集合管重吸收钠的能力都是降低的[220, 222, 223]。由于内髓集合管分支多，体外不易灌注，所以通常使用细胞悬液对其进行研究。双侧梗阻动物分离出的细胞悬液中的转运依赖性耗氧量也明显减少[224]。

总之，从微管穿刺、小管灌注和细胞悬液研究中获得的数据均显示，近端小管直部、MTAL 和整个集合管对钠重吸收功能严重损伤。这些功能障碍是在上皮细胞缺乏明显的超微结构变化的情况下发生的。因此认为，梗阻可能会选择性损伤细胞主动转运机制。与肾小球滤过状态不同，单侧和双侧梗阻时肾小管功能损害相似[220, 223, 224]。因此，主动转运受损可能是肾小管细胞直接损伤所致，而不是利钠物质持续作用的结果。除了这种内在损伤，利钠物质也可能与双侧梗阻解除后动物内髓集合管钠和水的明显分泌有关（表 37–2）。

细胞悬液和抗体靶向蛋白质组学联合研究检测了未受损动物中肾脏转运蛋白和通道的调控情况，有助于了解梗阻时的综合反应及肾小管上皮细胞重吸收钠受损的分子机制。肾小管主动转运时 Na^+ 先进入顶端膜（如 MTAL 上的 NKCC2 共转运蛋白和集合管上皮的 Na^+ 通道），与基侧膜的 Na^+–

表 37–2　正常大鼠双侧或单侧梗阻解除后，浅表、近髓肾单位及集合管的重吸收

部　位	正　常		单侧梗阻后		双侧梗阻后	
	水剩余量（%）	Na^+ 剩余量（%）	水剩余量（%）	Na^+ 剩余量（%）	水剩余量（%）	Na^+ 剩余量（%）
S_1	100	100	100	100	100	100
S_2	44	44	26	26	45	45
S_3	26	14	21	12	40	22
S_4	9.4	5	3.2	1.9	25	7
J_1	100	100	100	100	100	100
J_2	12	40	42	52	42	62
CD_1	3.3	2	4.2	3.8	8	6
CD_2	0.4	0.6	2.9	2.5	16.7	12

梗阻时滤过增加的盐水输送到近髓肾单位的髓襻（J_1 和 J_2 表示重吸收减少）。在双侧和单侧梗阻中，进入内髓集合管第一段的钠和水（标记 CD_1）增加，髓内集合管（CD_1 和 CD_2 之间）的钠和水净重吸收降低。双侧梗阻时，髓内集合管管腔中内钠水净增加或净分泌，提示在这种情况下，内髓集合管分泌钠和水

CD_1. 乳头基部集合管，内髓集合管第一个可测定部分；CD_2. 集合管底部，开口于肾盂；$J_{1\text{–}2}$. 近髓肾单位数值；J_1.Bowman 囊；J_2. 髓襻顶端；$S_{1\text{–}4}$. 浅表肾单位数值；S_1.Bowman 囊；S_2. 近曲小管末端；S_3. 远曲小管起始部；S_4. 远曲小管末段 / 集合管起始部

表 37-3 梗阻性肾病模型中离体灌注肾小管的功能

	Jv SPCT[nL/(mm·min)]	Jv PST[nL/(mm·min)]	Δ 氯 MTAL(mEq/L)	Jv CCT(ADH)[nL/(mm·min)]
对 照	0.75 ± 0.08	0.25 ± 0.02	−37 ± 3	0.90 ± 0.08
单侧梗阻	0.73 ± 0.11	0.12 ± 0.03	−9 ± 1	0.22 ± 0.04
双侧梗阻	0.80 ± 0.08	0.16 ± 0.02	−10 ± 1	0.23 ± 0.04

单侧梗阻中，SPCT 中的 JV 不受梗阻的影响，而 PST 中的 JV 则降低了 52%［0.12 ± 0.03 nL/（mm · min）vs. 0.25 ± 0.02nL/(mm · min)］，与双侧梗阻时的反应类似。mTAL 降低灌注液中氯离子浓度的能力下降了 76%（−9 ± 1 mEq/L vs. −37 ± 3mEq/L），双侧输尿管梗阻类似。单侧梗阻解除后，CCT 对 ADH 的反应能力降低 76%［0.22 ± 0.04 nL/（mm·min）vs. 0.90 ± 0.08nl/(mm·min)］，双侧梗阻缓解后同样如此。ADH. 抗利尿激素；CCT. 皮质集合管；Jv. 单位长度的肾小管液体净重吸收率；PST. 皮质近端肾小球直部；SPCT. 浅表近曲小管；Δ 氯 MTAL. 单位长度的髓襻升支粗段的氯变化

K^+–ATP 酶偶联。此外，细胞必须产生足够的三磷腺苷（ATP）来促进 ATP 酶的主动转运。梗阻肾脏的 MTAL 细胞悬浮液中，呋塞米敏感性氧耗显著降低[221]，表明这些细胞顶端膜上的 NKCC2 协同转运蛋白活性明显降低。同位素布美他尼结合试验发现膜上可供结合的共转运蛋白分子明显减少，而亲和力并无改变，表明梗阻会下调膜表面共转运蛋白的表达[221]。最近抗体靶向研究表明，梗阻可以减少 MTAL 细胞顶端膜上共转运蛋白的表达[228]。同样的方法也证实，Na^+–K^+–ATP 酶的 α 和 β 亚单位在转录水平和转录后水平均降低[228, 229]。

类似的研究显示髓内集合管的 ENaC 下调[230]。与此一致，梗阻肾悬液中阿米洛利敏感性氧耗及同位素钠进入超极化状态的细胞也显著减少[224]。

与 MTAL 细胞相同，梗阻动物内髓集合管的细胞悬液中，哇巴因敏感性耗氧和 ATP 酶明显降低，同时两种钠泵亚单位也减少[224]，mRNA 的表达模式也与 MTAL 中的相似，这表明钠泵亚单位在转录和转录后水平均下调。应用抗体靶方法研究证明，在单、双侧输尿管梗阻中，近端小管上皮细胞 Na^+/H^+ 交换体（NHE_3）和 Na^+/PO_4^{3-} 交换体（NaPi–2）表达明显降低[228, 231]。近曲小管和近端小管直部的钠转运蛋白表达也有变化。但是，先前引用的微管穿刺和小管灌注研究则显示近曲小管仍有重吸收钠的能力，而近端小管直部的重吸收则受到抑制[231, 232]。相同的研究证明，总转运蛋白和远曲小管顶端膜的 Na^+/Cl^- 共转运体表达明显下调，这表明梗阻可以降低远曲小管中钠离子的重吸收，机制可能与 MTAL 和集合管中的机制类似[228, 231]。

综上所述，梗阻下调了顶端膜钠进入和基侧膜钠排出转运蛋白的表达。有趣的是，代谢研究发现，梗阻也降低了氧化和糖酵解途径中多种酶的活性，这与这些细胞在能量生成方面代谢能力下降是一致的。梗阻肾小管基侧膜内褶和线粒体密度下降，也进一步证实了此结果[225]。有趣的是，梗阻在 MTAL 和集合管悬液中能够降低转运依赖性氧耗，而非转运无关性氧耗，这表明 ATP 的生成速率（氧耗）在这些细胞的主动转运中并非那么关键。因此，在梗阻中，上皮细胞中钠转运蛋白减少更可能是代谢需求降低的结果。

梗阻时肾小管上皮细胞转运蛋白下调的机制和途径并不清楚，可能的机制包括尿流停止、肾小管上皮细胞内压升高、肾小管区域血流或间质压力改变及肾内排钠物质的生成，导致转运功能长期受抑。对梗阻大鼠肾脏组织和 mpkCCD 细胞进行质谱分析发现，通过蛋白质组学确定了一百多种显著变化的蛋白，包括那些细胞骨架蛋白。这些发现表明梗阻能够诱导肾细胞骨架分子发生急性改变，部分是由梗阻期肾小管上皮细胞过度拉伸所介导[233]。

梗阻会损害肾小球的滤过功能，导致尿生成明显降低（闭塞时停止），这样进入肾小管液的钠减少。另外由于固定的顶端膜液和细胞内促进 Na^+ 进入的电化学梯度变得越来越不利于钠的持续转运，所以 Na^+ 进入顶端膜的速度也明显减慢。Na^+ 进入减少可能会直接刺激转运蛋白表达下调。在 MTAL 和内髓集合管细胞中，分别使用呋塞米或阿米洛利阻断 Na^+ 进入，会迅速降低哇巴因敏感性氧耗[221, 234]，这反映了 Na^+-K^+-ATP 酶急剧降低。此外，在盐皮质激素夹闭的动物中，分别给予呋塞米或阿米洛利，持续阻断 Na^+ 进入 MTAL 或皮质集合管，

可降低显微切除的肾小管中的哇巴因敏感 ATP 酶的水平 [235, 236]。

这些结果显示尿流阻断可能是 Na^+ 转运蛋白下调的主要信号机制 [234]。为了验证这一假设，有学者利用皮质集合管细胞株 A6，使用另一个阳离子代替顶端膜液中的 Na^+ 或在顶端膜液中加入阿米洛利，阻断 Na^+ 进入顶端膜并持续 24h，在解除阻断后，Na^+ 进入顶端膜仍然明显下降达数小时 [237]，这种下降伴随着 A6 细胞顶端膜中 ENaC β 亚基（而非 α 或 γ 亚基）表达水平的选择性降低，但亚基的总量并没有降低 [238]。然而，在尿路梗阻大鼠中，ENaC 的 α、β、γ 亚基均下调，提示了这三种亚基的降低均可能在梗阻时钠重吸收受损中发挥作用 [230]。有趣的是，与细胞悬液或全肾的结果相反 [221, 224, 228, 231]，抑制钠进入顶端膜对 Na^+-K^+-ATP 酶的任一亚基的表达均无影响 [238]。这些结果直接表明，当尿流被阻断时，Na^+ 进入的速率降低，可以直接下调肾小管上皮细胞中 Na^+ 的转运。

除了尿流停止的直接作用外，肾内介质和亚细胞途径的改变可能在梗阻所致盐转运障碍中起着关键作用。梗阻明显加速了肾髓质内 PGE_2 的生成 [195, 196, 199, 239]，其分子基础为髓质环氧合酶 -2（COX-2）诱导（图 37-8）[239, 240]。已知 PGE_2 显著抑制 MTAL 及皮质和内髓集合管中 Na^+ 重吸收，与此一致 [241-243]，梗阻期间及梗阻解除后抑制大鼠体内的 COX-2 会削弱 NHE_2、NKCC2 和 Na^+-K^+-ATP 酶的下调 [240, 244]。这些结果显示，梗阻通过增加肾脏 PGE_2 水平，一定程度上降低了肾小管上皮细胞顶端膜的钠转运蛋白和肾小管上皮细胞的钠泵活性。

如前所述，梗阻会诱导单核细胞在肾组织浸润 [200]，主要环小管周围分布 [200]。对梗阻肾脏进行辐射后，髓质炎症改善，钠排泄分数略有下降 [201]。此外有研究表明，梗阻可导致肾血管紧张素Ⅱ生成增多，后者在肾脏钠的调节中有重要作用。阻断血管紧张素Ⅱ受体 1（AT1）能够显著减弱 NHE_3 和 NKCC2 的下调，且与肾脏钠丢失程度平行 [57]。

总之，梗阻通过下调特定转运体蛋白的表达和活性，降低部分肾单位诸如近端小管直部、MTAL、皮质和内髓集合管对钠的净重吸收。介导这种下调的信号包括尿流停止伴 Na^+ 进入顶端膜的速率降低，利钠物质如 PGE_2 的升高及梗阻肾组织单核细胞的浸润。

当双侧输尿管梗阻时，肾外因素会显著增强梗阻肾中已经存在的排钠倾向。机制之一为当双侧梗阻导致全肾功能丧失，容量扩张，继而抑制交感神经系统的活性，循环中的醛固酮水平降低，并且随着肾脏清除率的降低，ANP 水平会升高。交感神经活性降低、醛固酮水平下降及 ANP 水平升高显著刺激了钠的排泄。ANP 可能是双侧梗阻时一个很重要的排钠介质。双侧梗阻时 ANP 水平明显升高，而单侧梗阻时则无明显升高 [245]。ANP 能增强多个肾小管段钠的排泄，它也能通过阻断致密斑肾素释放和血管紧张素对近曲小管的作用，减少近曲小管钠的重吸收 [204, 245, 246]，并可降低醛固酮的释放及直接抑制钠在集合管中的重吸收 [204, 245, 246]。类似的研究显示，将 ANP 注入刚刚解除梗阻的动物体内，可显著增加水钠的排泄量 [245]。此外，双侧梗阻后机体对循环心钠素的调低，在一定程度上降低了钠的排泄 [245]。

此外，尿素和其他溶质的蓄积会增强梗阻肾排钠。在解除 24h 的单侧梗阻后，切除或阻塞对侧肾，可明显增加肾排钠 [203]。如果对侧肾健在，而将相当于对侧肾排泄量的尿素、钠和水注入动物体内，梗阻肾和对侧肾的钠排泄量都会显著增加 [203, 205]。总之，双侧梗阻诱导激素改变，促进溶质和容量在体内蓄积，增强了梗阻肾的钠排泄。

2. 梗阻对尿浓缩及稀释功能的影响

由于梗阻会导致肾小管浓缩和稀释尿液的能力丢失，所以人类和实验动物在梗阻解除后尿液渗透压接近血浆渗透压 [2, 247, 248]。尿液要被稀释，即使在髓质浓缩状态存在的情况下，也需要髓襻升支粗段重吸收钠而不吸收水分，稀释的维持则需要整个集合管段不重吸收水分 [249]。尿液浓缩过程则需要髓襻升支粗段主动重吸收钠、逆流倍增作用构建的髓质浓缩状态，以及集合管升压素调节的水通道蛋白 2（AQP2）插入顶端膜的能力 [250, 251]。

梗阻性肾病破坏了尿液尿浓缩及稀释的正常机制 [231, 247, 248, 252]。如前所述，梗阻明显减少了 MTAL 对钠的重吸收，使肾小管段尿液的稀释和建立髓质高渗能力下降。事实上，梗阻肾脏的间质渗透压明显降低 [2]。此外，从梗阻肾中分离出的集合管对水的通透性正常，但当抗利尿激素或细胞内其他环磷酸腺苷（cAMP）刺激物在细胞内聚集时，这些集合管对水通透性增加的反应能力显著降低。与钠转运相同，单侧和双侧梗阻情况相似[247, 252]。进一步的机制研究表明，梗阻明显降低了编码AQP2mRNA的转录和AQP2蛋白合成。而且，梗阻肾脏集合管细胞不能有效地将含有AQP2的囊泡运输到顶端膜表面来应对升压素或cAMP的增加[247, 251–253]。这种转运失败的原因部分是由于梗阻肾AQP2磷酸化减少所致[231]，也可能是由于V_2受体蛋白表达下调所致[254]。在双侧梗阻后，AQP2和261位磷酸化的AQP2再分布到更多的细胞内定位。应用早期内质体标志物EEA1和溶酶体标记物cathepsin D共定位研究也显示，早期AQP2下降在一定程度上是由于溶酶体降解AQP2所致[255]。此外，UUO显著降低水通道蛋白 –3 和水通道蛋白 –4 在基侧膜的合成和分布，当AQP2位于顶端膜时，这些水通道蛋白介导水流通过基侧膜[231]。梗阻肾解除后7天，AQP2表达仍被抑制，而且尿液浓缩能力的升高与AQP2表达的恢复相平行，这进一步说明了水通道蛋白活性改变与尿液浓缩能力之间存在因果关系[231, 247, 248, 252]。研究也发现，在梗阻肾，集合管对cAMP无反应，这表明抗利尿激素受体以外的环节也参与了尿液浓缩与稀释功能受损[254]。

与PGE_2介导的集合管对水通透性受抑的假设一致，PGE_2并不直接影响cAMP水平，但它可能具有cAMP后效应[256]。最近的实验证明了这一假设，研究发现，梗阻肾COX–2蛋白表达明显升高，抑制COX–2能够阻止梗阻肾AQP2失调（图37–8）[240, 257]。

根据这些结果，可以得出这样的结论，梗阻肾尿液稀释功能受损是由于髓襻升支粗段将盐从小管内输送到基膜外侧进行尿液稀释的能力降低，在缺乏抗利尿激素的情况下，梗阻肾集合管对水的通透性较低。因此，尿液稀释障碍并不是由于集合管的渗透梯度损害所致。尿液浓缩障碍是由于髓襻升支粗段不能产生髓质渗透梯度，以及集合管不能合成和运输AQP2和其他水通道所致。

3. 解除梗阻对尿液酸化的影响

梗阻可显著减弱实验动物和人类的尿液酸化能力。在人类中，梗阻解除后碳酸氢盐并不会增多，表明近端肾小管保持了持续重吸收碳酸氢盐的能力。相反，在实验动物和人类中，随着梗阻的解除，尿液的pH并没有随着酸负荷的增加而降低，这表明梗阻损害了远端肾单位酸化尿液的能力[258–260]。这一缺陷可能与集合管、近曲小管和髓襻升支粗段中的质子转运蛋白有关[258–261]。

集合管泌酸减少是因为H^+（H^+–ATP酶或H^+–K^+–ATP酶）或HCO_3^-（如Cl^-/HCO_3^-交换）转运途径缺陷，H^+沿电化学梯度从管腔反漏入肾小管基侧部，或皮质集合管未能形成小管腔为负的跨上皮电压[258, 259, 262]。如前所述，梗阻降低了皮质集合管中的顶端膜ENaC的活性，由此导致的管腔负电位消失可能会减弱它们的泌酸功能[258, 259]。

显微穿刺研究发现，在大鼠内髓集合管和离体灌注的大鼠和兔外髓集合管中，梗阻可显著降低管腔酸化率[258]。由于在这些肾小管段的酸化过程

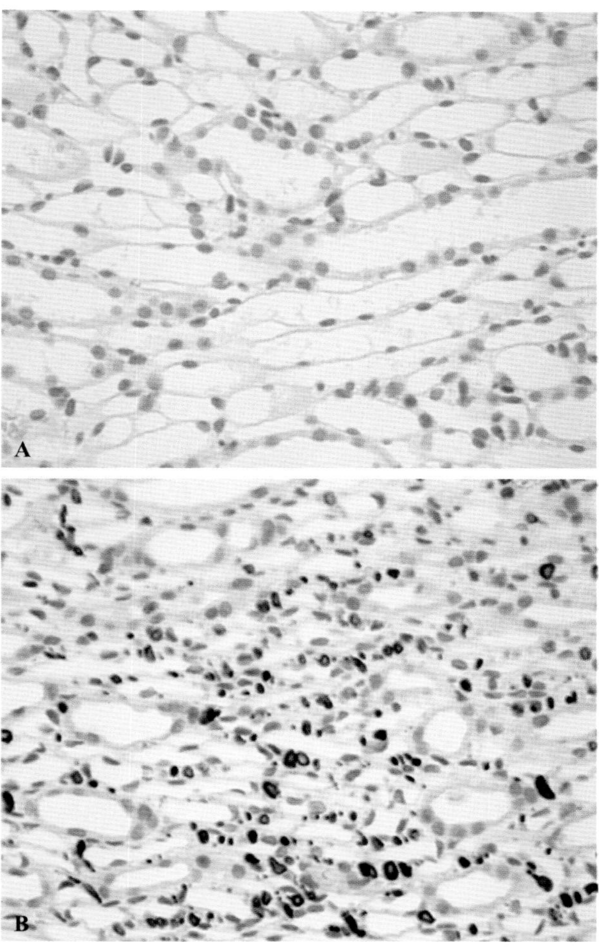

▲ 图 37–8 **大鼠内髓襻氧合酶 –2 的免疫组化研究**

A. 假手术无标记；B. 大鼠双侧尿路梗阻 24h 后，髓质底部仅在间质细胞中有明显的标记

中，Na^+ 转运蛋白并不起主要作用，因此酸化缺陷可能是由于 H^+ 或 HCO_3^- 转运途径的直接受抑或质子从管腔反漏到间质所致 [262]。在低灌注时，梗阻动物的外髓集合管保持了明显的形成 pH 梯度的能力 [258]，这表明梗阻并不影响肾小管离子回流的能力。相比之下，在高灌注情况下，梗阻肾小管的酸化明显低于正常肾小管 [258]，表明梗阻抑制了 H^+ 或 HCO_3^- 转运途径的活性或表达。

基于抗体靶的研究方法检测了 Cl^-/HCO_3^- 交换体和 H^+–ATP 酶亚单位，发现这些转运蛋白在单侧梗阻的肾脏集合管中的表达要少于对侧和对照肾脏 [260, 262]。以下探讨了两种可能引起泌酸减少的机制 [262]，一种是梗阻肾的闰细胞呈现明显的“反向”排列，质子泵位于基侧膜，Cl^-/HCO_3^- 交换体位于顶端膜；另一种为闰细胞的排列方向并不改变，但 H^+– 或 HCO_3^- 转运体的表达减少。闰细胞的排列方向并不会因梗阻而改变。但是，与对侧肾相比，梗阻的确降低了闰细胞顶端膜 H^+–ATP 酶的分布，而没有改变单侧梗阻肾皮质或髓质提取物中 H^+–ATP 酶的总含量 [262]。在梗阻肾中，很少有闰细胞表现出顶端标记模式，而更多的则为不连续或有间隙的顶端标记 [262]，表明梗阻抑制了 H^+–ATP 酶向闰细胞顶端膜的转运。然而，这些紊乱并不足以解释梗阻性肾病的整个酸化功能损害，因为当梗阻持续时，标记模式恢复到对照组水平，而酸化功能损害仍然存在 [262]。此外，标记减少的程度似乎太小，不足以解释为什么会出现严重的酸化功能损害。

除了集合管酸化功能缺陷，尿液中携酸缓冲对也减少。梗阻解除后肾脏中有氨的存在。梗阻肾的皮质切片显示谷氨酰胺摄取、氧化、糖异生及总氧耗量均减少，所有这些导致了谷氨酰胺产氨能力降低，进而导致氨排泄减少 [263, 264]。

4. 解除梗阻对钾排泄的影响

与钠排泄相同，钾排泄在双侧梗阻解除后显著增加 [265, 266]。微穿刺和微导管研究表明，梗阻不会改变近端小管对钾的重吸收，但在集合管中的钾的分泌会加速，这可能是由于双侧梗阻解除后，远端小管液中钠水含量增加，流速加快所致 [218, 265]。与之相反，单侧梗阻解除后，钾的排泄与 GFR 的降低是平行的 [267]，这一效应可能与远端小管液中钠含量减少有关。然而，这种状态下给予硫酸钠并不能像对照组那样刺激梗阻肾排钾，这表明在单侧梗阻肾集合管中存在钾分泌的内在缺陷 [268]。这种内在缺陷可能是一种类似于先前详述的梗阻肾钠转运蛋白下调的反应。在双侧梗阻中观察到的排钾作用很可能也是 ANP 升高的作用。高水平的 ANP 可以刺激远端肾单位的钾分泌。

5. 解除梗阻对磷酸盐和二价阳离子排泄的影响

双侧输尿管梗阻解除后，磷酸的排泄会增多，与钠排泄量成正比 [228, 231, 269, 270]。梗阻解除前限制磷酸的摄入可防止双侧梗阻时磷酸盐的积聚及梗阻解除后的排泄增加 [269]。另外，阻断 ANGⅡ也可以达到这一结果，这更加强调了肾中血管紧张素Ⅱ水平升高在梗阻中的重要性 [57]。此外，可以通过增加磷负荷来模仿双侧梗阻解除后的磷排泄情况 [269]，单侧梗阻解除后磷酸盐潴留，可能是由于 GFR 降低和近端小管过度重吸收磷酸盐所致 [271]。钙排泄增加或减少取决于梗阻是单侧的还是双侧以及所研究的物种 [269, 271]。单侧或双侧梗阻解除后，镁排泄明显增加，可能是因为这两种形式的梗阻均明显降低了髓襻升支粗段对钠的重吸收，从而导致跨上皮正电压降低，降低了镁通过细胞旁途径从管腔到基侧膜流动的驱动力 [272]。

七、小管上皮细胞因梗阻或小管间质纤维化而恢复的病理生理学

许多关于梗阻性肾病的实验研究涉及的焦点是长期梗阻后肾脏的预后问题 [273]。UUO 作为最简便的研究模型，常常被研究者所采用。该模型具有损伤时间明确，不同动物损伤的程度可复制的特点 [273]。利用该模型，在几乎全部啮齿类动物的研究已经阐明了肾小管上皮损伤的整体途径，也明确了一些重要的干预靶点。尿路梗阻抑制氧化代谢过程，促进无氧呼吸，导致 ATP 水平降低，ADP 和 AMP 水平升高 [264, 274, 275]。另外，梗阻会影响多种代谢酶活性及许多不同的相关基因产物的表达（框 37–3）[264, 275–277]。这些变化很难准确地与梗阻后 GFR 的变化和小管转运功能联系起来。但是，很可能的是，ATP 合成能力的降低、Na^+–K^+–ATP 酶表达减少有助于尿钠的排泄，正如所观察到的尿路梗阻解除后的利尿反应（见上文）。

普遍认为，梗阻后肾组织静水压升高、肾血流

的减少（梗阻后肾血管收缩，见上文）及氧化应激水平增加导致肾小管上皮细胞损伤[273]。梗阻后肾小管上皮细胞可释放自分泌因子和细胞因子，诸如ANGⅡ[273, 278]、转化生长因子β（TGF-β）[278, 279]、血小板活化抑制因子[280]和肿瘤坏死因子（TNF）[281]。这些因子和表达增加的黏附分子一起促进肾间质包括巨噬细胞在内的炎症细胞浸润，后者反过来再释放其他细胞因子，所有这些因子均可通过促进细胞外基质积聚、炎症细胞浸润、细胞凋亡及活化的肌成纤维细胞的增加而加速肾间质纤维化的过程[282]。同时，这些自分泌因子、细胞因子相应的受体水平上调，特别是血管紧张素型Ⅰ型和Ⅱ型受体（AT_1R 和 AT_2R）水平上调[283]。复杂的细胞迁移过程可能与上皮 - 间充质细胞转分化过程放大化密切相关[284]。引起这些细胞改变的特征包括上皮细胞标志蛋白下调，如E- 钙黏蛋白、包被带蛋白 -1 和细胞角蛋白，细胞间黏附力丧失。而间充质细胞标志蛋白表达上调(如波形蛋白)，α- 平滑肌肌动蛋白和成纤维细胞特异性蛋白 -1。基底膜降解，细胞向间质区域迁移[284]。这些病理过程的瀑布性放大最终导致肾小管间质纤维化和肾功能丧失，即使在梗阻解除后这些病理改变仍可能继续（图 37-9）。

有人假设，尿路梗阻中管内动力学即“管内张力”发生变化，这是肾小管间质纤维化发展的重要决定因素[285]。尿路梗阻的体内及体外模型研究表明，管内张力可诱 TGF-β_1 大量表达，激活肾小管上皮细胞，诱导细胞凋亡，活化核因子 NF-κB 信号，这些病理过程促进了肾间质炎症和纤维化的过程[279, 285-288]。有研究发现，在肥大细胞缺乏的 UUO 模型鼠，不会出现肾纤维化改变，这表明肥大细胞在梗阻性肾病肾小管间质炎症发生和纤维化的发展中发挥了重要作用[289]。还有研究发现，肥大细胞可能通过自分泌方式分泌组胺而刺激肾素释放，这一研究更加强化了肾素 - 血管紧张素系统在肾纤维化发展中的重要性[289]。损伤细胞 DNA 修复与肾组织炎症之间的相互作用也可能在梗阻肾纤维化的发展中发挥了重要作用。无嘌呤 / 无嘧啶核酸内切酶（APE1）是一种多功能蛋白，在维持基因组稳定和多种转录因子调控方面具有重要作用。活性氧攻击 DNA 时造成细胞损伤，碱基切除修复途径是 DNA 氧化损伤修复的主要途径[290]，而 APE1 在碱基去除

框 37-3 尿路梗阻对肾组织酶学和基因表达的影响

<table>
<tr><th colspan="2">分 类</th></tr>
<tr><td colspan="2">➢ 能量和底物代谢的变化
• 耗氧量降低
• 底物摄取减少
• 糖酵解增加
• ATP/（ADP+AMP）降低
• 氨的生成减少</td></tr>
<tr><td rowspan="2">➢ 酶活性变化</td><td>• 降低
– 碱性磷酸酶
– Na^+、K^+-ATP 酶
– 葡萄糖 -6- 磷酸酶
– 琥珀酸脱氢酶
– NADH/NADHP 脱氢酶</td></tr>
<tr><td>• 增加
– 葡萄糖 -6- 磷酸脱氢酶
– 磷酸葡萄糖酸脱氢酶
– 丝裂原活化蛋白激酶
– 基质金属蛋白酶 -2/-9
– 肥大细胞蛋白酶 1（凝乳酶）</td></tr>
<tr><td colspan="2">➢ 基因表达的变化
• 肾小球 $G_{\alpha s}$ 和 $G_{\alpha q/11}$ 蛋白的减少
• 前表皮生长因子和 Tamm-Horsfall 蛋白减少
• 生长因子 FOS 和 MYC 的瞬时表达
• 细胞损伤（TRPM2）基因的显著表达 A
• 纤溶酶原激活基因的表达增加</td></tr>
</table>

ADP. 二磷酸腺苷；AMP. 一磷酸腺苷；ATP. 三磷酸腺苷；NADH. 烟酰胺腺嘌呤二核苷酸

修复中起着中心作用。据估计，超过 95% 的人类细胞碱基去除修复由 APE1 完成[291]。在单侧输尿管梗阻 7 天后，APE1 水平在几乎全部肾组织表达水平增加，它的转录调节活性涉及促纤维化的结缔组织生长因子的调节[292]，表明 APE1 是肾小管间质纤维化发生发展中一种重要的具有复杂作用的功能蛋白，其作用可能基于 DNA 修复和转录调节双重功能。

因此，肾纤维化的发病机制是一种进展性的复杂的病理过程，涉及多个分子途径及包括 ANGⅡ在内的多个细胞靶点[4, 190]。ANGⅡ能刺激 TGF-β 的产生，后者在肾小管间质纤维化的发生发展中具有至关重要的作用[293]。最近，在遗传小鼠模型马方综合征的体内研究中，ANGⅡ和 TGF-β 之间的关系进一步说明了这一点[294]。有趣的是，最近的研

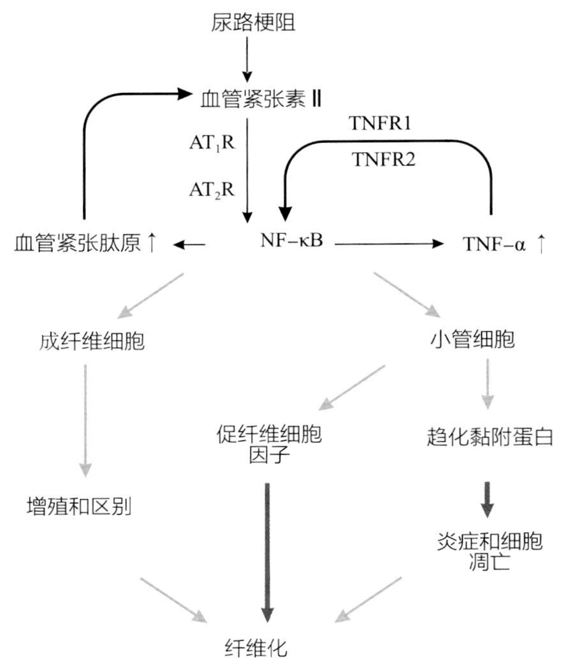

▲ 图 37-9 尿路梗阻导致 ANGⅡ表达增强

ANGⅡ对基因表达的调控通过其受体发挥作用，激活靶细胞核内转录因子，尤其是转录因子核因子（NF）-κB 家族被激活，后者反过来强化至少两条自分泌环路，即血管紧张素Ⅱ和肿瘤坏死因子 α 环路

AT_1R. 1 型血管紧张素受体；AT_2R. 2 型血管紧张素受体；TNFR1. 肿瘤坏死因子 -α 受体 1；TNFR2. 肿瘤坏死因子 -α 受体 2

究表明，马方综合征存在 TGF-β 介导的过度信号传导[295]。如果给马方样纤维蛋白 -1 缺乏小鼠，使用 TGF-β 中和抗体或氯沙坦治疗则能预防主动脉瘤的发生[294]，并能使肌肉结构、修复和功能正常化[295]。总之，这些研究表明，肥大细胞可通过释放肾素和血管紧张素Ⅱ导致血管收缩，肾血流量和肾小球滤过率降低。成纤维细胞和巨噬细胞的活化则增加 TGF-β 的产生，促进肾间质纤维化。有趣的是，最近的研究数据表明，肥大细胞也具有有释放糜蛋白酶的能力，后者可能通过减少炎症细胞浸润、抑制前源炎症因子、纤维化因子、趋化因子和细胞因子抑制肾小管间质纤维化的发展[296]。

给 UUO3 天的小鼠注射 COX-2 壳聚糖 /siRNA 纳米粒，能降低梗阻诱导的COX-2表达。同样，在 COX-2 siRNA 处理的输尿管梗阻小鼠，梗阻肾中巨噬细胞 COX-2 的免疫活性降低，组织学检查几乎没有肾小管的损伤，肾组织 TNF-α 和 IL-6 mRNA 表达也低[297]。此外，COX-2 siRNA 治疗也降低了输尿管梗阻小鼠血红素加氧酶 -1 和胱天蛋白酶 -3 水平，意味着很少发生氧化应激和凋亡。因此，用壳聚糖 /siRNA 纳米颗粒敲低巨噬细胞 COX-2 表达的研究，可能为输尿管梗阻的预防和治疗提供了新策略。

有几项研究表明，拮抗具有趋化炎症细胞作用的 ANGII、TGF-β 和 TNFα 能改善梗阻后的肾损害[273, 278-282, 298-300]。相似的研究也发现，促进具有上皮细胞生长和分化作用的因子（如肝细胞生长因子[301]、胰岛素样生长因子和 BMP-7）可能具有梗阻后的肾保护作用[273]。

从多项研究来看，普遍认为梗阻肾病理生理级联反应启动的主要机制是肾盂内压升高，后者导致实质内压力的升高，继而产生机械应力，这则导致受到牵拉和肿胀刺激的局部粘连的上皮细胞的阳离子通道活化，导致 Ca^{2+} 内流增加[287-288]。这些病理变化会引起氧化应激水平的增加及巨噬细胞在肾组织的募集。然而，许多研究表明，这是一个复杂的病理过程，这些细胞的变化并非单一途径所致，巨噬细胞浸润在 UUO 模型肾组织炎症发病机制中的作用更加证实了这一点。有研究证实，在 UUO 模型中，AT_1R 对巨噬细胞的激活是巨噬细胞释放促炎细胞因子 IL-1 受抑的先决条件[302]。这就意味着，AT_1R 对巨噬细胞的关键作用是通过抑制梗阻肾中 IL-1 受体活化，从而保护肾脏免于发生纤维化。因此，这一发现可能对系统阻断 ANG Ⅱ受体的新疗法设计缺陷有一定的启示。总之，导致肾纤维化的过程是复杂的，许多病理过程可能参与了梗阻肾纤维化的病理生理过程。

鉴于物种的差异及人类尿路梗阻通常是部分梗阻的特点。因此，动物模型并不能完整的预测人类尿路梗阻后肾脏的表现。然而，这些研究与人类梗阻性肾病是相关的，因此认为通过阻断凋亡、炎症或纤维化介质及刺激上皮细胞生长或分化的治疗，对于梗阻解除患者来讲无疑是获益的[273, 278-282, 298-300]。

从实验角度讲，梗阻对肾功能的不良作用可以通过补充一氧化氮而得以保护。这可以通过血管紧张素转化酶抑制来实现，血管紧张素转化酶抑制可增加激肽水平并增加一氧化氮（NO）的形成，也可以通过 L- 精氨酸刺激内源性一氧化氮合酶（NOS）来实现[303]。L- 精氨酸是一种半必需氨基酸，也是 NO 产生的底物，是 NOS 途径 NO 产生的主要来源。重要的是，慢性单侧梗阻模型小鼠诱生型一氧化氮合酶（iNOS）活性显著降低，iNOS 基因敲除的梗阻肾小鼠肾小管凋亡明显多于对照组，这一研究进一步证实了 NO 对梗阻肾肾功能的保护[304]。有研究发现，饮食补充 L- 精氨酸能减轻 UUO 的 3 天大鼠肾脏损伤，表明 L- 精氨酸可能是治疗梗阻性肾病的一条有效途径[273]。α- 黑素细胞刺激素（α-melanocyte-stimulating hormone，α-MSH）是一种有效的抗炎激素，研究发现 α-MSH 能减轻梗阻肾的肾损伤。这一研究进一步说明炎症是梗阻肾功能恶化的关键的决定性因素[305]。有趣的是，最近研究也发现，重组人红细胞生成素（recombinant human erythropoietin，rhEPO）能抑制梗阻肾纤维化的进展，降低梗阻肾 $TG\beta_1$ 诱导的 EMT 过程。这一研究表明，rhEPO 对梗阻肾脏保护作用至少部分是通过抑制 TGF-β_1 诱导的 EMT 来实现的[306]。

在肾纤维化过程中，肌成纤维细胞在肾间质堆积，导致细胞外基质沉积和器官功能障碍，EMT 在其中发挥了重要的作用。研究发现，在鼠类，小管上皮 Snai1（encoding snail family zinc finger 1）的重新活化是肾纤维化的必要条件。损伤介导的 Snail1 重新活化诱导部分肾小管上皮细胞 EMT，在不直接影响肌成纤维细胞数量的情况下，将信号转导至间质，促进肾间质肌成纤维细胞的分化和纤维化的形成，维持炎症过程[307]。重要的是，体内研究表明，Snail1 诱导的小鼠纤维化可逆转，通过靶向 Snail1 表达可减轻梗阻性肾病。这些结果更加明确了 EMT 在梗阻肾纤维化中的作用，也为梗阻肾纤维化的治疗提供了新的设计思路[307]。最近研究表明，在伴有纤维化的梗阻性肾病小鼠，淋巴细胞和巨噬细胞是肾组织浸润的最丰富的免疫细胞[308]。有意思的是，阻断 EMT 过程，也能降低此类炎症细胞在肾组织的浸润。这些研究提示免疫炎症细胞和肾小管上皮细胞之间的信号交联在维护炎症和纤维化方面是很关键的。

也有其他几项研究涉及梗阻肾纤维化过程中的特异通路的靶向治疗。研究发现，在梗阻肾中，凋亡信号调节激酶 1（Apoptosis signal-regulating kinase 1，ASK1）作为上游调节因子，能活化 p38 丝裂原活化蛋白激酶（p38 mitogen-activated protein kinase，MAPK）和 c-Jun N 末端激酶（c-Jun N-terminal kinase，JNK）。Ask1 基因缺乏鼠表现健康，内环境稳定，表明 Ask1 基因抑制能防止尿路梗阻小鼠肾间质的纤维化、起到保护肾脏的作用[309]。因此，在未来，ASK1 抑制剂治疗肾间质纤维化可能有很好的前景。

（一）胎儿尿路梗阻

梗阻性尿路疾病是婴幼儿肾功能不全的主要病因。与成人梗阻性肾病相比，因为纤维化的进展，胎儿梗阻性肾病严重损害肾脏的生长和肾单位的发育，破坏性更大。有些研究应用单侧肾梗阻大鼠模型探讨了新生鼠梗阻性肾病的诸多方面。有关胎儿尿路梗阻的病理生理学将在第 72 章讨论。简单地说，胎儿尿梗阻可能导致肾组织正常分化的改变。啮齿动物的肾脏在出生的时候尚未完全发育，人类肾脏发育约在孕中期。动物模型显示，胎儿尿路梗阻可导致肾组织形态发生、基因表达异常、细胞畸变及尿液成分的改变[310, 311]。在孕期，尿路梗阻发生的越早，肾组织的改变越重[310, 311]。出生后，尤其在新生儿到 1 岁期间，尿路梗阻可能会影响肾脏生长，但这一时期，尿路梗阻不会影响肾组织发育。

研究表明，在梗阻肾、肾素血管紧张素系统及其他介质（诸如 TGF-β_1、内皮素 -1 和许多其他介质）表达增加[310-313]，这些活性介质在改变肾脏组织形态学方面的准确机制尚未明了。目前，还不清楚单纯梗阻是否足以引起肾发育不良[310, 311]，或者后来的结果源于梗阻诱导的肾实质破坏。因此，在临床上，阐明梗阻对肾脏发育异常的确切机制是十分重要的。正如前所述，在孕期发现并解除尿路梗阻是可能的。AT_2R 在肾脏输尿管芽发育过程中的重要作用已受重视[314]。在这方面，研究表明，AT_2R 基因多态性与 UPJ 梗阻相关[315]，如果尿路梗阻不是肾损害的原因，那么有人可能会争议，在孕期解除尿路梗阻是否值得。然而，在实验模型中，孕期梗阻可导致肺增生和肾损害，直接或间接地导致孕期患病率和死亡率的显著增加[310, 311, 316]。此外，在实验动物梗阻肾发育结束前，对梗阻肾进行尿液分流可以逆转肾小球发育的停滞[317]，在这种背景下，就适合早期干预治疗[316-319]。在梗阻肾，某些异常基因和蛋白表达的改变可能为梗阻肾的进展提供了潜在的生物标志物和治疗靶点[320]。

八、尿路梗阻的治疗和肾功能的恢复

（一）尿路梗阻的治疗

一旦发现尿路梗阻，通常需要积极干预、解除梗阻。如何干预取决于梗阻的位置、程度和病因，以及是否存在并发症及患者的一般状况[321]（见下文）。治疗方案包括多种途径，从密切的监测、微创泌尿外科到开放手术、腹腔镜或机器人肾盂成形术等。治疗的主要目的是缓解症状、维持或改善肾功能。即使如此，仍然难以确定术后是否能达到目的，即肾功能的维护或改善。最初的治疗重点是立即解除梗阻，之后则根据病因进行治疗。膀胱以下的尿路梗阻（如前列腺增生或尿道狭窄）可通过放置导尿管缓解，很容易处理。如果无法放置导尿管，则可能需要耻骨上膀胱造瘘术。如果是膀胱以上梗阻，则需要插入肾造瘘管或放置输尿管支架。紧急情况下的干预治疗取决于肾功能的程度、是否存在感染，梗阻部位的感染及手术的风险。如果存在尿路梗阻部位感染或尿脓毒症应视为泌尿外科急症[310]，应立即解除梗阻，并给予抗生素治疗。双侧输尿管梗阻或单侧输尿管梗阻引起急性肾损伤，也被视为泌尿外科急症，必须立即干预治疗。

泌尿道结石是急性单侧尿路梗阻最常见的原因，通常采用保守疗法，对症止痛、静脉输液促进尿液排泄。对于＜5mm 的结石，几乎 90% 能随尿液排泄，5mm 以上甚至更大的结石则随尿液排泄的可能性不大。积极的碎石治疗或手术去除结石则是解除持续梗阻、止痛和控制尿路感染最彻底的措施。目前的治疗方法主要包括体外冲击波碎石治疗（如果患者有症状，可能需要输尿管镜下放置输尿管支架）[322]，输尿管镜下碎石（激光碎石术）。只有在少数病例，采用开放性手术去除结石[172-173, 323]。通常情况下，采用碎石术和泌尿腔内手术相结合的方案可成功的去除结石。在过去，复杂的高位结石（如输尿管或肾盂结石）只能实施外科手术才能去除。但是，随着碎石技术的改进，柔性输尿管软镜的小型化，通过输尿管镜下激光碎石，使更多的结石碎裂而去除。除了那些有严重解剖结构异常的患者[172-173]，几乎所有的上尿路结石患者均可通过输尿管镜下碎石术去除结石。在结石被去除后，为防止结石再发，针对病因给予适当的药物治疗是必需的[173]。

输尿管壁或外源性因素导致的梗阻可通过膀胱镜放置输尿管支架得以缓解[322]。如果该治疗无法完成或无效，尤其是在肿瘤压迫输尿管的情况下，则需要插入肾造瘘管以达到迅速解除梗阻的目的[322]。

对于良性前列腺增生引起的膀胱颈以下梗阻，症状轻微、没有明显感染且解剖结构正常的上尿路梗阻患者，可以延迟或完全避免外科手术[324]。如果需要，经尿道前列腺切除术、激光消融或其他技术可以作为有效的治疗选择。对于尿道狭窄的患者可采用外科手术实施尿道内切开术，因为尿道扩张通常只是暂时的效果。对于难以治愈的尿道狭窄患者需要耻骨上膀胱造瘘术，如果可能则继续进行开放性尿道成形术，以保持尿流的通畅和连续性。

神经源性膀胱患者需要多种方法综合治疗，包括经常性的排尿、膀胱区按压或 Credé 方法，药物刺激膀胱活动或松弛尿道括约肌。使用精细技术间歇性导尿，避免尿路感染[44, 325]。长期留置导尿管将增加感染的风险和肾损伤，应尽量避免。如果采用更保守的措施如频繁排尿或间歇导尿无效，可考虑回肠造瘘术或其他形式的尿流改道。也可采取电刺激疗法，该疗法在神经源性膀胱的治疗方面也有很成功的尝试[326]。

对表现形式不同的梗阻肾患者，经过随访，病情稳定后可决定继续观察还是手术治疗，或实施肾脏切除手术。实际上，治疗方案的选择取决于梗阻肾在梗阻解除后肾功能改善的可能性。是否手术治疗或使用何种外科手术取决于患者的年龄、患者的一般情况、临床表现，梗阻肾的功能、对侧肾脏的功能及是否合并感染等多种因素[327]。如前所述，肾功能恢复的程度取决于梗阻的程度和梗阻的持续时间。

机器人手术是可行和安全的手术方法。已经从过去简单的摘除手术发展为复杂重建术手术，如肾盂成形术治疗肾盂积水[328, 329]。有趣的是，最近一项比较机器人、腹腔镜和开放式儿童肾盂成形术的 Meta 分析显示，术后两组的成功率相当，机器人肾盂成形术具有住院时间短，镇痛需求少及更低输血需求的优点，但在机器人组的并发症发生率和费用都显著提高[330]。外科技术干预治疗尿路梗阻适应证的详细论述见其他内容[321, 331]。

（二）肾损伤的评估和肾功能恢复

如前所述，当我们决定对梗阻肾采取旁路改道或重建尿液引流而不是切除梗阻肾，肾功能能否恢复及恢复的程度是一个关键问题。在大多数情况下，梗阻可能是部分梗阻，以致单纯根据病史难以预测肾脏的结局。此外，显示梗阻肾解剖结构和功能的影像学检查在预测梗阻肾功能恢复方面，其价值不大（见上文）。因为梗阻期间解剖结构异常的程度与梗阻解除后肾功能恢复的程度相关性很差[332]。如前所述，多种同位素肾显像可以用来检查肾功能。通过肾造口管对梗阻肾进行临时引流术后和梗阻仍然存在的情况相比较[332]，同位素肾显像是一种更可靠的重要的肾功能检查指标。解剖学成像可以提供肾脏大小和肾体积，但并不能提供关于肾功能的信息。所有这些因素应综合考虑，作为判断临床上是否尝试挽救肾脏的因素。然而，目前还没有可靠的方法来预测梗阻性肾病肾功能恢复的方法。

对于产前尿路梗阻而言，不进行干预的风险可能很高，产前手术的风险也很高。因此，产前尿路梗阻临床决策常变得很复杂。因为胎儿的干预治疗可能与高并发症和流产相关。因此，对产前尿路梗阻的干预应慎重选择。胎儿肾活检成功率为 50%～60%，能很好判断预后，产妇并发症也少[10,12, 13, 310, 318]。因此，肾活检可能是临床治疗决策的方法之一。多数研究认为，产前尿路梗阻的干预治疗可能适合最为严重尿路梗阻的患儿，否则常常会导致新生儿的死亡[10, 12, 13, 316]。

（三）长期尿路梗阻患者肾功能的恢复

尿路梗阻患者肾功能是否恢复主要取决于梗阻的程度和持续时间、是否合并其他疾病、是否存在尿路感染，这些因素也是肾功能能否恢复的重要因素。在接受输尿管结扎 40 天的受试狗中观察发现，解除梗阻后肾功能并没有恢复。然而，有文献报道，人类尿路梗阻 69 天甚至更长时间，在解除梗阻后肾功能恢复[333, 334]。因为，在明确确定手术干预前，即使梗阻暂时被解除，也很难预测肾功能会不会恢复。因此，在明确决定手术之前，动态同位素肾图监测肾功能是十分重要的。对于慢性双侧尿路梗阻患者，如良性前列腺增生可引起慢性肾衰竭，特别是阻塞持续时间过长及伴有尿路感染者[334–335]，通过解除梗阻和抗感染治疗可以延缓或完全终止进展性肾衰竭。

在某些情况下，尽管梗阻已经得以解除，但肾功能却没有恢复，间质纤维化和炎症可能仍持续存在。在排除不存在其他影响肾功能恢复因素的情况下，则需肾活检检查以明确原因。如前所述，实验动物长期梗阻后肾功能的恢复与多种因素有关，包括过度产生的肾血管收缩因子（如肾素、血管紧张素和多种生长因子），后者可促进肾间质纤维化。基于这些观察和动物实验证据，血管紧张素转化酶抑制剂（如卡托普利[322]）、血管紧张素受体等拮抗剂[312]、NO 补充药[303]、α–MSH[305] 和 EPO[306] 在一定程度上可改善长期尿路梗阻患者的肾功能，有利于肾功能的恢复。

九、梗阻解除后利尿

在尿路梗阻解除后，临床上可出现明显的利钠、利尿反应，伴随钾、磷和二价阳离子排泄增多。值得注意的是，临床上显著的梗阻后利尿反应通常发生在双侧尿路梗阻，或孤立肾尿路梗阻。所涉及的机制在前文已有陈述，主要包括肾小管细胞损伤对钠、水和其他溶质（如尿素潴留）的重吸收障碍，梗阻期间容量潴留及抗利尿激素的大量分泌。如果是单侧肾梗阻，由于对侧肾脏的代偿作用，容量扩大，溶质潴留和抗利尿激素的过度分泌并不会发生。梗阻后利尿反应的处理的要点是针对过度利尿引起的容量不足及电解质失衡如低钾、低钠血症、高钠血症和低镁血症。

梗阻后利尿反应具有自限性，通常持续数天到 1 周，少数病例可能会持续数月。急性严重多尿症或长期梗阻后的利尿导致患者 Na^+、K^+、Cl^-、HCO_3^-、水、二价阳离子及磷酸盐的大量丢失，当盐和水的丢失导致容量不足和渗透压异常的情况下，适当的容量或水的补充是必要的。在多数情况下，过量的容量或液体的补充可能会延长利尿和利钠反应。因为，起初尿液是等渗尿，Na^+ 浓度约为 80mEq/L，0.45% 生理盐水补液是合适的，补液速度应略慢于尿液排泄速度。在此期间，严密的观察生命体征、容量状态、尿量、血清和尿液离子和渗透压是必不可少的，对这些指标的监测是钠、水和其他电解质补充的重要依据。随着大量利尿的发生，应重复对这些指标进行监测，每日 4 次甚至更多，根据监测结果随时调整液体和溶质的补充。随着梗阻的解除，单纯的非复杂性梗阻，随着抗利尿激素的分泌的增加，肾功能逐渐恢复。但是，在有些情况下，特别是双侧梗阻的婴儿，远端小管对醛固酮仍不敏感（假性低醛固酮症），尽管肾功能恢复、血浆肌酐水平下降[336]，但是，患儿会发生反常性高钾血症。因此，对此类患者，即使梗阻解除出现利尿过程，仍应严密监测血钾水平。

第38章 尿石症

Urolithiasis

Khashayar Sakhaee　Orson W. Moe　著
刘冬梅　王子宜　王　伟　译
王俭勤　校

一、前言

尿石症（即肾结石、肾结石病，以下统称肾结石）是指在尿路内，固相无机物和有机物形成并维持异常的凝固状态。肾结石本身不是诊断名词，而是多种潜在病因和病理生理因素的共同表现。结石发生在尿路，但尿石症是一种系统性疾病。外科治疗肾结石不断取得进步，尿石症管理已经扩展到不仅仅是去除现有的结石。防止结石复发是一个非常重要的目标。因此，阐明肾结石是如何形成的至关重要。总体而言，我们认为临床对肾结石的代谢评估还没有足够的频率和深度。肾结石的病理生理定义除了揭示其诊断潜能，还用于指导治疗和治疗监测。

二、流行病学

（一）概述

1. 成人肾结石：1976—1994

近 40 年来，肾结石的患病率逐渐增高[1, 2]，在美国，与之相应的医疗费用也在增长[3]。预计到 2030 年，美国因肾结石的经济负担估计将达 47 亿美元[4]。到 2030 年，估计将有超过 44% 的美国成年人发生肥胖[4]。1994 年美国国家体检调查Ⅲ（US National Health Examination Survey Ⅲ）数据显示，1976—1980 年肾结石的自我报道率从 3.8% 上升到 5.2%，女性比男性的增速更快，老龄人比年轻人增速更快[1]。白种人和墨西哥裔美国人肾结石的患病率高于非洲裔美国人群，在校正年龄后发现，肾结石患病率在美国南部地区较高[1]。这与横断面研究显示美国东南部肾结石患病率较高的结果一致[3, 5]。

先前的研究探索了环境因素和身体状况包括水质、气候、动物蛋白摄入与高血压的关系模型，除地域因素外，这一模型对肾结石风险的增加是很重要的[6–8]。在美国中部三个地区进行的一项研究，除地域影响因素外，对水矿物质含量、水质与肾结石患病之间的关系提出质疑，他们认为水 Ca^{2+} 含量与肾结石患病没有相关性[9]，但没有涉及其他矿物质的研究。1988—1994 年以前的研究数据，难以解释肾结石患病率地理差异[1]。饮食和肾结石患病缺乏相关的研究可能是由于横断面研究本身的缺陷及获取肾结石的信息偏倚。

2. 成人肾结石：2007—2010

最近的一项国家健康和营养评估研究（NHANES）对 2007—2010 年的 12110 名有自我报道病史的受试者横断面研究显示[2]，肾结石患病率高达 8.8%，而 1994 年肾结石患病率为 5.2%。之前美国人群肾结石的患病率为 1/20[1]，男性 6.3%，女性 4.1%[2]；最新数据估计，美国人群中肾结石患病率为 1/11，男性为 10.6%，女性为 7.1%[1]（图 38–1）。

除性别、种族、年龄和经济状况外，与代谢综合征相关的因素与肾结石发生相关[2]。肥胖、糖尿病、痛风和家庭收入低于 $19 999 的人群更易患肾结石。黑色人种和西班牙裔人群肾结石患病率低于白种人。具有代谢综合征特征者（如肥胖和糖尿病）与肾结石的患病率的关系得到了一项前瞻性研究的支持，这一研究发现，肥胖和高体重人群肾结石的患病率显著升高[10, 11]。多变量 Cox 回归模型分析显示，肥胖是首次结石患者结石复发的唯一强有力的预测因素[12]。

Romero 及其同事分析了 1965—2005 年 7 个国家肾结石的流行病学数据，发现数十年来肾结石的患病率持续增高，在某段时期不同国家肾结石流行病学特征如性别、年龄分布大体上是相似的[13]。总体上，西半球成人肾结石的患病率较高[14]，但沙特阿拉伯却是结石患病率最高的国家[14]，追其原因、代谢综合征和饮食结构变化可能是沙特阿拉伯肾结石患病率上升的主要原因。Brikowski 和同事根据全球变暖这一趋势变化，构建了美国“结石带”向北扩张的模型，通过该模型模拟并预测未来数十年美国北部肾结石将会明显增高[15]。最近，一项针对 2010—2012 年加利福尼亚州 63 994 名肾结石手术患者的横断面研究，探讨了高降水量和温度与肾结石患病率增加之间的关系[16]，发现相对于温暖干燥气候，温暖、潮湿气候更有助于肾结石的高发。

尽管近数十年来全球肾结石患病率不断增高，人类对于自然环境、结石成分与患者群特征的相关关系探索仍然不够深入。一项纳入 1516 名 35 岁以上的钙盐结石和尿酸结石的回顾性研究发现，尿酸结石比例从 7% 增加到 14%[17]，女性肾结石比例逐渐增高，尤其钙盐结石上升更为明显。在尿酸结石和钙盐结石患者的年龄和体重指数（BMI）均随时间增加而增加，但尿酸结石患者相对于钙盐结石患者，年龄更大、BMI 更高，尿 pH 却更低。钙盐结石患者尿 pH、草酸盐、磷酸盐、钠离子含量随病程时间延长而升高，而尿酸结石患者中其相对稳定。尿 pH 是区分两种结石类型最有效的指标（图 38-2）[17]，这一结果被英国一项回顾性研究所证实，这一研究将 2132 名肾结石患者分为正常体重组、超重组和肥胖组[18]，研究发现肥胖和超重人群促进肾结石形成的因素风险更高，如尿 Ca^{2+}、Na^{+}、尿酸含量更高而尿 pH 更低，抑制结石形成的因素（如枸橼酸盐和 Mg^{2+}）无明显变化[18]。另外，在超重肾结石患者，尿酸结石的患病率较高，而钙盐结石的患病率较低。

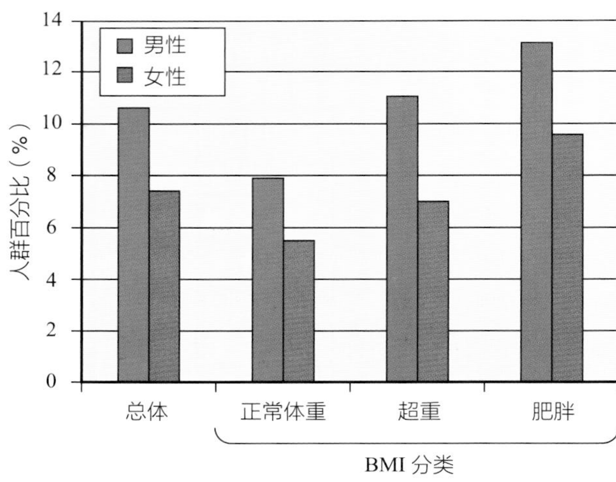

▲ 图 38-1 **尿石症患病率与性别和体重指数（BMI）的关系**
改编自 Scales CD Jr，Smith AC，Hanley JM，Saigal CS. Urologic diseases in America. Prevalence of kidney stones in the United States. *Eur Urol.* 2012；62(1)：160-165.

（二）钙盐结石

1. 钙盐结石患病率

美国退役军人管理局结石鉴定中心 1996—2003 年的数据显示[19]，草酸盐结石和磷酸盐结石比例上

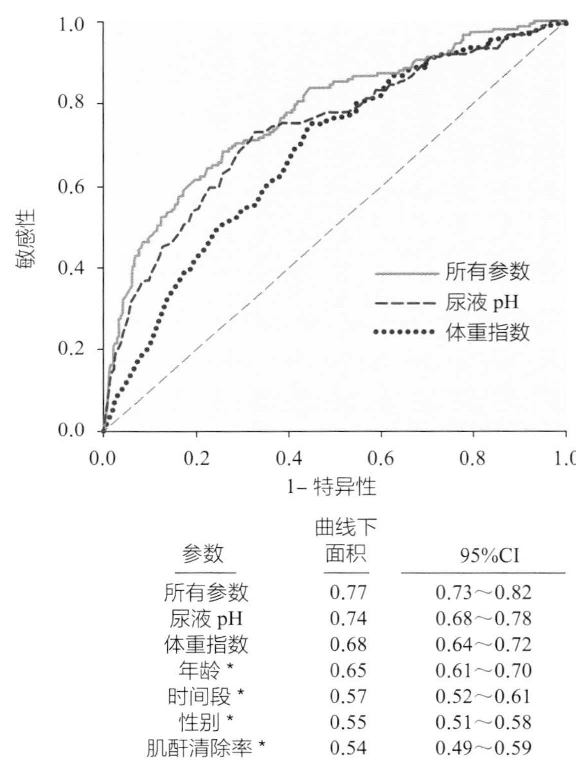

参数	曲线下面积	95%CI
所有参数	0.77	0.73～0.82
尿液 pH	0.74	0.68～0.78
体重指数	0.68	0.64～0.72
年龄 *	0.65	0.61～0.70
时间段 *	0.57	0.52～0.61
性别 *	0.55	0.51～0.58
肌酐清除率 *	0.54	0.49～0.59

▲ 图 38-2 **受试者尿酸结石形成的临床预测指标的工作特征曲线和曲线下面积（AUC）**
完整的多变量模型包括尿液 pH、体重指数（BMI）、时间段、性别和肌酐清除率。通过多变量分析确定尿液 pH 和 BMI。*. 表示未显示的变量［改编自 Xu LHR, Adams-Huet B, Poindexter JR, et al. Temporal changes in kidney stone composition and in risk factors predisposing to stone formation. *J Urol.* 2017;197(6):1465-1471.］

升，在复发的结石患者，磷酸盐结石比例上升而草酸盐结石比例下降[19]（图 38–3）。然而，结石成分改变的潜在因素还有待进一步研究，有人回顾性分析过去 30 年 1201 名肾结石患者临床资料，发现磷酸盐结石患病率升高与尿 pH 升高及体外碎石治疗有一定关系[20]，其因果关系尚不明确。法国一项研究发现，男性磷酸钙（CaP）结石的患病率从 1980 年的 9.4% 上升到 2004 年的 26.6%[21]，与之相伴的是 BMI 也同步增高[21]。

2. 钙摄入量

几项大型研究已经探讨了饮食因素与肾结石患病风险的关系，一些前瞻性研究评估了膳食钙是肾结石患病的高风险因素。这些研究表明，低钙饮食是所有女性和年轻男性肾结石患病的高风险因素[22–25]。相反，钙添加饮食增加了老年女性肾结石患病的风险[24, 26]。低钙饮食与肾结石发病具有相关性，这一结论与一项男性肾结石随机对照研究的结论是一致的[27]，后面章节我们会再次讨论这一话题。

3. 维生素 D 摄入量

维生素 D 缺乏是一普遍问题，全球约有 10 亿人维生素 D 缺乏[28, 29]。肾结石患者普遍存在维生素 D 缺乏，其中 20% 伴发高钙尿症[30, 31]。临床医师不愿纠正维生素 D 缺乏的主要原因是担心增加肾结石形成的风险。目前关于补充维生素 D 与高钙尿症之间关系的研究很少，且研究结果相互矛盾，可信度不高。引起争议的部分原因是这些回顾性研究的样本量小，且某些纳入研究的人群未能坚持服用维生素 D 补充剂，或饮食中盐和钙的摄入不当产生的选择性偏倚对研究结果的影响[32–37]。鉴于目前研究的不足，且缺乏前瞻性对照研究证据的支持，对于维生素 D 缺乏的肾结石患者，普遍认为短期补充维生素 D 不会增加尿钙的排泄，当然本身存在高钙尿症的患者除外[31, 35]，这一观点已成为行内共识。因此，肾结石人群不应该避免维生素 D 的补充，但是在补充维生素 D 期间应监测和评估尿钙的排泄量。

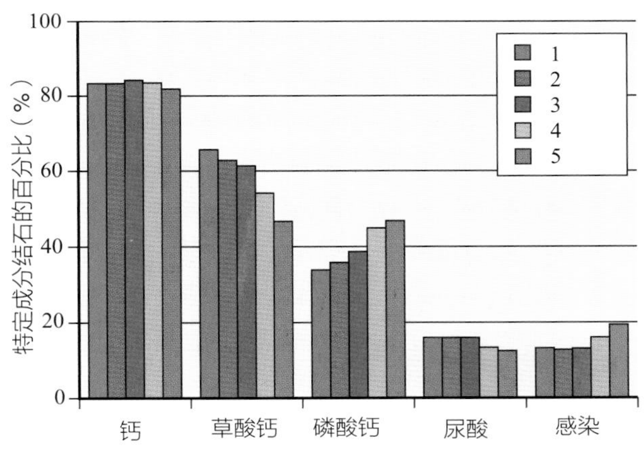

▲ 图 38–3　结石类型百分比

从 1～5 分别为钙（Ca）、草酸钙（CaOx）、磷酸钙（$CaPO_4$）、尿酸（UA）和感染作为结石事件的函数［改编自 Mandel N, Mandel I, Fryjoff K, et al. Conversion of calcium oxalate to calcium phosphate with recurrent stone episodes. J Urol. 2003；169(6)：2026–2029.］

4. 草酸盐摄入量

一项关于饮食频次问卷调查的流行病学研究，发现男性、老年女性和年轻女性草酸盐的摄入量与肾结石的患病没有相关性[38]，鉴于此项研究仅仅是个问卷调查，调查人群的个体差异及草酸盐摄入量估算的不准确性，因而难以得出一个令人信服的结论。

5. 蛋白摄入量

流行病学调查发现，在男性，动物蛋白的摄入量与肾结石患病相关，但在女性人群发现相关性不大[22, 24, 26]。在一项随机对照（RCT）研究，低动物蛋白饮食和高纤维素饮食相对于高动物蛋白饮食和低纤维素饮食，并没有降低草酸盐结石复发的相对风险[39]。尽管如此，一些病理生理及基础代谢的研究证实，蛋白摄入与肾结石患病风险增加有密切关系，在多因素干预研究中发现，控制蛋白摄入量可使患者获益[27]。

（三）尿酸结石

1. 尿酸结石患病率

尿酸结石的患病存在地区差异，中东和欧洲一些国家尿酸结石的患病率是全球最高的[40–42]。然而，在美国尿酸结石仅占所有肾结石的 8%～10%[43]，华裔和日裔发病率比平均水平略高 15%～16%[44]。在明尼苏达州居住的东亚和东南亚的苗族后代，尿酸结石和痛风性关节炎的患病率最高[44, 45]。该苗族人群肾结石患病率高的原因很独特，因为在泰国北部靠近老挝地区被认为是苗族人的起源地，但其肾结石的患病率却不高，这些地域因素引起尿酸结石高发的原因确实令人费解[46]。

2. 遗传和饮食因素

引起尿酸结石发病地域差异的原因仍然未知，但是在西方国家[47-49]，肥胖、糖尿病、高血压与尿酸结石的形成密切相关，出生在美国的苗族人群亦表现出这一特性。因此，遗传和饮食因素在尿酸结石形成过程中均发挥重要作用。在美国及欧洲国家，2 型糖尿病及肥胖人群中更容易频发尿酸结石（图 38-4）[48-52]。

（四）肾结石的发病率

针对患病率而言，有关成人及儿童肾结石发病率的精准数据确实非常有限。明苏里达州一个小型的调查研究显示，成人肾结石的发病率为 101.8/10 万[53]，另外两个小样本调查研究显示，男性肾结石发病率为 306/10 万，女性发病率为 95/10 万[22, 26]。

来自南卡罗来纳州儿科急诊的数据显示，在不到 10 年时间里，未成年人（≤ 18 岁）肾结石的发病率从 7.9/10 万上升到 18.5/10 万[54]，儿童肥胖率的上升可能是肾结石发病率增高的关键因素。但是，美国更大规模的流行病学数据不支持这一观点[55]。

饮食因素，如钠盐摄入增多[56]，奶制品被糖类饮品替代[58, 59]导致钙摄入量不足[57]，饮水量较过去有所减少[60]，这些都是儿童肾结石高发的影响因素．亚洲和欧洲儿童肾结石的发病率与南卡罗来纳州发病率相近[61, 62]。和成人肾结石一样，钙盐结石占儿童肾结石的绝大部分[63, 64]，尿酸结石为 2%～3%[65]。

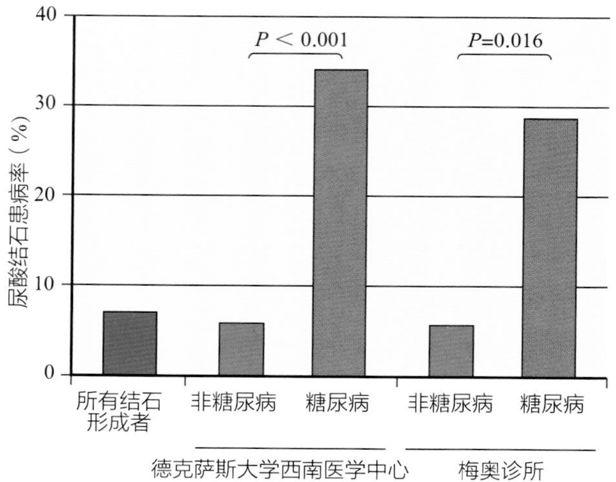

▲ 图 38-4　肾结石人群尿酸结石的患病率

引自 Lieske JC, de la VegaLS, Gettman MT, et al. Diabetes mellitus and the risk of urinary tract stones: a population-based case-control study. *Am J Kidney Dis*. 2006; 48(6): 897-904.

三、组织病理学

尽管可以在啮齿类动物研究影响肾结石形成的生化因素，但真正类似于人类疾病的肾结石的组织病理学研究，以及在啮齿类动物中涉及尿液因素和尿路上皮因素的研究鲜有报道[66]。人类尿石症组织病理学研究的样本主要来源于临床手术标本。除了尿液成分、结石形成的化学成分、促进和抑制结石形成的化合物的作用外，还有一些尿路上皮因子能够启动和促进晶体黏附、聚集和生长[67]。Borofsk 和 Evan 及其同事的工作大大推动了这一领域的发展，他们使用术中活检技术并成功构建了人体结石形成的致病模型[68, 69]。

（一）Randall 斑块

在 20 世纪 30 年代，Randall 通过尸检解剖了超过 1000 对肾脏，并在 20% 肾脏乳头附近观察到乳白色斑块。这些斑块主要位于间质而非肾小管腔，并与间质胶原和肾小管基底膜有关，它们由钙、氮、二氧化碳和磷组成[70]。在病变严重的标本中发现，斑块已侵入到肾小管管腔，将这些斑块进一步分离发现斑块上附着者（并非全部）为结石，在 60 多个病变更严重的肾脏中发现斑块已突入肾盂。因此，Randall 得出结论，结石是由间质钙斑块结晶而来，而不是直接发生在正常的肾小管上皮[70]。虽然没有当时 Randall 斑块受试者的临床信息，Randall 斑块形成的结石成分也不明确，但有理由相信它们可能是草酸钙（CaOx）结石。

在接下来的数十年里，Randall 斑块得到了许多外科医生的证实，印第安纳波利斯 - 芝加哥研究小组阐明了 Randall 斑块在结石形成中的重要性作用，但是 Randall 斑块的形成机制依旧未明确，有人提出了诱导去分化和转分化的结石形成模型，以及在病理生理条件下的生物矿化模型，这些研究对 Randall 斑块形成结石的认识具有积极的一面[71]。

（二）特发性草酸钙结石

Randall 斑块形成于乳头状基底膜尖端的薄

髓襻，矿物层和有机层呈同心构型交替出现（图 38-5）。Evan 及其同事提出，这种斑块是融合颗粒与 1 型胶原蛋白紧密结合形成的，斑块的矿物相被有机基质覆盖[72]。在没有纵切面病理活检的情况下，从横断面切片推断，融合颗粒从肾小管基底膜向周围间质延伸。

对黏附组织的结石进行整块研究发现[73]，结石附着部位上皮细胞丢失，斑块直接暴露于肾脏集合系统尿液后，覆盖了新的基质，并在交替覆盖层面形成新的晶体和基质。骨保护素存在于结石和斑块中，而 Tamm-Horsfall 蛋白仅存在于尿液（且仅仅存在于尿液表面）及髓襻升支粗段的细胞[73]。Coe 及其同事提出，暴露于尿液中的斑块，表面覆盖了来自尿液中的有机化合物，并被吸附在斑块基质上，随着新的晶体在尿液中成核，晶体本身吸附了对其有亲和力的化合物，从而使斑块结晶，最终形成结石[74]。

（三）磷酸钙结石和肾小管酸中毒结石

虽然在 CaP 结石患者标本中观察到 Randall 斑块，但与 CaOx 结石相比，Randall 斑块数量少了许多。CaP 结石形成者在 Bellini 集合管管腔和髓质内集合管都有磷酸盐沉积，并伴有大量导管扩张（图 38-6）[75]。扩张的肾小管上皮细胞脱落，并被间质纤维化组织包围。CaP 晶体的形成与尿液过饱和的

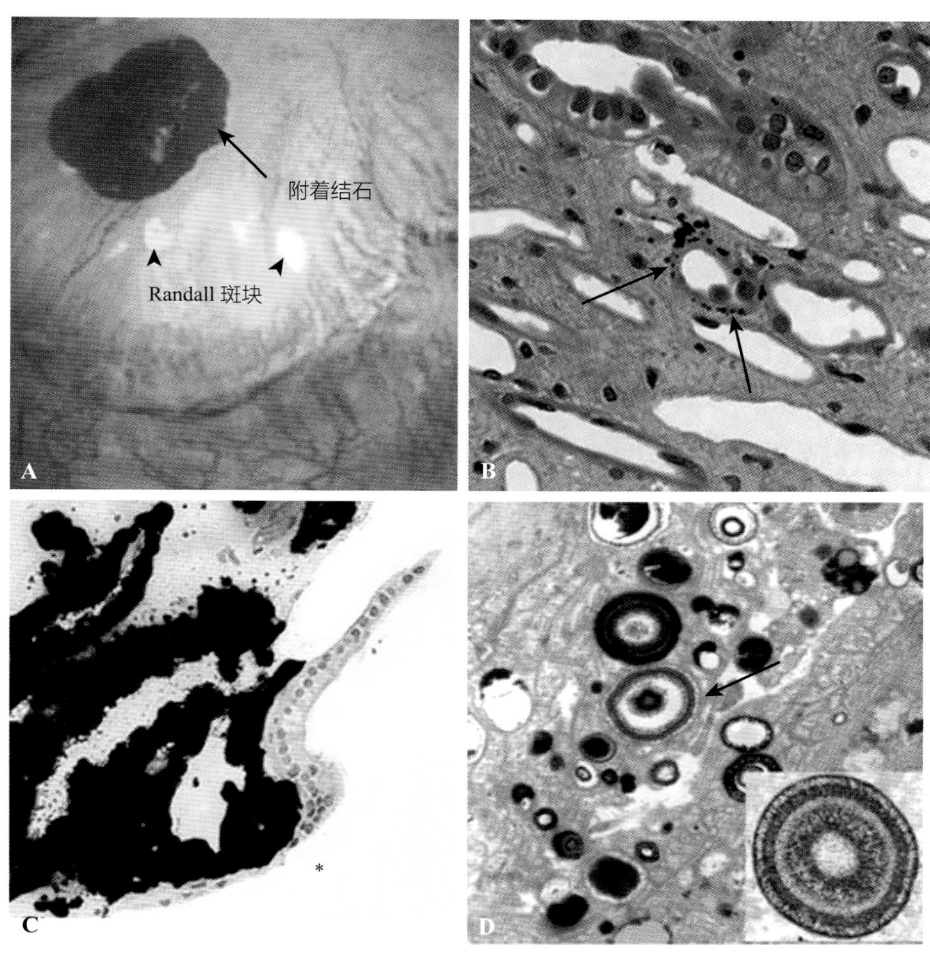

▲ 图 38-5　**CaOx 结石中 Randall 斑块的组织病理**

A. 在内镜手术中查看。斑块（不可见）上面有附着的草酸钙石（箭）。下面是两个 Randall 的无石斑块（箭头）。B. 在髓襻基底膜中（箭）的初始晶体沉积位置的光学显微图像。C.CaP（染成黑色），显示出更严重的病变，填满了组织间隙并延伸（*），最终伸入尿路并对应于 A 中的米黄色斑块。D. 单个沉积物（箭）呈现电子透明无机晶体和电子致密基质（插图）交替层的多层球体形态［引自 Evan AP, Lingeman JE, Coe FL, et al. Randall's plaque of patients with nephrolithiasis begins in basement membranes of thin loops of Henle. J Clin Invest. 2003; 111(5): 607-616.］

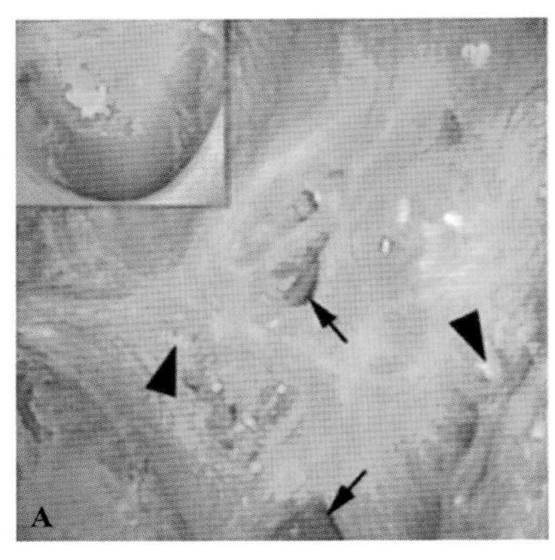
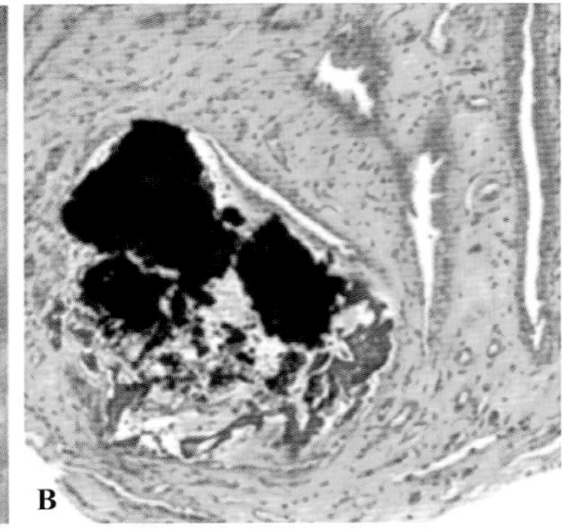
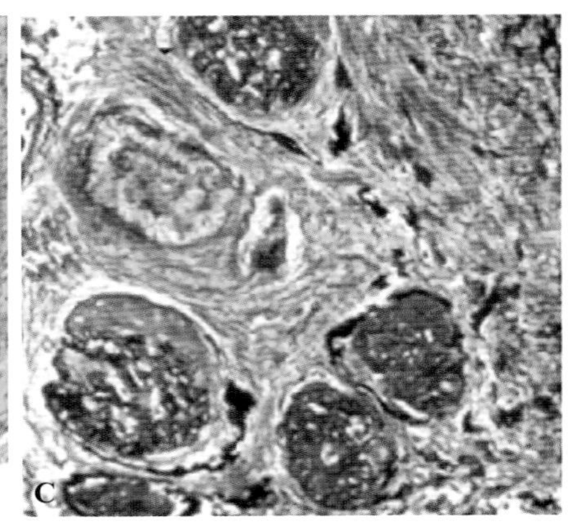

▲ 图 38-6　**$CaPO_4$ 结石形成者组织病理**

A. 在内镜手术中查看。乳头状尖端（箭）附近的凹陷是 $CaPO_4$ 结石形成者所特有的，与 Randall 斑块共存；乳头显示黄色结晶沉积物从 Bellini 导管流出（插图）。B. 内髓集合管内沉积物显微照片。晶体沉积物明显扩张管腔，导致细胞损伤和坏死，腔内晶体沉积被间质炎症和纤维化围绕。C. $CaPO_4$ 结石患者肾活检病理显示晚期肾小球硬化，肾小管萎缩和间质纤维化；这在 CaOx 结石形成者中很少见［引自 Evan AP，Lingeman JE，Coe FL，et al. Crystal-associated nephropathy in patients with brushite nephrolithiasis. Kidney Int. 2005；67(2)：576-591.］

CaP 密切相关[20]，尿液高 pH 在 CaP 结石形成中发挥重要作用，低枸橼酸尿和高钙尿也发挥一定作用。Coe 及其同事推测冲击波碎石术可能损伤了尿路上皮细胞并破坏了集合系统局部管腔的酸性环境[76]，有趣的是，在原发性甲状旁腺功能亢进 CaP 结石患者中也观察到类似的现象，且肾小管管腔堵塞和斑块同时存在[77]。先天性或获得性远端肾小管酸中毒（dRTA）的 CaP 结石患者，尿液中 pH 是持续升高，肾乳头畸形、扁平、纤维化很常见，其内可见 Bellini 管腔扩张及管腔内 CaP 沉积，肾单位结构萎缩，残存肾单位存在于间质的纤维化区域内。因此，大多数膀胱尿液 pH 不能真实反映受损 Bellini 导管管腔的 pH，因为受损导管官腔 pH 更高。

（四）肠源性高草酸盐尿症肾结石

肠源性高草酸盐尿症患者中，尿液结晶主要由尿液中高浓度的草酸盐引起。在胃旁路手术后的患者，尿路上皮看起来似乎正常，但 CaOx 晶体已经黏附在泌尿道管腔[78]。在小肠切除术（如克罗恩病）形成的高 CaOx 结石中，肾髓质集合管中的晶体沉积物与细胞损伤、间质炎症、乳头结构畸形、肾小管萎缩都是相关的。有趣的是，肠源性高草酸盐尿症肾结石患者 Randall 斑块，与特发性 CaOx 结石 Randall 斑块相似[79]，髓质内集合管沉积物含有磷酸盐，在某些情况下含有 CaOx，可能是由髓质内集合管（IMCD）细胞膜上散在的晶体物质聚集形成。

基于结石的组织病理学、影像学和化学成分分析的证据，Coe 及其同事从形态学推测了结石形成的三种途径[74]：①是肾间质磷酸盐斑块的过度生长，常见但不限于特发性 CaOx 结石，在原发性甲状旁腺功能亢进、回肠造口术和小肠切除术的结石患者及一些磷酸氢钙结石患者也观察到类似病变；②是肾小管而不是间质晶体的沉积，见于除特发性 CaOx 结石以外的所有结石；③是管腔内尿液溶质的结晶，见于胱氨酸尿或肠源性高草酸尿症肾结石患者。

四、病理生理学

（一）尿饱和的物理化学特性

1. 概述

结石形成的过程涉及尿液中的化合物吸附到固相物质表面等过程。以 CaOx 结石为例，当尿液中的钙离子浓度、草酸盐浓度及 CaOx 晶体量随时间恒定时，三者达到平衡状态。此时，平衡状态下游离 Ca^{2+} 和草酸盐浓度的乘积称之为平衡溶解度。需要明确的是，溶解度是尿液中 CaOx 复合物（非单个成分）的浓度，约为 6.2μM。CaP（透钙磷石，结石形成的初始阶段）的溶解度约为 0.35μM，尿酸的溶解度约为 520μM。活性特指（并不总是 100%）游离离子的化学活性（活性 = 活性系数 × 化学浓度），活性系数与尿液中化合物的浓度相关，而饱和度取决于尿液中离子的活性。当游离离子的活性低于晶体的溶解度时，晶体将溶解，此时尿液处于不饱和状态；当游离离子活性高于尿液中晶体的溶解度时，尿液处于过饱和状态，此时促进晶体生长（图 38–7）。

理论上，当尿液中各离子和晶体处于平衡状态时，加入 Ca^{2+} 或草酸盐将会有新的晶体形成。然而，在没有结石晶体存在的前提下，尽管尿液中离子活性高于晶体的溶解度，但尿液中依然不会出现新的晶体，因为过饱和及亚稳态尿液能促进晶体的生长，但不会在没有晶体存在的前提下产生新的晶体。如果进一步提高尿液的活性，也就是说进一步提高 Ca^{2+} 和草酸盐的浓度，即使尿液中本身没有已存在的晶体，在某个时刻也会形成新的晶体，此时尿液中各离子活性处于亚稳态的上限（图 38–7）。在尿液晶体形成的过程中，尿液由亚稳态转变为不稳态，从而促进了晶体的形成。因此，CaOx 结石或 CaP 结石的形成过程，尿液肯定是不饱和、亚稳态或不稳定的（图 38–7）。

2. 尿液饱和度的影响因素

尿液中活性成分的含量（钙、草酸盐、磷酸盐、尿酸盐）是尿液饱和度的主要决定因素。其他因素，如尿液复合物的络合作用和尿液 pH 的变化均可影响尿液离子浓度，对调节尿液饱和度也发挥重要作用。然而，总的离子浓度不能衡量尿液的活性程度，如枸橼酸盐容易与钙络合，会降低离子钙的活性[80]。镁和草酸盐存在类似的关系[81]，尿 pH 的变化会严重影响一价与二价磷酸盐的比值及尿酸盐与尿酸的比值。高钙尿、高草酸尿、枸橼酸尿、碱性尿和慢性脱水都会增加钙盐结石形成的风险，但相互之间的关系十分复杂。

因此，仅基于单个离子浓度变化来评估钙盐结晶形成风险的认识可能具有一定的误导性，如特发性高钙尿症患者接受噻嗪类利尿剂治疗时，尿钙排泄减少，但产生的低钾血症继而引起低枸橼酸尿，此时临床医生很难评估治疗前后尿钙变化和尿枸橼酸盐的变化是如何引起的，也很难确定治疗后结石风险是否降低。另外同样的情况，对于远端肾小管酸中毒引起的 CaP 结石患者和接受碱化尿液治疗引起严重低枸橼酸尿患者，治疗后尿枸橼酸盐水平升高，但同时尿液 pH 也升高，因此也很难确定 CaP 结晶风险是降低了还是升高了，目前临床上已经设计了几种方案解决上述问题。

3. 体外尿液饱和度测定

(1) 亚稳态上限值和产物形成量：亚稳态上限值（ULM）和产物形成量（FP）通常是实验室衡量产物活性重要的参数。通过加入溶质，形成视觉上可以观察到的活性产物，也就是晶体析出（图 38–7）。这里面包含了很多复杂的过程，包括结石形成的各种化合物、促进剂和抑制剂的浓度和相互之间的比例。

(2) 活性产物比（APR）：活性是指溶液中所能自由反应的游离离子的总和。将结石晶体接种到尿液中，并在 37℃恒温下孵育，在恒定 pH 下搅拌，直至平衡，此时晶体质量趋于稳定（既不增加也不减少）。活性产物比（APR）定义为，原始晶体中的

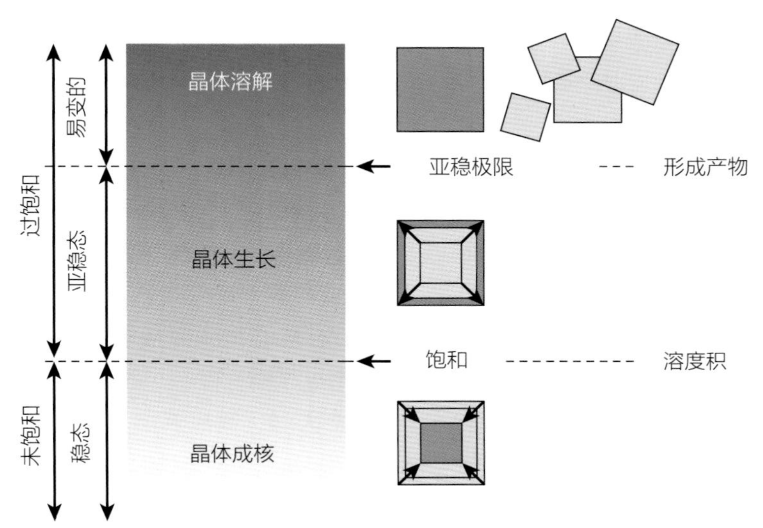

◀ 图 38–7　**评估肾结石风险的理化参数**
与晶体的三个状态有关，即溶解、生长和成核

活性物质与经过尿液孵育稳定后所得活性物质的比值。如果晶体在尿液孵育后生长，晶体中活性物质将低于原始样品中活性物质，此时 APR < 1，表明尿液具有较高的成石倾向；如果晶体部分溶解，平衡时的活性物质高于原始样品，此时 APR > 1，表明尿液无成石性。因此，APR 描述了晶体在尿液中是否会生长（APR < 1）或溶解（APR > 1）。

虽然 APR 给我们提供了衡量晶体生长的参考指标，但对于某种特定尿液样品成石能力的评估我们仍然没有很好的办法。在 Pak 和 Holt 的研究中[82]，仅仅以盐作为溶液，发现 CaOx 结石在达到 ULM 时 APR 为 8.5。同样的条件下，Robertson 和同事发现 APR 为 10.0 [83]，产生这些微小差异的主要原因可能是研究方法不同造成的。

(3) 化合物浓度比（CPR）：活性是晶体形成非常重要的化学参数，但很难有效测定。Pak 及其同事采用了一种经验性的替代方法，当尿液中化合物与晶体达到平衡状态时，通过计算尿液中化合物的浓度（而不是活性）来测定尿液饱和度[84, 85]。在初始试验中，将目标晶体接种至尿液中，37℃恒温下孵育，恒定 pH 下搅拌 2 天，达到稳态时，晶体质量稳定。如果尿液中化合物如钙、草酸盐和磷酸盐的活性系数在整个孵育期间保持稳定，此时孵育开始时的化合物浓度与孵育（平衡状态）后的化合物浓度的比值应该等于 APR，即使从概念上讲化合物浓度本身不等于化合物活性（还有活性系数原因，活性 = 活性系数 × 化学浓度）。如果可假设活性系数稳定，则化学浓度比（CPR）可等效地评估 APR，前提是 Ca^{2+} 浓度低于 5.0mM，草酸盐浓度低于 0.5mM [85]。该实验已经得到验证，在技术上得到简化，能够用于分析和评估 CaOx 钙和 CaP 结石是否形成[86–88]。

4. 计算机辅助的尿液饱和度分析

传统的物理化学方法测定是可行的，但其明显的缺点是工作量大。另一种方法是使用计算机软件整合临床尿液数据，根据测定尿液中游离离子的浓度及其形成的可溶性复合物的浓度，推算尿液中钙、草酸盐和磷酸盐的游离离子活性[83, 85, 89]。

(1) 相对过饱和比（RSR）：结合常数（K_a）可以测算尿液中游离离子的活性，如果除以相应的平衡溶解度，则获得相对过饱和比（RSR），用于估算尿液的饱和程度。RSR > 1 提示尿液呈过度饱和，< 1 意味着尿液未饱和。这一结果已经得到验证，通过使用 EQUIL2 程序（用于计算尿饱和度的 BASIC 计算机程序），研究肾结石患者 2～3 份 24h 尿标本，结果发现结石类型与尿液过饱和存在一定的相关性[90, 91]。

(2) 过饱和指数：另一个借助计算机的程序，JESS（Joint Expert Speciation System），在测算尿液过饱和程度方面，原理与 EQUIL2 程序相同[92, 93]。不同的是，JESS 采用热力学常数用于计算。其最大的区别是，JESS 包含可溶性的磷酸枸橼酸钙复合物，受 pH 的影响较大。Pak 和同事将这两种借助计算机程序测定尿液过饱和的方法与传统的物理化学方法进行比较，发现 JESS 比 EQUIL2 更贴近于物理化学方法[86–88]。虽然 EQUIL2 提出了相对过饱和（RS）作为一个衡量参数是很有价值的，但 JESS 通过数据处理定义的溶解度指数（SI），在测算方面其价值与 EQUIL 的 RS 相当，且更贴近物理化学原理，但需要明确的是两种方法使用溶质的浓度是不同的。

5. 结石患者尿液饱和度

Pak、Robertson、Marshall 和 Weber 及同事的研究，均显示了结石患者的尿液比非结石人群的尿液更趋于过饱和的证据[82, 94–96]。尽管 3 个研究的研究方法不同，绝对值不同，但研究结果是一致的。无论是否测算尿液中 CaOx、碳酸二氢钙、磷酸八氢钙或羟基磷灰石的饱和度，结石患者尿饱和度的平均值均高于正常受试者。Weber 及其同事的研究发现[96]，高尿钙症患者的尿液 CaOx 过饱和度高于正常尿钙人群的 CaOx 过饱和度，所有研究均发现，非结石人群在结石形成过程中的尿 CaOx 均处于过饱和状态[82, 96]。Hautmann 及其同事解剖了 7 例人体肾脏，分别测定了肾皮质、髓质和肾乳头组织中的钙和草酸盐浓度[97]，发现乳头中 CaOx 浓度（$1 \times 10^{-4}m^2$）超过了尿液（$5 \times 10^{-7}m^2$）、髓质（$8 \times 10^{-7}m^2$）和皮质中 CaOx 的浓度（$6 \times 10^{-7}m^2$）。此外，髓襻顶端的 CaP 常处于过饱和状态，因为肾小管髓襻降支对水和 H^+ 的重吸收作用，使此处的尿液 pH 和 Ca^{2+} 浓度较高[98]。

实际上在正常人群、高尿钙症及甲状旁腺功能亢进相关性肾结石患者尿液，CaOx 和碳酸氢钙结石 ULM 的波动是比较大的[82]。但是，通过比较年龄和性别相当的 CaOx 和碳酸氢钙结石患者尿液中 ULM [99, 100]，发现结石患者尿液的过饱和度与 ULM 的差距较小，说明结石患者尿液更容易发生结晶，更容易形成结石，ULM 降低可能意味着抑制结晶能力下降。当 APR 足够接近 CaOx 和 CaP 的 ULM 时，新晶体的形成可能性大大增加。大多数结石患者的尿液，包括正常人的尿液，对于 CaOx 也是亚稳态的。因此，新晶体在这种尿液环境下的生长是不可避免的。

6. 晶体成核的评估

饱和度能够评估结晶形成的倾向。成核是晶体形成的最初形式，成核之后继而生长、聚集和增大。均质成核（即在过饱和、亚稳态溶液中自然形成的新的晶核），这种情况实际上并不常见。通常，破碎颗粒、表面不规则的一些物质作为一种基质，吸附晶核并使晶体形成的 APR 低于均质成核所需的 APR，这种成核称为异质成核。溶液的亚稳态有利于新晶核的产生，晶核的扩大比新晶核的形成耗能更少。因此，溶液中离子可以绕过耗能较大的重新成核，直接吸附到已有晶体的表面。这种异质成核避免了晶体形成过程耗费更多的能量，换句话说，异质成核的 ULM 较低。

异质成核的效率取决于基质表面带电位点的间距与在该表面生长的晶体晶格间距的匹配程度。匹配的恰当合适则使异质成核效率大大提高，匹配的不合理则降低了成核效率 [101]。单纯均质成核仅仅是理论上可行的，实际上不可能存在，因为任何尿液中已形成的晶体都是异质成核产生的，异质成核才是晶体形成的主要形式，且在这个过程中伴随着 APR 的升高。

许多尿液结晶都表现为异质成核。尿酸钠和尿酸是 CaOx 极好的异质核 [102, 103]，因此尿酸或尿酸盐可以通过结晶降低 CaOx 的 ULM。异质成核可能是高尿酸促使 CaOx 结石形成的机制 [104, 105]，因为研究已经证实了 CaOx 附在尿酸表面能快速生长 [106]。碳酸氢钙和羟基磷灰石也能使 CaOx 成核 [107, 108]，Randall 斑块和他们一样，通过异质成核引发 CaOx 结石形成。

Randall 斑块在肾乳头间质中形成，但可以侵蚀穿过乳头上皮细胞直接暴露于尿液中，为 CaOx 晶体提供成核部位，从而使黏附的新晶体生长至具有临床意义大小的结石。磷灰石常位于 CaOx 结石的中心 [109]，与非结石人群相比，结石患者 Randall 斑块的形成比例更高且损害程度更重 [110]。Evan、Coe、Kuo 及同事对各种类型肾结石患者 Randall 斑块的形成进行了大量的研究 [72, 75, 111–114]，其结果见后续相关章节。

7. 晶体生长和聚集的评估

晶体是规则的，由更小的二级单元聚集合成。晶体一旦形成，且尿液 APR ＞ 1，晶体就会生长。通过将钙和草酸盐或磷酸盐或尿酸结合黏附至其表面，从而使晶体增大。小结石危害性不大，大结石具有危害性。在 37℃的亚稳态尿液中，CaOx 结石和 CaP 晶体的生长在数小时内有明显的变化。生长速度随尿液过饱和增大而增加，在 APR 最高的尿液中生长最快。小晶体通过表面的静电引力聚集成较大的晶体，从而使晶体迅速增大，且能寄居在泌尿道。与正常人群相比，结石患者尿液中含有更多的晶体聚合物 [115]。

晶体聚集的抑制：可以通过向亚稳态过饱和 CaOx 溶液中，或者向受测对象尿液的合成溶液中添加一定量的固体 CaOx，来测量对晶体聚集的抑制作用（ICA）。ICA 可以通过半衰期衡量（溶液中钙盐晶体从最大值下降一半的时间（$t_{1/2}$），$t_{1/2}$ 越高则 ICA 越高 [116]。

8. 细胞 – 晶体相互作用

Finlayson 和 Reid 提出，在尿液流动时，晶体即使生长或凝聚很快，也不能驻留在泌尿腔道 [67]。这就好比将一把沙子扔进流水中，沙子会被直接冲进下水道一样。晶体必须依附在肾小管上皮细胞上以免被尿液冲刷掉，继而进一步增大，直至临床结石的发现。虽然 Randall 斑块能提供晶体的成核位点 [117]，但也有一些结石的形成与 Randall 斑块毫无关系 [110]。因此，可能存在其他机制。CaOx 可黏附在体外培养的肾小管上皮细胞 [118]，其黏附能力和晶体吸附能力比 CaP 强 [119]。晶体与细胞膜上的阴离子位点结合 [120]，可被尿液中常见的各种阴离子化合物所抑制 [121]。脂质双层中的磷脂酰丝氨酸似乎是一个结合位点，且磷脂酰丝氨酸在细胞膜的富集增加了体外培养肾小管上皮细胞对 CaOx 晶体的结合能力，但它在动物体内的作用的尚没有得到证实 [122]。

除了晶体的黏附和凝集，还有人提出，细胞与晶体之间的相互作用引起细胞的损伤和死亡[123, 124]，这也是结石形成的一个重要环节。纳米级别的微晶体能诱导细胞凋亡，导致细胞和细胞核收缩、磷脂酰丝氨酸外翻。相比之下，微米级的晶体主要导致细胞坏死、肿胀，细胞膜破裂和溶酶体解体[125]。

迄今为止，有关细胞－晶体相互作用的证据主要来自体外细胞实验，其在人类肾结石发病机制中的作用目前尚不清楚。

（二）结石形成的抑制剂

1. 概述

CaOx、CaP、尿酸钠或尿酸等结石成分在正常尿液中过饱和，但不会发生结晶[82, 94–96]。这说明正常尿液中存在抑制结石形成的物质[126, 127]。结石患者 ULM 比正常人群低，这说明结石患者尿液中可能缺乏结石形成的抑制剂[114]。目前抑制剂的作用机制还不清楚。有观点认为，枸橼酸钾等药物可影响 CaOx 和 CaP 尿液过饱和并降低结石复发，但并不增加抑制物的活性[128]。目前抑制剂可以大致分为四类：①多价金属阳离子，如镁离子；②枸橼酸盐等有机阴离子；③焦磷酸盐等无机阴离子；④骨桥蛋白和 Tamm–Horsfall 蛋白等大分子（表 38–1）。

表 38–1　结石形成的天然抑制剂

抑制剂	举例说明
无机物	镁
	焦磷酸盐
小有机阴离子	枸橼酸
大分子	双库尼茨抑制剂
	钙粒蛋白
	FK 结合蛋白 –12
	糖胺聚糖
	肾钙蛋白
	骨桥蛋白
	凝血酶原 F1 片段
	胰石蛋白
	基质 Gla 蛋白
	Tamm–Horfall 蛋白
	尿三叶因子 1

2. 镁离子

多年来，镁离子被认为是肾结石的抑制剂[129]，它在尿液中含量少，易与草酸盐结合。研究发现 Mg^{2+} 能结合肠道和尿液中的草酸盐[130–132]，抑制 CaOx 结晶[131, 133, 134]、碱化尿液、增加尿枸橼酸盐代谢[135]，具有有效预防结石形成的作用。体外实验表明，Mg^{2+} 是啮齿类动物和人尿液 CaOx 晶体生长的抑制剂，但这些实验是在超生理剂量下进行的[136–141]。总之，Mg^{2+} 能抑制 CaOx 晶体的成核和生长[142]，但在结石恒定生长的环境中，抑制作用较弱[143]。

然而，临床研究尚未统一。55 例结石患者每日接受 $Mg(OH)_2$ 的 Mg500mg 治疗，结果发现结石发病比例由 0.8 降至 0.08[129]。但是，其他对照研究表明，Mg 不会降低 CaOx 结石的复发率，这可能是因为其吸收不良[144]。另一种原因可能是 Mg 会以尿液 pH 依赖的方式抑制钙通道 TRPV5 蛋白，因而使镁的抑制作用被高尿钙效应所抵消[145]。代谢学研究已经证实尿 Mg 和 pH 的互相作用会影响人体钙排泄[146]。在任何尿液 pH 条件下，Mg 可轻微增加尿钙水平。在任何稳定的尿镁排泄状态下，碱负荷增大可显著降低尿钙水平和 CaOx 饱和度。目前，并不推荐 Mg 补充剂作为肾结石的常规治疗，若结石患者镁缺乏，多推荐使用镁补充剂——枸橼酸钾镁，而非氧化镁[147, 148]。

3. 枸橼酸盐

枸橼酸盐是研究最多、认识最为深入且适用于临床治疗的结石抑制剂。枸橼酸盐可降低钙与草酸盐和磷酸盐的结合能力，抑制 CaOx 结石的成核、生长和聚集[149, 150]，增加尿枸橼酸和尿 pH，继而抑制结石形成[135, 151, 152]。多数临床研究发现，尿枸橼酸盐正常的结石患者，补充枸橼酸钾可降低特发性高钙尿症和远端肾小管酸中毒患者的钙盐肾结石复发，在尿枸橼酸盐正常的钙盐结石患者，枸橼酸钾也能降低结石复发[147, 153–158]。枸橼酸盐是人尿液中最重要的碱性化合物。它的水平受机体的酸碱平衡调节，特别是近曲小管细胞 pH 的变化[159]。尿枸橼酸是钙螯合剂和尿液酸碱平衡的调节剂。当酸中毒或近曲小管细胞酸中毒，机体需要储存碱时，近端小管枸橼酸盐重吸收和代谢水平均增加，排泄减少，钙盐结晶风险增加[160, 161]。饮食中蛋白质摄入增加或肠道碱性离子的丢失导致酸负荷增加，枸橼酸盐排泄减少，会促进 CaOx 和 CaP 结石的形成[156, 162]。

4. 焦磷酸盐

焦磷酸盐抑制钙结晶形成已有多年的研究[163]，并且在肾外起着重要的抗钙化作用[164]。焦磷酸盐与 CaP 晶体（包括羟基磷灰石）结合，可阻止或延缓 CaP 和 CaOx 晶体的生长[165–167]。尿液中焦磷酸浓度可以明显地抑制晶体生长[167]，但结石周围微环境中焦磷酸的浓度尚不清楚（可能较低）。50% 结石患者焦磷酸盐与肌酐比值降低，提示焦磷酸盐缺乏可能促使肾结石形成[166]。

5. 大分子抑制剂

大分子抑制剂是 CaOx 结晶的强效抑制剂[168]，一些重要大分子物质见列表（表 38–1）。这些大分子通常为一些常见的非常重要的阴离子，结合了一些酸性氨基酸，这些氨基酸经过翻译后修饰，侧链常带有负电荷。Bergsland 及同事比较了 50 例结石患者和 50 例非结石人群（与结石患者匹配的一级亲属）尿液中的抑制蛋白[169]，发现结石患者和其非结石的亲属抑制蛋白存在差异，这种方法比常规的过饱和度测算更有效。但尿液大分子物质测定的难度和费用影响了其临床应用。

(1) 骨桥蛋白：骨桥蛋白以前称为尿钠素，是一种酸性磷酸糖蛋白，最初从骨质中分离而来[170–173]。它在髓襻升支粗段细胞和远曲小管细胞中表达，尿液中每天的产量约 4mg[171, 172]。在骨生成过程中，骨桥蛋白能抑制成骨时羟基磷灰石的形成[174–176]。在体外，它能抑制 CaOx 结石的成核、生长和聚集[170, 171, 177]。在动物实验中，给予骨桥蛋白敲除小鼠一定剂量乙二醇（一种导致代谢性酸中毒和高草酸尿的肾毒素），实验动物肾小管内会形成 CaOx 晶体，但相同剂量的乙二醇，在野生型小鼠体内不能形成 CaOx 晶体[170, 178]。进一步研究发现，骨桥蛋白在遗传性高钙尿肾结石大鼠的生物矿化部位上调[179]，更易于结石形成。

(2) Tamm–Horsfall 蛋白：Tamm–Horsfall 蛋白（THP）是人尿液中含量最丰富的蛋白，每天排泄约 100mg。它在肾小管髓襻升支粗段合成，具有自身聚集作用，是尿液管型物质的主要基质成分[180]。THP 也被称为尿调节素（UMOD），参与体内多种生物学功能和病理生理作用，包括离子转运、免疫、血压及急慢性肾损伤[181–183]。UMOD/THP 能抑制 CaOx 晶体聚集，但不影响晶体的生长和成核[184, 185]。UMOD/THP 缺失小鼠肾乳头和髓质的小管腔内能自发地形成钙结晶[186]，当给予这些小鼠乙二醇诱导形成 CaOx 结石时，在晶体形成部位有明显的骨桥蛋白的诱导作用。UMOD/THP 也能激活钙通道 TRPV5[187]，理论上可以减少尿钙排泄。一项关于复发性结石患者的研究发现，有家族史的 UMOD/THP 排泄较高。但体外研究认为，UMOD/THP 抑制 CaOx 聚集的作用并不明显[188]。在另一项尿蛋白质组学研究，石灰石（钙、氧化物、氢氧化物、碳酸盐）可增加尿 UMOD/THP 的排泄，但是，它对结石形成的生物学效应仍然不清楚[189]。

(3) 尿液凝血酶原片段 1：尿凝血酶原片段 1（UPTF1，晶体基质蛋白）是肾脏中产生的凝血酶原片段[190]。它是 CaOx 生长、聚集和成核[191]的潜在抑制剂，存在于肾结石中[192]。在结石患者和非结石人群中发现尿 UPTF1 水平和等位基因存在差异[193, 194]。

(4) 双库尼茨抑制剂（Bikunin）：Bikunin 是间 α– 胰蛋白酶抑制剂的轻链，可抑制 CaOx 成核和生长[195]，存在于近曲小管和髓襻降支细段[196]。Bikunin 和间 α– 胰蛋白酶抑制剂的重链，均已从肾结石中分离出来，表明该抑制剂的多个片段可能在预防结石形成方面发挥作用[197]。Bikunin 仅存在于结石患者的集合管顶端膜和襻细胞质中，与骨桥蛋白和间 α– 胰蛋白酶抑制剂重链 3 共定位，仅存在于肾结石患者中，而在正常人群中不存在[198]。一项研究表明，结石患者与正常人群的 Bikunin 电泳迁移模式也存在差异[199]。

(5) 氨基多糖（GAG）：正常人体尿液氨基多糖（GAG）通常含有约 50% 硫酸软骨素、约 25% 硫酸乙酰肝素、10% 低硫酸软骨素硫酸盐和 5%～10% 透明质酸（HA）[200]。硫酸软骨素能延缓成核，硫酸皮肤素可抑制成核[201]。在诱发 CaOx 沉淀的啮齿类动物中，肾小管中硫酸乙酰肝素的表达增加[202]。HA 存在于细胞外基质中，与细胞表面结合[203]，影响受损的原代培养人肾小管细胞结晶形成[204]。在体外实验中，犬肾小管细胞能增加 GAG 的合成，预防 CaOx 晶体和草酸盐离子对细胞的毒性损伤[205]。人体内研究发现，结石患者尿 GAG 降低[206, 207]，但这一发现并不常见[208, 209]。

(6) 基质 -γ- 谷氨酸蛋白（MGP）：MGP 是第一个在尿液中被发现能抑制晶体形成的小分子糖蛋白（14kDa）[184, 210, 211]，它含有 5 个 γ- 羧基谷氨酸（Gla）残基，对钙、磷酸离子和羟基磷灰石晶体具有高亲和力[212]，能抑制晶体生长、成核和聚集。MGP 能保护血管免受钙化[213, 214]，可能在肾脏中发挥类似作用。CaOx 晶体形成后，肾小管上皮细胞中 MGP mRNA 表达增加[215, 216]。有趣的是，体外实验发现，MGP 表达缺失的受损肾小管中形成了多层晶体[217]，而 MGP 表达的受损肾小管中未见结晶形成，表明 MGP 能抑制晶体的形成。MGP 基因单核苷酸多态性与肾结石的个体易感性相关[218]，由于一些结石患者的 MGP 缺乏 Gla，抑制 CaOx 晶体成核和生长的能力减弱[184, 185, 219]。

(7) 尿液三叶因子 1(TFF1)：三叶因子 1(TFF1) 是一种对 CaOx 晶体生长具有抑制活性的阴离子蛋白。研究发现其抑制 CaOx 晶体的能力与肾钙素相似。尿 TFF1 的抑制活性可被抗 C 端抗体中和，这与 TFF1 的 C 端谷氨酸残基与钙相互作用模型一致。特发性 CaOx 肾结石患者尿液中 TFF1 明显少于对照组[220]。

（三）钙结石

CaOx 结石是最常见的肾结石，占肾结石的 70%～80%。CaP 结石所占比例较小（15%）[221-225]。然而，新发结石患者 CaP 结石的比例增大[19]。CaOx 结石形成的危险因素有高钙尿、高尿酸尿、低枸橼酸尿、高草酸盐尿和尿 pH 异常[221, 222]。CaP 结石与 CaOx 结石的共同特征是高钙尿和低枸橼酸尿，与 CaOx 不同的是，尿液过碱性是 CaP 结石的典型特征，CaOx 结石尿液没有碱过度。对超过 1270 例复发性钙盐结石患者进行的动态评估发现，60% 的患者高钙尿，36% 的患者高尿酸尿，31% 的患者低枸橼酸尿，8% 的患者高草酸盐尿，10% 的患者尿 pH 异常，16% 的患者尿量过少，4% 的患者无代谢异常[223]，这些统计数据并非都是精确的，因为所有相关变量的分布都是连续的。一项对 82 例钙磷结石患者的统计发现，80% 的患者高钙尿，60% 的患者碱性尿液，50% 的患者低枸橼酸尿，而高尿酸尿和高草酸尿并不常见，分别占 18% 和 10%，近 60% 的患者尿量偏少[224]。

1. 高钙尿症

高钙尿是钙盐结石患者中最常见的代谢异常，发生于 60% 的成人钙盐结石患者[224-229]。高钙尿症的病理生理机制很复杂，可能涉及肠道吸收增加（吸收性高钙尿，图 38-8）、肾小管钙重吸收减少（肾渗漏性高钙尿）、骨中钙动员增强（吸收性高钙尿）[222, 230-233]。肠道中钙的过度吸收是该人群中最常见的类型[234]，但所有这些生理异常可能在患者中同时存在。

2. 肠道对钙的过度吸收

Flocks 首次提出了高钙尿症和肾结石之间有相关性[235]。之后，Albright 和 Henneman 使用“特发性高钙尿症”这一术语强调该人群中高钙尿的不明原因[236, 237]。Nordin 和 Peacock 首次描述了肠道钙吸收过多的代谢机制，定义了吸收性高钙尿（AH）[238]。钙代谢学研究发现，与非结石人群对照组相比，高钙尿患者机体处于负钙平衡状态[239, 240]，回顾分析其膳食情况，高钙尿患者摄入的钙少于排泄的钙[241]。

代谢学研究发现吸收性高钙尿者粪便中钙含量低[242]，高钙尿症患者肠道钙通过与磷酸纤维素钠结合，使粪便中钙排泄减少[243, 244]。吸收性高钙尿的特征是尿中高钙而血钙正常，血清甲状旁腺激素（PTH）和（或）尿环磷腺苷（cAMP，肾脏 PTH 生物活性的标志物）正常或受抑制，反映了机体钙负荷增加。吸收过多是特发性高钙尿患者最普遍的特征。此外，吸收性高钙尿症很可能是多病因作用的结果，大体分两种类型，即骨化三醇依赖性和骨化三醇非依赖性[234, 242, 245-252]。

(1) 1,25- 二羟维生素 D 依赖性吸收性高钙尿症，在 4 项不同的高钙尿症患者的研究中均发现[245-248]。血清 1, 25(OH)$_2$D 升高，肠钙吸收增多或血清 PTH 浓度降低可作为吸收性高钙尿的诊断依据[247, 251, 253]。给 9 例吸收性高钙尿患者[＞4mg/(kg·d) 或＞300mg/d]输注同等量钙剂（图 38-9）[246]，研究结果表明，血清 1, 25(OH)$_2$D 水平升高的原因是 1, 25(OH)$_2$D 生成增加而非代谢清除率降低[246]。在本研究中，吸收性高钙尿症的诊断是基于口服钙负荷后的高钙反应与空腹正常或降低的 PTH 水平或肾源性 cAMP 相关[248]。一项对照研究发现，给予正常人群高剂量

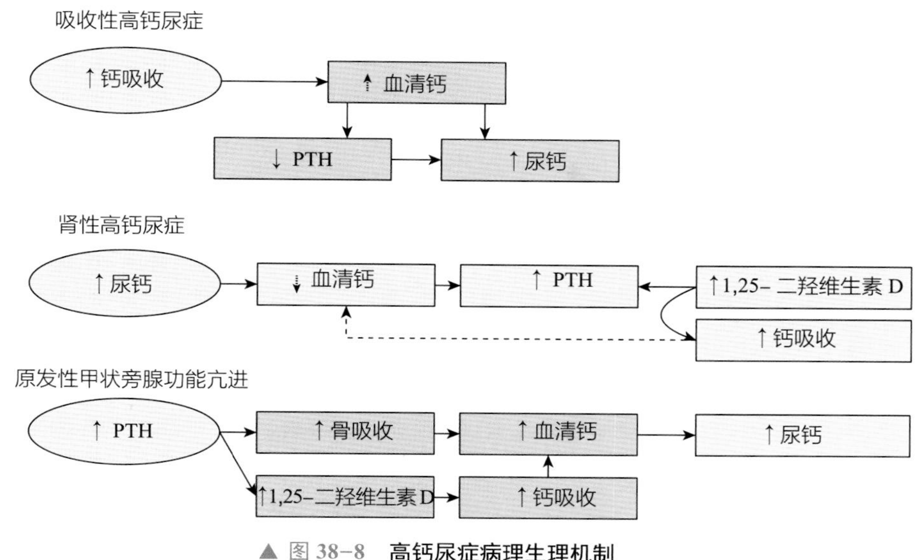

▲ 图 38-8　**高钙尿症病理生理机制**

PTH. 甲状旁腺素［引自 Pak CY. Etiology and treatment of urolithiasis. Am J Kidney Dis. 1991;18(6):624-637.］

1, 25(OH)$_2$D 后出现高钙尿症，提示 1, 25(OH)$_2$D 可能增强尿钙排泄[245]。另一项对照研究发现，在骨化三醇治疗期间肠道净钙吸收显著增加，结石患者的尿钙排泄量超过对照组[254]，说明结石患者在骨化三醇给药期间处于负钙平衡。这与尿羟脯氨酸水平（骨吸收的标志物）增加相关，表明低钙饮食的健康男性 1, 25(OH)$_2$D 升高可增强骨的吸收。总之，血清 1, 25(OH)$_2$D、钙排泄和尿钙的多少是直接相关的[245]，肠道对血清 1, 25(OH)$_2$D 过度吸收是尿钙过多的病因之一，但高钙尿症尿钙是来自骨质还是肠道尚未明确[254, 245]。

吸收性高钙尿人群中 1, 25(OH)$_2$D 生成增加的原因尚不清楚。PTH 是 1, 25(OH)$_2$D 合成的主要调节因子之一，尿 cAMP 是 PTH 生物活性的标志物，但 PTH 和尿 cAMP 在吸收性高钙尿人群中从未发现升高[223, 225, 234, 247, 251, 252, 255-257]。

血清磷浓度是 1, 25(OH)$_2$D 生成的另一个调节因子，吸收性高钙尿症人群中血清磷浓度没有明显降低[245-247, 258]。一些研究发现，某些吸收性高钙尿症患者可能存在肾小管重吸收磷的原发性缺陷（肾漏磷），从而刺激 1, 25(OH)$_2$D 合成，增强肠道钙吸收[247, 259, 260]。然而，在相同饮食条件下，吸收性高钙尿人群和正常受试者的血清磷水平无显著差异[257, 261]，仅在少数吸收性高钙尿症患者中发现低磷血症及低 TmP/GFR（肾小管最大磷酸盐重吸收/

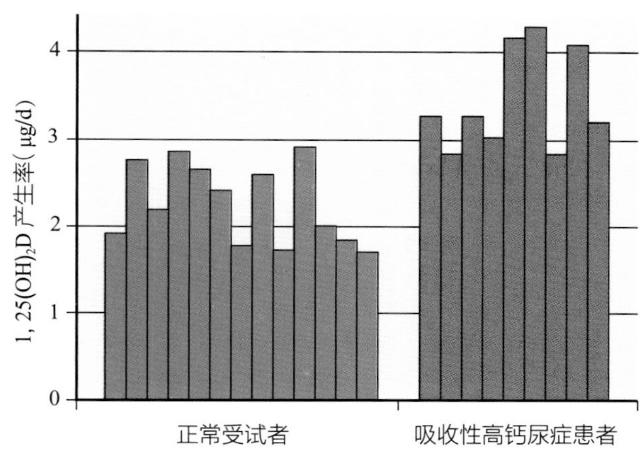

▲ 图 38-9　**正常受试者和吸收性高钙尿症患者 1, 25(OH)$_2$D 产生率的个体值**

吸收性高钙尿症患者平均 1, 25(OH)$_2$D 产生率显著高于正常受试者（3.4 ± 0.5μg/d vs. 2.2 ± 0.5μg/d, $P < 0.001$）［引自 Insogna KL, Broadus AE, Dreyer BE, et al. Elevated production rate of 1, 25-dihydroxyvitamin D in patients with absorptive hypercalciuria. *J Clin Endocrinol Metab*.1985；61(3)：490-495.］

肾小球滤过率）[257]。在肾磷酸盐重吸收缺陷（肾漏磷）的结石患者和无肾磷酸盐重吸收缺陷的结石患者，检测发现尿钙和血清 1, 25(OH)$_2$D 在两组患者中有差异性，但在其他研究中未发现这种差异[262-265]。至于吸收性高钙尿患者肾漏磷的潜在机制目前尚未明确。有两项研究报道，成纤维细胞生长因子 23（FGF-23）与肾漏磷有一定相关性，在钙盐肾结石患者中的具有潜在致病作用[265, 266]。因为机体对磷酸盐的储备很少，此类患者即使没有出现明显的低磷酸盐血症，机体仍有可能出现磷酸盐的消耗过度和严重缺乏，血清磷酸是一种实用但不完善的机体磷酸盐储备 [267]。

血清 25– 羟基维生素 D, 25(OH)D 的转化主要发生在肾脏，维生素 D 缺乏会增强这种代谢转化 [268]。CYP24A1 羟化酶在肾脏中表达，能将 1, 25(OH)$_2$D 和 25(OH)D 转化为非活性代谢物 1, 24, 25– 三羟维生素 D 和 24,25– 二羟维生素 D [268]。因此，CYP24A1 羟化酶能转化 25(OH)D 和 1, 25(OH)$_2$D，是维生素 D 的强效抑制剂。

一项针对 2 例高钙尿症肾结石和肾钙盐沉积症患者的研究，发现患者体内检测不到 1,25(OH) $_2$D$_3$–24 羟化酶（CYP24A1，这种酶能使 1, 25(OH)$_2$D 失活）[269]，导致患者血清 1, 25(OH)$_2$D 升高。这种功能缺失性遗传病被认为是 CYP24A1 双等位基因失活突变的结果。根据美国国家生物技术信息中心（NCBI）数据库，CYP24A1 变异率估计为 4%～20%。此项研究结石了 CYP24A1 羟化酶在维生素 D 依赖性钙盐结石中的作用机制，但难以证实该基因的变异能使得普通人群也易肾结石。

一项对男性健康专业人员随访 12 年的流行病学分析发现，校正体重指数、饮食、血浆因素和其他协变量因素后，血清 1, 25(OH)$_2$D 在肾结石发生率最高四分位数与最低四分位数的比值为 1.73 [270]。

(2) 1, 25– 二羟维生素 D 非依赖性吸收性高钙尿：在人类，2/3 的吸收性高钙尿症患者表现出肠道钙吸收增加，但 1, 25(OH)$_2$D 水平正常 [234, 242, 250–252, 271]。一项三腔肠灌注研究发现，高尿钙症人群中 1, 25(OH)$_2$D 非依赖性空肠钙高吸收，而正常受试者中 1, 25(OH)$_2$D 在胃肠道（GI）钙高吸收 [272]。

药理学探针能调控血清 1, 25(OH)$_2$D 浓度并评估高钙尿症受试者的肠道钙吸收情况 [252, 255–257]。酮康唑可降低正常人和原发性甲状旁腺功能亢进患者的血清 1, 25(OH)$_2$D [273–275]。19 例吸收性高钙尿症患者接受酮康唑治疗（600mg/d × 2 周，图 38–10）[255]，12 例患者血清 1, 25(OH)$_2$D 浓度、肠道钙吸收和 24h 尿钙量降低。此外，通过 ^{47}Ca 吸收量推断，肠道钙吸收与血清 1, 25(OH)$_2$D 和 24h 尿钙排泄相关。但是，在 7 例患者中，尽管血清 1, 25(OH)$_2$D 显著降低，但肠道钙吸收或尿钙排泄无变化，在这些患者中肠道钙吸收和尿钙排泄与血清 1, 25(OH)$_2$D 并不相关 [255]。也有一些研究用噻嗪类 [252]、皮质激素 [256] 和正磷酸盐干预此类患者 [257]，结果发现，降低血清 1, 25(OH)$_2$D 浓度与肠道钙吸收减少无关，提示在该人群中发生高钙尿的机制可能与骨化三醇无关。

(3) 维生素 D 受体表达增加：维生素 D 受体（VDR）在外周单核细胞和 T、B 淋巴细胞中表达，它的表达和活化是维生素 D 发挥作用的必要条件 [276]。有研究已经描述了肠道对钙的过度吸收和钙盐结石形成与 VDR 遗传位点有相关性 [277, 278]。两种常见的单核苷酸多态性（SNP）与 VDR 蛋白的表达和功能改变有关 [279–282]，但这些研究结果未被其他学者证实 [283, 284]。由于肾结石患者的肠道钙过度吸收发生在血清 1, 25(OH)$_2$D 的正常水平 [234, 250–252]，因此可能存在其他原因，如 VDR 对 1, 25(OH)$_2$D 的敏感性变化或维生素 D 受体数量变化 [285–289]。

一项纳入了 10 名无结石病史的男性高尿钙 CaOx 结石患者的对照研究发现，排除了年龄和性别干扰后，结石患者外周血单核细胞（PBMC）中 VDR 比对照组高 2 倍 [290]。采用 Scatchard 分析方法研究吸收性高钙尿症发现，血清 1, 25(OH)$_2$D 水平正常的患者亚群中 VDR 升高。这些结果表明 VDR 表达存在异质性 [285]。

(4) 遗传性高钙尿大鼠肾结石模型：遗传性高钙尿症肾结石（GHS）大鼠是高钙尿症的多基因动物模型 [291–294]。培育具有高生理钙排泄功能的 Sprague–dowley 大鼠，在 60 代后产生了稳定的高钙尿症 [295, 296]。这些大鼠血清钙和骨化三醇水平正常，肠道钙吸收增加，且骨吸收钙增多，肾小管钙重吸收减少，形成钙盐结石。这一特点使 Sprague–dawley 大鼠成为研究 1, 25(OH)$_2$D–VDR 轴的良好动物模型 [297–301]。低钙饮食时，对照组和 GHS 大鼠血清 1, 25(OH)$_2$D 水平都增高，与对照组相比，GHS 大鼠的增加幅度不大，但 GHS 大鼠肠道净钙吸收明显增加，说明 GHS 大鼠体内 1, 25(OH)$_2$D 的生物活性较强 [297, 302]。这与吸收性高钙尿症患者相似，在这些患者中肠钙吸收和尿钙排泄均升高，但体内 1, 25(OH)$_2$D 仍处于正常水平 [234, 250–252]。十二指肠和肾脏 VDR [300, 303, 304] 的增加强化了 1, 25(OH)$_2$D 在 GHS 大鼠体内的生物学效应 [234, 250–252]。组织中高水平表达的 VDR 是 VDR 基

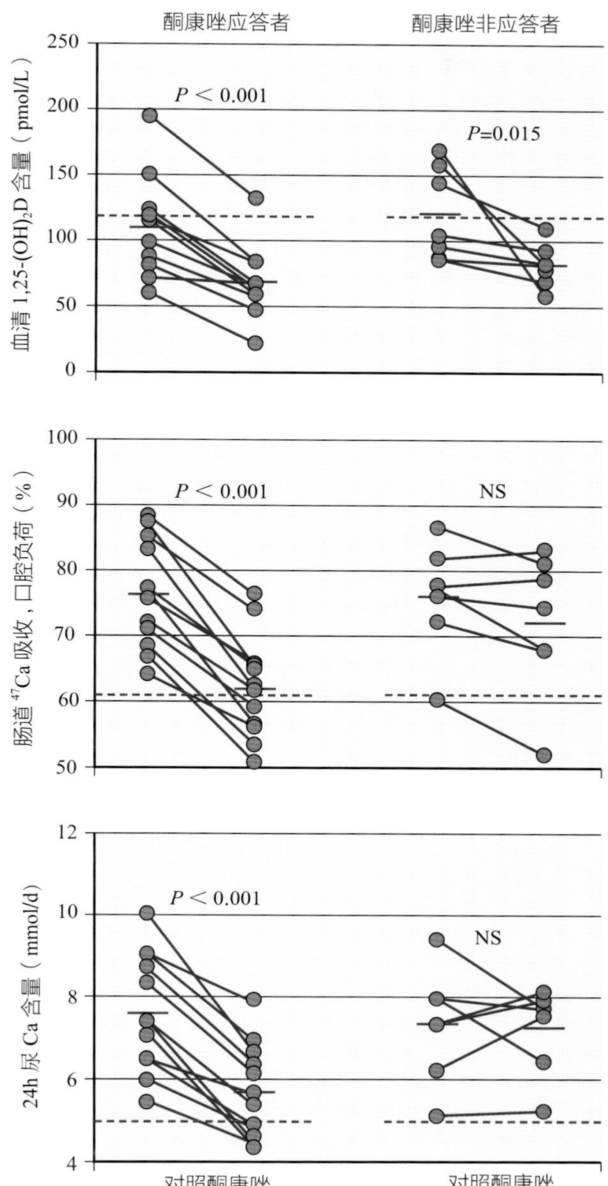

▲ **图 38-10　吸收性高钙尿症的异质性**

显示高钙尿症患者对酮康唑 2 周疗程（600mg/d）的反应。NS. 不显著［引自 Breslau NA，Preminger GM，Adams BV，et al. Use of ketoconazole to probe the pathogenetic importance of，25–dihydroxyvitamin D in absorptive hypercalciuria. J Clin Endocrinol Metab. 1992；75(6)：1446–1452.］

因优势表达、蛋白质合成和 VDR 蛋白半衰期延长的结果[304–306]，VDR 的 DNA 序列无变化[305]，能恒定遗传，但是转录因子 Snail，作为 VDR 基因表达的负调控因子，在 GHS 大鼠中表达似乎有所降低[306]。

跨细胞肠道钙转运涉及细胞膜钙的转运，其转运过程受钙结合蛋白（9kDa）的辅助，随后通过外排从血浆基底侧膜穿出[307]。维生素 D 依赖性基因表达增加，如十二指肠钙结合蛋白 -9 表达增加，增强了 VDR 在 GHS 大鼠中的生物活性[304]。28kDa 的钙结合蛋白（calbindin–28k）是肾远曲小管中主要的钙结合蛋白，在肾脏钙转运中起重要作用[308–310]。GHS 大鼠肾脏中基础钙结合蛋白水平较高，单次剂量给予 1, 25(OH)$_2$D 后，与对照组大鼠相比，GHS 大鼠中 28KD 钙结合蛋白增加更多[304]，从而得出结论，GHS 大鼠及吸收性高钙尿症患者组织中高水平的 VDR 可能强化了机体正常水平的 1, 25(OH)$_2$D 的生物学效应，从而增强了维生素 D 依赖性基因及其蛋白产物的表达，调节肠道、肾脏和骨质中钙的转运。

3. 肾漏性高钙尿症

钙的肾漏是由肾小管钙重吸收减少引起，与血清 PTH、继发性 1, 25(OH)$_2$D 升高和肠道代偿性钙吸收的增加有关[311]。肾小管钙重吸收受损的机制尚未明确，一些潜在影响肾小管钙重吸收的病因都与之相关，包括原发性近端小管缺陷、高胰岛素血症、钙敏感受体（CaSR）基因表达异常及其与骨化三醇的相互作用及钙结合蛋白 –14 基因的表达。Worcester 及其同事的研究发现，高钙尿症患者餐后尿钙排泄（FE_{Ca}）比普通人更高[312]，FE_{Ca} 增加并不是肾小球钙滤过负荷、尿钠排泄过多或血清 PTH 水平改变引发的结果（图 38–11）。

有人认为，高钙尿症结石患者餐后高胰岛素水平能抑制肾小管钙的重吸收[313, 314]，高钙尿症结石患者口服大量糖类会引起尿钙增加[315–317]。这些研究是有缺陷的，未能区分是高胰岛素还是高血糖引发的作用。一项高胰岛素 – 正常血糖钳夹实验的研究表明，胰岛素诱导尿钙增加的可能性很小，高钙尿症结石患者和非结石对照者之间胰岛素没有差异，表明胰岛素不可能加重结石患者的高钙尿[318]。胰岛素抵抗和高胰岛素血症是肥胖的特征，与高钙尿和肾结石形成的风险相关[10, 12, 319, 320]。但研究发现高钙尿结石患者、超重或肥胖的正常人群及正常人群，他们的 FE_{Ca} 相当，与外周血胰岛素的敏感性无关。这一研究结果与之前的研究结果不一致，该研究使用从胰岛中提取的半纯化胰岛素而不是重组胰岛素，后者显示出明显的胰岛素诱发高钙尿症[321]。

CaSR 在多个组织均有表达，包括甲状旁腺、肾脏和胃肠道[322]。在甲状旁腺中，CaSR 对钙敏

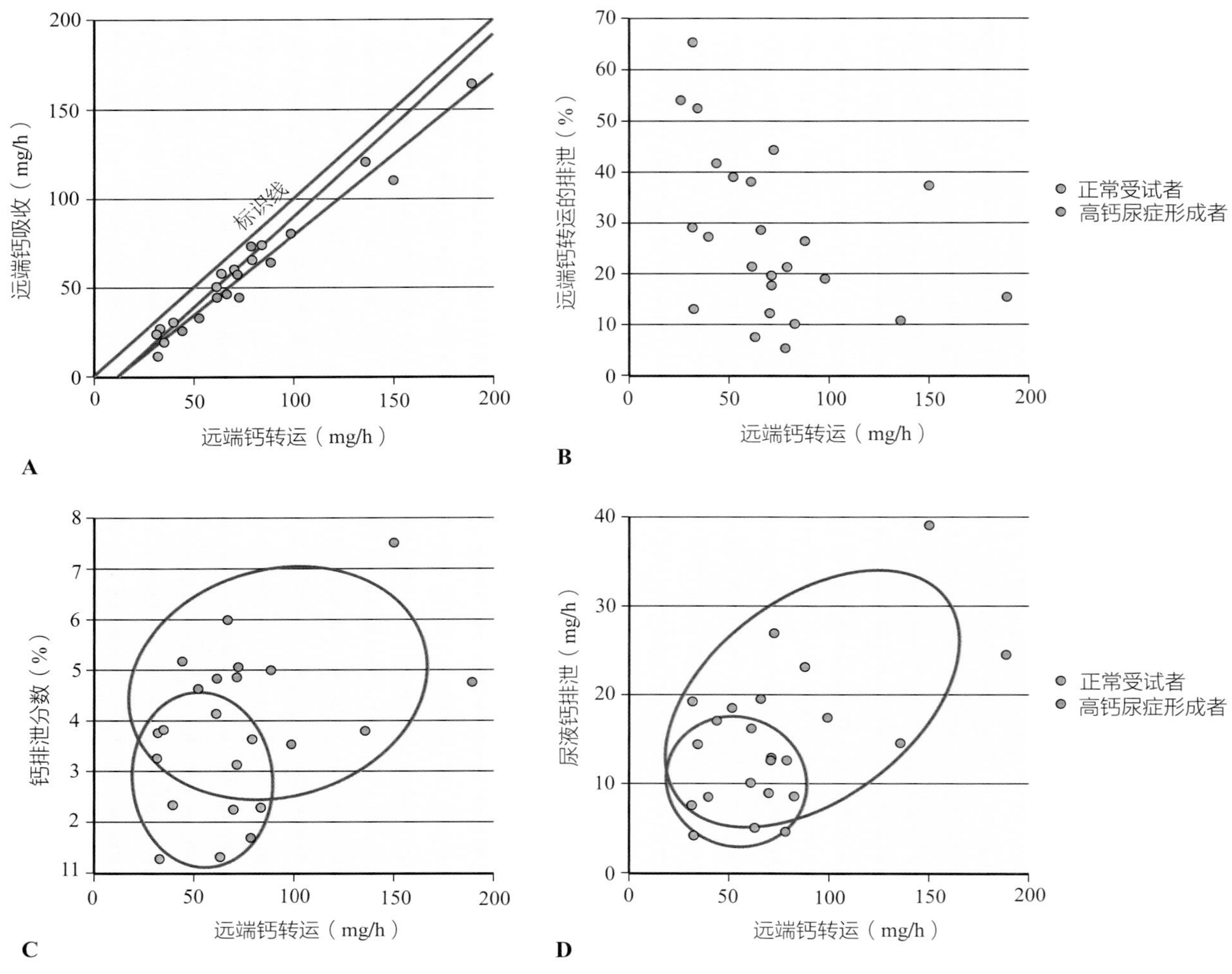

▲ 图 38-11 远端钙重吸收、肾钙排泄和远端钙转运之间的关系

A. 在正常受试者和高钙尿症结石形成者中，远端钙重吸收与钙转运的增加是相似的。两条线都位于标识线的下方。这意味着正常的远端钙处理，但较高的远端钙转运。B. 远端钙转运的实际比例（%）随着远端转运的增加而降低，结石形成者的远端转运中高于正常水平。部分（C）和总体（D）的与钙排泄量，在结石形成者中，高于正常受试者［引自 Worcester EM, Coe FL, Evan AP, et al. Evidence for increased postprandial distal nephron calcium delivery in hypercalciuric stone-forming patients. Am J Physiol Renal Physiol. 2008;295(5):F1286–F1294.］

感并能抑制 PTH 释放。在肾脏中，CaSR 对血液中钙离子浓度增加比较敏感，能减少肾小管髓襻升支粗段（TAL）和远曲小管（DCT）对钙的重吸收[323]。意大利一项大样本研究，将高钙尿结石患者与 CaSR 基因多态性联系起来，但没有研究这些受试者血清骨化三醇水平。在 CaSR 基因中维生素 D- 反应元件（VDRE）的功能已被确定，参与调控 CaSR 基因，进一步研究发现骨化三醇可上调肾脏 CaSR 表达，减少肾小管钙重吸收[324]。尽管 CaSR 在胃肠道中的生理功能尚未明确，但 CaSR 在胃壁 G 细胞中高表达，促进胃酸和胃泌素的分泌。因此，肾结石患者肠道钙吸收亢进的潜在机制与吸收性高钙尿症患者胃泌素和胃酸分泌增多及钙剂、蛋白质摄入过多有关[325-328]。

TAL 中表达的紧密连接蛋白（密封蛋白家族）对肾脏细胞旁 Ca^{2+} 重吸收至关重要[329]。在冰岛和荷兰进行的一项全基因组研究发现，CLDN14 基因序列的变异与肾结石和髋部骨密度降低存在相关性[330]。一项研究表明，CaSR 通过 miR-9 和 miR-374 两种 microRNA 调节密封蛋白 -14 的表达，肾脏 CaSR-密封蛋白 -14 通路失调可能是高钙尿的一个病因[231]。该学说提出 CaSR 使密封蛋白 -14 表达增高，从而抑制密封蛋白 -16 和密封蛋白 -19 的复合物，这种复合物能调节 TAL 细胞旁 Ca^{2+} 的重吸收[329]。

4. 吸收性高钙尿症

吸收性高钙尿症是指骨中钙动员增强引起的高钙尿，可以是 PTH 依赖性的，也可以是 PTH 非依赖性的。

(1) 甲状旁腺激素依赖性重吸收高钙尿症：原发性甲状旁腺功能亢进（PHPT）是吸收性高钙尿症最常见的病因，2%～8% 的患者伴有钙盐结石 [221]。由于 PHPT 的诊断都比较及时，大部分患者无症状，并发肾结石的比例很少 [332]。一项回顾性研究，对 271 例经手术证实的 PHPT 无症状病例进行肾脏超声检查，发现肾结石的患病率为 7%。而在 500 例因其他原因接受超声检查年龄相当的受试者中，肾结石的患病率为 1.6% [333]。虽然高钙尿症被认为是该人群肾结石的病因，但在原发性甲状旁腺功能亢进患者，高钙尿症与肾结石患病风险之间的确切关系值得商榷 [334, 335]。骨骼钙动员增强与肠道钙吸收增强对于结石形成的作用尚不明确 [334, 336, 337]。PHPT 和肾结石患者血清 1, 25$(OH)_2$D 水平较高，尿钙对口服钙负荷的反应比较敏感 [336–339]。一项研究表明，肾结石在年轻患者中更常见，因为与老年患者相比，年轻患者 1, 25$(OH)_2$D 的合成能力更高，因此肠钙吸收更高 [336]。

在一项纳入 140 例 PHPT 患者（女性 127 例，其中 85% 为绝经后女性）超过 5 年的单中心前瞻性研究中，通过超声检查发现 50% 患者并发肾结石，通过双能 X 线吸收测量法（DXA）发现 2/3 患有骨质疏松，1/3 证实有椎骨骨折史。有症状的患者相比无症状的患者肾结石的比例更高；无症状的 PHPT 患者常并发肾结石和骨折 [340]；并发肾结石者与无肾结石者尿钙排泄量无差异，说明诱发肾结石的病因可能存在其他因素。这项研究结果与之前的两个研究结果不一致，之前研究认为 PHPT 肾结石患者尿钙和肠道钙吸收比无肾结石患者更多 [337, 341]。

(2) 甲状旁腺激素 - 非依赖性重吸收高钙尿症：血清 1, 25$(OH)_2$D 水平升高或靶器官对 1, 25$(OH)_2$D 敏感性增强可能导致了高钙尿肾结石患者骨重吸收的增强和骨胶原合成的减少 [290, 342]。在一项对 250 例男性和 182 例女性肾结石患者的回顾性多变量分析中，发现男性和接受雌激素治疗的绝经后女性（自由饮食或限制饮食）的尿钙与脊柱和股骨颈骨密度（BMD）之间没有相关性，这表明尿钙可能是肾结石患者骨质疏松和骨折高发的危险因素，但不是致病因素 [343]。在 GHS 大鼠中的研究结果也是相近的，与正常对照大鼠相比，GHS 大鼠骨骼对外源性 1, 25$(OH)_2$D 更加敏感 [303]。其他机制包括骨质中转化生长因子 -β 的表达降低（促进骨质形成和矿化）和（或）RANK/RANK–L/OPG 系统紊乱（增加骨吸收）。转化生长因子 -β 与其他细胞因子及生长因子一起，与高水平的 1, 25$(OH)_2$D 协同作用于骨质重塑 [230, 344, 345]。

5. 高尿酸尿症

在钙盐结石患者中，高尿酸尿作为一个异常指标，检出率远低于其他代谢异常指标 [222, 346]。痛风患者并发 CaOx 结石的概率较高 [347, 348]。尿酸、尿酸氢钠和 CaOx 结石的结构相似，都是一个晶体黏附在另一个晶体上聚集生长 [349]，这将在后面章节进行更详细的描述。

(1) 高尿酸尿形成的病理生理机制：UA 主要由合成、代谢分解和嘌呤摄入而产生。据估计，约 50% 的尿酸是内源性产生，其余部分来自于饮食摄取 [350]。大多数高尿酸尿钙盐结石（HUCU）患者与饮食中嘌呤摄入增加有关。一项代谢研究将顽固结石患者与年龄和体重相匹配的正常受试者进行了比较，结果发现顽固结石患者摄入了更多富含嘌呤的食物，如肉、鱼和家禽 [351]。动力学研究表明，约 1/3 的 HUCU 患者即使食用无嘌呤饮食，内源性 UA 仍然会过量产生 [351]。约 1/3 的内源性合成尿酸被排泄到肠道，并在肠道分解，其余的部分由肾脏代谢排出 [352]。然而，UA 的肾小管重吸收缺陷尚未被证明是导致这一人群高尿酸的原因 [353]。在大多数哺乳动物中，摄入的嘌呤在体内被转化为 UA，在肝细胞过氧化物酶体的作用下进一步转化为尿囊素 [354]。然而，人类和高级灵长类动物缺乏功能性尿酸氧化酶，这种尿酸氧化酶能将尿酸直接转化为尿囊素，因此，尿酸是这些物种嘌呤代谢的最终产物 [355, 356]。

(2) 高尿酸尿诱导钙盐结石形成的机制：高尿酸尿引发 CaOx 结石的理化机制假说尚未得到证实，三种可能的机制并非相互排斥 [102, 357, 388]。两项研究将尿酸结石形成机制与 CaOx 晶体的异质成核联系起来（图 38–12）[102, 103]。另一项研究认为，高尿酸尿症患者中过饱和尿液中的胶状尿酸钠盐减弱了 CaOx 结晶抑制剂的活性 [359, 360]，但对抑制剂 GAGs 进行特异性检测发现，UA 并没有影响其活性[361]。尿酸钠可以降低 CaOx 在溶液中的溶解度，这一过程被称为盐析[357, 362]。盐析也被称为抗溶剂结晶，高浓度电解质（通常是硫酸铵）环境中常用于沉淀非电解质、多电荷的高分子（通常是蛋白质）。尽管机制尚不明确，但在高尿酸尿肾结石患者的临床研究发现，使用黄嘌呤氧化酶抑制剂治疗的患者，结石复发率显著下降[363]。体外实验证实，尿酸钠提高了尿液的过饱和度，且尿酸钠结合一种抑制 CaOx 结晶的大分子物质，降低 CaOx 晶体的亚稳定性，增加 CaOx 结石形成的风险[364]。另一项大样本肾结石患者的回顾性研究发现，尿 UA 与 CaOx 结石形成之间没有相关性，与之前的研究相悖[365]。因此，在没有实施更大样本肾结石患者的研究之前，尿酸盐在肾结石形成中的作用可能不易被阐明。

6. 低枸橼酸尿症

约 1/3 的钙盐尿石症患者并发有低枸橼酸尿[156]，1917 年有报道人尿液中存在枸橼酸盐[366]。10 年后发现，人体酸碱平衡在尿枸橼酸排泄中起关键作用，碱中毒患者的尿枸橼酸排泄更多，代谢性酸中毒或酸负荷患者的尿枸橼酸排泄较少[367]。1954 年，口服枸橼酸钠、枸橼酸钾和枸橼酸碱化尿液，用于尿酸和胱氨酸结石患者的治疗[368]。枸橼酸是人体尿液最丰富的有机阴离子（摩尔数），是一个重要的钙盐结石抑制剂，能加强钙盐晶体的螯合、预防钙盐的结晶和聚集，除了能降低尿液游离钙的作用外，有人提出，枸橼酸能促使晶体从上皮细胞分离（图 38-13）[156, 160, 369, 370]。三羧酸枸橼酸盐的 pK_a 值分别为 2.9、4.3 和 5.6，主要以三价阴离子（$citrate^{3-}$）的形式存在于血液中。枸橼酸盐可自由过滤，10%～35% 滤过后的枸橼酸盐以尿液的形式排出，随体内酸碱平衡的变化而变化。枸橼酸盐的重吸收发生在近曲小管，且在近曲小管很小的一段范围[161, 371, 372]。膜转运通过一个偶联的二羧酸钠共转运体（NaDC-1）进行[373, 374]，而枸橼酸盐细胞膜基底外侧的重吸收通过三羧酸盐共转运体（NaDC-3）进行[375]。

(1) 酸碱因素的作用：众所周知，酸碱平衡变化在枸橼酸肾小管重吸收过程中通过多种方式发挥着关键作用（见第 8 章）。枸橼酸的最高 pK_a 为 5.6，所以枸橼酸盐的浓度（$citrate^{2-}$）和待转运的各种离子浓度在肾小管腔 pH 较低时会升高[376]，并且管腔 pH 对 NaDC-1 活性有着直接的门控效应，与底物浓度无关[374]。因此，在酸中毒过程中，近端肾小管顶端膜中 NaDC-1 转运体增加，紧接着细胞内 ATP 枸橼酸裂解酶和线粒体乌头酸酶活性增加，降低了细胞内枸橼酸浓度，从而促进肾小管中枸橼酸的再次吸收[377-379]。

(2) 其他因素：碱平衡以外的因素对肾小管枸橼酸盐重吸收的影响作用尚未开展广泛研究。然而有研究表明，维生素 D、PTH、降钙素、锂、钙、钠、

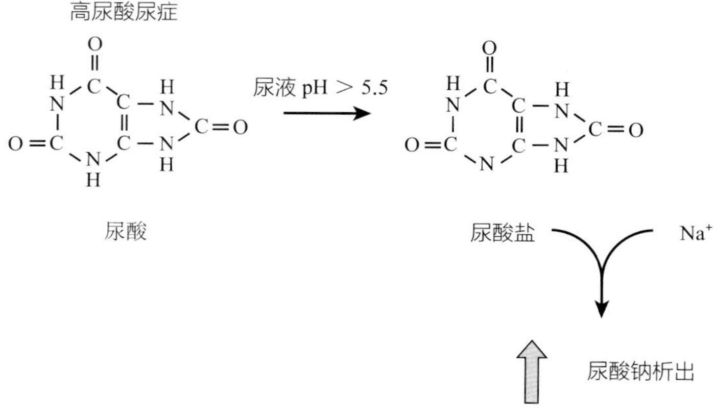

◀ **图 38-12 尿酸盐诱导形成草酸钙结石的物理化学途径**

在尿液未酸化的情况下，高尿酸尿症尿液中游离尿酸盐的活性较高。钠的活性始终比尿酸盐高 2 倍。较高的尿酸钠通过 3 种独特的机制促进草酸钙结晶

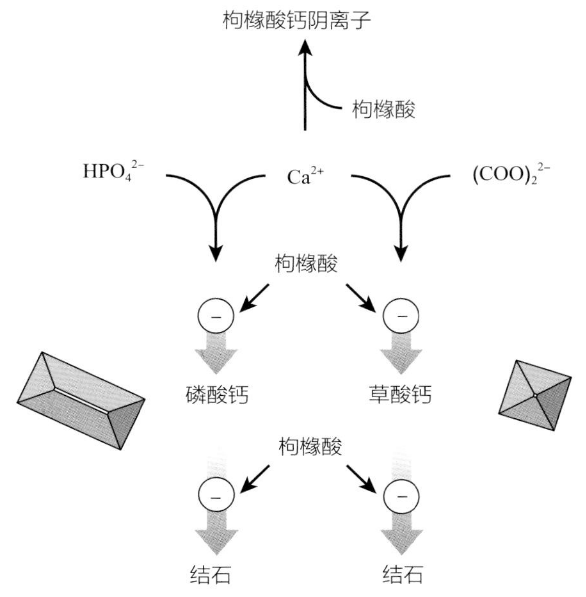

▲ 图 38-13　枸橼酸盐对尿石症的保护作用

枸橼酸盐以高亲和力结合钙，形成可溶性枸橼酸钙复合物，并降低离子钙和钙的活性。枸橼酸还直接抑制 CaOx 和 CaP 的结晶和聚集

表 38-2　与低枸橼酸相关的病变

分　类	举　例	
细胞外液 pH 较低	代谢性酸中毒	慢性腹泻
		过度运动引发的乳酸酸中毒
	尿酸排泄减少性酸中毒	先天或获得性远端肾小管酸中毒（RTA）
		乙酰唑胺、托吡酯
细胞外液 pH 正常或较高	低钾血症	
	血管紧张素Ⅱ相关性	ACEI
		钠盐摄入过多
	饮食中过量的蛋白质	

ACEI. 血管紧张素转化酶抑制剂；RTA. 肾小管性酸中毒

镁和多种有机阴离子可能改变尿枸橼酸排泄[380, 381]。有机酸通过与枸橼酸盐竞争 NaDC-1 转运体，抑制肾小管枸橼酸的重吸收[381]。在体外实验也得到了验证，向近端肾小管细胞中加入钙和镁，显示枸橼酸的吸收降低，这可能也与 NaDC-1 以外的转运体有关[382]。

(3) 临床因素：与低枸橼酸尿相关的疾病可分为两类，一类伴有全身性细胞外酸中毒，一类不伴酸中毒的疾病（表 38-2）。肾小管远端酸中毒（dRTA）是低枸橼酸尿最主要的病因，常见于复发性肾结石患者[383-387]。与全身性酸中毒相关的其他症状包括碳酸酐酶抑制[388, 389]、剧烈运动[390]和慢性腹泻[390-393]。

低枸橼酸尿也见于机体碳酸氢盐正常的疾病中，包括不完全 dRTA、慢性肾功能不全、轻度慢性代谢性酸中毒、高蛋白饮食、低钾血症噻嗪类药物治疗、原发性醛固酮增多症、过量盐摄入和血管紧张素转化酶（ACEI）抑制剂的治疗[158, 380, 394-398]。在动物及人体中，ACEI 在一定程度上降低了近端小管细胞内 pH[398]，促进肾小管枸橼酸的重吸收，但是大鼠缺钾时通过增加转运体的数量来促进肾近端小管顶膜枸橼酸重吸收[399]。

(4) 枸橼酸盐的作用：枸橼酸盐抑制作用的机制主要是通过降低尿液中的 Ca^{2+} 浓度形成可溶性枸橼酸钙复合物[400]，也可直接抑制 CaOx 和 CaP 的结晶和聚集[116, 135]。

7. 高草酸盐尿症

在 8%～50% 的肾结石患者中，高草酸盐尿是单独存在的或与其他危险因素共同存在的[223, 401-403]。在 CaOx 结石患者中，尽管钙的活性比草酸盐的活性高一个等级，两者都是导致尿液 CaOx 过饱和的原因（图 38-14）[404]。正常情况下，尿中 CaOx 复合物的生理浓度远远超过其溶解度常数[404, 405]。图 38-15 总结了高草酸尿的形成机制[406-410]，其可能源于多种因素。

(1) 肝脏代谢产物增加：草酸代谢的单基因变异引发肾结石是非常罕见的，但不是很严重。草酸是一种二羧酸，在哺乳动物中一部分是饮食摄入，一部分来自肝脏代谢[222, 406, 411]。原发性高草酸尿症（PH）是一种先天性酶缺陷的常染色体隐性遗传病，导致肝脏大量产生草酸。这种遗传病分为Ⅰ、Ⅱ、Ⅲ三种类型，能大量产生乙醛酸（草酸的前体）。Ⅰ型 PH［孟德尔遗传学大纲（OMIM）259 900］，占 PH 病例的 80%，是肝丙氨酸乙醛酸转移酶（AGT）缺失或错配的结果（AGT 是一种依赖于 5’ 吡啶醛 -

磷酸酶，能将乙醛酸转化为甘氨酸）[412]；Ⅱ型 PH（OMIM260 000）是细胞内的乙醛酸还原酶 - 羟丙酮酸还原酶（GRHPR）缺乏引起的，GRHPR 能使乙醛酸还原为草酸 [413]，约占总病例的 10%；最不常见的是Ⅲ型（OMIM613 616），这是由于激活了线粒体 4- 羟基 -2- 氧戊二酸二磷酸果糖酶（HOGA）突变而导致的，后者可以将羟脯氨酸转化为乙醛酸 [414–417]。由于这是一个功能获得性突变，Ⅲ型杂合体可能有 CaOx 结石 [416, 417]，约占 PH 病例的 5%。另外 5% 的 PH 基因突变是未知的。

草酸代谢的多种其他代谢前体，包括抗坏血酸 - 果糖分解的副产品，以及木糖和羟脯氨酸都可

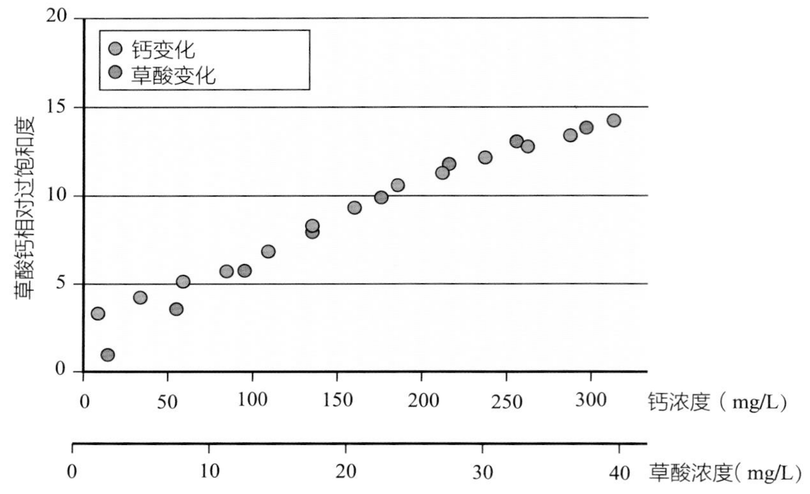

◀ 图 38–14　**草酸钙（CaOx）相对过饱和度（RSR）和钙浓度或草酸浓度的关系**

除钙浓度和草酸浓度不同，其他均一致［改编自 Pak CY, Adams-Huet B, Poindexter JR, et al. Rapid communication: relative effect of urinary calcium and oxalate on Saturation of calcium oxalate. *Kidney Int.* 2004; 66(5): 2032–2037.］

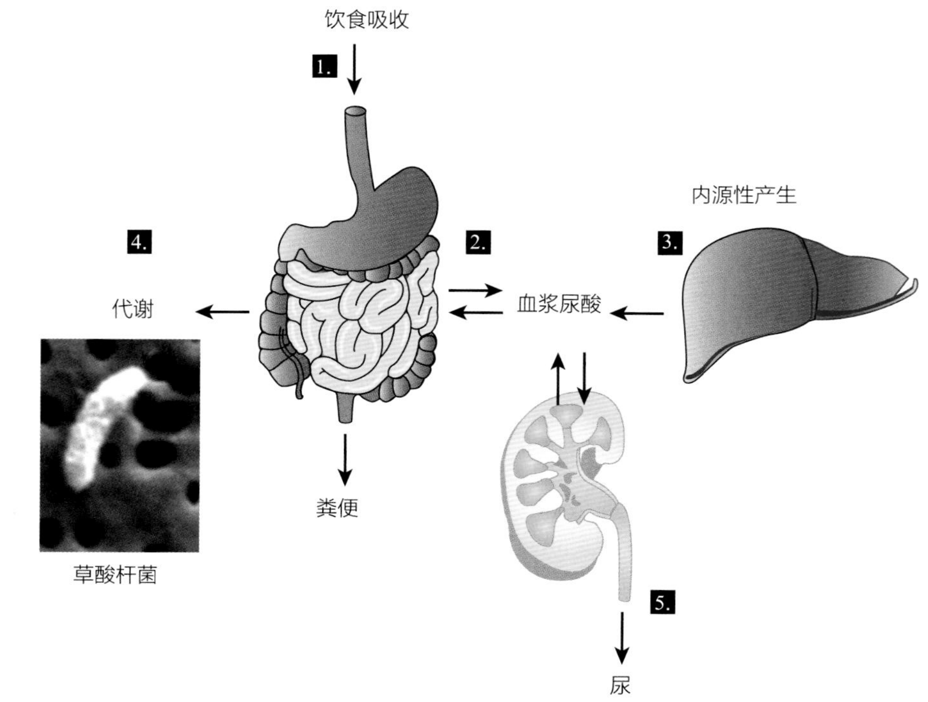

▲ 图 38–15　**高草酸尿症病理生理机制**

草酸盐的平衡取决于摄入和内源性产生与肠道和尿液的排泄。肠道处理具有双向性，肠道降解由微生物参与。尿排泄是肾小球滤过减去肾小管重吸收的结果。高草酸尿症可由以下原因引起：①饮食摄入增加；②肠道吸收增加或分泌减少；③内源性肝脏产生增加；④肠道细菌代谢下降；⑤肾脏排泄过多

能有助于草酸的产生。然而它们在正常生理环境下的作用尚未完全阐明[418, 419]。

(2) 膳食摄入量和生物利用度：饮食中的草酸对尿草酸的排泄有重要作用。草酸盐摄入量的估算有很大的差异，为 50～1000mg/d[223, 403]。饮食中的草酸盐及其生物利用度约占尿草酸盐排泄的 45%[420]。大多数富含草酸且生物利用度高的食物主要是一些植物种子、从热带可可树中提取制作的巧克力，包括菠菜和大黄在内的多叶蔬菜和茶。草酸盐的吸收与膳食草酸盐摄入量之间的关系已被证明是非线性的[420]。

(3) 肠道吸收：啮齿类动物肠道生理功能的优化是非常高级的，科学家对人体肠道中参与草酸盐吸收和分泌的特定肠段仍不完全清楚[421]。有人认为，草酸盐的吸收部位主要是在小肠，因为大多数的草酸盐吸收发生在摄入后的 4～8h[401, 409, 422, 423]。然而，有人认为结肠也在一定程度上参与了草酸盐的吸收[423]。

草酸盐通过细胞旁路途径和细胞间路途径被胃肠道吸收和分泌。在生物体内，尚未证实草酸盐通过细胞旁路途径吸收。然而有人认为，在胃 pH 较低时部分饮食中的草酸盐能转化为小的疏水分子，能通过脂质双层膜扩散[424–427]，从而增加尿草酸盐排泄。

(4) 阴离子交换剂 Slc26a6 的作用：阴离子交换剂 Slc26a6 参与啮齿类动物肠道草酸盐的转运[428, 429]，其主要分布在十二指肠、空肠和回肠，在大肠中少量表达[430]。研究发现在靶向敲除了 Slc26a6 基因的小鼠中，存在大量草酸净分泌（图 38–16）[428]，对照组 Slc26a6 小鼠草酸盐饮食后，血浆草酸盐浓度升高，粪便草酸盐排泄降低，尿草酸盐排泄升高[428]。这些异常在无草酸饮食稳定后得到缓解，表明肠道内草酸净分泌的减少是导致血浆草酸浓度和尿草酸排泄升高的原因。然而，这种假定的阴离子交换剂对肠道草酸盐吸收的影响，特别是它在人类肾结石形成中的作用，尚未得到证实。用外源性放射性标记草酸盐对正常人进行的研究表明，肾脏排泄占了草酸盐排泄的绝大部分[431]。相反，在一例肠源性高草酸尿的病例发现 Slc26a6 蛋白却在肠道内表达很低[432]。

在 *ob/ob* 小鼠中已经研究了肥胖患者高草酸尿的潜在机制[433, 434]。这些 *ob/ob* 小鼠的草酸排泄明显高于成对喂养的对照组的排泄量，这表明高草酸尿并不是因为草酸摄入量的增加所致。当空肠组织暴露于体外（Ussing 灌流室），*ob/ob* 小鼠的草酸盐分泌出现障碍。与对照组相比，*ob/ob* 小鼠的 Slc26a6 mRNA 和蛋白表达减少，血浆、空肠中肿瘤坏死因子、干扰素和白细胞介素–6 水平升高，机体处于局部或全身炎症反应状态。

(5) 食草酸杆菌的作用：许多肠道细菌，包括食草酸杆菌（OF），通过草酸脱羧酶在肠道内降解草酸盐[435]，最初在反刍动物中发现，但也存在于其他动物，包括人类[436, 437]。这种细菌约在儿童时期开始在肠道定点繁殖，在 60%～80% 成年人的粪便中发现[438]。膳食中草酸盐的摄入影响胃肠道 OF 的定殖。在动物研究中，尿草酸盐的显著下降是在大量 OF 定殖后发生的[439, 440]。在一项横断面研究中，复发性 CaOx 结石患者的 OF 定殖低于年龄和性别匹配的正常受试者[441]。然而，尿草酸排泄在两组人群中没有差别，因为这项研究是在饮食不受控制的条件下进行的。在另一项研究中，Seiner 和同事发现，在控制饮食的情况下，CaOx 结石患者的尿草酸排泄低于非结石人群[442]（图 38–17）。在 OF 阳性和 OF 阴性患者中使用 $^{13}C_2$ 标记草酸盐，发现两组人群肠道吸收的草酸盐量相似，但在 OF 阴性人群中血浆草酸盐浓度显著升高。说明 OF 阴性的 CaOx 结石患者中草酸盐分泌减少。体外实验 Ussing 灌流室研究表明，OF 不仅能降解肠道内的草酸盐，而且具有刺激肠道草酸盐分泌的能力（分泌＞吸收）[443]。动物实验的病理生理研究在Ⅰ型 PH 患者、肾功能正常的受试者和 CKD 患者中得到证实，口服 OF 后尿草酸盐会短暂减少[444]。

(6) 肾排泄：肾脏在草酸动态平衡中起着重要作用。草酸一般呈游离状态，可以在肾小球中自由滤过。肾功能受损时，血浆中草酸盐浓度逐渐升高并超过其在血液中的饱和度，从而增加全身组织中草酸盐沉积的风险。人体肾脏草酸清除率的研究具有一定争议，通过追踪放射性物质标记的草酸盐发现[445, 446]，肾草酸盐呈现净分泌（分泌＞吸收）。通过直接测定血清和尿草酸盐水平，测算内源性肾草酸盐清除率[447, 448]，发现肾草酸盐是净重吸收（重吸收＞排泄）。然而，原发性或肠源性高草酸尿症患者的肾脏草酸的分泌比排泄高[446–448]。

在近端小管，既有肾草酸盐的重吸收也有肾草酸盐的分泌[449, 450]。Slc26a6 在近端肾小管的顶膜中表达，且能调节多个其他阴离子交换器的活性[451.452]。然而，这种阴离子交换剂在肾处理草酸盐中的生理作用还没有被完全证实。在 Slc26a6 基因缺失小鼠中发现，高草酸尿似乎主要是由高草酸血症引起，而不是由草酸盐的肾分泌引起[428]。

(7) 临床高尿酸血症：PH 通常表现为儿童早期

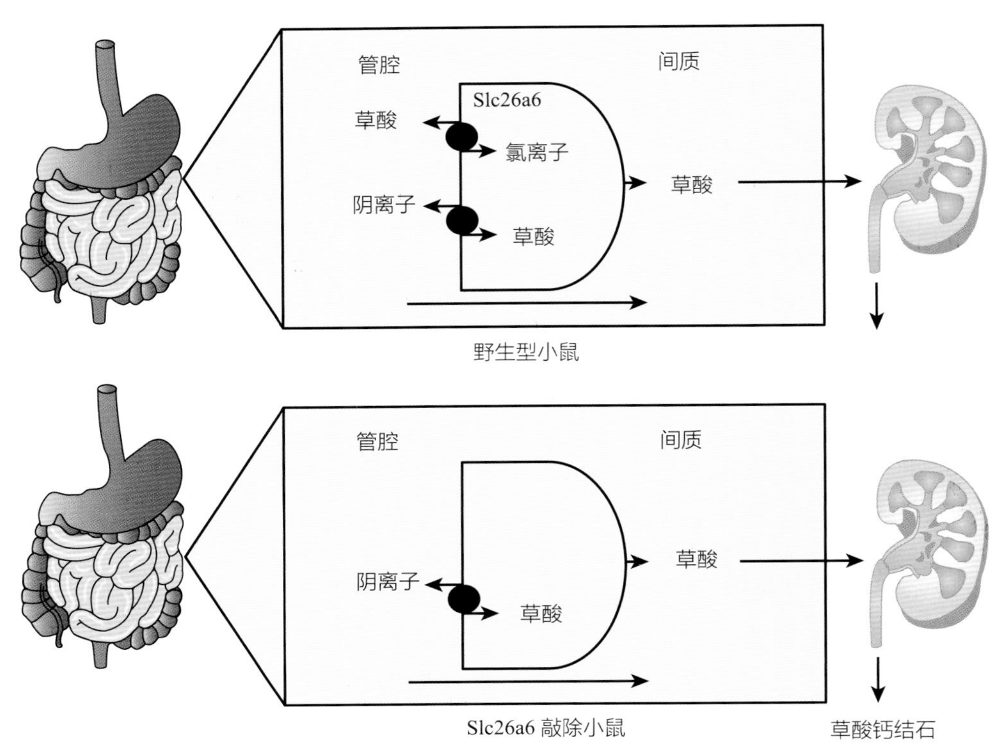

▲ 图 38-16 野生型和 Slc26a6 小鼠的比较

Slc26a6 介导野生型小鼠肠道草酸的分泌。正常情况下，只有 10% 摄入的草酸被吸收并由尿液排泄。小鼠中 Slc26a6 基因的靶向缺失显示草酸盐在肠道中的大量吸收，并导致血浆草酸盐水平升高，导致高草酸尿症和草酸钙结石

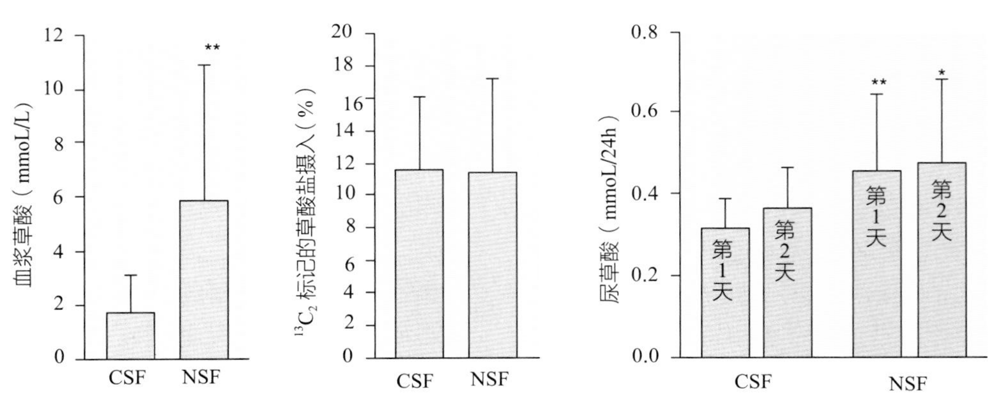

▲ 图 38-17 草酸杆菌在结石形成过程中对草酸平衡的影响

使用 $^{13}C_2$ 标记的草酸盐显示在草酸杆菌定植和非定植结石患者中的血浆草酸盐浓度，尿草酸盐排泄速率和肠内草酸盐的吸收 [引自 Siener R, Bangen U, Sidhu H, et al. The role of Oxalobacter formigenes colonization in calcium oxalate stone disease. *Kidney Int*. 2013; 83(6): 1144–1149.]

CaOx 结石和肾钙质沉着症。本病非常严重，伴有反复结石复发和肾功能受损[453]。据报道，1985—1992 年，PH 估计患病率为 1～3/100 万，计算每年发病率为 1/12 万。此外，在儿童，由 PH 引起的 ESRD 的发病率高达 10%[456, 457]。在成人，偶尔会发现轻型 PH。临床上，最常见的高草酸尿症原因有炎症性肠病引起的肠源性高草酸尿、空肠回肠旁路手术和现代治疗过度肥胖的减肥手术[458–463]。胃旁路手术（RYGB）理论上是一种结合了限制摄食和吸收不良机制来降低体重的手术。普遍认为，尿石症是 RYGB 治疗的并发症。有研究对 4690 例接受 RYGB 治疗者和未手术肥胖者进行对比分析，发现 RYGB 者肾结石发生率为 7.5%，而未手术肥胖者为 4.6%。这项研究的结果得到了另一项横断面研究的支持，他们对 762 名施行减肥手术（主要是 RYGB）者与未接受手术的肥胖对照组进行匹配[464]，尽管基线时两组人群的肾结石患病率相似，但在 RYGB 后，肥胖的非结石患者肾结石发病率从随访初的 4% 增加到 11%。另一项对 972 例 RYGB 患者的回顾性队列研究显示，术前结石发生率为 8.8%，而术后结石的发生率为 3.2%[465]。结石形成的病理生理机制是复杂和多变的，可能与高草酸尿、低枸橼酸尿、酸性尿和低尿量有关（表 38–3）[392, 393, 466–474]。2002—2006 年，全美保险索赔数据库显示，胃束带手术与肾结石风险增加无关。在胃束带手术后，1.49% 的受试者形成结石，而肥胖对照组为 5.97%[475]。

炎症性肠病和减肥手术后高草酸尿症的机制尚不清楚，高草酸尿症与肠道脂肪吸收不良的关系可能是其机制之一[471, 476]。这一观点认为，肠道未被吸收的脂肪酸会隔离钙，而钙会与肠腔中的草酸结合，从而增加肠道游离的草酸浓度，提高其吸收利用度。另一种机制可能与炎症性肠病和

表 38-3 Roux-en-Y 胃旁路术后肾脏结石的风险预测

参 数	Roux-en-Y 胃旁路术前	Roux-en-Y 胃旁路术后	参考文献
尿草酸（mg/d）	N/A	79	Nelson[466]
	31 ± 16	65 ± 39[a]	Sinha[392]
	N/A	85 ± 44[a]	Asplin[393]
	31 ± 10	41 ± 18[a]	Duffey[468]
	N/A	48 ± 4	Penniston[472]
	32（中位数）	40（中位数）[a]	Park[467]
	N/A	45 ± 21[a]	Maalouf[408]
	N/A	61 ± 4[a]	Patel[470]
	26 ± 13	32 ± 11（NS）	Kumar[471]
	N/A	26（中位数，NS）	Froeder[473]
尿柠檬酸盐（mg/d）	660 ± 297	444 ± 376 (NS)	Sinha[392]
	N/A	477 ± 330[a]	Asplin[393]
	N/A	441 ± 71[a]	Penniston[472]
	675（中位数）	456（中位数）[a]	Park[467]
	N/A	358 ± 357[a]	Maalouf[408]
	N/A	621 ± 40[a]	Patel[470]
	N/A	472（中位数，NS）	Froeder[473]
尿 pH	N/A	5.72 ± 0.31[a]	Asplin[393]
	5.96 ± 0.38	5.78 ± 0.59 (NS)	Sinha[392]
	5.82 ± 0.54	5.66 ± 0.43 (NS)	Duffey[468]
	6.03（中位数）	5.75（中位数，NS）	Park[467]
	N/A	5.78（中位数，NS）	Froeder[473]
尿量（ml/d）	1380 ± 400	900 ± 430[a]	Duffey[468]
	1800（中位数）	1440[a]	Park[467]
	N/A	1900 ± 900 (NS)	Maalouf[408]
	2091 ± 768	1316 ± 540[a]	Kumar[471]
尿钙（mg/d）	N/A	1140[a]	Froeder[473]
	206 ± 111	112 ± 92[a]	Sinha[392]
	N/A	141 ± 61[a]	Asplin[393]
	206 ± 111	112 ± 92[a]	Duffey[468]
	161 ± 22	92 ± 15[a]	Fleischer[474]
	N/A	100 ± 12[a]	Penniston[472]
	176（中位数）	135[a]（中位数）	Park[467]
	N/A	115 ± 93[a]	Maalouf[408]
	N/A	89[a]（中位数）	Froeder[473]

a. 与对照组相比显著
N/A. 不详；NS. 统计不显著

减肥手术后暴露于肠道的未结合胆汁酸和长链脂肪酸增加了结肠的通透性有关（图 38–18）[410, 477]。最后，还有人认为，复发性 CaOx 结石、肠源性高草酸尿症和囊性纤维化患者可能存在肠道菌群的异常，这些疾病都可能改变低位肠道菌群的 OF 定植 [439, 441, 478–482]。

高草酸尿症可在减肥手术后早期或晚期发生，其发生时间依手术类型、受试者的营养和健康状况的不同而不同 [468, 469]。在 RYGB 之后的另一项研究发现，尿草酸水平随术后时间的推移而增加，其中肾结石人群其水平上升更为明显，且 CaOx 过饱和度也是最高的 [464]。总之，RYGB 术后 CaOx 结石的发生率增加，但羟基磷灰石、鸟粪石和尿酸结石发生率没有变化。

(8) 高草酸尿症的理化效应：草酸和钙都是提高尿液草酸钙过饱和度的重要因素 [404]。人血清中草酸浓度为 1～5μM，尿液浓度是血清的 100 倍 [483]。在生理 pH 下，草酸与钙会形成不溶性的盐，尿液对 CaOx 通常是过饱和的，在 pH 为 7.0 时，CaOx 在水溶液中的溶解度约为 57μM。鉴于正常人每日尿量 1～2L，尿草酸排泄量＜ 45μmol/d，因此，在大多数情况下，正常尿液 CaOx 盐处于过饱和状态，在血液则为不饱和状态。但是，在 PH 和肾功能不全患者，当血液草酸浓度超过 30μM 时，血液中 CaOx 也表现为过饱和状态 [484]。

8. 尿液 pH 变化

高酸（≤ 5.5）和高碱（≥ 6.7）尿均会增加肾脏钙结石的形成。随着尿液酸性的增加，尿液中未离解的尿酸则变得过饱和，这可能有助于 CaOx 结晶形成 [102, 485]。而高碱性尿液会增加磷酸氢（解离常数 pKa≈6.7）的丰度，它可与钙结合转化为热力学不稳定的钙磷石（$CaHPO_4 2H_2O$），最终转化为羟基磷灰石 $Ca_{10}(PO_4)_6(OH)_2$。在过去的 40 年，结石中钙和磷的平均含量逐渐增加 [76]。

CaP 结石患病率的上升可能与 ESWL 有关，但未被证实。托吡酯类药物使用增加及碱治疗可能也是其原因 [20, 224, 486, 487]。钙磷石形成的三个主要风险因素是碱性尿、高钙尿和低枸橼酸尿（图 38–19）。尿液 pH 升高在 CaP 结石形成过程中起着至关重要的作用。有人对 62 例患者的回顾性研究发现，尿液高 pH 是患者 CaOx 结石转变为 CaP 结石的主要生理异常 [76]。肾酸化缺陷被认为与 ESWL 肾组织损伤有

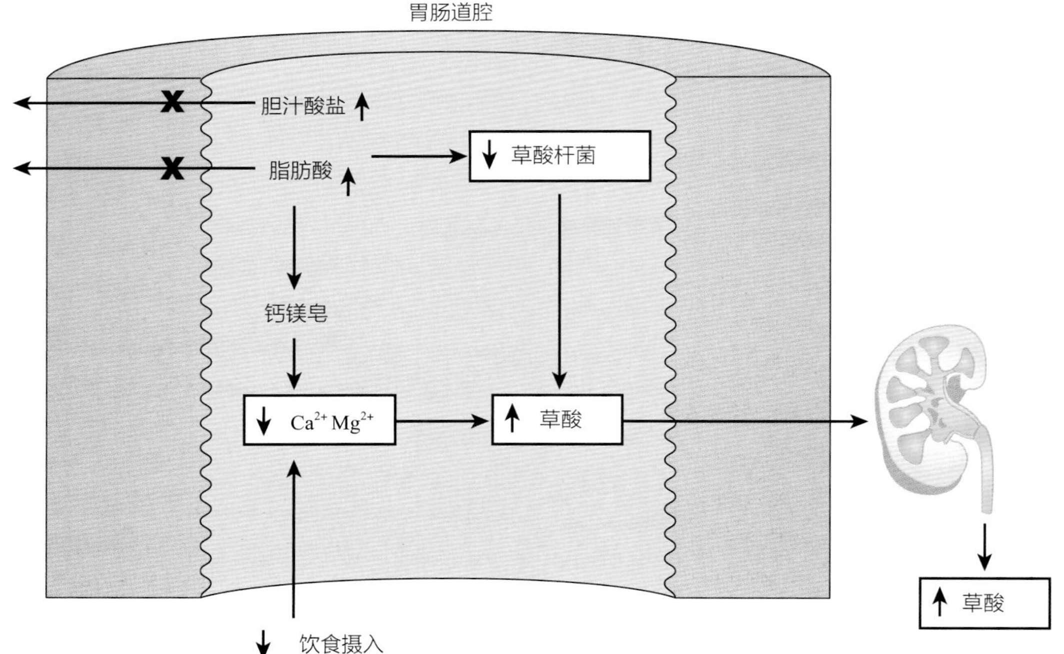

▲ 图 38–18　炎症性肠病或减肥手术后的高草酸尿症病理生理机制

脂肪酸和胆汁盐会析出胃肠道腔内钙，并由于低饮食摄入而加剧。低胃肠道钙释放并增加未结合的草酸盐。过量的胆汁酸盐可导致草酸杆菌缺乏，进一步增加胃肠道腔草酸水平

关[20]。CaP 结石患者通常会承受更大患结石的风险，因为，ESWL 和超声碎石术对这些结石效果不佳，术后仍有可能有结石残留[488-490]。

（四）尿酸结石

在高等灵长类动物，由于缺乏将尿酸转化为可溶性尿囊素的尿酸氧化酶，因而其血和尿中尿酸水平较高[355, 356, 491]。尿酸氧化酶缺乏可以部分通过抑制黄嘌呤氧化酶来补充[492]。此外，肾脏对尿酸排泄不足也是高尿酸血症的原因[356]。尿酸增多的主要原因是合成增多、组织分解代谢增强及饮食嘌呤增加[350]。一般来说，日常尿酸负荷有 50% 源于合成和组织分解代谢，其余则来自嘌呤饮食[350]。体内合成的尿酸约 30% 在肠道中经尿酸分解而排出，其余则通过肾脏排泄[352]。

尿酸肾结石可能是遗传性的或后天的[355, 390, 395, 493-495]。代谢综合征是其主要原因（表 38-4）。尿酸肾结石的主要病理生理机制（包括高尿酸尿症和低尿量），最重要的因素是尿液 pH 过低。

1. 尿酸的理化分析

考虑到尿酸在尿液的溶解度约 96mg/L，而人类对其排泄量通常超过 600mg/d。因此，尿酸沉淀的风险是恒定的[222, 401]。在 37℃状态下，尿酸的 pK_a 为 5.35[496, 497]。因此，尿酸的溶解度主要取决于尿液的 pH 水平，在酸性尿（pH ≤ 5.5）中，尿酸盐被转化为尿酸，尿酸很难溶解因此而沉淀[401, 498, 499]。这可能间接促进了尿酸 –CaOx 混合性肾结石的形成，后者可能由异质成核和外延晶体生长所介导[104, 500-501]。一般情况下，尿酸处于相对稳定的过饱和状态。这意味着某些抑制剂缺乏可能会增加尿酸形成肾结石的倾向。这一点得到了相应的实验证据的支持，有证据表明，确实存在一种大分子物质，它可减弱尿酸晶体与肾小管上皮细胞的黏附[502]。

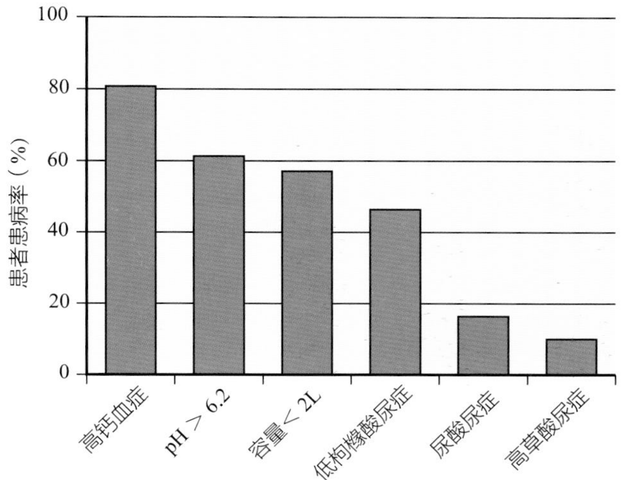

▲ 图 38-19 **82 名钙磷结石患者的泌尿系结石风险概况**

改编自 Krambeck AE，Handa SE，Evan AP，Lingeman JE. Brushite stone disease as a consequence of lithotripsy? *Urol Res*. 2010；38(4)：293-299.

表 38-4 尿酸肾结石的形成原因和机制

形成原因	低尿量	低尿 pH	高尿酸尿症
获得性			
腹泻	+	+	+
骨髓增生			+
高动物蛋白		+	+
尿酸排泄药物			+
原发性痛风		+	+
代谢综合征		+	
遗传性			
嘌呤代谢酶异常			+
尿酸转运蛋白突变			+

2. 尿酸结石的病理生理学

(1) 高尿酸尿症：高尿酸尿症可由遗传、代谢或饮食因素引起[43]。遗传性高尿酸尿症非常罕见，与尿酸生成途径中的酶突变有关。相关的疾病包括 X- 连锁磷酸核糖合成酶过度活跃、常染色体隐性葡萄糖 -6- 磷酸酶缺乏症，以及糖原病 Ⅲ、Ⅴ 和 Ⅶ[43, 355, 494]。临床表现包括痛风、肾结石，甚至出现 ESRD。生化异常包括血清尿酸升高（≥ 10mg/dl），尿尿酸排泄量高达 1000mg/d 或更高。临床表现通常出现在儿童时期。但是，也可能在青春期前一直保持隐匿状态。

肾脏对尿酸的处理是一个复杂的过程，包括肾脏对其分泌和重吸收[356]。尿酸转运体（URAT1）失活突变可导致肾脏尿酸的消耗，从而出现高尿酸尿症、低尿酸血症、尿酸肾结石和运动诱发的急性肾衰竭[503, 504]。此外，在撒丁岛人群中发现，位于 10q122 染色体上的一个基因位点可能与尿酸肾结石有关。这一候选基因可编码一种功能未知的具有锌指结构的称之为 ZNF365 的蛋白[505]。

在恶性肿瘤，特别是在化疗期间，组织过度分解会产生高尿酸尿症[506, 507]。另外，也有报道，某些促进尿酸排泄的药物（如大剂量水杨酸盐、丙磺舒、放射对比剂和氯沙坦）可增加尿酸的排泄，可能会增加尿酸结石形成的风险[497, 508]。在绝大多数尿酸结石病例，还难以识别高尿酸尿症的原因是先天性还是继发性。

(2) 低尿量：低尿量增加了所有结石形成成分的尿过饱和度[509]。在炎症性肠病，慢性腹泻造成的容量消耗对尿酸结石的形成有促进作用。此外，在回肠造瘘术后患者，尿酸结石占所有结石的 2/3[510]。在这一人群，除了肠碱丢失引起的酸尿症外，低尿量是非常常见的[511–513]。

(3) 低尿 pH：在大多数病例，高尿酸尿或低尿量并不是结石形成的主要原因。相反，结石形成是由尿液低 pH 所驱动的，这种情况被统称为特发性尿酸肾结石（IUAN）。过度酸性尿是所有 IUAN 患者一个不变的特征（图 38–20）[47, 401, 514]。

3. 尿 PH 低的原因分析

IUAN 是尿酸肾结石的一种类型，它与代谢综合征有许多共同特征[49, 493, 515, 516]。有几项横断面研究支持尿酸结石与糖尿病、肥胖的关联关系（图 38–21）[48, 50, 51, 517–520]。在过去的 15 年里，研究发现，肾脏酸负荷的增加和铵（NH_4^+）排泄的障碍是导致过度酸性尿的两个主要的原因[47, 401]。

(1) 肾脏酸负荷的增加：在稳定状态下，净排酸（NAE）和净产酸相等[521]。NAE 增高可能是由于内源性产生增加及饮食摄入增加（高酸性或低碱食物）。几项恒定控制饮食的代谢研究表明，与对照组相比，IUAN 和无结石的 2 型糖尿病患者 NAE 显著增高，意味着这类患者内源性酸生成增加（图 38–22）[47, 515, 516, 522–524]。这些有机酸的性质和来源目前尚不清楚，但很可能来自肠道和肝脏[525]。也有研究发现，无肾结石的成年 2 型糖尿病患者与尿酸结石患者具有相似的特征，与成年非糖尿病患者相比，两者肠道菌群谱也有类似的差异[326]。

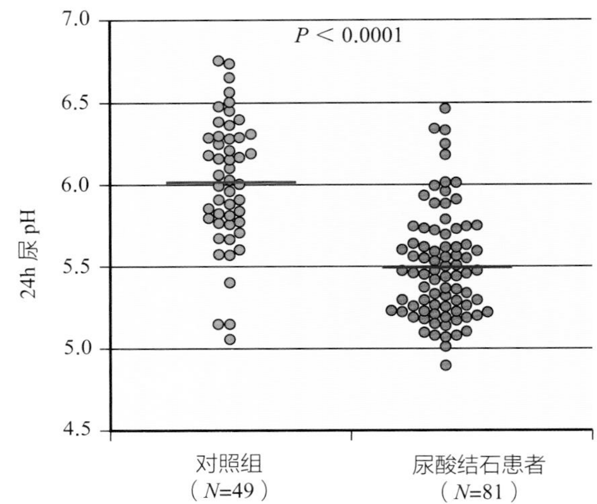

▲ 图 38–20　**特发性尿酸肾结石症患者与对照组的 24h 尿液 pH**

在固定的代谢饮食下收集尿液。采用未配对 *t* 检验进行比较

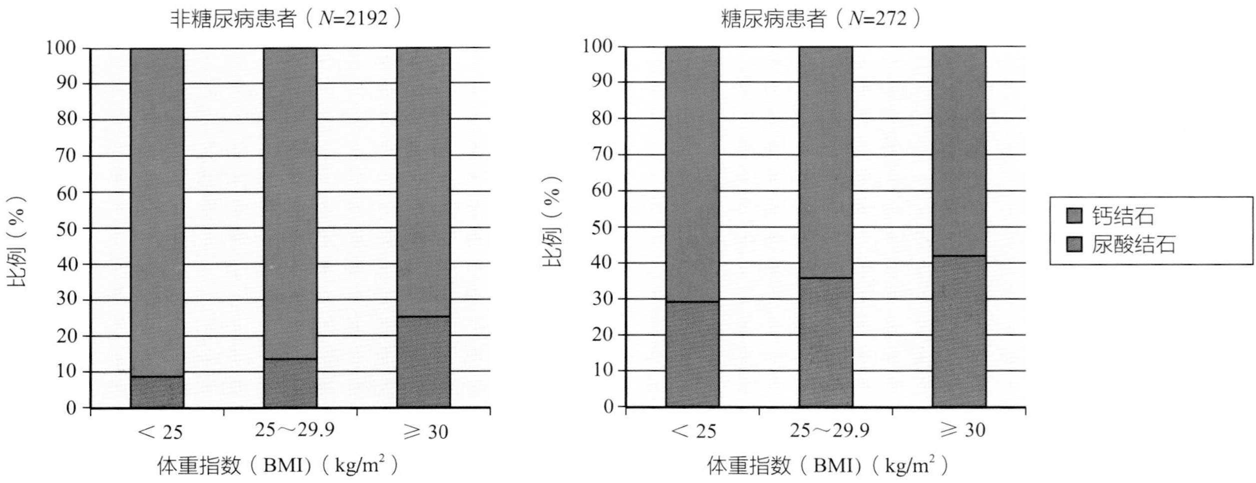

▲ 图 38–21　**结石类型与 BMI 和糖尿病状况的关系**

引自 Daudon M, Traxer O, Conort P, et al. Type 2 diabetes increases the risk for uric acid stones. J Am Soc Nephrol. 2006;17(7):2026–2033.

(2) 尿 NH_4^+ 排泄受损：在正常生理条件下，NH_4^+ 的 pK_a 值高达 9.3（NH_3/NH_4^+ 系统），它的排泄在酸碱平衡调节中有至为关键的作用。由于 NH_4^+ 具有很强的缓冲能力和高水平 pK_a 值，因而它可以有效地缓冲大部分被肾小管分泌的氢离子（H^+）[527, 528]。H^+ 受体是发挥缓冲作用的另一物质，统称它们为可滴定酸（TA）[527]。在 IUAN，NH_4^+ 的产生和排泄均存在缺陷（图 38-23）。更多的 H^+ 被可滴定酸（包括尿酸盐）缓冲以维持酸碱平衡 [47, 401, 516]。其结果使尿酸倾向于沉淀 [47, 514]。在 IUAN，NH_4^+ 排泄障碍发生在固定代谢饮食的稳定状态下和急性酸负荷之后 [47]，NH_4^+ 排泄缺陷并非尿酸结石所独有，而是代谢综合征和非结石的 2 型糖尿病的共同特征（图 38-23）[49, 493, 516, 520]。

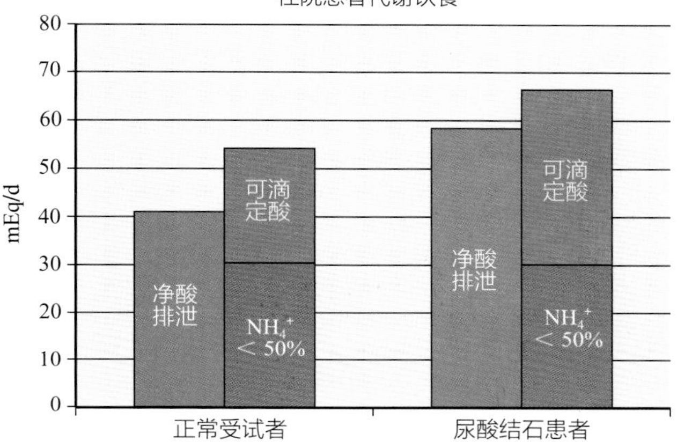

▲ 图 38-22 **正常受试者和尿酸结石患者之间净酸排泄的比较**
该研究采用控制代谢饮食。尽管摄入等量的外源酸（相同的尿硫酸盐排泄物未显示），尿酸结石患者具有较高的净酸排泄量，而由铵携带的净酸占比较小
改编自参考文献 [516，523，524]

(3) 肾脂肪毒性的作用：大多数尿 NH_4^+ 是由近端小管细胞产生和分泌的 [529, 530]。NH_4^+ 通过钠氢泵（NHE_3）以 Na^+/NH_4^+ 的形式直接转运到近端小管腔，或通过 NH_3 的形式扩散进入近端肾小管管腔，再被 NHE_3 转运的氢离子捕获而形成 NH_4^+ [529–535]。当能量摄入超过利用时会导致脂肪堆积（如 IUAN、肥胖、糖尿病和代谢综合征），这种情况也可发生在非脂肪组织（图 38-24）[536]。异位脂肪称为脂肪变性，脂肪变性的不良影响被称为脂毒性 [536, 540–544]，这是由于毒性代谢产物如酰基辅酶 A、二酰甘油和神经酰胺积累的结果 [545–547]。在啮齿类动物代谢综合征模型，ZDF 大鼠 [548] 及体外培养的近端肾小管细胞发现，脂肪变性可导致氨的生成和转运障碍 [537]。在 ZDF 大鼠，肾皮质三酰甘油含量高，而尿 NH_4^+ 和尿 pH 则很低 [537]。这种情况也发生在高体重指数人群 [538]。体外培养发现，肾细胞系与长链脂肪酸混合物孵育下，NH_4^+ 的产生减少 [537]。用噻唑烷二酮处理的 ZDF 大鼠或从培养细胞中去除脂肪酸则可减轻肾脏脂肪变性，酸碱指标也倾向于恢复（因果关系，图 38-24）[539]。在尿酸结石患者和 ZDF 大鼠，另一机制可能是由于底物竞争引起 NH_4^+ 合成缺陷，

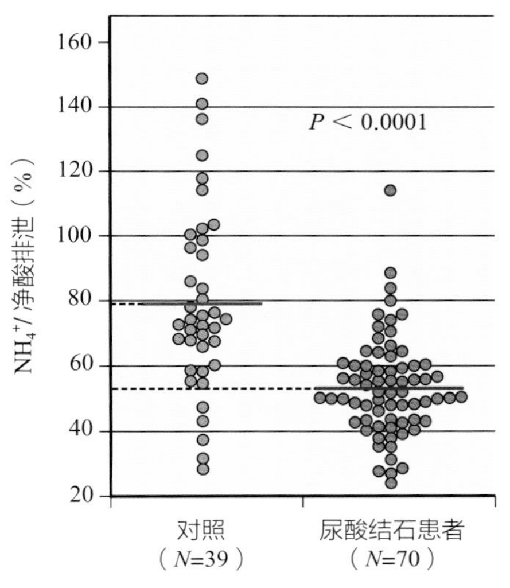

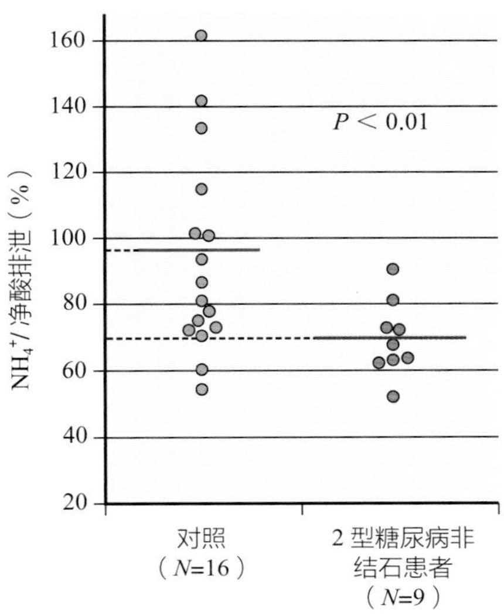

▲ 图 38-23 **在特发性尿酸结石患者和无结石的 2 型糖尿病受试者中，作为净酸排泄一部分的 NH_4^+ 排泄减少**
对个体进行了受控代谢饮食的研究，因此所有差异都是受试者固有的［引自 Maalouf NM，Cameron MA，Moe OW，Sakhaee K. Metabolic basis for low urine pH in type 2 diabetes. *Clin J Am Soc Nephrol*. 2010；5(7)：1277-1281.］

即脂肪酸代替谷氨酰胺作为能量来源，因而消除了氨生成所需的氮的来源[549]。

（五）胱氨酸结石

1. 概述

胱氨酸结石仅见于胱氨酸尿症患者。这是一种具有孟德尔遗传规律的疾病，具有异质性。本病是由于近端小管的 rBAT 或 $b^{0,+}$AT（分别为 SLC3A1 或 SLC7A9 重链和轻链）中的二元氨基酸转运体亚基突变失活所致。这相当于 $b^{0,+}$ 氨基转运系统（第 8 章，图 38-25）。胱氨酸尿症是最常见的原发性遗传性氨基酸尿症（OMIM220100），没有氨基酸缺乏的全身症状，但可导致肾结石，在成人中，引起的结石占所有肾结石的 1%～2%；在儿童，则占儿科肾结石的 6%～8%[550]。在正常情况下，尿液的氨基酸几乎全部被近端小管重吸收。由于 rBAT/$b^{0,+}$AT 失活导致尿液许多阳离子氨基酸丢失，但胱氨酸因溶解度很低而易沉淀。本病 rBAT/$b^{0,+}$AT 失活也表现在肠道，导致肠道阳离子氨基酸吸收不良。但是，临床上并没有肠道表型的区分。

2. 分子生物学和遗传学

BAT 和 $b^{0,+}$AT 亚基由异二聚体的二硫键连接，这是异构体氨基酸转运体的特征[551]，并以 1∶1 的化学计量比介导阳离子氨基酸（胱氨酸是由二硫键桥接的两个半胱氨酸）和中性氨基酸之间的交换

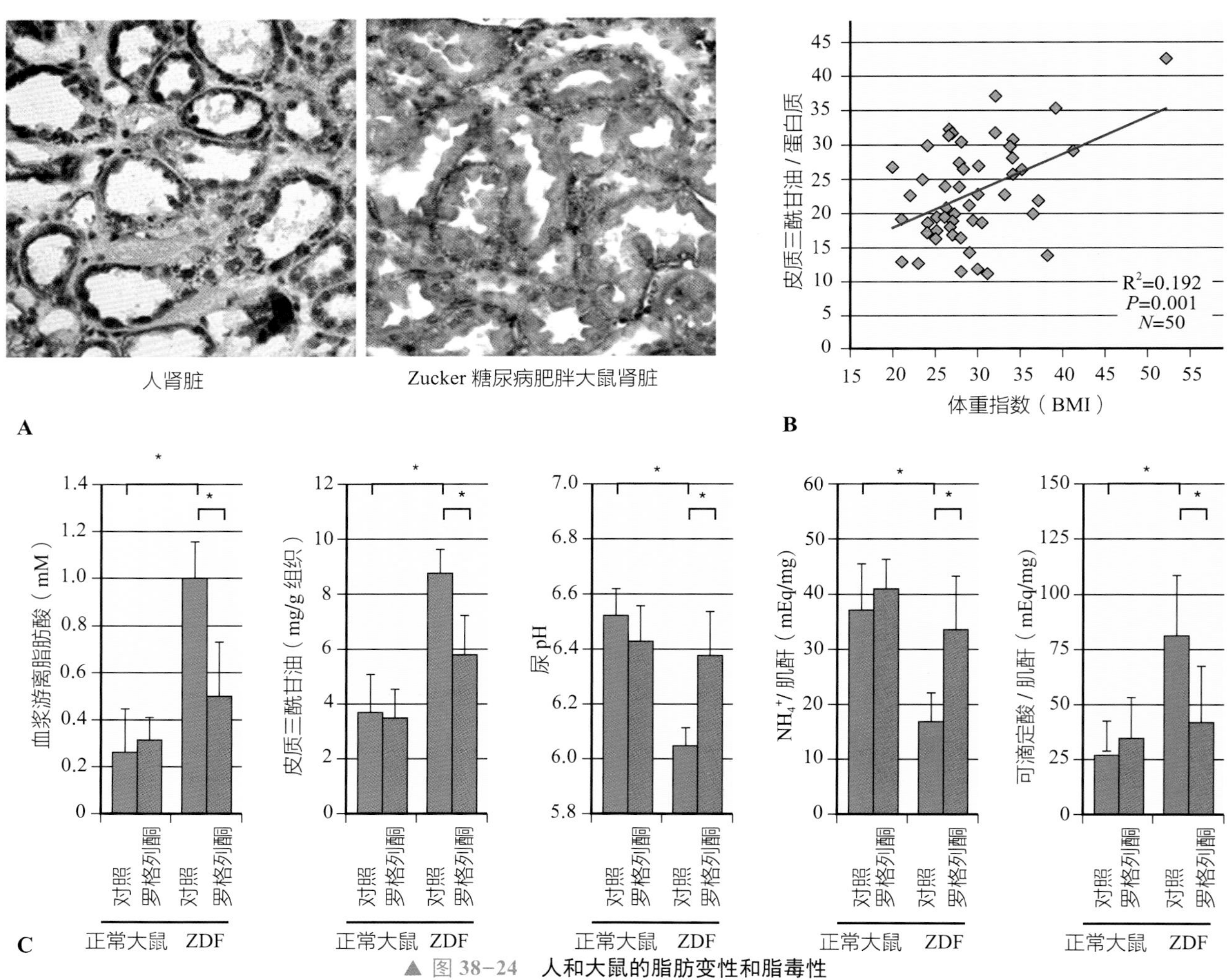

▲ 图 38-24 人和大鼠的脂肪变性和脂毒性

A. 肥胖和 Zucker 糖尿病肥胖（ZDF）大鼠的肾脏三酰甘油油红染色；B. 人肾活检样本的皮质三酰甘油含量与 BMI 之间的关系；C. 安慰剂或罗格列酮处理正常大鼠或 Zucker 糖尿病肥胖大鼠。在四组中进行了多个比较。血浆游离脂肪酸和肾皮质三酰甘油的改善导致尿液 pH 升高、铵排泄增加，而可滴定酸的排泄减少

改编自参考文献 [537～539]

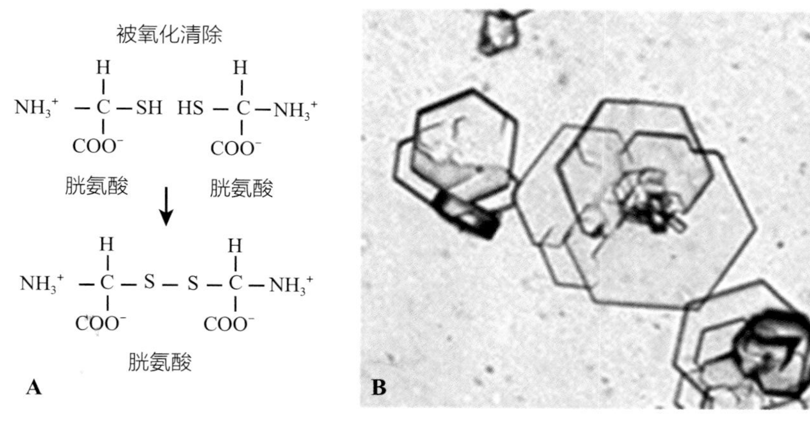

▲ 图 38-25　高钙尿症病理生理机制
A. 胱氨酸在氧化条件下通过二硫键形成半胱氨酸二聚体；B. 胱氨酸尿症患者尿液中的胱氨酸晶体

（见第 8 章）。除人类疾病外，rBAT/$b^{0,+}$AT 与阳离子氨基酸尿症的因果联系已在 rBAT 缺陷（D140G 突变）、$b^{0,+}$AT 基因敲除小鼠模型及 rBAT 缺陷（自然突变）的纽芬兰狗模型中得以证实[552–554]，这些半胱氨酸尿症模型与人类疾病类似。

在约 90% 的受试者中，已鉴定 130 多个 rBAT 突变（SLC3A1，胱氨酸尿症 A 型）和 100 个 $b^{0,+}$AT 突变（SLC7A9；胱氨酸尿症 B 型），包括错义、无义、剪接位点、移码和大染色体重排突变[550]。但在约 3% 的临床胱氨酸尿症患者，这两个候选位点并没有突变，这可能是启动子、调节区或内含子区域突变的结果。一般认为，所有典型和孤立的胱氨酸尿症都是系统 $b^{0,+}$ 突变的结果。

有趣的是，在胱氨酸尿症和 $b^{0,+}$AT 杂合子的结石患者已报道了 $b^{0,+}$AT 多态性的单倍型[555, 556]。孤立性胱氨酸尿症（胱氨酸损耗但无阳离子氨基酸尿）可由杂合子 $b^{0,+}$AT 突变引起[556–558]。分子生物学与代谢数据一致。$b^{0,+}$ 系统（rBAT/$b^{0,+}$AT）是近曲小管胱氨酸重吸收的主要转运系统，胱氨酸清除率接近经典胱氨酸尿症的肾小球滤过率（即无重吸收）[559]。相反，在胱氨酸尿症，阳离子氨基酸的清除率仅部分受到影响［GFR=40～60ml/(min・1.73m^2)］[560]，这些研究结果提示，肾小管上皮顶端膜其他转运系统可能参与了这些氨基酸的重吸收。

3. 临床表现

1810 年，Wollaston 在 1 名膀胱结石患者尿液发现胱氨酸[561]。据报道，利比亚裔犹太人胱氨酸结石患病率最高（1∶2500），可能存在血缘关系，也可能不存在。因为杂合子可能来自看似不相关的伴侣。表现血尿、肾绞痛和尿路梗阻的患者，其症状往往更严重，更有可能出现鹿角结石及慢性肾脏疾病[562]。本病发病年龄差异很大，但约 50% 的患者会就诊于儿科[563]。历史上的 Ⅰ 型与 Ⅱ 型分类现已被 A 型（SLC3A1 的两个等位基因突变，基因型 AA）和 B 型（SLC7A9 的两个等位基因突变，基因型 BB）所取代[564]。不常见的双基因遗传（SLC3A1 和 ALC7A9，AB 型）也有报道，但具有这种基因型者患肾结石的可能性较小，因为他们有 25% 的机会拥有完全野生型的 $b^{0,+}$ 系统。

尿胱氨酸定量并不是所有结石患者的常规检查。有下列特征性表现者应高度怀疑胱氨酸结石，即胱氨酸尿症家族史、鹿角形结石、硝普钠非定量筛查试验阳性（＞ 75mg/L，0.325mM）以及尿检中发现六角形胱氨酸晶体（图 38–25）。

尿胱氨酸排泄量测定是诊断胱氨酸尿症的必要指标（＜ 30mg/d 或 0.13mmol/d）。胱氨酸尿症患者胱氨酸排泄量通常超过 400mg/d（1.7mmol/d）。因为胱氨酸溶解性较差且易沉淀，可能会出现过低结果而引起误解，因此通常需要对收集的尿液进行碱化[565]。需要注意是，目前的检测方法还无法区分胱氨酸和可溶性药物 - 半胱氨酸复合物。体外分解的巯基半胱氨酸还可以重组形成二聚体半胱氨酸。这些问题促进了固相分析技术的发展，即使在硫醇药物存在的情况下，固相分析也是可靠的[566]。一种类似于钙结石的物理化学分析方法可能在评价胱氨酸结石形成倾向方面很有帮助[566]。

4. 管理

水化、碱治疗和饮食控制（盐和蛋白质）是本病的一线治疗，硫醇制剂是二线治疗。为了将尿胱氨酸过饱和度调低至 1.0 以下，或浓度调至 243mg/L（1mmol/L），每天（包括夜间饮水）就需要饮用约 4L 水[567]。有人建议，使用升压素受体拮抗剂（超药物说明书）来诱发药理性尿崩症治疗本病[568]。但该药物的长期疗效尚未评估，而且成本高。再加上安全问题，目前，还不清楚这种疗法是否有优势。

尽管还没有进行临床结局研究，减少钠盐摄入的确可减少胱氨酸的排泄[569]，这种影响的生理学尚不清楚，但利用 $b^{0,+}$ 系统摄取左旋多巴（L-DOPA）来合成肾源性多巴胺是可能的[570]。因此，在高盐饮食中，$b^{0,+}$ 系统可能被多巴胺合成所替代。在没有限盐禁忌的情况下，将食盐摄入量限制在每天 2g 左右是合理的。动物蛋白摄入减少，饮食中胱氨酸则减少，其前体蛋氨酸可减少胱氨酸的排泄并增加尿 pH 水平[571]。

药物治疗：胱氨酸的溶解度随着 pH 的增高而增加，口服枸橼酸钾可以增加其溶解度（见肾结石碱治疗）。剂量从 20mEq 开始，每日 2 次。剂量是否足够需根据尿 pH 测试结果调整。在超过 50% 的患者，前面提到的措施可能未必奏效，建议使用硫醇制剂治疗。可用的药物有青霉胺 D 和 α- 巯基丙酰甘氨酸或硫普罗宁，其药理作用是减少半胱氨酸的二硫键，产生混合半胱氨酸化合物，这些化合物比胱氨酸更易溶解[572]。硫普罗宁的不良反应发生率较低，因此它成为一线治疗药物。青霉胺 D 常用于硫普罗宁不良反应的患者。这些药物处方将在下一节中更详细地讨论。

（六）感染结石

1. 病理生理学

这类结石的形成本身不是因为宿主的缺陷，而是因为泌尿系统的感染。磷酸铵镁结石（$MgNH_4PO_4 \cdot 6H_2O$，俗称鸟粪石）在所有肾结石中占的比例很低，其成分通常还含有碳酸盐磷灰石［$Ca_{10}(PO_4)_6 \cdot CO_3$］。这些结石迅速生长、延伸、扩大并填充肾脏集合系统形成鹿角状结石，其源头是分解尿素的细菌。这种结石很难用药物治疗，即使手术切除，残留的含有感染菌的碎片又会成为结石进一步快速生长的病灶源。此类结石生长迅速、复发率高，具有高发病率和高死亡率的特征，因此人们称之为“石癌”。

女性鸟粪石发生率明显高于男性，这主要是因为女性尿路感染的发病率高。慢性尿潴留或感染易发生鸟粪石，此外高龄、神经性膀胱、留置导尿管、尿路解剖异常等也是易感因素。受感染的碱性尿液患者出现大结石提醒临床医生应该注意鸟粪石的存在。鉴于其快速生长和高发病率的特征，及早发现并根除至关重要[573, 574]。

微生物尿素酶水解尿素有如下反应：

$$(H_2N)_2-C{=}O+H_2O \rightarrow 2NH_4^{+}+HCO_3^{-}+OH^{-} \quad (38.1)$$

$$(H_2N)_2-C{=}O+H_2O+CO_2 \rightarrow 2NH_4^{+}+2HCO_3^{-} \quad (38.2)$$

尿素含有两个氮和一个碳。方程式中的产物（右侧）$2NH_4^+$ 代表两个酸当量，HCO_3^- 加 OH^- 或 $2HCO_3^-$ 代表两个碱当量。磷酸盐、镁和 NH_4^+ 结合形成鸟粪石，钙、磷酸盐和碳酸盐结合形成碳酸盐磷灰石。铵能与尿路上皮 GAG 上的硫酸盐结合[575]，从而降低 GAG 的亲水性，增加晶体黏附性。产脲酶微生物感染期间，尿液 NH_4^+、pH 和碳酸盐水平同时升高。事实上，尿液对磷酸铵镁通常是不饱和的，所以对潜在的感染进行成功的抗菌治疗，鸟粪石是可以溶解的[576, 577]。然而，对于碳酸盐磷灰石来说，尿液对它是饱和的[577]。所以，即使成功的抗菌治疗，也不会使这一部分结石溶解。因此，长期使用抗生素是否能溶石取决于碳酸盐磷灰石的含量。

尽管许多革兰阴性和革兰阳性细菌、支原体和酵母菌都能产生脲酶，但在大多数情况下，产生脲酶的感染由奇异变形杆菌所致。此外，嗜血杆菌、棒状杆菌和解脲支原体也被认为可引起鸟粪石。所有这些细菌都可使脲酶分解尿素，并以 NH_3 的形式供应它们所需的氮。这些细菌在培养时菌落计数可能很低，但无论菌落计数有多低，应该提醒实验室识别细菌并确定其药物敏感性。如果常规尿液培养阴性但怀疑有产脲酶微生物感染，应特别提醒实验室培养支原体和解脲支原体，它们也是产脲酶微生物[575]。

（七）罕见结石

罕见的肾结石可以是遗传的，也可以是后天的。在遗传性疾病中，最常见的类型是黄嘌呤结石和

2,8- 二羟基腺嘌呤结石。继发性原因可能是医源性、药物相关或是由毒物或其他疾病引起。

1. 遗传原因

2,8- 二羟基腺嘌呤（DHA）结石是由于腺嘌呤磷酸核糖转移酶（APRT）缺乏症所致的尿液二羟基腺嘌呤的过量生产和排泄，是一种常染色体隐性遗传病（OMIM，102600）。在 APRT 缺乏的受试者中，腺嘌呤被转化为 8- 羟基腺嘌呤，后者被黄嘌呤脱氢酶进一步代谢为 DHA [578]。因此，APRT 缺乏会导致尿 DHA 水平升高，DHA 不可溶，因而析出结晶，并聚集、生长，最终形成肾结石 [579, 580]。罕见结石可以发生在任何年龄段，但约 50% 的受试者成年后才出现症状 [581]，诊断是通过尿液 DHA 晶体的微观表现来判断的，这是该病的病理学特征。典型的 DHA 晶体在偏光显微镜下呈圆形和红棕色，中间有典型的马耳他十字图案 [578]。在红细胞裂解液中，APRT 酶活性缺乏或 APRT 功能显著突变则可确诊。

黄嘌呤结石存在于约 1/3 典型黄嘌呤尿症患者，这是一种先天性常染色体隐性遗传的代谢障碍 [582, 583]。遗传性黄嘌呤尿症是由黄嘌呤脱氢酶（XDH）突变，从而导致黄嘌呤过度产生而尿酸产量不足 [578]。患者血尿酸水平非常低而尿黄嘌呤水平明显升高。临床上表现为黄嘌呤结石、血尿，有时还会出现肾衰竭 [584]，尿中黄嘌呤和次黄嘌呤的排泄量显著增加。由于黄嘌呤在尿液的溶解度较低，因而黄嘌呤结石比次黄嘌呤结石更常见。如果患者有显著的低尿酸血症和低尿酸，并伴有透射线结石，则应高度怀疑黄嘌呤尿症。

黄嘌呤结石也可能由别嘌呤醇治疗后获得，这些患者有明显的高尿酸血症，如 Lesch–Nyhan 综合征和接受骨髓增生性疾病化疗的患者 [585, 586]。

2. 后天原因

继发性肾结石相对罕见，可能是疾病所致，也可能是毒物或使用某些尿液溶解性较差的药物引起的 [587]。尿酸铵结石是一种透射线结石，常发生在慢性腹泻、炎症性肠病、回肠造瘘和滥用泻药的患者。所有这些都与肠道碱丢失和肾脏代偿性氨过度排泄有关 [588–592]。因为尿铵相对丰富，同时伴有尿钠和钾水平降低，从而使尿液对难溶性尿酸铵过饱和。这些患者的分解代谢状态也可能发生高尿酸尿症。

非处方药如祛痰剂愈创木酚甘油醚，作为兴奋剂和用于减肥的麻黄碱，使用这些药物导致的肾结石占美国药物性肾结石的 1/3 [593, 594]。蛋白酶抑制剂已用于 HIV 的治疗，依地那韦治疗已显示出与其相关的结石的高发病率 [595, 596]。在其后的数年中，研究表明，其他抗蛋白酶如奈非那韦、替诺福韦、阿扎那韦和抗核苷类药物，包括依法韦仑也能导致肾结石的形成 [597–600]。

其他药物，如氨苯蝶呤、各种抗菌药物（包括磺胺类、青霉素、头孢菌素、喹诺酮类和呋喃妥因及三硅酸镁等）已被证实可引起肾结石 [587]。

环境因素在肾结石的形成中也起有一定作用。三聚氰胺是一种有机含氮化合物，用于塑料、染料、化肥和纺织品的工业生产 [601]。2008 年，中国报道了食用含有三聚氰胺牛奶的婴儿和儿童肾结石相关的病例 [602]。中国台湾的一项研究筛查了 1129 名可能食用三聚氰胺配方奶粉的儿童。结果显示，高剂量接触者肾结石发生率增加。患有肾结石的儿童年龄明显低于没有结石的儿童，代谢检查没有发现任何高钙尿症证据，该结石为透射线结石，这些研究认为，结石与三聚氰胺摄入有关 [603, 604]。

五、遗传学

人类遗传学涉及很多因素。

（一）家族聚集性

普遍认为，人类患肾结石的风险，包括其主要危险因素（如高钙尿症），在很大程度上源于遗传 [605–608]。在临床数据库中显示的表型具有可复制、多位点、位点异质性和缺乏中间表型的复杂多基因特征，这使破译高钙尿症和肾结石的遗传学成为一项艰巨的任务。数十年来，肾结石和高钙尿症的家族聚集性已有报道 [291]。尽管家庭成员有着相似的生活方式，一些研究在校正了混杂因素后，仍然认为，肾结石患者亲属患肾结石的风险增加，这也是大多数临床医生的经历。在一项每年超过 30 万的流行病学研究中，校正饮食、年龄和体重指数因素后，有阳性家族史的人患肾结石的风险增加了 2.6 倍 [609]。一项超过 1000 例受试者的病例对照研究也显示其相对风险高出 2～4 倍。遗传贡献率（定义为遗传变异率和总表型方差的比值）高达 40%～60% [610–613]。对 200 多结石患者家系的偏析分析发现，高钙尿症有 60% 的遗传性，并以多基因遗传方式传播[614]。

（二）种族属性

非裔美国人的肾结石患病率比美国白人低，这是饮食无法解释的[3]。一项纵向研究显示，从 20 世纪 70—90 年代，非裔美国人结石发病率一直较低，这表明这种差异是存在的[1]。在尿钙排泄方面也发现类似的差异，黑色人种中的尿钙排泄率要低得多[615]。西班牙裔美国人和亚洲人的结石发病率介于美国白种人和非裔美国人之间。一项以人口为基础的横断面研究认为，尽管西方生活方式在很大程度上同质化，但来自不同种族背景的移民仍保持着本国患结石的相对风险[616]。

（三）人类遗传学研究

1. 双胞胎研究

对几乎完全相同环境中长大的同卵双胞胎和（或）普通兄弟姐妹之间进行比较是非常有用的[617, 618]。Goldfarb 及同事在越南时期从双胞胎登记处抽取了双卵双胞胎和单卵双胞胎样本，发现单卵双胞胎的符合率为 32%，而异卵双胞胎的符合率为 17%，这一现象难以用文献报道的饮食因素影响来解释[619]。另一项双胞胎研究的尿液化学指标检查发现，尿钙排泄率的遗传性约为 50%[617, 618]。

2. 候选基因

候选基因是基于对可疑位点的有根据的推测。已有研究表明，维生素 D 轴的基因多态性与一种或另一种表型之间有关联关系[620–623]，但相应的表型研究得出了阴性的结果[283, 284]。法裔加拿大人的同胞配对研究在候选基因方面取得了阳性结果，包括维生素 D 受体、1α 羟化酶、CaSR 和结晶修饰剂如骨桥蛋白、THP 和骨钙素相关基因。但是，到目前为止还没有得出确切的结论[278, 624–626]。来自意大利的队列关联研究表明，CaSR 功能多态性（R990G）突变是一个可能的位点[627–629]。瑞士队列研究发现了肠钙通道 TRPPV6 的三个非同义多态性，其中钙结石患者频率较高。有趣的是，所有这三个多态性同时存在促进了通道活性的增加[630]。

Halbritter 及同事通过确定 30 个已知肾结石基因中任何一个的突变可被解释的病例百分比以证明候选基因在复杂的多基因疾病中的作用[631]。他们使用了来自多个肾结石诊所的高通量突变分析结果，对 268 位肾结石患者或孤立性肾钙质沉着症家族遗传不清楚的个体（106 名儿童和 166 名成年人）进行了分析。在 30 个分析基因中，14 个检测到了 50 种可能的基因变异（被认为可能是突变，但没有被证实），在所有病例中有 15% 的病例得到了基因诊断，40% 的病例是以前没有报道过的碱基改变。单基因病例发生率很高，在成人为 11%，儿童为 21%。隐性遗传在儿童中更为常见，显性遗传则在成人中更常见。他们的报道显示，肾结石的单基因遗传比预期的要频发得多，并说明了“不看就找不到”的原则。需要注意的是，出现这些现象的因果关系仍不清楚。

3. 全基因组关联研究

到目前为止，使用全基因组关联研究（GWAS）对肾结石位点识别方面的成功率并不高。一项关于吸收性高钙尿症和低骨密度的小规模全基因组连锁分析发现，可溶性腺苷酸环化酶（sAC）是一个可能的候选基因位点[632, 633]。该基因的多态性与男性和健康的绝经前女性的骨密度变化有关。sAC 是一种多功能蛋白，功能之一似乎与低碳酸氢盐诱导的骨吸收有关[634]。来自冰岛和荷兰的 3700 多病例和 42 500 多例对照的 GWAS 研究发现，密封蛋白 -14 基因存在与肾结石相关的同义变异[330]，估计携带者的风险高出 1.64 倍。密封蛋白 -14 是一种细胞旁蛋白，具有调节髓襻升支粗段的钙转运的作用，它的变异也与骨密度降低有关[330]。来自冰岛和荷兰的类似数据库的另一个 GWAS 研究发现了一个位于 UMOD 基因旁的变异，该变异编码尿调蛋白（THP），而且这个变异似乎可以预防肾结石[635]，但它对肾结石保护作用的机制尚不清楚[186, 636]。

毫无疑问，高钙尿症和肾结石有遗传因素。经过数十年的研究，这些基因在很大程度上仍然难以琢磨，类似于高血压、血脂异常和糖尿病的情况。解开这种复杂的多基因特征仍然是一项艰巨的任务。阐明基因型、基因产物的功能及整个生物体生理和病理生理学的关系是这项工作的关键。从人类和动物的单基因疾病和多基因动物模型中获得的知识对于解开这个谜团很有价值，因为基因产物的功能和功能障碍与生理和病理生理学是联系在一起的。

（四）单基因疾病的病因

应用中间表型或内表型，人们可以清晰领会人类高钙尿症和结石易感具有孟德尔遗传规律。在导致高钙尿症的动物模型中，从基因缺失中发现了大量候选基因位点，具体见表 38-5。孟德尔遗传一个强大特征是，某种基因产物异常表达，这就使人们可以将起始点与离散的表型终点联系起来。高钙尿症和（或）肾结石的病理生理机制极为不同，它强调了这样一个事实，高钙尿症作为一种表型，许多器官的缺陷都可以汇聚到高钙尿症上。问题是，这些位点中是否有一些等位基因增加普通高钙结石人群的风险。可能的原因是，多态性等位基因是这些突变蛋白最小或最轻微形式，在世代种群中更为普遍，虽然对其功能影响很小，但却增加泌尿系结石的风险。一个最好的例子是，H^+-ATP 酶 B1 亚单位的杂合子亚型等位基因可能提高尿液 pH 和增加 CaP 结石的风险 [652-654]。尽管各位点本身作用很弱，但是，每个位点都可能对高钙尿症产生微小但又是相叠加的作用。这一单基因数据库对解决高钙尿症的多基因复杂特征将最具价值。

（五）多基因动物模型

尽管已有许多结石形成的单基因动物模型 [655]。但是，人类肾结石显然是一种多基因疾病，大多数含钙肾结石患者都有高钙尿症 [618, 656]。GHS 大鼠模型是多基因高钙尿症的一个很有用的模型，由 Bushinsky 及同事培育完成 [179, 298, 299, 301, 303, 305, 657-663]。Sprague-Dawley 大鼠经过 90 多代连续近亲繁殖后，出现了一个尿钙水平是对照鼠 10 倍的品系，即高钙尿症最显著的 GHS 大鼠。GHS 大鼠肠吸收增加、肾漏和骨吸收三重缺陷。这种缺陷在体外持续存在，正如体外培养的骨细胞可释放更多的钙。GHS 大鼠的肠、肾 VDR 和 CaSRs 表达明显增多，VDR 基因表达对 1, 25$(OH)_2D_3$ 反应性增强。VDR 水平受转录因子 Snail 的负性调节。

目前已发现 5 条染色体（1、4、7、10、14）的某些区域与高钙尿症有关 [660]，但还没有确定具体基因。将正常尿钙的 Wistar-kyoto 大鼠与 GHS 大鼠配种，培育出具有 Wistar Kyoto 背景的 1 号染色体基因

表 38-5　单基因高钙尿的啮齿动物模型

基因、基因产物	表　型	参考文献
CLC5、氯离子通道	高钙尿症	[637-639]
	高磷酸尿症	
	蛋白尿	
	肠道钙吸收增加	
	脊柱畸形	
NPT2、肾特异性钠耦合磷酸共转运体	高钙尿症	[640]
	高磷酸尿症	
	肾钙化	
	继发性骨化异常	
NHERF-1、Na/H 交换调节因子、停靠蛋白质	高钙尿症	[641]
	高磷酸尿症	
	高镁尿症	
	女性骨密度下降和骨折	
TRPV5、上皮钙离子通道	高钙尿症	[642]
	高磷酸尿症	
	间质钙吸收增多	
	骨小梁减少、骨皮质厚度下降	
VDR、维生素 D 受体	高钙和高乳糖饮食导致高钙尿	[643-645]
	佝偻病	
CalB、钙结合蛋白 -D28k、细胞内钙缓冲液	正常血钙	[645-648]
	高钙尿症	
	正常尿钙	
NKCC2、Na-K-Cl 共转运体	高钙尿钙	[649]
	多尿症、肾积水	
	蛋白尿	
CAV1、小窝蛋白 1、支架蛋白	男性高钙尿	[650]
	膀胱结石	
AKR1B1、醛酮还原酶	高钙尿钙	[651]
	高钙血症	
	高镁血症	

BMD. 骨密度

位点的同源大鼠，后者以高钙尿症为表现，但程度不如胃肠外 GHS 大鼠[664]，这既支持该基因位点的重要性，也支持 GHS 大鼠高钙尿症的多基因特性。

六、肾结石是系统性疾病

传统观点认为，肾结石是一种孤立的、良性的、伴有疼痛的泌尿系统疾病。然而，早在 17 世纪 60 年代，Morgagni 在尸检病例中就注意到肾结石与痛风、退行性血管疾病有关[665]。近年来，随着肥胖、2 型糖尿病和代谢综合征的发病率的上升，肾结石的患病率也增加[10, 11, 666-670]。人们对代谢综合征和肾结石之间关联的研究不仅仅局限于成年人，因为据报道，这种关联也发生在肥胖的青少年和儿童肾结石人群[65, 671]。肾结石和代谢综合征之间的关联关系是两种疾病具有共同的病理生理机制，还是一种单纯的联系，目前尚不明了。

（一）肥胖、体重增加、糖尿病和肾结石风险的关系

一项针对 20 余万受试者参与的前瞻性流行病学研究表明，肥胖和体重增加均会增加肾结石的风险（图 38-26）[10]。体重≥ 100kg 的男性，其结石形成的相对风险明显高于体重≤ 68kg 者[10]。

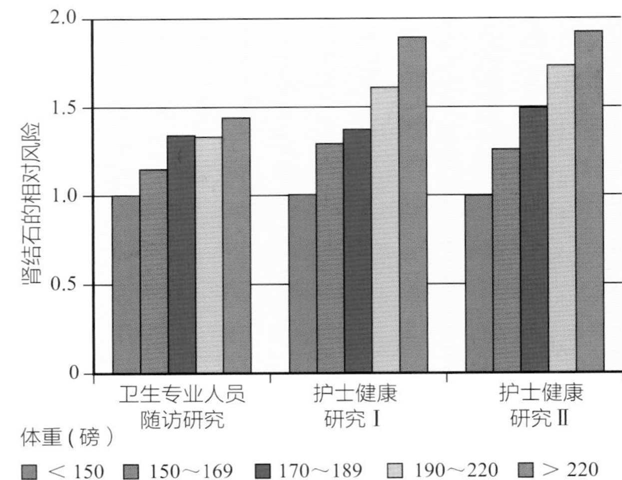

▲ 图 38-26 肥胖和肾结石的风险

数据来自三个数据库，即卫生专业人员随访研究、护士健康研究Ⅰ和护士健康研究Ⅱ［改编自 Sakhaee K, Maalouf NM, Sinnott B. Clinical review. Kidney stones 2012: pathogenesis, diagnosis, and management. J Clin Endocrinol Metab. 2012; 97(6): 1847-1860.］

同样，在三个大型队列研究中也发现，2 型糖尿病和肾结石形成之间存在一定的关系。这些队列源于由老年女性组成的护士健康研究Ⅰ（NNHS Ⅰ）、年轻女性组成的护士健康研究Ⅱ（NHSⅡ）以及男性卫生专业人员随访研究（HPFS）。与无糖尿病者相比，2 型糖尿病患者肾结石发生的相对风险在老年女性、年轻女性和男性人群分别为 1.38、1.60 和 1.31[11]。

1. 代谢综合征和肾结石的关系

代谢综合征具有一系列特征，包括血脂异常、高血糖、高血压、肥胖和胰岛素抵抗[672, 673]。除 2 型糖尿病、代谢综合征与心血管疾病风险密切相关外，两者与肾结石和慢性肾脏疾病相关[10, 11, 65, 666-677]。尽管代谢综合征和肾结石关系密切，但在大多数研究中，这种关系的阐明一直受限于缺乏结石相关成分的文献。在一定程度上，肥胖和 CaOx 肾结石的联系部分是由饮食因素所引起，如盐和动物蛋白的摄入量较高[319, 320]。代谢综合征对钙结石患者尿钙和草酸排泄的影响尚不清楚[678]。日本的一个大型队列研究发现，高血压、高脂血症与高钙尿症相关，但高草酸尿症只与高脂血症相关[677]。这项研究结果并没有得到美国和瑞士的另外两项肾结石形成研究的支持[319]。为此，其他研究人员认为，在美国，超重和糖尿病与肾结石患者和非结石者尿草酸排泄量增加显著相关，而代谢综合征中其他的代谢因素并非如此[679]。

2 型糖尿病患者尿酸结石比非糖尿病者更为普遍，肥胖者结石形成也远比非肥胖者多[47, 48, 50, 51, 517, 519]。高 BMI 和 2 型糖尿病是尿酸肾结石形成的独立危险因素[518]。非结石患者和肾结石患者参与的横断面研究发现，尿液 pH、体重和代谢综合征中各代谢因素之间存在负相关关系[493, 520]。现已证明，低尿 pH、尿酸过饱和指数和肥胖的关系与脂肪分布有关，与全身脂肪和躯干脂肪也存在显著的相关关系，并与尿酸结石形成风险相关[680]。ZDF 大鼠中进一步的证据表明，肾脏脂肪变性在该模型尿液缓冲缺陷的发病机制中发挥了重要作用[537]。此外，ZDF 大鼠使用噻唑烷二酮类（TZDs）治疗，将脂肪重新分配到脂肪细胞来改善胰岛素抵抗，结果发现，该模型尿液生化特征得以恢复。研究认为，这些改变的发生与肾脏三酰甘油蓄积减少相关[537]。

2. 肾结石与心血管疾病和高血压的关系

传统的 Framingham 冠心病风险因素诸如动脉粥样硬化、高血压、糖尿病和代谢综合征也常常出现在肾结石患者[8, 11, 666, 681–684]。但是，将冠心病和肾结石联系起来的一些横断面研究得出了不一致的结果[685–687]。一项研究显示两者存在正相关关系[685]，其他研究结果则不然[686–687]。另一项葡萄牙大样本受试者横断面研究显示，经过多变量调整后，仅在女性的自我报道中显示肾结石和心肌梗死存在显著相关性[688]。

一项来自美国人群，历时 9 年多的纵向研究显示，与非结石形成者相比，肾结石患者发生心肌梗死的多变量调整危险比率（HR）更高（图 38–27）[689]。虽然这项研究调整了多个变量，但没有考虑饮食钙摄入和噻嗪类利尿剂的使用等危险因素。NHS Ⅰ和 NHS Ⅱ两个女性队列研究显示，在多数患者，肾结石阳性史与冠心病风险增加相关，但 HPFS 没有发现这种联系[690]。因此，肾结石、冠心病和性别特异性的因果关系尚未明确。

多项横断面研究表明，肾结石与血压存在一定的关联[691–695]，在 895 名瑞典男性中，血压监测结果发现，从最低血压到最高血压，肾结石患病率从 1% 上升到 13%[691]。另一项意大利成人的研究发现，舒张压最高的五分位数受试者肾结石患病率高于舒张压最低的五分位数的受试者（5.2% vs. 3.4%）[693]。另一项来自美国的研究，在校正年龄和种族因素后，高血压受试者肾结石患病率明显高于正常血压者[695]。这些横断面研究的结果得到了一项为期 8 年的纵向研究的支持。这项研究表明，在调整了年龄、BMI 及饮食中钠、钾、镁和酒精摄入后，有肾结石病史者高血压发生率为 17.4%，而没有肾结石病史者仅 13.1%[696]。另一项加拿大 25 000 名受试者参与的研究，在排除潜在的混杂因素后，与无肾结石者相比，有肾结石的受试者随后发生心肌梗死、血运重建和脑卒中的风险更高。与肾结石相关的超额风险年轻人明显高于老年人（$P < 0.001$），女性高于男性（P=0.01）。两者之间的因果关系尚不清楚。但有人认为，钙代谢异常可能与肾结石和高血压的发生有一定的关系[697, 698]。高钙尿症普遍存在于含钙结石和原发性高血压患者。因此，有人认为高钙尿症是一种重要潜在机制，但钙在人类高血压

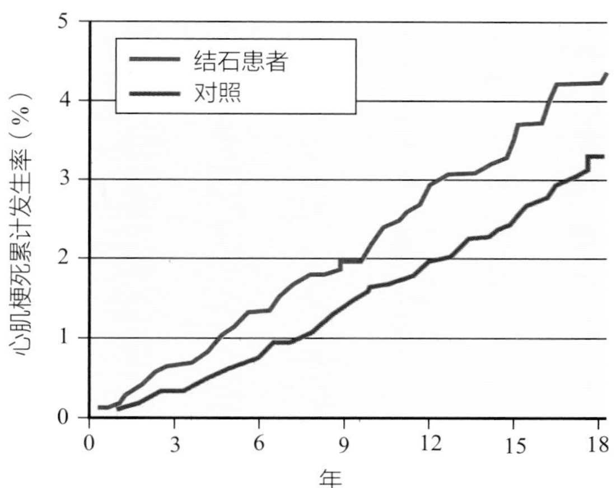

发生率（处于风险人数）

对照	0 (10 860)	0.8 (6689)	2 (3184)	4.2 (1010)
结石患者	0 (4564)	1.3 (2686)	3 (1276)	5.2 (404)

▲ 图 38–27　结石患者心肌梗死风险升高

数据来自明尼苏达州的奥尔姆斯特德县居民［改编自 Rule AD, Roger VL, MeltonLJ 3rd, et al. Kidney stones associate with increased risk for myocardial infarction. *J Am Soc Nephrol*. 2010; 21(10): 1641–1644.］

中的作用并未得到证实[697–701]。在自发性高血压伴高钙尿症升高模型中发现，酸碱平衡改变、低枸橼酸尿和高血压存在关联关系[702–704]。自发性高血压大鼠中也有类似的结果，这些研究为代谢性酸中毒提供了证据[705, 706]。

3. 肾结石与慢性肾脏疾病

因为反复梗阻和感染的发生、反复冲击波治疗，或者存在相同的共患病的其他因素，肾结石和 CKD 可能存在一定的因果关系。美国明尼苏达州奥尔姆斯特德县进行的一项研究，历时 9 年多的随访发现，与对照组相比，有症状的肾结石患者 ESRD 的风险增加，且不受糖尿病、高血压、血脂异常和痛风的影响[707]。在泌尿系统异常人群（如肾盂积水、反复尿路感染、孤立肾、神经源性膀胱和回肠造瘘者）中发现，肾结石增加了 ESRD 的风险[707]。然而，其他研究认为，肾结石患者 CKD 的风险与包括高血压、糖尿病在内的普通人群没有差异[11, 51, 708–709]。此外，人们认为，在感染引起的鹿角结石和胱氨酸尿患者，肾结石与 CKD 之间存在明显的关系[710–713]。根据一项流行病学研究估计，在普通人群，肾结石导致 ESRD 的患病率约为 3.1/（100 万・年）[714]。这一结果与美国肾脏数据系统

（USRDS）的结果相当，这些数据包括 1993—1997 年间开始透析的 20 000 多名受试者，结果显示，近 1.2%ESRD 的发病原因为肾结石[715]。NHANES Ⅲ 对 876 名肾结石患者和 14 000 名无结石者估计肾小球滤过率（eGFR）进行了比较，在调整混杂因素后，体重指数≥ 27kg/m² 的结石患者 eGFR 明显低于非结石患者[716]。但是，在体重指数≤ 27kg/m² 的受试者中，结石和非结石患者 eGFR 没有差异。另外，肾结石与 CKD 的关系具有性别特异性，女性肾结石者发生 ESRD、血清肌酐翻倍及 CKD（3b−5 期）的风险显著高于男性[717]。

4. 尿路癌症和肾结石的关系

多个病例对照研究报道了肾盂癌与肾结石的相关性[718−720]。然而，肾实质癌与结石的关系仅有个例报道[721]。在瑞典，国家住院患者登记处和癌症登记处的一项大型队列研究，对 1965—1983 年间因肾结石或输尿管结石住院的 61 144 名患者历时 10 年随访，发现肾盂、输尿管或膀胱癌的风险增加[722]。然而，有人认为，慢性感染或其他因素可能在癌症的发生中发挥了重要作用，这项基于人群的大型队列研究，未发现肾结石或输尿管结石与肾细胞癌存在关联。这一结果与其他病例对照研究中报道的结果相反[723−726]。可能存在受试者选择偏差的问题。

5. 钙结石与骨病

(1) 流行病学：在肾结石患者，骨病是一种没被重视的并发症。几项流行病学研究已经认为，肾结石和高骨折患病率相关[727−729]。在美国明尼苏达州罗切斯特市，一项基于普通人群的对照研究对症状性肾结石患者随访 19 年，发现首次椎体骨折发生率是普通人群的 4 倍（图 38−28）[727, 230]。14 000 名受试者参与的 NHANES Ⅲ 研究表明，肾结石、低 BMD 和高骨折发生率相关，男性骨折的风险高于女性[728]。一项最全面的基于大样本的 6000 名受试者参与的男性骨质疏松骨折研究显示，肾结石与脊柱和髋部骨密度降低相关[729]。然而，最近对 9856 名绝经后女性的研究，在校正与骨质疏松和肾结石相关的协变量后，并没有显示出肾结石与骨密度或骨折相关[710]。主要争议来自于基于人群的队列研究中诸多因素的不一致，包括肾结石发病率的自我报告、饮食构成、钙和维生素 D 的补充、影响肾结石和骨病形成的药物的使用、种族及研究对象的一般健康状况[27, 727, 730−733]。最近，有人对 24 项肾结石病例对照研究进行系统回顾和 Meta 分析，发现 BMD 降低涉及所有骨骼部位，肾结石患者患骨质疏松的风险是健康对照的 4 倍[734]。

(2) 骨质疏松与肾结石相关的病理生理机制：骨质疏松是一种异质性疾病，其特征是骨重建紊乱、骨密度降低、骨微结构完整性受损、骨强度降低，骨折风险增加[735]。多项研究发现，钙结石患者骨密度降低（表 38−6）[230, 259, 736−764]。骨密度降低普遍存在于所有骨骼部位，40% 的脊椎骨密度下降，30% 髋关节近端骨密度下降，65% 桡骨骨密度下降[230]。虽然高钙尿症和正常钙尿的结石患者骨密度均降低[738, 741, 745]，但在高钙尿症的患者中最为突出[738, 741, 745, 750, 756]。在尿钙正常的肾结石患者骨密度降低并不普遍[744, 747, 750, 752]。鉴于 BMD 是骨强度的重要替代指标之一。因此，有理由认为高钙结石患者具有最高的骨折风险。骨重建是高钙结石患者一个重要的证据[259, 752, 757, 759, 760, 762, 765]。

大多数组织形态计量学研究认为，骨形成缺陷而不是过度的骨吸收在肾结石人群骨疾病的发生发展中起着关键的作用（表 38−7）[230, 259, 757−760, 762, 766]。

肾结石患者骨病发生的病理生理机制尚不清楚。它可能与环境、遗传和激素的相互作用及局部

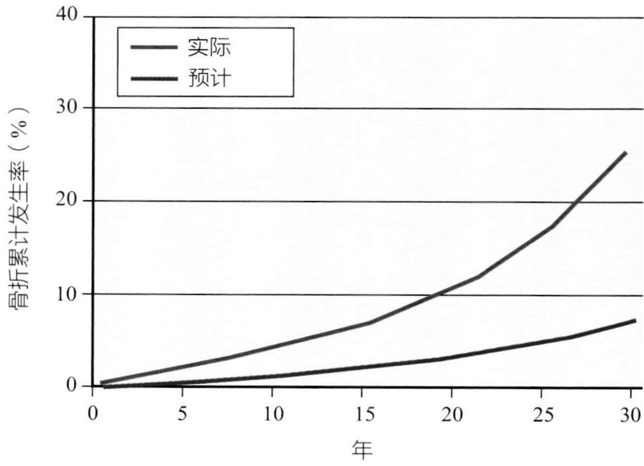

▲ 图 38−28 结石患者脊柱骨折累计发生率

数据来自明尼苏达州罗切斯特市初发症状性肾结石病居民。骨折风险较高的是椎骨，男女均有发生［改编自 MeltonLJ 3rd, Crowson CS, Khosla S, et al. Fracture risk among patients with urolithiasis: a population-based cohort study. Kidney Int. 1998; 53(2): 459−464.］

表 38-6 肾钙石患者骨密度矿物质的变化

		受试者数量			骨密度测量部位			
参考文献	研究对象	男	女	对照	脊柱	髋	桡骨	测量技术
Alhava [736]	单发或复发尿石症	54	21	21			↓	^{241}Am γ 射线衰减
Lawoyin [737]	吸收性高钙尿症	94	23	未报道			↔	单光子吸收法
	肾性高钙尿症	28	16				↓	
	原发性甲状旁腺功能亢进	22	31				↓	
	骨质疏松	14	55				↓	
Fuss [738]	吸收性高钙尿症	24	19	未报道				单光子吸收法
	肾性或重吸收性高钙尿症	7	18				↓	
	正常钙尿	35	6				↓	
Barkin [739]	特发性高钙尿症	86	23	84	钙结合指数↓			中子活化分析
Fuss [740]	自由饮食	63	0	16			↔	单光子吸收法
	低钙饮食	60	0				↓	
Pacifici [741]	吸收性高钙尿症	29	18	28（男 24、女 4）	↓			计算机定量断层扫描
	空腹高钙尿症	16	7		↓			
Bataille [742]	饮食高钙尿症	12	6	61（男 41、女 20）	↔			计算机定量断层扫描
	独立于饮食的高钙尿症	17	7		↓			
Borghi [743]	饮食高钙尿症	13	7	0	↔			双光子吸收法
	独立于饮食的高钙尿症	14	7		↓			
Pietschmann [744]	吸收性高钙尿症	42	20	0	↓			双能 X 线吸收法、双光子吸收法、单光子吸收法
	空腹高钙尿症	24	3		↓			
	正常高钙尿症	25	6		↔			
Jaeger [745]	高钙尿症	49	0	234	↓	↓		双能 X 线吸收法
	正常钙尿症	61	0		↓	↓		
Zanchetta [746]	空腹高钙尿症	15	23	50（男 20、女 30）	↓			双光子吸收法
	吸收性高钙尿症	5	7		女↓、男↔			
Weisinger [747]	高钙尿症	4	13	12（男 4、女 8）	↓			双能 X 线吸收法
	正常钙尿症	4	8		↔			
Ghazali [748]	特发性高钙尿症	15	1	10（男 8、女 2）	↓			计算机定量断层扫描
	饮食高钙尿症	9	1		↔			
Giannini [749]	空腹高钙尿症	8	23	13（男 10、女 3）	↓	↓		双能 X 线吸收法
	吸收性高钙尿症	13	5		↓	↔		
Trinchieri [750]	高钙尿症	10	0		↔	↔		双能 X 线吸收法
	正常钙尿症	34			↔	↔		
Tasca [751]	空腹高钙尿症	27	12	15	↓			双能 X 线吸收法
	吸收性高钙尿症	20	11		未报道			

（续表）

		受试者数量			骨密度测量部位			
参考文献	研究对象	男	女	对照	脊柱	髋	桡骨	测量技术
Misael da Silva [752]	特发性高钙尿症	11	11	10（男 5、女 5）	↓	↓		双能 X 线吸收法
	正常钙尿症	8	10		↔	↔		
Asplin [753]	结石患者	15	7	37（男 14、女 23）	↓	↓		双能 X 线吸收法
Vezzoli [754]	高钙尿症	29	35	0	↓	↓		双能 X 线吸收法
	正常钙尿症	15	27		↓	↓		
Caudarella [755]	结石患者（27% 有高钙尿症）	102	94	196（男 102、女 94）			↓	双能 X 线吸收法；超声定量法

↓. 骶骨密度 (BMD)；↔. 骨密度无变化

改编自 Sakhaee K，Maalouf NM，Kumar R，et al. Nephrolithiasis-associated bone disease: pathogenesis and treatment options. *Kidney Int.* 2011;79(4):393−403.

表 38-7 肾结石患者的骨组织形态计量学特征

参考文献	研究对象	受试者数量	骨组织形态轮廓
Bordier [259]	高钙饮食	20	无
	高钙尿症	19	破骨和成骨细胞增加
	低磷酸血症	21	破骨细胞增多和表面腐蚀（在正常范围内）、成骨细胞减少、类骨质参数减少
	对照	12	
Malluche [757]	吸收性高钙血症	15	正常低的破骨细胞重吸收、成骨活性低、矿化类骨质骨折的比例降低、矿化并发率降低
	对照	22	
de Vernejoul [758]	特发性高钙尿症	30（男 20、女 10）	小梁体积减小、成骨细胞活性表面降低、骨吸收表面活性降低
	对照	187	
Steiniche [759]	特发性高钙尿症	33（男 22、女 11）	骨吸收增加（减少的骨形成不足的腔室再填充）、骨形成速率下降、矿化滞后时间延长
	对照	30（男 19、女 11）	
Heilberg [760]	空腹高钙尿症	6（男）	表面侵蚀增加、类骨质表面减少、骨骼形成率降低并缺失四环素双标记
	对照	无信息	
Bataille [761]	特发性高钙尿症	24（男 20、女 4）	表面低侵蚀，低骨容积，低类骨质表面，厚度、矿物质沉积率、校正后沉积率和骨形成率均较低
	对照	18（男 9，女 9）	
Misael da Silva [752]	特发性高钙尿症	22	表面侵蚀高、成骨细胞表面增加、小梁厚度无变化
	对照	94	
Heller [762]	吸收性高钙尿症	9（男 6、女 3）	骨吸收相对较高（破骨细胞表面、骨表面——均值在正常范围内），骨形成指数较低（成骨细胞表面 / 骨表面）、骨壁厚度下降
	对照	9（男 6、女 3）	

产生的细胞因子的影响有关[230]。人们关注的重点是特发性高钙尿症与骨疾病发展之间的关系。为数不多的几项有关肾结石患者的横断面研究认为，高钙尿症和负钙平衡是肾结石患者骨容积丢失的原因[241, 744, 767, 768]。然而，负钙平衡、骨容积减少和骨质疏松的主要发生在 dRTA 和髓质海绵肾患者[763, 769]，在这些患者中，酸中毒的发生率很高，这可能是骨容积丢失的主要原因[770, 771]。

①饮食因素：盐和蛋白质的摄入会增加肾结石和骨病的风险[230, 744, 745]。多种病理生理机制参与了高盐和高蛋白质摄入诱导的高钙血症，包括肾小管钙重吸收减少、滤过、酸负荷的改变及尿前列腺素排泄增加[396, 772–777]。在蛋白质诱发的高钙尿症中，亚临床代谢性酸中毒很常见[775]。代谢性酸中毒刺激前列腺素 E_2 的释放，抑制成骨细胞基质蛋白的合成和碱性磷酸酶的活性[778–780]。前列腺素 E_2 可增加成骨细胞受体激活物的表达，后者是核因子 κB 的配体（RANKL），RANKL 是一种主要的下游细胞因子，它通过结合其受体 RANK 刺激成骨[781]。体外研究发现，低碳酸氢盐会刺激成骨细胞胞外基质蛋白如胶原 Ⅰ、骨桥蛋白、基质 Gla 蛋白及环氧合酶 2 和 RANKL 的表达[778, 784]。蛋白质的作用仅仅部分由其酸含量所介导[785]。因为在人类，膳食蛋白质酸负荷的完全中和并不逆转高钙尿症[786]。

②遗传因素：全基因组连锁研究发现，吸收性高钙尿肾结石患者椎骨骨丢失的遗传连锁在 1q23 4–1q24 染色体，其中可溶性腺苷酸环化酶基因（ADCY10）呈现多态性[633, 787]。另一项大样本全基因组筛选研究发现，在冰岛和荷兰人群，密封蛋白 –14 基因序列（CLDN14）变异与肾结石形成和髋部骨密度降低相关[330]。尽管可溶性 ADCY10 可通过调节碳酸氢盐浓度影响破骨细胞功能[634]，密封蛋白 –14 是介导肾小管钙重吸收的旁细胞蛋白，但这些候选基因如何影响骨的重建尚不清楚。其他研究表明，高钙尿症患者的 CaSR 基因多态性与尿钙排泄增加相关[627]，健康受试者和绝经后女性前臂骨密度降低[788, 780]。一项早期的研究认为，磷酸钠转运蛋白（NaPi2a）的突变与肾结石发生和骨骼矿化缺陷相关[790]，但后续研究并未证实存在这种关联[791, 792]。

儿童期或成年早期出现的多种遗传异质性疾病与高钙尿症、肾钙质沉着症、肾结石和佝偻病性骨病有关。这些疾病包括 Dent 病（氯离子转运蛋白突变，CLC–5）和 Lowe 综合征（磷酸肌醇 –4，5– 双膦酸酯 5– 磷酸酶突变，OCRL1）[793–795]。然而，这些基因在一般肾结石人群骨病中的作用尚不清楚。

③激素和细胞因子：在 1/3 的高钙结石患者，血清 1, 25(OH)$_2$D 水平升高[241, 246, 251, 253]，外周血单核细胞 VDR 水平亦升高，这可能会增强循环中 1, 25(OH)$_2$D 对骨骼、肾脏和肠道的靶器官作用[290]。体外研究发现，高剂量的 1, 25(OH)2D 可增强骨吸收并减少骨胶原的合成[342]。高钙结石患者骨骼 TGF–β 呈现低表达，后者可促进骨形成和骨矿化[342, 344, 345]，促进骨吸收性淋巴因子的产生[741, 747, 748]。一项针对特发性高钙血症患者未钙化骨的研究表明，骨组织 RANKL 表达升高[344]。总之，在这类人群，细胞因子、RANK、RANKL 和骨保护素（OPG）的相互作用可能会刺激骨吸收，而降低的 TGF–β、高水平 1, 25(OH)2D 和（或）维生素 D 活性增强可能会抑制该人群成骨细胞的骨形成。

骨组织形态计量学分析表明，骨形成受损普遍存在于肾结石患者[259, 762]。如果仅仅是高钙尿症在该人群骨病发展中发挥致病作用，那么就不会出现这样的结果[259, 762]。特发性高钙尿症是一种具有异质性和复杂性的疾病，由于骨化三醇水平或其反应性增加，对靶器官可能产生不同的影响。因此，尽管有证据表明该人群的肠道钙吸收增加，但高钙结石患者高水平的骨化三醇可能导致成骨细胞形成减少[255, 256, 290, 796]。骨化三醇（10^{-10}M）能明显抑制骨胶原合成及成骨细胞增殖，这一浓度与高钙结石患者中测得的骨化三醇的水平无差异[253, 306, 342]。

七、评估

（一）临床表现

1. 症状和体征

肾脏结石可能没有症状，通常是在进行影像学检查时发现。肾绞痛是肾结石常见的临床表现，疼痛常局限于背部和侧腹部。结石通过输尿管时会出现疼痛，这是因为输尿管腔内压力升高进而刺激输尿管黏膜的神经末梢。疼痛通常是剧烈而间断的，起源于背部或侧腹部，可放射至躯干周围和腹股沟，也可放射至男性或女性患者的睾丸或阴唇部位。因为胃肠道与泌尿生殖系统具有共同神经支配，所以输尿管中段结石症状可类似于右侧阑尾炎或左侧憩室炎，肾绞痛可伴有恶心和呕吐等症状。当结石接近膀胱时，常引起膀胱症状如尿频、排尿困难、膀胱区疼痛和尿失禁[797]。

最重要的体格检查为肋脊角压痛，但其严重程度不如肾盂肾炎。腹部检查通常无阳性发现。高血压和心动过速（如果存在的话）很可能是由于剧烈持续性疼痛所致。发热和肌肉痉挛相对罕见，一旦出现，则意味着存在潜在的疾病或并发症。结石合并中毒症状提示尿路梗阻、感染和尿源性脓毒症。

2. 环境、生活方式和结石病史

明确结石相关的系统性疾病的病史非常重要。这些系统性疾病包括钙代谢失衡如原发性甲状旁腺功能亢进，肾外骨化三醇产生异常的疾病（如肉芽肿病）及其他疾病（如肥胖、2 型糖尿病、痛风、反复的尿路感染、炎症性肠病、肠切除术后、胰腺疾病、减肥手术、远端肾小管酸中毒和髓质海绵肾）[222, 798, 799]。

病史应详细了解，包括气候、工作环境、运动频次和强度，这些因素均会增加肾结石的风险。赤道区高温和较长的夏季会增加肾结石的风险。炎热的气候条件、高温环境的军事训练及在夏季进行体育锻炼都是结石形成的因素[15, 799, 800]。

饮食史应包括每日液体摄入量（包括水和各种饮料），钙、钠的摄入量，蛋白质摄入的量和类型，草酸盐及含碱食物（包括水果和蔬菜）摄入情况。病史还需详细了解非处方药和（或）钙、维生素 D、多种维生素和抗坏血酸的补充。

某些处方药和非处方（OTC）药会增加肾结石的风险。因此，必须详细询问用药史[798]。在某些情况下，由于肾脏对药物代谢的影响可能增加结石风险。如钙、维生素 D、维生素 C、碳酸酐酶抑制剂（乙酰唑胺，托吡酯和唑尼沙胺）、泻药、丙磺舒、抗坏血酸、脂肪酶抑制剂、过度的碱化治疗和化疗药物的使用[588, 589, 798, 801, 802]。另外，有些药物溶解性差，在尿中易形成结晶。这类药物包括曲安特林、蛋白酶抑制剂（印地那韦、阿扎西尼和奈非那韦）、愈创甘油醚、麻黄碱、抗酸药（三硅酸镁）和抗生素（磺酰胺和喹诺酮类药物）[389, 487, 798, 799, 803]。

3. 家族史

通常需要获取肾结石患者的家族史。家族史可能呈现孟德尔遗传模式，也可能不是。但仍需记录清楚。由于表型、不完全外显率和基因位点的异质性，通常很难解释某个家系是否具有孟德尔遗传特征。某些单基因疾病引起的肾结石可能具有特定的表型特征。在 Dent 病患者中发现，男性高钙肾结石与肾功能不全、低分子量蛋白尿相关，且具有隐性 X 连锁遗传的特点[804]。早期白内障或青光眼的男性患者，如果发生家族性肾结石和肾钙质沉着症提示 Lowe 综合征[805]。dRTA 临床表现为侵袭性肾结石、肾钙质沉着症、生长迟缓和耳聋。可为常染色体显性遗传，也可为常染色体隐性遗传[805, 806]。肾钙质沉着症和肾功能受损伴高草酸尿者提示原发性高草酸尿症[807]。

（二）实验室检查

实验室诊断包括血液和尿液学检查、结石分析和影像学检查（表 38-8 至表 38-10）[222, 797]。目前，有关合理评估肾结石人群代谢状况的前瞻性研究依然有限。因此，根据肾结石的严重程度和不同临床实践，建议的评估内容也有所不同。少数研究认为，单次肾结石者与复发性肾结石者具有同样的代谢异常[808–810]。此外，除尿量减少外，还没有可替代代谢标记物用以识别复发性肾结石的高危人群[810]。然而，在最近的一项回顾性研究中，通过对大样本成年首次肾结石患者 15 年的随访，研发了一种列线图法以预测结石复发[811]。结石复发的危险因素包括年轻、男性、白种人、无症状或无梗阻结石及有症状的肾盂或肾下极结石，严重血尿和尿酸结石。根据该列线图，按照最低风险和最高风险进行五分位数法，发现 10 年结石再发率为 12%～56%。然而，由于缺乏 24h 尿液代谢变化。因此，在代谢活跃和不活跃的结石患者中没有发现差异[812, 813]。

1. 血清生化检查

所有肾结石患者都需要完全在禁食情况下检测血清生化指标如钙、磷等电解质、肾功能、尿酸，并检测甲状旁腺激素（PTH）。考虑到结石患者糖尿病和代谢综合征的发生率高。因此，通常需要检测空腹血糖和血脂。如果高血钙、低血磷和

表 38–8　简化的动态代谢评估和尿参数解释[a]

随机 24h 尿概况	每天预计值	解　释
尿量	≥ 2.5L	提示每日液体摄入量（减去隐性失水），随着液体摄入减少、出汗和腹泻减少
pH	5.9～6.2	< 5.5——增加尿酸析出风险，通常见于特发性尿酸结石患者、有纵隔疾病和腹泻的患者以及进行肠搭桥手术的患者
		> 6.7——增加磷酸钙析出的风险，常见于远端肾小管酸中毒、原发性甲状旁腺功能亢进、碱性和碳酸酐酶治疗患者
		> 7.0～7.5——提示产脲酶细菌引起的尿路感染
肌酐	15～25mg/kg（0.13～0.22mmol/kg）	收集完整性的评估： 女性：15～20mg/kg（0.13～0.15mmol/kg），男性：20～25mg/kg（0.15～0.22mmol/kg），仅在血清肌酐浓度随时间恒定的稳定状态下有效
钠	100mEq（100mmol）	反映饮食中钠摄入量（减去肾外损失），在腹泻和多汗的情况下比饮食摄入低得多，高钠摄入是高钙尿的主要原因
钾	40～60mEq（100mmol）	反映饮食中钾的摄入量（减去肾外损失），腹泻时远低于饮食摄入量，反映饮食中碱摄入量，因为大多数饮食中的钾伴有有机阴离子
钙	≤ 250～300mg（≤ 6.24～7.49mmol）	男性预计值更高，在零平衡状态下尿钙排泄为肠道净吸收减去骨骼净沉积。诊断特发性高钙尿症之前应排除继发原因
镁	30～120mg（1.23～4.94mmol）	低尿镁、低镁摄入、肠道吸收不良（小肠疾病）及减肥手术后，低镁可能会增加钙结石的风险
草酸	≤ 45mg（≤ 0.51mmol/l）	常见的脂肪吸收不良的肠道疾病，如炎症性肠病和减肥手术之后；> 100mg/d（1.14mmol/d）提示原发性高草酸尿症；原发性高草酸尿症 Ⅰ 和原发性高草酸尿症 Ⅱ 的诊断可通过高尿酸乙醇酸和 L– 甘油酸水平进一步确定
磷	≤ 1100mg（35.5mmol/l）	提示膳食中有机磷和无机磷的吸收，较高的排泄可能会增加磷酸钙结石形成的风险
尿酸	600～800mg（3.57～4.76mmol）	高尿酸尿与内源性尿酸产生过多或过度摄入富含嘌呤食物如红肉、家禽和鱼；尿 pH > 5.5 是草酸钙结石的危险因素，而尿 pH < 5.5 是尿酸结石的危险因素
硫酸盐	≤ 20mmol	提示膳食酸摄入（含硫氨基酸的氧化）
枸橼酸盐	≥ 320mg（≥ 1.67mmol）	钙结石形成抑制；低枸橼酸尿常见于代谢性酸中毒、远端肾小管酸中毒、慢性腹泻、蛋白质摄入过多、剧烈运动、低血钾、细胞内酸中毒、碳酸酐酶抑制剂药物（如乙酰唑胺、托吡酯、唑尼沙胺）等，但使用血管紧张素转化酶抑制剂时罕见
铵盐	30～40mEq（30～40mmol）	铵是尿液中 H^+ 的主要载体。其排泄与硫酸尿（酸负荷）相对应，较高的铵与硫酸盐比率表示胃肠道碱损失
氯化物	100mEq（100mmol）	氯化物随钠摄入量的变化而变化
胱氨酸	< 30～60mg（< 0.12～0.25mmol）	胱氨酸的尿溶解度上限为 250mg/L

a. 预期值应与参考实验室建议进行交叉检查，因为这些值可能不同。这些限值是正常值的平均 +2 个标准差（对于 Ca、草酸、尿酸、pH、Na、硫酸盐和磷）或平均值 –2 个标准差（对于枸橼酸盐、pH 和 Mg）

表 38-9　简化的动态代谢评估和其他参数解释

其他测试	值	解　释
全代谢组	变量[a]	低血钾、高血氯和血清总 CO_2 含量低提示腹泻状态或远端肾小管酸中毒
甲状旁腺激素	10～65pg/ml（1.06～6.90pmol/l）	当伴有高血钙和低血磷时，高甲状旁腺激素提示原发性甲状旁腺功能亢进
1，$25(OH)_2$ 维生素 D_3	变量[a]	血钙和甲状旁腺激素正常，1，$25(OH)_2$ 维生素 D_3 升高提示吸收性高钙尿
骨密度测量（双能 X 线吸收法）	Z 评分＞ –2 T 评分＞ –2.5	Z 评分＜ –2 或 T 评分＜ –2.5 提示骨质丢失。这一发现在高钙化性肾结石形成者中可能更为普遍

a. 预期值与参考实验室建议进行交叉检查，因为这些值可能不同

表 38-10　广泛的动态代谢评估和解释[a]

受限制的 24h 尿液成分	期望值（每天）[b]	解　释
钙	＜ 200mg（＜ 4.99mmol）	限制饮食尿钙含量＜ 200mg/d（4.99mmol/d），而随机饮食尿钙含量＞ 200～250mg/d（6.24～7.49mmol/d）则反映饮食中钙的不合理。饮食限制时持续存在的高尿钙反映肠道对钙的过度吸收
钠	100mEq（100mmol）	尿中 Na ＞ 100mEq/d（100mmol/d）可能反映高盐饮食摄入量。增加 100mEq/d（100mmol/d）钠会使尿钙增加约 40mg/d（1mmol/d）
草酸盐	40mg（＜ 0.45mmol）	草酸盐＞ 40mg/d（0.45mmol/d），而没有慢性腹泻状态，表明饮食中草酸盐的摄入量很高
硫酸盐	＜ 20mmol	硫酸盐尿＞ 20mmol/d，表明动物蛋白质中的高酸灰分饮食过度
2h 禁食尿钙 / 肌酐比值（Ca：Cr）	＜ 0.11mg/100ml GF （＜ 2.7μmol/100mg GF）	空腹 Ca：Cr 升高，血清钙升高，PTH 升高提示原发性甲状旁腺功能亢进； 空腹 Ca：Cr 升高，血清钙正常，PTH 正常或抑制，提示吸收性尿钙过多； 空腹 Ca：Cr 升高，血清钙正常，PTH 升高提示肾脏高钙尿症
口服 1g 钙负荷后 4h Ca：Cr	≤ 0.20mg/mg Cr （≤ 0.56mmol/mmol Cr）	口服 1g 钙后，Ca：Cr 升高提示吸收性尿钙过多

a. 限制饮食 1 周后
b. 预期值应与参考实验室建议进行交叉检查，因为这些值可能不同。这些限值是正常值的平均 +2 个标准差（对于 Ca、草酸、尿酸、pH、Na、硫酸盐和磷）或平均值 –2 个标准差（对于枸橼酸盐、pH 和 Mg）
GF. 肾小球滤液；PTH. 甲状旁腺激素

高 PTH 相关，即使三者未同时出现，这样的结果提示原发性甲状旁腺功能亢进。如果血清 PTH 水平正常、低血清磷则提示肾脏排泄增加。在后一种情况，由于低磷血症刺激血清钙三醇水平升高，促进肠钙吸收增加，进而导致尿钙排泄增多。在特定情况下，需要测定血清 1，$25(OH)_2D$ 水平。它的测定有助于排除高或正常 PTH 水平伴轻度高钙血症患者的维生素 D 缺乏症，后者是 PTH 水平增高的因素。低血钾和低血清总 CO_2 含量提示 dRTA 或慢性腹泻状态。高尿酸血症则提示尿酸性肾结石[222, 656, 797, 799]。

2. 尿液生化

(1) 尿液分析：尿液检查简便可用。众所周知，比色法测定的尿液 pH（UpH）是不准确的。试纸 pH 极低（＜ 5.5）提示尿酸结石，而 pH 高（＞ 6.5）则提示 dRTA，如果 pH 过高（＞ 7.4）则应高度怀疑感染。疑诊尿路感染患者和已确诊的鸟粪石患者必须进行尿培养。正常尿液会出现结晶，所以结晶尿本身并非异常，但正常尿液不会出现胱氨酸结晶（图 38-22B）。

到目前为止，现有的临床研究尚未明确首次肾结石在代谢和临床方面与复发结石的区别。因此，

对所有患者，不论肾结石的严重程度，都应该进行代谢状态评估。有人建议，对单次结石者可考虑进行简化的代谢评估，而对于复发性肾结石者和复发结石风险高的人群则需进行全面的代谢评估，如原发性甲状旁腺功能亢进、dRTA、慢性腹泻、尿酸结石、肥胖者、CKD、骨病患者及小儿肾脏结石。对于从事某些职业的肾结石患者（如飞行员和经常旅行人群）也应考虑进行代谢评估。

(2) 简化的代谢评估：简化的评估方法适用于复发风险低的单个结石患者。评估应包括全面病史、体格检查、饮食及用药史。

尽管简化评估法并不完美，但研究表明肾结石成分与尿液生化特征之间存在相关性[90, 91]。简单的评估法指随意饮食下进行单次随机的 24h 尿液分析，包括总尿量、尿 pH、血肌酐、CaOx、枸橼酸盐、尿酸、硫酸盐、氯化物和铵水平（表 38–8）。明确肾结石风险所需的 24h 随机尿液收集的建议次数（1～2 次）还存在争议[814–816]。因为收集的尿样本来自随机饮食情况下的门诊患者。因此，无论采集多少样本，医生都应考虑饮食中已知的危险因素如盐和蛋白质的摄入量。应指导患者在样本采集前和采集期间坚持其日常活动和饮食。如果计划进行两次样本收集，则在第二次样本收集之前考虑限制饮食中的钠、草酸盐和蛋白质，以评估在没有实行全面饮食控制情况下饮食变化对代谢的影响（见下文）。影像检查对评价结石的严重程度和类型有一定价值。作为评估的一部分，尿常规检查和尿培养是非常重要的。

(3) 全面的代谢评估：临床上很少进行肾结石的全面评估[470]。一项研究表明，医师更倾向于对肾结石复发的低风险患者进行完整的代谢评估[817]。理由是，与手术干预相比，多年内科治疗会带来沉重的经济负担（其他检查，表 38–9）[818]。

一项全面的代谢评估指在实行 1 周的规定饮食（包括钙 400mg/d，钠 100mEq/d，并避免富含草酸盐食物）后搜集 24h 尿液样本（表 38–10）[819]。一般来讲，高风险和复发结石患者可能受益于全面的代谢评估。这些患者包括患全身性疾病（如原发性甲状旁腺功能亢进症、dRTA、痛风、2 型糖尿病），也包括结石家族史者以及孤立肾患者。除常规尿液分析外，24h 尿液分析还可以进行其他两种检测，一项是在完成既定的 24h 尿液标本收集后禁食 2h 检测尿钙与肌酐比值，以评估肾脏对钙的排泄和（或）骨骼钙的过度动员情况，检测尿磷排泄分数以监测肾脏对磷的排泄情况（TmP/GFR）。另一项检查是口服 1g 钙后 4h 检测尿钙与肌酐的比值，以确定肠道钙吸收情况。然而，这些实验通常仅仅作为一种研究工具或者用于结石专科门诊。

根据横断面和流行病学研究结果，与普通人群相比，肾结石患者骨密度降低、骨组织学异常、骨折风险增加。因此，综合代谢评估也可能包括骨密度分析[230]。但是，医疗保险条件的限制是进行全面代谢评估的主要问题，因此骨密度测定必须具备充分、合理的理由。

对于已确诊的胱氨酸结石患者、有胱氨酸结石家族史者及疑诊该病的患者，必须进行尿胱氨酸测定。尿草酸排泄量超过 100mg/d 的患者，应疑诊 PH。需检测 24h 尿液乙醇酸和 L– 甘油酸以明确 PH Ⅰ型和 PH Ⅱ型的诊断。在约 2/3 的 PH Ⅰ型患者尿液乙醇酸水平升高。因此，尿液乙醇酸水平正常并不能排除本病[820, 821]。肾功能不全时，尿液草酸水平降低，在这种情况下，尿草酸测定可能是不准确的。因此，应评估血浆草酸盐水平以明确 PH 的诊断。PH 患者血浆草酸水平通常高达 80μmol/L，而非 PH 的高草酸血症患者血浆草酸盐水平常波动范围为 30～80μmol/L[822–824]。基因分析可以获得本病最明确的诊断[825–828]。如果临床上高度疑诊 PH，而 DNA 筛查无法确诊时，肝活检可确定诊断[821]。

(4) 空腹尿液标本：有些患者可能不愿意或无法收集 24h 尿液，有些可能会担心 24h 尿液收集的准确性。多项横断面研究认为，在评估结石风险方面，即时尿样本可以代替 24h 尿标本[829–835]。在一项针对结石和非结石的大样本受试者研究中，空腹尿液 pH 与 24h 尿液 pH 相关[836]。然而，在个体受试者中，这两种情况存在显著差异，提示在这些人群，空腹尿 pH 并不能代替 24h 尿 pH。

(5) 尿液过饱和度估算：尿液过饱和度测定尚未在临床上广泛应用（表 38–11）。但是，它可以用于临床研究，以估计风险因素并监测治疗反应[90, 91, 837]。EQUIL2 软件程序（现已商业出售）已用于结石研究中尿液过饱和度分析[83, 838, 839]。其他程序如 JESS，也已用于尿液过饱和度的计算[92]。

表 38-11　尿液过饱和度估算 [a]

术　语	定　义	读　数
相对过饱和度比值（RSR）	指定溶液中的离子浓缩产物（活性产物），平衡时的离子浓度乘积（溶解度乘积）	值＜ 1 表示饱和度不足 值＞ 1 表示过饱和
相对过饱和度（RS）	尿液样本中的尿液活度积 正常受试者尿液活度积	正常上限 =2

a. EQUIL2 软件程序用于评估结石研究及临床环境中的尿液过饱和度。现在最常用于研究的 JESS 程序也表示过饱和率，但在该软件程序中定义为饱和指数（SI）

此外，商业临床实验室已开展尿液过饱和度测定和分析并由专业从业者提供报告。RSR 定义为计算尿样的活度积与相应的热力学溶解度积之比 [83]。比值大于 1 表示过饱和，比值小于 1 表示不饱和。另一种方法称之为尿 RS，通过计算特定尿液样本活度积比（对于 UA，它是未分离的 UA 的浓度）与正常尿液相应的平均活度积比（对于 UA，它是未分离的 UA）的比值。CaOx、CaP、单尿酸钠和尿酸的 RS 的正常上限值为 2 [509]。

目前，饮食和药物治疗后尿液生化异常和尿液成石盐过饱和与临床结石发生的关系尚缺乏统一有说服力的证据。一些临床观察和病例对照研究认为，计算的尿液参数与临床结果存在相关性 [813, 840, 841]，如在肾结石中心进行的一项研究表明，随着肾结石形成数量的减少，CaOx 过饱和度也随之降低 [842]。

在开始药物和（或）饮食治疗方案后，对尿液参数的纵向监测还没有硬性规定。建议根据结石的活动情况，每年获取 1 次 24h 尿液并检测 [843, 844]。

最近的一项研究认为，应用尿液过饱和度检测在区分肾结石与健康者方面没有显示其诊断优势 [845]。像以前的研究一样，该研究认为在临床和研究中测定尿过饱和度可以用于疗效的评估。

3. 结石分析

结石成分分析可以为诊断、指导治疗和患者管理提供有价值的信息 [846, 847]。结石晶体学研究还有助于识别胱氨酸和感染引起的结石，这可能会彻底改变结石患者的管理模式。结石分析还有助于诊断极为罕见的结石，如 2，8- 羟基腺嘌呤或药物引起的结石 [798, 799]。由于泻药滥用或者长期腹泻、HIV 患者通常会出现尿酸铵结石 [592, 797]。此外，CaP 结石的存在可提示 dRTA、原发性甲状旁腺功能亢进症、髓质海绵肾及使用碳酸酐酶抑制剂患者 [848]。对特定药物治疗无反应的复发结石患者，应跟踪并重新评估结石成分。

尽管结石分析在明确潜在的病理生理学和选择治疗方案方面有重要作用，但其主要的局限性在于不同的实验室尚缺乏用于尿路结石分析的标准方法 [845, 849]。目前，普遍认为必须用更精确的光谱技术代替尿石成分的化学分析，包括傅里叶变换红外光谱（FTIR）、X 线衍射（XRD）及扫描电子显微镜。另一个不足是，所有方法都需要样品的研磨和均质化，从而影响了混合结石中不同成分分布的空间信息。

（三）影像学检查

影像学检查可考虑用于疑诊肾结石的患者和治疗后的随访，以监测结石的活动。各种公认的检查方法包括肾脏、输尿管和膀胱的腹部 X 线片（KUB）、超声检查和无创计算机断层扫描（NCCT）。

1. 肾脏、尿路和膀胱 X 线检查

KUB 是腹部的普通 X 线片，可检测不透射线的钙质或胱氨酸结石，具有使用广泛、辐射暴露小和成本低的优点。缺点是由于身体本身的因素，肠道气体和泌尿系统外钙化会影响其敏感性（45%～58%）和特异性（60%～77%）[850]。KUB 确实为不透射线的结石患者的治疗随访提供了足够的信息。对于病情稳定的患者，每年需进行 1 次 KUB，但必须根据患者的临床活动考虑其他的影像检查 [851]。

2. 超声

尽管超声检查是一种可靠，无创且快速的技术，并且不涉及电离辐射，但它的主要局限在于灵敏度低。对于儿童和孕妇来讲，超声检查无辐射、不需对比剂因而很安全[852, 853]，超声廉价且可广泛使用，尤其在检测肾和输尿管积水方面很有价值[854]。肾脏超声检查适用于大多数可透射线的结石患者（如尿酸结石）。但是，它可能会漏诊相当一部分输尿管结石[854]，并可能对肾盂肾炎、膀胱输尿管反流和梗阻解除后尚未复原的尿路扩张做出梗阻的假阳性诊断。另外，由于在确定结石和组织边界方面的不准确性，超声检查往往会高估结石的大小。

3. 计算机断层扫描术（CT）

NCCT 是非增强螺旋 CT 筛查的同义词，具有最高灵敏度（94～100%）和高特异性（92～99%）[855, 856]，可以认为，它是目前诊断肾结石的金标准[857]。小至 1mm 的结石可通过 NCCT 诊断。该技术的缺点包括辐射暴露、评估梗阻程度的能力有限及成本高。目前，可以提供更低辐射暴露的新的技术已得以应用（从传统的 8～16mSv 降至 0.5～2mSv）[858]。如果 NCCT 成像能够在低剂量辐射下有效地进行，它将消除该检查的唯一顾虑，即在复发结石患者长期使用增加恶性肿瘤的风险[859–861]。

NCCT 扫描的另一个优势是能够使用 Hounsfield 单位（HU）确定结石密度，这可能对冲击波成功治疗后患者预后的判断很有价值[862]。与术前检查类似（如经皮穿刺肾镜取石术之前），NCCT 可以显示解剖结构的改变，并准确评估结石的大小和位置，这两者都有助于最佳手术干预的选择。

4. 静脉肾盂造影（IVP）

静脉肾盂造影一直是诊断肾结石的标准成像方法。可以提供良好的解剖学信息，如肾盏、肾盂和输尿管的解剖学细节，结石显示为不连续的充盈缺损。缺点是对比剂具有肾毒性。据报道，KUB 检测肾结石的敏感性和特异性分别为 59% 和 71%[863]。由于 NCCT 技术的临床应用，IVP 很大程度上已被 NCCT 所取代[864–866]。有些患者，它偶尔用于 NCCT 检查后以指导经皮或输尿管内手术。IVP 也可用于糖尿病肾乳头坏死的患者，后者引起的肾绞痛类似肾结石[850]。

5. 磁共振成像（MRI）

磁共振成像是一种重要的替代 NCCT 诊断肾结石和尿路梗阻的技术。无电离辐射是其突出优点。它类似于超声检查，对孕妇及儿童和青少年非常适合。磁共振尿路造影术，已报道可作为诊断尿路梗阻的一种方法，特别适合孕妇[867]。MRI 的缺点是其成本相对较高。

一般来说，肾结石或肾绞痛者可通过 KUB 或超声检查进行初步评估。NCCT 可用于未被明确诊断及临床表现不典型的患者。超声检查是患有肾结石的孕妇和儿童首选的方法。如果未诊断出结石或计划进行内镜评估或开放性外科手术以协助泌尿科医生明确泌尿道的具体情况，应在 NCCT 后考虑 IVP。在没有 NCCT 的情况下，可以从 KUB 和超声评估开始，如果这两种技术均未能明确诊断肾结石，则仅考虑实施 IVP。在患者的随访中，由于存在累积辐射的高风险。因此，在新的低辐射 NCCT 问世之前，最好选择 KUB 和超声检查。

6. 数字断层合成技术

数字断层合成是一种现代化影像技术，可以在有限的辐射（0.54mSv）下准确地检测到不透射线的肾结石[868, 869]。该技术在检测肾结石方面与 NCCT 相当，但不受结石大小和患者 BMI 的影响，并且具有极好的可重复性。与 CT 扫描相比，其优势是辐射量小，成本更低。

八、肾结石管理

（一）急性期管理

尿路结石症是一种急性疾病，伴有严重的疼痛、残疾和劳动力的丧失[870]。急性上尿路结石的患者中约有 50% 需要手术干预[871, 872]。临床研究表明，药物治疗可促进输尿管结石的排泄。结石的大小及其在尿路的位置是其能否排泄的决定因素。与输尿管近段和中段结石相比，远段输尿管结石的自发排泄率更高。与直径在 4～6mm 与直径在 6mm 以上的结石相比，较小结石（直径＜4mm）自发排泄率更高[873, 874]。总的来说，输尿管近段、中段和远段输尿管结石的自发排泄率分别为 12%、22% 和 45%；小于 4mm、4～6mm 和大于 6mm 结石自发排泄过率分别为 55%、35% 和 8%[873]。由于急性肾绞痛表现为不可预测的时间间隔内剧烈的疼痛，因此辅助治疗以促进结石自发排泄并减轻症状至关重要。

1. 肾绞痛的处理

通常情况下，对于肾绞痛发作 48h 内，小于 4mm 结石及远端输尿管结石患者必须进行治疗，直至结石自发排泄[875]。在此期间，患者需要支持治疗，包括止痛药如非甾体抗炎药、阿片类药物、水化治疗和止吐药[876]。肾绞痛缓解者可从急诊室出院。但如果存在持续疼痛和顽固性呕吐，且有明确感染和梗阻的情况则应住院治疗。可以考虑紧急实施肾造瘘以解除梗阻，随后可进行 ESWL、经皮肾镜碎石术、输尿管镜下激光碎石术、逆行网篮取石术，在极少数情况下需开放手术去除结石[877, 878]。

2. 药物排石疗法（MET）

药物排石疗法作为输尿管结石的保守治疗方法[879, 880]，它可以通过减少疼痛发作、减少止痛药使用、缩短结石排泄时间，进而改善患者的生活质量，并可降低 ESWL 和输尿管镜治疗的成本和并发症[881-884, 870, 885]。公认的治疗药物包括皮质激素、性激素、NSAID、磷酸二酯酶 -5 抑制剂、钙通道阻滞剂和 α 受体拮抗剂[886-889]。其中 α_1 受体拮抗剂可降低输尿管平滑肌的张力、蠕动频率和蠕动力[4, 5]。关于钙通道阻滞剂疗效的数据有限，文献报道坦索罗辛优于硝苯地平[890]。最近的一项包括 67 项研究涉及 10 509 名参与者的系统综述表明，α 受体拮抗剂可增加结石清除率并缩短结石排出时间。在亚组分析中，α 受体拮抗剂对较小结石（≤ 5mm）的排泄率低于较大结石（＞ 5mm），这可能是因为较小结石已经具有较高的自发排泄率[891]。这项研究显示，结石的大小是结石自发排泄的主要因素，结石位置或 α 受体拮抗剂的类型并不增加结石的自发排泄率。

Pradere 及同事回顾了 2016 年有关肾结石治疗的最新指南[892]。美国泌尿科协会（AUA）和欧洲泌尿科协会（EAU）均建议把 α 受体拮抗剂作为输尿管远端结石的治疗药物。EUA 建议对＞ 5mm 的结石采用 MET，而 AUA 建议对＜ 10mm 的结石均可采用 MET。AUA 建议，从初发临床表现开始，应进行 4～6 周的观察和保守治疗。

（二）长期管理

1. 生活和饮食管理

目前，生活和饮食管理的主要问题是缺乏特定饮食对复发性肾结石影响的 RCT 证据。

(1) 液体摄入量：不论结石成分如何，所有肾结石患者均应考虑做好液体管理。稀释尿液成石元素并排泄应是肾结石治疗的万全之策。最早的水化疗法观察了 108 名特发性结石患者，历时约 5 年的研究结果发现，新发结石形成显著下降，但这项研究缺乏对照[893]。然而，一项 RCT 研究显示，在超过 5 年的男性复发性 CaOx 结石患者，大量摄入液体、保证日尿量达到约 2.5L。结果发现，与没有饮食管理的对照组相比，大量液体摄入可使结石复发下降约 44%[894]。这项研究主要针对初次结石患者，研究结果不一定适合于具有高危复发倾向的残余结石人群。在一项为期 3 年的 RCT 研究，1009 名肾结石患者随机进入对照组和干预组，对照组继续摄入软饮料，而干预组则避免摄入软饮料。研究表明，避免摄入软饮料并没有使患者获益[895]。另一项研究表明，增加果汁摄入量，尤其橙汁的摄入可有效降低尿中 CaOx 的饱和度[896]。其他饮料如苹果汁、西柚汁、可乐或某些运动饮料因草酸盐和果糖浓度较高。因此，未见到相同的效果[896-899]。

水化疗法也建议用于胱氨酸尿症。胱氨酸在尿液中的溶解度低，为 243mg/L[900]。如果要将尿液胱氨酸过饱和度降低至 1.0 以下，或将其浓度降至 243mg/L（1mmol/L）以下，则每天需要摄入约 4L 的水（包括夜间）[567]。有人建议使用血管升压素受体拮抗剂来诱发药物性尿崩症达到治疗的目的[568]。但是，该药用于结石治疗超药物说明书范围，目前尚未对该药物的长期作用进行评估。结合高昂的成本及其安全性，目前尚不清楚这种疗法是否具有优势。

(2) 饮食调整

① 钙摄入：一般来说，高钙饮食摄入似乎可以预防 CaOx 结石。一项针对意大利男性复发性 CaOx 结石患者的研究，对低钙饮食与自由钙（1200mg/d）、低钠（＜ 100mEq/d）和动物蛋白摄入量在 50～60g/d 两组进行比较[27]。尽管只有部分患者有好的依存性，但是低钠和低蛋白质饮食明显降低了结石复发。

三项大型流行病学研究对饮食频率进行问卷调查，发现低钙和低液体摄入、含糖饮料和高动物蛋白摄入是女性和年轻男性首次肾结石发生的危险因素[22, 24-26, 897]。

与饮食中的钙不同，补钙可能会增加结石形成风险。这一相关性在一项观察性研究中得到证实，该研究对服用钙剂的老年女性与未服用钙剂者进行比较发现确实存在这种联系[26]。然而，这种相关性在年轻男性和女性并非如此[24]。一项大型流行病学研究（女性健康倡议）发现，补钙增加了 CaOx 结石形成风险。使用钙补充剂人群，钙的总摄入量非常高。因此，人们应该对此保持谨慎[32]。

② 草酸摄入：尿中草酸盐含量与肾结石的风险相关[901]，一般推荐饮食限制草酸盐的摄入。然而，在流行病学研究中，很难证明膳食中草酸与尿液草酸之间的关系[679]。毫无疑问，饮食中的草酸盐是被肠道吸收的，但肠道对其吸收、细菌对其降解的水平及与草酸内源性合成的巨大差异，使人们很难确定饮食中草酸盐和尿液草酸盐的关系。停止高血压饮食方案（DASH），该方案不限制草酸盐摄入，可显著降低肾结石的风险[902]。然而，DASH 饮食的保护作用可能是由于摄入了大量的水果和碱性蔬菜，同时摄入低动物蛋白。一般情况下，尿草酸盐排泄受钙摄入的影响，钙摄入量可能影响肠道草酸的生物利用度，从而影响其吸收。每日使用推荐的膳食钙，即使膳食草酸含量相对较高，也不会显著增加 CaOx 结石的风险[38]。因此，建议高草酸尿和 CaOx 结石患者每天摄入总钙 1000～1200mg/d，并一起摄入草酸饮食。对特发性高草酸尿症患者限制饮食草酸可能无效，可能不会增加结石风险。相比之下，对于炎症性肠病或接受过减肥手术的患者，除了在进餐时从饮食中摄取更多的钙和补充剂外，还应限制饮食中草酸的摄入[130, 903, 904]。

③ 动物蛋白：意大利一项饮食多组分干预研究显示，每日 50～60g 蛋白、低钠（≤ 100mEq/d）与正常钙摄入量（1200mg/d）相结合可显著降低男性高钙尿症患者肾结石复发的风险[27]。然而，有人认为这种保护作用可能与低蛋白摄入无关，而可能是得益于低盐摄入和正常的钙摄入。这一研究的结果没有得到使用低蛋白和高纤维饮食的另外两项研究的支持[39]。还有一项研究发现，低动物蛋白摄入者（每周少于 3 份鱼或肉，乳制品少于 100g/d）的结石发生率与对照组没有差异[905]。

④ 抗坏血酸：超出生理剂量的维生素 C 可能会增加尿草酸水平。在一项代谢研究中，每日 2g 的抗坏血酸可使 24h 尿草酸水平明显升高（非结石患者为 29～35mg，结石患者为 31～41mg）。因此，高草酸尿症患者应谨慎服用维生素 C。幸运的是，大多数维生素 C 制剂用量小于 1g/d[906, 907]。

⑤ 胱氨酸尿饮食干预：减少饮食中钠的摄入可以减少胱氨酸的排泄，但尚无临床研究证实这一结果[567, 569, 908–910]。这一机制目前尚不清楚。但是，为了摄取左旋多巴并合成肾性多巴胺而对 $b^{0,+}$ 系统进行盐的调节是可能的机制[570]。对于高盐饮食，我们认为，$b^{0,+}$ 系统可能被多巴胺合成所替代，因而不能重吸收胱氨酸。在没有限制盐禁忌情况下，建议将盐的摄入限制在每天 2g 左右是合理的。

减少动物蛋白摄入是有益的，因为减少动物蛋白摄入，可减少饮食胱氨酸及其前体蛋氨酸的摄入，可降低胱氨酸排泄量[571]，并且还可能通过增加尿液 pH 来增加尿胱氨酸溶解度，减少尿胱氨酸的排泄。一项研究表明，蛋白质摄入占总热量 9% 的胱氨酸尿症患者和更高蛋白摄入者相比较，发现低蛋白饮食的胱氨酸尿症患者尿中胱氨酸的排泄量减少[571]。然而，必需氨基酸可能会影响儿童的生长发育。因此，在儿童时期，蛋白质摄入限制必须谨慎。

⑥ 其他饮食干预：有人认为，通过控制饮食降低尿磷、镁和铵的含量会降低鸟粪石风险。目前，人群饮食调整的有效性研究数据还很有限。有研究认为，低磷、低钙与氢氧化铝凝胶结合使用，可以限制磷的摄入和吸收，降低尿磷的排泄[911]。也有研究发现，雌激素治疗 3.5 年，可减少骨吸收所介导的尿钙排泄[912]。但是，这些干预措施有明显的不良反应，如胃肠道不适、嗜睡、骨痛和高钙尿症。

（一）药物治疗

目前，就非药物干预治疗的疗效而言，尚缺乏标准和（或）共识。因此，对于几乎所有复发性肾结石包括尿酸结石、胱氨酸结石、复发性钙结石和感染性结石患者药物治疗是必不可少的[913]。就药物治疗的依据而言，尚缺乏确凿的随机对照研究数据[874]。此类研究必须对大样本受试者进行长时间观察而获得，但结石的发作并不常见。药物治疗是针对其特定的代谢异常，还是不考虑其生化异常而根据经验进行治疗，并未达成共识[147, 914–917]。尽管尚未明确定向治疗的益处，但一些观察性研究表明，肾结石对定向治疗是有益的[918, 919]。

1. 药物使用

(1) 噻嗪类利尿剂：噻嗪类利尿剂及其类似物通常用于高钙血症和复发性钙结石患者，它能促进肾脏对钙的排泄，降低血钙水平[874]。到目前为止，已报道 6 项关于噻嗪类利尿剂治疗复发性钙结石患者的 RCT 研究。一项研究表明，噻嗪类药物治疗组与未治疗组结石形成率相似[920]。另一项研究表明，与安慰剂相比，氢氯噻嗪治疗的患者高钙尿症改善，但对结石的形成没有任何影响[921]。其余的 4 项 RCT 研究对 408 例患者进行了为期 26～36 个月的随访，结果显示，使用噻嗪类药物和噻嗪类似物吲达帕胺可显著降低复发性肾结石的发生（表 38-12）[916, 917, 922-924]。这些随机对照研究的结果，与每年超过 6600 例使用噻嗪类药物治疗高钙尿症肾结石患者的非对照研究结果一致[363, 500, 924-928, 939]。噻嗪类药物治疗过程中有两个关键点常易被忽略，值得强调。首先，噻嗪类利尿剂在低盐饮食情况下效果最佳。尽管噻嗪类药物可能会对 DCT 产生某些直接作用，但其更重要的作用是减少细胞外液容量并增加近端肾小管对钙的重吸收。因此，同时摄入高盐饮食会使噻嗪类药物疗效降低[940, 941]。其次，由于钾的丢失和近端肾小管胞内酸中毒，尿钙的减少效果可被低枸橼酸尿症所抵消。因此，必须进行钾水平的监测以避免低钾血症。如果同时存在饮食中的钾摄入不足，则应药物补钾，以免出现低枸橼酸尿症[397]。在这种情况下，枸橼酸钾可能比氯化钾更具优势[942]。

噻嗪类药物是高钙结石的首选治疗方法，同时限制饮食中的钠，以最大限度地发挥噻嗪类药物的降钙效果。噻嗪类利尿剂的不良反应发生率约 30%[924]，但很少出现需要停用药物的不良反应。迄今为止，还没有噻嗪类药物治疗肾结石远期不良反应的证据。一项关于高血压患者临床试验的 Meta 分析表明，血糖和血钾浓度存在相关性[943]。一项预防心脏病发作而进行的降压和降脂治疗的大型队列研究（ALLHAT）也证实了这一点，4 年多的研究发现，氯噻酮组糖尿病的发病率高于氨氯地平或赖诺普利组。确切的病理生理机制尚未完全明了[944-946]。但是，可能的机制是钾缺乏与胰岛素的分泌及其作用缺陷之间存在一定的关系[947, 948]。常用的高钙肾结石的药物和不良反应清单和药物推荐剂量见表 38-13。

(2) 碱治疗：碱治疗可以单独使用，也可以与噻嗪类药物联合使用，用于治疗复发性钙结石和尿酸结石患者。在这方面已有四项 RCT 研究[147, 153, 931, 949]。其中两项针对 ESWL 后残余结石或新发结石患者。三项非随机非安慰剂对照研究，一项回顾性研究和一项非 RCT 研究均表明枸橼酸钾可以降低结石的风险（表 38-12）。

也有研究认为碱治疗对结石的形成没有影响[154]。这项研究包括 50 例低枸橼酸肾钙结石患者，治疗时间超过 3 年，每天接受 90mEq 碱钾治疗，效果甚微。缺乏治疗效果的一种可能性是样本量过小。

在另外三项非随机、非安慰剂对照研究中，碱治疗后新的结石事件显著减少[157, 158, 929]。一项回顾性研究比较了三组髓质海绵肾（MSK）患者接受或不接受枸橼酸钾治疗的情况，结果发现，与未治疗组相比，枸橼酸钾治疗对降低肾结石的发生是有效的[930]。在一项非随机但安慰剂对照的研究中，503 名受试者经皮肾镜取石后给予枸橼酸钾、噻嗪类药物和别嘌呤醇或不给药治疗，平均随访时间 41 个月，与未进行治疗者相比，每年结石形成率由 1.89 颗下降到 0.46 颗[919]。需要注意的是，在这些研究中，进行碱治疗的患者尿枸橼酸盐排泄量从正常 - 低于正常，差距很大[147, 153, 154]。

碱治疗相对安全，胃肠道不良反应小。某些易感人群可能会出现严重的胃部不适。因此，对反复草酸钙结石、尿酸结石及冲击波碎石术后残留结石的治疗必须权衡碱治疗的效果和不良反应[147, 153,154, 499, 929, 931]。尿液 pH 升高到 6.7 以上有利于磷酸氢离子的产生，因而减治疗的主要不良反应是 CaP 结石形成的风险。尽管如此，两个非随机、非安慰剂对照试验[158, 930]对既往存在高尿 pH 的 dRTA 和 MSK 患者进行了 158 930 次试验，结果表明碱治疗对减少复发性钙石形成有效。为了阐明碱治疗对 CaP 结石发生率的影响，还需要更大规模的前瞻性随机对照试验。

虽然碳酸氢钠在与钾碱等量的情况下可以提供相同程度的尿液碱化，但由于钠引起的高钙尿症和尿酸钠诱导 CaOx 结晶，可能会增加钙结石的形成风险[499, 929]。最初推荐的碱治疗剂量为 30～40mEq/d。

表 38-12　钙与非钙肾结石的主要临床药物治疗试验

试　验	参考文献	治　疗	病例数	设　计	结　局
噻嗪类利尿剂	Laerum [917]	氢氯噻嗪 vs. 安慰剂	50	RCT	减少新的结石形成并延长无结石间隔时间
	Ettinger [916]	氯噻酮 vs. 氢氧化镁 vs. 安慰剂	124	RCT	氯噻酮在减少结石事件方面比氢氧化镁或安慰剂更有效
	Ohkawa [922]	三氯噻嗪 vs. 不治疗	175	RCT	减少尿钙和结石形成率
	Borghi [923]	饮食 vs. 饮食 + 吲达帕胺 vs. 饮食 + 吲达帕胺 + 别嘌醇	75	RCT	饮食 + 药物疗法比单独饮食更好
	Yendt [924]	氢氯噻嗪	33	NNT	减少结石事件或侵入式和非侵入式手术数量
	Coe [500]	三氯噻嗪	37	NNT	减少新生结石生成
	Coe [363]	三氯噻嗪 vs. 别嘌呤醇 vs. 两者	222	NNT	减少新生结石生成
	Yendt [925]	氢氯噻嗪	139	NNT	减少新的结石形成或结石生长
	Backman [926]	苄氟噻嗪	44	NNT	减少新生结石生成
	Maschio [927]	氢氯噻嗪 + 阿米洛利 vs. 两者 + 别嘌醇	519	NNT	减少新生结石生成
	Pak [928]	氢氯噻嗪	37	NNT	减少新生结石生成
碱治疗	Pak [157]	枸橼酸钾 vs. 钙和尿酸结石形成者预处理	89	NNT	减少结石事件
	Preminger [158]	枸橼酸钾	9	NNT	减少新生结石生成
	Pak [929]	枸橼酸钾	18	NNT	减少结石事件
	Fabris [930]	枸橼酸钾 vs. 无处理	65	NNT	枸橼酸钾治疗的结石率降低
	Barcelo [153]	枸橼酸钾 vs. 安慰剂	57	RCT	减少新的结石形成，增加尿液枸橼酸
	Hofbauer [154]	饮食 + 枸橼酸钠 vs. 饮食	50	RCT	结石形成无差异
	Ettinger [147]	枸橼酸镁钾 vs. 安慰剂	64	RCT	减少新生结石生成
	Soygur [931]	枸橼酸镁钾 vs 冲击波碎石后无治疗	110	RCT	减少结石再发生
	Kang [919]	枸橼酸钾、噻嗪类、别嘌呤醇的混合制剂 vs. 经皮肾镜取石术后无治疗	226	NCT	减少结石再发生
别嘌醇治疗	Ettinger [932]	别嘌醇 vs. 安慰剂	60	R	减少结石事件
	Coe [363]	噻嗪 vs. 别嘌呤醇 vs. 两者	202	R	减少结石事件 vs. 预处理
非布司他	Goldfarb [567]	非布索坦 vs. 别嘌醇 vs. 安慰剂	99	NNT	非布索坦比别嘌呤醇更显著地降低 24h 尿酸排泄，结石变小或数量不变
其他治疗	Dahlberg [933]	青霉胺 D	89	R	减少结石事件和溶解结石
	Pak [900]	青霉胺 D 或者 α- 巯基丙酰甘氨酸 vs. 保守药物治疗	66	R	两种药物在减少结石事件方面同样有效
	Chow [934]	青霉胺 D 或者 α- 巯基丙酰甘氨酸 vs. 保守药物治疗	16	NNT	减少结石事件
	Barbey [935]	青霉胺 D 或者 α- 巯基丙酰甘氨酸 vs. 保守药物治疗	27	R	减少结石事件

（续表）

试 验	参考文献	治 疗	病例数	设 计	结 局
其他治疗	Williams [936]	乙酰氧肟酸 vs. 安慰剂	18	RCT	结石变小
	Griffith [937]	乙酰氧肟酸 vs. 安慰剂	210	RCT	减少结石生长
	Griffith [938]	乙酰氧肟酸 vs. 安慰剂	94	RCT	减少结石生长

NCT. 非随机对照研究试验；NNT. 非随机非安慰剂对照试验；R. 回顾的；RCT. 随机对照研究

改编自 Sakhaee K, Maalouf NM, Sinnott B. Clinical review. Kidney stones: 2012: pathogenesis, diagnosis, and management. *J Clin Endocrinol Metab*. 2012;97:(6)1847–1860.

在实践中，需要测定 24h 尿液枸橼酸排泄量，以调整碱治疗的剂量。目的是将尿的 pH 维持在 6.1～7.0，以避免钙结石形成的潜在风险。但是，24h 的尿 pH 可能无法反映出尿的 pH 范围的日间动态变化和尿液酸度的高峰期 [950]。因此，夜间给予高剂量的碱治疗可以改善复发性尿酸肾结石患者酸性尿 [950]。由于过度酸性尿是尿酸肾结石患者的主要特征，因此枸橼酸钾碱疗法是这些患者的一线治疗方法 [47]。对于患有炎症性肠病、肠切除和复发性尿酸肾结石患者，尽管已经进行充分的尿液碱化，但尿液尿酸水平仍然很高，这种情况可考虑别嘌呤醇治疗。

碱化治疗对胱氨酸尿症也有帮助。因为胱氨酸的溶解度随 pH 的升高而增加。一般情况下，推荐谨慎进行碱化治疗，尿液 pH 不得超过 6.5～6.7，因为高碱性尿液会增加 CaP 结石形成的风险。先前曾在胱氨酸和钙混合结石患者中论述过存在酸化不良和尿液高 pH 水平 [951]。通常很难确定每个患者碱治疗的最佳剂量 [565, 952]。因此，推荐测定尿液胱氨酸过饱和度以监测患者的治疗反应 [567]。在这些人群，枸橼酸钾和碳酸氢钠在尿液碱化方面同样有效 [953]。碱治疗也可用于肾功能不全的患者，但需避免高钾血症，每日碱治疗剂量通常被平均分为 3～4 次给予。

(3) 联合药物治疗：一项质量较差的研究显示，噻嗪类药物和碱治疗联合在降低肾结石复发方面与噻嗪类单药治疗无显著差异 [954]。此外，噻嗪类药物与别嘌呤醇联用与单独使用噻嗪类药物相比，结石复发也没有差异 [923]。

(4) 黄嘌呤氧化酶抑制剂：别嘌呤醇用于治疗高尿酸钙结石而不是尿酸结石。一项针对高尿酸钙结石患者的随机对照试验，比较了别嘌呤醇和安慰剂的治疗效果，显示别嘌呤醇治疗可以显著降低结石事件 [932]。另一项针对高复发性尿酸钙结石患者的 RCT 研究，比较了噻嗪类药物与别嘌呤醇及噻嗪类药物与别嘌呤醇联合治疗效果，显示联合治疗显著减少结石事件（表 38–12）[363]。别嘌呤醇单独治疗高尿酸 CaOx 结石合并多种代谢异常的疗效并不明显 [955]。别嘌呤醇有效剂量为 300mg/d，可以单次服用，也可以分 3 次服用。据报道，别嘌呤醇的不良反应并不常见，2% 的患者会出现皮疹，更严重且罕见的危及生命的过敏反应，包括急性间质性肾炎和 Steven–Johnson 综合征 [956]。由于别嘌呤醇主要由肾脏排出，肾功能受损的患者需要调整剂量。

非布司他是一种非嘌呤类黄嘌呤氧化酶抑制剂类似物，已获批用于治疗痛风性关节炎相关的高尿酸血症。一项回顾性研究证明对别嘌呤醇过敏的痛风患者使用非布司他是一种安全的治疗方法 [957]。一项为期 6 月的双盲 RCT 研究，患有一种或多种钙结石的高尿酸钙结石患者接受非布司他 80mg/d、别嘌呤醇 300mg/d 或安慰剂治疗。结果发现，与别嘌呤醇组相比，非布司他明显减少了 24h 尿尿酸水平。但是，在研究期间未发现结石大小和数目的变化 [958]。因此，在没有得到这些药物对结石事件发生率影响的长期研究结论之前，两种药物疗效比较的结论是不合理的（见表 38–12）。非布司他主要由肝脏代谢，对于肾功能受损的患者无须调整剂量是其优点 [959]。

(5) 镁治疗：在仅有的一项关于钙结石患者的研究中，镁治疗降低了结石的复发率，但与安慰剂相比没有显著差异 [916]。

(6) 胱氨酸螯合疗法：胱氨酸结石的治疗还面临很大的挑战。水化和尿液碱化是胱氨酸尿症患者

表 38–13　治疗高钙性肾结石的常用药物

药　物	推荐剂量	评　论
氢氯噻嗪	50mg/d、25mg，bid	优选单次剂量，因为每天 2 次剂量可能导致夜尿，不适和依从性差
氯噻酮	25mg/d、50mg/d	两种剂量均降低尿钙水平，长期使用可能引起低血钾和继发性低枸橼酸尿症
吲达帕胺	1.2mg/d、2.5mg/d	与氢氯噻嗪相比，这种疗法的不良反应可能更少，包括低血钾和低血压的发生率更低
阿米洛利	5mg/d	保钾利尿剂、降低尿钙、程度低于氢氯噻嗪
阿米洛利 - 氢氯噻嗪	5～50mg/d	维持噻嗪类降尿钙作用，避免发生严重的低钾血症
三氯噻嗪	2mg/d、4mg/d	未在美国销售

治疗的第一步，但这些治疗往往是不够的甚至是无效的。作为螯合剂的硫醇衍生物通常用于严重胱氨酸尿症患者的治疗（> 1000mg/d）。这些药物将单个胱氨酸分子还原为两个半胱氨酸，并与半胱氨酸分子形成高度可溶的二硫化合物[960]。Dahlberg 及同事首先描述了二硫化合物 D– 青霉胺对结石发生的影响[933]。此后，α– 巯基丙酰甘氨酸（硫普罗宁）批准上市并用于胱氨酸尿症患者的治疗。在两项研究中，青霉胺 D 或硫普罗宁治疗在减少结石事件方面优于单独水化和碱化治疗（表 38–12）[934, 935]。然而到目前为止，在胱氨酸尿症患者，还没有 RCT 研究证实硫醇衍生物治疗优于安慰剂。

卡托普利也是一种硫醇衍生物，少数研究认为，它可以有效减少尿胱氨酸排泄[961, 962]。但是，其功效还没有得到其他研究的证实[935, 963]。有人对胱氨酸晶体生长的抑制剂进行了研究，发现最有效的抑制剂是 L– 胱氨酸二甲酯（L–CDME）和 L– 胱氨酸甲酯（L–CME），且在动物实验模型有效，但尚未在胱氨酸尿症患者中得到验证[964]。

与青霉胺 D 相比，硫普罗宁的不良反应发生率低，因此它的使用更为广泛[900]。硫普罗宁的不良反应包括胃肠道刺激、肝酶异常、全血细胞减少、皮肤刺激及蛋白尿[900]。有效的治疗应以保持尿胱氨酸浓度在 250mg/L 为目标，由于个体差异的存在，尿胱氨酸过饱和度与溶解度的评估是很重要的。然而到目前为止，还没有临床研究探讨这种评估方法是否能避免胱氨酸结石的形成[565, 567, 952]。一个重要的问题是，尿胱氨酸检测并不能区分药物 - 半胱氨酸复合物和未结合的胱氨酸。尿液中胱氨酸的检测值可能不会随药物治疗而改变，这可能会导致试图增加硫醇药物的剂量以降低尿胱氨酸水平的错误发生。因此，建议监测患者尿饱和度评价治疗反应，从而更好地指导螯合剂的用量。

2. 感染性结石的药物治疗

根据 AUA 的指导方针，手术治疗仍然是感染性结石的最佳治疗方法（见下文）。然而，对于那些有严重并发症不适合手术治疗的患者，也可以通过药物治疗来预防结石成功切除后复发结石的治疗。这些治疗包括抗生素、溶石疗法、脲酶抑制剂、尿液酸化、饮食改变和其他支持措施。

(1) 抗生素：为防止外科手术导致的尿源性脓毒症，在术前和围术期使用抗生素是很重要的。应针对尿液培养阳性的特定微生物使用抗生素。

(2) 溶石疗法：硼酸、高锰酸盐和其他溶液注入肾脏以溶解感染性结石的治疗已有报道[965]。然而，由于成本高、住院时间长，更重要的是存在治疗相关的重大风险，因而溶石疗法并不被支持。由于肾脏内灌注导致死亡率增加，因此美国 FDA 禁止使用这种治疗方法。

(3) 脲酶抑制剂：产脲酶的微生物可将尿素转化为氨，在尿液磷酸铵镁的过饱和过程中发挥着关键作用。而磷酸镁铵通常与碳酸钙磷灰石共存，因为碱性环境对这两种结石都是有利的[966]。已有研究表明，抑制细菌脲酶可以延缓结石生长、防止新发结石的形成，但它不能根除现有结石或消除感染。然而，当联合抗菌治疗时，脲酶抑制剂可以为不能进行手术治疗的患者提供姑息治疗[575, 967]。

乙酰羟肟酸（AHA）是 FDA 批准的唯一可口服抑制脲酶活性的脲酶抑制剂[937, 938]。该药经肾脏排出，能穿透细菌细胞壁，它与抗生素具有功能协同作用。三组随机对照试验显示，与安慰剂相比，AHA 可显著抑制结石生长 [936–938]。20% 的患者使用 AHA 会产生严重的胃肠道、神经、血液和皮肤不良反应，但这些不良反应在停药后往往会消失 [936–938]。AHA 的起始剂量是每日 2 次，每次 250mg。慢性肾病和血清肌酐浓度高于 2.5mg/dl 的患者，由于肾排泄障碍会增加药物毒性，因此此类患者禁忌使用 AHA [937, 938]。

(4) 尿液酸化：由于尿液过碱（pH ＞ 7.2）会促进鸟粪石和碳酸盐磷灰石的形成，尿液酸化已被用于该类人群结石的治疗。L- 甲硫氨酸可增加酸负荷（H_2SO_4）降低尿 pH。体外模拟尿 pH 从 6.5 降至 5.7 可提高鸟粪石的溶解速度 [968]。有人建议，每日口服 L- 蛋氨酸 1500～3000mg 可用于溶解感染性结石，但还没有临床试验证实这一观点 [968]。

(5) 与感染相关结石的外科治疗：鸟粪石一般需要手术切除，如果处理不当，可能需要肾切除 [969]。本病的治疗目标是根除结石、防治结石再生、防治肾脏损害和持续感染。大量接受开放手术取石治疗的患者术后复发是因为反复尿路感染。与开放性手术取石不同，经皮肾镜取石术 90% 可以完全清除鸟粪石 [970, 971]。去石后复发率仅为 10% [972]。2005—2012 年，杜克大学医学中心对 43 例单纯或混合性结石患者的回顾性分析发现，中位随访时间 22 个月（6～67 个月），23% 的患者结石复发，肾功能稳定。ESWL 配合输尿管支架置入，术后结石清除率为 50%～75% [973]。钬激光可以粉碎几乎所有的小鹿角状结石，6 个月复发率为 60% [974]。AUA 建议对鹿角结石采用经皮肾镜取石术和冲击波碎石术相结合的方法。

第39章

糖尿病肾脏疾病

Epidemiology of Diabetic Kidney Disease

Alessia Fornoni　Robert G. Nelson　Behzad Najafian　Per Henrik Groop　著
杨金斐　奚易云　徐潞君　赵　清　译
孙　林　校

要　点

- 由于2型糖尿病的发生率不断攀升，世界范围内糖尿病肾脏疾病高风险人群也在不断增加。
- 与青年起病的1型糖尿病相比，青年起病的2型糖尿病患者糖尿病肾脏疾病及其他糖尿病并发症更为严重。
- 虽然糖尿病肾脏疾病可表现为微量白蛋白尿或蛋白尿，但约有2/3的2型糖尿病患者可能并不出现典型的糖尿病肾脏疾病病变。相反，可能更多地表现为肾小动脉硬化病变，肾小球仅有少数或轻微的典型糖尿病肾脏疾病病理改变。
- 糖尿病患者如无白蛋白尿，推荐降压目标为低于140/90mmHg，一旦患者出现白蛋白尿，目标血压为130/80mmHg可能更为适合。
- 合理的血糖控制对预防糖尿病肾脏疾病发生发展至关重要，糖化血红蛋白控制在7%左右为宜。
- 严重低血糖风险是实施最佳血糖控制过程中的主要障碍。
- 胰肾联合移植彻底改变了1型糖尿病患者的治疗方法。普遍认为，与单纯肾移植相比，胰肾联合移植明显延长患者的生存时间。
- 移植后新发糖尿病（NODAT）与主要健康结局相关，如增加急性排斥反应、移植物失功、感染，以及由心血管疾病引起的过早死亡等风险。

糖尿病肾脏疾病（DKD）以往称糖尿病肾病（DN），它是一种由糖尿病引起的慢性肾脏疾病。由于糖尿病的全球性流行，DKD的发生在世界范围内呈上升趋势。在过去20年中，糖尿病患者的数量翻了1倍[1]。国际糖尿病联合会曾估计，到2015年全世界范围20—79岁的成年人糖尿病患者有4.15亿[2]。约91%的糖尿病患者为2型糖尿病，且有3/4的糖尿病患者（大多是2型糖尿病患者）目前生活在中低收入国家[2]。

多种原因导致了糖尿病的全球性流行。首先，医疗保健和生活水平的提高导致了老年人口的增长，而老年人口面临着巨大的2型糖尿病患病风险。此外，体力活动的减少和对高热量食物的偏好促使肥胖率急剧上升，这也导致了儿童、青少年和年轻人中2型糖尿病患病率的增加及1型糖尿病的早期发病[3, 4–6]。糖尿病对妊娠期妇女的不利影响也增加了其子代肥胖和2型糖尿病的发病率，目前有16%的活产婴儿受到妊娠期高血糖的影响[2]。通过对DKD流行病学的回顾，可以加深我们对上述情况的认识。

一、定义、评估及分类

白蛋白尿作为DKD的诊断指标得到了长期

公认，但它通常被人为地划分为微量白蛋白尿（30～299mg/g）和大量白蛋白尿（≥ 300mg/g）。微量白蛋白尿是指比正常尿白蛋白排泄率（< 30mg/g）拥有更高排泄白蛋白尿的风险，而大量白蛋白尿则通常与动脉高血压及肾衰竭的风险增加有关。目前，微量白蛋白尿也被称为轻度白蛋白尿，而大量白蛋白尿则被称为严重白蛋白尿、显性肾脏病蛋白尿或临床蛋白尿 [7]，这也是改善全球肾脏病预后促进会（组织）（KDIGO）临床实践指南所使用的术语 [7]。美国糖尿病协会（ADA）建议使用白蛋白尿一词来指代尿白蛋白与肌酐比值≥ 30mg/g [8]。

除白蛋白尿外，GFR 的 6 级分级法也被广泛使用：G1 > 90、G2 60～89、G3a 45～59、G3b 30～44、G4 15～29、G5 < 15ml/(min · 1.73m^2)。GFR 小于 60ml/(min · 1.73m^2) 是诊断肾功能减退的关键指标，当 GFR 小于 15ml/(min · 1.73m^2) 时，则可认为患者出现了肾衰竭 [7]。

无论是何种病因引起的慢性肾脏疾病，均可根据尿白蛋白联合 eGFR 对其进行分类，以提示急性肾损伤、进行性肾脏病、肾衰竭、心血管死亡率和全因死亡率的预后（见第 59 章）[7]。这种分类方法可指导医护人员进行精准诊疗并了解相关的发病率。通常来说，与非糖尿病患者相比，糖尿病患者在同等水平的白蛋白尿和 eGFR 时，发生肾衰竭、心血管和全因死亡率的风险增加，但这些健康结局事件的相对风险在糖尿病患者与非糖尿病患者中无明显差异 [9]。通过分析其他临床因素，可以增加人们对糖尿病患者合并慢性肾脏病（CKD）的认识 [10]。在病程长达 10 年或以上的 1 型糖尿病患者中，慢性肾脏病几乎均是由糖尿病引起 [10]。此外，眼部检查对确定 DKD 发生也很重要 [11, 12]。白蛋白尿患者如果出现糖尿病视网膜病变，则强烈提示 DKD 的发生，但在尿白蛋白排泄正常或仅有微量白蛋白尿且 eGFR 小于 60ml/(min · 1.73m^2) 的患者中，如果无糖尿病视网膜病变，则提示该患者尚未发生 DKD [11, 13]。此外，糖尿病患者如果出现 GFR 快速下降、难治性高血压、存在活动性尿沉渣、伴随其他全身性疾病的症状或体征，或在血管紧张素转化酶抑制剂（ACEI）或血管紧张素受体阻滞剂治疗启动后 2～3 个月内 GFR 降低 30% 以上时，则应排除非糖尿病导致的慢性肾脏病 [10]。无论 GFR 处于何种水平，当出现上述情况或 eGFR 小于 30ml/(min · 1.73m^2) 时，则建议将患者转诊至肾病科。

（一）流行病学

尽管 DKD 的概念、定义包含一些特征性的病理表现（见下文），但临床实践过程中使用的评估方法则主要基于白蛋白尿的测量和估算肾小球滤过率（eGFR）。另外，并非所有糖尿病患者出现白蛋白尿升高和（或）eGFR 降低都可归于 DKD。当糖尿病患者出现非糖尿病肾脏疾病的临床症状或体征时则需要引起注意并进行鉴别。在这种情况下，可能需要肾活检来明确其肾脏疾病是否由糖尿病所引起。

在诊断 1 型糖尿病时，除非出现了酮症酸中毒，患者尿白蛋白排泄率通常仍处于正常水平。1 型糖尿病早期的白蛋白尿与代谢控制不佳有关，并且经常是短暂性的，很少持续存在，尽管欧洲一项涉及 3250 名 1 型糖尿病患者的研究发现在病程为 1～5 年的糖尿病患者中，微量白蛋白尿的患病率为 19% [31, 73, 470–472, 473]。此外，在治疗过程中，微量白蛋白尿常可恢复正常。尽管许多持续性微量白蛋白尿患者的尿白蛋白水平会恢复到正常水平，但在 1 型糖尿病伴持续性微量白蛋白尿患者中，尿白蛋白排泄率的年增长率仍然约为 20%，关于这一点稍后将在本章中详细讨论 [74, 474]。患者一旦出现大量白蛋白尿，蛋白尿消退的概率就会降低 [472, 475]。

由于 2 型糖尿病的发病更为隐匿，在确诊糖尿病之前的数年中，血糖控制不佳及血压升高更为常见，因此在糖尿病确诊时，很多患者往往已经出现了白蛋白尿。此外，由于 2 型糖尿病患者的年龄较大，并发症较多，且肾脏病变的异质性大，与 1 型糖尿病患者相比，2 型糖尿病患者尿白蛋白排泄率的变化过程也往往更加多样 [357, 444]。

1. 患病率

在美国，约 1/3 的成年糖尿病患者进展为 DKD，即尿白蛋白与肌酐比值≥ 30mg/g 和（或）eGFR < 60ml/(min · 1.73m^2)[14]。美国健康和营养调查数据库（NHANES）基于人群的数据资料显示，1988—2008 年间，糖尿病患者中 DKD 的患病率基本保持不变，在任何特定种族或族裔群体中亦无明显改变。然而，同期美国总人口中 DKD 的患病率

临床意义：流行病学

儿童、青少年和年轻人 2 型糖尿病发病率迅速上升。此外，与 1 型糖尿病患者相比，这些患者的糖尿病肾脏疾病病情进展更为严重。这意味着，在未来数年，糖尿病肾脏疾病患者的人口统计学特征将发生重大变化。这些变化将对肾脏并发症的防治产生重要影响，更多的糖尿病患者在青年期和中年期就需要防治肾损伤，处于育龄期的女性糖尿病患者也需要防治肾脏并发症。因此，我们需要进一步重视并加强管理糖尿病合并肾脏损伤。鉴于上述流行病学特征变化在低中收入国家更为常见并迅速增多，因此需要针对这些复杂患者开发一些廉价、简易的诊疗技术。另外，所有国家都需要对糖尿病的预防或延缓其发展加强重视。

增加了 34%，提示 DKD 患病率的增高与人群中糖尿病患病率的上升成正比 [14]。另外，当前对降糖药物和肾素 - 血管紧张素 - 醛固酮系统抑制剂的使用增加虽然并未改变 DKD 总体患病率，然而这些药物可通过延缓 GFR 下降速率，并减少白蛋白尿发生率而影响临床相关表现 [14]。最近一项研究将 NHANES 数据库中的队列分析延长至 2014 年，结果显示，在过去 26 年中，美国糖尿病患者发生白蛋白尿的比例下降，但 GFR 降低的比例增加 [15]。在这两项研究中，成年 1 型糖尿病患者的占比均很小，因此该结果主要与成年 2 型糖尿病有关。

NHANES 一项针对 1999—2010 年的数据分析通过使用公开发表的计算方法定义 1 型糖尿病患者（表 39–1），从而估计美国人口中不同类型糖尿病患者中 DKD 的患病率 [16]。该研究结果显示，2 型糖尿病患者 DKD 的患病率高于 1 型糖尿病患者。此外，非西班牙裔黑色人种中 DKD 的患病率高于非西班牙裔白色人种。另外，不论何种类型的糖尿病，与无高血压和心血管疾病患者相比，合并高血压或心血管疾病的患者更易出现 DKD [17]。

一项对 33 个国家 24 151 名 2 型糖尿病患者进行的横断面研究表明，约 50% 的患者有白蛋白尿，

表 39–1 1999—2010 年美国 20 岁及以上的成人糖尿病患者合并 1 ～ 5 期慢性肾脏病粗略的患病率 [17]

	百分比（标准差）	
特征	1 型糖尿病（*n*=68）	2 型糖尿病（*n*=3933）
所有	27.6（7.15）	39.4（0.88）
年龄（岁）		
20—44	13.9（5.68）[a]	29.6（2.73）
45—64	47.0（13.43）	29.1（1.38）
≥ 65	65.3（29.10）[a]	54.8（1.33）
性别		
男	27.3（11.46）[a]	39.1（1.39）
女	28.1（7.42）	39.6（1.35）
种族 / 族裔		
非西班牙裔	24.4（8.56）[b]	38.7（1.09）
非西班牙裔黑色人种	47.2（12.54）	40.7（1.94）
墨西哥裔美国人 [c]		37.7（1.75）
心血管疾病		
是	57.0（27.07）[a]	53.3（2.05）
否	23.7（6.07）	34.4（1.00）
高血压		
是	48.0（9.87）	44.9（1.03）
否 [c]		24.7（1.60）

a. 相对标准误＞ 40%～50%

b. 相对标准误＞ 30%～40%

c. 估计值因不可靠而未呈现，病例数≤ 1 情况或相对标准误＞ 50%。1 型糖尿病包括确诊年龄＜ 30 岁，目前正在接受胰岛素治疗，或糖尿病确诊 1 年内即开始胰岛素治疗的糖尿病患者。2 型糖尿病则包括不能被确诊为 1 型糖尿病，或那些未诊断为糖尿病但糖化血红蛋白（HbA_{1c}）≥ 6.5% 或空腹血糖≥ 126mg/dl 的糖尿病患者。HbA_{1c} 和葡萄糖值的换算参考美国糖尿病附录 1

引自 National Health and Examination Suweys 1999–2000

22% 的患者 eGFR 低于 60ml/(min · 1.73m^2)，80% 的患者有高血压 [18]。且亚裔和西班牙裔患者发生白蛋白尿的风险几乎是白种人的 2 倍。

2. 发生率

在 1 型或 2 型糖尿病患者中微量白蛋白尿预示着大量白蛋白尿的发生，且与心血管疾病风险增加有关 [19–26]。在 1 型糖尿病中，大量白蛋白尿的发生

率通常在糖尿病发生后 5 年左右开始增加，并在确诊后 10～20 年达到峰值。此后发生率下降，提示约有 1/3 的 1 型糖尿病患者对 DKD 易感[27-30]。糖尿病控制和并发症试验（DCCT）及糖尿病干预和并发症流行病学研究组（EDIC）对 325 名持续性微量白蛋白尿（连续两次尿白蛋白排泄率≥ 30mg/24h）患者进行了长期预后观察（中位随访时间为 13 年）[31]。结果发现大量白蛋白尿的 10 年累积发生率为 28%，eGFR 降低［＜ 60ml/(min · 1.73m^2)］的 10 年累积发生率为 15%，而终末期肾病（ESRD）的 10 年累积发生率为 4%。

在 2 型糖尿病中，白蛋白尿的发生率与糖尿病病程的关系尚不明确。在美国明尼苏达州罗切斯特的 Mayo Clinic 人群或丹麦人群中进行的研究均显示，2 型糖尿病的病程与蛋白尿发生率没有关系。而在威斯康星州，接受胰岛素治疗的人群中糖尿病病程与蛋白尿发病率有关，而且其相关性高于未接受胰岛素治疗的人群[32-34]。在北美印第安人中，由于在人群中进行了系统的周期性口服葡萄糖耐量试验，2 型糖尿病病程的记录更为准确，其结果显示，年龄性别调整后的白蛋白尿（尿白蛋白：肌酐比值≥ 0.5g/g）发生率与糖尿病病程密切相关，并且其发生率在糖尿病发病 20 年后持续增加，提示 2 型糖尿病患者中有较大比例的患者对 DKD 易感[35]。此外，出现白蛋白尿 10 年后，该人群 ESRD 的累积发病率为 40%，15 年后则达到了 61%[36]。

3. 长展趋势

1 型糖尿病 DKD 发病率的长期趋势呈下降态势[29, 37-41]。在匹兹堡儿童糖尿病并发症流行病学研究中，与 1965—1974 年间确诊的 339 名受试者相比，1975—1980 年间诊断为糖尿病的 179 名受试者 20 年后发生 DKD（持续性白蛋白排泄率超过 200μg/min）的累积发病率下降了 37%[38]。而对糖尿病病程超过 25 年者的观察发现，下降趋势无统计学意义，糖尿病病程超过 35 年者，下降趋势则完全消失。尽管如此，最近诊断的糖尿病患者中，特定时间内糖尿病患者 ESRD 发生率和死亡率均显著降低，表明随着糖尿病并发症管理的改善，肾衰竭的发展有所趋缓。瑞典 1 型糖尿病患者也呈现了类似的数据，糖尿病发生 20 年内出现持续性白蛋白尿 [阿尔伯狄克试验（Albustixtest）阳性（≥ 1）] 的累积发生率从 1961—1965 年的 28% 下降到 1980—1985 年的 6%（图 39-1B）[39]。此外，在 1976—1980 年确诊为 1 型糖尿病的 51 名患者中，没有 1 名在 12～16 年的随访期间出现持续性白蛋白尿。在 DCCT 调查中，DKD 累积发病率的下降与集中强化治疗血糖控制的改善相一致[42]。这些发现在丹麦 Steno 糖尿病中心队列研究中也得到证实[40, 41]。1 型糖尿病患者 DKD（定义为持续性白蛋白尿）的累积发病率从 1965—1969 年间的 31% 下降到 1979—1984 年间的 14%，其中最显著的下降发生在最近的一个队列中（图 39-1A）[41]。除了血糖控制的改善，DKD 累积发病率下降还与队列中糖尿病发病后早期降压治疗、肾素 - 血管紧张素 - 醛固酮系统抑制剂的广泛使用，以及血压的持续改善相关。

与 1 型糖尿病不同，没有报道显示 2 型糖尿病患者蛋白尿的发生率呈长期下降趋势。在美国明尼苏达州罗切斯特市，一项主要由 40 岁及以上的白色人种参与的研究显示，持续性白蛋白尿的 10 年累积发生率在 1970—1979 年诊断的 2 型糖尿病患者中为 12%（n=483），而在 1980—1989 年确诊的患者中仍为 12%（n=680）[43]。然而，这项研究报道的白蛋白尿的 20 年累积发病率为 41%，高于罗切斯特市一项更早期的研究所报道为 25%，后者对 1945—1969 年确诊的糖尿病患者的累积发病率进行了研究[32]。这些结果的差异可能部分由于研究之间年龄分布和糖尿病诊断标准的差异所引起。在北美印第安人中，随着病程较长的糖尿病患者所占比例的增加，1967—2002 年间蛋白尿的发生率呈增加趋势。另一方面，随着血压和高血糖管理的改善，糖尿病所引起的 ESRD 的发生率在 1990 年以后下降[44]。北美印第安人糖尿病 ESRD 发生率的下降与 1996—2013 年间美国印第安人和阿拉斯加土著人群报道的结果一致，其糖尿病 ESRD 发病率下降 54%。这可能与在此期间美国实行的基于人群的糖尿病管理方法有关，该方法改良了白蛋白尿检测手段，增加了肾素 - 血管紧张素 - 醛固酮系统抑制剂使用，并加强了血糖控制[45]。

据报道，1990—2010 年，美国糖尿病患者 ESRD 的发病率也有所下降，特别是 1995 年以后，下降幅度最明显[46]。虽然上述数据表明近年来通过共同努力，特别是改善了糖尿病管理，有效延缓了

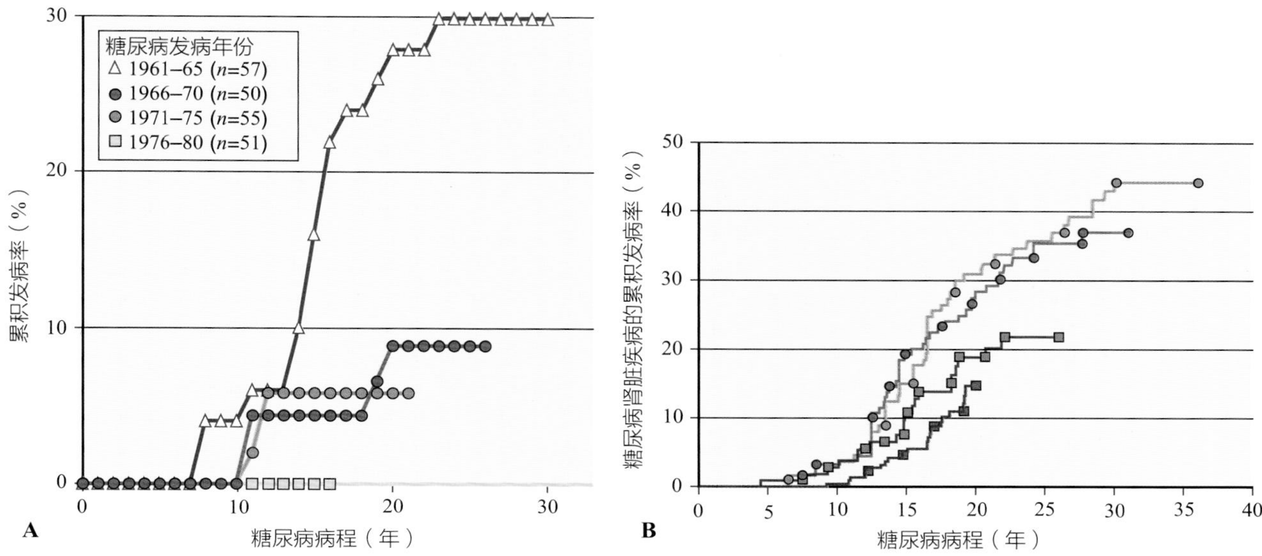

▲ 图 39-1　**1 型糖尿病肾脏疾病的累积发病率** [41, 39]

A. 15 岁之前发病的 1 型糖尿病患者不同发病年份的持续性白蛋白尿累积发生率 [39]；B. 1965—1969 年（n=113，A 组○），1970—1974 年（n=130，B 组●）、1975—1979 年（n=113，C 组□）及 1979—1984 年（n=244，D 组■）间确诊的 600 例 1 型糖尿病肾脏疾病的累积发病率。经分层对数秩检验，$P < 0.001$。D 组仅部分患者随访时间达到了 20 年，并进行了分层对数秩检验 [41]

ESRD 进展，但一些严重的影响因素仍然对该下降趋势构成威胁，甚至可能彻底改变这一良好态势。目前世界范围内 DKD 风险人群的总数持续上升，而且糖尿病发病年龄正在减小，越来越多的 2 型糖尿病患者在青年或儿童时期即发生病，且逐年增加 [15]。

4. 青年 2 型糖尿病及其对肾脏疾病的影响

20 世纪 60 年代，开始出现儿童和青年无症状性高血糖的报道 [47, 48]。随后有研究表明肥胖儿童中葡萄糖不耐受发病率增高 [48–51]。1979 年，北美印第安的一项研究报道了儿童 2 型糖尿病的病例 [52]。对该人群的后续观察发现，儿童中 2 型糖尿病的患病率迅速上升与儿童时期体重增加和宫内糖尿病暴露增多相关。由于不需要外源性胰岛素来预防酮症，同时患者无单基因突变、无胰岛细胞抗体滴度增高，而且胰岛素和 C 肽浓度低于正常值，这些年轻糖尿病患者无疑属于 2 型糖尿病 [53]。与此同时，关于儿童 2 型糖尿病的报道也逐渐在其他人群的研究中出现 [54–59]。针对北美青年 2 型糖尿病问题严重程度的一篇综述证实了北美印第安人（指加拿大境内的北美洲原住民及其子孙）的青年人群中，2 型糖尿病患病率增高，同时发现在北美所有其他种族和族裔群体中也有类似病例发生 [60]。美国糖尿病协会 2000 年发表的一份共识指出，北美人群中有高达 45% 的青年糖尿病属于 2 型糖尿病，但不同人种和族裔间存在明显差异 [61]。2005 年 Cochrane 综述进一步指出了这一问题在全球范围内的严重性 [62]。图 39-2 显示了全世界不同国家、不同城市的儿童和青少年中新确诊的糖尿病中 2 型糖尿病所占的百分比。在日本，80% 的新确诊糖尿病病例被诊断为 2 型糖尿病 [62]。美国的大型研究则表明，青年发病的 2 型糖尿病的发病率和患病率正在增加，尤其是在少数民族中 [63, 64]。

值得关注的是，与青年 1 型糖尿病相比，青年 2 型 DKD 的进展似乎更为严重 [65–69]。这些发现在一项研究中得以证实，该研究中糖尿病患者平均病程 7.9 年，20 岁前诊断为 1 型 1746 例，2 型 272 例，他们对患者糖尿病并发症进行了观察 [70]。结果发现，与 1 型糖尿病患者相比，2 型糖尿病患者经年龄校正后，高血压、DKD、视网膜病变、动脉硬化和周围神经病变发病率更高。以晨尿白蛋白与尿肌酐比值≥ 30mg/g 或 eGFR ≤ 60ml/(min · 1.73m^2) 作为 DKD 的诊断标准，发现 2 型糖尿病患者 DKD 患病率为 20%，1 型糖尿病患者则为 6%，绝对差异达到了 14%。通过对已明确的危险因素进行校正后，2 型糖尿病患者 DKD 的发病率几乎是 1 型糖尿病患者的 3 倍 [63]。

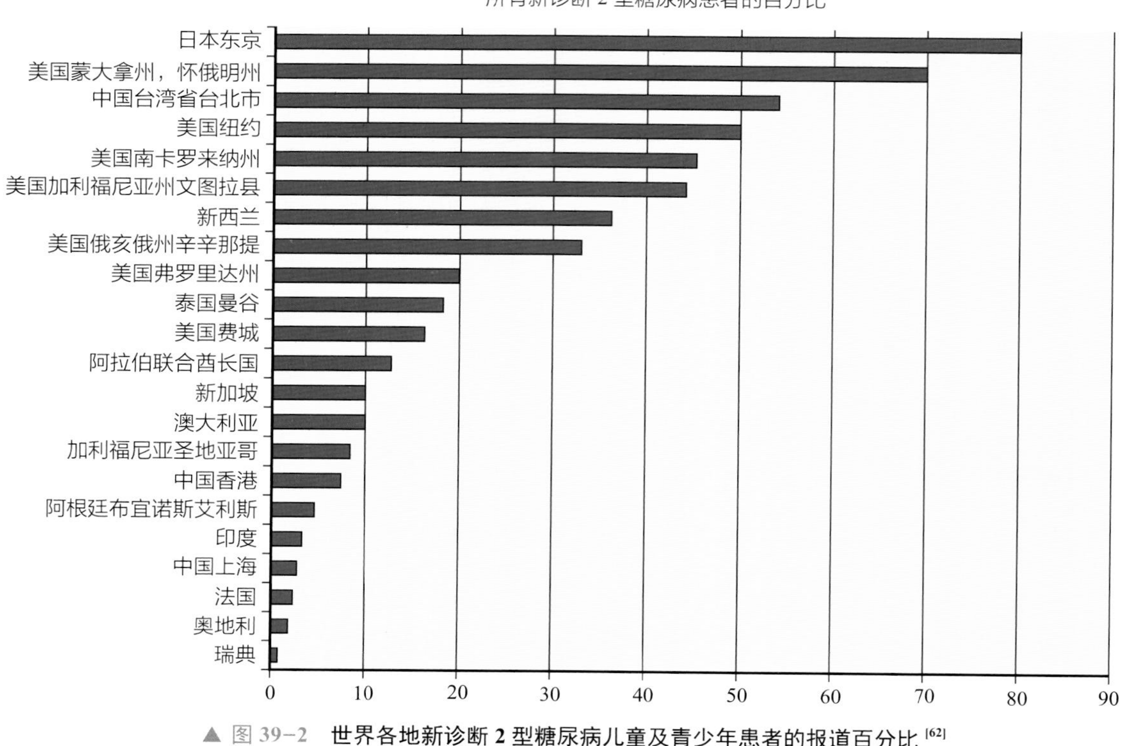

▲ 图 39-2 世界各地新诊断 2 型糖尿病儿童及青少年患者的报道百分比 [62]

由于大多数人群中青年 2 型糖尿病是最近才关注到的现象，因此对这些人群的个体随访通常不足以评估整体中青年糖尿病对肾脏的长期影响。然而，北美印第安人中青年 2 型糖尿病观察已多年，因此在该人群中进行长期随访是可行的 [52]。在这一人群中，青年 DKD（尿蛋白与尿肌酐比值≥ 0.5g/g）的发生率和老年 2 型糖尿病患者相当 [71]。此外，儿童期或青少年期糖尿病患者成长至中年后，其 ESRD 发病率也大幅度增加 [72]。鉴于全球青年 2 型糖尿病患者肾脏并发症的严重性，我们可以合理推测，随着 2 型糖尿病早期发病率增加，中年 ESRD 发病率也将增加。由于对糖尿病管理的加强，近期糖尿病 ESRD 的发生率下降，然而，青年 2 型糖尿病对 ESRD 发病率的影响是否会逆转这一良好态势尚有待进一步观察。

5. 白蛋白尿与正常白蛋白尿 DKD

DKD 最初被认为是一种进行性疾病，从微量白蛋白尿开始，随后出现大量白蛋白尿、肾功能丧失，最终出现 ESRD [73]。最近的研究表明，相当一部分糖尿病患者并不遵循这一模式 [74]。

在一项来自 Joslin 糖尿病研究中心的 386 名 1 型糖尿病伴微量白蛋白尿患者的研究中，长达 6 年的随访时间内，只有 19% 的患者出现了大量白蛋白尿，而 59% 的患者则恢复到正常尿白蛋白水平 [75]。与此类似，在 DCCT/EDIC 研究中，325 名伴微量白蛋白尿且连续两次测量均有白蛋白尿的受试者中，28% 的患者随后发展为大量白蛋白尿，40% 在 10 年后恢复至正常尿白蛋白水平 [31]。类似的自发缓解，或治疗后缓解的现象在 2 型糖尿病患者中也广泛存在 [76-80]。

此外，许多 DKD 患者在疾病进展过程中不会出现白蛋白尿，或者在 GFR 降低后才出现白蛋白尿。DCCT/EDIC 研究中，平均 19 年的随访观察发现，有 11% 的 1 型糖尿病患者 eGFR 小于 60ml/(min・1.73m^2)，这些患者中，又有 40% 在 GFR 降低前未出现大量白蛋白尿，24% 则从未出现过白蛋白尿 [81]。同样，来自英国的糖尿病前瞻性研究（UKPDS）、微量白蛋白尿对糖尿病患者肾脏和心血管发展风险的教育研究（DEMAND）及澳大利亚糖尿病、肥胖和生活方式研究（AUSDAB）的数据表明，多达 50% 的 2 型糖尿病患者在肾功能损害之前未发生白蛋白尿 [18, 82, 83]。

（二）危险因素

多种危险因素参与了 DKD 的发生和发展，其中一些危险因素（如高血压和高血糖），可通过有效的治疗加以改善。其他因素（如抽烟和饮食），则可通过改变生活方式改善。遗传易感因素虽然不能人为加以改变，但即便存在易感基因，仍可以通过改变表观遗传因素影响的相关基因表达来降低 DKD 风险。本节中我们将回顾一些与 DKD 发生发展有关的风险因素。除了一些已熟知的与 DKD 进展有关的风险因素外，我们也总结了其他一些特殊暴露人群的危险因素。

1. 糖尿病病程

鉴于高血糖在 DKD 等糖尿病并发症的发生发展中的重要作用，糖尿病病程作为 DKD 最重要的危险因素之一并不奇怪。其影响远大于年龄、性别或糖尿病类型所造成的影响 [88–92]。由于 2 型糖尿病发病往往隐匿，因此对 2 型糖尿病病程的确定性不如 1 型糖尿病。因此，建议从糖尿病确诊初期即开始对 2 型糖尿病患者进行 DKD 筛查，而对 1 型糖尿病患者的 DKD 筛查，通常建议在确诊 5 年后才开始，除非患者同时出现了高血压，才建议提早进行 DKD 筛查 [1, 8]。

2. 高血糖

血糖浓度升高是糖尿病的主要临床特征，同时也是 DKD 等糖尿病并发症的主要决定因素。许多研究已经证实，无论是 1 型还是 2 型糖尿病患者，高血糖对其白蛋白尿的发生和发展均有重要影响 [27, 30, 32, 34, 35, 84–89]。尽管一些关于 2 型糖尿病的研究表明，高血糖对晚期糖尿病患者 DKD 进展影响较小，但大多数大型观察表明，高血糖仍然是影响 1 型和 2 型糖尿病患者肾脏病进展的重要因素 [36, 90–96]。

持续性高血糖可通过各种生化途径引起肾脏内多个效应分子的失调，包括晚期糖基化终产物的生成和积累、多元醇途径激活及血管紧张素Ⅱ和内皮素等血管活性物质的激活 [97–99]。而转化生长因子 β（TGF-β）和血管内皮生长因子（VEGF）等促纤维化细胞因子的活化则是高血糖相关的代谢异常和血流动力学变化之间重要的中间分子，最终将导致 DKD 的病理改变 [97]。

对 1 型糖尿病患者同卵双生子（双生子中一人患有 1 型糖尿病，1 人健康）进行的肾活检研究以及胰腺移植前后的肾脏病理形态学研究进一步证明了高血糖在 DKD 发生发展中的作用 [100, 101]。肾小球和肾小管基底膜增宽和系膜基质增加等肾小球病理改变仅出现在双生子中的糖尿病成员中，表明这些糖尿病肾脏病理变化主要是代谢异常所致，而非遗传因素决定 [100]。此外，胰腺移植后，1 型糖尿病患者血糖水平持续正常，同时其肾小球和肾小管基底膜厚度、系膜和间质体积增加等病变几乎完全逆转 [101]。然而，目前高血糖、胰岛素抵抗（IR）和内源性胰岛素分泌失调对 DKD 发生和发展的确切作用与机制尚不清楚。

3. 高血压

高血压是 DKD 患者的常见并发症，既是引起肾脏损伤的病因，也可是肾脏损伤的结果。在 1 型糖尿病中，血压升高通常与蛋白尿的出现一致，说明高血压是肾脏疾病的后果 [102–104]。然而，其他研究则表明高血压在 1 型糖尿病进展中具有预测价值。高血压的家族聚集性已广泛报道，提示高血压具有遗传倾向。研究发现，1 型糖尿病伴白蛋白尿患者的非糖尿病父母血压较高，说明高血压也可能是 1 型糖尿病肾脏疾病的危险因素 [105–108]。在一项研究中，母亲血压与子代白蛋白尿的关系比父亲血压更为密切，提示母亲基因的显性遗传效应，或宫内环境对其子代微量白蛋白尿风险的影响更加明显 [109]。此外，夜间血压升高可用于预测青少年和年轻人中 1 型糖尿病患者微量白蛋白尿的发展 [110]。

2 型糖尿病往往在中老年人群中发生，其高血压发生通常在 DKD 临床表现出现前即存在，甚至先于糖尿病诊断。因此，了解 2 型糖尿病发病前的血压水平有助于确定高血压是否是糖尿病肾脏疾病的危险因素。在北美印第安人中，患者血压情况在糖尿病发病之前即开始记录，研究发现 2 型糖尿病发病前的高血压与糖尿病发病后的白蛋白尿密切相关 [111]。此外，如果父母双方都有高血压，子女白蛋白尿的患病率明显高于父母只有一方有高血压或双方都没有高血压的情况 [112]。而且，与 1 型糖尿病一样，2 型糖尿病患者夜间血压升高也与其微量白蛋白尿有关 [113]。

红细胞膜上钠锂逆转运活性受其基因表达的影

响，在原发性高血压患者及双亲患有原发性高血压的人群中通常较高[114-117]。有报道称，在 1 型糖尿病患者中，白蛋白尿和 GFR 升高的患者此蛋白活性增加[118-121]。表明伴有高血压和钠锂逆转运活性升高的糖尿病患者发生 DKD 的风险更大。然而，目前这一发现尚未得到一致性的结论[122-124]，在 2 型糖尿病患者中仅有少量研究评估了这种关系，一些研究发现钠锂逆转运高活性与白蛋白尿存在关联，而另外一些研究则认为没有关联[125-129]。

4. 高滤过

肾小球高滤过是指由糖尿病导致的血流动力学改变，或肾小球结构改变所引起的所有功能性肾单位 GFR 超生理性滤过增加[130]。这一现象在 1 型和 2 型糖尿病中均较为常见[131, 132]。普遍认为，高滤过容易导致不可逆的肾单位损伤[133, 134]。对 1 型或 2 型糖尿病患者及其 eGFR 水平的观察研究显示，与无高滤过的患者相比，高滤过的患者 eGFR 下降得更快[135, 136]。此外，一份来自 10 项队列研究，包含 780 名 1 型糖尿病患者的 Meta 分析发现，有高滤过的患者发生白蛋白尿的概率是没有高滤过患者的 2.7 倍，而一项对 600 名 2 型糖尿病患者的研究发现，在基线时，6 个月内有持续性高滤过的患者，其后 4 年随访期间出现微量白蛋白尿的概率是无高滤过患者的 2 倍或以上[137, 138]。这些研究表明，高滤过确实可能促进 DKD 的进展，但由于动物模型中并没有很好地复制人类的这一现象，因此需要进行高质量的循证学研究，以进一步明确高滤过在 DKD 中的作用[139]。

5. 脂类

许多与肾脏疾病相关的血浆脂蛋白异常都是肾功能不全的后果，然而血脂异常也可能在肾小球损伤的发病机制中起作用[140-143]。透析前期的 DKD 患者通常伴随显著的血清高三酰甘油血症、低密度脂蛋白（LDL）胆固醇浓度升高及高密度脂蛋白（HDL）胆固醇水平降低。这些血脂异常在大量白蛋白尿患者中比微量白蛋白尿患者更为明显[31, 144-146]。除了上述含量变化外，糖尿病患者体内脂质颗粒也会发生质量上的变化，随着慢性肾脏病的进展，LDL 和 HDL 颗粒变得更小、结构更致密[144]。

Joslin 糖尿病中心随访 439 例 1 型糖尿病白蛋白尿患者发现血清胆固醇水平升高是肾功能快速恶化的一个强有力的预测因素[143]。特殊的脂质或脂质谱变化也可预测 DKD 进展。来自英国和芬兰的 152 名 1 型糖尿病患者中，血清低密度脂蛋白胆固醇浓度升高可用于预测 8～9 年随访期间 DKD 的进展，即白蛋白尿水平翻倍或肌酐清除率下降水平超过 3ml/(min・年)[147]。此外，极低密度脂蛋白（VLDL）和中密度脂蛋白（IDL）颗粒的三酰甘油含量升高预示着微量白蛋白尿的恶化，而低密度脂蛋白粒径的减小与大量蛋白尿患者后期肾功能下降有关。然而，这些脂质谱的预测价值在其他研究中并没有得到一致的结论[84, 148-150]。

UKPDS 的报道表明，2 型糖尿病患者中，血清 LDL 胆固醇浓度增高，增加了大量白蛋白尿的风险[82]。血管紧张素Ⅱ受体阻滞剂氯沙坦减少非胰岛素依赖性糖尿病的终点事件（RENAAL）的试验中，研究者对 1061 名 2 型糖尿病患者进行了预后分析，结果显示，LDL 胆固醇浓度每增加 50mg/dl，ESRD 风险增加 32%；总胆固醇浓度每增加 100mg/dl，ESRD 风险增加 67%。此外，采用他汀类药物可降低 LDL 胆固醇浓度并减少 ESRD 每年发生风险，而使用氯沙坦协同治疗可能有助于这一情况的进一步改善[151]。血浆三酰甘油升高也与 2 型糖尿病患者白蛋白尿和 ESRD 风险增加相关[82, 152]。在 2 型糖尿病微量白蛋白尿患者中，低浓度的 HDL 胆固醇与白蛋白尿的进展风险增加有关[153]。UKPDS 研究报道，在 15 年的中位随访中，高密度脂蛋白胆固醇每下降 1mmol/L，血清肌酐浓度翻倍的风险增加近 3 倍[82]。

血脂异常可通过类似动脉粥样硬化的发病机制参与 DKD 发生和发展[154, 155]。高胆固醇血症可通过减少肾脏中一氧化氮的产生和（或）增加超氧化物活性，产生抗利尿作用，进而引起血流动力学变化及导致肾小管功能障碍[156-160, 161]。虽然不直接影响 GFR，但这些机制可能在糖尿病相关的系统性高血压发展中起重要作用[161]。氧化性 LDL 和游离脂肪酸可通过诱导线粒体功能障碍和活性氧产生与积累引起足细胞结构和功能破坏，它们可直接参与蛋白尿的发生发展[162]。然而，虽然许多临床与实验研究支持上述各种机制，但血脂异常在人类 DKD 发生进展中的确切作用与机制仍有待阐明。

除循环脂质外，体内糖尿病环境还可促进肾小球三酰甘油和胆固醇产生，通过其在细胞内外结构中的蓄积而直接引起肾脏损伤，并通过刺激促硬化、促增生和促炎症的细胞因子表达间接引起肾脏损伤 [142, 154, 163]。在糖尿病动物模型中，有学者发现含三酰甘油和胆固醇的脂滴可沉积于肾组织 [164–166]。这些脂滴沉积的主要原因可能与固醇调节元件结合蛋白（SREBP）–1c 表达增加、过氧化物酶体增殖物激活受体（PPAR）–α 表达降低和肝 X 受体（LXR）–α、LXR–β 及 ATP 结合转运蛋白 1（ABCA1）的表达水平降低有关。在正常情况下，ABCA1 介导胆固醇向载脂蛋白（主要是 Apo A1）流出，以形成 HDL。与正常对照组相比，DKD 患者肾小球内 ABCA1 表达水平明显下调，并且与 eGFR 降低有关。此外，ABCA1 表达下调也与足细胞脂滴沉积有关 [167, 168]。但对肾实质中脂质沉积进行干预是否会影响 DKD 发生发展，以及影响的机制如何仍有待进一步研究。

6. 膳食蛋白质

在实验性动物模型中，蛋白过量摄入可导致肾血管舒张和肾小球高灌注，引起肾小球内压升高，导致蛋白尿和肾小球损害 [133, 169]。在 DKD 模型中，长期高蛋白摄入可加速肾脏结构和功能破坏，而低蛋白饮食则对肾脏具有保护作用 [170–172]。人体生理学研究证实，高蛋白饮食可引起肾小球高滤过，但该效应仅在慢性高血糖状态下得到证明 [173, 174]。此外，动物源性膳食蛋白也可能是晚期糖基化终产物的重要来源，而晚期糖基化终产物可加速肾脏疾病的进展 [175]。然而，目前尚缺乏大规模临床观察，以确定膳食蛋白是否在 DKD 进展中起关键作用。一项针对限制膳食蛋白质对 DKD 进展的影响的临床 Meta 分析表明，膳食蛋白质的限制与肾功能变化无明显相关性，且个体间存在较大差异 [176–178]。

7. 肥胖

在美国，超过 1/3 的成年人和 17% 的青年人属于肥胖人群，有近 8% 的成年人和 6% 的青年人属于严重肥胖人群，即成人体重指数 ≥ 40kg/m^2，或青年人超过 CDC 制定的 BMI 随年龄曲线中第 95 百分位数的 120% [179–181]。另外，肥胖在糖尿病人群中是一个日益突出的问题，它也是肾脏疾病的主要危险因素，独立于糖尿病和高血压。事实上，与正常体重相比，严重肥胖者发生 ESRD 的风险可增加 7 倍 [182, 183]。肥胖相关的 GFR 变化和肾脏血流动力学改变可能是肾脏损害的主要原因 [183, 184]。此外，肥胖也可通过产生瘦素、脂联素和抵抗素等各种脂肪因子直接影响肾脏，其中抵抗素可激活促生长、促增殖和促炎症等机制进而发挥作用 [185–188]。一项针对 6818 例肾活检的回顾性临床研究发现，45% 的肥胖相关肾小球疾病患者存在糖尿病样病变 [189]。有资料显示，在 1986—2000 年间，肥胖相关肾小球疾病（肾小球肿大伴或不伴局灶性节段性肾小球硬化症）患病率增加了 10 倍，这与普通人群中肥胖患病率的上升密切相关 [189]。虽然肥胖相关性肾小球疾病可能与 DKD 并非同一种疾病，但肥胖在很大程度上是全球糖尿病发病率增加的原因之一，肥胖相关性慢性肾脏病和 DKD 具有类似的潜在机制，提示针对肥胖相关慢性肾脏病的治疗可能会减缓糖尿病患者肾脏疾病的进展 [190]。

8. 胰岛素抵抗

一项对 100 名 2 型糖尿病患者进行的横断面研究发现，有白蛋白尿的患者其葡萄糖代谢清除率低于无白蛋白尿患者 [519]。胰岛素抵抗（IR）先于 DKD 发生的临床证据来自 20 世纪 90 年代早期的前瞻性研究。一项包含了 108 例正常白蛋白尿的 2 型糖尿病患者的前瞻性研究表明，采用葡萄糖钳夹技术评估患者胰岛素基线水平后发现基线高胰岛素血症与 5 年后的白蛋白尿高度相关 [87]。对 582 名 2 型糖尿病患者的非糖尿病兄弟姐妹进行的大型前瞻性分析还表明，在基线时，IR（通过糖耐量试验和葡萄糖钳夹技术评估）与白蛋白尿发生相关 [520]。值得注意的是，在 1 型糖尿病患者或其家庭成员出现白蛋白尿时，其血葡萄糖利用率也降低。另外，一项针对正常白蛋白尿的 1 型糖尿病患者的小型纵向研究发现，IR 预示着 3 年后白蛋白尿的发生 [521–523]。至于 IR 是否影响 DKD 患者血流动力学与代谢分子的变化及其详细机制仍有待阐明。

9. 妊娠

正常肾功能的女性，无论是否患有糖尿病，妊娠与肾功能变化相关，孕 37 周前 50% 左右的孕妇 GFR 会升高，并伴随着尿蛋白排泄量的增加 [191–193]。奥地利一项研究表明，与无糖尿病的孕妇相比，1

型糖尿病孕妇中正常白蛋白尿患者出现白蛋白尿的风险增加了 3.8 倍，而微量白蛋白尿（> 15μg/min）患者则增加了 6.7 倍。然而，这两组患者的白蛋白尿水平通常在分娩后 12 周内恢复正常 [194]。虽然 2 型糖尿病孕妇白蛋白尿是否变化仍不明确，但来自丹麦的一项队列研究发现两种糖尿病孕妇的白蛋白尿患病率相当，妊娠结局也无明显区别 [195]。

无论是妊娠还是分娩都会对糖尿病女性早期肾脏病进程带来不利影响，然而血糖控制不佳、高血压或此前已经存在终末期肾脏疾病，均可使患者出现妊娠合并症及随后的肾功能恶化风险明显增加 [193, 196-200]。此外，患有终末期肾脏病的孕妇更容易出现子痫前期症状，且更易娩出低出生体重儿 [201]。在芬兰的一项研究中 1 型糖尿病女性的患者如有子痫前期病史，其 DKD 发病率是正常妊娠女性的 7.7 倍 [202]。糖尿病引起足细胞损伤及其对 DKD 进展的影响将在本章后面详细讨论，但子痫前期与足细胞损伤和脱落有关，这无疑可加重伴有子痫前期的糖尿病孕妇肾小球损伤 [203-207]。

10. 宫内因素

胎儿暴露在异常的宫内环境将会对胎儿形态和代谢及发育产生持久的不良影响，并增加此后患病的风险。某些不良的宫内暴露（如母体营养供应短缺、接触各种药品与毒品、维生素 A 缺乏及母体糖尿病等）均可直接影响宫内胎儿肾脏的发育，并导致新生儿肾单位数量减少（见第 21 章）。随着滤过面积减少，肾脏对糖尿病等损害的适应能力降低，从而增加了患肾脏疾病的风险 [208-210]。值得关注的是，肾脏发生损伤后可通过表观遗传基因调控的改变而遗传给子代 [211]。

低出生体重似乎会影响 1 型和 2 型糖尿病患者患肾脏疾病的风险。一项针对 184 名丹麦 1 型糖尿病患者进行的病例对照研究发现，出生体重在第 10 百分位数以下的女性中，有 75% 有持续性白蛋白尿（≥ 300mg/24h）；出生体重在第 90 百分位数以上的女性中，仅有 35% 有持续性白蛋白尿 [212]。然而，在男性中并未发现出生体重与尿白蛋白排泄率的关系。在患有 2 型糖尿病的北美印第安人中，无论性别如何，低出生体重的患者，其尿白蛋白排泄率升高（白蛋白与尿肌酐比值≥ 30mg/g）的发生率均为正常出生体重者的 2 倍，出生时体重过高者则为正常出生体重者的 3 倍 [213]。有资料表明，母亲患糖尿病，其子代中有 2/3 人群为高体重 [222]。不考虑出生体重，早产似乎也会增加肾脏疾病进展的风险。因此，在采集患者病史时应高度关注这些信息 [214]。

妊娠合并糖尿病时，营养因素介导的母体代谢改变可能对复制能力较差的终末分化细胞，如肾单位中的细胞产生不良影响 [215]。核转录因子 NF-κB 信号通路激活在肾脏发生、发育过程中起重要调节作用 [216]。有学者通过对妊娠期大鼠进行糖尿病暴露实验，并计算其后代的肾单位数量，从而探索高糖暴露对大鼠肾脏发生的不利影响。结果显示，暴露在糖尿病环境中的大鼠肾单位数量减少了 35%，甚至轻微的葡萄糖浓度升高都与胚胎后肾发育受损有关 [217]。此外，1 型糖尿病患者母体发生宫内暴露后，其子代成年后的肾功能储备能力较未暴露者显著降低，反映了宫内 1 型糖尿病暴露可导致肾单位质量下降 [218]。在患有 2 型糖尿病的北美印第安人中，宫内糖尿病暴露的人群高尿白蛋白排泄率（尿白蛋白与尿肌酐比值≥ 30mg/g）的发生概率几乎是无宫内糖尿病暴露人群的 4 倍 [219]。此外，在过去 30 年内，北美印第安人后代宫内糖尿病暴露风险增加了近 4 倍，与此同时，儿童期糖尿病发病率也增加了一倍，提示糖尿病宫内暴露是导致儿童 2 型糖尿病发病率上升的原因之一 [53]。宫内糖尿病暴露还可使青年 2 型糖尿病患者经年龄 - 性别校正后的 ESRD 发病率增加 4 倍。这可能主要与宫内糖尿病暴露的患者发病年龄更小有关 [220]。这些现象在发展中国家及发达国家的弱势群体中更为突出，在这些国家或者人群中，育龄期 2 型糖尿病的发病率较高 [221]。育龄期糖尿病患者由于体内血糖较高，胎儿更容易暴露在宫内糖尿病环境中，并承受这种暴露的后果。

11. 吸烟

吸烟是否可促进 DKD 发展尚存在争议，有大量证据表明吸烟对白蛋白尿排泄有影响，但尚未发现吸烟与 GFR 进行性减退相关 [88, 89, 95, 222-226]。一项来自瑞典的 1 型糖尿病儿童的大规模人群队列对照研究发现，母亲在孕期吸烟可使 1 型糖尿病子代发生白蛋白尿概率增加 3 倍以上，独立于低出生体重或血压水平 [225]。在 359 名美国 1 型糖尿病青年中，吸烟者出现白蛋白尿的风险几乎是不吸烟者的 3 倍，而在中国台湾省的 509 名 2 型糖尿病男性中，无论年龄大小、血压控制水平或糖尿病持续时间长短，吸烟超过 15 年的人群白蛋白尿风险是不吸烟者的 2.8～3.2 倍[223, 224]。此外，一项来自丹麦的 301 名 1 型糖尿病患者纵向研究记录了基线白蛋白尿水平和随访期间的一系列 ^{51}Cr–EDTA GFR 测量值，结果显示，吸烟与 GFR 下降无明显关联，进一步对该队列的 227 名 2 型糖尿病患者进行了长达 7 年的随访，也没有观察到两者之间的明显关系[95, 226]。与此观察结果一致的是，一个以人群为基础的队列研究对 3667 名瑞典 2 型糖尿病患者进行了 5 年随访，发现吸烟增加了基线时无肾脏疾病人群的白蛋白尿排泄的风险，而吸烟与 GFR 下降到 60ml/(min · 1.73m^2) 无关[222]。一组来自芬兰的糖尿病肾脏疾病研究报道表明，3613 例 1 型糖尿病患者中，正在吸烟者出现大量蛋白尿和发生 ESRD 的 12 年累积风险分别为 14.4% 和 10.3%，既往吸烟者的风险分别为 6.1% 和 10.0%，不吸烟者则分别为 4.7% 和 5.6%[227]。

多种因素参与了吸烟对 DKD 的影响。在动物实验模型中发现，尼古丁可通过增加氧化应激、促进系膜细胞增殖和细胞外基质生成、增加 TGF–β 和纤维连接蛋白的表达，从而诱导足细胞凋亡[228, 229, 230]。此外，香烟燃烧产生 4000 余种化合物，包括活性氧、一氧化碳、一氧化氮、有毒金属和多环芳烃，可能导致糖尿病患者肾脏损伤的风险增加[231]。吸烟还可引起血管收缩，损害血小板功能和凝集，并可改变血压。鉴于糖尿病患者本身就有广泛的血管内皮损伤，吸烟可能会加速这种损伤[232]。此外，电子香烟的长期风险也值得关注，有学者在大鼠肾脏中观察到电子烟填充液的肾毒性[233]。

12. 牙周病

牙周病是一种炎症状态，在非糖尿病人群中经常发生，同时也是糖尿病的常见并发症[234]。牙周病可导致血糖控制不良及低水平的系统性慢性炎症，并使患大血管和微血管并发症的风险增加[234, 235]。在慢性肾脏病患者中，牙周病大大增加了过早死亡的风险[236]。此外，一项针对瑞典 78 名 1 型、2 型糖尿病患者的病例对照研究发现，重度牙周病（其诊断基于牙槽骨丢失）患者 6 年后蛋白尿阳性和心血管并发症的发生率高于轻度牙周病患者[237]。而一项纳入了 529 例北美印第安人 2 型糖尿病患者的研究通过牙槽骨丢失和缺齿程度对患者的牙周炎严重程度进行评估，随后进行了中位随访时间长达 9 年的观察，结果发现牙周炎严重程度可预测白蛋白尿和 ESRD 的发生[238]。另外，研究人员从 NHANES 数据库中挑选 1988—1994 年 11 211 名成人，并在这一人群中调查了糖尿病、牙周病和慢性肾脏病的关系，结果表明慢性肾脏病和牙周病存在双向关系，牙周病可直接导致患慢性肾脏病的风险增加，或通过间接影响高血压和糖尿病病程，进而增加慢性肾脏病的风险，而慢性肾脏病则对牙周炎也有直接影响[239]。尽管牙周病对 DKD 产生影响的具体机制尚待进一步研究，但有研究发现，细菌感染诱导的血清脂多糖活性与芬兰 1 型糖尿病患者 DKD 的进展有关[240]。

控制成人糖尿病患者的牙周感染可改善患者 HbA_{1c} 水平，并可降低炎症、凝血和黏附相关的各种生物标志物浓度[234, 241]。但这些干预措施是否也能减少 DKD 发生进展尚不清楚。

13. 心脏自主神经病变

糖尿病相关的心率控制异常或血流动力学变化统称为糖尿病心脏自主神经病变，它是由支配心脏和血管的细小的无髓神经纤维损伤和丢失所致。晚期心脏自主神经病变可表现为静息性心动过速和体位性低血压。部分针对 1 型和 2 型糖尿病患者进行的纵向研究表明，心脏自主神经病变是 DKD 的危险因素。瑞典一项包含 35 名 1 型糖尿病患者的研究发现，有心脏自主神经病变的患者 10 年内 GFR 水平（通过 ^{51}Cr–EDTA 清除率测定）显著下降，而没有心脏自主神经病变的患者几乎没有改变[242]。最近，Joslin 糖尿病诊疗中心的研究发现，心脏自主神经病变与早期 GFR 下降和进展为慢性肾脏病［eGFR 小于 60ml/(min · 1.73m^2)］存在密切联系，该研究包含了 204 例正常白蛋白尿和 166 例微量白蛋白尿的 1 型糖尿病患者，其中位随访时间长达 14 年[243]。在 204 名英国 2 型糖尿病成年患者的多民族队列中也发现了类似的关联性，有心脏自主神经病变的患者在 2.5 年内 eGFR 下降的速度（下降了 9.0%）比无心脏自主神经病变患者的下降速率（下降了 3.3%）更快。另一项韩国的队列研究纳入了 1117 名 eGFR ≥ 60ml/(min · 1.73m^2) 的 2 型糖尿病患者，该项近 10 年的随访研究表明，心脏自主神经病变的发生使患慢性肾脏疾病的风险增加了 2.6 倍或以上[244, 245]。一项对 63 名北美印第安人肾活检结果进行分析的横断面研究表明，心脏自主神经病变与 DKD 早期肾小球结构变化存在关联[246]。

14. 家族遗传因素

DKD 的家族聚集性和不同种族间糖尿病易感性的差异提示了 DKD 的遗传倾向[247-249]。

目前已明确一些可能与 DKD 相关的候选基因。*ACE* 基因的插入 / 缺失（I/D）多态性（*ACE*/ID）是目前研究最为深入的候选基因之一。有研究者对日本 168 例 2 型糖尿病患者 *ACE* 基因的 3 种基因型进行了分析，并进行了长达 10 年的随访，研究发现 DD 基因型患者在随访期间比其他基因型的患者更容易进展为 ESRD，且一旦开始透析，这些患者的死亡率也更高[250]。D 等位基因对肾功能的有害影响随后也在其他种族的 2 型和 1 型糖尿病患者中得到证实[251-255]。此外，D 等位基因也与 2 型糖尿病中更为严重的组织结构改变，以及 1 型糖尿病中更快速的组织结构病变进展有关[256, 257]。另外，在 RENAAL 试验中还发现，在安慰剂组中，携带 D 等位基因的患者，其血清肌酐水平增加至基线水平的 2 倍，并可能更易发生 ESRD 或死亡等终点事件，而氯沙坦治疗可减轻这一风险，提示氯沙坦对携带 D 等位基因的患者疗效最佳[258]。另一个与肾素 - 血管紧张素系统相关的候选基因由 Bergamo 糖尿病并发症临床试验（BENEDICT）所确定，该试验发现 *ADAMTS13* 基因的 Pro618Ala 多态性与 2 型糖尿病患者发展至肾脏疾病的风险增高相关，同时发现携带该基因多态性的患者对 ACEI 的治疗反应较好[259]。

许多研究者在遗传关联的研究中发现 ESRD 是 DKD 中的最佳表型，因此下文重点讨论这一表型[260, 261]。一项联合基因组数据的遗传学研究结果显示，在北美印第安人中，浆细胞瘤转化迁移基因 1（*PVT1*）是 ESRD 发生的潜在易感位点，这一结果随后在糖尿病肾脏遗传学研究（GoKinD）中的欧洲裔 1 型糖尿病患者中得到证实[262, 263]。另一项全基因组关联分析纳入了 GoKinD 研究队列，该研究将 DKD 定义为出现显性蛋白尿或 ESRD，并在 DCCT/EDIC 队列中对其结果进行了分析，结果表明，FERM 域结合蛋白 3（*FRMD3*）基因上的单核苷酸多态性（SNP）及半胱氨酰 tRNA 合成酶（*CARS*）基因附近的 SNPs 与 DKD 存在相关性[264]。此后 Joslin T2DKD 遗传研究发现 *CARS* 基因附近的易感位点在 1 型和 2 型糖尿病中都很常见[265]。此外，终末期肾病和糖尿病家族研究（FIND）中对 6197 个欧洲裔美国人、非洲裔美国人、美洲印第安人和西班牙裔美国人家庭进行了全基因组关联研究，在这些家庭中，2 型糖尿病是终末期肾病的主要病因，参与该研究的所有患者均满足以下条件：①糖尿病病程均达到 5 年以上和（或）有糖尿病视网膜病变，伴尿白蛋白与尿肌酐比值＞ 1g/g 或出现 ESRD；②对照组糖尿病病程至少达到 9 年以上，并且尿白蛋白与尿肌酐比值正常[266]。结果发现一个位于 6q25.2 号染色体上的遗传位点（rs955333）与 DKD 相关，该位点位于 *SCAF8* 和 *CNKSR* 基因之间。随后，研究人员在一个包含 7539 个欧裔美国人、非裔美国人和美洲印第安人病例和非终末期肾病对照的队列中进行了研究，并得到了进一步的验证。而对 DKD 患者和非 DKD 患者的肾组织进行比较则发现，该基因区域在组间存在明显不同的基因表达模式，这充分支持了上述结论。在过去 10 年中，这一领域的广泛研究工作已确定了一些人们感兴趣的基因组区域，但迄今为止的研究结果只能支持多个易感基因的共同作用，单个易感基因的作用则非常薄弱。

15. 表观遗传因素

除了特定的遗传因素外，基因和环境因素之间的相互作用，也可引起具有组织特异性的表观遗传学变化，这些改变包括 DNA 胞嘧啶甲基化、染色质组蛋白翻译后修饰和非编码 RNA 释放等，它们进一步通过影响基因表达来参与糖尿病并发症的发生发展[267]。通过表观遗传机制，细胞对以往高血糖暴露产生代谢记忆，从而影响 DKD 的发生和进展[268, 269]。高血糖诱导的表观遗传变化可通过转录因子的激活介导 DKD 发病相关基因表达[267]。此外，人类肾组织中与肾纤维化相关的基因的胞嘧啶甲基化与其相关基因的转录激活有关，进一步证明了表观遗传学变化在慢性肾脏疾病发展中的作用[270]。不少 miRNA 和一些长链非编码 RNA 在 DKD 中也有调节作用，它们通过靶向作用于转录

抑制因子从而促进 / 调节肾细胞中纤维化基因的表达[268]。虽然这种细胞代谢记忆机制尚不完全清楚，但在胰腺移植后，患者血糖长期维持正常的同时，糖尿病肾脏损害得到缓解的现象，也支持这种细胞代谢记忆机制的存在[271]。同样，先前在 DCCT 中观察到的 1 型糖尿病患者或在 UKPDS 中观察到的 2 型糖尿病患者严格控制血糖的长期效果也可能与细胞代谢记忆的机制有关[272, 273]。

（三）DKD 生物学标志物

白蛋白尿是目前用于评估 DKD 风险的最佳标志物，但如前文所述，其作为 DKD 的风险标志物尚存不足。在许多糖尿病患者中，白蛋白尿可自发恢复正常，或在治疗后恢复正常，而且即便没有白蛋白尿也并不能完全排除 DKD 的存在[18, 31, 75-83]。因此，研究人员正在寻找新的 DKD 生物学标记物以提供其他的预后观察指标。这些指标不仅可用于识别进展性 DKD 的高危患者，也便于通过选择性地纳入那些进展风险最高的患者来进一步丰富临床试验[274]。此外，这些标志物也可反应与 DKD 发生和（或）进展相关的潜在的特异性较强的分子机制，并可作为治疗的干预靶点[275]。在这一节中，我们将对一些广受关注的用于评估 DKD 进展的生物学标志物进行回顾。在此，我们将尽可能详细地总结这些潜在的 DKD 生物学标志物。表 39–2 对 DKD 潜在生物学标志物进行了较为全面的总结[276]。如表 39–2 中所示，生物标志物可分为几种基本类别，每个类别反映了不同的潜在致病机制，我们将主要针对肾小管损伤、炎症和氧化应激的标志物进行阐述，并将这些不同类别的标志物进行综合归类和介绍。另外，也将对一些新兴的生物标志物进行简要描述。

近年来，尿液中一些来源于肾小管上皮细胞的分子作为 DKD 生物学标志物引起了人们广泛关注。这些分子与急性肾损伤密切相关，有证据表明，反复发作的急性肾损伤可加速 DKD 进展[277–279]。有研究对肾脏损伤分子（KIM–1）、肝脂肪酸结合蛋白（L–FABP）、N– 乙酰 –β–D– 氨基葡萄糖苷酶（NAG）和中性粒细胞明胶酶相关脂蛋白（NGAL）等肾小管标志物与 DKD、心血管疾病和死亡率的关系进行评估，但是部分结果并不一

表 39–2　糖尿病肾脏疾病的生物学标志物（中文对照）[276]

分　类	生物学标志物	检测方法
临床应用	肾小球滤过率	肾清除率 / 估算公式
	白蛋白尿	尿液
	肌酐	血清
	胱抑素 C	血清
	血尿素氮	血清
氧化应激	戊糖苷	血清 / 尿液
	8–OHdG	尿液
	尿酸	血清
	AGEs/OPs	血清
	IPP2K	尿液
	脂联素	血清
纤维化	TGF–β_1	血清 / 尿液
	CTGF	血清 / 尿液
	VEGF	血清 / 尿液
肾小球损伤	转铁蛋白	尿液
	Ⅳ型胶原蛋白	尿液
	半胱氨酸蛋白酶抑制剂 C	尿液
肾小管损伤	L–FABP	尿液
	NGAL	尿液
	KIM–1	血清 / 尿液
	ACE2	血清 / 尿液
	血管紧张素原	尿液
	NAG	尿液
肾小管损伤	α_1 微球蛋白	尿液
	FGF–23	血清
	EGF	尿液
炎症	TNF–α、TNFR 1/2	血清 / 尿液
	骨保护素	血浆
	MCP–1	尿液
	IL–1、IL–6、Il–8、IL–18	血清 / 尿液
	白细胞计数 / 分数	血液
	缓激肽及其相关肽	血浆

（续表）

分　类	生物学标志物	检测方法
炎症	hs-CRP	血清
	骨桥蛋白	血清
滤过标志物	β 微量蛋白	血清
	β_2 微球蛋白	血清
线粒体功能	各种代谢物	尿液

本表并非详尽列出潜在的生物标志物，而是旨在说明生物标志物和机制的多样性

8-OHdG. 8- 羟基 -2'- 脱氧鸟苷；AGE. 晚期糖基化终产物；OP. 氧化产物；IPP2K. 肌醇五磷酸二激酶；TGF-β_1. 转化生长因子 -β_1；CTGF. 结缔组织生长因子；VEGF. 血管内皮生长因子；L-FABP. 肝脂肪酸结合蛋白；NGAL. 中性粒细胞明胶酶相关脂蛋白；KIM-1. 肾损伤分子 1；ACE2. 血管紧张素转化酶 -2；NAG. N- 乙酰 -β-D- 氨基葡萄糖苷酶；FGF-23. 成纤维细胞生长因子 23；EGF. 表皮生长因子；TNF-α. 肿瘤坏死因子 -α；TNFR 1/2. 肿瘤坏死因子受体 1/2；MCP-1. 单核细胞趋化蛋白 -1；IL. 白细胞介素；hs-CRP. 高敏 C 反应蛋白

经许可，改编自 Campion CG, Sanchez-Ferras O, Batchu SN. Potential role of serum and urinary biomarkers in diagnosis and prognosis of diabetic nephropathy. *Can J Kidney Health Dis*. 2017; 4: 1–18.

致[280-294]。这些不一致的结论可能部分是由研究设计不同、所使用的替代结局事件或复合结局事件不同，或风险评估模型中不同变量等因素所致。最近一项研究还发现，在 1 型糖尿病患者中，与尿液中浓度相比，血浆 KIM-1 浓度似乎对早期肾功能的进行性丢失更具预测力，提示血浆来源和尿液来源的标志物可反映近端小管损伤的不同方面，但可能在标本采集时其血浆浓度更稳定[295]。总之，这些研究表明，近端小管的损害在 DKD 中起作用。然而，在大多数研究中，与现有的风险标志物相比，这些小管损伤相关的标志物并不能显著提升对 DKD 进展的风险预测能力。

表皮生长因子（EGF）是近来引起广泛关注的又一肾小管标志物。该生物学标志物是一种促生长肽，由肾小管上皮细胞合成，并存在于尿液中。研究表明，与非糖尿病人群相比，1 型糖尿病患者的尿表皮生长因子排泄率较低，而尿白蛋白排泄率较高。并且，在 eGFR ＞ 90ml/min 的糖尿病患者中，尿表皮生长因子与 eGFR 呈正相关，并与尿白蛋白排泄呈负相关[296]。此外，较低的尿 EGF：肌酐比值与偶发性 eGFR 受损及 eGFR 年损失超过 5% 相关，同时上述情况与 2 型糖尿病患者基线对尿白蛋白正常、肾功能保留在基线水平也有关[297]。一项研究从三个包括糖尿病患者在内的慢性肾脏病队列中获得肾脏组织的转录组数据，用于识别慢性肾脏病的潜在生物学标志物，最终该方法将 EGF 确定为首要候选标志物，研究人员随后证明，与已明确的其他危险因素相比，患者尿液中较低的表皮生长因子浓度可以提高对进展性肾病的预测能力[298]。特别值得注意的是，转录组序列分析研究策略将有利于生物学标志物发现和识别，这也是我们将来在生物标志物研究中可借鉴使用的一种新方法。

慢性炎症在 DKD 发病过程中也起着关键作用，一些与炎症相关的潜在标志物已经被发现。20 世纪 90 年代早期，科学家在动物模型中发现肿瘤坏死因子 α（TNF-α）参与了 DKD 的发病机制，然而其与人类 DKD 的关系至今尚未得到证实[299]。另一方面，肿瘤坏死因子受体（TNFR）1 和 2 的循环水平近来也被确定为 DKD 进展的可靠独立预测因子。在 Joslin 糖尿病中心的糖尿病队列中，考虑其他危险因素后，发现循环 TNFR1 和 2 浓度升高与 1 型糖尿病患者 eGFR 下降［＜ 60ml/(min・1.73m^2)］及 2 型糖尿病患者 ESRD 发生密切相关[300, 301]。随后，科学家发现 TNF 受体水平的升高可用于预测 DCCT/EDIC 队列中 1 型糖尿病患者的大量白蛋白尿、FinnDiane 队列中 1 型糖尿病患者 ESRD 的发生、SURDIAGENE 队列中 2 型糖尿病患者的肾功能丧失和北美印第安人 2 型糖尿病患者 ESRD 的发生[302-305]。此外，TNF 受体水平的升高还可预测来自 CARDIPP 研究的瑞典 2 型糖尿病患者的心血管事件发生率和总体死亡率[306]。而对患有 2 型糖尿病的北美印第安人进行的肾活检显示，TNFR 1 和 TNFR 2 浓度升高与多种病理形态学损伤存在强烈的相关性，如与系膜扩张、内皮细胞窗孔缺失及单个肾小球总滤过面减少、肾小球基底膜增厚、足细胞足突融合、肾小球硬化程度均相关，提示 TNFR 可能参与了 DKD 早期肾小球病变的发病过程[307]。

单核细胞趋化因子 -1（MCP-1）是一种由单个核细胞、小管上皮细胞和足细胞分泌的细胞因子，参与肾脏炎症过程并最终导致纤维化[308]。在 1 型或 2 型糖尿病的 DKD 患者中，尿液中 MCP-1 的浓度升高与肾功能下降、血清肌酐浓度翻倍及

最终进展至 ESRD 进行透析或死亡的风险增加相关[309-311]。MCP-1 也是预测微量白蛋白尿 1 型糖尿病患者 GFR 早期下降的尿液细胞因子之一[312]。此外，尿 MCP-1 与正常血压、正常白蛋白尿的 1 型糖尿病患者早期肾皮质损伤、肾间质扩张也相关。提示 MCP-1 可能参与了 DKD 早期皮质与间质病变[313]。

另外，越来越多的证据表明，血尿酸浓度升高会引起氧化应激，并促进肾脏炎症、内皮功能障碍和纤维化。对 1 型糖尿病的纵向研究发现，高尿酸血症与白蛋白尿的发生发展及 GFR 的丧失有关[314-317]，而且在对 40 例 2 型糖尿病伴 DKD（T2DKD）患者的双盲研究发现，与安慰剂治疗相比，4 个月的低剂量别嘌呤醇（100mg/d）治疗后患者血清尿酸浓度和 24h 尿蛋白排泄率均显著降低[318]。总之，这些研究表明别嘌呤醇可能是 DKD 现有治疗的有效补充疗法。目前，一项针对该假说的 1 型糖尿病患者的大型多中心临床试验正在进行[319]。然而，最近的一项研究对尿酸与 DKD 的联系提出了质疑。FinnDiane 研究中心的研究人员采用孟德尔随机化方法对 3895 例 1 型糖尿病患者的血清尿酸浓度与 DKD 进展的因果关系进行了研究，结果血尿酸浓度的升高与 DKD 并非因果关系，而是肾脏损害的下游事件[320]。

鉴于一系列发病机制在 DKD 进展中起作用，并且许多通路中稳定的标志物可用于预测进展性 DKD 的发生发展，因此同时评估来自多个不同通路的标志物将有助于疾病风险分层[275, 321-325]。最近一项研究纳入了来自控制糖尿病患者心血管风险行动（ACCORD）试验中的部分早期 DKD 患者，以及来自晚期退伍军人糖尿病实验研究（VANEPHRON-D）中部分晚期 DKD 患者结果表明，联合炎性生物标志物（血浆 TNFR1 和 2）及肾小管损伤生物标志物（血浆 KIM-1）分析显示，它们与 2 型糖尿病患者 eGFR 下降风险呈现独立相关性。更可贵的是，与现有的标志物相比，这些标志物的联合应用显著改善了风险预测能力[326]。同样，苏格兰泰赛德区糖尿病和遗传学研究（GO-DARTS）在 2 型糖尿病 3 期慢性肾脏病患者的巢式病例对照研究中，对 207 种血清蛋白和代谢物进行研究，以确定可预测肾功能快速下降（eGFR 水平在 3.5 年内下降达 40% 以上）的生物标志物。最终筛选出不同致病通路中共 14 个生物标志物，这些标志物能有效地将肾功能快速下降的病例与 eGFR 无下降的对照组患者区分开来，并且这些标志物在已确定的危险因素的基础上，增加了对快速进展性病例的预测能力[327]。

其他一些机制也参与了 DKD 的发生发展。越来越多的证据表明，各种 microRNA、长链非编码 RNA 和尿外泌体可能是 DKD 的生物学标志物[262, 328-330]。此外，成像技术的最新进展，如 MRI 技术和光学相干断层扫描技术对早期 DKD 风险分层提供了极大帮助[331-333]。研究表明，光学相干断层扫描技术可用于预测 4 年后的糖尿病神经病变[334]，目前正在评估其在 DKD 中的应用价值。

二、DKD 病程与预后

（一）病程

DKD 发生发展的经典过程包括几个阶段，即白蛋白或蛋白质排泄增加、GFR 先升高后下降、尿毒症的发生和进展至 ESRD（图 39-3）[73]。如本章前面所述，近年来大量证据表明，1 型和 2 型糖尿病患者，即使在没有蛋白尿的情况下，出现 DKD 进展伴 GFR 的下降也并不少见。这种情况在女性和 2 型糖尿病患者中尤为常见，特别是在肥胖、血脂异常、高血压和（或）早期高滤过的状态下更易发生，但其原因及治疗方法尚不明确[335]。

UKPDS 对 2 型糖尿病患者 DKD 早期病程中的这一现象进行了阐述（图 39-4）。该研究表明，在其所纳入的患者中，每年有 2%～3% 的患者从 DKD 的某一阶段过渡到下一个阶段（如正常白蛋白尿→微量白蛋白尿→大量白蛋白尿→肾小球滤过率降低）。在诊断后的 15 年中位随访时间，38% 的患者出现白蛋白尿，29% 的患者出现了 GFR 降低。而在 GFR 降低的患者中有半数的患者此前并无白蛋白尿，甚至有 39% 的患者在整个研究期间均未出现过蛋白尿[82, 336]。此外，在发生微量白蛋白尿后，无论患者处于 DKD 的何种阶段，每年死亡的患者数均多于过渡至下一阶段的患者数。

（二）预后

DKD 是死亡的有力预测指标，特别是心血管疾病和肾脏疾病所致的死亡。丹麦 1 型糖尿病患者

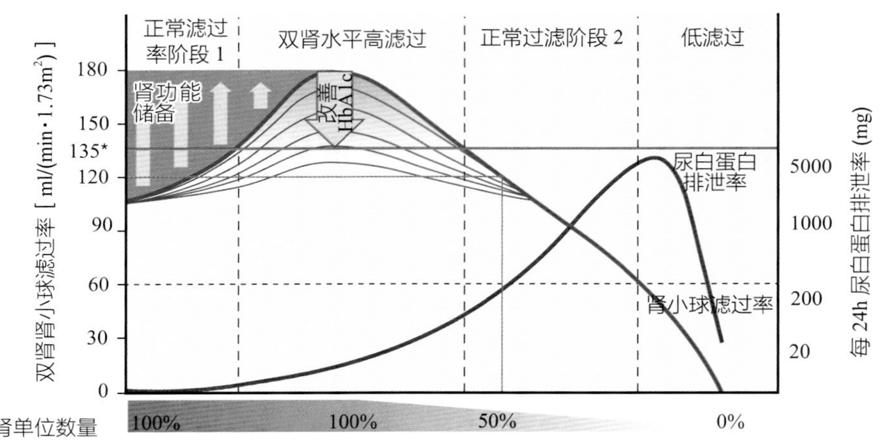

▲ 图 39-3 **DKD（伴蛋白尿）自然病程中双肾肾小球滤过率（GFR）及尿白蛋白排泄率（UAE）进展的典型过程**[139]

GFR 的峰值可以出现在糖尿病前期或糖尿病诊断后不久，在双肾均未受损的情况下可以达到 180ml/min。严格控制 HbA1c 及开始其他的治疗（如 RAS 抑制剂）可以减轻这种最初的反应。两个正常滤过率阶段可相交，如当 GFR 为 120ml/min 时（如灰线所示）：其中一个肾单位数量是 100%，而另一个在约 50% 处。因此，正如近期一项基于尸检的研究所证明的，即使在肾单位大量丢失的情况下，双肾 GFR 也可能维持在正常水平[121]。评估肾功能储备和（或）UAE 可能有助于确定亚临床造成功能性肾单位质量损失的程度。*. 将 GFR 超过 135ml/min 定义为双肾高滤过，并以红线表示。单个肾单位滤过率的变化程度及 DKD 的非蛋白尿情况未在此阐明[122]

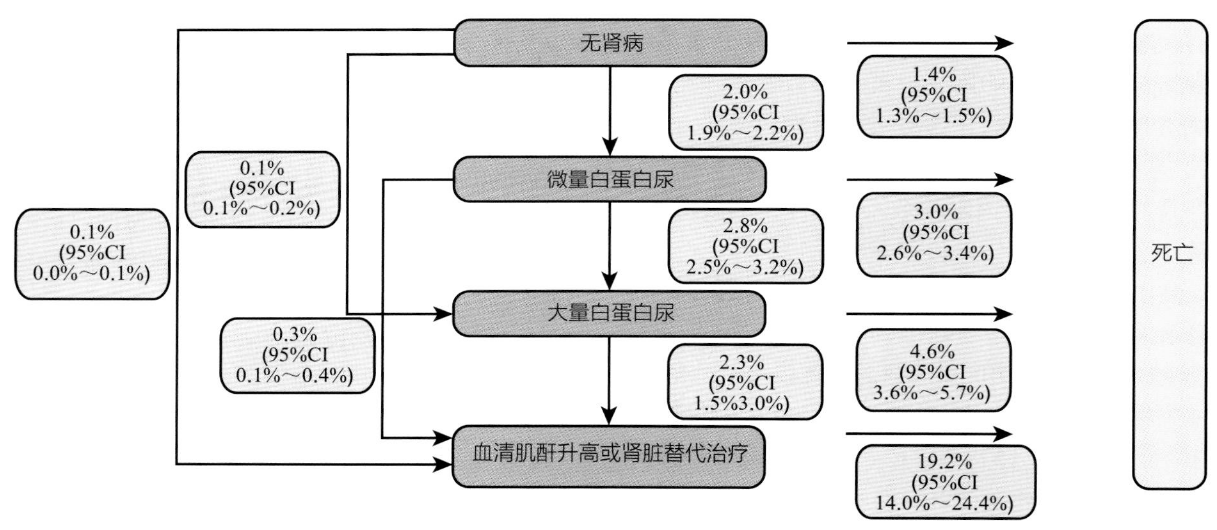

▲ 图 39-4 **英国前瞻性糖尿病研究中，2 型糖尿病患者 DKD 各阶段及发展为死亡的年迁移率**[76]

在没有蛋白尿的情况下其预期寿命接近正常[337]。FinnDiane 研究和匹兹堡糖尿病并发症流行病学研究对这些发现进行了进一步探讨，发现肾脏疾病的严重程度与死亡率存在分级关联。此外，他们发现与对照人群相比，1 型糖尿病伴白蛋白尿患者有更高的死亡率[338, 339]，在 2 型糖尿病中也有类似报道[340, 341]。研究者收集 NHANES Ⅲ中代表美国人口的数据，根据肾功能不全的程度对美国 2 型糖尿病患者的 10 年死亡率进行评估，并将其与没有糖尿病和肾脏疾病的人群的死亡率进行了比较（图 39-5）。如图所示，与对照组相比更多的 2 型糖尿病相关死亡率发生在 DKD 患者，特别是在同时存在白蛋白尿和 GFR 降低的患者，其死亡率最高[341]。另外，研究者对糖尿病心血管和非心血管死亡率也进行了比较，结果显示糖尿病相关的心血管损害也参与了多种不良事件的发生[232]。更重要的是全球疾

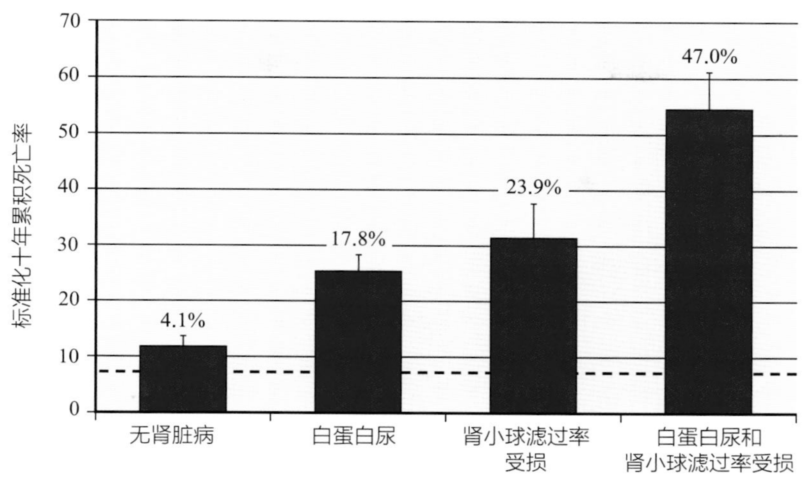

▲ 图 39-5　**根据不同的肾脏病表现评估 2 型糖尿病十年死亡率** [341]

使用线性回归估算死亡率风险的绝对差异，并根据年龄、性别和种族对结果进行调整。根据研究人群中协变量的平均水平估计标准化 10 年全因累积死亡率。虚线表示没有糖尿病或肾脏疾病的人的死亡率（对照组）。柱状图上方的数字表示超出对照组的超额死亡率。误差线表示 95% CI

病负担研究指出，在 1990—2013 年，由于糖尿病导致的慢性肾脏疾病死亡人数增加了近 107% [342]。

大型队列的 Meta 分析表明，即使在微量白蛋白尿范围内，白蛋白尿仍是糖尿病患者和非糖尿病患者全因死亡率、心血管疾病死亡率、脑卒中和 ESRD 的有力预测指标 [9, 343-345]。近来，全球疾病负担研究与慢性肾脏病预后协会联合研究指出，尽管全球范围内 ESRD 导致的死亡率正在上升，但因 GFR 降低导致的心血管疾病死亡率仍超过了 ESRD [346]。此外，慢性肾脏病预后协会分析了全球 43 个队列中 1 024 977 例患者的数据发现，不管是否患有糖尿病，尿白蛋白增加或 eGFR 下降均会导致全因死亡率或 ESRD 的风险增加，不过糖尿病患者的绝对风险更高 [9]。这些发现表明，不管是否存在糖尿病，早期肾脏疾病均是主要健康结局的重要预测因素。鉴于这些标志物在不同类型肾脏疾病中的变化的可比性，已经开发出用于识别在人群中那些慢性肾脏疾病进展风险最高的预测模型 [347]。肾衰竭进展的预测模型准确预测了两个独立的慢性肾脏病 3～5 期的加拿大患者队列的疾病进展 [348]。在由慢性肾脏病预后协会进行的后续验证研究中，研究者在 31 个跨国队列中检验了首选风险模型的准确性，该研究包括来自四大洲 30 个国家的 721 57 名参与者。在大多数北美人群中该模型能够很好地区分进展者和非进展者，由于人群基线风险水平不同对该模型添加了重新校准因子后，也有很好的预测效果，这表明这些模型可在全球范围内推广，以用于预测肾脏疾病的进展 [349]。该模型包含年龄、性别、eGFR 和白蛋白尿 4 个变量，可以在现代健康信息系统中轻松使用，并且任何有兴趣的从业人员都可以在网络上使用它（http：//kidneyfailurerisk.com）。

此外，研究者们还开发了针对 1 型糖尿病患者的微量白蛋白尿进展预测模型并进行了验证 [350-351]。

（三）DKD 肾外并发症

糖尿病视网膜病变在 1 型糖尿病中很常见，几乎所有 15～20 年病程的糖尿病患者都会发生糖尿病视网膜病变，而在蛋白尿患者中通常更为严重 [352]。在威斯康星州南部的一项基于人群的研究中，1 型糖尿病病程超过 10 年的患者中，增生性糖尿病视网膜病变的患病率在蛋白尿患者中为 67%，而在没有尿蛋白的患者中则为 22% [352]。视网膜病变的严重程度也与 DKD 的肾脏结构损害密切相关，即使在没有其他 DKD 临床证据的患者中也是如此。在肾素 - 血管紧张素系统（RASS）研究中的 285 位血压正常，但患有 1 型糖尿病而无尿白蛋白的人群中，轻度非增生性糖尿病视网膜病变占 53%，中度至重度非增生性视网膜病变占 9%，增生性视网膜病变占 2% [353]，其中 252 名（88%）患者完善了视网膜检查和肾活检，在调整其他潜在因素后，研究发现视网膜病变的严重程度与肾小球系膜增生、肾小球基底膜增宽及肾小球基底膜结构变化密切相关。在另一项针对 86 名患有 1 型糖尿病合并 ESRD 患者的研究中，所有患者均患有糖尿病视网膜病变，70% 患有增生性糖尿病视网膜病变，与 RASS 研究比较，该研究中患者糖尿病视网膜病变更加严重[354]。且视网膜病变的严重程度也与肾小球结构改变有关，包括肾小球系膜体积分数的增加和外周肾小球基底膜表面密度降低，但是这些病变大都出现在疾病的更晚期阶段。尽管两项研究均指出 DKD 与糖尿病视网膜病变存在一些不平行，但多数研究表明糖尿病视网膜病变的严重程度通常与肾小球结构改变的严重程度高度一致[353, 354]。

2 型糖尿病的糖尿病视网膜病变患病率低于 1 型糖尿病[352, 355, 356]。在威斯康星州南部进行的研究中，患病 15 年后，1370 名 2 型糖尿病患者的糖尿病视网膜病变患病率为 78%，而在 996 名 1 型糖尿病患者中患病率则为 98%[352, 355]。理论上，该研究中没有视网膜病变的患者应针对非糖尿病性肾小球疾病进行进一步检查。在一项关于 35 名丹麦 2 型糖尿病合并大量白蛋白尿（≥ 300mg/24h）患者的研究中，所有患者均接受了肾脏活检以确定其白蛋白尿的病因，结果发现糖尿病视网膜病存在于 56% 的糖尿病肾小球硬化症患者中，而没有视网膜病的患者则集中在非糖尿病性肾小球病患者中，这些非糖尿病性肾小球病患者占到了白蛋白尿患者的 1/4[357]。

另外，合并白蛋白尿的糖尿病患者，因增生性糖尿病视网膜病变或黄斑病变引起的失明发生率约为正常白蛋白尿患者的 5 倍[356]。

DKD 患者的大血管病变（如脑卒中、颈动脉狭窄、冠心病、外周血管疾病）发病率是非 DKD 患者的 2～5 倍，并且是 DKD 患者死亡的主要原因[356, 358]。BENEDICT 研究试验中，研究人员对 1208 名 2 型糖尿病合并高血压、正常白蛋白尿的患者进行了中位时间 9.2 年的随访，发现白蛋白尿水平即便在正常范围内轻度升高仍与心血管事件增加有关[359]。多国糖尿病血管疾病研究证实了心血管疾病是 1 型或 2 型糖尿病患者的主要死亡原因，但在心血管疾病风险方面有明显的种族差异[360]。在北美印第安人等心血管疾病风险较低的人群中，在肾脏替代疗法应用之前，DKD 是 2 型糖尿病患者的主要死亡原因。随着肾脏替代疗法的广泛普及及人们对此的认同度增加，DKD 患者的寿命延长，心血管疾病取代了肾衰竭而成为糖尿病的主要死亡原因[361]。目前发达国家两种类型的糖尿病心血管疾病死亡率下降，部分应归功于对糖尿病及心血管疾病的早期发现和及时干预处理，但这些措施对 DKD 发生率的影响尚不确定[362–365]。由于 2 型糖尿病发病年龄日益提前，虽然提高了护理质量，但患者寿命并没有得到延长。

在美国，50% 的糖尿病患者合并糖尿病周围神经病变，并且几乎所有终末期 DKD 患者都存在周围神经病变[366]。心脏自主神经病可能无症状或出现心功能减退，使糖尿病患者的全因死亡率提高了 3 倍[367]。大多数 DKD 患者的自主神经功能检查均出现严重异常，如前所述，心脏自主神经病变是 DKD 进展的危险因素之一，不过 DKD 与心脏自主神经病变的关系可能是双向的[244, 368]。DKD 可能通过调节下丘脑中的瘦素信号传导促进心脏自主神经病变的进展。反之，下丘脑也可能影响交感神经活性和功能[369]。

三、糖尿病肾脏病理

（一）糖尿病肾脏疾病典型病理改变

1936 年，Kimmelstiel 和 Wilson 首次将 DKD 病理改变描述为肾小球系膜扩张和结节性肾小球硬化[370]。之后人们对 DKD 病变的了解越来越多。目前对 1 型糖尿病所致 DKD 的病理研究更为深入。因此我们将首先介绍 1 型糖尿病患者的 DKD 病理特点，然后将其与 2 型糖尿病进行比较。在这部分内容中，我们将描述一些用于与 DKD 相关的关键肾脏结构的定量形态学测量参数。表 39–3 提供了这些参数的形态学缩写名称及其说明。

DKD 病理特征是细胞外基质（即肾小球和肾小管的基底膜和系膜基质）的累积（图 39–6）[163, 371]。细胞外基质蛋白的合成由基因转录和蛋白翻译后修饰所控制，而其降解则受基质金属蛋白酶及其抑制剂相互作用的调控，合成与降解之间的失衡将会导致细胞外基质蛋白在 DKD 肾组织中的积聚[372]。

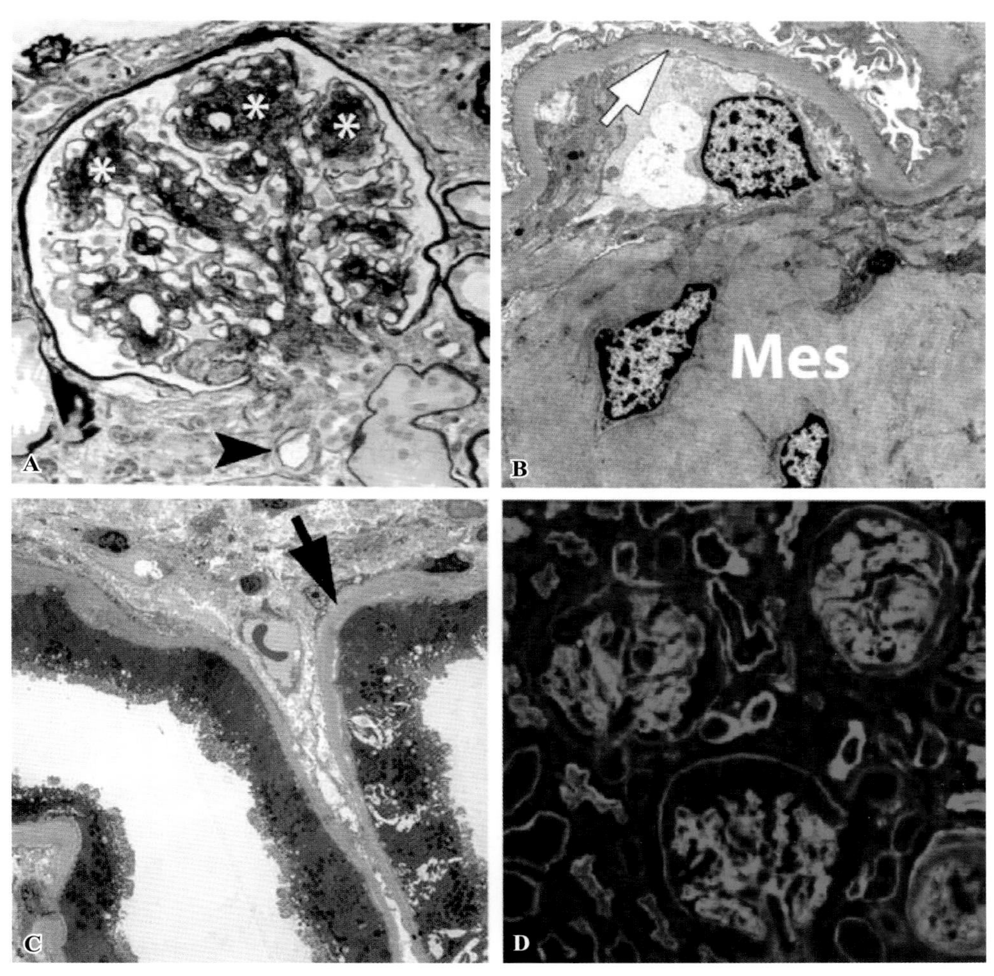

▲ 图 39-6　**糖尿病肾脏疾病肾组织活检**

A. 肾小球可见结节性肾小球硬化，即 Kimmelstiel-Wilson 结节（*），主要由于系膜基质增加和小动脉透明样变（箭头）所致的系膜扩张（Jones 六胺银染色）所致；B. 肾小球基底膜增厚（白箭）和肾小球系膜基质增多（Mes）（透射电子显微镜）；C. 肾小管基底膜增厚（黑箭）（透射电子显微镜）；D. IgG 在肾小球和肾小管基底膜的线性沉积（免疫荧光显微镜）

表 39-3　本节中用到的形态学参数缩写及其定义

形态学参数	定　义
Vv（Mes/glom）	肾小球系膜占肾小球的体积分数
Sv（PGBM/glom）	单位肾小球体积周围肾小球基底膜滤过膜表面密度
Vv（Int/cortex）	肾间质占肾皮质的体积分数
Vv（MM/glom）	系膜基质所占肾小球的体积分数
Nv（Podo/glom）	单位肾小球体积足细胞数量密度
N（Podo/glom）	单位肾小球的足细胞数量

1 型糖尿病伴 CKD（T1DKD）的肾脏病理特征主要表现在肾小球。这些改变通常按顺序发生。肾小球基底膜（GBM）增厚是通过电子显微镜确定的最先出现的病变。它在糖尿病发生后的 2 年内出现，并随着糖尿病持续时间的增加而呈线性增多[373]。GBM 的增厚与Ⅳ型胶原的 α_3 和 α_4 链密度增加有关，这可能是由于高血糖时足细胞分泌的这些分子的增多[374–376]。

肾小球系膜区扩张是光学显微镜下检测到的最先出现的病变（在光学显微镜下，过碘酸希夫染色最为明显）。这种病理变化在 1 型糖尿病发生后的 4～5 年内出现，表现为肾小球系膜所占肾小球体积 Vv（Mes/glom）增加[377]。Vv（Mes/glom）的增长速度在 1 型糖尿病的最初几年比较慢，随着糖尿病病程延长而加快[378]。肾小球系膜扩张主要是由于肾小球系膜基质增加所致[379]。即使在那些 Vv（Mes/glom）处于正常范围内的患者中，与肾小球系膜细胞相反，系膜基质的比例仍会增加[378]。系膜扩张可使系膜挤压周围毛细血管壁，导致滤过面积减小，Vv（Mes/glom）与周围 GBM 滤过膜表面密度 Sv（PGBM/glom）成反比（图 39-7）[163, 380]。肾小球体积增加部分代偿了减少的肾小球滤过表面密度并保留总滤过表面面积，但与 DKD 动物模型相比，1 型糖尿病患者的肾小球体积增加更晚出现[381, 382]。肾小球系膜扩张可能是弥散性或结节性的。结节性肾小球硬化症（也称为 Kimmelstiel-Wilson 结节）的特征是无 / 少细胞性系膜基质显著圆形增生，有时系膜细胞在结节边缘呈栅栏样排列，周围环绕明显的肾小球毛细血管（图 39-6）。结节内的肾小球系膜基质可表现为独特的层状外观，使用 Jones 六胺银染色法时易于观察。结节性病变通常发生在晚期 DKD 中，且至少在 1 型糖尿病发病后 15 年才出现[383, 384]。然而，在 DKD 早期，当系膜扩张程度较轻且弥漫时，有时偶尔可见结节性病变。需要注意的是，结节性肾小球硬化症不仅见于 DKD，在其他疾病中也可以观察到，如轻链沉积病，免疫复合物沉积和特发性结节性肾小球硬化症[385]。以肾小球系膜基质损伤为特征的系膜溶解是结节性病变的先兆改变。系膜溶解可导致 GBM 增厚、毛细血管微动脉瘤或结节性肾小球硬化形成（图 39-8）[386, 387, 388]。

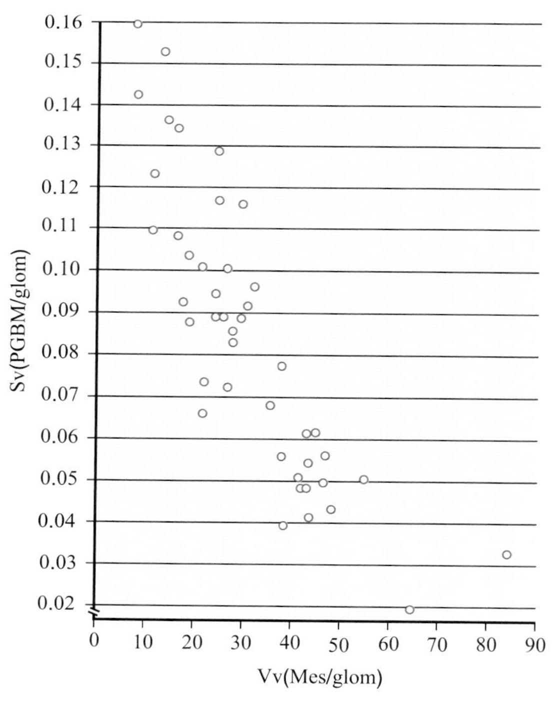

▲ 图 39-7 **1 型糖尿病患者单位肾小球中肾小球系膜所占肾小球体积分数 Vv（Mes/glom）与单位肾小球体积滤过膜表面密度 Sv（PGBM/glom）的关系[163]**

与透明质酸物质沉积有关的 DKD 病变（除了节段性肾小球硬化症）被称为渗出性病变，包括小动脉透明样变、纤维蛋白帽和球囊滴（图 39-9）。DKD 的肾脏病理特征之一是经常伴随入球和出球小动脉透明样变，它们可在 1 型糖尿病发病后 3～5 年内出现[389]。透明样变首先出现于小动脉内皮下，沉积的透明质酸物质逐渐取代平滑肌细胞直至完全取代。除透明样变外，1 型糖尿病青年患者小动脉和叶间小动脉可出现细胞外基质均匀增厚[390]。出球小动脉可能在肾小球的血管极增生[391]。在肾小球毛细血管内皮下积聚的透明物质称为纤维帽，但这些病变并非由纤维蛋白组成，故称其为“透明帽”或者“玻璃帽”也许更适当。球囊滴是肾小球囊顶部上皮细胞内侧透明质酸物质堆积所致。

足细胞损伤在 DKD 的进展中起关键作用。足细胞损伤发生在 DKD 的早期。约 1/3 正常白蛋白尿的糖尿病患者尿中肾素排泄增加，表明足细胞损

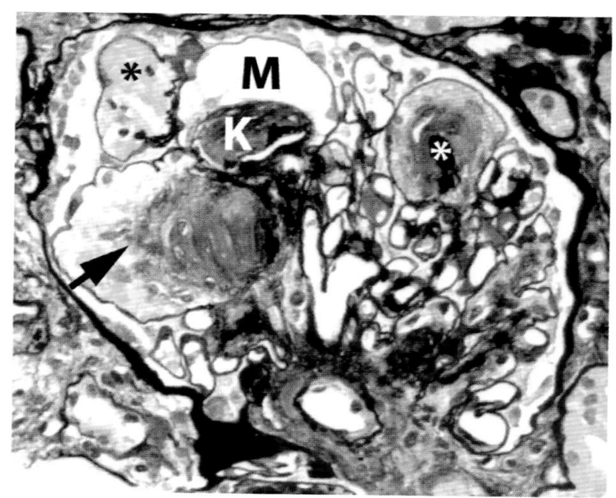

▲ 图 39-8 **晚期糖尿病肾脏疾病的肾小球病理变化**

以肾小球系膜损伤为特征的系膜溶解（箭）所导致的 Kimmelstiel-Wilson 结节（K）和微动脉瘤（M）。*（黑）显示一个微血管瘤，其中包含血液，但没有相邻的结节。*（白）显示一个结节，其相关的微动脉瘤已经硬化

伤甚至早于微量白蛋白尿的发生[392]。同样，在正常白蛋白尿患者中可检测到细胞足突增宽，提示足细胞损伤，而微量白蛋白尿和蛋白尿患者足细胞损伤更为严重[393, 394]。足细胞损伤可导致足细胞丢失。$\alpha_3\beta_1$ 整合素的表达降低、细胞凋亡、高葡萄糖诱导的氧化应激和自噬可能参与了这一过程[395–397]。足细胞较早开始从 GBM 上脱落，并且随着白蛋白尿的恶化而变得越来越严重（图 39–10）[394]。足细胞丢失会导致继发性局灶性节段性肾小球硬化症（FSGS），这种病变在 T1DKD 患者中相对来说较晚才出现，并好发于肾小球与肾小管（皮质与髓质）交界区（图 39–11）[398, 399]。上述病理变化可能与以下两个因素有关：①肾小球簇管极足细胞的剪切力增强；②继发于蛋白尿小管毒性作用导致的肾小管上皮细胞损伤[400, 401]。FSGS 使部分肾小球滤过液通过粘着部位进入肾小球囊，从而导致囊基底膜剥离。这种剥离可扩展到肾小球管连接处，导致球管出口狭窄和闭塞，最终形成管状肾小球(图 39–11)[398, 399]。因此，FSGS 通过发展至球性硬化或形成管状肾小球导致肾单位丢失和 GFR 降低[398]。尽管 DKD 中肾小球病变的进展会导致肾小球球性硬化，但 1 型糖尿病患者的硬化性肾小球通常聚集在肾包膜的垂直平面，提示血管病变和慢性缺血在肾小球硬化中的重要作用[402]。1 型糖尿病患者肾小球硬化进展还与小动脉透明样变严重程度有关[403]。

肾小管基底膜（TBM）增厚是 DKD 的早期表现，与 GBM 增厚平行（图 39–6）[100, 371]。糖尿病患者的 TBM 宽度与 GBM 宽度及 Vv（Mes/glom）

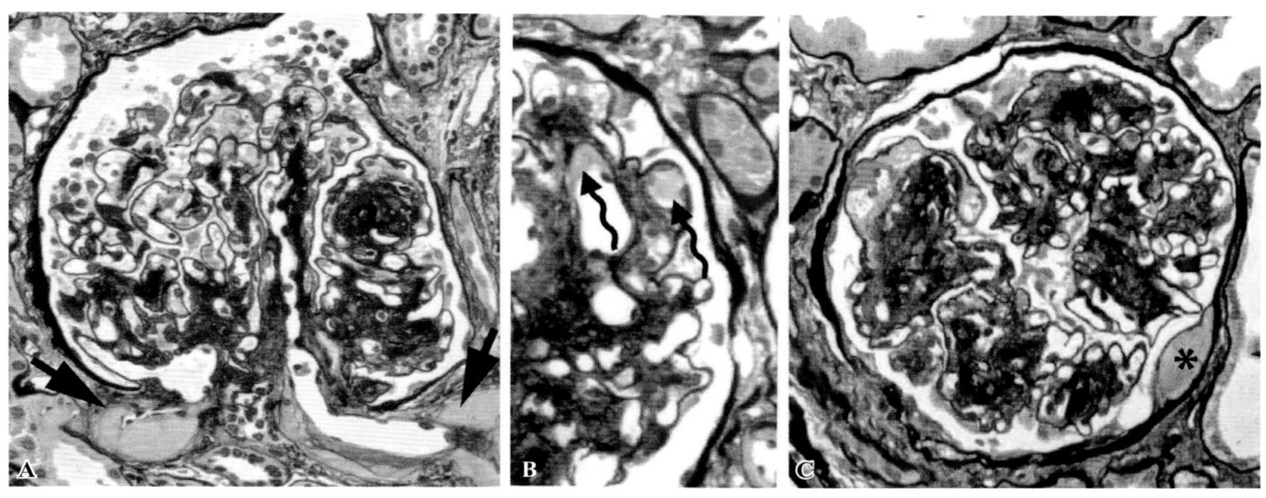

▲ 图 39–9　糖尿病肾脏疾病的渗出性病变

A. 入球和出球小动脉透明样变（箭）；B. 肾小球毛细血管中的纤维蛋白帽（波浪箭）；C. 球囊滴（*）（Jones 六胺银染色）

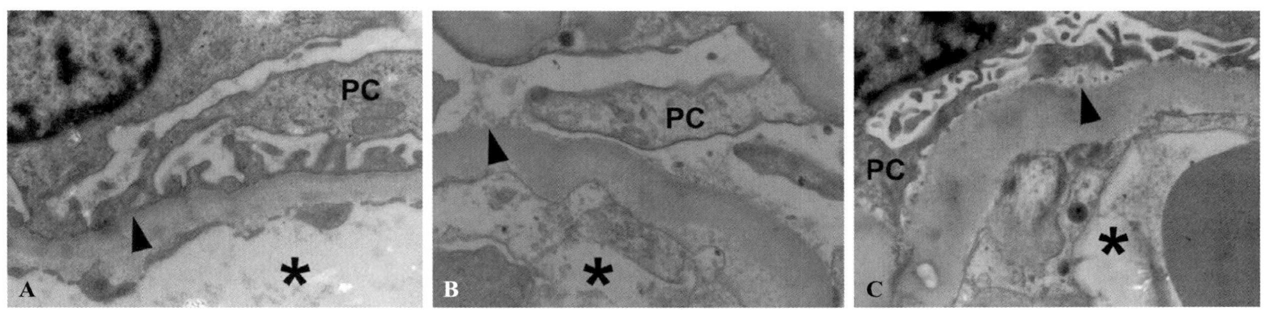

▲ 图 39–10　**Detachment of podocytes (PC) from the glomerular basement membrane in diabetic kidney disease (DKD)**

(A) glomerular basement membrane covered by intact foot processes in mild DKD. With advancement of DKD, some areas of glomerular basement membranes with complete (B), or partial (C) detachment of podocytes are observable. *Capillary lumen. Arrowhead shows the podocyte aspect of the glomerular basement membrane.

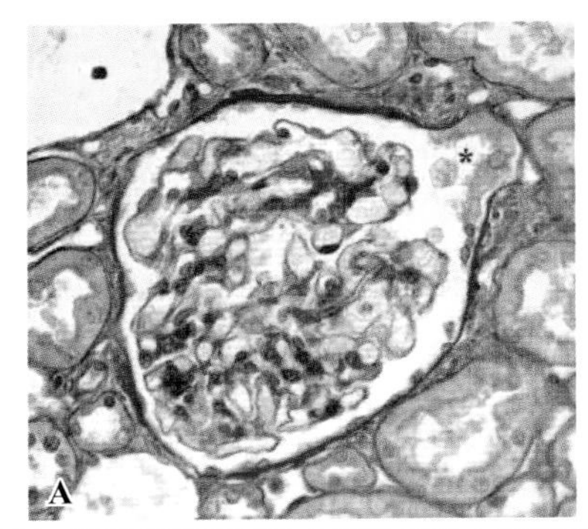

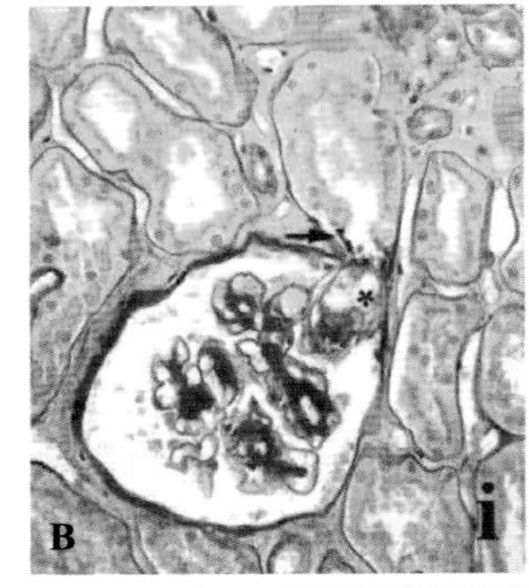

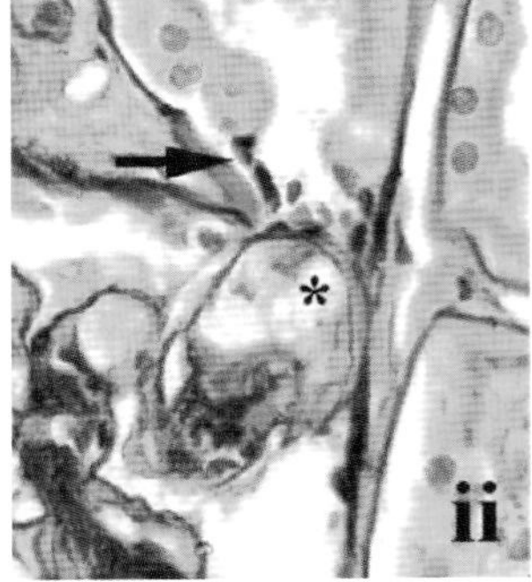

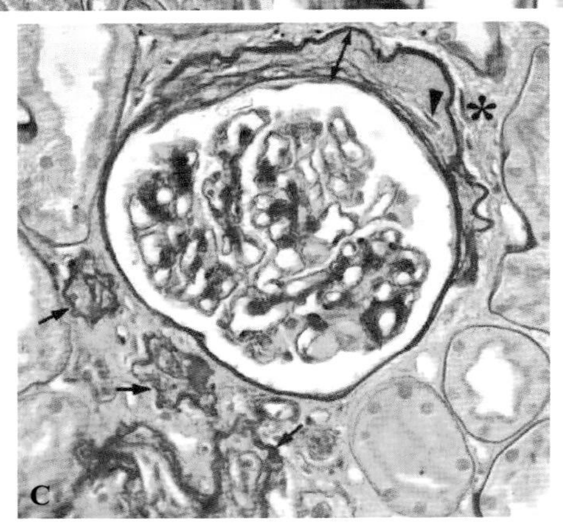

▲ 图 39-11 **A.** 与正常肾小管（**NT**）相连的肾小球。*. 球管交界处。**B.**（**i**）肾小球附着在缩短萎缩的小管（**SAT**）上，以及在球管交界处的顶端型病变 [过碘酸希夫（**PAS**）染色，**630×**]。（**ii**）放大倍数更高的顶端病变，可以更好地观察扩张的小管（*），顶端病变内有泡沫细胞和扁平上皮细胞（箭）覆盖近端小管的起始段。**C.** 无肾小管的肾小球（**AG**）。肾小球血管簇与其他肾小球没有区别。肾小球囊在与血管极相对的部位明显增厚和皱褶，在该处预计会形成小管连接。↔. 增宽的肾小球囊；箭头代表增宽的肾小球囊中的纺锤形细胞；箭代表邻近无肾小管肾小球的萎缩小管；*. 肾小球周围纤维化（**PAS** 染色，**630×**）

密切相关，但与肾皮质体积分数，即肾间质与皮质的比例 Vv（Int/cortex）仅弱相关，提示 TBM 增厚与糖尿病状态的关系较非特异性慢性损伤的关系更强 [371]。

临床意义：病理

DKD 的自然病程开始前有较长的潜伏期，在此期间尿白蛋白排泄率正常，GFR 正常或较高，而 DKD 病变进展缓慢。因此，白蛋白尿不是检测早期 DKD 的敏感标记。另一方面，当患者发展为微量白蛋白尿，尤其是大量白蛋白尿时，DKD 肾脏病变通常已经很严重，GFR 下降加速，进展为 ESRD。肾脏活检可提供有关 DKD 严重程度和预后的重要信息。早期关注 DKD 则有更多机会防治肾脏病进展，但目前活检结果是否对 DKD 进展为 ESRD 有预测价值仍有待研究，特别是需要发现更好的生物标志物来识别高危患者。为了实现这一目标，需要整合临床信息与结构数据及系统生物学和生物标志物技术开展大型临床研究。

1 型糖尿病患者的肾小管间质纤维化发生在肾小球病变之后。实际上，由于肾小管细胞肥大，Vv（Int/cortex）最初会降低 [404]。皮质间质的扩张最初主要是由于细胞成分增加所致，当 GFR 降低后，间质纤维胶原沉积才发生 [404]。

糖尿病患者中无论是否合并 DKD，在 GBM 和 TBM 均有 IgG（多型）和白蛋白呈轻度线性沉积（图 39-6）。这种现象可能与细胞外基质化学性质改变和（或）免疫球蛋白沉积有关，但确切原因尚不清楚。一项最新研究表明 IgG 染色的强度与肾脏结局直接相关，但这一发现需要进一步验证 [405]。

（二）T1DKD 肾脏结构 - 功能的关系

DKD 的肾组织结构 - 功能相关模型反映了其临床过程和自然病程，最初的长期临床潜伏期以正常白蛋白尿及正常或偏高的 GFR 为特征，疾病进展缓慢，随后为加速期，GFR 迅速下降 [406]。在初始正常白蛋白尿期，肾小球 GBM 厚度、系膜占肾小球面积比 Vv（Mes/glom）和单位体积肾小球滤过膜的表面密度［Sv（PGBM/glom）］可能在正常范围内，但在微量白蛋白尿时 GBM 厚度，Vv（Mes/glow）值及 Sv（PGBM/glow）值可能会增加，当患者出现大量蛋白尿，这种变化进一步加重（图 39-

12A 和 B）[407]。但持续性微量白蛋白尿与病变恶化和进展为蛋白尿的风险增加相关[407]。使用简单的线性回归分析对尿白蛋白排泄率在正常白蛋白尿到蛋白尿这个范围的肾组织结构进行观察，发现尿白蛋白排泄率与 Vv（Mes/glom）和 GBM 增厚呈正相关，而 Sv（PGBM/glom）与尿白蛋白排泄率呈负相关（图 39-13A 至图 39-13C）。DKD 典型的肾小球结构参数中，Vv（Mes/glom）、系膜基质所占肾

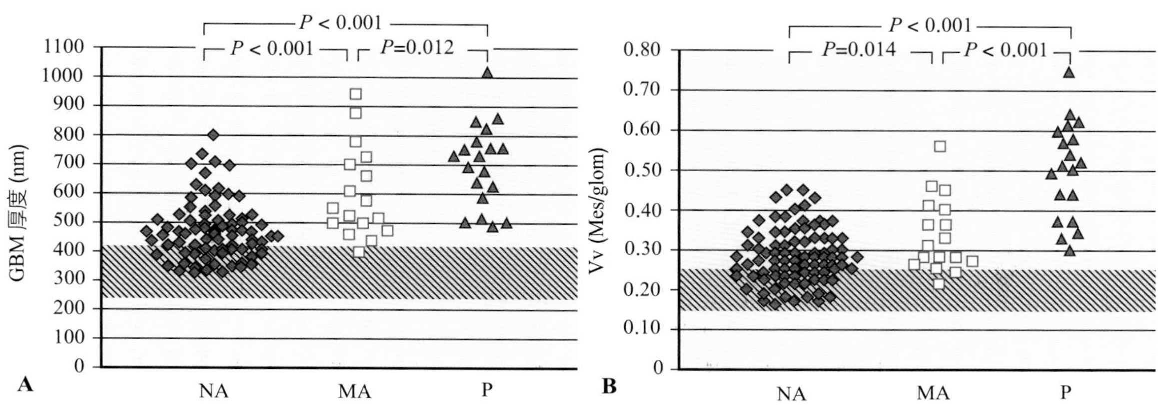

▲ 图 39-12　**A. 88 例正常白蛋白尿（NA）、17 例微量白蛋白尿（MA）和 19 例蛋白尿（P）的 1 型糖尿病患者的肾小球基底膜厚度。阴影区域代表 76 名年龄匹配的正常对照受试者的平均值 ±2 个标准差。所有组均不同于对照组。B. 88 例正常白蛋白尿（NA）、17 例微量白蛋白尿（MA）和 19 例蛋白尿（P）的 1 型糖尿病患者中的 Vv（Mes/glom）。阴影区域代表 76 名年龄匹配的正常对照受试者的平均值 ±2 个标准差。所有组均不同于对照组。GBM. 基底膜**

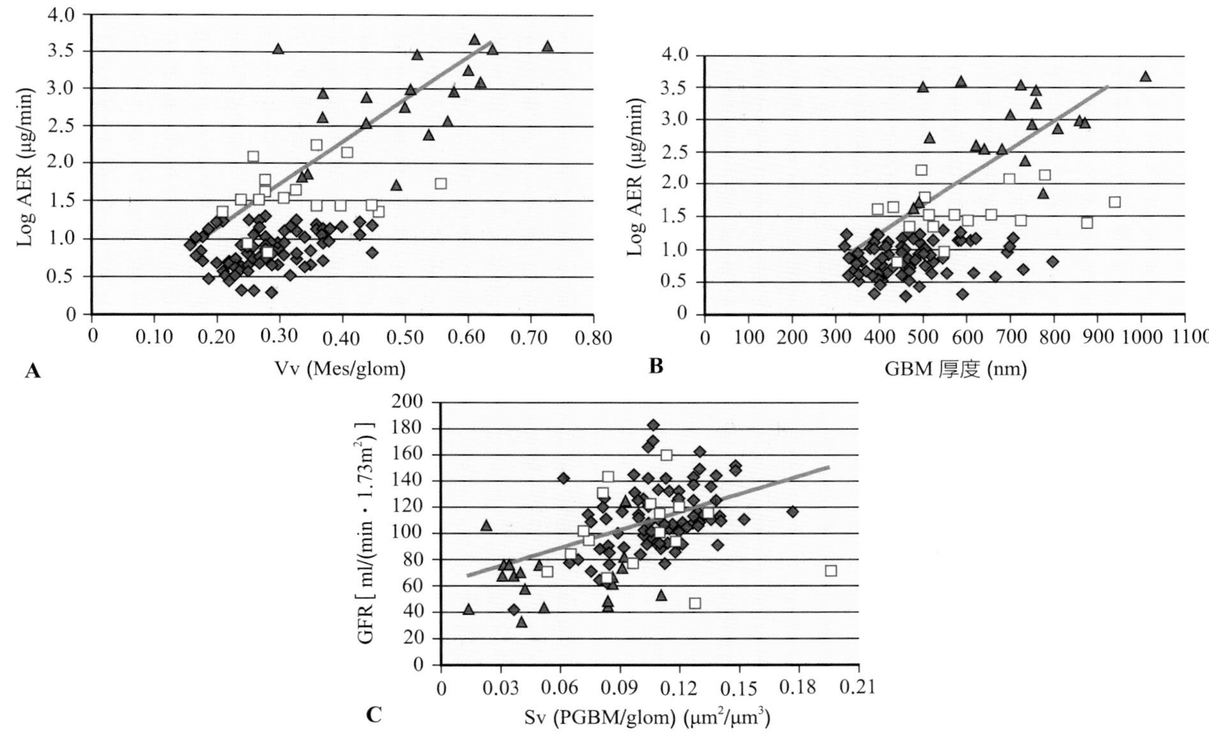

▲ 图 39-13　**A. 124 例 1 型糖尿病患者 Vv（Mes/glom）与白蛋白排泄率（AER）的相关性。◆. 正常白蛋白尿患者；□. 微量白蛋白尿患者；▲. 蛋白尿患者。*r*=0.75，*P* ＜ 0 .001。B. 124 例 1 型糖尿病患者肾小球基底膜厚度与 AER 的相关性。◆. 正常白蛋白尿患者；□. 微量白蛋白尿患者；▲. 蛋白尿患者。*r*=0.63，*P* ＜ 0.001。GBM. 基底膜。C. 125 例 1 型糖尿病患者的 Sv（PGBM/glom）与肾小球滤过率之间的相关性。◆. 正常白蛋白尿患者；□. 微量白蛋白尿患者；▲. 蛋白尿患者。*r*=0.48，*P* ＜ 0 .001**

小球体积的比值 Vv（MM/glom）和 GBM 宽度与 GFR 呈负相关，而 Sv（PGBM/glom）与 GFR 呈正相关（图 39–13）[407]。此外，从高滤过状态到肾功能不全，总的外周毛细血管滤过面积与 GFR 变化相关。GBM 宽度增加不仅是 1 型糖尿病患者肾小球首先观察到的病理变化，而且还能预测 DKD 从正常白蛋白尿发展为微量白蛋白尿，甚至是大量白蛋白尿和 ESRD 的进展[408]。重要的是，在 94 例长期表现为正常白蛋白尿的 1 型糖尿病患者的观察中发现，GBM 宽度正常的患者在平均随访 11 年后没有进展为蛋白尿或 ESRD[408]。此外，GBM 增厚并不是发生蛋白尿的主要机制，因为病程较长的无蛋白尿糖尿病患者也可发生 GBM 增厚[409, 410]。

从大量不同肾功能的 1 型糖尿病患者中收集典型 DKD 肾小球结构参数而构建的结构 - 功能关系模型非常稳健，可用于另一个尿白蛋白排泄率（AER）匹配的患者队列[411]。总体而言，仅通过基于肾小球病变的多元回归分析建立的结构 - 功能关系模型可以解释约 70% 的 AER 和 20%～30% 的 GFR 变异。另一方面，使用分段线性回归分析可以大大提高模型的预测能力，可以解释超过 80% 的 AER 变异和超过 65% 的 GFR 变异。从这些数据可以得出两个重要的结论，首先，分段线性回归分析更符合 DKD 初始缓慢进展、随后快速进展的自然病程，从而提高了模型预测能力。值得重视的是，两项独立的研究均发现，缓慢进展与快速进展间的转折点都在患者微量白蛋白尿和 GFR 处于正常范围的阶段，这表明显著的肾小球病变早已存在，而此时患者临床表现还表现为微量白蛋白尿和 GFR 正常，提示疾病从缓慢进展期进入快速进展期相对较早[398, 411]。其次，这些结果也提示如果使用适当的模型，则通过肾小球病变可解释 1 型糖尿病患者中大部分 AER 和 GFR 变异。将球管交界区异常和 Vv（Int/cortex）纳入模型可能会少许改善这些模型的预测能力[398]。但这些结果可能与其他研究相反，其他研究认为 DKD 的肾功能不全主要由间质而非肾小球病变引起[412, 413]。不过得出该结论的研究在血清肌酐升高患者中仔细检测了肾间质变化却仅主观评估了肾小球结构变化。此外，如前所述，在 1 型糖尿病病程的前十年中，首先出现 Vv（Int/cortex）的下降，同时 Vv（Mes/glom）和 GBM 宽度增加，而间质纤维化多在 1 型糖尿病肾小球病变后才出现。球性肾小球硬化的百分比在某种程度上也是 1 型糖尿病肾功能不全和高血压的独立预测因子。

对于不同程度的白蛋白尿患者研究发现：足突形态改变与 AER 呈正相关而与 GFR 呈负相关，表明随着 DKD 的进展足细胞损伤增加[394]。在血压正常的 1 型糖尿病蛋白尿患者中，单位肾小球体积足细胞数量密度 Nv（Podo/glom）与 AER 呈负相关，而并非单位肾小球足细胞数量 N（Podo/glom）[414]。但在微量白蛋白尿患者中未见到这种相关性。此外，在长期随访中，正常白蛋白尿 1 型糖尿病患者的足细胞结构参数不能预测其进展为蛋白尿或 ESRD 的结局事件[415]。这些观察结果表明，足细胞损伤在 T1DKD 后期对疾病进展更为关键。这与肾小球需要丢失一定比例的足细胞才会进展为球性硬化的认识相一致[416]。

（三）1 型与 2 型糖尿病肾脏疾病病理比较

尽管大多数 DKD 相关的 ESRD 是由于 2 型糖尿病引起，但与 1 型糖尿病相比，对 2 型糖尿病中 DKD 的自然病程和肾组织结构功能关系的研究较少。1 型和 2 型糖尿病的 DKD 肾组织病变存在大量相似之处。2 型糖尿病患者也会发生 GBM 增厚、肾小球系膜扩张、肾小球滤过面积减少和足细胞丢失，并随着糖尿病持续而进展[417]。但是 2 型糖尿病病理表现有更明显的异质性，不过在年轻发病的 2 型糖尿病的人群（如北美印第安人队列）中并未持续观察到这种现象[418]。Fioretto 等在意大利北部的 2 型糖尿病合并微量白蛋白尿和蛋白尿患者的肾组织活检中发现了 3 种不同的病变：第Ⅰ类，肾活检几乎正常（35% 的微量白蛋白尿和 10% 的蛋白尿患者）（图 39–14）；第Ⅱ类，典型的 DKD 病变，类似于 1 型糖尿病（30% 的微量白蛋白尿和 55% 的蛋白尿患者）；第Ⅲ类，糖尿病性肾小球病变轻微，伴有不相符的晚期肾小管间质纤维化、小动脉透明样变、动脉硬化或球性硬化[418]。这种异质性可能是由于其他并发症引起的，如衰老、高血压、肥胖和动脉粥样硬化，这些并发症在 2 型糖尿病患者中很常见，或与 2 型糖尿病肾损伤机制的异质性有关。有趣的是，这种分类与某些临床表型相关。具有经典 DKD 病变的Ⅱ型糖尿病患者通常糖尿病病程较

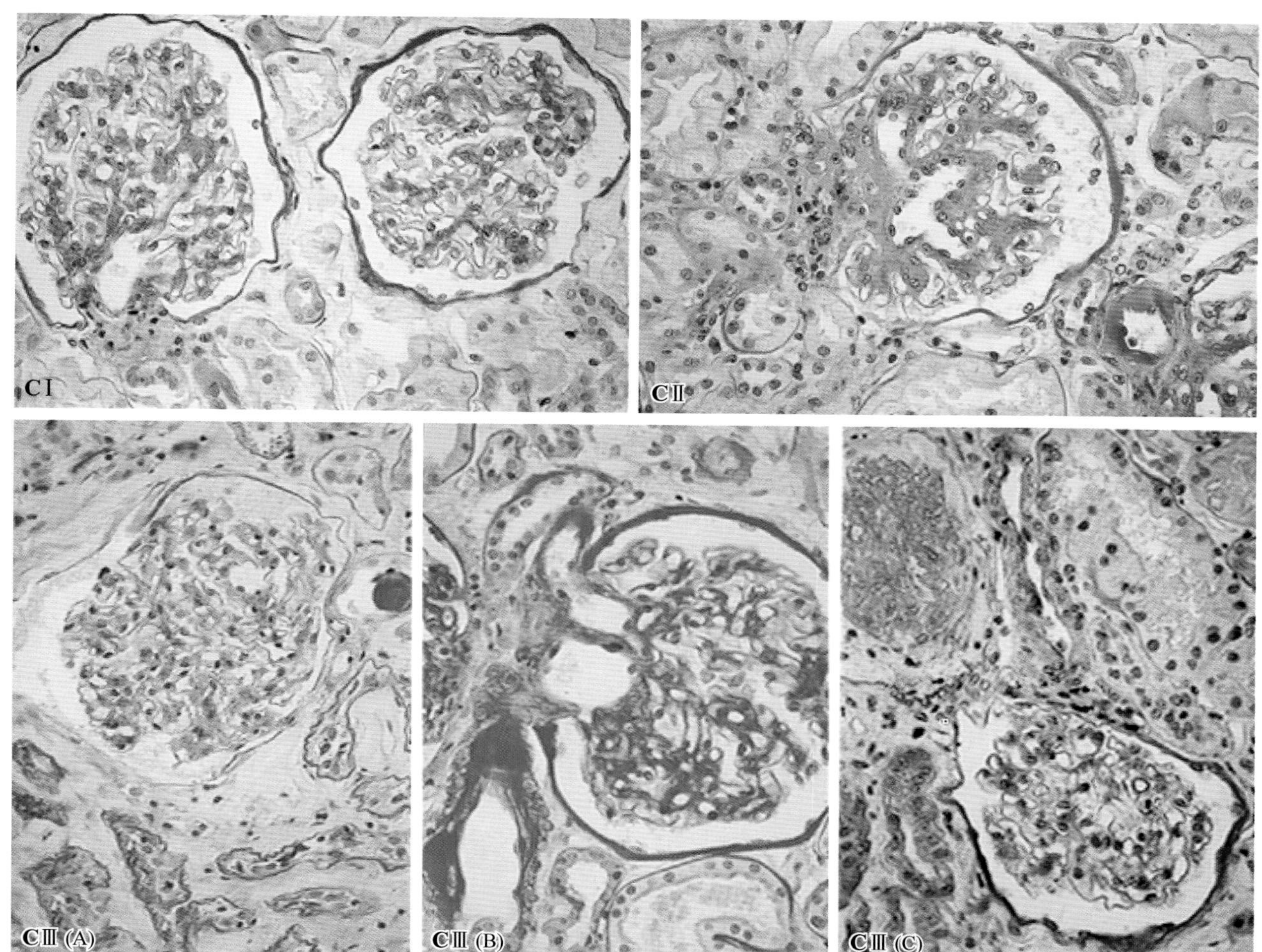

▲ 图 39-14　**糖尿病肾脏疾病（DKD）患者的肾小球病理分类**

Ⅰ类患者肾小球结构接近正常，系膜区少许扩张（PAS 染色）。2 型糖尿病患者 DKD 肾小球病变类型：CⅠ. Ⅰ类患者，组织学基本正常；CⅡ. Ⅱ类患者，具有 DKD 典型的肾小球病变；CⅢ. Ⅲ类患者，非典型病变，肾小球以外的病变比较严重。此类别可再分为：Ⅲ（A）. 晚期肾小管间质纤维化；Ⅲ（B）. 明显小动脉透明样变；Ⅲ（C）. 肾小球球性硬化但只有轻微的糖尿病性肾小球病变

长，血糖控制较差，GFR 下降较快[419, 420]。绝大多数此类患者有视网膜病病变，此与很少发生视网膜病变的Ⅰ类或Ⅱ类患者视网膜病病变相反[421]。其他研究也证实了 2 型糖尿病患者肾活检病变的异质性，以及存在一类特殊患者，这些患者一般表现为微量或者大量白蛋白尿，但没有明显的糖尿病肾小球病变[422-424]。应当指出的是，这种组织学异质性通常存在于 2 型糖尿病患者 DKD 早期，AER 并不是区分病变类别或 DKD 严重程度的可靠生物标志物。因此为了获得精准信息，肾活检是必要的。此外，在北美印第安人 2 型糖尿病患者中进行肾活检发现，白蛋白尿与病理改变之间的相关性更加类似 1 型糖尿病，提示北美印第安人 2 型糖尿病的 DKD 病变比欧洲或日本人 2 型糖尿病群更同质[425]。该现象可能与北美印第安人 2 型糖尿病年轻化、并发症较少有关。

（四）T2DKD 肾组织结构 - 功能关系

北美印第安人肾活检研究在我们理解 2 型糖尿病的肾脏结构与功能关系中有重要贡献。在一个大型北美印第安人研究队列中，观察了氯沙坦在早期 DKD 中的肾脏保护作用，临床试验结束时进行了肾脏活检，完成了中位时间为 6.6 年的随访，根据临床参数调整后（包括基线年龄、性别、糖尿病病程、HbA1c、GFR 及临床试验期间的治疗方案），发现以下各项均与 GFR 下降相关，如增加的 Vv（Mes/

glom）、球性硬化百分比、单位肾小球中非足细胞（系膜和内皮细胞）数量、平均肾小球体积和足突宽度、降低的 Sv（PGBM/glom）和减少的内皮窗孔[426]。同一项研究表明，能反映具有统计学意义的形态学计量与变量综合效果的指标——小球病变复合指数与肾功能减退密切相关。此外，当将 GFR 下降斜率作为建模的阈值时，只有 Vv（Int/cortex）与该斜率相关。这些研究进一步证明了肾小球和肾小管间质病变在 T2DKD 进展中的重要性。值得重视的是，即使基线 GFR 正常或升高，这些关联依然存在。因此 DKD 早期无临床表现时，肾脏损害已经存在了。在意大利北部的 2 型糖尿病患者中进行的一项纵向肾活检研究表明，即使在基线为正常白蛋白尿的患者中，白蛋白尿、GBM 宽度和 Vv（Mes/glom）也可预测 4 年后的 GFR 下降[419]。同样，在日本的 2 型糖尿病患者中，GBM 宽度和 Vv（Mes/glom）也能够预测 6 年后的白蛋白尿进展[427]。

足细胞损伤在 T2DKD 进展中起重要作用。与非糖尿病对照组相比，正常白蛋白尿的糖尿病患者尿液中更常检测到肾素和（或）podocin mRNA，这表明足细胞损伤始于疾病的早期阶段[428]。持续的足细胞损伤导致这些足细胞经尿液丢失，微量白蛋白尿和蛋白尿患者的尿中足细胞增加即是证据[429]。因为足细胞不能有效再生，所以足细胞丢失导致肾小球中足细胞的消耗，这可以用相对（即单位肾小球体积的足细胞数密度）或绝对（即单位肾小球的足细胞数）计量方法来评估。足细胞数量密度的降低很可能在 DKD 的早期已经开始，导致足细胞丢失和单位肾小球足细胞数量减少，从而发展为肾小球硬化。有研究报道了 2 型糖尿病蛋白尿或微量白蛋白尿患者中单位肾小球的足细胞数量和数量密度下降[425, 430, 431]。随着糖尿病持续时间延长和白蛋白尿的增加，足细胞丢失逐渐加重[417]。有微量白蛋白尿的北美印第安人中，单位肾小球的足细胞数是白蛋白尿增加和进展为有临床表现肾病的最强预测因子[432]。在一项针对白种人 2 型糖尿病患者的研究中，微量白蛋白尿患者与正常白蛋白尿患者相比，足细胞数量与密度明显降低，且足细胞数密度与白蛋白尿水平相关[430]。

总而言之，与肾功能相似的 1 型糖尿病患者相比，2 型糖尿病患者的肾活检结果通常异质性更明显，而肾小球病变严重程度则较低。青年 2 型糖尿病患者这种异质性可能较小。尽管尚无法获得 2 型糖尿病青年患者的肾脏活检数据，但发现 2 型糖尿病年轻化与临床上快速进展的肾脏病有关。如上所述，这一发现表明 2 型糖尿病青年患者的糖尿病肾小球病变比病程相似的 1 型糖尿病患者更严重，但仍需进一步确定。肾功能和肾小球结构关系通常与 1 型糖尿病患者相似，但欠精确，也许与部分老年 2 型糖尿病患者病变的异质性有关。2 型糖尿病患者没有明确的肾小球病变却出现不同程度的大量白蛋白尿的情况仍然无法解释。

（五）糖尿病患者的非糖尿病肾脏病变

有临床表现的糖尿病患者行肾脏活检通常是因为怀疑存在非糖尿病肾脏疾病（NDKD）的疾病，如突然出现大量的蛋白尿、1 型糖尿病发病 5 年内出现蛋白尿、不伴有糖尿病视网膜病变（尤其是 1 型糖尿病）或其他糖尿病神经病变而出现蛋白尿、急性肾损伤、活动性尿沉渣或血尿[433, 434]。因此，在糖尿病患者肾活检中发现较高的 NDKD 发生率就不足为奇了[357, 433, 435–438]。

文献中报道的 NDKD 患病率为 10%～85%[439–442]。然而，当肾活检用于科研时，NDKD 的发现率远低于上述肾活检结果[443]。其原因可能是由于患者行肾活检的适应证、穿刺指征，还有种族和地理因素等均影响了 NDKD 发生。鉴于世界范围糖尿病的患病率不断上升，预计未来糖尿病患者肾活检将更为普遍，NDKD 发现更多。哥伦比亚大学进行的一项研究提示，肾组织活检样本中约 24% 来自糖尿病患者，其中 37% 为 DKD，36% 为 NDKD，27% 为 DKD 合并 NDKD[444]。在肾活检诊断为 NDKD 组中，最常见的病理类型是局灶节段性肾小球硬化（FSGS，占 22%），其次是高血压性肾损伤、急性肾小管损伤、IgA 肾病、膜性肾病和寡免疫复合物肾小球肾炎。而在 DKD 合并 NDKD 组，最常见的是急性肾小管损伤（43%），其次是高血压肾损伤、FSGS 和 IgA 肾病。多变量分析发现，糖尿病病程越长则 DKD 发生的可能性越大，而 NDKD 发生的可能性越低，12 年或更长的糖尿病病程是 DKD 的最佳独立预测指标。但仅通过肾活检并不能轻易区分原发性肾小球疾病和 DKD 合并继发性 CKD，如高血压引起的肾损伤糖尿病患者活检中最常报道的 NDKD 疾病是 FSGS、高血压性肾损伤和急性肾小管损伤，如何区分 NDKD 和 DKD 是我们所面临的挑战[444]。在 2 型糖尿病中这种挑战的难度更大，因为肾活检结果有时并不是典型的糖尿病性肾小球病变，如间质嗜酸性细胞浸润通常被认为是药物所致超敏反应疾病，但是在糖尿病患者肾活检中经常见到这一病理表现（约 40%），且与肾小管间质纤维化严重程度相关，而与药物过敏史或患者使用的药物数量无关，所以间质嗜酸性细胞浸润并非仅见于超敏反应[445]。因此，过度依靠肾活检不仅可能会将 DKD 患者中误诊为 NDKD，也可能导致 DKD 漏诊。一项尸检研究表明，约 20% 经病理证实的 DKD 病例其生前并没有 DKD 相关的临床表现，进一步证实了前面的结论[446]。

（六）糖尿病肾脏疾病的病理类型

DKD 病理分类有助于肾活检报告规范化，对指导临床具有很大的帮助。一种推荐使用的 DKD 病理分类方法（表 39–4）是基于肾小球病变将 DKD 病理分为四类，即肾小球基底膜增厚（Ⅰ类），系膜扩张（Ⅱ类，再分为两个亚类为Ⅱa 轻度，Ⅱb 严重），Kimmelstiel–Wilson 结节（Ⅲ类）和广泛的肾小球球性硬化（Ⅳ类）[447]。该系统分类方法还包括评价血管和肾小管间质病变的评分标准（表 39–5）。一项 2 型糖尿病患者大规模的随访研究表明，肾小球和间质病变的严重程度显著影响肾脏预后，并可作为肾脏预后的独立危险因素[448]。另一项研究发现，根据临床参数调整后，肾小球、肾小管间质和血管病变的程度与不良的肾脏预后相关[405]。不过按这一方法分类的肾小球病变的预后意义仍受质疑[449, 450]。为了研究各种 DKD 肾脏病变对肾脏预后的影响，有研究者提出了采用将病理分类中所有项目得分值相加而得出的 D 评分方法，此方法提高了对肾脏结局的预测效果。D 评分≤ 14 的患者具有较好的预后[451]。这种分类方式促进了开发一种适用于临床诊断与预后评估的病理报告系统的进程。但是，所有研究均证实了这种分类的预后价值仅提示患者表现为严重的肾小球或肾小管间质病变与不良预后相关。因此，创新性不够。虽然 DKD 早期诊断需要特异性强敏感性高的生物标志物指导治

表 39–4　糖尿病肾脏疾病肾小球病变的分类

类　别	定　义	纳入标准
Ⅰ	轻度或非特异性 LM 改变和 EM 证实的 GBM 增厚	活检未发现Ⅱ、Ⅲ、Ⅳ类病变 9 岁及以上：女性 GBM ＞ 395nm，男性 GBM ＞ 430nm
Ⅱa	轻度系膜扩张	活检未发现Ⅲ、Ⅳ类病变 ＞ 25% 视野可见系膜区有轻度系膜扩张
Ⅱb	重度系膜扩张	活检未发现Ⅲ、Ⅳ类病变 ＞ 25% 视野可见系膜区有重度系膜扩张
Ⅲ	结节性硬化（Kimmelstiel–Wilson 结节）	活检未发现Ⅳ类病变 可见至少一个确定的 Kimmelstiel–Wilson 结节
Ⅳ	晚期糖尿病肾小球硬化	＞ 50% 肾小球球性硬化 有Ⅰ～Ⅲ类病变

LM. 光学显微镜。GBM 厚度为电子显微镜（EM）的直接测量，当使用其他 GBM 测量方法时这些临界值可供参考
引自 Tervaert 等[447]

表 39–5　DKD 间质和血管病变分类

病　变	评分标准	分　数
间质病变		
间质纤维化和小管萎缩（IFTA）	无 ＜ 25% 25%～50% ＞ 50%	0 1 2 3
间质炎症	无 仅在 IFTA 区域有浸润 非 IFTA 区域有浸润	0 1 2
血管病变		
小动脉透明样变	无 一处小动脉透明样变 一处以上小动脉透明样变	0 1 2
大血管病变	–	是 / 否
动脉硬化（评估病变最严重的动脉）	无动脉内膜增厚 内膜增厚但不超过中膜厚度 内膜增厚且超过中膜厚度	0 1 2

引自 Tervaert TW，Mooyaart AL，Amann K，Cohen AH，Cook HT，Drachenberg CB，et al. Pathologic classification of diabetic nephropathy. *JASN*. 2010；21（4）：556–563.

疗方案和评估预后，但这种方法在 DKD 早期是否能提示预后仍有待验证。此外 DKD 的其他重要特征，如 2 型糖尿病的肾脏损伤的异质性，以及可用于预测肾功能不全的其他一些重要的病理形态学特征（包括足细胞丢失、球管连接处异常或内皮窗孔损伤等）在上述分类中并未体现[398, 425, 426, 439]。

（七）肾脏病变的可逆性

链脲佐菌素（STZ）诱导的糖尿病大鼠胰岛移植后血糖恢复正常，2 个月内 DKD 病变逆转，用瘦素替代疗法使血糖恢复正常的 ob/ob 糖尿病小鼠（黑色和棕褐色，短尾）糖尿病在 6 周内出现逆转[452, 453]。但是与小鼠动物模型相比，人类 DKD 肾脏损伤需要很长时间，同样，DKD 病变的逆转也需要血糖长期维持正常。一些开创性研究表明，病程约 20 年的 1 型糖尿病患者，在胰腺移植血糖恢复正常 10 年后才有明显的糖尿病肾小球病病变逆转，而不是在血糖正常 5 年后[101, 454]。与基线值和 5 年时相比，10 年时 GBM 和 TBM 宽度、Vv（Mes/glom）及 Vv（MM/glom）均降低，患者通过积极治疗，血糖控制稳定 10 年后这些指标才恢复到正常范围（图 39–15）[101]。最引人注目的是，第 10 年活检时 Kimmelstiel–Wilson 结节已完全消失（图 39–16）。DKD 肾小球病变的逆转也与肾小管间质病变的改善和肾皮质及间质胶原总量减少有关[455]

有些研究重点探讨了药物干预逆转 DKD 或延缓其进展的效果。肾素 - 血管紧张素 - 醛固酮系统（RAAS）抑制剂在 1 型和 2 型糖尿病中显示出不同的作用。正常血压、正常白蛋白尿的 1 型糖尿病患者中，使用 RAAS 抑制剂氯沙坦或依那普利 5 年并没有停止 DKD 病变的进展，但确实减缓了视网膜病变的进展[456]。另一方面，2 型糖尿病微量白蛋白尿患者服用氯沙坦 6 年后，发现 Vv（Mes/glom）比值减少，DKD 进展减慢[457]。

关于 DKD 逆转的另一个重要问题是，众所周知足细胞很难再生，那么病变逆转后足细胞是否会重新出现在肾小球中呢？多项研究表明，肾小球囊上的祖细胞可能是丢失足细胞的替代源[453, 458–461]。先前提到的 ob/ob 小鼠研究还表明，DKD 病变的逆转与肾小球中足细胞的再生有关，但此类研究尚需在 DKD 患者中得到验证[453]。不过临床活检发现早期 DKD 中具有足细胞表型的壁层上皮细胞数量明显增加，说明足细胞被替代的可能性增加[462]。

（八）糖尿病肾脏疾病患者肾活检指征

肾脏活检仍然是肾脏疾病诊断、治疗方案决策和预测结局的金标准[463]。但是，目前尚无 DKD 患者肾活检适用指征及临床实用性标准或共识[438]。因此进行肾脏活检的决定通常基于个人意见和（或）单中心政策[463]。由于疾病的高发病率，高达 25% 的临床肾脏活检是针对出现蛋白尿的糖尿病患者而进行的[444]。仍存争论的是，有人认为合并大量白蛋白尿和视网膜病变的糖尿病患者很可能患有 DKD，在这种情况下肾脏活检通常不能提供更多信息以指导临床诊治[438]。如前所述，很大比例的糖尿病患者可能为 NDKD，对这类患者的治疗需要不同于 DKD 的治疗方案[464]。此外，肾活检仍是评估 DKD 肾损伤害的金标准，不仅可帮助辨别出不典型 T2DKD 患者，还能提供可能影响临床决策的有价值的预后甚至预测信息。值得注意的是，DKD 患者经皮肾活检并发症的风险与大部分其他原因所致的 CKD 的活检风险相当，且其风险肯定不超过后者[465, 466]。有学者对已发表的糖尿病患者肾活检指征的文献进行了汇总，并提供了以下活检标准（框 39–1）：①存在肾病范围蛋白尿或肾衰竭，但没有糖尿病视网膜病变；②存在肾病范围蛋白尿或肾衰竭，但糖尿病病程少于 5 年；③存在肾病范围蛋白尿，但肾功能正常；④原因不明的镜下血尿或急性肾损伤；⑤肾功能稳定的患者突然出现肾功能迅速恶化[464]。在 1 型糖尿病中视网膜病变和 DKD 密切相关，但在 2 型糖尿病中，视网膜病变则被认为是一个较差的 DKD 预测指标[11, 467]。

（九）糖尿病肾脏疾病的系统生物学

为了对 DKD 病理生理有更全面的了解并确定新的诊断或预后生物标志物及新的治疗靶标，我们需要了解与 DKD 发生发展有关的分子事件。系统生物学为我们解释生物系统的复杂性及它们的相互作用是如何影响系统功能和行为提供了一种跨学科的整体研究方法。系统生物学获得的数据与详细的形态学信息相关联，为我们识别与特定疾病进展和肾功能不全相关通路创造独一无二的机会。一项尿液代谢组学研究表明，介导 p53/TP53 泛素化的 E_3 泛素蛋白连接酶 MDM2 具有较高的蛋白 - 蛋白相互作用关联性[468]。这项研究还发现，两个独立的 DKD 患者队列的肾活检组织样本中，肾小球和肾小管间质区 *MDM2* 基因表达显著下调。在小鼠中抑制该基因导致足细胞丢失和死亡率增加，从而证明 MDM2 在 DKD 中发挥一定功能。早期 T2DKD 患者和晚期 DKD 的肾脏组织的完整基因表达谱显示，与对照组相比，DKD 个体的 Janus 激酶 / 信号转导子与转录激活子（JAK-STAT）通路受到高度调

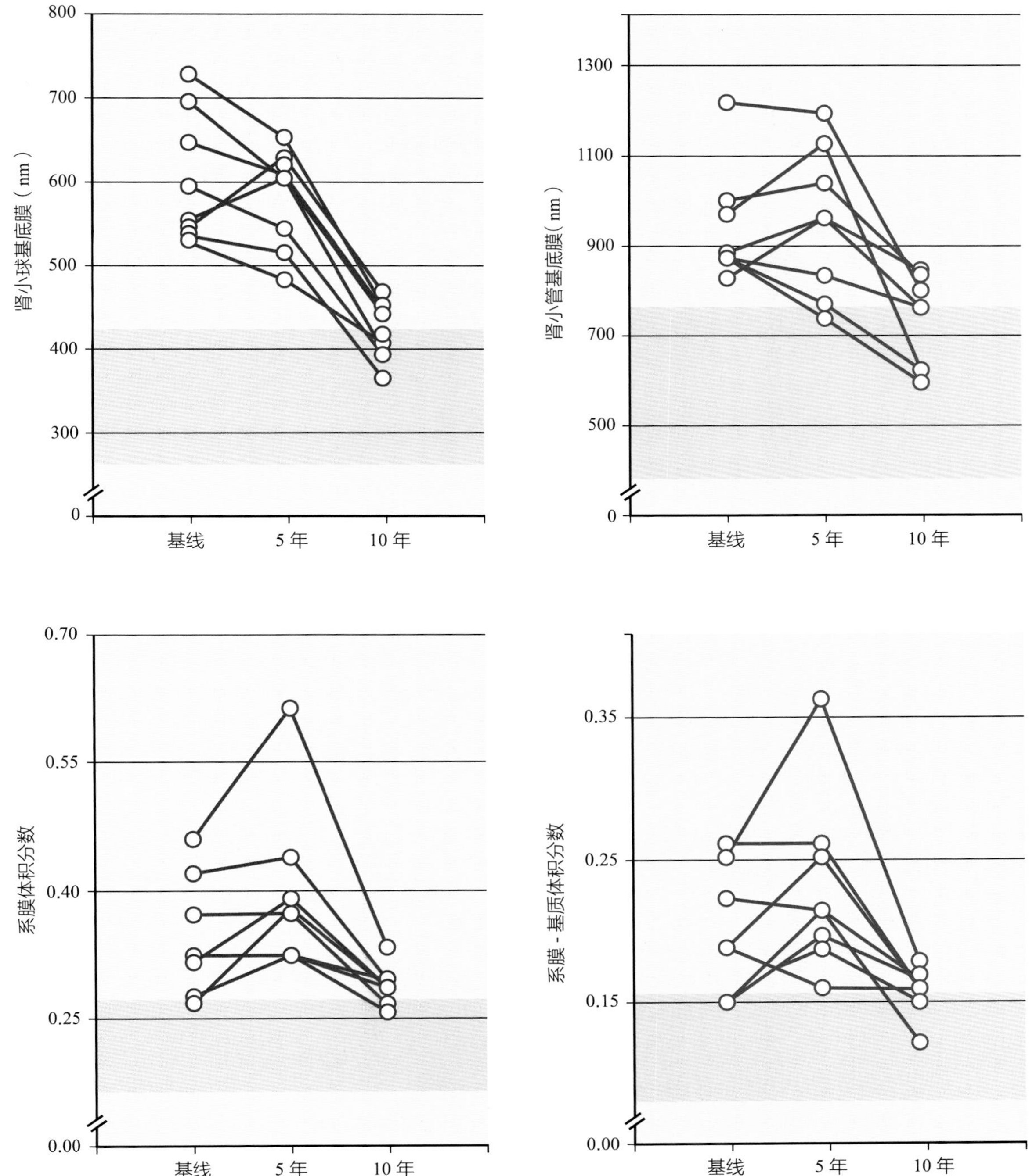

▲ 图 39-15 **基线和胰腺移植后 5 年和 10 年时的肾小球基底膜厚度、肾小管基底膜厚度、系膜体积分数和系膜 - 基质体积分数**

阴影区域代表通过 66 名年龄和性别匹配的正常对照组获得的正常范围（平均值 ±2 标准差）。各个患者的数据通过直线连接

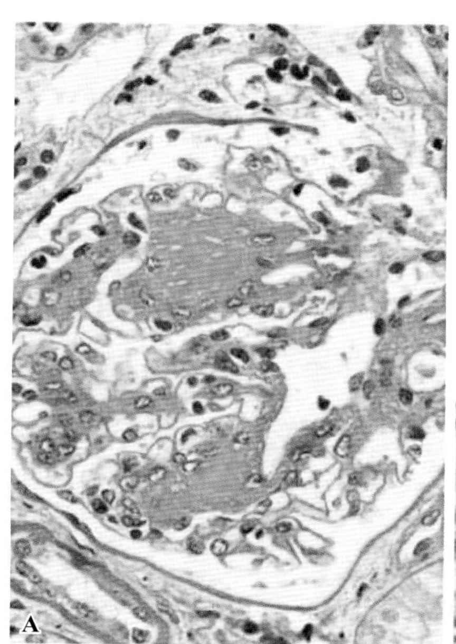

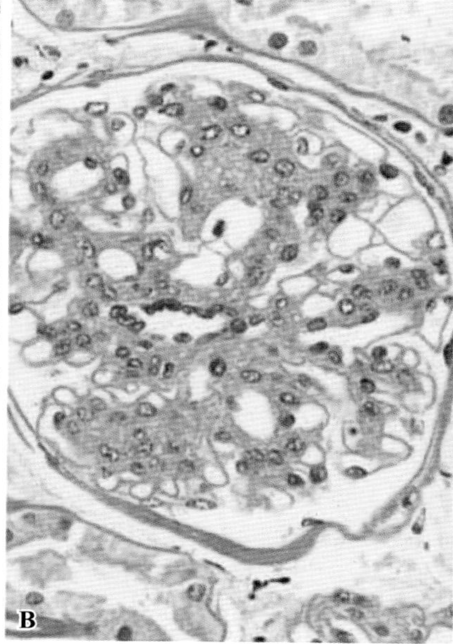

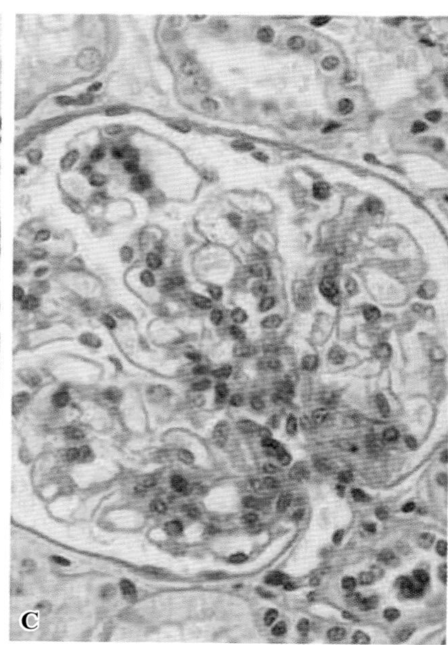

▲ 图 39-16 **一名 33 岁、17 年糖尿病史的 1 型糖尿病患者胰腺移植前后获得的肾脏活检标本的显微病理（PAS，120×）**
A. 来自基线肾活检标本的典型肾小球，其特征为弥漫性和结节性（Kimmelstiel-Wilson）糖尿病性肾小球病变。可见肾小球系膜基质扩张和结节性病变周围栅栏状分布的系膜细胞核。B. 移植 5 年后的典型肾小球表现出弥漫性和结节性病变的持续存在。C. 移植 10 年后，肾小球弥漫性和结节性肾小球系膜病变明显消退，更多肾小球毛细血管腔开放

框 39-1 糖尿病患者肾活检适应证

- 肾病范围蛋白尿或肾衰竭，但没有糖尿病视网膜病变
- 肾病范围蛋白尿或肾衰竭，但糖尿病病程少于 5 年
- 肾病范围蛋白尿，但肾功能正常
- 原因不明的镜下血尿或急性肾损伤
- 肾功能稳定的患者突然出现肾功能迅速恶化

控[469]。这些例子说明了“组学”方法在识别 DKD 中涉及的关键基因和信号通路中的重要性。进行此类研究需要对肾脏组织和体液进行充分的采样和保存。尽管目前这些方法仅用于科研，但可以预见，它们可能很快应用于临床并为 DKD 的精准医学铺平道路。

四、病理生理学

DKD 的发病机制仍不清楚，可能是多因素共同作用的结果。多种代谢、血流动力学因素和某些易感基因共同作用对肾脏中不同的靶细胞产生影响（图 39-17）。尽管如此，糖尿病发病时代谢异常，通过促进炎症和纤维化因子产生参与了肾脏病理生理改变，最终可能导致肾衰竭发生。高血糖导致的早期紊乱包括血流动力学变化和肾小球毛细血管壁对大分子选择性滤过的改变。另外，近来的研究开始对 DKD 肾功能下降和进行性纤维化的病理生理机制进行探索。

肾小球内皮细胞、上皮细胞、系膜细胞和肾小管细胞均可不同程度地受到糖尿病环境中关键分子的影响。大量实验和临床数据提示，受糖尿病影响的不同细胞间、不同器官间存在交互作用。无论起始因子和靶细胞如何，目前系统生物学方法已经发现了几个与 DKD 进展密切相关的关键通路（图 39-18）。本节将对 DKD 病理生理的临床及实验性发现做一概述。

（一）肾小球选择性滤过

尿中白蛋白的排泄量由肾小球毛细血管屏障过滤的白蛋白量和肾小管细胞重吸收的量决定。肾小球毛细血管壁作为一种过滤屏障可根据滤过物质的分子量大小、电荷和分子结构进行选择性过滤。通过对微穿刺法收集的肾小球滤过液及滤过的外源性聚合物（如右旋糖酐）进行研究，发现白蛋白尿主要是肾小球内电荷屏障受损的结果，这一结果由内皮细胞表面糖萼减少、肾小球基底膜硫酸乙酰肝素含量下降、肾小球毛细血管屏障对分子大小的选择性的变化共同导致[476-486]。在 1 型或 2 型糖尿病患者中，肾小球毛细血管对分子量大小选择性的缺陷似乎是大量蛋白尿的

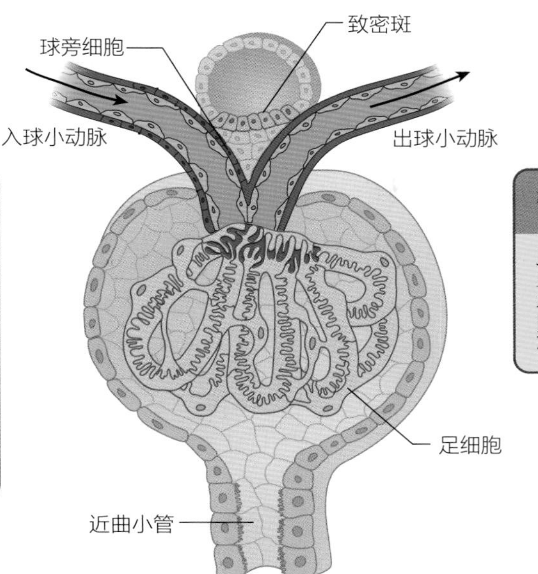

引起入球小动脉阻力净减少的因素

血管因素
一氧化氮生物利用度
COX-2 类前列腺素
激肽释放酶 - 激酶
心房肽
血管紧张素 (1～7)
本身高胰岛素血症
小管信号
抑制管球反馈（致密斑信号）

引起出球小动脉阻力净增加的因素

血管因素
血管紧张素Ⅱ
血栓素 A_2
内皮素 -1（ETA 受体）
活性氧簇

▲ 图 39-17　糖尿病中肾小球高滤过发病机制相关因素（净）效应示意图

多种血管和肾小管因素可导致入球小动脉净阻力降低，从而增加（单个肾单位）肾小球滤过率（GFR）[32, 48, 123–126]。胰岛素本身的影响似乎取决于胰岛素敏感性 [96, 97]。其他血管因素引起出球小动脉净阻力增加，导致 GFR 增加 [32, 42, 71, 124, 127]。生长激素和胰岛素样生长因子 -1 可能通过增加肾脏总体血流而增加滤过，而不是针对特定的小动脉 [128, 129]。胰高血糖素和血管升压素似乎（主要）通过转化生长因子（TGF）发挥作用 [48]。电耦合的内在缺陷或入球小动脉信号转导的改变可能损害肾血流动力学（自动）调节的血管活性反应 [32]。通过减少管内体积及肾小球囊内的液压，来增加超滤系数和净过滤压力，从而达到强化过滤的这一作用。在高蛋白饮食之后，多种血管因子（如一氧化氮、环氧合酶 -2 前列腺素、血管紧张素Ⅱ）可能被释放或激活，而通过增加近端小管中氨基酸 -（及葡萄糖）耦合钠的重吸收和（或）增加升支粗段中胰高血糖素 / 血管升压素依赖性钠的重吸收，TGF 被进一步抑制 [48–50, 130]。这些变化可能共同参与餐后高滤过。COX-2. 环氧化酶 -2；ETA. 内皮素 A 受体

> **临床意义：发病机制**
>
> 目前大量的研究为 DKD 治疗和预防提供了新的策略，这些策略不仅针对血糖，而且对 DKD 的防治也有帮助。开发强有力的系统生物学方法探讨 DKD 发病机制有助于指导开发临床治疗的药物新靶点。另外，一些实验探讨了自分泌、旁分泌和内分泌对 DKD 的作用，并为受糖尿病状态所影响的靶器官间及肾脏固有细胞之间存在“通讯连接”及相互作用与机制提供证据。小的非编码 RNA 和表观遗传的生物学研究不仅揭示了“葡萄糖记忆”的机制，而且将为今后的治疗提供新的药物靶点。

主要原因 [485, 487, 488]。形态计量学数据表明，有大量白蛋白尿的北美印第安人患者肾组织中，这种选择性缺陷与足细胞足突宽度存在显著的相关性，但在微量白蛋白尿患者中没有观察到这种相关性 [488]。这些发现与以下的认识一致，即导致白蛋白排泄增加的选择性过滤可能是局灶性的，且是由于足细胞足突融合、细胞间紧密连接消失所致 [489]。

多光子荧光显微技术可以直接观察活体内肾组织的结构和功能 [490]。在某些研究中发现，这项技术获得的白蛋白肾小球筛分系数似乎比通过微穿刺计算或测量的高。利用此技术，有研究者提出了 DKD 患者尿白蛋白清除率增高的其他原因，他们认为白蛋白尿是近端肾小管细胞的白蛋白重吸收和降解功能丢失的结果，而并不反映肾小球选择性渗透的改变 [490–493]。但其他使用改进后成像技术的研究结果并不支持这一观点，并进一步证实肾小球滤过屏障对大分子的通透性很大程度上依赖于局部的足细胞损伤的程度 [494–496]。

（二）肾小球血流动力学变化

健康成年人，GFR 的正常范围是 90～120ml/(min · 1.73m²)，中年前的 GFR 较为稳定，50 岁后每

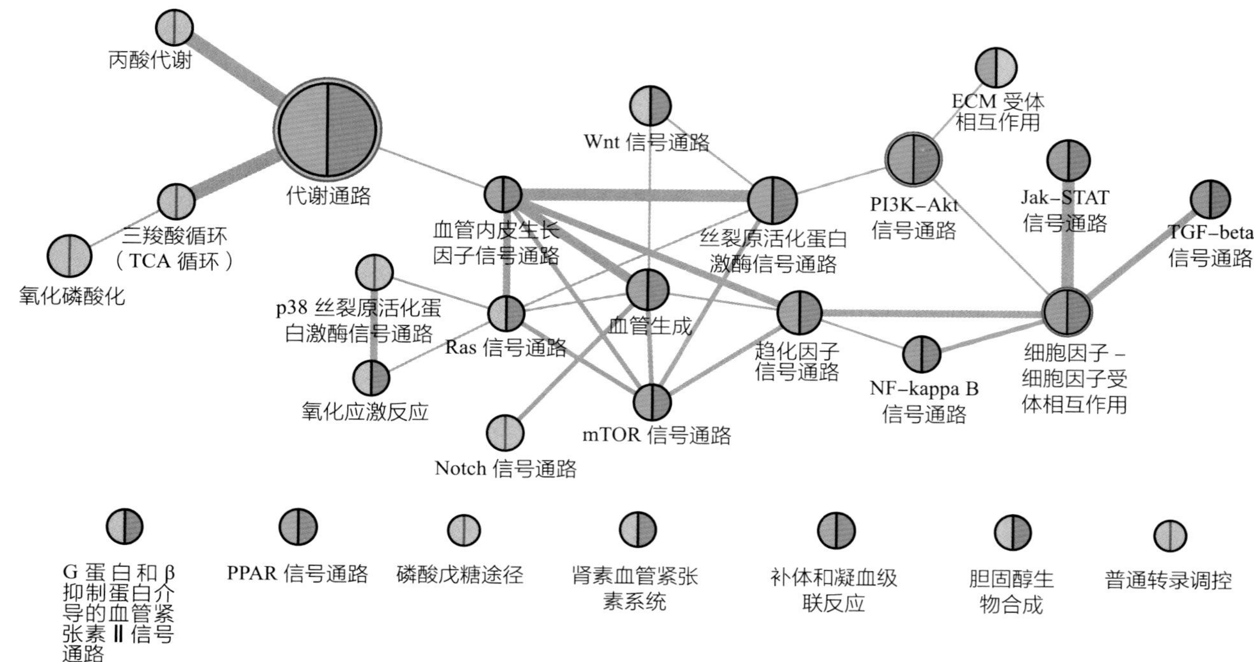

▲ 图 39-18 **糖尿病肾脏疾病的信号通路图**

图中的节点代表 KEGG 和 Panther 通路（节点的直径数值代表分配的蛋白质编码基因数目），节点间的连线代表重叠基因的数目，以及根据蛋白交互作用网络发现的通路间基因的相互作用。通路中标记了潜在的生物标志（蓝色）和潜在的药物靶点（红色）（引自 Heinzel A, Perco P, Mayer G, Oberbauer R, Lukas A, Mayer B. From molecular signatures to predictive biomarkers: modeling disease pathophysiology and drug mechanism of action. Front Cell Dev Biol. 2014; 2: 37.）

年下降约 1ml/min [497–499]。DKD 发生发展与肾小球内血流动力学变化有关，肾小球血流动力学变化导致肾血浆流量增加、肾小球毛细血管灌注过多及肾小球跨毛细血管液压梯度增加，它们共同导致 GFR 增高 [131, 500–505]。高滤过是指 GFR 平均值较正常糖耐量升高两个标准差。1 型糖尿病患者高滤过的发生率为 10%～67%，2 型糖尿病患者高滤过的发生率为 6%～73% [139]。这些较大的差异可能是由于年龄、种族、血糖控制、糖尿病持续时间、缺乏饮食标准化、高滤过的定义及用于测量和报道不同人群中 GFR 的方法等不一所致。GFR 升高多是由肾小球毛细血管高压和随之而来的高滤过压所引起，其他肾小球和肾小管因素也不同程度参与肾小球高滤过的形成（图 39–17）[506–508]。

GFR 在糖尿病早期升高，随着血糖控制，1 型和 2 型糖尿病患者的 GFR 均可降低 [503, 509–512]。在某些患者中，GFR 的这种变化可能反映了进展性肾病的发生，表现为肾小球球性硬化或单个肾单位滤过系数的下降 [417]。在另一些患者中，GFR 降低可能只反映了血糖控制后肾血管舒缩引起的纯功能性变化，或是没有明显肾组织病理学改变，只是 GFR 的内在性变异 [513]。要区分上述两种导致 GFR 下降的原因需要对 GFR 的变化进行长时间的观察，以确定 GFR 是否稳定、上升或继续下降至病理水平，同时还要关注其他生物学标志物，包括白蛋白尿 [514]。寻找 GFR 变化的原因至关重要，因为最近的研究（主要是来自 Joslin 糖尿病中心的研究报告）发现 1 型和 2 型糖尿病患者中，反映肾脏病理变化的进行性肾功能下降早于白蛋白尿的发生 [317, 515–518]。这种下降趋势主要呈线性，但下降速度因人而异。值得重视的是，在 Joslin 糖尿病研究中，1 型糖尿病队列中半数患者在 2～10 年内肾功能从正常 eGFR 发展成 ESRD。

（三）肾脏固有细胞

1. 肾小球内皮细胞

肾小球内皮细胞（GEC）及其糖萼厚度作为 DKD 的早期靶点而受到高度关注。糖萼的结构功能变化及其厚度降低和肾小球内皮细胞窗孔减少均为临床 DKD 的早期特点。GEC 损伤可通过血流动力学变化抑制内皮型一氧化氮合酶（eNOS）从而导致一氧化氮（NO）生物利用度降低，或通过生长因子表达异常引起代谢变化。富含三酰甘油的脂蛋白、晚期糖基化终产物、炎症介质等均可对糖萼厚度产生负面影响 [524]。一些干预措施可有效重建糖萼屏障并且保护 GEC，如阿曲生坦、C3a 和 C5a 受体拮抗剂。另外，血管内皮生长因子（VEGF）A165b 通过磷酸化 VEGFR2 发挥药效 [525–527]。在这些药物靶点的研究中也发现，肾小球内皮素 –1 受体 A 型（EdnRA）在 DKD 发生过程中被激活，且与线粒体功能障碍有关 [528]。肾小球内皮细胞也可以成为“肠肾轴”连接的靶点，因为胰高血糖素样肽 1（GLP1）受体激动剂 exendin–4 通过三磷酸腺苷结合盒转运体 A1（ABCA1）促进胆固醇外流来改善脂毒性所致的 GEC 损伤 [529]。高葡萄糖可明显引起肾脏局部的 GEC 中肾素 - 血管紧张素系统激活，同时内皮滤过孔径增加、糖胺聚糖含量降低，这种现象可以通过阻断 AngⅡ1 型受体来预防 [530]。

血管生成素的作用非常重要。在生理条件下，血管生成素调节肾小球滤过屏障的完整性，糖尿病状态下血管生成素失调，可驱动 DKD 的病理过程 [531]。这些发现引领了靶向肾小球血管生成素 –1 治疗措施的发展 [531, 532]。由于 GEC 也是糖尿病患者血液循环刺激接触到的第一类细胞，故可能是糖尿病的直接靶点，并可通过旁分泌机制影响邻近的系膜细胞和足细胞。很多研究提示 GEC 和系膜细胞的关系主要由血小板衍化生长因子（PDGF）B/PDGFRβ 介导，GEC 和足细胞之间的相互作用主要由血管生成素、VEGF 和内皮素 –1 介导 [533]。也有人提出内皮细胞向间充质细胞转化的可能性 [534]。

2. 足细胞

肾小球足细胞丢失是 DKD 的早期关键性改变 [394, 396, 414, 432, 535]。足细胞减少与疾病进展相关[425, 432]，与高血压和糖尿病的控制程度呈负相关 [535]，但也可独立于血压而发生 [536]。糖尿病中多种信号通路参与了足细胞损伤的过程，包括裂隙隔膜蛋白减少和（或）重新分布、胰岛素受体信号通路的变化，或通过雷帕霉素（mTOR）通路改变营养感应及 Notch 通路和 Wnt/ß–Catenin 通路等通路的再活化等。DKD 中，高糖可通过多种通路导致足细胞损伤，包括多元醇通路，晚期糖基化终产物的形成，激活的蛋白激酶 C 及己糖胺途径等 [537]。然而，越来越多的证据表明 DKD 足细胞损伤是多种内分泌和旁分泌共同作用的结果。实际上，足细胞功能很大程度上受循环中其他器官产生的细胞因子调节，提示糖尿病状态下肾脏和其他器官存在交互作用。足细胞也可以是血管紧张素Ⅱ、醛固酮和肾素前体等肾素 - 血管紧张素系统（RAS）经典成分的直接靶点 [538–544]。在足细胞过表达血管紧张素Ⅱ1 型受体（AT1R）的小鼠模型中证明了肾组织局部 RAS 异常激活在蛋白尿进展中的重要作用 [539]。阻断 RAS 也可通过系统性调节脂联素和胰岛素敏感性来影响足细胞功能 [545]。尽管肾组织局部产生的 ACE 的作用需要进一步研究，但临床和实验室证据均表明选择性阻断醛固酮具有肾脏保护作用 [546–549]。虽然肾素 – 醛固酮局部作用有待证实，但已有研究证明足细胞盐皮质激素受体（MR）活化可引起肾小球滤过屏障功能障碍，导致蛋白尿 [541]。现已发现与足细胞功能相关的非依赖性醛固酮的 MR 配体（如小 GTP 酶 Rac1），说明 DKD 足细胞信号通路非常复杂 [542]。此外，胰岛素、胰岛素样生长因子（IGFs）、脂联素、性激素、生长激素、促肾上腺皮质激素（ACTH）、促生长激素释放激素（GHRH）、甲状腺激素和维生素 D 均参与了足细胞功能的直接调节 [550–561]。接下来将简述 DKD 中这些因素对足细胞损伤的不同作用。

特异性敲除小鼠足细胞胰岛素受体后，发现在非高血糖状态下也可产生类似 DKD 的表型，证明胰岛素信号通路在保护足细胞功能中发挥重要作用 [562, 563]。临床研究也发现，无论是 1 型或 2 型糖尿病患者，他们的兄弟姐妹或者非糖尿病个体中，IR 与白蛋白尿进展相关 [519–523, 564, 565]。此外，糖尿病合并 DKD 患者和胰岛素缺乏的动物模型中，胰岛素增敏剂噻唑烷二酮类（TZD）较其他药物来说，具有一定程度的肾脏保护作用 [566, 567]。实验结果也支持这一点，DKD 早期的体内和体外实验中均出现了 IR，它们可能通过 PKC–β 诱导的胰岛素受体底物 –1 功能障碍所致 [551, 568]。除胰岛素受体外，转基因技术改变胰岛素下游的信号分子也会改变小鼠 DKD 的进程，并影响相关的营养感应和凋亡通路[569]。葡萄糖转运蛋白 1（GLUT1）和葡萄糖转运蛋白 4（GLUT4）的异常表达对 DKD 的发病机制均有影响[570-572]。另外，DKD 中，足细胞中一些参与 GLUT4 转运的调节分子与足细胞功能有关。这些分子包括 septin7、CD2 相关蛋白（CD2AP）、核连蛋白 2、Synip、胰岛素受体底物 2（IRS2）和磷酸酶张力蛋白同源物（PTEN）[573-578]。遗憾的是目前尚无一研究结果转化为临床应用。值得注意的是，在糖尿病状态下，足细胞富含 Src 同源区 2 结构域的磷酸酶 1（SHP-1）基因启动子的表观遗传学改变在持续 IR 中也发挥重要作用[579]。

近年来研究证明，足细胞 IR 与线粒体功能、内质网应激及未折叠蛋白反应（UPR）的活化有关[580]。与 UPR 类似，自噬对于维持足细胞稳态起关键作用，已知 mTORC1 基因单倍剂量不足（haploinsufficiency，指一个等位基因突变后，另一个等位基因能正常表达）会激活自噬并避免 DKD 的损害，而 mTORC1 的过度激活则会导致 DKD 进展加速[581, 582]。以往研究认为活性氧增加会导致糖尿病血管并发症，最近资料表明线粒体超氧化物能很好地反映线粒体形态与功能，这一新理论丰富了线粒体稳态的研究内容[583]。机体葡萄糖或营养过剩，可减少线粒体氧化磷酸化，导致非线粒体氧化物释放、促进炎症和纤维化反应，而激活 AMPK 可诱导超氧化物水平恢复，促进组织损伤修复[584]。

除了传统的激素，其他调节足细胞功能的重要因子包括游离脂肪酸（FFA）、脂蛋白和血管生成素等可能也参与了 DKD 的发病机制，我们需对其在 DKD 中的特殊功能进行更充分的研究，以便为临床诊疗提供新的靶点[585-587]。足细胞也是血管内皮生长因子 A（VEGF-A）生成的主要来源，VEGF-A 生成过量或不足均会加重 DKD，因为 VEGF-A 是足细胞与内皮细胞旁分泌相互作用中的重要分子，并且通过调节小管周围微血管系统参与了小管与血管的交互作用[588-591]。除了上述旁分泌作用机制外，VEGF-A 也参与了足细胞自分泌调节作用[592]。VEGF-A 是足细胞裂孔膜蛋白间相互作用及肌动蛋白细胞骨架的关键调节因子[593-595]。有研究发现，eNOS 基因敲除小鼠，或 1 型糖尿病小鼠足细胞过表达 VEGF-A 或 VEGF164 后，肾组织可出现类似于人类 DKD 的结节性肾小球硬化症[596, 597]。目前针对这一机制的治疗策略尚未取得成功，有研究者开发了可溶性 fms 相关酪氨酸激酶 1（sFLT1）诱饵肽，使其与足细胞特异性 GM3 神经节苷脂结合，从而稳定足细胞、增加细胞黏附和肌动蛋白重塑[598]。

脂肪组织与肾脏之间也可能存在交互作用。足细胞表达脂联素受体 1 和 2（AR_1 和 AR_2），脂联素缺失小鼠会发生蛋白尿和足细胞损伤，而给予重组脂联素可逆转以上现象，足细胞中脂联素可通过 AMPK 依赖方式调节 Nox4 表达，从而调控足细胞氧化应激[553]。这一标志性研究建立了脂联素与蛋白尿之间的因果关系[553]。DKD 患者中是否存在类似的机制尚待探索。另外，AdipoQ 基因启动子单核苷酸多态性（SNPs）与 2 型糖尿病和 DKD 发展风险增加相关，强烈提示脂肪组织可能通过某种分子或信号通路与肾脏形成“脂肪 - 肾脏轴”从而相互作用与影响[599]。

流行病学数据表明，雌激素有抗 DKD 进展的作用但该作用在绝经后消失，实验中使用 17-β 雌二醇具有防止 DKD 进展的作用[600-604]。循环中 17-β 雌二醇可影响足细胞雌激素受体 β 的表达，雌激素受体 β 可通过基质金属蛋白酶参与调节细胞外基质合成[554]。

循环中的维生素 D 与 CKD 进展和死亡率有关，维生素 D 治疗不仅可以减少心血管死亡率，也可以减轻临床蛋白尿[605-608]。在实验性 DKD 中，维生素 D 可以减少足细胞丢失[609]，与 AT_1 受体拮抗剂发挥协同作用减轻蛋白尿[610-612]。对于其他骨和矿物质代谢分子的研究显示，DKD 状态下[613-615]，抗衰老激素 Klotho 在肾组织表达和循环中的水平均下降，Klotho 替代治疗可通过靶向足细胞的瞬时受体电位阳离子通道 6（TRPC6）缓解蛋白尿，从而减轻糖尿病小鼠肾小球损伤[616-617]。

糖尿病和 DKD 发病过程中生长激素 / 胰岛素样生长因子 -1（GH/IGF-1）轴也发生了变化[618]。一些研究发现 GH/IGF-1 轴激活与 DKD 某些临床特征有关，如高滤过和微量白蛋白尿。另外，糖尿病中生长抑素类似物具有肾脏保护作用[619, 620]。在糖尿病动物模型中，过表达生长激素（GH）可导致严重的肾小球硬化，而通过各种机制抑制 GH 可改善 DKD 进展[556, 557, 621, 622]。有趣的是，足细胞表达 GH 受体（GHR），通过足细胞 GHR 传递的信号通路可影响氧化应激和肌动蛋白重塑，此为足细胞生理活动中的两个重要的特征 [555]。总之，这些实验数据表明开发靶向 GHR 或 GH 信号通路级联反应的药物是预防和（或）治疗 DKD 的新方法。肾脏组织高表达促 GH 释放激素（GHRH），但 GHRH 在肾脏中的特异性作用尚待研究 [559]。

足细胞也是促纤维化因子的直接作用靶点，如转化生长因子 β（TGF-β），TGF-β 与足细胞上的 TGF-β 受体结合，激活 SMAD7 介导的信号通路，导致细胞外基质产生异常 [623]。然而，使用抗纤维化药物治疗 DKD 总是失败的，提示纤维化可能是需要预防，而不是可以治疗的病变 [624]。因为 TGF-β 也可激发表观遗传学的变化，从而导致纤维化，因此从这一机制着手展开更多的研究是必要的。

近来，足细胞中肿瘤坏死因子（TNF）和活化 T 细胞核因子（NFAT）介导的 ABCA1 依赖性胆固醇外流受损被认为是导致蛋白尿和肾小球硬化的重要原因，这为治疗 DKD 提供了新的干预靶点 [625]。足细胞摄取氧化 LDL 的能力值得进一步研究，因为伴有蛋白尿的 DKD 患者去除 LDL 后，不仅改变了脂质谱，同时降低了蛋白尿，减轻了足细胞丢失 [586, 587, 626]。游离脂肪酸（FFA）在 DKD 白蛋白尿发生发展中的作用也值得重视，足细胞可利用 FFA 对足细胞特异性 IR 产生影响 [585, 627, 628]。FFA 也可能通过改变肾脏组蛋白影响糖尿病代谢记忆，表明 DKD 代谢和表观遗传改变之间存在联系 [629]。

3. 系膜细胞

系膜扩张是 DKD 重要病理特征 [163]。大量研究证明 DKD 状态下系膜细胞分泌细胞外基质异常，系膜细胞与肾小球硬化关系密切 [630]。但是，由于缺少针对系膜细胞特异性靶点的药物，针对系膜细胞特异性治疗的研究非常有限。DKD 患者系膜细胞大量表达缓激肽 2 受体，采用基因敲除或药物干预阻断缓激肽 2 受体的表达，可导致严重的系膜硬化，与人类糖尿病肾小球硬化相似，它们对 GEC 或足细胞影响不大 [631]。最近科学家们率先在 DKD 中证实了 miRNA 在各种类型肾脏病中的作用，发现 DKD 中 miRNA192 是系膜细胞功能的关键调节因子 [632]。另外，临床和实验研究均发现系膜细胞中 JAK-STAT 通路的激活，启发了 JAK2 抑制剂相关的临床研究的进行 [633]。

4. 小管间质细胞

临床与病理资料表明 DKD 小管间质纤维化程度与 GFR 下降密切相关。一些基于尿液生物标志物的研究发现，尿 NAG、KIM-1、L-FABP 及 NGAL 与糖尿病尿白蛋白相关，提示在 DKD 早期即存在小管损伤。体内和体外实验提示脂肪酸摄入和氧化参与了 CKD 进程，近曲小管上皮细胞在上皮间充质转分化中起主要作用 [634, 635]。EMPAREG 和 CANVAS 临床研究发现钠葡萄糖共转运体 -2（SGLT2）抑制剂具有很强的肾脏保护作用，有必要研究该抑制剂是否对表达 SGLT2 的肾小管上皮细胞有直接的代谢效应，这将有助于观察其对 DKD 进展的影响 [636, 637]。由于 C-C 趋化因子受体 2（CCR2）主要在肾小管上皮细胞表达，且目前已有报道 CCR2 拮抗剂在 2 期 DKD 临床研究中有明显的肾脏保护作用，因此趋化因子和趋化因子受体在小管间质损伤中作为重要的调节因子，其机制也需要进一步研究 [638]。

5. 其他机制

(1) 表观遗传因素：不论靶细胞如何，过去大量研究报道表观遗传学改变在 DKD 发病机制中发挥重要作用。表观遗传修饰包括 DNA 甲基化（DNAme）、组蛋白翻译后修饰（PTM）以及非编码 RNAs [639-641]。机体代谢状态与染色体重塑有关，miR-93 作为介导代谢与表观遗传的关键分子，对其研究将有助于开发新的 DKD 治疗药物 [642]。表观遗传修饰是可逆的，而且受环境改变的调节。然而，特定的表观遗传学变化对此前的环境暴露或疾病状态产生了记忆，在暴露因素移除后仍可产生长期后遗效应。糖尿病控制与并发症流行病学研究（EDIC）发现，强化胰岛素治疗的益处在停止治疗后仍持续很久，提示机体存在表观遗传学介导的代谢记忆 [272]。图 39-19 总结了血流动力学和代谢因子对代谢记忆产生的作用。另外，宫内环境也可发生表观遗传学变化，并且传递给子代 [643]。有趣的是，不同的肾脏固有细胞有不同的表观基因组。虽然表观遗传学十分复杂，但它将为这一领域的发展，特别是未来细胞特异性治疗带来新的契机。

(2) 固有免疫：过去 10 年固有免疫成为了肾脏病研究领域的热点，并在研究中取得了一定成绩，

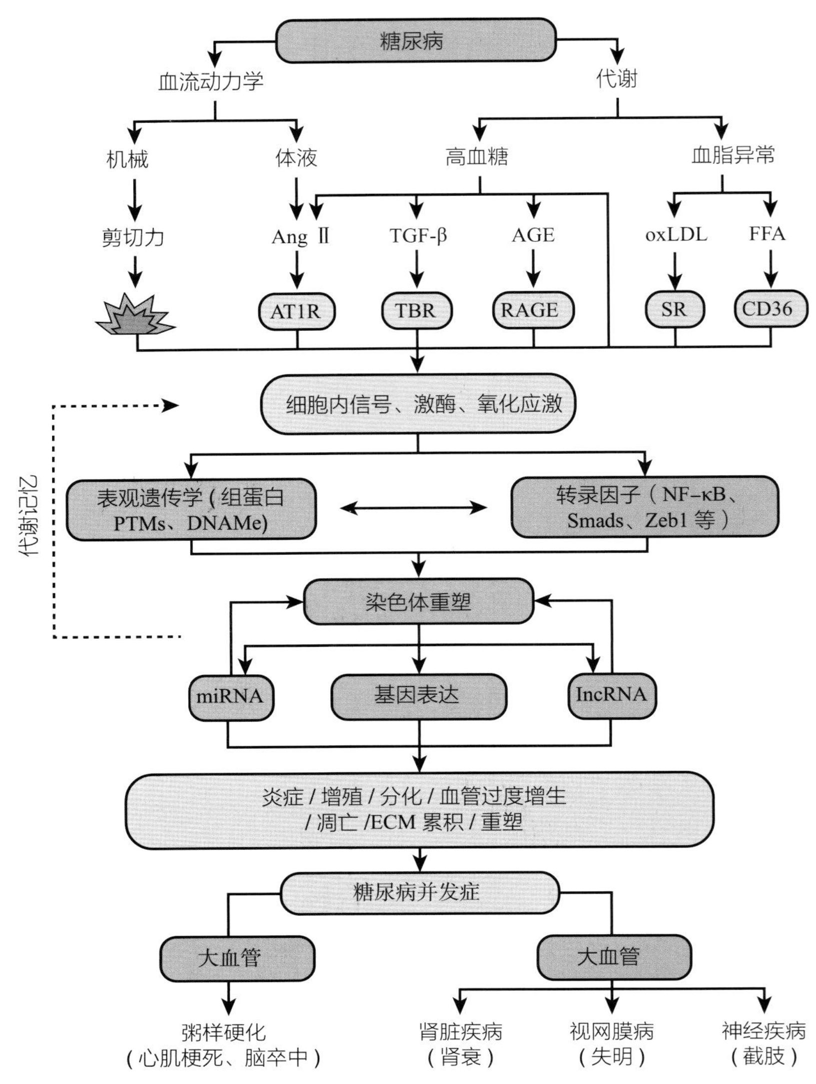

▲ 图 39-19 **介导糖尿病并发症和代谢记忆的信号通路和表观遗传学网络图**

糖尿病及其继发的代谢紊乱可上调一些生长因子和脂质，通过他们的受体或者其他机制激发诸多信号通路和转录因子（TF），并与表观遗传网络产生交叉作用。这些事件可导致糖尿病并发症的靶组织细胞关键致病基因发生染色体重塑和转录调节变化。持续的表观遗传变化（包括组蛋白 PTMs、DNAme 和 ncRNAs）可导致代谢记忆，即便在血糖正常后患者糖尿病并发症的风险依归增加。AT1R，Ang Ⅱ 1 型受体；MI. 心肌梗死；oxLDL. 氧化 -LDL；RAGE. AGEs 受体；SR. 清道夫受体；TBR. TGF-β 受体 [引自 Reddy MA，Zhang E，Natarajan R. Epigenetic mechanisms in diabetic complications and metabolic memory. Diabetologia. 2015；58（3）：443–455.]

包括活化的肾脏固有细胞和浸润细胞[644]。病原相关分子模式（PAMP）和损伤相关分子模式（DAMP）是模式识别受体（PRR）的主要激活刺激因子。模式识别受体包括 Toll 样受体、NOD 样受体（NLR），它们参与了局部的免疫炎症反应。无论是否存在诱发刺激因素，该免疫炎症反应都可能会持续存在。最近，针对 Nrf2 抗氧化炎症反应的药物甲基巴多索隆（bardoxolon）在治疗 DKD 中的失败是对以往的认识的挑战[645]。因为过去认为细胞内炎症和氧化应激通路是有害的，而不是对细胞损伤的一种保护或适应性防御机制。另外，在其他诱发肾小球细胞炎症因子中，血清淀粉样蛋白 A（SAA）受到特别关注。SAA 可激活 NF-kB、JAK2 和 PKC，通过自分泌放大环路产生更多的内源性 SAA[646]。一项 2 型糖尿病队列研究发现，血浆 SAA 基础值升高可以预测死亡和 ESRD 的主要复合终点事件，提示 SSA 和 DKD 之间可能存在潜在的因果关系[647]。此外，一项纳入 74 名 2 型糖尿病患者并进行肾活检的队列研究发现，SAA 水平与 AER 相关，且在 GBM 增厚患者水平更高，但纤维蛋白原和 IL-6 与 GBM 增厚的相关性更好[648]。近期的一项队列研究发现，DKD 早期或没有 DKD 的 2 型糖尿病患者[平均 eGFR128ml/(min・1.73m^2)，中位尿白蛋白与尿肌酐比 39mg/g]，其血浆高水平 SAA 与 ESRD 低风险相关，提示在 DKD 早期血浆高水平 SAA 可能有肾脏保护作用[649]。进一步探讨早期 SAA 或后期 SAA 增加的相关机制，可增加我们对进展性 DKD 的认识，并为临床药物的研发提供新的治疗靶点。

五、治疗

美国糖尿病协会（ADA）每年更新 DKD 治疗指南[8]。其他指南来自于美国肾脏基金会（NKF）和 KDIGO[650, 651]。这些指南为 DKD 患者控制血压、血糖、血脂、限制蛋白质摄入、戒烟管理和生活方式教育提供了依据。值得注意的是，为了预防糖尿病大血管并发症，严格的血压控制比血糖控制更重要，但它们在预防 DKD 等微血管并发症方面同等重要[652]。对于 2 型糖尿病伴持续微量白蛋白尿的患者来说，积极综合治疗可有效减少心血管并发症与 DKD 的进展风险，治疗 DKD 患者时应提供整体多维度的干预方案[653]。

与早期 DKD 相比，晚期 DKD 患者不仅存在进展为 ESRD 的风险，还面临更高的微血管和大血管并发症的风险。临床医生在治疗晚期 DKD 患者时面临着众多的挑战[8]。这些挑战包括高血压、水钠潴留，由于有严重低血糖的风险使得在调整血糖控制的治疗方面存在困难，适合肾衰竭患者的抗糖尿病药物有限、心血管合并疾病、营养不良、糖尿病足、自主神经病变、贫血、钙和磷代谢紊乱及由此引起的骨营养不良（见第 59 章）。然而，这一阶段的治疗不仅要关注这些并发症，也要致力于保护肾功能，减少肾功能下降速率，减轻该阶段相关的临床症状，并为将来肾脏替代疗法做好充分准备。

> **临床意义：治疗**
>
> 几项临床研究表明，在 DKD 任何阶段，有效控制血糖对减少心血管事件、死亡和肾脏疾病的进展均至关重要。然而，目前最佳的血糖控制目标所面临的临床困境是拥有发生严重低血糖的潜在风险，严重低血糖可抵消任何控制血糖的积极作用。最近开发的一些新型降糖药物一般不会导致低血糖发生，而且能减少心血管事件风险与死亡，有效防治肾脏疾病进展。这些作用超越了它们控制血糖的作用。然而，这些新型降糖药物是否可用于标准化降糖与保护肾脏治疗，尚需要大量的临床循证学研究，有待 DKD 患者临床试验完成。目前，推荐综合性标准化治疗，聚焦于生活方式、降低血脂、控制血压、用 ACEI 或 ARB 阻断肾素 - 血管紧张素 - 醛固酮系统的异常激活，但两者同时使用可能存在潜在的负面影响，故不建议联合使用。

（一）糖尿病肾脏疾病血压控制

毫无疑问，不论使用哪种药物，控制血压对延缓 DKD 进展有重要影响，为了实现降低血压的目标，应该尽一切努力解决医患之间文化差异对这一目标造成的影响（图 39-20）[652]。DKD 患者推荐降低血压的目标为低于 140/90mmHg，以减少心血管死亡率，延缓 DKD 进展[654, 655]。但是对于有白蛋白尿的患者，医生应该考虑将其血压降至 130/80mmHg 以下[656]。DKD 患者推荐的血压目标值尚存争议，不同组织发布的指南不同，没有达成共识。而且，这些指南所引用的数据是基于回顾性研究而非前瞻性研究，且并非专门针对 DKD 患者血压控制目标。后文将介绍其中一些研究。

糖尿病和血管疾病治疗行动：PreterAx 和 Diamicron-MR 对照评估（ADVANCE）试验将 11 140 名 2 型糖尿病患者随机分为培哚普利联合吲达帕胺组或安慰剂组[657]。治疗过程中，与高血压组（约 140mmHg）相比，较低血压组（< 135mmHg）的新发微量白蛋白尿或蛋白尿、ESRD、肾脏移植风险显著降低（−21%，$P < 0.0001$）。另外，基线时，DKD 患者的肾脏疾病恶化（定义为尿蛋白排泄增加或 eGFR 降低）也得到明显缓解[658]。

在慢性肾病患者的一项 Meta 分析中，血压降低对肾脏的保护作用更大，收缩压低于 120mmHg 时疾病进展最慢[659]。在一项 DKD 患者的研究中，

Outcome	No. of Studies	BP Lowering Events	BP Lowering Participants	Control Events	Control Participants	Relative Risk (95% CI)
Mortality	20	2334	27,693	2319	25,864	0.87 (0.78–0.96)
Cardiovascular disease	17	3230	25,756	3280	24,862	0.89 (0.83–0.95)
Coronary heart disease	17	1390	26,150	1449	24,761	0.88 (0.80–0.98)
Stroke	19	1350	27,614	1475	26,447	0.73 (0.64–0.83)
Heart failure	13	1235	21,684	1348	20,791	0.86 (0.74–1.00)
Renal failure	9	596	19,835	560	18,912	0.91 (0.74–1.12)
Retinopathy	7	844	9781	905	9566	0.87 (0.76–0.99)
Albuminuria	7	2799	13,804	3163	12,821	0.83 (0.79–0.87)

Favors BP Lowering | Favors Control

0.5 1.0 2.0

Relative risk (95% CI)

▲ 图 39-20 **Effect of blood pressure (BP) lowering in diabetes. Forest plot of standardized associations between 10–mm Hg lower systolic BP and all-cause mortality, macrovascular outcomes, and microvascular outcomes in a metaanalysis of clinical trials of BP lowering therapy that included patients with type 2 diabetes.656 The area of each square is proportional to the inverse variance of the estimate. Horizontal lines indicate 95% CIs of the estimate. (From Emdin CA, Rahimi K, Neal B, Callender T, Perkovic V, Patel A. Blood pressure lowering in type 2 diabetes: a systematic review and meta-analysis. JAMA. 2015;313(6):603–615. With permission.)**

药物治疗后血压下降幅度与 GFR 下降速率之间存在线性关系（图 39-21）。在治疗过程中，平均动脉压为 89mmHg 时 GFR 下降越少，对应于收缩压为 120mmHg，舒张压为 75mmHg [660]。

单独使用替米沙坦治疗和与雷米普利联用的全球终点试验（ONTARGET），包括 12 554 名基础收缩压高于 140mmHg 的患者，结果发现收缩压从 154mmHg 降至 125mmHg 后，新发微量白蛋白尿和大量白蛋白尿的发生率降低，更多患者尿白蛋白从增高恢复至正常 [661]。不过，ONTARGET 试验不是专门针对糖尿病患者的试验，并且在不同血压应答者组中糖尿病患者的比例不同，为 30%～47.4%，应答最小的人群中为 47.4%（将血压降低至＜140/90mmHg 的就诊百分比＜25%），应答率最高的人群（就诊百分比＞75%）中为 30.0%。

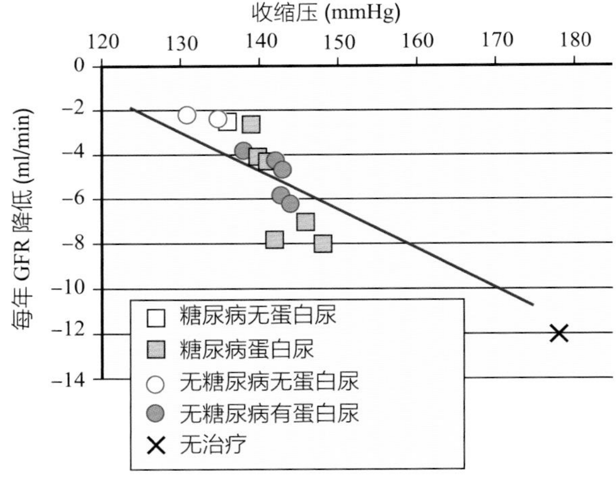

▲ 图 39-21 **前瞻性临床试验数据显示，随访 2 年或更长时间的 DKD 进展状况，降压药物治疗后患者收缩压值与肾小球滤过率（GFR）降低之间的关系 [889]**

（经许可引自 Grassi G，Mancia G，Nilsson PM. Specific blood pressure targets for patients with diabetic nephropathy? Diabetes Care. 2016；39 Suppl 2：S228–S233.）

最后，一项汇总分析纳入了来自 ONTARGET 和替米沙坦在 ACEI 不能耐受的心血管病患者中的随机化评价试验（TRANSCEND）共 22 984 名患者，研究发现从微量白蛋白尿变为正常白蛋白尿的患者较从正常白蛋白尿变为微量白蛋白尿的患者肾功能受损的风险更小 [662, 663]。这一发现在整个试验队列中和 8454 例糖尿病患者的亚组分析中都得到证实。

因此，基于现有的证据，DKD 患者无白蛋白尿时，推荐降低血压目标值为低于 140/90mmHg。如果患者蛋白尿排泄率≥ 30mg/24h，血压目标值低于 130/80mmHg 是有益的 [654]。更重要的是，除非有绝对或相对禁忌证，指南推荐有白蛋白尿的糖尿病患者的标准化治疗药物中应包括肾素 - 血管紧张素 - 醛固酮抑制剂。这些禁忌证在 DKD 晚期患者中较早期患者更为常见。

1. 肾素 - 血管紧张素 - 醛固酮抑制剂

推荐 ACEI 或 ARB 类药物作为 DKD 的一线药物是基于多项随机对照临床试验。支持早期使用这两类药物的证据来源于一个合作研究小组（Collaborative Study Group）。在他们里程碑式的试验中，纳入蛋白尿高于 500mg/24h，血肌酐低于 2.5mg/dl 的 1 型糖尿病患者，在使用传统控制血压药物的基础上随机分为卡托普利组（25mg 每天 3 次，n=207）和安慰剂组（n=202）。卡托普利组的复合终点事件（包括透析、移植或死亡）发生率降低了 51%[664]。然而，ACEI 的肾脏保护作用并不局限于 DKD，在其他非糖尿病的慢性肾病研究中也有同样的报道[665, 666]。因此，在心脏结局和预防评估研究（HOPE）中，980 名中度肾功能不全（血肌酐介于 1.4～2.3mg/dl）患者或 8307 名肾功能正常受试者（血肌酐低于 1.4mg/dl），无论是否有慢性肾脏疾病，雷米普利均降低了其心血管死亡、脑卒中和心肌梗死的风险[667]。

随后 3 项研究证实了血管紧张素受体抑制剂也是预防或治疗 DKD 的有效药物。在厄贝沙坦治疗高血压合并 2 型糖尿病微量白蛋白尿患者研究（IRMA-2）中，590 名 2 型糖尿病微量白蛋白尿患者被随机分为厄贝沙坦 150mg 组、300mg 组、安慰剂组。2 年的随访结果显示，主要结局事件（即发生 DKD）在低剂量组和高剂量组分别减少了 39% 和 70%。DKD 定义为尿液中出现持续蛋白尿，尿白蛋白排泄率高于 200μg/min，并且高于基线水平至少 30%[668]。在厄贝沙坦治疗糖尿病肾脏疾病研究（IDNT）中，1715 名 2 型糖尿病伴高血压和蛋白尿的患者被随机分为厄贝沙坦（300mg）组、氨氯地平（10mg）组和安慰剂组。在 2.6 年的随访中，与氨氯地平和安慰剂治疗组相比，厄贝沙坦治疗可将患者血清肌酐较基线翻倍的风险降低 33%。厄贝沙坦组收缩压平均降低 3.3mmHg，且其对血肌酐的作用独立于血压[669]。另外，血管紧张素Ⅱ受体拮抗剂氯沙坦在 2 型糖尿病中减少临床终点试验（RENAAL）中，1513 名 2 型糖尿病和 DKD 患者随机分为氯沙坦和安慰剂组。氯沙坦治疗 3.4 年后，血肌酐较基线翻倍的比例减少 25%，ESRD 风险降低 28%，复合终点事件（定义为血肌酐翻倍、ESRD 或死亡）降低 16%。氯沙坦治疗同样使次要终点事件（蛋白尿）降低 35%[670]。

目前尚没有证据表明 ACEI 优于 ARB。前瞻性、多中心双盲的替米沙坦和依那普利治疗糖尿病研究（DETAIL）中，250 名 2 型糖尿病和 DKD 患者分为 ARB 替米沙坦（80mg）组和 ACEI 依那普利（20mg）组，治疗 5 年后，结果显示两者发生主要终点事件（通过碘酞酸盐的尿清除率评估）或者次要终点事件（血肌酐、尿白蛋白排泄率、血压）的风险并没有差别[671]。

总之，目前推荐 1 型糖尿病合并高血压、白蛋白尿的患者使用 ACEI，2 型糖尿病合并高血压、微量蛋白尿的患者使用 ACEI 或 ARB，显性 DKD 患者使用 ARB 作为一线治疗。若不能耐受，则建议选用另一种药物治疗。

2. ACEI 与 ARB 联合使用

一个非常重要的临床问题是 ACEI 与 ARB 联合使用是否有额外的获益。对 20 名 T2DKD 患者进行随机交叉试验，在使用 ACEI 最大剂量（依那普利或赖诺普利 40mg/d，或卡托普利 150mg/d）的基础上，加用 ARB 坎地沙坦每天 16mg，8 周后，患者的白蛋白尿明显降低[672]。另一个类似研究则是将 24 名 T1DKD 患者随机分为依那普利每天 40mg 组或依那普利每天 40mg 加厄贝沙坦 300mg 组，8 周后，联合组的白蛋白尿明显降低[673]。然而研究厄贝沙坦在管理有血管事件高风险的蛋白尿患者临床试验（IMPROVE）中，838 名有高血压和白蛋白尿的患者使用雷米普利或雷米普利联合厄贝沙坦 20 周后，结果显示尽管联合组较单一组血压有明显降低，但白蛋白尿无明显变化[674]。值得注意的是，这些研究都是短期试验，不足以检测到联合两种肾素 - 血管紧张素 - 醛固酮抑制剂的潜在危害。

一些短期试验推荐联合使用 ACEI 和 ARB，而且理论上联合使用要比单一使用更有效，但直到 ONTARGET 试验的出现才最终明确了长期联合配伍用药的安全性和有效性。ONTARGET 试验纳入了 25 620 名 55 岁及以上有动脉粥样硬化或糖尿病合并靶器官损伤的患者。该研究探究雷米普利（ACEI）、替米沙坦（ARB）及两种药物联合应用对肾脏的作用。试验表明，替米沙坦与雷米普利具有类似的主要肾脏结局。尽管两药联用较单一使用明显减轻了蛋白尿，但是两者联用加重了主要肾脏结局[675]。因此，这一里程碑式的研究不推荐联用肾素 - 血管紧张素 - 醛固酮系统的两类抑制剂。其他两个试验，即退伍军人糖尿病肾脏疾病研究（VA NEPHRON–D）和心肾事件作为终点的 2 型糖尿病使用 Aliskiren 试验（ALTITUDE），提出 T2DKD 患者联合使用 ACEI 和 ARB 可能不安全[676, 677]。

VA NEPHRON–D 试验在 T2DKD 患者［定义为尿蛋白 / 肌酐比至少为 300mg/g，eGFR 在 30～90ml/(min · 1.73m^2)］使用 ARB 类药物氯沙坦（每天 100mg）的基础上，把他们随机分为 ACEI 赖诺普利组（10～40mg/d）和安慰剂组[677]。值得注意的是，这一研究由于安全问题提前终止。联合用药增加了高血钾（联合组 6.3 例 /100 人 · 年，单一治疗组 2.6 例 /100 人 · 年；$P < 0.001$）和急性肾损伤（联合组 12.2 例 /100 人 · 年，单一治疗组 6.7 例 / 100 人 · 年；$P < 0.001$）的风险（图 39–22）。在肾脏终点事件、心血管事件或死亡率上并没有明显益处[677]。

ALTITUDE 对 ONTARGET 试验中联合用药未

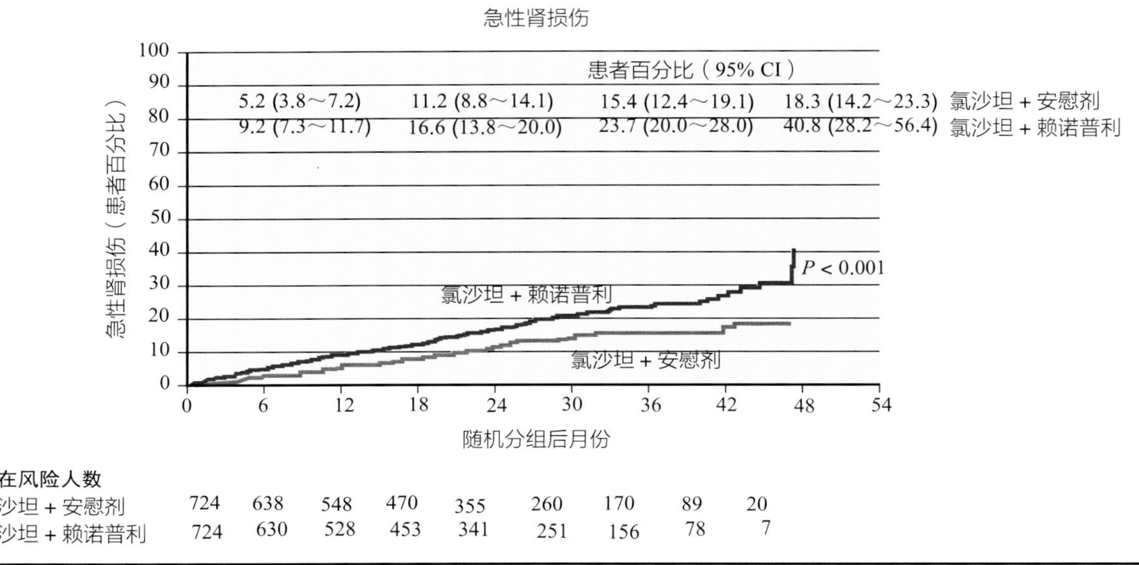

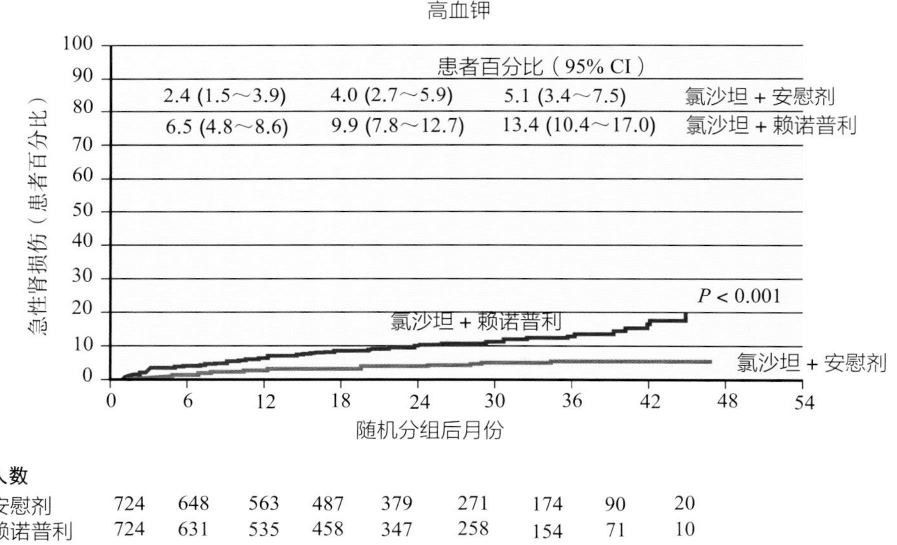

▲ 图 39–22 **VA Nephron–D 临床试验中，联合使用血管紧张素受体阻滞剂患者急性肾损伤与高血钾累积概率的 Kaplan–Meier 图**[677]

急性肾损伤定义为需要住院或住院期间发生的急性肾损伤。高血钾定义为血钾高于 6.0mmol/l，需要急诊观察、住院或者透析。P 值通过分层对数秩检验计算所得

获益的解释是，可能存在醛固酮逃逸加重和代偿性肾素活化[678, 679]。因此，ALTITUDE 研究旨在确定，在 T2DKD 患者、心血管疾病患者或两者兼有的患者中，直接使用肾素抑制剂阿利吉仑（aliskiren）是否可降低心血管和肾脏事件的发生[676]。试验中，8561 名患者在使用一种 ACEI 或 ARB 药物的基础上随机分为加用阿利吉仑组（每天 300mg）或安慰剂组。这一试验出于安全考虑也被提前终止。阿利吉仑组较安慰剂组发生高钾血症的比例升高（11.2% vs. 7.2%），低血压发生率也有所增加（12.1% vs. 8.3%）（两项比较 $P < 0.001$）。综上所述，在肾素 - 血管紧张素 - 醛固酮系统抑制剂标准化治疗的基础上增用阿利吉仑存在风险[676]。上述大型临床试验的研究结果表明具有心血管和肾脏事件高风险的 2 型糖尿病患者应避免联合使用肾素 - 血管紧张素 - 醛固酮系统抑制剂。

3. 除肾素 - 血管紧张素 - 醛固酮系统抑制剂外的醛固酮抑制剂

尽管不推荐联合使用 ACEI 和 ARB，但最近一系列小型短期临床实验研究提示了在 ACEI 或阻断血管紧张素Ⅱ受体的基础上使用醛固酮抑制剂的可行性。其中一项研究纳入了 59 名 2 型糖尿病白蛋白尿患者，并对其进行了 1 年安慰剂对照的双盲平行对照研究。该试验在 ACEI 或 ARB 的基础上加入螺内酯，结果表现出持续性抗蛋白尿作用，eGFR 也有显著提高[680]。另一类似的研究纳入了 20 名 1 型糖尿病合并严重白蛋白尿和 2 期 CKD 的患者，每天给予螺内酯 25mg 的治疗，2 个月后白蛋白尿（mg/24h）的水平显著降低[681]。尽管这些实验结果是可喜的，但仍需警惕，因为目前缺乏长期安全性有效性研究，这种配伍用药也存在高血钾风险。

依普利酮是一种选择性更高的醛固酮抑制剂。对 268 名患有 2 型糖尿病伴基线尿白蛋白 / 肌酐比为 50mg/g 的患者，在使用 ACEI 依那普利（20mg/d）的基础上，加用两种剂量的依普利酮（50mg/d 和 100mg/d）或安慰剂，为期 12 周。结果显示，在第 4 周、第 8 周和 12 周尿白蛋白有显著下降（所有组 $P < 0.001$）。两种剂量组中，不论 eGFR 如何［低于 61 或高于 85ml/(min・1.73m^2)］，联合用药均影响尿白蛋白 / 肌酐比[547]。非奈利酮（Finerenone）是一种新型非固醇类盐皮质激素受体拮抗剂，对盐皮质激素受体（MR）的选择性较螺内酯更高。在一项 821 名 2 型糖尿病伴大量白蛋白尿患者参与的为期 90 天的临床试验中，非奈利酮与肾素 - 血管紧张素 - 醛固酮抑制剂联合使用，在降低尿白蛋白 / 肌酐比方面更加安全有效，这为开展 3 期临床研究奠定了基础（NCT02545049）[546]。

4. 内皮素受体拮抗剂

近年来，选择性内皮素受体拮抗剂（ET_ARB）的研发越来越受到人们重视。阿曲生坦（atrasentan）是一种新型的 ET_ARB，在 2 期临床试验中显著降低了 DKD 患者的白蛋白尿，目前在进行 3 期临床试验[682, 683]。2 期临床试验的第一阶段中，89 名 DKD 患者 [eGFR > 20ml/(min・1.73m^2)，且尿白蛋白 / 肌酐比为 100～3000mg/g] 被随机分为阿曲生坦（0.25、0.75 或 1.75mg）组和安慰剂组，为期 8 周。所有患者在被纳入时均使用常规剂量的肾素 - 血管紧张素 - 醛固酮系统抑制剂。结果显示，阿曲生坦高剂量组中，38% 的患者尿白蛋白 / 肌酐比较基线降低 40%[682]。随后的试验在肾素 - 血管紧张素 - 醛固酮系统抑制剂最高耐受剂量的基础上加用阿曲生坦，211 名 T2DKD［尿白蛋白 / 肌酐比为 300～500mg/g，eGFR 为 30～75ml/(min・1.73m^2)］分为阿曲生坦 0.75mg 和 1.25mg 组及安慰剂组，试验为期 12 周。治疗组尿白蛋白 / 肌酐比分别降低了 51% 和 55%，参与试验的所有患者白蛋白尿较基线下降 30%[683]。但停止治疗后，所有参数恢复到治疗前水平。但需注意的是，这类药物会增加水钠潴留和充血性心力衰竭的风险。因此需要进一步试验研究这类药物的安全性和有效性。目前，阿曲生坦在肾脏结局（血肌酐翻倍或出现 ESRD）和心血管事件的发生率和死亡率中的作用正在研究中，研究对象是每天同时接受最大耐受剂量的肾素 - 血管紧张素 - 醛固酮系统抑制剂的 T2DKD 患者（阿曲生坦治疗糖尿病肾脏疾病研究（SONAR，NCT01858532）。

（二）血压控制是糖尿病肾脏疾病的一级预防

尽管 ACEI 和 ARB 被推荐用于治疗已确诊的 DKD，他们在 DKD 的一级预防中的作用仍有争议。肾病糖尿病并发症试验（BENEDICT）招募了 1204 名 2 型糖尿病、轻度高血压、尿蛋白排泄率正常（< 20μg/min）的患者，随机分为单用群哚普利组（2mg/d）、单用维拉帕米组（240mg/d）、群哚普利（2mg/d）和维拉帕米（180mg/d）联合组或安慰剂组。试验长达 48 个月，主要终点事件为发展至持续白蛋白尿（连续两次观察到白蛋白排泄率超过 20μg/min）。群哚普利和维拉帕米联合组和单用群哚普利组延迟了微量白蛋白尿的发生时间，系数分别为 2.6 和 2.1。值得引起注意的是，这一试验表明作为一级预防，ACEI 优于钙通道阻滞剂，因为维拉帕米与安慰剂无明显差异。更重要的是，其对白蛋白尿的作用与血压的作用是相互独立的，因为在试验的任何时间点，收缩压与舒张压均无差异[684]。

相比之下，其他两项研究表明接受肾素 - 血管紧张素 - 醛固酮系统抑制剂对微量白蛋白尿的风险完全没有影响[456, 685]。糖尿病视网膜病变坎地沙坦试验（DIRECT）汇总了三个随机双盲安慰剂对照临床试验，在 1 型（*n*=3326）或 2 型（*n*=1905）糖尿病、血压正常、尿蛋白排泄率正常（< 20μg/min）的患者中，评估 ARB 坎地沙坦在 DKD 一级预防中的作用。所有患者被分为坎地沙坦组（32mg/d）和安慰剂组，平均随访 4.7 年，结果坎地沙坦对微量蛋白尿进展风险的影响非常轻微（相对危险比 HR 为 0.95，*P*=0.60），但对血压有明显作用。然而，这些试验的目的是研究坎地沙坦对糖尿病视网膜病变的作用，而非 DKD，因此需要持谨慎的态度解读[685]。在肾素 - 血管紧张素系统研究（RASS）中，223 名血压正常、尿白蛋白排泄率正常（< 20ug/min）的 1 型糖尿病患者随机分为依那普利组（20mg/d）、氯沙坦组（100mg/d）和安慰剂组，试验为期 5 年。不论是氯沙坦组还是依那普利组，对降低微量白蛋白尿累计发生率和肾活检系膜体积分数均无明显作用。有趣的是，这两种治疗都对视网膜病变有保护作用，提示在视网膜病变和肾脏病的发病机制中，肾素 - 血管紧张素 - 醛固酮系统的作用与机制可能不同[456]。

然而，最近一项包括 6 个试验的 Meta 分析探究了与安慰剂相比，早期使用肾素 - 血管紧张素 - 醛固酮系统抑制剂是否可阻断尿白蛋白排泄率正常的 2 型糖尿病患者发展至微量白蛋白尿的过程。该分析包括 16 921 名患者，发现与安慰剂比较，使用肾素 - 血管紧张素 - 醛固酮系统抑制剂后患者进展为微量白蛋白尿的相对危险降低 16%[686]。这些发现可能对我们治疗与管理糖尿病有所帮助，因为这些药物的不良反应在低危患者（血压正常、肾功能正常的患者）中非常少且轻微[686]。另外，风险比为 0.84，对应需要治疗的患者数（NNT）为 25，即每 25 名用 ACEI 或 ARB 治疗的尿白蛋白排泄率正常的患者中，将有 1 例新发的微量蛋白尿被阻止[686]。

目前的指南并不推荐使用 ACEI 或 ARB 作为血压正常、尿白蛋白 / 肌酐比（30mg/g）正常、eGFR 正常的 DKD 患者的预防用药[10, 654]。

（三）糖尿病肾脏疾病血糖控制

糖尿病的主要病理生理变化是葡萄糖代谢紊乱，其紊乱程度预示了肾脏疾病的发展[336, 687]。因此，控制血糖在防止肾脏损伤和 GFR 下降中起非常关键的作用[419, 687]。目前，针对 1 型和 2 型糖尿病的研究证明，初始强化血糖控制对肾脏结局有积极而持久的影响，但后期强化和亚强化治疗血糖控制达标后仍有部分患者出现糖尿病并发症（即血糖代谢记忆、血糖分离）[273, 688, 689]。迄今越来越多的研究表明，即使短暂的血糖高峰也足以引起代谢环境的持续变化，并导致靶器官的永久性损伤[690]。因此，影响肾脏预后的不仅仅是以糖化血红蛋白反映的平均血糖，还包括了葡萄糖暴露的时间及程度等其他参数，特别是血糖变异性，在评估血糖控制对靶器官损伤的作用时可能非常重要[691]。

目前指南推荐的控制高血糖的 HbA1c 目标值为 7%，以预防 DKD 的发生。但这一目标值应根据患者的个体化特点而调整。这与以往指南推荐的所有患者 HbA1c 均应小于 7% 相比是一个很重要的变化。两个标志性研究证明了血糖控制在 1 型（DCCT）和 2 型（UKPDS）糖尿病中的重要性。在 DCCT 试验中，1441 名 1 型糖尿病患者被随机分为强化治疗组（每日注射 3 次胰岛素）和传统治疗组（每日注射 1 或 2 次胰岛素），持续随访 6.5 年后，强化治疗组的患者白蛋白尿降低了 61%，其 HbA1c 达到了 7.2%，而传统治疗组则为 9.1%[42]。最重要的是，在整个试验过程，HbA1c 的组间差异持续存在，但是在试验结束后，HbA1c 的水平趋于一致[687]。尽管 HbA1c 水平逐渐趋同，但强化血糖控制对大血管、微血管并发症的作用依旧存在[687, 692]。在 UKPDS 研究中，3867 名中位年龄为 54 岁的 2 型糖尿病患者被随机分为强化治疗组（磺脲类药物或胰岛素）与饮食控制组，通过为期 10 年的观察，结果发现单纯饮食控制组的中位 HbA1c 水平为 7.9%，强化治疗组的为 7.0%，虽然这两组之间 HbA1c 差异很小，但强化治疗组的白蛋白尿水平下降 34%。然而，另外一项 UKPDS 的随访研究（UKPDS 33）证明，强化治疗组与对照组相比，血肌酐翻倍的比例在 12 年后才有显著降低[570]。而 UKPDS 35 随访研究则观察到 HbA1c 与微血管终点事件（视网膜病变、玻璃体出血、致命或非致命的肾衰竭）之间有明显的相关性，但 HbA1c 与大血管并发症间的相关性则并不显著[693]。

有研究者对 1 型和 2 型糖尿病患者血糖控制改善后白蛋白尿消退的可能性进行了观察。一项研究纳入了 386 名 1 型糖尿病合并中度持续性白蛋白尿的患者，该试验分 4 个阶段，每阶段 2 年进行随访，结果证实，与 HbA1c ＞ 10% 相比，HbA1c ＜ 8% 时，白蛋白尿明显减少（从某一阶段到另一阶段的白蛋白尿排泄率降低 50%），调整后危险比为 1.9[75]。另一项试验对 216 名日本 2 型糖尿病患者进行了长达 6 年的随访（分 3 阶段，每阶段 2 年），也观察到白蛋白尿减少（白蛋白尿降低 50%）或缓解（恢复至正常白蛋白尿）。在这项研究中，HbA1c 达到低于 6.95% 的目标值时，白蛋白尿减少的调整后比值比为 2.2，白蛋白尿缓解的调整比值比则为 3[77]。

此外，不少研究探讨了降低 HbA1c 的安全性和有效性，以便于提供更多的肾脏和心血管保护作用。ADVANCE 和控制糖尿病心血管风险临床试验（ACCORD）分别探讨了强化血糖控制（HbA1c ＜ 6.5%）的效果。在 ADVANCE 试验中，11 140 名 2 型糖尿病患者被随机将目标分为 HbA1c ＜ 6.5% 的强化治疗组（磺脲类药物联合其他药物）和 HbA1c 达到 7.0% 的标准治疗组。尽管与标准治疗组相比，强化治疗组大量蛋白尿、血肌酐水平翻倍、ESRD 或肾脏病导致的死亡的发生率相对减少 21%，但大血管死亡事件发生率在组间并无明显区别[694]。另外一项平行试验（ACCORD）研究中，10 251 名 2 型糖尿病患者被随机分为标准治疗组和强化治疗组（以胰岛素和噻唑烷二酮类药物为主），其中 1/3 的患者此前发生过心血管事件。该试验最终因强化治疗组的死亡率更高而于 3.5 年后终止[695]。这两项研究的结果为修改指南提供了基础，此前的指南对所有患者均推荐严格控制 HbA1c 低于 7%，但目前由于对已患大血管并发症的患者而言，强化血糖控制的危害可能弊大于利，因此更加强调血糖控制的个性化方案。此外，这两项试验均提到危及生命的严重低血糖事件是强化血糖治疗的主要风险。稍后将进一步对此风险进行讨论。强化血糖治疗的益处需要很多年才能体现出来，而低血糖的风险则是即刻的。降低血糖研究（CONTROL）对来自 UKPDS、ADVANCE、ACCORD 及退伍军人糖尿病试验（VADT）的数据进行 Meta 分析显示，1000 名患者进行 5 年强化血糖治疗减少 2 例 ESRD 的病例发生，但同时严重低血糖的病例则增加 47 例[696]。综上所述，临床医生在治疗 DKD 患者时，必须同时考虑强化血糖治疗对每一位患者的利弊，并据此调整其治疗方案[697]。

晚期 DKD 或 ESRD 患者进行更积极的降糖处理是否会导致心血管获益或降低早期死亡风险这一临床相关性问题仍悬而未决。其主要原因在于目前对晚期 DKD 和 ESRD 患者尚缺乏针对这一问题的临床研究。然而，我们仍能从 ADVANCE 的一些临床试验数据中获得某些启示，该研究将 11 140 名患者随机分为强化降糖治疗组（靶标 HbA1c ≤ 6.5%）和标准血糖控制组[757]。评估不同治疗方案对肾脏结局的影响（图 39–23）。中位治疗时间 5 年后显示，强化治疗组患者平均 HbA1c 为 6.5%，标准组为 7.3%。强化治疗组患者发生 ESRD 的风险降低 65%（20 vs. 7），大量白蛋白尿的风险降低 30%（162 vs. 231），微量白蛋白尿的风险降低 9%（1298 vs. 1410）。此外，强化治疗还减少 10% 的白蛋白尿发生，同时 15% 患者白蛋白尿恢复至正常水平。这项研究清楚地表明，加强血糖控制对 2 型糖尿病患者的主要肾脏预后会产生有益作用。然而，ADVANCE 试验并非针对晚期肾病患者进行设计，尽管该研究包含了 2148 名基线 eGFR 水平低于 60ml/(min · 1.73m^2) 的患者，其中 776 名患者同时伴有白蛋白尿[757]。另外，共有 8494 名 ADVANCE 受试者接受了为期 5.4 年的

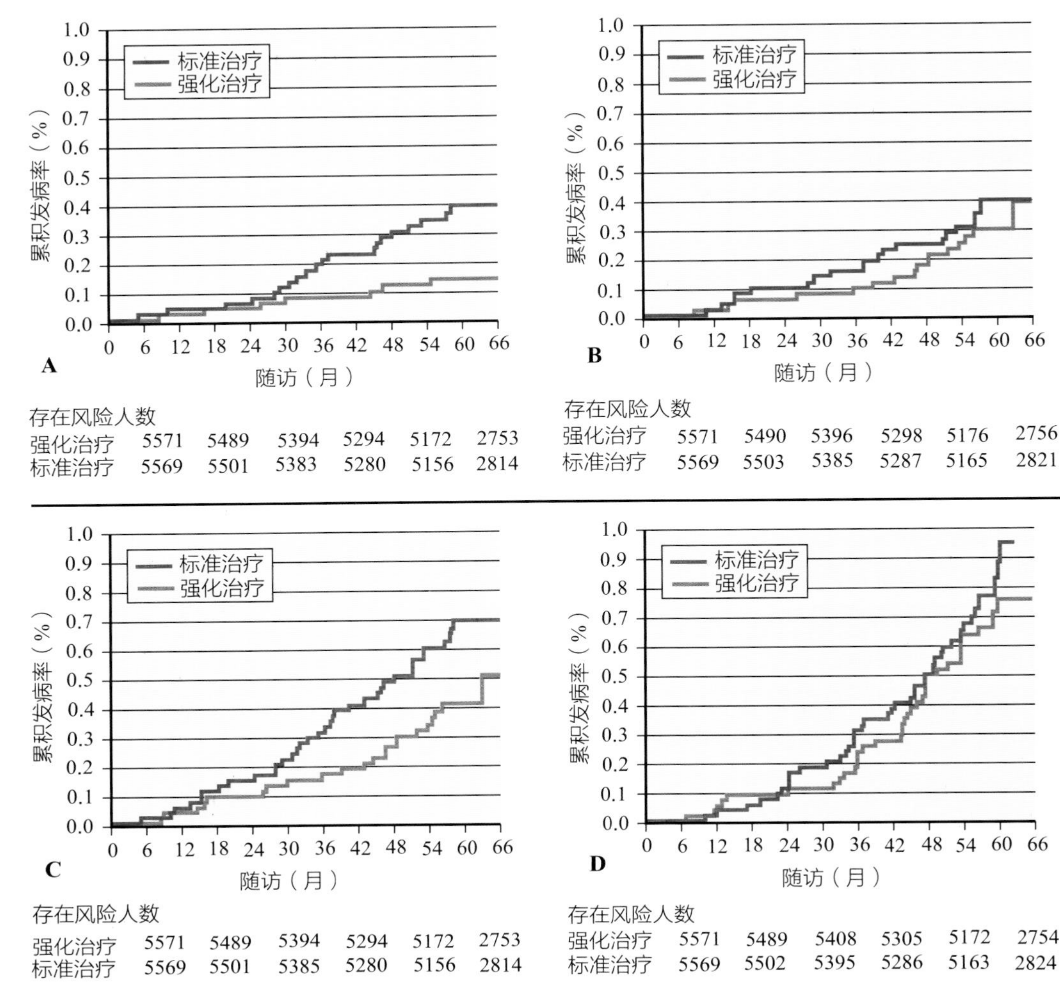

▲ 图 39-23 **ADVANCE 试验中强化血糖控制对肾脏预后的影响** [757]

Kaplan-Meier 曲线描述了随机分组（暂时的或持续的）随时间出现以下事件的发生率：A. 终末期肾脏病（ESRD），B. 肾性死亡，C. ESRD 或肾性死亡，D. 肌酐加倍至至少 200mmol/l。A. ESRD。强化组比对照组的风险比（HR）为 0.35，95%CI 为 0.15～0.83，*P*=0.01。B. 肾性死亡，强化组比对照组的 HR 为 0.85，95% CI 0.45～1.63，*P*=0.63。C. ESRD/ 肾性死亡。强化组比对照组的 HR 为 0.64，95%CI 为 0.38～1.08，*P*=0.09。D. 血清肌酐持续加倍。强化组比对照组的 HR 为 0.83，95% CI 为 0.54～1.27，*P*=0.38

中位随访，在试验中 ESRD 风险降低（7 vs. 20，HR 0.35，*P*= 0.02）在 9.9 年的总体随访后持续存在（29 vs. 53，HR 0.54，*P* < 0.01）。值得注意的是，降糖效果与心血管事件或死亡风险增加之间并无相关性 [689]。因此，晚期 DKD 或 ESRD 患者积极实行降糖治疗是否有心血管获益仍值得进一步研究。

（四）不同降糖药物对糖尿病肾脏疾病的影响

以 HbA1c 为靶点的不同类型降糖药可能对 DKD 的发生和发展产生不同程度的影响。10 年前，人们开始大量观察不同降糖药物对糖尿病肾脏疾病的影响，当时认为虽然达到了同样的 HbA1c 和空腹血糖目标，但噻唑烷二酮类药物在降低尿白蛋白 / 肌酐值方面优于其他药物 [698]。这一结果在一项 2860 名患者，15 个随机试验的 Meta 分析中得到证实，这些试验将噻唑烷二酮类药物与安慰剂或其他降糖药进行了比较 [699]。尽管本章发病机制部分所讨论的实验数据强有力地支持这一临床发现，但学者们也发现了这类药物会引起显著的不良反应，目前还缺乏相关的临床试验评估这类药物对 DKD 的影响。最近，Alerenal 试验（NCT01893242）在 DKD 患者中测试一种新型的过氧化物酶体增殖物激活受体（PPAR）激动剂如阿格列扎，但该研究由于未报道的安全事件而被迫终止，这大大降低了人们对此类药物的兴趣。

最近一种新型的选择性阻断近端小管的钠-葡萄糖共转运蛋白 2（SGLT2）而抑制继发性糖尿的药物引起了许多人的兴趣[700, 701]。一项评估 2 型糖尿病患者使用钠葡萄糖协同转运蛋白 2（SGLT2）抑制剂恩格列净的心血管终点事件风险研究（EMPA-REG OUTCOME），观察了在标准治疗的基础上使用 SGLT2 抑制剂恩格列净（10mg 或 25mg）是否能降低 2 型糖尿病伴高心血管风险且 eGFR 大于 30ml/(min・1.73m^2) 患者的心血管发病率和死亡率。研究显示，与接受安慰剂治疗的 2333 名患者相比，接受了恩格列净治疗的 4687 名患者的心血管疾病死亡率降低了 38%，全因死亡率降低了 32%，心力衰竭住院率降低了 35%[702]。另外，EMPA-REG OUTCOME 试验观察了肾脏结局事件，结果显示肾脏结局事件显著降低（HR 0.86，$P < 0.04$），提示恩格列净可能具有长期肾脏保护作用[636]。使用恩格列净可使 DKD 新发或恶化的相对风险也降低 39%，进展为大量白蛋白尿的风险降低 38%，血清肌酐翻倍的风险降低 44%，肾脏替代治疗的相对风险降低 55%。最近对 2 型糖尿病伴高心血管风险的患者进行的卡格列净心血管安全性研究（CANVAS）中也得到了类似的结果[637]。研究结果显示，卡格列净可能有利于缓解蛋白尿进展（HR0.73，95% CI 0.67～0.79），并减少 eGFR 持续降低 40%、肾脏替代治疗或肾因死亡的复合终点事件的发生（HR0.60，95% CI 0.47～0.77）。值得注意的是，EMPA-REG OUTCOME 试验和 CANVAS 实验都不是专门针对肾脏结局试验，因此这些结果必须在专门设计用于研究肾脏结局的试验中重复。这类试验正在进行或计划中，包括恩格列净、卡格列净［卡格列净治疗糖尿病肾脏疾病的临床评估（CREDENCE、NCT02065791）］及达格列净。EMPA-REG OUTCOME 试验中一个更显著的发现是，在 eGFR 开始下降后，恩格列净可以通过延缓 DKD 的自然进展来保护肾功能（图 39-24）[636]。这种肾脏保护作用是否与 DKD 中受损的球-管反馈修复有关，或与肾细胞代谢改变直接相关尚不明确[703]。尽管从数据来看 SGLT2 抑制剂在治疗 DKD 方面很有希望，但这些药物尚未被用于治疗 eGFR 小于 45ml/(min・1.73m^2) 的患者。此外，该药物常见的不良反应有尿路和生殖道感染等，罕见不良反

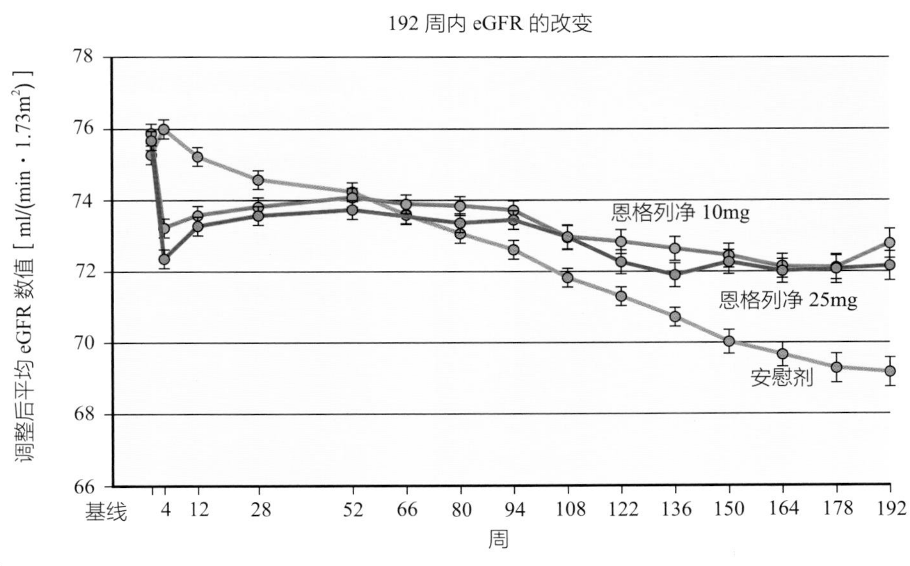

存在风险人数															
安慰剂	2323	2295	2267	2205	2121	2064	1927	1981	1763	1479	1262	1123	977	731	448
恩格列净 10mg	2322	2290	2264	2235	2162	2114	2012	2064	1839	1540	1314	1180	1024	785	513
恩格列净 25mg	2322	2288	2269	2216	2156	2111	2006	2067	1871	1563	1340	1207	1063	838	524
随访分析中人数															
总计	7020	7020	6996	6931	6864	6765	6696	6651	6068	5114	4443	3961	3488	2707	1703

▲ 图 39-24　**EMPA-REG OUTCOME 试验（192 周）中肾功能随时间改变而发生的变化**[636]

应包括胰岛素缺乏患者的糖尿病酮症酸中毒、骨折及脚趾或跖骨截肢等[637, 704, 705]。

另一类降糖药是肠促胰岛素类似物。利拉鲁肽在糖尿病中的影响和作用：心血管结局评估结果（LEADER）试验中，9340 例具有高心血管风险的 2 型糖尿病患者被随机分为利拉鲁肽组和安慰剂组[706]。在 3.8 年的随访中，实验组心血管死亡、非致命性心肌梗死或非致命性卒中的患者降低 13%（HR 0.87，95% CI 0.78～0.97，*P*=0.01）。死于心血管疾病的患者更少（HR 0.78，95% CI 0.66～0.93，*P*=0.007），全因死亡率也更低（HR0.85 95% CI 0.74～0.97，*P*=0.02）。在亚组分析中，24.7% 的 eGFR 小于 60ml/(min・1.73m^2) 的患者中，利拉鲁肽对原发性心血管结局的影响具有显著性[707]。重要的是，由于有预设的肾脏结局，作者也评估了利拉鲁肽对 DKD 的影响。利拉鲁肽治疗后肾脏不良事件发生次数减少 22%，肾脏不良事件定义为白蛋白与肌酐的比值超过 300mg/g、血清肌酐翻倍、ESRD 或肾性死亡（HR 0.78，95% CI 0.67～0.92，*P*=0.003）。此结果主要发现利拉鲁肽治疗组中新发的持续性大量白蛋白尿患者发生率较低（HR0.74，95% CI 0.60～0.91，*P*=0.004），但利拉鲁肽对患者血清肌酐翻倍（HR 0.89，95% CI 0.67～1.19，*P*=0.43）、进展至 ESRD（HR 0.87，95% CI 0.61～1.24）或肾病所致死亡（HR 1.59，95% CI 0.52～4.87，*P*=0.41）均无显著影响。利拉鲁肽能够延缓 eGFR 下降速率，特别是在有基础肾损伤的亚组中更为明显。提示胃肠和肾脏的关系在 DKD 发病机制中可能发挥重要作用，但详细机制有待进一步研究[708]。

低血糖

低血糖风险是 DKD 治疗中面临的一个主要挑战[709]（图 39-25）。值得注意的是，在 ACCORD 研究中，强化治疗组的低血糖与死亡率增加有关[710]。虽然作者不能证明低血糖本身是否是病因，但低血糖仍然是 DKD 患者需要关注的问题，因为 DKD 患者发生低血糖、心血管事件和过早死亡的风险更高。DKD 患者发生严重低血糖风险增加的主要原因是由于胰岛素在血液循环中积聚，代偿性糖异生不足，特别是在禁食期间，以及血糖控制与 HbA1c 关系的失衡[711]。年龄是肾功能损害的重要危险因素，进一步增加了严重低血糖的风险，由于 2 型糖尿病患者中有 50% 年龄在 65 岁以上，因此有相当比例的糖尿病患者有发生严重低血糖的风险。故谨慎的制定个体化血糖控制目标、合理选用抗糖尿病药物、针对不同的患者进行个体化宣教，提高低血糖发生的警惕性，这些都是 DKD 患者管理的重要组成部分。

来自临床试验和流行病学研究的数据表明，DKD 患者合并严重低血糖增加 2 型糖尿病患者过早死亡风险[711, 712]。在防止严重低血糖风险的情况下，实现最佳血糖控制的主要障碍之一是合理使用降糖药，因为无论血糖水平如何，磺脲类、格列奈类和胰岛素都会产生降血糖的效果。临床上只有少数有限的降糖药不会引起低血糖，它们可以比较安全的用于 DKD 治疗。然而对于晚期 DKD 患者而言，这些有限的降糖药也有其他潜在的局限性（表 39-6）。新型降糖药物，如二肽基肽酶 -4（DPP-4）抑制剂、SGLT2 抑制剂和胰高血糖素样肽 -1（GLP-1）激动剂可能在降低低血糖风险的情况下产生临床效益[650]。但是晚期 DKD 患者使用 SGLT2 抑制剂或 GLP-1 激动剂是否安全有效仍然尚待证实。

（五）降脂疗法

目前 ADA 治疗血脂异常的指导方针包括 LDL-胆固醇的控制目标为低于 70～100mg/dl。所有 DKD 患者都应该使用他汀类药物来预防与 DKD 相关的心血管疾病发病率和死亡率。因此，KDIGO 临床实践指南建议采用中等强度的降脂治疗，使用固定的剂量，且无须额外的评估[650, 713]。然而，启动降脂治疗可以降低糖尿病患者 DKD 发生风险和（或）延缓疾病进展这一观点尚存争议。尽管一些研究表明不同类型的他汀类药物可以减少白蛋白尿或蛋白尿，但这些研究均未显示单用他汀类药物或联用依折麦布对肾功能是否有显著影响[714, 715]。有证据表明，DKD 患者有胆固醇排出障碍，这一现象可能在实验性 DKD 的发展中起到关键的致病作用[167, 716, 717]。提示有必要设计新的临床试验，特别是要重新研究现有的针对胆固醇排出的药物对 DKD 的影响[167]。此外，在临床和实验性 DKD 中胆固醇、三酰甘油和脂滴均在肾皮质积聚，烟酸和非诺贝特在 DKD 肾脏保护中的作用有待进一步确定。有趣的是，尽管非诺贝特干预和降低糖尿病事件试

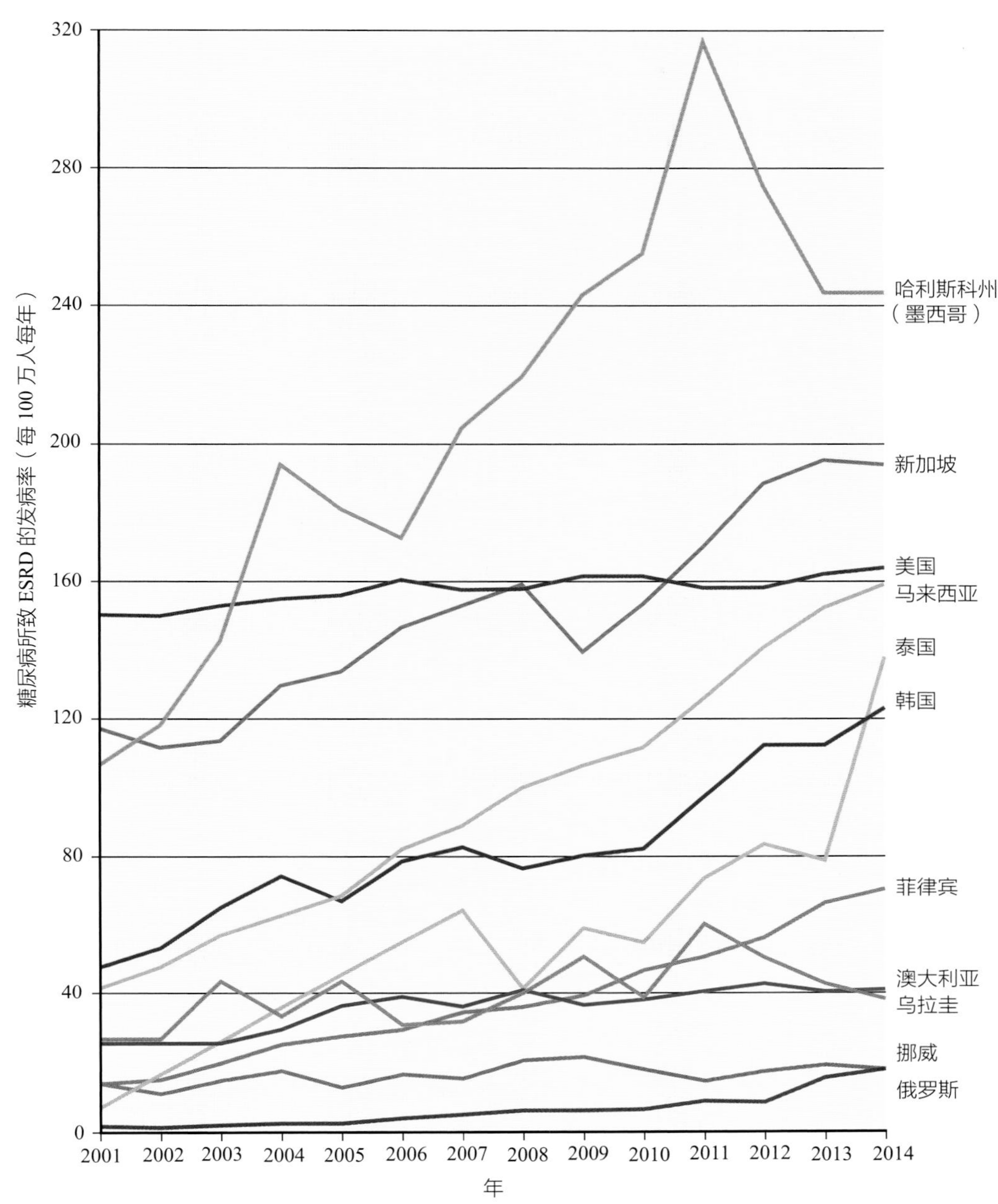

▲ 图 39-25　**2001—2014 年各国接受治疗的终末期肾病发病率趋势**[729]

验（FIELD）旨在研究非诺贝特对视网膜预后的影响，但与安慰剂组相比，非诺贝特组进展为 ESRD 的患者数量较少[718]。最后，一些新型药物，如前蛋白转化酶亚枯草杆菌素 9 型抑制剂和胆固醇转移蛋白抑制剂等对 DKD 患者潜在的作用效果仍有待探索[650]。

（六）限制膳食蛋白质摄入

目前指南建议对尚未进展为 ESRD 的 DKD 患者规定每天摄入 0.8g/kg 的蛋白质[8]。以前建议蛋白质摄入量在这个水平以下，现在并不提倡。一项为期 4 年的前瞻性随机对照试验显示，在 82 例 1 型糖尿病伴进展性 DKD（每年 eGFR 下降＞ 7ml/min）的患者中，将蛋白质摄入量降低至 0.6g/(kg·d) 是有益的，对照组进展为 ESRD 或死亡的相对风险为 27%，而低蛋白饮食组仅为 10%[719]。作者得出适度限制膳食蛋白质摄入可以改善 1 型糖尿病伴进展性肾病患者预后的结论，这在各指南中被大量采用。然而，一项旨在研究限制蛋白质摄入对 DKD 影响的多临床中心回顾性分析并没有显示出这种干

表 39-6 降糖药物在糖尿病肾脏疾病患者中使用的潜在局限性

药 物	局限性
二甲双胍	在 eGFR 降低时需要调整剂量，低 eGFR 时需停药；胃肠道不良反应、高乳酸血症、乳酸中毒等风险增加
磺脲类	低血糖、活性代谢物（包括格列本脲、格列美脲）积聚的风险增加，低 eGFR 时需停药
噻唑烷二酮类	体液潴留，增加充血性心力衰竭的风险
二肽基肽酶抑制剂（DPP-4）	需要调整剂量（利格列汀除外），可能导致心力衰竭
胰高血糖素样肽（GLP）1 激动剂	低 eGFR 时需停药（艾塞那肽），胃肠道不良反应增加（恶心、呕吐等）
钠 - 葡萄糖共转运体（SGLT）2 抑制剂	低 eGFR、低血容量、与襻利尿剂同时使用时疗效降低
胰岛素	低血糖风险增加，胰岛素半衰期延长

eGFR. 估算肾小球滤过率

预的积极结果，并且过于严格的蛋白质限制可能会导致营养不良和蛋白质能量消耗，这是早期死亡的重要危险因素 [10, 720, 758]。因此，ADA 指南指出，每天摄入 0.8g/kg 的蛋白质可以减缓 GFR 的下降，并且有证据表明，与大量蛋白质摄入患者相比，随着时间的推移对延缓肾功能进展的作用更大。值得注意的是，每天摄入蛋白质超过 1.3g/kg 或每日超过 20% 的热量来自蛋白质，与白蛋白尿增加、肾功能迅速下降和心血管疾病造成的死亡有关，因此应避免 [8]。然而，由于透析患者有较高的营养不良的风险，因此应考虑一定量的优质蛋白质摄入。

（七）多因素干预

通过医生、教育学家、护士、营养师和私人基金会的跨学科团队合作的多因素干预，针对改善高血糖、血压和健康生活方式，使 1 型糖尿病患者 DKD 的累积发病率显著降低 [41]。在 2 型糖尿病伴微量白蛋白尿的患者中也发现了类似的有益效果 [648]。这些患者接受多因素的强化治疗（包括他汀类药物、肾素 - 血管紧张素 - 醛固酮系统抑制剂、阿司匹林和运动）或常规治疗。值得注意的是，在研究开始后的 4 年和 8 年，强化治疗组发展为 ESRD 的风险明显降低。且在试验中止 5 年后，强化治疗的有益效果仍然持续存在 [653]。

（八）新型药物的研究

可能降低 DKD 风险或减缓其进展的新的化合物和药物正在研究中。尽管有充分的理论依据和实验数据支持，部分化合物仍未能提供有益的效果。对这些试验的全面回顾不属于本章探讨的内容，下面将介绍一些正在进行的试验。

SONAR 试验（NCT01858532）研究选择性内皮素受体拮抗剂阿曲生坦对 T2DKD 患者的肾脏结局事件的影响。预防早期肾功能丧失（PERL）试验（NCT02017171），正在研究使用别嘌呤醇降低尿酸从而保护 1 型糖尿病患者肾脏的可能性 [319]。然而如上所述，最近的一项研究表明尿酸可能与 DKD 没有因果关系，因此对肾脏的影响可能不是由尿酸所产生的 [320]。

非奈利酮是一种新型非甾体盐皮质激素受体拮抗剂，对盐皮质激素受体的选择性高于螺内酯，该药物在 2 型糖尿病患者中进行的为期 90 天的Ⅱ期临床试验结果显示，非奈利酮对肾脏呈现有益效果。这项试验为即将进行的Ⅲ期临床试验（NCT 02545049）打下了基础 [546]。

许多信号通路参与慢性肾脏病的进展。JAK-STAT 通路是对炎症信号做出反应和转导炎症信号的主要通路之一。JAK1、JAK2 和 STAT3 的表达增强和活性增强促进 DKD 的进展，而抑制它们表达似乎可减少 DKD 的发生发展 [721]。基于 DKD 中 JAK-STAT 激活的证据，一种选择性的 JAK1 和 JAK2 抑制剂巴瑞替尼，在一项为期 24 周的Ⅱ期、多中心、随机、双盲、不同剂量、安慰剂对照试验（NCT01683409）进行了研究，受试者为 2 型糖尿病伴肾功能减退［eGFR 25～75ml/(min · 1.73m^2)］和白蛋白尿（＞ 300mg/d）且已经接受肾素 - 血管紧张素 - 醛固酮系统抑制剂治疗的患者。在最高剂量组中，巴瑞替尼治疗 3 个月和 6 个月后患者白蛋白尿减少 40%。然而，在治疗 6 个月后，较高的剂量组内患者血红蛋白浓度也降低，由于促红细胞生成素的生成依赖于 JAK2 的激活，这个结果是意料之中的 [722]。因此，长期使用 JAK 抑制剂治疗 DKD 是否安全仍需进一步探讨 [723]。

随着活性氧簇（ROS）生成增加，氧化应激已成为 DKD 发病的关键机制。有趣的是，通过基因靶向和药物抑制 NADPH 氧化酶 NOX4 为 DKD 提供了肾脏保护作用[724]。敲除 NOX4 而非 NOX1，可减少肾小球损伤从而起到肾脏保护作用，而给予特异性的 NOX1/4 抑制剂 GKT137831，可重现 NOX4 敲除引起的这种肾脏保护作用。在一个 1 型糖尿病小鼠模型中也得到了类似的数据，该研究显示，GKT137831 可显著减少肾小球肥大、系膜基质扩张、尿白蛋白排泄和足细胞丢失[725]。总之，这些研究明确了 NOX4 介导的 ROS 是糖尿病肾损伤的一个关键原因，并提示 GKT137831 可能是一种可治疗 T1DKD 的潜在化合物。事实上，GKT137831 在 100 例 DKD 患者中进行的 Ⅰ 期试验中显示了可观的前景，且无严重的不良反应。然而在 155 例患者中进行了 Ⅱ 期试验，使用 GKT137831 后未能减少白蛋白尿。目前是否会对该化合物进行进一步试验尚不清楚。

趋化因子配体 2（CCL2）是 C–C 模体受体 2（CCR2）的配体。CCL2/CCR2 信号转导在 DKD 发生发展中起重要作用，CCR2 拮抗剂（RS102895）可改善糖尿病白蛋白尿。虽然 RS102895 不影响血压、体重或肾脏重量，但它减少了系膜扩张和肾小球基底膜增厚。因此，使用 RS102895 阻断 CCL2/CCR2 信号通路似乎具有改善 DKD 的作用[726]。最近，一项针对 2 型糖尿病伴大量白蛋白尿患者的研究对 CCR2 拮抗剂 CCX140–B 潜在的降白蛋白尿作用进行了研究。与安慰剂组相比，5mg/d 的剂量治疗 12 周后患者白蛋白尿减少 18%。在 52 周的随访期内及停药后 4 周，其降低白蛋白尿的作用依旧持续存在[638]。CCR2 抑制剂是否可最终应用于 DKD 患者的治疗还有待观察。

己酮可可碱对 DKD 患者肾脏保护试验（PREDIAN）是一项在 2 型糖尿病 CKD3–4 期患者中进行的开放式、前瞻性、随机试验研究，为期 2 年，处理组患者（n=82）在接受肾素 - 血管紧张素 - 醛固酮系统抑制剂外，额外给予己酮可可碱治疗（1200mg/d），而对照组（n=87）仅接受肾素 - 血管紧张素 - 醛固酮系统抑制剂处理。研究表明，在肾素 - 血管紧张素 - 醛固酮抑制剂基础上同时使用己酮可可碱可延缓 eGFR 下降速率，并显著减少白蛋白尿[727]。

总之目前许多临床试验结果是基于 Ⅱ 期试验的有效性和安全性。图 39–26 总结了临床试验中正在研究的几个方向[728]。

六、终末期肾脏病

（一）流行病学

尽管高血压和肾小球肾炎是导致 ESRD 的常见原因，但糖尿病患者具有最高的 ESRD 患病风险[729]。近几十年来，由于糖尿病患病率的增加，世界范围内 ESRD 患者的总数稳步增加。然而令人鼓舞的数据显示，尽管 ESRD 的患病率仍在上升，但发病率趋于稳定，有些地区甚至在下降。

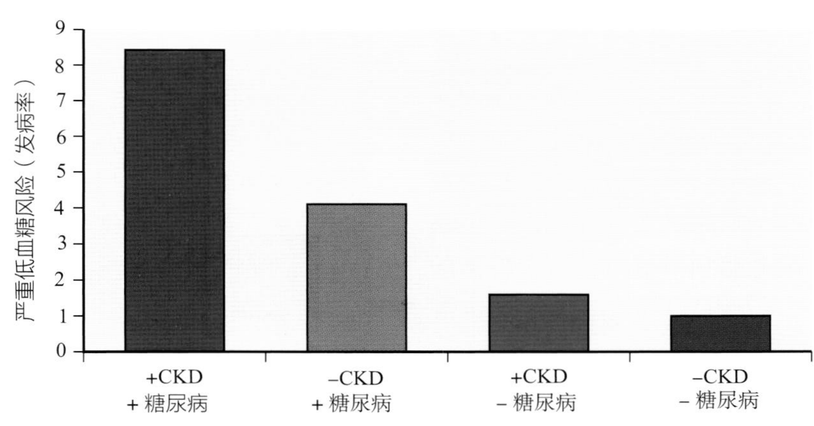

▲ 图 39–26 **2 型糖尿病患者肾功能受损与严重低血糖的风险增加相关**[709]

严重低血糖（血糖＜ 50mg/dl）的发生率是通过一项回顾性队列确定的，该队列中的受试者在退伍军人健康管理局接受护理，有（+）或无（–）慢性肾脏病（CKD）或糖尿病的患者，并以发病率表示。对照组为无 CKD 且无糖尿病的患者

（二）糖尿病患者终末期肾脏病

ESRD 的诊断通常基于肾脏替代治疗（RRT）的开始，包括透析或肾移植。然而，许多 DKD 患者由于心血管并发症和过早死亡而很难到达 ESRD 阶段。这主要是因为肾脏和心脏系统是密不可分的，一者急性或慢性疾病可以导致另一者的功能障碍[730]。此外，DKD 的老年患者死于心脏病可能高于他们进展至 ESRD 和透析[731]。因此，糖尿病 ESRD 患病率和发病率受其他死亡原因影响很大。糖尿病相关 ESRD 患者的不同死亡率也具有种族差异。加拿大最早的原住民是加拿大北极以南的土著居民，患有 ESRD 的成年原住民与非原住民相比可能存活更长的时间。对性别和糖尿病确诊年龄进行调整后，成年原住民患 ESRD 的风险是非原住民的 2.66 倍[732]。同样的，北美印第安人 2 型糖尿病患者伴蛋白尿病程 15 年后 ESRD 的累积发病率为 61%，而白种人为 17%。这些差异归因于北美印第安人 2 型糖尿病发病年龄较早，并且其冠心病的死亡率较低[36]。

（三）终末期肾脏病的患病率

ESRD 给医疗保健系统带来了巨大的负担。2016 年美国肾脏数据系统（URDS）年度数据报告显示，截至 2014 年底，美国共有 678 383 名透析和肾移植患者（未经调整的每年患病率为 2067/100 万）[729]。由糖尿病引起的 ESRD 占 37.9%。糖尿病 ESRD 的调整后患病率为 739/100 万（按年龄、性别和种族调整），且仍在持续增加，在过去 12 年中尤甚。尽管如此，DKD 仍然是美国引起 ESRD 的主要因素。不同种族之间的患病率不同，黑色人种的患病率最高，为 1986/100 万，而白色人种为 546/100 万[729]。欧洲肾脏协会和欧洲透析与移植协会报告称，截至 2013 年底，欧洲共有 478 990 人正在接受 RRT 治疗，总患病率为 738/100 万，其中 17% 的患者的主要病因为糖尿病[733]。

（四）终末期肾脏病发病率

糖尿病是导致 ESRD 全球负担的一个重要因素。2014 年，新加坡、马来西亚和墨西哥哈利斯科州报告的糖尿病导致 ESRD 的患者比例最高，分别为 66%、63% 和 58%。

在 2016 年美国肾脏数据系统（USRDS）年度数据报告中，23 个国家和地区中，泰国、俄罗斯、菲律宾、马来西亚、韩国和墨西哥哈利斯科州在 2001—2014 年间，由糖尿病导致的 ESRD 的发病率增加了 1 倍多[729]。一些国家 ESRD 发病率增长情况见图 39-27。

对 32 项研究的系统回顾分析发现，任何原因引起的 ESRD 每年发病率为 132/10 万～167/10 万，而由糖尿病引起的 ESRD 每年发病率为 38.4/10 万～804/10 万[734]。此外，与白色人种相比，男性、黑色人种、西班牙裔、亚洲人和美洲印第安人 / 原住民中由糖尿病引起的 ESRD 发病率更高[734]。与非糖尿病人群相比，糖尿病人群中患 ESRD 的相对风险度从白种人种的 6.2 到美洲印第安人的 62.0[734]。值得注意的是，由糖尿病导致的 ESRD 在美国的发病率明显高于欧洲和加拿大[729]。这种差异可能是由种族差异所引起，也可能是由于获得的健康保健和 ESRD 危险因素管理等差异引起[735]。

美国一项研究显示，糖尿病导致的 ESRD 的发病率在 20 世纪 80—90 年代初增加后，在 20 世纪 90 年代中期至 21 世纪前 6 年，每年的发病率下降约 3.9%[736-738]。这一下降趋势在老年群体中一直持续到 2014 年，而在年轻人中发病率总体保持稳定或略有上升。在每个年龄组中，黑色人种性别调整后的 ESRD 发病率比白色人种高出数倍，尽管黑色人种发病率下降比白色人种更快。此外，西班牙裔中糖尿病引起的 ESRD 发病率在 22—44 岁人群中与白色人种相近，但 44 岁及以上人群中远高于白色人种。欧洲由糖尿病引起的 ESRD 发病率比美国更早达到稳定，且自 2007 年以来发病率在欧洲也有所下降，但这一下降并没有统计学意义[733, 739-741]。

考虑到欧洲和美国 2 型糖尿病发病率的上升，欧洲由糖尿病引起的 ESRD 发病率稳定在 32/100 万左右，而美国的发病率实际上从 175/100 万下降到 156/100 万[742]。这些数据表明，有效的防治慢性肾脏病方案可以降低 ESRD 的发病率，并可能最终降低患病率[743]。然而，在未来一段时间内，ESRD 的患病率无疑将继续上升。对此有几种解释。首先，发病率的变化和随后的患病率变化之间存在一个滞后时间。其次，由于社会和经济的进步，一些国家将继续提高 RRT 治疗的普及。第三，背景人群的年

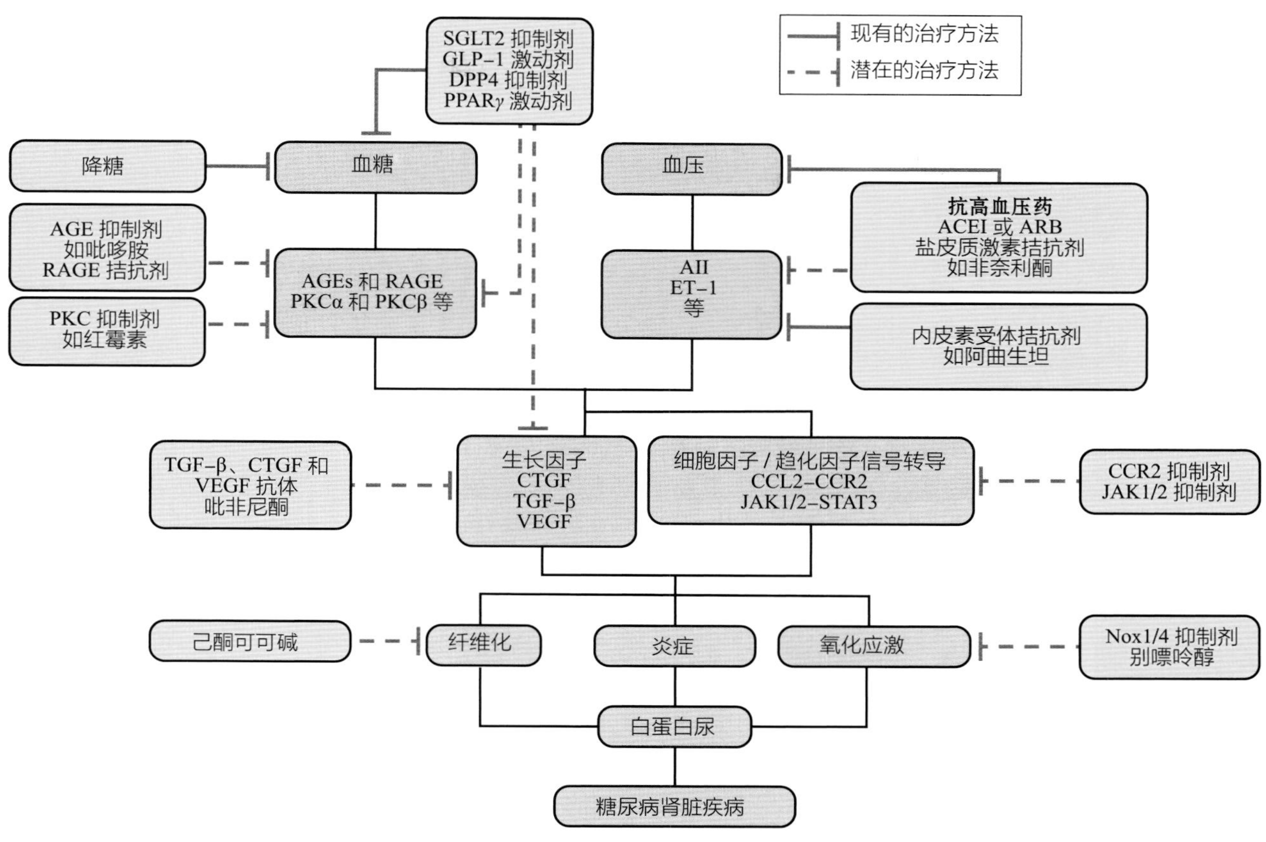

▲ 图 39-27 **与糖尿病肾脏疾病发病机制相关通路及现有的和潜在的最新治疗策略** [728]

升高的血糖和血压激活各种通路，这些通路可以被靶向抑制，以减少糖尿病肾脏疾病的典型病理特征（如纤维化、炎症和白蛋白尿）。ACE. 血管紧张素转化酶；AGE. 糖基化终产物；ARB. 血管紧张素受体阻滞剂；CTGF. 结缔组织生长因子；DPP4 抑制剂 . 二肽基肽酶 4 抑制剂；ET-1. 内皮素 -1；GLP-1. 胰高血糖素样肽 1；PKC. 蛋白激酶 C；PPARγ. 过氧化物酶体增殖物激活受体 γ；RAGE. AGE 受体；TGF-β. 转化生长因子 β；VEGF. 血管内皮生长因子。红虚线为正在试验或近期开始试验的干预措施。黑线指向靶向特定通路的药物。除原图所示的潜在治疗方式以外，非奈利酮是一种盐皮质激素受体拮抗剂，可在不对血清钾浓度产生不利影响的情况下增强肾素 - 血管紧张素系统抑制剂在糖尿病肾脏疾病（DKD）中的作用。吡哆胺、别嘌呤醇、己酮可可碱、Nox1-4 抑制剂、JAK 激酶（JAK1 和 JAK2）和 C-C 模受体 2（CCR2）的趋化因子配体也可能通过涉及炎症、纤维化和（或）氧化应激的各种信号通路从而对 DKD 的进展产生有利影响

龄在增加，导致标准化发病率与实际发病率有较大差异。第四，心血管疾病患者生存率的提高可能增加 ESRD 的发病率。最后，RRT 治疗的存活率可能继续上升 [743]。

很少有研究报道糖尿病患者 ESRD 的累积发病率。只有芬兰一项针对 1 型糖尿病患者的研究报道显示，ESRD 的 30 年累积发病率为 3.3%～7.8% [744]。

急性与急慢性肾衰竭

DKD 患者慢性肾脏病晚期的一个迫在眉睫的问题是，除了慢性肾脏病外，还存在发生急性肾损伤（AKI）的风险 [767]。在对全科医学研究数据库（UK）中 119 966 名 2 型糖尿病患者和 1 794 516 名非糖尿病患者的回顾性分析中，AKI 的年发病率分别为 198/10 万和 27/10 万，即使在对其他已知的 AKI 危险因素和并发症进行调整后，这一差异仍具有统计学意义 [768]。在另一项基于美国胸外科学会国家数据库的 449 524 名患者的回顾性分析中，33% 的患者患有糖尿病，多因素 logistic 分析显示糖尿病是心脏手术后发生 AKI 的独立危险因素 [769]。一项 980 例患者接受氨基糖苷类药物治疗的前瞻性研究显示，基线 GFR 小于 60ml/(min・1.73m^2)、使用含碘对比剂、低血压、同时使用肾毒性药物及糖尿病（OR2.13，95%CI 1.01～4.49，P=0.046）是 AKI 的独立危险因素 [770]。在一项前瞻性病例对照研究中，患有严重败血症或感染性休克的 318 名糖尿病患者与 746 名非糖尿病对照组相比，尽管 AKI 发病率

相似，但糖尿病患者通常需要透析[771]。综上所述，糖尿病患者发生 AKI 的风险更高。

糖尿病患者为何更易发生 AKI 的原因尚不完全清楚，肾脏对缺氧非常敏感，由于糖尿病和高血糖本身会引起肾内缺氧，尤其是近端小管细胞，因此糖尿病的内环境失衡可能就是内在的关键原因[772]。对小鼠的实验研究表明，在诱导糖尿病后 3 天，就表现出明显而持续的肾内缺氧和肾小球高滤过[773]。在大鼠中，线粒体解偶联剂二硝基苯酚通过增加肾总耗氧量可诱导肾内缺氧，而这与随后蛋白尿、肾脏波形蛋白表达（造成细胞损伤）和炎性细胞浸润等的增加有关，这些都是 DKD 的特征[774]。重要的是，近端小管中的钠转运是肾内耗氧的主要驱动力，而且任何肾血流的增多都可能导致 GFR 增加从而使肾小管电解质负荷同时增加[772, 775]。因此，任何肾小管主动运输的增加都会增高能量需求，并导致肾脏耗氧量的增加。总之，肾内氧代谢的增加不可避免地会导致肾组织缺氧，并可能导致 DKD 患者发生 AKI。高血糖导致的肾内缺氧可能是 DKD 发生的重要潜在因素。

在临床实践中，识别最常见的 AKI 病因是十分重要的，包括肾动脉狭窄、RAAS 抑制剂的不当使用、紧急心脏干预、对比剂的使用、败血症、低心排血量和休克。因此，在进行任何有创心脏干预或放射造影检查之前，应对患者进行仔细的评估。患者充分输入盐水、暂时停用利尿剂和其他可能造成肾脏损害的药物（如二甲双胍）可防止肾损伤。然而，AKI 患者经常需要血液透析治疗，可能导致不可逆的肾脏损伤，甚至增加过早死亡的风险。因此，尽管糖尿病患者 AKI 导致的急性死亡率与非糖尿病相当，AKI 仍然是糖尿病患者一个重要的临床和预后问题[776]。

（五）终末期肾脏病患者的管理

糖尿病 ESRD 患者的治疗包括血液透析、腹膜透析和（或）移植（单独肾移植、胰肾联合移植及先肾移植然后胰腺移植）。第 63、64 和 70 章详细讨论了这些治疗方法的管理。

1. 肾脏替代治疗

以前认为糖尿病患者早期开始透析可获益，但没有有力的证据证明这一观点，而早期和晚期开始透析（IDEAL）试验提供了不利于这一观点的证据[783]。该随机对照试验对 828 名成人早期或晚期开始透析患者进行对比。结果显示，慢性肾脏病 5 期患者早期开始透析与生存率或临床结局的改善无关[784]。值得注意的是，早期透析组因糖尿病导致 ESRD 患者占 33.9%，晚期透析组占 34%，而两组中糖尿病作为共病存在的患者则分别占 42.6% 和 43.2%[784]。

> **临床意义：终末期肾脏病**
>
> 面对晚期糖尿病肾脏疾病患者，医生将面临一系列严峻的挑战，如高血压、体液超负荷、严重低血糖风险、心血管并发症、营养不良、糖尿病足、自主神经病变、贫血、代谢性酸中毒、钙磷代谢紊乱和骨营养不良。治疗措施应解决这些问题，保留残余肾功能，实施早期移植转诊，为将来的肾脏替代治疗做准备。尽管 HbA1c 在晚期肾病患者中稳定性差，但它仍然被认为是衡量病情的金标准。透析中的血压对患者的预后有重要影响，在血液透析过程中，监测血压是保证患者安全的必要条件。

血液透析：近年来，糖尿病和非糖尿病 ESRD 患者的生存率都有所提高[785–787]。然而，维持透析的糖尿病患者生存率仍然低于慢性肾小球疾病或高血压等非糖尿病引起的 ESRD 患者的生存率，尽管在糖尿病作为肾脏疾病病因或并发症的患者中没有差异[788–791]，但与非糖尿病患者相比，糖尿病状态都与过早死亡风险的增加有关[791]。2016 年 USRDS 的数据显示，2013 年的糖尿病 ESRD 患者透析后 3 个月和 12 个月的调整后生存率分别为 93.9% 和 81.5%[729]。值得注意的是，生存率随年龄而变化，在血压控制较佳且无明显心脏病临床表现的年轻患者中最高[790, 792]。

DKD 患者的透析治疗管理面临着一系列严峻的挑战。心血管疾病的发病率和死亡率很高，透析时的血压管理、血糖控制和准确监测血糖也面临挑战。

2. 心血管疾病

与普通人群相比，糖尿病患者发生 ESRD 的风险增加了 5～13 倍，而 ESRD 使患者的死亡风险成倍增加[9, 338, 793–796]。糖尿病患者过高的死亡率似乎主要局限于 DKD 亚组内，这是由 DKD 亚组患者心血管疾病负担过重造成的（图 39–28）[338, 339, 341]。因此，ESRD 患者过早死亡的风险最高也不足为奇，其调整后的标准化死亡率为 18%～38%[338, 339]。

左心室肥厚和充血性心力衰竭主要由舒张功能障碍引起，其在接受 RRT 的患者（包括 DKD 患者）中很常见。据估计，接受 RRT 的 ESRD 患者中，74% 的患者会受到左心室肥厚的影响，而约 31% 会受到充血性心力衰竭的影响[797, 798]。此外，在 ESRD 患者中，心力衰竭、心源性猝死、缺血性和出血性卒中的发生率显著增加[816–819]。中国台湾省的一项大型研究调查了 1998—2009 年间 648 851 名无 ESRD 患者和 71 397 名 ESRD 患者，其中糖尿病患者数量分别为 53 342 名和 34 754 名。该研究显示糖尿病和 ESRD 对心血管风险具有多重协同效应，特别是对急性心肌梗死和脑卒中，其调整后的风险比分别为 5.24（95% CI 4.83～5.68）和 2.43（95% CI 2.32～2.55）[799]。总之，这些数据表明糖尿病和 ESRD 协同促使心血管事件发生风险成倍增加。

因此，在日常临床工作中对患者进行积极的筛查是至关重要的，不仅要检测和治疗动脉粥样硬化的传统危险因素，还要重视与 ESRD 相关的独特危险因素。值得注意的是，糖尿病和 ESRD 拥有多种共同的动脉粥样硬化的危险因素，如高血压、高脂血症、内皮功能障碍、氧化应激和胰岛素抵抗[800–802]。对这些传统风险因素的管理在某种程度上已经是标准护理的一部分。然而 ESRD 患者也存在一些独特的危险因素，如钙磷代谢失衡、尿毒症毒素、高血容量和血液透析本身，这些都可能导致心血管疾病的发生[803–806]。对这些独特的危险因素也应加以处理，以尽量减少糖尿病患者透析时发生心血管事件的风险。

3. 透析时的血压

(1) 透析中低血压：由于糖尿病患者的血压具有高度的容量依赖性，因此 DKD 患者一般比接受透析的非糖尿病患者血压更高。然而，这些患者也容易由于自主神经病变和左心室顺应性紊乱而导致透析中低血压的发生，当超滤作用引起左心室充盈压降低时，可能导致心排血量的突然下降[804, 807]。许多危险因素使患者更容易发生低血压，其中大多数危险因素对糖尿病患者尤其危险。患者自身因素包括自主神经病变、降压药、心血管疾病、心包积液、周围血管疾病和膳食摄入。血液透析相关因素包括透析液钠浓度低、透析液钙浓度低、低血浆渗

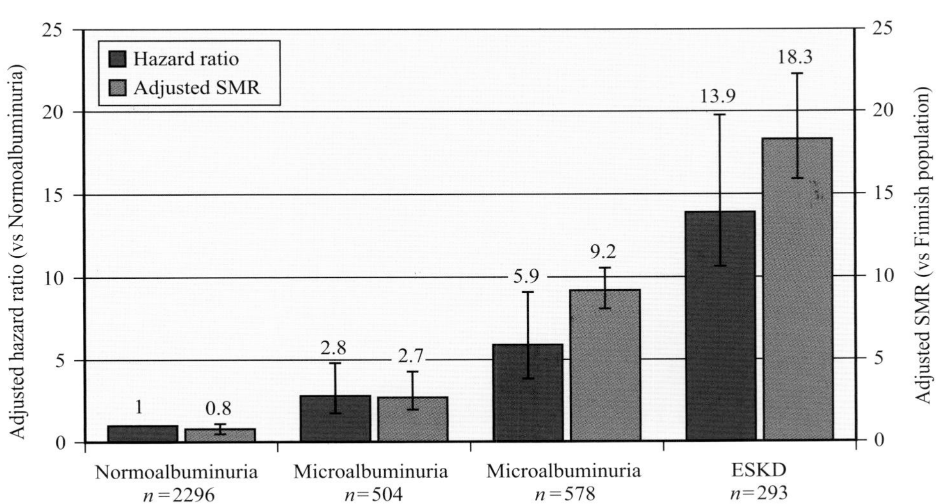

▲ 图 39–28 **Risk of mortality in individuals with type 1 diabetes from the FinnDiane study associated with each level of albuminuria or end-stage kidney disease (ESRD).[338] Adjusted hazard ratios with 95% confidence intervals (CIs) are standardized against individuals with urine albumin excretion in the normoalbuminuric range (arbitrary value of 1.0). Adjusted standardized mortality ratios (with 95% CIs are provided standardized against the age- and sex-matched Finnish general population (arbitrary value of 1.0).**

透压、透析液温度和醋酸缓冲液[808]。过度超滤和不适当的目标体重也是重要的影响因素，贫血、缺氧和感染亦然。低血压的生理代偿机制包括增加心排血量、血液再灌注、静脉收缩和动脉张力增加，但对于糖尿病患者，这些代偿机制可能因自主神经病变而延迟或发生功能障碍[807]。透析中低血压的管理将在第 63 章中进一步讨论。

(2) 透析中高血压与血压变异性：透析中高血压在维持性血液透析患者中的发生率为 5%～15%[809, 810]。此外，血压偏离预期被定义为血压变异性，这一现象最近被证明是另一个预后因素。透析中血压变异性是指一种与透析期间常见的其他血压现象不同的血压波动。一项对 6393 名血液透析患者的研究显示，透析中收缩压变异性增加与全因和心血管死亡率增加存在关联[811]。其病理生理学机制尚未明确，但仍有一些可能与 DKD 相关的因素，如内皮功能障碍、慢性炎症、血管壁压力增加、压力感受器功能障碍、交感神经活动增强[812]。因此在临床实践中，需要通过仔细监测血流动力学、容量状态和药物效应来尽量减少血压波动[808]。这一主题将在第 63 章中做进一步讨论。

4. 血糖控制

由于糖尿病透析患者血糖稳态变化、血糖控制指标准确性不明确，以及肾功能不全、尿毒症和透析治疗改变了降糖药的药代动力学，因此糖尿病 ESRD 患者治疗具有挑战性[813]。由于与肾功能不全、尿毒症环境和透析过程等相关的多因素作用，维持性透析患者可能会发生高血糖和低血糖。改善血糖控制是否能降低糖尿病患者透析中极高的死亡风险尚不清楚[813]。

大量的观察性研究表明，在接受血液透析的 1 型或 2 型糖尿病患者中，HbA1c 水平与住院风险和全因死亡率存在 J 型关系[814–819]。在 12 个国家的 9201 名接受血液透析的糖尿病患者参与的透析结局和实践模式研究中，HbA1c 浓度为 7.0%～7.9% 的患者死亡率最低，并且死亡率随着 HbA1c 浓度的升高或降低而逐渐升高，这表明理想的 HbA1c 浓度范围略高于现有指南中的推荐值[816]。营养不良和 HbA1c 浓度较低的患者死亡率较高。然而理想的 HbA1c 范围因研究而异，可能受包括种族和民族在内的多种因素的影响。在 2300 名接受血液透析的日本糖尿病患者中，HbA1c 浓度为 6.0%～7.0% 的患者死亡率最低[820]。而在一项 2798 例接受腹膜透析的糖尿病患者的研究中，也呈现出相似的 HbA1c 与死亡率间的关联，透析液中的葡萄糖可能使他们面临额外的血糖负担[821]。

尽管没有临床试验对糖尿病患者进行 RRT 时控制血糖的益处进行评估，但调整降糖药物以达到观察研究所显示的目标 HbA1c 浓度可能会改善治疗结局。血液透析期间血糖控制不佳与移植术后全因死亡率和心血管死亡率较高相关，这进一步强调了糖尿病患者透析中血糖控制的重要性[822]。

有趣的是，多达 1/3 的糖尿病透析患者可能会出现自发性纠正高血糖，其 HbA1c 浓度低于 6%。这种现象被称为糖尿病自发缓解现象，但其生物学上的合理性和临床意义尚不明确[813]。低 HbA1c 浓度可能在一定程度上是由于晚期 DKD 和 ESRD 患者的血糖控制指标存在如前所述的问题。

传统血糖控制评估方法常常被尿毒症相关的并发症所混淆，KDOQI 和改善全球肾脏疾病预后组织（KDIGO）临床实践指南仍然建议定期测量 HbA1c 联合家庭血糖监测来评估患者长期血糖控制[7, 823]。然而，透析患者的最佳血糖控制目标尚不确定。KDOQI 和 KDIGO 临床实践指南建议，对于有并发症、预期寿命有限和有严重低血糖风险的患者，HbA1c 控制目标应提高至 7%[824]。

降糖药：虽然内源性胰岛素主要由肝脏降解，部分由肾脏排泄，但外源性胰岛素主要由肾脏排泄[825]。透析患者可使用外源性胰岛素，但建议胰岛素剂量减少 50%[825–827]。磺脲类药物可刺激胰岛素分泌，而不受周围血糖浓度的影响，因此透析患者使用该类药物可能有严重低血糖风险。大多数临床医生都应避免给透析患者使用此类药物[825]。对于 eGFR 小于 30ml/(min · 1.73m^2) 的患者或透析患者，因为存在乳酸性酸中毒的风险，因此不应使用二甲双胍[824]。由于约 90% 的二甲双胍是由肾脏排泄，所以这种风险可被放大[828]。尽管噻唑烷二酮类药物对血糖控制有积极作用，但由于其具有导致水肿、增加骨质流失和骨折风险的不良反应，因此透析患者使用时应予以注意[825]。α– 葡萄糖苷酶抑制剂减少胃肠道葡萄糖的吸收，从而降低餐后血糖峰值[824, 829]。然而其胃肠道不良反应，如腹痛、腹泻和胃肠胀气，使其未能广泛应用。虽然 α- 葡萄糖苷酶抑制剂阿卡波糖及其活性代谢物只有不到 2% 通过肾脏排泄，但仍不建议用于透析患者，这主要是由于缺乏来自于这一患者群体的数据。米格列醇也是一种由肾脏排出的药物，因此不适用于透析患者[813]。

新型降糖药物，如 DPP-4 抑制剂、SGLT2 抑制剂和 GLP-1 激动剂，不会引起严重的低血糖，很有应用前景。SGLT2 抑制剂通过抑制近端肾小管重吸收葡萄糖，从而促进肾脏葡萄糖排泄，达到增强血糖控制的目的，但 eGFR 下降会降低其抑制葡萄糖重吸收的能力[830, 831]。SGLT2 抑制剂并不适用于透析患者，因为一方面，针对 ESRD 患者缺乏长期使用的安全性和有效性数据，另一方面，对 eGFR 小于 30ml/(min · 1.73m^2) 的患者或透析患者而言，SGLT2 抑制剂预计不会产生显著效果[832]。

一些作用于肠促胰岛素系统的药物可以用于透析患者。DPP-4 是一种表达于多种细胞表面的酶，它能使 GLP-1 失活，GLP-1 是一种刺激血糖依赖性胰岛素释放的激素。DPP-4 抑制剂通过增加 GLP-1 表达从而促进胰岛素释放[833]。DPP-4 抑制剂包括利格列汀、西格列汀、维格列汀、沙格列汀和阿格列汀等。利格列汀不同于其他 DPP-4 抑制剂，它通过尿液排泄的量很少（5%），而其他 DPP4 抑制剂主要通过肾脏排出[834-837]。因此，利格列汀在 ESRD 患者的血液循环中不会积聚，可以在不调整剂量的情况下应用于透析患者[835]。而其他 DPP4 抑制剂在透析患者中使用需要调整剂量。在一项包括 200 例接受 RRT（115 例血液透析）的 2 型糖尿病 ESRD 患者的小型回顾性分析中，患者分别接受西格列汀（44 例）、维格列汀（72 例）和利格列汀（84 例）等 DPP4 抑制剂治疗，结果显示不同 DPP4 抑制剂的降糖效果无显著性差异[838]。

艾塞那肽和利拉鲁肽是 GLP-1 激动剂，不仅能促进胰岛素分泌，还能减少胰高血糖素分泌、延缓胃排空、促进产生饱腹感和体重减轻[825]。艾塞那肽由肾脏排泄，因此不推荐用于 eGFR 小于 30ml/(min · 1.73m^2) 的患者或透析患者。利拉鲁肽不在肾脏中代谢和清除，因此可用于 2 型糖尿病 ESRD 患者，但是建议减少使用剂量并延长给药间隔时间[839]。一项对 24 例 2 型糖尿病 ESRD 患者进行的小规模研究表明，使用利拉鲁肽 12 周后，血糖控制有所改善。然而，血浆利拉鲁肽浓度升高使患者在治疗过程中出现许多胃肠道不良反应[839]。

5. 透析患者血糖控制的监测

临床工作中一个真正的挑战是对透析患者血糖控制的监测。这是因为血红蛋白的糖化率作为血糖控制的一个长期（120 天）监测指标，受到许多因素的影响，其中一些因素也与 ESRD 有关。HbA1c 受以下因素的影响：①糖化血红蛋白生成时间；②血糖浓度；③血红蛋白浓度；④ pH；⑤温度[813]。血尿素氮浓度升高和代谢性酸中毒是 HbA1c 浓度假性增高的混杂因素，而贫血、输血、血红蛋白病和其他缩短红细胞寿命的疾病、促红细胞生成素刺激剂和蛋白质能量消耗是 HbA1c 浓度假性降低的混杂因素[752, 755, 815, 840, 841]。

果糖胺是衡量中期血糖控制（7～14 天）的一项指标，但即便果糖胺可能是贫血患者的透析血糖控制更精确的监测方法，其也受多种因素影响，如血清蛋白状态的改变（如腹膜透析液蛋白质丢失）、营养不良、肝病、甲状腺功能紊乱、妊娠、高尿酸血症、吸烟和使用激素[813]。

果糖胺是测定所有糖化血清蛋白的指标，而糖化白蛋白是由葡萄糖和白蛋白非酶反应形成的[755, 841, 842]。糖化白蛋白也是一种中期血糖控制（7～14 天）的评估指标，在贫血和红细胞寿命缩短的情况下很稳定，但与果糖胺存在相同的影响因素[813]。

尽管由于果糖胺和糖化白蛋白可能是比 HbA1c 更可靠的血糖控制监测指标引起人们的注意，但它们尚未取代 HbA1c 的位置。需要进一步的研究来评估它们在临床实践中的作用。

(1) 腹膜透析：许多临床医生赞成持续性非卧床腹膜透析（CAPD）治疗糖尿病 ESRD，原因在第 64 章中详述。其中一个较为明显的原因是糖尿病患者的前臂血管经常受到严重动脉粥样硬化的影响，因此无法放置瘘管。另一个原因是，作为肾脏替代治疗的初始模式，除老年患者外，接受腹膜透析治疗的糖尿病患者的存活率可能比接受血液透析治疗的患者更高[843, 844]。然而，虽然许多研究比较了糖尿病患者腹膜透析与血液透析的临床疗效，但只有少数糖尿病腹膜透析患者随访了 5 年以上。这主要是由于透析开始时并发症和晚期靶器官损害的存在，影响治疗方式的选择，并且可能由于选择性偏倚而引起治疗方式之间对比困难。最近的一项长期研究表明，糖尿病是缩短腹膜透析和血液透析患者生存时间的主要因素。当患者透析超过 4 年，血液透析与腹膜透析相比没有任何优势[845]。

糖尿病终末期患者腹膜透析时必须考虑以下问题，因为它会影响患者的病情进展。除了导致蛋白丢失外，透析液中的高糖浓度会导致机体获得的热量增加、体重增加及肥胖，随后发生代谢状态的恶化，并进一步增加心血管并发症的风险。此外，葡萄糖溶液高温灭菌产生的高反应性的葡萄糖降解产物具有细胞毒性，并促进晚期糖基化终产物形成[846]。一般来说，晚期糖基化终产物是由糖类和组织蛋白间的自发化学反应产生的，该反应在糖尿病患者中更为显著，并因加热而使反应加速。这些非酶反应被称为美拉德反应或褐变反应，与年龄相关性疾病及透析并发症相关，如糖尿病、动脉粥样硬化、透析相关性淀粉样变性、腹壁内膜瘢痕形成及其导致的腹膜超滤受限[847]。除了对蛋白质结构和功能的直接影响外，晚期糖基化终产物的生成进一步诱导氧化应激，导致炎症反应和组织损伤[848]。使用艾考糊精的腹膜透析患者中，与采用葡萄糖脱氢酶烟酰胺腺嘌呤二核苷酸技术的血糖监测系统相比，采用葡萄糖脱氢酶吡咯喹啉醌酶技术的血糖监测系统显示出血糖浓度的假性升高。因此，腹膜透析患者不宜使用葡萄糖脱氢酶吡咯喹啉醌酶技术血糖监测系统，以避免胰岛素注射过量和低血糖[849]。

(2) 移植：与长期透析相比，肾移植是否能提高 ESRD 患者的生存率是一个有争议的问题，因为任何比较都存在偏倚，选择进行移植的患者有过早死亡的较低基线风险[850]。然而，在 ESRD 患者中，较为健康的患者通常被列入等待移植，而最终接受肾移植患者其长期存活率更高[850]。因此除非手术风险大于获益，否则肾移植应该是所有 ESRD 患者的最终目标。

接受遗体供肾的糖尿病患者肾移植后一年生存率目前已接近 88%，活体供体来源的则为 96%[851]。然而，基于外科手术和免疫抑制药物的发展，胰腺移植近年来成功率越来越高[852, 853]。移植后 1 年的胰腺存活率在胰肾联合移植时接近 95%，而在单独肾移植后进行胰腺移植时为 86%[854]。

胰肾联合移植彻底改变了 1 型糖尿病患者的治疗方式，因其不仅通过生理手段实现了正常的血糖控制，而且还纠正了尿毒症状态，使患者免于透析。资料显示，胰肾联合移植患者的 5 年和 10 年生存率分别为 87% 和 70%[855]。与遗体器官捐赠和活体供肾的糖尿病肾移植受者相比，该治疗方案提高了患者寿命，并显著降低了年死亡率[856]。目前普遍认为，1 型糖尿病患者胰肾联合移植延长了生存期，其生存优势超过了单独肾移植。

6. 肾移植术前的心血管疾病

肾移植的候选者要接受全面的评估，以发现不利于其预后的危险因素。因此，应强调对所有合并的医学问题进行检测和治疗，这些问题可能增加手术风险和死亡率，并对移植后的治疗产生不利影响。除了彻底的医学检查外，还应考虑和解决可能危及预后的社会问题，如患者不配合治疗。虽然不需要对每个移植受者进行包括血管造影的全面心脏检查，但有心血管疾病和症状、1 型或 2 型糖尿病或高血压性肾病的患者应进行彻底的评估，以排除严重的冠状动脉疾病。

7. 肾移植术后的心血管疾病

在肾移植后 36 个月内，近 40% 的患者发生过心血管事件[857]。急性心肌梗死在糖尿病患者和老年人中尤其常见，但发生感染后，充血性心力衰竭是肾移植术后住院最常见的原因[857, 858]。因此，移植后心血管疾病的管理应包括控制导致充血性心力衰竭和缺血性心脏病的危险因素。这些可改变的危险因素包括血糖控制、肥胖、高血压、高脂血症和吸烟，而性别、年龄和家族史属于不可改变的危险因素。此外，免疫抑制、贫血、蛋白尿和慢性炎症可能引起肾移植后心血管疾病的发展，也应加以考虑和解决[859]。

8. 胰岛细胞移植

对啮齿动物的一些实验研究表明胰岛细胞移植对逆转早期 DKD 是有益的[860–863]。此外，与胰岛素治疗不同，糖尿病啮齿类动物进行胰岛细胞移植可通过改善肾小球基底膜增厚而发挥肾脏保护作用，但也有研究表明更为严重的糖尿病肾小球病变在胰岛移植后没有得到改善[864–866]。临床上首次提出胰岛细胞移植可以预防白蛋白尿的想法源于对 10 例接受了冷冻保存的胎儿胰岛移植的 1 型糖尿病患者进行的 10 年观察性研究，研究者对他们进行了 10 年的纵向随访，并与 27 例使用胰岛素的患者进行了比较。然而由于胰岛移植患者的选择标准通常相当严格，患者并不是随机分组的，因此较大的选择性偏倚可能影响这项初步研究的结果[867, 868]。在随后的一项研究中，将 36 例接受了肾胰移植并随访了 4 年的 1 型糖尿病患者分为两组，胰岛移植成功组和胰岛移植失败组。总体上，成功的胰岛移植与肾功能的改善有关[869]。该作者在一项对 42 例 1 型糖尿病患者进行的类似研究中证明，与单独肾移植相比，成功的胰岛和肾联合移植与心血管功能的改善有关[870]。在一项单独胰岛移植患者的纵向自然病史研究中，观察到不同程度的蛋白尿和 eGFR 变化，当使用他克莫司和西罗莫司联合治疗时预后更差[871]。然而，现有的前瞻性研究非常有限。一项比较胰岛移植和药物治疗疗效的前瞻性交叉研究中，在超过 29 个月的中位时间观察到了相似的 eGFR 的下降率，胰岛移植对 eGFR 没有显著影响，其他研究报道胰岛移植对进展性视网膜病变有保护作用[872, 873]。患者的筛选和积极的临床管理是胰岛移植术后肾功能稳定的关键因素[874]。最近，一项针对 12 例同种异体胰岛移植者的小规模研究显示，在 10.7 年的随访中患者的 eGFR 水平保持稳定。总之，单独胰岛移植的方法已被弃用，而更复杂的治疗方式，如异种胰岛移植和干细胞移植等正在研究中。

9. 干细胞移植

通过间充质干细胞移植来控制 DKD 的发生和发展是一个新的方向，不同的祖细胞对微血管并发症的影响也引起了人们的关注[875-877]。现阶段，尚不清楚干细胞移植或药物调节局部肾祖细胞生长是否是治疗 DKD 的更优策略[878]。后一种方法正在进行临床试验，利格列汀对内皮祖细胞的影响与心血管保护的关系正在 2 型糖尿病患者中进行研究（ClinicalTrials.gov 标识符：NCT02467478）。

尽管目前还没有研究表明胚胎干细胞在 DKD 中的作用，但围绕人脐血间充质干细胞（hCB-MSC）研究是有进展的。在 STZ 诱导的糖尿病鼠模型的实验性 DKD 中，与对照组相比，输注 CB-MNCs 显著改善了血清肌酐、血尿素氮和尿白蛋白 / 肌酐比值[879]。

关于成人干细胞也有令人鼓舞的进展。一些研究强调了骨髓造血干细胞（HSC）和骨髓间充质干细胞（BM-MSC）在促进肾脏损伤修复中的重要作用，因为通过损伤区域局部释放趋化因子，它们能够被募集到损伤区域，促进肾脏修复[880]。一旦被招募，这些细胞似乎是通过促进局部祖细胞的生长分化而非直接分化为修复损伤后的肾脏细胞发挥作用。经左肾动脉灌注 BM-MSC 可预防 STZ 处理的大鼠发生肾损伤，并减少足细胞的丢失[881]。有趣的是，来自肾小球硬化小鼠骨髓的 BM-MSC 可以将肾小球硬化表型传递给非糖尿病小鼠模型及糖尿病小鼠模型[882]。基于这些有意义的实验数据，以及 MSC 在治疗狼疮肾炎方面的初步结果，MSC 治疗肾脏疾病已经进入了临床试验阶段。至于 DKD，只有一项正在招募 2 型糖尿病和 DKD 的成年受试者的临床试验（ClinicalTrials.gov 标识符：NCT01843387）。

新的研究数据表明，对 STZ 诱导的糖尿病模型给予自体脂肪来源的 MSC 后，系膜扩张和氧化应激减少[883]。目前正在开展一项相关的临床试验，以确定脂肪组织来源的 MSC 在中到重度慢性肾脏病中的作用（ClinicalTrials.gov 标识符：NCT02933827）。

诱导多能干细胞（iPSC）分化为肾细胞的研究也引起了人们的极大兴趣，并显著加深了人们对肾生成的了解[884, 885]。然而，尽管 iPS 来源的肾细胞对于研究临床相关疾病的机制和新靶点的识别具有重要意义，但 iPSC 还没有发展成为可用于 DKD 和肾脏疾病的可靠细胞替代策略。有证据表明：通过实验移植 iPSC 来源的足细胞，可生长成熟为肾小球毛细血管的重要组分，该研究是本领域一个很大的进步[886]。

声明

特别感谢 Alexis J Sloan 博士和 Janessa Maidment 女士出色的编辑支持。这项工作在一定程度上得到了美国国家糖尿病和消化及肾脏病研究所校内研究项目的支持。

第40章

心肾综合征

Cardiorenal Syndromes

Kevin Damman　John J.V. McMurray　著
何伟春　译
何伟春　杨俊伟　校

要　点

- 心肾综合征是心肾功能同时降低的临床综合征。
- 心肾综合征至少已有五种亚型被提出。
- 心力衰竭时的肾功能恶化不同于心力衰竭时的急性肾损伤（AKI）。
- 由于对预后的益处（通常）是持续的，所以在心力衰竭中开始使用或逐步上调肾素 - 血管紧张素 - 醛固酮系统抑制剂时，如出现肾功能恶化，不应在出现的早期立即停止使用，但需要密切监测肾功能。
- 因为在心力衰竭时肾小球内的压力被认为是低的，因此心力衰竭时白蛋白尿的病理生理学不同于原发性肾脏疾病。

一、概述

心力衰竭（HF）是一种以心脏充盈压力增加、心排血量减少、充血的症状和体征及结构性心脏病变证据为特征的综合征 [1, 2]。由于心血管疾病（如心肌梗死、高血压）患者的存活率提高、意识增强和对该综合征的早期识别，加上复杂的高级诊断测试和对确诊 HF 患者的更好治疗，HF 的发病率和患病率呈上升趋势。因此，估计在今后 10 年内，HF 患者人数将大幅增加 [3]。患者数量的急剧增加将对医疗保健专业人员及医疗保健系统的费用构成挑战，因为 HF 护理已经占到医疗支出总额的 1.4% [4]。产生这些特殊费用的最重要原因是，当患者出现急性（失代偿性）HF 时，住院时间相对较长，而且往往是反复住院。肾脏在 HF 综合征中起着至关重要的作用。它导致不恰当、过量的盐和水潴留，这助长了充盈压力增加、心排血量减低和器官（和肾）灌注减少的恶性循环，从而触发更多的盐和水潴留 [5]。

这也表明，从肾脏的角度来看，肾衰竭本身也能够诱导或加速 HF 的进展或发生，血液透析患者往往如此。然而，即使在慢性肾脏病（CKD）的早期阶段，发生 HF 的风险也会增加，这提示共同的心血管危险因素和（或）肾小球滤过率（GFR）本身的降低可能会导致 HF 的发生。

心脏和肾脏之间的这种相互作用是发生于 HF 和终末期肾病（ESRD）病理生理过程的关键，两个器官的协同衰竭被称为“心肾综合征（CRS）” [5–7]。本章讨论心肾衰竭患者的流行病学、病理生理学和重要的临床考虑。

二、心肾综合征的术语

随着 20 世纪初对侵入性血流动力学的深入研究，人们在 20 世纪末对心肾相互作用的重要性重新产生了特殊兴趣 [8–10]。在 2000 年前后发表的一些研究表明，肌酐清除率或 GFR 的下降与慢性 HF 患者的更差结局相关，随后一个关于 CRS 的共识声明被发表了[11-14]。这篇由 Ronco 及其同事撰写的具有里程碑意义的文章[14]，导致了许多后续手稿的产生。目前的共识是，在 CRS 中存在五种亚型（表 40-1）。这里必须指出，这些分类（包括"心肾综合征"一词），已经由该领域的专家提出，但这并不意味着在日常临床实践中，区分 CRS 的确切类型将有助于指导和选择治疗。然而，它确实可作为一个起点，以确定哪一个器官功能障碍更有可能是起始的触发事件，哪一个是结果。这种分类是基于两个器官发生衰竭的时间先后关系，并区分急慢性情况。

表 40-1　心肾综合征的分型

类　型	常用语	描　述
1	急性心肾综合征	急性心力衰竭导致急性肾脏事件，包括急性肾损伤（AKI）、肾功能恶化
2	慢性心肾综合征	慢性心力衰竭导致肾损伤或肾衰竭进展
3	急性肾心综合征	AKI 导致急性心脏事件，包括急性心力衰竭
4	慢性肾心综合征	慢性肾脏病（CKD）导致心脏损伤或心脏病进展，包括心力衰竭
5	系统性心肾综合征	系统性事件或过程导致同时发生的急性心脏和肾脏损伤，包括心力衰竭和 AKI

CRS5 型包括了不符合其他 4 种描述的患者，这些患者具有包括（除其他器官外）心脏和肾脏在内的系统受累过程[15]。从生物学角度来看，应该认识到的是，患者不是固定在一种特定类型的 CRS 中，可以从一种类型转变为另一种类型，甚至同时存在两种类型，如一名发生急性肾衰竭的慢性 HF 患者在入院时出现失代偿性 HF，但在入院前经历了一段较长时期的肾功能下降，这个患者同时符合 CRS1 和 2 型[16, 17]。如果这种急性肾衰竭也与 HF 的急性恶化有关，这意味着部分病理生理学也符合 CRS3 型[18]。这突出表明，以一个特定的亚型对患者进行分类，本身就是困难的，更不用说基于这种分类的治疗了。在临床实践中，只要将患者定性为伴发 HF 和肾功能不全并确定起始触发因素就可以了，这也将是治疗靶点。

自 CRS 作为一个独立术语被引入以来，不同的研究人员认为，最初的定义也可以扩大到贫血，继而拟定的术语将成为"心肾贫血综合征"（CRAS）[19]。贫血在 HF 和 CKD 中都很常见，并与更差的结果相关[20]。尽管贫血的病理生理学尚不完全清楚，是一个有争议的问题，但促红细胞生成素的产生减少和低反应性、骨髓抑制和液体滞留（血液稀释）是最重要的因素[21]。因为在 HF 中缺铁常常与贫血一起被观察到，所以缺铁也被认为可能是重要因素，但很显然，非贫血的 HF 患者也常常缺铁[22]。因此有人认为，术语甚至可以改为心肾贫血缺铁综合征（CRAIDS）或者当贫血不存在时称为 CRIDS。提出的细分越多，就越难定义一个可以提出特定处理法则的同类群体。然而，它确实强调了在 HF、肾功能不全与其他器官功能障碍和系统性异常之间复杂的病理生理关系，这可能是人群心肾异质性的结果。

三、流行病学和预后

HF 患者出现的肾功能不全大多被定义为 CKD［估计的 GFR（eGFR）< 60ml/(min · 1.73m^2)］。MAGGIC Meta 分析包括了未选择的大多是慢性 HF 的患者队列，其中约 50% 的患者患有 CKD[23]。在一项更大的超过 1 000 000 名 HF 患者的 Meta 分析中，42% 的慢性 HF 患者存在 CKD，而 53% 的急性 HF 患者存在 CKD[24]。这些群体由不同表型的 HF 组成，包括射血分数保存的 HF［具有保存的射血分数的 HF(HFPEF)］患者和射血分数降低的 HF（HFREF）患者（表 40-2）。关于这两种表型之间比较的数据很少，但一般认为，CKD 的患病率是相似的，尽管这些队列的患者特征有很大的差异[23]。

在慢性 HF 患者中，CKD 的存在使死亡风险超过 2 倍，估计在急性 HF 患者中这一风险相似[24]。此外，从临床试验的回顾性分析来看，全因死亡率（和 HF 住院率）风险的大小与基线时的肾损害程度直接相关，显示未校正的风险比逐步增加，如与 eGFR > 90ml/(min · 1.73m^2) 相比，eGFR 低于 45ml/(min · 1.73m^2) 的风险比为 3.83（2.92～5.01）[13]。在另一项分析中，在慢性 HF 患者 eGFR 低于 60ml/(min · 1.73m^2) 时，心血管死亡风险急剧增加，eGFR < 15ml/(min · 1.73m^2) 时风险最高[25]。

表 40-2　心力衰竭表型的定义

心力衰竭的类型	HFREF	HFPEF
判断标准		
1	症状 ± 体征	症状 ± 体征[a]
2	LVEF ＜ 40%	LVEF ≥ 50%
3	—	升高的利尿钠肽水平及相关的结构性心脏病［左心室肥厚和（或）增大的左心房］或舒张功能障碍

a. 该指南指定了一个中间组，称为"中程射血分数心力衰竭"（HFmrEF）。然而，目前很少有证据表明这种亚组确实存在或影响治疗

HFREF. 射血分数降低的心力衰竭；HFPEF. 射血分数保存的心力衰竭；LVEF. 左心室射血分数

改编自 Ponikowski P，Voors AA，Anker SD，et al. 2016 ESC guidelines for the diagnosis and treatment of acute and chronic heart failure：the Task Force for the diagnosis and treatment of acute and chronic heart failure of the European Society of Cardiology (ESC). Developed with the special contribution of the Heart Failure Association (HFA) of the ESC. *Eur J Heart Fail.* 2016；18:891－975.

在 CKD 患者中，HF 患病率的数据更少。然而很明显的是，随着 eGFR 的降低，普通人群的心血管疾病风险往往急剧增加。在群体水平上，与 eGFR 较高的个体相比，eGFR ＜ 60ml/(min · 1.73m^2) 的个体的 HF 患病率高 2～20 倍[26]。在 eGFR 较低的个体中，HF 的这种较高的患病率并不局限于 HF，因为在冠状动脉疾病、脑血管事件和外周动脉疾病中发现了类似的模式，尽管这种关联不那么显著。

在包括近 4000 例 eGFR 受损的慢性肾功能不全患者队列（CRIC）中，HF 的风险随着 eGFR 水平的降低而急剧上升[27]。对应在 eGFR 中每个降低的标准差［15ml/(min · 1.73m^2)］，发生 HF 的危险比（HR）为 1.67（1.49～1.89），该相关性与白蛋白尿无关。在包括 15 000 多名患者（45—64 岁）的社区动脉粥样硬化风险（ARIC）研究中，当 eGFR ＜ 30ml/(min · 1.73m^2) 但不存在白蛋白尿时，发生 HF 的风险超过 3 倍或以上 HR=3.57（1.89～6.77），而当也存在大量白蛋白尿时，HR 增加到 7.98（3.46～18.41）[28]。发生急性肾损伤（AKI）时有关 HF 风险的数据较少。在一项 Meta 分析中，大多数个体具有心血管疾病，不同的定义被汇集在一起，AKI 相关 HF 的相对风险比没有 AKI 的心血管疾病个体高 58%[29]。

四、心力衰竭与慢性肾脏病同时发生的病理生理学

（一）共同的风险因素

要能够理解在发生 HF 与肾功能不全中的任何一个时，两者相互作用的病理生理学，就必须认识到两者有非常相似的风险因素。尤其是心血管风险因素，如高血压、糖尿病、外周动脉疾病和肥胖，会诱发两个器官都发生衰竭。在许多患者中，这些风险因素可能会增加急性事件（如心肌梗死）的风险，随后可能导致 HF 和（或）CKD。此外，长期暴露于这些风险因素中的任何一种，都可能加速缓慢进展的终末期器官功能障碍（如高血压导致的左心室肥厚、高血压肾病和 HFPEF）。重要的是，当发生 CRS 时，这些风险因素仍然与更差的临床结果有关。

（二）肾脏血流动力学

1. 肾血流量

在慢性 HF（HFREF）患者中，心排血量的明显减少导致器官的灌注减少，包括脑、肠道、肝脏，以及最重要的肾脏[30]。肾灌注通常约占心排血量的 25%，而当心排血量下降时，这一比例显著下降[31]。大多数患者在 HF 的早期阶段并没有严重的低血压，尽管心排血量下降，但由于肾脏的自身调节，使 GFR 能够在低压力低流量状态下得以保持。在没有接受肾素 - 血管紧张素 - 醛固酮系统（RAAS）抑制治疗的患者中，当肾血流量（RBF）减少和肾小球内压力下降时，出球小动脉的自身调节将增加滤过分数（FF），GFR 将在一定程度上保持一段时间（见第 3 章）[31]。随着临床状态和肾灌注（压力）的进一步恶化，出球小动脉的进一步收缩及入球小动脉的自身调节也将无法保持 GFR，FF 将减少，继而导致 GFR 丧失。特别是在这些非常低血流量的状态下，低血压是一个真正的问题，GFR 变得高度依赖于血流量。

在接受 RAAS 抑制剂治疗的患者中，情况略有不同。血管紧张素转化酶抑制剂（ACEI）和 1 型血管紧张素Ⅱ受体阻滞剂（ARB）可抑制出球小动脉收缩。这意味着在 RBF 降低的情况下，预期的出球

临床意义

在未使用肾素 - 血管紧张素 – 醛固酮系统（RAAS）抑制剂的心力衰竭患者中，心排血量和随之相应的肾血流量（RBF）减少并不直接转化为肾小球滤过率（GFR）降低。由于出球小动脉收缩，GFR 相对保存，导致滤过分数增加。然而，在使用 RAAS 抑制剂治疗的患者中，这一适应性过程被阻断，导致与 RBF 降低平行的 GFR 的降低，而滤过分数相似。这就是（某些）心力衰竭患者 GFR 降低、血清肌酐水平升高的原因。GFR 的这种小幅度下降应该与 GFR 无端恶化的更有临床相关性的情况区分开来，后者需要调整治疗和更详细地评估患者的临床状态。

小动脉收缩被阻止，导致 GFR 的丧失（图 40–1）[32]。只有当 RBF 值进一步显著下降时，才会出现与没有 RAAS 抑制剂时相似的情况。无论是出球还是入球小动脉的收缩均促进（可能是由于管 - 球反馈）并导致 GFR、FF 进一步降低，以及非常低的肾小球内压[7]。特别是在这种情况下，慢性 HF 患者可能出现白蛋白尿[32]。必须强调的是，这种情况与在高血压、糖尿病和 CKD 中出现白蛋白尿不同，这些疾病存在较高的肾小球内压。而在 HF 中则相反，存在较低的肾小球内压。因此，HF 患者白蛋白尿的实际原因尚不完全清楚，但可能包括肾小球（内皮）损伤和渗漏，可能受 HF 患者存在的低级别系统性炎症的影响，以及肾小管对滤过白蛋白的处理异常或肾小管功能障碍。

对于保留射血分数的 HF 患者肾血流动力学的研究尚未见报道。可以预计，特别是在 HFPEF 的晚期，肾血流动力学的表现与 HFREF 患者相似，因为这些患者的心排血量也可能显著减少。轻度 HFPEF 患者的 RBF 是否降低尚不清楚。同样，在急性 HF 中，肾血流动力学很难评估，没有研究同时观察肾灌注和 GFR。然而，至少 50% 表现为急性 HF 的患者实际上是慢性 HF 的急性加重。在这样的患者中，RBF 已经被长期降低。在新发的急性 HF 患者中，RBF 降低的程度尚不清楚。

对于发生 HF（CRS3 和 4 型）的 CKD–AKI 患者[18, 33]或 CRS 5 型的患者[15]，目前还没有已经实施的针对肾灌注和 GFR 相关性的具体研究。CRS3 和 4 型将在第 54 章进一步讨论。

2. 中心静脉压和肾静脉压

除了减少的心排血量外，HF 患者常常经历的

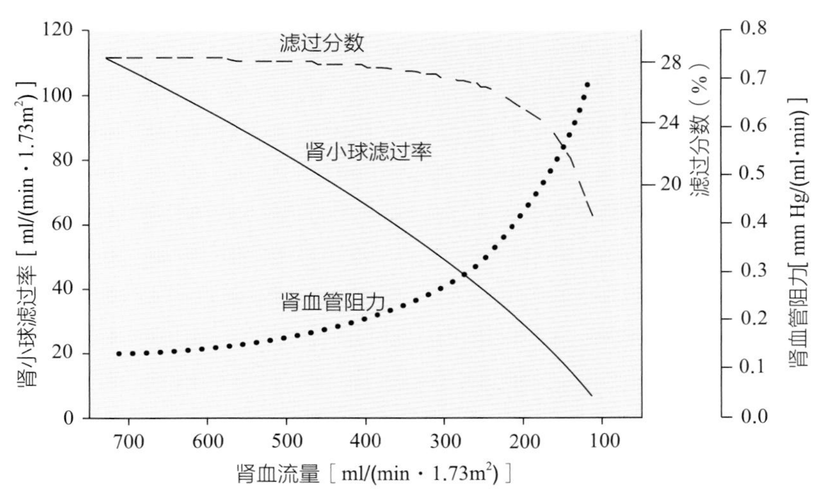

▲ 图 40–1　**RAAS 抑制下的慢性 HFREF 患者的肾血流动力学**

图中显示的是在 RAAS 抑制下，RBF、RVR、FF 和 GFR 之间的关系。在低 RBF 的情况下，尽管出球小动脉的收缩被抑制时 FF 得以维持，但 GFR 是降低的。只有当 RBF 大量减少时，FF 才会因入球小动脉收缩的增加而减少。这导致 RVR 增加，特别是那些伴有白蛋白尿的患者

RAAS. 肾素 - 血管紧张素 - 醛固醇系统；HFREF. 射血分数降低的心力衰竭；FF. 滤过分数；GFR. 肾小球滤过率；RBF. 肾血流量；RVR. 肾血管阻力（引自 Smilde TD，Damman K，van der Harst P，et al. Differential associations between renal function and "modifiable" risk factors in patients with chronic heart failure. *Clin Res Cardiol.* 2009；98:121–129.）

不仅是左心充盈压力的增加，而且有中心静脉压（CVP）的增加。虽然这是在相对稳定的慢性 HF 患者中的情况，但在急性或恶化的 HF 患者中甚至更为重要，在这些患者中增加的 CVP 是这种综合征的标志之一。由于肾脏依靠肾小球的跨膜压力梯度产生被动滤过，因此肾小球内压力或肾小球囊中压力的任何变化都可能影响滤过。由于肾灌注压取决于平均动脉压与肾静脉压的差异及肾血管阻力，RBF 的变化不仅可能引起 GFR 的变化，而且还可能引起中心静脉和肾静脉压力的变化。这一概念在现代医学中早已被忽视。在 20 世纪早期，广泛进行的测量（在没有使用 RAAS 抑制剂的患者中）显示了较高 CVP 与较高肾静脉压的关系[8–10, 34, 35]。更重要的是，较高的肾静脉压与较低的 RBF 和随后较低的 GFR 有关。因此，由于更高的 CVP 降低了肾脏的灌注压力，灌注减少，GFR 恶化。这是肾静脉压增加的 RBF 依赖性效应。

然而，肾静脉压增加对 GFR 也有非 RBF 依赖性效应。肾静脉压的增加导致肾间质压力升高[36, 37]。由于肾脏是一个被包裹的器官，这将导致肾小球囊中的压力增加，继而导致肾小管被较高的间质压力压缩而塌陷。我们现在也认识到，在 HF 患者中，由严重的三尖瓣反流引起的压力波，以及在高 CVP 个体中发生的中心静脉流动模式的改变，实际上到达了肾实质[38, 39]。在 HF 患者中，这些流动模式在大的腔静脉中随着较高的 CVP 发生改变，并与更差的临床结果相关。虽然尚不确定，但这可能将会进一步损害肾功能。

现在认为，CVP 和肾静脉压升高是 HF 和肾功能不全患者的重要病理生理因素[16, 17, 40]。在两项同时发表的研究中，较高 CVP 是急性 HF 患者肾功能恶化的重要预测因子，而在另一项研究中，CVP 也是最强的 eGFR 独立相关因素[41, 42]。甚至有证据表明，肾静脉压升高本身与盐和水的潴留有关[43]。虽然在急性情况下，与较低 eGFR 相关的较高 CVP 尤其重要，但必须承认的是，RBF 减少仍然可能是任何 HF 患者 GFR 最重要决定因素[44]。较高 CVP 不会使每个患者都发生肾功能恶化，因为在不同的研究中也发现了相反的情况[45]。下一步的研究需要确定 CVP 的变化（在急性 HF 状态下的减少）是否与 GFR 变化有关，尽管一些数据确实支持这一点[46, 47]。目前还没有直接测量 HF 或 CRS 中肾静脉压或肾间质压力的研究。图 40–2 总结了 HF 患者中 CRS1 和 2 型的病理生理学。对于 CRS3 和 4 型，其中的第一个事件是急性或慢性肾衰竭或肾损伤，目前尚不清楚受损的肾血流动力学是否在 CRS 的病理生理学中起作用。AKI 当然会导致盐和水的潴留，从而增加 CVP 和心脏充盈压。对于 CRS5 型，全身过程本身（如休克、微循环的改变、液体重新分配到内脏系统）导致低血压，或对于这些过程的处理包括血管升压素治疗和液体复苏，可以导致较高 CVP、较低肾血流量，并诱发心脏损伤[15]。然而，这些过程在病理生理中的相对作用和重要性尚未确定，因此充其量只是推测性的。

3. 心肾连接因素

在 HF 患者中，血流动力学变量 RBF 和 CVP 增加可能是决定 GFR 的最重要因素。然而，有一些系统调节因素被指定为“心肾连接因素”[5]，包括内皮功能障碍、炎症、交感神经系统（SNS）激活、RAAS 激活和活性氧（ROS）激活。这些心肾连接因素不仅直接影响 GFR，而且影响 RBF 进而也间接影响 GFR。在 CRS3 和 4 型中，不同的炎症标志物和内皮功能障碍标志物的水平增加，且有实验证据提示，这些蛋白质中的一些（如肿瘤坏死因子–α、白细胞介素–6）对心功能有不利影响[18, 33]。

其他数据提示，具有尿毒症的 CKD 患者经历心（和肾）的纤维化，这至少部分归因于转化生长因子–β（TGF–β）通路的上调[33, 48]。炎症本身也可以触发更明显的 RAAS 激活和 ROS 的形成。RAAS 的激活不仅表现为血管紧张素Ⅱ的全身效应，而且表现为心内和肾内效应。血管紧张素Ⅱ诱导心脏重塑[37]，介导肾间质高血压的作用，并通过核因子κB（NF–κB）通路触发血管炎症[5, 49]。

氧化应激已被证明对心功能有负面影响，并与心脏的线粒体功能障碍有关[50]。此外，在 CRS 实验模型中，不仅全身 ROS 的形成大大增加，而且也发生肾内的氧化应激，这可能反映了烟酰胺腺嘌呤二核苷酸磷酸（NADPH）氧化酶活性的增加[50]。SNS 的持续激活在 HF 和 CRS 中很普遍，是诸如β受体拮抗剂等治疗的靶点。由于反复的心脏和肾缺血及纤维化的介导，SNS 激活与 RAAS 激活和氧化应激一起，对心和肾功能均有不利的影响[5, 51]。此

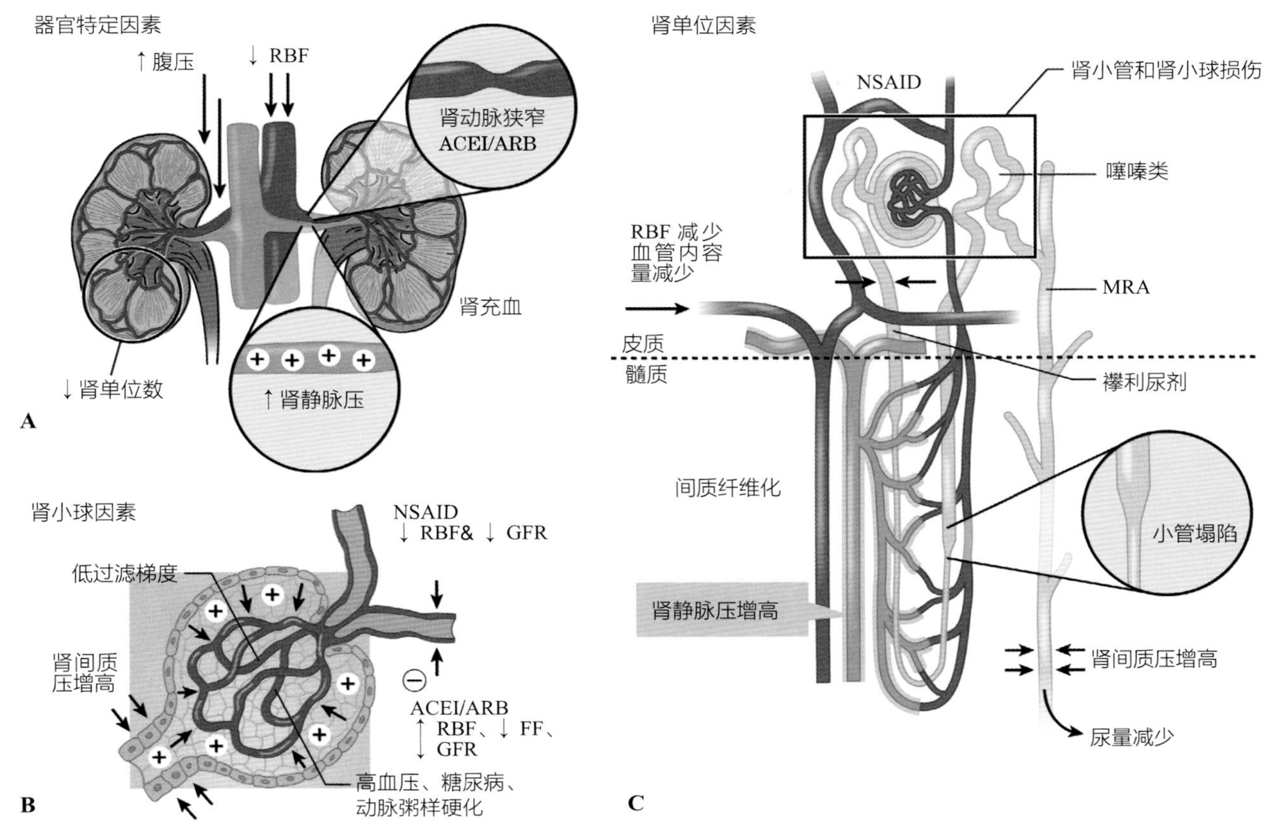

▲ 图 40-2　心力衰竭患者肾功能改变的原因及其与临床结果的关系

A. 器官特定因素。肾小球滤过率下降的主要决定因素是肾血流量减少及中心静脉压和肾静脉压增加。后者可由血管内充血引起，也可由腹内压力增加引起。因为肾是被包裹住的（B 和 C），肾静脉压升高，肾间质压力升高，就会导致所谓的肾充血；大约 25% 的心力衰竭患者存在肾动脉狭窄，这可以进一步损害肾血流量，特别是在使用肾素 - 血管紧张素 - 醛固酮系统（RAAS）抑制剂的情况下；B. 肾小球因素。肾血流量减少和低血压触发肾脏自我调节，通过增加出球小动脉收缩使滤过分数增加来保持肾小球滤过率。RAAS 抑制剂的使用可以抑制这一过程，从而增加肾血流量，但导致（在某些患者中）肾小球滤过率降低（假性 - 肾功能恶化）。非甾体抗炎药可以抑制前列腺素合成，从而损害前列腺素相关的肾血流量增加或前列腺素依赖的肾血流量。间质压力的增加导致肾小球囊压力增加，这可以直接对抗滤过，而由于肾血流量减少和肾静脉压力增加，单个肾小球内的滤过梯度已经很低。伴随性疾病对肾小球滤过、肾小球完整性、足细胞功能及自我调节可以有直接但不同的影响；C. 肾单位因素。不同的治疗方法有不同的肾脏效应，并在特定的部位发挥作用，如图所示。血管内容量耗竭（在存在或没有充血的情况下）会导致肾灌注受损和肾小球滤过率降低。间质压力增加、动脉灌注减少联合伴随的疾病及治疗，都可以引起小管和小球损伤。肾静脉压升高引起肾间质压升高，导致肾小管塌陷，使肾小球滤过率降低，最终导致尿量减少，钠潴留和淤血。ACEI. 血管紧张素转化酶抑制剂；ARB. 血管紧张素Ⅱ受体阻滞剂；FF. 滤过分数；GFR. 肾小球滤过率；MRA. 盐皮质激素受体拮抗剂；NSAID. 非甾体抗炎药；RAAS. 肾素 - 血管紧张素 - 醛固酮系统；RBF. 肾血流量（经 Oxford University Press 许可转载，引自 Damman K，Tang WH，Testani JM，et al. Terminology and definition of changes renal function in heart failure. *Eur Heart J.* 2014；35:3413−3416.）

外，SNS 激活可以改变超滤系数，导致盐和水潴留[52]。不同心肾连接因素的详细生物学过程及它们之间的相互作用，正如它们在 CRS 心和肾损害中的相对重要性那样，可能是高度复杂的，当然也是很难理解的。然而，这些心肾连接因素，连同心肾共同的危险因素，似乎可能调节 CRS 中心脏和肾脏之间的血流动力学关系，而且，一个系统的激活可能导致其他几个系统的激活。

五、恶化的肾功能与肾功能改变

在 HF 患者中，不仅 CKD 普遍存在，而且 eGFR 加速下降也经常被观察到。在 HF 人群中，很少有未被选择的患者队列数据显示 eGFR 的总体变化，但据估计，每年 eGFR 下降可能高达 $2ml/(min \cdot 1.73m^2)$[25]。然而，eGFR 下降的速度取决于临床情况。例如，在急性 HF 患者中，幸存患者 18 个月后从入院到随访

的变化为 –7ml/(min·1.73m^2)，其中 –2ml/(min·1.73m^2) 发生在医院 [53]。在研究 eGFR 长期变化的大型回顾性临床试验分析中，大多数采用了 RAAS 抑制剂治疗，如在包含 HFPEF 和 HFREF 患者的 CHARM 项目中，每年 eGFR 的平均变化为 –2.8ml/(min·1.73m^2)，与安慰剂相比，ARB 坎地沙坦对 eGFR 的影响更为显著 [54]。在 6000 多例 HF 患者的 GISSI–HF 研究中，回顾性分析表明，随机治疗并不直接影响 eGFR 的斜率，在这个特殊的试验中，每年 eGFR 的平均变化为 –2.6ml/(min·1.73m^2) [25]。只有少数患者（15%）在第一年出现了 eGFR 的大幅下降［> 15ml/(min·1.73m^2) 的下降］，11% 的患者实际上出现了同等幅度的 eGFR 升高。随访 12 个月后，eGFR 下降越明显，临床结果越差。在这一特殊分析中，与 eGFR 急剧下降相关的因素包括存在阻塞性肺病、基线时更高的肾功能及襻利尿剂的使用。

HF 患者院内 eGFR 的变化很难确定。在这些患者入院和治疗的初始阶段，血清肌酐水平会有很大的波动，这些肌酐水平的变化是否真的反映了固有肾小球滤过功能的改变，是一个有争议的问题。我们从大量针对急性 HF 的观察性研究中所了解的是，血清肌酐水平可能显示不同的变化模式，这取决于患者的特征、治疗的选择、血流动力学的改变及合并的器官功能障碍。

因此，很难确定急性 HF 患者肌酐水平和 eGFR 的正常变化，以及不同的变化模式如何与不同的临床结果相关。在所有 HF 患者中，20%～25% 的患者血清肌酐水平显著升高 [24]。定义各不相同，但主要包括在一定时间内的血清肌酐水平绝对增加> 0.3mg/dl（26.5μmol/L）和（或）相对增加及 eGFR 的下降。这在 HF 患者中被称为“恶化的肾功能”，它明显不同于 CRS3 型或原发性肾脏病中发生的 AKI [55]。虽然它们有相似之处，但主要的区别似乎是，在 AKI 中有实际肾损伤的证据，如少尿和无尿、肾损伤的组织病理学证据及非常短的病程。而对于恶化的肾功能，有更多的证据表明 GFR 的短暂功能改变大多数是可逆的。

所提出的适用于 HF 的定义与肾病文献中的 AKI 定义略有不同 [55]。最重要的是，需有额外的标准表明肌酐水平的恶化应该伴随着临床状态的恶化，才被指定为恶化的肾功能。多项研究和 Meta 分析已经评估了在急性和慢性 HF 中的恶化的肾功能，并发现整体肾功能恶化与更差的临床结果有关 [24, 56]。然而，现在越来越清楚的是，如果患者的 HF 状态改善，尽管发生了肾功能恶化，恶化的肾功能本身并不与更差的临床结果有关。例如，在急性 HF 患者中，由于各种原因，血清肌酐水平可以升高，包括血管内容量耗竭、使用襻利尿剂治疗及血流动力学变化，如果对襻利尿剂的反应（充血缓解）是充分的，那么这些状态下的恶化的肾功能与死亡率增加无关 [57, 58]。

同样，在开始 RAAS 抑制剂治疗和逐步增加剂量后，血清肌酐水平往往升高。与未引起恶化的肾功能的患者相比，RAAS 抑制剂诱导的恶化的肾功能患者具有良好的临床结果 [59]。正如前面所讨论的，在使用这些药物治疗期间，eGFR 恶化与临床结果改善存在明显矛盾，原因是这些药物减弱了对 RBF 减少的自我调节反应。这种被激起的无临床状态的恶化的肾功能被称为“假性 - 恶化的肾功能”（图 40–3）。它强调了在评估肾功能任何变化的相关性时，不能仅依赖血清肌酐的测定，而且还应纳入关于患者临床状况信息，两者都很重要 [55]。然而，必须强调的是，当 RAAS 抑制剂使 HFREF 患者的临床结果得以改善时，这些药物所诱导的恶化的肾功能只能被称为“假性 - 恶化的肾功能”。而在 HFPEF 患者中，使用 ARB 时所观察到恶化的肾功能实际上与更差的临床结果有关 [60]。当 RAAS 抑制剂治疗开始或逐步增加剂量后，无论血清肌酐水平何时升高，密切监测这些患者的血清肌酐和电解质水平（如钾）及临床状况，是非常重要的 [2, 61, 62]。当血清肌酐高于基线的 50%，或最高达 3mg/dl（266μmol/L），以及 eGFR < 25ml/(min·1.73m^2) 时，如果临床状态不需要调整，是可接受的。当肾功能变化超过这些阈值时，则应被视为具有显著的临床意义，需要降低 RAAS 抑制剂的治疗剂量。如果血清肌酐水平升高超过 100% 或超过 3.5mg/dl（310μmol/L），以及 eGFR < 20ml/(min·1.73m^2)，则需要暂时停止 RAAS 抑制剂治疗。此后，应定期检查肾功能和电解质，如有可能应重新测试患者，以评估其对 RAAS 抑制剂的不耐受性是暂时还是永久性。在血清肌酐水平过度或出乎意料地大幅度增加的情况下，临床医生应始终考虑其他可能的

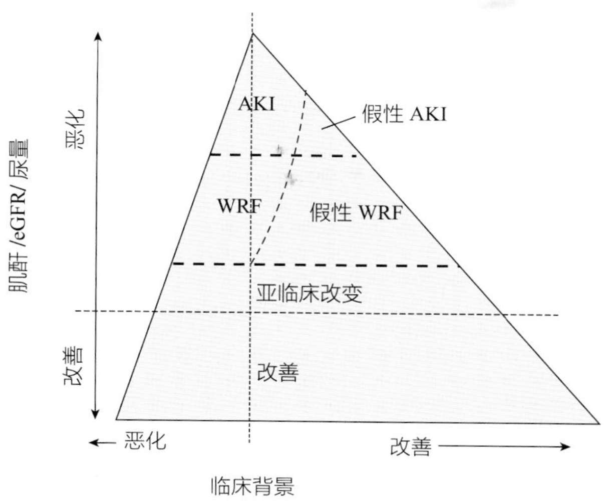

▲ 图 40-3　**图形显示肾功能变化、临床状况和死亡率风险的关联**

在心力衰竭中，只有当临床状况恶化和血清肌酐水平（或肾功能下降）被同时监测时，才与更差的临床结果相关。AKI. 急性肾损伤；GFR. 肾小球滤过率；WRF. 肾功能恶化（引自 Damman K，Testani JM. The kidney in heart failure：an update. *Eur Heart J.* 015；36:1437-1444.）

原因，如与其他药物的相互作用、肾动脉狭窄、脱水，或失代偿和坚持使用问题。这些因素应该被排查，并可能在重新测试开始之前得以处理。

心功能的恶化

有直接证据表明，那些发生于正常衰老或在高血压、糖尿病和动脉粥样硬化中的适应不良过程，在 CKD、ESRD 或透析中会明显加快。AKI 是否也是这种情况，尚不完全清楚。在 ESRD 或透析患者中，左心室肥厚（LVH）不仅经常被观察到，而且有证据表明，当 eGFR 下降或（血液）透析开始时，常常出现向（更严重的）LVH 的进展[63]。LVH 是心肌细胞肥大的结果，导致心肌僵硬，并与心肌纤维化和（心内膜下）缺血有关，这是由于心肌细胞 - 毛细血管不匹配所致。在 CKD 和 ESRD 中，心肌细胞肥大和心肌纤维化是由于 RAAS 激活和促纤维化通路上调，进而导致更高循环水平的促纤维化分子所致，如 TGF-β、galectin-3 和血管紧张素 Ⅱ[18]。超过 2/3 的 ESRD 患者表现出 LVH，其中 30% 有明显的左心室衰竭。在一项对近 600 名患者的研究中，透析开始后 1.5 年左心室质量增加了 60% 以上，而几乎 50% 的患者表现出 HF 的证据[64]。另一方面，在来自 CRIC 的 160 名患者中，CKD 和 ESRD 的左心室质量没有差异[65]。然而，LVEF 在向 ESRD 过渡期间，确实从 53% 略微下降到 50%。更复杂的超声心动图评估包括整体纵向应变（GLS）测量，已经表明，随着更严重的肾脏疾病，整体心肌收缩能力恶化，即使在保存的 LVEF 患者中也是如此[66]。最后，如上所述，AKI 和 CKD 容易发生更频繁的 HF 事件（CRS3 和 4 型的标志），提示肾脏疾病的进展与心功能恶化存在时间关系。

六、白蛋白尿

白蛋白尿和蛋白尿在 CKD 中经常发生，也是 CKD 的标志。因此，AKI 或 CKD 合并 HF（CRS3 或 4 型）的患者往往存在白蛋白尿，并一直是广泛研究的焦点。在合并 CKD、肾功能恶化或 AKI 的 HF 患者中，也观察到白蛋白尿[67, 68]。三项随机研究的回顾性分析表明，在慢性 HFREF 或 HFPEF 患者中，多达 41% 的患者（20%～30% 微量白蛋白尿，5%～11% 大量白蛋白尿）存在白蛋白尿[67, 69]。一项单中心研究在稳定的 HFPEF 患者中观察到类似的发病率[70]。在急性 HF 中的已有数据较少。在一项中国的队列研究中，使用试纸测试来评估蛋白尿，55% 的急性 HF 患者试纸测试呈现阳性[71]。在一项来自葡萄牙的小型 100 名急性 HF 患者队列中，只有 26%～40% 的急性 HF 患者出现正常白蛋白尿[72]。在所有这些分析中，包括任何 HF 表型，白蛋白尿的存在均与心血管事件的更高风险有关，与基线 eGFR 无关。此外，ARB 和他汀类的治疗均不能显著降低尿白蛋白排泄率[67, 68]。

如前文所讨论的，HF 中白蛋白排泄增加的病理生理学可能不同于高血压、糖尿病和其他心血管疾病的白蛋白尿，包括无 HF 的 CKD 白蛋白尿。通常认为在这些条件下，较高的肾小球内压（原发的或作为一种适应过程）会引起肾小球结构改变、足细胞功能障碍，并最终导致大分子如白蛋白的渗漏，而 HF 中的肾小球内压（可能）是低的。低肾小球内压的原因是低 RBF、RAAS 抑制剂治疗情况下出球小动脉低张力，以及可能在极低心排血量状态下的入球小动脉高张力。事实上，在最严重的慢性 HFREF 患者中，RBF、GFR 和 FF 是低的，而肾血管阻力和白蛋白排泄是高的[32]。这提示 HF 中白蛋白排泄的病理生理学必须区别于在高血压、糖尿病和原发性肾脏疾病中观察到的白蛋白尿。已提出的机制包括内皮功能障碍和炎症、结构性肾小球损伤、糖萼的变化及足细胞功能障碍。

较高的肾静脉压和相关的较高肾间质压力是否也导致白蛋白尿尚不清楚。最有趣地，使 HF 的白蛋白尿肯定不同于 CKD 这一观点得到加强的是，沙库巴曲 / 缬沙坦对 HFPEF 和 HFREF 的治疗实际上增加了尿白蛋白的排泄，但导致心血管不良结果的发生率大大降低[73, 74]。这从本质上表明，由于他汀类药物和 ARB 治疗对白蛋白水平均缺乏影响，白蛋白尿本身是 HF 的一个风险标志物，而不是一个风险因素[75]。

七、心力衰竭中的肾小管间质损害

与 CKD 类似，HF 患者不仅经历 eGFR 降低和白蛋白尿，而且也表现出肾小管间质损害和损伤的证据[76]。然而，与原发性肾脏疾病相比，很少能获得肾小管间质损害的组织学证据，因为几乎不对 HF 患者进行肾活检。在一项小型研究中，对考虑行心脏移植的 eGFR 严重降低患者进行了肾活检[77]。HF 的病因不同，从缺血性 HF 到扩张型心肌病和淀粉样变性。肾脏病理与心脏病理没有直接的相关性。肾脏病理范围从缺血性肾病到局灶性球性肾小球硬化和糖尿病性肾小球硬化。重度 HF 患者肾活检纤维化范围为 5%～50%，但与尿蛋白定量或 eGFR 下降程度无关。这些数据表明，在严重 HF 患者中，肾脏纤维化常常存在，但并不与 eGFR 的下降和白蛋白尿相关，这与原发性 CKD 不同，反映了肾功能不全的叠加生理成分。

HF 患者小管间质损害和损伤的大多数间接证据来自于生物标志物分析。在对 CKD 的类似研究中，与小管损伤和损害相关的尿液（和血浆）蛋白的变化，也可以在很大比例的 HF 患者中被发现。在慢性 HFREF 患者中，尿液中的肾损伤分子 1（KIM-1）、中性粒细胞明胶酶相关脂钙蛋白（NGAL）和 n- 乙酰 -β- 氨基糖苷酶（NAG）等肾小管间质损害标志物的水平较对照组的正常值显著升高[76, 78–81]。值得注意的是，这些肾小管间质损害的标志物与白蛋白尿仅有微弱的相关性[82]。所有肾功能不全的测量，包括 eGFR 降低、白蛋白尿和肾小管间质损害水平的增加，都为这些患者的预后提供了信息。从长期来看，在慢性门诊患者中，较高的尿 KIM-1 水平与更频繁的恶化的肾功能发生频率相关，其预测性甚至超过了 eGFR 的基线水平[76]。

在急性 HF 中，小管间质损害的证据也很清楚[78, 79, 83]。当患者入院或出院时出现小管损伤的证据，预示着更差的临床结果，尤其是更高的死亡率[78, 84]。这些小管间质损害的标志物，尤其是 NGAL，除了提供预后信息外，已被证明可以在无 HF 的不同的患者病情中预测 AKI，包括接受胸外科手术的患者和原发性肾脏疾病的患者[85, 86]。然而，在急性 HF 中预测 AKI 和恶化的肾功能具有更大的挑战性，这些标记物在预测临床相关恶化的肾功能方面尚未表现出具有任何帮助。虽然一些小型研究提示，通过确定 NGAL 水平可能获得更多的信息，但两项大型研究已经表明，NGAL 并不比血清肌酐水平更有优势。在前瞻性 AKINESIS 研究中，血浆 NGAL 在急性 HF 患者中预测 AKI 方面并不优于血清肌酐水平。而在 PROTECT 研究的回顾性分析中，肾功能恶化患者的连续血浆 NGAL 浓度与血清肌酐水平平行上升，但并未优于血清肌酐水平[87, 88]。一项小型研究评估了这些标志物在慢性 HF 中对停用和重新启用襻利尿剂反应中的变化，显示 NAG 和 KIM-1 对利尿剂治疗都反应性地表现出显著的变化，而血清肌酐水平没有变化[89]。小管间质损害是否可以是治疗的一个靶点，在 HF 中尚未确定。

八、合并肾功能不全患者心力衰竭的处理

对于出现肾功能恶化（CRS1 型）的急性 HF 患者，在治疗上与无肾功能不全的急性 HF 患者没有区别。由于在急性 HF（而不是慢性 HF）中尚没有基于证据的可改善预后的治疗，因此，治疗的目的是改善症状。然而，重要的是要认识到，肾损害患者在出现（或在入院过程中发生）症状时，可能需要不同剂量的利尿剂、血管扩张药和其他疗法，因为他们对这些治疗的反应可能不同。大多数情况下，这些治疗将不那么有效。例如，在这些患者中观察到更为频繁的利尿剂抵抗和对襻利尿剂治疗的低反应。此外，正如在前几节中提到的，临床状态无恶化（或实际上改善）的情况下，在减轻充血治

疗期间，血清肌酐水平的增加往往被观察到并且可以被接受。通常，这些变化是短暂的，当这些变化伴随有利的利尿剂反应同时发生时，它们与更差的临床结果无关。尽管较高的剂量与更频繁的恶化的肾功能有关，尚未确定襻利尿剂采用哪种剂量（高还是低）或哪种给药形式（单次注射还是连续滴注）具有优越性，且并未转化为临床结果的差异[90]。

在慢性 HF 患者伴有肾功能不全（CRS2 型）的情况下，必须区分慢性 HF 的不同表型。治疗 HFPEF 患者，无论是否有肾功能障碍，都应该集中在潜在疾病和并发症的治疗上，因为没有基于证据的治疗可以改善这些患者的预后[1]。

所有 HFREF 患者的基本治疗包括 RAAS 抑制剂（如 ACEI、ARB），或最好是脑啡肽酶抑制剂与 ARB 的联合（即沙库巴曲 / 缬沙坦），以及 β 受体拮抗剂和盐皮质激素受体拮抗剂（图 40–4 和表 40–3）[1, 2, 62]。最近的 HF 指南主张，在 ACEI（或 ARB，如不耐受 ACEI）治疗开始时联合 β 受体拮抗剂治疗。这些药物可以安全地用于 eGFR > 30ml/(min · 1.73m^2) 的 HF 患者，并且有中等到强烈的证据表明可降低 CKD1～3 期的 HF 患者的死亡率。不推荐 ACEI 和 ARB 联合治疗，联合治疗与恶化的肾功能和高钾血症的更高风险相关，尤其在 CRS2 型中[61]。当这些治疗处于最大可耐受剂量且患者仍有症状时，下一步将添加盐皮质激素受体拮抗剂。这意味着在 ACEI、ARB 和 β 受体拮抗剂治疗的基础上，加入螺内酯或依普利酮。几项研究显示，在 CKD1～3 期的 HF 患者中，这些治疗在减少（心血管的）死亡率或 HF 再住院率方面是有效的[91]。然而，必须考虑到这种药物组合的高钾血症风险，特别是在较低 GFR 的患者中。如果尽管使用了这些药物，HFREF 患者仍然有症状，下一步将是用沙库巴曲 / 缬沙坦代替 ACEI 或 ARB 治疗，这是 ARB（缬沙坦）与脑啡肽酶抑制剂的联合。与依那普利相比，这种联合治疗可以降低 CKD1～3 期患者的（心血管的）死亡风险，并降低肾不良事件的风险[74]。

对于同时有 HFREF 和降低的 eGFR（CRS2 型）的患者，这些治疗通常会（并且应该）毫不犹豫地实施。然而，在基于证据的用于 HFREF 的治疗中，没有任何一项在 eGFR 低于 30ml/(min · 1.73m^2) 的

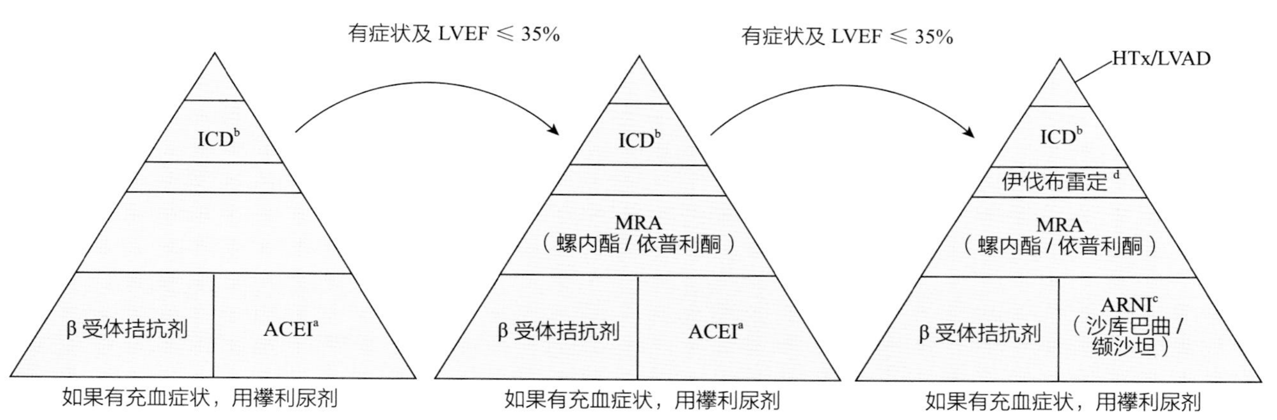

▲ 图 40–4 **HFREF 患者的治疗程序**

这是针对一般 HFREF 患者及 CKD 达到 3 期患者（不包括 4 和 5 期）的治疗程序。起始治疗应包括 ACEI 和 β 受体拮抗剂，逐步增加至最大耐受剂量。建议用襻利尿剂缓解充血症状和体征

a. 如果 ACEI 不耐受，可更换或开始使用 ARB。不联合使用 ACEI 和 ARB。b. ICD（植入式心律转复除颤器）表明，在二次预防或出现症状的 LVEF ≤ 35% 的患者中，尽管已予优化医疗（在选定患者中的心脏再同步化治疗），如果患者仍然有症状，添加盐皮质激素受体拮抗剂（MRA）并逐渐提高到最大耐受剂量。c. 如果尽管有这些治疗，患者仍然有症状，可以将 ACEI 更换为 ARNI（血管紧张素受体阻滞剂、脑啡肽酶抑制剂——沙库巴曲 / 缬沙坦）。d. 在窦性心律和心率> 70 次 / 分的患者中，可加用伊伐布雷定。只选择晚期难治性心力衰竭、LVAD 和（或）心脏移植的患者才考虑使用。ACE. 血管紧张素转化酶；CKD. 慢性肾脏病；HFREF. 射血分数降低的 HF；HTx. 心脏移植

Ponikowski P，Voors AA，Anker SD，Bueno H，et al. 2016 ESC guidelines for the diagnosis and treatment of acute and chronic heart failure：the Task Force for the diagnosis and treatment of acute and chronic heart failure of the European Society of Cardiology (ESC). Developed with the special contribution of the Heart Failure Association (HFA) of the ESC. *Eur J Heart Fail.* 2016；18:891–975. 也引自参考文献 [2, 61, 62]

表 40-3　HFREF 伴慢性肾脏病患者不同疗法的特征

治　疗	肾功能恶化及不良事件发生率	高钾血症发生率	在 HFREF 患者中的有效性[a]		注意事项和备注
			CKD1～3 期	CKD4 或 5 期	
ACEI	1.5%～13.7%（在 NYHA IV 中为 35%）	1.1%～6.4%（在 NYHA IV 中为 7%）	是	不清楚、可能	导致 eGFR 的早期下降，血清肌酐一定程度的升高应可接受。大幅度的增加则提示应进一步调查和（临时）停药
ARB	5.5%～17%（高剂量氯沙坦 24%）	1%～3%（高剂量氯沙坦 10%）	是	不清楚	
MRA	1.9%～17%	2%～8%	是	不清楚、可能	
ARNI	2.2%	4.3%（血钾＞ 6mmol/L）	是	不清楚、可能	沙库巴曲 / 缬沙坦在减少肾脏事件和减缓 eGFR 下降进展方面优于依那普利，在一定程度上增加尿白蛋白的排泄。大量增加则提示应进一步调查
β 受体拮抗剂	7%～10.1%	NA	是	可能	与安慰剂相比，对肾功能的影响可以忽略不计。如果可能，应继续
襻利尿剂	NA	可能低	NA	NA	使用和剂量与恶化的肾功能有关。对肾功能的长期影响未知。CKD3～5 期患者剂量应较高
CRT	NA	NA	是	不清楚、可能	预料可同时改善肾功能和临床症状
LVAD	NA	NA	是	不清楚、可能	LVAD 治疗长期改善肾功能。然而，在基线 CKD3～5 期患者中，AKI 的风险较高。植入时有对比剂肾病的风险

a. 临床结局的改善

ARB. 血管紧张素Ⅱ受体阻滞剂；ACEI. 血管紧张素转化酶抑制剂；ARNI. 血管紧张素受体阻滞剂脑啡肽酶抑制剂；CKD. 慢性肾脏病；CRT. 心脏再同步化治疗；eGFR. 估算的肾小球滤过率；HFREF. 射血分数降低的心力衰竭；LVAD. 左心室辅助装置；NYHA. 纽约心脏协会（引自 Damman K，Tang WH，Felker GM，et al. Current evidence on treatment of patients with chronic systolic heart failure and renal insufficiency：practical considerations from published data. *J Am Coll Cardiol.*2014；63:853-871.）

HF 患者中被评估过，这意味着在 CKD4 或 5 期的 HF 患者中使用这些药物没有坚实的科学证据 [91]。此外，在 RAAS 抑制剂逐步增加剂量期间或在 eGFR 接近 30ml/(min・1.73m^2) 时开始使用 RAAS 抑制剂治疗，当血清肌酐水平增加时，临床医生可能不愿意维持这些药物治疗患者。然而，与那些相对较高 eGFR 的患者相比，后一组代表的患者将可能更多地受益于基于证据的治疗。因此，可以低剂量起始、逐步增加剂量，并密切随访。

其他疗法，如植入式心律转复除颤器（ICD）和（或）心脏再同步化治疗（CRT），如果预期寿命足以使生活质量或预期寿命受益，则不应被拒绝用于合并心脏和肾衰竭的患者 [91]。一些治疗方法，如 CRT 和左心室辅助装置（LVAD），实际上已经被证明可以长期改善肾功能 [92]。LVAD 本质上是心脏外泵，它恢复（部分）循环，从而恢复器官灌注。尽管它们不提供人工脉搏，而是持续流动，肾功能往往会恢复（在某种程度上），虽然在植入装置术后的早期也经常观察到 AKI 和（或）恶化的肾功能。随着这些设备的使用，肾功能得以改善，这一发现提示，对于 CRS2 型，左心室功能恶化所致的血流动力学损害通过引起肾灌注不良导致肾功能障碍。

对于考虑可能接受心脏移植的晚期 HF 患者，显著降低的 GFR 是一个重要的移植相对禁忌证。移植后的免疫抑制通常是肾毒性的，连同心脏移植程序本身，可能引发或加剧肾损伤和功能障碍。在

HF 患者中，低 eGFR 通常是由于血流动力学紊乱而在心脏移植后可以恢复，但其他合并的器官功能障碍，如糖尿病、动脉粥样硬化和高血压，也可能导致不可逆转的肾损害。目前对心脏移植候选名单的标准，建议对肾功能进行彻底的评估，只列出没有不可逆的 CKD4 或 5 期患者[93]。在选定的患者中，通常是年轻患者，可以考虑心脏和肾脏联合移植，但这一决定必须基于每个个体做出，同时考虑到供体器官的可用性、质量和受体特征。

对于严重 CKD 的 HF 患者，基于证据的治疗应该始终是，依据心肾功能恶化的风险与每次治疗预期的可能益处的平衡而做出的个体化决定。这可能意味着，在对非常严重的 HF 和（或）肾脏疾病的患者予以对症处理的情况下，一些基于证据的保存心肾功能的且与更好临床结局相关的治疗方法，可能会因为肾功能恶化、低血压、和（或）改善生活质量的其他不适而停止。

总之，CRS 代表了心肾功能障碍患者中一组非常异质的疾病。本章特别关注 CRS1 和 2 型，其中心 - 肾相互作用主要由受损的血流动力学介导。虽然伴有肾功能不全的 HF 患者的治疗本身与无 CKD 的患者的治疗并没有什么不同，但这些治疗在 CKD 4 和 5 期中的有效性证据是很有限的。由于伴有肾功能不全的 HF 患者是一个非常高风险的人群，因此应该对他们进行密切的监测和定期评估，并且应该基于个案评估调整治疗。

第41章 肾脏恶性肿瘤

Kidney Cancer

Robert H. Weiss　Edgar A. Jaimes　SusieL. Hu　著
吴　昊　译
许钟镐　校

要　点

- 在美国，每年约有 64 000 名患者被诊断患有肾细胞癌（RCC）。
- 肾透明细胞癌（ccRCC）是最常见的组织学亚型。
- 肾透明细胞癌是发病率不断上升的相对少数恶性肿瘤之一。
- 肾细胞癌通常无症状，一般在肾病门诊因急性肾损伤、梗阻和（或）相关血尿就诊检查期间被偶然诊断。
- 肾透明细胞癌与副肿瘤综合征有关，大多数与其代谢重编程有关。
- 研究显示，早期免疫调节治疗的成功率极小，但较新的靶向治疗和免疫检查点抑制剂可提高生存率。

肾癌是人类十大常见癌症之一，也是发病率持续升高的恶性肿瘤之一。大多数疗法治疗肾癌的效果较差[1]，而最近发现的免疫检查点抑制剂可改善生存期[2]。肾癌预后差，5 年总生存率为 74%。肾癌转移者的 5 年总生存率降至 8%（http://seer.cancer.gov/statfacts/html/kidrp.html）。肾癌是在肾病门诊中遇到的最常见的恶性肿瘤。

肾癌历来是泌尿外科医师和肿瘤科医生的诊治范畴，最近已成为临床和基础研究的热点（后者指代谢重编程领域[3]），其中大部分研究是由研究肾脏疾病的人员来完成的。因此，肾病科医师要深入了解这一愈发常见疾病的生物学、危险因素、临床表现和管理策略[4]。我们将在这一章节中讨论肾癌（亦称为肾细胞癌，RCC）的基础，重点探讨其最常见类型即肾透明细胞癌（ccRCC），以便肾病科医生能够对临床中这一愈发常见的疾病有所了解。

一、肾细胞癌的生物学

肾细胞癌是来源于肾皮质最常见的恶性肿瘤，最常应用的分类方法是根据组织类型分类[5]。最常见的病理类型是肾透明细胞癌，占肾细胞癌的 75%～85%，而其他组织学类型多可见于儿童（表 41–1）。已知的 7 个突变基因都参与了肾癌的不同细胞代谢调节途径，如氧合（或）铁感知、三羧酸（TCA）循环（亦称为 Krebs 循环）、谷氨酰胺代谢和肿瘤能量学。因此，肾癌被称为“代谢性疾病”[3]。实际上肾透明细胞癌也表现为代谢异常，包括氨基酸降解的非经典途径、能量生成和氧化应激保护[6–8]。这种代谢重塑现象最早是在 20 世纪由 Warburg 所描述[9]，此后这种现象在包括肾细胞癌在内的各种恶性肿瘤逐步被发现[10]，从而开发了新的生物标志物和启动了新的治疗模式[3]。

肾透明细胞癌是肾细胞癌最常见的类型，也是最致命的类型之一。von Hippel–Lindau 抑癌基因（pVHL）缺失在肾透明细胞癌中常见[11]，在某种程度上决定着它的生物学行为[12–14]。该基因缺失导致即使在没有真正缺氧的状态下缺氧信号传导途径被激活，使肾透明细胞癌具有恶性肿瘤的 Warburg 效应（如出现有氧糖酵解）[10]。VHL 系统激活下游途径，出现新血管生成和副肿瘤现象，使肾透明细胞癌细胞随着周围环境的进行性缺氧而不断生长[15]。

肾细胞癌：一种代谢性疾病

肾透明细胞癌是起源于近端肾小管上皮的侵袭性肿瘤，转移性肾透明细胞癌死亡率高。肾癌相关的突变基因参与了代谢途径，如氧合铁感知、三羧酸（TCA）循环、谷氨酰胺代谢和肿瘤能量学等。各种基因组[16, 17]、蛋白质组学[18, 19]和代谢组学[20]的研究提示侵袭性肾透明细胞癌出现复杂的代谢转移，涉及许多信号途径，其中包括 TCA、戊糖磷酸和磷酸肌醇 3 激酶（PI3K）信号通路（图 41–1）。

表 41–1　肾细胞癌的亚型

亚　型	发病率
透明细胞	占肾细胞癌（RCC）的 70%～88%[212–214]
乳头状Ⅰ型	乳头状Ⅰ型和Ⅱ型共同占 RCC 的 10%～20%[214–216]
乳头状Ⅱ型	
嫌色细胞	5%[7, 215]

此外，肾透明细胞癌还有许多已经或即将被开发用于新疗法的重编程的信号途径，这有可能会改变目前这一疗效欠佳疾病的治疗。

缺氧诱导因子（HIF）——缺氧途径是首批被发现在肾透明细胞癌时发生改变的途径之一，但随后的研究证实肾细胞癌有一系列与副肿瘤综合征有关的其他代谢异常，如肾细胞癌时 Warburg 效应（有氧糖酵解）、精氨酸合成异常［由精氨酸代琥珀酸合成酶 –1（ASS1）缺乏引起］及谷氨酰胺途径重编程[18, 21, 22]。阐明这些代谢异常是开发治疗方法的宝库。利用信号途径特异性抑制剂（在某些情况下这些化合物被发现后即被丢弃）的靶向治疗会有高特异性且不良作用较少[23]。

（一）当前治疗方法的生物学和依据

以往肾癌的治疗方法是利用肾细胞癌高水平的免疫原性，采用干扰素和白介素 –2（IL–2）治疗，但这些疗法有严重的不良反应，疗效较差。最近，以新阐明的生化途径为靶点的疗法有更好的治疗反应，而且不良反应少，目前还有更多基于代谢重编程如色氨酸[24]和精氨酸[21]重编程的产品正在研发中。近期，免疫检查点抑制剂在治疗肾透明细胞癌方面显示出极好的前景，研究者们正在寻找这些新药物的最佳组合方案[2]。但是，由于肾透明细胞癌存在明显的肿瘤间和肿瘤内异质性[25]，在治疗反应方面难以将其当作单个疾病来研究。

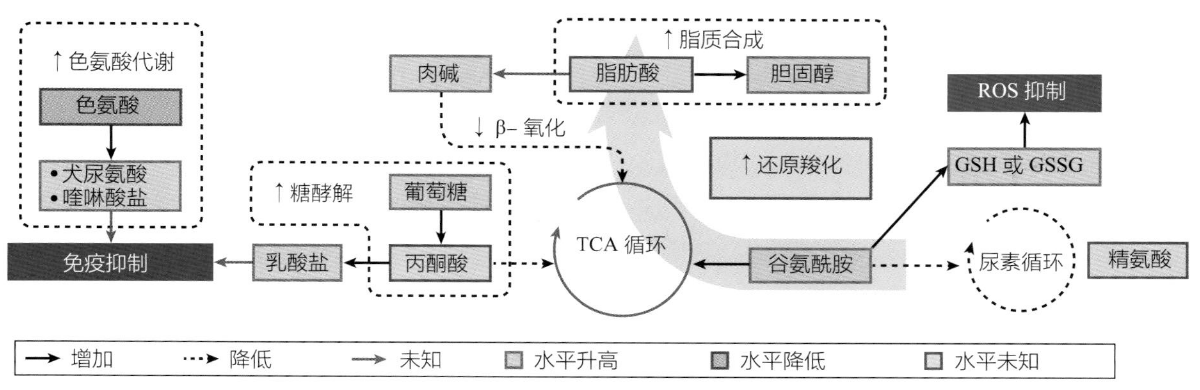

▲ 图 41–1　肾透明细胞癌（ccRCC）的代谢重编程

肾透明细胞癌发生时，有氧糖酵解、肉碱和脂质合成、还原羧化、还原型 / 氧化型谷胱甘肽（GSH/GSSG）途径、色氨酸代谢上调，而尿素循环、经过三羧酸（TCA）循环的能量生成下调。这些变化有益于肾透明细胞癌，能够使肾透明细胞癌细胞在营养被耗竭和缺氧情况下生存，提供增殖所需要的细胞养分，还能促使免疫抑制（犬尿氨酸和喹啉酸盐）和抗氧化代谢物（GSH 和 GSSG）生成。GSH. 谷胱甘肽；GSSG. 谷胱甘肽二硫化物；ROS. 活性氧

（二）肾细胞癌的组织学和遗传学

传统的肾细胞癌分类法根据组织形态学标准将肾细胞癌分为 3 个主要类型，即肾透明细胞癌（ccRCC）、乳头状肾细胞癌（pRCC）和肾嫌色细胞癌（chRCC，表 41-1）。最近，肾细胞癌基因组图谱的研究进一步描述了 3 种肾癌类型的特征，从而能更好地理解这些类型肾癌的生物学特点并使治疗靶点的特异性更高。

1. 肾透明细胞癌

肾透明细胞癌是最常见的肾癌类型，起源于近端肾小管细胞。肾透明细胞癌的基因异常大致分为 VHL 基因异常、表观遗传调节因子和染色质重塑相关基因异常及 PI3K-AKT-mTOR 信号传导受损[26,27]。

绝大部分肾透明细胞癌病例是散发性的，而且只有 2%～3% 的肾透明细胞癌与遗传性疾病有关联。染色体 3p25 上 pVHL 基因的种系突变[28]导致良性或恶性肿瘤的形成及其他器官的囊肿形成。相反，相同的 *VHL* 基因突变或沉默与 80% 以上的散发性肾透明细胞癌病例有关[29,30]。VHL 病的新生儿发生率为 1/36000[31,32]，而且到 65 岁时外显率高于 90%[33]。大部分受累的受试者从受累父母那里继承一个种系基因突变，从未受累的父母那里继承一个正常的基因。继承遗传特征的受累个体的所有细胞将有 *VHL* 种系突变。但肿瘤只会在剩余的野生型等位基因缺失或突变（即所称的二次打击）的细胞中出现，而且这些细胞是易受攻击的靶器官的成分，如肾脏、中枢神经系统（CNS）、肾上腺、胰腺和生殖系统附属器官。

VHL 基因位于 3 号染色体（3p25-26）短臂上，它有三个外显子[34]。自发现以来已明确该基因在各种细胞途径中发挥极其重要的作用。VHL 蛋白（pVHL）的最重要的功能是对各种蛋白的多聚泛素化作用，包括 HIF1 和 HIF2。这个过程使它们在正常组织氧合的情况下被降解[35]。但在缺氧条件下，HIF 激活缺氧诱导基因的转录，导致血管内皮生长因子（VEGF）、促红细胞生成素、血小板源性生长因子 -β（PDGF-β）、转化生长因子 -α（TGF-α）和几种糖酵解酶的生成增加[36-38]。pVHL 未能控制常氧状态下 HIF 的活性，对 ccRCC 的临床行为和代谢特征有极其重要的影响，其中包括促红细胞生成素依赖性红细胞增多、明显的血管生成，由 TGF-α 和 VEGF 介导的细胞增殖[36,39]，以及有氧糖酵解（Warburg 效应）和色氨酸分解代谢增加所产生的免疫抑制作用[40]。HIF 和细胞代谢的相互作用很可能是双向的，正如糖异生酶果糖 -1，6- 二磷酸酶对 HIF 功能的抑制作用[41]。尽管一些研究中显示此类代谢异常与肿瘤侵袭性有关联，非靶向代谢组学分析尚未成为临床实践的一部分[42]。

第二常见的突变类型与同样位于 3p25 染色体的几个表观遗传调节因子有关，包括参与调节染色质维持和重塑的 polybromo1 蛋白（PBRM1）、BRCA 相关蛋白 -1（BAP1）和含 SET 结构域 1（SETD1）的基因。一般来讲，启动子位点的超甲基化与含有这些突变的肿瘤（除外 SETD1）及更高的肿瘤分级有关，但它们在肾透明细胞癌发病机制中的确切作用尚不清楚[43-47]。

在多达 28% 的肾细胞癌患者中发现参与细胞增殖信号传导的 mTOR 信号通路蛋白（PTEN、AKT、PIK3CA 和 mTOR）的遗传突变[48]。特别是 PTEN 缺陷，与更具侵袭性的肿瘤有关[49]。加上 mTOR 信号通路的黏着斑激酶调节剂表达异常，这些遗传缺陷见于 50% 以上的肾透明细胞癌患者[48]。癌症基因组图谱（Cancer Genome Atlas）计划描述了一些参与细胞代谢和分裂的基因的不太常见的突变，其中某些基因突变（如 p53 过表达），与预后差有关[48]。

2. 乳头状肾细胞癌（pRCC）

乳头状肾细胞癌是第二常见的肾细胞癌，也起源于近端肾小管，但相关研究不及其他类型广泛[50]。1 型乳头状肾细胞癌遗传特征是生殖细胞中 MET 原癌基因激活突变，另有 10%～20% 的散发病例为体细胞突变[51]。此外，某些肾细胞癌病例中 MET 扩增提示有 7 号染色体三体[52]。2 型乳头状肾细胞癌与氧化应激增加所引起的 NRF2 抗氧化反应元件信号通路被激活有关，已有研究证明延胡索酸水合酶（FH）基因突变与遗传性平滑肌瘤病和肾细胞癌（HLRCC）有关[29,53]。该肿瘤类型出现表观遗传修饰基因如 *PBRM1*、*BAP1* 和 *SETD1* 的突变，但似乎没有肾透明细胞癌普遍[52]。2 型乳头状肾细胞癌比 1 型乳头状肾细胞癌预后差[54,55]。

3. 肾嫌色细胞癌（chRCC）

肾嫌色细胞癌是起源于肾集合管并类似于良

性肾嗜酸细胞瘤的罕见癌症，发病率约占肾细胞癌的 5%。肾嫌色细胞癌通常与常染色体显性 Birt-Hogg-Dubé 综合征（BHDS）中发现的 folliculin 基因(FLCN)全染色体丢失和生殖细胞突变有关[56, 57]。肾嫌色细胞癌散发病例中最常见突变包括 p53 肿瘤抑制因子信号传导下调和 PTEN 功能丢失，导致 PI3K 驱动的细胞增殖。肾嫌色细胞癌在年轻女性中更常见，通常是所有肾细胞癌类型中侵袭性最小的亚型，除非转化为肉瘤[58]。

（三）临床表现

肾细胞癌的少见性和表现多变性反映了它的生物学特征。肾细胞癌临床表现与大部分其他泌尿系统肿瘤不同，被称作“内科医生的肿瘤”[8]。由于肾细胞癌没有特异性症状且通常为全身性。因此，会增加临床诊断的难度[8]。

肾细胞癌临床表现的特点是多变，起病隐匿，很多患者有临床症状就诊时已为晚期。约 25% 的患者就诊时已有转移[59-61]。肾细胞癌典型的临床表现有血尿、肋腹痛和发热，同时有这三个临床表现的患者仅不到 10%[62]，而超过 50% 的患者是因就诊其他疾病或体检而行腹部放射影像学检查后，偶然发现而确诊[63]。

肾细胞癌患者也可有非特异性临床表现，包括高血压、体重减轻、不适、盗汗及新发精索静脉曲张。7% 的病例出现副肿瘤综合征，包括发热、贫血、高钙血症、红细胞增多和非转移性肝功能损害（Stauffer 综合征）。3%～5% 的病例出现多发性神经病和淀粉样变性[64]。发热见于多达 20% 的患者，通常伴有盗汗、厌食、体重减轻和疲劳[64]。多达 15% 病例有高钙血症，并被认为是不良预后因素，部分与骨转移有关[60]；在无溶骨性骨转移的情况下，高钙血症部分与肿瘤异位生成甲状旁腺素有关[65-67]。1%～5% 的肾细胞癌患者有红细胞增多，被认为是继发于癌细胞的促红细胞生成素生成失调导致[68, 69]。

肾细胞癌通常在 60—70 岁时出现，其他肾细胞癌相关危险因素，包括男性、肥胖症、吸烟、糖尿病和高血压[70]。与白种人相比，黑色人种中肾细胞癌发病率升高的更加迅速，导致患肾癌以白种人为主要人群转变为以黑色人种为主要人群[71]。尽管肾细胞癌在肥胖症人群中发病率较高，这一人群的生存期往往更好，可归因于棕色脂肪的潜在保护作用。另外，矛盾的是，与肝癌或结肠癌等其他肿瘤不同，饮酒似乎降低肾细胞癌风险[72, 73]。囊性疾病可能进展为肾细胞癌，并且与终末期肾病（ESRD）相关，而长期依赖透析治疗也有导致 ESRD 患者出现肾癌的倾向，其风险是普通人群的 100 倍[74]。肾细胞癌与慢性肾脏病（CKD）也有相似的关系，但相关程度不及肾癌与 ESRD 的关系[75]。

二、肾囊性疾病和肾细胞癌

Brigidi 和 Severi 于 1880 年描述了肾囊性疾病与肾细胞癌的关系[76, 77]。根据肾囊性疾病 Bosniak 分级，肾皮质囊性疾病包括从单纯囊肿到复杂囊肿的各种囊肿，恶变风险依次增加[78-80]。但是，CKD 相关特异性囊性疾病，包括获得性肾囊肿（ACKD）和多囊肾（PKD），其特征与一般人群所患的肾囊性疾病不同，需要进一步考虑，将在后文中讨论。

（一）获得性肾囊肿和慢性肾脏病

ESRD 与肾细胞癌风险高有关[81]。各种研究中 ESRD 人群中肾癌的发病率为 1%～7%，据报道这是一般人群的指数倍[82-86]。获得性肾囊肿病恶变主要见于 ESRD 人群似乎在某种程度上可以说明这种关联[81]。

7%～22% 的 CKD 患者患有获得性肾囊肿，但在依赖透析的 ESRD 患者中该比例增加（1～3 年内 10%～44%），并且随着透析治疗延长进一步增加（5～10 年后＞90%）[84, 87-89]。尽管移植患者（23%）中也出现获得性肾囊肿并导致肾细胞癌的情况，但其发病率远低于接受透析治疗的 ESRD 患者（80%）中观察到的发病率[84]。

获得性肾囊肿发病并可能进展为肾癌的危险因素包括 ESRD 的持续时间、男性、ESRD 发病时年龄较小及原发病是肾小球肾炎。研究显示，日本透析患者合并糖尿病肾脏疾病与较低的获得性肾囊肿发病率有关。此外，男性的肾体积和肾体积增加速率似乎大于女性。其他人口统计学因素（包括种族），与获得性肾囊肿无关[84, 87-89]。透析方式与获得性肾囊肿发病风险并不持续相关[84, 87]，某些研究显示腹膜透析患者更少发生获得性肾囊肿[82, 87, 90]。

许多关于获得性肾囊肿和肾细胞癌的文献在很少进行肾移植的日本人群中被报道，这可能与文化因素有关。因此，这些队列中 ESRD 患者透析总时长明显大于美国的透析总时长，故这种关联因不同人群而异。

双肾共有三个以上囊肿时诊断为继发性肾囊肿[87, 88]。与多囊肾或其他囊性疾病的囊肿相比，继发性肾囊肿的囊肿通常较小（直径通常＜ 0.6cm，但可达 2～3cm）。与继发性肾囊肿相关的症状少见，但出现并发症时会有症状。已有关于囊肿破裂伴出血、囊肿感染、红细胞增多、草酸钙沉积和结石形成的报道[87, 91]。

理论上讲，与多囊肾时观察到的囊肿不同，继发性囊肿与肾小管系统连通，因此保留了一些正常的功能特性。研究发现继发性囊肿囊液内容物中肌酐含量较高，表明继发性囊肿与单纯囊肿或多囊肾囊肿不同（这些囊肿的肌酐水平与血浆的肌酐水平相似），具有某种程度的滤过能力，这或许可以解释肾移植后肾脏滤过功能恢复正常时囊肿经常随 ACKD 消退的原因[87, 92]。

囊肿的增大可能源于对尿毒症代谢物、慢性酸中毒及缺血的修复反应[82, 87]。囊液中的生长因子在细胞培养中被证明可诱发细胞增大和增生[82, 93]。在体外，使用透析患者血浆中分离的多肽（15～30kDa）也观察到这种增殖效应[94]。其他潜在诱发因素包括透析相关因素，但这些并不能说明未接受透析的 CKD 患者出现继发性肾囊肿的原因。支持这些结果的数据大多发表在数十年前，但其中确切的发病机制至今未被揭示[82, 87]。

（二）继发性肾囊肿和肾细胞癌

继发性肾囊肿与肾细胞癌和 ESRD 的密切关系或许可解释 ESRD 时肾细胞癌风险升高的情况[84]。对日本继发性肾囊肿队列随访 20 年的结果显示，透析时间少于 10 年的 ACKD 患者肾细胞癌每年的发病率是 0.151%，透析持续时间超过 10 年的 ACKD 患者肾细胞癌发病率是 0.340%[87, 89]，这高于在一般人群的发病率（0.008%）[91]。另外，研究发现继发性肾囊肿与肾细胞癌有共同的危险因素，即男性和 ESRD，两者也有相关的病理结果，这些都支持继发性肾囊肿可演变为肾细胞癌的可能性[87]。透析患者中观察到的继发性肾囊肿免疫组化和组织学特征是被覆上皮细胞的囊肿和伴嗜酸性或泡沫状细胞质，这与继发性肾囊肿相关肾细胞癌时观察到的囊肿相似，表明透析患者中继发性肾囊肿是肾细胞癌的前体病变[88, 95]。

乳头状肾细胞癌是继发性肾囊肿和透析相关肿瘤的主要病理类型，而与此不同的是，肾透明细胞癌是一般人群中常见的病理类型。在日本 ESRD 患肾细胞癌患者中，肿瘤切片行特殊免疫组化可以区分 ACKD 相关癌症中乳头状肾细胞癌与肾透明细胞癌。该人群中，两种类型的肾癌中缺氧诱导基因 -2（HIG2）蛋白表达均增加，乳头状肾细胞癌中 HIG2 尤其更高，而 HIF-1α 和活化的核因子 -κB（NF-κB）的升高主要见于肾透明细胞癌。非肿瘤性的囊性区域中所有三个蛋白的表达均升高。增生的囊肿中 HIG2 和 HIF-1α 尤其被上调。肾小管间质损伤和肾细胞癌时持续暴露在这些促使细胞有丝分裂因子中，可能是继发性肾囊肿癌变为肾细胞癌的致癌性的原因[96]。

（三）多囊肾和肾细胞癌

小规模病例研究和观察性研究显示常染色体显性多囊肾病（ADPKD）中肾细胞癌的患病率似乎并不高于一般人群[97-101]，但尚有一些争议。截至目前的最新研究表明，ADPKD 中肾细胞癌的组织学诊断似乎倾向于肾透明细胞癌，与一般人群相同[97, 99, 101]，但在一个欧洲的病例研究中还观察到明显的肾小管乳头状病理改变（42%）[100]。ADPKD 中肾细胞癌发病的平均年龄（50—60 岁）小于自发性肾细胞癌，但通常伴有肿瘤进展，1/3 的患者双侧肾脏受累或有转移性疾病。出现肿瘤进展可能是由于 ADPKD 时存在多发性良性囊肿，使整个诊断复杂化，导致诊断被推迟。在这一部分人群中，肾细胞癌多由于症状诊断而非偶然发现而诊断[97, 99, 101]。

三、终末期肾病人群中肾细胞癌的预后

ESRD 人群中肾癌的预后与一般人群的肾癌的预后相同或比后者更好[102-106]。两组中继发性肾囊肿相关肾癌的 5 年生存率相似[106]，但一项当代的法国队列中更广泛的肾癌相关全因死亡的研究发现，ESRD 组（n=303）5 年生存率为 90.1%，非

ESRD 组为 69.0%（n=947）。ESRD 组癌症特异性死亡率也明显更低，为 4.3%，非 ESRD 组为 27.6%。约 1/3（30%）的 ESRD 患者有继发性肾囊肿，并且大多数 ESRD 患者（87%）偶然诊断为肾细胞癌。与一般人群中观察到的特征相比，ESRD 组有更有利的特征，包括患者年龄更小，功能状态更好、症状更少、肿瘤更小（7.3cm vs. 3.7cm）、肿瘤分级和分期更低（≥ 3 期以上肿瘤百分比，42% vs. 10%），患者出现乳头状肿瘤的可能性更高（7% vs. 37%）[105]。其他研究中重复观察到相似的结果[102, 104, 105]。ESRD 组更高的生存率可归因于偶然发现，这很可能使得比非 ESRD 组更早地诊断肾细胞癌[105]。对日本透析队列的进一步研究显示，出现症状之后被诊断为肾癌的患者相比于偶然诊断为肾癌的患者更可能具有晚期肿瘤特征，包括更大的肿瘤、更高的分期和分级，以及更低的癌症特异性 5 年生存率（76.9% vs. 95.3%）和 5 年总生存率（64.2% vs. 84.9%）。除了这些特点之外，多因素生存分析结果显示更长的透析持续时间和糖尿病肾脏疾病也是影响预后的因素[103]。非肾透明细胞癌的侵袭性较低也可以解释 ESRD 相关肾癌的结局更好的原因[104]。

四、肾细胞癌风险和肾功能

肾细胞癌与 CKD 的因果关系较复杂，每种病理情况都会使另一种疾病发病风险提高[4]。ESRD 患者中肾细胞癌的风险增加到普通人群的100倍[86]，这可能是由于 ACKD 的患病率更高，但这并不能解释 CKD 在出现 ESRD 之前肾细胞癌风险较高的原因[75]。截至目前的最大规模队列研究中研究了 1 190 538 名无已知肾细胞癌的受试者中 CKD 所致肾细胞癌风险。CKD 根据估计的肾小球滤过率（eGFR）分层。随着 eGFR 范围降低，肾细胞癌风险增加，如下所示，3a 期 CKD，危险比（HR）1.39（CI 1.22～1.58）；3b 期，HR1.81（CI 1.51～2.17）；4 期和 5 期 CKD，HR2.28（CI 1.78～2.92）[75]。这种关系是 CKD 与透明细胞癌特有的，CKD 与其他肾细胞癌亚型则没有这种关系。相反，ESRD 时观察到的主要的肾细胞癌类型是乳头状肾细胞癌，提示其病理表现与 ACKD 不相关。此外，肾脏病理变化的早期表现，如白蛋白尿，也与包括肾细胞癌在内的癌症有关[107]。202 195 名肾移植接受者中肾功能与局限性肾细胞癌风险的关联非常明显。移植失败导致 ESRD 期间，肾细胞癌发病率升高，而在移植物功能存在期间，肾细胞癌发病率降低（图 41-2）。肾功能下降期间（反复性移植失败）再次出现这种模式[108]。目前尚不清楚肾功能下降与肾细胞癌风险相关的具体原因，但已经归因于 CKD 进展期相关的炎症、酸中毒或尿毒症因素[4, 75, 107]。

五、继发性囊性肾病、肾细胞癌和肾移植

尽管使用免疫抑制剂物通常会增加患癌症的风险，但在具有 ESRD 的肾移植候选患者中筛查肾细胞癌具有争议性，故目前不推荐相关筛查[84, 109, 110]。鉴于 ACKD 伴 ESRD 的发病率较高，肾移植受者中肾细胞癌风险是否增加仍然是个问题。大多数队

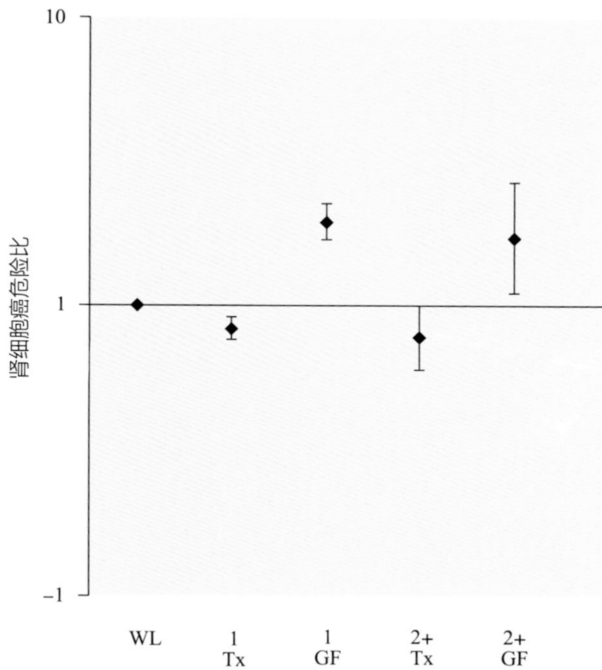

▲ 图 41-2　肾功能不同时期肾细胞癌风险

图中所示为用于比较具有不同交替发生模式的癌症的连续间隔的危险比（HR）。每个点表示每个间隔与其前一个间隔相比较的 HR。对于最后一个间隔，如果未在此间隔内观察到癌症，不提供 HR 估值。垂直误差线表示终末期肾病相关癌症（95%CI）。所示结果显示了已证明各区间癌症发病率呈交替模式的癌症类型，即不论统计学意义如何，基于 HR 点估计值。GF. 移植失败；Tx. 移植；WL. 等待名单［改编自 Yanik EL，Clarke CA，Snyder JJ，et al. Variation in cancer incidence among patients with ESRD during kidney function and nonfunction intervals. *J Am Soc Nephrol*. 2016；27（5）：1495-1504.］

列研究表明，肾移植受者中原肾肾细胞癌患病率为3%～5%，与非移植 ESRD 人群无差异，但这仍然是一般人群的 100 倍以上 [86, 111–113]。此外，根据一项 Meta 分析所示，供者的同种异体移植物向受者传播肾细胞癌的概率很小（2/10 000 个移植的器官）且结局极好，但在此不进一步探讨 [114, 115]。

大多数队列研究中有关肾移植受者出现 ACKD 的报道较少 [86, 111, 116]，但据报道发生率高达 57% [117]，这远低于规律透析治疗的 ESRD 患者中观察到的比例（80%）[84]。肾移植人群中 ACKD 与肾细胞癌的密切关联很明显，患有肾细胞癌的肾移植患者中 ACKD 发病率高于没有罹患肾细胞癌的肾移植患者（分别为 60%～90% vs. 23%～33%）[86, 113, 117]。但有一项研究例外，该研究中患肾细胞癌的肾移植患者中 ACKD 发病率与无肾细胞癌的肾移植患者相似（有 RCC 33% vs. 无 RCC 29%）[111]。反过来讲，已有 ACKD 的肾移植患者相比于无 ACKD 的患者更易出现肾细胞癌（11%～19% vs. 0.5%～0.6%）。一般来讲，罹患肾细胞癌的肾移植受者比无肾移植治疗的 ESRD 患者具有更有利的特征为年龄更小、肿瘤更小、转移性疾病更少、T1a 期更多、乳头状亚型诊断更多 [117]。研究者们在被诊断的肾细胞癌患者中观察到一个移植相关因素，即较高的体液排斥反应率 [111]。

特定分析表明患有肾细胞癌的肾移植受者的生存结局不尽相同，但大体上似乎比一般人群的生存结局更好，还有可能比规律透析人群更好，很可能是由于对这些患者的随访监测更密切。肾移植受者中 10 年癌症特异性生存率为 88%～95%，高于一般人群（75%）[116]。此外，一项研究显示，97% 的肾移植受者达到癌症特异性 5 年生存期，好于非移植 ESRD 组的 77% [117]。患有肾细胞癌与没有肾细胞癌比较来看，患者生存率和移植物存活率相似 [111]。

尽管肾移植受者的肾细胞癌患病率与透析患者相似且与 ACKD 有关，但肾移植受者有着更好的自我管理。因此，比其他 ESRD 患者和普通人群似乎有更高的肿瘤生存率和总生存率。此外，考虑到寿命的预期增长很短，决策分析结果并不支持在整个 ESRD 人群中筛查 ACKD。然而，作者的结论是，在较年轻、健康的患者中可以考虑进行筛查 [119, 110]。应根据临床判断和风险分析来确定个体筛查的益处。

六、肾脏肿瘤评估和预后评价

随着临床实践中诊断性影像学检查的频繁应用，越来越多的肾脏肿瘤被偶然间发现，在 20 世纪 70 年代时偶然诊断率约为 10%，在不到 30 年的时间里已经升高到 60% [118]。偶然诊断也可以更早地发现分期较低的肾细胞癌。为区分良性与恶性肿瘤，临床医生依据囊肿分类系统如 Bosniak 来分级。该分级系统基于囊壁特征（薄 vs. 厚）、分隔数量、钙化、对比增强及大小（≥ 3cm）。Ⅰ级和Ⅱ级为相对良性病变，从单纯性囊肿开始。随后为ⅡF 级和Ⅲ级，复杂性进行性增加。最后为Ⅳ级，该分级实际上由恶性病变组成（表 41–2）[78–80]。大多数囊性病灶的恶变风险均可通过这些标准评估。预后则根据分期和分级工具进一步确定，这些工具通常是加强鉴别诊断的整体分期系统的一部分 [119, 120]。

（一）肾脏肿瘤的放射学评估

诊断性影像学检查与临床评估是肾脏肿瘤评估的主要内容。用于肾脏肿瘤的筛查和诊断的首选影像学检查是计算机断层扫描（CT），这不仅是因为 CT 检查的检测水平高，还因为医学影像中心也越发频繁地应用多排高分辨率 CT 扫描仪 [118, 121]。CT 检测肾肿瘤的特异性（100%）和敏感性（95%）均很高，而且 CT 扫描可以发现组织病理测量大小为 0.5cm 以内的肿瘤 [118]。一项评估 CT 测量肿瘤大小准确性的研究提示，133 份经 CT 检测发现有肾脏肿瘤的样本中，85% 通过病理检查证实，尽管在这项回顾性研究中 CT 检查略高估了肿瘤大小 [122]。在肾外肿瘤评估方面，多排 CT 扫描对肿瘤分期的准确性及特异性都很高，特别是在检测肾包膜侵犯（85%）、肾周脂肪侵犯（98%）、淋巴结（82%）、肾静脉（98%），下腔静脉（98%）和肾上腺（98%）受累方面 [118, 121]。同时，多排 CT 扫描敏感性也很高（84%～100%），但除外肾包膜侵犯（68%）、肾周脂肪侵犯（46%）、淋巴结受累（77%）[118, 121]。此外，由于肾透明细胞癌更有可能富含血管且有异质性的实质，CT 检查中可根据肿物的血管形成、血流供应或异质性来识别肾细胞癌亚型 [121]。

在常规诊疗中也经常进行超声检查，也会偶然

表 41–2　肾囊性肿物的 Bosniak 分类

分　类	描　述	恶变的可能性（%）
Bosniak Ⅰ型	单纯性肾囊肿，水样密度、薄壁、内部无分隔、钙化及实性成分	1.7
Bosniak Ⅱ型	囊肿可含有少许发丝样分隔和细小钙化，直径＜3cm 的均匀高衰减病灶，无强化	18.5
Bosniak ⅡF 型	囊肿可含有较多的发丝样薄分隔或囊壁光滑性略厚，钙化可能厚且为结节状，但无强化	＞18.5
Bosniak Ⅲ型	更复杂的“中间期”囊性病变、钙化更多、分隔更明显，囊壁较厚且不规则或平滑，出现强化	33
Bosniak Ⅳ型	符合所有Ⅲ级标准的明确的恶性囊性肿物，并且还含有对比增加的软组织成分，邻近囊壁或分隔，但也可独立存在	92.5

发现肾脏肿物。超声对区分非囊性肿瘤与单纯性或复杂性囊肿尤其有用，对预测 T 分期同样有帮助[121]但是，超声在检查小肿瘤（1～2cm）方面特异性和敏感性低，因此超声对于小肿瘤是较差的筛查工具。虽然在评估小于 0.5cm 的肿物时超声和 CT 的检测率均较差（分别为 0% 和 47%），但对于 1～2cm 病灶，CT 检测率仍远优于超声。超声检测率随肿瘤病灶的大小而改变，尽管超声检测率从 1cm 病灶时 20% 增加到 2cm 病灶时 79%，与 CT 相比仍处于次优状态，直到肿瘤大小达到 3cm，超声的检测率（100%）才与 CT 持平[123]。一旦发现病灶，超声可用于监测，特别是最好能避免使用碘静脉对比剂的情况[121]。

研究发现，使用注射气体微泡的新型对比增强超声比 CT 更敏感[121]。早期微泡对比剂虽然无肾毒性，但由于在循环中不稳定导致出现了许多问题，如心肺并发症，甚至死亡。目前使用的微泡对比剂更小、更稳定，已被美国 FDA 批准使用[124]。

磁共振影像（MRI）传统上被认为是评估软组织病理的最佳方式，包括肾细胞癌，可以最佳显现出血、镜下脂肪和肉眼可见脂肪及囊肿内结构。区分局限性疾病与下一个分期（T_3）的敏感性和特异性高于任何其他方式（敏感性和特异性分别为 84% 和 95%，阳性预测值 96%），而且在检测下腔静脉（IVC）累及情况方面，敏感性和特异性均为 100%[125]。但在晚期 CKD 或 ESRD 人群中，由于 MRI 会引起钆诱导的肾源性系统性纤维化，故不使用 MRI[126]。尽管 MRI 可以非常有效地显现肾脏肿物的特征和分期，较新的多排探测器 CT 扫描仪已达到与 MRI 同等水平的准确度和检测率。因此，CT 最终成为协助管理 RCC 的主要影像学检查方式[127]。

由于许多肾透明细胞癌对谷氨酰胺需求很高且谷氨酰胺重编程已在肾透明细胞癌中得到确认[3, 20]，因此谷氨酰胺被用于基于正电子发射断层扫描（PET）的影像技术。一系列报道显示 ^{18}F– 氟代脱氧葡萄糖（^{18}F–FDG）阴性肿瘤可能优先使用谷氨酰胺分解而不是糖酵解[128–131]。同时，我们和其他人员发现，肾细胞癌对谷氨酰胺需求非常高，甚至可能谷氨酰胺成瘾[20, 132]。根据这项研究工作的结果，研究人员开发了能被癌症细胞摄取的谷氨酰胺类似物 4–^{18}F–(2S，4R)– 氟谷氨酰胺[133]。PET 影像检查目前已被用于动物模型和胶质瘤患者中显现谷氨酰胺摄取情况[134]，而且这些患者中谷氨酰胺摄取与疾病进展相关。对于肾透明细胞癌，我们在体外和几个小鼠异种移植模型中用 PET 扫描显示谷氨酰胺摄取情况[134a]，因此基于肾细胞癌谷氨酰胺重编程的 PET 影像检查在将来可能作为肾细胞癌的新疗法被用于肾癌分期、患者选择及谷氨酰胺酶抑制情况的实时监测[3]。

（二）良性肿瘤与肾细胞癌的鉴别

最常见良性病变是由血管、平滑肌和脂肪组织组成的血管平滑肌脂肪瘤。该肿瘤主要见于 40—60 岁中年女性[135]。血管平滑肌脂肪瘤一般是易于与肾细胞癌区分的富含脂肪组织的肿瘤，但除外不含脂肪的情况（4.5%），此时需要用 MRI 进一步评估[135, 136]。嗜酸细胞瘤是第二常见的良性肾脏肿物（病例系列中占 3%～5%），一般见于年龄较大的男性（70 岁以上）。这些肿瘤源于肾皮质集合管中的肾小管细胞，由于其生长速率与肾细胞癌相似，可能会难以与肾细胞癌鉴别[135, 136]。

含 2474 份经皮活检的一个病例系列分析表明，当目前的影像技术无法充分地确定某一手术风险高的患者所患的肿瘤为良性或可疑为恶性时（但在未来基于谷氨酰胺的 PET 检查方式有望进行这些检测，见前文），可安全地实施经皮肾脏活检，肿瘤种植（seeding）风险极小（0.01% 的病例），敏感性（80%～100%）和特异性（83%～100%）高[135, 137, 138]，阴性预测值（82%）和阳性预测值（97.5%）也高[137]。移行细胞癌中报道了肿瘤种植的罕见情况，这表明移行细胞癌中肿瘤种植的风险可能会略高[135]，但自 2001 年以来，特别是在采用可避免肿瘤暴露于其邻近腹部器官的同轴活检技术后未见种植相关报告[137, 138]。

肿瘤分期和分级

肾细胞癌的肿瘤 – 淋巴结 – 转移（TNM）分期是由国际抗癌联盟（UICC）和美国癌症联合委员会（AJCC）于 1997 年首次制定的，最近一次更新是 2017 年（表 41–3）[139]。T 分期（T_1～T_4）是根据肿瘤的波及的范围和大小分类的，可区分癌症特异性生存率。T_1 肿瘤局限于肾脏且直径为≤ 7cm；T_2 肿瘤较大，直径＞ 7cm，但也局限于肾脏；T_3 肿瘤超出肾脏，但在肾筋膜（Gerota 筋膜）内，可能会累及邻近静脉（肾静脉或下腔静脉）；T_4 肿瘤侵犯肾筋膜或扩展到同侧肾上腺。T_1 和 T_2 根据肾脏肿瘤的大小进一步细分，T_3 则根据累及静脉的情况进一步细分[139]。T 分期可以最大限度地区分 5 年癌症特异性生存率，其中 T_1a 肿瘤的生存率

表 41–3　肿瘤 – 淋巴结 – 转移（TNM）分期 a

分　期	分　类	标　准 b	肿瘤侵犯
肿瘤	T_0	无原发肿瘤	
	T_1	肿瘤≤ 7cm	局限于肾脏
	T_1a	肿瘤≤ 4cm	
	T_1b	肿瘤 4～7cm	
	T_2	肿瘤＞ 7cm	局限于肾脏
	T_2a	肿瘤＞ 7～10cm	
	T_2b	肿瘤＞ 10cm	
	T_3	主要静脉或肾周围组织 无同侧肾上腺	局限于肾筋膜（Gerota 筋膜）
	T_3a	肾静脉及其分支 肾盂和肾盏 肾周 ± 肾窦脂肪	
	T_3b	横膈膜下腔静脉	
	T_3c	横膈膜下腔静脉或腔静脉壁	
	T_4	± 同侧肾上腺	超出肾筋膜（Gerota 筋膜）
淋巴结	N_0	无淋巴结	—
	N_1	任何区域淋巴结	
转移	M_0	无远处转移	—
	M_1	远处转移	

a. 美国癌症联合委员会（AJCC）和国际抗癌联盟（UICC），2017 年更新

b. 肿瘤大小和肾周组织累及情况

改编自 Rini BI，McKiernan JM，Chang SS，et al.，eds. *Kidney*. 8th ed. New York：Springer；2017.

高达 98%，而 T_4 期的肿瘤其生存率降到 10%，如表 41–3 所示 [120]。淋巴结侵犯极少能改变结果，但远处转移，包括同侧肾上腺侵犯，明显使预后恶化 [120]。研究还发现累及肾窦脂肪也与较低的生存率有关 [140]。

复合预后分期（Ⅰ期—Ⅳ期）总结了 TNM 结果。Ⅰ期或Ⅱ期肿瘤只有局限于肾脏的病变。若累及任何淋巴结，则不论肾脏大小或 T 分期如何，预后分期升级至Ⅲ期，当出现肾筋膜侵犯、累及肾上腺或远处转移时，预后分期升级至Ⅳ期（图 41–3）[139]。

癌症分级可根据癌细胞核的特征确定预后。分级系统中，国际泌尿病理协会（ISUP）规定的分级系统是当前推荐使用的分级系统，但有一段时间，评估预后时普遍使用 Fuhrman 分级系统，尽管该系统存在一些局限性。根据癌细胞核的大小、不规则性及是否有核仁突出可将 RCC 分为 4 个分级。Fuhrman 1 级肿瘤的细胞核小且没有核仁；2 级肿瘤的细胞核较大且不规则，还有核仁；3 级肿瘤也有大且不规则的细胞核，并且有更多可见核仁；4 级肿瘤的细胞核极其异常，而且核仁在低倍镜下也极其突出 [141]。1 级的 5 年癌症特异性生存率最高，4 级最差，如表 41–4 所示 [120]。某些研究中认为 Fuhrman2 级和 3 级鉴别结局的效果很差 [120]。尽管该分级系统已可靠地被用于肾透明细胞癌，但用于乳头状或嫌色细胞肾细胞癌亚型的情况，尚未得到充分验证 [140, 142]。2012 年，ISUP 分级系统将特定放大倍数下观察到的细胞核表现进一步分类，并扩大了标准范围，纳入了横纹肌样和肉瘤样特征（图 41–4）[143]。

肿瘤分级越高、体积越大，预示生存期更差，与 TNM 分期无关。组织学类型也是影响生存期的一个因素。最常见且散发型的肾癌类型即肾透明细胞癌（患病率为 60%～90%，相比之下，乳头状肾细胞癌和肾嫌色细胞癌的患病率均为 6%～14%）的预后劣于乳头状肾细胞癌或肾嫌色细胞癌的预后。乳头状肾细胞癌和肾嫌色细胞癌的 5 年生存率高于肾透明细胞癌 [142]。肾癌的其他特征，如是否有肉瘤样或横纹肌样分化（偏心性大细胞核和嗜酸性细胞质，该特征现已被纳入 ISUP 分级系统）和镜下肿瘤凝固性坏死也提示预后较差。肉瘤样分化仅见于 4% 的肾细胞癌，反映极端脱分化，而且预后非常差。肉瘤样变化每增加 10%，因肾细胞癌死亡的风险增加 6%，并且平均生存期不足 1 年。横纹肌样分化更罕见，生存率同样差 [120, 140]。

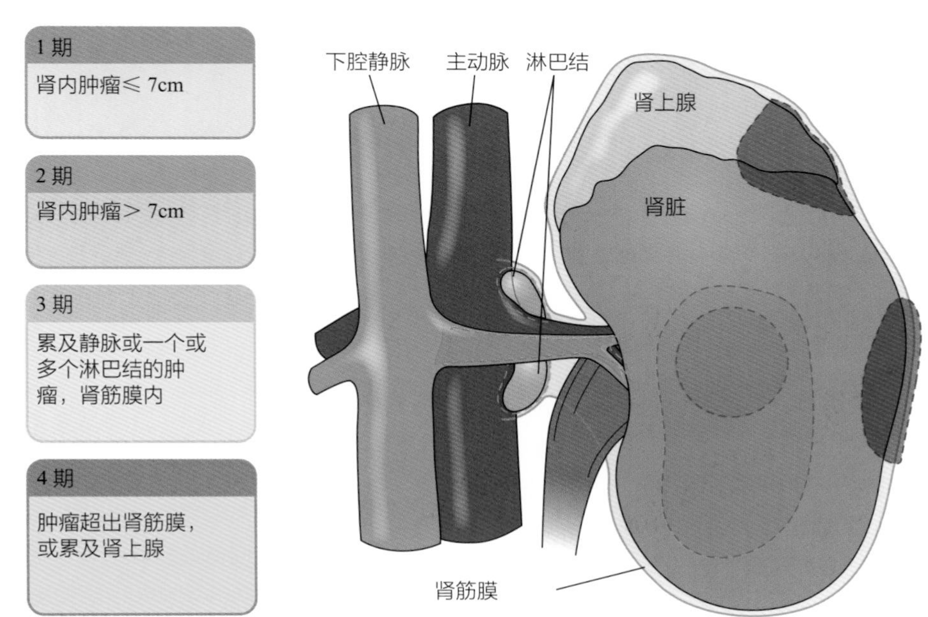

▲ 图 41–3　**肿瘤 – 淋巴结 – 转移（TNM）分期**

图中所示为美国癌症联合委员会（AJCC）和国际抗癌联盟（UICC）制订并于 2017 年更新的常规分期（引自 Amin MB，Edge S，Greene F，et al.，eds. *AJCCCancer Staging Manual*. 8th ed. Springer International Publishing：American Joint Commission on Cancer；2017 and Brierley JD，Gospodarowicz MK，Wittekind C，Eds. *TNM Classification of Malignant Tumours*，8th ed. Wiley–Blackwell：2017.）

表 41–4　肾细胞癌的 5 年癌症特异性生存率和预后[a]

预　后	TNM 分期	分　级	组织学亚型	肉瘤样分化	横纹肌样分化	镜下肿瘤凝固性坏死
较好	低分期 T_1a（98%），T_1b（89%）， T_2a（75%），T_2b（69%）	分级低 1：51%～93% 2：32%～86%	乳头状，56%～92%； 嫌色细胞， 78%～99%	无 79%	无	无
较差	高分期 T_3a（53%），T_3b（31%）， T_3c（36%），T_4（10%）	分级高 3：25%～50% 4：10%～28%	透明细胞， 50%～86%	有 15%～22%	有	有

a. 根据分期、分级和其他组织学特征确定

TNM. 肿瘤 – 淋巴结 – 转移

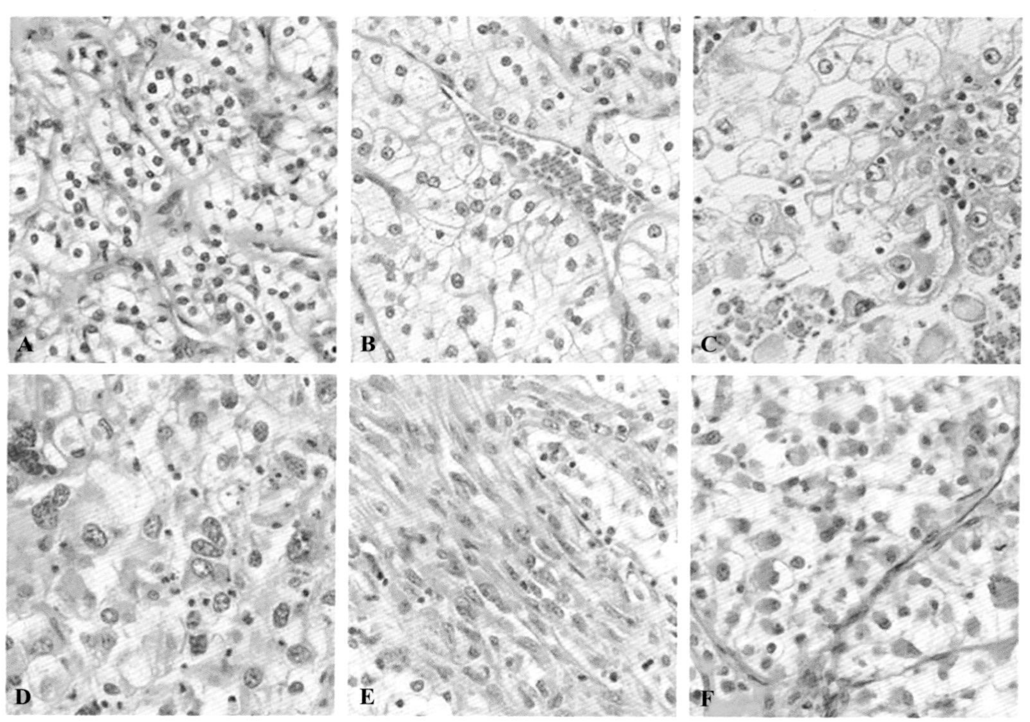

▲ 图 41–4　国际泌尿病理协会（ISUP）肾透明细胞癌和乳头状肾细胞癌分级系统

A. 1 级：核仁不明显或不存在；B. 2 级：高倍放大时核仁清晰可见，但不突出；C. 3 级：核仁突出，低倍放大时容易观察到；D. 4 级：有肿瘤巨细胞和（或）明显的核多形性；E. 4 级：肉瘤样癌；F. 4 级：横纹肌样分化的癌

术前和术后可根据基于变量的各种综合分期系统预测预后，这些变量包括 TNM 分期、肿瘤大小、临床症状、组织学亚型、分级，以及其他可预测肿瘤结局的病理结果。对于肾细胞癌复发（66%～80%）、远处转移（78%～85%）和癌症特异性生存率（64%～89%），这些预测的准确性高[144]。这些方法对在最高死亡率范围内并因此难以只用 TNM 分期系统区分的进展性疾病（转移性肾细胞癌）的患者特别有帮助。甚至是抗肿瘤药物（细胞因子或靶向治疗）的治疗效果也采用这些分期系统评估以选择最佳治疗方案[120, 144]。

（三）治疗

50% 以上的肾细胞癌是通过先进的诊断性影像学检查偶然并较早地诊断出的。因此，肾病科医师在肾脏肿瘤管理中的角色正在发生变化[145, 146]。尽管这些肿物中有一部分（约 20%）往往是非恶性病变，为明确诊断，通常仍需要进行手术切

除[147, 148]。局限性肿瘤的 5 年生存率高达 100%，特别是肾脏肿瘤较小（T_1a 肿瘤≤ 4cm）的患者。该组的生存期并非完全由癌症相关因素决定，而是与肾细胞癌治疗有关的并发症或肾细胞癌并发症有关，这些并发症可能会导致 CKD 或心血管疾病[149–151]。但是，由于不同的预后因素，进展性疾病的患者的死亡风险仍高。因此，大致根据肿瘤为局限性还是进展性，治疗被分为两个组。局限性疾病通过手术方式治疗，重点是保留肾功能，而进展性疾病需要全身治疗，目标是尽可能提高癌症特异性生存率[4]。

（四）局限性肾脏肿物

1. 术前问题：慢性肾脏病负担

除了有肾脏小肿物（≤ 4cm）的人群中 CKD 患病率高之外，CKD 和肾癌还有共同危险因素，如年龄较大、烟草暴露、糖尿病、高血压和肥胖症，这些危险因素使术后新发 CKD、CKD 进展或 ESRD 的风险增加[8, 70]。CKD 见于 10%～30% 的肾癌患者[152, 154]，但仅考虑肾脏小肿物的患病率则更高（10%～52%）[155–158]。肾脏小肿物人群中的 CKD 危险因素比例更大（如合并糖尿病时近 25%，合并高血压时高达 50%），这可能导致 CKD 发病率升高[154, 155, 157, 159, 160]。一项中国台湾的包含 26 460 例患者的队列研究显示，肾癌患者相比于病例匹配的非肾癌患者更易出现糖尿病（20% vs. 8%）和高血压（31% vs. 14%）[161]。此外，考虑到这些肾癌患者年龄大，更易患有 CKD[153, 156]。

2. 术后慢性肾病风险

局限性肾脏肿物的治疗通常导致功能肾单位减少，这可能导致 eGFR 降低。除了之前提到的 CKD 负担增加和 CKD 危险因素之外[162–164]，eGFR 水平、营养状态差（白蛋白较低）及包括肿瘤大小和急性肾损伤在内的手术因素，与治疗后 CKD 较高的发病率有关[156, 157, 161, 165–167]（图 41–5）。多个队列研究中肾切除术后随访数据显示，肾切除术后 CKD 患病率从 10%～24% 翻 1 倍至 16%～52%[155–157]，eGFR 降低 30%［平均减少 13ml/(min · m^2)］[167]。有肾脏小肿物的患者合并有糖尿病时能显著增加肾切除术后 CKD 风险，肾脏小肿物合并有糖尿病时 60% 的患者新出现了 CKD，而肾癌总人群中 43% 新出现 CKD。该队列中只有 46% 的糖尿病患者可能会在 2 年后保持无 CKD 状态，而非糖尿病患者中 76% 可能会在 2 年后保持无 CKD 状态（P=0.006）[157]。对于 ESRD，包含 26 460 例台湾患者的病例对照研究的 10 年随访数据显示，相比于对照组发病率 0.68%（n=23 520），RCC 组发病率为 4.05%（n=2940）且出现 ESRD 的风险为对照组的 5.6 倍（HR=5.6，CI 4.3～7.2）[161]。最后，根据美国肾脏病数据系统（USRDS）的统计结果确定，0.5% 的人群中（360 000 位患者）肾细胞癌是 ESRD 的主要原因[164]。

（五）肾脏病理

尽管病理评估的主要目的是治疗肾细胞癌，但由于有肾脏小肿物的患者不会死于其患有的癌症，而是会死于其他疾病，如 CKD 及其包括心血管疾病在内的并发症，正确鉴定肿瘤组织之外的肾脏病

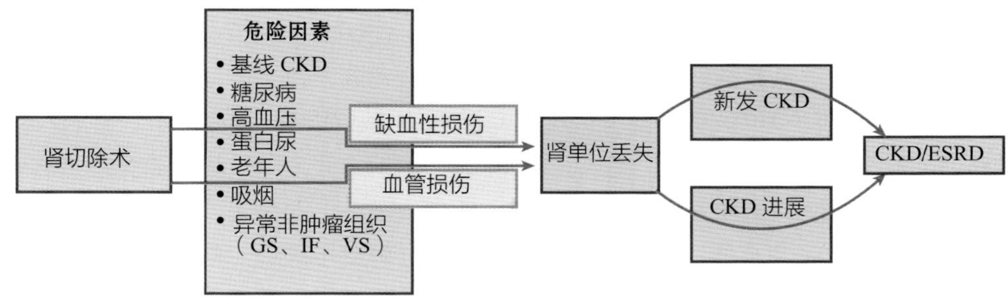

▲ 图 41–5 慢性肾病（CKD）危险因素

肾细胞癌的切除术通常与移除肾脏组织导致肾单位丢失及引起缺血性损伤和血管损伤有关。如图所示，在具有各种危险因素的患者中，这种肾单位丢失与新发 CKD 或 CKD 进展有关。ESRD. 终末期肾病；GS. 肾小球硬化；IF. 间质性纤维化；HTN. 高血压；VS. 血管硬化

理变化至关重要。美国病理学家协会建议同时检查非肿瘤组织的病理变化，但遵循此建议的情况并不理想 [168-170]。如我们最近提议 [8]，由泌尿外科医师、肾病科医师和病理医师组成的多学科团队应致力于准确诊断非癌症性肾病（如肾小球性、肾小管间质性或血管性肾病），以有助于潜在疾病的治疗并促进 GFR 的保持。

（六）手术治疗

1. 术前临床评估

实施手术或其他保留肾单位的操作之前，应进行 CKD 危险评估。识别既有的 CKD（计算血清肌酐水平和 eGFR）及蛋白尿评估（尿液白蛋白 - 肌酐比值或尿液蛋白 - 肌酐比值）进一步使得根据改善全球肾脏病预后组织（KDIGO）分类标准对 CKD 进行分期成为可能 [171, 172]。在 RCC 干预治疗之前处理 CKD 危险因素可达到保留肾功能的目的。建议优化并发症，包括对糖尿病患者控制其血糖，对高血压患者调整其血压，通过评估所使用的药物预防急性肾损伤，并避免低血压和肾毒性 [4, 173, 174]。肾切除术之前利用肾脏核素显像检查进一步评估肾功能可能会有助于预测治疗后 CKD 风险，但这些研究有局限性，往往会低估术后残余肾功能，而术后残余肾功能通常会因超滤和肾脏肥大而增强 [175]。此外，手术因素，包括肾脏肿物的大小和缺血持续时间，相比于功能性肾脏扫描，与术后肾功能的相关性更大 [176]。

2. 肾脏肿物切除和保留肾单位的疗法

自 1861 年实施第 1 例肾切除术后数十年以来，肾癌的主要治疗方法是根治性肾切除术，该手术时会完全切除肾脏及其周围组织，如肾上腺或淋巴结。尽管肾部分切除术在根治性肾切除术后不久即实施（1867 年），一般适用于非恶性病变，而且进入 21 世纪很久之后才被认可 [177, 178]，仍有部分医疗中心不常规实施该手术 [179]。

许多研究证实，尤其是在 CKD 方面，对肾脏小肿物实施保留肾单位手术是安全的，与根治性肾切除术相比具有同等安全性，甚至预后更好。对由回顾性队列研究和一项随机化对照试验（RCT）组成的 36 项研究中 40 000 名受试者的 Meta 分析总结了这些发现。肾部分切除术组复合全因死亡率（19%）和癌症特异性死亡率（29%）低于根治性肾切除术组 [180]。这些主要由大量的队列研究产生的结果与欧洲癌症治疗与研究组织（EORTC）的 RCT 研究结果不同。EORTC 研究中评估了 541 名具有 5cm 及以下肾脏肿物的患者。EORTC 试验不支持肾部分切除术时总生存率较高的情况，根治性肾切除术组的 10 年全因死亡率为 81%，而肾部分切除术组为 76%（HR 1.5，95% CI 1.03～2.16）。但是，当分析范围局限于确诊为 ccRCC 的亚组时根治性肾切除术与肾部分切除术生存率不再有差异 [150]。

肾脏小肿物的患者中，随着肿瘤生存率接近 100%，肾功能的保持越来越受到重视。之前所述的 Meta 分析表明，相较于根治性肾切除术，肾部分切除术 CKD 风险降低 61% [180]。众所周知 CKD 与心血管死亡有关。因此，CKD 风险降低可部分解释全因死亡率较低的情况 [181]。同样，EORTC 研究中，肾部分切除术组 eGFR 下降的患者比例也更低。接受根治性肾切除术的患者中 86% 其 eGFR 降低至 60ml/ (min · 1.73m^2) 以下，相比之下，接受肾部分切除术的患者中 eGFR 降低至 60ml/ (min · 1.73m^2) 以下的患者更少（65%）。但是，当分析不同手术方式的 eGFR 急剧下降［＜ 30 或 15ml/(min · 1.73m^2)］风险时未发现两组之间 CKD 相关获益有区别。尽管该试验中肾部分切除术患者的平均 eGFR 更高［67ml/(min · 1.73m^2) vs. 53ml/ (min · 1.73m^2)］，但这似乎不能表明有生存获益 [182]。与手术所致肾单位丢失有关的 eGFR 降低可能不会像长期 CKD 一样增加死亡率 [183]。此外，尽管根治性肾切除术患者中 ESRD 发生频率不高于肾部分切除术患者（研究时段为 1995—2010 年的一项大规模加拿大研究），当时（2003—2010 年）接受肾部分切除术的患者的 ESRD 风险低于（HR=0.44，95% CI 0.25～0.95）根治性肾切除术患者。这很可能与前一组的手术操作进步有关，随时间推移产生了迥然不同的结果 [184]。

因手术并发症风险高而无法进行肾切除术（根治性或部分）的患者，应考虑消融疗法和积极监测以治疗肾脏小肿块。射频消融和冷冻消融是可保留肾单位的疗法，通常用于年龄较大和有许多并发症的患者。与肾部分切除术相比，这些创伤相对较小的消融疗法的优点是有相似的肿瘤特异性生存率、操作相关并发症发生率更低、住院时间更短、

GFR 保留更多，缺点是局部和转移肿瘤的复发率更高[185, 186]。积极监控包括强化且持续监测肿瘤，并且如果有手术指征，则给予手术干预治疗。与以手术或消融治疗开始的更具侵略性的疗法相比，在特定人群［美国监测、流行病学和结果（SEER）数据库中较大年龄成人中观察到的情况所示］[187]，以及预期寿命较短或死亡风险较低的患者中，积极监测中效果很好[187, 188]。接受积极监测的患者中手术结局相似但肿瘤特异性生存率略低[18]。美国泌尿外科学会（AUA）和美国临床肿瘤学会（ASCO）指南中推荐对肿物≤ 2cm 的患者或手术风险高的患者给予积极监测，每 3～6 个月进行 1 次监测[174, 190]。此外，少数有关转移性疾病（伴良好预后特征）的前瞻性观察性研究显示，全身治疗之前给予一段时间的积极监测（中位时间为 1 年）很可能会最大限度地降低与治疗有关的毒副反应[191]。

3. 局限性肿瘤的治疗后监测

美国泌尿外科学会推荐最初在治疗后通过影像学检查（腹部 CT、MRI 或超声以及胸片）定期筛查肿瘤复发。随后，在术后 3～12 个月期间复查影像学检查。之后每年复查一次，最多 3 年（肾部分切除术）或 5 年（消融疗法），具体取决于治疗方式。对于接受消融疗法的患者，如果监测期间发现相关病灶，则需要进行肾活检。凡是患有 CKD 或新诊断为 CKD（通过 eGFR 或蛋白尿标准）的患者，应定期监测其肾病的进展[150, 192]。

七、进展性肾细胞癌和全身治疗

尽管偶然发现肾脏肿物使得肾细胞癌得以早期诊断并有良好的预后，但仍有近 1/3 的肾癌患者被诊断出转移或复发，不宜通过外科手术治疗。作为替代，全身治疗成为晚期肾细胞癌的主要治疗方法，但有些病例中为减少肿瘤负荷可能需要进行肿瘤减积手术。进展性肾细胞癌中位生存率仍不理想，然而随着新型治疗方法的进展，预后似乎正在改善[193, 194]。

（一）新疗法介绍

VHL 基因通过突变、缺失或甲基化而损伤被普遍视为肾透明细胞癌的最基本和最重要的分子水平的变化[11]。该基因受损导致与氧感知有关的下游信号通路失调，引起 HIF-α 蓄积及缺氧反应基因上调[195]，最终引起以血管生成为特征的临床表型，这主要由 VEGF 信号通路调节。过去 10 年间肾透明细胞癌药物研发方面取得显著进步，主要是以 VEGF 受体（VEGFR）为靶点的激酶抑制剂或以 VEGF 配体为靶点的单克隆抗体。这些研究进展促使 FDA 批准了若干个 VEGFR 抑制剂（舒尼替尼、帕唑帕尼、索拉非尼、阿西替尼、卡博替尼和乐伐替尼）和 VEGF 抑制剂（贝伐珠单抗）。但这些血管生成抑制剂只有中等水平的疗效，并且通常有脱靶效应和慢性刺激性毒性，如疲劳和皮疹等[196]。此外，通过靶向 VEGF 对终末表型的治疗只能部分解决肾透明细胞癌的代谢基础。后续的药物研发取得了令人鼓舞的进展，人们试图通过以参与代谢途径失调的重要蛋白或酶为靶点来应对肾透明细胞癌的代谢重编程[3, 23]。

（二）免疫治疗

α 干扰素（IFN-α）和 IL-2 是 FDA 批准的最初的免疫疗法。细胞因子疗法通过上调 T 细胞和自然杀伤细胞的活性非特异性地刺激免疫系统以识别和破坏肿瘤细胞[197]，但也会产生抑制免疫系统并击败自然免疫监视的不良效应[24, 40]。对不同药物的应答率范围大致为 10%～25%，中位生存期为 11～13 个月，联合治疗时未能观察到更好的总生存期结果。免疫疗法如果耐受性良好，是较为成功的疗法，但由于大多数患者出现流感样不良作用而频繁停用该治疗，因此免疫疗法的使用严重受限[193]。

（三）分子靶向治疗

肿瘤的生长和血管生成由多个涉及 VEGF、HIF 和哺乳动物雷帕霉素靶蛋白（mTOR）的细胞内途径介导（图 41-6）。以这些信号通路为靶点的疗法通常会抑制肿瘤细胞代谢、细胞生长和血管网络扩大，并为包括肾脏在内的所有实体器官的癌症治疗方法带来革命性的变化。

1. 血管内皮生长因子

第一个 VEGF 抑制剂（贝伐珠单伉）以 VEGF 配体为靶点，通过减少可促进血管生长并增加氧运输的蛋白转录，来防止血管生成。因为 VEGF 不仅存在于内皮细胞上，还存在于许多其他细胞类型中，

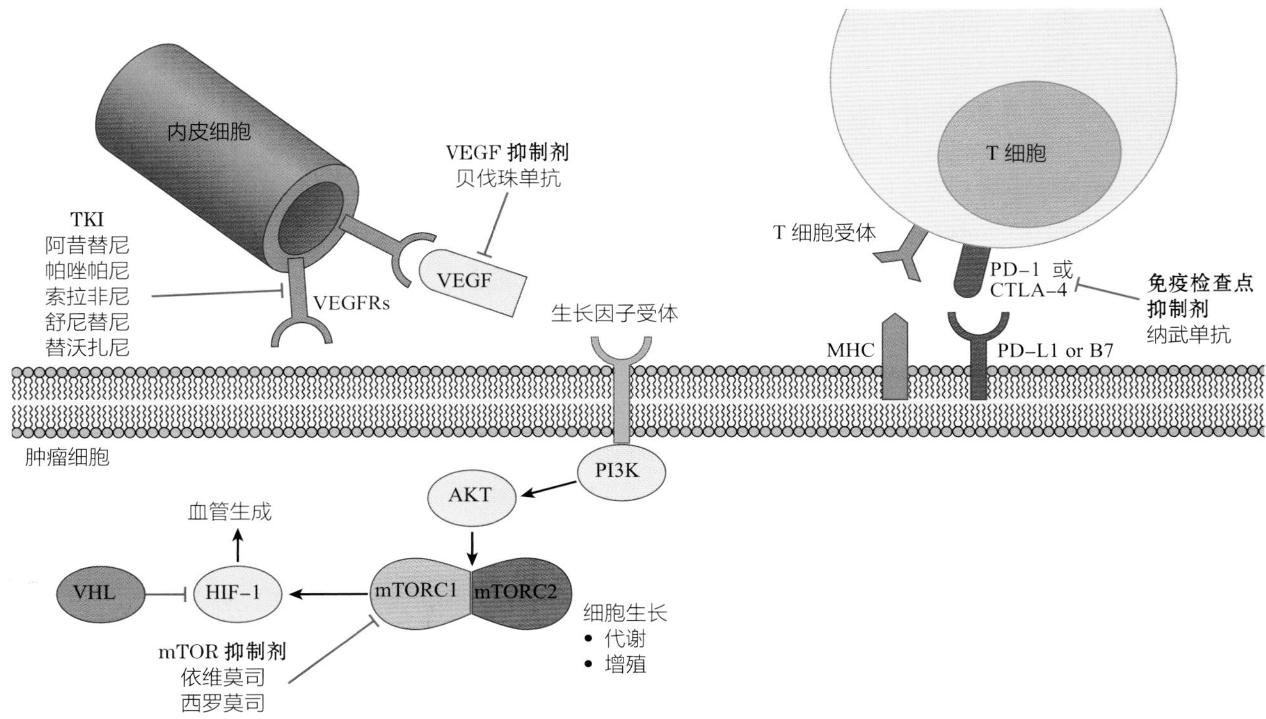

▲ 图 41-6 肿瘤生长、血管生成、免疫途径和相关免疫靶向治疗

肿瘤细胞通过 PI3K/mTOR 和 VEGF 信号通路并逃避 T 细胞和免疫检查点来促进生长和血管生成。图中列出各种免疫靶向治疗，红线表示作用位点。B7. CD28 配体；CTLA-4. 细胞毒性 T 淋巴细胞相关抗原 4；HIF-1. 缺氧诱导因子 1；MHC. 主要组织相容性复合物；MTOR. 哺乳动物雷帕霉素靶蛋白；mTORC. 哺乳动物雷帕霉素靶蛋白复合体；PD-1. 程序性细胞死亡蛋白 1；PD-L1. 程序性细胞死亡蛋白 1 配体 1；PI3K. 磷脂酰肌醇 3- 激酶；TKI. 酪氨酸激酶抑制剂；VEGF. 血管内皮生长因子；VEGFR. VEGF 受体；VHL. von Hippel-Lindau

包括肿瘤细胞，所以 VEGF 抑制剂还可以直接阻碍肿瘤细胞生长。目前，还利用酪氨酸激酶抑制剂（TKI）在 VEGF 受体处阻断 VEGF 活性。TKI 包括阿昔替尼、帕唑帕尼、索拉非尼、舒尼替尼和替沃扎尼 [198, 199]。尽管疗效显著，但由于刺激绕过 VEGF 阻断的替代血管生成途径，仍可出现耐药 [200]。

肾病科医师需要知道 VEGF 抑制剂的常见不良反应，包括与 VEGF 维持内皮完整性和肾小球膜的足细胞裂孔隔膜受损相关的高血压（11%～43%）[201] 和蛋白尿（41%～63%）[202]。在病理方面，主要表现为血栓性微血管病，但也可表现为各种肾小球疾病 [203, 204]。发病机制反映了与 VEGF 拮抗有关，如在先兆子痫中观察到的情况 [205]。随着 VEGF 抑制剂的剂量的增加，高血压和蛋白尿的风险似乎也在增加 [201, 202]。通常使用降压药和降低蛋白水平的药物，如血管紧张素转化酶抑制剂（ACEI）和血管紧张素受体阻滞剂（ARB）来进行辅助治疗。对于耐药的重度高血压及肾病综合征患者，可在不中断治疗情况下通过短期停药或减量来处理，但除外严重的急性肾损伤或血栓性微血管病 [206]。

2. PI3K/MTOR

mTOR 及其上游丝氨酸——苏氨酸激酶磷脂酰肌醇 3- 激酶（PI3K）参与的信号通路也促进肿瘤生长。mTOR 对细胞代谢、生长和增殖中的核糖体活性至关重要，通过两个独立的复合体 mTORC1 和 mTORC2 发挥作用。PI3K 信号通路则控制生长因子表达和肿瘤细胞增殖。与传统免疫疗法相比，上述信号通路相关药物的应答率为 7%～26%，中位总生存期更长，为 15 个月，而且对这些制剂的毒性的耐受性也明显更好。第一代 mTOR 抑制剂（依维莫司、西罗莫司）只抑制 mTORC1 活性。因此，有丝分裂刺激可通过 mTORC2 和 PI3K 交替出现。下一代 mTOR 抑制剂也阻断 mTORC2 和 PI3K 信号通路，可能会更有效地抑制肿瘤，目前正在研究中 [4, 193, 200]。

3. 新靶向治疗

免疫检查点受体通过下调 T 细胞及其相关免疫细胞（巨细胞、自然杀伤细胞）的活性，使我们的免疫系统保持正常的自动调节。肿瘤细胞“劫持”该功能以躲避循环免疫细胞。免疫检查点抑制剂阻断异常肿瘤与 T 细胞的相互作用，使 T 细胞识别异常细胞并激活自然免疫机制以根除它们。细胞毒性 T 淋巴细胞相关抗原 4（CTLA-4）和程序性细胞死亡蛋白 1（PD-1）是肿瘤治疗中使用的调节此类适应性免疫的两个受体蛋白。伊匹单抗（CTLA-4 靶向抗体）和纳武单抗（PD-1 靶向抗体）被成功用于治疗肾细胞癌[207]。尽管纳武单抗治疗时完全缓解少见，但其应答率（25%）是可接受的。据报道，其中位总生存期长达 25 个月[208]。一项高剂量Ⅱ期试验中伊匹单抗似乎疗效欠佳，应答率仅 12.5%[209]。联合治疗的评估正在进行中，截至目前，结果较为乐观[207]。与检查点抑制剂有关的毒性通常累及皮肤、胃肠道、肺和肝脏。尽管不太常见，但可出现肾脏并发症，包括急性肾小管间质性肾炎（淋巴细胞浸润）引起的急性肾损伤，通常在给予皮质激素或停用治疗后消退[210]。进一步检查将有助于确定进展性肾细胞癌患者的最佳治疗方案。

大多数转移性肾透明细胞癌患者中，VEGF 靶向的全身治疗（如舒尼替尼、帕唑帕尼、贝伐珠单抗 / 干扰素）被认为是合理的一线标准疗法。尽管 mTOR 抑制剂西罗莫司也用于治疗功能状态差的患者，其中许多患者同时也适用于 VEGFR 酪氨酸激酶抑制剂（TKI）疗法。功能状态较好的高度选择性的患者中，高剂量 IL-2 因可以在一小部分患者中诱导其持久应答，仍可以考虑使用。对于二线治疗，免疫检查点抑制剂（纳武单抗）或 TKI（如卡博替尼、阿昔替尼、乐伐替尼）是可用的治疗。mTOR 抑制剂依维莫司目前已被降级为较后期的治疗选择[194, 211]。

使用组学技术来发现和验证重编程代谢途径已经开始对肾细胞癌治疗产生了影响[18, 19, 40]。这种理念与肾细胞癌的代谢基础有密切关系，而应用影响此类途径的新型或先前发现的化合物可作用于肿瘤组织而不是正常组织[3]。我们可预见使用该技术新发现的治疗靶点前景良好，针对这些靶点的治疗可迅速、轻松地转化为临床应用。

第 42 章

肿瘤肾病：肾脏疾病与癌症

Onconephrology: Kidney Disease and Cancer

Mitchell H. Rosner　Mark A. Perazella　著
陈　蔚　陈晓君　杨　明　译
孙　林　校

要　点：

- 急性和慢性肾脏疾病是癌症患者的常见并发症，主要是由恶性肿瘤本身或抗肿瘤治疗引起的。而"肿瘤肾病学"是研究两种疾病之间的联系。
- 急性肾损伤（AKI）是癌症及其治疗的相对常见并发症。血液系统恶性肿瘤和实体肿瘤均与 AKI 相关。原因可以归类为肾前性（如容量减少、高钙血症、毛细血管渗漏、肾脏钠丢失），肾性（如癌症直接侵袭作用、副肿瘤效应、药物毒性）和肾后性（如腹膜后癌或纤维化、膀胱癌）。
- 癌症经常并发慢性肾脏病（CKD）。多种原因可导致 CKD，包括潜在的恶性肿瘤、癌症治疗的药物、共同的危险因素（如高血压、糖尿病）、肾细胞癌肾脏切除术及造血干细胞移植等疗法。
- 肾小球的疾病也使各种恶性肿瘤复杂化。膜性肾病、微小病变型肾病和增殖型肾小球性肾炎被认为是癌症的副肿瘤效应。伴有单克隆免疫球蛋白或轻链或重链合成的副蛋白血症也会引起肾小球损伤，如伴 AL 淀粉样变性的单克隆免疫球蛋白沉积病。
- 电解质和酸碱平衡紊乱常常使癌症及其治疗复杂化。低钠血症、高钠血症、低钾血症和高钾血症，以及钙、镁、磷紊乱是肿瘤直接作用或副肿瘤效应的结果，或药物对胃肠道（如呕吐、腹泻）和（或）肾脏的不良影响。
- 造血干细胞移植是某些恶性肿瘤的有效治疗措施，但造血干细胞移植患者常合并 AKI、肾小球疾病、高血压、电解质异常和 CKD。并发症取决于患者的潜在风险及所用干细胞移植的条件和类型。
- 癌症治疗药物与肾脏不良反应有关。常规化疗药、免疫治疗药和靶向药与 AKI、肾小球病变、电解质和酸碱紊乱及 CKD 相关。

肿瘤肾病学是肾脏病学和肿瘤病学的交叉融合。肾脏疾病在癌症患者中很常见，其表现形式多种多样，从电解质异常到肾小球疾病。在许多情况下，这些肾脏疾病并非癌症患者特有，但会影响患者的病情进展，如影响合并慢性肾脏病（CKD）患者化疗药物的剂量。在其他情况下，无论是肿瘤本身还是肿瘤相关治疗，都可能会导致特有的肾脏疾病，如急性肾损伤（AKI）、肾小球肾炎或电解质紊乱。肾病专科医师有责任认识到这类特殊的并与癌症相关的肾脏紊乱，从而提供最有效的治疗方法。

一、癌症患者的急性肾损伤

（一）流行病学

急性肾损伤（AKI）在住院的癌症患者中很常见，

且一旦 AKI 发生，会导致更高的治疗费用，更长的住院时间及更高的发病率和死亡率。在某些情况下，AKI 可能导致化疗方案的改变，这可能会减少疾病缓解的机会，同时合并 AKI 可能会导致患者排除在临床试验之外。在这方面最大的研究是一项在 20 世纪初期丹麦进行的 37 267 例癌症患者为期 7 年的随访[1]，根据 RIFLE 分级标准评估 AKI 发生风险：危险（血清肌酐增加 50% 以上）、损伤（血肌酐增加＞100%）和衰竭（血肌酐增加＞200%，＞4mg/dl 且需要透析）的 1 年风险分别为 17.5%、8.8% 和 4.5%，而 5 年风险甚至更高，分别为 27%、14.6% 和 7.6%。与没有癌症的重症患者相比，重症癌症患者的 AKI 和需要透析的 AKI 发生率更高[2, 3]。伴有 AKI 的癌症患者死亡率也升高，不伴 AKI 的癌症患者死亡率为 13.6%，而伴有 AKI 的癌症患者死亡率随着 RIFLE 分期升高而逐渐升高（危险为 49%，损伤为 62.3%，衰竭为 86.8%）[2]。在接受诱导疗法的血液系统恶性肿瘤患者中，具有 RIFLE 风险的 AKI 患者 8 周内的死亡率为 13.6%[4]，而不伴 AKI 的人的死亡率为 3.8%。重要的是，在诱导治疗期间需要透析的患者的死亡率为 61.7%[4]。值得注意的是，目前更多的研究表明合并 AKI 的癌症患者的预后并非都很差，一项研究表明在合并 AKI 的重症癌症患者中，有 82% 的患者完全恢复了肾功能，12% 部分恢复，只有 6% 的患者需要进行肾脏替代治疗（RRT）[5]。AKI 的预后在很大程度上取决于患者的潜在功能和病前状况及恶性肿瘤的整体状况。因此，需要根据患者的个体情况决定 RRT 是否适用。

在一组接受造血干细胞移植（HSCT）的特定人群中，AKI 的发生率很高。许多研究表明，根据定义 AKI 的不同临界点，AKI 的发生率为 23%～73%[6-8]。此外，根据 HSCT 的类型，AKI 的发生率也有所不同，大多数数据支持清髓同种异基因造血干细胞移植的 AKI 发生率较高[8]。

癌症患者中 AKI 的危险因素多种多样，并取决于特定的癌症类型。这些危险因素可大致分为可改变和不可改变两类（表 42-1）。某些癌症似乎比其他癌症具有更高的 AKI 风险，其中肾细胞癌、肝细胞癌、多发性骨髓瘤和淋巴瘤 AKI 发生率更高[1]。例如，接受肾细胞癌全肾（根治性）切除术的患者 AKI 的发生率高达 33.7%[9]。即使是防止肾单位损伤的肾部分切除也与 AKI 相关，尽管发生率稍低[10]。接受诱导化疗的急性淋巴瘤或白血病患者发生 AKI 的风险也特别高，这主要是由于肿瘤溶解综合征和药物肾毒性。在 537 名接受诱导治疗的急性髓细胞性白血病或高危骨髓增生异常综合征的患者中，有 36% 患者发生 AKI[4]。所以，在任何可能的情况下，应处理可干预的危险因素，以降低 AKI 的发生率。

（二）癌症患者合并急性肾损伤的病因

实体器官癌症患者中 AKI 的病因与普通人群相似，其中梗阻性肾病（尤其是前列腺癌、卵巢癌和宫颈癌）、化疗相关的肾毒性、败血症相关的缺血性急性肾小管坏死、中性粒细胞减少症和高钙血症引起的 AKI 最常见[11-13]。在血液系统恶性肿瘤患者中，AKI 的病因也与普通人群相似，有一些特有的

表 42-1　癌症患者发生急性肾损伤的危险因素

可改变风险	不可改变风险
肾毒性药物（非化疗药）如氨基糖苷、两性霉素 B、钙调磷酸酶抑制剂	年龄＞65 岁
肾毒性药物（化疗药）如顺铂、检查点抑制剂、异环磷酰胺、干扰素、酪氨酸激酶抑制剂、丝氨酸苏氨酸蛋白激酶（BRAF）抑制剂	潜在的慢性肾脏疾病，尤其是糖尿病肾脏疾病
低血容量性 • 真性容量不足——恶心、呕吐、腹泻 • 有效容量不足——肝硬化、心力衰竭、肾病综合征、低蛋白血症	特定的癌症类型——多发性骨髓瘤、肝细胞癌、肾细胞癌、盆腔恶性肿瘤
静脉对比剂	造血干细胞移植
肿瘤体积大和肿瘤溶解综合征的风险高	女性

病因，如与多发性骨髓瘤相关的 AKI（如管型肾病、轻链或重链相关性肾小球肾炎或高钙血症）、肿瘤溶解综合征及与淋巴瘤和白血病有关的肾脏肿瘤浸润[11-13]。在接受干细胞移植的患者中，还有其他情况的特定原因导致的 AKI，包括静脉闭塞病和细胞因子释放综合征[14]。

肾前性原因导致的 AKI 在恶性肿瘤患者中很常见，并通常是由于自身摄入不足及化疗引起的恶心、呕吐和腹泻所引起。高钙血症和其排钠利尿作用也可能导致容量不足和肾前性氮质血症。此外，癌症患者可能服用影响肾脏自我调节功能并加重肾前性 AKI 的常规药物（如利尿剂）、血管紧张素转化酶抑制剂、血管紧张素受体阻滞剂或非甾体抗炎药（NSAID）。因为肾前性原因在癌症患者中太常见，所以对大多数合并 AKI 患者使用静脉（IV）注射是合理的。

癌症患者发生 AKI 的很多原因并非特有的，且已在其他章节中介绍过。然而一些肾性和肾后性的原因几乎在所有恶性肿瘤的情况下均存在，见表 42-2。AKI 相关肾小球病、化疗药物、造血干细胞移植和肾细胞癌导致的高钙血症，将在本章后续章节中描述。

1. 肿瘤溶解综合征

肿瘤溶解综合征（TLS）在体积庞大、生长迅速和对化学反应敏感的恶性肿瘤患者中出现，如高级别淋巴瘤（如 Burkitt 淋巴瘤）、白血病或肿瘤负荷较大的癌症[15, 16]。一般而言，TLS 在化疗后出现，但也可能自发发生。TLS 是细胞溶解后释放的大量细胞内物质造成的电解质紊乱（如高钾血症、高磷血症、低钙血症、高尿酸血症）[15, 16]，其诊断和分级常采用 Cairo-Bishop 标准（表 42-3），重要的是 TLS 患者可能会因电解质紊乱而导致猝死和癫痫发作。这些患者发生 AKI 的机制至少部分归因于尿酸性肾病，但也可能受细胞因子释放和肾钙质沉着症（由于高血清磷酸钙产物）的影响[17]。

尿酸性肾病和 AKI 是不溶性尿酸在肾小管中沉淀的结果，当嘌呤核苷酸从死亡的癌细胞中释放出来时就会发生。这些核苷酸被黄嘌呤氧化酶代谢成尿酸，尿酸随后在肾小球被过滤并集中在肾小管中，形成不溶性沉淀物，从而导致肾小管阻塞、血管收缩和炎症发生，最终导致肾小球滤过率下降和 AKI[18]。了解这种病理生理机制能帮助我们合理的预防 TLS（图 42-1）。

采取预防策略的首要步骤在于确定患者 TLS 的风险，这类患者应包括任何体积较大、快速生长且对化疗敏感的肿瘤患者或那些在治疗之前已经表现出肿瘤溶解和相关电解质紊乱的患者。低危患者应

表 42-2　癌症患者发生急性肾损伤的肾前性和肾后性原因

原　因	典型例子
血管——血栓性微血管病	吉西他滨、干细胞移植术后
肾小管损伤——急性肾小管坏死	败血症引起的缺血 肾毒性化疗药物（如顺铂等）
肾小管损伤——小管间晶体沉淀	甲氨蝶呤
肾小管损伤——管型肾病	多发性骨髓瘤
肾小管损伤——溶菌酶尿	急性早幼粒细胞、单核细胞白血病 慢性粒 - 单核细胞白血病
间质损伤——间质性肾炎	检查点抑制剂
间质损伤——肿瘤肾脏浸润	淋巴瘤
肾小球损伤	淀粉样变性 急进性肾小球肾炎 各种副肿瘤或药物诱发性肾小球肾炎 副肿瘤膜性肾病
梗阻	腹膜后淋巴结肿大（淋巴瘤） 肿瘤块阻塞尿流（盆腔恶性肿瘤）

表 42-3　肿瘤溶解综合征的 Cairo-Bishop 标准

标准类型	特　点
实验室标准	在化疗 3 天内或 7 天之后，需满足以下至少 2 个条件： • 尿酸水平≥ 8mg/dl 或比基线增加 25% • 钾水平≥ 6.0mEq/L 或比基线增加 25% • 磷水平≥ 6.5mg/dl（儿童） • 磷水平≥ 4.5mg/dl（成人）或比基线增加 25% • 钙水平≤ 7mg/dl 或比基线下降 25%
临床标准	实验室诊断标准上符合以下一个或多个条件： • 肌酐＞年龄调整参考范围上限的 1.5 倍 • 心律失常或猝死 • 癫痫

引自 CairoMS, Bishop M. Tumor Lysis Syndrome: new therapeutic strategies and classification. *Br J Hematol*. 2004;127(1):3-11,2004.

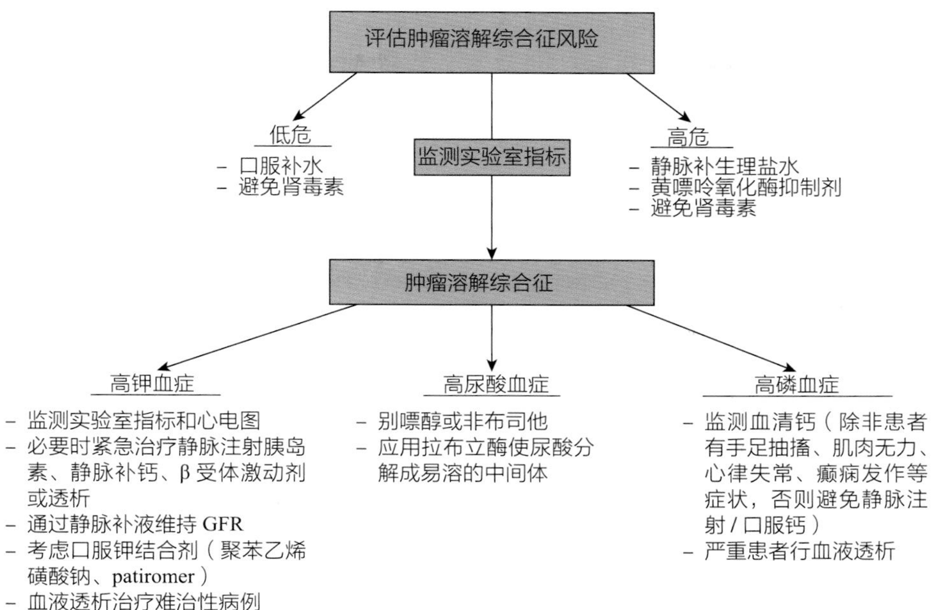

▲ 图 42-1　**肿瘤溶解综合征治疗流程图**

引自 Rosner MH，Perazella MA. Acute kidney injury in patients with cancer. N Engl J Med. 2017；376（18）：1770-1781.

口服补液治疗，并避免其他肾毒素。高危患者应接受 0.9% 的生理盐水静脉滴注以维持足够的肾小球滤过率和管流率，促进尿酸的稀释和快速清除，以及钾和磷酸盐的快速清除；同时推荐预防性使用黄嘌呤氧化酶抑制剂（别嘌呤醇或非布索坦），因为这些药物会阻止尿酸形成，并且限制了该化合物水平的进一步增加；对于尿酸水平已经升高的患者，建议使用重组尿酸氧化酶（拉布立酶）进行治疗，有助于快速降低尿酸水平 [19]。拉布立酶将尿酸转化为一种可溶且易于排泄的化合物——尿囊素 [19]。需要注意的是，拉布立酶也导致过氧化氢的产生，这会导致葡萄糖 -6- 磷酸脱氢酶（G6PD）缺乏症患者的高铁血红蛋白血症和溶血性贫血，高危患者应在用药前对这种情况进行检测 [20]。

对于那些显示 TLS 征兆的患者，必须密切监测血清电解质水平和临床状况（图 42-1），电解质紊乱需要快速治疗，患者应接受积极的静脉补液、黄嘌呤氧化酶抑制剂和拉布立酶。对于已出现 AKI 的患者，可能需要紧急血液透析来纠正电解质紊乱，而增加尿酸在肾小管中溶解度的尿碱化措施不推荐，因为它可能会增加磷酸钙沉淀 [18]。

2. 溶菌酶尿

溶菌酶可以从某些恶性血液病中释放出来（如急性早幼粒细胞、单核细胞或慢性粒细胞性白血病），并被肾小球滤过，然后被近端肾小管细胞吸收，并在此导致肾小管损伤和 AKI [21]。这种情况很少见，且疑似病例可通过尿蛋白电泳检测尿液中的溶菌酶以确诊。

3. 肿瘤肾脏浸润

由于不明原因，白血病和淋巴瘤细胞有浸润肾脏的倾向，在尸检中高达 60% 的患者肾脏有肿瘤细胞浸润 [22]。一般认为，这些浸润临床意义不大，但在约 1% 的情况下，大量肿瘤细胞浸润可导致 AKI 发生 [22, 23]。在某些情况下，AKI 可能是由于肿瘤细胞压迫肾实质，导致血管和管状结构变形。部分患者可表现为高血压（HTN）、腰痛和血尿，但无症状更加常见。超声或 CT 则显示双侧肾脏增大，质地不均匀。肾活检可以发现和诊断肿瘤细胞浸润，而适当的化疗可使肾功能迅速改善。

4. 血栓性微血管病

肿瘤本身或相关的化疗（可能性更大），如吉西他滨或血管内皮生长因子（VEGF）抑制剂（如贝伐珠单抗）可导致血栓性微血管病（TMA）[24-27]。TMA 与产生黏液的胃癌、肺癌和乳腺癌有关。TMA 也可能发生在放射性肾病、移植物抗宿主病（GVHD，与使用环孢素有关）及 HSCT 的患者中[27]。癌症患者中 TMA 的表现可能很轻微，也可能表现为急性的（在明确损伤之后）或延迟（化疗后数月）。在某些患者中，新发和相对严重的 HTN 和蛋白尿可能是诊断 TMA 的一个线索[26]，然而经典的实验室迹象如血红蛋白下降、血小板计数下降、乳酸脱氢酶水平升高及外周血涂片中触珠蛋白和裂细胞减少等现象可能很轻微，甚至不存在。在某些情况下，应考虑行肾脏活检以明确诊断，肾活检可以发现动脉水肿性内膜扩张、小动脉纤维素样坏死、毛细血管缺血性坏死和受损血管局部血栓形成等病理改变。目前尚无有效的临床治疗方案，主要依赖于去除一切损伤因素（如药物），同时难治的病例可考虑使用血浆置换术和利妥昔单抗[26, 27]。但是，恶性肿瘤相关 TMA 通常对血浆置换反应较差，并且总体预后不良。

5. 骨髓瘤相关的轻链管型肾病和急性肾损伤

骨髓瘤患者 AKI 发生率可高达 50%[28]，其中 AKI 最常见的原因是管型肾病，其次是轻链相关的近端肾小管病、各种肾小球疾病（包括轻链沉积疾病和 AL 淀粉样变性）、高钙血症、高尿酸血症和其他影响因素（图 42-2）。

管型肾病是由于大量骨髓瘤产生的游离轻链进入肾小管，与 Tamm-Horsfall 蛋白（也称尿调素）形成不溶性沉淀[29]。这些肾小管内沉积物导致肾内阻塞和局部炎症反应，这可能进一步加剧致病轻链在近端肾小管的吸收，同时也导致炎症通路激活[30]。血清游离轻链测定、血尿蛋白电泳和免疫固定电泳有助于诊断骨髓瘤相关 AKI。通常，肾小球疾病患者较高的尿白蛋白水平（> 2g/d），提示肾小球损伤。与骨髓瘤相关的管型肾病患者尿白蛋白水平较低而血清和尿液轻链水平较高[31]。值得注意的是，有 15% 伴 AKI 的骨髓瘤患者其 AKI 病因可能完全与骨髓瘤无关。因此，这种情况应进行肾脏活检[31]。

管型肾病的治疗重点在于补水并确保良好的肾小管流速、纠正高钙血症、处理其他诱发或加重因素及化疗以降低骨髓瘤产生致病轻链。骨髓瘤的化

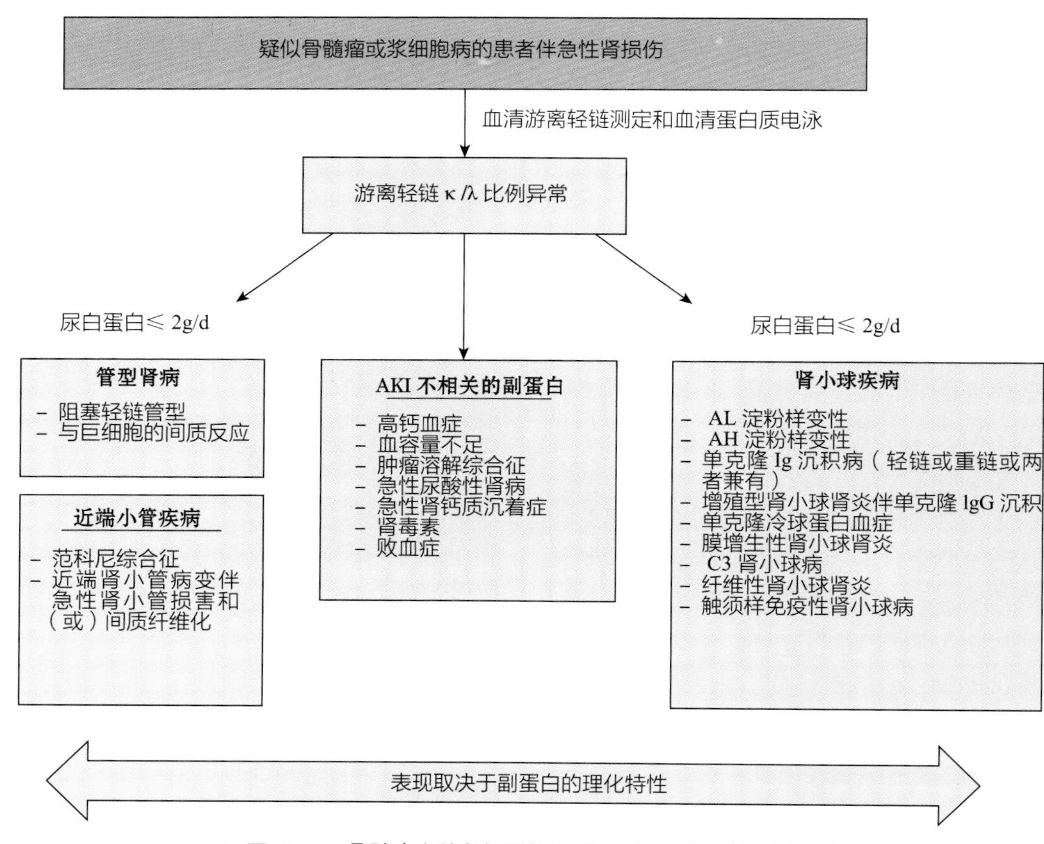

▲ 图 42-2 骨髓瘤合并急性肾损伤（AKI）患者的诊断流程图

疗方案通常包括不需要根据肾功能调整剂量的蛋白酶体抑制剂（如硼替佐米）[32]。硼替佐米经常与地塞米松及沙利度胺或美法仑联合使用，患者的肾反应率高达 72%，透析中断率高达 57% [33]。其他有效药物包括沙利度胺、来那度胺、泊马利度胺和卡非佐米 [34]。而通过血浆置换或高通量血液透析以去除致病轻链的获益仍存在很多争议。目前，不常规推荐使用 [35]。

6. 尿路梗阻

尿路梗阻是癌症患者并发 AKI 的常见原因。梗阻可以源于肾小管内的尿酸沉积（如 TLD），也可由药物导致，如高剂量甲氨蝶呤和阿昔洛韦等 [36]。所有存在肾小管内梗阻风险的患者均应预防性静脉输液，以维持小管流速及稀释尿液中药物和尿酸的浓度。

非肾性原因的尿路梗阻更为常见，如肿瘤压迫输尿管或前列腺疾病压迫尿道。以 102 例患者为例，分析恶性输尿管梗阻的临床表现 [37]，68% 的患者双侧梗阻，且经皮肾造瘘术或输尿管支架置入术成功率达 95%。尽管成功减压，仍有 53% 的患者出现以尿路感染和肾造瘘管或支架阻塞为主的并发症，且总体生存率较差（中位数 7 个月），反映出这些患者为晚期恶性肿瘤。尽管肾脏超声检查通常会发现梗阻患者肾盂积水，但腹膜后纤维化患者可能难以发现，因此如果高度怀疑梗阻，可应用其他核医学扫描等成像技术 [38]。

（三）伴急性肾损伤癌症患者的治疗决策

如前所述，伴急性肾损伤的重症癌症患者的预后差，如果需要 RRT，死亡率接近 60%～70%。因此，对此类患者，临床医师可能面临提供侵入性强化治疗还是适当的保守和姑息治疗的决策困难，但是这些个性化决策十分重要，因为一些患者（如并发症较少、功能状态较好及对治疗有反应的癌症患者）可能会从更积极的治疗中受益。因此，关于开始透析治疗的决定需要整个医护团队及患者和家属的参与，同时应考虑 AKI 的可逆性、长期癌症预后、危重症前的生活质量及患者的偏好。

二、癌症患者的慢性肾脏疾病

（一）流行病学

如同 AKI，CKD 也被认为是多种癌症及其治疗相关的潜在并发症。多种原因可导致 CKD，其中一个重要驱动因素是在各种类型的恶性肿瘤患者中，CKD 普遍存在且通常未被识别。此外，除了潜在的肾脏疾病，AKI 反复发作后肾脏功能恢复不完全、肾癌肾切除后肾单位数量减少及服用数个疗程的肾毒性药物后导致的肾小球硬化和小管间质纤维化等，这些因素都会加重基础肾脏疾病进展或促进新的 CKD 的发生。

关于癌症患者中已存在的 CKD，两项肾功能不全和抗癌药物研究（IRMA）清楚地说明了这一问题 [39, 40]。在两项 IRMA 研究中，患有活动性恶性肿瘤的患者估算肾小球滤过率（eGFR）小于 90ml/(min · 1.73m^2) 的比例分别为 52.9%（IRMA-1）和 50.2%（IRMA-2），CKD3 期的患病率分别为 12%（IRMA-1）和 11.8%（IRMA-2），而 CKD4 期则比较罕见（分别为 0.9% 和 0.7%）[39, 40]。此外，在澳大利亚一项患有各种癌症（n=4077）的前瞻性队列研究中，30% 的患者 eGFR ＜ 60ml/(min · 1.73m^2)，8.3% 的患者 eGFR ＜ 45ml/(min · 1.73m^2) [41]。另一项我国 2000—2004 年开展的潜在癌症患者队列研究中，CKD3 期［定义为 eGFR ＜ 60ml/(min · 1.73m^2)］的患者占 12.8%（1051/8223）[42]。CKD 在许多癌症中相对常见且与恶性肿瘤的类型无关已在其他研究中得到证实。

（二）结果与预后

类似于伴 AKI 的癌症患者，伴 CKD 的恶性肿瘤患者死亡风险可能比不伴肾脏疾病的患者高 [41-43]。尽管并非所有研究都一致观察到癌症患者死亡率的上升，但是 CKD 对死亡发生的影响似乎特定于某些癌症类型和肾功能不全的程度。CKD3 期的癌症患者癌症特异性死亡率的调整后风险比（HR）为 1.12（95% CI 1.01～1.26）[42]，此外，eGFR 小于 30ml/(min · 1.73m^2) 的患者癌症特定死亡率的调整后 HR 为 1.75（95% CI 1.32～2.32）。一项基于人群的描述性队列研究表明 CKD3 期［eGFR ＜ 60ml/(min · 1.73m^2)］是癌症死亡的重要危险因素 [41]。此项研究中，eGFR 每下降 10ml/(min · 1.73m^2)，癌症特异性死亡率调整后 HR 为 1.18（95% CI 1.08～1.29）。值得注意的是，患有乳腺癌和泌尿道癌症的患者死亡率最高 [41]。利用日本国家数据库

（Japanese Diagnosis Procedure Combination database）识别接受射频消融治疗肝细胞癌（HCC）的终末期肾病（ESRD）血液透析患者[44]，并根据年龄、性别、治疗医院和治疗年份进行了 1∶4（ESRD 患者∶非 ESRD 患者）匹配，437 例 ESRD 患者的院内死亡率高于 1345 例对照患者（分别为 1.1% 和 0.15%，优势比（OR）= 7.77，$P < 0.001$）。

除了经 eGFR 诊断的 CKD 外，蛋白尿的存在似乎也增加了癌症患者的死亡风险。一项 2010 年 1—12 月对 9465 例新诊断的癌症患者的回顾性研究中发现，癌症患者的全因死亡率在伴蛋白尿及 CKD3 期［eGFR < 60ml/(min · 1.73m^2)］患者中升高[43]。正如在其他研究中所见，并不是所有的癌症都与 CKD 存在时的死亡率增加有关。关于这一点，一项研究显示 eGFR 小于 60ml/(min · 1.73m^2) 独立预测了血液系统肿瘤（调整后 HR2.93，95%CI 1.36～6.31）和妇科癌症（调整后的 HR2.82，95%CI 1.19～6.70）死亡，但不适用于其他癌症。此外，一项针对结直肠癌患者的研究（n=3379）表明 CKD3 期［eGFR < 60ml/(min · 1.73m^2)］与死亡率升高无关[45]。另一项以死亡风险作为次要终点的癌症患者前瞻性队列研究也显示 CKD 与死亡率并未存在关联[46]。事实上，以 eGFR 降低为特征的 CKD 并不被认为是各种癌症患者死亡的危险因素[46]。因此，在癌症患者中潜在的 CKD 增加了部分但不是所有类型的恶性肿瘤死亡率。临床医师在向癌症患者咨询肾脏疾病的死亡风险时，必须牢记这一点。

（三）癌症与慢性肾脏病的双向关系

正如先前所述，CKD 是一种公认的各种恶性肿瘤及其治疗的并发症。然而，除了在癌症患者中观察到的 CKD 患病率增加外，CKD 和 ESRD 似乎都是许多恶性肿瘤的危险因素[47, 48]。因此，肾脏和癌症的关系可以看作是双向的[47]。在超过 6 000 420 人的多年随访中，研究了肾脏病严重程度与癌症发病风险的关系。在此期间，在 72 875 名受试者中确定了 76 809 起癌症事件。在调整了时间更新的混杂因素后，较低的 eGFR 与肾癌风险的增加有关。eGFR < 30ml(min · 1.73m^2) 时，校正后的 HR 为 2.28（95%CI 1.78～2.92）[49]。作者还观察到 eGFR < 30ml/(min · 1.73m^2) 时尿路上皮癌的风险增加，但 eGFR 与其他类型的癌症无显著关联。几项观察性研究表明，RRT 可使 ESRD 患者的癌症风险增加[49–55]（表 42–4）。中国台湾最近的一项研究表明，ESRD 患者的所有癌症发病率（HR=3.43）明显高于一般人群，其中口腔、结直肠、肝脏、血液、乳腺、肾脏、上尿路和膀胱癌的特异性风险更高[53]。在一项研究中，观察到 ESRD 患者发生肾实质癌的风险增加与继发性囊性肾病的发生有关，这种现象随透析时间的增加而增加[50]。美国一项研究调查了 1996—2009 年的数据，发现 ESRD 患者的癌症发病率更高。血液透析患者中癌症的 5 年累积发病率是 9.48%，而接受肾移植患者的 5 年累积癌症发生率是 4.4%[54]。

表 42–4　血液透析患者癌症的标准化发病率 [a]

癌症类型	标准化发病率
所有癌症类型	1.42
肾实质 / 骨盆	4.03
膀胱	1.57
乳房（女性）	1.42
非霍奇金淋巴瘤	1.37
肺	1.28
结肠，直肠	1.27
胰	1.08
前列腺	1.06

a. 引自参考文献 [49–55]

（四）慢性肾病对癌症的影响

与没有肾脏疾病的癌症患者相比，某些癌症患者 CKD 作为并发症的死亡率增加有几个合理的解释。先前存在的 CKD 可能会限制有效药物的使用，或导致本可达到治愈效果的抗癌方案的剂量不足[47, 56]。此外，潜在的 CKD 可能会改变某些抗癌药物的生物利用度和（或）安全性，这可能导致不同、次优的治疗选择。CKD 基础上叠加 AKI 是一种常见的并发症，这可导致有效的化疗方案的停止，从而使肿瘤无阻碍地快速生长[47, 56]。此外，CKD 和 ESRD 也可能与免疫监测受损有关，这可能导致癌细胞生长和转移，特别是当联合使用药物剂量不足时。当这些患者接受肾移植时，这种风险会进一步增加，在这种情况下，免疫抑制方案（和其他因素）会增加与死亡率增加相关的复发性或新生癌症的风险[57, 58]。此外，使用的抗癌药物的肾脏不良反应也可能导致急性和（或）进行性肾损伤或先前存在的CKD 恶化，从而导致与癌症无关的全因死亡率增加[47, 56]。最后，对 CKD 患者的悲观看法可能导致对潜在可治愈或可改变的恶性肿瘤采取不治疗。

（五）肾功能的评估

癌症患者需要经常评估肾功能，以确保使用适量的化疗药物[47, 56, 59]。此外，在进行抗癌治疗过程中密切监测肾功能对及时识别药物引起的肾毒性至关重要（无论是 AKI 还是 CKD 的进展）[56, 59]。KDIGO 指南建议肾小球滤过率（GFR）应作为CKD 分期和药物剂量评估的肾功能标准指标[60]。此外，指南还指出，临床医生应该使用最准确的方法来评估个别癌症患者的肾功能。这一点特别重要，因为在癌症患者中 CKD 的发病率高达 50%[39]。缺乏对 CKD 患者 GFR 降低的认识，可能导致错误、有害、可能危及生命的药物剂量（及其代谢物），这些药物主要由肾脏清除。然而，目前评估癌症患者 GFR 的适当方法尚不清楚。一些小型研究已经检测了传统 eGFR 公式在癌症患者中的准确性和精确性，包括肾病饮食改进公式（MDRD）、慢性肾脏疾病流行病公式（CKD-EPI），以及 2 个专门针对癌症患者的公式（Wright 和 Martin 公式）[61, 62]。选择适当的卡铂剂量时，与 $^{99}Tc^{m}$- 二亚乙基三胺五乙酸（^{Tc}DTPA）清除率测定的 GFR 相比，上述的床旁评估 GFR 测量公式结果均良好[63]。值得注意的是，所有的方案都明显降低了卡铂的使用剂量，这强调了需要继续研究以确定在这个不断增长的患者群体中评估 GFR 的最准确方法。目前，我们推荐使用 CKD-EPI 公式测定大多数癌症患者的 eGFR。此外，eGFR 在 AKI 的诊断中是不可靠的，因此KDIGO 指南建议，尿素和肌酐的清除可能对 AKI患者可能有很大的价值[60]。关于 GFR 测量和估计方法见第 23 章。

（六）慢性肾脏病和终末期肾病的药物剂量

抗癌药主要通过肾脏、肾外途径或两种排泄途径从体内清除。在肾功能受损的癌症患者中，与药物相关的最重要问题之一是药物使用不当和剂量错误，其原因是肾脏通过肾小球滤过、肾小管分泌和（或）肾小管重吸收三种途径清除许多细胞毒性药物及其活性和潜在毒性代谢物。此外，接受化疗药物的 CKD 患者通常会改变其一种或多种药代动力学参数[64]。药物吸收、体内分布容积和药物分布、蛋白质结合、生物转化的变化，肾脏排泄可能导致潜在毒性成分的积累和过量用药[65, 66]。因此，临床医生必须谨慎地适当调整主要由肾脏排泄的药物剂量。药物剂量将使用计算或测量得出的肌酐清除率或估计的 GFR 公式（见上文），这将使患有潜在 CKD 的癌症患者更安全地化疗。表 42-5[63, 67, 68] 列出了最常用的化疗药物的剂量和适当的调整，这些药物可能需要根据潜在的肾脏疾病调整剂量。

认识到 CKD 也会通过非肾脏途径清除改变药物的药代动力学是很重要的。已证实尿毒症（AKI 和CKD）会影响肝脏药物代谢和偶联转运[69]。研究表明，尿毒症毒素干扰转录激活，导致促炎细胞因子介导的基因表达下调，并直接抑制细胞色素 P_{450} 酶和药物转运蛋白的活性[70]。这些药代动力学中的细微差别将使 CKD 患者的处方变得复杂，而为 CKD人群制定合理给药策略对临床医生来说是相当具有挑战性的。因此，当患者另外接受了抗癌药物治疗时，临床医生将需要密切关注与药物有关的用药过量和毒性的症状和体征。因此，当将这些药物开给CKD 患者时，临床医生应与临床药剂师密切合作，并应特别考虑以优化对细胞毒性药物的暴露并降低不良反应的风险[71]。注意事项应包括考虑目前的药物治疗代谢动力学和药效学信息、使用较少的肾毒性药物及记录在案的预防措施，这些措施都很好地融入了肿瘤学实践和警惕性监测[72, 73]。

ESRD 人群中的癌症管理尤其具有挑战性。我们对 ESRD 患者的抗癌药物管理知之甚少，更不知道取决于透析的最佳时机和必要的剂量调整。在接受 RRT 治疗的 ESRD 患者中，肾功能不再对药物清除起重要作用。因此，这些患者可能需要减少药物剂量，以避免过度药物暴露和相关毒性。调整剂量对于通常由肾脏清除的药物，以及由于尿毒症而导致肾外（主要是肝）代谢和排泄途径受损的药物来

表 42-5 慢性肾脏病患者常用化疗药剂量调整[63, 67, 68]

药 物	肌酐清除率（ml/min）			血液透析
	90～60	60～30	30～15	
博来霉素	100%	75%	75%	50%[a]
卡培他滨	100%	75%	避免使用	避免使用
卡铂	基于 AUC 的剂量 Calvert 公式给药——总卡铂剂量（mg）= 目标 AUC ×（eGFR+25）；AUC 在 5mg/ml × min（治疗组）和 7mg/ml × min（未治疗组）之间			在透析患者中，考虑 GFR=0，目标剂量 =125～175mg；提取系数 84% ± 3%
卡莫斯汀	100%	CrCl ≥ 45ml/min 时，80% CrCl < 45ml/min 时，75%	考虑替代方案	考虑替代方案
顺铂	100%	50%	50%	25%～50%[b]
克唑替尼	100%	100%	50%	NA
环磷酰胺	100%	75%～100%	75%	75%[a]，提取系数 40%～90%
阿糖胞苷（高剂量）	100%	CrCl ≥ 45ml/min 时，60% CrCl < 45ml/min 时，50%	30% 或考虑替代方案	30% 或考虑替代方案[a]
达卡巴嗪	100%	70%～80%	NA	100mg/d，一个周期 5 天
依立布林	100%	≥ 40ml/min 时，100% < 40ml/min 时，NA	NA	NA
依托泊苷	100%	75%	75%	50%[C]
氟达拉滨	100%	美国：80% 英国：50%	避免使用	避免使用
羟基脲	100%	50%	50%	20%[b]
异环磷酰胺	100%	75%～100%	75%～100%	75%[b]，提取系数 87%
伊立替康	100%	NA	NA	30%～40%
来那度胺	25mg 每天	10mg 每天	15mg 每两天	15mg 每两天，提取系数 31%
洛莫斯汀	100%	75%	75%	25%～50%
美法仑	100%	75%	75%	50%
甲氨蝶呤	100%	80%	50%	避免使用，HD Cl，92 ± 10 ml/min[b]
丝裂霉素	100%	100%	100%	75%[a]
奥沙利铂	100%	100%	CrCl < 30（加拿大）/20（美国）时，避免使用	避免使用
喷他佐辛	100%	66%	66%	50%
戊他汀	100%	50%～75%	50%	50%（透析前 1～2h）
培美曲塞	100%	100%	避免使用	避免使用
雷戈非尼	100%	100%	NA	NA
索拉非尼	100%	100%	100%	25%，根据临床安全性和有效性增加到 100%[c]
舒尼替尼	100%	100%	100%	25%，根据临床安全性和有效性增加到 100%，提取系数 0%[c]
托泊替康	100%	50%	50%	25%[b]
万得他尼	100%	25%	NA	NA

a. 在缺乏有关在透析过程中将其清除的数据的情况下，该药物将在治疗后施用

b. 该药物可透析。因此，它将在治疗结束后行血液透析

c. 在血液透析之前或之后，可以无差异地施用药物

AUC. 曲线下面积；NA. 不可用

说是非常必要的，因为使用的大多数细胞毒性药物主要以药物活性或毒性代谢产物的形式在尿液中排出，任何肾脏清除率的降低（如 CKD 和 ESRD）都可能导致潜在毒性成分的积累和过量[74]。因此，这些患者使用的化疗药物剂量通常需要减少剂量，以避免严重的毒性影响，同时必须仔细调整剂量，以优化暴露于细胞毒性药物的情况，并降低不良反应的风险。

此外，还必须考虑通过透析方式进行的药物清除效率（或缺乏药物清除效率），以选择合适的化疗药物给药时间。因此，有必要确定血液透析清除了哪一部分药物，以便在 HD 后再服用具有良好透析清除率的化疗药，以避免药物清除。透析不能有效清除的药物可以在透析前或透析后的任何时候服用。血液透析主要通过透析药物清除率、提取系数和透析提取因子三个特性来影响药物药效学[74]。血液透析清除率是指进入透析器时与血液浓度相关的清除率。它是通过清除的量（mg/min）相对于浓度（mg/ml）来计算的。提取系数，也称为“提取率”，是血液中药物通过透析器排出的百分比。它是通过清除率（ml/min）相对于保留率（ml/min）来计算的[75]。透析清除率和提取系数测量透析系统从血液中去除药物的能力，但不指示药物从体内清除的难易程度。因为血液透析的清除率和提取率不能外推到临床环境中，所以应该使用药物透析提取因子（如果有）来确定血液透析对药物去除的临床影响。提取因子来源于药物的全身清除率和透析清除率，代表透析对药物药代动力学的实际影响。如果透析提取因子超过总药物消除量的 25%，则认为血液透析具有临床相关性[76, 77]。

最后，测量 ESRD 患者血液透析中的药动学参数，并将这些数据与肾功能正常的患者进行比较，是非常重要的。ESRD 患者目前缺乏抗癌药物治疗的药代动力学信息，这凸显了对这些患者进行前瞻性研究的必要性。

（七）终末期肾脏病患者的癌症筛查

尽管针对普通人群的癌症筛查建议是早期发现和治疗以改善疗效和生存[78]，但目前尚不清楚这些原则是否同样适用于终末期肾病患者。ESRD 患者较普通人群有许多独特的差异，这可能使筛查或多或少地相关[79]。这些差异包括寿命缩短、特定癌症的发生率（常见与罕见）、筛查工具的未知准确性及确定癌症时干预措施的效果。

ESRD 发生 3 年后，血液透析和腹膜透析患者在 2008 年的调整后存活率分别为 55% 和 66%，这表明与一般人群相比，其寿命存在显著差异[80]。80 岁以下的 ESRD 患者的寿命不到非 ESRD 患者的 1/3，而 80 岁以上的患者的寿命预计不到非 ESRD 患者的 50%[80]。其中心血管疾病是最常见的死亡原因，约占死亡人数的 50%，恶性死亡相对少见[80]。重要的是，应考虑个体特征，因为此群体包括死亡率较高和较低的人群。例如，患有未控制的 2 型糖尿病、HTN、心力衰竭和周围血管疾病的 50 岁男性的死亡率要比患有多囊肾且没有其他明显并发症的 50 岁男性高得多。因此，需要对患者的预期寿命有一个评估，但通常不能用于决策。然而，ESRD 患者的寿命比普通人群短，并且尚不清楚统一的癌症筛查方法是否会延长寿命或提高生活质量。

癌症筛查的目标是早期癌症检测，以提高患者的寿命。当患者的预期寿命超过 10 年时，这似乎是普通人群中许多癌症的有效策略（如乙状结肠镜检查进行结肠癌筛查）[81]。因此，结肠癌筛查在有多种并发症、预期寿命为 3～5 年的 ESRD 患者中不太可能有效。此外，筛查要求患者接受额外的检查和测试，而这些检查有可能造成伤害。因此，在没有生存效益的情况下，或者如果筛查的生存效益仅在预期寿命超过 10 年的患者中实现，那么在一般 ESRD 患者中进行癌症筛查就不太可能改善结果或具有成本效益。但值得注意的是，某些 ESRD 患者的预期寿命超过 10 年，并且可能受益于个性化癌症筛查，其中重要的是要了解该人群中各种恶性肿瘤的发生率。CKD 和 ESRD 均与某些癌症的发生率增加相关[49–55]，其中某些可能适合筛查策略。

1. 终末期肾脏疾病患者的癌症筛查

ESRD 患者的癌症筛查高度依赖于普通人群中筛查试验的敏感性和特异性。不幸的是，检查筛选试验准确性的研究通常是在高度选择的患者群体中进行的[82]。因此，将这些检测结果外推至 ESRD 人群非常值得怀疑。对于最常用的筛查测试，尚未进行评估其在检测癌症中的预测价值的大规模临床研究。此外，在 ESRD 人群中进行多项筛查试验也有一些重要说明。由于存在尿毒症血小板（粪便隐血阳性）、乳腺微钙化、乳腺组织致密（乳房 X 线照相）及在没有癌症的情况下多个肿瘤标志物升高等潜在问题，在 ESRD 患者中常观察到假阳性结果[83]。重要的是，假阳性筛查结果可能会导致进一步的不适当的诊断实验和检查，以及不必要的花费和最小的收益。

2. 终末期肾脏病患者的癌症治疗结果

鉴于 ESRD 患者癌症的发病率增加，最重要的问题是通过筛查确定的恶性肿瘤是否适合进行有效且安全的治疗。不幸的是，尚无关于潜在 ESRD 患者癌症治疗结果的可靠数据。尽管癌症的治疗方法通常与普通人群相同，但由于 ESRD 的药代动力学和药效学差异，而存在重要差异（见上文）。在 ESRD 患者中，潜在的药物剂量调整以及与药物高度可透析性限制了普通人群结局数据的适用性[84]。剂量调整和透析清除后的癌症缓解率可能有很大差异，这可能会影响药物水平和总体药物暴露。

尽管抗癌药物治疗的疗效仍存在很多问题，但在 ESRD 患者中药物的不良反应也更高，并且可能导致发病率和死亡率增加。显然，需要更多有关 ESRD 患者化疗方案疗效的数据，并且需要采用个体化方法，这需要肾病学家、药剂师和肿瘤学家共同努力，以最大限度地提高疗效并最小化药物治疗的复杂性。除药物毒性外，研究还发现接受肺癌和结直肠癌手术治疗的 ESRD 患者的不良结局增加[85-87]。接受结直肠癌切除的 ESRD 患者再次插管的风险较高且需要更长时间呼吸机支持治疗，且败血症、深部手术部位感染和肺炎的发生率更高[85]。更重要的是，患者的死亡风险也高得多[85]。在接受肺癌手术切除的 ESRD 患者中也有类似的发现[86, 87]。当治疗结果似乎不太理想时，这些担忧质疑了筛查的益处。

3. 对终末期肾脏疾病患者进行癌症筛查的建议

从 ESRD 患者常规癌症筛查研究中获得的数据表明，这癌症筛查并没有显著提高预期寿命，也没有成本效益[88-91]。例如，对于患有 ESRD 和 2 型糖尿病的 60 岁女性，接受乳腺癌筛查后其预期寿命增加的时间为 1～16 天[88]。此外，一项成本分析表明，ESRD 患者接受癌症筛查的每单位生存受益成本高出 1.6～19.3 倍，而预期寿命仅增加 5 天或更少[90]。加拿大一项研究对 ESRD 患者进行乳腺癌和宫颈癌筛查的研究显示了相似的结果[89]。尽管这些观点得到了很好的采纳，但这些研究大多是在 10 多年前进行的，而且在 ESRD 人群中发现了死亡率有所减少，这改变了预期寿命的计算。而且，这些分析通常不包括具有独特癌症风险和更长预期寿命的个体患者。一项针对年龄超过 50 岁 ESRD 患者的队列研究表明，在更健康的患者和最有可能进行移植的患者中，结肠癌筛查的频率更高。总体筛查率是预期寿命相似的非 ESRD 患者的 8 倍[92]。

尽管一般的 ESRD 人群可能无法从普遍的癌症筛查中获益，但个体化的方法对于确定可能受益的患者至关重要。应评估患者以下情况：①预期寿命；②患癌症的风险；③移植候选资格；④患者的看法和偏好。评估患者的预后和预期寿命有助于治疗决策。当存在以下两个或多个因素时，预后可能很差：①年龄大于 75 岁；②在诸如 Charlson 评分工具上具有较高的并发症评分，或对意外问题的否定回答（如“如果该患者在 1 年内还活着，我会感到惊讶吗？”）；③功能状态差或营养状况差[93]。许多预后评分工具可用于估计预期寿命和预后[93-96]。相比之下，具有可接受预期寿命的患者及具有很强的癌症家族史或其他特定癌症（如继发性囊性肾病）风险的患者可能会从适合年龄的癌症筛查中获益。对于年轻患者和那些考虑移植的患者，筛查继发性囊性肾病是合适的。对于那些被确定具有可接受寿命的移植候选患者，癌症筛查是合理的。最后，患者的偏好很重要，讨论癌症筛查的风险、益处和成本也是有必要的。

三、与癌症有关的肾小球疾病

癌症患者可能会出现许多与原发癌或其治疗有关的肾小球疾病。与化疗有关的肾小球疾病将在化疗药物部分讨论。HSCT 相关的肾小球疾病将在 HSCT 一节中讨论。通常患者出现血尿、蛋白尿、肾病综合征和不同程度的肾功能不全。对于那些伴有蛋白尿和（或）血尿的恶性肿瘤患者，应怀疑与恶性肿瘤有关的肾小球疾病。表 42-6 列出了常见的与恶性肿瘤有关的肾小球疾病及其治疗方法。这些关联中的许多都是基于单独病例和病例系列，并且可能是罕见的，但在出现相应症状的患者中应考虑相关肿瘤的可能。某些癌症患者的肾小球疾病表现为副肿瘤综合征，其临床表现与肿瘤负荷、侵袭或转移没有直接关系，而是由分泌的肿瘤产物导致，如细胞因子、生长因子或肿瘤细胞抗原 [97]。目前，关于副肿瘤性肾小球疾病患病率信息甚少 [98]。例如，在一项对 120 名肾小球肾炎患者的研究中，14.1% 的患者同时患有癌症，但其因果关系尚不确定 [99]。此外，用免疫抑制疗法（如环磷酰胺）治疗某些肾小球疾病会增加发生后续癌症的风险。

副肿瘤性肾小球疾病的诊断是困难的，通过仔细回顾临床事件的顺序和与肾小球疾病相关的癌症诊断时间，可以有助于确定肾小球疾病与癌症的因果关系。在一项研究中，大多数被认为与肾小球病变有关的癌症诊断是在肾脏活检时或之后的第 1 年内发现的 [99]。确定癌症与肾小球疾病联系的重要性在于，如果存在这种联系，癌症的治疗可能导致肾小球病变的缓解。

（一）膜性肾病

膜性肾病是癌症患者中最常报道的肾小球疾病 [100–103]。这个论断的数据库很小，在对 240 名膜性肾病患者进行的研究中，发现 10% 的患者罹患癌症，其中肺癌、前列腺癌和胃癌比较常见 [102]。在此病例系列中，21 例在肾活检时被确诊为癌症，其余 3 例在活检后 1 年内被确诊。总体而言，膜性肾病患者的癌症标准化发生率为 2.25，其中 80% 的癌症是在肾脏活检之前或当时检出的 [104]。从病例系列数据来看，最常与膜性肾病相关的癌症包括肺癌、胃癌、肾细胞癌、前列腺癌和胸腺瘤 [100, 101]。已报道患有膜性肾病的其他癌症包括乳腺癌、结肠直肠癌、胰腺癌、食管癌和肝癌 [100, 101]。在 65 岁以上或有吸烟史的患者中，恶性肿瘤合并膜性肾病的发病率可能更高 [102]。

从机制上讲，与恶性肿瘤相关的膜性肾病可能是导致肾小球基底膜上皮下沉积物形成的机制之一 [104]。肿瘤细胞可能会释放抗原，形成如下机制：①形成循环免疫复合物，被沉积在毛细血管壁并在上皮下引起免疫反应；②形成免疫复合物，其最初沉积在内皮下位置，但在上皮下位置解离并重新形成；③沉积在上皮下（取决于抗原的大小和电荷），在此处它们可以与循环抗体发生反应；④可能与致癌病毒感染或免疫功能改变有关，可导致恶性肿瘤和膜性肾病。

鉴别原发性和继发性（与恶性肿瘤相关）膜性

表 42–6　与癌症和化疗药有关的肾小球疾病

肾小球病变	恶性肿瘤	药　物
膜增生性肾小球肾炎	肺、肾细胞、乳腺、食管、胃、肾母细胞瘤、黑色素瘤、胸腺瘤、霍奇金淋巴瘤和非霍奇金淋巴瘤、急性和慢性白血病、单克隆抗体病、骨髓瘤	吉西他滨、西罗莫司
微小病变	肺、结肠、胰腺、膀胱、肾细胞、卵巢、间皮瘤、胸腺瘤、霍奇金淋巴瘤和非霍奇金淋巴瘤、急慢性白血病	α 干扰素、β 干扰素、γ 干扰素、帕米膦酸钠、多柔比星、柔红霉素、西罗莫司
局灶性节段性肾小球硬化症（FSGS）	肺、肾细胞、乳腺、食管、胸腺瘤、霍奇金淋巴瘤和非霍奇金淋巴瘤、急慢性白血病、T 细胞白血病	西罗莫司、替西罗莫司、依维莫司、多柔比星、柔红霉素、双膦酸盐
塌陷型 FSGS	不太可能，但可以考虑上述 FSGS 的原因	α 干扰素、β 干扰素、γ 干扰素、帕米膦酸钠、吉非替尼、西罗莫司、多柔比星、柔红霉素、氯法拉滨、双膦酸盐
膜性肾病	肺、结肠、胃、胰腺、前列腺、乳腺、头颈部、肾母细胞瘤、畸胎瘤、卵巢、宫颈、子宫内膜、黑色素瘤、皮肤、嗜铬细胞瘤、霍奇金淋巴瘤和非霍奇金淋巴瘤、急慢性白血病	西罗莫司
狼疮样肾炎	无	伊匹单抗
IgA 肾病	肺、胰腺、肾细胞、头颈部、霍奇金淋巴瘤和非霍奇金淋巴瘤	西罗莫司

肾病具有挑战性，但由于发现很多原发性膜性肾病患者抗足细胞跨膜糖蛋白 M 型磷脂酶 A2 受体（抗 PLA2R）的自身抗体在循环中的水平升高，或者在肾活检中抗 PLA2R 的表达增加，可能有助于鉴别[105-107]。表 42-7 列出了有助于诊断的恶性肿瘤相关性膜性肾病的特征。对于新诊断为膜性肾病的患者，应该有高度怀疑潜在恶性肿瘤，尤其是存在其他癌症危险因素的情况。然而，筛选这些患者的最有效和最具成本效益的方法尚未确定[108]。建议对新诊断的膜性肾病的患者进行适合年龄和性别的癌症筛查。在初筛时未发现恶性肿瘤的患者中，应对可能发生的癌症随时保持警惕，因为有病例报道，在初次诊断为膜性肾病后长达 5 年才发现癌症[109]。这些癌症是否与肾小球疾病的发生有直接关系尚不清楚。

表 42-7 原发性与恶性肿瘤相关性膜性肾病的鉴别因素

参 数	实体肿瘤相关膜性肾病
临床特点	年龄＞ 65 岁、吸烟＞ 20 包年、家族恶性肿瘤史、血栓栓塞史
血清学	血清中无抗 PLA2R 自身抗体
组织病理学、肾活检结果	• 以肾小球 IgG1、IgG2 沉积为主（特发性膜性肾病以 IgG4 为主） • 肾小球抗 PLA2R 染色阴性 • 存在＞ 8 个炎性细胞 / 肾小球

恶性肿瘤相关性膜性肾病应通过手术切除肿瘤或通过有效的化疗来治疗[104]。在缺乏根治性治疗的情况下，可以尝试采用标准疗法治疗膜性肾病，但诱导缓解的可能性较低。

（二）实体瘤相关的其他肾小球疾病

实体器官恶性肿瘤和肾小球疾病相关，如微小病变和肺癌、结直肠癌、胸腺瘤和肾细胞癌相关，局灶性节段性肾小球硬化症与肾细胞癌和胸腺瘤相关，膜增生性肾小球肾炎与肺、肾细胞和胃癌相关，IgA 肾病和肾细胞癌、上呼吸道肿瘤、鼻咽癌相关，过敏性紫癜和肺、上呼吸道、消化道肿瘤相关，新月体型肾小球肾炎与肾细胞癌、胃癌和肺癌相关，AA 型淀粉样变性和肾细胞癌相关[104]。这些潜在的关联强调了在肾小球疾病患者中，临床医生应该对潜在的相关恶性肿瘤保持警惕。这些患者应进行适合年龄和性别的癌症筛查。如果对癌症的有效治疗可促进肾小球疾病同时缓解，这种关联性就会增强。

（三）血液恶性肿瘤相关肾小球疾病

淋巴瘤和白血病都与各种形式的肾小球疾病的风险增加相关[110]。霍奇金病和微小病变、慢性淋巴细胞性白血病（CLL）、膜增生性肾小球性肾炎（MPGN）的相关性最强。

1. 霍奇金病

微小病变肾病是与霍奇金病相关的最常见的肾小球疾病，但并不常见，在两项大型研究中的发生率为 0.4%[111]。肾病综合征通常发生在该疾病的早期，高达 40% 的病例出现在癌症诊断时或诊断之前[112]。在这种情况下，微小病变肾病通常对激素和环孢素都具有耐药性，对淋巴瘤的有效治疗通常可使肾病综合征缓解[104]。重要的是，既往接受霍奇金病治疗的肾病综合征患者复发可能预示着淋巴瘤复发[111, 112]。微小病变在霍奇金病的发病机制可能与诱导 c-maf 诱导蛋白（c-mif）有关，c-mif 可导致细胞骨架紊乱和足细胞的足突消失[113]。

2. 慢性淋巴细胞白血病和 B 细胞淋巴瘤

肾病综合征占 CLL 患者的 1%～2%[114]。CLL 患者中最常见的肾小球病变是 MPGN，其次是膜性肾病[115]。MPGN 的发病机制可能与异常 B 细胞克隆产生冷球蛋白有关。此外，B 细胞淋巴瘤可产生致病性免疫球蛋白，这可导致多种沉积性疾病，包括单克隆免疫球蛋白沉积病（MIDD）和免疫接触性肾小球病[104]。当有效的化疗使淋巴瘤或慢性淋巴细胞白血病和肾病综合征缓解时，淋巴瘤和肾小球疾病的联系会更加巩固。

3. 浆细胞病

浆细胞发育不良与许多肾小球疾病和肾病综合征有关，其中最常见的是 AL 淀粉样变性，骨髓活检时有多达 5%～11% 的骨髓瘤患者发现这种情况[116]。其他肾小球疾病包括轻链沉积病（其中多达 50% 的患者有骨髓瘤）和重链沉积病（高达 25% 的患者患有骨髓瘤）[117]。在 AL 淀粉样变性中，主要的轻链同位素是 λ，而在轻链沉积病中为 κ[104]。疑似骨髓瘤患者的肾小球疾病的诊断可通过发现尿白蛋白排泄率＞ 2g/d 及肾活检（图 42-2）。其他几种较少见的肾小球疾病可在浆细胞病和副蛋白血症的存在下发现。总之，所有情况下，有效的化疗或 HSCT 均可使肾小球疾病缓解 [104]。

四、与恶性肿瘤相关的液体和电解质异常

恶性肿瘤患者电解质失衡并不少见。一般来说，这些异常可能与恶性肿瘤的副肿瘤效应或化疗方案直接相关。此外，它们可能与恶性肿瘤无关，也可能类似于无癌症患者的电解质紊乱（如利尿剂引起的低钾血症）。

（一）低钠血症

低钠血症是癌症患者最常见的电解质紊乱之一，文献报道的患病率为 4%～47% [118, 119]。在患有低钠血症的住院患者中，约 14% 有潜在的恶性肿瘤 [120]。更重要的是，癌症患者的低钠血症与不良预后相关，其住院时间延长 1 倍，90 天内的死亡率增加 3～5 倍 [118, 121–123]。低钠血症是否与不良预后有直接联系尚待商榷，低钠血症更可能是疾病严重程度、疾病进展和全身状态的标志。

低钠血症引起的症状通常是非特异性（如嗜睡、恶心）或神经性的（如头痛、精神错乱、癫痫），诊断依赖于与这些症状相关的实验室检查。明确低钠血症的原因需要仔细记录病史、体格检查及相关实验室评估。低钠血症的癌症患者的诊断流程如图 42–3 所示。明确患者低钠血症的病因对于制定合适的治疗方案至关重要。

抗利尿激素分泌失调综合征（SIADH）是癌症患者低钠血症的常见原因，原因多种多样，从副肿瘤效应到药物诱导 [124]。副肿瘤原因包括小细胞肺癌（最常见，见于 10%～15% 的患者）和头颈部肿瘤。已有病例报道 SIADH 合并脑肿瘤、肉瘤等的许多其他实体器官恶性肿瘤 [124–126]。低钠血症在这些患者中通常发展缓慢而隐蔽，患者很少有症状，除非其血清钠水平＜ 125mmol/L [127]。至少对于小细胞肺癌，ADH 的系列测量结果反映了癌症的状态，其水平随着病情缓解而下降，随着复发而上升 [128]。多种化疗药物也可导致 SIADH，这些药物包括环磷酰胺、顺铂、长春碱和长春新碱 [129]。化疗药物和低钠血症的联系来自病例报道，并且药物和 SIADH 的因果关系尚不确定。值得注意的是，在许多情况下，化疗药物（包括环磷酰胺）是通过积极的静脉补液给予的，这取决于 ADH 水平和尿渗透压，并可能进一步降低血清钠水平。

癌症患者低钠血症的治疗方法与其他原因导致的低钠血症相似，应以以下三个因素为指导：①低钠血症相关症状；②低钠血症的持续时间；③患者的血容量状态。如有可能，应纠正或消除

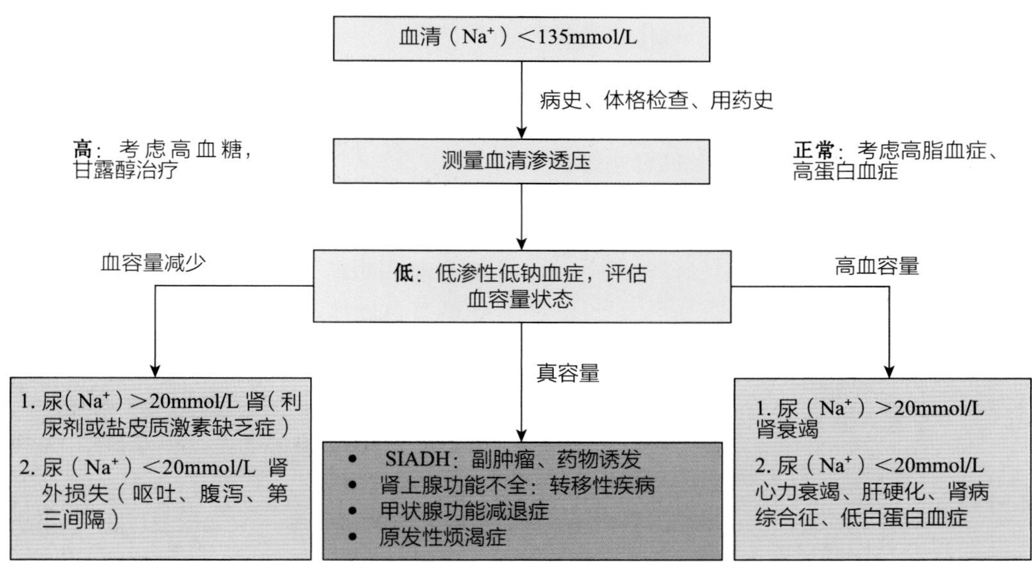

▲ 图 42–3　癌症患者低钠血症的诊断流程图

根本病因。在绝大多数情况下，与癌症相关的低钠血症是慢性的。因此，纠正应缓慢［不超过 6～8mmol/(L·d)］。在出现严重的神经症状（如癫痫发作、昏迷、昏迷）的情况下，3% 高渗盐水可以小剂量或持续输注，使血清钠水平升高 4～6mmol/L，这通常能显著改善神经症状[130]。对于 SIADH 引起的轻度和短暂低钠血症患者来说，限制液体摄入（通常定义为口服量比尿量少 500mL）是一种合理的治疗方法。但是，鉴于多种化疗药需要依靠水合作用给予，同时为了维持足够的营养，限制液体可能很难实施。在这些病例及尿液渗透高（＞600mOsm/kg）的 SIADH 病例中，可以考虑使用升压素 2 型受体拮抗剂（如康尼伐普坦（仅限静脉给药）或托伐普坦（仅限口服）[131]。这些药物阻断抗利尿激素在远端小管中的作用，使更多的稀释尿液排泄，并增加自由水排泄[131]。托伐普坦禁止用于低血容量性低钠血症、容量耗竭及无法感知口渴或对口渴无反应的患者。此外，考虑到托伐普坦的肝毒性，目前的建议是将用药时间控制在 1 个月以内。最后，口服尿素也可以诱导自由水利尿，并且可以被考虑对液体限制不易反应的 SIADH 的治疗[130]。

（二）低钾血症

低钾血症常见于癌症患者中[132]。在特定患者中，低钾血症的原因通常是重叠和多因素的（表 42-8）。癌症患者的独特原因包括：①与化疗药物和抗菌药物（如顺铂、异环磷酰胺、两性霉素 B、氨基糖苷）相关的肾小管损伤；②与轻链诱导的近端肾小管病变（如多发性骨髓瘤）相关的肾小管损伤；③异位促肾上腺皮质激素（ACTH）综合征；④与血液系统恶性肿瘤相关的溶菌酶尿；⑤化疗引起的胃肠道损伤（呕吐和腹泻）。

当血液在样本管中时，在术后发生的跨细胞移位可导致假低钾血症，特别是当患者有明显的白细胞增多（＞100 000/μl）或血液长时间保持在室温下时[133]。血浆快速分离并将血液储存在 4℃下通常可以确保血清钾水平正常。

副肿瘤性促肾上腺皮质激素生成综合征可见于多种肿瘤，最常见的是支气管癌、小细胞肺癌、肺腺癌、胸腺癌和胰腺癌[134]。患者通常表现为严重

表 42-8　癌症患者低血钾的原因

类　型	病　因
肿瘤相关	溶血性尿毒症合并急性白血病 盐皮质激素过多综合征 • 原发性醛固酮增多症（肾上腺癌） • 产生肾素的肿瘤（极为罕见） • 异位肾上腺皮质激素综合征 白细胞计数高时的细胞内移位（假性低血钾症）
化疗相关	化疗药物（顺铂、异环磷酰胺） 抗菌药和抗真菌药（氨基糖苷类、两性霉素 B） 胃肠道过度损失（呕吐、腹泻）
其他相关	• 高钙血症 • 低镁血症 • 去梗阻后利尿 • 使用生长因子

的高皮质醇血症、糖尿病、骨质丢失、高脂血症、HTN，随着时间的推移可进一步加重，表现为库欣体征及严重的低钾血症[134]。低钾血症是由于皮质醇产生过多而引起的，其原因是由于过量皮质醇影响远端肾小管功能，不能抑制 11β- 羟类固醇脱氢酶对盐皮质激素受体过度激活。皮质醇水平过高本质也会产生类似于醛固酮分泌过多的综合征，从而导致 HTN 和低钾血症。该综合征的诊断是通过测量过多的促肾上腺皮质激素水平，皮质醇过多和原发性肿瘤的影像学定位。尽管最佳的治疗方法是通过控制原发性肿瘤，但这可能比较困难。因此通常需要使用拮抗皮质激素合成的药物（甲吡酮和酮康唑）[134]，极少情况需行肾上腺切除术。

一种罕见的与急性髓性白血病（M_4 和 M_5 亚型）相关的低钾血症，通常合并其他电解质和酸碱紊乱，包括低钠血症、低钙血症、低磷血症、低镁血症和非阴离子间隙酸中毒[135, 136]。这些电解质问题的严重性提示肾小管功能障碍和血钾丢失。据推测，这种功能障碍被认为是继发于肿瘤源性溶菌酶分泌增加和溶菌酶尿引起的肾小管损伤[136]。

（三）高钾血症

癌症患者高钾血症常与急性肾损伤、横纹肌溶解症或肿瘤溶解综合征有关。较不常见的原因包括肾上腺功能不全（继发于肾上腺转移）和药物因素（如肝素、酮康唑、甲氧苄啶和钙调磷酸酶抑制

剂）。对于有明显白细胞增多或血小板增多症的患者，一个重要的考虑因素是假高钾血症，这是由于血小板或白细胞在术后和样本凝固后的钾转移引起的[137]，它们不会有钾水平升高的临床或心电图表现。对于可能有此问题的患者，建议使用血浆样本进行检测。

（四）高钙血症

与恶性肿瘤直接相关的高钙血症可能在 30% 癌症患者的病程中某些阶段出现[138, 139]。当这些患者出现高钙血症时，预示着预后非常差且寿命有限[138, 139]。高钙血症引起的症状通常是非特异性的（如嗜睡、恶心、呕吐、精神错乱），与血清钙绝对水平和疾病发展速度有关。血清钙水平高于 13mg/dl 的患者通常有症状。

三种病理生理学机制涵盖了绝大多数恶性肿瘤相关高钙血症的病因（图 42-4）。最常见的病因是副肿瘤产生甲状旁腺相关肽（PTHrP）[140]。PTHrP 与甲状旁腺激素（PTH）非常相似，通过激活破骨细胞和增加肾小管中钙的重吸收来增加骨重吸收（增加骨钙释放）[140]。然而，PTHrP 比 PTH 更不能刺激 1, 25- 二羟基维生素 D 的产生。因此，PTHrP 不会增加肠道钙的吸收。高钙血症伴有低磷血症，肾小管磷的重吸收减少、钙的重吸收增加、肾源性环磷酸腺苷（cAMP）排泄增加，反映了 PTHrP 的类似 PTH 的作用。恶性肿瘤相关高钙血症的第二常见机制是肿瘤的局部溶骨性作用，见于骨髓瘤、乳腺癌、淋巴瘤和其他癌症患者。例如，骨髓瘤倾向于在骨质环境中生长，这是由骨重吸收因子如白细胞介素 -1（IL-1）、IL-6 和肿瘤坏死因子的分泌促进的，从而导致广泛的骨破坏、骨溶解和钙的释放[141]。一般来说，这些患者将有晚期癌症，骨骼检查显示溶骨性病变。恶性肿瘤相关高钙血症的第三种机制是肿瘤本身激活维生素 D，这种情况在淋巴瘤中常见，很少见于骨髓瘤。这些患者将有 1,25- 二羟维生素 D 水平升高和 PTH 抑制[142]。升高的活性维生素 D 水平有助于增加胃肠道钙吸收和增加骨钙释放，从而导致高钙血症。

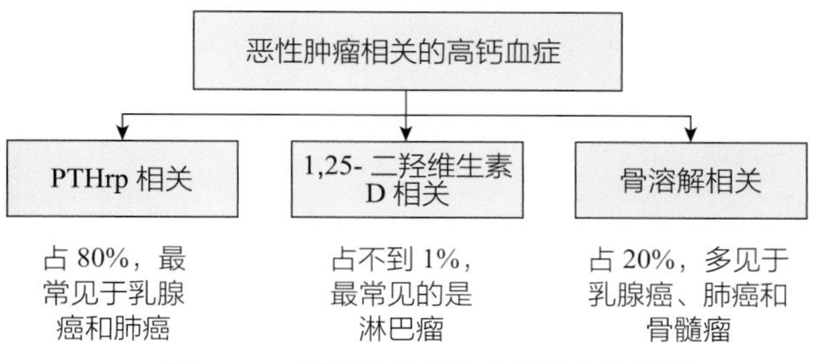

▲ 图 42-4　恶性肿瘤相关高钙血症的原因

高钙血症患者的诊断流程如图 42-5 所示。一旦通过测量离子钙水平确定高钙血症，诊断流程就以测量 PTH 为中心。恶性肿瘤相关的高钙血症患者的 PTH 水平受到抑制，但甲状旁腺癌等罕见的肿瘤除外，这类肿瘤会产生过多的 PTH。在 PTH 水平受到抑制的患者中，PTHrP 和维生素 D 水平的测量是下一个诊断步骤，在大多数情况下，可以进行准确诊断[143]。

高血钙患者通常由于钙水平升高引起肾性尿崩症及恶心和呕吐而严重消耗血容量。此外，高血钙通过激活髓襻的粗上升支中的钙感应受体，导致尿钠排泄和容量损耗进一步加剧[144]。因此，治疗高血钙的基础是积极恢复细胞外容量，以及静脉输液诱导利尿（通常为 0.9% 生理盐水），这样可以排出多余的钙。襻利尿剂只能在存在容量超负荷的情况下使用，而不应作为常规治疗的一部分[145]。数据支持使用双膦酸盐作为治疗恶性肿瘤相关高钙血症患者的高效药物，主要是因为它们具有抑制破骨细胞活性的作用[138]。帕米膦酸盐和唑来膦酸钠酸均已获得美国 FDA 批准用于此适应证，剂量指南见表 42-9。这些药物通常耐受性良好，最常见的不良反应是输液相关的发热，但这些药物存在严重的肾毒性包括肾小球病变和肾小管毒性[146]。因此，对于肾功能恶化的患者，在每次使用双膦酸盐和停用药物之前，应监测血清肌酐水平，应每隔 3～6 个月监测尿白蛋白排泄，如果出现蛋白尿，则应停药。PTHrP 介导的高钙血症患者，即使在给予双膦酸盐后，由于 PTHrP 降低肾钙排泄的作用，仍可能保持轻度高钙血症。另一种替代的抗重吸收剂是地诺单抗，这是一种针对核因子 κB 配体受体激活药（RANKL）的单克隆抗体[147]。地诺单抗不需要对肾功能不全患者进行剂量调整，并已证明有助于减少转移癌患者的骨骼相关事件[148]。对于继发于产生 1,25- 二羟基维生素 D 的肿瘤的高钙血症患者，皮质激素治疗可能是有益的[149]。最后，对于严重肾衰竭的高钙血症患者，用低钙透析液进行血液透

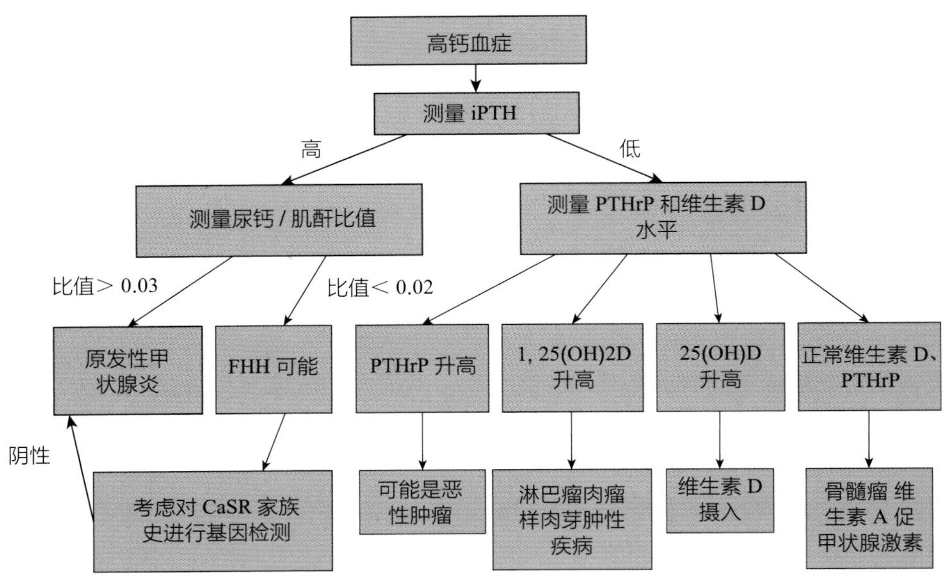

▲ 图 42–5 高钙血症患者的诊断流程图

测量 PTH 是诊断流程的第一步。恶性肿瘤相关高钙血症患者通常由于甲状旁腺高血钙水平的反馈抑制而具有低水平的 PTH。在 PTH 水平较低的患者中，PTHrP 和 1, 25- 二羟基维生素 D［1, 25$(OH)_2$D］水平的测量可以将患者分为几个诊断组。对于 PTH 水平升高的患者，应收集 24h 尿测量钙和肌酐水平。CaSR. 钙敏感受体；FHH. 家族性低钙高钙血症；iPTH. 游离甲状旁腺激素；PTH. 甲状旁腺激素；PTHrP. 甲状旁腺相关肽；25（OH）D. 25- 羟基维生素 D［引自 Reagan P，Pani A，Rosner MH. Approach to diagnosis and treatment of hypercalcemia in a patient with malignancy. Am J Kidney Dis. 2013；63（1）：141–147.］

表 42–9 使用双膦酸盐治疗恶性肿瘤相关的高钙血症的剂量指南

双膦酸盐	剂量指导	给药间隔
帕米膦酸钠	CrCl ＞ 60ml/min：在 2～3h 内静脉输注 90mg CrCl 为 30～60ml/min：在 2～4h 内静脉输注 60～90mg CrCl ＜ 30ml/min：在 4～6h 内静脉输注 60～90mg	每 3～4 周 1 次
唑来膦酸盐	CrCl ＞ 60ml/min：在 15min 内静脉输注 4mg CrCl 为 50～60ml/min：在 15min 内静脉输注 3.5mg CrCl 为 40～49ml/min：在 15min 内静脉输注 3.3mg CrCl 为 30～49ml/min：在 15min 内静脉输注 3mg CrCl ＜ 30ml/min：不推荐	每 3～4 周 1 次

析是有益的[138]。

（五）低磷血症

癌症可以通过多种机制导致磷酸盐稳态紊乱。低磷血症可导致营养不良和恶病质及维生素 D 缺乏，这些患者通常血清钙水平正常、维生素 D 水平低、甲状旁腺素水平升高。此外，由于 PTH 或 PTHrP 水平升高而导致高钙血症的患者，由于这些激素对肾磷处理的影响，其血清磷酸盐水平可能低于正常水平。在某些情况下，近端肾小管损伤（由于化疗，如顺铂或异环磷酰胺，或由于骨髓瘤轻链诱导的肾小管损伤）可导致磷酸盐尿和低磷血症。

一种罕见且特殊的低磷血症也见于癌症、肿瘤引起的骨软化综合征（TIO）或致癌性骨软化症[150]。在这种综合征中，肿瘤产生的磷酸盐因子，如成纤维细胞生长因子 –23（FGF–23）导致肾性磷酸盐消耗、低磷血症和骨软化。产生这些因子的肿瘤类型包括软骨肉瘤、成骨细胞瘤和血管外皮细胞瘤。这些肿瘤可能很小且是惰性的，可能需要广泛且特殊的影像学才能定位。TIO 患者血清钙水平通常正常，通过测量肾小管对磷酸盐的重吸收百分比或磷酸盐对肾小管的最大吸收（通过 GFR 校正）有助于诊断[151]。一旦肾脏磷酸盐消耗被证实，FGF-23 水平升高即可诊断 TIO。重要的是，因为 FGF-23 抑制 1α- 羟化酶的活性、1, 25- 二羟维生素 D 水平会比较低，且手术切除肿瘤的治疗通常是有效的。

（六）低镁血症

低镁血症是癌症患者相对常见的电解质紊乱，其独特的病因与化疗药物如顺铂和西妥昔单抗有关。否则，患者通常会因胃肠道损伤（尤其是长期腹泻）或因利尿剂治疗而出现低镁血症。与癌症患者低镁血症相关的其他药物可能包括质子泵抑制剂、氨基糖苷类抗生素、钙调磷酸酶抑制剂（干细胞移植患者）和两性霉素 B[152]。

顺铂可导致 50% 以上的患者出现镁消耗，且其发生率随着累积剂量的增加而增加[153]。停药数月后肾脏镁消耗仍在继续，甚至可持续数年。镁消耗的发生与顺铂引起的急性肾损伤无关。西妥昔单抗是一种抗上皮生长因子受体（EGFR）的单克隆抗体，在接受该药物治疗的患者中，多达 30% 的患者因肾功能丧失而伴有低镁血症[154]。西妥昔单抗治疗期间镁消耗的机制与阻断肾单位内依赖于 eGFR 的瞬时受体电位通道 6（TRPM6）有关，这导致 TRPM6 上皮离子通道激活不足，远端曲小管内镁消耗。停止使用西妥昔单抗可逆转镁消耗，使血清镁水平恢复正常。

五、与造血干细胞移植相关的肾脏疾病

HSCT 是许多癌症患者的重要治疗手段。然而，它并发急性和慢性肾脏疾病，这往往与发病率和死亡率增加有关。HSCT 相关的肾损伤的原因通常是多因素的，包括化疗方案、辐射暴露、肾毒性药物、败血症、肝窦阻塞综合征（SOS）、HSCT 相关的 TMA 和 GVHD[155, 156]。HSCT 治疗后短期和长期的发病率和死亡率均有所增加[157]，而其他并发症包括体液紊乱、电解质异常、肾小球疾病和 HTN。

HSCT 涉及给予致死剂量的化疗和放疗，然后植入从骨髓、外周血或脐血中获得的干细胞或祖细胞。干细胞或祖细胞可以来自于自体（患者）或异体（供体）。在清髓性 HSCT 中，大剂量化疗和放疗可以根除潜在的恶性肿瘤和骨髓，然后通过输注干细胞或祖细胞进行骨髓重建。然而，由于清髓性 HSCT 毒性极大，老年患者和那些有许多并发症的患者往往被排除在移植候选名单之外。为了使这组较高风险的患者受益于 HSCT，采用毒性更小的非清髓性治疗方案，使用移植物抗肿瘤效应来获得治疗效果。

（一）造血干细胞移植相关的急性肾损伤

由于所使用的 AKI 定义、所执行的 HSCT 类型（同种异体与自体）及所使用的化疗预处理方案（高剂量与低强度），HSCT 中 AKI 的发病率差异很大（范围为 15%～73%）[155]，继发于同种异体 HSCT 后 AKI 的发病率和临床病程有很好的文献记载。在一项研究中，53% 的患者出现 AKI，其中一半需要 RRT[158]。随后的研究指出，同种异体 HSCT 治疗后中重度 AKI（定义为血清肌酐值较基线翻倍）的发生率为 36%～78%[159-161]。其中 21%～33% 的患者需要透析，这些患者的死亡率为 78%～90%。自体 HSCT 后 AKI 的发生率较低[159]。在乳腺癌患者中，自体 HSCT 伴中重度 AKI 的发生率为 21%，死亡率为 18%。该组 AKI 发生率较低可能是由于避免使用了钙调磷酸酶抑制剂[162]。

非清髓性 HSCT 也与较低的 AKI 发病率有关，这是由于使用了较温和的治疗方案[163]。对非清髓性 HSCT 患者的一项研究显示，4 个月时 AKI 的累积发病率为 40.4%，4.4% 的患者需要透析。与骨髓清除性 HSCT 相比，这些患者的 AKI 通常与钙调磷酸酶抑制剂的暴露有关。此外，非清髓性 HSCT 中的 AKI 发生在前 3 个月，这与清髓性 HSCT 相反，后者通常在前 3 周发生。

与 AKI 发生率一样，HSCT 后需要 RRT 的风险也有很大差异。总的来说，约 5% 患有 AKI 的 HSCT 患者需要透析，且与死亡风险增加有关[163-169]。然而，需要透析的患者范围占 0%～30%[9-15]，且清髓治疗的风险更高[170]。需要急诊 RRT 患者的预后很难准确量化。大多数研究表明，急诊透析与极高的死亡率相关，为 80%～100%[156, 163-166, 168, 171, 172]。

HSCT 后 AKI 的常见危险因素和病因包括血容量耗竭、败血症、肾毒性药物暴露、SOS 和 GVHD（表 42-10）[156, 169, 173, 174]。由于胃肠液流失增加和口

服摄入量不足，HSCT 患者极易发生容量耗竭和肾前性 AKI。GVHD 是 HSCT 所特有的，通过 T 细胞和细胞因子介导的损伤引起组织和内皮损伤 [156]。胃肠黏膜是 GVHD 常见的损伤部位，这导致液体摄入不足和液体流失增加。SOS 也是 AKI 的一个独立危险因素，其结果与肝肾综合征相似，具有亲钠和水肿的症状。引起 AKI 的常用药物包括万古霉素、氨基糖苷、阿昔洛韦和两性霉素。这些药物通过直接肾小管毒性、急性间质性肾炎和晶体相关肾小管损伤（阿昔洛韦）引起 AKI。钙调磷酸酶抑制剂可导致肾小动脉血管收缩，并与 TMA 的发生有关。

1. 骨髓输注综合征

与恶心、呕吐和腹痛症状相关的 AKI 可在 HSCT 后 24～48h 内发生，这是由于输注溶解的红细胞引起的血红蛋白色素性肾病导致的。干细胞保存的过程与暴露于各种冷沉淀剂（如二甲基亚砜）有关，二甲基亚砜可导致红细胞溶解，受者出现血红蛋白尿，导致血红素蛋白在远端小管中沉淀 [175]。肾血管收缩、血红蛋白的直接细胞毒性和肾小管内血红蛋白管型形成是 AKI 伴血红蛋白尿发生的机制。现在这种罕见并发症的治疗包括碱化尿液以增加血红素溶解度和甘露醇诱导利尿以防止肾小管内血红素潴留 [176, 177]。

2. 肝窦阻塞综合征

HSCT 后的 AKI 也可能是由急性肝损伤引起的。肝脏 SOS，以前称为静脉阻塞性疾病，是 HSCT 后常见的并发症，被认为是 AKI 发病的独立危险因素 [175]。通常发生在 HSCT 后 30 天内，发病率变化很大，为 0%～62.3%（平均 13.7%）[175]。尽管 SOS 下 AKI 的病理生理学尚未明确，但它似乎是肝肾综合征（血流动力学 AKI）的一种变体。肝窦阻塞是由于医源性损伤肝窦内皮细胞和肝细胞，导致肝小静脉和肝窦纤维狭窄。损伤似乎是由移植前的细胞减灭方案触发的，且在同种异体移植后比自体 HSCT 更常见。此外，在这种情况下，细胞因子的释放和谷胱甘肽的耗竭会导致肝细胞坏死和纤维化 [178, 179]。SOS 的发生通常与预先使用白消安、环磷酰胺和（或）全身辐射有关 [180]。

目前已有肝脏 SOS 的诊断标准。西雅图标准要求 HSCT 后 20 天内至少出现以下两种或两种以上情况，即黄疸、肝肿痛和体液潴留或体重增加 [179, 180]。巴尔的摩标准要求在 HSCT 后 21 天内胆红素水平 ＞ 2mg/dl，且合并以下两种或两种以上情况，即肝肿痛、体重增加＞ 5% 或腹水 [181]。肝脏 SOS 严重程度分为轻度（病情符合 SOS 诊断标准，但具有自限性）、中度（利尿剂或镇痛药治疗 SOS 有效）和重度（SOS 持续超过 100 天，或死亡）[179]。

肝脏 SOS 的特征是疼痛性肝大、黄疸、液体潴留和腹水。患者有高动力状态的生命体征，并伴有低钠血症、少尿和低钠排泄率。尿液分析显示，由于胆汁酸和胆红素对肾小管的毒性作用，尿中的蛋白尿和浑浊的棕色颗粒管型极少。高血容量通常对利尿剂有抵抗力，自发恢复很少见。

易发生 AKI 的危险因素包括基线血清肌酐水平＞ 0.7mg/dl、体重增加、高胆红素血症和接触两性霉素 B、万古霉素或阿昔洛韦。AKI 的发展对

表 42–10　HSCT 患者急慢性肾损害的危险因素及病因

急性肾损伤	慢性肾脏病
肾前性——恶心、呕吐和腹泻相关的急性胃肠道移植物抗宿主病、药物引起的恶心和呕吐	血栓性微血管病——钙调磷酸酶抑制剂、慢性移植物抗宿主病
肾前性 / 急性肾小管损伤——败血症、窦性梗阻综合征、急性移植物抗宿主病、骨髓输注综合征	动脉硬化症——全身照射高血压、辐射、全身辐射照射
血栓性微血管病——急性移植物抗宿主病、钙调磷酸酶抑制剂、全身辐射照射	病毒性肾病——BK 病毒、巨细胞病毒
急性肾小管损伤、结晶性肾病——两性霉素、万古霉素、氨基糖苷类、阿昔洛韦及其他肾病毒素	膜性肾病，微小病变——慢性移植物抗宿主病、药物性肾小球损伤

HSCT. 造血干细胞移植

生存有不利影响，在需要 RRT 的患者中，死亡率接近 80%。

肝脏 SOS 的治疗包括许多药物。使用前列腺素 E、己酮可可碱和低剂量肝素的小型试验已显示出预防和治疗 SOS 的前景 [182-184]。使用抗血栓和纤溶药物去纤苷的小型试验在 SOS 患者中也显示出益处，特别是在 HSCT 的前 2 天内使用时 [185, 186]，有益的效果被认为是由于预防血小板聚集和抗炎特性。然而，出血风险是一个值得关注的问题，必须密切监测。

3. 急性血栓性微血管病

急性 TMA 的特征是内皮损伤，导致肾小球和小动脉血管增厚、毛细血管环和小动脉中有纤维蛋白血栓（图 42-6）、红细胞碎片、血栓和内皮细胞肿胀 [187, 188]。在 HSCT 的情况下，患者可能发展为亚临床肾病、AKI 或 CKD [189, 190]。鉴于获取 HSCT 患者肾脏组织具有一定困难，两个已发表的共识指南概述了 TMA 的临床诊断标准 [191, 192]。为了达到标准，指南要求如下：①外周涂片上有裂细胞；②乳酸脱氢酶浓度升高。血液和骨髓移植（BMT）临床试验网络还将 AKI（血清肌酐水平加倍）、不明原因的中枢神经系统功能障碍，以及 Coombs 试验阴性作为诊断标准的一部分 [191]。欧洲血液和骨髓移植协会的国际指南包括血小板减少、贫血和结合珠蛋白浓度降低 [192]。尽管有这些标准，但在验证研究和尸检研究的支持下，对 TMA 的诊断仍然具有挑战性，并常需高度怀疑，在这些研究中临床标准通常与组织学检查结果不相关 [193]。

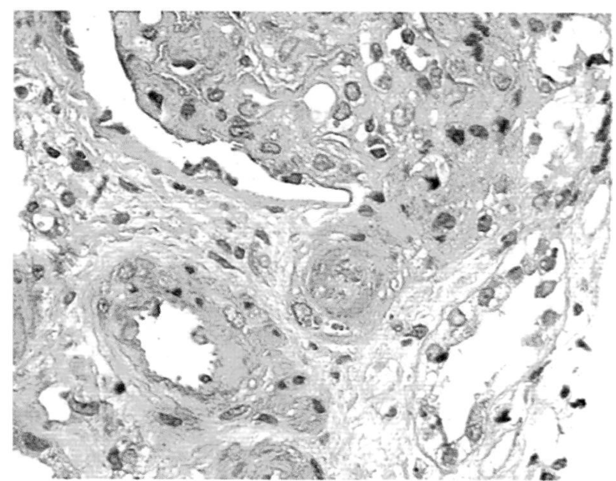

▲ 图 42-6 **在 HSCT 情况下，血栓性微血管病患者的肾脏活检显示肾小球前小动脉中有新鲜的纤维蛋白血栓（HE 染色，600×）**

TMA 是 HSCT 本身的并发症，还是 HSCT 后并发症的表现，如移植物抗宿主病、感染和药物毒性，目前仍存在争议 [194-197]。尽管在组织学上有相似性，但内皮细胞损伤（主要是在肾血管中）是 HSCT 后 TMA 发病的基础，这与血栓性血小板减少性紫癜不同，后者的特点是低水平的 von Willebrand 因子裂解蛋白酶 ADAMTS13（遗传或获得性）[198-202]。有时，HSCT 可能在替代补体途径中发现一个先前未被诊断的遗传突变，导致非典型溶血性尿毒症综合征 [203]，其可能对依库珠单抗有反应 [204]。

除了 HSCT 期间的预处理方案和其他暴露条件外，一些研究表明，伴有 TMA 的肾内皮损伤也可能是 GVHD 对内皮细胞的直接损伤 [205, 206]。实际上，HSCT 后急性 GVHD 患者在尸检时诊断为肾脏病理的 TMA 风险高出 4 倍。肾内皮损伤可能是由于循环中的炎性细胞因子引起的，也可能是 GVHD 对肾内皮细胞的直接损伤。此外，HSCT 后急性 GVHD 患者内皮损伤和凝血激活的血浆标志物升高，提示内皮损伤、急性 GVHD 和随后 TMA 的发展存在关联 [205, 206]。

对临床医生来说，治疗仍然具有挑战性。目前可用的研究受到回顾性研究设计和纳入异质患者群体的限制。所使用的选择包括 GVHD 预防（停止或减少钙调磷酸酶抑制剂的剂量）、治疗性血浆置换（TPE）、利妥昔单抗和去纤肽 [191, 193, 207-209]。在非对照研究中，TPE 的有效率为 27%～80% [210-216]。在一项 112 例 HSCT 患者的前瞻性研究中，11 名患者出现了 TMA，64% 的患者采用了 TPE 治疗和停用环孢素 [212]。病例报道描述了利妥昔单抗治疗 HSCT 后 TMA 的益处 [192, 217-220]。但仍需要更多数据来了解利妥昔单抗治疗这种 TMA 的真正效用。

4. 移植物抗宿主病

供体干细胞的使用要求所有异基因 HSCT 受者接受 GVHD 预防治疗。预防性治疗药物包括环孢素 A、霉酚酸酯、他克莫司，有时还包括短期使用甲氨蝶呤 [221, 222]。GVHD 可根据 HSCT 后发病时间和相关临床表现分为急性和慢性两类。急性 GVHD 可作为 HSCT 受者发生 AKI 的独立危险因素，具有重要意义[223]。GVHD 可通过影响肾小球和（或）肾小管的细胞因子介导的炎症直接导致 AKI，或通过接触某些药物间接导致 AKI（如环孢素），它本身会导致肾毒性。此外，GVHD 还促进病毒的重新激活（如巨细胞病毒），这有助于 AKI 的发生。GVHD 对胃肠道的影响与呕吐和腹泻引起的肾外液体流失有关，这可引起肾前性 AKI。GVHD 的治疗选择包括泼尼松、抗胸腺细胞球蛋白、西罗莫司和霉酚酸酯[224]。此外支持治疗，如静脉输液和避免其他肾毒素也很重要。

许多患者在 HSCT 后也出现 CKD，尤其是在 HSCT 前处理方案不包括 TBI 的患者中，这可能是由于慢性 TMA、各种病毒感染、急性或慢性 GVHD 的后遗症[155, 225]。对 1635 例 HSCT 受者的回顾性研究表明，TBI 和环孢素的使用均与移植后 1 年 CKD［eGFR ＜ 60ml/(min · 1.73m^2)］的发生无关。接受环孢素治疗的患者的亚组分析支持如下理论,GVHD 独立于钙调磷酸酶抑制剂治疗，增加 CKD 发生风险[155]。

（二）造血干细胞移植相关慢性肾病

HSCT 也可能与 CKD 的发生有关。然而，由于使用的定义不一致，所研究的人群通常异质且随访时间各异，因此报道 HSCT 后发生 CKD 风险的研究难以比较[226]。一般来说，HSCT 后 CKD 的患病率为 20%～30%[227]。微量蛋白尿和大量蛋白尿、HTN 和各种类型的肾小管功能障碍也使造血干细胞移植的过程复杂化。一项 Meta 分析回顾了 2006 年 HSCT 后 CKD 的已发表数据[226]，用肌酐、放射性同位素或菊粉测量 GFR 来评估肾功能，接受自体和同种异体移植的患者相似 CKD 的总患病率为 16.6%（范围为 3.6%～89%），尽管同种异体移植患者的肾功能下降更大。无论潜在原因如何，CKD 均可进展为 ESRD，这增加了 HSCT 后的死亡风险[228]。

HSCT 后 CKD 的病因多种多样（表 42-10）。HSCT 后 TMA 的发生率为 2%～21%[191]，且这种并发症通常伴随着一个缓慢的过程，从而导致 CKD，并可能发展为 ESRD[229]。尽管 HSCT 后 CKD 与 TMA、放射性肾炎、肾病综合征、慢性 GVHD 和 BK 病毒性肾病等几种疾病进程相关，但 HSCT 患者长期肾损伤的原因仍不清楚[230]。HSCT 背景下的多次 AKI 发作，尤其是严重和长时间发作时，可能导致 CKD。对 CKD 的发展具有潜在重要性的危险因素包括 HSCT 后的急性和慢性 TMA、使用钙调磷酸酶抑制剂（CNI）、全身辐射（TBI）和 GVHD[231]。GVHD 相关的 T 细胞和细胞因子介导的损伤肾组织的 CKD 归因于慢性炎症状态[232]。与 HSCT 相关的肾小球病变主要发生在慢性 GVHD 的背景下。膜性肾病（67%）和微小病变（33%）是最常见的两种病理[233, 234]，发生在 GVHD 的数月内，即 HSCT 后大约 8～14 个月。高血压通常使 HSCT 复杂化，并可能促进 CKD 及其整体进展。BK 病毒相关的泌尿生殖系统和肾脏病变也使 HSCT 过程复杂化，并与 CKD 相关[235]。

六、抗癌药物与肾脏疾病

在过去的 10—20 年间，可用于治疗各种恶性肿瘤的抗癌药物的数量显著增加。与化疗相关的肾毒性一直是肾科医生的一个重要研究领域。然而，导致肾损伤及电解质和酸碱紊乱的药物数量急剧增加[236-242]。

此外，了解这些药物的肾代谢和排泄对确保疗效、同时避免或减少毒性至关重要，尤其是在急性或慢性肾脏疾病的情况下。与较常见化疗药物有关的肾毒性包括急性肾小管损伤、急性间质性肾炎和各种肾小球损伤引起的肾损害。一些肾小管病变（单独或合并肾损伤）可能导致病情加重或代谢紊乱[236-238]。除了常规药物外，靶向治疗和免疫治疗的出现进一步增加了癌症患者中药物引起的肾毒性[240-246]（表 42-11）。

（一）常规化疗药物

1. 吉西他滨

吉西他滨是一种细胞周期特异性嘧啶酮拮抗剂，用于治疗多种恶性肿瘤[246, 247]。在吉西他滨被批准后，TMA 被描述为一种并发症，发病率为 0.015%～2.4%[11-14, 246-249]。TMA 的风险与较高的累积剂量和先前接触其他导致 TMA 的化疗药物有关[246-249]。直接药物毒性引起的内皮损伤是最可能的机制。内皮细胞完整性破坏，释放血管性血友病因子（vWF）多聚体和纤溶酶原激活剂抑制剂，减

表 42-11　抗癌药物肾毒性

药　物	临床肾脏表现	肾脏病理
常规药物		
铂化合物（顺铂、卡铂、奥沙利铂）	• AKI • 低镁血症 • NDI • 近端小管病变（范科尼综合征） • 盐耗损	• 急性肾小管损伤
异环磷酰胺	• AKI • NDI • 近端小管病变（范科尼综合征）	• 急性肾小管损伤
甲氨蝶呤	• AKI	• 急性肾小管损伤 • 结晶性肾病
吉西他滨	• AKI • 血尿 • 高血压 • 蛋白尿	• 血栓性微血管病
丝裂霉素 C	• AKI • 血尿 • 高血压 • 蛋白尿	• 血栓性微血管病
培美曲塞	• AKI • NDI • 近端小管病变（范科尼综合征）	• 急性肾小管损伤 • 间质纤维化
亚硝基脲	慢性肾病	• 慢性肾小管间质肾炎
靶向药物		
抗 VEGF 药物(阿普利赛特、贝伐珠单抗）	AKI 高血压 蛋白尿	• 血栓性微血管病变
酪氨酸激酶抑制剂（阿西替尼、帕唑帕尼、索拉非尼、雷戈非尼、舒尼替尼）	• AKI • 高血压 • 蛋白尿	• 急性肾小管间质性肾炎 • 急性肾小管损伤 • 局灶节段性肾小球硬化症 • 血栓性微血管病
BRAF 抑制剂(达普拉非尼、维莫拉非尼）	• AKI • 电解质紊乱	• 急性肾小管间质肾炎 • 急性肾小管损伤
ALK 抑制剂（克唑替尼）	• AKI • 电解质紊乱 • 肾微囊肿	• 急性肾小管间质性肾炎 • 急性肾小管损伤
EGFR 抑制剂（西妥昔单抗、厄洛替尼、吉非替尼、帕尼单抗）	• 低镁血症（继发性低钾血症和低钙血症）	• 无
伊马替尼	AKI 慢性肾脏病	• 急性肾小管损伤
利妥昔单抗	AKI（肿瘤溶解综合征）	• 急性肾小管损伤 • 结晶性（尿酸）肾病

（续表）

药　物	临床肾脏表现	肾脏病理
免疫治疗药物		
干扰素（α、β、γ）	• AKI • 肾病综合征范围蛋白尿	• 局部节段性肾小球硬化 • 血栓性微血管病
白介素 2	• AKI • 毛细血管渗漏综合征	无
嵌合抗原受体（CAR）T 细胞	• 伴 AKI 的毛细血管渗漏综合征、肿瘤溶解综合征 • 电解质紊乱	无
CTLA-4 抑制剂（伊匹单抗）	• AKI • 蛋白尿	• 急性肾小管间质性肾炎 • 狼疮样肾小球肾炎 • 轻微病变
PD-1 抑制剂（尼武单抗、派姆单抗）)	AKI	急性肾小管间质性肾炎
其他药物		
双膦酸盐（帕米膦酸盐、唑来膦酸盐）	• AKI • 肾病综合征	• 急性肾小管损伤 • 局灶节段性肾小球硬化症
西罗莫司	• AKI • 蛋白尿	局灶节段性肾小球硬化症

AKI. 急性肾损伤；CTLA-4. 细胞毒性 T 淋巴细胞相关蛋白 4；EGFR. 表皮生长因子受体；NDI. 肾原性尿崩症；PD-1. 程序性死亡 1；VEGF. 血管内皮生长因子

少前列环素和组织纤溶酶原激活药的合成，并使剥落的内皮表面暴露于纤维蛋白和血小板中，一并沉积在肾微血管内[246-249]。

吉西他滨诱导的 TMA 通常在开始治疗后数周至数月出现，且在大多数情况下会发展为 AKI[246-249]。一个包含 29 例吉西他滨相关 TMA 患者的病例系列中，所有患者均出现微血管病性溶血性贫血（MAHA）、血小板减少和 AKI，其中 26 例患者出现新的或恶化的 HTN、蛋白尿和血尿[250]。而停用或未来避免使用吉西他滨使患者完全（n=8）或部分（n=11）恢复，其中 3 例出现 CKD，7 例出现 ESRD（25%）。血浆分离和置换对肾功能恢复的影响很小或没有影响，报道的死亡率范围很广（0%～90%），TMA 特异性死亡率估计为 15%[246-250]。

2. 顺铂

顺铂是一种有效且应用广泛的化疗药物。然而，肾毒性是最常见的剂量相关不良反应。这与它的肾清除部位有关，特别是其通过近端小管运输[236-238]。药物通过有机阳离子转运蛋白进入肾小管细胞后，肾小管的直接毒性部分是由于低氯环境所致。在细胞内，氯化物分子被顺铂顺式位置的水分子所取代，形成羟基自由基，损伤 DNA 上的中性粒子结合位点[236-238, 251, 252]。非少尿性 AKI，主要由肾小管损伤（凋亡和坏死）引起，通常在 3～5 天后的药物暴露后发生。此外，大剂量顺铂引起的肾小管损伤通常与所谓的肾小管病有关，其特点是各种电解质（如低钾血症、低镁血症、低钙血症）和酸碱紊乱（如肾小管酸中毒）[2-4, 236-238]。长时间接触顺铂会导致低镁血症，这是一个艰巨的管理问题，因为它可能是永久性的，需要静脉补充[236-238, 251, 252]。

虽然肾脏损伤通常是可逆的，但重复使用顺铂（> 100mg/m^2）可导致永久性肾损伤（GFR 降低 15%）。等渗或高渗盐水给药，同时避免肾毒素是预防顺铂肾毒性的最有效方法。氨磷汀可以通过促进 DNA 修复和清除自由基来减少顺铂的肾毒性[2, 3, 18, 236-238, 253]。新型铂类药物（卡铂和奥沙利铂）比顺铂的肾毒性小，可用于潜在肾脏疾病患者和以前遭受过顺铂肾毒性的患者[254-256]。临床医师必须认识到，新型铂类药物仍然可以导致 AKI 和电解质紊乱。

3. 异环磷酰胺

异环磷酰胺是一种有效的烷基化剂，与肾毒性有关，主要损害肾小管。与顺铂一样，这种药物通过有机阳离子转运体进入近端肾小管细胞[236-238]。一旦进入细胞内，药物或其代谢物氯乙醛会直接导致肾小管上皮细胞损伤[236-238]。异环磷酰胺诱导的肾小管损伤在临床上与 AKI 和肾小管病变有关，可伴有严重低钾血症、低磷血症、低镁血症和高氯血症。患者可出现 Fanconi 综合征，伴有低磷血症性佝偻病和骨软化症，以及肾性尿崩症[236-238, 257]。

异环磷酰胺肾毒性的危险因素包括先前暴露于顺铂、CKD 和高累积剂量（＞ $84g/m^2$）[236-238, 258, 259]。氨磷汀可能提供一些保护作用，而预防出血性膀胱炎的美司钠对肾脏无效。大多数患者可从异环磷酰胺引起的肾小管损伤中恢复，但是可能会出现长期并发症，如 CKD 和肾小管病变。伴随 GFR 进行性下降的慢性肾脏纤维化可能很少导致 ESRD[236-238, 260]。

4. 甲氨蝶呤

甲氨蝶呤（MTX）是一种抗叶酸药物，当以大剂量（＞ $1g/m^2$）给药时是一种有效的抗肿瘤药[236-238, 261-265]。肾毒性的发生主要是由于不溶性母体药物和代谢物（7- 羟基甲氨蝶呤）在肾小管腔内的沉淀，这种现象称为“结晶性肾病”[236-238, 261-265]。真性或有效容量损耗和酸性尿液是 AKI 发生的两个主要危险因素，直接的肾小管毒性也可能导致肾脏损伤。AKI 的总发病率约为 1.8%（范围为 0%～12%），但高风险患者高剂量使用时可高达 50%[236-238, 261-265]。通常，肾脏损伤是可逆的。

预防措施包括补充容量以实现高尿流率，等渗盐水输注和呋塞米可能是维持高尿量所必需的。当尿液的 pH 从 5.5 增加到 8.4 时，MTX 的清除率增加（并且晶体沉淀减少），这可通过含有碳酸氢根的等渗溶液来实现。一旦形成 AKI，MTX 的排泄就会减少，全身毒性也会增加。在这种情况下，主要以支持治疗为主，但可能需要通过血液透析去除药物。使用高血流量和高通量透析器进行血液透析是去除 MTX 的有效方法[266]。大剂量亚叶酸疗法可降低与 MTX 和 AKI 相关的全身毒性。当存在严重的全身毒性和 AKI 且透析途径存在风险时，可考虑使用葡糖苷酶（羧肽酶 G）。这种昂贵的药物将 MTX 代谢为良性代谢产物[267]。

（二）免疫疗法

免疫系统可有效摧毁癌细胞。增强免疫系统作为癌症治疗方法已经使用了数十年。最初的治疗方法包括干扰素和 IL–2。最近，免疫检查点抑制剂和嵌合抗原受体 T 细胞已被用于治疗某些恶性肿瘤。

1. 干扰素

干扰素用于治疗各种恶性肿瘤（如慢性粒细胞性白血病 CML 和肾细胞癌）和传染源（如丙型肝炎）。干扰素治疗会导致两个肾脏病变：①表现为微小病变（MCD）和局灶节段性肾小球硬化症（FSGS）的足细胞病变；②血栓性微血管病[268, 269]。MCD 先被描述，但最近的文献报道了塌陷和不塌陷的 FSGS。在开始干扰素治疗后数周至数月内观察到肾病范围蛋白尿和 AKI。尽管蛋白尿随着干扰素的停用而下降，但 MCD 相较于 FSGS 的完全缓解率更高[268, 269]。特别是与 CKD 相关的是塌陷型 FSGS。在不到 1/3 的 FSGS 患者中，使用激素可以完全缓解。干扰素相关的肾小球损伤可能是由于干扰素与足细胞受体的直接结合及正常细胞增殖的改变所导致的。巨噬细胞的活化和细胞因子谱向 IL–6 和 IL–13 倾斜也是可能的机制，后者可能导致 MCD 和 FSGS 肾脏通透性增加[268, 269]。

2. 白细胞介素 2

大剂量 IL–2 已被用于治疗肾细胞癌、恶性黑色素瘤和其他癌症。大剂量 IL–2 与细胞因子释放综合征和毛细血管渗漏有关。这会在 24～48h 内导致肾前性 AKI[270]。同时服用的用于减少与 IL–2 相关发热和肌痛症状的 NSAID 会进一步加剧这种血流动力学紊乱[270]。肾功能不全通常会因停药而逆转，尽管缺血性 / 肾毒性急性肾小管损伤可能与 AKI 病程延长有关[270]。对于具有潜在危险因素（如 CKD、糖尿病和 HTN）的患者尤其如此。为了减少 IL–2 治疗过程中的 AKI，应停用降压药并开始进行液体复苏。小剂量多巴胺［2μg/(kg · min)］可以预防 IL–2 的某些肾脏毒性，逆转少尿症状并改善肾脏恢复时间[271]。

3. 免疫检查点抑制剂

另一种激活免疫系统对抗肿瘤微环境的方法是免疫检查点抑制剂（ICI）治疗策略[244, 245]。免疫事件（如感染信号）激活细胞毒性 T 细胞，通过表达几种下调 T 细胞功能的受体抑制其反应，以维持免疫稳态，这些受体包括细胞毒性 T 淋巴细胞相关抗原 4（CTLA-4）、程序性死亡 -1 蛋白（PD-1）和程序性死亡配体 -1（PD-L1）[244, 245, 272]。这些检查点通常可以防止不良的自身免疫。在恶性肿瘤中，过度表达与抑制性 T 细胞受体（PD-1）结合的配体可提高肿瘤存活率，从而减少活化 T 细胞向肿瘤微环境的浸润，抑制抗肿瘤 T 细胞反应。为了解决这一问题，设计了阻断配体与 PD-1 和 CTLA-4 受体结合的单克隆抗体药物，以恢复 T 细胞抗肿瘤免疫。依匹莫单抗（一种阻断 CTLA-4 的人免疫球蛋白 G1（IgG1）单克隆抗体）、尼武单抗（一种阻断 PD-1 受体的人 IgG4 抗体，）和派姆单抗（一种人源化的抗 PD-1 的单克隆 IgG4-κ 同种型抗体）是临床可用的 ICI。但是，阻断免疫检查点有可能导致病理性自身免疫和终末器官损伤，如急性肾小管间质性肾炎（ATIN）。已报道了许多使用 ICI 的 ATIN 病例，其中一些具有肉芽肿性改变 [244, 245]。虽然一些患者出现皮疹和嗜酸性粒细胞增多，但 AKI 是唯一一致的临床表现。少数病例需要 RRT，但大多数病例对停用药物和激素治疗有反应。

（三）靶向治疗

1. 抗血管生成药物

血管内皮生长因子（VEGF）是肿瘤生长和血管生成的重要介导因子，这一发现为肿瘤治疗提供了靶向药物。VEGF 也是维持肾小球和微血管内皮健康的重要生长因子 [240, 273]，在肾小球中，VEGF 由足细胞分泌并穿过基底膜，与内皮细胞上的 VEGF 受体结合，维持肾小球内皮细胞的完整性和滤过屏障功能 [240, 273]。抗 VEGF 药物，如单克隆抗体（如贝伐珠单抗）和抑制酪氨酸激酶的药物（如舒尼替尼）皆能阻断 VEGF 功能。这导致肾小球内皮细胞功能障碍和滤过屏障破坏，导致蛋白尿、血栓 - 肉芽肿性微血管病、HTN 和 AKI。轻度和无症状性蛋白尿很常见，< 10% 的受试者中有大量蛋白尿发生 [240, 273]。HTN 或先前存在的 HTN 加重也很常见，报道的发病率为 17%～80%。在 7 项试验的 Meta 分析中回顾了抗 VEGF 治疗对 HTN 发生的作用，这些研究指出，根据剂量，HTN 的相对风险要高 3～7 倍 [274]。高血压反映了 VEGF 的阻断效果，这或许可以解释为什么贝伐珠单抗诱导的 HTN 与临床结果相关。高血压一般用标准降压药物治疗，尽管对伴蛋白尿患者更倾向于使用血管紧张素转化酶抑制剂（ACEI）或血管紧张素受体阻滞剂（ARB）。这些药物对肾脏的不良影响可能需要减少剂量或停药，特别是 TMA。

2. 表皮生长因子受体拮抗剂

EGF 通路在包括肾脏在内的几个器官中具有多种功能在 [237, 238]。几种靶向 EGF 通路的新型药物被用于治疗各种癌症，包括受体拮抗剂、酪氨酸激酶抑制剂和反义寡核苷酸。西妥昔单抗是一种抗 EGF 受体的单克隆抗体，首次被批准用于转移性结肠癌。EGF 受体拮抗后观察到的主要异常是由于肾脏镁消耗引起的低镁血症 [237, 238, 275]。低镁血症和低钾血症也可能由于低镁血症的甲状旁腺和肾脏效应的结果 [237, 238]。表皮生长因子通常会激活远曲小管顶端膜的肾镁通道（TRP-M6），以刺激镁的吸收。严重低镁血症的发生率为 10%～15%，但停药后是可逆的 [276]。许多患者需要继续静脉补镁。

3. B-RAF 抑制剂

恶性黑色素瘤通常具有 B-RAF V600 突变，维罗非尼和达布拉非尼对 B-RAF 的选择性抑制可有效靶向 B-RAF。与其他有效的癌症治疗剂一样，也已观察到这些药物会引起肾毒性。16 例患者中有 15 例在治疗 1 个月和 3 个月时出现肾功能不全（定义为治疗 1 和 3 个月时的 GFR 下降），并在 8 个月的随访后出现持续性肾损伤 [277]。此外，8 名患者在维罗非尼治疗后出现 AKI（其中 1 名在活检中发现 ATN）[277]。尽管尚无活检数据，但在接受维罗非尼治疗的 4 名患者中观察到了 AKI（临床上提示 AIN），其中 3 名患者在停药后恢复了肾功能。在 74 例接受维罗非尼治疗的患者中，约 60% 的患者在药物暴露后 3 个月内出现 AKI，主要是 KDIGO 1 期 [241]，其中 2 例患者活检提示肾小管间质损伤。B-RAF 停药后 3 个月肾功能即可恢复。AKI 和 B-RAF 抑制剂引起的代谢紊乱在 FDA 不良事件报告系统中已有报道 [277]。虽然肾脏损伤的机制尚不清楚，但这些药物可能干扰下游 MAPK 途径，增加缺血性肾小管损伤的易感性。

4. 间变性淋巴瘤激酶抑制剂

间变性淋巴瘤激酶 1（ALK-1）是胰岛素受体

酪氨酸激酶家族的成员。ALK-1 的小分子抑制剂包括克唑替尼和赛立替尼[243, 278]。克唑替尼是治疗晚期 ALK 阳性非小细胞肺癌的有效药物，但是它有两个主要的肾脏不良反应，包括 AKI 和肾囊肿发生和发展的风险增加[243, 278]。除了这些并发症，克唑替尼还与周围水肿和电解质紊乱（相对罕见）的发生有关。关于 AKI，克唑替尼似乎与真性 AKI（肾小管间质损伤）和假性 AKI 都有关，这可能是由于药物诱导的肾小管肌酐分泌减少所致。

（四）其他药物

1. 双膦酸盐

双膦酸盐主要用于治疗恶性肿瘤引起的高钙血症，以及在骨转移和多发性骨髓瘤的情况下减少骨骼并发症。这些药物通过肾脏排泄，与两种主要类型的肾脏疾病有关，即急性肾小管损伤引起的 AKI 和足细胞病变，如 MCD 和 FSGS。尽管已经停药，在接受唑来膦酸盐治疗的患者中观察到经活检证实的 ATN，这通常与不同程度的 CKD 有关[279]。帕米膦酸盐也被证明会引起 AKI 和 FSGS 的塌陷变异，从而引起肾病综合征[280]。双膦酸盐引起的肾损伤的机制尚不清楚，但有可能是对肾小球和肾小管上皮细胞有直接毒性。伊班膦酸盐是一种较新的药物，其肾毒性明显降低[279]。建议对帕米膦酸盐和唑来膦酸盐进行剂量调整。对于第 4 期 CKD 患者，尽管 60mg 可能是更合适的剂量，推荐使用帕米膦酸钠 90mg，给药时间 4～6h（而不是 2h 以上）[279]。对于 CKD3 期患者，唑来膦酸盐的剂量应减少，而对于 eGFR 小于 30ml/min 的患者，应避免用药[279]。

第六篇

肾脏疾病遗传学

Genetics of Kidney Disease

第 43 章

遗传性肾小球疾病

Inherited Disorders of the Glomerulus

Johannes Schlöndorff Martin R. Pollak 著

郝 旭 译

王伟铭 校

一、概述

在过去的 20 年间，我们对遗传因素在肾小球疾病中的作用的认识得到了飞速发展。尽管单基因遗传病仅占肾小球疾病的一小部分 [1]，但在一部分人群中，如儿童激素抵抗型肾病综合征患者，这种遗传因素具有明显的聚集现象 [2-4]。目前研究已发现 APOL1 基因变异是导致西非人群中局灶节段硬化性肾小球肾炎（focal segmental glomerulosclerosis，FSGS）、HIV 相关肾病（HIV-associated nephropathy，HIVAN），以及非糖尿病所致的终末期肾病（end-stage kidney disease，ESRD）的主要原因，这一结果让我们对这些疾病的认识产生了巨大的变化 [5-6]。目前研究认为基因变异与膜性肾病 [7, 8]、IgA 肾病 [9-12] 以及激素抵抗型肾病综合征 [13, 14] 的发病密切相关。基础研究显示肾小球疾病中不同的基因突变可提示肾小球滤过屏障功能的异常，尤其是足细胞及基底膜功能的异常。临床上确定肾小球疾病的基因突变，对治疗方案的制订、肾移植后肾脏病复发风险的评估及明确相关家庭成员或肾脏供体是否存在发病风险具有重要的意义。同样，遗传因素也会影响肾小球疾病个体化治疗的发展。

广义上讲，遗传性疾病可分为单基因遗传病和多基因遗传病。单基因遗传病中，单个基因突变可导致明显的病理表型，根据等位基因突变是否直接致病可以分为显性遗传及隐性遗传两种类型。详细的家系调查可以明确提示疾病的遗传方式，显性遗传通常表现为多代连续遗传，而隐性遗传则表现为单代聚集性遗传。然而值得注意的是，部分小家系中单基因遗传病表现为散发起病，或不完全的连续遗传。除了单基因遗传病，多种基因变异或突变可导致多基因遗传病，一般人群中相当一部分病例存在个体差异，但这种个体差异对疾病的风险影响较小。因此，这些基因变异更常用于预测人群风险及探讨疾病的发病机制，但临床可实用性不大。

过去 20 年在单基因遗传性肾小球疾病致病基因种类方面取得很大进展，目前已明确了 50 多种基因的基因突变可以导致肾小球的病变，其中包括多器官受累的系统性疾病（表 43-1）。研究证实这些基因编码的蛋白维持肾小球的结构和功能，突变后可引起肾小球功能损伤。现已明确，多种基因突变可靶向损伤肾小球基底膜及足细胞的超微结构而致病（图 43-1）。

二、足细胞病

足细胞，也叫肾小球壁层上皮细胞，位于肾小球滤过屏障的外层，由发育中肾单位的顶端发育而来，这些细胞沿肾小球基底膜尿液面呈线性分布，形成一个连续的上皮屏障。足细胞的主要特点包括：①一种高度分化的树状结构，通过细胞骨架维持足细胞相邻的足突形成错综复杂的交叉结构；②裂孔膜，足细胞足突之间相互接触的特殊结构，是高度选择性的肾小球滤过屏障的最后一道屏障；③因跨肾小球滤过，暴露于较高的流体力学压力；④高度分化状态，再生能力极其有限，甚至无明显再生能力。

体外实验及动物实验均支持人类基因组学有利

表 43-1　人遗传性肾小球疾病相关基因

基　因	遗传方式	蛋　白	作用位点	肾小球外表现	OMIM 号
NPHS1	AR	裂隙素	SD		256300
NPHS2	AR	足细胞素	SD		600995
CD2AP	AR，AD	CD2 相关蛋白	SD		607832
TRPC6	AD	瞬时受体电位通道 6	SD		603965
MYO1E	AR	非肌源性肌球蛋白	SD，AC		614131
FAT1	AR	脂肪非典型钙黏蛋白 1	SD	肾小管扩张	*600976
MAGI2	AR	膜相关鸟苷酸激酶、WW 及 PDZ 结构域 2	SD，AC	神经缺损	617609
ACTN4	AD	α- 辅肌动蛋白 -4	AC		603278
INF2	AD	反式甲酸 2	AC，Mito（？）	Charcot-Marie-Tooth 病	603278，613237，614455
MYH9	AD	非肌球蛋白重链 -9	AC	Fechtner 综合征	154640
ARHGAP24	AD	Rho GTP 酶活化蛋白 24	AC		*610586
ARHGDIA	AR	Rho GDP 分解抑制蛋白 1	AC		615244
ANLN	AD	Anilin	AC		616032
AVIL	AR	Advillin	AC		*613397
KANK1	AR	KN 模体和锚蛋白重复域 1	AC	智力缺陷	*607704
KANK2	AR	KN 模体和锚蛋白重复域 2	AC		*614610
KANK4	AR	KN 模体和锚蛋白重复域 4	AC	智力缺陷、面部畸形、ASD	*614612
TNS2	AR	张力蛋白 -2	AC		607717
DLC1	AR	肝癌缺失基因 1; ARHGAP7	AC		604258
ITSN1	AR	交叉蛋白 1	AC		602442
ITSN2	AR	交叉蛋白 2; SH3D1B	AC		604464
CDK20	AR	周期蛋白依赖性激酶 20		MPGN	610076
COL4A3、*4*、*5*	XLR、AR、AD	胶原蛋白 4 α3、α4、α5	GBM	Alport 综合征、听力减退	104200，203780，301050
LAMB2	AR	层黏连蛋白 β2	GBM	Pierson 综合征	609049
ITGA3	AR	整合素 α3	GBM 黏附蛋白	肺间质病变、大疱性表皮松解症	614748
CD151	AR	CD151（Rh 血型）	GBM 黏附蛋白	胫前大疱性表皮松解症、耳聋	609057

（续表）

基　因	遗传方式	蛋　白	作用位点	肾小球外表现	OMIM 号
COQ2	AR	辅酶 Q2 4- 羟基苯甲酸多酯基转移酶	CoQ10; Mito(?)	脑病、心肌病变	607426
PDSS2	AR	丙二酰（癸烯基）二磷酸合成酶，亚基	CoQ10; Mito(?)	Leigh 综合征	614652
COQ6	AR	辅酶 Q6 单加氢酶	CoQ10; Mito(?)	耳聋	614650
ADCK4	AR	含有 aarF 激酶 4 的结构区域	CoQ10; Mito(?)		615573
MT-TL1	母体	线粒体编码的 tRNA 亮氨酸 1(UUA/G)	Mito	MELAS 综合征、糖尿病、耳聋	590050
WT1	AD	Wilms 肿瘤 1	基因转录	Denys-Drash 综合征、Frasier 综合征	194080，136680
LMX1B	AD	LIM 同源盒转录因子 1β	基因转录	Nail-patella 综合征	161200
SMARCAL1	AR	SWI/SNF- 关联，矩阵关联、染色质肌动蛋白调节因子、亚家族 A 类蛋白 1	基因转录	Schimke 免疫骨发育不良	242900
PAX2	AD	成对结构域基因 2	基因转录	Papillorenal 综合征	120330
NXF5	XLR	核 RNA 输出因子 5	核输出	心传导阻滞	300319
NUP93	AR	核孔蛋白，93kDa	核孔		616892
NUP205	AR	核孔蛋白，205kDa	核孔		616893
XPO5	AR	Exportin 5	核输出		607845
NUP107	AR	核孔蛋白，107kDa	核孔	Galloway-Mowat 综合征	616730
WDR73	AR	WD40 重复序列蛋白 73	未知	Galloway-Mowat 综合征	251300
OSGEP	AR	O- 唾液糖蛋白内酞酶	KEOPS 复合体	Galloway-Mowat 综合征	251300
TP53RK	AR	TP53 调节激酶	KEOPS 复合体	Galloway-Mowat 综合征	251300
TPRKB	AR	TP53 调节激酶结合蛋白	KEOPS 复合体	Galloway-Mowat 综合征	251300
LAGE3	AR	L 抗原家族成员 3	KEOPS 复合体	Galloway-Mowat 综合征	251300
SCARB2	AR	B 类清道夫受体成员 2	溶酶体	动作性肌阵挛 – 肾衰竭综合征	254900
PMM2	AR	磷酸甘露糖变位酶 -2	蛋白糖基化位点	先天性糖基化异常 Ⅰa 型	212065

（续表）

基　因	遗传方式	蛋　白	作用位点	肾小球外表现	OMIM 号
ALG1	AR	β-1,4- 甘露糖转移酶	蛋白糖基化位点	先天性糖基化异常 I k 型	608540
SLC35A2	AR	UDP 半乳糖转运蛋白	蛋白糖基化位点	先天性糖基化异常 Ⅱ m 型	300896
EMP2	AR	上皮膜蛋白 2	未知		615861
APOL1	AR	载脂蛋白 L1	未知		612551
PLCE1	AR	磷脂酶 C ε 1	未知，SD（?）		610725
DGKE	AR	二酰甘油激酶 ε	未知	不典型 HUS	615008
SGPL1	AR	鞘氨醇 -1- 磷酸化酶	鞘脂类分解代谢	鱼鳞病、棘皮病、肾上腺功能不全、免疫缺陷、神经元功能异常	617575
CRB2	AR	Crumbs 同源基因 2	顶端 - 基底细胞极性结构	巨脑室伴囊性肾脏病	616220，219730
PTPRO	AR	小球上皮蛋白 1	顶端膜		614196
PODXL	AD	足萼糖蛋白	顶端膜		*602632
CUBN	AR	Cubilin	近端小管	巨幼细胞性贫血	261100
FN1	AD	纤连蛋白 1	纤连蛋白沉积位点		601894

AC. 肌动蛋白细胞骨架；AD. 常染色体显性遗传；AR. 常染色体隐性遗传；CoQ10. 辅酶 Q10 合成；GBM. 肾小球基底膜；HUS. 溶血尿毒症综合征；MELAS. 线粒体肌病脑病，伴乳酸中毒及脑卒中样发作；Mito. 线粒体；OMIM. 人类在线孟德尔遗传；SD. 裂孔膜间隙；XLR. X 连锁隐性遗传；UDP. 尿苷二磷酸

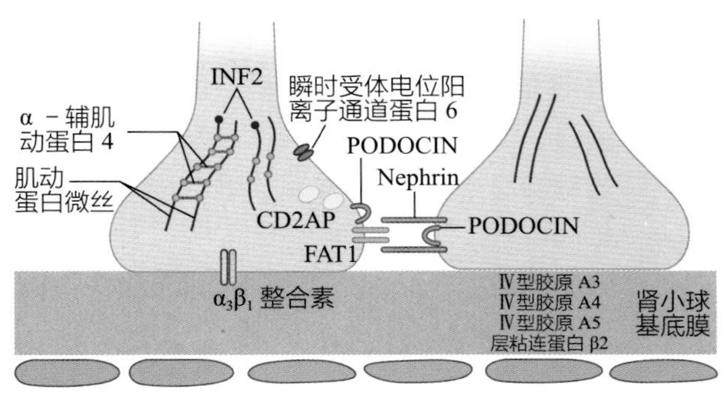

▲ 图 43-1　肾小球滤过屏障图解

滤过屏障的 3 种主要成分包括完整的足细胞足突、肾小球基底膜（GBM）和有孔的毛细血管内皮。肾小球的单基因遗传病可影响滤过屏障多种蛋白的定位，提示这些蛋白在维持滤过屏障正常功能方面发挥重要作用。主要包括 GBM 及 GBM- 足细胞黏附复合体的组成成分裂孔膜，一个横跨相邻足突的特殊细胞 - 细胞连接，以及足突肌动蛋白细胞骨架。其他疾病基因突变特定的细胞结构在此不再赘述，主要包括线粒体及核孔。为了表述清晰，没有阐述所有的裂孔膜间隙及肌动蛋白细胞骨架、调控因子。这些基因更加详细的描述及作用见表 43-1

于建立多种足细胞疾病靶点。

在蛋白尿性肾脏病中，足细胞的树状结构经常被破坏，该过程被称为“足突融合消失”。而足突的消失破坏了足细胞裂孔膜。正常情况下，电镜观察裂孔膜是一薄层拉链样结构 [15]，由一组特殊的分子组成的黏附、紧密连接 [16]。主要的肾小球滤过发生在具有高度选择性的肾小球滤过屏障的最后一关——裂孔膜。人类基因组学是研究足细胞裂孔膜及足细胞重要性的重要工具，如研究明确了 NPHS1 和 NPHS2 基因与先天性肾病综合征及常染色体隐性遗传性肾病综合征有关，这些结果进一步推进了裂孔膜蛋白成分的研究 [17, 18]。随即，多种引起肾病综合征和(或)FSGS 的裂孔膜蛋白基因突变被发现。在随后的 20 多年研究中，逐渐明确了大量可以引起肾病综合征和 FSGS 的单基因突变，同时也发现一些可以影响肾小球损伤风险的基因变异。

三、足细胞单基因遗传病

足细胞单基因遗传病主要包括先天性肾病综合征及其他单基因遗传病——激素抵抗型肾病综合征等。

（一）先天性肾病综合征

1. NEPHRIN（NPHS1）

编码 Nephrin 的基因 NPHS1 突变可以导致严重的新生儿肾病综合征，即“先天性肾病综合征”（congenital nephrotic syndrome，CNS）[18]。NPHS1 基因通过传统的定位克隆方法得到鉴定，在这个方法中，基因连锁分析可以确定一个与疾病分离的基因改变的基因组位点，并最终确定基因本身。Nephrin 是一种含有 1241 个氨基酸的跨膜蛋白，是细胞黏附分子免疫球蛋白家族的成员。在芬兰人群中发现的两种 NPHS1 基础突变分别为 Fin_{major} 和 Fin_{minor}。其中 Fin_{major} 是由 2 个碱基对缺失引起移码突变，最终导致编码提前终止；Fin_{minor} 等位基因编码提前终止密码子（R1109X）。奠基者效应（a founder effect）解释了为什么这两种基因突变在芬兰人群先天性肾病综合征中存在高突变率。在芬兰新生儿中先天性肾病综合征发病率约 1/8200，而在其他地区则罕见得多（1/100 000～3/100 000）[19]。

NPHS1 基因突变存在全球性。目前已报道 200 多种疾病相关的基因突变[20, 21]。这些突变为功能缺失性突变。绝大多数突变为错义突变，此外，沉默突变、提前终止、移码突变也有报道[22]。NPHS1 突变是目前导致先天性肾病综合征最常见的基因突变，但并不是唯一的致病基因。在芬兰，先天性肾病综合征均存在 NPHS1 基因突变，而在其他报道中其突变率在 40%～80%[18, 23, 24]。除了芬兰这一先天性肾病综合征高发国家外，始祖突变（founder mutation）在其他地区也有相关报道。例如在古老的门诺清教徒中曾有报道 NPHS1 的始祖突变[25]。包括完全功能缺失性等位基因及基因敲除小鼠表型的突变谱研究，进一步证实了该基因突变是典型的功能缺失性基因突变[26]。

Nephrin 蛋白位于足细胞裂孔膜[27, 28]，在细胞结构及信号转导方面均具有重要作用[29]。Nephrin 分子在足突接触处形成一个拉链样结构，是肾小球滤过屏障的重要组成部分[27, 28]。其细胞内部分可与多条细胞内信号通路相互作用。Nephrin 可直接与含有 Nck 蛋白的 SH2/SH3 结构域相互作用，介导 Nephrin 依赖的肌动蛋白细胞骨架动力学[30, 31]。Nephrin 与包括 CD2AP 在内的其他细胞骨架蛋白之间的相互作用，可将 Nephrin 信号复合体与其他肌动蛋白调控蛋白相互联系[32]。Nephrin 和 CD2AP 可与 PI3 激酶（PI3-kinase，PI3K）相互作用，向细胞膜聚集，与 Podocin 一起激活 PI3K 依赖的 AKT 信号通路[33]。

Nephrin 介导的先天性肾病综合征是一种严重的疾病，如不及时治疗可能死于严重的肾病综合征或 ESRD[18, 34]。患病新生儿尿蛋白定量可高达 20～30g/d，同时合并严重的肾病表现，如高凝状态、低蛋白血症、水肿[19]。肾脏可一定程度肿大。肾脏病理可表现为肾小球基底膜基本正常，而有明显的肾小球足细胞足突融合及近端肾小管扩张[35]。支持治疗主要包括利尿剂利尿消肿及输注白蛋白纠正低白蛋白血症。为了预防严重肾病综合征及其并发症，进一步的治疗包括双肾切除，并开始腹膜透析进行肾脏替代治疗，当患儿 1 岁后可酌情进行肾移植[36, 37]。其他可供选择的治疗包括单侧肾切除、肾素 - 血管紧张素系统阻断药、NSAIDS 药物减少蛋白尿，同时输注白蛋白，延迟开始肾脏替代治疗[38]。肾移植是治疗 Nephrin 介导的先天性肾病综合征的标准治疗方案。尽管肾移植后 Nephrin 突变所致的先天性肾病综合征不会复发，但因为抗 Nephrin 抗体的存在，通常可继发蛋白尿[39]。先天性肾病综合征患儿母体血清及羊水中甲胎蛋白（alpha-fetoprotein，AFP）水平升高[40]。对于先天性肾病综合征高危家庭，产前基因诊断是非常有必要的。

2. PODOCIN（NPHS2）

编码 Podocin 的基因 NPHS2 的基因突变可导致遗传性足细胞病，包括先天性肾病综合征及迟发性 FSGS[17, 41]。目前，NPHS2 基因突变主要发生在儿童早发的激素抵抗型肾病综合征及 FSGS 患者中。NPHS2 相关疾病通常对激素治疗无效[42]。在儿童激素抵抗型肾病患者中，NPHS2 基因突变常见，部分研究报道其突变率约 30%[43, 44]。

NPHS2 基因突变相关疾病的临床表型具有多样

性。部分研究报道 NPHS2 基因与 Nephrin 基因一样都是导致先天性肾病综合征的主要致病基因[24]。也有报道认为，NPHS2 基因突变与成年起病的 FSGS 有关，主要表现为常染色体隐性遗传。尤其是一种相对常见的 NPHS2 编码序列变异，R229Q 基因突变与迟发型 FSGS 相关[45, 46]。有趣的是，R229Q 的致病性依赖于特定的第 2 个等位基因，仅当 NPHS2 C 末端基因突变，导致异二聚体及错误定位时才会致病[47]。

目前已报道 100 多种疾病相关的 NPHS2 基因突变。这些已知的基因突变分布于基因序列的各个区域，包括点突变、早期终止突变（移码突变及终止密码子）、插入突变及缺失突变[41, 48, 49]。其中 R138Q 可以导致严重的临床表型，目前已在多个患者及家系中有相关报道[50]。

Podocin 是一种包含 383 个氨基酸的膜蛋白，位于肾小球裂孔膜[51]。Podocin 通过经典的细胞外途径运输至浆膜。通过与 Nephrin 酪氨酸磷酸化的胞质结构域之间直接作用，Podocin 促进 Nephrin 介导的信号通路[29]。Podocin 也可影响 TRPC6 通道活性[52, 53]。多数 Podocin 基因致病突变可导致其在内质网聚集[54]。这些在内质网聚集的突变类型其临床致病性通常较那些可以转运至细胞膜的突变体更加严重。通常情况下，疾病是由裂孔膜结构的缺陷是导致的。Podocin 通过 C 端相互作用表现为二聚体或寡聚体。如果存在两种 NPHS2 基因突变，这些突变的特性将影响蛋白的寡聚化及相关的临床表型[55]。小鼠模型的研究结果与人类基因的发现是一致的。Podocin 基因敲除的小鼠，可表现为严重的肾脏疾病及肾小球滤过功能的改变[56]。Podocin 是成人滤过膜的重要组成部分，在小鼠模型中 Podocin 沉默后可导致成年小鼠 FSGS 及肾病综合征[57]。

NPHS2 突变所导致疾病的基因诊断在临床上具有较好的实用性。虽然部分免疫抑制治疗可通过非免疫机制调控足细胞功能，但是在 NPHS2 相关疾病中应尽量避免免疫抑制剂的使用[42]。对这部分患者的治疗主要以支持治疗为主。其中 ACEI/ARB 类药物治疗是经典治疗。NPHS2 基因突变不是肾移植的禁忌证；相反，激素抵抗型肾病综合征及 FSGS 患者在肾移植后不易复发[4]，当然也有少数例外[50, 58]。这一观点可能会影响移植后管理。

3. ACTN4

编码 α-actinin 4 的基因 ACTN4 突变可导致常染色体显性遗传性肾脏病，主要表现为迟发蛋白尿、慢性肾脏病（chronic kidney disease，CKD）及缓慢进展至肾衰竭的进程[59]。α-actinin 4 是广泛表达的同源二聚体肌动蛋白，可结合和交联蛋白。目前已经明确的可以致病的基因突变均位于编码蛋白的肌动蛋白结合结构域（actin-binding domain，ABD）[60]。这些基因突变可以影响 α-actinin 4 与肌动蛋白微丝之间的相互作用。尽管 α-actinin 4 蛋白在人体广泛表达，但目前仅在肾小球内发现相关疾病的表现。虽然 ACTN4 相关疾病发病较晚，临床上表现为非肾病综合征性蛋白尿，但这也并非绝对的。也有报道儿童起病早发的 α-actinin 4 相关性疾病[61, 62]。尽管临床数据较少，ACTN4 介导的 FSGS 通常对免疫抑制治疗无效，可能与细胞骨架蛋白的改变有关。同样，这部分患者肾移植后的复发率目前尚无报道。

ACTN4 基因敲除小鼠，或 ACTN4 点突变小鼠可表现为肾小球疾病[63-65]。致病性 ACTN4 基因突变可影响肌动蛋白动力学及肌动蛋白细胞骨架的生物学特征[65-67]。携带致病性 ACTN4 基因突变的细胞较野生型细胞更容易损伤。也有研究证实了 ACTN4 的非细胞骨架功能。ACTN4 可以通过不依赖于其胞质肌动蛋白结合功能的方式上调核因子 κB（nuclear factor-kappa B，NF-κB）的活性[68]。足细胞中 ACTN4 可调控糖皮质激素受体介导的基因调控[69]。

4. INF2

INF2 基因突变可以导致一种迟发的肾脏疾病，其临床表现与 ACTN4 突变相关疾病类似[70]。INF2 是哺乳动物成蛋白（formin protein）家族的成员之一。与其他成蛋白相类似，INF2 是一种肌动蛋白调节蛋白。INF2 形成同源二聚体，促进肌动蛋白聚集及解聚[71]。其中 C 端的 FH2 结构域主要负责调控肌动蛋白聚集。C 端的 DAD（diaphanous autoregulatory domain）结构域和 N 端的 DID（diaphanous inhibitory domain）结构域之间的相互作用使 INF2 处于抑制状态[71, 72]。目前已报道的所有导致 FSGS 的 INF2 基因突变均位于 N 端。INF2 相关疾病的外显率较 ACTN4 及 TRPC6 相关的常染色体显性遗传性 FSGS 外显率低。INF2 基因是足细胞介导的常染色体显性遗传性 FSGS 的主要致病基因之一，目前已报道了超过 45 种疾病相关的基因突变 [70, 73–76]。

部分 INF2 相关的 FSGS 患者还可表现为腓骨肌萎缩症（Charcot–Marie–Tooth disease，CMT）[75]。CMT 是一种周围脱髓鞘神经病变。至于 INF2 基因突变为什么在有的患者只导致 FSGS，而有的患者却同时合并 CMT，目前尚无相关报道。疾病相关的 INF2 基因突变不仅可抑制 DID 结构域与 DAD 结构域之间的相互作用，还可抑制 DID 结构域与其他成蛋白家族成员之间的相互作用 [72]。

5. TRPC6

TRPC6 基因突变可导致常染色体显性遗传性肾脏病，表现为蛋白尿、局灶节段性肾小球硬化及进行性肾功能减退 [77]。TRPC6 是瞬时感受器电位离子通道家族成员 [78]，它通过与 TRPC1、TRPC3 和 TRPC7 相互连接形成同源四聚体或异源四聚体构成离子通道，通过甘油二酯活化，随后引起细胞内钙离子浓度上升 [79, 80]。TRPC6 表达于足细胞，可与 Nephrin 及 Podocin 相互作用而影响 TRPC6 的功能 [52, 53, 81, 82]。在啮齿类动物模型中，研究证实 TRPC6 可调控血管紧张素Ⅱ下游信号通路、Gαq 活化及多种其他疾病模型 [83–87]。目前已报道了多种 TRPC6 活化的下游信号通路 [87–93]，但这些通路是否与 TRPC6 相关疾病的发病机制有关目前仍不明确。

TRPC6 的功能获得性或功能缺失性突变均可导致肾小球病变。TRPC6 介导的疾病主要是成年起病，也有相关的儿童病例报道 [77, 81, 94, 96, 97]。钙调磷酸酶抑制剂可能是 TRPC6 相关肾脏病的治疗靶点，但临床工作中尚无报道提示该类药物对疾病治疗有效 [98]。

（二）其他单基因激素抵抗肾病综合征

目前研究也报道了许多可以导致常染色体隐性遗传性激素抵抗型肾病综合征和（或）FSGS 的基因突变。这些突变大致可归因为突变引起生物学通路的破坏。这部分患者绝大多数为早发性隐性遗传性疾病。部分患者可同时合并肾外表现。

1. 细胞骨架

(1) 肌动蛋白结合蛋白：除了 INF2、ACTN4、MYH9、MYO1E 和 ANLN 这些常见的肌动蛋白结合蛋白，MYH9 的基因突变可导致一种常染色体显性遗传性疾病，表现为白细胞包涵体、血小板形态异常、听力下降及肾脏病 [99]。尽管 MYH9 相关疾病有许多种命名，如 May–Hegglin 白细胞异常、Sebastian 综合征、Fechtner 综合征、Epstein 综合征等，但这些疾病都是因为 MHY9 异常所引起的一系列疾病。约 30% 携带疾病相关 MYH9 基因突变的患者存在肾脏疾病的表现 [100]。这些患者的肾脏病理表现为 FSGS 样病变。基因突变与临床表型有相关性，如改变编码肌球蛋白运动域的 MYH9 基因突变，可表现为严重的血小板减少，且 40 岁前可发生耳聋 [101]，此外该区域突变还可引起严重的肾脏疾病，并最终进展至肾衰竭 [102]。第 702 位氨基酸残基也是一个突变热点，突变后可引起严重的病变，包括严重的肾脏病 [103]。

MYO1E 基因突变可导致罕见的、儿童起病的、激素抵抗型 FSGS [104, 105]。MYO1E 编码一种非典型的 1 型肌球蛋白 – 肌球蛋白 1E，现已证实肌球蛋白 1E 参与细胞黏附、迁移及细胞内吞作用 [106]。肌球蛋白 1E 缺陷小鼠可表现为肾小球性疾病 [107]。

肌动蛋白结合蛋白 anilin（ANLN）基因突变可导致常染色体显性遗传性 FSGS。目前为止已报道了两种疾病相关的点突变。这些突变可破坏裂孔膜相关肌动蛋白细胞骨架的正常功能 [108]。

肌动蛋白相关蛋白 advillin（AVIL）基因突变可导致隐性遗传性激素抵抗型肾病综合征 [109]。基因突变可影响肌动蛋白结合活性。AVIL 疾病相关的基因突变可影响磷脂酶 C 与 ARP2/3 复合体相互结合，因此 AVIL 可能是足细胞内磷脂酶 C 调控 ARP2/3 依赖的肌动蛋白活性的上游分子。

(2) 细胞骨架调节因子：含有肾锚蛋白（ankyrin）重复序列家族成员 KANK1、KANK2、KANK4 基因突变可引起隐性遗传性儿童早发激素抵抗型肾病综合征 [110]。个别报道 KANK4 突变无肾脏损伤，但可表现为面部畸形。该基因产物被认为是 Rho GTPase 信号通路的调控因子。Rho GDI–alpha 基因 ARHGDIA 突变可引起儿童起病的隐性遗传性激素抵抗型肾病综合征，其致病机制也是影响 Rho GTPase 信号通路 [111, 112]。该基因所编码的蛋白是一种 Rho GTPase 活性调节因子。基因突变后可改变 Rho GTPase 家族成员的相互作用及蛋白活性。Arhgdia 基因失活纯合子小鼠表现为严重的蛋白尿并进展为肾衰竭 [113]。

ARHGAP24 基因编码 RhoA 活化的 Rac1 GTPase 活化蛋白 FilGAP [114]。与其他的 GTPase 活化蛋白一样，ARHGAP24 调节 Rho 蛋白家族成员活性，如 Cdc42、Rac 和 RhoA。足细胞中，ARHGAP24 可灭活 Rac1 活性 [115]。在一个家族性 FSGS 家系中报道了一个疾病共分离的点突变，可影响 GAP 活性 [115]。此外，MAGI2、TNS2、DLC1、CDK20、ITSN1 及 ITSN2 基因突变可引起罕见的儿童常染色体隐性遗传性激素抵抗型肾病综合征 [116]。GTPase 活性的改变是这些肾病综合征的共有特征。

2. 裂孔膜间隙

除了 NPHS1（nephrin）和 NPHS2（podocin），其他的裂孔膜相关蛋白基因突变也可导致罕见的早发肾病综合征。

(1) CD2AP：CD2 相关蛋白（CD2-associated protein，CD2AP）是一种位于裂孔膜间隙上，调控细胞骨架蛋白的支架分子。CD2AP 可与 T 细胞黏附分子 CD2 相互作用 [117]。CD2AP 基因敲除的小鼠可表现为严重的蛋白尿，并进展为肾小球硬化 [118]。CD2AP 与 nephrin 蛋白 C 端相互结合并共定位于足细胞脂筏 [119, 120]。CD2AP 和 Nephrin 与 PI3K 的 p85 亚单位相互作用，激活 PI3K 依赖的 AKT 信号通路 [33]。CD2AP 沉默后可促进转录生长因子 β1（transforming growth factor beta 1，TGF-β1）诱导的 p38 MAPK 促凋亡通路 [121]。CD2AP 功能缺失性杂合突变可导致 FSGS [122]。已有报道一名 10 月患儿隐性遗传性 CD2AP 相关 FSGS [123]。目前由于 CD2AP 相关的肾病综合征报道较少，尚不能将其归为特定的遗传模式或发病机制。

(2) FAT1：FAT1 编码原钙黏蛋白家族成员，位于裂孔膜间隙，其基因突变可导致肾小球和肾小管扩张，在多个家系中还表现为神经系统病变 [124]。FAT1 基因敲除的小鼠模型可表现为裂孔膜间隙的缺失及严重的脑发育缺陷 [125]。

(3) MAGI-2：膜相关鸟苷酸激酶转化蛋白 2（membrane-associated guanylate kinase inverted 2，MAGI2）是一种表达于足细胞裂孔膜的大分子支架蛋白，与 nephrin 相互结合，调节细胞骨架的正常功能 [126]。其转录受肾母细胞瘤 1（Wilms' tumor 1，WT-1）的调控 [127, 128]。MAGI-2 基因突变可导致儿童常染色体隐性遗传性先天性肾病综合征 [116, 129]。基因敲除的小鼠模型可表现为严重的肾小球硬化、裂孔膜间隙结构破坏及足细胞缺失 [130-132]。

3. 足细胞基质黏附

目前已有多个影响足细胞与肾小球基底膜（glomerular basement membrane，GBM）相互作用的基因突变可导致 FSGS 或肾病综合征。整合素 β4（integrin beta 4，ITGB4）基因突变可导致隐性遗传性大疱性表皮松解症及先天性肾脏疾病 [133]。整合素 α3（integrin alpha 3，ITGA3）基因隐性突变可使其糖基化位点增加，导致先天性肾病综合征合并肺间质病变 [134]。CD151 基因编码跨膜四蛋白，可调控整合素与层粘连蛋白之间的相互作用 [135]，其基因突变导致一种表现为蛋白尿、大疱性表皮松解症及神经性耳聋的综合征 [136]。CD151 基因敲除的小鼠可表现为 FSGS 及肾衰竭 [137]。EXT1 基因突变可引起 I 型多发性外生骨疣，一种常染色体显性遗传性骨异常 [138]。EXT1 是一种跨膜糖基化蛋白，在细胞表面肝素硫酸糖胺聚糖的形成方面有重要作用 [139]。有家系报道，除了多发性外生骨疣外，激素敏感性肾病综合征与 EXT1 基因突变存在疾病共分离现象 [140]。Alport 综合征相关的Ⅳ型胶原基因及 Pierson 综合征相关的 LAMB2 基因见下文。

4. 线粒体

线粒体异常可导致一系列临床表现 [141]。先天性线粒体异常疾病通常可分为两种，一种是线粒体基因组异常，另一种是由编码线粒体功能重要蛋白质的核基因突变引起的疾病。线粒体基因突变，尤其是 mtDNA A3243G 基因突变可引起 MELAS 综合征（线粒体肌病、脑病、乳酸酸中毒及脑卒中样发作）。肾脏病变不是其特有特征，但通常合并有肾脏病变，主要表现为蛋白尿，病理表现为 FSGS [141]。母系遗传及临床表型多样性使得疾病诊断困难。

辅酶 Q10（coenzyme Q10，CoQ10）合成缺陷可引起肾脏疾病，部分可合并多系统综合征 [142]。CoQ10 的合成需要多种酶的参与，在一些散发的激素抵抗型肾病综合征患者体中发现编码关键酶的基因突变 [143-148]。典型患者表现为儿童起病、显著的蛋白尿，病理表现为 FSGS。尽管部分病例表现为肾脏病变，但多数患者无肾脏表型。神经系统改变通常较为严重，可能是疾病的主要临床特征。COQ2 编码 CoQ10 合成通路的一种早期关键酶，其基因突变是 CoQ10 缺陷的主要原因 [143]。COQ2 相关疾病主要表现为隐性遗传，主要是酶缺乏引起的一系列疾病。在散发性患者中已报道了多种 COQ2 基因突变 [144]。

其他引起 CoQ10 合成障碍、导致激素抵抗型肾病综合征的基因突变包括 ADCK4、PDSS2 和 COQ6 [145–148]。重要的是，补充 CoQ10 可改善包括肾小球疾病在内的临床表现 [149, 150]。

5. 核孔蛋白

核孔基因 NUP93、NUP107、NUP205 及 XPO5 的基因突变可引起隐性遗传的、早发激素抵抗型肾病综合征 [151–154]。临床上主要表现为小头畸形，类似于 Galloway–Mowat 综合征。核孔蛋白引起肾病综合征的机制尚不明确，推测 SMAD 信号通路异常可能是其致病机制 [152]。

6. 转录因子

(1) LMX1B：转录因子 LMX1B 基因突变可引起指甲 – 髌骨综合征 [155, 156]。指甲 – 髌骨综合征是一种常染色体显性遗传病。无肾脏病变的患者，可表现为小髌骨或髌骨缺陷及指甲 / 趾甲缺失或发育不良。约 40% 的指甲 – 髌骨综合征可表现为肾小球疾病 [157]，其中肾脏表型多种多样。部分患者表现为早发型肾病综合征，还有部分患者缓慢进展为 CKD [158]。典型的肾脏病理表现为 FSGS 及 GBM 变薄 [159]。多数患者有肌肉病变，但有明确的 LMX1B 相关肾脏病变家系通常无肌肉病变 [160–162]。

LMX1B 是一种调控足细胞关键基因表达的转录因子 [163, 164]。LMX1B 点突变可引起功能缺失性疾病 [165–166]。已报道有基因缺陷的多个家系有 LMX1B 基因缺乏，提示单倍剂量不足（haploinsufficiency）是导致常染色体显性遗传性疾病的主要机制 [167]。

(2) WT1：肿瘤抑制因子 WT1 基因突变可引起泌尿生殖系统疾病，其中肾小球疾病是其主要特征 [168]。Frasier 综合征是一种以表现为假两性畸形及进展型肾小球疾病为特征的综合征，病理表现为 FSGS [169]。患者主要表现为正常的女性生殖器，但含有 XY 染色体、条索状性腺，高风险发展为性腺胚细胞瘤 [170]。许多 WT1 基因突变引起的 Frasier 综合征可影响氨基酸 KTS 定位于 WT1 蛋白的两个锌指结构之间 [169, 171–173]。这些突变表现为显性突变。Denys–Drash 综合征表现为假两性畸形、肾小球系膜硬化、Wilm's 瘤及早期进展至 ESRD [174]。这些临床表现是 WT1 基因突变临床表型的一部分 [170, 175]。

WT1 基因突变也可导致散发性的肾病综合征，病理表现主要为弥漫性系膜硬化或 FSGS [176]。WT1 基因可调控多种足细胞发育和功能的基因表达 [128, 168, 177, 178]。因此 WT1 相关的肾小球疾病是由于肾小球发育异常而致病 [179–181]。其他由于 WT1 基因异常引起的疾病包括含 WT1 的 11p13 基因片段缺失引起的 WAGR 综合征（Wilms' 瘤、无虹膜畸形、泌尿系畸形及智力迟钝），以及 WT1 点突变引起的 Meacham 综合征（包括泌尿生殖系统畸形在内的多系统异常）[182, 183]。

(3) 其他转录因子：SMARCAL1 基因突变可引起常染色体隐性遗传性 Schimke 免疫骨发育不良，主要表现为骨骺发育不良、T 细胞免疫缺陷及肾小球疾病 [184]。SMARCAL1 基因通过影响染色质结构调控基因转录 [185]。SMARCAL1 基因突变可导致儿童激素抵抗型肾病综合征 [2]。Pax2 是一种在神经系统及肾脏发育过程中有重要作用的转录因子 [186, 187]。其基因突变可导致 Papillorenal 综合征（也称肾—视神经盘缺损综合征），表现为眼睛和肾脏异常 [188]。Pax2 基因显性活性突变也可导致散发的、成年起病的 FSGS [189]。在一个大的 X 连锁 FSGS 家系中发现转录因子 NXF5 突变，该家系患者还可表现为心脏传导阻滞 [190]。

7. 其他基因

磷脂酶 C ε 1 基因（phospholipase C epsilon 1，PLCE1）的基因突变可引起早发隐性遗传性肾病综合征 [191]。临床表现为早发的肾脏病及弥漫性肾小球系膜硬化（diffuse mesangial sclerosis，DMS）。在 35 个非系统性 DMS 家系中，报道有 10 个家系有 PLCE1 基因突变 [192]。PLCE1 基因突变也可引起先天性肾病综合征 [2]。PLCE1 是一种磷脂酶蛋白，这些蛋白可促进第二信使的形成，包括 1, 4, 5- 三磷酸肌醇及甘油二酯。目前 PLCE1 基因突变引起 DMS 的具体机制不清。

PODXL 基因也是一种导致常染色体显性遗传性 FSGS 的基因之一 [193]。其编码蛋白 Podocalyxin 是 CD34 唾液黏蛋白家族成员之一，高表达于足细胞。近来有报道在一例患有先天性肾病综合征同时合并脐突出及小瞳孔的患者中发现 PODXL 两个等位基因均存在功能缺失性突变 [194]。这种隐性表型与 PODXL 基因缺失的小鼠表型相类似 [195]。

其他可引起罕见的隐性遗传性肾病综合征的基因突变包括上皮细胞膜蛋白 2（epithelial membrane protein 2，EMP2）[196] 和 Crumbs 细胞极性复合体基因 2（Crumbs cell polarity complex gene 2，CRB2）[197, 198]。

纤连蛋白性肾小球病是一种常染色体显性遗传性疾病，临床表现为血尿、蛋白尿、高血压及进展型肾衰竭，表型变异和发病年龄早晚不一 [199]。肾脏病理主要表现为广泛的系膜和内皮下纤连蛋白沉积，通常无免疫球蛋白及补体沉积。在多数表现为该种疾病的家系中，可检测到纤连蛋白编码基因 FN1 基因突变 [200]。移植后该肾脏疾病仍可复发，表明循环纤连蛋白沉积是疾病的发病机制，但具体的病理生理机制尚不清楚 [201]。

四、常见遗传因素

（一）APOL1 肾病

近代的非洲血统人群患 FSGS 及其他的非糖尿病性肾病的风险显著升高 [5, 6]，这主要是与编码载脂蛋白 L1 的 APOL1 基因的两种变异有关。APOL1 相关肾病通常呈隐性遗传特征，这两种基因变异改变了 APOL1 的氨基酸序列及其功能。如第一个等位基因 G1 可引起 C 端的两个氨基酸改变，包括 S342G 和 I384M；第二个等位基因 G2 突变可引起第 388、389 两个氨基酸的 6 对碱基缺失。G1 和 G2 不会在同一个染色体上发生。APOL1 基因变异可增加多种肾脏病的发病风险，两种风险基因的等位基因突变可显著增加患病风险。病例对照试验中高血压引起 ESRD 的 OR 值为 7～10，FSGS 导致 ESRD 的 OR 值为 10～17，HIVAN 导致 ESRD 的 OR 为 29～89 [5, 202, 203]。APOL1 的两个等位基因 G1 和 G2 可预防锥虫引起的非洲睡眠病 [5]。约 35% 的非裔美国人携带 G1 和 G2 复合等位基因 [5]。在非洲，尤其是撒哈拉以南非洲西部的 G1、G2 频率较东部非洲高 [204]。尽管高风险 APOL1 表型是导致 FSGS 及其他形式非糖尿病性肾脏病的危险因素，但大多数含有该表型的人不会发展为肾脏疾病。

APOL1 基因编码产物载脂蛋白 1（apolipoprotein L1，ApoL1）是一种分泌型脂蛋白，是循环中高密度脂蛋白 3（high-density lipoprotein 3，HDL3）复合物的一部分，表达于多种组织 [205-209]。大多数研究证实，APOL1 携带 G1、G2 等位基因的模型可增加肾脏疾病的风险。在细胞、小鼠及果蝇模型中，表达 G1、G2 的细胞死亡风险显著增加 [210-216]。

（二）其他常见的遗传因素

GPC5 基因的非编码变异是肾病综合征的重要危险因素。其编码产物 Glypican-5 是磷脂酰肌醇聚糖六成员家族的一部分，是一种硫酸乙酰肝素糖蛋白，表达于肾小球足细胞。疾病相关的等位基因主要与 GPC5 高表达有关 [217]。

全基因组关联研究（genome-wide association study，GWAS）提示 HLA-DQ 附近的变异与激素敏感性肾病综合征有关 [14]。在随后不同种族激素敏感性肾病综合征的研究中提示与 HLA-DQB1 有关，此外与 HLA-BRB1 及其邻近的 BTNL2 有关。这三个独立的基因座位风险等位基因的高负荷，与肾病综合征高风险相关 [13]。

（三）免疫球蛋白 A 肾病

IgA 肾病是肾小球疾病的一种常见类型，在亚洲发病率较高。多个 IgA 肾病共分离的家系已被确定和研究。早期对肯塔基州及意大利家系的基因组学研究提示，IgA 位点主要定位于 Chr6q22-23 [218]。另有研究认为 IgA 肾病有遗传异质性，提示可能有其他的基因位点 [219]。这些家系的基因及其变异尚未明确。

多个 GWAS 研究在明确 IgA 肾病易感基因变异方面发挥了重要作用。目前已明确了许多基因位点在 IgA 肾病发病中起重要作用。MHC 内的基因位点及 CFHR1 和 CFHR3（Chr1q32）缺失变异已被明确 [9, 10]。更大的 GWAS 研究明确了其他的基因定位，包括 ITGAM-ITGAX、VAV3、CARD9、DEFA、ST6GAL1 及 ODF1-KLF10 [12, 220]。

CFHR1 及 CFHR3 基因中 84 个碱基对缺失与 IgA 肾病相关，提示旁路途径在 IgA 肾病发病中也发挥作用[10]。碱基对缺失与系膜区免疫复合物沉积水平有关[221]。部分基因位点与炎症性肠病相关，可以调节肠道上皮屏障，反映人体内肠道病原体相互作用所反射的进化压力[12]。在多数情况下，位于这些基因座位的致病变异及其与疾病发病之间的关系尚不明确。GWAS 研究也报道了编码黏蛋白 O 型连接的糖基化的 C1GALT1 和 C1GALT1C1 基因座位，可影响半乳糖缺乏的 IgA1[222, 223]。IgA 肾病患者半乳糖缺乏的 IgA1 水平较正常人水平高[224]，与 IgA 肾病的进展有关，与膜性肾病无关[225]。

（四）膜性肾病

膜性肾病（membranous nephropathy，MN）见第 31 章。膜性肾病的单基因突变目前无相关报道，但膜性肾病也有其意义明确的遗传组分。GWAS 研究已在两个基因座位中报道了与原发性 MN 高度相关的等位基因。M 型磷脂酶 A2 受体（PLA2R1）的基因位于 Chr2q24，与膜性肾病密切相关，PLA2R 抗原是该疾病的主要靶抗原。此外，HLA-DQA1 与膜性肾病也密切相关，而与免疫介导的其他类型的肾小球肾炎发病风险无明显相关性[7, 8]。

（五）肾小球基底膜病

GBM 是肾脏滤过屏障的重要组成部分。它是一种纤维性细胞外基质，位于肾小球足细胞和血管内皮细胞 / 系膜之间。电镜下可见基底膜由三层组成，由内（血管内皮细胞侧）向外（足细胞侧）依次为内疏松层、质密层、外疏松层。GBM 由数种基质蛋白组成，其中主要有Ⅳ型胶原、层粘连蛋白、硫酸乙酰肝素蛋白聚糖（agrin）和巢蛋白（nidogen）[226-229]。在发育过程中，未成熟的 GBM 主要由血管内皮细胞和足细胞基底膜蔓延而来，同样内皮细胞和足细胞也在成熟 GBM 的形成及维持结构方面发挥重要作用[230-232]。GBM 的成熟以其分子构成的改变为主要特征；层粘连蛋白由发育中 GBM 所表达的层粘连蛋白 $\alpha_1\beta_1\gamma_1$（LM-111）及 $\alpha_5\beta_1\gamma_1$（LM-511）转变为成熟肾小球所表达的 $\alpha_5\beta_2\gamma_1$（LM-521）；Ⅳ型胶原则由 $\alpha_1\alpha_2\alpha_1$ 转变为 $\alpha_3\alpha_4\alpha_5$。GBM 的发育过程中其他分子组成的变化主要发生在肾小球发育过程，还有待于今后系统的研究。GBM 起源于分立两侧的两种不同细胞基质蔓延而来，这解释了为什么其比基底膜更厚（研究报道为 250～400nm[233, 234]）。

GBM 在肾小球滤过屏障中发挥了关键作用。除了起到支架作用抵抗跨肾小球压力外，基质蛋白的组成成分在足细胞、内皮细胞及系膜细胞内细胞黏附及信号受体方面有重要作用。此外，基质像一个潜在的“储存库”一样，含有多种可溶性信号分子[235]。在多种人类疾病及动物模型中，最经典的是糖尿病性肾病，GBM 的形态及分子成分会发生变化。GBM 可维持滤过膜的选择通透性。Farquhar 团队及其他研究者在基质的生物学特性方面的观点存在分歧，包括静电负荷在肾小球滤过屏障大小及选择性方面的作用[236-240]。也有研究者有不同的观点，他们认为内皮细胞及内侧 GBM 主要滤过大分子物质[241, 242]，裂孔膜是主要的滤过屏障[243-245]，GBM 和裂孔膜构成双屏障[246-248]。Lamb2 缺乏的转基因小鼠（Pierson 综合征模型）证实了蛋白尿的发生先于足突融合[249]，进一步证实了 GBM 至少发挥了初滤过的功能。携带 COL4A3/4/5 基因突变的 Alport 综合征或薄基底膜肾病或携带 LAMB2 基因突变的 Pierson 综合征、先天性肾病综合征，证实了 GBM 在维持肾小球结构及功能方面的重要作用。

（六）Alport 综合征及Ⅳ型胶原相关肾病

1927 年 Alport 报道了一系列临床综合征，主要表现为先天性肾炎、听力下降，男性患者病情较重，但通过女性遗传[250]。Wilamson 报道了许多家族性血尿、肾衰竭、耳聋、眼疾，于 1961 年命名为 Alport 综合征[251]。Ⅳ型胶原的三条链，任何一条链的基因突变（COL4A3、COL4A4 或 COL4A5）都可以引起 Alport 综合征或家族性血尿 - 薄基底膜肾病[252]。据报道，美国有 30 000～60 000 例 Alport 综合征患者[253]，约占 ESRD 患者的 0.3%[254]。然而，越来越多的基因组学研究认为 COL4A3 及 COL4A4 基因突变导致的肾脏疾病，其临床及病理上不能诊断为 Alport 综合征或薄基底膜肾病[255-259]。

Ⅳ型胶原是基底膜的主要组成成分，由 COL4A1 至 COL4A6 六个基因编码的 α 链组成，构成脊椎动物不同类型胶原蛋白的一小部分。在人类中，6 种Ⅳ型胶原基因排列成 3 对头对头基因（位于 13 号染色体的 COL4A1、COL4A2，位于 2 号染色体的 COL4A3、COL4A4，位于 X 染色体的 COL4A5、COL4A6）。这六条链有共同的蛋白结构，均由富含半胱氨酸和赖氨酸的氨基末端（即 7S 结构域）、三螺旋胶原结构域（由数百个 Gly-X-Y 重复子组成）及羧基端非胶原（NCL）结构域构成。Ⅳ型胶原 α 链的胶原结构域含有 21～26 个间断的 Gly-X-Y 重复子序列，使得Ⅳ型胶原在形成网格结构中有充分的伸展性，间断的重复子也在链间交联及细胞黏附中发挥作用[260]。Ⅳ型胶原网络结构的形成需要通过一系列不同的步骤完成（图 43-2）。首先，3 组 α 链组成一个平行的三聚体原体，该组装发生在细胞分泌过程中。随即，这些聚合体通过 7S 结构域四聚体的头对头相互作用及 NC1 结构域尾对尾相互结合形成更高序列的复合物[261]。这些结构通过超分子扭转、赖氨酸氧化介导的交联及二氧化硫和亚硫酸盐键之间的相互结合进一步稳定结构[262, 263]。最后，Ⅳ型胶原在基底膜形成一个不规则的多边形网络结构[264]，通过这个网络结构细胞外基质可发生相互作用。

尽管有六种不同的Ⅳ型胶原 α 链，但目前仅发现 3 种聚合体，包括 $\alpha_1\alpha_1\alpha_2$（Ⅳ）、$\alpha_3\alpha_4\alpha_5$（Ⅳ）、$\alpha_5\alpha_5\alpha_6$（Ⅳ）。在 NC1 结构域末端，$\alpha_3\alpha_4\alpha_5$（Ⅳ）仅能形成同源二聚体，而 $\alpha_1\alpha_1\alpha_2$（Ⅳ）可与 $\alpha_1\alpha_1\alpha_2$（Ⅳ）或 $\alpha_5\alpha_5\alpha_6$（Ⅳ）形成 NC1 三聚体。提示仅有三种六聚体形成的网络结构，即 $\alpha_1\alpha_1\alpha_2$（Ⅳ）- $\alpha_1\alpha_1\alpha_2$（Ⅳ）、$\alpha_3\alpha_4\alpha_5$（Ⅳ）- $\alpha_3\alpha_4\alpha_5$（Ⅳ）、$\alpha_1\alpha_1\alpha0$（Ⅳ）- $\alpha_5\alpha_5\alpha_6$（Ⅳ）[265-267]。基因突变可导致聚合体成分缺失，从而影响网络中其他成分的正常表达，如 COL4A3 纯合突变影响 COL4A4 的表达，而 COL4A5 仅出现在 $\alpha_5\alpha_5\alpha_6$（Ⅳ）网络中。

在肾脏中，Ⅳ型胶原 $\alpha_1\alpha_1\alpha_2$ 链表达于基底膜、系膜、包氏曼囊及肾小管基底膜。在肾小球成熟过程中，Ⅳ型胶原 $\alpha_3\alpha_4\alpha_5$ 的表达在足细胞中被激活，并在基底膜中大量代替了 $\alpha_1\alpha_1\alpha_2$（Ⅳ）[230, 268]。此外，$\alpha_3\alpha_4\alpha_5$（Ⅳ）在肾小管基底膜上也有表达。在肾外组织，$\alpha_3\alpha_4\alpha_5$（Ⅳ）在耳蜗、眼睛、肺、睾丸也有表达[269-272]。$\alpha_5\alpha_5\alpha_6$（Ⅳ）主要表达于包氏曼囊及肾小管基底膜，而在 GBM 无表达[273]，这一特点可用于区分是 COL4A5 还是 COL4A3 和 COL4A4 基因突变引起的 Alport 综合征[274, 275]。

Alport 综合征患者 $\alpha_3\alpha_4\alpha_5$（Ⅳ）功能缺失导致 GBM 结构异常，最终引起肾小球功能衰竭，其中的确切机制尚需进一步研究。Alport 综合征 GBM 表现为胶原 $\alpha_1\alpha_1\alpha_2$（Ⅳ）网络的持续存在，以及Ⅴ型、Ⅳ型胶原及层粘连蛋白 α_2 的沉积[268, 276]。$\alpha_1\alpha_1\alpha_2$（Ⅳ）网络交联比 $\alpha_3\alpha_4\alpha_5$（Ⅳ）少，因此更易被内切蛋白酶解。另外，在小鼠动物模型中发现，$\alpha_1\alpha_1\alpha_2$（Ⅳ）网络可通过盘状结构域受体 1（discoidin domain receptor 1，DDR1）、整合素 α_1、整合素 α_2 向

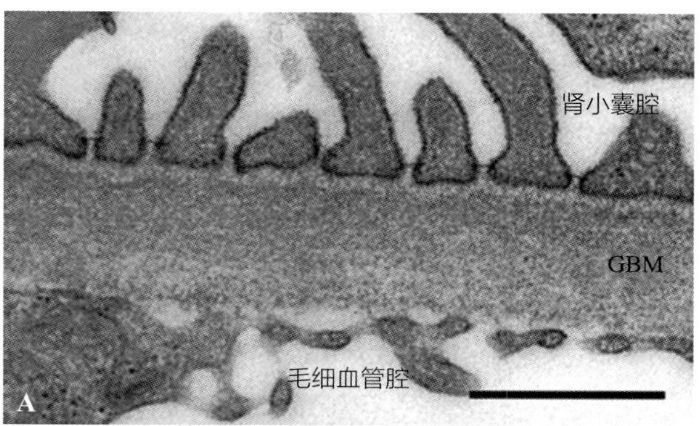

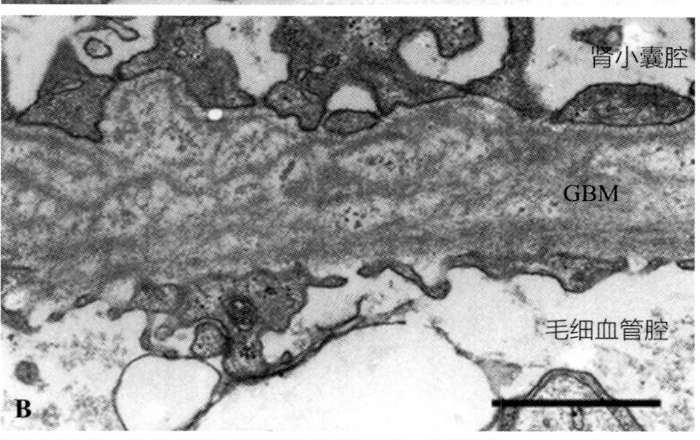

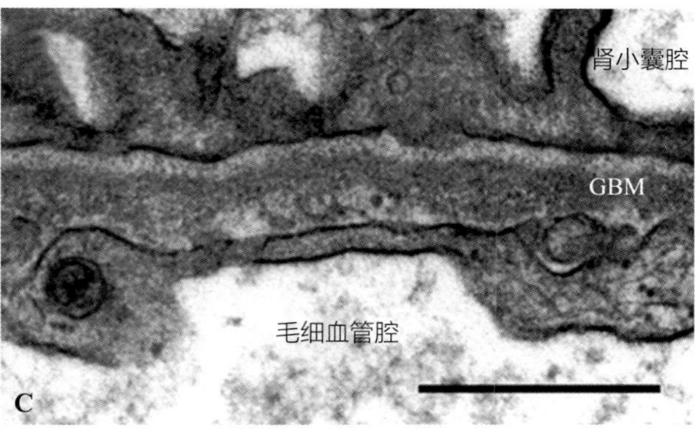

▲ 图 43-2　**肾小球基底膜（GBM）在正常情况、Alport 综合征和薄基底膜肾病（TBMN）时的电镜表现**

A. 正常肾小球，GBM 宽度为 250～400nm；B. Alport 综合征，GBM 局灶性厚薄不均；C. TBMN，GBM 变薄，其厚度仅为正常情况的一半。比例尺代表 500nm（A 引自 Dr. Finn P. Reinholt, Karolinska University Hospital, Huddinge, Sweden; B 引自 Dr. Kjell Hultenby, Karolinska University Hospital, Huddinge, Sweden.）

足细胞提供不适当信号[277-280]。异常表达层黏蛋白 α_2 也可激活致病信号，并影响 LM-521 的功能[281, 282]。

动物和人类研究提示 $\alpha_3\alpha_4\alpha_5$（Ⅳ）缺失与肾小球滤过屏障的血流动力学压力之间有密切的关系。如高血压可加重 Alport 综合征小鼠病情[283]，而血管紧张素转化酶抑制剂可延缓小鼠及人类肾脏疾病的进展[284-286]。在 Alport 综合征的进展过程中，足细胞足突从 GBM 脱落[286-288]，内皮素 A 介导的内皮 - 系膜细胞相互作用可能是一个潜在的治疗靶点。

（七）Alport 综合征及Ⅳ型胶原相关肾病的遗传学

COL4A3、COL4A4 和（或）COL4A5 基因突变可导致 Alport 综合征[290-293]。COL4A5 位于 X 染色体，是导致 X 连锁 Alport 综合征的主要致病基因；而 COL4A3、COL4A4 位于 2 号染色体，与常染色体隐性（autosomal recessive，AR）及常染色体显性（autosomal dominant，AD）遗传性 Alport 综合征有关。另外，也有报道 Alport 综合征存在双基因突变，涉及 COL4A3-COLA4 反式突变（类似于 AR）合并有 COL4A3 及 COL4A4 顺式突变（类似于 AD），以及 COL4A5 基因突变联合 COL4A3 或 COL4A4 的突变[294]。这些基因突变包括缺失突变、移码突变、无义突变及错义突变。家系研究报道 X 连锁型 Alport 综合征约占 80%，AR 约占 15%，而 AD 约占 5%。然而，近期研究用二代测序方法显示 AD 型 Alport 综合征的发病率可高达 20%～30%[295, 296]。

男性患者如携带 COL4A5 基因突变，可表现为 X 连锁型 Alport 综合征[290]。患者可表现为镜下血尿、非肾病综合征型蛋白尿及进展型肾脏病，最终进展至 ESRD。疾病进展概率及肾外表现（感音神经性耳聋、眼部病变）与潜在基因突变有关，其中大的缺失突变、无义突变、剪接位点突变及移码突变较错义突变预后更差[297, 298]。偶有病例合并有平滑肌瘤，与同时存在 COL4A6 基因突变有关[299, 300]。

女性携带者由于随机的 X 连锁失活，表现为肾小球内 $\alpha_3\alpha_4\alpha_5$（Ⅳ）网络的镶嵌性表达。尽管在 COL4A5 病小鼠模型中，致病 X 染色体的灭活与雌性杂合突变疾病的严重性有关[301]，但在人类中的研究相对较少，家系内存在异质性，且基因型 - 表型之间的关系尚不清楚[302]。蛋白尿的发展及听力丧失提示肾脏预后不好[302]。

COL4A3 和 COL4A4 基因突变可引起 AR 型 Alport 综合征[292, 293]。男性和女性的患病率相当，临床表现与 COL4A5 突变的男性患者类似，主要表现为感音神经性耳聋及眼部病变[303, 304]。COL4A3 或 COL4A4 基因突变也可引起 AD 型 Alport 综合征[305]。通常情况下，AD 型患者较少表现为眼部病变，而更倾向于出现肾脏病变的缓慢进展，直至肾衰竭[306-308]。然而，由于这两种基因突变所引起的表型多种多样[309]，因此区分 AD 型 Alport 综合征与薄基底膜肾病较为困难（见后文）。

薄基底膜肾病是一种病理学诊断，临床表现为肾小球性血尿，同时电镜发现 GBM 厚度变薄。这种 GBM 变薄在许多不同的患者中均可见，包括注定要发展为 Alport 综合征的患者（AR 型 Alport 综合征的年轻患者、携带 COL4A5 基因突变的青年男性）、携带 COL4A5 突变的女性、COL4A3 或 COL4A5 杂合突变的携带者及携带其他基因或未知基因突变者[225, 252, 310-313]。

传统观点上，根据临床及病理标准，COL4A3、COL4A4 及 COL4A5 相关的肾脏疾病可分为 Alport 综合征及薄基底膜肾病 - 良性家族性血尿。然而，薄基底膜肾病有进展至 CKD，甚至 ESRD 的风险，这部分患者多数携带 COL4A 杂合突变，病理诊断为 FSGS[255-259]。因此多个肾脏病组织，包括"Alport 综合征分类工作小组"建议根据基因组学对疾病进行新的分类[309-314]。这种分类方法的实用性很大程度上依赖于基因检测，但对 COL4A3 或 COL4A4 杂合突变的患者或家系意义较大。在缺乏常规基因检测的情况下，临床医生及病理医生认识到Ⅳ型胶原相关疾病可能是疾病的发病机制显得尤为重要，即使是在有典型临床病理表现时。

1. Alport 综合征及Ⅳ型胶原相关肾病的临床病理表现

临床上，Alport 综合征主要表现为肾小球性血尿、非肾病综合征蛋白尿及进展性肾衰竭，同时合并感音神经性耳聋[250, 251]。对 X 连锁或 AR 型 Alport 综合征患者，镜下血尿通常在儿童时即可发现。尽管进展至 ESRD 的时间不同，但队列研究已报道 X 连锁[297]及 AR 患者[303, 304]肾脏的中位存活时间为 20 多年。约半数以上的患者有听力下降，早期通常为高频听力丧失，逐渐进展至影响正常交流。眼部病变通常表现为前圆锥晶状体、黄斑周围视网膜斑及角膜糜烂，发病频率高但很少影响视力[315]。平滑肌瘤可影响部分X连锁患者，主要与合并COL4A6基因突变有关[299, 300, 316]。

COL4A5突变的女性患者及COL4A3或COL4A4突变患者的临床表现多样，可表现为单纯性镜下血尿，或大量血尿、蛋白尿、肾功能不全及感音神经性耳聋。与此一致，也有研究证实在临床诊断为良性家族性血尿或薄基底膜肾病的患者中，COL4A3或COL4A4基因突变携带者或携带COL4A5突变的女性进展至CKD及ESRD的风险明显增高。在COL4A5基因突变患者中，约12%的患者在40岁时进展至ESRD，其中蛋白尿和听力下降是其危险因素[302]。不同研究报道的COL4A3及COL4A4杂合突变患者进展至ESRD的风险较为多变，可能与家族发病倾向及个体的致病性基因突变不同有关。一项AD型Alport综合征相关研究证实，肾脏的中位存活时间为31年[308]，另一项研究则为51年[306]，也有研究认为其风险更低，且较晚进展至ESRD[317]。已报道的进展至ESRD的危险因素包括蛋白尿、听力下降、进行性GFR下降、病理表现为FSGS、GBM增厚或GBM薄层样变[314]。

在基因检测之前，Alport综合征的诊断主要依赖于肾脏病理或皮肤活检[275, 318, 319]。5岁前光镜下肾小球形态基本正常，随后可出现系膜细胞增生、基质增多及毛细血管壁增厚，逐渐进展至肾小球硬化及相关的肾小管并间质的病理改变[320–322]。免疫荧光表现无特异性。但是在大多数X连锁或AR型Alport综合征患者中，GBM Ⅳ型胶原α_3、α_4、α_5链染色是阴性的[271, 274, 275, 323, 324]。相反，女性携带COL4A5突变者，由于X连锁导致野生型等位基因灭活，皮肤及GBM可表现为染色的节段性丢失。电镜下，早期Alport综合征或薄基底膜肾病可表现为GBM变薄[325, 326]。在许多进展性疾病患者中，可以发现典型的薄层状GBM及GBM不规则且厚薄不均[327]（图43-3）。结合这些电镜表现及Ⅳ型胶原免疫荧光染色可诊断Alport综合征。另有基因组学研究认为，相当一部分并不诊断为Alport综合征或薄基底膜肾病的患者携带Ⅳ型胶原基因突变[255–259]，提示其临床及病理表现的敏感性较此前认为的可用于识别Ⅳ型胶原相关肾病的低。

2. Alport综合征的治疗

目前Alport综合征的治疗主要局限在ACEI类药物。在小鼠动物模型研究的基础上[284]，ACEI/ARB类药物已被用于Alport综合征患者，并已证实可减少蛋白尿的发生[328–330]。ACEI类药物的应用可有效延缓患者进展至ESRD的时间、提高中位生存时间，越早使用获益越大[285]。ACEI类药物对X连锁或AR型Alport综合征杂合突变患者或携带者也有肾脏保护作用[331, 332]。有专家推荐对任何合并有Alport综合征基因突变、血尿，有显性蛋白尿或微量白蛋白尿和严重突变（如缺失突变、无义突变或剪接突变），听力下降或在30岁之前进展至ESRD家族史的患者进行治疗[314]。

在Alport综合征动物模型研究中已报道了多种治疗方法。包括抑制TGF-β信号[277]、内皮素A拮抗剂[289]及用抗miRNA抗体抑制miRNA-21[333]。目前有临床试验证实miRNA抑制剂及Bardoxolone methyl在Alport综合征患者中的作用。

肾移植是已进展至ESRD的Alport综合征患者的一种治疗方法。总体而言，患者移植的结局通常是好的，尽管部分携带严重突变的患者有抗GBM肾病的风险。这主要是由于供体存在受体所缺失的Ⅳ型胶原α_3、α_4、α_5链。在一大部分供体中，可检测出血清中存在抗胶原的抗体，免疫球蛋白沿着GBM呈线性沉积，但这些通常与肾炎的发生无关[334]。目前已报道的Alport综合征移植后抗GBM肾病的发病率高低不等，多数报道其发病率低于3%[335–339]。

五、Pierson综合征

1963年Pierson团队报道了一种家族性先天性肾病综合征，合并眼部异常，包括小瞳孔（极窄且对光反射无反应）[340]。尽管在数十年前类似的病例已有文献报道，但直至2004年才正式用小瞳孔-先天性肾病综合征或Pierson综合征来描述这一类常染色体隐性遗传病[341]。LAMB2编码层粘连蛋白β2亚单位，其基因突变与Pierson综合征的发病有关[342]，部分发病机制是通过研究Lamb2基因缺陷小鼠而得来[343, 344]。

层粘连蛋白是一种由一个α链、一个β链、一个γ链组成的十字交叉形状的三聚体基质蛋白。

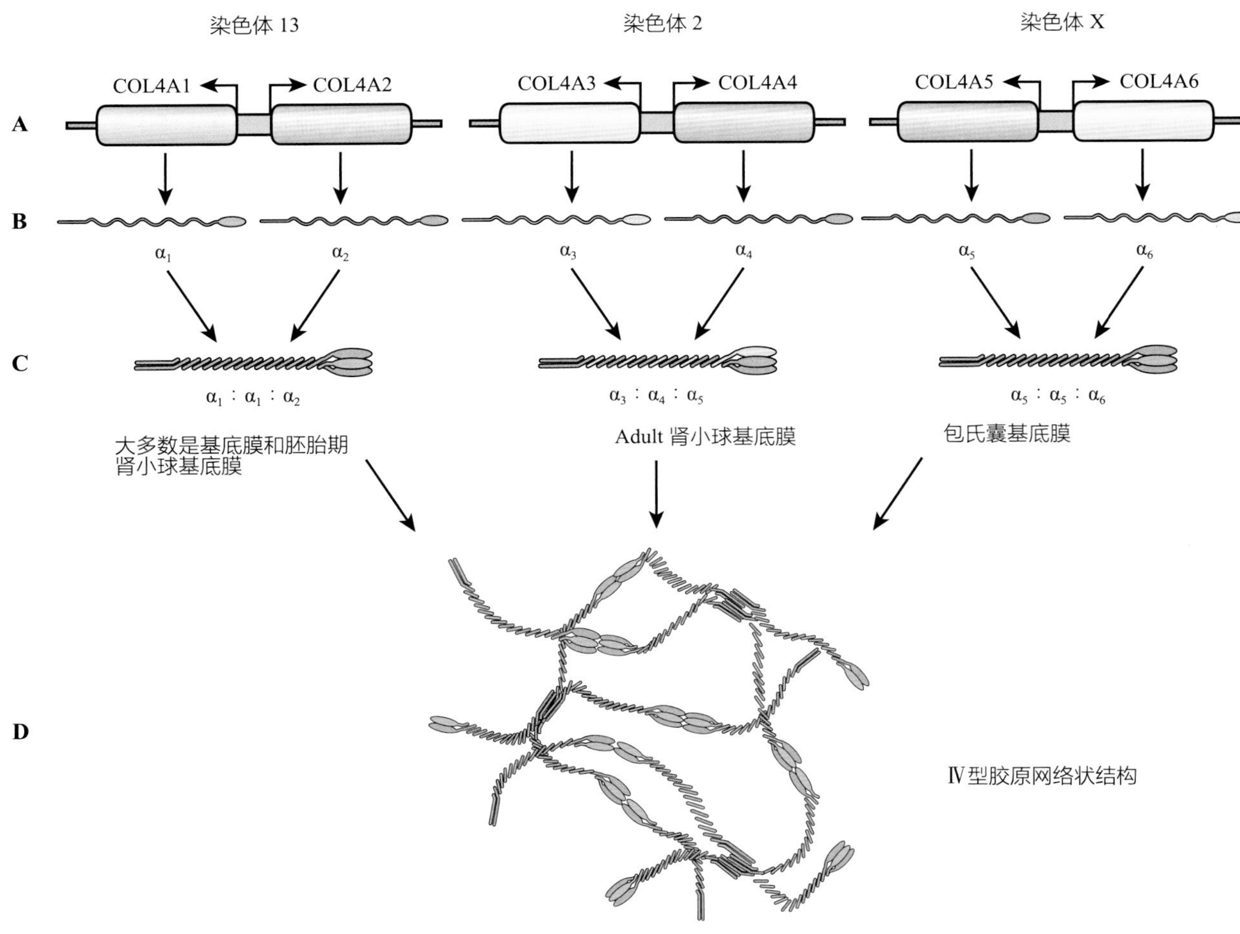

▲ 图 43-3 **Ⅳ型胶原基因，α 链及肾小球**

A. Ⅳ型胶原的 6 个基因以头对头的形式排列于 3 条不同的染色体；B. COL4A 基因编码 6 条不同的 α 链，其 C 端有一个球形的非胶原结构域；C. 3 条链形成 3 个三螺旋体分子复合物；D. 在细胞外，三螺旋体的Ⅳ型胶原分子形成一个网络状结构，使两个分子通过 C 端球状结构域（NC1）交联，4 个三聚体在 N 端 7S 结构域相互交联。广泛存在的 α_1：α_2：α_3 三聚体在胚胎期肾小球基底膜（GBM）仅是一种异构体，出生后逐渐被 α_3：α_4：α_5 异构体所替代。α_3：α_4：α_5 三聚体的缺点是可以导致从薄基底膜肾病到 Alport 综合征等一系列的肾小球疾病（见正文）

GBM 层粘连蛋白的亚型主要是 Laminin-521（LM-521），由 α_5、β_2、γ_1 亚单位组成[345]。该三聚体进一步聚合形成点阵网格样结构[346]，可以锚定 GBM 复合物，其中包括聚蛋白和巢蛋白。层粘连蛋白可作为细胞黏附受体，与 α 链中的整合素及肌萎缩蛋白结合的重要位点 LG 结构域结合[347]。LM-521 主要由内皮细胞和足细胞分泌而来[231]。

Pierson 综合征是一种常染色体隐性遗传性疾病。杂合突变及纯合突变均有报道。多数报道的基因突变是截短突变或移码突变，可完全影响 GBM 层粘连蛋白 β_2 的表达。LAMB2 羧基端小于 50 个氨基酸的截短突变为无功能性突变。错义突变也有报道，伴有 LM-521 功能的部分缺失，且疾病表现较为轻微，包括肾病综合征的儿童期表现及随后进展为 ESRD[348-351]。杂合错义突变及启动子变异单核苷酸多态性（single-nucleotide polymorphisms，SNP）在先天性肾病综合征患者中也有报道，但其临床意义尚不明确[351]。肾脏和非肾脏表型之间及基因型和神经表型之间的关联目前仍不清楚。

临床上除了肾外表现，多数患者在出生时或出生后不久即表现为先天性肾病综合征[341, 351, 352]。多数患者快速进展至 ESRD[351]。LAMB2 基因突变较少引起孤立性肾病综合征[24, 351]。眼部病变是最普遍的，包括小瞳孔、青光眼或白内障，视网膜脱落是最为常见的[351, 353, 354]。目前尚无因 LAMB2 基因突变所引起的单纯眼部或神经发育异常而不合并肾脏疾病的相关报道，少数病例报道眼部病变先于肾病综合征。其他的神经发育缺陷也有报道，包括肌张力减退及进展性神经认知缺陷[340, 342, 351]。肾活检可表现为弥漫性系膜硬化及足细胞足突广泛融合。

Pierson 综合征的治疗目前主要局限于支持治疗。在肾衰竭合并生长迟缓的患者，肾移植是一种有效的治疗方法[355]。然而神经发育缺陷限制了肾移植在部分患者中的应用。将重组的 LM-521 三聚体转入 Lamb-2 缺陷的小鼠体内可延缓严重蛋白尿的进展[356]。然而 LM-521 三聚体主要聚集于 GBM 的内皮细胞侧，其在肾脏存活方面的作用无相关报道。尽管如此，这些临床前试验已证实，通过外源性给予基质成分可能影响 GBM 的成分及功能。

（一）LAMA5

LAMA5 编码层粘连蛋白 α5 亚单位。据报道，LAMA5 变异合并其他基因突变与 FSGS 有关[256, 357, 358]。此外，在三个隐性单基因遗传性肾病综合征家系中也有报道 LAMA5 的纯合突变[359]。在小鼠模型中，LAMA5 基因敲除可导致严重的发育异常，等位基因突变可引起蛋白尿、血尿、多囊肾（polycystic kidney disease，PKD），足细胞特异性 LAMA5 基因敲除可引起 GBM 异常及蛋白尿[360–362]。然而人类肾小球疾病发展中 LAMA 变异的临床意义仍不明确。

（二）肾小球成分的系统性疾病

以下将简要回顾肾小球成分的系统性单基因疾病。事实上这样的分类显得过于武断，因为先前讨论过的许多遗传性肾小球疾病都合并肾外表现。

1. Fabry 病

Fabry 病是一种罕见的 X 连锁疾病，通常有严重的肾外及肾脏表现[363, 364]，主要是由 α 半乳糖基因（GLA）突变引起[363]。皮肤病学表现主要包括手掌、脚掌感觉减退，无汗症及血管角质瘤。心脏异常及神经系统症状常见。在生物化学水平上，该病的发生主要是由于 α 半乳糖苷酶活性缺失，导致酰基鞘鞍醇三己糖（GL3）在血管及组织中聚集，包括肾脏足细胞、内皮细胞、上皮细胞及小管细胞。Fabry 病的治疗主要是补充重组 α 半乳糖苷酶[365]。这种治疗对清除肾脏 GL3 沉积、改善肾脏预后有重要作用[366]。其他以小分子为基础的治疗方法正在进一步研究[367]。因为 X 连锁疾病的特性，GLA 基因突变的女性患者的临床表现存在多样性。肾移植是治疗 Fabry 病的一种可行的方法。在 Fabry 病患者中移植肾存活时间与其他疾病导致的 ESRD 相仿[368]。

2. Galloway-Mowat 综合征

Galloway-Mowat 综合征是一种罕见的多系统、常染色体隐性遗传病。患者表现为小头畸形及严重的中枢神经系统发育异常，多数患者合并肾病综合征[369]。WDR73 是第一个被证实的导致 Galloway-Mowat 综合征的致病基因[370, 371]。WDR73 编码含有 WD40 重复子结构域的蛋白，在微管及微管依赖的细胞周期及细胞增殖过程中发挥重要作用。近来报道 KEOPS 基因突变也可导致 Galloway-Mowat 综合征[372]。OSGEP、TP53RK、TPRKB 及 LAGE3 四种基因编码 KEOPS 复合体的四个亚型。目前已在 32 个家系的 37 名患者中报道了这些基因的基因突变。

（三）表现为原发性肾小球病的非肾小球疾病

有趣的是，基因组学研究证实了在非肾小球疾病的基因变异可能也是导致原发性肾小球疾病的病因。已有报道 Dent 病基因突变是导致蛋白尿性肾脏疾病或 FSGS 的致病基因[373–375]。同样，在肾小球疾病中也有报道肾结节病的基因突变[376–378]。

六、基因检测策略

临床上对肾小球疾病的基因检测是可行的，但目前尚未被广泛应用。一些学术医学中心及商业临床实验室都提供临床实验室改进法修正案（clinical laboratory improvement amendments，CLIA），即批准的针对特定肾小球疾病的基因检测及肾小球和（或）肾脏疾病的基因检测组。已有的检测中心正在不断发生快速的变化，而互联网则为确定合适的检测实验室提供更新的资源。

当对肾小球疾病患者做评估和管理时进行基因检测需要重点考虑以下问题：

1. 一个基因变异是否与疾病的发生有关的先验概率受多种因素的影响，包括起病年龄及临床表型。随着年龄的增长，明确某个基因可能是引起

FSGS 或肾病综合征的致病基因变得不太可能。尽管在新生儿中发现导致先天性肾病综合征的致病基因的可能性很高，但在成年 FSGS 患者中发现这些致病基因的可能性要小得多[3, 24, 379]。

2. 每个基因都有多种蛋白序列不同的变异体。在人群中明确一种基因的 DNA 序列变化并不意味着这个 DNA 序列就会引起疾病表型。如果这个基因引起疾病发生的可能性很大，那么基因检测结果的意义就会发生变化。例如，在一个 FSGS 患者和（或）FSGS 家系发现了一种氨基酸变异体，而且家系中所有患病成员均存在相同的变异体，那么就高度提示该变异体与疾病发生有关。但如果是偶然发现的，如在没有肾脏疾病的个体中发现 INF2 或 TRPC6 变异，就不能说明这个基因变异与肾脏疾病有关。这些变异体通常被定义为意义不明确的变异体（variants of uncertain significance，VUS）[380]。就像是在非基因检测中的偶然发现，偶然的基因检测结果所提供的信息可能并无明确的意义。

3. 原发性肾小球疾病可反映非肾小球基因变异引起某种原发性肾小球疾病的表型。这主要是在临床上，医生检测一系列基因变异来明确基因与疾病之间的关系，包括家族性 FSGS 患者中检测Ⅳ型胶原或 CLCN5。在实际工作中，是检测最可能的某个致病基因还是检测一系列可能的致病基因两者之间需要良好的平衡与判断。结果的解读需要临床遗传学家、基因学顾问或经验丰富的遗传学肾病专家共同参与。

尽管临床上除了个别病例，基因检测的获益性还不明确，但随着肾小球疾病治疗水平的提高，精准遗传学诊断必将发挥越来越重要的作用。

第44章 遗传性肾小管疾病

Inherited Disorders of the Renal Tubule

Alain Bonnardeaux　Daniel G. Bichet　著
徐丽梨　译
王伟铭　校

遗传性肾小管疾病的分子基础研究已经取得了相当大的进展。这些进展使得鉴定肾小管中所表达的基因成为可能（表 44–1），增加了我们对基础肾脏生理病理学的认识。此外，这些进展也有益于产前或产后潜在遗传性肾脏疾病筛查，并进一步有助于表型鉴定及对该疾病的认知。本章所述疾病相对罕见（≤ 1∶2000；在美国受累患者＜ 20 万），一些疾病之前仅限于儿童肾脏病。然而，随着治疗水平的进步，许多患者的生存期大大延长，这给成人肾脏科医师带来了新的挑战。

表 44–1　DNA 变异对蛋白功能的影响

功能丧失	减少或丧失正常生理功能的突变（可能是隐性的）
功能获得	增加蛋白质功能的突变（可能是显性的）
显性失活	通过一种缺陷蛋白质或 RNA 分子干扰同一细胞中正常基因产物的功能（可能是显性的）来影响表型的突变

一、遗传性近端肾小管功能障碍（范科尼综合征）

肾范科尼综合征是以近端肾小管多发性功能障碍而无原发性肾小球受累为临床表现的疾病。它的特点是由于肾小管重吸收障碍，导致不同程度的磷酸盐、葡萄糖、氨基酸和碳酸氢盐的丢失。这些物质单独或部分重吸收的缺陷将在本章的其他部分叙述。该病在儿童中主要表现为佝偻病和生长发育受损；在成人则表现为骨软化和骨质疏松型骨病。多尿、肾性失钠及失钾、代谢性酸中毒、高尿钙和低分子量蛋白尿可能是临床表现的一部分。

范科尼综合征可分为遗传性和后天获得性。成人获得性范科尼综合征经常与副蛋白血症或肾病综合征的尿蛋白排泄相关，部分病例是继发于毒物或免疫因素引起的肾小管损伤 [1]。遗传性范科尼综合征主要通过两种机制发生，一是原发性近端肾小管转运缺陷，二是肾脏中毒性代谢产物的堆积（表 44–2）。

（一）发病机制

近端肾小管负责重吸收经肾小球滤过的大部分碳酸氢盐、葡萄糖、尿酸、氨基酸和小分子物质，以及重要的一部分钠、氯、磷酸盐和水。近端肾小管上皮细胞中广泛存在顶端内吞装置，由有被小窝、有或无包膜的小内涵体组成的一个精密网络。此外，这些细胞中包含了大量的晚期内涵体、前溶酶体、溶酶体和致密顶端小管，参与了受体从内涵体到顶端细胞膜的再循环。内吞装置参与了肾小球滤过分子的重吸收（图 44–1）。近端肾小管对物质的重吸收是非常有效的，虽然每天都有几克的蛋白从肾小球滤过，但在正常生理情况下，尿液中几乎不含有蛋白尿。近端肾小管上皮细胞重吸收溶质的首要途径是通过刷状缘微绒毛上的转运系统实现的。这些转运体通过利用线粒体来源的能量及基底膜上的 Na^+–K^+–ATP 酶（ATPase）直接或间接与钠离子流动相偶联。Na^+–K^+–ATP 酶降低了细胞内的钠离子浓度，提供了电化学梯度，允许与 Na^+ 离子转运相偶联的溶质进入细胞。第二个途径是细胞旁路途径，通过紧密连接处可重吸收达一半的钠离子及绝大部分水。

表 44-2　范科尼综合征的遗传因素

基　因	OMIM	疾病 / 系统性疾病	相关特征
系统性疾病			
GALT	230400	半乳糖血症	肝功能不全、黄疸、脑病、败血症
多种核 DNA 和线粒体 DNA 变异	多种	线粒体细胞病	通常是多系统功能障碍（大脑、肌肉、肝脏、心脏）
FAH	276700	酪氨酸血症	生长不良、肝肿大和功能障碍、肝癌
ALDOB	229600	先天性果糖不耐受	果糖摄入后发病迅速、呕吐、低血糖、肝肿大
CTNS	219800	胱氨酸病	生长不良、呕吐、佝偻病 ± 角膜胱氨酸结晶、肾衰竭
GLUT2	227810	范科尼 - 比克尔综合征	发育不良、肝肿大、低血糖、佝偻病
OCRL	309000	Lowe 综合征	男性（X 连锁）、白内障、张力减退、发育迟缓
CLCN5、OCRL	300009、300555	Dent 病Ⅰ型和Ⅱ型	男性（X 连锁）、高钙尿症、肾钙质沉着症
ATP7B	277900	肝豆状核变性	肝脏和神经系统疾病、Kayser-Fleischer 环
VPS33B、VIPAR	208085、613404	ARC 综合征	关节病、血小板异常、胆汁淤积
HNF4A	125850	MODY1	新生儿高胰岛素血症、年轻时发生成年起病的糖尿病、表现为 RFS 的 R76W 突变
孤立性肾范科尼综合征			
GATM	602360	FRTS1	肾衰竭
SLC34A1	613388	FRTS2	磷酸盐尿为主
EHHADH	615605	FRTS3	无肾衰竭

ARC. 关节病 - 肾功能不全 - 胆汁淤积症；OMIM. 人类在线孟德尔遗传；RFS. 肾脏范科尼综合征（改编自 Klootwijk ED, Reichold M, Unwin RJ, et al. Renal Fanconi syndrome: taking a proximal look at the nephron. Nephrol Dial Transplant &&. 2015; 30:1456–1460.）

范科尼综合征拥有多种不同的基因类型，其中大部分与多系统疾病有关（表 44-2）。一般来说，这些疾病的发病机制可归为三类。第一类是有毒代谢产物的堆积（如胱氨酸病、酪氨酸血症、半乳糖血症、Fanconi-Bickel 综合征、先天性果糖不耐受和 Wilson 病）；第二类是能源供给障碍（如线粒体细胞病）；第三类是内吞或胞内转运障碍 [如 Lowe 综合征、Dent 病、关节痉挛 - 肾功能不全 - 胆汁淤积（arthrogryposis-renal dysfunction-cholestasis，ARC）综合征][2]。最新研究报道，线粒体甘氨酸脒基转移酶（glycine amidinotransferase，GATM）是近端肾小管内肌酸合成途径中的酶，由于编码 GATM 基因发生等位突变，临床上可表现为范科尼综合征和肾功能不全[3]。研究表明，所有疾病相关的 GATM 突变可造成 GATM 蛋白间相互连接的异常，促使其线性聚集。在近端肾小管上皮细胞内含有病理性 GATM 蛋白聚合物的线粒体可导致活性氧的产生增加、触发炎症反应并增加细胞死亡。这些数据表明线粒体内 GATM 聚合物、肾范科尼综合征和慢性肾脏疾病这三者间存在一定关联[4]。

与有毒代谢产物堆积相关的疾病具有潜在的可逆性。例如，在酪氨酸血症患者中限制酪氨酸和苯丙氨酸的饮食[5]，在遗传性果糖不耐受患者中限制果糖摄入[6]，在半乳糖血症患者中限制半乳糖摄入[7]，可以逆转肾范科尼综合征的发生。暴露的持续时间对这类疾病的发生也很重要，如镉中毒是长期的[8]，而果糖摄入后立即可出现果糖不耐受[9]。

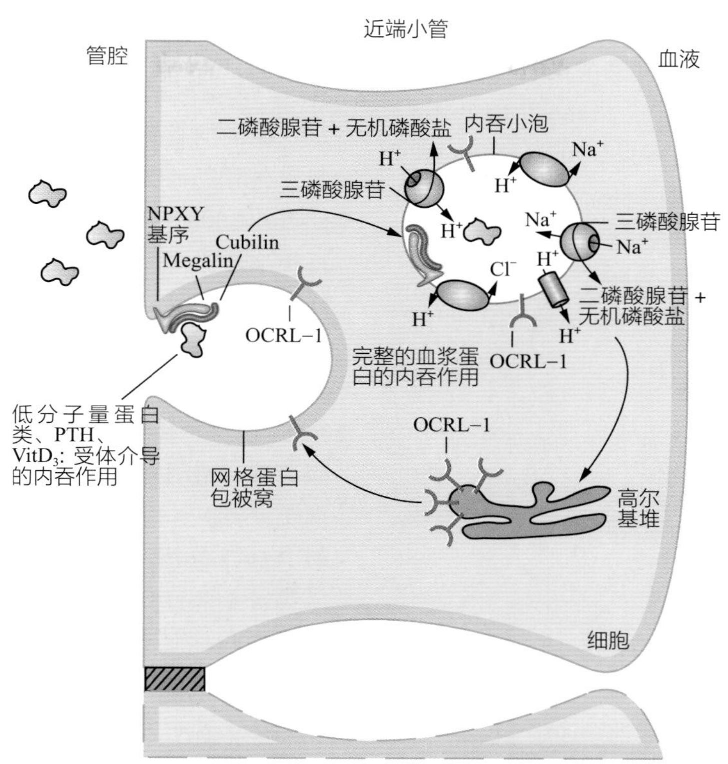

▲ 图 44-1　**肾小球滤过屏障限制大分子通过，特别是那些带负电的大分子**

近端小管中的蛋白质通过内吞作用被重吸收（图示的管腔部分）。维生素和铁与载体蛋白形成复合物后与 megalin 蛋白和（或）cubilin 蛋白结合，然后发生内吞作用。在内体低 pH 条件下，配体从受体释放，受体通过膜回收室循环。蛋白质组分被降解，而维生素和铁则通过上皮细胞运输（未表示）。1, 25- 二羟维生素 D_3 被线粒体 1α- 羟化酶激活，这意味着维生素在释放到基底外侧膜之前可能是通过扩散的方式被转运到细胞质。根据 Weisz [352] 的观点，我们在此展示了内吞小泡 pH 的调节和维持，质子通过囊泡 H^+-ATP 酶泵入细胞器，并通过氯离子质子交换器 ClC-5 离开细胞器。在Ⅰ型 Dent 病患者中存在 ClC-5 基因突变，在Ⅱ型 Dent 病患者中则发生 OCRL1 基因突变。OCRL1 编码一种存在于反面高尔基体网络上的磷酸酶，对调节网络、早期内质体和网格蛋白包被的中间粒子之间的流通非常重要

（二）范科尼综合征的临床表现

1. 氨基酸尿

氨基酸可被肾小球滤过，随后超过 98% 的氨基酸被多种近端肾小管转运蛋白重吸收。在范科尼综合征中，所有氨基酸都排泄过量。这种情况下，氨基酸的排泄模式和生理条件下相似，即排泄水平最高的是组氨酸、丝氨酸、胱氨酸、赖氨酸和甘氨酸。氨基酸尿通常需要在专业检验中心用色谱分析法来定量。临床上氨基酸丢失量相对较小，不会导致具体某种氨基酸的缺乏，不需要对患者补充氨基酸。

2. 磷酸盐尿和骨病

在范科尼综合征中磷酸盐丢失是主要的临床特征，但骨病的临床表现具有多样性。血清磷酸盐水平通常降低，肾小管重吸收磷酸（tubular reabsorption of phosphate，TRP）和最大重吸收能力 [用肾小管最大磷酸盐重吸收力（maximum tubular reabsorption of phosphate，Tm_P）除以肾小球滤过率（glomerular filtration rate，GFR）计算，即 Tm_P/GFR 比值] 都全面下降。佝偻病和软骨病是主要的临床表现，是由于尿液中磷酸盐的丢失增加及 1, 25-$(OH)_2$ - 维生素 D_3 的 1-α 羟化酶受损所造成的。佝偻病多表现为下肢弯曲畸形，伴随胫骨近端和远端、股骨远端、尺骨和桡骨的干骺端加宽。在成年发病的范科尼综合征中，骨病多表现为严重骨痛和自发性骨折。

3. 肾小管酸中毒

高氯代谢性酸中毒是范科尼综合征常见的临床表现，主要是由于碳酸氢盐重吸收缺陷引起，而肾小管远端酸化功能是正常的，如血碳酸氢盐低于阈值时，仍有能力将尿液酸化，使尿 pH 低于 5.5。这

是因为大多数远端肾小管具有较强的碳酸氢盐重吸收能力，可使血碳酸氢盐浓度维持在 12～20mmol/L。通过静脉滴注碳酸氢钠 [0.5～1mmol/（kg·h）] 可将血碳酸氢盐浓度升高至 18～20mmol/L，即可确诊。在近端肾小管酸中毒（proximal renal tubular acidosis，pRTA）中，碳酸氢盐排泄率通常会上升 15%～20%，而远端肾小管酸中毒（distal RTA，dRTA）排泄率保持较低水平（3%）。在纠正酸中毒时，可能需要大剂量的碱治疗。

4. 葡萄糖尿

葡萄糖尿是范科尼综合征常见的临床表现，虽然此时血糖水平正常，但尿中葡萄糖的丢失量为 0.5～10g/d。在Ⅰ型糖原贮积症中尿葡萄糖的丢失（和低血糖）可能较多 [10]。

5. 多尿、钠和钾丢失

多尿、多饮和脱水可能是范科尼综合征突出的临床特征。低钾血症可导致病变远端肾小管和集合管的浓缩能力下降。最近有研究表明，水通道蛋白尿 2（AQP2）的自噬丢失也可导致尿液浓缩功能下降，同时伴随低钾血症 [11]。类似的机制还有尿浓缩功能缺陷合并高钙血症 [12]。范科尼综合征中肾脏的钠盐丢失可能很严重，可导致低血压、低钠血症和代谢性碱中毒，建议补充氯化钠来改善临床症状；而钾丢失是继发于远端肾小管钠的重吸收增加及低容量状态下肾素 - 血管紧张素 - 醛固酮系统的激活。

6. 蛋白尿

大部分范科尼综合征患者都存在低到中等量的低分子量蛋白尿。溶酶体装置蛋白在蛋白重吸收中具有重要作用，包括囊泡型 H^+-ATP 酶（vacuolar type H^+-ATPase，V-ATP 酶）、ClC-5 Cl/H 离子交换通道、内吞受体 megalin 和 cubilin 蛋白 [13]。尿液试纸检测结果通常为阳性，特别是在 1g/d 的蛋白尿水平下。此外，β_2 微球蛋白尿的排泄率也是升高的。

7. 高钙尿

高钙尿是范科尼综合征患者的常见表现，发病机制尚不清楚，但可能与一些近端小管对钙的重吸收、尿钠排泄及低血磷导致维生素 D 合成增加相关蛋白的异常再循环有关。高尿钙很少合并肾结石，这可能与多尿有关。

（三）Dent 病

1. 发病机制

Dent 病是 X 连锁隐性遗传性低磷血症佝偻病，与 X 连锁隐性遗传性肾结石（人类在线孟德尔遗传 OMIM#300009）[14] 是同一疾病的不同临床表现，X 连锁隐性遗传性肾结石将在其他地方进行叙述 [15]。Dent 病的临床表现包括原发性范科尼综合征、低分子量蛋白尿、高尿钙合并肾钙结石、肾钙质沉积、佝偻病和急进性肾衰竭。Ⅰ型 Dent 病是由位于 Xp11.22 染色体上的 *CLCN5* 基因突变造成的，该基因可编码溶酶体转运蛋白 CLC-5（一种 $2Cl^-/H^+$ 逆向转运蛋白）[16]。*OCRL1* 基因的缺陷也可以诱发类似 Dent 病表型（Ⅱ型 Dent 病，OMIM#300555，之后将对此进行介绍）[17, 18]（图 44-1）。*OCRL1* 基因编码磷脂酰肌醇 4, 5- 二磷酸（phosphatidylinositol 4, 5-bisphosphate，PIP_2）-5- 磷酸酶（Ocrl）。Lowe 综合征患者中常有 *OCRL1* 基因的突变。Hoopes 等人 [19] 报道了 32 个临床诊断 Dent 病的家系，其中 19 个家系（60%）存在 CLCN5 突变，5 个家系（16%）存在 OCRL1 的突变（因无白内障病史，而排除了 Lowe 综合征诊断）。在与 *CLCN5* 和 *OCRL1* 都无关的家系中，可能存在其他致病基因 [19]。

体外 *CLCN5* 表达突变可导致受体介导的内吞作用和（或）溶酶体酸化缺陷 [20]。ClC-5 与质子泵共定位，并在摄入后早期内化蛋白，此外，CLC-5 也在肾小管的 A 型闰细胞中表达。ClC-5 可形成同源二聚体，每个亚单位包含了一个完整的离子通路，其由 18 个 α 螺旋体组成，在细胞内吞途径中为囊泡酸化提供分流器，在受体 - 配体相互作用和细胞分选中发挥无可替代的作用 [21]。抑制酸化会干扰细胞表面受体再回收，减少白蛋白的内吞，导致 meglin、cubilin、Na^+-H^+ 交换异体亚型 3（Na^+-H^+-exchanger isoform 3，NHE3）和钠 / 磷酸盐转运体 NPT2a 的靶向错误。

2. 临床表现

Dent 病的临床表现主要由近端肾小管内优势表达 ClC-5 蛋白来解释。患者出现不同程度的低分子量蛋白尿、高尿钙伴肾钙结石、佝偻病、肾钙质沉积和肾衰竭 [22]。可能由于遗传或环境因素的改变，临床症状在家系中存在相当大的变异 [23]。这类疾病主要影响男性，女性患者表型较轻，肾功能不全仅发生于男性患者。

尿液中排泄的低分子量尿蛋白，如白蛋白、β_2-微球蛋白和 α_1- 微球蛋白被认为是该疾病最可靠的标志物。通常有症状的男性患者排泄的 β_2- 微球蛋白超过正常上限的 100 倍。女性携带者也可能有小分子量蛋白尿，但通常没有男性明显，有时可以没有蛋白尿。小分子量的蛋白尿是非特异性的，在其他肾小管间质疾病中也可见。此外，Dent 病的蛋白尿严重程度是相对恒定的，成人蛋白尿 0.5～2.0g/d，儿童蛋白尿大约 1g/d [24-26]。该病通常不发生肾病综合征，排泄尿蛋白中白蛋白占比＜ 50%。在日本有一类表型较轻的 Dent 病，低分子量蛋白尿是其唯一或主要的临床表现 [27]。

高钙尿也是 Dent 病的常见临床表现，大部分 Dent 病患者出现高尿钙，常开始于儿童期。通常主要表现在男性患者中（＞ 7.5mmol/d）。女性患者也经常有高钙尿，但其数值通常接近正常范围的上限。此外，肾结石也很常见，50% 的男性患者有肾结石。结石由磷酸钙或磷酸钙与草酸钙的混合物组成 [26]。很多患者从青少年时期就开始频繁发作肾结石。大多数男性患者可见髓样放射状钙质沉积，女性患者偶见。血清磷酸盐水平通常低于正常值或在正常范围的下限。Tm_p/GFR 降低，表明近端小管吸收缺陷。儿童期可能发生佝偻病，该病可通过服用维生素 D 治愈；在成年人中则可出现软骨病，也需要用维生素 D 来纠正。血清 1, 25- 二羟维生素 D_3 的值正常或略高，而 25- 羟基维生素 D 浓度正常。造成高钙尿和肾结石的原因尚不清楚，一种可能的解释是肾脏磷酸盐的渗出和管腔内 PTH 降解减少导致 1α- 羟化酶活性和骨化三醇产生增加。此外，将钙离子运输到顶膜所必需的转运体或离子通道的异常转运（再循环），以及近端小管对调节蛋白重吸收的减少也可能参与其中 [28]。

在 Dent 病中，全身性酸中毒通常出现在肾功能严重受损之后。虽然通过氯化铵负荷试验可发现男性患者通常存在尿酸化障碍，但在人群中并不具有一致性。自发性低钾血症在男性患者中常见，同时伴有最大尿液浓缩功能的下降。氨基酸尿和葡萄糖尿也经常发生。一半以上的男性患者存在血清肌酐升高及肾功能的进行性下降，终末期肾衰竭多发生在 47 ± 13 岁。肾穿刺病理可见慢性肾间质病变伴有散在钙质沉积 [24-26]，肾小球多正常或透明变性，肾小管萎缩伴弥漫性淋巴细胞炎性浸润较显著，肾小管上皮细胞内及其周围可见钙化灶。分子基因学检测可明确诊断。

3. 治疗

对于 Dent 病的肾结石及高尿钙的治疗主要是支持治疗（增加饮水量尤为重要）。虽然限制钙摄入可减少钙的排泄，但并不推荐，因为这可导致骨病发生 [29]。此外，小剂量应用噻嗪类利尿剂可减少尿钙排泄 [30]。但 Dent 病患者大多存在钠盐丢失，使用这类药物可导致利尿过度、尿钾排泄增加及血容量的下降 [26]。对于佝偻病患者可给予小剂量维生素 D，但可能同时增加尿钙排泄或肾结石的风险，需要谨慎使用。在使用维生素 D 前后需要确定尿钙的排泄情况 [29]。虽然有研究提示在 *Clc-5* 基因敲除的小鼠模型中使用柠檬酸盐可以延缓肾功能 [31]，但目前尚无特异性治疗手段可以预防肾功能不全的进展。这一目标必须与通过碱化尿液增加磷酸钙过饱和度和形成结石的可能性相平衡。

（四）眼 - 脑 - 肾综合征（Lowe 综合征）

Lowe 综合征（OMIM#309000）是一种多系统受累的 X 连锁隐性遗传疾病，可表现为先天性白内障、智力迟钝和不完全性的范科尼综合征，晚期可出现肾功能不全（将在其他部分叙述 [32, 33]）。

1. 发病机制

Lowe 综合征是由于 *OCRL1* 基因突变所造成的 [34, 35]，*OCRL1* 基因编码 105kDa 高尔基蛋白，具有磷酸酰肌醇二磷酸（PIP_2）-5- 磷酸酶活性。磷脂酰肌醇在肌醇环 3, 4, 5 位点的磷酸化可产生 7 个磷酸肌醇（phosphoinositides，PI），在调节不同细胞进程中具有重要作用，包括基因表达、细胞分裂、细胞运动、细胞骨架蛋白重塑、细胞膜转运和细胞信号分子传导等 [36]。因此，OCRL1 是调控重要代谢产物 PIP_2 的主要脂质磷酸酶 [37]，参与磷酸肌醇信号通路。OCRL1 可能调节细胞内物质的转运。Pirruccello 等人 [38] 的综述显示，OCRL1 存在于反面高尔基体网、早期溶酶体内及网格蛋白包被的中间体内，并在这些细胞器之间移动，从而在调节细胞生理过程中发挥关键作用。相关的可溶性磷酸肌醇和焦磷酸肌醇也是重要的信号分子，由 1, 4, 5- 三磷酸肌醇（IP_3）生成。IP_3 是磷脂酰肌醇 4, 5- 二磷酸 [PI（4, 5）P_2] 被磷脂酶裂解的产物。PI 的磷酸化基团位于细胞膜的胞质小叶，可与一系列的氨基酸亚基和蛋白结构域相互作用，同时调整蛋白与脂质双分子层间的相互作用。所以 *OCRL1* 的基因缺陷可能导致受体循环的减少，并导致向细胞膜转运物质的减少。这与患者中顶端膜上 megalin 蛋白明显减少和蛋白重吸收异常相一致（图 44-1）。现在还不明确 OCRL1（广泛表达的蛋白）缺失导致了眼、脑、肾小管功能障碍的原因。可能的解释是，在未受累的组织中存在另一种具有与 OCRL1 特性相重叠的酶，弥补了 OCRL1 的作用缺陷。

2. 临床表现

OCRL 是一类以眼、神经系统和肾脏异常为临床表现的多系统疾病。肾功能不全（范科尼综合征）是其特征性表现，可发生在出生后的第 1 年，但患者间严重程度和发病年龄有很大差异。肾脏受累可表现为蛋白尿 [0.5～2.0g/（d·m^2）]、氨基酸尿 [100～1000mmol/（d·kg）]、肉碱丢失（平均排泄率 0.05～0.15）、磷酸盐尿和碳酸盐尿[33]。也不同程度存在葡萄糖尿，直线性生长速率在 1 岁以后下降。随着年龄增长，肾小球功能下降，预计终末期肾衰竭发生在 20—40 岁。

神经系统的表现包括婴儿期低张力、智力低下和反应迟钝。普遍存在产前白内障，其他眼部异常有青光眼、小眼和角膜瘢痕形成，常有视力下降。智力迟钝也很常见的，颅脑磁共振成像（magnetic resonance imaging，MRI）表现为在脑室周围区域有轻度的脑室扩大和囊肿形成。频发癫痫持续状态，一般寿命很少超过 40 岁。

部分患者携带 *OCRL1* 基因突变，临床表现较轻，常无法与 Dent 病区别（在 Dent 病章节有讨论）[17]。

在培养的皮肤成纤维细胞中发现磷酸肌醇 5- 磷酸酶 OCRL-1 活性下降（＜正常的 10%）可确诊。分子基因检测可发现约 95% 的男性患者和类似比例的女性携带者的 *OCRL* 突变[39]。用裂隙灯检测基因携带者有很高的灵敏度，但不绝对。肌肉肌酸激酶、天冬氨酸转移酶和乳酸脱氢酶可升高，血清总蛋白、血清 α_2 球蛋白和高密度脂蛋白也可升高。

3. 治疗

OCRL 综合征的治疗主要是支持治疗，包括眼（白内障摘除、青光眼治疗）、神经系统（抗惊厥治疗、语言治疗）和肾脏并发症的治疗。常需要鼻饲管喂养或胃造瘘及抗精神病的治疗。碳酸氢盐疗法通常每 6～8 小时给予 2～3mmol/（kg·d）的剂量，但也可以使用 1～8mmol/（kg·d）的不等剂量使血清碳酸氢盐浓度维持在 20mmol/L。每天给予磷酸钠或磷酸钾 1～4g 来弥补磷酸盐的消耗，如果治疗不达标，可加用维生素 D 制剂。

（五）过氧化物酶体内参与脂肪酸过氧化物酶体氧化的 EHHADH 错误靶向到线粒体

过氧化物酶体是由 Christian de Duve 首先发现的，最初认为这些过氧化酶体的主要作用是代谢过氧化氢。对超长链脂肪酸进行 β- 氧化是其主要的代谢功能（可见于 Lodhi 和 Semenkovich 的综述[40]）。EHHADH（enoyl-CoA，hydratase/3-hydroxyacyl-CoA dehydrogenase，烯酰辅酶 A，水合酶 /3- 羟烷基 - 辅酶 A 脱氢酶）的显性突变已被证实可以被错误地运送到线粒体而非过氧化酶体，损害线粒体氧化磷酸化，并引起肾范科尼综合征（图 44-2）[41]。

（六）特发性肾范科尼综合征

肾范科尼综合征的发生既可以没有已知的先天性代谢缺陷，也可以没有后天获得性原因。与 CLCN5（Dent 病）、OCRL1（Lowe 综合征）或者 EHHADH[41] 无关的散发性和家族性病例已有报道[19]，并伴有进行性的肾衰竭[33, 42, 43]。

（七）胱氨酸病

1. 发病机制

胱氨酸病是罕见的常染色体隐性遗传疾病，主要与胱氨酸溶酶体转运异常有关[44-46]。溶酶体是含有消化大分子物质酶的细胞内器官。溶酶体水解酶在低 pH 时活性最强。水解消化的产物通过特异性的转运体排出溶酶体。某一种溶酶体水解酶的缺陷会导致大分子物质或代谢产物的堆积，引起溶酶体、细胞和脏器的功能障碍。位于 17p13 染色体上的 *CTNS*（cystinosis）基因的失活突变可造成胱氨酸病，该基因编码了溶酶体跨膜蛋白 cystinosin[47]。这个溶酶体胱氨酸转运蛋白有 7 个跨膜结构域和至

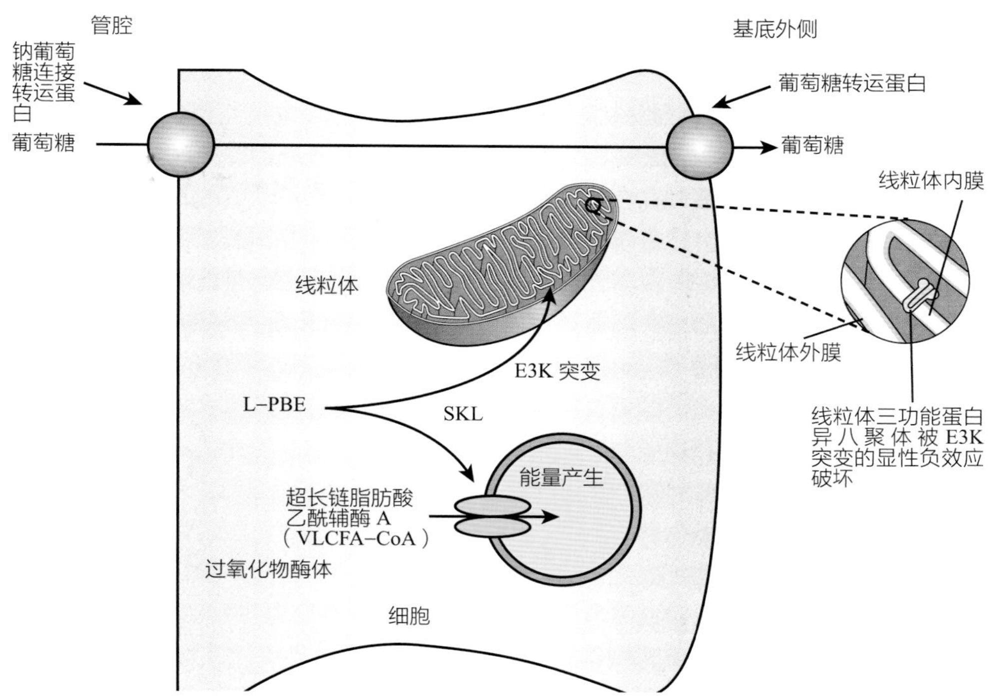

▲ 图 44-2　**突变过氧化物酶体 L- 双功能酶的显性负效应破坏肾近端小管线粒体三功能蛋白异八聚体模式图**

葡萄糖从管腔（尿侧）膜被重新吸收到基底外侧（血侧）膜。大部分被摄取的基底外侧脂肪酸通过三功能蛋白的方式用于线粒体能量的产生。脂肪酸摄取的一小部分通过双功能蛋白（D-bifunctional enzyme，D-PBE）用于过氧化物酶体能量的产生。生理靶向基序 SKL（丝氨酸 - 赖氨酸 - 亮氨酸）通常将 L- 双功能酶（L-bifunctional enzyme，L-PBE）靶向定位到过氧化物酶体中。E3K 突变则导致靶向基序的改变，从而将 L-PBE 靶向定位于线粒体，在线粒体中其同源性干扰三功能蛋白的组装和功能（引自 Klootwijk ED, Reichold M, Helip-Wooley A, et al. Mistargeting of peroxisomal EHHADH and inherited renal Fanconi's syndrome. *N Engl J Med*. 2014；370:129–138.）

少 2 个溶酶体靶向信号（C 端的 GYDQL 和第五跨膜环的 YFPQA）。胱氨酸难溶于水，可在溶酶体内形成结晶，但导致细胞功能障碍的机制仍不明确[48]。

2. 临床表现

胱氨酸病的发病率是 1/10 万～1/20 万新生儿，是最常见的遗传性范科尼综合征的病因。其临床表现多变[49, 50]，包括经典肾病型（OMIM#219800）、罕见青少年型（OMIM#21900）和成人发病型（OMIM#219750）（表 44-3）。最严重的临床表现在出生后第 1 年即可出现，如生长发育落后、口渴加重、多尿和喂养困难。患病的白种儿童常有金色的头发和白色的皮肤，这是由于胱氨酸在黑色素形成中有重要作用[51]。其他临床表现为高磷酸盐尿、佝偻病、氨基酸尿、葡萄糖尿、低尿酸血症和碳酸氢盐尿。肾脏钠、钙（导致肾钙质沉着）和镁的丢失及肾小管蛋白尿是较常见的。如果胱氨酸病不治疗，10 年内可进展至终末期肾病。

有报道胱氨酸病是多脏器系统受累疾病，包括眼、内分泌、肝脏、肌肉和神经系统。胱氨酸病可以影响大部分眼睛的结构，不同病变之间的进展速度不同。角膜胱氨酸结晶体沉积在出生时或出生后 1 年内可被发现。通过裂隙灯检查，可见纺锤状晶体累及中央前 1/3 角膜和周围角膜的全层。最后，这些持续沉积导致了特征性浑浊。在虹膜、结膜和视网膜也可发现胱氨酸结晶，随后发展成特征性周围型视网膜病变。

其他特征性改变包括胱氨酸结晶在甲状腺滤泡细胞沉积导致甲状腺功能减低，甲状腺功能减低存在于 70% 的 10 岁以上患者。长期胱氨酸结晶在胰腺沉积，导致胰岛素依赖的糖尿病发生，多见于肾移植术后患者[52]。肝脾肿大可见于 40% 的 10 岁以上患者[49]，多无临床表现。远端空泡肌病可见于 25% 的晚期胱氨酸病患者，表现为手部小肌肉萎缩，也常见面部肌无力和吞咽困难。在以往的研究中，肌肉活检可发现明显大小不一的肌纤维、酸性

表 44-3　未经治疗的肾性胱氨酸病的年龄相关临床特征

年龄（岁）	症状或体征	受累人群比例（%）
6—12 个月	肾范科尼综合征（多尿、多饮、电解质失衡、脱水、佝偻病、生长障碍）	95
5—10	甲状腺功能减退	50
8—12	畏光症	50
8—12	慢性肾衰竭	95
12—40	肌病、吞咽困难	20
13—40	视网膜失明	10～15
18—40	糖尿病	5
18—40	男性性腺功能减退	70
21—40	肺功能不全	100
21—40	中枢神经系统钙化	15
21—40	中枢神经系统症状恶化	2

磷酸酶高度阳性的空泡，以及出现纤维型成群丢失或炎性细胞缺失。肌束膜的细胞中可检测到胱氨酸结晶，肌细胞囊泡中则无。临床中受累的肌肉中胱氨酸含量明显升高[53]，疾病晚期可出现中枢神经系统受累[45]，神经系统胱氨酸结晶沉积。细胞内胱氨酸沉积也是血管钙化的危险因素[54]。

通常通过测定周围血白细胞内胱氨酸含量来确诊。每毫克蛋白质中半胱氨酸含量超过 2nmol 有诊断价值（正常值＜ 0.2nmol）。此外，裂隙灯检查识别角膜上的特征性晶体改变也可有诊断价值。

大约有一半以上北欧血统的胱氨酸病患者至少携带一个等位基因，该等位基因导致一个特定的 57kb 片段缺失，该片段包含 *CTNS* 基因。该病的早期诊断或产前诊断则主要依赖胱氨酸基因的分子分析。此外，胱氨酸病的产前诊断也可以通过测定培养的羊水细胞和绒毛膜标本中 S 标记的胱氨酸累积量来实现[43]，或通过直接测定未培养的绒毛膜标本中胱氨酸含量。已报道了有超过 90 种的突变，检测率接近 100%[55]。

3. 治疗

胱氨酸病患者通过早期治疗有希望回归正常生活，但在发展中国家，获得半胱胺的渠道仍有限[56]。在胱氨酸清除剂（半胱胺）出现前，患者在平均 10 岁左右即开始透析。半胱胺通过特异性转运体（氨基硫醇或氨基硫化物）进入溶酶体内，将胱氨酸裂解成半胱氨酸及半胱氨酸 - 半胱胺混合二硫化物（图 44-3）。口服半胱胺的总剂量为 60～90mg/（kg·d），需要每 6h 给药，细胞内胱氨酸的清除率可高达 90%（通过检测循环中白细胞内胱氨酸含量测得）[57]。长效型的半胱胺也有类似的效用[58]。长效半胱胺制剂可以减缓患者肾功能不全的进展，并促进生长[59-61]。在半胱胺治疗的初期就可使肾功能稳定，若在 1—2 岁时开始使用半胱胺治疗，甚至可以部分恢复肾功能[60]，生长速度也恢复正常，但不出现追赶性生长。半胱胺滴眼液[62]和一种新型凝胶[63]的治疗已被用于治疗胱氨酸病眼部病变，它们可以溶解角膜结晶。

对症治疗则包括补液，尤其在胃肠炎发作时。柠檬酸盐或碳酸氢盐的替代治疗通常是必须的。因磷酸盐的丢失通常需补充磷酸盐和口服维生素 D 治疗。吲哚美辛可用于减少盐和水的丢失。重组人生长激素可促进生长而不加速肾功能不全进展[61]。肾脏移植属于常规治疗，即便可能会出现一些肾外迟发的并发症，但大多数患者肾移植后情况良好[64]。因没有证据表明来自杂合子家庭捐献者的肾脏存在胱氨酸沉积，这类捐献的肾脏也被广泛接受。

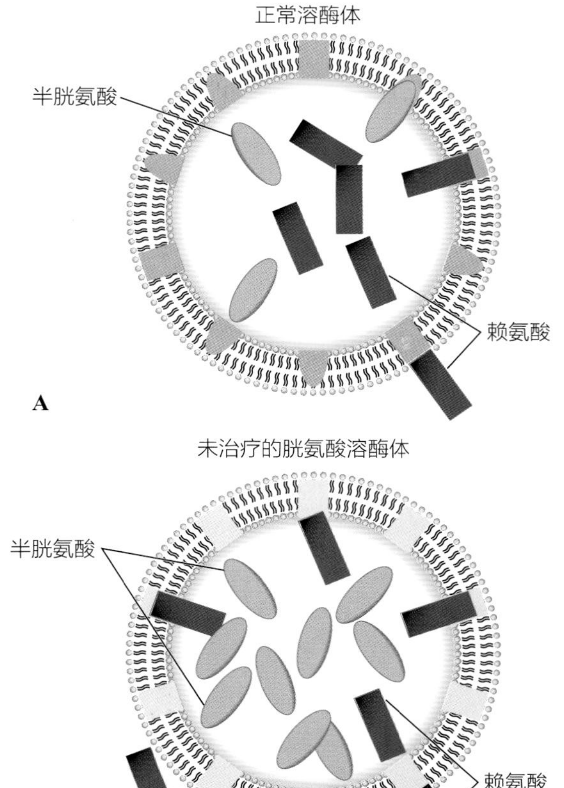

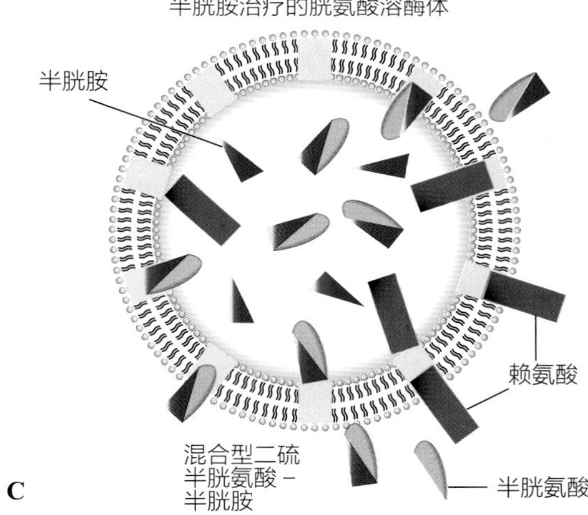

▲ 图 44-3　**半胱胺清除胱氨酸的机制**

A. 在正常的溶酶体中，胱氨酸和赖氨酸通过特定的转运蛋白（赖氨酸转运蛋白为矩形；胱氨酸转运蛋白为卵形）自由通过溶酶体膜；B. 在胱氨酸溶酶体中（注意没有特异性胱氨酸转运蛋白），赖氨酸可以通过特异性转运蛋白自由通过溶酶体膜，但胱氨酸不能，因此在溶酶体内积累；C. 在半胱胺治疗的溶酶体中，半胱胺与半胱氨酸结合形成混合型二硫半胱氨酸－半胱胺，后者利用赖氨酸转运体离开溶酶体（经许可，改编自 Gahl WA, Thoene JG, Schneider JA. Cystinosis. *N Engl J Med.* 2002；347:111–121.© 2002 Massachusetts Medical Society 版权所有）

（八）糖原累积病（VON GIERKE 病，OMIM# 23200）

糖原累积病是一类影响糖代谢的遗传性疾病（图 44–4）[65]。生理状态下，肝脏和肌肉都储存了大量的糖原。糖原累积病主要累及以下脏器，通常伴有肝肿大、低血糖、肌肉痉挛、肌无力、运动耐力下降及易疲劳感。本节主要讨论 I 型糖原累积病，仅这一类型与原发性肾脏受累相关。V 型糖原累积病（McArdle 病）和其他罕见糖原累积病相关的横纹肌溶解、肌红蛋白尿、急性肾小管坏死不再进一步讨论。

1. 发病机制

I 型糖原累积症（glycogen storage disease type–Ⅰ，GSD－Ⅰ）又称 von–Gierke 病，是葡萄糖 –6– 磷酸酶（glucose–6–phosphatase，G6Pase）系统活性降低导致的常染色体隐性遗传性的代谢疾病。G6Pase 系统主要由至少两种膜蛋白组成，葡萄糖 –6 磷酸酶转运蛋白（glucose–6–phosphate transporter，G6PT）和 G6Pase [65]。G6PT 和 G6Pase 协同工作可维持葡

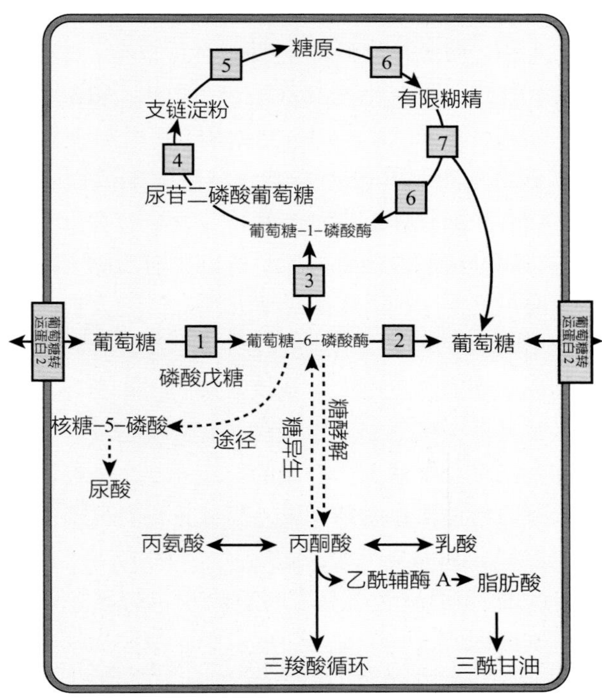

▲ 图 44-4　**糖原合成和分解概要**

1. 己糖激酶 / 葡萄糖激酶；2. 葡萄糖 –6– 磷酸酯酶（G6Pase）；3. 葡萄糖磷酸变位酶；4. 糖原合成酶；5. 分支酶；6. 糖原磷酸化酶；7. 脱支酶（改编自 Wolfsdorf JI, Weinstein DA. Glycogen storage diseases. *Rev Endocr Metab Disord.* 2003; 4: 95–102.）

萄糖代谢平衡。G6Pase 催化水解葡萄糖 -6- 磷酸（glucose-6-phosphate，G6P）产生葡萄糖和磷酸。GSD-Ⅰa 型（G6Pase 缺乏，约占 80%）[66, 67] 是由于酶活性缺乏造成。GSD-Ⅰb 型是由于 G6PT 突变造成的，G6PT 可将 G6P 从胞质内转移到内质网（endoplasmic reticulum，ER）腔内。其他变异型包括了 GSD-Ⅰc 型（微粒体磷酸盐或焦磷酸盐转运缺陷）和 GSD-Ⅰd 型（微粒体葡萄糖转运缺陷）。这些变异型的分子机制仍有待进一步明确。

2. 临床表现

GSD-Ⅰ型的临床表现主要是由于 G6Pase 缺陷所造成的，表现为生长迟缓、低血糖、肝肿大、肾肿大、高脂血症、高尿酸血症和乳酸血症。GSD-Ⅰb 型患者可存在慢性中性粒细胞减少和中性粒、单核细胞功能缺陷，导致反复细菌感染、口腔及肠道黏膜溃疡。GSD-Ⅰa 型患者在出生后第 1 年即可出现肝肿大和（或）低血糖发作伴乳酸酸中毒。低血糖的发生常由于糖异生、糖原分解和葡萄糖通过 G6P 进入葡萄糖系统的糖循环受损而引起。成人通常存在低血糖症状，运动可加重，进食则可缓解。然而，48h 空腹血糖通常是正常的 [68]。G6P 堆积可导致糖酵解和乳酸酸中毒加重。高尿酸血症和痛风通常是由于肝脏腺苷一磷酸（adenosine monophosphate，AMP）脱氨基酶活性增加和腺嘌呤核苷酸产生增多，进而增加尿酸的生成而引起的。因为尿酸盐在近端肾小管中与乳酸盐竞争性分泌，所以高尿酸血症也可能是肾脏排泄功能下降所致。痛风好发于成人，少见于儿童。肝肿大引起的腹围增大、生长受损引起的身材矮小及血脂异常引起的皮肤病变（黄色瘤）是较常见的临床表现。血脂异常是由于极低密度脂蛋白和低密度脂蛋白合成增加及脂类分解减少所引起的。此外，血小板黏附和聚集障碍使出血时间延长，易导致患者出现皮肤瘀斑和鼻出血。

GSD-Ⅰ型患者可伴发肾范科尼综合征，表现为氨基酸尿、低分子量蛋白尿、磷酸盐尿和碳酸盐尿 [69, 70]。肾脏疾病在未治疗的 GSD-Ⅰ型成年患者中常见 [71]，通常进展缓慢，且较晚发现。儿童则常表现为肾脏增大、高滤过状态及中等量蛋白尿 [72]。可能不同程度伴发 dRTA、低枸橼酸尿、高尿钙或肾钙质沉着及肾结石 [73]，但几乎所有患者都存在远端肾小管酸化障碍。最常见的肾脏病变是局灶节段性肾小球肾炎合并肾小管间质萎缩，肾小球的改变则表现为肾小球基底膜的增厚、分层和糖原沉积 [74]。

GSD-Ⅰ型的诊断是通过 *G6PC* 和 *SLC37A4* 基因的 DNA 检测，极少数是通过肝脏活检而明确的 [75]。此外，肌内注射 1mg 胰高血糖素试验也可用于诊断，结果通常是异常的（血糖升高＜ 4mmo/L，通常在 30min 时）。肝脏组织学显示糖原和脂肪沉积明显、大的脂质泡伴肝细胞肿大、脂肪变性伴少量纤维化。大量异常的糖原在肝组织中沉积。电镜下可见中等量至大量糖原存在于细胞胞质中，并挤压肝细胞细胞器的位置。新鲜或冰冻标本的酶分析法可用于区分 GSD-Ⅰa 型和 GSD-Ⅰb 型。

3. 治疗

GSD-Ⅰ型患者的寿命已经有了显著提高。治疗目标是维持正常血糖，避免继发于低血糖和乳酸性酸中毒的代谢性并发症。通过夜间鼻胃管喂食糖 [76] 或口服生玉米淀粉可达到这个目标。对于大部分青年人，睡前单剂量服用玉米淀粉（1.75～2.5g/kg）可维持血糖浓度＞ 3.9mmol/L 长达约 7h 或更长时间 [77]。因为低血糖和乳酸性酸中毒也发生于成人，所以在成年后也可能需要治疗 [78]。欧洲糖原累积症Ⅰ型研究组颁布了 GSD-Ⅰ型管理指南 [79]，指南建议餐前血糖＞ 3.5～4.0mmol/L（60～70mg/dl），尿乳酸 / 肌酐比＜ 0.06mmol/mmol，血清尿酸浓度在同龄的正常高限内，静脉血碳酸氢盐浓度＞ 20mmol/L（20mEq/L），血清三酰甘油浓度＜ 6.0mmol/L（531mg/dl），GSD-Ⅰb 型患者粪便 α_1- 抗胰蛋白酶浓度正常，BMI 指数在两个标准差范围内。酶替代治疗目前还没有用于 GSD-Ⅰ型患者。肾脏移植已成功实施，但不能纠正低血糖。

（九）酪氨酸血症

肝肾酪氨酸血症（Ⅰ型酪氨酸血症，OMIM#276700）是一种罕见的常染色体隐性遗传性疾病，主要由延胡索酸乙酰乙酸水解酶（fumarylacetoacetate hydrolase，FAH）缺陷 [80] 导致延胡索酸乙酰乙酸（fumarylacet-oacetate，FAA）在体液及组织内堆积引起，主要影响肝脏、肾脏和周围神经组织。该疾病的特征表现为严重肝脏疾病，在婴儿期可导致肝衰竭或拖延较长时间后在儿童或青少年期因肝癌而死亡[81]。全球发病率是 1/10 万，这种疾病在加拿大某一基因独立群体中特别普遍（圣约翰湖区），携带突变基因比例高达 1/20，发病率为 1/2000。

1. 发病机制

位于 15q23-q25 上编码 FAH 基因突变是造成Ⅰ型酪氨酸血症的病因[82-86]。在动物模型中可见 FAA 堆积可造成细胞毒性，诱发氧化应激[87]和细胞色素 C 的释放，并触发肝细胞内 caspase 级联激活[88]。由于在其他状态下患者出现高酪氨酸血症但并不伴随肾脏及肝脏受累，因此不太可能是酪氨酸累积本身导致的肝脏及肾脏病变。

2. 临床表现

临床上大多数患者所在地区没有特异性新生儿Ⅰ型酪氨酸血症筛查项目，一小部分患者可能是因为患病兄弟姐妹或血 / 尿中氨基酸异常而确诊。大部分的酪氨酸血症患者可有肾脏受累，琥珀丙酮毒性作用可能在其中发挥作用[89, 90]，肾脏受累程度从轻度肾小管功能障碍到肾衰竭不等。低磷酸盐佝偻病是肾小管功能障碍的主要症状。急性失代偿可加重肾小管功能障碍。全氨基酸尿是常见的，肾脏超声常可见肾钙质沉着症和肾脏肥大[91]。葡萄糖尿和蛋白尿常较轻，GFR 常下降。饮食控制可改善肾小管功能障碍，但在慢性病例中小管功能可能是不可逆的。

肝脏是Ⅰ型酪氨酸血症主要影响的器官。最初，肝功能障碍常影响凝血因子，甚至早于肝衰竭的其他症状。实际上，黄疸和肝酶升高在早期酪氨酸血症中罕见。“急性肝脏危象”是一种常见模式，感染等急性事件可诱发腹水、黄疸及胃肠道出血。急性肝脏危象通常自行消退，但有时可进展至肝衰竭和肝性脑病。大多数患者最终发展至肝硬化，肝细胞癌在酪氨酸血症慢性肝病患者中也常见[92]。大部分学者认为，在酪氨酸血症中有毒代谢产物的堆积（如 FAA）是诱变和导致肝癌高发的主要原因[93]。推荐患者进行肝脏连续成像（超声 /MRI）。神经危象是周围神经病变急性发作，伴有疼痛感觉异常，最终导致自主神经功能障碍[94]。

Ⅰ型酪氨酸血症的诊断基于血或尿中琥珀酰丙酮的检测。未经治疗患者的体液中可检测出琥珀酰丙酮。琥珀酰丙酮增多通常可通过气相色谱 / 质谱法对所提取的有机酸进行检测。通过测定培养的皮肤成纤维细胞中的 FAH 或检测文献报道的致病 DNA 突变可加以确诊。酶方法检测 FAH 还不能作为临床常规筛查手段，仅有几个实验室可进行 *FAH* 基因 DNA 突变分析。分子遗传学研究可用于咨询、产前诊断和家系筛查。Laet 等人总结了在法裔加拿大人中很常见的一种剪切突变，目前已知的突变多达 40 余种[81]。

3. 治疗

自 1992 年以来，尼替西农已被用于酪氨酸血症的治疗[95]。尼替西农是 p- 羟苯丙酮酸氧化酶的有效抑制剂。在酪氨酸分解代谢途径中，尼替西农在上游阻断该酶，防止底物到达 FAH 酶。这样细胞内堆积的有毒 FAA 最终在细胞外转化为琥珀酰丙酮，从而起到保护作用。此外，咨询擅长代谢性疾病治疗的营养专家，帮助婴儿使用特殊配方或老年患者应用低蛋白饮食也颇有助益。至少 90% 的急性Ⅰ型酪氨酸血症患者对尼替西农治疗有效果。反应迟钝的儿童需要行原位肝移植，但死亡率较高（10%～20%）。决定是否进行肝脏移植取决于患者的肝脏状况和神经系统症状[81]。移植后肾功能不全可能持续存在，多数是因为肾脏酶仍存在缺陷[96]。

（十）半乳糖血症

半乳糖血症是一种常染色体隐性遗传代谢性疾病，是由于人体无法将乳糖代谢至葡萄糖所致[97, 98]。现已报道三种半乳糖代谢异常机制可能导致半乳糖血症的发生。临床表现为在暴露于半乳糖之后，患者出现发育不良、呕吐、营养不良、肝病、白内障和发育迟缓等。

1. 发病机制

引起半乳糖血症的遗传机制可能是乳糖 -1- 磷酸尿苷转移酶、半乳糖激酶或尿苷二磷酸半乳糖 -4- 表异构酶缺陷所致。所有这些酶在半乳糖转化为葡萄糖的途径中具有独特的催化作用。经典半乳糖血症（OMIM#230400）是最常见的表型，有 1/6 万～1/3 万的活产新生儿患病。半乳糖血症的发病机制尚不明确。未治疗和治疗的半乳糖血症患者存在某些异常代谢物的堆积和（或）消耗。糖基化特征性异常也已被证实，这提示糖蛋白和（或）糖脂蛋白生物合成异常，可能不仅导致急性期病变，而且也参与了半乳糖血症患者长期并发症的发生[98, 99]。

2. 临床表现

半乳糖血症的临床表现包括由乳糖激酶缺乏所导致的白内障和由严重毒副反应导致的呕吐、腹泻、黄疸、肝肿大、腹水和败血症等。此外还会出现肾小管性蛋白尿、全氨基酸尿和碳酸氢盐尿，但这在脱离半乳糖暴露后很快消失。

血清中半乳糖或半乳糖 -1- 磷酸或尿中半乳糖升高有诊断提示作用。证实红细胞中酶的缺乏则用于确诊 [100, 101]。有遗传家族史的父母可进行产前诊断 [102]。

在美国和其他许多工业化发达的国家，半乳糖血症的筛查已纳入新生儿筛查的常规必查项目，这基本消除了急性表现。

3. 治疗

早期诊断和简单的饮食干预使半乳糖血症已不再是致命疾病。唯一的治疗就是限制半乳糖饮食，一旦疑似诊断，就必须将所有半乳糖从饮食中剔除 [101, 103]。筛查结果阳性的新生儿必须立即开始食用大豆配方奶粉。尽管严格控制饮食，在典型半乳糖血症患者中，长期并发症如智力发育迟缓、语言障碍、运动异常和高促性腺激素型性腺功能低下仍非常常见。

（十一）Wilson 病

Wilson 病（OMIM#277900）是一种染色体隐性遗传性疾病，主要是由于胆汁中铜排泄和其与铜蓝蛋白的结合受损，导致铜在肝脏、肾脏及角膜中堆积所致 [104]。该病发病率为 1/10 万～3/10 万活产婴儿。

1. 发病机制

ATP7B 是 Wilson 病的致病基因，位于染色体 13q14.3 上，编码 P 型 ATP 酶。在全世界 Wilson 病患者中，已报道了超过 380 种的该基因突变。ATP7B 蛋白通过将多余的铜排泄进入胆汁而调控全身铜水平 [105–107]，该蛋白的靶目标为胞外囊泡和内质网 [108]。

2. 临床表现

该病的主要表现为肝病。大多数患者存在肝功能异常、神经系统症状或两者都有。肝脏症状可有多种形式，包括慢性和急性肝功能不全。随着病变进展，铜在肝脏内累积超过其储备能力而沉积于脑中。这可导致中枢神经系统异常，如构音障碍和随意运动的协调障碍。假性球麻痹非常常见，同时也是未确诊病例中的最常见死因。精神症状包括一系列的人格变化、抑郁、躁狂、精神分裂和痴呆 [109]。Wilson 病的所有患者都有急性或慢性肝功能异常。

成年患者常可见范科尼综合征的表现，有氨基酸尿、碳酸氢盐尿、磷酸盐尿、葡萄糖尿和低分子量蛋白尿 [110]，这可能与铜在肾脏堆积有关。儿童通常不出现肾脏表现，但高尿钙较为常见，也有病例报道存在肾结石和肾钙质沉积 [111–113]。肾活检的超微结构可发现电子致密物在肾小管细胞质中的沉积 [114]。

用于诊断最有用的实验室检查是测量 24h 尿铜的排泄量和肝脏铜、非血清铜和血浆铜蓝蛋白浓度。肝脏铜水平增加（＞ 300mg/g 干体重）是可信结果。K–F 环是临床的重要体征，可用于诊断，见于 50% 肝功能不全和 90% 神经系统异常患者 [115]。K–F 环是由黄褐色颗粒状物质沉积在角膜边缘的后弹力层膜上所形成的，通常最早可见于瞳孔的上面或下面。考虑到 Wilson 病生化及临床表现的多样性，基因突变分析对确诊疑似病例越来越重要 [104]。分子遗传学已可用于该病的诊断 [116]。由于无法解释基因 – 表型的相关性，暴发性肝衰竭的原因仍不明确，神经症状的治疗也只在部分患者中成功 [117]。

3. 治疗

如果不治疗，Wilson 病通常是致命的。使用 D– 青霉胺进行治疗非常有效 [118]，D– 青霉胺可动员铜而形成铜 – 青霉胺复合体，并从尿中排泄出。成人所需的剂量为 1g/d，分两次使用。但最好从小剂量开始（125mg/d），以避免过敏反应。用药过程中需检测 24h 尿铜排泄，达到 2mg/d 则疗效较好。维持尿铜排泄量在 1mg/d 的水平 1～2 年后可减少 D– 青霉胺的剂量。替代治疗包括曲恩汀，这是一种铜螯合剂，可用于一线治疗 [119] 或 D– 青霉胺不耐受的替代治疗。通过锌盐诱导金属硫蛋白在肠道细胞内合成而阻断肠道内铜吸收，可以防止铜的再累积。铜螯合剂四硫钼酸盐的出现是一种极好的初治方法，用于有神经系统症状和体征的患者。对比青霉胺治疗，初治使用四硫钼酸盐可有效预防神经系统的进一步恶化 [120]。

当合适药物治疗失败或急性肝功能衰竭进一步

进展，或没有时间等待其他治疗方案生效时，患者应该考虑肝脏移植。合并肝脏和神经精神症状的患者需要仔细评估神经系统症状，严重的神经功能障碍是肝移植的禁忌证 [104]。

（十二）遗传性果糖不耐受

果糖代谢障碍可分别继发于醛缩酶 B 缺乏（OMIM#229600）、果糖 -1- 磷酸醛缩酶缺乏和果糖激酶缺乏 [121]。醛缩酶 B 主要在肝脏中表达，参与果糖代谢，产生能量。果糖 -1- 磷酸在肝脏细胞中堆积可造成酶功能障碍。

遗传性果糖不耐受是一种常染色体隐性遗传疾病，主要表现为摄入果糖后立即呕吐。这种疾病可能与近端肾小管功能障碍和乳酸性酸中毒相关。肾活检可见不连续的病变。长时间果糖暴露后可见肝功能异常、肝肿大、肝硬化和黄疸。不幸的是，低血糖常常发生。持续摄入有害糖可导致肝脏和肾脏损伤及生长迟缓。最常见的突变具有 1.3% 的发生率，这意味着 2.3 万个纯合子携带者中即有 1 个发病 [122]。因为诊断有困难，基因遗传分析在诊断中起重要作用 [123]。

肾范科尼综合征的病理生理还不清楚，但可能与近端肾小管空泡质子泵功能障碍相关，因为 V-ATP 酶和醛缩酶之间直接结合相互作用已被证实可调节 V-ATP 酶。这个研究显示醛缩酶 B 大量存在于近端肾小管内吞带，V-ATP 酶也存在大量的亚细胞结构域 [124]。V-ATP 酶对于细胞器的酸化和肾小管上皮及破骨细胞从细胞膜中分泌质子都非常重要。果糖摄入后非功能性醛缩酶 B 的释放可能导致 V-ATP 酶无法参与糖酵解。结合这些原因，在 Dent 病和遗传性果糖不耐受之间，器官功能障碍机制相似是显而易见的。

遗传性果糖不耐受患者主要需从饮食中剔除蔗糖、果糖和山梨醇。

二、肾氨基酸转运障碍

生理情况下，饮食摄入的蛋白质在肠道中被消化和降解，以氨基酸和小的寡肽形式被肠黏膜吸收。肠顶端和基底膜转运蛋白转运氨基酸进入血液，用于代谢需要，也可以被肾脏自由滤过，因为氨基酸在血浆中与白蛋白结合不明显（色氨酸除外，60%～90% 发生结合）。近端肾小管重吸收 95%～99.9% 的滤过量（在其他部分进行论述 [125]），因此除了组氨酸外，其他氨基酸的排泄超过 5% 的滤过量是不正常的，组氨酸的排泄率为 5% [126]。肾氨基酸重吸收发生在近端肾小管，可通过不同的转运蛋白实现。大部分氨基酸通过多个转运体进行重吸收。不同氨基酸之间可以共享低亲和力、但高转运能力的转运蛋白，也有特异性转运体只针对某个氨基酸发挥高亲和力、低转运能力。常见的转运载体可被分为五类，分别转运中性和环状氨基酸、甘氨酸和亚氨基酸、胱氨酸和二价氨基酸、二羧氨基酸及 β- 氨基酸 [126]。氨基酸的转运与基底膜 NA^+-K^+-ATP 酶建立的钠离子梯度相偶联。

当近端肾小管转运蛋白障碍降低了肾脏重吸收氨基酸的能力，或当重吸收氨基酸阈值超过了血浆中氨基酸的浓度时（由于代谢缺陷，溢出性氨基酸尿）[127]，可出现氨基酸尿。溢出性氨基酸尿不在本章节中讨论。从理论上来说，肾氨基酸尿可能继发于刷状缘或基底膜转运蛋白的缺陷和细胞内氨基酸转运的异常（见第 8 章）。对新生儿进行的尿检通常可发现这些异常，最常见的异常（除了苯丙酮酸尿外，现通常通过血液筛查）有胱氨酸尿、组氨酸血症、Hartnup 病和亚氨基甘氨酸尿（图 44-5）[128]。临床上，最常见的肾性氨基酸尿是胱氨酸尿（表 44-4）。近 10 年来，已在分子水平鉴定了所有顶端膜上主要的中性氨基酸转运蛋白 [129]。这大大提高了我们对遗传性氨基酸尿的理解，有助于解释一些范科尼综合征的特征表现。

（一）胱氨酸尿

胱氨酸尿（OMIM#220200）是最常见和认知度最高的氨基酸尿 [130]。全球的患病率约为 1/7000，且因地理位置而发生变化，在美国约为 1/15 000 [131]，在英国约为 1/2000 [132]，在澳大利亚约为 1/4000，在利比亚的犹太人中为 1/2500 [134]。全世界范围内的新生儿筛查项目可帮助发现病患。胱氨酸尿从 1810 年就被发现了 [135, 136]，最早是在两名膀胱结石患者中怀疑存在胱氨酸尿，因此将其命名为膀胱氧化物和胱氨酸来描绘其化学成分特征。胱氨酸尿是常染色体隐性遗传性疾病，与顶端膜转运胱氨酸、鸟氨酸、赖氨酸和精氨酸的功能缺陷相关，累及肾

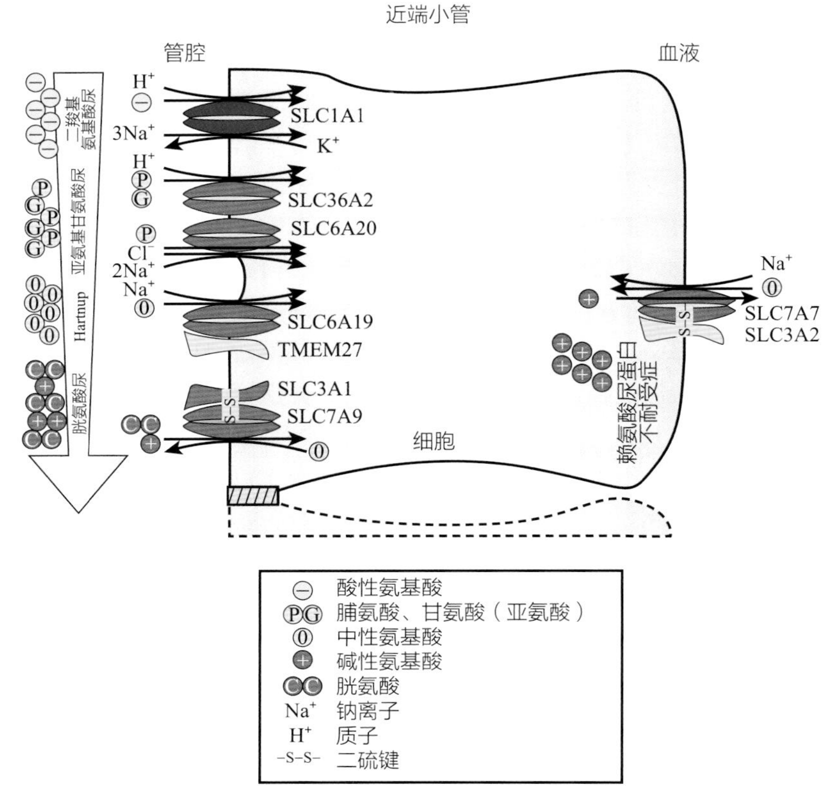

▲ 图 44-5 氨基酸尿中参与上皮细胞中氨基酸重吸收蛋白的突变情况

图示为近曲小管的横截面。4 种氨基酸尿——二羧基氨基酸尿（DA）、亚氨基甘氨酸尿、Hartnup 病、胱氨酸尿是肾小管顶端膜蛋白异常所致，而赖氨酸尿蛋白不耐受症是肾小管基底膜上蛋白异常所致。二羧基氨基酸尿是由于高亲和力谷氨酸和天冬氨酸转运蛋白 SLC1A1 的突变所致[176]。亚氨基甘氨酸尿是由于 SLC36A2（一种脯氨酸和甘氨酸转运蛋白）完全失活所致或 SLC36A2 不完全失活时高亲和力的脯氨酸转运蛋白 SLC6A20 发生额外的修饰突变所致[175]（引自 Broer S, Bailey CG, Kowalczuk S, et al. Iminoglycinuria and hyperglycinuria are discrete human phenotypes resulting from complex mutations in proline and glycine transporters. *J Clin Invest.* 2008;118:3881–3892.）。Hartnup 病是由于中性氨基酸转运蛋白 SLC6A19 的突变所致[173, 353]。肾脏特异性缺失突变 SLC6A19 与 TMEM27 形成异质二聚体也会加重中性氨基酸转运缺陷[354]。胱氨酸尿具有异质性表型，可由二硫键桥接异质二聚体的单个或两个亚基突变引起，该异质二聚体包括 II 型膜蛋白 SLC3A1[355] 和胱氨酸及碱性氨基酸转运蛋白 SLC7A9[356]。赖氨酸尿蛋白不耐受症[161, 167] 是由基底膜表达的碱性氨基酸转运蛋白 SLC7A7 突变引起，该转运蛋白与 II 型膜蛋白 SLC3A2 形成二硫键桥接异质二聚体（改编自 Bailey CG, Ryan RM, Thoeng AD, et al. Loss-of-function mutations in the glutamate transporter SLC1A1 cause human dicarboxylic aminoaciduria. *J Clin Invest.* 2011;121:446–453.）

小管和胃肠道上皮细胞（图 44-5）。尿道中胱氨酸结石的形成是其特征性表现。胱氨酸是最不易溶解的天然氨基酸，特别是在低 pH 环境下。

1. 发病机制

胱氨酸尿是由于编码形成氨基酸转运系统 $b^{(0,+)}$ 的异二聚体的两个亚基基因突变所造成的（中性和碱性氨基酸转运蛋白 rBAT 和 $b^{(0,+)}$ 型氨基酸转运体 1）[130]。$b^{0,+}$AT 亚基本身就足以催化跨膜氨基酸交换（如碱性氨基酸与中性氨基酸交换）[137]。胱氨酸和碱性氨基酸的重吸收方式见图 44-6。胱氨酸尿患者也存在肠道吸收碱性氨基酸异常，这提示肠道也存在类似肾小管上皮细胞的转运蛋白的缺陷[130]。为什么肠道内氨基酸转运蛋白的缺陷没有导致严重的代谢问题还不明确。可能的原因是肠道有吸收小肽的能力或肠道内存在其他碱性氨基酸转运体。

2. 临床表现

胱氨酸尿根据基因进行分型的，但这种分型目前还没有临床应用。A 型胱氨酸尿（也称为 I 型胱氨酸尿；OMIM#220100）是由于 *SLC3A1* 基因突变（位于 2 号染色体）造成的完全性隐性遗传疾病，杂合子的父母排出胱氨酸的量是正常的（0～100mmol/g

表 44-4 氨基酸尿的分类

氨基酸尿	基 因	基因名称	蛋 白	染色体	特征（尿中升高的氨基酸）
胱氨酸尿 A	SLC3A1	溶质载体家族 3（胱氨酸、二碱基和中性氨基酸转运蛋白、胱氨酸激动剂、二碱基和中性氨基酸转运蛋白），成员 1	rBAT	2p21	胱氨酸、赖氨酸、精氨酸和鸟氨酸
胱氨酸尿 B	SLC7A9	溶质载体家族 7（阳离子氨基酸转运蛋白，y^+ 系统），成员 9	$b^{0,+}AT$	19q13.11	胱氨酸、赖氨酸、精氨酸和鸟氨酸
胱氨酸尿 AB	SLC3A1/ SLC7A9				胱氨酸、赖氨酸、精氨酸和鸟氨酸
赖氨酸尿蛋白不耐受	SLC7A7	溶质载体家族 7（阳离子氨基酸转运蛋白，y^+ 系统），成员 7	y^+LAT1	14q11.2	赖氨酸、精氨酸和鸟氨酸
Hartnup 病	SLC6A19	溶质载体家族 6（中性氨基酸转运蛋白），成员 19	B^0AT1	5p15.33	中性氨基酸
亚氨基甘氨酸尿	SLC36A2	溶质载体家族 36（亚氨酸和甘氨酸转运蛋白），成员 2	PAT2	5q33.1	脯氨酸、羟脯氨酸、甘氨酸
二羧基氨基酸尿	SLC1A1	溶质载体家族 1	$EAAT_3$	9p24	天冬氨酸、谷氨酸

改编自 Tanzi RE, Petrukhin K, Chernov I, et al. The Wilson disease gene is a copper transporting ATPase with homology to the Menkes disease gene. *Nat Genet.* 1993; 5:344–350.

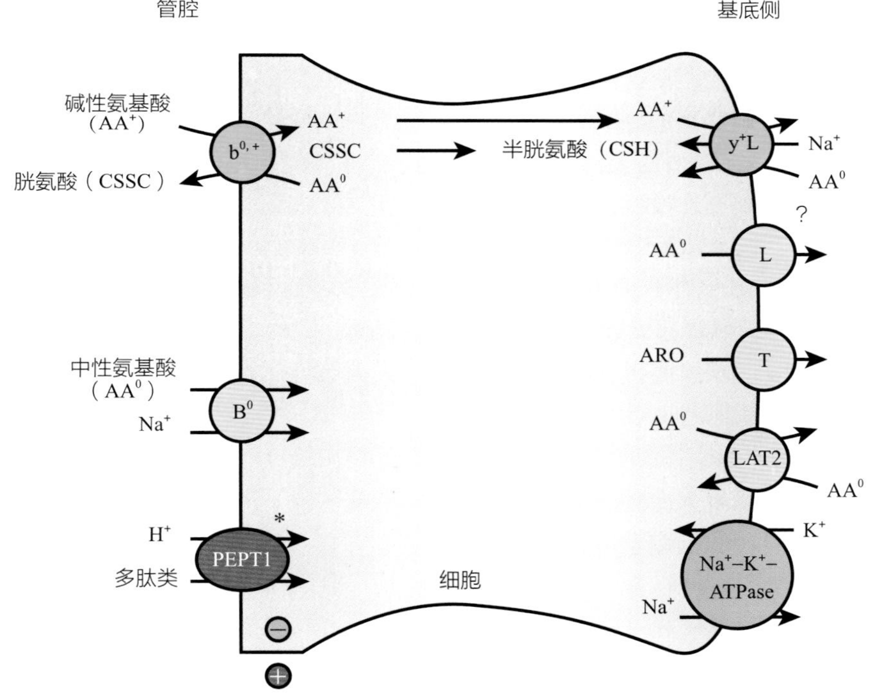

▲ 图 44-6 胱氨酸和碱性氨基酸在肾近端小管或小肠上皮细胞中的转运

顶端膜运输系统 $b^{0,+}$ 介导 AA^+（碱性氨基酸）和 CSSC（胱氨酸）的内流，交换了 AA^0（中性氨基酸）。Na^+ 依赖的转运蛋白 B^0 被认为是利用 $B^{0,+}$ 维持细胞内 AA^0 含量的主要顶端贡献者。在小肠（肾脏除外）中，二肽和三肽通过顶端 H^+ 依赖的溶质载体家族 15 成员 1（PEPT1）的摄取弥补了 AA^+ 和 CSSC 的重吸收缺陷。AA^+ 通过 y^+L 系统从基底膜流出，其突变导致赖氨酸尿蛋白不耐受症。CSH 和 AA^0 的基底膜流出通道尚不清楚。一般的 AA^0 交换器 LAT2 和芳香族转运体 T 被认为参与了半胱氨酸（CSH）和芳香氨基酸（ARO）的排泄。此外，一个未知的转运蛋白 L 对 AA^0 单向流出被认为在 AA^0 重新吸收中有一定作用。* 只在小肠细胞中（改编自 Chillaron J, Font-Llitjos M, Fort J, et al. Pathophysiology and treatment of cystinuria. *Nat Rev Nephrol.*2010;6:424–434.）

肌酐）。患者的空肠不能吸收胱氨酸和碱性氨基酸，口服超量的胱氨酸也不影响血浆浓度。此外，肾结石的风险很高。*SLC3A1* 基因编码肾近端小管 S_3 段和肠道碱基 rBAT 氨基酸转运蛋白（图 44-6）[138]。到目前为止，已报道了超过 100 个不同的突变 [130]。最常见的点突变是 M467T 和 M467K，可导致转运蛋白在内质网中滞留、成熟及转运至细胞膜的过程受阻 [139]。

B 型胱氨酸尿（也称为非Ⅰ型胱氨酸尿；OMIM#600918）是不完全性隐性遗传疾病，是由于位于染色体 19q13 编码 BAT1 蛋白的 *SLC7A9* 基因突变造成。患儿的父母都排泄中等量的胱氨酸（100～600mmol/g 肌酐），但也可能是正常表型。超过 90 种突变已被发现 [130]。BAT1 是一个通过二硫键连接到 rBAT 的亚基。它属于氨基酸转运蛋白的轻亚基家族，在肾脏、肝脏、小肠和胎盘中表达。在体外，共转染的 $b^{0,+}$AT 和 rBAT 可使 rBAT 转移至细胞膜，而后导致 L- 精氨酸摄取。

AB 型胱氨酸尿是由 *SLC3A1* 的一个突变和 *SLC7A9* 的一个突变所引起的。但这个二基因遗传是非常特殊的。由于患者通常存在较轻的表型而未被检测出来，所以目前所观察到的 AB 型胱氨酸尿的患病率很低。

胱氨酸尿唯一已知的表现是肾结石。胱氨酸结石占所有肾结石的 1%～2%（儿童中占 5%），在所有鹿角型结石中均应怀疑胱氨酸尿的可能 [140]。该病通常发生在 10—30 岁，但也可能发生在 1—90 岁的任何时间。虽然男女的发生率相当，但男性患者的临床表现相对较重。胱氨酸结石由黄褐色物质组成，非常坚硬，因含有硫化分子而在 X 线片中不透光。结石多为多形状和鹿角状，但常比钙结石更光滑。继发感染后则可形成磷酸镁铵和钙结石。

简单尿液分析中出现典型的六角形晶体可做出诊断。醋酸酸化浓缩尿液也可沉淀早期不可见的晶体。最终诊断需在专业中心测定尿液中胱氨酸的排泄量。分子诊断不是必需的。

3. 治疗

胱氨酸结石的形成率明显高于其他结石，但随着时间推移而下降。肌酐清除率的下降提示需要手术，密切的随访和治疗以预防再发是非常重要的 [141]。

不幸的是，在治疗方面的进展非常少。常规治疗方案主要是利尿和碱化尿液，二线方案可添加硫醇以减缓结石的形成，并排除了一半以上患者进行外科手术治疗的需要 [142]。对高利尿依从性差的患者仍有复发风险。

(1) 饮食：蛋氨酸代谢产生胱氨酸，以往尝试减少饮食中蛋氨酸的摄入，但耐受性和效果都较差 [143, 144]。减少饮食中的盐分摄入可减低尿中胱氨酸含量 [145-147]。

(2) 降低尿胱氨酸饱和度：增加液体摄入量和升高尿 pH 通常可以降低尿胱氨酸饱和度。因为许多胱氨酸尿患者每天的胱氨酸排泄量达到 1g 以上，所以理想状态下液体摄入必须达到 4L/d [142]。对患者来说，睡前或睡眠期间饮水（使用闹钟）可防止在尿液排泄减少时胱氨酸的过饱和 [148]。用枸橼酸钾或碳酸氢盐碱化尿液可增加胱氨酸的溶解度，但尿 pH 达到 7.0～7.5 时胱氨酸的溶解度才增加。使用枸橼酸盐是首选的方法，因为其碱化尿液持续时间长。碱的需求量达 3～4mmol/（kg · d）。

(3) 青霉胺：若患者对大量液体摄入和碱化尿液的依从性较差，或恰当治疗后仍失败的患者，可给予 D- 青霉胺 30mg/（kg · d），最大剂量不超过 2g。通过二硫键交换作用，D- 青霉胺可以形成二硫半胱氨酸 - 青霉胺，其较胱氨酸更易溶解。D- 青霉胺常有皮疹、发热等不良反应，其他少见的不良反应有关节炎和骨髓抑制，可导致相当比例患者治疗中断 [149-152]。其他不良反应包括蛋白尿、膜性肾病，表皮松解症和味觉丧失。D- 青霉胺对吡哆醇的抑制作用也是一个潜在的不良反应 [153]。

其他可能对胱氨酸尿有作用的药物有巯基丙酰甘氨酸，推荐剂量为 400～1200mg/d，分 3 次服用 [154, 155]。巯基丙酰甘氨酸的作用机制与 D- 青霉胺相似，可有效减少尿胱氨酸的排泄，不良反应也与 D- 青霉胺类似。最后，卡托普利被认为是治疗胱氨酸尿的潜在方法，但有效性存在争议。

(4) 外科治疗：胱氨酸尿患者常需要外科去石治疗 [156]。到达无结石状态非常重要，因为经证实，结石残留的患者结石的复发率更高 [157]。外科手术类型不影响复发率。体外冲击波碎石术对胱氨酸尿患者益处不大，因为胱氨酸结石较坚硬、难以粉碎，所以经皮碎石术更有效，是首选方式。外科治疗肾结石的进展大大减少了开放性手术的需要[158]。碱化尿液、直接用 D- 青霉胺、N- 乙酰青霉胺或异丙胺冲洗尿道，可形成硫化复合物而溶解结石。但这种方法需要冲洗几周，存在插导尿管的风险，很大程度上已被弃用。

对于慢性梗阻或感染（或两者都有）导致的终末期肾衰竭患者，有时需要肾移植。移植后，健康的供体肾脏将不会形成胱氨酸结石。

（二）赖氨酸尿蛋白不耐受

1. 发病机制

赖氨酸尿蛋白不耐受（Lysinuric protein intolerance，LPI；OMIM#22700）是非常罕见的碱性氨基酸转运异常的隐性遗传病，大部分见于芬兰，但在日本和意大利也有发现。该疾病是由于 *SLC7A7* 基因失活突变引起的[161, 162]，导致肠、肝和肾小管上皮细胞基底膜阳离子氨基酸——赖氨酸和精氨酸流出障碍。*SLC7A7* 编码一个由 511 氨基酸组成的蛋白——y^+ LAT-1，预测该蛋白含有 12 个跨膜结构域，氨基端和羧基端都位于细胞内。这个蛋白被认为是 y^+L 多聚体的一部分。阳离子氨基酸通过 5 个不同系统转运，分别是 y^+、y^+L、b^+、b^{0+} 和 B^{0+}。y^+L 转运系统障碍解释了阳离子转运的异常，因为它介导了非钠依赖的高亲和力阳离子转运和较低亲和力两性氨基酸转运。y^+L 转运系统负责在肾脏和肠道基底膜重吸收碱性氨基酸。y^+L 转运系统由细胞表面的糖蛋白重链（4F2hc）诱导，4F2hc 代表了二硫键链接的异二聚体重链亚基[159]。LPI 的氨酸转运缺陷可导致尿素循环障碍和餐后高氨血症。

2. 临床表现

LPI 患儿在母乳喂养阶段多无症状，断奶后则可表现为对蛋白质厌恶、骨骼发育迟缓、骨质疏松、肝脾肿大、肌力减退和毛发稀疏。黄疸、高血氨症、昏迷和代谢性酸中毒也可发生。蛋白质营养不良可导致小结节型肝硬化。偶见肺泡蛋白沉积症[163, 164]。几种免疫障碍也有被报道[165]，这可能继发于低精氨酸水平，精氨酸为一氧化氮合酶和一氧化氮生成的底物[166]。

包括 IgA 肾病在内的多种肾脏病变与 LPI 相关[167]。尿液排泄赖氨酸和所有阳离子氨基酸都增加，而血浆中的水平是下降的。生化诊断存在不确定性，需要 DNA 检测以明确诊断。到目前为止，已发现大约 50 种不同的 *SLC7A7* 基因突变[168]。

3. 治疗

目前 LPI 的治疗包括适量的蛋白质限制和餐中补充 3～8g/d 的瓜氨酸和赖氨酸[169]。瓜氨酸的转运方式与碱性氨基酸不同，并可以在肝脏中被转化为鸟氨酸和精氨酸。瓜氨酸不生成赖氨酸。

（三）Hartnup 病

1. 发病机制

1956 年，Hartnup 病首先在 Hartnup 家族中被发现。Hartnup 病（OMIM#234500）是常染色体隐性遗传病，通常是良性病程，包括尿液中的中性氨基酸增多，如丙氨酸、天冬氨酸、谷氨酰胺、组氨酸、异亮氨酸、亮氨酸、蛋氨酸、苯丙氨酸、丝氨酸、苏氨酸、色氨酸、酪氨酸、缬氨酸。在新生儿筛查中，其发病率约为 1/26 000[170]。Hartnup 病主要是由于中性氨基酸转运蛋白 B^0AT1（*SLC6A19*）突变造成[171]。该蛋白主要在肾脏及肠道表达，参与了所有中性氨基酸的重吸收[129]。小鼠敲除 *SLC6A19* 基因可改善血糖的控制，其药物抑制剂可能是治疗 2 型糖尿病的合适靶点[172]。

2. 临床表现

因 Hartnup 病患者可完全没有症状，故大多数新生儿可通过基因筛查得以确诊。在受累的患者中存在肠道吸收中性氨基酸的减少，特别是色氨酸。如果有临床表现，则主要是由于烟酰胺的缺乏所造成的，部分是由于色氨酸的缺乏所造成的。包括烟酸缺乏时出现的光敏性红斑皮疹（类似于糙皮病）、间歇性小脑共济失调和少见的智力迟钝。情绪波动、精神病和抑郁症很少见，尤其在共济失调时。虽然在 Hartnup 家族有几例智力迟钝，但大多数患者没有智力异常。在所有糙皮病和不明原因的间歇性共济失调患者中，需警惕 Hartnup 病的可能。患者的兄弟姐妹也需要接受筛查。临床表现可以由一段时间的不恰当饮食或代谢需求增加所诱发。例如，一名年轻妇女因长期哺乳及活动增加而出现糙皮病，进而被诊断为 Harnup 病[173]。

尿氨基酸谱分析可较容易诊断该病，表现为中性氨基酸而非甘氨酸、胱氨酸、二碱、二羧酸或亚氨基酸的排泄增加。利用色谱法分析完整的尿液氨基酸可避免与任何肾范科尼综合征混淆。氨基酸尿的排泄模式是诊断的决定因素，排泄量则显得不那么重要。重吸收障碍涉及 12 种氨基酸，大多数 Hartnup 病患者有相同形式的氨基酸尿。单氨基酸、二羧酸类（如谷氨酸和天冬氨酸）和碱性氨基酸（赖氨酸、鸟氨酸和精氨酸）水平正常或轻度增加。脯氨酸、羟脯氨酸和胱氨酸的排泄也正常。尽管存在缺陷，但大部分受累氨基酸可通过其他转运蛋白途径重吸收。

3. 治疗

有症状患者可予以 50～300mg/d 的烟酰胺进行药物治疗。对无症状患者进行治疗的价值还不清楚，给予无害的治疗可能是一个合理的选择。

（四）亚氨基甘氨酸尿症

家族性亚氨基甘氨酸尿症（OMIM#242600）是一种良性的常染色体隐性遗传性疾病，无临床症状。有趣的是，在该疾病提示患者存在亚胺酸、脯氨酸、羟脯氨酸和甘氨酸的共同载体 [174]。亚氨基甘氨酸尿是在氨基酸代谢紊乱研究中应用色谱法分析被发现的。*SLC36A2*，编码质子氨基酸转运蛋白 2（proton amino acid transporter 2，PAT2）基因，是亚氨基甘氨酸尿的主要致病基因 [175]。当合并编码亚氨酸转运蛋白 *SLC6A20* 基因突变时，保留剩余转运活性的 *SLC36A2* 基因突变可导致亚氨酸甘氨酸尿的表型。在亚氨酸甘氨酸尿或甘氨酸尿家族中，其他基因突变也有报道，如编码甘氨酸转运蛋白的 SLC6A18（XT2）和中性氨基酸转运蛋白 SLC6A19（B^0AT1）的基因突变，这提示编码这些转运蛋白的基因突变也可能导致同样的表型。

尿液排泄甘氨酸和亚氨酸增多常提示该病。正常新生儿和婴儿通常在 3 个月内可检测出亚氨酸和甘氨酸排泄，因此大于 6 个月的婴儿存在亚氨酸和甘氨酸排泄增多是不正常的。

（五）二羧酸氨基酸尿

二羧酸氨基酸尿（OMIM#222730）是与智力迟钝相关的常染色体隐性遗传病，病例数有限。该病是由谷氨酸转运蛋白 SLC1A1 突变造成的功能缺失所引起的。谷氨酸转运蛋白 SLC1A1 是广泛表达在肾脏、脑、眼的上皮组织内的高亲和力阴离子氨基酸转运蛋白 [176]。

三、遗传性肾磷酸盐转运障碍

遗传性肾磷酸盐转运障碍可由于肾小管重吸收磷酸盐减少而导致低磷血症 [177]，常伴有代谢性骨病，以儿童佝偻病和成人骨软化症为特征。

（一）肾磷酸盐排泄

无机磷（inorganic phosphate，Pi）稳态的决定因素包括磷的摄入、肠吸收和肾脏排泄。在稳态下，尿无机磷的排泄反映了每日摄入量。成人正常磷摄入量为 800～1600mg/d，尽管摄入量不同，但平均血磷水平仍可保持在正常范围。与饮食中钙吸收不同，磷的摄取通常来自胃肠道的有效吸收（儿童吸收率 65%～90%），即便复杂的植物磷（植酸盐）基本全被排出。大部分膳食磷是通过被动的浓度依赖方式被吸收的，但维生素 D 的活性产物可轻度增加肠道内磷的吸收。钙大部分在十二指肠被吸收，在空肠、回肠和结肠的吸收率低。与钙相反，磷在空肠和回肠的吸收率最高，而在十二指肠和结肠的吸收率低 [178]。

无机磷被肾小球滤过，在肾小管重吸收。磷的滤过量和重吸收量之间的差值决定了最后出现在尿液中的磷含量。近端小管磷的重吸收是受 Tm 限制的主动过程。滤过磷的重吸收比例通常用肾小管重吸收磷值估计（tubular reabsorption of Pi，TRP）。有一个简易公式可评估肾小管磷的转运，如下：

$$TRP = \frac{(1-U_P \times P_{Cr})}{U_{Cr} \times P_P}$$

这里的 P_{Cr} 和 P_P 分别是血清肌酐和血磷酸盐浓度；U_{cr} 和 U_p 分别是尿肌酐和尿磷酸盐浓度。正常肾功能和饮食时，TRP 值通常在 85% 以上。一种更精确的估算肾小管重吸收磷的方法是计算理论阈值，如下：

$$\frac{Tm_P}{GFR} = P_P - \frac{(U_P \times P_{Cr})}{U_{Cr}}$$

肾磷酸盐转运蛋白

无机磷几乎全部在近端肾小管通过跨细胞途径被重吸收 [179]。这种跨上皮细胞膜的转运系统的限制性步骤是磷酸进入近端小管细胞顶端区域。这个过程需要钠 – 磷酸共转运体，该转运体运用 Na^+–K^+–ATP 酶活化建立和维持的内向钠离子梯度而发挥作用（图 44–7）。详细的讨论可见本书第 7 章。在肾

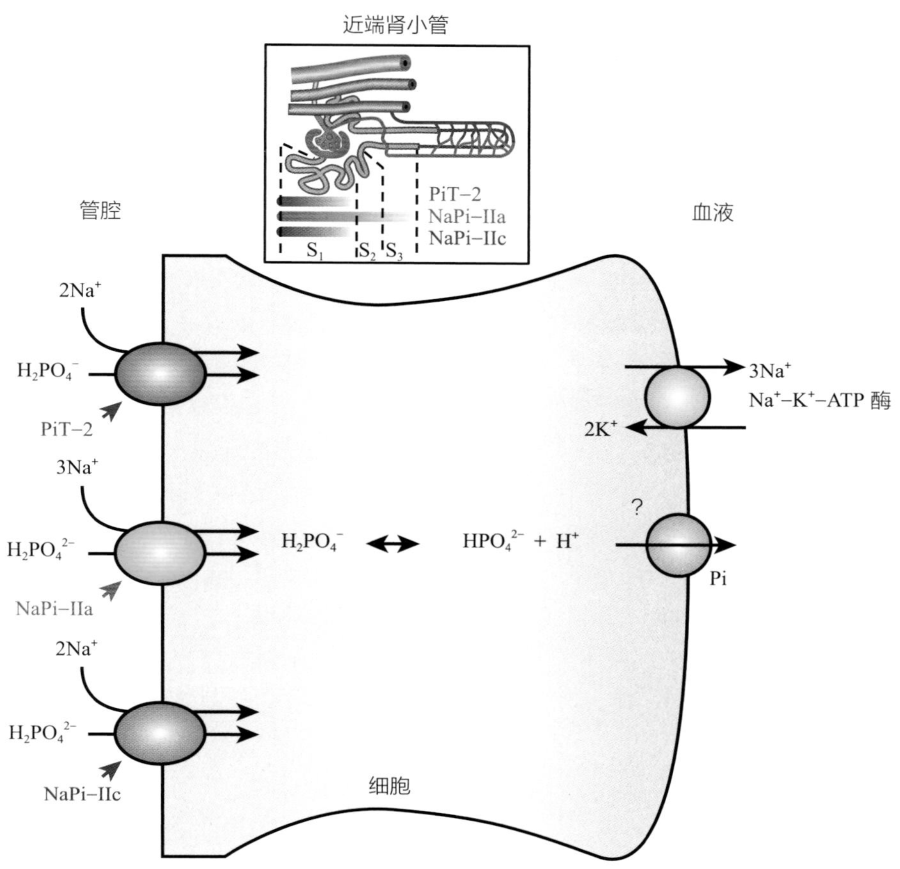

▲ 图 44-7　**哺乳动物肾脏横切面图和在近端小管段（S_1、S_2 和 S_3）中磷酸通过钠磷共转运体再吸收的示意图**

该任务由两个不同的钠依赖磷酸转运蛋白家族完成，一个是 NaPi-Ⅱa/NaPi-Ⅱc，另一个是 PiT-2，它们在近端肾小管细胞的管腔膜上表达。在膜上表达的钠 - 磷酸共转运体单位 NPT2a/c 的数量受甲状旁腺素（PTH）和成纤维细胞生长因子 -23（FGF-23）所调节。NaPi-Ⅱa 和 NaPi-Ⅱc 更喜欢运输二价 Pi（HPO_4^{2-}），而 PiT-2 更喜欢单价 Pi（$H_2PO_4^-$）。基底膜上的流出通路仍不清楚。基底膜上定位的 Na^+-K^+-ATP 酶维持一个向内的 Na 离子梯度来驱动共转运（引自 Biber J, Hernando N, Forster I. Phosphate transporters and their function. *Annu Rev Physiol.* 2013;75:535–550.）

近端肾小管细胞顶端部（刷状缘）有 3 种钠 - 磷酸共转运蛋白（SLC34 成员和 SLC20 家族）[178]。负责基底膜 Pi 流出通道的公认蛋白尚未被鉴定。差异表达对两种肾特异性 SLC34 蛋白（NaPi-Ⅱa 和 NaPi-ⅡC）和广泛表达的 SLC20 蛋白（PiT-2）的转运机制进行了研究，发现这两类转运机制在动力学、化学计量学和底物特异性方面存在显著差异。NaPi-Ⅱa 对肾磷酸重吸收和磷酸稳态非常重要，几乎仅存在于肾近端肾小管细胞顶端。NaPi-Ⅱa 在刷状缘上的数量决定了近端肾小管重吸收磷酸的能力，这个发现解释了为什么 NaPi-Ⅱa/SLC34A1 缺陷的小鼠尿磷酸排泄增加及明显的低磷血症 [180]。NaPi-Ⅱa 是两大调控肾磷酸重吸收激素（PTH 和 FGF-23）的靶点，这两种激素均可减少刷状缘 NaPi-Ⅱa 的数量（另行阐述 [181]）。

Magen 和其同事报道了继发于 NaPi-Ⅱa 的功能性突变引起的常染色体隐性遗传性肾性低磷性佝偻病伴肾范科尼综合征 [182]，从而确定 NaPi-Ⅱa 在肾磷酸盐稳态中的作用。

NaPi-Ⅱa 的膜分类需要钠 - 氢交换调节因子（sodium-hydrogen exchanger regulatory factor 1，NHERF-1），是一个具有两个结构域的多功能细胞内蛋白，这两个结构域分别为 PSD95，Discs-large，ZO-1（PDZ1）结构域和 PSD95，Discs-large，ZO-2（PDZ2）结构域。这些结构域可与不同膜蛋白羧基端特异性序列相互作用，包括 NaPi-Ⅱa [182, 183] 和 PTH1 型受体（PTH type 1 receptor，PTH1R）[184, 185]。干扰小鼠 NHERF1 表达可导致类

似于 NaPi–IIa 敲除小鼠的表现，包括由于刷状缘的 NPT2a 减少而导致的尿磷酸盐排泄增加和低磷血症[186]。

其他两种骨特异性蛋白，PHEX［在 X- 连锁低磷性佝偻病（X–linked hypophosphatemic rickets，XLH）中讨论］和牙基质蛋白 1（dentin matrix protein 1，DMP1）似乎是限制 FGF–23 表达所必需的，因此可允许肾脏保存足够的磷酸盐[187]。血清磷酸水平下降也可使 1α- 羟化酶活化，导致 1, 25$(OH)_2D_3$ 增加。血清磷酸水平下降可抑制骨沉积，而血清 1, 25$(OH)_2D_3$ 升高可增加骨吸收，这有利于骨骼中的磷酸转移入血。高 1, 25$(OH)_2D_3$ 水平也增加了肠道对钙磷的吸收。结果，血清钙水平上升，抑制了 PTH 的分泌。因为在磷缺乏的状态下近端小管对 PTH 不敏感，所以 PTH 水平降低不会导致肾脏重吸收磷的进一步增加。因此可以推测，肾磷酸盐渗漏可导致血清 1, 25$(OH)_2D_3$ 水平升高、PTH 下降和诱导高尿钙的发生。

（二）X 连锁低磷性佝偻病

1. 发病机制

XLH（OMIM#307800）是常见的遗传性低磷血症，占家族性磷酸盐丢失性疾病的 50% 以上（表 44–5）。XLH 是由于 *PHEX* 基因突变引起的（X 染色体上与内肽酶同源的磷酸调节基因）。*PHEX* 编码一种在成骨细胞和成牙细胞中而非肾脏中表达的 M13 锌金属蛋白酶。虽然现在还没有明确 PHEX 功能丧失是如何导致肾磷酸重吸收减少的，但 PHEX 的突变（在骨组织中）间接改变了 FGF–23 的降解和产生，导致循环中磷酸盐水平增加[187, 188]。FGF–23 合成和分泌减少与 PHEX 间接相关的机制还未明确[189]。

2. 临床表现

XLH 表现为继发于肾脏磷酸盐丢失的低磷血症、不匹配的低 1, 25$(OH)_2D_3$ 水平和循环中高 FGF–23 水平。早期 XLH 患者表现出矮小（生长迟缓）、股骨和（或）胫骨弯曲及存在组织形态学证据的佝偻病和骨软化。男性患者通常比女性患者更严重，存在不同的遗传外显率。血清磷酸水平低于 0.8mmol/L（2.5mg/dl），Tm_p/GFR 低于 0.56mmol/L（1.8mg/dl）。1, 25$(OH)_2D_3$ 水平正常或接近正常。血清磷酸水平与疾病严重程度没有明显相关性。与成年患者相比，患病儿童存在较高的血清磷酸水平和 Tm_p/GFR 值，就像正常人一样。儿童患者早期症状以血清碱性磷酸酶水平升高为主[189]。

3. 治疗

早期予以 1, 25$(OH)_2D_3$（1～3μg/d）和磷酸（1～2g/d，分次服用）治疗，对生长、骨密度和骨变形有良好的效果[190]。维生素 D 和磷酸治疗可造

表 44–5　遗传性低磷血症——突变蛋白质和实验室发现

疾　病	实验室指标				
	蛋　白	血钙离子	1, 25$(OH)_2$D	FGF–23	PTH
低磷性佝偻病，X 连锁显性（XLH）	PHEX	正常	低 / 正常	高 / 正常	正常
低磷性佝偻病，常染色体隐性（ARHR）	DMP1，ENPP1	正常	正常	正常	高 / 正常
低磷性佝偻病，常染色体显性（ADHR）	FGF–23	正常	正常	高	正常
肾结石 / 骨质疏松，低磷血症 2	NHERF–1	正常	高	正常	正常
低磷性佝偻病和甲状旁腺功能亢进	KLOTHO	高	高	高	高
肾结石 / 骨质疏松，低磷血症 1	SLC34A1（？）	高	未确定	高	未确定
低磷性佝偻病合并高钙尿（HHRH）	SLC34A3	高	低	高	高

DMP1. 牙本质基质蛋白 1；FGF–23. 成纤维细胞生长因子 –23；NHERF–1. 钠 – 氢交换调节因子 1；PHEX. 编码的 M13 锌金属蛋白酶；PTH. 甲状旁腺激素；SLC. 溶质载体（改编自 Amatschek S, Haller M, Oberbauer R. Renal phosphate handling in human—what can we learn from hereditary hypophosphataemias? *Eur J Clin Invest.* 2010;40:552–560.）

成肾钙质沉积，导致肾功能恶化。

（三）常染色体显性遗传性低磷性佝偻病

常染色体显性遗传性低磷性佝偻病（autosomal dominant hypophosphatemic rickets，ADHR；OMIM#193100）是一种非常罕见的佝偻病（表 44-5），以低磷血症、高磷酸盐尿、低或正常的 1, $25(OH)_2D_3$ 和骨矿化异常为特征，可表现为骨痛、骨折、佝偻病、骨软化症、下肢畸形和肌无力[191]。这些特征与 XLH 相似，然而 ADHR 远不及 XLH 常见，存在不完全外显率和发病年龄多样性。

ADHR 的致病基因编码 FGF-23，FGF-23 是含有 251 个氨基酸的多肽，分泌后由一种类似枯草杆菌素的前蛋白转化酶作用于一相同的前蛋白转化酶（furin，弗林蛋白酶）位点处——RHTR（Arg-His-Thr-Arg）[192]，加工成含氨基和羧基末端的多肽[193]。所有的 ADHR 家族中均发现 FGF-23 错义突变导致多肽加工终止。突变 FGF-23 比野生型有更长的半衰期，从而有较高的血清浓度。铁缺乏通过增加 FGF-23 生成，触发迟发性 ADHR 发生（如在妊娠期和青春期）[194]。ADHR 的治疗包括补充磷酸盐和骨化三醇。

（四）常染色体隐性遗传性低磷性佝偻病

常染色体隐性遗传性低磷性佝偻病（autosomal recessive hypophosphatemic rickets，ARHR1；OMIM#241520）是非常罕见的低磷性佝偻病，由 *DMP1* 基因失活突变造成继发性 FGF-23 浓度升高而引起[195]。*DMP1* 基因位于染色体 4q21 上，是编码一类牙齿和骨非胶原基质蛋白的一组基因之一，称 SIBLING（small integrin-binding ligand，N-linked glycoproteins，小整合素结合配体，N 型连接糖蛋白）。ARHR2（OMIM#613312）是由于 *ENPP1* 基因（ectonucleotide pyrophosphatase/phosphodiesterase family member 1，外核苷焦磷酸 / 磷酸二酯酶家族成员 1）突变所造成的，ENPP1 对细胞外焦磷酸盐有调节作用，之前有报道与婴儿期全身动脉钙化发生相关（GACI；OMIM#208000）[196]。其临床特征与 XLH 类似，表现为低磷血症、高磷酸盐尿和低 1, $25(OH)_2D_3$。临床表现通常不出现于出生时，多见于儿童或成人。

（五）遗传性低磷性佝偻病伴高钙尿

遗传性低磷性佝偻病伴高钙尿（OMIM#241530）是非常罕见的常染色体隐性遗传疾病，是由编码肾钠－磷酸共转运体 NaPi-Ⅱc 的 *SLC34A3* 基因突变所造成的[196, 197]。患者表型局限于肾磷酸盐漏出且对低磷血症正常应答，因为血清中骨化三醇的水平是增加的。因此，肠道钙吸收被加强，从而导致高尿钙。血清钙水平是正常的，其他特征包括不同程度的佝偻病、身材矮小和 PTH 抑制。每日口服磷酸（1～2.5g/d）可升高血清磷酸水平，降低血清 1, $25(OH)_2D_3$、钙和碱性磷酸酶水平，恢复生长速率，并且佝偻病和软骨病的临床表现也可消失。

（六）家族性肿瘤钙质沉积症

家族性肿瘤钙质沉积症（OMIM#211900）是一种严重的常染色体隐性遗传性代谢紊乱疾病，其特征包括高磷血症和皮肤或皮下组织中大量钙质沉积[198]。功能丧失性的 *FGF-23*[199]、*GALNT3*[200] 和 *KL*[201] 基因突变可导致有功能的 FGF-23 浓度降低或作用不足，从而参与此病的发生。报道显示，患者存在复发性头痛及皮下钙化肿块，肿块重量可重达 1kg，常导致继发性感染和致残。*GALNT3* 基因编码负责启动黏蛋白型 0- 糖基化的糖基转移酶，而 Klotho 蛋白（由 *KL* 编码）是 FGF-23 的共受体[202]。治疗包括磷酸螯合剂和乙酰唑胺。

（七）遗传选择性 1, $25(OH)_2D_3$ 缺陷症

遗传选择性 1, $25(OH)_2D_3$ 缺陷症（OMIM#264700）是罕见的常染色体隐性遗传性维生素 D 应答性佝偻病，不属于小管转运障碍疾病，而是由于 *CYP27B1* 基因失活突变导致 1α- 羟化酶缺陷所造成的[202, 203]。维生素 D 的代谢由肝脏（25- 羟化酶）和肾脏（1α- 羟化酶）相继羟基化完成。25- 羟化维生素 D3 的羟化反应是由肾脏中 1α- 羟化酶所介导的。患者在出生时多表现正常，但 2 个月大即开始出现肌无力、抽搐、惊厥和佝偻病。血清钙水平低，PTH 水平高，伴低至不可检测的 1, $25(OH)_2D_3$ 水平。血清 $25(OH)D_3$ 水平正常或稍高。一旦发现，这种罕见疾病的治疗很容易，用生理剂量骨化三醇可使佝偻病痊愈，血钙、血磷和 PTH 恢复正常。

（八）遗传性 1α, $25(OH)_2D_3$ 抵抗

遗传性维生素 D 抵抗性佝偻病是一种罕见的单基因常染色体隐性遗传病，是由维生素 D 受体突变造成的，与选择性 1α, $25(OH)_2D_3$ 缺陷具有相类似的表现。其显著临床特征是血清 $25(OH)_2D_3$ 和 1α, $25(OH)_2D_3$ 水平升高，该疾病对 1α, $25(OH)_2D_3$ 和 1α,$(OH)D_3$ 没有应答。此外，大约一半的患者存在脱发。在受累的家系中，维生素 D 受体基因提前产生终止密码子导致配体结合域的缺失[204]。需要采用非常大剂量的钙（≤ 3g/d）和 1, $25(OH)_2D_3$（≤ 30～60μg/d）来维持正常的血钙和矿化丢失的骨质。

（九）对甲状旁腺功能抵抗

假性甲状旁腺功能减退症（pseudohypoparathyroidism，PHP）与甲状旁腺功能减退相关（如低钙血症、高磷血症），是由对 PTH 产生抵抗而非 PTH 缺陷所造成的（PTH 缺陷将另行叙述[204]）。1a 型 PHP 患者存在广泛性激素抵抗和一系列的生长发育缺陷，称为 Albright 遗传性骨营养不良症。在 1a 型 PHP 家族中，一些个体可发现骨营养不良但存在正常的激素应答，这种表型称为假性 PHP。相比之下，1b 型 PHP 患者只有 PTH 抵抗而缺少骨营养不良的表现。这些不同表型的 PHP 是由 *GNAS1* 基因印迹缺陷造成的，这种缺陷可导致刺激性 G 蛋白的 α 亚基（G_{as}）的活性或表达下降。*GNAS1* 的组织特异性基因组印迹解释了 *GNAS1* 缺陷患者的不同生理和内分泌表型（甲状旁腺、甲状腺、性腺和垂体）[205]。

四、遗传性尿酸转运异常

家族性肾性低尿酸血症

肾性低尿酸血症是一种常染色体隐性遗传疾病，以肾小管处理尿酸盐障碍为特征[206]。1 型（> 90% 病例）是由 *SLC22A12* 基因失功能性突变所致[207]（OMIM#220150），该基因编码顶端尿酸 / 阴离子交换体 URAT1，在日本人和德系犹太人中常见。2 型是由于 *SLC2A9* 基因突变所造成（OMIM#612076），该基因编码葡萄糖转运蛋白 9（glucose transporter 9，GLUT9），属于 GLUT 家族的高容量尿酸转运蛋白，负责大部分基底膜上的尿酸转运[207, 208]。该病与运动诱发的急性肾衰竭和肾结石相关，特别是 *SLC2A9* 突变的携带者，他们有非常高的尿酸排泄率（100%～150%），表现为尿酸的重吸收缺失而出现持续性尿酸分泌。因为存在其他尿酸阴离子转运蛋白 OAT4（SLC22A11）和 OAT10（SLC22A13）[209]，*SLC22A12* 突变的携带者临床表现较轻。高尿酸尿合并脱水或运动可导致急性尿酸肾病和急性梗阻性肾衰竭，这可以通过饮水或服用碳酸盐来预防。患者通常有很高的尿酸排泄率（> 50%），他们的父母往往有中等水平的排泄率[210]。有趣的是，*SLC2A9* 的多态性可解释 1.7%～5.3% 的血清尿酸浓度的差异[211]。

遗传性黄嘌呤尿是一种隐性遗传疾病，由于存在黄嘌呤氧化酶的缺乏也表现为极低的血清尿酸水平[212]。然而相比肾性低尿酸血症，黄嘌呤尿的尿酸排泄非常低，黄嘌呤的排泄则升高。Ⅰ型是由于黄嘌呤脱氢酶（xanthine dehydrogenase，XDH）突变所致，2 型是由于 XDH 和醛化氧化酶双重缺乏所致。

五、遗传性肾葡萄糖转运障碍

在正常情况下，葡萄糖几乎完全在近端肾小管重吸收，所以非常少量的葡萄糖可出现在尿液中。造成葡萄糖尿（成人 500mg 或 2.75mmol/d）最常见的原因是高血糖（超负荷葡萄糖尿）和少见的肾处理葡萄糖异常（框 44–1）。肾葡萄糖尿可能是近端

框 44–1　葡萄糖尿的病因

- **高血糖**
  - 糖尿病
  - 医源性
    - 糖皮质激素
    - 儿茶酚胺
    - 血管紧张素转化酶抑制剂
    - 静脉注射葡萄糖
    - 全肠外营养
- **肾性糖尿**
  - 特发性
  - 葡萄糖 – 半乳糖吸收不良
  - 范科尼综合征
  - 妊娠

肾小管功能障碍的一部分（范科尼综合征），也可能是单独的缺陷。

（一）肾性糖尿

家族性肾性葡萄糖尿（familial renal glucosuria，FRG；OMIM#233100）是以持续的独立性葡萄糖尿而不伴高血糖为临床特征的一种遗传性肾小管疾病，通常是良性病变。该病是由编码钠－葡萄糖共转运蛋白 SGLT2 的 *SLC5A2* 基因突变所造成的[213]。一些日本患者可存在 GLUT2 的突变[214]。

SGLT2 和 SGLT1 分别介导 S_1 和 S_3 段近端肾小管顶端葡萄糖的重吸收。SGLT2 抑制剂现已用于糖尿病患者，通过增加尿糖的排泄而控制高血糖[215]。有趣的是，这类药物似乎对减缓糖尿病肾脏疾病进程和糖尿病血管并发症有益处。SGLT2 抑制剂可增加肾管－球反馈而减轻糖尿病引起的高滤过损伤[216, 217]（见第 39 章）。

FRG 具有不完全外显的共显性遗传特征。纯合子患者可出现尿葡萄糖＞ 60g/d、肾性失盐、轻度容量下降和基础血肾素和醛固酮水平升高[218]。

葡萄糖尿的定义没有统一标准，不同的研究者提出了不同的标准来区分异常和正常糖尿。目前被接受的严格的葡萄糖尿定义标准如下：

(1) 口服糖耐量试验结果及血清胰岛素、游离脂肪酸和糖化血红蛋白水平均正常。

(2) 尿液中葡萄糖的量相对稳定（10～100g/d），除了妊娠时可能会增加。

(3) 葡萄糖尿严重程度大部分不依赖于饮食，但可能随着糖类摄入量而波动。所有尿液标本须含有葡萄糖。

(4) 糖类排泄为葡萄糖而不含其他糖（果糖、戊糖、半乳糖、乳糖，蔗糖、麦芽糖和庚糖）。

(5) 肾性糖尿病患者能够正常储存和利用糖类。

（二）葡萄糖－半乳糖吸收不良症

葡萄糖－半乳糖吸收不良症（OMIM#606824）是一种罕见的肠道选择性葡萄糖和半乳糖转运缺陷引起的常染色体隐性遗传疾病。SLC5A1 参与跨肠刷状缘的钠离子梯度与葡萄糖转运的偶联[218]，其基因突变可导致肠道和肾细胞质膜转运蛋白的缺失，导致葡萄糖－半乳糖吸收不良。除非从饮食中去除这些糖，否则新生儿将出现严重的水样酸性腹泻而最终导致死亡[219]。由于高渗性脱水而出现体重的显著下降及代谢性酸中毒非常常见。该疾病偶发于成人。酸性腹泻是由于肠道内细菌代谢糖所引起的。通常情况下，牛奶中的乳糖被乳糖酶（肠道刷状缘上的外切酶）分解成葡萄糖和半乳糖，己糖通过 SGLT1 转运至细胞内。

该疾病通常因临床病史而被怀疑，尽管血糖水平正常但仍然存在葡萄糖尿。从患者的饮食中移除葡萄糖和半乳糖可有明显改善。酸性腹泻可用抗菌药物治疗。

六、遗传性酸碱转运障碍

经典的西方饮食产生约 1mmol/kg 无机酸的酸负荷，必须通过肾脏排出，此外，肾脏每天滤过大约 4000mmol 的碳酸盐，大部分滤过的碳酸盐必须通过重吸收以维持酸碱平衡稳定。排出摄入酸负荷和重吸收滤过的碳酸盐过程非常复杂，这需要顶端及基底膜上转运和酶活化的协同作用（图 44-8）。

在近端肾小管，滤过的碳酸氢盐（HCO_3^-）通过间接机制几乎被完全重吸收。H^+ 和 HCO_3^- 是由细胞内碳酸肝酶Ⅱ（carbonic anhydrase Ⅱ，CAⅡ）水合二氧化碳而产生。H^+ 通过 NHE3（Na^+–H^+ 交换体）和 H^+–ATP 酶跨顶端膜分泌，HCO_3^- 通过基底膜 Na^+–HCO_3^- 共转运体而发生转运。分泌的 H^+ 与滤过的 HCO_3^- 相互作用而形成 H_2CO_3，H_2CO_3 可以通过顶端膜上的碳酸肝酶Ⅳ迅速转化为 CO_2 和 H_2O。然后 CO_2 和 H_2O 弥散至细胞内。其结果是去除了滤过的 HCO_3^- 并由血浆中的另一种离子所替代。但尿 H^+ 的排泄过程是中性的，因为分泌的 H^+ 可被用来重吸收滤过的 HCO_3^-。碳酸肝酶（CA）是锌金属酶，可根据以下反应公式催化二氧化碳可逆的水合作用形成 HCO_3^- 和质子：

$$CO_2 + H_2O \leftrightarrow H_2CO_3 \leftrightarrow H^+ + HCO_3^-$$

这第一反应是由 CA 所催化的，第二反应是瞬间发生的。尿中 H^+ 的净排出取决于它的缓冲作用和滴定酸的分泌（主要是磷酸：$HPO_4^{2-} + H^+ \longleftrightarrow H_2PO_4^-$），以及 NH_4^+ 的分泌。近端小管由谷氨酰胺生成 NH_4^+ 并分泌产生新的血浆 HCO_3^-。该过程在代谢性酸中毒时被激活。

在远端肾小管和集合管中，集合段和 A 型闰

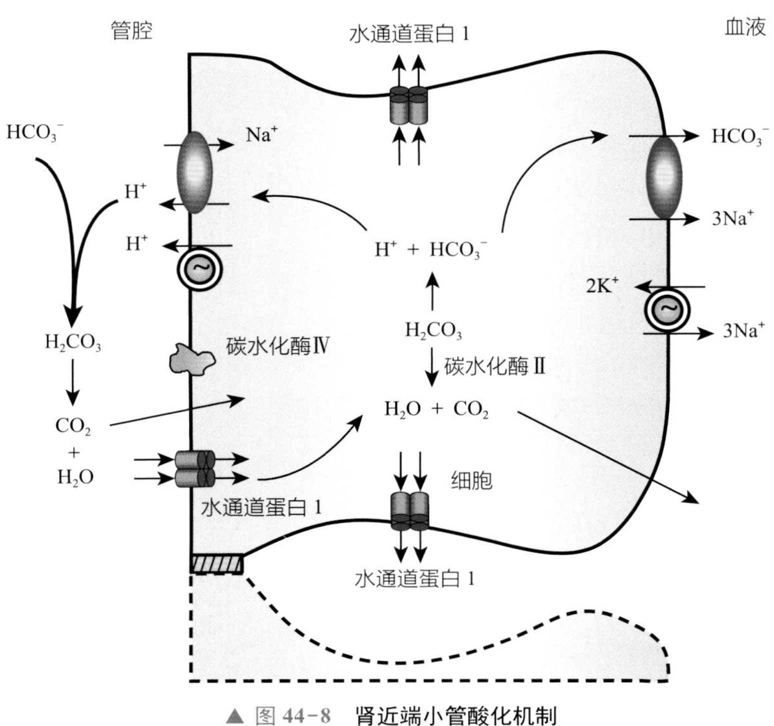

▲ 图 44-8 肾近端小管酸化机制

细胞通过囊泡 Mg^{2+} 依赖的 H^+–ATP 酶和交换体 H^+–K^+–ATP 酶分泌 H^+ 至管腔（图 44-9）。H^+ 的生成由碳酸肝酶所催化，HCO_3^- 跨基底膜转运则由质子交换体 I（anion exchanger 1，AE1）或 Cl^-/HCO_3^- 交换体来完成。管腔内 H^+ 被尿缓冲液（包括近端小管分泌胺离子和磷酸盐）所截获。

RTA 是一种继发于尿液酸化功能障碍导致的以高氯性代谢性酸中毒为特征的临床综合征 [221]。发现异常高的尿 pH 值、碳酸氢盐尿和尿净酸的排泄减少可确诊。根据临床与功能研究分为 4 型，根据发现的先后排序，分别为近端（2 型）、经典远端（1 型）、高血钾远端（4 型）和近端远端混合型（3 型）。罕见形式的遗传近端和远端 RTA 已被发现 [221-223]，也将在这部分进行讨论（表 44-6）。

（一）近端肾小管酸中毒

pRTA 通常是范科尼综合征的一部分，也存在葡萄糖、氨基酸、尿酸和磷酸排泄增多。单独遗传性 pRTA 是非常罕见的常染色体隐性或显性遗传疾病 [224]。pRTA 的诊断依赖于酸中毒患者的酸性尿（尿 pH ＜ 5.5），以及静脉输入碳酸氢钠后出现高尿碳酸盐排泄（＞ 10%～15%）。其潜在的缺陷是近端肾小管重吸收障碍。由于远端肾单位无法代偿和重吸收大量碳酸氢盐负荷，而导致肾脏重吸收碳酸氢盐阈值异常低下。然而，远端肾小管酸化机制是完整的，可以产生酸性尿。其代谢性酸中毒一般不严重，常见合并低钾血症和代谢骨病。因为肾小管对碳酸氢盐重吸收阈值的下降，一旦血清碳酸氢盐水平下降达到阈值，可使碳酸氢盐浓度稳定在 15mmol/L 左右。相比之下，在远端肾小管酸中毒中，碳酸氢盐浓度可以下降至＜ 10mmol/L。大剂量碱的使用 [10～20mmol/（kg · d）] 可纠正 pRTA 患者的血清碳酸氢盐水平。

1. 碳酸氢钠同向转运体突变

SLC4A4 编码 Na^+–HCO_3^-（NBC1）同向转运体，其失活突变可造成常染色体隐性遗传的 pRTA，表现为多种眼部异常，如带状角膜病变、青光眼和白内障（OMIM#604278）[225]。Na^+–HCO_3^- 同向转运体也表达于眼部多种组织 [226]，这解释了眼部病变的原因。NBC1 在胰腺中表达，胰腺炎可能与 NBC1 突变相关 [227]。

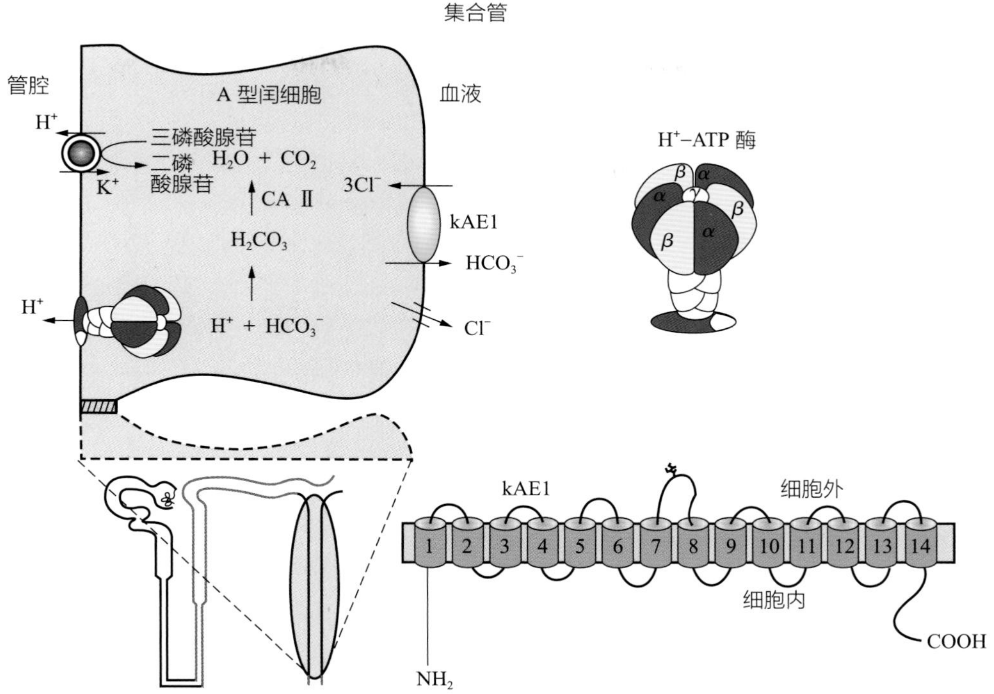

▲ 图 44-9　**肾集合管酸化机制**

显性远端肾小管酸中毒（RTA）是由编码氯 - 碳酸氢盐交换体 AE1 的 SLC4A1 基因突变引起[232, 357]。AE1 基因（17 号染色体）编码了带 3 蛋白的红细胞（eAE1）和肾脏（kAE1）亚型[358]。编码 H^+-ATP 酶的 β1- 亚基（ATP6V1B1；染色体 2p13）的基因突变可引起隐性远端肾小管酸中毒伴感音神经性耳聋。听力保留的远端 RTA 是继发于 AIP6V0A4 基因突变，AIP6V0A4 基因编码了质子泵的 α4 亚基[359]。H^+ 和 H^+-K^+-ATP 酶都有表达。H^+ - ATP 酶的结构示意图是根据已提出的线粒体内膜 F 型 F_1-ATP 酶所示[360]。F_1 是一个高 80ANG，宽 100ANG 的扁平球体。3 个 α 亚基和 3 个 β 亚基像橘子的横断面样交替排列在一个中央 90ANG 长的 α- 螺旋状物周围。突变的 β 亚基可造成常染色体隐性遗传的远端 RTA。在小家系中常染色体隐性遗传 RTA 也可见 SLC4A1 突变 G701D[234]

2. 碳酸肝酶Ⅱ缺乏

隐性混合性近端 - 远端（3 型）RTA 伴发骨坏死和智力迟钝（OMIM#259730）是由细胞胞质 CAⅡ基因失活性突变所造成的[228]。精神异常和大脑钙化的发病机制还不明确。已报道了 50 多例病例，主要来自中东和地中海地区。该疾病多有发育迟缓、身材矮小、骨折、虚弱、脑神经受压、牙齿咬合不正和（或）精神异常，在婴儿晚期或儿童早期被发现。可存在典型骨质疏松的影像学表现，髂骨组织病理显示未吸收钙化的骨小梁。这些影像学异常不常见，然而大脑钙化影像学表现可在儿童早期出现，骨硬化和骨重塑可能到成年期逐渐消失。患者通常不存在贫血。高氯性代谢性酸中毒有时合并低钾血症，这是由 RTA 造成的,RTA 可以是近端、远端或混合型[229]。双侧复发性肾结石、高钙尿和肾髓质钙质沉着也有报道[230]。没有确定的治疗方案，长期预后还有待进一步研究论证。治疗方案包括补充碱治疗酸中毒及骨髓移植治疗骨硬化病[231]。

（二）远端肾小管酸中毒

遗传性 dRTA 是由于 A 型闰细胞功能障碍而导致的表现多样的显性和隐性遗传性疾病[221, 222]（图 44-9）。涉及转运蛋白包括基底膜 AE1（Cl^-/HCO_3^-）交换体和顶端膜上 V1-ATP 酶的两个亚基，V1（头部）亚基 B1（与耳聋相关）和 V0（尾部）亚基 A4。临床表现包括尿液不能酸化、表现多样的高氯低钾血症性代谢酸中毒、高尿钙、肾钙质沉着和肾结石。隐性 dRTA 患者急性起病或年轻时就生长异常，有时可伴有耳聋。显性的 dRTA 通常症状较轻并且没有听力受损。

1. 氯化物 – 碳酸氢盐交换体突变

编码 AE1 的 *SLC4A1* 基因突变导致显性（OMIM#179800）或隐性 dRTA[232]。AE1 是位于集合管 alpha 闰细胞管基底膜上的 Cl^-/HCO_3^- 交换体[233]。

表 44-6 遗传性肾小管性酸中毒的分类、特征和可能的分子转运障碍

	临床特征	蛋 白	基 因
近端 RTA			
常染色体隐性遗传伴有眼部异常的 PRTA	带状角膜病、青光眼、白内障、身材矮小、智力迟钝、牙釉质缺陷、胰腺炎、基底节钙化	NBC1	*SLC4A4*
常染色体隐性遗传伴有骨质疏松和脑钙化的 PRTA（遗传性碳酸酐酶Ⅱ缺乏症）	智力迟钝、骨质疏松、脑钙化	CAⅡ	*CA2*
常染色体显性遗传的 PRTA	身材矮小、软骨病	未知	未知
远端 RTA			
常染色体显性 dRTA	完全或不完全 dRTA、高钙尿、肾钙质沉着、肾结石、低钾血症、身材矮小、软骨病、佝偻病	AE1	*SLC4A1*
常染色体隐性 dRTA	完全或不完全 dRTA，其他特征同上	H^+-ATP 酶（A4 亚基）	*ATP6V0A4*
	其他特征同上	（A4 亚基）	
	在亚洲人群中报道的与卵圆细胞增多症有关	AE1	*SLC4A1*
常染色体隐性伴进行性感音神经性耳聋 dRTA	完全或不完全 dRTA	H^+-ATP 酶（B1 亚基）	*ATP6V1B1*
	同上，但存在迟发性感音神经性耳聋	H^+-ATP 酶（A4 亚基）	*ATP6V0A4*

AE. 质子交换体；CAⅡ. 胞质碳酸酐酶；d. 远端；NBC1. Na^+-HCO_3^- 共转运体；P. 近端；RTA. 肾小管酸中毒（改编自 Laing CM, Toye AM, Capasso G, et al. Renal tubular acidosis: developments in our understanding of the molecular basis. *Int J Biochem Cell Biol.* 2005;37:1151–1161.）

在基底膜上肾 AE1 为 HCO_3^- 提供主要流出通道而酸化尿液。dRTA 是由 AE1 异常转运所引起。

显性遗传的 dRTA 症状通常较轻，在肾结石发作后偶然被发现。其血清碳酸氢盐浓度通常为 14～25mmol/L，血清钾水平为 2.1～4.2mmol/L。酸负荷后尿最低 pH 值可在 5.95～6.8（正常值＜5.30）。肾钙质沉着症和肾结石发生率约为 50%，通常没有耳聋。

隐性遗传的 dRTA（OMIM#109270）通常在 1 岁前明确诊断，见于亚洲东南部（泰国、巴布亚－新几内亚、马来西亚），与卵细胞增多症相关[234]。受累的患者可存在呕吐、脱水、发育不良或生长迟缓。肾钙质沉着症、肾结石或两者都常见，佝偻病也可发生。严重代谢性酸中毒患者，血清 pH 常低于 7.3、血清碳酸氢盐低于 15mmol/L。血清钾水平也比常染色体显性遗传的 dRTA 要低。

2. 质子 ATP 酶亚基突变

在相当比例的家系中，ATP6V1B1 是顶端质子泵 ATP6B1 的 B1 亚基，调节远端肾小管的酸分泌，其突变可造成 dRTA 伴感音神经性耳聋（OMIM#267300）[234, 235]。在 A 型闰细胞中，H^+-ATP 酶可逆电化学梯度泵入质子。主动的质子分泌对维持内淋巴 pH 稳态非常必要。这些发现提示了 ATP6B1 在维持内淋巴 pH 稳态和正常听力功能中的作用，因为几乎所有 ATP6V1B1 突变患者均存在感音神经性耳聋。

7 号染色体上的 *ATP6V0A4* 基因突变（OMIM#602722）也可引起隐性 dRTA[236]，但听力是正常的。ATP6V0A4 编码了 116kD 的肾特异性质子泵辅基的 A4 亚型。dRTA 的治疗包括纠正脱水、纠正电解质及酸碱平衡紊乱，从而改善症状。在成人，应用碱 1～3mmol/（kg · d）通常可以纠正代谢

紊乱。在儿童，至少需要 5mmol/（kg・d）的碱。在纠正酸中毒后，可能还需要补充钾。

七、Bartter 和 Gitelman 综合征

1962 年，Bartter 和同事报道了两位低钾代谢性碱中毒患者，这两位患者同时存在高肾素醛固酮血症、正常血压、肾小球旁器增生肥大[237]。从此以后，家族性低钾血症、低氯性代谢性碱中毒被认为不是单独的疾病，而是有着密切相关性的一组疾病[238]。虽然 Bartter 综合征和 Bartter 突变常被用作诊断，但就像 Jeck 和同事解释的那样，这两个原本由 Bartter 描述临床表现较轻的患者很可能是 Gitelman 综合征，这是一种远端肾小管缺陷引起的类似噻嗪类失盐性小管疾病。因此，呋塞米型失盐性肾小管病变是更符合 Bartter 综合征的生理学定义。Bartter 综合征是一种影响肾髓襻的遗传异质性疾病，新生儿期就有典型的临床表现，伴有高尿钙和肾钙质沉着症（图 44-10）。相比之下，Gitelman 综合征是影响远端小管的疾病[239]，通常在晚期被诊断，常存在低尿钙、低镁血症和明显的肌肉症状和体征（图 44-11）[240]。

（一）Bartter 综合征

1. 发病机制

Bartter 综合征（OMIM#601678，#241200，#607368 和 #602522）是常染色体隐性遗传疾病，可影响肾髓襻升支粗段的功能而导致失盐及低钾性碱中毒的临床表现。该病是由于 4 个编码膜蛋白的基因失活突变所造成的（Bartter 综合征 1 型 -4 型）[241-245]：1 型，Na^+-K^+-$2Cl^-$ 共转运蛋白（*SLC12A1* 编码 NKCC2）；2 型，顶端内流钾离子通道（*KCNJ1* 编码 ROMK）；3 型，基底膜氯离子通道（*CLCNK* 编码 ClC-Kb）；4 型，*BSND* 基因编码 Barttin，该蛋白是 ClC-Ka 和 CLC-Kb 氯离子通道的激动物 β 亚单位发挥作用（图 44-10）。细胞外钙离子感受器受体（calcium-sensing receptor，CaSR）功能获得性突变可导致变异性的 Bartter 综合征伴低钙血症[241, 246]。值得关注的是，在氨基糖苷类药物（如庆大霉素和阿米卡星）治疗的患者中存在类似 Bartter 综合征的临床表现，可有暂时性低钾血症、代谢性碱中毒、尿镁排泄增加后低镁血症和高尿钙的临床表现，停药后几周内消退。这类药物是具有拟钙剂和激动 CaSR 作用的多聚物。该病被认为是一种后天获得的 5 型 Bartter 综合征。此外，药物诱导的直接肾小管损伤可能是其发病机制[247]。

另一种类型的 Bartter 综合征已被证实是由于编码氯离子通道 ClC-Ka 和 CLC-Kb 基因失活突变所造成的双基因障碍的疾病[242, 245]。

2. 临床表现

绝大多数 Bartter 综合征病例的临床症状在出生前或新生儿阶段即显露出来。羊水过多和早产是其常见表现。出生后的症状包括多尿、多饮、发育不良、生长迟缓、脱水、低血压、肌无力、痉挛、抽搐、感觉异常和软骨钙化症引起的关节痛。与 Gitelman 综合征患者不同，事实上 Bartter 综合征患者几乎都伴有高血钙和正常血镁。

几乎所有 NKCC2（1 型）和 ROMK（2 型）突变的 Bartter 综合征患者都会发生肾钙质沉着症，但 CLC-Kb 突变患者的发生率只有 20%。这一结果可能与尿钙排泄较低相关。ROMK 突变的患者可表现为出生时高钾血症，在出生后的前几周转变为低钾血症[249]。因此这类患者可能被误诊为Ⅰ型假性醛固酮增多症（pseudohypoaldosteronism type Ⅰ，PHAⅠ），参见下文。出现这一情况的原因可能是 ROMK 除了参与 TAL 中钠盐的重吸收，也在肾集合管中表达。ROMK 突变的患者相比其他类型的 Bartter 患者，不需要大量补充 K^+，但由于 TAL 重吸收减少和远端肾小管的最大 K^+ 通道可能分泌 K^+，因此仍显示低血钾[250]。3 型 Bartter 综合征（CLC-Kb）的临床表现变异性大，可表现为典型的产前异常，或儿童早期发病，表现为轻度高钙尿或无高钙尿和肾钙质沉着的经典 Bartter。BSND 突变（4 型 Bartter 综合征）通常存在非常严重的表型并出现宫内发病、严重肾脏失盐及脱水、肾衰竭、感音神经性耳聋和运动迟缓[251]。感音神经性耳聋是 Barttin（4 型）特有的，因为 Barttin 是内耳氯离子通道必不可少的亚单位，对产生耳蜗内电位必不可少[252]。4 型 Bartter 综合征的严重程度与 CLC-Ka 和 CLC-Kb 两种蛋白对肾 TAL 基底膜上氯离子通道的作用相一致。

3. 治疗

Bartter 综合征的治疗通常包括补充钾、镁及应

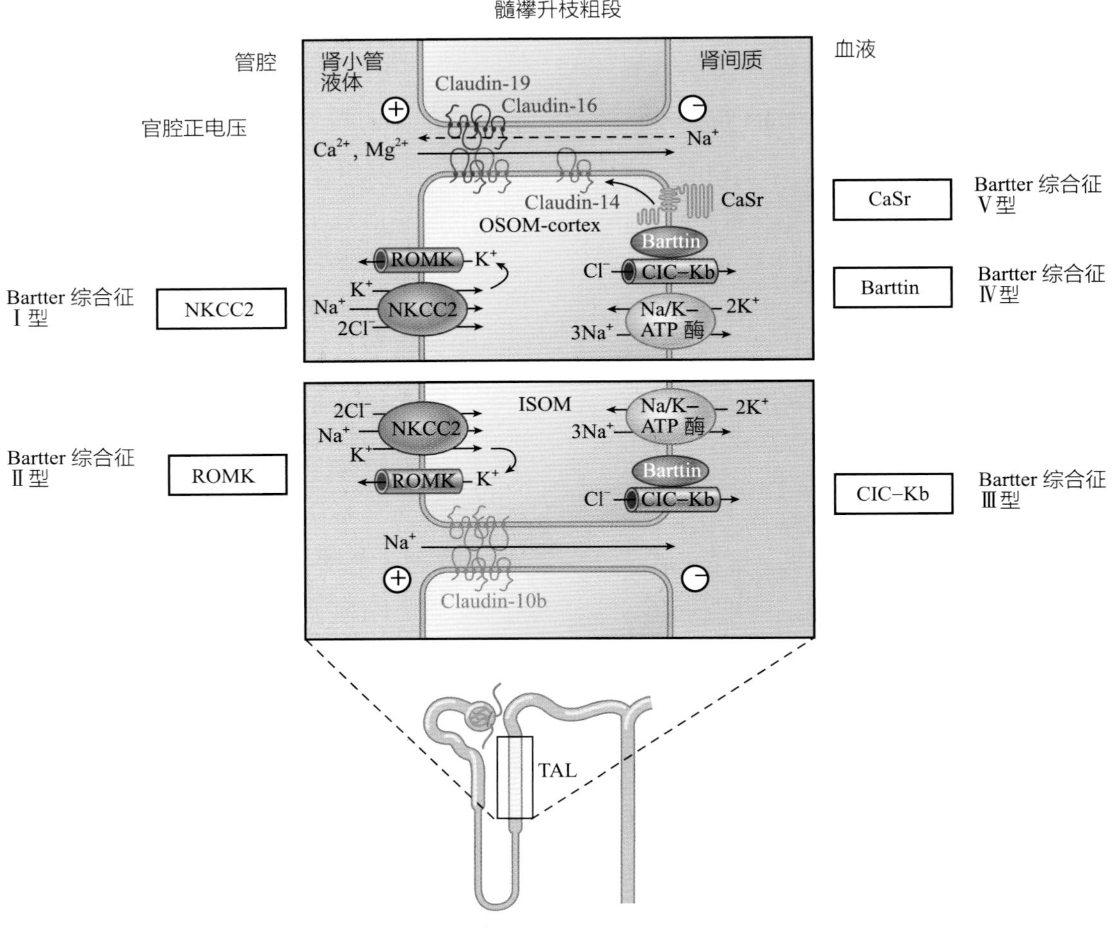

▲ 图 44-10　**髓襻升枝粗段（TAL）中跨上皮细胞钠盐重吸收示意图**

滤过后的 NaCl 通过 Na^+-K^+-$2Cl^-$ 同向转运蛋白 2（NKCC2）被重新吸收，NKCC2 利用跨细胞膜钠离子梯度将氯离子和钾离子转运到细胞内。钾离子通过顶端膜上钾离子通道 ROMK 再循环。钠离子通过基底膜 Na^+-K^+-ATP 酶主动从细胞内泵出。氯离子通过基底膜上的两个通道 ClC-Ka 和 ClC-Kb 被动扩散。这些氯离子通道必须与 Barttin 的 β 亚基结合后转运至细胞膜表面。钾离子再循环维持了管腔正电压，驱动着钙离子和镁离子细胞旁路的再吸收。Claudin-16 和 Claudin-19 对细胞旁路的钙离子和镁离子转运是必要的。4 种类型的 Bartter 综合征（Ⅰ型、Ⅱ型、Ⅲ型和Ⅳ型）分别是由于编码 NKCC2、ROMK、ClC-Kb 和 Barttin 蛋白的基因突变所造成（引自 Bichet DG, Fujiwara TM. Reabsorption of sodium chloride-lessons fromthe chloride channels. *N Engl J Med.* 2004; 350: 1281–1283. With permission; Olinger E, Houillier P, Devuyst O. Claudins: a tale of interactions in the thick ascending limb. *Kidney Int.* 2018; 93: 535–537.)

用螺内酯和非甾体类抗炎药物。吲哚美辛已被广泛应用于 Bartter 综合征的治疗，患者尿前列腺素 E_2 升高为其提供了理论基础[238]。血管紧张素Ⅰ转化酶抑制剂可与钾结合使用[252, 253]。治疗应该可使婴儿出现追赶性生长[254]。

（二）Gitelman 综合征

1. 发病机制

Gitelman 综合征（OMIM#263800）通常较 Bartter 综合征轻，在青少年及成人期诊断[255]，是由于 *SLC12A3* 基因失活突变所造成的常染色体隐性遗传性疾病[239]。*SLC12A3* 编码噻嗪类敏感的 Na^+-Cl^- 同向转运体（Na^+-Cl^- cotransporter，NCC）。罕见的病例是由于编码 TAL 和远端肾小管基底膜的 CLC-Kb 蛋白的 *CLCNKB* 基因突变所造成的。这些患者可表现为 Gitelman 综合征的表现，而不是 Bartter 表型[243]。Gitelman 综合征可导致类似噻嗪类药物的作用，包括低血压和代谢性酸中毒的肾性失盐。低血容量激活肾素 - 血管紧张素 - 醛固酮系统，加上肾皮质集合管钠负荷的增加，可导致上皮细胞的钠通道（ENaC）对钠的重吸收增加。ENaC 通道在重吸收钠离子过程中需通过钾和氢离子的排泄增加而

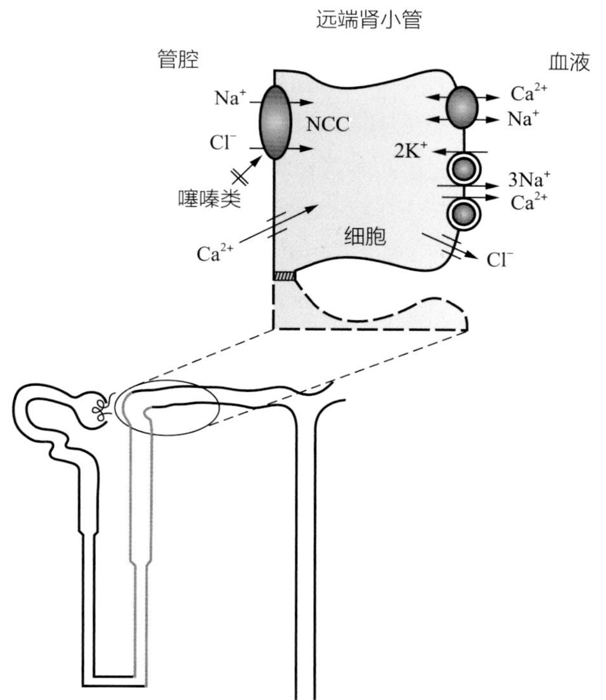

▲ 图 44-11 **Gitelman 综合征：噻嗪类敏感的 Na-Cl 协同转运蛋白（NCC）的功能缺失型突变**

达到平衡，这导致了低钾血症及代谢性碱中毒的发生。近端肾小管钙的被动转运增加导致了低钙尿的发生，远曲小管钙的主动转运不参与该病理过程。TRPM6 的下调（上皮镁离子通道瞬时受体电位通道亚家族 M，成员 6）可导致低镁血症[256]。

2. 临床表现

SLC12A3 突变携带者在人群中的发生率为 1%，提示每百万人中有 25 个患有 Gitelman 综合征，这使其成为最常见的遗传性肾小管疾病[256, 257]。相比 Bartter 综合征患者，Gitelman 综合征患者一般在新生儿期无症状，通常被偶然发现（图 44-12）[238]。该病患者存在低钾性代谢性碱中毒，但与 Bartter 综合征不同，Gitelman 综合征存在低钙血症和低镁血症，而没有明显低容量的表现。多尿及多饮的症状也不是 Gitelman 综合征的特征性表现。因为多关节软骨钙化症，患者多患有关节炎[258]，这可能是继发于低镁血症。患者尿液中前列环素 E_2 水平正常[259]，对前列腺素合成酶抑制剂反应低下。Gitelman 综合征主要与滥用利尿剂、滥用泻药和慢性呕吐等鉴别诊断。详细病史及尿氯化物测定和利尿剂检测可以辅助鉴别。

3. 治疗

Gitelman 综合征的治疗包括补充钾和螺内酯[260]。由于患者的前列腺素水平是正常的，因此非甾体类抗炎药物通常没有作用。

八、遗传性高血压低血钾疾病

大多数低血钾高血压患者存在与利尿剂使用相关的原发性高血压，或肾动脉狭窄继发的醛固酮增多症，或原发性醛固酮增多症[261]。遗传性低血钾高血压的病因包括醛固酮或其他盐皮质激素分泌过多和对盐皮质激素的异常敏感。他们的主要特征是低或正常偏低的血肾素浓度和对盐敏感的低血钾高血压，这提示盐皮质激素活性增加[262]。这些特征表现的分子机制已被阐明。

（一）先天性肾上腺增生

在一些先天性肾上腺增生病例中，遗传性激素生物合成障碍可导致高血压发生。这些常染色体隐性遗传疾病是由于激素生物合成途径中的重要酶缺陷所引起的（图 44-13）[263, 264]。皮质醇生成的减少可导致 ACTH 分泌增加和肾上腺增生。这些疾病的临床表现是由激素激素缺乏或不受酶缺乏影响的激素生成过多所决定的。在先天性肾上腺增生的三类主要亚型中，高血压仅见于其中两类（11β- 羟化酶和 17α- 羟化酶缺陷症），因为 21α- 羟化酶远端的代谢阻断允许形成盐皮质激素前体生物合成所需的 21 个羟基。其他临床表现取决于酶缺陷对雄激素合成的影响，11β- 羟化酶缺陷可导致雄激素增加，而 17α- 羟化酶缺陷可导致雄激素减少。在两种缺陷中，皮质醇前体过多生成可诱发容量和盐依赖的高血压，这些前体可代谢为盐皮质激素的激动剂或具有内源性盐皮质激素的活性。束状带去氧皮质酮（deoxycorticosterone，DOC）升高可导致低肾素低血钾的盐皮质激素依赖的高血压。醛固酮是最重要的盐皮质激素，通过作用肾远曲小管和皮质集合管调节电解质排泄和血容量。

1. 11β- 羟化酶缺乏症

编码 11β- 羟化酶基因的失活性突变可造成先天性肾上腺皮质增生（OMIM#202010），是先天性肾上腺皮质增生的第二大原因，约占 5%（90% 是由于 21 羟化酶缺陷造成的）[263, 265]。该病与 DOC、

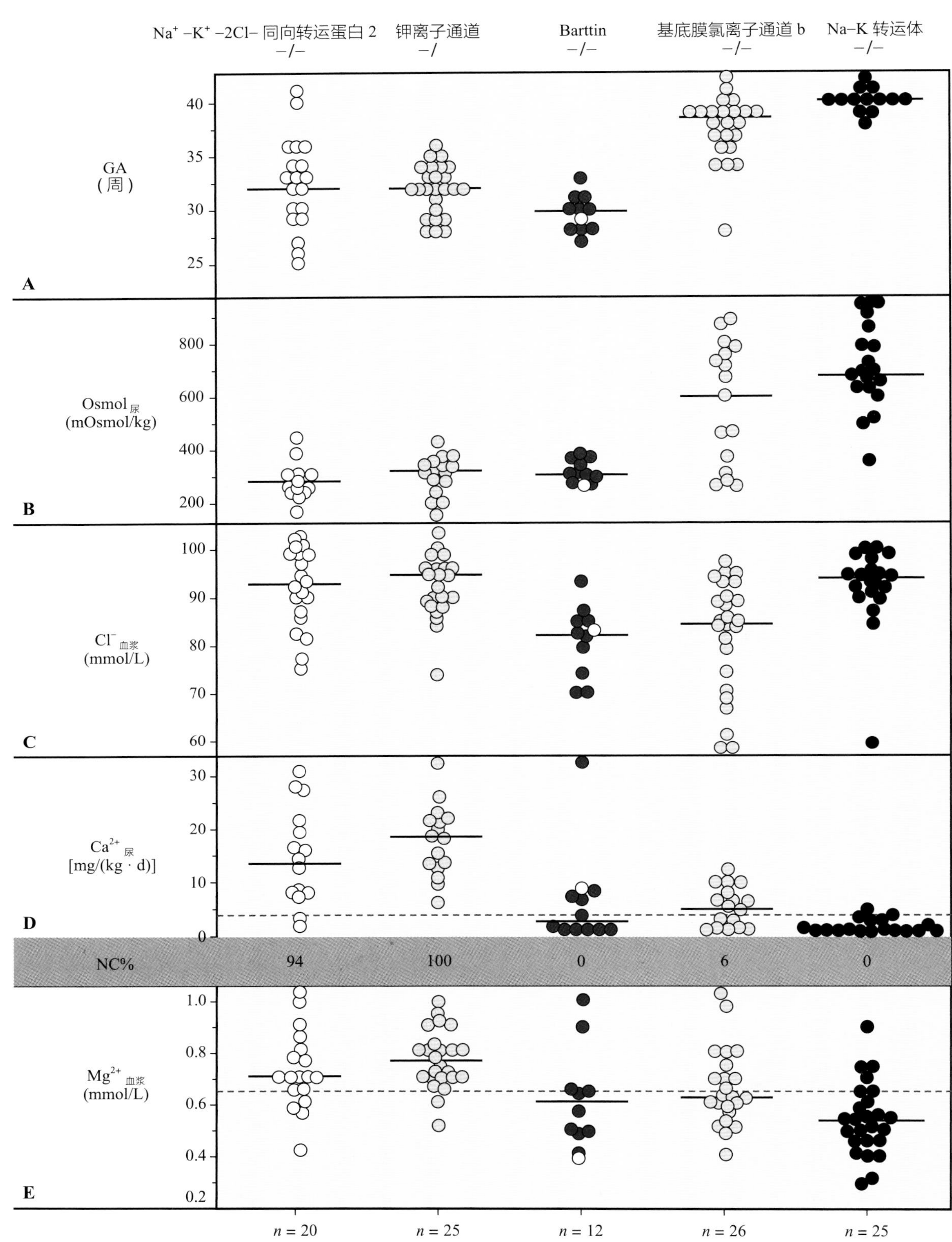

▲ 图 44-12 未治疗失盐型肾小管疾病中基因与表型的相关性

A. 出生时胎龄（GA）；B. 晨起随机尿液样本的最大尿渗透压；C. 最低血 Cl^- 浓度；D. 最大尿 Ca^{2+} 排泄 [虚线表示正常上限，大约 4mg/（kg • d）] 和肾髓质钙质沉着症的比例（NC%）；E. 最低血 Mg^{2+} 浓度（虚线表示正常下限，0.65mmol/L）。水平线表示中位数；Barttin 组中白色符号表示 ClC–Ka/ClC–Kb 两种基因障碍（引自 Jeck N, Schlingmann KP, Reinalter SC, et al. Salt handling in the distal nephron: lessons learned from inherited human disorders. *Am J Physiol Regul Integr Comp Physiol.* 2005;288: R782–R795. With permission.）

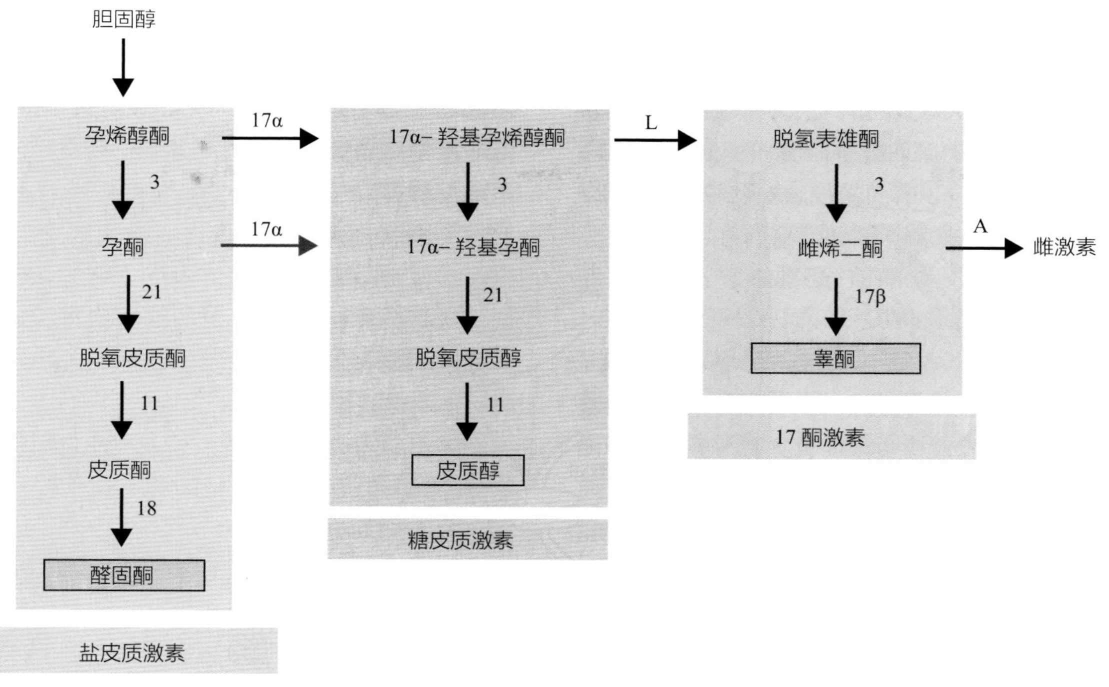

▲ 图 44-13 激素生物合成途径的关键酶

18- 脱氧皮质醇和雄激素生成过多相关。由于 DOC 具有显著的内源性盐皮质激素活性，因此该基因两个等位基因均发生突变的患者可出现低钾性高血压。因为雄激素途径不受影响，所以产前女性患者发生男性化，产后男性化发现在两性中。ACTH 试验可用于 11β- 羟化酶缺乏的确诊，表现为 DOC 和 11- 去氧皮质醇水平升高，以及明显的血浆肾素活性抑制 [263]。治疗主要是补充外源性皮质激素抑制 ACTH 分泌。

2. 17α- 羟化酶缺乏症

17α- 羟化酶缺乏症（OMIM#202110）可导致孕烯酮向孕酮和雄激素转化减少，以及性激素生成缺乏 [262, 266]。肾上腺和性腺中性激素形成减少可导致性腺功能减退及男性假两性畸形，通常是因为在青少年时期没有经历青春期发育而被发现。该疾病患者合成皮质醇的能力下降，使 ACTH 升高，从而引起血清 DOC 和皮质酮水平增加，导致低肾素性高血压、低钾血症和代谢性碱中毒。临床表现取决于酶活性受影响程度而不同。在严重的 17α- 羟化酶缺乏时，17α- 羟化酶和 17，20α- 裂解酶活性都下降或缺失。这样的缺失可导致盐皮质激素活性增高及高血压，同时肾上腺及性腺中缺乏性激素激素的生成，进而导致所有患者产生女性表型。17α- 羟化酶部分缺乏可导致男性患者性别特征模糊，不伴有高血压。皮质激素激素替代治疗可纠正 ACTH 水平和高血压。女性通常需要激素治疗。被当作女性抚养的基因型男性患者也需要雌激素替代治疗，作为男性抚养的基因型男性患者需要外科手术矫正外生殖器和雄激素替代治疗。

（二）LIDDLE 综合征

1. 发病机制

Liddle 综合征（OMIM#177200）是一种常染色体显性遗传疾病，可表现为低血钾低肾素低醛固酮的高血压，是由 ENaC 的 β- 或 γ- 亚基羧基末端的提前终止或移码突变所造成的 [267]。阿米洛利敏感性上皮细胞 Na^+ 离子通道是由三种同源亚基 α、β、γ 所组成的四聚体，其中 α 亚基存在两个拷贝（图 44-14）[268]。氨基端和羧基端位于胞质内，包含可调节通道活性的电位调控片段。ENaC 的 β、γ 亚基突变可通过剔除或改变一个富含脯氨酸的氨基酸保守序列（称为 PY 基序）而导致通道活动亢进。*SCNN1B* 的 β 亚基或 *SCNN1G* 的 γ 亚基突变可导致细胞膜上通道数量增加或使它们处于开放状态。在

ENaC 亚基的胞质羧基末端区域内对 Nedd4（对所有亚基）和 α- 血影蛋白（只对 α 亚基）特异性结合域的识别，提示着骨架蛋白相互作用调节着顶端膜 ENaC 的表达[269]。因此 Nedd4（neural precursor cell expressed developmentally downregulated protein 4，神经前体细胞表达发育抑制蛋白 4）和 α- 血影蛋白似乎在细胞膜的 ENaC 亚基的合成、插入和（或）修复中具有重要作用[270]。

2. 临床表现

Liddle 综合征以肾重吸收钠不当、钠排泄减少和低肾素性高血压为特征[267]。该疾病的特征在 1963 年由 Liddle 及其同事在一大家系中报道[271]。受累患者的心脑血管事件发生风险增加。通过尿 / 血激素水平分析谱，可将 Liddle 综合征与其他罕见的遗传性低肾素高血压相鉴别。糖皮质激素可矫正的醛固酮增多症是与 18- 羟皮质醇及醛固酮代谢产物增多相关。表观盐皮质激素过量（apparent mineralocorticoid excess，AME）与尿皮质醇（四氢皮质醇）/ 可的松（四氢可的松）代谢产物比值升高有关（表 44-7）。

3. 治疗

螺内酯无法改善该疾病的高血压，但低盐饮食

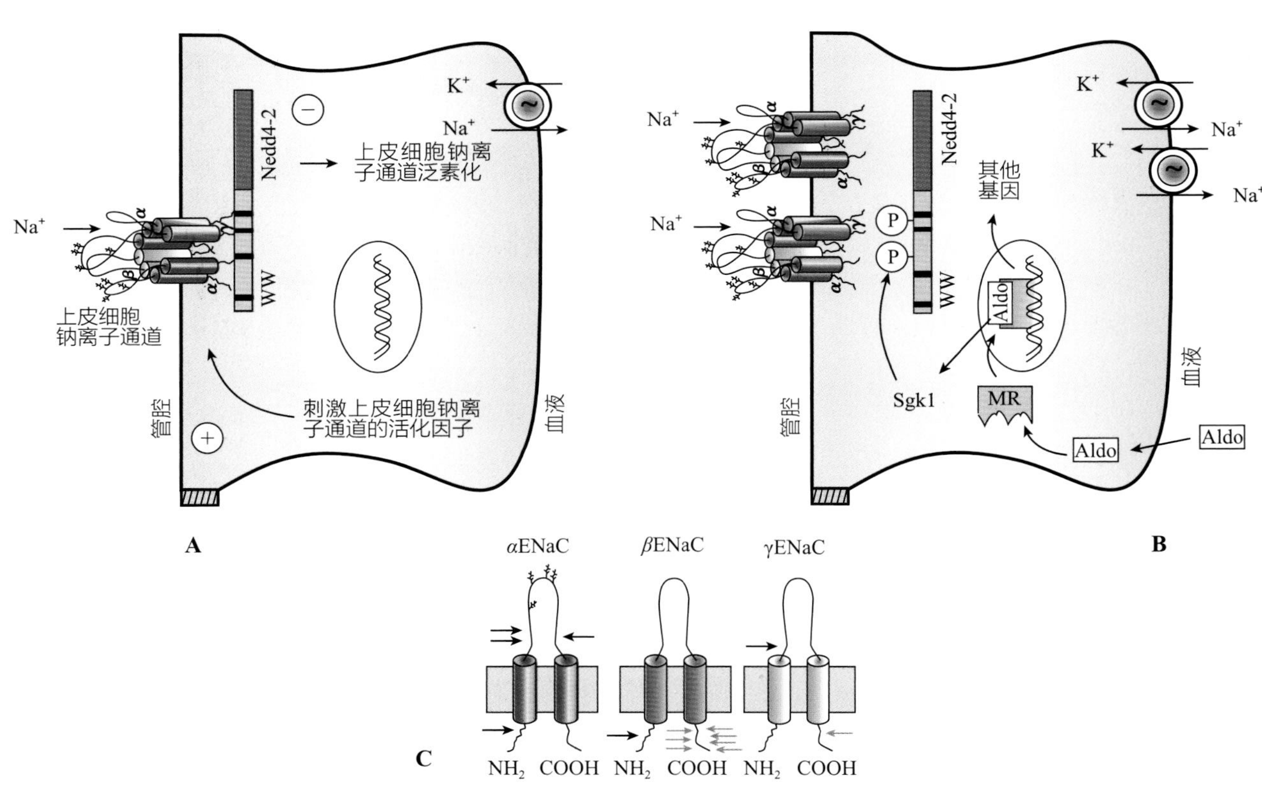

▲ 图 44-14 上皮细胞钠离子通道（ENaC）障碍

上图显示了 ENaC 在醛固酮敏感性上皮细胞中的表达机制。A. 在静息状态下，ENaC 以限速方式促进钠离子再吸收，很少驻留在顶端膜上。通过泛素蛋白连接酶 Nedd4-2 介导的泛素蛋白降解途径从细胞膜表面收回这些通道蛋白，可以抵消已知的增强细胞表面 ENaC 的表达和活性的因素。B. 在暴露醛固酮并与盐皮质激素受体（MR）结合后不久，血清糖皮质激素调节激酶 1（Sgk1）的转录刺激导致 Nedd4-2 的磷酸化，进而干扰 ENaC/Nedd4-2 的相互作用。这种情况下，ENaC 泛素化被减少，从而有利于其在顶端膜上驻留，增加钠的重吸收。C. ENaC 是由两个 α、一个 β 和一个 γ 亚基围绕通道孔隙所组成的[267]。每个亚基由两个跨膜结构域所组成，其胞质氨基端和羧基端短且胞质外环较大。ENaC 亚基的突变可导致 Liddle 综合征（粉红色箭头；β 或 γ 亚基）或常染色体隐性的假性醛固酮减少症 Ⅰ 型 [PHAI（黑箭）]（α、β、γ 亚基）[268, 284] [引自 Rossier BC. The epithelial sodium channel (ENaC): new insights into ENaC gating. *Pflugers Arch* 2003;446:314–316.]

表 44-7　遗传性低肾素性高血压患者的尿激素分析谱

	Liddle 综合征	GRA	AME
醛固酮	↓↓	↑	↓
四氢醛固酮	↓↓	↑	↓
18- 羟基 - 四氢醛固酮	↓↓	↑	↓
18- 羟基皮质醇	–	↑↑	–
四氢 - 皮质醇	nl	nl	↑
四氢 - 可的松	nl	nl	↓
四氢 - 皮质醇 / 四氢 - 可的松比值	nl	nl	↑↑

AME. 表现盐皮质激素过多；GRA. 糖皮质激素可抑制性醛固酮增多症；nl. 正常；–. 非常规检测（改编自 Warnock DG: Liddle syndrome: an autosomal dominant form of human hypertension. *Kidney Int.* 1998; 53:18–24.）

和 ENaC 拮抗剂（阿米洛利或氨苯蝶啶）可对此加以纠正。

（三）表现盐皮质激素过多

1. 发病机制

AME 综合征（OMIM#207765）是低肾素低醛固酮低血钾高血压的罕见常染色体隐性遗传疾病[271, 272]。AME 综合征是由于 2 型 11-β 激素脱氢酶（11β-hydroxysteroid dehydrogenase type 2，11β-HSD2）活性缺陷所导致的，该酶负责将皮质醇转化为失活的代谢产物，从而保护盐皮质激素受体免受皮质醇的毒性作用。在 AME 综合征中，皮质醇作为强效盐皮质激素，可引起钠潴留、高血压和肾素 - 血管紧张素 - 醛固酮系统抑制的低血钾。轻型或 2 型变异型也可由酶活性异常所导致[273]。Cushing 综合征和极高皮质醇水平可以超过 11β-HSD2 的代谢能力而使皮质醇转化为可的松。

2. 临床表现

AME 综合征表现为严重的青少年低肾素型高血压、低钾性碱中毒、低出生体重、发育不良、生长迟缓、肾钙质沉着症和不同程度的多尿。皮质醇的尿代谢产物比例存在异常，以皮质醇代谢产物为主（如四氢皮质醇 +5α- 四氢皮质醇 / 四氢可的松比值为 6.7～33，正常值为 1）。轻型的 AME（2 型）缺乏典型的尿激素谱的特征（如生化分析提示皮质醇转化为可的松代谢产物的比例有所升高）[273]。杂合子的表型是正常的，表现为皮质醇轻微代谢缺陷。

3. 治疗

AME 综合征的治疗包括限制钠盐的摄入和使用氨苯蝶啶、阿米洛利或螺内酯，有时可能需要使用额外的降压药物。

（四）常染色体显性遗传性早发性妊娠加重型高血压

常染色体显性遗传性早发性妊娠加重型高血压是罕见的常染色体显性遗传疾病（OMIM#605115），发现于一个盐皮质激素受体激活型突变的家系中。Geller 及其同事通过筛查 75 例早发型严重高血压患者，发现了一个有严重高血压、低肾素活性、低醛固酮和没有潜在高血压病因的 15 岁男孩，该男孩存在盐皮质激素受体基因的杂合错译突变（S810L）[274]。对其 23 名亲属进行评估后发现，其中 11 例在 20 岁之前被诊断为严重高血压，其余 12 例血压正常。2 例 L810 突变携带者共经历了 5 次妊娠，每次都有显著高血压加重伴醛固酮水平抑制。S810L 突变改变了一个保守氨基酸，导致结构性激活和盐皮质激素受体改变。此外，黄体酮和其他缺乏 21- 羟化基团的激素原本是盐皮质激素受体拮抗剂，而突变则将其变成了强有力的激动剂。螺内酯也是 L810 的激动剂，所以在 L810 携带者中禁用螺内酯。

（五）糖皮质激素可抑制性醛固酮增多症

1. 发病机制

糖皮质激素可抑制性醛固酮增多症（glucocorticoid-remediable hyperaldosteronism，GRA）也被称为Ⅰ型家族性醛固酮增多症（OMIM#103900）、对地塞米松敏感的醛固酮增多症、糖皮质激素抑制性高醛固酮血症和 ACTH 依赖的高醛固酮血症。此疾病是由编码醛固酮合成酶和 11β 羟化酶两基因间不等位交换形成的嵌合基因所致的常染色体显性高血压病[275]。这两个基因高度相似，存在相同的转录方向，在 8 号染色体上相距 45 000 个碱基对。人类有两个 11β 羟化酶活性的同工酶，分别参与合成皮质醇和醛固酮。CYP11B1（11β-hydroxylase，11β 羟化酶）高表达，被 ACTH 所调控，而 CYP11B2（aldosterone synthase，醛固酮合成酶）在正常情况下表达水平较低，被血管紧张素Ⅱ所调控。除了 11β 羟化酶活性，CYP11B2 也有 18- 羟化酶和 18- 氧化酶的活性，可以从 DOC 合成醛固酮[276]。因此，随着两个基因之间不等位交叉的发生，醛固酮合成酶基因受 11β 羟化酶启动序列所调控。该嵌合基因在肾上腺球状带和束状带均表达升高，并受 ACTH 所控制，导致 18- 羟皮质醇和醛固酮代谢物产量增加。

2. 临床表现

GRA 的表现多样[277]，受累患者可能有轻度高血压和生化检查正常，在临床上与原发性高血压患者难以区分。然而，一些患者可表现为早发性严重高血压、低血钾、代谢性碱中毒。在基因证实的 27 个 GRA 家系的 376 例患者中，48% 的 GRA 家系和 18% 的 GRA 患者出现脑血管并发症，与成人多囊肾动脉瘤中的发生率相似[278]。

通过检测尿 18- 羟皮质醇或 18- 氧皮质醇或地塞米松抑制试验可以对此进行确诊[278]。此外，因为 GRA 患者中 ACTH 可引起醛固酮分泌，所以使用糖皮质激素可抑制醛固酮过度分泌[279]。地塞米松抑制试验不一定是可靠的鉴别诊断方法。其他疾病患者（如醛固酮腺瘤或原发性醛固酮增多症患者）也可以抑制醛固酮分泌[280]。GRA 可以通过分子技术证实嵌合基因而明确诊断。

3. 治疗

单纯糖皮质激素替代治疗可用于 GRA 的治疗。限盐结合使用螺内酯或 ENaC 抑制剂也有一定疗效。

（六）Ⅱ型家族性醛固酮增多症

Ⅱ型家族性醛固酮增多症（familial hyperaldosteronism type Ⅱ，FH-Ⅱ；OMIM#605635）是以肾上腺皮质增生、醛固酮瘤或共同引起的醛固酮分泌增多为其特征。与Ⅰ型家族性醛固酮增多症相比，FH-Ⅱ不被地塞米松抑制。Stowasser 及其同事报道了 5 个相同表型的显性遗传的家系[281]。家系分析显示 FH-Ⅱ和染色 7p22 上标志物相关联，但尚未定位致病基因[282]。

九、假性醛固酮减少症

（一）Ⅰ型假性醛固酮减少症

1. 发病机制

Ⅰ型假性醛固酮减少症（PHA）是一种罕见疾病，以失盐、高钾血症、代谢性酸中毒和婴儿发育不良为表现[283]。PHA Ⅰ有两种亚型。常染色体隐性遗传型（OMIM#264350 和 #177735）可导致严重的临床症状并持续到成年，是由 ENaC 离子通道三个亚基（α、β、γ）之一失活突变导致的。常染色体显性遗传型（OMIM#177735）随着年龄增长临床症状减轻，是由盐皮质激素受体突变导致单倍体功能不全或显性负性作用引起[284]。纯合盐皮质激素受体突变可能是致命的，因为小鼠基因敲除后出现严重的失盐综合征，并在出生后几天内死亡[285]。

2. 临床表现

由 ENaC 通道突变和由盐皮质激素受体突变引起的 PHA Ⅰ的两种亚型的临床差异显著[283]。常染色体隐性遗传性 PHA Ⅰ表现为新生儿期或儿童期肾性失盐、低血压、高钾血症、代谢性酸中毒，偶有生长发育障碍。其他生物学特征包括低钠血症、血和尿醛固酮水平升高的高钾血和血肾素活性升高。常染色体显性遗传性 PHA Ⅰ症状较轻，随着年龄增长后自行好转。PHA Ⅰ必须与醛固酮合成酶缺乏症、失盐型先天性肾上腺增生和肾上腺发育不良相鉴别，这些疾病都可以引起醛固酮缺乏和低钠血症、高钾血症、低血压、肾素活性增加、偶有休克和死亡[286]。Bartter 综合征 2 型（ROMK 基因突变）也可以在新生儿中出现类似的（短暂）临床症状。

3. 治疗

PHA Ⅰ的治疗包括补充钠盐，这可以很大程度改善低钠血症、高钾血症和生长异常。应用醛固酮、氟氢化可的松或去皮质酮没有益处。隐性遗传的患者通常需要终身治疗失盐和高钾血症，而显性遗传的患者通常在成年后不需要治疗。

（二）Ⅱ型假性醛固酮减少症

1. 发病机制

Ⅱ型假性醛固酮减少症（familial hyperaldosteronism type Ⅱ，PHA Ⅱ；OMIM# 145260），也称为家族性高钾血症性高血压或 Gordon 综合征，是容量依赖的低肾素性高血压，尽管肾小球滤过率正常但特征性伴有持续高钾血症。至少有 4 个基因的变异可造成该表型，包括无赖氨酸激酶、*WNK1* 和 *WNK4*、*Cullin3* 及 *KLHL3*（编码 Kelch 样蛋白 3）[286, 287]。虽然其中一些基因的详细功能仍在研究中，但它们可能都造成噻嗪类药物敏感的 NCC 功能增加，从而导致钠盐潴留。高血压是由于肾脏钠盐重吸收增加，高血钾是由于肾脏 K^+ 离子排泄减少。也常见肾脏 H^+ 分泌减少，可导致代谢性酸中毒。PHA Ⅱ 的特征表现是氯离子依赖的，因为当输注硫酸钠或碳酸氢钠替代氯化钠后症状可被纠正[288]。

WNK1 和 WNK4 的作用类似于分子开关，在多种不同离子转运途径中具有协同作用，维持生理波动下体内的稳态。在 PHA Ⅱ 中，有人提出 WNK1 的激活突变和 WNK4 的失活突变可导致噻嗪敏感的共转运体活性增加而减少 ROMK 活性（图 44-15）[289]。Kelch 样蛋白 3 和 Cullin3 蛋白通过泛素化降解 WNK1 和 WNK4 来调节电解质稳态[289, 290]。一方面是 NCC 的过度活化，另一方面是细胞旁路 Cl^- 重吸收增加，也称为氯离子分流器假说。在低血容量或高血钾时，这些激酶可能是通过远端肾小管最大限度重吸收 NaCl 或最大限度分泌 K^+ 离子来增加容量耗竭状态下钠盐的重吸收和血管内容量的。

2. 临床表现

Ⅱ型 PHA 通常在成人中诊断，但也可见于新

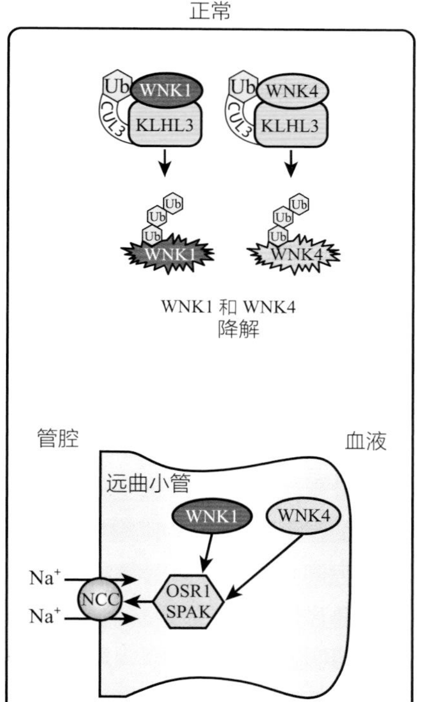

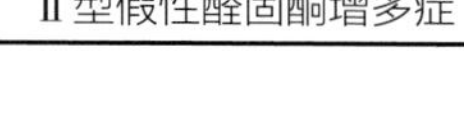

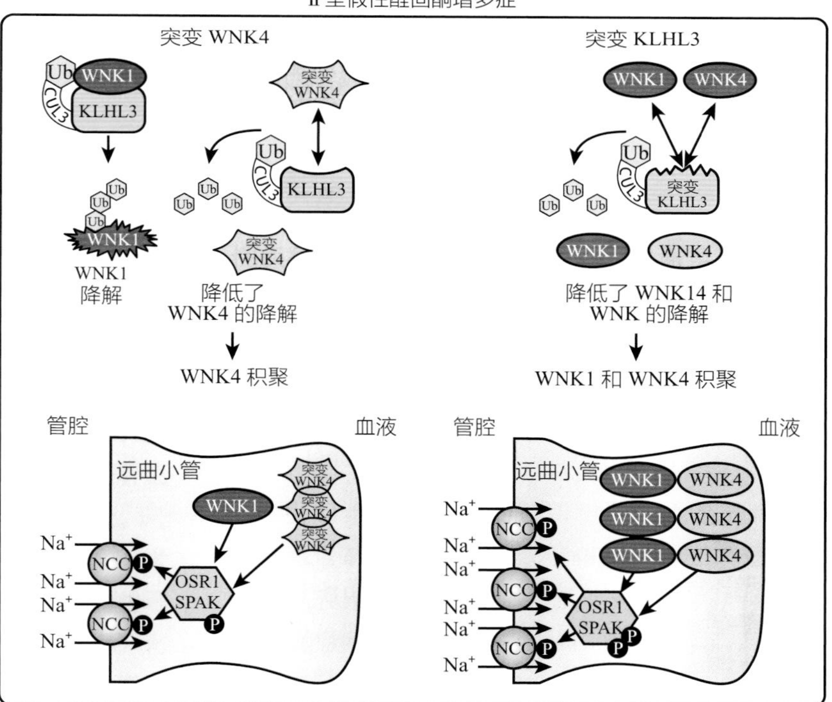

▲ 图 44-15　Ⅱ型假性醛固酮增多症在远曲小管中的分子机制

左图．正常情况下，激酶 WNK1 和 WNK4 可以刺激 Na-Cl 共转运体（NCC）转运至质膜，并通过 Ste20 相关的脯氨酸丙氨酸激酶（SPAK）和氧化应激反应激酶（OSR1）磷酸化 NCC；右图．WNK-OSR1/SPAK-NCC 磷酸化信号级联放大反应，目前被认为是Ⅱ型假性醛固酮增多症的主要致病机制（PHA Ⅱ），WNK1 和 WNK4 是 KLH3-Cullin3 E3 连接酶介导的泛素化底物（引自 Susa K, Sohara E, Rai T, et al.Impaired degradation of WNK1 and WNK4 kinases causes PHAII in mutant KLHL3 knock-in mice. *Hum Mol Genet.* 2014;23:5052–5060; Pathare G,Hoenderop JG, Bindels RJ, et al. A molecular update on pseudohypoaldosteronism type II. *Am J Physiol Renal Physiol.* 2013;305:F1513–F1520.）

生儿[291]。不明原因的高钾血症是其常见的临床表现，通常出现在高血压发病前。高钾血症的严重程度变异性大，可受利尿剂和钠盐的影响[292]。在诊断该病前需排除引起血钾假性升高的原因。该疾病的最严重类型可出现肌无力（高钾血症）、身材矮小和智力障碍。轻度高氯血症、代谢酸中毒和血肾素活性抑制是该病不同的特征性表现。醛固酮水平取决于高血钾水平。尿液浓缩能力、酸排泄和近端小管功能均是正常的。

3. 治疗

噻嗪类药物可以逆转所有生化指标的异常。若发生矫枉过正，可给予低于平均剂量的噻嗪类药物，也可以使用襻利尿剂。

十、遗传性肾镁离子转运异常

镁离子是细胞内的第二大阳离子，在能量代谢、核苷酸和蛋白质合成、神经肌肉兴奋性和氧化磷酸化中起着重要的辅助作用，对钠、钾和钙通道具有调节作用。在正常情况下，细胞外镁离子浓度保持在接近恒定值（0.7～1.1mmol/L）。低镁血症可由于饮食摄入减少引起，但更常见于肠道吸收不良、肾脏丢失或使用包括环孢素、奥美拉唑、西妥昔单抗和顺铂类药物在内的药物[293]。

原发性低镁血症是以肾脏和肠道丢失镁，并合并高钙尿为特征的一组异质性疾病（表 44–8）[293–298]。大部分原发性低镁血症的遗传基础和细胞缺陷已被阐明。这些遗传条件累及不同肾单位节段和不同细胞类型，而导致表型多样，但也更容易鉴别。

（一）家族性低镁血症伴高钙尿症与肾钙质沉着症

肾性低镁血症伴高钙尿症和肾钙质沉着症综合征（OMIM#248250），或家族性低镁血症伴高钙尿症与肾钙质沉着症（familial hypo–magnesemia with hypercalciuria and nephrocalcinosis，FHHNC）是以镁离子大量消耗导致严重低镁血症为特征的罕见常染色体隐性遗传疾病，口服或静脉补充镁都无法纠正。该病是由于 claudin–16（*CLDN16*）突变所造成的。CLDN16 之前被称为 paracellin–1[294]，位于 TAL 紧密连接处，与紧密连接蛋白 claudin 家族相关（图 44–10）。对 9 个患有严重低镁血症的家系进行研究，发现了 CLDN19 突变（OMIM#248190），其与 FHHNC 具有相同的肾脏表型。*CLDN19* 编码 claudin–19 蛋白，是在肾小管和眼部表达的紧密连接蛋白[299]。

每个 FHHNC 患者都有低镁血症伴大量尿镁离子排泄（镁离子排泄分数＞ 10%）。在每个病例早期都存在肾脏钙的丢失，进而导致肾实质钙化（肾钙质沉着症）及肾衰竭，患者通常需要透析治疗。肾功能不全的进展速度与肾钙质沉着症的严重程度相关。其他临床表现有多尿、多饮、眼部异常、反复泌尿道感染和肾结石引起肾绞痛。其血清 PTH 水平异常升高，血钙、血磷、血钾和尿酸草酸盐排泄都是正常的。不同于 *CLDN16* 缺陷患者，*CLDN19* 突变患者有眼部症状，包括严重视力下降、黄斑损伤、水平性震颤和明显近视[299]。长期口服镁可有效减少尿钙排泄[300]。在肾移植后，肾小管处理镁离子和钙离子的能力可恢复正常。

（二）家族性低镁血症伴继发性低钙血症

家族性低镁血症伴继发性低钙血症（OMIM#602014）是由于 *TRPM6* 基因突变引起的常染色体隐性遗传疾病，出生后短期内可导致电解质紊乱（图 44–16）。TRPM6 包含 39 个外显子，其编码含有 2022 个氨基酸的蛋白质。患者可表现为低镁血症（0.1～0.3mmol/L）和低钙血症，同时可造成肌肉神经并发症，包括婴儿期癫痫，若不治疗可导致神经损伤和心脏骤停。该疾病可由肠道吸收障碍和肾镁离子丢失所造成[301]。使用高剂量镁剂可恢复血清镁离子浓度至正常水平，治疗镁离子重吸收障碍和低钙血症。为治疗癫痫和低镁血症，需要终生补充镁。

（三）孤立性显性低镁血症与低尿钙

孤立性显性低镁血症与低尿钙（OMIM#154040）是一种罕见的常染色体显性遗传疾病，是由于 *FXYD2* 基因失活突变导致远曲小管基底膜侧的 Na^{+}–K^{+}–ATP 酶的 γ 亚基的转运缺陷[302]，远曲小管是镁离子主要的重吸收部位。该病患者的血镁常低于 0.4mmol/L，可导致抽搐的发生。*FXYD2* 突变可导致 Na^{+}–K^{+}–ATP 酶的 γ 亚基错误转运，镁离子重吸收也异常。低镁血症患者尿钙排泄较低，可能是髓襻重吸收增加的结果[303]。

转录因子肝细胞核因子 1 同源体 B（hepatocyte nuclear factor 1 homeobox B，HNF1B）与 *FXYD2* 基

表 44-8　遗传性镁离子转运障碍

疾病 /OMIM[a] 编号	基因 / 遗传方式	蛋　白	主要临床表现 / 生化特点
Gitelman 综合征 /#263800	SCL12A3/AR	NCC	肌无力 / 手足抽搐 软骨钙化症 低镁血症 低尿钙
家族性低镁血症伴高钙尿症和肾钙质沉着症 /#248250/#248190	CLDN16/AR CLDN19/AR	Claudin-16 Claudin-19	多尿 肾结石 / 肾钙质沉着症 眼部异常 严重低镁血症 高尿钙
孤立性常染色体显性遗传性肾镁丢失 /#154020	FXYD2/AD	NA-K-ATP 酶的 γ 亚基	癫痫 软骨钙化症 低镁血症 低钙尿
常染色体显性遗传性低镁血症、高镁尿和低钙尿 /#137920	HNF1B/AD	肝细胞转录因子核因子 1 同源体 B（HNF1B）与 FXYD2 调节相关	肾畸形 青少年成人发病型糖尿病（MODY）
青少年成人发病型糖尿病（MODY）伴低镁血症和肾镁离子丢失（#126090）	PCBD1/AR	肝细胞核因子 1 同源体 A（PCBD1）	MODY
家族性低镁血症伴继发性低钙血症 /#602014	TRPM6/AR	上皮细胞镁离子通道 TRPM6	手足抽搐 / 癫痫发作 低镁血症 低钙血症
孤立性常染色体隐性镁丢失 /#611718	EGF/AR	表皮生长因子	手足抽搐 / 癫痫发作 低镁血症 正常血钙
常染色体显性遗传性低镁血症 /#176260	KCNA1/AD	电压门控的钾离子通道 Kv1.1	肌肉痉挛 手足抽搐 震颤 肌无力 脑萎缩 肌纤维震颤
癫痫、共济失调、感音神经性耳聋和肾小管疾病（EAST)/#612780	KCNJ10/AR	K^+ 离子通道 Kir4.1	多尿 低血钾代谢性碱中毒 低镁血症 低尿钙
显性和隐性遗传的低镁血症伴脑发育异常和癫痫发作 /#607803	CNNM2/AD/AR	CNNM2 Mg-ATP	智力迟钝 癫痫发作

a. OMIM 编号参见 http://www.ncbi.nlm.gov/omim/OMIM

AD. 常染色体显性；AR. 常染色体隐性；ATP. 三磷酸腺苷；CLDN. claudin；CNNM2. 细胞周期蛋白 M2；EGF. 表皮生长因子；FXYD2. 包含 FXYD 结构域的离子转运调节剂 2；NCC. Na-Cl 共转运体；OMIM. 人类在线孟德尔遗传；SLC. 溶质载体；TRPM6. 瞬时受体电位离子通道蛋白 6

因的转录相关，在 44% 的 HNF1B 突变携带者中发现低镁血症、高镁尿和低钙血症（OMIM#137920）。也有报道 *PCBD1* 突变与该疾病有关，该基因编码了肝细胞核因子 1 同源体 A（hepatocyte nuclear factor 1 homeobox A，HNF1A）（图 44–16）[304]。

（四）Ca^{2+}/Mg^{2+} 敏感受体相关的障碍

Ca^{2+}/Mg^{2+} 敏感受体（calcium–sensing receptor，CaSR）是镁稳态的重要调节因子。CaSR 可感受血清钙离子和镁离子浓度，参与肾的钙离子和镁离子重吸收及 PTH 分泌 [305]。CaSR 基因活化突变首次在常染色体显性遗传的低钙血症家系中发现 [241, 306]。患者表现为低钙血症、高钙尿症和多尿，大约 50% 患者存在低镁血症 [296]。临床上，常染色体显性遗传低钙血症可能被误认为原发性甲状旁腺功能减退，因为在轻中度低血钙的情况下，PTH 分泌减少。大部分受累患者有低血镁和肾脏丢失镁增加。

（五）孤立性隐性低镁血症与正常尿钙

孤立性隐性低镁血症（OMIM#131530）是一种罕见的遗传疾病，最初报道于一个有血缘关系的家庭中 [307]。患者在婴儿期可表现低钾血症的症状。孤立隐性低钾血症是由于表皮生长因子（epidermal growth factor，EGF）的前体蛋白 pro–EGF 突变所造成的，该蛋白可表达在胃肠道、呼吸道和远曲小管基底膜。在插入膜过程中，pro–EGF 蛋白被不知名蛋白酶加工成具有功能性的 EGF 多肽激素，其可激活基底膜上的 EGF 受体（图 44–16）。结果，EGF 激活 TRPM6 通道蛋白转运至管腔膜，通过 TRPM6 来增加 Mg^{2+} 重吸收。

（六）显性和隐性低镁血症

显性和隐性低镁血症伴大脑发育受损（隐性）和癫痫，继发于 *CNNM2* 基因突变（OMIM# 607803）。编码细胞周期蛋白 M2（cyclin M2，CNNM2）基因突变见于两个独立的显性遗传家系，存在着孤立性低镁血症、智力迟钝和癫痫发作 [308]，也发现存在隐性遗传的模式 [309]。

十一、尿崩症

（一）发病机制

人体肾脏对水的潴留作用是通过神经垂体抗利尿激素精氨酸升压素（antidiuretic hormone arginine vasopressin，AVP）对肾集合管上皮细胞的作用来调节的 [310]，具体在第 10 章中阐述。

AVP 促使水在肾小管液及周围肾间质之间顺着渗透梯度被动转运，从而促进尿液浓缩 [312]。

（二）AVP–AVPR2–AQP 通道

肾脏内水稳态是通过 3 个关键蛋白调节的。AVP 由垂体后叶分泌的，可通过与集合管基底膜上抗利尿激素 V_2 受体（vasopressin V_2 receptor，AVPR2）相结合后促进水分排出（图 44–17）。这一步激活了刺激性 G 蛋白（Gs）和腺苷酸环化酶，导致环腺苷酸（cyclic AMP，cAMP）的生成和蛋白激酶 A 的激活。AVP 抗利尿作用的最后一步是胞外插入特异性水通道（AQP2）至管腔膜，因此增加了膜的水通透性。这些水通道是整合膜蛋白超家族成员，有利于水的转运 [313, 314]。

AVP 对 AQP2 的短期调节致使 AQP2 从细胞内囊泡向管腔膜转移；长期调节需要血 AVP 持续升高达 24h 或更久，AVP 可以增加水通道数量。水通道数量的增加被认为是 AQP2 基因转录增加的结果 [317]。AQP3 和 AQP4 是肾髓质集合管基底膜上的水通道蛋白。此外，抗利尿激素通过调节尿素转运体 UT–A1 而增加了肾脏对水的重吸收能力，UT–A1 表达于肾脏内髓的集合管，主要在其末端部分 [318]。AVP 也增加了主集合管细胞对钠的通透性 [319]。

总之，在没有 AVP 刺激的情况下，集合管上皮细胞表现出对钠、尿素和水的低通透性。这些特殊的渗透特性导致水利尿期间大量低渗性尿排出。相反，AVP 刺激集合管主细胞导致顶端膜对水（P_f）、尿素（P_{Urea}）和钠（P_{Na}）的通透性选择性增加。

在神经垂体性尿崩症中，也称为家族性神经垂体性尿崩症（familial neurohypophyseal diabetes insipidus，FNDI），AVP 水平是不足的，患者对去氨升压素（DDAVP）治疗反应好。生长迟缓可见于未治疗的常染色体显性遗传的家族性神经垂体性尿崩症（autosomal dominant FNDI，adFNDI）儿童患者 [320]。

在 adFNDI 患者中，已报道超过 85 个位于常染色体 20p13 的前体 – 精氨酸 – 血管升压素 – 垂体后叶素Ⅱ AVP 基因突变。常染色体显性遗传的中枢性尿崩症是由 AVP 突变引起内质网蛋白质的错误折叠

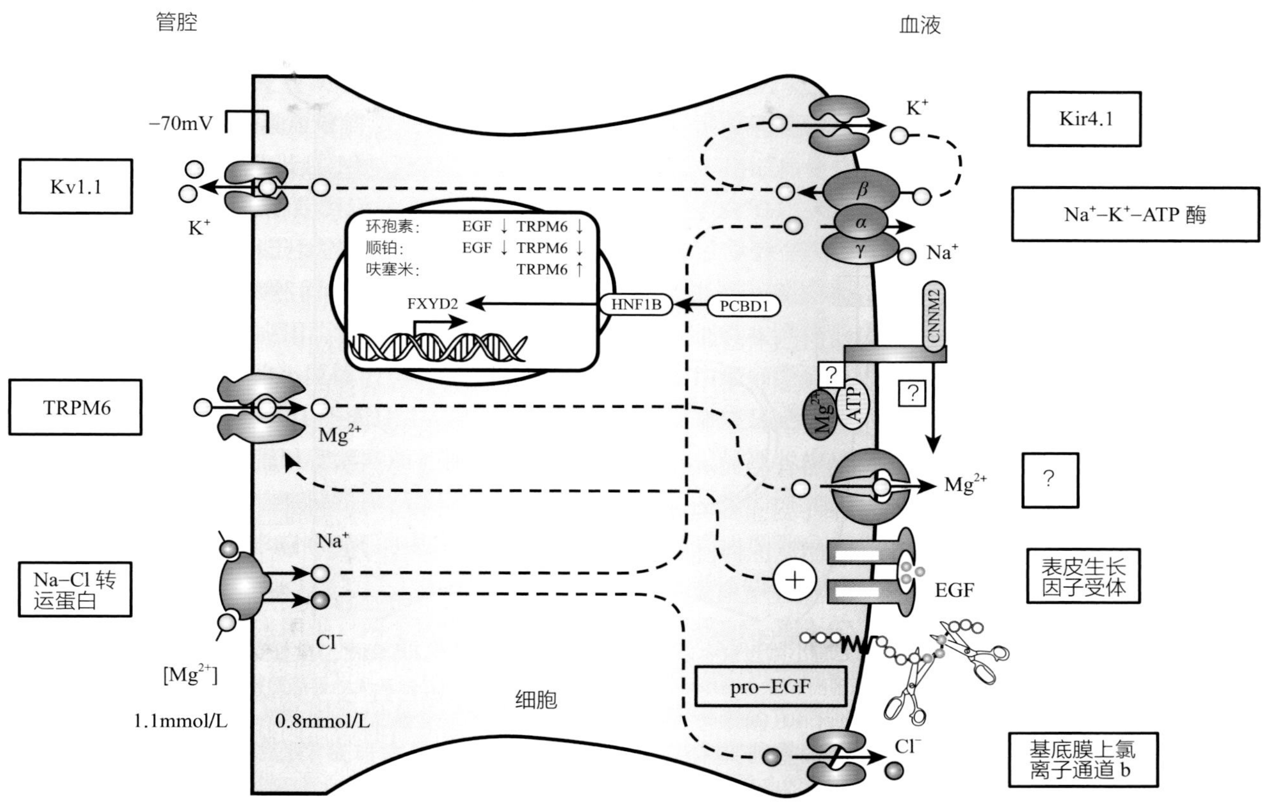

▲ 图 44-16　**远曲小管镁离子重吸收**

瞬时受体蛋白 6（TRPM6）通道位于管腔膜上，可促进 Mg^{2+} 从嘌呤转运至细胞，主要由电压门控的 K^+ 通道 Kv1.1 所建立的管腔膜电位所驱动。表皮生长因子（EGF）和胰岛素作为镁调激素，通过激活 PI3K-Akt 通路刺激 TRPM6 活性。胰岛素也可以通过细胞周期蛋白依赖性激酶 5（CDK5）的磷酸化作用于 TRPM6。远曲小管中 TRPM6 的表达受呋塞米、环孢素 A 和顺铂治疗的影响，环孢素和顺铂被证实也可以下调 EGF 水平。镁离子的缓冲和外排系统还不明确。CNNM2 是编码细胞周期蛋白 M2 的基因，被认为在 Mg^{2+} 的外排过程中起作用，并能与 Mg- 三磷酸腺苷（ATP）结合，其可能在这一过程中起作用。转录因子 HNF1B 和其调节蛋白 PCBD1 被认为可调控 FXYD2 的表达，FXYD2 基因编码了 NA^+-K^+-ATP 酶的 γ- 亚基。基底膜上的钾离子通道 Kir4.1，可回收钾而促进 Na^+-K^+-ATP 酶活性（引自 van der Wijst J, Bindels RJ, Hoenderop JG. Mg^{2+} homeostasis: the balancing act of TRPM6. *Curr Opin Nephrol Hypertens.* 2014;23:361–369; Glaudemans B, Knoers NV, Hoenderop JG, et al. New molecular players facilitating Mg^{2+} reabsorption in the distal convoluted tubule. *Kidney Int.* 2010;77:17–22.）

和聚集所致[321]。内质网相关降解（ER-associated degradation，ERAD）是细胞内重要的调控机制，负责把错误折叠的内质网蛋白进行胞内降解。在哺乳动物中，最典型的 ERAD 结构是 Lin-12 样抑制子 / 增强子（Sel1L）和内质网上的羟甲基戊二酰基还原酶降解蛋白 1（SeL1L-HRD1）保守复合物，由 E3 泛素连接酶 HRD1 及其受体蛋白 SEL1L 组成。野生型 proAVP 可以与突变型 proAVP 聚合而形成复合物，这些复合物可以被反向移位和降解。此外，最近发现野生型 proAVP 与突变型 proAVP 是 Sel1L 的底物，Sel1L 可将这些 proAVP 与 Hrd1 相连接，通过 ERAD 介导其降解，消除了正常等位基因的表达，这解释了巨细胞死亡之前的血管升压素的缺乏[322, 323]。隐性遗传的 FNDI 也有被报道[324, 325]。

在肾性尿崩症中（nephrogenic diabetes insipidus，NDI），AVP 水平正常或升高，但肾脏无法浓缩尿液。出生时就出现多尿和多饮的临床表现，须立即诊断，避免严重脱水。大部分（90%）先天性 NDI 患者存在 X 连锁的 *AVPR2* 基因突变，Xq28 基因编码了血管升压素 V_2（抗利尿）受体。在不到 10% 的家系研究中，先天性 NDI 呈常染色体隐性遗传的模式，已发现超过 45 种 *AQP2* 基因的突变，该基因

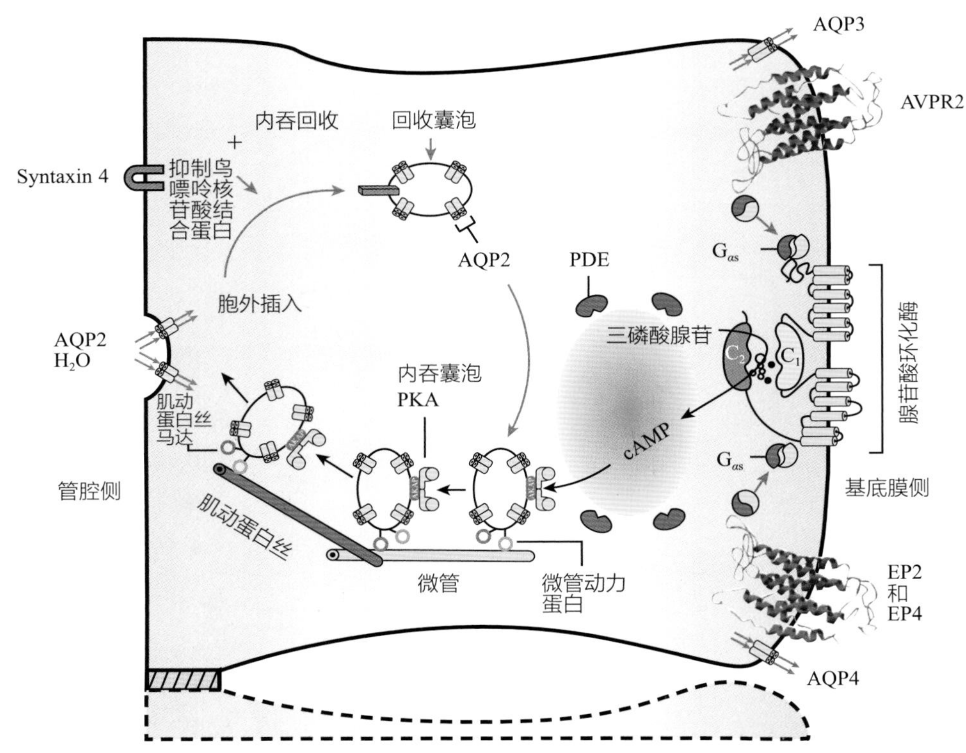

▲ 图 44-17 **抗利尿激素增加肾集合管主细胞水通透性作用**

抗利尿激素（AVP）与基底膜上的 V_2 受体（AVPR2, G 蛋白偶联受体）相结合，这可以激活腺苷酸环化酶，增加细胞内环腺苷酸（cAMP）的浓度。蛋白激酶 A（PKA）是生成 cAMP 的靶点，cAMP 与 PKA 调控亚基的结合可引起构象变化，导致这些亚基从催化亚基中分离。如图所示，这些被激活的亚基通过 A 激酶锚定蛋白被锚定到一个包含水通道蛋白 2（AQP2）的内吞囊泡。cAMP 梯度的局部浓度和分布受磷酸二酯酶（PDE）所限制。在抗利尿激素的作用下，携带水通道的胞质囊泡（表现为同型四聚体）融合到管腔膜上，从而增加了膜的透水性。图中没有展示 A 激酶锚定蛋白从内吞囊泡的解离过程。微管和肌动蛋白丝是囊泡向细胞膜运动所必需的。当抗利尿激素缺乏时，AQP2 水通道蛋白通过内吞作用回收，水渗透性恢复到原来的低水平。水通道蛋白 3（aquaporin-3，AQP3）和水通道蛋白 4（aquaporin-4，AQP4）主要在基底膜上表达。其他 G 蛋白偶联受体，如前列腺素受体 EP2、EP4 及分泌素受体，也可能有助于细胞内 cAMP 的增加

位于常染色体 12q13 上。对于 *AVPR2* 基因来说，在 326 个独立的 X 连锁肾性尿崩症家系中已报道了超过 250 种可能的致病突变 [326]。在体外研究中，大多数 *AVPR2* 突变可导致受体被困在细胞内，无法到达细胞膜表面 [327]。

少部分突变受体可以到达细胞表面，但无法与 AVP 相结合或触发细胞内 cAMP 信号转录。相类似的，AQP2 突变蛋白被困在细胞内，无法在细胞膜表面表达。至少在体外，AQP2 转运缺陷是可以通过化学伴侣纠正的。其他轻度、中度或重度遗传性尿浓缩功能障碍疾病包括 Bartter 综合征（OMIM#601678）[248, 328]、*MAGED2* 突变引起的短暂 Bartter 和严重羊水过多 [329]、胱氨酸病、常染色体显性遗传性低钙血症、肾结核和 AME [330]。

（三）X 连锁肾性尿崩症

X 连锁肾性尿崩症（OMIM#304800）是由于 *AVPR2* 基因突变导致 V_2 受体功能丧失或异常所致 [326]。*AVPR2* 突变男性患者以早期脱水发作、高钠血症和中暑为其特征表现，最早可出现在出生后第 1 周。脱水发作可能非常严重，甚至会使动脉压下降，无法维持足够的大脑、肾脏和其他脏器的氧供。智力和身体发育迟缓及肾衰竭是晚期诊断和缺少治疗的典型后果。由于 X 染色体失活偏移，杂合子女性患者可能存在不同程度的多尿和多饮。临床特征包括高钠血症、中暑、智力迟钝和早期婴儿阶段反复脱水 [331]。在 Crawford 和 Bode 的研究中发现反复脱水导致智力迟钝非常普遍，在 82 例患者中只有 9 例患者智力正常（11%）[331]。

早期诊断和大量水摄入治疗 X 连锁的肾性尿崩症，可使身体和心智得到正常发展，拥有正常寿命[332]。提示 X 连锁的肾性尿崩症的两大特征是家族史和仅限于男性患者的智力迟缓。因此，我们很容易假设，McIlraith 在 1892 年描述的及 Reeves 和 Andreoli 讨论过的那个家系是 X 连锁的肾性尿崩症[333, 334]。Lacombe 和 Weil 报道了一个家族性尿崩症，呈常染色体遗传但无智力缺陷[335, 336]。Weil 报道了该家族的后代后来发现有神经垂体 adFNDI（OMIM#192340）[337]。adFNDI 患者在严重脱水时保留了一部分分泌 AVP 的能力，多尿、多饮症状通常出现在 1 岁以后，这时孩子对水的需求更可能被成年人理解。

Craqford 和 Bode[331] 清晰地描述了 NDI 在婴儿期的严重性。该疾病的第一特征可以在出生后 1 周内被识别。婴儿易怒，几乎不停在哭泣，尽管渴望吸吮，但除了喂水，在食入母乳后不久就吐奶。母亲提供的病史通常包括持续便秘、不明原因发热和体重未增加。即使患者没有明显出汗迹象，但在发热或天气暖和时水分流失的增加可使症状加重。除非及早发现，否则孩子容易出现高渗性脱水，有时并发惊厥或死亡。智力发育迟缓是其常见后果。大量水的摄入，加上患者自行限制钠和蛋白质摄入可导致婴儿期低热量性矮小症的发生。患儿常有下尿路扩张和梗阻，可能是由于大量尿液产生所致。下尿路扩张也可见于原发性多饮和神经性尿崩症患者[338, 339]。

慢性肾功能不全可在 10 岁时发生，可能是由于脱水导致的肾小球血栓栓塞症所致。差不多 30 年前，作者的团队观察到使用去氨升压素（V_2 受体激动剂）可导致正常人血 cAMP 浓度升高，但对 14 例 X 连锁 NDI 男性患者无效[340]。

在该病的确定携带者中可观察到受体反应性中等，可能相当于正常受体反应性的一半。根据这些结果，我们研究组预测 X 连锁 NDI 患者的缺陷基因可能编码一个有缺陷的 V_2 受体（图 44-18）[340]。

X 连锁 NDI 是一种罕见疾病，预计在魁北克省（加拿大）每百万男婴中约有 8.8 人患病[341]，在北美特定区域，该病患病率更高。我们研究组估计在新斯科舍省和新不伦瑞克省（加拿大），由于他们有共同的祖先，每百万男婴中有 58 人患病[342]。

另一个病例是一个居住在犹他州的摩门教家系，该家系最初是由 Cannon 报道。“犹他突变”是一种无义突变（L312X），预测受体缺乏跨膜结构域 7 和胞内羧基末端[342]。

最大的已知 X 连锁 NDI 家系是 Hopewell 家族，因爱尔兰船“Hopewell”在 1761 年到达了新斯科舍的哈利法克斯而命名。船上是阿尔斯特斯考特家族成员，他们是苏格兰长老会（Presbyterians）的后裔，17 世纪时移居爱尔兰的阿尔斯特省（Ulster province），18 世纪时离开爱尔兰前往新世界。随着第一波移民浪潮而来，1718 年该家族在马萨诸塞州北部定居下来，而第二波移民浪潮的成员，即“Hopewell”号的乘客，则定居在新斯科舍省的科尔切斯特县。根据“Hopewell 假说”[343]，在北美的大部分 NDI 患者是第二波移民潮中女性携带者的后代。这一假设主要是基于居住在新斯科舍的阿尔斯特人后裔中 NDI 的患病率高。在两个总共有 2500 名居民的村庄中，有 30 名患者被诊断为该病，携带率估计为 6%。

考虑到在北美的 X 连锁 NDI 家系中发现的大量突变，Hopewell 假说的最初假设不成立。然而，在北美 X 连锁 NDI 患者中，W71X 突变（Hopewell 突变）比其他 *AVPR2* 突变更常见。W71X 突变是一个无效突变（W71X），预测为截短的受体，由细胞外的 NH_2 末端、第 1 个跨膜结构域和第 1 个细胞内环 NH_2 末端组成。由于最初携带者身份无法确定，目前尚不清楚 Hopewell 突变是由“Hopewell”乘客还是其他阿尔斯特苏格兰移民带到北美的。大量 *AVPR2* 突变存在于多个种族中（欧洲人、日本人、非裔美国人和非洲人），这种疾病的低发病率与 X 连锁性隐性遗传疾病相一致，该病在过去对男性患者来说是致命的，但通过反复的突变已保持稳定。在 X 连锁 NDI 中，由于男性患者的死亡率高于健康男性，突变等位基因可从群体中丢失，而突变型等位基因是通过突变获得的。如果罕见 X 连锁隐性遗传疾病男性患者无法生育，如果父亲和母亲发生突变的比率相同，那么在遗传平衡状态下，1/3 的新发病例男性患者是由于新的突变所造成的。我们研究组已阐述了祖先突变、新生突变和潜在诱发突变，这些数据与晚发型常染色体显性遗传性视网膜炎患者的数据相似。在 1/4 的患者中，该病是由于光感受器受体视紫红质突变所引起的。现已发现

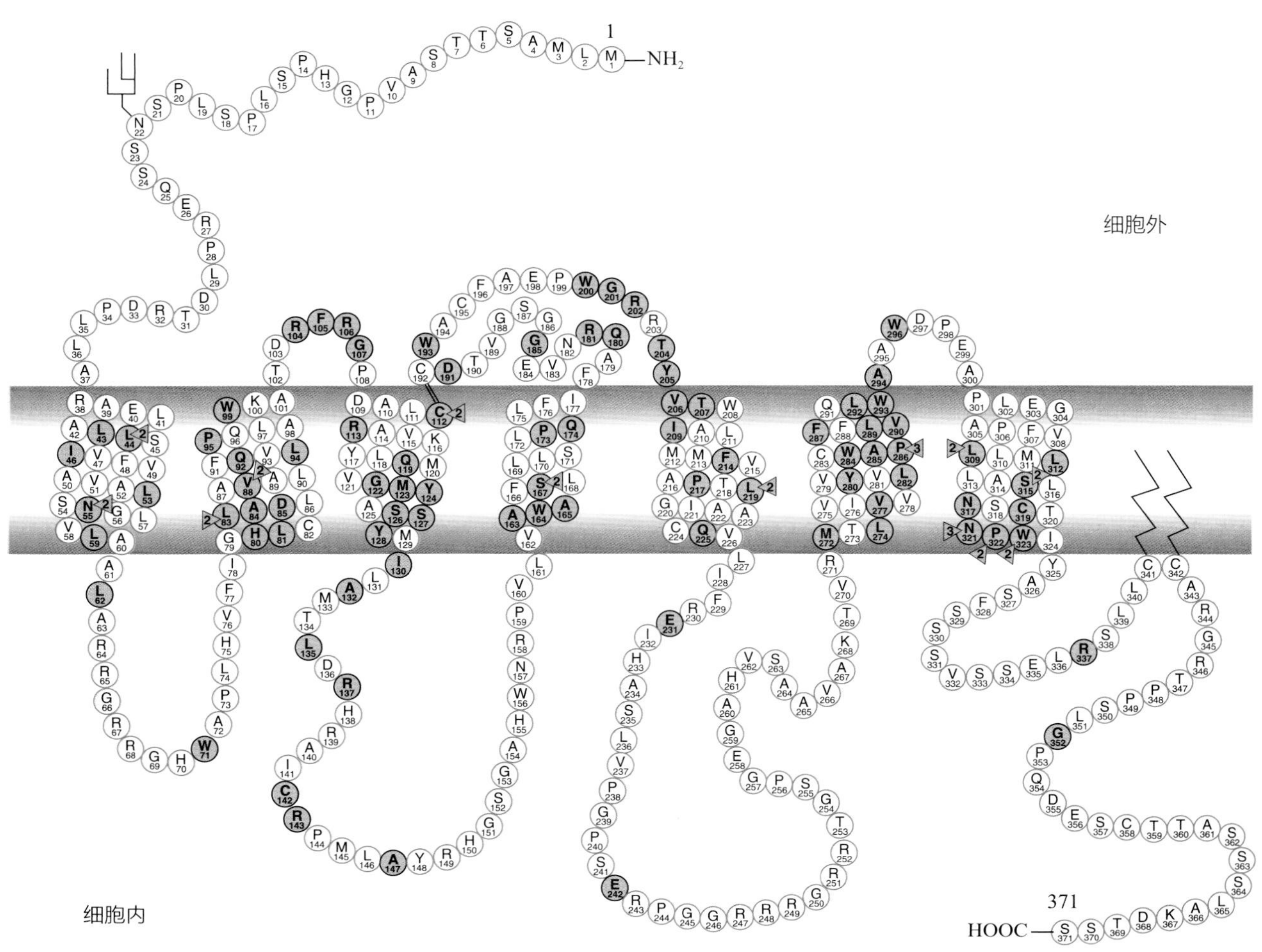

▲ 图 44-18 **V_2 受体（AVPR2）的图示和 193 个可能致病的 VPR2 突变位点**

预测的氨基酸用它们的单字母氨基酸代码显示。涂色符号表示带有错义或无意义突变的密码子；一个数字（在三角形内）表示同一密码子中有多个突变；图中没有显示其他类型的突变。有 95 种错义突变，18 种无义突变，46 种移码删除或插入突变，7 种框内删除或插入突变，4 种剪接位点突变，22 种大删除突变，1 种复杂突变

许多散布在视紫红质基因的编码区域的突变（大约 100 个）[344]。

对 28 种不同突变型 V_2 受体（包括无义突变、移码突变、缺失突变和错义突变）的体外研究揭示了功能缺失或功能障碍的基础机制。大多数被检测突变的 V_2 受体并没有被运输到细胞膜表面，而是仍然存在于细胞器内。我们研究小组的体内和体外研究也证实，错误折叠的 AVPR2 突变可以通过非肽类抗利尿激素拮抗剂作为药物伴侣而补救 [345, 346]。这种新的治疗方案可应用于因蛋白错误折叠和运动导致的多种遗传性疾病 [347]。

4 种 *AVPR2* 突变（D85N、V88M、G201D 和 P322S）与轻型病例相关 [348]。一般来说，携带这些突变的男婴发现较晚，"经典" 脱水症状没有那么严重。这种轻型表型也在表达研究中发现。在转染了这些突变体的细胞膜上可以表达突变蛋白，表现出高浓度激动剂对 cAMP 的刺激作用。

与 NDI 相比，由于 *AVPR2* 失活突变在本质上可导致非激素依赖的活化，所以可造成肾源性的抗利尿综合征，常表现为低钠血症 [349]。在第 15 章节有更深入的讨论。

AQP2 功能缺失性突变（OMIM#107777）

AQP2 基因位于染色体 12q12-q13。大约 10% 的 NDI 患者是由于常染色体 *AQP2* 突变所造成的，已报道了 46 种疾病相关突变，包括 32 种常染色体隐性遗传突变和 8 种常染色体显性遗传突变 [350]。先天性 NDI 的男性和女性患者都可存在 *AQP2* 基因的纯合突变，或携带有两个不同突变（图 44-19）。

常染色体隐性突变可导致蛋白错误折叠而停留在细胞内质网内，最终可被降解。常染色体显性突变被认为是局限在 AQP2 蛋白的羧基端，通过显性负性作用，即突变蛋白与细胞内功能性 AQP2 蛋白相结合，从而阻断了正常蛋白的靶向和功能 [351]。

非洲爪蛙（Xenopus laevis）的卵母细胞为研究不同 AQP2 突变体对细胞膜水渗透性的影响提供了一个非常适合的体系。功能表达研究表明，注入突变互补 RNA（cRNA）的非洲爪蛙卵母细胞的水渗透系数异常，而同时注入正常 cRNA 和突变 cRNA 的非洲爪蛙卵母细胞的水渗透系数与单独注入正常 cRNA 相似。这个发现证实 NDI 可由 AQP2 基因的纯合突变所引起 [350]。

（四）胱氨酸病的多尿、多饮、电解质紊乱、脱水

多尿症可像持续遗尿一样轻微，也可以非常严重以至胱氨酸病婴儿患急性肠胃炎并死于脱水或电

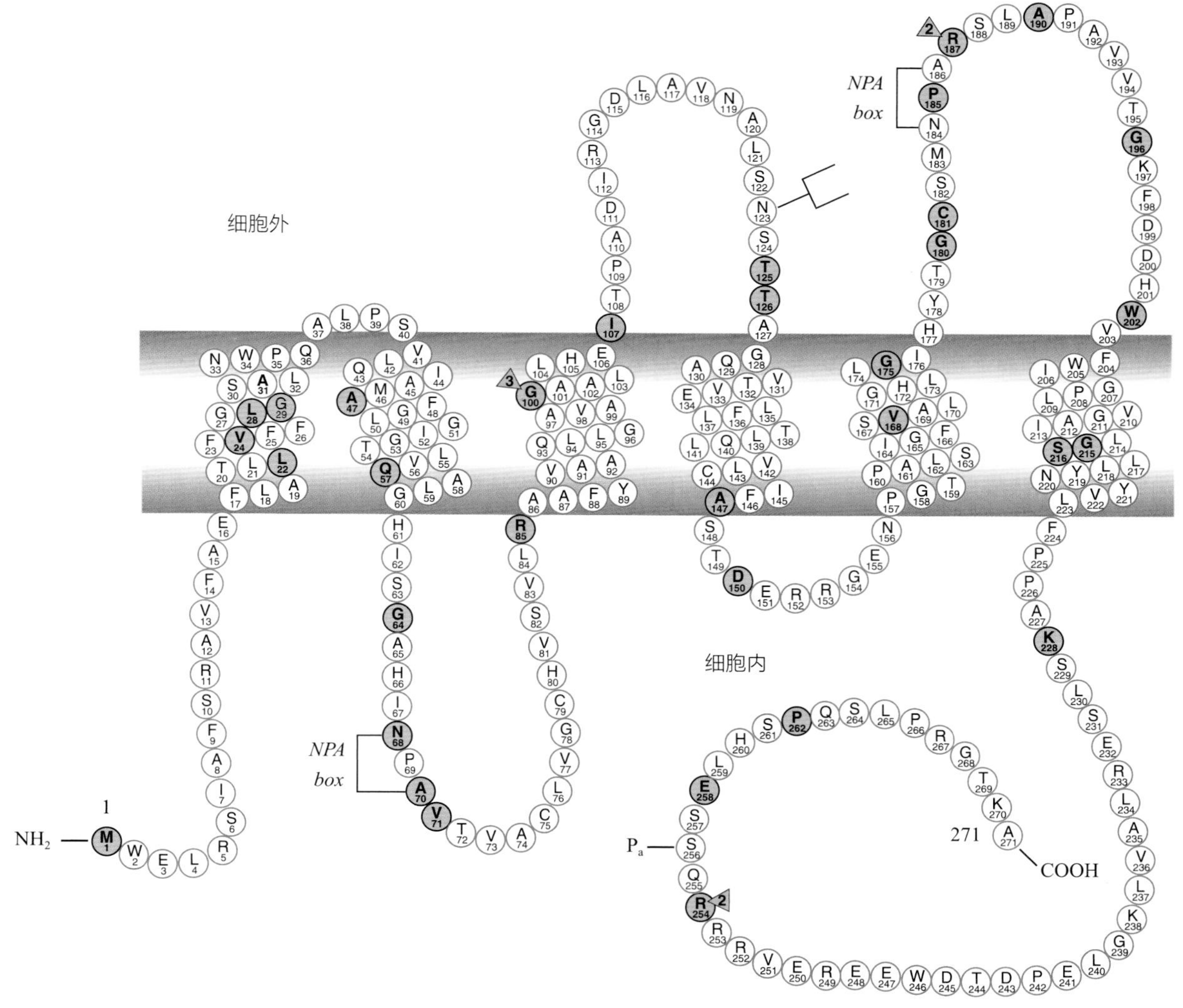

▲ 图 44-19 **水通道（AQP2）蛋白图示和 46 个可能致病的 AQP2 突变位点**

预测的氨基酸用它们的单字母氨基酸代码显示。单体存在 6 个跨膜螺旋体。蛋白激酶（PKA）磷酸化位点（Pa）的位置已被明确指出。胞外、跨膜和胞内结构域是根据迪恩等人 1994 年的研究定义的 [361]。三角形表示同一密码子中有多个突变的氨基酸。涂色符号表示突变的位置：M1I；L22V；V24A；L28P；G29S；A47V；Q57P；G64R, N68S, A70D；V71M；R85X；G100X；G100V；G100R；I107D；369delC;T125M；T126M；A147T；D150E；V168M；G175R；G180S；C181W；P185A；R187C；R187H；A190T；G196D；W202C；G215C；S216P；S216F；K228E；R254Q；R254L；E258K 和 P262L。基因库登记入册编码 - 水通道蛋白 AQP2:AF147092, 外显子 1；AF147093, 外显子 2 到 4。NPA（天冬酰胺 - 脯氨酸 - 丙氨酸）基序和 N - 糖基化位点也由氨基酸 N123 上的叉状符号表示

解质紊乱[44]。

（五）遗传性低钾失盐性肾小管病的多尿

存在羊水过多、高钙尿症、低渗性或等渗性尿的患者可具有 *KCNJ1*（ROMK）和 *SLC12A1*（NKCC2）突变[238, 248]。在最近一项对携带有 *CLCNKB* 突变的 115 例患者的研究发现，29.5% 的患者早期症状有羊水过多，或在第 1 个月内出现早期特征[328]。羊水过多、严重多尿、低钠血症、低氯血症、代谢碱中毒和感音神经性耳聋的患者存在 *BSND* 突变。MAGED2 蛋白增加了髓襻升枝粗段和远曲小管上 NKCC2 和 NCC 的表达[329]。这些研究显示蛋白质 ROMK、NKCC2 和 Barrtin 在将 NaCl 转移至肾髓质间质中发挥关键作用（图 44–10），从而与尿素一起产生高渗环境。孕有 *AVPR2* 或 *AQP2* 突变婴儿时，从未发现羊水过多，这具有临床和诊断的重要性[326]。

（六）携带者检测、围产期检查和治疗

我们鼓励临床医生对有 X 染色体连锁和常染色体隐性遗传性尿崩症家族史的就诊者在婴儿出生之前进行突变分析，因为早期诊断和治疗可以避免与脱水发作相关的生理和心理发育迟缓。我们对 69 个家系的 82 例患者进行了确诊，通过对培养的羊膜细胞或绒毛膜绒毛样本（$n = 17$）或出生时获得的脐带血（$n = 65$）的突变检测来诊断 X 连锁 NDI，发现有 36 名男性患者携带突变序列，26 名患者存在正常序列。在 6 名研究对象的 4 个家庭中发现 AQP2 常染色体隐性突变，其中 3 个为已知的纯合突变，2 个为杂合突变，1 个等位基因序列均正常。受累患者立即接受大量饮水、低钠饮食和氢氯噻嗪治疗。因为未经历脱水，他们身体和心智发育正常。基因分析对于鉴定 X 连锁 NDI 家族中未发病的女性携带者也很重要。大多数 V_2 受体杂合子突变的女性患者不存在临床症状，少数患者可受到严重影响（Bichet，未发表的观察结果）。对胱氨酸病、低钾失盐性肾小管病、肾结核和 AME 多尿患者进行突变分析和分子诊断也很重要。

先天性 NDI 的所有并发症都可以通过适当饮水来预防。因此，从出生开始，患者应该获得不受限制的饮水量来确保正常的发育生长。除低钠饮食外，使用利尿剂（噻嗪类）或吲哚美辛可能会减少尿量。必须权衡这些药物的不良反应（噻嗪类药物为电解质紊乱；吲哚美辛为 GFR 下降和胃肠道症状）。许多受累患儿因为生理性胃食管反流症状加重而经常呕吐。这些年轻患者经常通过服用组胺 H_2 受体拮抗剂和甲氧氯普胺来改善症状，甲氧氯普胺可诱发锥体外系症状，而多潘立酮似乎有效且耐受性更好。

第45章 囊肿性肾脏病

Cystic Diseases of the Kidney

Vicente E. Torres　Peter C. Harris　著
赵婵玥　刘　研　姜　娜　译
孙　林　校

一、肾囊性疾病的分类

肾囊性疾病包括大量的散发性和遗传因素所决定的先天性、发育性和后天性疾病，它们的共同特征是一个或两个肾脏中普遍存在囊肿。“肾囊肿”是由上皮衬里的空腔，腔里充满液体或半固体物质。囊肿主要来源于肾小管。尽管不同病因导致的囊性肾脏在形态上可能相似，但同一病因可能引起多种肾脏异常。肾囊性疾病的分类基于形态学、临床和遗传信息（框 45-1），并随着对潜在病因和发病机制理解的不断扩展而变化。

框 45-1　囊性肾脏疾病的分类

- 常染色体显性遗传性多囊肾病（ADPKD）
- 常染色体隐性遗传性多囊肾病（ARPKD）
- 与内质网 PKD 蛋白成熟改变相关的多囊肾和（或）肝疾病（*PRKCSH, SEC63, GANAB, ALG8, SEC61B, DNAJB11*）
- 结节型硬化综合征
- 希佩尔 – 林道综合征
- 家族性肾错构瘤伴甲状旁腺功能亢进 – 下颌肿瘤综合征
- 肝细胞核因子 -1 相关性肾病
- 口腔 – 面部 – 指端综合征
- 常染色体显性遗传性肾小管间质性肾病
- 遗传性隐性纤维化伴间质性肾炎、囊肿或两者兼有
  - 肾消耗病
  - Joubert 综合征
  - Meckel 综合征
  - Bardet-Beidl 综合征
  - Alström 综合征
  - 肾消耗病变异型伴骨骼缺损（骨性纤毛病）
- 肾囊性发育不良
  - 多囊性肾发育不良
- 其他肾脏囊性疾病
  - 单纯性囊肿
  - 局限性或单侧肾囊性病变
  - 髓质海绵肾
  - 获得性囊性肾脏疾病
- 肾囊性肿瘤
  - 囊性肾细胞癌
  - 多房性囊性肾瘤
  - 囊性部分分化肾母细胞瘤
  - 上皮间质混合性瘤
- 非肾小管源性囊肿
  - 肾窦囊性疾病
  - 肾周淋巴管瘤
  - 包膜下和肾周尿性囊肿
- 肾盂肾盏囊肿

二、肾上皮囊肿的发展

上皮性囊肿由原有的肾小管节段发育而来，由一层部分去分化的上皮细胞组成空腔，腔内充盈着尿样液体或半固体物质。根据潜在疾病的性质，它们可能发生在鲍曼氏囊和肾乳头尖端之间的任何管状节段。在达到几毫米的大小后，大多数囊肿都失去了对小管节段的附着。

导致囊肿发展的病理生理过程包括对建立和维持正常的肾小管直径程序的破坏（即会聚延伸运动，或者通过细胞嵌入的过程，细胞沿垂直于肾小管近端 – 远端轴的轴生长并彼此主动爬行以产生更窄更长的小管；定向的细胞分裂或有丝分裂纺锤体轴与小管的近端 – 远端细胞分裂轴对齐）[1, 2]，细胞的过度增殖，溶质和液体的主动转运进入膨胀的囊肿，上皮细胞与间质巨噬细胞间的相互影响，以及上皮细胞与细胞外基质之间的相互作用（图 45-1）[3, 4]。

肾囊肿被认为是起源于单个细胞或肾小管的限

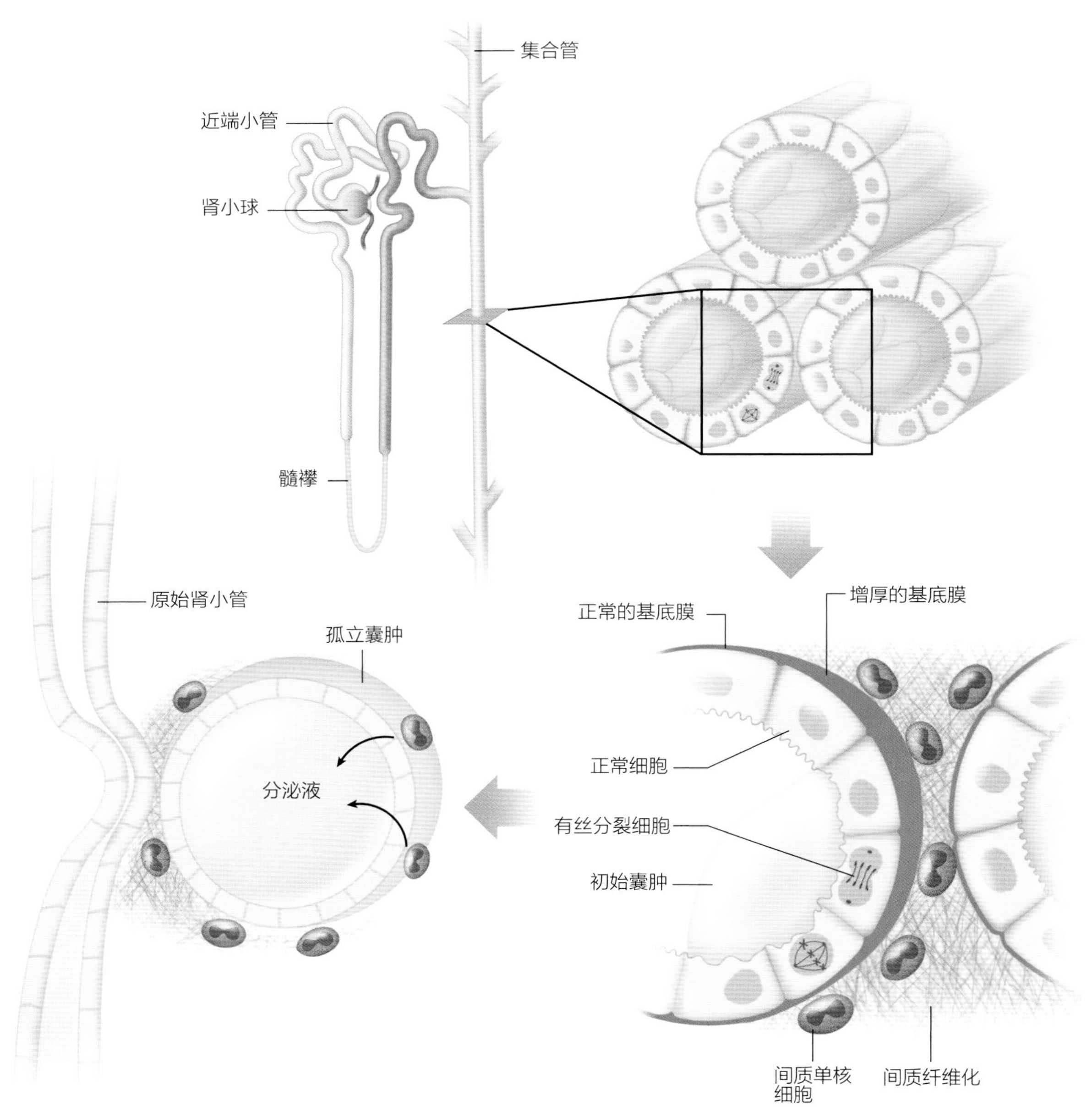

▲ 图 45-1 **肾小管囊肿的演变**

在“二次击打”过程使正常等位基因的功能失效或功能性多囊蛋白水平降至特定阈值以下后，肾小管上皮细胞的异常增殖开始于单个细胞。反复的细胞增殖周期导致小管壁膨胀成囊肿。囊性上皮与相邻小管基底膜的增厚以及炎性细胞流入间质有关。囊性节段最终与原始肾小管分离，并且上皮液的净分泌有助于囊腔内液体的积累

制性节段的良性肿瘤。将活化的原癌基因和生长因子基因转基因插入啮齿动物会导致肾囊肿的形成。因此，刺激肾细胞增殖的过程以及无法维持平面细胞极性的过程可能会产生囊性表型。

Pkd1 或纤毛发生基因（*Ift88* 和 *Kif3a*）在不同时间点的条件敲除已表明，它们失活的时机决定了囊性疾病的发展速度[5-8]。新生小鼠中基因的失活会导致囊肿的快速发展。仅在成年肾脏中可见，约 13 天后失活会延缓疾病进展，但是可以通过诸如缺血或再灌注损伤等刺激细胞增殖的方法来加速进展[9]。上皮细胞增殖的潜在速率可能是在肾生长过程中囊肿发展的易感性增加的原因，也是在人类和动物多囊肾病（polycystic kidney disease，PKD）模型中随着肾脏的成熟，囊肿从主要位于近端到出现

在远端和集合管迁移过程的原因[10]。未成熟的早期肾小管（S 形体）表现出很高的增殖率。后来，当上皮分化成在光学显微镜下可识别的肾单位段时，在近端肾小管中增殖指数变得非常低，而在远端肾单位和集合管中增殖指数仍然升高。在小儿和成年肾脏中，所有肾小管节段的增生指数都很低，但集合管的增殖指数仍高于近端小管[11, 12]。

肾上皮囊肿中液体分泌的发现导致对其他正常肾小管中液体分泌机制的重新研究。除髓襻之外，肾小管细胞在受到环磷酸腺苷（cAMP）刺激后具有分泌溶质和液体的能力[13]。这种分泌量与上皮细胞刷状缘 Na^+ 通道吸收 Na^+ 的机制相竞争。在 Na^+ 吸收减少的条件下，可以观察到 NaCl 和液体的净分泌速率增加，这可能对体液分布产生重大影响。因此，肾囊性疾病使人们对一种“古老的”溶质和水分泌机制有了更深的认识，这一机制在现代肾脏生理学研究中基本上被忽视了[14]。

30 年前，人们注意到在 CFW 小鼠和由去甲二氢愈创木酸诱导的 PKD 模型中，无菌环境可抑制囊肿发展，给予内毒素重获囊性表型[15, 16]。在囊壁的上皮细胞产生的囊液中发现高浓度的化学因子和细胞因子[17]。在随后的研究中，在条件性 *Pkd1* 基因敲除和 $Pkd2^{WS18/-}$ 模型的多囊肾中检测到沿囊壁排列的交替激活（M2）巨噬细胞[19, 20]。巨噬细胞耗竭抑制上皮细胞增殖和囊肿生长，并改善肾功能。由这些观察结果得到假设，如在发育过程中，急性肾损伤的恢复期以及在癌症中，M2 巨噬细胞有助于 PKD 中的细胞增殖。

有证据表明黏着斑复合体、基底膜和细胞外基质的改变参与了 PKD 的发病[21]。黏着斑复合体包含整合素 αβ 异二聚体受体以及包括多囊蛋白 1（Polycystin 1，PC1）在内的多个结构和信号分子。整合素受体连接肌动蛋白细胞骨架、层粘连蛋白 αβγ 异三聚体和基底膜中的胶原蛋白。整合素 β_4 和 β_1 能介导囊肿衬里上皮细胞对层粘连蛋白 322 和胶原蛋白的黏附增加，并且在囊性组织中均过表达[22, 23]。细胞外基质蛋白骨膜素及其受体 α_v 整合素以及 α_1 和 α_2 整合素也过表达[24, 25]。层粘连蛋白 322 和骨膜素刺激囊肿形成，而层粘连蛋白 332 和 α_v 整合素的抗体抑制三维凝胶培养中的囊肿形成[18, 24]。肾囊性疾病发生于 β_1 整合素敲除和层黏连蛋白 α_5 亚型突变小鼠，后者与层粘连蛋白 322 过表达相关[26, 27]。在患有肾病（由血尿和双侧肾囊肿组成）、动脉瘤和肌肉痉挛（HANAC 综合征）的常染色体显性（遗传）血管病患者中，发现了编码 IV 型胶原蛋白的基因 *COL4A1* 的突变。

近 20 年里积累的证据强烈表明，初级纤毛对于维持上皮细胞的分化至关重要，并且肾小管上皮初级纤毛的结构和功能缺陷在各种形式的人类和啮齿类囊性疾病中起着核心作用。“初级纤毛”是从大多数哺乳动物细胞（包括上皮和内皮细胞、神经元、成纤维细胞、软骨细胞和骨细胞）的表面突出的单个毛状细胞器。它参与左右胚胎的形成以及机械传感（肾小管和胆道上皮细胞）、光敏（视网膜色素上皮）和化学传感（嗅觉神经元）[28–32]。在肾小管上皮细胞中，纤毛伸入管腔并被认为具有感觉作用（图 45-2）。纤毛起源于中心体中的母中心粒。中心体包括母中心粒和子中心粒，以及中心周围物质的“云”[33]。在细胞分裂过程中，中心体充当间期细胞的微管组织的中心，母中心粒和子中心粒形成纺锤体的两极。

连接 PKD 和纤毛的第一个线索是位于线虫的雄性感觉神经元的纤毛内的 PC1 和多囊蛋白 2（PC2）同源物，这些蛋白质的丢失与交配行为缺陷有关[34]。接下来，发现一种已知的鞭毛内运输（Intraflagellar Transport，IFT）蛋白—— polaris，在一个亚型小鼠突变体 *orpk* 中存在缺陷，在该突变体中，PKD、左右模式缺陷以及各种其他异常发生，并缩短了肾脏中纤毛[35]。随后，在其他的 PKD 啮齿动物模型中蛋白质发生了突变，如 *cpk*（centrin）和 *inv*（inversin）小鼠，常染色体显性 PKD（ADPKD；PC1 和 PC2），常染色体隐性 PKD（ARPKD；fibrocystin），常染色体隐性纤毛病（参见本章后面的内容），可能还包括结节性硬化症（TSC）和希佩尔 - 林道综合征（vHL）疾病，均已定位于纤毛轴、基体或中心体结构[30, 36, 37]。集合管上皮细胞中纤毛运动蛋白 KIF3A（kinesin family member 3A）的条件失活重现了 PKD 的所有临床和生物学特征[38]。

纤毛上的多囊蛋白复合物可以检测到流量变化，并通过 PC2 通道将其转导为 Ca^{2+} 内流，从而起到机械传感器的作用[39]，尽管化学感觉作用或配体受体尚未被排除。Ca^{2+} 内流可能诱导 Ca^{2+} 从细胞

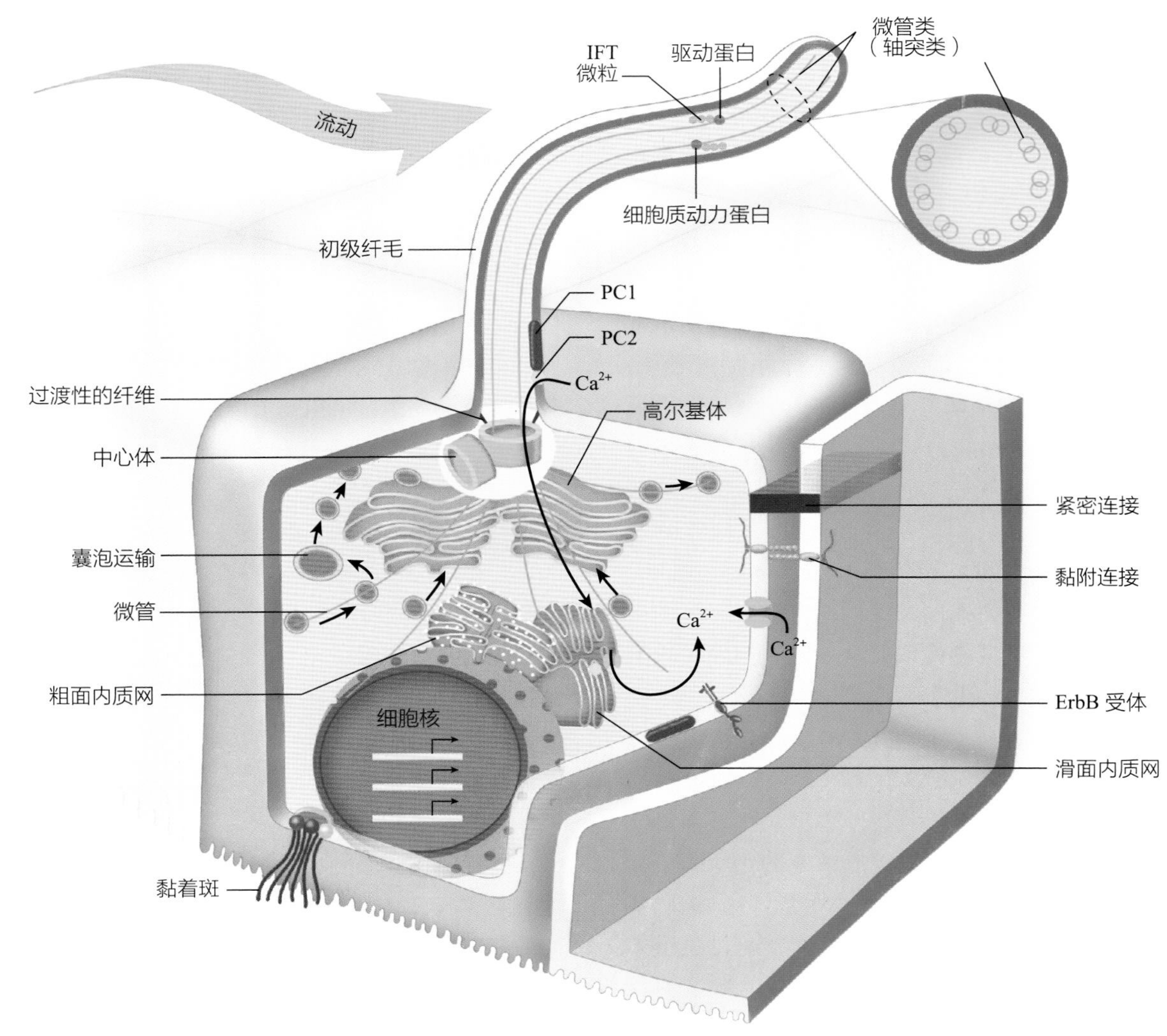

▲ 图 45-2 **描述了初级纤毛和多囊蛋白假设功能的示意图**

在初级纤毛上发现了多囊蛋白 1（PC1）和多囊蛋白 2（PC2），是从细胞顶端表面向内腔突出的单个毛发状结构。它由与细胞膜相连的膜和一个由 9 个外周微管双重小体组成的中央轴突组成。它起源于中心体中的母中心粒，即细胞的微管组织中心。中心体包括母中心粒和子中心粒，以及中心周围物质的"云"。在对初级纤毛的机械刺激下，PC1 和 PC2 复合物介导 Ca^{2+} 进入细胞。触发的 Ca^{2+} 将会诱导 Ca^{2+} 通过兰尼定受体从滑面内质网（endoplasmic reticulum，ER）中释放。多囊蛋白的功能扩展到纤毛之外，因为 PC1 也存在于质膜中，而 PC2 主要在内质网中表达。PC2 是细胞 Ca^{2+} 通道，是通过兰尼定受体和肌醇 -1, 4, 5- 三磷酸（inositol 1, 4, 5-trisphosphate，IP3）受体响应 $[Ca^{2+}]_i$ 的正常模式所必需的，并且也可能影响储存 - 开放的 Ca^{2+} 通道的活性。ErbB. 表皮生长因子；IFT. 鞭毛内运输（引自 Torres VE, Harris PC, Pirson Y. Autosomal dominant polycystic kidney disease. Lancet. 2007;369:1287–1301.）

内的存储中释放出来。细胞内微环境中 Ca^{2+} 浓度的增加可能会调节细胞分化、增殖和凋亡的特定信号通路，如 cAMP、受体酪氨酸激酶、细胞外信号调节激酶（ERK）和哺乳动物雷帕霉素靶蛋白（mTOR）信号[4]。

囊肿形成的纤毛中心模型很有吸引力，但可能过于简化。几种与囊肿相关的蛋白质还具有其他功能，包括参与黏附连接和黏着斑处的细胞与细胞间或细胞基质间的相互作用。这些亚细胞结构域的功能障碍最可能导致各种形式的肾囊性疾病中常见的上皮生长和肾小管结构的异常。尽管纤毛功能障碍可能是囊肿发生的起始事件，但其他细胞机制的缺陷可能会导致最终的囊性疾病表型。

三、遗传性囊性肾病

（一）常染色体显性遗传性多囊肾病

1. 流行病学

常染色体显性遗传性多囊肾病（ADPKD）发生在世界各地的所有种族中，患病率为 1/1000～1/400 [40]。ADPKD 导致的终末期肾脏疾病（ESRD）中男性和女性年发病率分别为 8.7/100 万和 6.9/100 万（1998—2001 年，美国）[41]、7.8/100 万和 6.0/100 万（1998—1999 年，欧洲）[42] 及 5.6/100 万和 4.0/100 万（1999—2000 年，日本）[43]。年龄调整后的男女患病性别比大于 1（1.2～1.3），表明男性比女性更容易患病。在美国，大约有 30 000 名患者由 ADPKD 发展为 ESRD（1：3500 名年龄在 65—69 岁的个体）[44]。“2014 年肾脏疾病：改善全球结局”（KDIGO）会议的记录已发表，该会议内容旨在评估、管理和治疗 ADPKD [45]。

2. 遗传学与遗传机制

ADPKD 是一种常染色体显性遗传疾病，在囊肿发育方面具有完全的外显性。因此，患病父母的每个孩子都有 50% 的机会遗传到异常基因。大多数患有 ADPKD 的患者的父母都有患病，但是至少有 10% 的家庭可以追溯到明显的新突变 [46, 47]。ADPKD 在已鉴定出的两个主要基因中 [*PKD1*（染色体区域 16p13.3）和 *PKD2*（4q21）] 具有遗传异质性 [48–51]。最近，还描述了另外两个具有 ADPKD 样表型的基因，即 *GANAB* 和 *DNAJB11* [详见与内质网中 PKD 蛋白成熟改变有关的多囊肾和（或）肝脏疾病部分] [52, 53]。

在肾脏诊所确定的人群中，*PKD1* 约占谱系的 78%，*PKD2* 约占 15%，而在约 7% 的人群中未检测到突变 [54, 55]。在基于人群的针对轻度患者的研究中，*PKD2* 可能占突变特征病例的 25% 左右 [56, 57]。在最新版本的 ADPKD 突变数据库（PKDB）中，描述了 1272 个 *PKD1* 突变，占 1874 个家系，其中 *PKD2* 的 202 个突变在 438 个谱系中引起疾病 [58]。对于 *PKD1*，预计约 65% 的突变会截断该蛋白，剩下约 35% 不会截断 [54, 55, 59, 60]。对 *PKD2* 而言，相应突变水平约 87% 会截断，以及 13% 不会截断，约 3% 的 ADPKD 突变是较大的重排，涉及至少一个外显子的缺失或重复 [54, 55, 59–61]。基于位点特异性远程聚合酶链反应产物测序的下一代测序（next-generation sequencing，NGS）方法用于 ADPKD 筛选 [62]。此类方法可以识别异常突变，如与假基因之一进行基因转换。最近，已经被用于筛选 ADPKD 的外显子捕获和 NGS 方法可有效筛选 *PKD1*，尽管该位点有部分重复 [63, 64]。

在 PKD1 或两个 PKD2 等位基因具有完全失活突变的遗传对于子宫内胎儿是致命的 [65]。具有 *PKD1* 和 *PKD2* 突变的杂合子个体可以活到成年，但比仅具有一个突变的杂合子个体患有更严重的肾脏疾病 [66]。*PKD1* 突变患者的病情较 *PKD2* 突变患者更为严重，ESRD 患者的平均年龄分别为 58.1 岁和 79.7 岁 [67]。*PKD1* 致病变异体的纯合子 / 复合杂合子的 ADPKD 存活病例提示存在亚型等位基因 [68]。一些非截断性 *PKD1* 的改变被认为不是完全的外显的等位基因，导致 *PKD1* 截断的患者在 55 岁时患有 ESRD，而非截断性 *PKD1* 的患者在 67 岁时患有 ESRD [67, 69]。进一步对非截断突变的生物信息学分析已鉴定出两种与轻度肾脏疾病有关的人群，完全失活和不完全外显 [59]。

少数（＜ 1%）的 ADPKD 患者表现出早发型疾病，在子宫内或婴儿期存在可能与 ARPKD 相似的回声增大的肾脏而被诊断 [70, 71]。大多数早发型疾病与 *PKD1* 有关，但有报道在一个家族中 *PKD2* 突变导致两名婴儿受严重影响，在围产期发生死亡 [72]。一些早发型 ADPKD 或类似 ARPKD 的病例是由于两个 *PKD1* 突变（其中至少有一个是亚型）的反式结合引起的 [68, 73, 74]。具有错义突变的 *Pkd1* 小鼠模型 p.R3277C 的研究证实了该等位基因的亚型性质及其在引起早发型疾病中的作用 [10, 68]。涉及亚型 *PKD2* 等位基因的单亲同二体也可能导致 ADPKD 的早发 [75]。其他囊肿原的突变，如 *HNF1B* [与常染色体显性遗传性肾小管间质性肾病（autosomal dominant tubulointerstitial kidney disease，ADTKD）相关，参见稍后的讨论]、*PKHD1*（ARPKD 的基因），与 ADPKD 突变等位基因结合也与早发型 PKD 相关 [76]。相邻的 *PKD1* 和 *TSC2*（参阅后面的 TSC 讨论）基因的连续缺失是以儿童期 PKD 以及 TSC 的其他临床体征为特征 [77, 78]。

肾脏和肾外表现严重程度的家族内变异性是由遗传和环境改变因素共同作用的。单卵双胞胎和同胞之间肾功能变异性的分析支持遗传修饰的作用[79, 80]。父母，特别是在未受影响的父母中患有高血压，会增加患者患高血压和 ESRD 的风险[81]。父母患病的可能性与儿童一样大[82]。嵌合现象可以调节疾病的表现并导致明显的家族内变异[61, 83]。

ADPKD 肾脏中的囊肿似乎源自单个上皮细胞的克隆增殖，发生在少于 1% 的小管中。为了解释囊肿的局灶性，提出了囊肿发生的二次击打模型。在此模型中，突变的 *PKD1*（或 *PKD2*）基因来源于一个亲本，而另一个野生型基因则从未受影响的亲本中继承。在个体的一生中，野生型基因经历体细胞突变并失活。在肾脏和肝脏的囊肿内衬细胞中已发现由于 *PKD1* 和 *PKD2* 基因的体细胞突变而导致功能丧失[84, 85]。纯合 *Pkd1* 或 *Pkd2* 基因敲除小鼠的胚胎致死率和严重 PKD、杂合突变小鼠的肾脏或肝脏的晚期囊肿的发展，以及携带容易发生基因组重排的 *Pkd2* 等位基因（WS25）的 $Pkd2^{WS25/-}$ 小鼠中疾病严重程度的增加为这种囊肿发生模式提供了支持[86]。

然而，证据表明其他的遗传机制也可能参与其中。*PKD1* 或 *PKD2* 的转基因过表达可引起肾脏囊性疾病[87–89]。人多囊性肾脏中存在体细胞反式杂合突变（PKD 基因的体细胞突变不涉及胚系突变），以及具有 *Pkd1* 和 *Pkd2* 反式杂合突变的小鼠中的囊性疾病严重程度超过简单的累加作用，提示单倍不足可能在囊肿形成中起作用[66, 90]。比较基因组杂交和杂合性缺失分析显示多囊肾中单个囊肿的上皮细胞的多种分子细胞遗传学异常，表明其他基因参与了囊性疾病的发生和发展[91]。*Pkd1* 亚型等位基因纯合的小鼠表明，ADPKD 囊肿发生不需要两个 *Pkd1* 等位基因的完全失活[10, 92, 93]。*Pkd2* 单倍体功能不全与 $Pkd2^{+/-}$ 小鼠的非囊性小管中较高的细胞增殖速率有关[94]。这些观察结果表明，当天然多囊蛋白表达低于一定阈值时，足以诱导肾囊性疾病，并且可能与该疾病的肾外表现有关。$Pkd2^{+/-}$ 小鼠的血管平滑肌中 PC2 水平降低至正常水平的 50% 会导致 $[Ca^{2+}]_i$（细胞内钙浓度）和 cAMP 发生明显变化。此外，它导致细胞增殖和凋亡率、收缩性和血管系统对血流动力学应激的敏感性增加[95]。PC1 水平降低至正常水平的 50% 会导致 $[Ca^{2+}]_i$ 稳态显著改变和血管反应性的增强，并伴随涉及主动脉钙信号的转运蛋白的代偿性改变[96]。

3. 发病机制

PC1（4303 aa；约 600kDa，未切割和糖基化）是一种具有大的胞外域（3074aa）的受体样蛋白，包含许多蛋白 – 蛋白和蛋白 – 糖类相互作用的结构域，以及带有免疫球蛋白（immunoglobulin，Ig）结构域样折叠的 16 个 PKD 重复序列[49, 50]（图 45-3）。PC1 还具有 11 个跨膜结构域和一个胞质尾部。PC2（968 aa；约 110kDa）是一个六跨膜的 Ca^{2+} 反应性阳离子通道的瞬时受体电位（TRP）家族（也称为 TRPP2）[51]。PC1 和 PC2 通过它们的 C 末端与所产生的多囊蛋白复合物相互作用，认为该复合物在细胞内对 Ca^{2+} 调节中起作用。数据还表明蛋白质在成熟和定位方面是相互依赖的[90, 97]。同源四聚体 PC2 复合物的结构可通过冷冻电子显微术显示。它显示了一个大的胞质域，该域称为多囊蛋白的四方开口（TOP 域），可以调节通道的门控[98, 99]。3 : 1 的 PC2/PC1 结构也可在冷冻 EM 中显示[100]。

像其他与肾脏囊性疾病相关的蛋白质一样，多囊蛋白位于初级纤毛的膜上[101, 102]。最近从单个纤毛的膜片钳记录了 PC2 电流[103]。多囊蛋白可能是纤毛弯曲时诱导钙瞬变所必需的[39]。在黏着斑、桥粒和黏附连接部位的质膜上发现了 PC1[104–107]，而在内质网中发现了 PC2[108–110]，两种蛋白质都在外泌体中很丰富[111, 112]。质膜中的 PC1 蛋白可能与邻近的内质网中的 PC2 相互作用。PC2 与肌醇 1, 4, 5- 三磷酸受体（IP3R）、兰尼定受体 2（ryanodine receptor 2，RyR2） 和 TRP 通道 TRPC1、TRPC4 和 TRPV4 相互作用[113–115]。

ADPKD 中细胞内钙稳态如何改变尚不清楚[116]。激动剂刺激后，过表达 PC2 的细胞会从细胞内的存储中释放出大量的 Ca^{2+}[117]。PC2 表达水平降低 50% 后会降低血管平滑肌细胞（VSMC）中的钙离子内流、肌浆网 Ca^{2+} 储存和 $[Ca^{2+}]_i$[95]。在 *PKD1* 或 *PKD2* 突变的患者的无纤毛的 B 淋巴母细胞中，血小板活化因子引起的 $[Ca^{2+}]_i$ 水平升高将会减少[118]。通过敲除相互作用的细胞骨架蛋白 mDia1 使定位于有丝分裂纺锤体的 PC2 丢失，在缺少初级纤毛的分裂细胞中减弱激动剂诱导的 $[Ca^{2+}]_i$ 增加[119]。大多数研究都发现，在人体和啮齿类动物多囊性组织的原代细胞培养物或显微解剖样本中，测量细胞静息

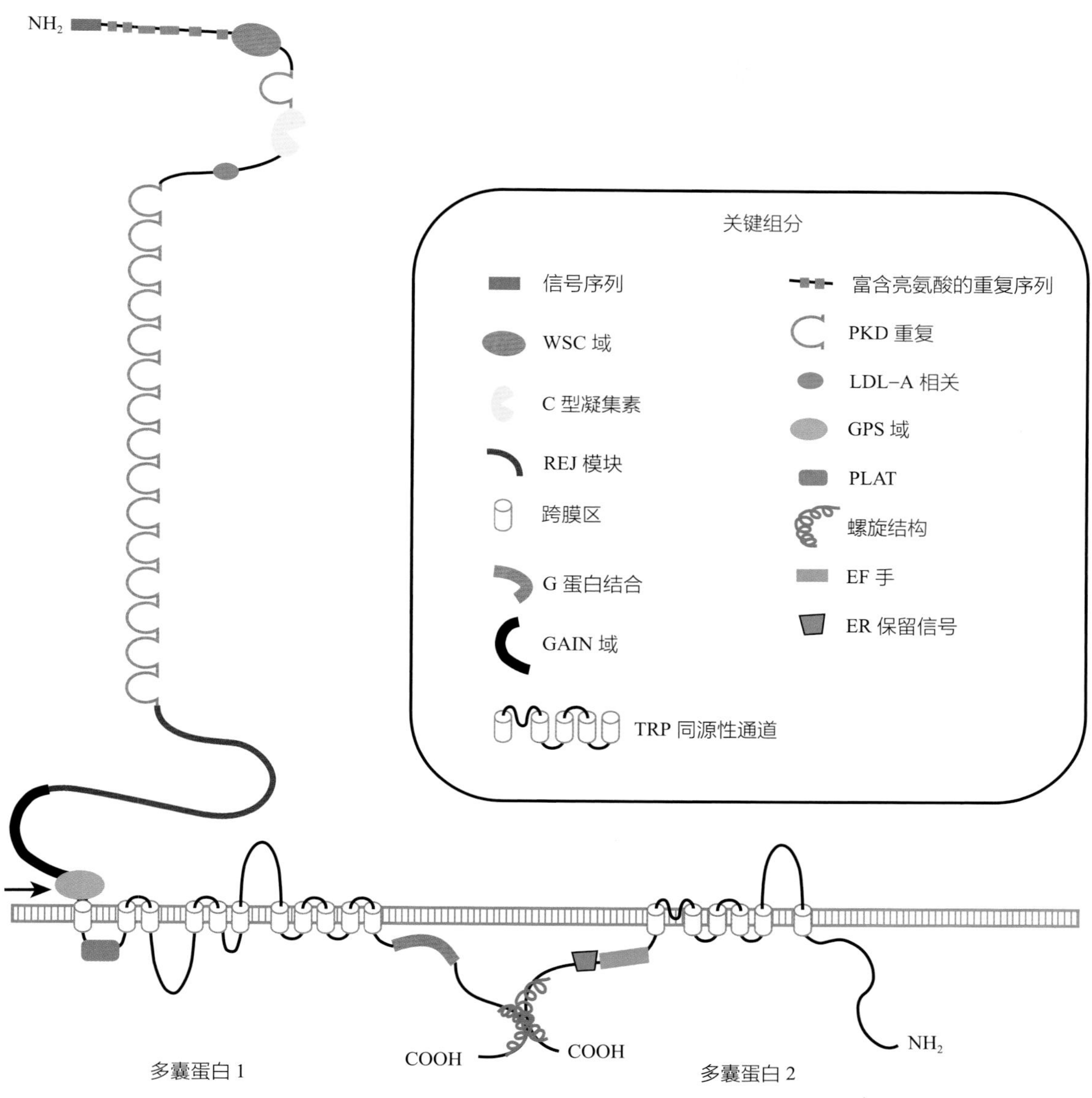

▲ 图 45-3　多囊蛋白的结构

多囊蛋白 1（Polycystin 1，PC1）是一种大蛋白，具有广泛的胞外区域，11 个跨膜区域和较短的胞质尾。该蛋白质包含许多可识别的结构域和基序（见关键组分）。该蛋白质在 G 蛋白偶联受体蛋白水解位点（GPS）结构域（箭）处裂解。多囊蛋白 2（polycystin 2，PC2）是具有细胞质 N 和 C 末端的六跨膜，瞬时受体电位（TRP）样通道。这些蛋白质被认为是通过螺旋结构域相互作用的。ER. 内质网；GAIN. G 蛋白偶联受体 – 自蛋白水解诱导；LDL–A. 低密度脂蛋白 A 模块；PKD. 多囊肾；PLAT. 多囊蛋白 1，脂氧合酶，α– 毒素；REJ. 精受体

内钙水平、内质网钙存储和钙贮库调控的钙内流，发现它们减少了[95, 96, 113, 120–126]。

在许多 PKD 动物模型中，不仅在肾脏中[10, 127–130]，而且在胆管细胞[131]、VSMC[132] 和脉络丛中[133]，cAMP 的组织水平均升高（图 45–4）。cAMP 的水平由膜结合区（在 G 蛋白偶联受体和细胞外配体的正负控制下）和可溶性腺苷酸环化酶（AC）及 cAMP 磷酸二酯酶（PDE）的活性来决定，它们本身也受复杂机制的调控。囊性组织水平的升高可能与 $[Ca^{2+}]_i$ 稳态的变化直接相关。低钙会激活钙抑制性的 AC–6，直接抑制钙 / 钙调蛋白依赖性的 PDE_1 [也增加环磷酸鸟苷（cGMP）的水平]，并间接抑制 cGMP 抑制性 PDE_3[128, 134]（图 45–4）。

其他机制包括：

(1) 纤毛蛋白复合物 [包含 A 激酶锚定蛋白 150、AC–5/6、PC2、PDE_{4C} 和蛋白激酶 A（PKA）]

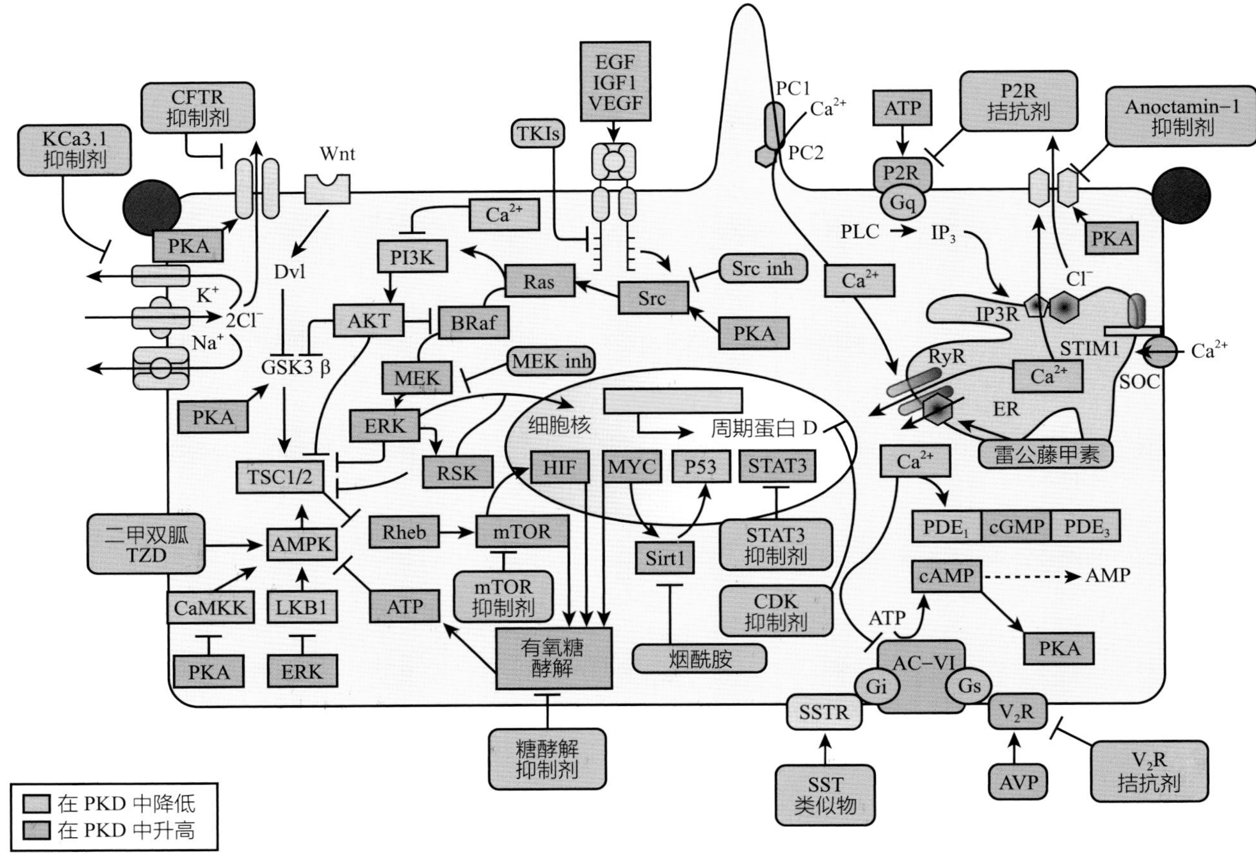

▲ 图 45-4 **描绘了在多囊肾疾病中上调或下调的所推荐的途径及针对这些途径的治疗原理（绿色框）**

细胞内钙离子（Ca^{2+}）和环磷酸腺苷（cAMP）信号之间的异常串扰可能是多囊肾疾病（PKD）突变的首要后果之一。钙被破坏可能通过钙抑制性腺苷酸环化酶的激活和钙依赖性磷酸二酯酶 [PDE；PDE_1 和间接的环磷酸鸟苷（cGMP）- 抑制的 PDE_3] 的抑制来增强 cAMP 和蛋白激酶 A（PKA）信号传导。增强的 PKA 活性可能反过来通过内质网中钙循环蛋白的磷酸化破坏细胞内钙稳态。PKA 诱导的囊性纤维化跨膜转导调节因子（CFTR）的磷酸化使氯化物和液体分泌到囊肿中。Anoctamin-1 可能与 CFTR 协同作用可进一步增强液体分泌。PKA 的激活抑制野生型细胞中的细胞增殖，但对 PKD 细胞具有刺激作用。野生型细胞中的钙缺乏和 PKD 细胞中的钙的传递逆转了这些作用。在 PKD 和钙缺失的野生型细胞中增殖反应的一种可能机制是抑制磷酸肌醇 3 激酶（phosphoinositide 3-kinase，PI3K）和蛋白激酶 B（AKT），进而从 AKT 抑制作用释放 BRaf 蛋白。这导致控制细胞周期进程和能量代谢的信号传导通路（BRaf/MEK/ERK；AMPK/mTOR）和转录因子（HIF1、MYC、P53、STAT3）的失调。ErbB（表皮生长因子）受体的定位错误以及生长因子、细胞因子、趋化因子及其受体的过度表达进一步促进了疾病的发展。AC-VI. 腺苷酸环化酶 6；AMPK. AMP 依赖的蛋白激酶；ATP. 三磷酸腺苷；AVP. 升压素；CaMKK. 钙 / 钙调蛋白依赖性蛋白酶激酶；CDK. 细胞周期蛋白依赖性激酶；EGF. 表皮生长因子；ER. 内质网；ERK. 细胞外信号调节激酶；Gi. 抑制性 G 蛋白；Gq. 一种 G 蛋白亚基；Gs. 刺激性 G 蛋白；GSK3β. 3β 糖原合酶激酶 3β；HIF. 缺氧诱导因子；IGF1. 胰岛素样生长因子 1；inh. 抑制 / 抑制剂；IP3R. 肌醇 1,4,5- 三磷酸（IP3）受体；KCa3.1. 钙通道；LKB1. 肝激酶 B1；MEK. 丝裂原活化的蛋白激酶激酶；mTOR. 哺乳动物雷帕霉素靶蛋白；P2R. 嘌呤能 2 受体；PC1. 多囊蛋白 1；PC2. 多囊蛋白 2；PLC. 磷脂酶 C；Rheb. 脑内富集的 Ras 同源物；RSK. 核糖体 s6 激酶；RYR. 兰尼定 受体；Sirt1. 存储开放通道；SSTR. 生长抑素受体；STAT3. 信号转导子和转录激活子 3；STIM1. 基质相互作用分子 1；TKI. 酪氨酸激酶抑制剂；TSC. 结节性硬化蛋白结节蛋白（TSC2）和 hamartin（TSC1）；TZD. 噻唑烷二酮；V_2R. 升压素 V_2 受体

的功能障碍，通常通过 PC2 介导的钙内流抑制 AC-5/6 的活性和通过肝细胞核因子 1β（HNF-1β）转录控制的 PDE_{4C} 对 cAMP 的降解作用，进而抑制 cAMP 的信号传导 [135]。

(2) 内质网钙存储的耗竭，这会触发基质相互作用分子 1（STIM1）的积聚和易位到质膜，在该处募集并激活 AC-6 [125]。

(3) 其他促成因素，如 PC1 与异三聚体 G 蛋白结合的破坏，血管升压素 V_2 受体（V_2R）的上调，循环中血管升压素水平的升高或毛喉素、溶血磷脂酸、三磷酸腺苷（ATP）或其他囊液中 AC 激动剂的蓄积 [136-139]。

伴随着 *Ac6* 敲除可显著改善集合管特异性 *Pkd1* 敲除小鼠囊性疾病，为钙抑制性 AC-6 的核心作用提供了有力的支持 [140]。PDE 在 PKD 中可能很重要，因为 PDE 的最大降解速率比 AC 合成的速率高一个数量级，因此，控制的 cAMP 分区池比总细胞内 cAMP 更为关键。PDE_1 和 PDE_3 可能尤为重要。PDE_1 是肾小管最活跃的 PDE，它是唯一被钙激活的 PDE（在 PKD 细胞中降低），在囊性肾脏中其活性降低 [134]。使用 morpholinos 敲除 *pde1a* 分别诱导或加重野生型或 *pkd2* 突变斑马鱼胚胎的囊性表型，而 PDE_{1a} RNA 则部分挽救了 *pkd2* 突变型的表型 [141]。PDE_3 控制分隔的 cAMP 池，刺激 MDCK 细胞的有丝分裂 [142] 以及猪气管黏膜下层和鲨鱼直肠腺体中的囊性纤维化跨膜转导调节因子（CFTR）驱动的氯化物分泌 [143, 144]。一种小分子、非选择性的 PDE 激活剂可降低 cAMP 并抑制 MDCK 囊肿的生长 [145]。

$[Ca^{2+}]_i$ 的减少和 cAMP 的增加可能在 PKD 的发病机制中起着重要作用（图 45-4）。环状 AMP 通过 PKA、原癌基因酪氨酸蛋白激酶 Src 和蛋白 Ras 刺激 PKD 肾上皮细胞中的促分裂原活化蛋白激酶（MAPK）/ERK 信号通路和细胞增殖。而 cAMP 在野生型细胞中具有抑制作用 [146, 147]。对 cAMP 的异常增殖反应与 $[Ca^{2+}]_i$ 的改变直接相关，因为它可以在野生型细胞中通过降低 $[Ca^{2+}]_i$ 重新生产 [148]。相反，钙离子载体或通道激活剂可以挽救囊肿衍生细胞的异常反应 [120]。在囊性组织中，通过 ERK 介导的结节蛋白的磷酸化，mTOR 信号的激活也发生在 PKA 的下游 [149, 150]。mTOR 的激活又与有氧糖酵解的转录激活和 ATP 的水平增加有关，这些与 ERK 依赖性的肝激酶 B1（LKB1）的抑制和 AMP 激酶（AMPK）[151-153] 的抑制一起进一步增强了 mTOR 信号传导 [154]。糖原合酶激酶 3β 磷酸化和抑制 [155] 以及通过 PKA 直接磷酸化和稳定 β 联蛋白 [156] 可以增强 Wnt /β-cantenin 信号传导。CREB（cAMP 反应元件结合转录因子）[157]、Pax-2（配对盒基因 2）[118, 158] 和 STAT3（信号转导子和转录激活子 3）[159-162] 的 PKA 依赖性上调也与囊性上皮细胞的增殖表型有关。囊肿衍生的上皮细胞还表现出表皮生长因子（EGF）受体 ErbB1 和 ErbB2 的表达和顶端定位的增加 [163, 164]。存在于囊液中的 EGF 相关化合物对这些受体的激活可能有助于刺激 MAPK/ERK 信号传导和细胞增殖。

通过顶端膜上 CFTR 的磷酸化、氯化物驱动的液体分泌的刺激 [163-170]，以及可能的其他机制如破坏肾小管生成 [171] 以及对细胞 - 细胞外基质和上皮细胞 - 巨噬细胞相互作用的影响，使 PKA 信号上调，从而促进囊肿形成 [3]。

由多囊蛋白复合物检测到的细胞外信号可能被传递到细胞核的其他方式包括经典和非经典的 Wnt、JAK（Janus 激酶）/STAT 和 NFAT（nuclear factor of activated T cells，活化 T 细胞的核因子）途径 [169, 170]。G 蛋白偶联受体蛋白水解位点域中的裂解事件将蛋白的跨膜部分与胞外区分开，对 PC1 的激活很重要，对适当的糖基化和转运也很重要 [90, 172, 173]。也有人提出，PC1 可以通过在其他位点切割并通过将生成的 C 端片段转移到细胞核中直接激活转录，该过程可能受流量调节 [174, 175]。

4. 病理

囊性肾脏通常保持其肾形（图 45-5）。它们的大小范围从早期疾病的轻微或中度增大到晚期疾病的大于正常大小的 20 倍。尽管不常见，但有时能看到明显的囊肿发育不对称。外表面和切面都显示出许多囊肿，大小从几乎看不见到直径为几厘米。它们均匀分布在整个皮质和髓实质中。乳头状突起和锥体在早期病例中是可区分的，但在晚期病例中很难或不可能识别出来，并且肾盂和肾盏经常会严重变形。

肾单位重建和显微解剖研究表明，囊肿始于原有肾小管的突起。随着直径扩大超过几毫米，大多数囊肿从起源的小管上脱落。在疾病的早期阶段，非囊性实质成分看起来相对正常，因为只有不到 1% 的小管变成囊性的。绝大多数囊肿中的细胞不是典型的完全分化、成熟的肾小管上皮细胞，被认为是部分去分化或相对不成熟。少数囊肿继续发挥功能，这从它们产生跨上皮电梯度和在体外分泌 NaCl 和液体的能力中得到了证明。大多数囊肿（75%）Na^+ 水平接近血浆水平，且上皮囊肿内侧相对暴露，故分化程度不如低 Na^+ 浓度的囊肿。

尽管人们认为 ADPKD 囊肿起源于所有肾小管节段，但 20 世纪 60 年代和 70 年代对 ADPKD 肾脏的显微解剖研究表明，集合管弥漫性增大，并且集合管囊肿比其他肾小管节段的囊肿更多且更大。

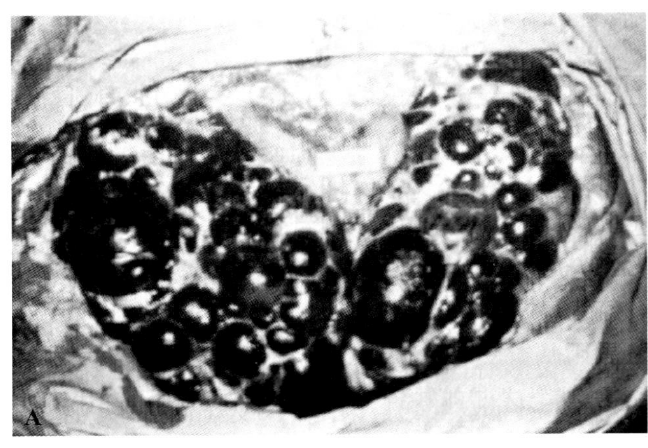
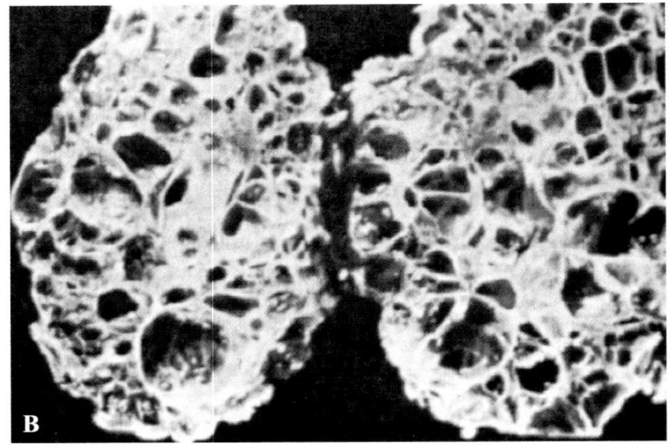

▲ 图 45-5 常染色体显性遗传性多囊肾疾病表面（A）和切面（B）
囊肿呈弥漫性，双侧分布（图片由 FE Cuppage, Kansas City, KS 提供）

大多数直径≥ 1mm 的囊肿染色呈阳性，可作为集合管标志 [176, 177]。对 *Pkd1* 或 *Pkd2* 啮齿动物模型的出生后的囊性疾病发展的研究表明，大多数囊肿起源于集合管和远端肾单位 [86, 92, 93, 178]，但近端肾小管囊肿可能在早期很常见 [10]。ADPKD 患者源性囊肿上皮细胞对 1- 去氨基 -8-d- 精氨酸升压素和升压素的 cAMP 反应大于对甲状旁腺激素的 cAMP 反应，这种反应与集合管起源一致 [179]。这些观察表明，成人 ADPKD 中的大多数囊肿来自远端肾单位和集合管（图 45-6）。

在疾病的末期，多囊肾通常比正常肾脏大几倍，大量充满液体的囊肿几乎占据了全部肾脏体积。在这些非常晚期的病例中，在剩下的肾实质中可能只存在很少的正常外观的实质。包膜下沿肾脏表面贴有丰富的纤维组织，在肾脏的横切面上可见囊肿被纤维带包裹。肾小管间质纤维化和小动脉硬化是终末期多囊肾的主要特征。非囊性实质的消失提示细胞凋亡是 ADPKD 进行性肾功能不全的主要机制。

高达 90% 的 ADPKD 成年人的肝脏有囊肿 [180]。这些囊肿衬有一层类似于胆道的上皮细胞，内含类似于胆汁中不含胆盐的部分的液体。电解质组成和渗透压与血清相似，磷、胆固醇和葡萄糖浓度较低 [181]。囊肿是通过胆小管（胆管微小错构瘤，也称为 von Meyenburg 复合体）和胆周腺的渐进性增殖和扩张而获得的 [182, 183]。与肾囊肿一样，肝囊肿在生长过程中也会脱落，因此肉眼可见的囊肿通常不会与胆道系统沟通。肝外胆管轻度至中度扩张是常见的。在罕见的家系中，可以看到与先天性肝纤维化（congenital hepatic fibrosis，CHF）难以区分的肝脏改变。

5. 诊断

家族史阳性的个体中，ADPKD 的诊断主要依靠影像学。应在检测前进行病史询问。检测的好处包括确定可能影响计划生育的诊断、及早发现和治疗疾病并发症、选择未受遗传影响的家庭成员进行活体亲属肾移植，以及确定现在接受治疗的患者。应该讨论与阳性诊断相关保险和就业方面的潜在歧视。

肾脏超声检查因其成本低、安全性好而被广泛使用（图 45-7）。已提出修订的标准以提高超声检查对 ADPKD 的诊断性能（表 45-1）。对于有 50% 机会患有 ADPKD 的高危个体（即父母或同胞患有 ADPKD），对于 15—39 岁的人，至少存在 3 个（单侧或双侧）肾囊肿；或者对于 40—59 岁的人，每个肾脏至少存在 2 个囊肿，对 ADPKD 的诊断具有 100% 的阳性预测价值（positive predictive value，PPV）[184]。对于 60 岁及以上的高危个体，每个肾脏需要有 4 个或更多的囊肿。虽然这些标准的 PPV 非常高，但它们的敏感性和阴性预测值（negative predictive value，NPV）很低，特别是在应用于 15—59 岁的 PKD2 患者和可能存在 *PKD1* 亚型等位基因的患者时。在评估潜在的肾脏供体时，这是一个问题，其中排除诊断很重要。在这种情况下，其他受影响的家庭成员 ESRD 患者年龄信息可能会有所帮助 [185]。到 55 岁时，至少有一名受影响的家庭

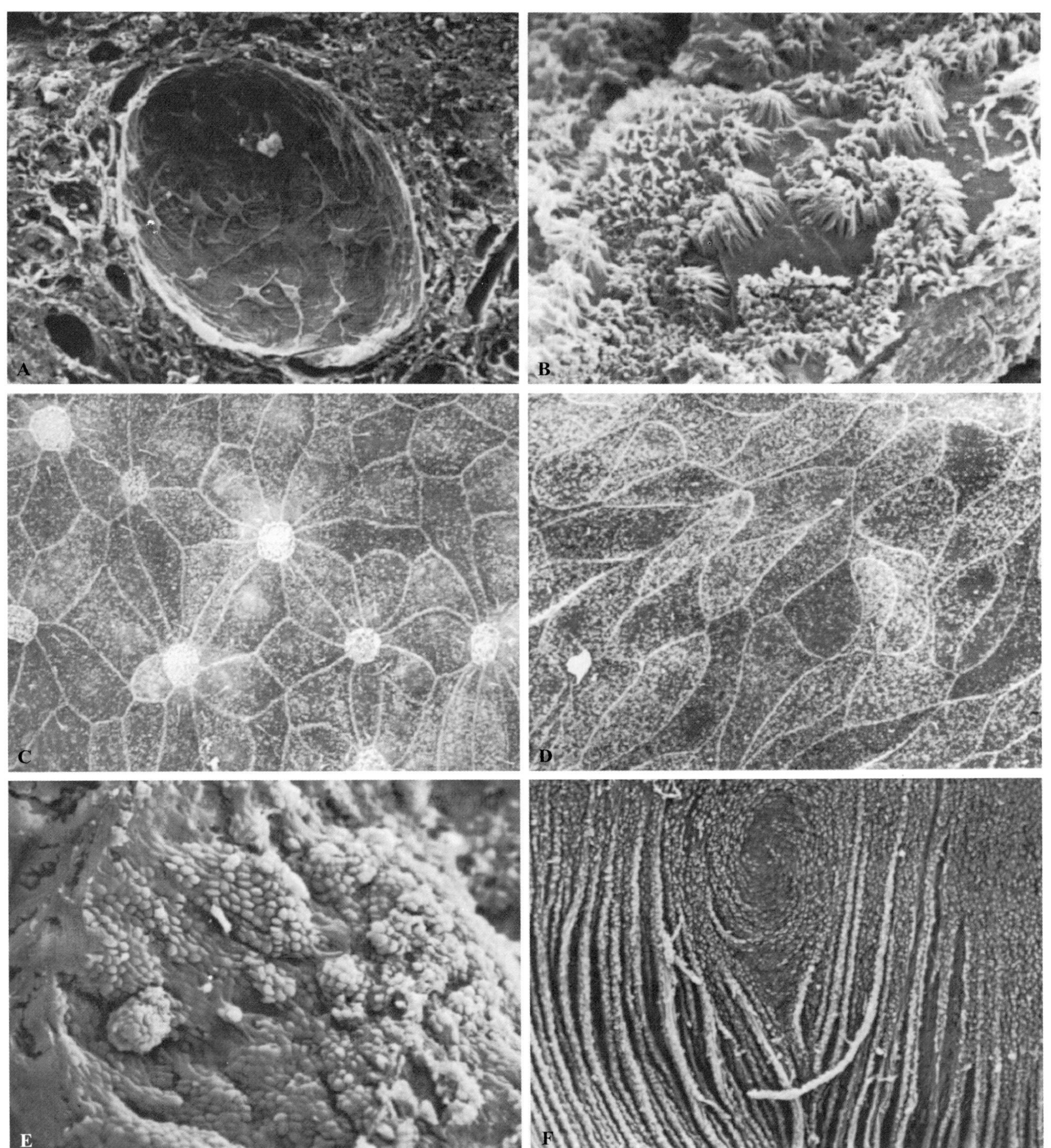

▲ 图 45-6　常染色体显性遗传性多囊肾病囊肿衬里上皮的扫描电镜观察

A. 肾小球内脏层典型上皮（250×）；B. 近端小管典型上皮（3000×）；C. 皮质集合管典型上皮（1000×）；D. 不典型的正常小管段上皮（1000×）；E. 息肉（250×）；F. 索样增生（80×）（经许可引自 Grantham JJ, Geiser JL, Evan AP. Cyst formation and growth in autosomal dominant polycystic kidney disease. *Kidney Int*. 1987;31:1145–1152.）

成员患有继发于 ADPKD 的 ESRD 病史，PKD1 的 PPV 为 100%。相反，在 70 岁或 70 岁以上，至少有一个受影响的家庭成员没有 ESRD 病史，PKD2 或 *PKD1* 亚型等位基因是可预测的。因此，已经提出了不同的标准来排除具有未知基因型的家系中的高危个体的 ADPKD 的诊断（表 45-1）。在 40 岁或

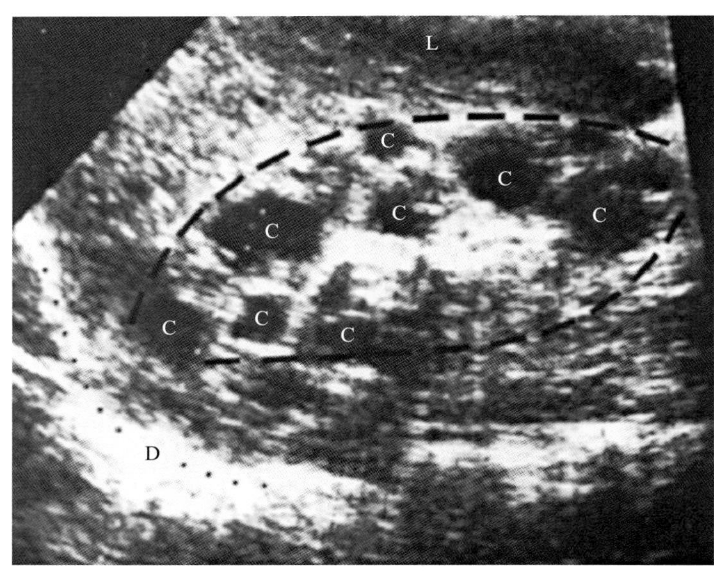

◀ 图 45-7 **常染色体显性多囊肾病，矢状旁位或纵向超声图**

这张右肾视图是在患者处于右前斜位时获得的。肾的大致轮廓用虚线表示。一些较大的肾囊肿用 C 表示，肝脏（L）在图的顶部，隔膜（D）的右圆顶位于左下方

40 岁以上的个体中，正常肾脏或一个肾囊肿的超声检查结果的 NPV 为 100%。没有肾囊肿的存在几乎可以肯定，年龄在 30—39 岁，NPV 为 98.3% 的高危人群中没有 ADPKD。在 30 岁以下的高危个体中，超声扫描结果阴性或不确定并不能排除 ADPKD。在这种情况下，磁共振成像（MRI）或对比度增强的计算机断层扫描（CT）结果提供了进一步的保证。一项研究表明，在 MRI 上发现少于 5 个肾囊肿足以排除疾病 [186]。

在无 ADPKD 家族病史的情况下，发现双侧肾肿大和囊肿，伴或不伴有肝囊肿，以及没有其他提示不同的肾脏囊性疾病的表现，为诊断提供了推测依据。增强 CT 和 MRI 提供了比超声更好的解剖学清晰度，更有助于确定疾病的严重程度和预后（图 45-8 和图 45-9）。

当成像结果模糊不清并且需要对年轻个体（如潜在的活体供体的肾脏）进行明确诊断时，可以使用基因检测。对于有阴性家族史、不典型的影像

表 45-1 诊断或排除高危人群 [a] 常染色体显性遗传性多囊肾病的超声检查标准

年龄（岁）	阳性诊断标准	家系基因型					
		未知		PKD1		PKD2	
		PPV（%）	灵敏度（%）	PPV（%）	灵敏度（%）	PPV（%）	灵敏度（%）
15—29	≥ 3 个囊肿，单侧或双侧	100	81.7	100	94.3	100	69.5
30—39	≥ 3 个囊肿，单侧或双侧	100	95.5	100	96.6	100	94.9
40—59	每个肾脏中≥ 2 个囊肿	100	90.0	100	92.6	100	88.8
≥ 60	每个肾脏中≥ 4 个囊肿	100	100	100	100	100	100
	修订的诊断排除标准	NPV（%）	特异度（%）	NPV（%）	特异度（%）	NPV（%）	特异度（%）
15—29	≥ 1 个囊肿	90.8	97.1	99.1	97.6	83.5	96.6
30—39	≥ 1 个囊肿	98.3	94.8	100	96.0	96.8	93.8
40—59	≥ 2 个囊肿	100	98.2	100	98.4	100	97.8

a. 高危人群是指父母或至少有一个同胞患有 ADPKD 而具有常染色体显性遗传性多囊肾病（ADPKD）的概率为 50% 的人群

NPV. 阴性预测值；PKD. 多囊肾；PPV. 阳性预测值

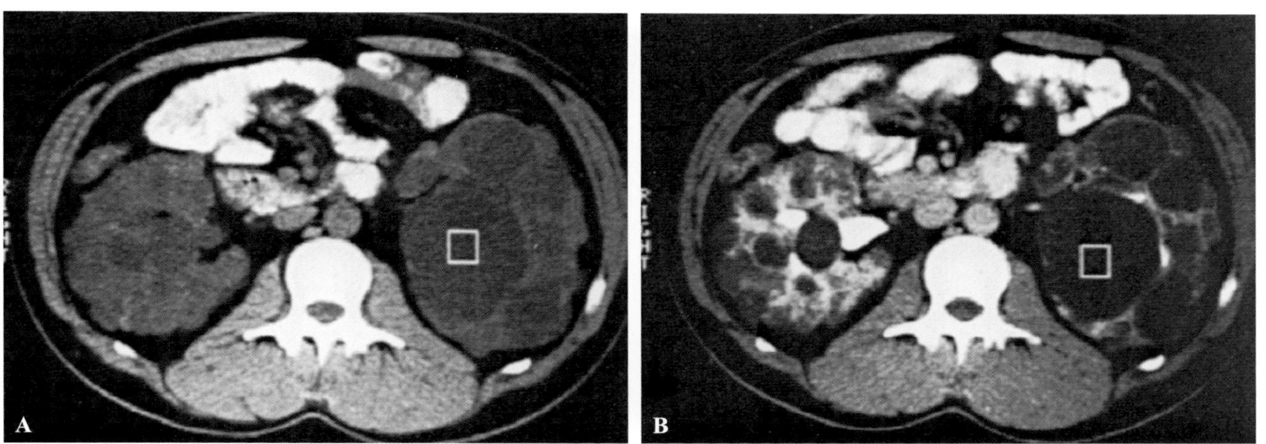

▲ 图 45-8　多囊肾的计算机断层（CT）扫描

该男性患者患有常染色体显性遗传性多囊肾病，其血清肌酐水平在正常范围内。给予口服对比剂以突出肠道。A. CT 平扫；B. CT 扫描与图 A 水平相同，但在静脉注射碘化放射对比剂后进行。光标（框）用于确定囊液的相对密度，在这种情况下，囊液的相对密度与水相等。对比度增强突出功能性实质，这里主要集中在右肾。肾脏集合系统还通过两个肾脏中的对比剂突出显示

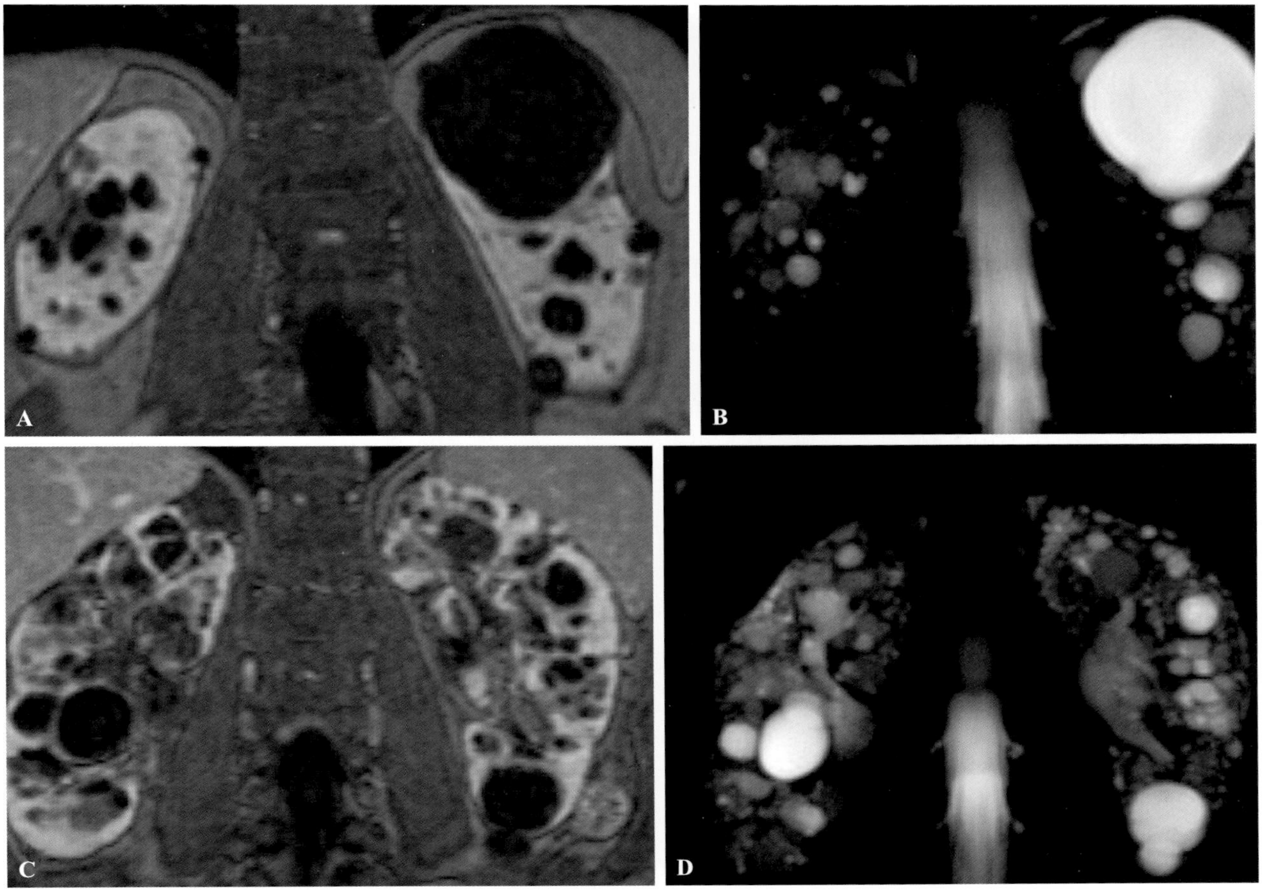

▲ 图 45-9　两名患有轻度（A 和 B）和中重度（C 和 D）疾病的女性患者的磁共振成像研究

两名患者血清肌酐值均＞1.1mg/dl。对于 A 和 C 中的图像，几分钟前进行了静脉输注钆。囊肿之间残留的正常实质用钆突出显示。在 B 和 D 中，在与 A 和 C 相同的肾脏水平进行重 T_2 加权图像显示。囊肿被加强，说明可以检测到小于 3mm 的囊肿

学表现和异常重度或轻度疾病的患者，基因检测可能也是有帮助的[187]。ADPKD 很少考虑产前筛查[188, 189]。植入前遗传学诊断最常用于早期表现严重的遗传性疾病，如囊性纤维化和 ARPKD，正越来越多地用于 ADPKD，但仅在某些国家可用，而且该技术的接受程度受到个人价值观和疾病严重程度的影响[188, 190]。

基因检测应该通过序列分析来进行。*PKD1* 的大小和复杂性以及显著的等位基因异质性已经成为基于序列的分子测试的障碍，但多基因面板和 NGS 的发展使其变得更容易实现。通过 Sanger 测序对 *PKD1* 和 *PKD2* 进行突变扫描，或者使用专门生成的 NGS 面板来筛选 *PKD* 基因，现在的检出率＞ 90%[55, 59, 63, 192]。通过全外显子组测序，分段复制的 *PKD1* 基因突变的检出率可能较低。超过 50% 的 *PKD1* 突变是独特的，而 *PKD2* 的独特致病变异水平较低。大约 1/3 *PKD1* 改变是符合读码框架的，仔细地进行生物信息学评估，并考虑正常和 ADPKD 人群数据，可以帮助确定中性变异的致病性。筛查 PKD 基因的 NGS 技术进步使得 ADPKD 的分子诊断更容易获得、成本更低，并有可能在诊断和预后方面得到更广泛的应用[53]。

6. 肾脏表现

囊肿的发育和生长：ADPKD 许多表现与肾囊肿的发展和增大有直接关系。一项对 241 名 15—46 岁肌酐清除率≤ 70ml/min 的患者进行的纵向研究，随后由多囊肾病影像学研究联合会（CRISP）进行了年度 MRI 检查，为了解囊肿的发育和生长提供了宝贵的信息[193, 194]。基线时的 MR 图像显示 ADPKD 的总肾脏体积（total kidney volume，TKV）有很大的表型变异。随访图像显示 TKV 的增长是呈准指数，在患者间是独一无二且可变的（图 45-10）。虽然 TKV 年复一年明显地变化，但肾小球滤过率（glomerular filtration rate，GFR）是在数年后开始下降，因此 TKV 可以很好地预测未来估算 GFR（estimated GFR，eGFR）下降。包括 PKD 基金会、美国食品药品管理局（FDA）、关键路径研究所、学术中心和制药行业在内的共同努力，使得 FDA 和欧洲药品管理局有资格将 TKV、年龄和 eGFR 均具有作为预测肾小球滤过率下降风险的生物标志物[195]。

TKV 作为一种预后的生物标志物，不需要高精密度。通过椭球方程和各种成像方式进行的测量可用于告知患者其预后，并确定可获得的临床试验和治疗的资格。在具有明显不对称或共存的缺血性疾病的非典型病例中，TKV 的价值有限，但 Mayo 影像分类有助于其使用[196]。基于标准排除非典型病例，并根据患者年龄和理论起始高度调整后的 TKV（150ml/m）估算的增长率（每年＜ 1.5%、1.5%～3%、3%～4.5%、4.5%～6% 或 ＞ 6%）将典型病例分成五类（A 至 E 级）。基于分类模型能以合理的精密度预测未来 GFR 下降（http://www.mayo.edu/research/documents/pkd-center-adpkd-classification/doc-20094754）。TKV 已被用作临床试验的终点。为此，测量需要很高的精度，可以使用测面法、金标准或体视学来实现。体视学比测面法更快，但不分割肾脏，这是高级图像分析的要求。已经开发出了快速、自动的分割方法，包括基于深度学习的全自动方法，该方法能够代替人类来分割多囊肾[197, 198]。一旦分割，先进的 MRI 处理和分析（如纹理分析）可能在预测或测量疾病进展方面优于和（或）互补于 TKV[199]。

7. 肾功能异常

即使在 ADPKD 早期，尿浓缩能力受损也很常见。近 60% 的儿童不能最大限度地浓缩尿液[200]，而且血浆升压素水平升高。在动物模型中，cAMP 减少或浓度相关基因的表达持续增加并不能解释升压素抵抗的浓缩缺陷。目前还不能确定这种缺陷是由于囊肿破坏了髓质结构，还是直接与多囊蛋白功能障碍有关的细胞缺陷所致。较新的研究表明，尿液浓缩缺陷和升压素水平升高可能会导致囊肿生成。它们也可能导致儿童和年轻人中出现肾小球高滤过[201]，并导致高血压的发展和慢性肾脏疾病（chronic kidney disease，CKD）的进展。浓缩缺陷导致髓内氨捕获缺陷，转移到尿液中可能导致尿液 pH 低、低柠檬酸尿和易形成结石。

肾血流量减少是另一个早期功能缺陷[202]。它可能是由肾内压、神经体液或局部介质的改变和（或）内在血管异常引起。在疾病的中晚期，大量患者可能会出现轻度至中度的持续性蛋白尿（150～1500mg/d），这是进展性疾病的指标[203]。蛋白尿患者也可能排出双折射脂质体（椭圆形的脂

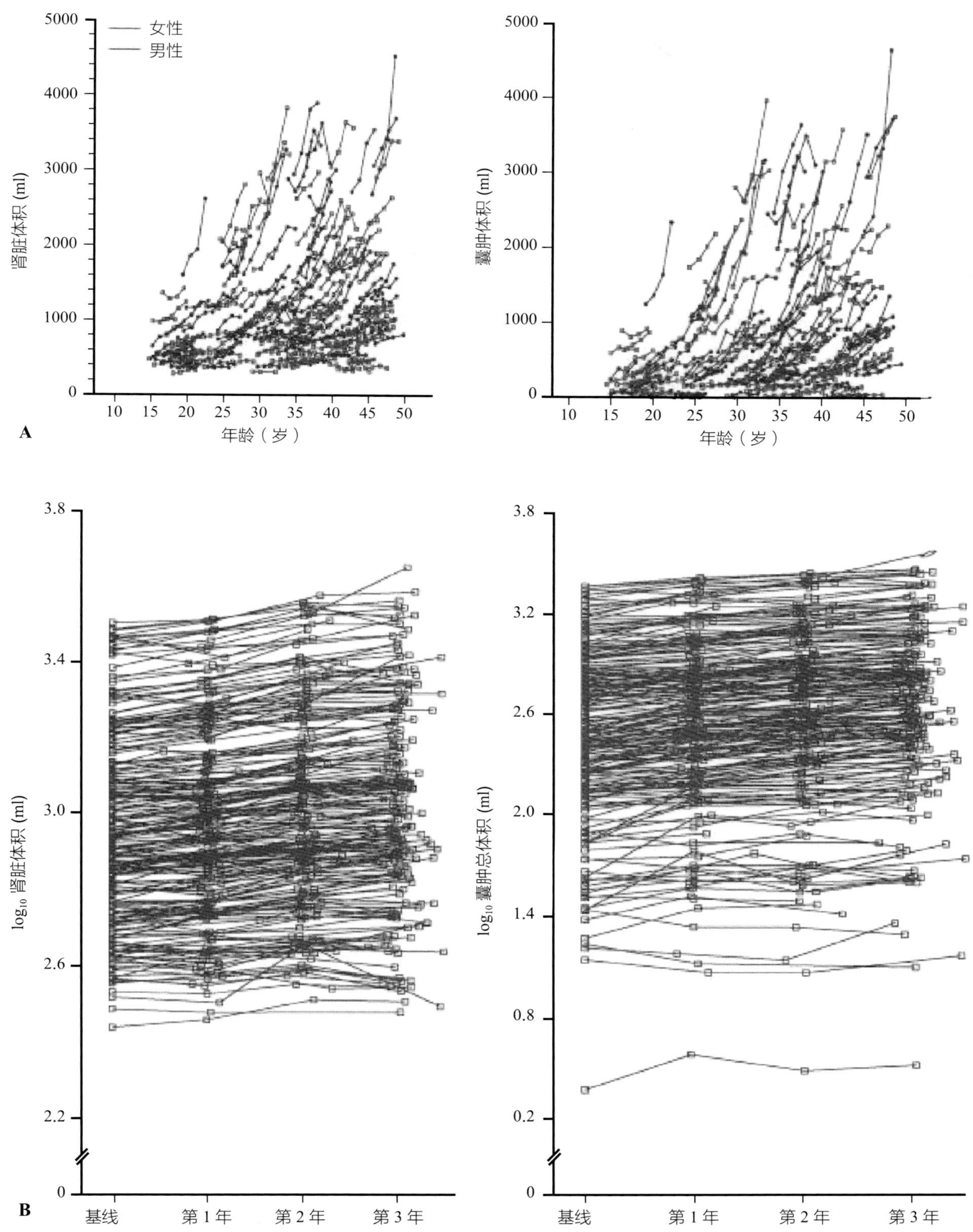

▲ 图 45-10 常染色体显性遗传性多囊肾病的研究进展

A. 女性（蓝色）和男性（红色）左、右肾总体积和囊肿体积与年龄的关系。在 3 年的随访中，针对每位患者的 4 个测量值之间的连接线呈凹状向上扫描，表明呈指数增长过程。B.$\log_{10}$ 总肾体积和囊肿总体积与时间的关系。在 3 年的随访中，每个患者的 4 个测量值的线性连接符合指数增长过程（引自 Grantham JJ, Torres VE, Chapman AB, et al. Volume progression in polycystic kidney disease. *N Engl J Med*. 2006;354:2122–2130.）

肪体）[204]。

(1) 高血压：在 20—34 岁的 ADPKD 和肾功能正常的患者中约有 50% 出现高血压 [收缩压 ≥ 140mmHg 和（或）舒张压 ≥ 90mmHg]，ESRD 患者中近 100% 出现 [205]。高血压的发展伴随着肾血流量减少、滤过分数增加、肾脏对钠的异常处理，以及肾血管的广泛重塑。

肾脏大小与高血压患病率之间的相关性支持以下假设，即囊肿扩张引起的血管树的拉伸和压缩导致缺血和肾素 – 血管紧张素 – 醛固酮系统（renin–angiotensin–aldosterone system，RAAS）激活 [206]。PC1 和 PC2 在血管平滑肌 [207–209] 和内皮 [210] 中的表达，以及增强的血管平滑肌收缩力 [211] 和内皮依赖性血管舒张功能受损 [212]，提示脉管系统中多囊蛋白功能的原发性破坏也可能在高血压和肾血管重塑的早期发展中起作用。

循环中的血管紧张素是否在引起高血压中起作用还存在争议 [213, 214]。在大多数研究中，血浆肾素活性和醛固酮水平是正常的，但由于血压高于对照组，有人认为肾素和醛固酮水平没有得到适当的抑制。1990 年的一项研究表明，在正常血压和高血压伴 ADPKD 且肾功能正常的患者中，短期或长期应用血管紧张素转化酶（angiotensin–converting enzyme，ACE）抑制剂后的水平高于正常受试者和原发性高血压患者 [213]。另一项研究发现，ADPKD 患者与肾功能和血压相匹配的原发性高血压患者在高钠和低钠摄入条件下及服用 ACEI 后，激素或血压反应没有差异 [214]。在以前的研究中，钠的摄入量未得到控制，并且对照组的选择和种族构成存在差异，可以作为结果不同的解释。

有更有力的证据表明肾内 RAAS 的局部激活。包括：①短期或长期应用血管紧张素转化酶抑制剂可部分逆转肾血流量减少、肾血管阻力和滤过率的增加 [213, 215, 216]；②免疫反应肾素从肾小球旁器向小动脉和小动脉壁转移 [217, 218]；③扩张的肾小管和囊肿上皮中肾素的异位合成 [219, 220]；④通过类糜蛋白酶非 ACE 诱导的血管紧张素 Ⅱ 的产生 [220]。

高血压发生前肾功能正常的患者，皮下小型阻力血管中发现一氧化氮相关的内皮依赖性血管舒张功能受损 [221–223]。其他被认为导致 ADPKD 中高血压的因素包括交感神经活性增加、血浆内皮素 1 水平升高及胰岛素抵抗 [224]。

ADPKD 中高血压的诊断往往较晚。对无高血压的儿童或青壮年进行 24h 动态血压监测，常可发现血压升高、夜间血压下降减弱和（或）运动时血压反应过度，可能伴有左心室肥厚和舒张功能障碍。早期发现和治疗高血压很重要，因为心血管疾病是 ADPKD 患者的主要死亡原因 [40, 225]。血压不受控制会增加瓣膜心脏病和动脉瘤的发病率和死亡率，也会增加蛋白尿、血尿和肾功能更快下降的风险。高血压的存在也增加了怀孕期间胎儿和产妇并发症的风险。ADPKD 患者，但血压正常的妇女通常是非异常妊娠 [226]。

(2) 疼痛：疼痛是成人 ADPKD 患者报告的最常见的症状（60%）[227, 228]。急性疼痛可能与肾出血、结石排出和尿路感染有关。一些患者有慢性腰部疼痛，除了囊肿外没有其他可辨认的病因。

囊性上皮产生的血管内皮生长因子（vascular endothelial growth factor，VEGF）[229] 可能促进血管生成、囊肿出血和肉眼血尿。有症状的发作可能低估了囊肿出血的频率，因为超过 90% 的 ADPKD 患者患有高密度（CT）或高信号（MRI）囊肿，反映出血量或蛋白质含量。大多数出血在 2～7 天内消失。如果症状持续超过 1 周或首发症状发生在 50 岁以后，应进行检查以排除肿瘤。

大约 20% ADPKD 患者有肾结石，通常由尿酸和草酸钙组成 [230, 231]。代谢因素包括氨排泄减少、尿液 pH 低和尿柠檬酸盐浓度低。继发于肾脏解剖结构异常的尿潴留也可能起作用。腹部 CT 增强前后是发现平片上显示可能非常微弱的小尿酸结石、鉴别来自囊壁的结石和实质钙化的最佳成像技术。如果只进行增强 CT 检查，可能会漏掉结石（图 45–11）。双能量 CT 可以用来区分钙结石和尿酸结石 [232, 233]。

与普通人群一样，尿路感染对女性的影响比男性常见。多数是由肠杆菌科引起的 [234]。CT 和 MRI 可用于检测复杂的囊肿并提供解剖学定义，但发现不适用于感染（图 45–12）。核成像（^{67}Ga 或 ^{111}In 标记的白细胞扫描）可能会有帮助，但也有可能出现假阴性和假阳性结果。氟 18 2– 氟 –2– 脱氧 –D– 葡萄糖（FDG）正电子发射断层扫描（PET）已成为检测感染的囊肿的有前途的手段，但其用于诊断肾脏感染可能很困难，因为 FDG 被肾脏过滤，不被小管重吸收，并出现在集合系统中[235-237]。当临床表现和影像学存在迹象，且血、尿培养阴性时，应考虑囊肿抽吸。

肾细胞癌（renal cell carcinoma，RCC）是 ADPKD 疼痛的罕见原因。虽然它并不比其他肾脏疾病患者更常见[238]，但它在 ADPKD 患者中可能出现年龄较早，有频繁的躯体症状和较高比例的肉瘤、双侧、多中心和转移性肿瘤[239]。超声检查有实性肿块，CT 和增强扫描有斑点状钙化，CT 或 MRI 显示有

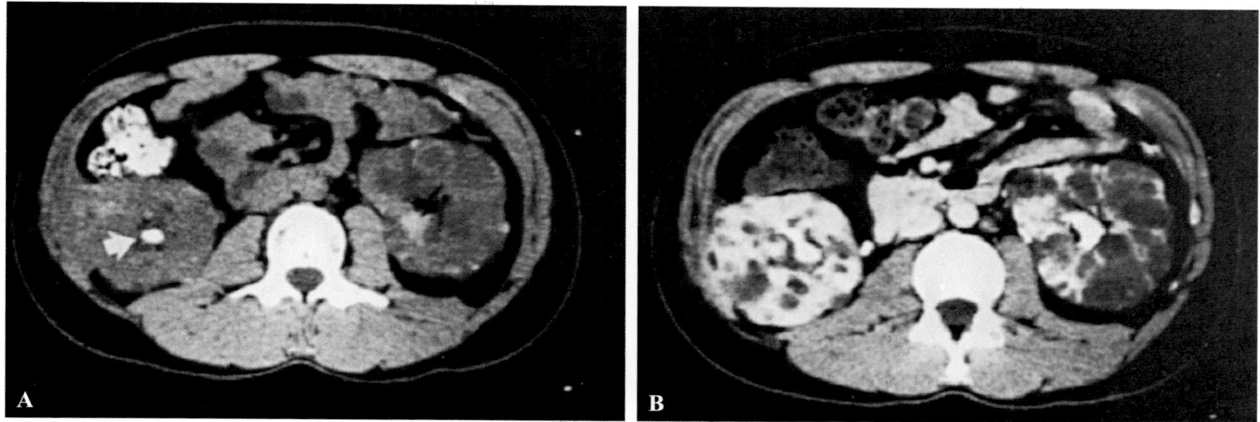

▲ 图 45-11 血清肌酐水平在正常范围内的男性患者多囊肾的计算机断层扫描（CT）

A. CT 平扫显示右肾肾盂有一不透射线的结石（箭）；B. 静脉注射碘化对比剂后进行 CT 扫描。结石现在被肾盂中的对比剂所遮挡

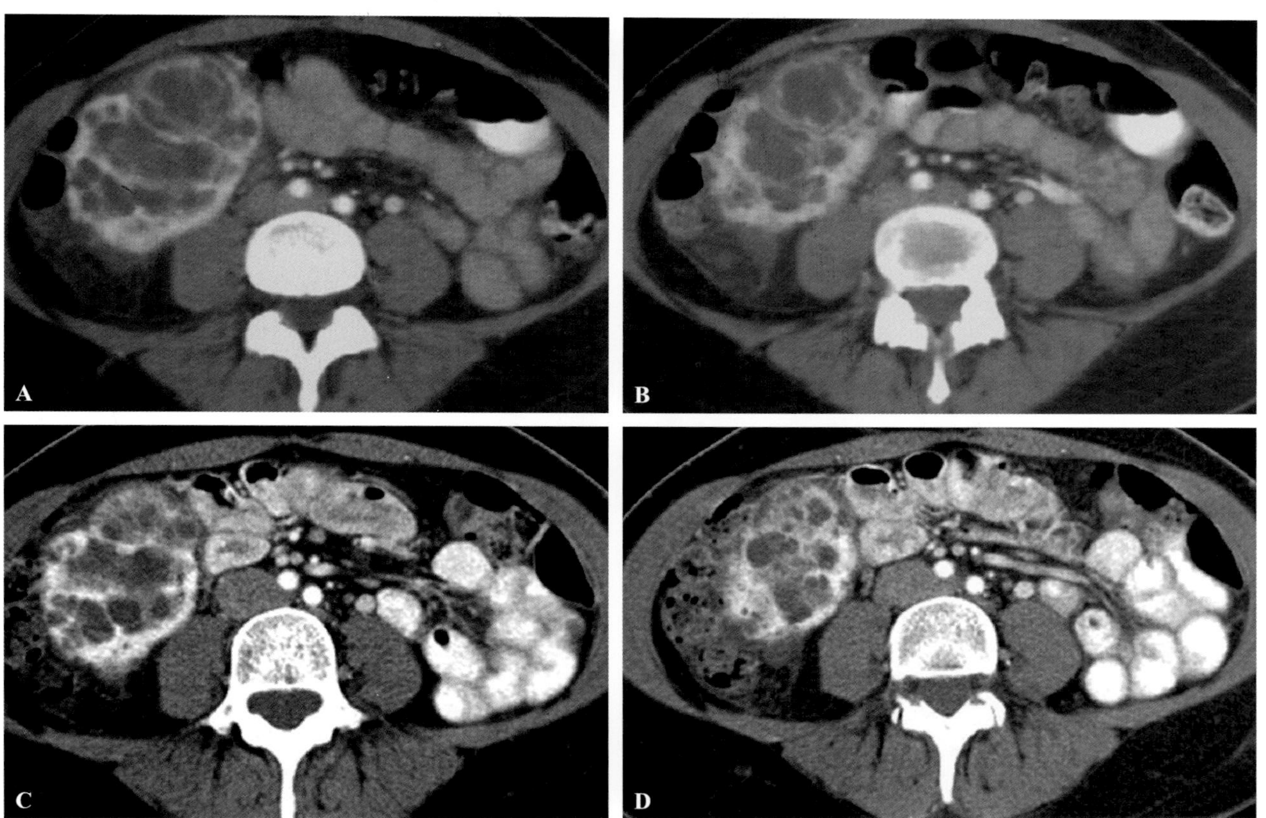

▲ 图 45-12 囊肿感染

A 和 B. 增强 CT 扫描显示右肾下极前部有 4cm 大的感染囊肿，肾周脂肪有炎性；C 和 D. 抗生素治疗 3 周后 CT 扫描显示囊肿体积减小，改善肾实质增强

癌栓和区域性淋巴结病变，应提高对肿瘤的怀疑。

(3) 慢性肾脏疾病与肾衰竭：ADPKD 中肾衰竭的发展是高度可变。在大多数患者中，尽管囊肿持续生长，但由于代偿适应性，肾功能一直维持在正常范围内，直到生命的第 40—60 年（图 45-13）。当肾功能开始下降时，肾脏通常明显增大和变形，在影像学检查中几乎无法辨认出实质。在此阶段，GFR 的平均下降速度为每年 4.4～5.9ml/min [240]。突变基因（*PKD1* 与 *PKD2*）、*PKD1* 的突变类型（截断与非截断）及修饰基因在很大程度上决定了 ADPKD 的临床病程（参见前面的讨论）。其他危险因素包括男性、30 岁前确诊、30 岁前首次出现血尿、35 岁前开始高血压、高脂血症、高密度脂蛋白胆固醇水平低及镰状细胞特征 [59, 60, 241, 242]。与其他形式的 CKD 一样，至少在某些患者中吸烟会增加患 ESRD 的风险，如没有 ACEI 治疗史的男性吸烟者 [243]。

除了几个常见因素导致肾功能下降，目前发现肾脏增大与肾功能下降有特别紧密的关系。CRISP 已经证实了这种关系，并表明肾脏和囊肿体积是肾功能下降最强有力的预测因子 [244]。经过平均 7.9 年的随访，30.7% 的 CRISP 参与者达到了 CKD 3 期。不同时间点，基线校正后肾脏总体积（htTKV）与肾小球滤过率的相关性从 −0.22（基线时的 GFR）到 −0.65（第 8 年的 GFR）[245]。基线时 htTKV ≥ 600ml/m 最准确预测了 8 年内发生 3 期 CKD 的风险（受试者特征曲线下的面积为 0.84，95% CI 0.79～0.90）。基线 htTKV 比基线年龄、血肌酐、血尿素氮（blood urea nitrogen，BUN）、尿白蛋白或单核细胞趋化蛋白 −1（monocyte chemotactic protein−1，MCP−1）排泄更能预测 GFR 下降。在经过 13 年的中位随访后完成的最新分析显示，CRISP 患者中的 19% 现在已经达到 5 期 CKD 或终末期肾病（ESRD）[246]。基线 htTKV 仍然是一个很强的独立预测因子，htTKV 每增加 100ml/m，达到第 5 期 CKD 或 ESRD 的优势比为 1.35（1.18～1.55）。虽然 PKD 基因型也与 CKD 的结局相关，但在调整 htTKV 后，它不再与结局独立相关，提示 ADPKD 基因型对肾功能的影响可能主要是通过 htTKV 的变化来介导的。

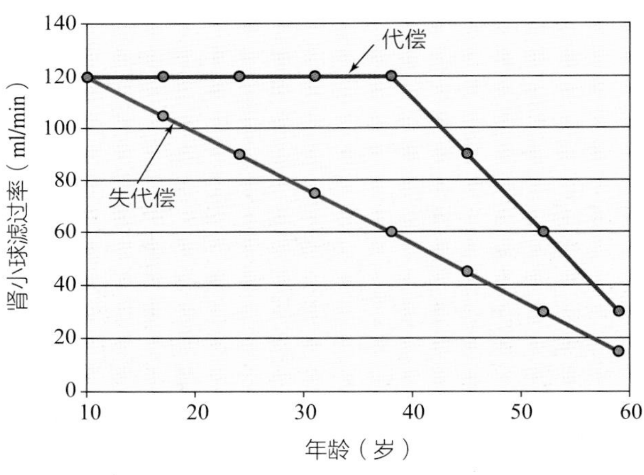

▲ 图 45-13 **代偿性维持肾小球滤过率（GFR）对常染色体显性遗传性多囊肾病进展模式的影响**

据推测，从 10 岁开始，患者每年由于肾实质损伤可导致 GFR 下降 2ml/min。进一步假设，每个残留的正常肾小球可以通过代替机制使单个肾单位的 GFR 增加 1 倍（类似正常人为了捐献肾脏行单侧肾切除术后可维持总 GFR）。从模型中可以看出，总 GFR 一直维持到实质损失超过了代偿；到那时，总 GFR 开始以比实际更"急剧"下降的速度下降。该模型表明，GFR 作为常染色体显性遗传性多囊肾病（ADPKD）进展指标指示效果差，需要更敏感的实质损失标志物来促进早期监测

CRISP 还表明，肾脏血流量减少（或血管阻力增加）是肾小球滤过率下降的独立预测因子 [202]。这一因素表明血管重塑在疾病进展中的重要性，并可能解释肾功能下降似乎与囊性疾病严重程度不相称的情况。血管紧张素 Ⅱ、转化生长因子 −β（TGF−β）和活性氧可能通过刺激趋化因子、细胞外基质和金属蛋白酶抑制剂的合成而导致血管损伤、间质炎症和纤维化。囊肿上皮细胞 MCP−1 和骨桥蛋白表达增加。MCP−1 以高浓度存在于囊液中，并且尿排泄增加 [247]。其他因素，如大量使用止痛药，可能导致某些患者的 CKD 进展。

ADPKD 和晚期 CKD 患者的贫血比其他肾脏疾病患者要少，因为多囊肾增加了促红细胞生成素的产生。

8. 肾外表现

(1) 多囊肝：多囊肝病（polycystic liver disease，PLD）是 ADPKD 最常见的肾外表现。它既与 *PKD1* 基因型相关，也与非 *PKD1* 基因型相关 [52, 248, 249]。虽然肝囊肿在儿童中很少见，但其频率随着年龄的增长而增加，超声和 CT 研究可能低估了它们的发生率。根据 CRISP 研究中的 MRI，多囊肝在 15—24 岁、25—34 岁和 35—46 岁的患病率分别为 58%，85% 和 94% [180]。肝囊肿在女性中更为常见，

并且肝囊肿体积比男性更大。多次怀孕或使用口服避孕药或雌激素替代疗法的妇女病情更严重，表明雌激素对肝囊肿生长有影响[206, 250]。雌激素受体在肝囊肿内衬的上皮细胞中表达，雌激素刺激肝囊肿来源的细胞增殖。

通常情况下，PLD 一般无临床无症状，但随着 ADPKD 患者的生命因透析和移植而延长，症状的出现变得更加频繁。症状可能是由肿块效应或并发感染和出血引起（图 45-14）。典型的症状包括呼吸困难、早饱、胃食管反流和机械性腰背痛，这些症状通常是由肝脏的明显肿大或单个或有限数量的显性囊肿的肿块效应引起的。肿块效应引起的其他并发症包括肝静脉流出道梗阻、下腔静脉压迫、门静脉压迫和表现为梗阻性黄疸的胆管压迫[251]。

肝囊肿的并发症包括囊肿出血、感染，极少出现扭转或破裂。囊肿感染的典型表现包括局限性疼痛、发热、白细胞增多、红细胞沉降率升高，通常还有碱性磷酸酶升高。它通常是由单微生物的，肠杆菌科引起[252–254]。MRI 能敏感地鉴别复杂性和非复杂性肝囊肿。在 CT 上，囊肿内的液体碎片水平面、囊壁增厚、囊内气泡、密度不均匀或密度增加与感染有关。放射性核素成像和 FDG-PET 扫描已用于诊断[255]。

CT 检查发现 40% 的 PLD 患者胆总管轻度扩张，可能很少与胆管炎有关[256]。PLD 的罕见并发症包括 CHF、Vater 壶腹腺瘤和胆管癌。

常染色体显性遗传性 PLD（autosomal dominant PLD，ADPLD）是一种遗传性疾病，没有或很少有肾囊肿。与 ADPKD 相似，ADPLD 在遗传上是异质性的，最初发现了两个基因，分别是 *PRKCSH*（19 号染色体）和 *SEC63*（6 号染色体），每个基因约占单独 ADPLD 病例的 1/3[257–259]。随后，全外显子组测序显示 *LRP5* 突变（第 11 号染色体）与肝囊肿发生有关[260]，最近，*GANAB*、*ALG8*、*SEC61B* 和 *PKHD1* 的突变也与 ADPLD 有关[52, 249, 261]。

(2) 其他器官的囊肿：ADPKD 患者的胰腺囊肿约占 5%、蛛网膜囊肿约占 8%、精囊囊肿约占 40%[262–267]。精囊囊肿很少导致不育[268]。精子活力缺陷是 ADPKD 男性不育的另一个原因[269]。胰腺囊肿几乎都是无症状，很少出现复发性胰腺炎。目前尚不确定已报道的与胰腺癌的关联是否仅仅代表偶然性。蛛网膜囊肿通常是无症状，但可能会增加硬膜下血肿的风险[267, 270]。脊髓脑膜憩室的发生频率可能会增加，并且很少会因为脑脊液漏而表现为颅内低血压[271]。卵巢囊肿与 ADPKD 无关。

(3) 血管表现：ADPKD 的血管表现包括 IA 和主动脉扩张、胸主动脉和头颈动脉夹层，以及冠状动脉瘤。它们是由与 *PKD1* 或 *PKD2* 突变直接相关的血管系统改变引起的。PC1 和 PC2 在 VSMC 中表达[207–209]，*Pkd2*$^{+/-}$ VSMC 表现出增殖和凋亡率增加，

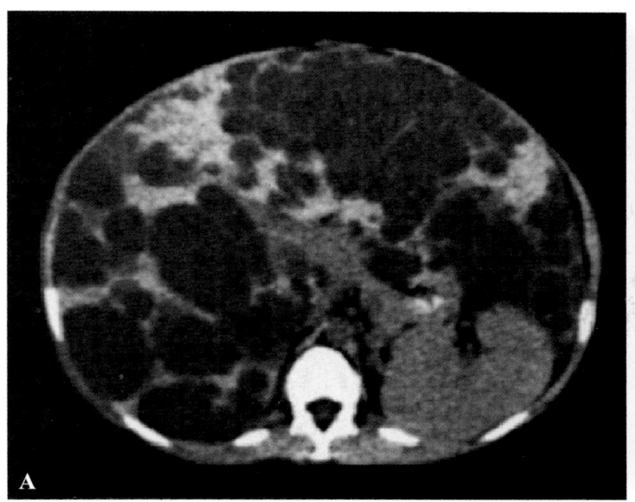

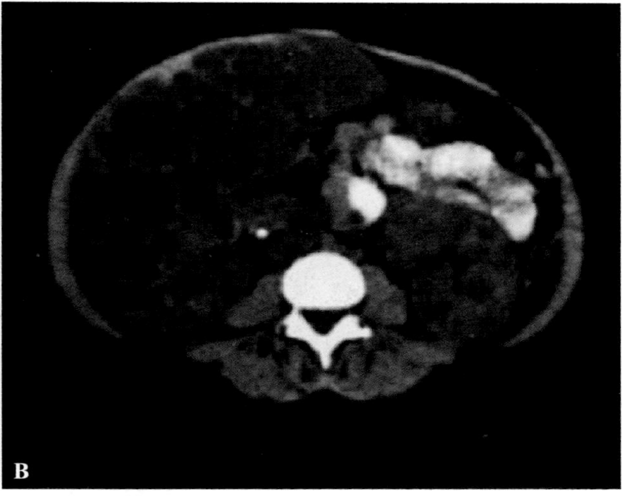

▲ 图 45-14　**常染色体显性遗传性多囊肾病女性患者的多囊肝和肾的 CT 扫描**

血肌酐水平和肝功能检查结果均在正常范围内。口服对比剂突出小肠，未使用静脉对比剂。A. 实质内囊肿引起的肝脏大规模增大；B. 腹部较低水平的 CT 扫描显示囊性肾脏和囊性肝脏的下部

并且当诱发高血压时 *Pkd2*$^{+/-}$ 小鼠对血管损伤和过早死亡的敏感性更高 [95, 132]。

大约 6% 有阴性家族史的患者和 16% 有阳性动脉瘤家族史的患者会发生 IA [272]，这些患者大多是无症状。局灶性表现，如颅神经麻痹和癫痫发作，是局部结构受压的结果。破裂的风险取决于许多因素（参阅后面的讨论）。破裂带来 35%～55% 的严重发病率或死亡率的风险 [273]。破裂时的平均年龄低于普通人群（分别为 39 岁和 51 岁）。在破裂时大多数患者肾功能正常，高达 29% 的患者血压正常。

(4) 心脏表现：超声心动图观察到的二尖瓣脱垂是最常见的瓣膜异常，可出现于高达 25% 的 ADPKD 患者 [274, 275]。可能会发生主动脉瓣关闭不全，与主动脉根部扩张有关 [276]。虽然这些病变可能会随着时间的推移而进展，但它们很少需要瓣膜置换。除非在体格检查时测到杂音，否则不进行超声心动图筛查。经常可以观察到非血流动力学意义上的心包积液 [277]。与普通人群相比，ADPKD 患者可能更容易发生心肌病（扩张、肥厚和左心室致密化不全）和心房颤动 [278]。

(5) 憩室病：结肠憩室病和憩室炎在 ADPKD 和 ESRD 患者中比其他肾脏疾病患者更常见。这种增加的风险是否会延伸到 ESRD 发病前的患者尚不确定 [279]。已经有关于结肠外憩室疾病的报道 [280]。它可能在少数患者中具有临床意义。多囊蛋白功能的细微变化可能会增强由衰老引起的平滑肌功能障碍，这被认为是憩室形成的基础。

(6) 支气管扩张：PC1 在气道上皮细胞的运动纤毛中表达。根据 CT 检测，ADPKD 患者支气管扩张的发生率是对照组的 3 倍（分别为 37% 和 13%；$P < 0.002$）[281]。

9. 治疗

目前 ADPKD 的治疗方法旨在限制疾病并发症的发病率和死亡率，但现在可以使用特定的治疗方法。

(1) 高血压：在 ADPKD 中还没有公认的降压药选择。ACEI 或血管紧张素受体拮抗剂（angiotensin receptor blockers，ARB）可增加肾血流量，不良反应小，并在血压超过控制范围时可能具有肾脏保护特性。一些研究表明，与利尿剂或钙通道阻滞剂相比，ACEI 或 ARB 能更好地保护肾功能或减少蛋白尿和左心室肥厚 [282-284]，但其他研究无类似发现 [285]。对 8 个随机临床试验中的 142 名 ADPKD 患者进行的 Meta 分析显示，ACEI 在降低蛋白尿水平较高患者的尿蛋白排泄和减缓肾脏疾病进展方面更有效，但总体肾脏疾病进展没有显著差异（抑制剂组为 29%，对照组为 41%）[286]。大多数研究都受到动力不足、随访时间短、肾功能范围广及使用药理作用不足的剂量的限制。

最佳血压目标的选择也存在争议。在肾脏疾病饮食调整（MDRD）研究中，ADPKD、基线 GFR 水平在 13～24ml/（min・1.73m^2）并且分配到低血压目标组（≤ 92mmHg）患者比那些分配到标准血压目标组（≤ 107mmHg）患者 GFR 下降速度更快，其原因可能是无法自动调节肾脏血流量 [240]。在 2.2 年的平均干预期内，基线 GFR 水平在 25～55ml/（min・1.73m^2）的受试者的下降速度不受血压目标的影响。然而，对这些患者的长期随访显示，与标准血压目标组（32% 的患者服用 ACE 抑制剂）相比，低血压目标组（51% 的患者服用 ACEI）出现肾衰竭的时间延迟，肾衰竭的综合结果和全因死亡率降低 [287]。这种有益效果的大小与在其他肾脏疾病患者中观察到的相似。

在多囊肾 HALT（HALT-PKD）临床试验研究 A 中，558 例合并 ADPKD 的高血压患者 [年龄 15—49 岁，eGFRs ＞ 60ml/（min・1.73m^2）] 被随机分配到标准血压目标组（120/70～130/80mmHg）或低血压目标组（95/60～110/75mmHg）且使用赖诺普利加替米沙坦或赖诺普利加安慰剂 [288]。在研究 B 中，486 例合并 ADPKD 的高血压患者 [年龄 18—64 岁，eGFRs 为 25～60ml/（min・1.73m^2）] 随机分为赖诺普利加替米沙坦或赖诺普利加安慰剂组，调整药物剂量使血压达到 110/70～130/80mmHg [289]。这两项研究都表明，在大多数患者中，仅使用 ACEI 就足以控制高血压；增加 ARB 并没有表现出额外的益处，证明使用 ACEI 作为这种疾病高血压的一线治疗是合理的。研究 A 表明，在肾功能良好的年轻患者中，将血压降低到低于当前指南推荐的水平，可以将肾脏体积的增加率降低 14%，降低肾血管阻力、尿白蛋白排泄（所有这些都在 CRISP 中被确定为肾功能下降的预测因子）、左心室重量（left ventricular mass，LVM）指数，以及（在治疗的前 4 个月后）eGFR 的下降速率略有延缓[288]。然而，低血压对 eGFR 的总体影响在统计学上并不显著，可能是因为血压降低到低水平与治疗前 4 个月内 eGFR 的急剧降低有关。当按 TKV/ 年龄对疾病严重程度分类分层时，被分配到强化治疗的 D 级和 E 级患者的 TKV 年增长率较慢（6.4% vs. 7.8%，$P = 0.033$），eGFR 在 4 个月后下降减慢（−3.36 vs. −4.44，$P = 0.011$）且总体上减慢（−3.57 vs. −4.37，$P = 0.051$）[290]。这些结果强调了早期发现和治疗 ADPKD 中高血压的重要性。

一些研究表明，在过去的 20 年里，改善 ADPKD 患者的血压控制与降低心血管发病率和死亡率有关。来自科罗拉多大学的一项小型前瞻性研究表明，严格的血压控制导致 LVM 下降更大，而对肾功能没有明显影响[291]。利用英国全科医学研究数据库进行的一项基于人群的研究发现，在 1991—2008 年期间，ADPKD 患者降压药物的使用增加，特别是阻断 RAAS 的药物，伴随着死亡率的降低[292]。在 543 名基线肾功能正常的 HALT-PKD 研究 A 患者（平均年龄 36 岁）中，MRI 评估的左心室肥厚患病率根据 LVM 计算为 3.9%，根据 LVM 指数计算为 0.9%，远低于早期研究中观察到的结果[293]。这可能反映了出色的血压控制（平均约 124/82mmHg）和 RAAS 阻滞剂的高利用率（61%）[294]。在丹麦的 ADPKD 和 ESRD 患者中，从 1993—2008 年，心脑血管死亡人数下降，可能是由于更有效的降压治疗[295]。

有较少的证据表明，过去 20 年来对高血压的较好控制延缓了 ESRD 的进展。两项观察性研究表明，在过去 20 年中，ADPKD 患者开始接受肾脏替代疗法（renal replacement therapy，RRT）的平均年龄显著增加[296, 297]。欧洲肾脏协会 - 欧洲透析和移植协会登记处对 1991—2010 年期间开始 RRT 的患者进行的一项研究（横跨 12 个欧洲国家，2.08 亿居民）结果显示，ADPKD 患者（$n = 20\,596$）开始 RRT 的平均年龄从 56.6 岁上升到 58.0 岁，尽管远低于上述两项研究[298]。虽然 50 岁以下的 ADPKD 患者的 RRT 发生率没有变化，但在年龄较大（> 70 岁）的患者中，RRT 的发生率有所增加。这些数据表明，ADPKD 患者在 RRT 开始时年龄较大，可能是因为老年人接受 RRT 的机会增加，或者是 RRT 开始前竞争性死亡风险较低，而不是有效的肾保护治疗的结果[299, 300]。

(2) 疼痛：应该排除可能需要干预的 ADPKD 疼痛的原因，如感染、结石和肿瘤。应避免长期服用肾毒性药物，如非甾体抗炎药，并且麻醉性止痛药应保留用于急性发作。医生的心理评估及理解和支持的态度对于将慢性疼痛患者的麻醉性和镇痛性依赖风险降低是至关重要的。安抚、改变生活方式、避免加重活动、三环类抗抑郁药，以及疼痛临床干预（如局部麻醉或激素内脏神经阻滞）可能会有所帮助[227, 228]。

当保守措施失败时，可以考虑手术干预。在超声或 CT 引导下抽吸大囊肿是一个简单的过程，可能有助于确定疼痛的原因。硬化剂可以用来防止液体再积聚。当多个囊肿引起疼痛时，通过腰椎切开或侧翼切口进行腹腔镜或外科囊肿开窗手术可能有效[301]。对于限定疾病的患者，腹腔镜与开腹开窗手术一样有效，而且恢复期短，并发症少[302, 303]。手术干预不会像曾经认为的那样加速肾功能的下降，但它们也不能减缓肾功能下降速度。可以考虑腹腔镜肾去神经手术或胸腔镜交感神经内脏切除术，特别是在无大囊肿的多囊肾[304, 305]。经皮腔内肾去神经手术已被认为是治疗 PKD 相关疼痛的一种潜在选择，但尚未得到充分的试验[306, 307]。有症状的 ESRD 患者宜行腹腔镜或后腹腔镜肾切除术。当手术风险较高时，动脉栓塞是一种选择，但其作用尚未完全明确。

(3) 囊肿出血：囊肿出血通常具有自限性，保守治疗包括卧床休息、止痛药和补液。当包膜下或腹膜后血肿引起红细胞压积显著降低和血流动力学不稳定时，住院、输液和 CT 或血管造影检查是必要的。在异常严重或持续出血的情况下，节段性动脉栓塞可以成功。如果不行，可能需要手术来控制出血。在某些情况下可能需要节段性动脉栓塞或手术。抗纤溶剂氨甲环酸在某些情况下已经成功使用，但尚未对其使用进行对照研究[308]，并且当存在肾功能不全的情况下需要减少剂量。这种治疗的潜在不良反应包括肾小球血栓形成和由于凝块引起的输尿管梗阻。

(4) 囊肿感染：囊肿感染通常很难治疗[234]。治疗失败可能是因为抗生素对囊肿的渗透性差，但亲脂性药物，如喹诺酮类药物、甲氧苄嘧啶－磺胺甲基唑和氯霉素，可以持续地渗透到囊肿中。如果在适当的抗菌治疗 1～2 周后仍然发热，可以经皮或手术引流感染的囊肿，对于终末期多囊肾应该进行肾切除术。如果停止抗生素治疗后再次发热，应排除梗阻、肾周脓肿或结石等并发症。如果没有发现相应并发症，可能需要几个月的抗生素治疗才能根除感染。

(5) 肾结石：治疗方法与无 ADPKD 患者相似。柠檬酸钾用于与 ADPKD 相关的结石的三种原因，包括尿酸结石、低柠檬酸草酸钙肾结石和远端酸化缺陷。体外冲击波碎石术和经皮肾镜取石术均获得成功，并且无过多的并发症。

(6) 终末期肾病：ADPKD 患者比其他原因引起 ESRD 患者的透析效果更好，可能是因为促红细胞生成素和血红蛋白水平较高或较少的并发症 [309]。尽管肾脏大小和疝气风险增加，但通常仍可能进行腹膜透析。

移植是 ADPKD 中 ESRD 的首选治疗方法。在 ADPKD 患者和其他 ESRD 人群之间，患者或移植物存活率没有差异。在有或无 ADPKD 的患者中，活体供者移植后的移植物存活率也没有差别。然而，对于那些患有 ADPKD 的人来说，数据更为有限，因为他们的活体亲属供体移植在过去并没有广泛应用。例如，1999 年，ADPKD 患者的肾移植手术中有 30% 来自活体供体，而 1990 年这一比例为 12%。

ADPKD 人群中移植后的并发症并不比普通人群多，与 ADPKD 直接相关的特殊并发症也很少见。移植后囊肿感染没有增加，症状性二尖瓣脱垂或肝囊肿感染的发生率也没有明显增加。一项研究显示 ADPKD 的憩室病和肠穿孔发生率较高。ADPKD 是否会增加移植后新发糖尿病风险仍存在争议。

过去常用的移植前肾切除术已经不受欢迎。肾移植后 1 年和 3 年，肾体积分别减少 37.7% 和 40.6%，肝体积分别增加 8.6% 和 21.4% [310]。肾切除术的适应证包括囊肿感染、频繁出血、严重高血压和肾严重肿大并延伸至骨盆。没有证据表明移植后自发 ADPKD 肾脏发生 RCC 的风险增加。当需要行肾切除术时，与开腹肾切除术相比，手辅助腹腔镜肾切除术具有术中出血少、术后疼痛轻、恢复快等优点，而且正得到越来越多的应用 [303]。

(7) 多囊肝（PLD）：PLD 通常是无症状的，不需要治疗。当它有症状时，治疗应针对缩小囊肿体积和肝脏大小。非侵入性措施包括避免乙醇、其他肝毒素，以及可能的 cAMP 激动剂（如咖啡因），这些已经在体外实验被证明可以刺激囊液分泌。雌激素可能促进囊肿的生长，但只有当肝脏明显增大且肝囊肿进一步生长的风险超过雌激素治疗的益处时，口服避孕药和绝经后雌激素替代治疗才是禁忌。症状性 PLD 可能需要侵入性措施来减小囊肿体积和肝脏大小。治疗选择包括经皮囊肿抽吸和硬化、腹腔镜开窗、开腹手术肝切除 / 囊肿开窗、选择性肝动脉栓塞和肝移植 [311, 312]。如果症状是由一个或几个显性囊肿或者是由易于经皮介入处理的囊肿引起的，囊肿抽吸术是首选的方法。为了防止囊液再积聚，可能用米诺环素或 95% 乙醇硬化。对于乙醇硬化后更容易复发的大囊肿，或者如果有多个囊肿需要多次经皮穿刺才能得到充分治疗，可以考虑腹腔镜开窗手术。囊肿开窗肝部分切除术是一种选择，因为 PLD 通常保留部分肝脏，充分保留肝实质和肝功能 [313]。在没有任何节段能幸免的情况下，可能需要肝移植。

当怀疑肝囊肿感染时，任何在影像学上有异常表现的囊肿都应该被抽吸出来诊断。最好的治疗方法是经皮囊肿引流联合抗生素治疗。对于恶化或经常复发的病例，可长期口服抗生素治疗或预防。抗生素的选择是甲氧苄嘧啶－磺胺甲基唑和氟喹诺酮类，它们对典型的微生物感染有效，并集中在胆道和囊肿中。

(8) 颅内动脉瘤：广泛的无症状筛查不被推荐，因为它主要产生在前循环中的小动脉瘤，破裂的风险很低。对预期寿命良好的患者进行筛查的适应证包括家族性动脉瘤或蛛网膜下腔出血史、既往动脉瘤破裂、重大择期手术的准备、高危职业（如航空公司飞行员）及尽管有足够信息但患者仍焦虑 [272]。磁共振血管造影不需要静脉注射对比剂。当没有静脉注射对比剂禁忌证时，CT 血管造影是一种令人满意的选择。

发现无症状性动脉瘤时，是否干预取决于以下因素：动脉瘤的状态（其大小、部位和形态）、其他动脉瘤蛛网膜下腔出血的既往病史、患者年龄和一般健康状况及动脉瘤是可卷曲的还是可夹闭的。国际未破裂颅内动脉瘤研究（ISUIA）的前瞻性部门为辅助决策提供了宝贵的信息[314]。无蛛网膜下腔出血病史且动脉瘤位于颈内动脉、前交通动脉或大脑前动脉或大脑中动脉＜ 7mm、7～12mm、13～24mm 和≥ 25mm 的患者的 5 年累计破裂率分别为 0%、2.6%、14.5% 和 44.0%，而涉及后循环和后交通动脉的相同大小类别的患者的 5 年累计破裂率分别为 2.5%、14.5%、18.4% 和 50%。在非海绵窦段直径＜ 7mm 的未破裂动脉瘤中，有其他动脉瘤蛛网膜下腔出血史的患者破裂风险较高。根据 ISUIA 的报告，这些风险也需要与手术或血管内手术相关的风险平衡。开放手术的 1 年死亡率和合并发病率（Rankin 评分 3～5 分或认知状态受损）和死亡率分别为 2.7% 和 12.6%，血管内修复组分别为 3.4% 和 9.8%。

在 ADPKD 患者中，经症状前筛查发现的小动脉瘤（＜ 7mm）患者发生新动脉瘤或现有动脉瘤扩大的风险很低，而在那些先前曾在不同部位破裂的患者脑卒中风险中等[315-317]。基于这些和 ISUIA 数据，通常建议对经症状前筛查发现有小动脉瘤（＜ 7mm），尤其是在前循环的 ADPKD 患者进行保守治疗。最初对动脉瘤进行半年或一年一次的影像学检查是合适的，但在动脉瘤稳定后，重新评估的频率可能缩短。建议戒烟，并积极治疗高血压和高脂血症。

最初的结果为阴性，发生新动脉瘤的风险很小，在有 IA 家族史的患者中，10 年时风险约为 3%[318]。因此，有 IA 家族史的患者在间隔 5～10 年后重新筛查似乎是合理的。

(9) 新型疗法：对病理生理学的更好理解和动物模型的可获得性促进了临床前试验的发展和临床试验中有前途的候选药物的确定（http://www.clinicaltrials.gov）。

①升压素 V_2 受体拮抗剂：集合管是 ADPKD 囊肿形成的主要部位，血管升压素通过 V_2 受体对集合管内 cAMP 水平进行影响，以及 cAMP 在囊肿形成中的作用为临床前试验提供了理论基础，这些实验显示了 V_2R 拮抗剂在 ARPKD、ADPKD 和 NPHP 动物模型中的有效性[128, 178, 319]。最初的研究使用托伐普坦，对少数 ADPKD 患者治疗 1～3 周，结果表明，要有效地抑制 V_2R，每天分两次剂量是必要的（连续 24h 尿渗透压＜ 300mOsm/kg）[19]。在 CKD 1～4 期的患者中，每日分次给药引起的水肿伴随着肾小球滤过率的小幅降低，而肾血流量没有明显改变，可能是由于肾小管球反馈的激活[320, 321]。这些变化在停止使用托伐普坦后可迅速逆转，提示使用托伐普坦治疗肾囊肿时应注意监测肾功能对 eGFR 下降率的影响，治疗停止（基线和洗脱后）或治疗时 eGFR 值的重要性。

治疗常染色体显性遗传性多囊肾病的疗效和安全性（TEMPO）的双盲试验以 3：4 随机将 1445 名患者分为托伐普坦最高耐受量（45/15mg、60/30mg 或 90/30mg）或安慰剂组[322]。纳入标准为肾功能相对完好且疾病进展迅速的患者（18—50 岁，估计肌酐清除率≥为 60ml/min，TKV ≥ 750ml）。托伐坦组 TKV 每年增加 2.8%，安慰剂组每年增加 5.5%（$P < 0.001$）。托伐普坦在 3 年内显著延缓了 eGFR 下降，从 10.1 降至 6.8ml/（min · 1.73m^2），并显著降低了肾痛的频率和尿白蛋白及单核细胞趋化蛋白 MCP-1 的排泄。当所有患者均以开放标签扩展方案接受托伐普坦（TEMPO 4：4）时，在 TEMPO 3：4 结束时的 eGFR 益处可再维持 2 年[323]。每 4 个月或 3 个月对 TEMPO 3：4 或 TEMPO 4：4 进行监测，在 4.4% 的托伐普坦组和 1% 的安慰剂组患者中，转氨酶升高超过正常上限（upper limit of normal，ULN）的 3 倍。1271 例接受托伐普坦治疗的患者中，共有 3 例符合肝细胞毒性的海氏规律。根据 TEMPO 3：4 的结果，托伐普坦在日本、加拿大、欧盟、瑞士、挪威、韩国和澳大利亚被批准用于快速进展性的 ADPKD。在美国，FDA 没有批准托伐普坦，要求提供更多数据。

肾功能保留的复制证据的双盲实验：托伐普坦治疗晚期 ADPKD 的安全性和有效性研究（REPRISE）是一项随机停药试验，旨在限制水肿不良反应导致的早期停药[324]。经过 8 周的随机、序贯安慰剂和托伐普坦磨合阶段，1370 名年龄在 18—55 岁、eGFR 为 25～65ml/（min · 1.73m^2）或 56—65 岁，eGFR 为 25～44ml/（min · 1.73m^2），能够耐受 60/30mg 托伐普坦的患者被随机分配给托伐普坦组或安慰剂组，为期 12 个月，每月进行安全性和血肌酐测量。停用托伐普坦或安慰剂 7～40 天后，再测三次血清肌酐。与基线相比，托伐普坦组和安慰剂组的 eGFR 变化分别为 −2.34ml/(min·1.73m^2) 和 −3.61ml/(min·1.73m^2)($P < 0.001$)。在 5.6% 的托伐普坦和 1.2% 的安慰剂患者中，转氨酶升高超过 3 倍 ULN。没有病例符合海氏规律，这可能是由于更频繁的监测和更早停止使用托伐普坦。停用托伐普坦后转氨酶升高是可逆的。根据这项研究的结果，托伐普坦在美国已被批准用于有快速发展疾病风险的成年 ADPKD 患者。

②生长抑素类似物：生长抑素与其受体（SSTR1 至 SSTR5）结合可抑制 AC 和 MAPK、细胞增殖及几种激素（生长激素、胰岛素、胰高血糖素、胃泌素、胆囊收缩素、血管活性肠肽和分泌素、促甲状腺激素和促肾上腺皮质激素）和生长因子（胰岛素样生长因子 1 和血管内皮生长因子）的分泌[325, 326]。5 种 SSTR 均表达于肾小管上皮细胞和胆管细胞。由于生长抑素的半衰期约为 3min，已开发出更稳定的合成肽（奥曲肽、兰瑞肽和帕瑞肽）用于临床。它们对不同的 SSTR 具有不同的稳定性和亲和力。奥曲肽和兰瑞肽在循环中的半衰期为 2h，帕西肽为 12h。奥曲肽和兰瑞肽与 SSTR2 和 SSTR3 有高亲和力，与 SSTR5 有中等亲和力，与 SSTR1 和 SSTR4 没有亲和力。帕瑞肽与 SSTR1、SSTR2、SSTR3 和 SSTR5 高亲和力结合。在临床前研究中，奥曲肽和帕瑞肽均能降低体外 cAMP 水平和胆管细胞增殖，降低三维胶原培养的肝囊肿的扩张，减少 *Pkd2*$^{WS18/-}$ 小鼠和 PCK 大鼠中肾脏、肝囊肿的形成和纤维化[131, 327]。与更长的半衰期和对更大范围的 SSTR 的更高亲和力相一致，帕瑞肽的作用比奥曲肽更有效。在 ADPKD 的 *Pkd1*$^{RC/RC}$ 小鼠模型中，帕瑞肽和托伐普坦已被证明具有相加的有益作用[319]。

几项关于奥曲肽或兰瑞肽的小型随机、安慰剂对照研究已经完成[328–331]。这些研究大多持续时间较短，但其中两项已扩展为开放式、非对照研究[332, 333]。ALADIN 研究将 79 名 ADPKD 和 eGFR 值≥ 40ml/(min·1.73m^2) 的患者随机分配至接受长效奥曲肽或安慰剂肌内注射组，并对他们进行为期 3 年的监测[334]。主要结果变量即 3 年随访时 TKV 的平均增加，结果显示奥曲肽组的增加小于安慰剂组（220ml vs. 454ml）。然而，这种差异在统计上并不显著。虽然注意到对肾功能的次要结果存在有利的影响，但这一终点也没有达到统计学意义。这些发现为更大规模的随机对照试验提供了支持，以测试生长抑素类似物的保护作用，而且一项正在进行的临床试验涉及 300 名 ADPKD 和 CKD 3a 和 3b 期患者[335]。在更大规模的试验结果出来之前，不应该在研究之外开出生长抑素类似物进行肾脏保护的处方。

生长抑素类似物对 PLD 的进展也显示出潜在的有益作用。肝脏体积在治疗的第 1 年减少了 4%～6%，这种减少在第 2 年持续存在。年轻的女性患者似乎从这种治疗中受益最大[336]。在奥曲肽治疗的基础上加用依维莫司并不能提供额外的益处。

奥曲肽和兰瑞肽总体的耐受性良好。在注射后头几天，自我缓解的腹部绞痛和稀便很常见。其他不良反应包括注射部位肉芽肿和疼痛、胆结石、脂肪泻、体重减轻及很少出现的脱发。帕瑞肽在 ADPKD 患者中的不良事件可能包括高血糖，因为帕瑞肽比胰高血糖素分泌能更有效地抑制胰岛素，而奥曲肽和帕瑞肽联合作用则相反[337]。

③雷帕霉素类似物：有大量证据表明在 PKD 囊性组织中 mTOR 复合物 1（mTOR complex 1, mTORC1）信号增强，而 mTOR 抑制剂雷帕霉素类似物（西罗莫司和依维莫司）在啮齿动物模型中的临床前试验结果大多令人鼓舞。在人类可以达到的剂量和血药浓度下，西罗莫司和依维莫司在影响近端肾小管的 PKD 大鼠模型中有效[338, 339]，但在影响远端肾单位和收集管的 ARPKD 模型中无效[340]。小鼠比大鼠和人能耐受更高的剂量和血药浓度水平，在这些高水平下，雷帕霉素类似物在同源和非同源小鼠模型中始终有效[341, 342]。然而，临床试验的结果大多令人沮丧[343–345]，可能是因为能够抑制外周血单核细胞中 mTOR 的血药浓度水平不能抑制肾脏中的 mTOR[346]。

有几种策略可以克服雷帕霉素类似物的全身毒性和有限的肾脏生物利用度。一种是通过将其与叶酸结合而将药物特异性地靶向肾脏，对 *bpk* 小鼠治疗可有效抑制肾囊肿生长，保护肾功能，且无毒性反应[347]。另一种方法利用了西罗莫司的作用机制，它与结合蛋白 FKBP12 形成复合物，与磷脂酸竞争结合 mTOR。磷脂酸是磷脂酰胆碱水解产生的磷脂酶 D 产物，是 mTOR 与 mTORC1 中的 Raptor 组分和 mTORC2 中的 Rictor 组分结合所必需。一项研究表明，PKD 细胞具有稍高的磷脂酶 D 活性，用特定抑制剂或“酒精陷阱”治疗阻断其活性抑制 mTORC1，降低细胞活力和增殖[348]。第三种方法是使用 mTOR 催化抑制剂，这种抑制剂比雷帕霉素类似物能更有效和持久地抑制 mTORC1，后者目前正在啮齿动物 PKD 模型中进行测试[349]。

④其他：许多其他药物已经在临床前试验中被证明是有效的，并且对人类 PKD 的治疗具有潜在价值。一些可作用于酪氨酸激酶受体、下游信号通路（如 MAPK 和 Wnt/β-catenin 信号传导）效应器和细胞周期抑制剂，或抑制细胞增殖的能量代谢[163, 164, 350, 351]。其他可能的治疗是针对液体分泌（CFTR 和 KCa3.1 抑制剂）或上皮细胞和 ECM 之间以及间质炎症微环境的重要致病性相互作用。特别令人感兴趣的是在动物模型中显示有效且毒性相对较小的药物或干预措施，如二甲双胍、噻唑烷二酮、烟酰胺和热量限制[154, 352-358]。

(10) 临床试验与肾功能：在统计 ADPKD 的临床试验时，使用肾功能作为主要结局是一个问题。这是因为尽管肾脏逐渐增大和囊变，但仍会保留数十年的正常肾功能。当肾小球滤过率开始下降时，肾脏明显增大、扭曲，不太可能从治疗中受益。因此，如果将肾功能作为主要结果，那么早期介入试验将需要不切实际的随访。CRISP 的结果表明，肾脏生长率是功能下降的一个很好的预测指标，并证明在 ADPKD 的临床试验中使用 TKV 作为疾病进展的标志是合理的[194, 245]。

（二）常染色体隐性遗传性多囊肾病

1. 流行病学

ARPKD 的特征通常是在婴儿中相对迅速、对称的双侧肾脏增大，这是由于集合管囊肿与 CHF 相关[359-361]。非梗阻性肝内胆管扩张（Caroli 病）的表现多种多样。少数病例可能发生在年龄较大的儿童、青少年或年轻人中，通常表现为门静脉高压症或胆管炎。在极少数情况下，临床表现可能发生在老年人，大多伴有肝病并发症，但有时也有肾脏表现，如蛋白尿、肾结石和肾功能不全[362, 363]。患病率和携带率分别是 1/20 000 和 1/70[364]。分子数据表明 ARPKD 很可能存在于所有种族群体中[365, 366]。

2. 遗传学

ARPKD 是一种常染色体隐性遗传，因此可能发生在同胞中，但不会发生在双亲中。在携带者父母的后代中，有 1/4 的人会患上这种疾病。所有典型的 ARPKD 病例都是由染色体 6p21.1-p12（*PKHD1*）上的基因突变引起的[367-369]。研究表明 *PKHD1* 突变也与非综合征性 CHF 和 Caroli 疾病有关[362]。最近发现，纤毛病基因 *DZIP1L* 的双等位基因突变与人类 ARPKD 样表型有关[370]。同样，*PMM2* 的特定突变可导致 ARPKD 样表型 [参阅“与内质网中 PKD 蛋白成熟改变有关的多囊肾和（或）肝脏疾病”部分][371]。

PKHD1 是人类基因组中最大的基因之一，全长约 470kb，包括 67 个外显子[372, 373]。突变散布在整个基因中[365, 366]。大多数散发在家庭中，但有些突变在特定人群中更常见（如芬兰的 p.R496X 和西班牙的 C.9689delA）[374, 375]。在大约 16% 的突变等位基因上发现了一种错义替换 p.T36M，它似乎是 1000 多年前在欧洲出现的一种祖先突变[376]。有证据表明基因型与表型存在相关。两个截断突变的存在会导致新生儿期的致死表型。患有严重或轻度肾脏疾病的存活患者至少有一个非截断突变，这表明许多非截断突变发生在亚等位基因[374, 375, 377]。尽管种系突变很重要，但受影响的同胞对可能表现出严重程度明显不一致的表型，很可能是因为修饰基因的影响。

3. 发病机制

ARPKD 蛋白 fibrocystin（460KDa）有一个单跨膜通道，一个大的细胞外区域包含 IPT/TIG（从蛋白和转录因子共有的免疫球蛋白样折叠）和 PbH1（平行 β - 螺旋 1）重复序列，以及细胞内的羧基尾[372, 373]。细胞外区域的前蛋白转化酶位点的裂解可能对于形成一个功能蛋白很重要[112, 378]。这种可能性提示 fibrocystin 可能是参与蛋白质相互作用的细胞表面受体。与多囊蛋白一样，fibrocystin 也定位于初级纤毛中。曾经认为 fibrocystin、PC2 和驱动蛋白 -2 马达亚基 KIF3B（驱动蛋白家族成员 3B）形成了一个蛋白质复合物，KIF3B 在其中充当 fibrocystin 和 PC2 之间的连接物[379]。然而，最近的数据并没有将 fibrocystin 和 PC2 放在同一复合体中[380]。在敲除了蛋白质的羧基尾的动物模型中，肾脏和肝脏都是正常的，这一现象对信号通路是否通过蛋白质的羧基尾提出了质疑[380]。此外，在尿液和外泌体中发现了分泌的细胞外区域。*PKHD1* 在肾脏、胰腺和肝脏中的表达有限，在胚胎发育过程中，fibrocystin 在输尿管芽支、肝内外胆管和胰管中的表达与 ARPKD 的组织学特征一致[381]。

4. 病理学

ARPKD 对肾脏和肝脏的影响程度几乎相反。也就是说，这种疾病可以被视为一系列疾病，一端是严重的肾脏损害和轻度的肝脏损害，另一端是轻微的肾脏损害和严重的肝脏损害。有严重肾损害的形式更为常见，常常在出生时或出生前后表现出来。肾损害较轻和肝损害较严重的类型较少见，通常在婴儿期、儿童期或以后表现出来。围产期和新生儿期 ARPKD 的肾脏双侧对称性增大，最大可达正常的 20 倍以上（图 45-15），肾脏体积的过大可能造成难产。由于肾脏平均重约 300g（240～563g），而正常肾脏重约 25g，肾脏增大是由于皮质和髓质内集合管梭形扩张至 1～2mm 所致。在最严重的情况下，100% 的集合管会受到影响。在胎儿期集合管发生扩张，肾单位的肾小球和近端小管似乎是正常的。然而，有证据表明早期人类胎儿（14—24 周）会出现近端小管囊肿，与一些隐性 PKD 的啮齿动物模型一样[382-384]，但在妊娠 34 周后近端小管囊肿不再明显[385]。扩张的集合管由典型的立方细胞排列[386, 387]。在许多新生儿 ARPKD 病例中，随着儿童年龄的增长，病变的总体尺寸可能会缩小。ARPKD 患儿中肾脏钙化很常见。

在 ARPKD 的后期表现中，主要并发症包括由 CHF 引起的门静脉高压或 Caroli 病引起的胆管炎发作，肾脏受累可能不太突出，包括髓质集合管扩张，伴有或不伴有轻微的肾脏增大。下图与髓质海绵肾（MSK）相似，可能与之混淆，MSK 是一种预后迥异的截然不同的疾病（参见后文讨论）。

肝脏病变呈弥漫性，但局限于门静脉区域。CHF 的特点是门静脉区域扩大和纤维化，胆管明显增生，中央胆管缺失，门静脉分支发育不良，有时中央静脉周围纤维化明显。扩张的导管壁上也会有球状突出，有时还会形成桥。这种畸形偶尔作为孤立事件发生（Caroli 病），但大多数情况下与 ARPKD 有关。

5. 诊断

常常在胎儿期或出生后不久通过超声检查做出诊断。典型的声像图（图 45-15）显示肾脏增大，皮质和髓质回声增强，集合系统清晰度差，肾

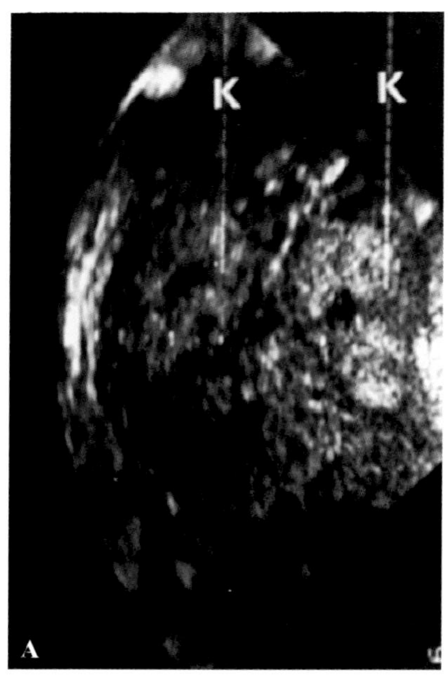

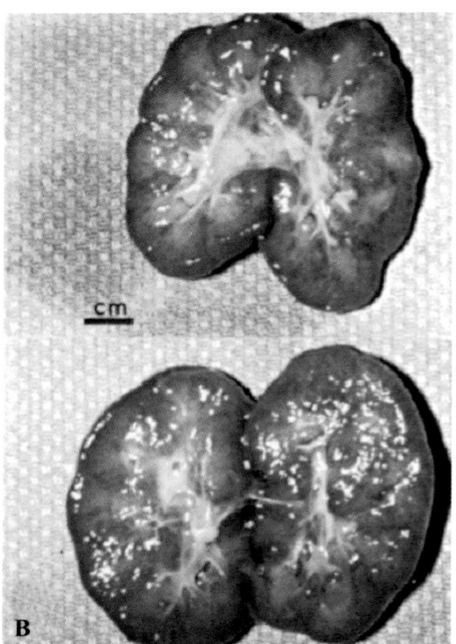

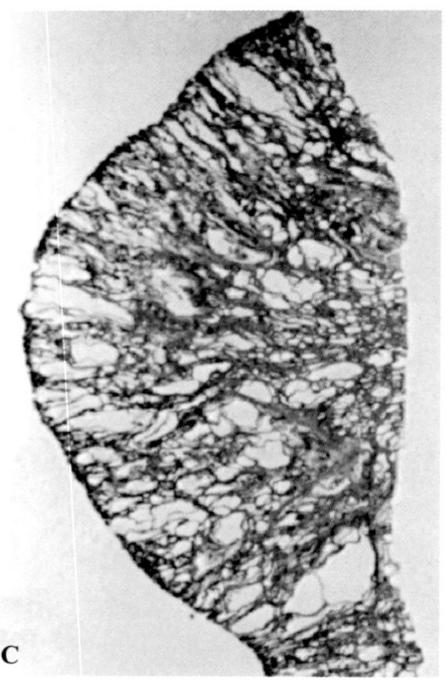

▲ 图 45-15 **32 周胎儿常染色体隐性遗传性多囊肾病**
A. 胎儿在子宫内的囊性肾脏（K）的超声图；B. 大体切片；C. 显微切片显示集合管的放射状囊肿

脏与周围组织的界限模糊。虽然肾脏在超声、CT 和 MRI 上的表现可能高度提示 ARPKD，但仅凭肾脏成像不能做出明确诊断，特别是在胎儿期和新生儿期，该期间的肾脏可能与 ADPKD 和其他隐性肾囊性疾病难以区分。家族史、超声检查、组织学评估肝脏是否存在肝纤维化、无肾外畸形合并多发性畸形综合征、肾发育不良，以及分子分析有助于诊断。在大约 10% 的 *PKHD1* 突变携带者中发现肾脏回声增强和（或）多发性肝小囊肿，使得家族史分析变得复杂 [261, 388]。

年龄较大的儿童和青少年可能出现与肝纤维化和门静脉高压相关的症状和体征，包括静脉曲张引起的消化道出血、肝脾肿大和脾功能亢进，伴有或不伴有相关的肾脏表现，如尿液浓缩障碍、肾结石、高血压和肾功能不全。在这些患者的肾脏中可观察到集合管扩张和巨大囊性改变（图 45-16）。在 ARPKD 和 CHF 的患者中结合使用常规和高分辨率超声及磁共振胆管成像，可以在不需要电离辐射和对比剂的情况下确定肾和肝胆表现的程度 [389]。

由于 ARPKD 疾病的严重性，部分人群对于产前诊断和胚胎植入前诊断有很大的需求。这部分人群主要包括之前怀孕受到过影响的夫妇，这些夫妇或在宫内发现胎儿患有 ARPKD（可能导致流产），或在新生儿期发现患儿患有 ARPKD（可能已在新生儿期死亡）[390]。胚胎植入前基因诊断主要避免了发现胎儿患病后终止妊娠导致的创伤，但只有少数病例进行了该检查 [391]。在年龄较大且病情不太严重的患者中也需要进行分子诊断，用以区分 ARPKD 与其他原因的儿童 PKD。分子诊断是使用 Sanger 测序检测单个基因的突变，或者现在更常见的是使用 NGS 方法检测一组 PKD 基因，还包括纤毛病基因 [249, 392]。分子诊断的优点是不需要来自先前患病家庭成员的 DNA，并且可以对诊断不确定的患者进行检测。然而，*PKHD1* 等位基因显著的异质性和新的不确定意义的错义突变（variants of uncertain significance，VUS）的广泛存在使分子诊断复杂化。如果鉴定出两个明确的致病突变，则诊断是高度可靠的。然而，如果只鉴定出 VUS，则需要进行仔细的生物信息学分析和人群评估，尽管同时评估其他 PKD/ 纤毛病基因可以提高分子诊断结果的可靠性 [249]。在一项研究中，明确的产前诊断（存在或不存在两种已识别的突变）在 72% 的病例中是可行的，而在另外 25% 的研究对象中，改良的风险估计（存在或不存在一种已识别的突变）是可能的 [365]。

新生儿肾脏增大并且回声增高的表现不是 ARPKD 特有的表现，应考虑其他囊性病变。极少数（＜ 1%）的 ADPKD 病例在宫内或新生儿期表现为与 ARPKD 非常相似的临床症状 [70, 249, 393]。大约 50% 的这部分病例中，受影响严重的患儿诊断过后，才识别出受影响的父母 [394]。此外，还可能发

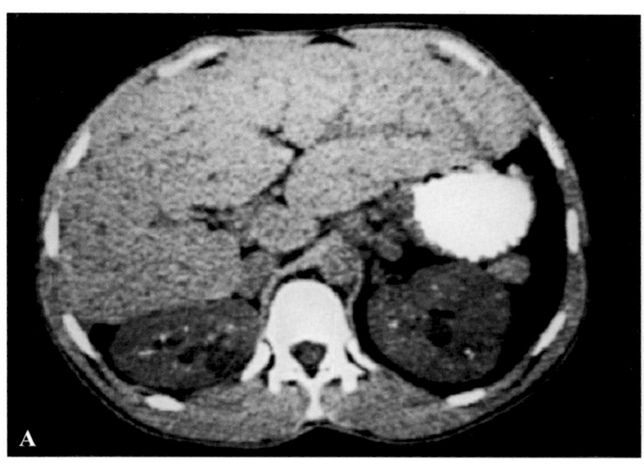

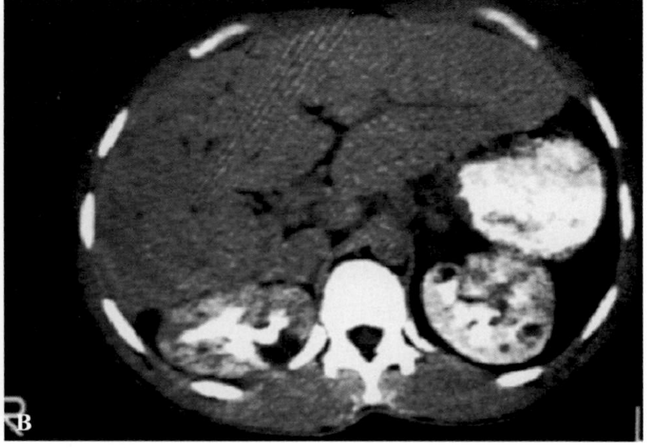

▲ 图 45-16 **一例 18 岁男性常染色体隐性遗传多囊肾病的 CT 扫描，其血清肌酐和肝功能检测结果均在正常范围内**

患者有门静脉高压症（胃底静脉曲张和脾脏增大），口服对比剂用来突出肠道。A.CT 平扫显示肝脏增大、非囊性，肾脏略有增大，并含有局灶性不能透过 X 线的区域（肾结石）；B. 静脉注射碘化对比剂后的 CT 扫描显示双肾内有囊性区域，肾脏中的钙化被集合管系统中的对比剂遮挡住了

生罕见的新发性早发性 ADPKD。大多数早发病例都与 *PKD1* 有关，尽管已报道了两个患有早发性疾病的 *PKD2* 相关家族 [72, 395]。CHF 通常不是 ADPKD 的常见表型，但有极少数的相关报道。

早发性 ADPKD 在受影响的家庭中具有复发高风险，表明早期和严重疾病表达共同家族修饰背景（如编码其他胱蛋白的基因突变）[70]。最新的家系数据表明，在反式遗传中，显性 *PKD1* 缺失的或不完全外显的等位基因可能导致具有 ARPKD 样表型的早发性 ADPKD [68, 73, 75, 249, 396]。这一假说被模拟自然发生的 *PKD1* 突变 p.R3277C 的基因敲入小鼠模型所证实 [68, 73]。与人类研究中的观察结果一致，在 $Pkd1^{RC/RC}$ 动物模型中发生了超过 1 年的渐进性囊性疾病，而在 $Pkd1^{RC/null}$ 小鼠中发生了早期、快速进展的疾病 [10]。早发性重度 ADPKD 与 *PKD1* 和 *TSC2* 的连续缺失相关 [397, 398]，ADPKD 和 *HNF1B* 或 *PKHD1* 等位基因的共同遗传有关 [76]。

肾小球囊性肾病很少在新生儿期表现为 ARPKD 样表型 [399]。由于特定的 *PMM2* 启动子突变，导致 ARPKD 样疾病和骨骼、面部异常 [400, 401]，或隐性遗传性肝肾囊性疾病伴低血糖 [376, 402]，也就是高胰岛素性低血糖伴 PKD（HIPKD），这一罕见家系已被报道 [371]。婴幼儿 NPHP 及相关疾病也可能与 ARPKD 混淆。许多先天性肝肾疾病（纤毛疾病）综合征，包括婴儿时期致死性的疾病，可能与类似 ARPKD 伴 CHF 的肾脏异常有关。这些疾病包括 Joubert 综合征（JBTS）、Meckel 综合征（MKS）、Elejalde（尖头并指畸形）、ivemark（肾 – 肝 – 胰发育不良）综合征和戊二酸尿症 Ⅱ 型。*ANKS6* 突变被证明有时也会导致 ARPKD 样表型，但通常会伴随心血管异常 [403]。*DZIP1L* 双等位基因突变会导致 ARPKD 样表型 [370]。

6. 临床表现

ARPKD 常常在胎儿期通过超声检查发现肾脏增大及回声增高来确诊。最严重的情况下，尿量不足可能导致羊水过少和 Potter 综合征，其特征是典型的面貌、布满皱纹的皮肤、四肢压缩畸形和肺发育不良。ARPKD 出生时的表现以呼吸困难为主，由肺发育不良或由肾脏增大引起的限制性疾病导致。新生儿对通气的需求预示着 CKD 的发展和死亡。大约 30% 受影响的新生儿出生后不久就会死亡 [404–407]。

大多数在新生儿期存活下来的患者都能活到成年。高血压、电解质紊乱和肾功能不全是存活婴儿的主要疾病并发症，肝脏疾病在年龄较大的患者中变得更加重要。在两项研究中报告 55%～86% 的患者患有高血压，通常在出生时或确诊时血压即发现升高 [404, 405]。在囊性扩张的小管中 RAAS 成分的异位表达提示肾内血管紧张素 Ⅱ 的增加促进了高血压的发展 [408]。然而，循环血浆中肾素水平通常较低 [406]，血管内容量扩大，特别是在伴有低钠血症的患者 [405]。扩张性集合管中钠重吸收增加可能导致高血压 [409, 410]，但是也有相互矛盾的数据报道 [411]。无法浓缩和稀释尿液可导致严重的电解质紊乱。在 1 岁或 2 岁期间，肾功能可以改善，肾脏的质量相对于体重通常会减小 [386, 412, 413]。肾功能可能在很多年内保持稳定，也可能缓慢进展为肾衰竭。慢性肾功能不全、发育不良、贫血和骨质疏松等表现在儿童时期十分明显。随着 ARPKD 患儿年龄的增长，肝病的并发症变得越来越重要，因此应定期进行脾脏和血细胞计数检查。

青少年和成人最常出现的是门静脉高压并发症（食管静脉曲张出血、脾大和脾功能亢进伴有白细胞减少、血小板减少或贫血）[362]。高达 50% 的 CHF 患者可能出现肝内胆管节段性扩张（Caroli 病），有时伴有胆管炎或脓毒症发作及胆汁淤积或结石并发症的发作。肝细胞很少出现功能紊乱，酶的水平也只是偶尔轻度升高。胆红素或酶的水平升高提示有胆管炎的可能。这些患者的肾脏可能正常，也可能表现为不同程度的髓质集合管扩张或大囊性疾病，但没有明显的肾脏增大。

有 3 份报道描述了 ARPKD 合并 IA 的病例 [414–416]。尚不清楚 ARPKD 中 IA 的患病率是否增加，或者这些病例是否是巧合的发现。

PKHD1 突变的杂合子携带者通常被认为是完全正常的。然而，一项对 110 名 ARPKD 携带者超声检查的研究显示，6 名（5.5%）携带者骨髓回声增强，10 名（9.1%）携带者具有多发性小肝囊肿，4 名（3.6%）携带者表现出提示 CHF 的肝脏回声中度增加，9 名（8.2%）携带者轻度脾肿大 [417]。第二项研究最近在约 10% 的 *PKHD1* 突变携带者中发现了肝囊肿 [261]。

7. 治疗

后来的研究表明，存活时间超过 1 个月的 ARPKD 新生儿的预后远没有最初认为的那么差[359, 404-406]。对于呼吸功能不全的患者，应该充分评估病因（肺发育不良、腹部肿块、气胸、纵隔气肿、肺不张、肺炎、心力衰竭），并采取人工通气和积极的复苏措施。病情严重的新生儿因为呼吸和营养方面的损害，可能需要单侧或双侧肾切除术。必须采取积极的营养计划，纠正酸中毒和其他电解质紊乱。高血压一般对限盐和降压药物有反应。与其他囊性肾病患者一样，ARPKD 患者容易发生尿路感染，因此最好避免使用尿路器械。

对于患有终末期肾病的婴儿，首选腹膜透析，对于肾衰竭的儿童，血液透析也是一种选择。肾移植受到身体大小的限制，但在有经验的中心，即使体重为 7kg 的婴幼儿也可以进行肾移植[418]。对于脾功能亢进引起明显白细胞减少或血小板减少的患者，移植前可能需要行脾切除术。此类患者应接种肺炎球菌疫苗。脾切除术后肾移植的患者，排斥率和 3 年存活率与接受移植手术的其他肾脏疾病患者相似。胆道脓毒症是 ARPKD 患者接受移植手术后死亡的常见原因[419]。

存活的患者及在青春期出现疾病的患者可能需要进行门体分流，以避免食管静脉曲张破裂导致危及生命的大出血。即使在成功分流后，肾脏疾病也可能在几年后进展为肾衰竭。伴有非梗阻性肝内胆管扩张（Caroli 病）的患者可能有反复发作的胆管炎，需要抗菌治疗或肝脏节段性切除。肝肾联合移植已被推荐用于有明显胆管扩张和胆管炎发作的终末期肾病患者[420-422]。

四、与内质网 PKD 蛋白成熟改变相关的多囊肾和（或）肝疾病

过去几年的研究表明，负责糖基化、质量控制或跨内质网膜转运的膜 / 分泌蛋白的基因突变，与肾囊肿和（或）肝囊肿的发生发展相关。这可能是由于多囊蛋白不充分的成熟和运输所致（图 45-17）。*PRKCSH*（编码葡萄糖苷酶Ⅱβ）和 *SEC63*（一种转位复合蛋白）突变主要发现于无肾囊肿的多囊肝（ADPLD），尽管在 28%～35% 的相关病例中描述了肾脏囊肿的存在，但仍然可能低估了肾脏的受累程度[423-425]。在小鼠中，肾脏 *Prkcsh* 或 *Sec63* 基因失活会诱导囊性表型，*Pkd1* 过表达可挽救此种表型[426]。最近，在具有 ADPKD 或 ADPLD 表型的患者中发现了 *GANAB*（葡萄糖苷酶Ⅱα）、*ALG8*（α1, 3- 葡萄糖基转移酶）和 *SEC61B*（一种转位基因复

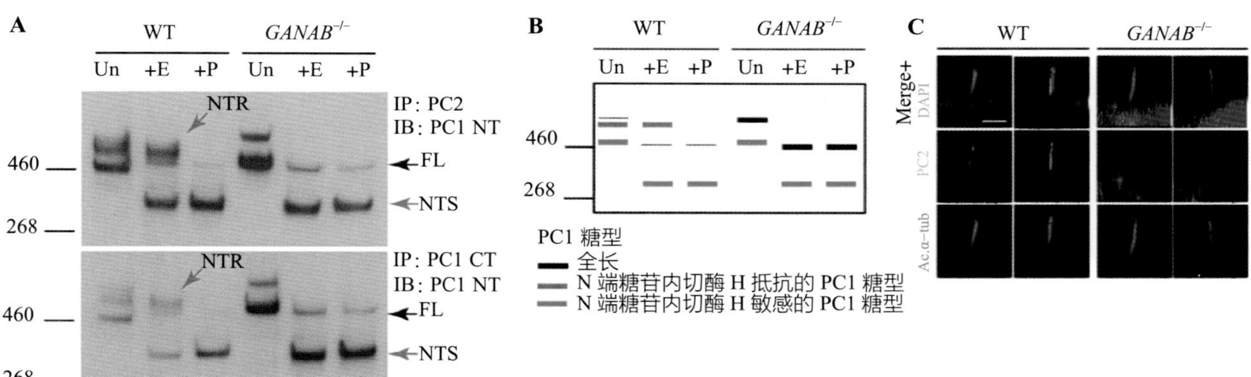

▲ 图 45-17　**葡萄糖苷酶Ⅱα 基因 *GANAB* 的突变导致多囊蛋白不充分的成熟和运输**

A. 野生型（WT）和 *GANAB*$^{-/-}$ 型小鼠肾皮质小管上皮细胞膜蛋白经内切糖苷酶 H（EndoH，+E）、PNGase F（+P）或未处理（Un）后的去糖基化分析。使用 C 端 PC1（PC1 CT）或 PC2（YCE2）抗体进行沉淀，使用 N 端 PC1（PC1 NT）抗体（7e12）进行免疫检测，以此富集 PC1 复合体。在 *GANAB*$^{-/-}$ 细胞中观察到成熟的、N 端糖苷内切酶 H 抵抗的 PC1 糖型（NTR；红色箭头）完全丧失，全长 PC1（FL）和未成熟的、N 端糖苷内切酶 H 敏感的 PC1 糖型（NTS；绿色箭头）变得更加丰富。B. WT 和 *GANAB*$^{-/-}$ 细胞中观察到的 PC1 带型的示意图。C. 通过对 WT 型和 *GANAB*$^{-/-}$ 型细胞中乙酰化的 α- 微管蛋白（Ac.α-tub）和 PC2 免疫染色，共聚焦成像可显示出初级纤毛。在 *GANAB*$^{-/-}$ 细胞中无纤毛 PC2 信号。PC1. 多囊蛋白 1；PC2. 多囊蛋白 2（经许可改编自 Porath B, Gainullin VG, Cornec-Le Gall E et al. Mutations in GANAB, encoding the glucosidase Ⅱα subunit, cause autosomal-dominant polycystic kidney and liver disease. *Am J Hum Genet.* 2016; 98:1193-1207.）

合蛋白）基因的突变（图 45-18）[52, 261]。双等位基因突变，其中至少一个特异性的突变在 *PMM2*（磷酸甘露糖变位酶 2，一个编码 N- 连接糖基化的关键酶）启动子区域，与多囊肾、偶发肝囊肿、高胰岛素性低血糖 [371] 和 HIPKD 相关。*DNAJB11*（一种 BiP 辅助因子，内质网中的一个关键伴侣）的突变在伴有小肾囊肿和肝囊肿的非增大多囊肾患者中被发现，在一些晚期病例中会进展为终末期肾病 [53]。在两个 ADTKD 伴贫血的家系中已发现 *SEC61A1*(一种转位基因复合蛋白）的突变 [427]。

（一）结节性硬化综合征

1. 流行病学

结节性硬化综合征（tuberous sclerosis complex，TSC）是一种常染色体显性遗传疾病，每 6000 人中就有 1 人患病。

2. 遗传学

TSC 是由 *TSC1* 或 *TSC2* 突变引起。*TSC1* 位于染色体 9q34 上，编码错构瘤蛋白。*TSC2* 位于染色体 16p13 上，编码结节蛋白。携带 *TSC2* 突变的患者往往较携带 *TSC1* 突变的患者更为严重 [428–430]。

3. 致病机制

错构瘤蛋白和结节蛋白直接相互作用，形成蛋白复合物，具有抑制细胞增长的作用，该抑制效应依赖于错构瘤蛋白和结节蛋白相互作用。该复合物拮抗胰岛素信号通路，该信号通路在调节细胞大小、细胞数量和器官体积中起重要作用 [431, 432]。在没有生长因子刺激的情况下，错构瘤蛋白 – 结节蛋白复合物可通过刺激 Rheb（脑中含量丰富的 Ras 同源物）中鸟苷三磷酸酶的活性，以及通过 mTOR 抑制 Rheb 的下游信号通路，从而维持 Rheb 处于非活跃的鸟苷结合状态。生长因子刺激可激活磷酸肌醇 3- 激酶信号通路，导致 Akt 依赖的结节蛋白磷酸化、复合物解离、Rheb 和 mTOR 激活。错构瘤蛋白和结节蛋白基因突变阻止了复合物的形成，导致了 mTOR 激活。

4. 诊断

明确 TSC 临床诊断需要满足下列条件之一。

(1) 满足下列两项主要表现：肾脏血管平滑肌脂肪瘤（angiomyolipoma，AML）、面部血管纤维瘤或前额斑块、非创伤性的指甲或甲周纤维瘤、3 个或以上的色素减退斑、鲨革斑、多发性视网膜结节性错构瘤、皮质结节、室管膜下结节、室管膜下巨细胞星形细胞瘤、心脏横纹肌瘤、淋巴管平滑肌瘤病。

(2) 满足上述一项主要表现伴下列两项次要表现：多发性肾囊肿、非肾错构瘤、直肠错构瘤性息肉、视网膜色素缺失斑、脑白质放射状移行线、骨

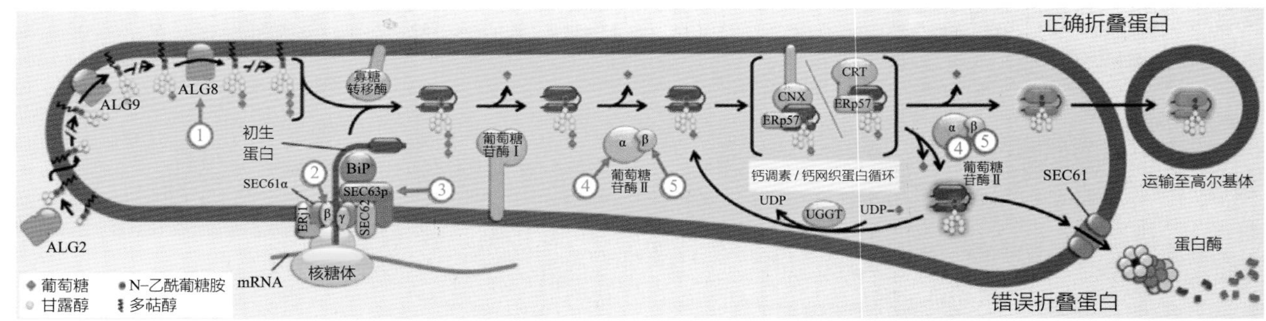

▲ 图 45-18 **常染色体显性多囊肾病（ADPKD）和 ADPLD 致病基因在内质网蛋白生物发生途径中的功能示意图**

这些基因编号为 1～5。N- 连接多糖的脂联低聚糖前体最初在内质网膜胞质面的多萜醇上组装。随后被翻转到内质网腔，在内质网腔 ALG8（1）催化第 2 个葡萄糖残基的加成。新生多肽通过 SEC61 易位孔进行共翻译易位，该易位孔由 α、β（2）和 γ 亚基组成，并与 SEC62 相关。SEC63（3）和 ERJ1 与主要的内质网 HSP70 分子伴侣 BIP 协同作用以促进这一易位过程。随后寡糖转移酶（OST）催化多糖部分附着在天冬酰胺残基上。葡萄糖苷酶Ⅰ除去最外层的葡萄糖，然后由 GⅡα（4）和 GⅡβ（5）亚基组成的葡萄糖苷酶Ⅱ除去第 2 个葡萄糖。这一步对于新生多肽进入钙调素（CNX）/ 钙网织蛋白（CRT）蛋白构成的折叠和质量控制循环是必要的。葡萄糖苷酶Ⅱ（4 和 5）随后从 N- 连接多糖中除去最内侧葡萄糖，退出 CNX/CRT 循环。如果蛋白质已经达到正确的折叠构象，它就会沿着分泌途径进行运输。错误折叠的蛋白质被 UGGT 识别并重新糖基化，进而再一次进入 CNX/CRT 循环。最终，不能正确折叠的蛋白质进入内质网相关的降解过程，通过 SEC61 转运子复合体从内质网转移至细胞质部分，在细胞质中被蛋白酶体降解 [经许可改编自 Besse W, Dong K，Choi J et al. Isolated polycystic liver disease genes define effectors of polycystin-1 function. *J Clin Invest.* 2017; 127(9):3558.]

囊肿、牙龈纤维瘤、Confetti 皮损（斑斓皮损、纸屑样皮损）、多发性牙釉质凹陷。

也可以通过检测 *TSC1* 或 *TSC2* 基因中的致病性突变来进行诊断。

5. 临床表现

肾脏受累仅次于中枢神经受累，是 TSC 患者的第二大死亡原因。TSC 患者的肾脏表现主要包括 AML（包括罕见的上皮样 AML）、囊肿、嗜酸性细胞瘤、透明细胞肾细胞癌、囊性淋巴管瘤和（罕见的）局灶节段性肾小球硬化[433-436]。

AML 是由异常血管、平滑肌和脂肪组成的良性肿瘤。它们来源于血管周围上皮样细胞（perivascular epithelioid cells，PEC），对黑素细胞标志物（由抗体 HMB-45 和 Melan-A 检测）和平滑肌标志物（肌动蛋白和结蛋白）均呈免疫反应阳性。肾脏 AML 的诊断依赖于影像学检查显示肿瘤中脂肪的存在。脂肪在超声上呈现高回声，在 CT 上呈现低的 CT 值，在 MRI T1 加权成像上呈明亮色，在脂肪饱和的 T2 加权成像上呈暗色，在 T2 加权成像上居中[7, 38, 42, 437]。大约 5% 的肾脏 AML 含有极少量的脂肪，称为低脂肪病变。鉴别诊断包括经典的 AML（主要由平滑肌细胞组成）、上皮样 AML、肾癌和嗜酸性细胞瘤，鉴别具有挑战性。当影像技术不能可靠地区分低脂肾 AML 和肾癌时，应考虑进行影像引导下经皮穿刺活检和黑素细胞标记物染色，作为手术探查的替代方案[438]。低脂肾 AML 穿刺活检后出血的风险与其他肾脏肿瘤的活检相似，特别是在使用细针的情况下。

在 TSC 患者中，AML 极其常见，通常具有多发性和双侧性，对不同性别均有影响。而在一般人群中,AML 较少见，通常单发，主要见于中年女性。TSC 在 1 岁以后发展，发展至 30 岁，60% 的 TSC 患者患有肾 AML。AML 病变处表达雌激素受体和孕激素受体，故女性比男性可能患有更多和更大的 AML。早期的小病灶呈现特征性的放射状、条纹状或楔形，楔形底部朝向肾脏表面。随着病灶体积增大，它们会深入到肾实质或向外延伸到肾周脂肪。AML 主要的临床表现包括出血（血尿、瘤内出血或腹膜后出血）和肿块效应（腹部或腰部肿块伴压痛、高血压或肾功能不全）。由于肾 AML 具有发展和增长的风险，建议在 TSC 确诊时对患者进行肾脏超声检查，此后每 1～2 年进行一次肾脏监测（未发现 AML 的患者为 3 年，已有 AML 的患者至少每年 1 次）[439]。对于已有肾脏病变的患者，应至少每年测量一次血清肌酐浓度。

上皮样 AML 与经典 AML 的区别在于上皮样 AML 存在具有丰富的嗜酸性细胞和颗粒细胞的上皮样细胞成分[440]。对于诊断上皮样 AML 所需的上皮样细胞百分比目前没有共识，在已发表的研究中，百分比为 10%～100%[441, 442]。

与前一部分所描述的肾经典 AML 的良性预后相比，上皮样 AML 更少发生局部复发和（或）远处转移等恶变。

与 AML 不同，肾囊肿在 1 岁时可能已经存在，并且囊性疾病可能是 TSC 的主要表现。在染色体 16 p13.3 上，*TSC2* 和 *PKD1* 尾尾相邻。两个基因同时失活与婴儿或儿童时期诊断的 PKD（*TSC2*/*PKD1* 相邻基因综合征）相关[397, 398]。因此，对无 PKD 家族史的肾囊肿患儿应考虑相邻基因综合征。*TSC2*/*PKD1* 相邻基因综合征很少在成年人中被确诊[443]。患有相邻基因综合征的患者通常比单独患有 ADPKD 的患者更早发生终末期肾病，但嵌合体患者的疾病严重程度具有变异性[398]。有 *TSC1* 或 *TSC2* 突变而没有相邻基因综合征的患者也可能有肾囊肿。TSC 中的肾囊肿通常由一种非常独特的上皮细胞组成，这些上皮细胞明显肥大和增生，具有嗜酸性的细胞质。囊性肾脏和 AML 的结合被认为几乎是 TSC 的特异性表现。

嗜酸性细胞瘤是来源于集合管嵌入细胞的良性肿瘤。透明细胞肾细胞癌在 TSC 中发生率增加。TSC 中的肾细胞癌以女性为主，发病年龄较早，且多为双侧性。及早发现至关重要。当病灶增大、但无明显脂肪且有瘤内钙化时应予以怀疑。

6. 治疗

AML 是良性病变，通常不需要治疗。但是因为 AML 在女性中的发病率较高、体积较大，以及妊娠期出血相关并发症的报道，所以多发性 AML 患者应该警惕怀孕和雌激素治疗的潜在风险。为评估 AML 的生长和发展状况，有必要每年进行一次超声或 CT 复查。保留肾脏手术的适应证是疼痛和出血、肾实质功能受损，以及不能排除相关的肾癌。由于 AML ＞ 4cm 时易生长并发展为微动脉瘤和大动脉瘤，引起相关症状，一些研究者建议在这些病例中考虑进行预防性干预。一些病灶由于其体积大小或中心位置，更适合采用选择性动脉栓塞治疗。而射频消融和冷冻消融也在没有出血并发症的情况下成功地治疗了直径＜ 4cm 的肾 AML [444-446]。

TSC 蛋白功能及相关临床前研究已经确定 mTOR 为 TSC 干预的靶点 [447, 448]。mTOR 抑制剂对患有室管膜下巨细胞星形细胞瘤或肺淋巴管肌瘤病的 TSC 患者也有疗效。多项开放、非随机研究表明，西罗莫司能减少肾脏 AML 的体积，大部分在治疗最初几个月后有较满意的疗效 [449-452]，但在停止治疗后治疗效果不能维持。有关 mTOR 抑制剂疗效的最佳数据来自于双盲的 EXIST-2 研究（即依维莫司治疗室管膜下巨细胞星形细胞瘤合并结节性硬化症或散发性淋巴管肌瘤病的疗效和安全性研究）。该研究包括 118 名患者，患者年龄≥ 18 岁，确诊为 TSC（$n = 113$）或散发性淋巴管肌瘤病（$n = 5$），至少有一个肾 AML 最大直径≥ 3cm。这些患者按照 2：1 的比例被随机分配到依维莫司组（10mg/d）或安慰剂组，分别接受中位持续时间为 38 周或 34 周的治疗 [453]。在终点时间，20 名患者没有完成试验，其中 9 名接受安慰剂治疗的患者因疾病进展终止试验，1 名接受依维莫司、4 名接受安慰剂治疗的患者因不良反应而终止试验。主要终点事件为基线时确定的所有 AML 的总体积至少减少了 50%，接受依维莫司治疗的患者中有 42% 实现了这一目标，而接受安慰剂治疗的患者中没有一人实现了这一目标（$P < 0.001$）。依维莫司的中位反应时间为 2.9 个月。安慰剂组中 AML 的进展更为常见（21% vs. 4%）。依维莫司组的皮损发生率较高（26% vs. 0%），并且具有更高的口腔炎发生率（48% vs. 8%）和痤疮样皮损发生率（22% vs. 5%）。根据这些发现，FDA 批准依维莫司片剂用于治疗不需要立即手术的成人肾 AML 和 TSC 患者。目前，依维莫司或其他 mTOR 抑制剂用于治疗肾 AML 的地位尚需进一步明确，需要平衡收益和风险，因为 mTOR 抑制剂的应用可能发生严重不良反应，肾脏 AML 体积的减少在停药后是可逆的，并且用药长期预后不明确。

病例报告提示了 mTOR 抑制剂对于不能切除或转移的恶性上皮样 AML 患者具有疗效。与 TSC 囊性疾病相关的主要临床问题是高血压和肾衰竭。治疗主要包括严格控制血压。若存在危及生命的出血和发展为肾癌的风险，移植手术前应考虑双侧肾切除术。

（二）希佩尔 – 林道综合征

1. 流行病学

希佩尔 – 林道（Von Hippel-Lindau，VHL）综合征是一种罕见的常染色体显性遗传疾病，患病率为 1/36 000。它的特点是视网膜血管瘤，肾透明细胞癌，小脑和脊髓血管母细胞瘤，嗜铬细胞瘤，较少见的胰腺囊肿和神经内分泌肿瘤，内耳的内淋巴囊肿瘤和附睾囊腺瘤 [454, 455]。大约 20% 的 VHL 综合征患者有新生突变，他们没有 VHL 综合征的家族病史。

2. 遗传学

VHL 蛋白（pVHL）由染色体 3p25–p26 上高度保守的抑癌基因编码。VHL 综合征按照基因型 – 表型相关性分为 4 个亚型 [307]，1 型 VHL 患者无嗜铬细胞瘤。1 型 VHL 患者的突变大多是功能丧失类型，导致 pVHL 截短或完全丧失。生殖系完全缺失患者的肾癌发生率低于部分缺失患者（分别为 22.6% 和 49%）[456]。2 型 VHL 患者中的突变多为错义突变，并有部分残留功能。2 型 VHL 患者有嗜铬细胞瘤，并可分为低（2A 型）或高（2B 型）肾细胞癌风险亚型，而 2C 型家系仅有嗜铬细胞瘤。在 1 型、2A 型和 2B 型中可观察到依赖于 VHL 的缺氧诱导因子 α 亚单位（hypoxia-inducible factor，HIF-α）降解的失调。而在 2C 型中未观察到依赖于 VHL 的 HIF-α 降解。

3. 致病机制

VHL 编码两种相对分子质量约为 30kDa 和 19kDa 的蛋白质亚型。虽然这些蛋白可能具有不同的功能，但它们都能够在体内抑制肾癌的生长。然而，pVHL 最特征性的功能是作为降解 HIF-α 亚基的重要组成部分。pVHL 是泛素化 HIF-α 的 E3 泛素连接酶的底物结合亚基 [457]。HIF 由氧敏感的 α 亚基和组成性表达的 β 亚基组成，β 亚基又称为芳烃受体核转运子。α 亚基有三种同分异构体（HIF-1α、HIF-2α 和 HIF-3α），β 亚基有一种（HIF-1β）。在常氧条件下，HIF-1α 和 HIF-2α 被脯氨酸羟化酶羟

基化后被 pVHL 识别，接着被蛋白酶体降解。在低氧条件下，HIF-1α 和 HIF-2α 稳定，并与 HIF-1β 结合。HIF-α/HIF-β 二聚体被转移到细胞核，与称为“缺氧反应元件”的 R-C-G-T-G DNA 序列结合，并诱导许多蛋白质的表达，包括与控制血管生成（如血管内皮生长因子）、红细胞生成（如促红细胞生成素）、葡萄糖摄取和代谢（如葡萄糖转运蛋白和各种糖酵解酶）、细胞外 pH（如碳酸酐酶Ⅸ和Ⅻ）及有丝分裂（如转化生长因子 -α 和血小板源性生长因子）相关的蛋白质[458]。

HIF 上调与 *VHL* 突变导致的肾癌和中枢神经系统肿瘤相关。纯合子 *VHL* 错义突变（p.R200W）导致 Chuvash 红细胞增多症，该疾病是俄罗斯 Chuvash 人群的地方病，但在全世界都有发生[459]。VHL p.R200W 纯合子导致 HIF、VEGF、红细胞生成素和血红蛋白升高，脊椎血管瘤，静脉曲张，低血压，以及与脑血管事件和外周血栓形成相关的过早死亡（范围为 26—70 岁，平均 42 岁）。然而，典型的 VHL 综合征缺乏肾细胞癌、脊髓小脑血管母细胞瘤和嗜铬细胞瘤，提示 HIF 和 VEGF 的过度表达不足以作为肿瘤发生的依据。相反，VHL 相关肾癌的发生需要 HIF 上调，短发夹状 HIF RNA 可通过 VHL 缺陷肾癌细胞抑制肿瘤形成。

HIF 上调不足以诱发肾癌表明，pVHL 除了控制 HIF 水平外，还具有其他的细胞功能[460, 461]，包括调节细胞凋亡和衰老、维持初级纤毛、协调细胞外基质沉积。

遗传性 VHL 综合征患者肾囊肿 *VHL* 基因杂合性丢失表明囊肿形成是肾癌发病的早期步骤[462]。VHL 综合征患者的肾囊肿和肾癌均表现为 HIF-1α 和 HIF-2α 浓度升高。VHL 综合征患者和缺乏 pVHL 的肾透明细胞癌患者的肾囊肿要么没有纤毛，要么纤毛稀疏[36, 37, 463]。重要的是，*VHL* 基因在肾透明细胞癌细胞系中的异位表达恢复了纤毛的形成，表明 pVHL 直接维持纤毛发生。

4. 诊断

VHL 综合征的诊断标准包括有多发性中枢神经系统或视网膜血管母细胞瘤，或单个血管母细胞瘤合并其他特征性生理异常或有 VHL 综合征的家族史。在某些情况下，有阳性家族史伴一个或多个特异程度不高的表现，即使没有中枢神经系统或视网膜病变的患者，也可以做出 VHL 综合征的诊断，但附睾囊肿除外，因为附睾囊肿特异性较差。

VHL 综合征的分子遗传学诊断极大地方便了患者家庭成员的评估和诊断。综合使用多种技术，可以使目前突变的检测率接近 100%。基因检测的适应证是具有典型的 VHL 综合征的表现（符合临床诊断标准）和具有该表现的患者的一级家庭成员，以及已发现生殖系 *VHL* 基因突变人员的家庭成员（临床前检测）。对于有提示 VHL 综合征的发生但不能确诊的患者，以及患有血管母细胞瘤、肾癌或嗜铬细胞瘤的家庭成员也可以进行基因检测。上述不能确诊的情况包括单个器官多发性肿瘤、双侧肿瘤、两个器官系统受累、50 岁以下的患者患有血管母细胞瘤或嗜铬细胞瘤、30 岁以下的患者患有肾癌等。

5. 临床表现

肾囊肿通常（但不总是）先于肾肿瘤的发生。与 VHL 综合征相关的肾癌发生较早，平均诊断年龄为 35 岁。组织学为均匀透明的细胞。肾癌的累积发病率从 20 岁开始逐渐升高，到 60 岁时达到 70%。与普通人群中的肾癌相比，VHL 综合征患者的肾癌多是多中心的和双侧的。转移性肾癌是该综合征的主要死亡原因。

6. 治疗

VHL 综合征的患者每年需要进行体检和眼科检查；每年需要测量血或尿中儿茶酚胺和间甲肾上腺素；每年进行腹部的超声、MRI 或 CT 检查；以及每年或每 2 年 1 次的头部和上脊柱的 MRI 或 CT 检查[464]。PET 或碘 131（^{131}I）间碘苯甲胍扫描可用于进一步评估生化或影像异常。早期发现并发症，特别是肾癌和中枢神经系统病变，然后进行适当的治疗是降低 VHL 综合征死亡率的关键。因为该疾病具有复发性、双侧性和多灶性，为了最大限度保存肾实质及减少侵入性操作的损伤，已制订出相应的策略。美国国家癌症研究所制定了 3cm 规则，在肿瘤＜ 3cm 且无转移的基础上，可以施加外科干预。保留肾脏的手术提供了有效的初步治疗策略，5 年和 10 年的癌症生存率与根治性肾切除术相似。微创技术，包括经皮或经腹腔镜引导的冷冻治疗或射频消融，是某些特定的 VHL 综合征患者的治疗选择，该方法具有较高的手术成功率，并对肾功能影响轻微[465, 466]。

HIF 在 VHL 相关的癌症发展中所起的作用提供了一个治疗靶点[467, 468]。mTOR 抑制剂、热休克蛋白 90 抑制剂［如格尔德霉素和 17-（烯丙氨基）-17- 去甲氧基格尔德霉素］、组蛋白去乙酰化酶抑制剂、拓扑异构酶 I 抑制剂、硫氧还蛋白 -1 抑制剂和微管干扰剂都可以下调 HIF 的表达。两种 mTOR 抑制剂替西罗莫司和依维莫司，已经显示出对散发性肾癌的有效性[469]。可以针对 HIF 相关的基因产物如 VEGF，或针对 VEGF、PDGF 或 TGF-β 受体进行治疗。舒尼替尼是一种 VEGF 和 PDGF 酪氨酸激酶抑制剂，目前用于 VHL 相关的晚期肾癌、胰腺神经内分泌肿瘤和恶性嗜铬细胞瘤患者[470]。

（三）常染色体显性遗传肾小管间质性肾病

常染色体显性遗传肾小管间质性肾病（autosomal dominant tubulointerstitial kidney disease，ADTKD）以前被称为髓质囊性肾病（MCKD），其特征是肾脏体积大致正常、皮质髓质交界处有囊肿、肾小管基底膜不规则增厚、明显的肾小管萎缩和间质纤维化（图 45-19）。临床表现为多饮多尿、肾功能不全伴轻度蛋白尿和尿沉渣变化不大，与 NPHP（见后文）相似。显著的特征包括遗传的方式、明确的发病机制、较晚的诊断年龄、较晚发生终末期肾病、除痛风外无肾外器官受累[471–473]。

ADTKD 由至少 5 个基因[474, 475]突变引起，包括编码黏蛋白 -1（MUC-1；染色体 1q22）的 *MUC1*[476]；编码尿调蛋白，也称为 Tamm-Horsfall 蛋白的 *UMOD*（染色体 16p12.3）[477, 478]；编码 HNF-1β 的 *HNF1B*（染色体 17q12；见上文）；以及编码肾素的 *REN*（染色体 1q32.1）。最近发现，另外两个基因 *SEC61A* 和 *DNAJB11* 的突变与其他形式的 ADTKD 重叠的肾脏表型相关[53, 427]。*SEC61A* 或 *DNAJB11* 突变患者肾活检组织中肾素或尿调蛋白在细胞内积聚，提示这些蛋白在折叠和运输中有一定的作用。

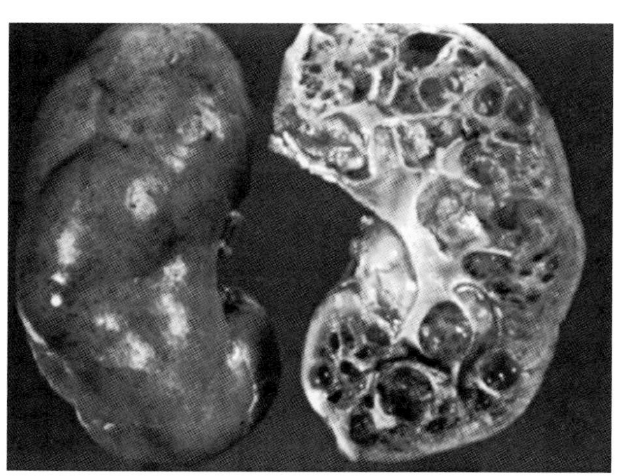

▲ 图 45-19　严重髓质囊性病变的肾脏外表面和切面

ADTKD-*MUC1*（或 MCKD1 型）是由 *MUC1* 的可变数目串联重复序列（VNTR）区域的杂合突变引起[476]。常见的突变是将 1 个胞嘧啶添加到一个由 7 个胞嘧啶核苷酸组成的链中，该移码突变导致 VNTR 截断，并在 MUC-1 蛋白的末端产生一个新的氨基酸序列。其他罕见的 ADTKD-*MUC1* 相关移码突变也导致产生了相同的新的氨基酸序列[479]。这种新的蛋白质似乎在细胞质中被错误地处理，导致肾小管细胞凋亡和缓慢进行的肾小管细胞死亡和肾单位脱落，从而导致 CKD[476]。ADTKD-*MUC1* 突变不容易通过测序方法检测到（包括 NGS 分析）使用对异常 VNTR 的大量质谱分析进行诊断最可靠[480]。

ADTKD-*UMOD*（或 MCKD 2 型）是由杂合突变引起的，通常是外显子 3、4、5、6、7 或 8 上增加或减少一个半胱氨酸残基的错义突变[481, 482]。正确的蛋白质折叠被破坏，导致突变的尿调蛋白在细胞内积累，滞留在内质网，使凋亡增加[483, 484]。这一研究解释了 *Umod* $^{-/-}$ 小鼠不具有 MCKD 表型的原因，尽管它们更容易发生尿路感染和形成结石[485–487]。已报道 1 个杂合子病例及 3 个更严重但可存活的纯合子病例的家系[488]。在一个家系中被发现 UMOD 突变与肾小球囊性肾病的关联[489]。另外，*UMOD* 中的单核苷酸多态性与 CKD 的风险增加相关[490]。多饮、多尿和钠的丢失倾向是该病的常见表现。ADTKD-*UMOD* 在早期经常但不总是与高尿酸血症和痛风相关。目前认为，尿调蛋白在髓襻升支粗段上皮细胞中的异常积聚阻碍了离子通道的正常功能，导致轻度尿钠排泄，并增加了近端肾小管对尿酸的重吸收。ADTKD-*MUC1* 也会出现高尿酸血症和痛风，但通常发生在疾病的晚期。ADTKD-*MUC1* 和 ADTKD-*UMOD* 患者达到终末期肾病的中位年龄分别为 62 岁和 32 岁，患者之间的变异性很大。

有慢性肾脏病家族史、轻微尿沉渣、性状分离提示常染色体显性遗传的患者应考虑诊断为 ADTKD [491]。幼年痛风病史或痛风家族史提示 *UMOD* 突变 [471]，而童年贫血史和血钾浓度轻度升高提示 *REN* 突变 [492]。建议使用包含所有 ADTKD 基因的 NGS 分析用于基因诊断，并在基因诊断不确定的病例中使用 *MUC1*、VNTR 分析 [472, 480]。

继发于 ADTKD 的终末期肾病的首选治疗是肾移植 [493]。如果移植的肾脏来自在世亲属的捐赠，则应提前采取措施，保证仅从年长的亲属获得肾脏，该亲属应接受详细的诊断评估。

（四）常染色体显性遗传肾小管间质性肾病 – 肝细胞核因子 –1B（ADTKD–HNF1B）

HNF–1β 是由 *HNF1B*（*TCF2*）基因编码的一种转录因子，表达于胰腺、肝脏、肾脏和生殖道的极性上皮中。HNF–1β 表达于 Wolffian 管、发育中的中肾和后肾，以及分化早期的 Müllerian 管。在成人中，它表达于肾小管和集合管、输卵管、子宫、附睾、输精管、精囊、前列腺和睾丸。HNF–1β 调控一些与肾小管发生、肾单位成熟和肾小管运输有关基因的转录，包括在 PKD 中突变的基因（*PKHD*1 和 *PKD2*）、在 ADTKD 中突变的基因（*UMOD*）和常染色体显性遗传性肾低镁血症伴低尿钙症中突变的基因（*FXYD2*）[494]。

HNF1B 杂合突变会导致一种以肾和肾外表型为主的遗传性疾病 ADTKD–*HNF1B* [495–497]。多达 30%～50% 的患者有新生突变，大约 40% 的患者在成年时被诊断为全基因缺失，而在胎儿或婴儿时期诊断的患者中，全基因缺失的比例更高 [498–500]。这种疾病的特点是即使在同一个家庭中也具有高度的表型异质性。

肾脏表现包括结构异常和肾小管细胞转运异常 [495, 496, 498]。胎儿时期发现的肾结构异常通常包括双侧肾高回声 [501]、单侧或双侧肾发育不良、多囊性发育不良、异常的肾盏和肾乳头，以及肾囊肿。组织学评估可发现肾小球囊肿和肾单位稀少巨大症。大约 80% 的先天性孤立肾是由 *HNF1B* 突变引起的。

在儿童时期，这种疾病的特征是肾脏生长缺陷，大约 50% 的病例肾功能受损，5%～10% 的病例进展为 ESRD [502]。

成年人的肾脏表型为慢性肾小管间质肾病、尿液分析较轻微（无血尿，无或轻度蛋白尿）、高血压患病率低、疾病进展缓慢 [eGFR 每年下降 2～2.5ml/（min · 1.73m^2）]。60%～80% 的患者存在肾囊肿，但数量通常很少，而且与 ADPKD 不同的是，囊性疾病的病程进展并不以囊肿数量或肾脏大小的进行性增加为特征。

大约 50% 的患者出现低镁血症，可能是因为 HNF–1β 控制了 *FXYD2* 的表达 [503]。40% 的成人患者中出现了低钾血症，但在儿童中没有观察到，其潜在的机制尚不明确。高尿酸血症和痛风也与这种疾病相关，发病率不确定。很少发生广泛的近端小管功能紊乱导致肾 Fanconi 综合征。少数病例中报道过肾嫌色细胞癌的发生。

肾外表现包括 5 型青少年起病的成人型糖尿病（MODY5）、胰腺外分泌功能衰竭、波动型肝功能异常和生殖道异常 [495, 496, 498]。大约 1/3 的患者出现胰腺萎缩，大约一半的患者患有糖尿病。由于不明原因，糖尿病肾脏疾病在这些患者中极为罕见。40%～80% 的患者可能会出现肝功能异常，主要是血清碱性磷酸酶和 γ– 谷氨酰转肽酶水平的波动，但肝活检结果通常是正常的。生殖道畸形可包括输卵管或子宫缺失、阴道闭锁，双角子宫、双阴道等融合畸形，以及男性生殖道畸形。在同时患有肾脏和子宫畸形的妇女中，大约 18% 发现 *HNF1B* 突变，但在单独的子宫畸形患者中没有发现。认知缺陷、自闭症特征和癫痫也与 *HNF1B* 突变有关。

ADTKD–*HNF1B* 患者是肾移植的良好候选者，但该病患者在移植后有新发糖尿病的风险。免疫抑制方案应避免使用他克莫司，减少皮质激素用量，最大限度地降低非糖尿病移植患者发生糖尿病的风险 [504]。对于合并 ADTKD–*HNF1B* 和终末期肾病的糖尿病患者，应考虑同时进行胰腺和肾脏移植。

（五）家族性肾错构瘤伴甲状旁腺功能亢进 – 颌骨肿瘤综合征

与甲状旁腺功能亢进症 – 颌骨肿瘤综合征相关的常染色体显性遗传病家族性肾错构瘤，以原发性甲状旁腺功能亢进症（甲状旁腺腺瘤或癌）和颌骨骨化性纤维瘤为特征。肾脏病变可表现为双侧囊肿、肾错构瘤或肾母细胞瘤[505]。肾囊肿是常见的表现，在某些情况下易被临床诊断为 PKD。该疾病中突变的基因（*HRPT2*）普遍表达，并在进化上较保守，编码一个由 531 个氨基酸组成的蛋白（parafibromin），该蛋白与酿酒酵母的一个蛋白（cdc73p）具有中等的同源性和相似性，后者在转录起始和延长中起重要作用[506]。

五、常染色体隐性遗传性纤毛病伴间质性肾炎和肾囊性疾病

常染色体隐性遗传性纤毛病伴间质性肾炎和肾囊性疾病是一大类疾病，由编码纤毛或基底蛋白的基因突变引起[507, 508]。初级纤毛是一个毛状细胞器，从大多数哺乳动物细胞的表面伸出，细胞类型包括上皮细胞和内皮细胞、神经元、成纤维细胞、软骨细胞和骨细胞[509]。纤毛起源于中心体中的母中心粒或基体。除了基体外，纤毛还包括一个过渡区和轴丝，前者调节进出纤毛的蛋白质运输，后者包含一圈微管束，该微管束连接纤毛顶端和底端（图 45-20）。纤毛轴突近端有一个独特的节段，称为倒置节段，但其功能尚不确定。纤毛的形成和功能需要特定的 IFT 过程，包括向纤毛顶端顺行运输货物 [使用驱动蛋白Ⅱ马达结合 IFT 复合物 B（IFT-B）蛋白] 和逆行运输货物 [使用动力蛋白马达结合 IFT 复合物 A（IFT-A）蛋白]。

初级纤毛对于细胞迁移或发育过程中的组织构型及此后细胞分化的维持都非常重要[509]。纤毛病表现出明显的遗传异质性和多器官受累（多向性）。NPHP、JBTS 和 MKS 是常染色体隐性遗传纤毛病，表现为囊性肾病 / 间质性肾炎、视网膜变性、小脑 / 神经管畸形和肝纤维化。所涉及的基因、突变组合及可能的其他遗传和非遗传因素的影响决定了产生的表型主要是发育性的（如小脑蚓部发育不全、脑膨出、严重的肾囊性疾病）还是退行性的（如视网膜色素变性、间质性肾炎、肝纤维化）[508]。同一基因的突变可能导致不同的表型。例如，两个 *TMEM67* 截断突变可导致 MKS，也可导致 JBTS 和 NPHP 合并肝纤维化 [COACH（小脑蚓部发育不全、智力发育不全、共济失调、眼组织缺损和肝纤维化）综合征]。后一种疾病尽管有更高频率的错义突变，但还没有完全明确基因型 - 表型之间的相关性。因此，NPHP、JBTS 和 MKS 可以被认为是等位基因紊乱[510]。在一些疾病如 Bardet-Biedl 综合征（BBS）和 Alström 综合征（ALMS）之间也有大量的表型重叠和部分基因重叠。这些纤毛病的一个显著特征是其巨大且重叠的遗传异质性，目前总共涉及 68 个基因：NPHP（20）、JBTS（34）、MKS（13）、BBS（21）和 ALMS（1），详情参见表 45-2[511]。

蛋白质组学及纤毛发生和上皮形态发生的分析表明，NPHP/JBTS/MKS 蛋白被组织成一个功能相连的网络[512, 513]。这些复合物的作用似乎是调节蛋白质进入纤毛的运输。在大多数情况下，突变不会导致纤毛丧失，而是纤毛功能受损。NPHP1、NPHP4 和 RPGRIP1L 模块定位于纤毛过渡区和细胞 - 细胞连接处。它对纤毛的发生不是必需的，但对于极化细胞顶面的特化结构和上皮的形态发生是重要的。IQCB1 和 CEP290 定位于中心体和过渡纤维，对终末内髓质集合管（IMCD3）细胞纤毛的发生和组织的形成是必不可少。由 MKS 蛋白组成的组件定位于过渡区，与 Hedgehog 信号转导功能相连。INVS、NPHP3 和 NEK8 在倒置节段中相互作用，但它们的功能尚不清楚。尽管存在显著的表型重叠，NPHP-JBTS-MKS 网络既不与 BBS 中突变蛋白（BBSome）组成的组件重叠[514]，该网络也不与 IFT-A 或 IFT-B 复合物蛋白的成分重叠（尽管 IFT 的缺陷可能导致囊性肾脏疾病和视网膜变性）。

这些纤毛病中突变的蛋白质在纤毛和中心体上的聚集部分揭示了这些疾病的发病机制，疾病的发生可能与蛋白质进入纤毛的异常调节有关[515]。多种信号通路需要纤毛才能正常实现功能，这些信号通路与纤毛病有关，包括 Wnt 通路和 Hedgehog 通路[508]。纤毛病的多向性特征可能是纤毛感受 / 机械感受功能的缺陷，以及纤毛相关信号传导异常所致的组合。观察到引起 NPHP 和相关纤毛病的蛋白质突变时表现出中心体和细胞核的双重定位，并且这些蛋白质在 DNA 损伤反应中发挥作用，于是产生 DNA 损伤反应缺陷参与这些疾病发病的假设。

（一）肾消耗病

肾消耗病（nephronophthisis，NPHP）是一种常染色体隐性遗传病，估计患病率为每 50 000 名

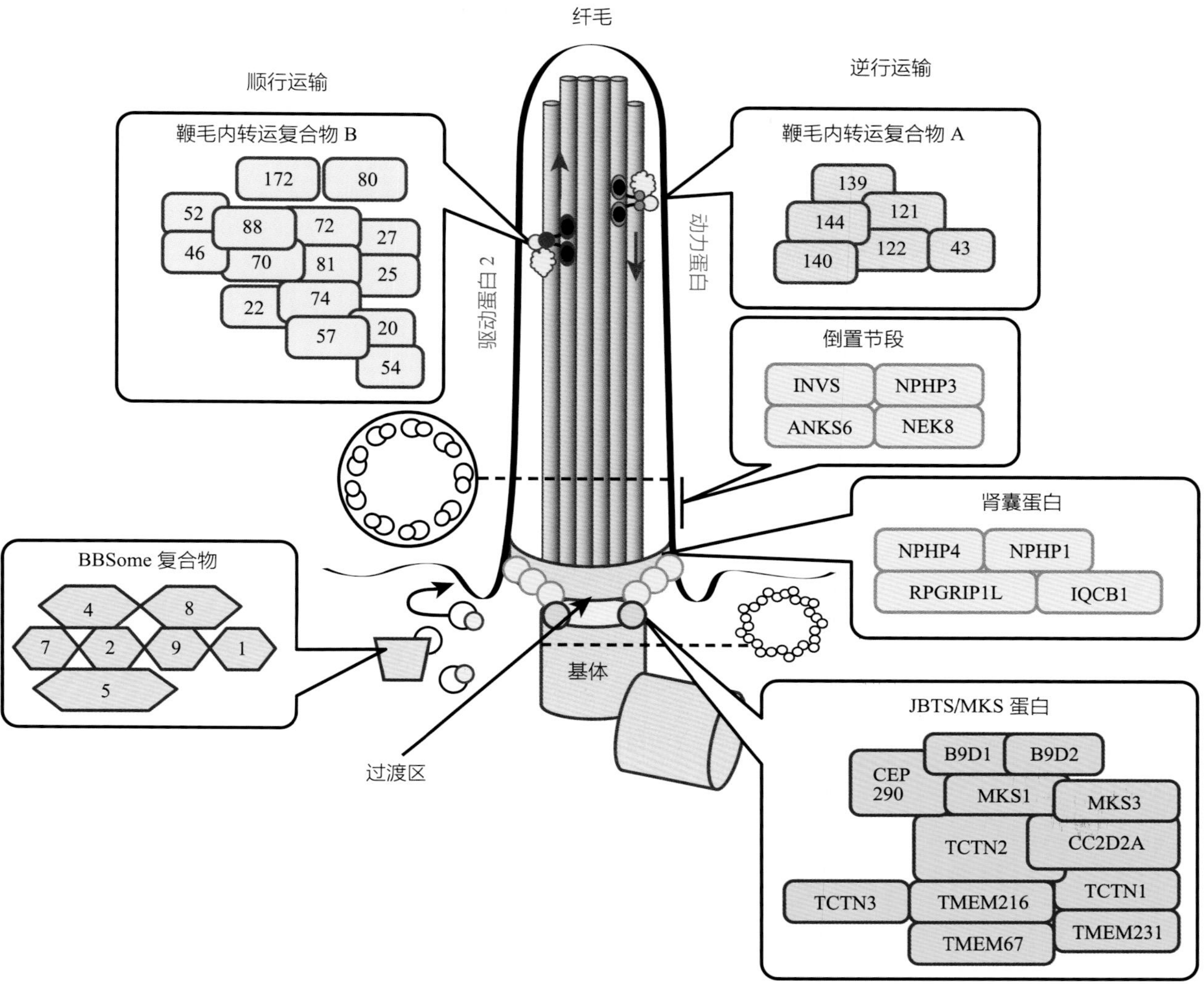

▲ 图 45-20　初级纤毛的结构图显示了纤毛蛋白组的定位

初级纤毛是一种感觉细胞器，与多囊肾病发病机制有关，目前已鉴定出一大类导致纤毛病变的蛋白质。鞭毛内转运（IFT）沿纤毛运输蛋白质，并且参与纤毛的形成。两个特异的 IFT 蛋白复合物参与纤毛内顺行运输（IFT 复合物 B，驱动蛋白 2 马达）和逆行运输（IFT 复合物 A，动力蛋白马达）（每个复合物内的数字表示特定的 IFT 蛋白）。Meckel 综合征（MKS）和 Joubert 综合征（JBTS）中的许多蛋白质和一些肾消耗病（NPHP）中的蛋白质在过渡区形成复合物，该复合物被认为具有调节纤毛的蛋白质组成的作用。另一组蛋白，包括倒置蛋白（INVS），定位于轴突的近端区域（倒置节段），但它们的功能尚不清楚。许多 Bardet-Biedl 综合征（BBS）蛋白形成 BBsome 复合物，该复合物调节膜蛋白向纤毛的运输（BBSome 内部的数字表示各种 BBS 蛋白）。这些纤毛病蛋白的突变改变了纤毛的正常组分、感觉功能和信号传导，并与这些疾病的多种典型表型有关。*ANKS6.* 锚蛋白重复序列及 SAM（无菌 α 基序）结构域，包含蛋白 6；*B9D1/2.* B9 结构域，包含蛋白 1/2；*CC2D2A.* coiled-coil 和 C2 结构域，包含蛋白 2A；*CEP290.* 290 kDa 的中心体蛋白；*IQCB1.* IQ 基序，包含蛋白 B1；*NEK8.* 丝氨酸 / 苏氨酸蛋白激酶 8；*RPGRIP1L.* RPGR（视网膜色素变性 GTP 酶调节因子）- 相互作用蛋白 1 样蛋白；*TCTN.* 结构家族成员；*TMEM.* 跨膜蛋白

活产儿中就有 1 名。它约占北美儿童终末期肾病的 5%[517]。它具有遗传异质性，目前已有 20 个相关基因被鉴定（表 45-2）[518-524]。*NPHP1* 的纯合性缺失约占所有 NPHP 病例的 21%；其他基因各占＜ 3%。大约 60% 的患者中没有发现任何已知基因的突变，这表明还有许多其他基因有待发现[525]。最近，在 0.5% 的成人终末期肾病中发现了 *NPHP1* 的纯合性缺失[526]。

INVS 突变和较少见的 *NPHP3* 突变会导致出生到 3 岁之间的肾衰竭（婴儿 NPHP）。其他基因的突变（包括 *NPHP3*），会导致 30 岁之前的肾衰竭（青少年 NPHP）[520]。严重的视网膜色素变性

表 45-2 伴有间质性肾炎和（或）囊肿的常染色体隐性遗传纤毛病的基因突变

官方基因名称	NPHP	疾病名称						
		LCA	SLS	JBTS[a]	MKS	BBS	ALMS	OFDS
NPHP1	NPHP1		SLS1	JBTS4				
INVS	NPHP2							
NPHP3	NPHP3				MKS7			
NPHP4	NPHP4		SLS4					
IQCB1	NPHP5		SLS5					
CEP290	NPHP6	LCA10[b]	SLS6	JBTS5	MKS4	BBS14		
GLIS2	NPHP7							
RPGRIP1L	NPHP8			JBTS7	MKS5			
NEK8	NPHP9							
SDCCAG8	NPHP10		SLS7			BBS16		
TMEM67	NPHP11			JBTS6	MKS3			
TTC21B	NPHP12							
WDR19	NPHP13		SLS8					
ZNF423	NPHP14			JBTS19				
CEP164	NPHP15							
ANKS6	NPHP16							
IFT172	NPHP17							
CEP83	NPHP18							
DCDC2	NPHP19							
MAPKBP1	NPHP20							
INPP5E				JBTS1				
TMEM216				JBTS2	MKS2			
AHI1				JBTS3				
ARL13B				JBTS8				
CC2D2A				JBTS9	MKS6			
OFD1				JBTS10				OFDSI

（续表）

官方基因名称	NPHP	疾病名称						
		LCA	SLS	JBTS[a]	MKS	BBS	ALMS	OFDS
KIF7				JBTS12				
TCTN1				JBTS13				
TMEM237				JBTS14				
CEP41				JBTS15				
TMEM138				JBTS16				
CPLANE1				JBTS17				OFDSVI
TCTN3				JBTS18				OFDSIV
TMEM231				JBTS20	MKS11			
CSPP1				JBTS21				
PDE6D				JBTS22				
KIAA0586				JBTS23				
TCTN2				JBTS24	MKS8			
CEP104				JBTS25				
KIAA0556				JBTS26				
B9D1				JBTS27	MKS9			
MKS1				JBTS28	MKS1	BBS13		
TMEM107				JBTS29	MKS13			OFDSXVI
ARMC9				JBTS30				
CEP120				JBTS31				
SUFU				JBTS32				
PIBF1				JBTS33				
B9D2				JBTS34	MKS10			
KIF14					MKS12			
BBS1						BBS1		
BBS2						BBS2		
ARL6						BBS3		

（续表）

官方基因名称	NPHP	疾病名称						
		LCA	SLS	JBTS[a]	MKS	BBS	ALMS	OFDS
BBS4						BBS4		
BBS5						BBS5		
MKKS						BBS6		
BBS7						BBS7		
TTC8						BBS8		
PTHB1						BBS9		
BBS10						BBS10		
TRIM32						BBS11		
BBS12						BBS12		
WDPCP						BBS15		
LZTFL1						BBS17		
BBIP1						BBS18		
IFT27						BBS19		
IFT74						BBS20		
C8ORF37						BBS21		
ALMS1							ALMS1	

a. 包括 CORS 综合征（小脑 – 眼 – 肾综合征）和 COACH 综合征（小脑蚓部发育不良、智力障碍、共济失调、眼组织缺损和肝纤维化）
b. 亚效基因突变
ALMS. Alström 综合征；BBS. Bardet–Biedl 综合征；JBTS. Joubert 综合征；LCA. Leber 先天性黑矇；MKS. Meckel 综合征；NPHP. 肾消耗病；OFDS. 口腔 – 面部 – 指端综合征；SLS. Senior–Løken 综合征

（Senior–Løken 综合征）经常与 *IQCB1*、*CEP290* 和 *RPGRIP1L* 突变相关，但该病严重程度较轻，并且很少与 *NPHP* 基因突变相关。Cogan 综合征偶可观察到 *NPHP1* 和 *NPHP4* 的突变。*CEP290* 和 *RPGRIP1L* 突变经常与小脑发育不全和智力低下有关（JBTS 重叠；见下文）。*INVS* 和 *NPHP3*（较罕见）突变可能与内脏转位、室间隔缺损、肝纤维化和视网膜色素变性相关。*TMEM67* 亚型突变导致的 NPHP 与肝纤维化相关。

肾囊肿蛋白形成一种多功能复合体，定位于初级纤毛、中心体，也定位于参与细胞 – 细胞和细胞 – 基质黏附及细胞分裂的结构（该结构基于肌动蛋白和微管）[519, 521, 522, 524, 527–529]。在肾脏中，这些蛋白对于建立和维持小管上皮细胞的分化状态至关重要。肾囊肿蛋白在纤毛上的定位解释了肾囊性疾病和肝纤维化的关系（肾小管上皮细胞和胆管细胞中具有初级纤毛；详见前文对 ADPKD 和 ARPKD 的讨论）、与视网膜色素变性的关系（视杆和视锥细胞都是纤毛细胞），以及与内脏转位和室间隔缺损的关系（胚胎结节内的初级纤毛对于左右轴的确定是必不可少的）。

青少年型的肾脏较小，包膜表面呈颗粒状。在切片上，皮质和髓质较薄，皮质髓质交界处模糊，有数量不等的远曲小管和集合管来源的小的薄壁囊肿。类似的囊肿也可能出现在髓质中。肉眼可见的囊肿通常较罕见。在病程相当早的时期，肾小管基底膜增厚，单个肾单位的小管段可能被非常致密的硬化性间质包裹，伴有稀疏的慢性炎症细胞浸润。在婴儿型中，肾脏通常增大并成囊状，肾小管基底膜增厚不明显。

排泄性尿路造影和超声检查常常因为囊肿较小而不能发现囊肿[530]。排泄性尿路造影可能由于集合管中的对比剂堆积而显示出髓质不均匀条纹。增强 CT 和 MRI 对发现小的皮髓和髓质囊肿更敏感，但未发现囊肿并不排除诊断。

该病的发病较隐蔽。多尿和多饮是其主要症状。高血压在婴儿型中很常见，在青少年型中不是一个突出的特征。钠丢失较常见。尿沉渣呈典型的良性表现。无蛋白尿或轻度蛋白尿，无镜下血尿。婴儿型在前 3 年内进展为终末期肾病，青春型在前 20～30 年内进展为终末期肾病。

NPHP 的治疗是支持性治疗。由于患者有钠丢失、体液浓缩和肾性氮质血症的倾向，应避免不必要的限钠或利尿剂的使用。如果考虑进行移植手术，应提前采取措施，保证仅从未受影响的年长亲属那里获得肾脏，这些亲属应接受仔细的诊断评估[531]。

（二）JOUBERT 综合征

JOUBERT 综合征（JBTS）是一种常染色体隐性遗传性神经疾病，其特征是小脑蚓部发育不良伴有异常的小脑上脚（“臼齿征”）、智力低下、肌张力低下、呼吸模式不规则和眼球运动异常[532]。除了这些核心特征外，患者还可能出现视网膜缺损（严重程度从 Leber 先天性黑矇到部分视力保留的缓慢进展的视网膜病）、肾缺陷（NPHP 或肾囊性发育不良）和 CHF。较罕见的特征包括脉络膜视网膜或视神经缺损、先天性心脏畸形、内脏转位、严重脊柱侧凸、骨骼发育不良、先天性巨结肠、口腔和面部缺损，如唇裂、腭裂或两者兼有，上唇有缺口，舌叶有多个系带，以及口腔软组织肿瘤。JBTS 与多指畸形和口腔面部缺损的相关性定义了所谓的口面指Ⅵ型综合征。JBTS 的一个不同亚型特征为小脑蚓部发育不良、智力发育不全、先天性共济失调、眼组织缺损和肝纤维化，缩写为 COACH，通常与 *TMEM67*、*CC2D2A* 或 *RPGRIP1L* 突变有关。Gentile 综合征适用于表现出 JBTS 和 CHF 而没有其他临床特征的患者。

与 NPHP 和 MKS 一样，JBTS 表现出明显的遗传异质性。JBTS 的遗传基础极其复杂，尽管 NGS 技术极大地加速了基因的发现，但人们对 JBTS 的遗传只有部分的了解。到目前为止，已鉴定出 34 个致病基因具有常染色体或 X 连锁隐性遗传（表 45–2）[532]。

（三）梅克尔综合征

梅克尔综合征（Meckel syndrome，MKS）的特点是双侧肾囊性发育不良或 PKD，中枢神经系统缺陷（典型的枕部脑膨出，也包括 Dandy–Walker 畸形或脑积水），轴后多指畸形，以及胆管发育不良或 CHF。这是一种致命的疾病，大多数受影响的婴儿或死胎，或者在出生后几个小时或几天内死亡。

MKS 存在遗传异质性，到目前为止已鉴定出 13 个基因（表 45–2）[533–537]。MKS 蛋白定位于中心体、中心粒周围或纤毛本身，它们的功能可能与在过渡区形成细胞和纤毛之间的屏障有关[515]。

（四）Bardet–Biedl 综合征

Bardet–Biedl 综合征（BBS）的特点是色素性视网膜炎、肥胖、轴后多指畸形、学习障碍、生殖腺发育不全和肾脏异常。诊断需要满足这 6 个主要特征中的 4 个。其他表现有糖尿病、高血压、先天性心脏病、共济失调、痉挛、耳聋、肝纤维化和先天性巨结肠。这些表现可能会在病情进展几年后出现[538]。虽然该病为罕见病（120 000 活产婴儿中有 1 例），但在某些地理上较为孤立的地区，如加拿大纽芬兰省和科威特，它的流行更为普遍（13 500～17 500 活产婴儿中有 1 例）[390]。

BBS 在遗传上具有异质性，80% 临床诊断的患者的致病基因为 21 个已知的 BBS 基因[538–541]。大多数患者的致病基因为 *BBS1* 和 *BBS10*，分别占 23.2% 和 20%。这种疾病主要以常染色体隐性方式遗传，但也有一些证据表明有更复杂的、寡基因形式的遗传（三等位基因和双基因）[542, 543]。BBS 蛋白在亚细胞水平的定位表明这些蛋白在纤毛中心体轴中具有一定的功能。BBS4、BBS6 和 BBS8 与中心粒周围物质蛋白 1 相互作用，蛋白 1 对中心粒的复制至关重要。BBS6、BBS10 和 BBS12 是伴侣蛋白。BBS 蛋白 1、2、4、5、7、8 和 9 构成 BBS 小体，参与囊泡向纤毛的运输。BBS7 和 BBS8 在 IFT 中发挥作用，BBS11 是一种泛素连接酶 [514, 544]。

BBS 经常在儿童时期被漏诊。目前建议在妊娠中期对胎儿进行超声检查，检测有无手指和肾脏异常。若肾脏表现为高回声且没有皮质髓质分化时，具有 BBS 家族史应考虑 BBS 的诊断，特别是有多指畸形的时候 [545, 546]。在无 BBS 患者的家庭中，无论何时在产前检查中发现这样的超声表现，BBS 都应该被包括在鉴别诊断中。肾脏超声检查结果在出生后的变化是多种多样的，通常在 2 岁左右表现正常。

肾脏异常在 BBS 中非常常见 [547]，高达 96% 的病例可以检测到肾盏球状突起、憩室或囊肿。最常见的及最早的功能异常是尿液浓缩能力降低，导致多尿和多饮。大约 50% 的患者患有高血压，25%～50% 的患者患有慢性肾功能不全。尽管有智力低下、肥胖和严重的视力问题，但患者对血液透析的耐受性良好。可以进行肾移植，但必须特别注意控制过度饮食和肥胖。

（五）ALSTRÖM 综合征

ALSTRÖM 综合征（ALMS）是一种常染色体隐性遗传病，与 BBS 有一些表型重叠。它的特征是肥胖、2 型糖尿病、视网膜色素变性、神经性耳聋、CHF、心肌病、慢性呼吸道感染、缓慢进展的慢性肾小管间质肾病 [548, 549]。ALMS 蛋白（ALMS1）功能未知，在人类和小鼠组织中广泛表达，并定位于中心体和纤毛基部。

（六）变异型肾消耗病伴骨骼缺损（骨性纤毛病）

伴或不伴多指的短肋胸廓发育不良（short-rib thoracic dysplasia，SRTD）是一组常染色体隐性遗传性骨性纤毛病，以胸腔狭窄、肋骨短小、管状骨变短、髋臼顶部呈“三叉戟”状为特征。SRTD 包括 Ellis-van Creveld 综合征（EVC）和以前被命名为 Jeune 综合征或窒息性胸营养不良、短肋 – 多指综合征和 Mainzer-Saldino 综合征的疾病。这种疾病在遗传上具有异质性，已确定了 20 个致病基因 [550, 551]。一些患者有 NPHP 样肾病，并且 SRTD、JBTS 和 NPHP 之间存在基因重叠（如 *WDR19*、*CEP120* 和 *KIAA0586*）。颅外胚层发育不良，也称为 Sensenbrenner 综合征，以骨骼异常（如颅缝融合、窄肋骨、短肢、短指）、外胚层缺陷、NPHP 导致进行性肾衰竭、肝纤维化、心脏缺损和视网膜色素变性为特征。颅骨外胚层发育不良，也称为 Sensenbrenner 综合征，特征是骨骼异常（如颅缝融合、窄肋骨、短肢、短指）、外胚层缺陷、NPHP 导致进行性肾衰竭、肝纤维化、心脏缺损和视网膜色素变性。目前已鉴定出 4 个 SRTD 和 NPHP 重叠的基因。其他伴有骨骼疾病的 NPHP 综合征形式包括以 EVC 和 EVC2 为致病基因的 EVC（身材矮小、肋骨短小、轴后多指畸形、指甲营养不良、口腔和心脏缺损），以及 RHYNS 综合征（视网膜色素变性、垂体功能减退、肾消耗病和骨骼发育不良）。

虽然与 NPHP、JBTS 和 MKS 相关的蛋白质主要在纤毛过渡区发挥功能，但大多数与骨性纤毛病相关的蛋白质被证明参与了 IFT。目前在骨骼疾病中发现缺陷的纤毛蛋白包括以下 4 个主要亚群：① IFT-A 亚群及其运动蛋白 DYNC2H1，其缺陷扰乱逆行运输并导致 IFT 蛋白在纤毛尖端聚集；② IFT-B 14 个亚基中的 IFT80 和 IFT172；③参与细胞周期控制和纤毛发生的丝氨酸 – 苏氨酸激酶 NEK1；④定位在基体的 hedgehog 信号通路的 EVC 和 EVC2 阳性调节因子 [552-562]。

（七）口腔 – 面部 – 指端综合征 1 型

口腔 – 面部 – 指端综合征 1 型是一种罕见的 X 连锁显性遗传疾病，对于男孩来说具有产前致死性 [563]。受影响的女孩与 ADPKD 患者的肾脏表现难以区分。诊断依据为肾外表现，可包括口腔（增生性系带、舌裂、腭裂或唇裂、牙齿畸形）、面部（宽鼻根伴鼻翼、颧骨发育不良）和指部（短指、并指、斜指、驼趾、多指）畸形。一些患者有中枢神经系统结构异常，如胼胝体发育不全、小脑发育不全或 Dandy-Walker 畸形。18 岁以上的患者中 60% 具有肾囊性疾病 [564]，这些人还可能有肝和胰腺囊肿 [565]。

高达 50% 的患者中可能具有智力低下和震颤的表现。*OFD1* 基因位于染色体 Xp22 [566]。使用 Sanger 测序法和基因剂量法相结合，检测出 85% 的突变率，尽管目前临床诊断常使用对纤毛病基因的 NGS 测序 [567]。120kDa 的 OFD1 蛋白含有一个 N 端的 LISH 序列，该序列在微管动力学中非常重要。该蛋白是整个细胞周期中人类中心体的核心成分 [568]。大多数已报道的 *OFD1* 突变被预测会导致蛋白质截断，丢失中心体定位所需的 coiledcoil 结构域。一种新的与 *OFD1* 突变有关的 X 连锁智力低下综合征，与纤毛运动障碍引起的反复呼吸道感染和巨头畸形有关，但无相关肾脏表型 [569]。

六、肾囊性发育不良

肾囊性发育不良是由于正常的壶腹活动被干扰，导致后肾分化异常。若壶腹活动较早被抑制，则形成很少的集合管和肾单位。肾脏变成一簇囊肿，残留的实质很少或没有，输尿管缺如或闭锁。这些肾脏可能是正常大小、比正常的大 [多囊性发育不良肾（multicystic dysplastic kidney，MCDK）] 或者明显缩小（肾发育不良）。这些变化可能代表了同一病理过程的不同阶段，因为在胎儿期，肾囊肿可以消退并完全消失。当壶腹活动较晚被抑制（如由于尿道或输尿管梗阻引起），髓质中的集合管可能会有轻微的分支不规则，普遍性轻微扩张。然而肾单位大多数正常，除了最后形成的肾单位。囊肿位于包膜下，一般来源于鲍曼氏囊（肾小球囊肿）、髓襻或集合管末端。对侧肾脏可发现多种与肾囊性发育不良相关的肾脏异常（包括肾发育不全、异位或融合，以及输尿管重复或梗阻），这可能是由于不同发育阶段的输尿管芽损伤造成的。当输尿管芽损伤发生在与后肾胚芽的沟通建立之前，继发性后肾胚芽萎缩和肾脏发育不全相继发生。相反，如果在肾脏发育完成后出现输尿管芽损伤或输尿管梗阻，则不会发生肾脏发育不良。因此，一系列肾脏异常，从肾发育不良和重度分化不良到轻度囊性发育不良伴肾小球囊肿及各种相关的肾和输尿管异常，都可能是由于干扰了正常的壶腹活动和后肾分化所致。

肾囊性发育不良可能是器官发生过程中内在缺陷（畸形）或外在原因（破坏）作用的结果。内在缺陷可能是单基因突变、染色体畸变或遗传和环境因素的组合（多因素决定）。外在原因包括致畸化学物质、代谢异常和感染。内在缺陷或外在原因的证据应通过仔细检查妊娠情况、家族史、体检（相关异常的组成模式）及核型表现来寻找。肾囊性发育不良经常作为散发事件发生，但它们也可以发生在许多多器官畸形综合征的背景下，其中几个综合征已明确遗传基础，这些疾病现在被归类为先天性肾脏和尿路异常的类别 [570, 571]。

虽然大多数发育不良的肾脏表现相当典型，但大多数作者只认同两种需要组织学证实的发育不良标准（图 45–21）。其中更重要的是发现原始导管，它不同于任何正常发育或成熟的导管，原始导管被大量不同分化程度的间质细胞包围，由立方到柱状（有时具有纤毛）的上皮细胞排列组成。另一个标准是化生软骨的发现（图 45–21），由于该表现变化多样，重要程度次之。肾小球、肾小管和集合管起源的囊肿也可能存在，但由于它们既能代表发育不良，又能代表组织学上类似的未成熟结构的退行性改变（该结构先前正常），所以它们不能提供实质发育不良的绝对证据。

多囊性肾发育不良

多囊性肾发育不良（multicystic dysplastic kidney，MCDK）是婴儿腹部肿块最常见的原因，也是新生儿最常见的双侧囊性疾病（图 45–22）。随着胎儿超声的广泛使用，MCDK 通常于妊娠晚期在子宫中被诊断。单侧 MCDK 往往比双侧 MCDK 多，男孩比女孩更容易受到影响。由于受影响的肾脏往往在产前和产后数周或数月内恢复正常，单侧 MCDK 在胎儿筛查中的患病率（1/2000）高于新生儿筛查中的患病率（1/4000）。

MCDK 与胎儿和新生儿肾积水的鉴别是至关重要的，因为它们的治疗方法不同。鉴别 MCDK 最有用的超声检查标准包括囊肿间间隔的存在、较大囊肿处于非内侧的位置、没有可辨认的肾窦及实质组织的缺失。该诊断可以通过逆行肾盂造影来确认，显示输尿管近端缺如或闭锁；也可通过血管造影来确认诊断，显示肾动脉缺如或发育不良。老年患者囊壁经常钙化，在肾脏区域可能出现环形密度增高。

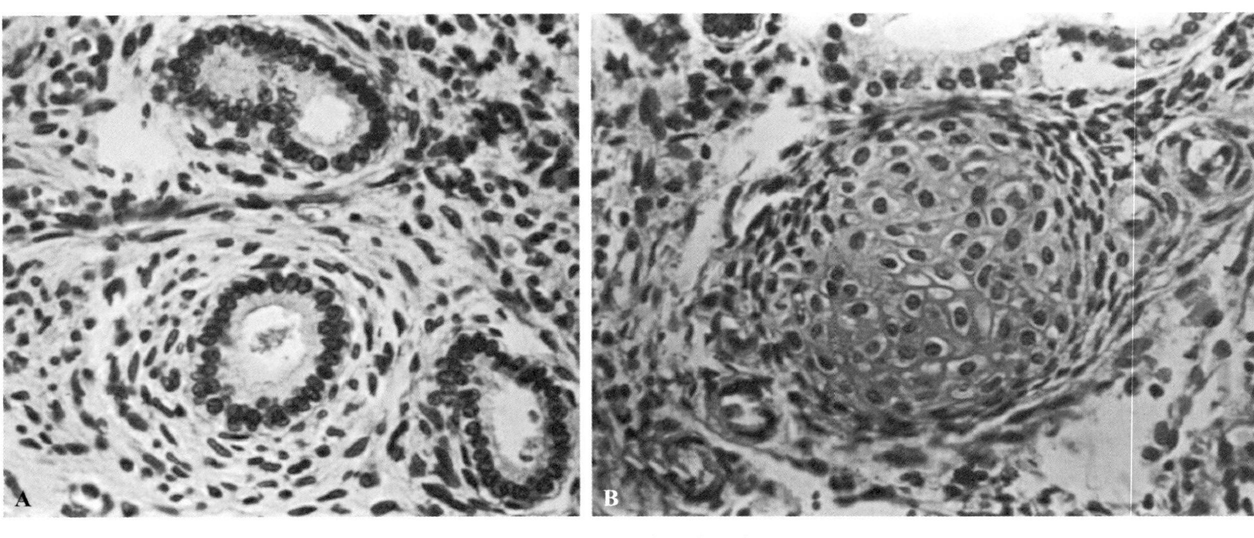

▲ 图 45-21　肾发育不良

诊断显微镜特征包括原始导管（A）和化生软骨（B）

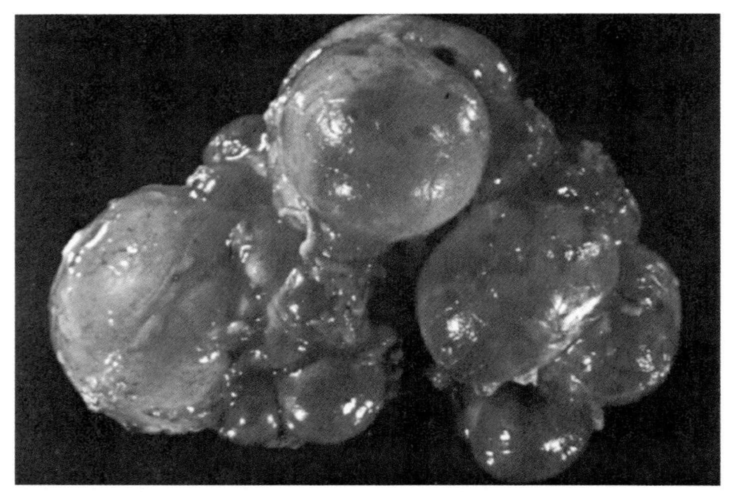

◀ 图 45-22　重度肾囊性发育不良（多囊肾）

肾脏结构明显扭曲

MCDK 的表现取决于它是双侧的还是单侧的。双侧 MCDK 导致羊水过少和 Potter 综合征，患病胎儿较难存活。单侧 MCDK 可能在新生儿时期通过肾脏肿块评估被诊断出来，或者之后在病变的肿块效应引起的腹部不适时被诊断出来[572]。一系列超声检查显示，33% 的 MCDK 在 2 岁时完全消退，47% 在 5 岁时完全消退，59% 在 10 岁时完全消退。高血压或恶变的发生非常罕见[573]。由于 MCDK 的风险低且有逐渐消退的趋势，儿童 MCDK 的治疗通常是保守的[574]。当具有手术指征时，腹腔镜肾切除术比开腹肾切除术更可取。应该注意的是，当对侧肾脏相关尿路畸形的风险增加（如肾盂输尿管连接部梗阻和膀胱输尿管反流），同时只有超声发现对侧肾脏或输尿管异常时，才考虑进行排尿膀胱造影术检查[575]。

七、其他肾脏囊性疾病

（一）单纯性肾囊肿

1. 流行病学

单纯性囊肿是人类肾脏中最常见的囊性异常[576]。单纯性囊肿可以是单发的，也可以是多发的，囊液的化学性质类似于血浆的超滤液。囊肿在儿童中非常罕见，但随着年龄的增长，囊肿的发生率也在增加[577]。在一项尸检研究和附带的 CT 检查中，约 25% 的囊肿患者为 40 岁，50% 的囊肿患者为 50 岁。一项对 1948 名潜在肾捐赠者（42% 为男性，平均年龄为 43 岁）进行的更敏感的 CT 血管造影研究显示，有 39%、22%、7.9% 和 1.6% 的 19—49 岁的人和 63%、43%、22% 和 7.8% 的 50—75 岁的人中至少有一个皮质或髓质囊肿，直径分别至少为 2、5、10 和 20mm。皮质和髓质中囊肿≥ 5mm 的个数的 97.5 百分位数随年龄增加而增加（18—29 岁男性 1 个，女性 1 个;30—39 岁男性 2 个，女性 2 个; 40—49 岁男性 3 个，女性 2 个；50—59 岁男性 5 个，女性 3 个；60—69 岁男性 10 个，女性 4 个）[578]。

2. 致病机制

单纯性肾囊肿是后天性的，虽然现在有证据表明与 ADPKD 相关的轻微疾病可能被误认为是单纯性囊肿[249, 579]。目前已有几个假说用来解释该病的发病机制。肾小管梗阻和缺血可能起一定的作用。显微解剖研究表明，20 岁以后远曲小管和集合管憩室较为常见，且随着年龄的增长，憩室数量逐渐增多。囊肿被认为是来自这些憩室的渐进性扩张和脱离。囊壁对低分子溶质和抗生素似乎相对不通透，但是根据氚的扩散的测量，囊液每天的周转率可能高达 20 次。另一项研究表明，血浆中肽素（血管升压素的替代物）水平与肾囊肿的存在呈正相关，这表明血管升压素可能促进单纯性肾囊肿的发展[580]。

3. 病理学

单纯性肾囊肿通常由单层上皮细胞构成，充满透明的浆液性液体。它通常生长缓慢，但也有直径达 30cm 的巨大囊肿。单纯性肾囊肿的内表面通常是光滑的，但也有一些囊肿的内表面可能由部分隔膜形成小梁，将囊腔分成广泛相连的小室。这些分隔性单纯性囊肿与多房性囊肿不能相互混淆。单纯性囊肿通常位于皮质，使肾脏轮廓扭曲，但它们也可能起源于深层皮质或髓质，且不与肾盂相沟通。典型的囊壁薄而透明，但可能会变厚、纤维化，甚至钙化，这可能是由于早期出血或感染所致。

4. 诊断

大多数单纯性肾囊肿是在常规影像学检查中发现的（图 45-23）。鉴别单纯性肾囊肿和肾癌是一个常见的问题。因为单独排泄性尿路造影上的肾肿块表现并不能排除恶性肿瘤，所以通常需要超声、CT 或 MRI 共同来确定病变的性质。这些成像技术对单纯性肾囊肿的诊断标准已被大部分人接受，故目前已不再使用肾脏血管造影和经皮囊肿抽吸来确定肾脏肿块的性质。2% 的单纯性囊肿和 10% 的肾癌有钙沉积。但是单纯性囊肿中的钙化主要位于外周，而肿瘤中的钙化则更集中在中央。影像学技术的进步也减少了良性单纯性囊肿患者手术治疗的适

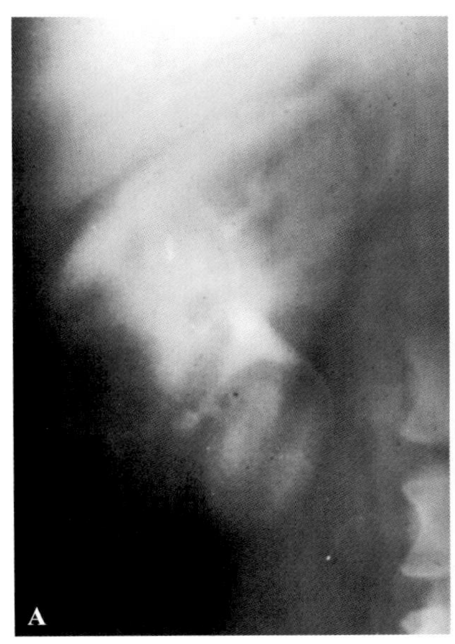

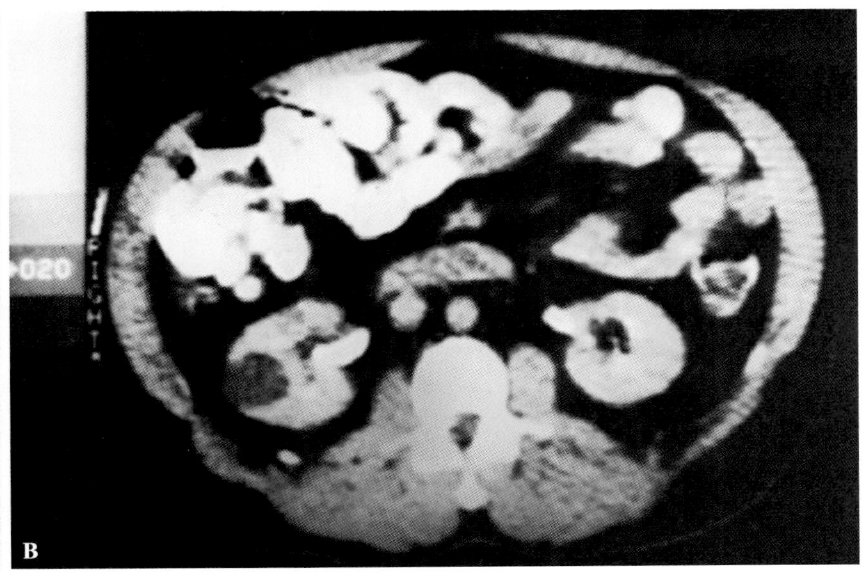

▲ 图 45-23　单纯性肾囊肿

A. 静脉尿路造影显示右肾孤立性皮质囊肿；B. 静脉注射对比剂后，CT 扫描见右肾皮质孤立性囊肿。口服对比剂突出小肠

应证。当囊肿较多且为双侧时，如果没有同时发现肝囊肿，可能很难与 ADPKD 鉴别。除非有符合常染色体显性遗传家族史的备案记录或基因检测可以证实诊断，否则应避免在可疑病例中诊断 ADPKD。

5. 临床表现

囊肿通常无症状，常常是在对一些其他问题进行肾脏检查时被发现。囊肿的发现不应降低对其他肾内或肾外病变的重视程度。巨大的肾囊肿可能会引起腹部或腰部不适，通常被描述为重量感或钝痛。然而，这种疼痛通常可以用并存的其他异常如肾结石来解释。也有文献报道了罕见病例，如增大的囊肿引起血管侵蚀，并导致血尿。然而，血尿通常可归因于另一种原因。当单纯性囊肿位于肾门或靠近肾门时，常可发现肾盏梗阻或肾积水的影像表现。在大多数（但不是所有）病例中，这些明显的梗阻性改变没有功能性意义。服用呋塞米前后进行邻碘马尿酸钠 /DTPA 放射性核素肾扫描可以辅助评估梗阻的程度。有罕见病例报道，肾内孤立的单纯性囊肿可引起肾素依赖性高血压，可能的机制是囊肿对动脉的压迫导致节段性肾缺血。感染是一种罕见但令人印象深刻的肾囊肿并发症。一般认为单纯性囊肿不会引起肾功能损害，但单纯性囊肿的存在与 60 岁以下住院患者的肾功能降低有关[581]。一项对 1948 名潜在肾脏捐赠者进行 CT 血管造影研究显示，在调整年龄和性别后，患者具有 5mm 或更大的皮质和髓质囊肿，一般与具有更高的 24h 尿白蛋白、更高的体表面积、高血压和更高的 GFR 有关[578]。肾囊肿很常见，特别是在老年男性群体中。由于肾囊肿与蛋白尿、高血压和高滤过有关，可能是早期肾脏损伤的标志。单纯性囊肿很少出现感染，被感染的患者表现为高烧、腰痛和压痛，通常还有交感性胸腔积液。大多数感染患者是女性，最常见的病原体是大肠埃希菌。尿培养结果可能是阴性的。癌症通常不是由良性单纯性囊肿引起的。对于无症状的单纯性囊肿患者，需进行定期超声随访。

6. 治疗

单纯性肾囊肿只有在出现症状或引起梗阻的情况下才进行治疗。中等大小的囊肿可以经皮抽吸，腔内注入硬化剂以防止复发。容量超过 500ml 的囊肿通常需要手术引流，现在常规使用腹腔镜技术进行手术。在成功抽吸囊液或手术切除囊肿后，高血压有时会消失。在这种病例中，肾静脉血浆肾素活性通常升高，可能的机制是囊肿对邻近血管的压迫，导致选择性肾缺血与肾素生成增加。通常对感染的肾囊肿采取手术方式，但也使用经皮穿刺抽吸和引流感染的囊肿。

（二）局限性或单侧肾囊性病变

局限性或单侧肾囊性病变是一种罕见的疾病，它涉及一个肾脏的部分或全部，该病中的囊肿与 ADPKD 中的囊肿无法区分[582]。没有家族史及剩余的肾组织和肝脏看起来完好无损有助于区分局限性或单侧肾囊性病变与不对称形式的 ADPKD，尽管 ADPKD 突变的嵌合体是一个可能的原因。该病的病因和发病机制尚不清楚。临床表现包括可触及的肿块、腰部疼痛、肉眼或镜下血尿和肾功能保存良好的高血压。

（三）髓质海绵肾

1. 流行病学

髓质海绵肾（medullary sponge kidney，MSK），也称盏前小管扩张，是一种常见的疾病。其特征是集合管囊状扩张和局限于髓质锥体的囊肿形成，特别是位于髓质内部和乳头部[583]。在使用具有严格质量标准的静脉尿路造影图像进行的研究中，尿钙结石患者的 MSK 发生率约为 13%，而在其他正常患者中 MSK 的发生率仅为 2%。特别的是，肾结石患者终生有 60% 的风险发生 MSK。肾结石患者 MSK 的患病率（8.5%；$P < 0.01$）明显高于对照人群（1.5%）[584]。在所有的钙结石患者中，女性 MSK 的发病率高于男性。

2. 致病机制

MSK 通常被认为是一种非遗传性疾病，但在几个家系中已发现常染色体显性遗传模式。在 5 个 MSK 家系中，*GDNF*（胶质细胞源性神经营养因子）基因变异被发现与疾病共分离[585]。一项对 50 名 MSK 患者家属的研究发现，27 名先证者的 59 名一级和二级亲属也患有 MSK[586]。与具有双侧 MSK 的亲属、具有单侧 MSK 的亲属和无 MSK 的亲属相比，先证者尿量、尿 pH、尿钠和尿钙逐渐降低，血清磷水平逐渐升高。研究人员将这些观察结果解释为在受影响的亲属中表现为较轻形式的 MSK。这些发现表明 MSK 的家族聚集性很常见，该疾病具有常染色体显性遗传、外显性降低和不同的表达率。

已经有一些关于 Ehlers-Danlos 综合征患者和偏身肥大症患者具有 MSK 的报道。ADPKD 患者常可见盏前小管扩张。MSK 与原发性甲状旁腺功能亢进症有关。在儿童中这种疾病罕见，支持这是一种后天性疾病，而不是先天性疾病。已经报道了一些患者中肾小管扩张和髓质囊肿的进展。

3. 病理学

尽管这种疾病的名字是髓质海绵肾，但病变肾脏并不像海绵，通常大小正常或稍大。盏前小管扩张可累及一侧或双侧肾脏的一个或多个肾乳头，70% 的病例累及双侧肾脏。扩张的集合管近端与正常大小的集合管相通，并且扩张的集合管与肾盏相交的点显示相对狭窄至接近正常的直径。它们的直径通常为 1～3mm，偶尔为 5mm，很少达到 7.5mm。它们通常含有小结石，被看起来正常的髓质间质包围。当囊性疾病更突出时，髓质可能出现炎性细胞浸润和间质纤维化。

4. 诊断

MSK 可以通过排泄性尿路造影来明确诊断，在没有输尿管梗阻的情况下，扩张的集合管在早期时相和晚期时相的 X 线片上显示时，即可明确诊断（图 45-24）。钙盐沉积在这些扩张的小管中，表现为肾结石或肾钙沉着症。MSK 患者肾结石的分布具有特征性，呈远离肾盏扇形分布。因为传统的 CT 几乎完全取代了排泄性尿路造影，MSK 的诊断现在可能不太常见。CT 上发现的髓质钙沉积或超声上发现的髓质高回声可能提示 MSK，但不能作为 MSK 的诊断依据。CT 诊断 MSK 需要使用高分辨率三维成像和晚期时相的增强 CT。

5. 临床表现

MSK 通常是一种良性疾病，可能终生保持无症状不被发现。这种疾病与反复肉眼和镜下血尿及尿路感染有关，尿路感染通常是潜在异常的第一个迹象。该病最常见的临床表现是肾结石，肾结石由草酸钙、磷酸钙和其他类型的钙盐组成，通常形成于扩张的集合管。

MSK 患者可能存在肾小管功能损害，如轻度浓缩功能障碍，与对照组相比氯化铵给药后降低尿液 pH 的能力降低，可能在短期静脉注射氯化钾后钾的最大排泄量降低。多达 30%～40% 的患者中可能发现远端肾小管不完全性酸中毒。

MSK 促进结石形成的代谢异常是否与其他疾病形成结石的代谢异常不同，一直是一个有争议的问题 [587]。高钙尿和低柠檬酸盐尿是肾小管性酸中毒的标志，也是 ADPKD 患者结石形成的代谢危险因素。许多（但不是全部）研究发现，低柠檬酸盐尿在 MSK 合并结石的患者中更常见，高钙尿也是如此。一些小规模的研究表明，高钙尿是由于肠道吸收钙增加所致，但也有一些研究表明是钙渗漏所致。钙渗漏假说可以解释已报道的与甲状旁腺增生或腺瘤及骨容积减少和骨质疏松症有关的情况。另一种假说是，MSK 患者的高钙尿反映了不完全性肾小管性酸中毒导致的骨转换异常增高。

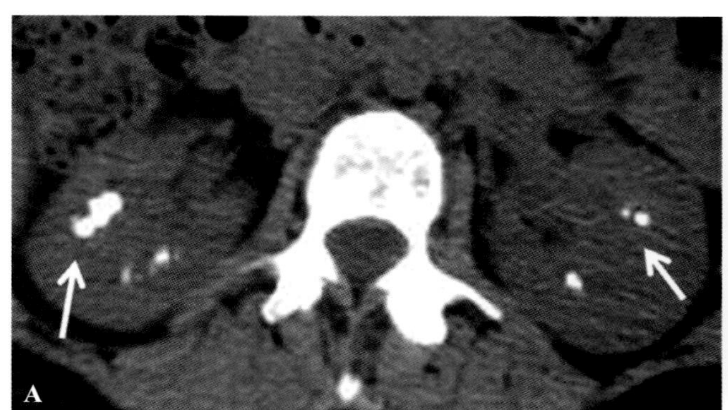

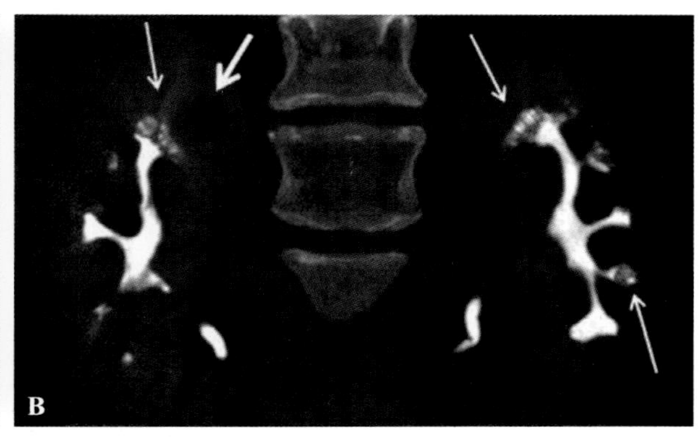

▲ 图 45-24　**CT 扫描诊断髓质海绵肾**

A. 肾脏水平的轴位 CT 平扫图像显示髓质钙质沉着（箭）；B. 冠状位的增强 CT 尿路造影排泄期图像显示髓质囊肿（粗箭）和双侧扩张的集合管，集合管呈乳头状刷缘（细箭）（经许可引自 Koraishy FM, Ngo TT, Israel GM, Dahl NK. CT urography for the diagnosis of medullary sponge kidney. *Am J Nephrol.* 2014; 39:165–170.）

一些研究强调了低柠檬酸盐尿、远端肾小管性酸中毒[588, 589]和高钙尿[587]与 MSK 的关系。然而，一些其他研究并没有发现 MSK 患者比其他肾结石患者更容易出现低柠檬酸盐尿。也有人认为钙渗漏引起的高钙尿可能导致甲状旁腺腺瘤的发展[590]。然而，对 MSK 和其他结石形成疾病患者的钙排泄的关键检查显示，吸收性高钙尿是 MSK 中最常见的钙排泄异常，59% 的患者发生吸收性高钙尿，而只有 18% 的患者是由钙渗漏导致的高钙尿[591]。MSK 很少进展为 ESRD，尽管在少数患者观察到 GFR 减少，少数患者由于反复出现尿结石、菌尿和肾盂肾炎而预后相对较差。

6. 治疗

目前针对 MSK 无特殊治疗。对于大多数偶然发现 MSK 的患者，可以告知这种疾病是良性的，一般不会危及生命。若存在肾结石和尿路感染，治疗方法与其他有这些问题的患者是一样的。一般来说，肾结石患者每天应该排出约 2.5L 尿液，以降低形成结石的风险。现已发现柠檬酸钾和噻嗪类利尿剂能有效预防 MSK 患者的结石形成。Fabris 及其同事建议使用柠檬酸钾作为 MSK 患者治疗的第一步，无论有无高钙尿、低柠檬酸盐尿、高尿酸尿或高草酸尿[592]。他们建议从每天 20mEq 开始，分两次服用，对于最初没有达到尿柠檬酸盐＞ 450mg/24h 的患者，在耐受的情况下可逐步增加剂量，每次增加 10mEq，直到达到期望的尿柠檬酸盐水平，前提是采集的 24h 尿液的 pH 低于 7.5。必须仔细监测尿液的 pH，确保 24h 尿液采集过程中的 pH 始终保持在 7.5 以下，以防止在扩张的小管中进一步形成磷酸钙结石。这种治疗方案不仅增加了尿柠檬酸盐，也显著降低了尿钙排泄（可能是较高的管腔 pH 激活了远端肾单位的上皮钙通道 TRPV5），最重要的是，结石发生率显著降低，从每个患者每年 0.58 个结石减少到 0.10。研究人员采取该治疗方案平均随访 6.5 年后，可观察到骨密度测定值的改善，总椎体 T 值从 −2.82 增加到 −1.98，总髋部 T 值从 −2.03 增加到 −1.86[593]。对于已使用最佳剂量的柠檬酸盐后仍继续排石或有高钙尿的患者，研究人员保留了噻嗪类药物的使用。

MSK 患者似乎更容易发生尿路感染，有必要采取常规预防措施，特别是在女性患者中。应避免重复不必要的血尿检查。复发性尿路感染可能是由于肾结石感染引起的，当感染源无法消除时，可能需要长期的抗菌药治疗。

（四）获得性囊性肾病

1. 流行病学

获得性囊性肾病（acquired cystic kidney disease，ACKD）的特点是小囊肿散在分布于终末期肾病患者的肾皮质和髓质中，与遗传性肾囊性疾病无关。对于诊断所需的囊性改变的程度，目前尚无一致意见，放射学研究中每个肾脏有 1～5 个囊肿不等，组织学研究中囊性改变占肾体积的 25%～40% 不等。它在男性中的患病率和严重程度高于女性，并且随着氮质血症持续时间的延长而增加。肾衰竭且透析前血清肌酐值超过 3mg/dl 的患者中有 7%～22% 的患者会出现获得性肾囊肿，透析时间＜ 2 年的患者中有 35% 出现获得性肾囊肿，透析 2～4 年的患者有 58% 出现获得性肾囊肿，透析 4～8 年的患者有 75% 出现获得性肾囊肿，透析时间超过 8 年的患者有 92% 出现获得性肾囊肿[594]。ACKD 与年龄、透析方法、种族和肾衰竭原因无关。在一项研究中，43 名接受血液透析滤过的患者与 43 名接受常规血液透析的患者相比，平均随访 63 个月后，这种疾病的发生频率或严重程度没有降低，尽管血液透析滤过的血清甲状旁腺激素和碱性磷酸酶水平明显降低。多因素 Logistic 回归分析显示，肾脏替代治疗的持续时间是 ACKD 发生的唯一危险因素[595]。肾移植手术成功后囊肿可以消退，但在长期排斥反应的影响下，囊肿也可以在移植肾中形成。环孢素已被认为可以诱发肾脏形成囊肿。

ACKD 的一个非常重要的特征是肾肿瘤的发生。经放射学评估或尸检评估，血液透析患者中肾癌的总体患病率为 1%～4%[596]。接受透析的患者中，有获得性肾囊肿患者的肾癌患病率是无获得性肾囊肿的 3 倍，囊肿较大的患者的肾癌患病率是囊肿较小的患者的 6 倍。总体而言，在接受透析的患者中，肾脏恶性肿瘤的发病率估计比普通人群高出 50～100 倍。与 ACKD 无关的肾癌相比，伴有 ACKD 的肾癌转移风险较低，预后较好。

ACKD 患者肾移植后发生肾癌的风险仍然很高。一项研究涉及 1970—1998 年间接受肾移植的

961 名患者，其中 561 名患者在 1997—2003 年间接受肾脏超声筛查[597]，约 23% 的患者发现 ACKD。该研究发现，在所有患者中肾癌的患病率为 4.8%，在 ACKD 患者中肾癌的患病率为 19.4%，在非 ACKD 患者中为 0.5%（包括 19 名以前诊断为肾癌的患者）。26% 的肾癌患者为双侧肾细胞癌。肿瘤组织学表现为透明细胞型肾细胞癌占 58%，乳头状肾细胞癌占 42%。只有一名患者发生肺转移，没有患者死亡。另一项研究对 1991—2007 年的肾移植患者每隔 6 个月进行一次超声检查[598]，平均随访 61.8 个月。10 例患者被诊断为肾癌。实性病变 2 例，囊性病变 8 例，平均大小为 2.1cm。透明细胞型 4 例，乳头状癌 6 例。所有患者均无转移。

2. 致病机制

囊肿和肿瘤的形成与发展似乎与明显的上皮增生有关。而上皮增生似乎与尿毒症状态有关，尽管获得性囊肿的发生与透析的效果之间似乎没有关联。若 ACKD 在肾移植成功时存在，囊肿和肿瘤的形成与发展似乎会减退，或至少严重程度不会增加。可以想象，肾脏质量的丧失会导致刺激增生的肾性因子产生。

3. 病理学

ACKD 通常是双侧的并且双侧病变相同，病变严重的肾脏重量小于 100g（30% 的肾脏重量＜50g），约有 25% 的患者肾脏重量＞150g（包括少数＞1000g 的特殊标本）（图 45-25）。在肾切除和尸检标本中，囊肿的数量和类型各不相同，从几个直径可达 2～3cm 的包膜下囊肿到大量弥漫分布的小囊肿。ACKD 囊肿一般比 ADPKD 囊肿小。显微解剖研究证实囊肿与近端和远端小管具有连续性，并提示其起源于小管的梭形扩张段和多个小管憩室。一些（但不是全部）免疫组织化学研究表明，ACKD 中的囊肿大多来自近端小管[599]。

在很大一部分报道的病例中，囊肿包含单个或多个（更常见）乳头状、管状或实性肿瘤，肿瘤起源于囊壁上皮，与肾细胞腺瘤或腺癌一致。这些肿瘤发生的基因改变与散发的透明细胞肾细胞癌不同。与散发性肾细胞癌相比，ACKD 相关的肾细胞癌倾向于表现出较低的 Fuhrman 级别、较低的增殖活性、大多数情况下为二倍体、较少的侵袭性行为。在一般人群中，肾癌的组织类型以透明细胞为主，但乳头状肾细胞癌比散发性肾细胞癌更具代表性[596, 597]。与 ACKD 相关的肾细胞癌组织学特征较明显，这些肿瘤的特征是丰富的嗜酸性细胞质，实性、筛状、管囊状和乳头状的多变结构，以及草酸钙晶体沉积[600-602]。有关 ACKD 相关肾细胞癌的更多讨论，请参见第 41 章。

4. 诊断

超声检查是发现肾囊肿和 ACKD 的敏感方法。然而，有囊内分隔、囊内出血、壁结节和周围钙化的复杂囊肿有时很难用超声检查与肾癌相鉴别。CT 增强扫描对复杂囊肿的诊断优于超声检查（图 45-25），但需要造影增强病变来区分良性和潜在恶性囊性病变，静脉注射碘化对比剂可能使尚未接受透析

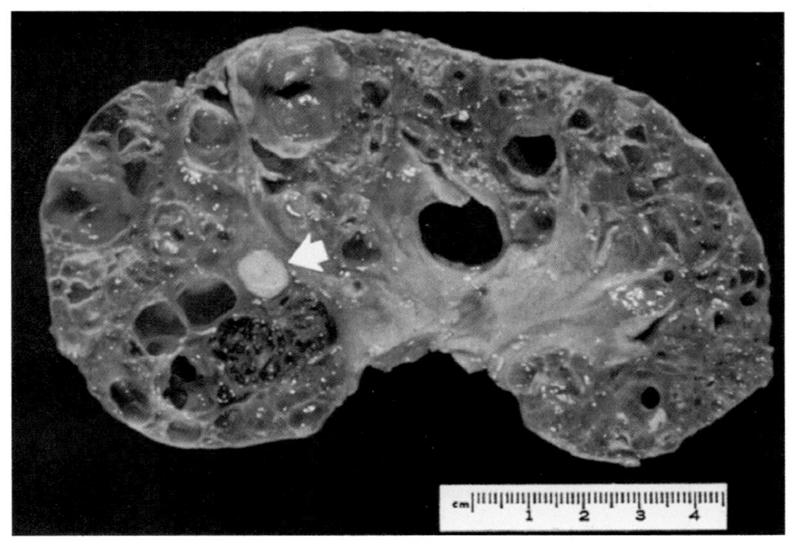

◀ 图 45-25 **获得性囊性肾病中的一个 320g 的肾脏，来自一位有 10 年血液透析史的患者**
有双侧多灶性肾细胞癌（箭）合并多系统转移

的患者或移植后肾功能受损的患者的肾功能恶化。相比之下，MRI 即使在不注射对比剂钆的情况下，也能提供具有出色组织对比度的高分辨率图像，而注射钆是肾功能受损患者的禁忌[603]。T_1 和 T_2 加权快速自旋回波 MRI 序列在不同组织之间具有非常好的对比度，并且现代技术如扩散加权序列，有助于提高诊断的准确性。

由于肾癌是 ACKD 的重要并发症，建议透析 3 年后进行超声筛查，之后每隔 1 年或 2 年进行肿瘤筛查。然而，由于肾癌在透析患者中是一种相对罕见的死亡原因，积极的肾脏成像检查（包括每年的筛查）不太可能显著降低死亡率，因此不具有成本效益[604]。最终，临床决策必须以患者个体为基础，同时考虑已知的癌症危险因素，包括长时间透析、ACKD 的存在、较大的肾脏、男性、患者的年龄和患者的总体健康状况。在特定的人群中，如年轻的透析接受者或患有 ACKD 的肾移植患者，每隔 1～2 年进行一次超声或 MRI 筛查可能是有益的。

5. 临床表现

ACKD 的发展较为隐匿，大多数患者没有任何症状。当症状出现时，常见症状包括肉眼血尿、腰痛、肾绞痛、发热、可触及的肾脏肿块和红细胞压积升高。腹膜后出血可表现为急性疼痛、低血压和休克。转移性肾细胞癌的症状较罕见。大约 20% 的 ACKD 相关肾细胞癌发生转移（散发性肾细胞癌为 50%）。

6. 治疗

ACKD 肾内或肾周出血，通常采取卧床休息和止痛药进行保守治疗，然而持续性出血可能需要肾切除术或治疗性肾脏血管栓塞。由于腹膜后出血患者具有未被发现的肾癌的风险很高，不能排除癌症的患者建议行肾切除术。如果几个较大的囊肿伴有腰部疼痛，经皮穿刺抽吸（结合细胞学检查）是一种合理的暂时性措施。成功肾移植后 ACKD 可能会消退（图 45-26）。

ACKD 患者中大于 3cm 的肾脏肿块需要切除。小于 3cm 的肿块，若患者可以耐受手术可以选择肾切除术，也可以每年进行 CT 随访，当病灶扩大时切除。虽然体积较小的肿瘤比体积较大的肿瘤发生转移的可能性小，但肿瘤体积小并不能保证不会发生转移。在准备肾移植时，即使是小肿瘤的切除也需要谨慎。因为 ACKD 背景下的肿瘤通常是多中心的和双侧性的，一些研究者建议在这些情况下进行双侧肾切除术。如果不进行双侧肾切除术，建议经常监测对侧肾脏。对于患有终末期肾病、ACKD 和可疑肿瘤的患者，腹腔镜双侧根治性肾切除术与传

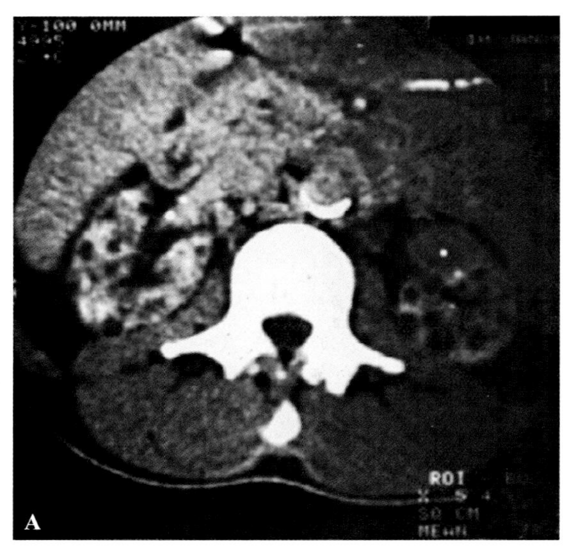

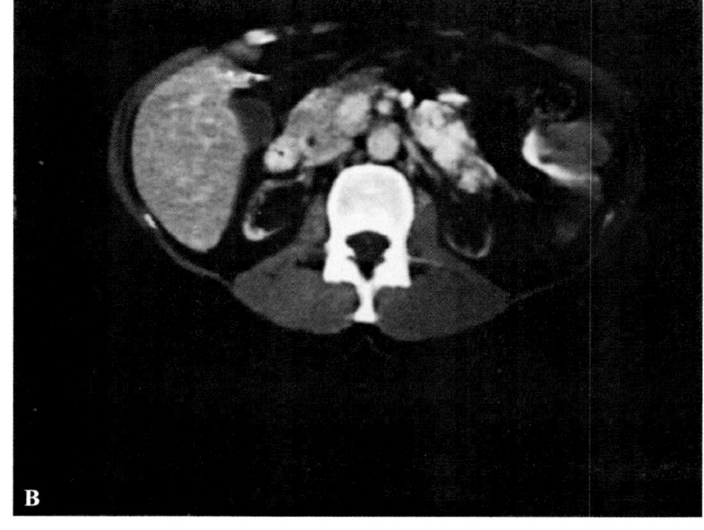

▲ 图 45-26 获得性肾囊性疾病

A. 静脉注射对比剂的 CT 扫描图像。这名男性有糖尿病肾脏疾病引起的肾衰竭，在这次检查之前接受了 6 年的血液透析。双侧肾脏增大，伴皮质和髓质弥漫性囊肿。左肾前部可见实质性肿瘤（白点）。B. 对肾移植患者的原肾进行 CT 扫描，注意到肾实质明显萎缩，与图 A 中所见的囊性改变形成对比

统开腹手术相比，是更可取的选择[605]。

八、肾囊性肿瘤

肾囊性肿瘤包括许多在术前影像学检查中不能清楚地相互区分的实体。这些实体包括囊性肾癌、多房囊性肾瘤、囊性部分分化性肾母细胞瘤及上皮间质混合性肿瘤[606]。

（一）囊性肾癌

多房和单房的囊性肾癌约占肾癌的 5%，其具有囊性的性质，也就是小于 25% 的实质成分，无坏死。囊性肾癌的组织类型通常是透明细胞型，级别低，几乎从不转移或导致死亡[607]。该病应该与因广泛坏死而含有大量囊性成分的肾癌（假性囊性坏死癌）相区别，后者具有侵袭性，通常会导致转移和死亡。诊断囊性肾癌通常需要手术切除标本，因为细针抽吸不够准确。

（二）多房囊性肾瘤

囊性肾瘤是一种罕见的良性囊性肿瘤，具有年龄和性别的双峰分布（65% 发生在 4 岁以下的患者，男女比例为 2∶1；其余发生在 30 岁以上的患者中，男女比例为 1∶8）。囊性肾瘤表现为包裹性多房性肿块，其小室既不相互连接，也不与肾盂肾盏系统相连。它们由单层无明显特征的扁平或立方形细胞和“鞋钉”细胞排列，这些细胞具有丰富的嗜酸性细胞质和大的顶核。间隔由结缔组织组成，可能含有散在萎缩的肾小管。多房囊性肾瘤是一种良性病变，但在极少数情况下可发生恶变。

（三）囊性部分分化性肾母细胞瘤

囊性部分分化性肾母细胞瘤是一种罕见的良性囊性肾肿瘤，除了间隔内的 Wilms 肿瘤成分外，在组织学上与囊性肾瘤相同。它主要发生在 2 岁以下的儿童，很少发生在成人中。它可以通过完全切除来治愈。

（四）上皮间质混合性肿瘤

上皮间质混合性肿瘤是一种罕见的肾囊性肿瘤，约有 50 例的报道。与具有单纯囊性结构、较薄间隔的囊性肾瘤和囊性部分分化性肾母细胞瘤不同，上皮间质混合性肿瘤的组织结构为部分囊性，具有较厚的囊壁实质区。除一名患者外，报道的其他患者都是女性，平均年龄为 46 岁。女性激素在该肿瘤的发病机制中发挥一定的作用，其依据是该病由女性占主导，许多患者具有长期接受雌激素治疗的病史，以及肿瘤基质细胞表达雌激素受体和孕激素受体。上皮间质混合性肿瘤是良性的，通过切除可治愈。

九、非小管源性肾囊肿

（一）肾窦的囊性疾病

肾窦囊性病变是一种良性疾病，现代影像技术可以将之与更严重的肾盂或肾实质占位性病变清楚地区分开来。在这个区域已经描述了两种类型的囊性病变，分别是肾门囊肿和肾盂旁囊肿。

肾门囊肿只在尸检中发现过，目前认为是由肾窦脂肪组织的退行性变引起，特别是在肾脏萎缩且肾窦脂肪丰富的肾脏中。由于局部的血管疾病及最近的消瘦而引起萎缩的脂肪组织发生退行性变，退行性变的脂肪组织发生液体置换形成囊肿。单层扁平的间充质细胞排列在囊壁上，囊液清澈，含有丰富的脂滴。

肾盂旁囊肿起源于淋巴管，且更为常见。囊壁非常薄，由扁平的内皮细胞构成。囊液的成分与淋巴相似。淋巴管扩张的机制尚不清楚。肾盂旁囊肿可以是多发的，也可以是双侧的。它们与肾外盆腔表面直接接触并延伸到肾窦，使漏斗部和肾盏变形。肾脏可能看起来略有增大，但增大完全是由肾窦扩张引起的，肾实质面积保持正常。双侧肾盂旁囊肿在排泄性尿路造影上可与 ADPKD 相混淆，但在 CT 或 MRI 上两者之间的区别较明确。

肾盂旁囊肿在 40 岁之后较常被诊断。通常是在评估尿路感染、肾结石、高血压和前列腺炎的过程中发现肾盂旁囊肿。尽管肾盏变形明显，但这些淋巴囊肿的压力很低，不太可能导致明显的功能性梗阻。实际上，双侧多发肾盂旁囊肿患者的肾功能通常是正常的。有时，在评估不明原因的后腰或侧腰疼痛时，肾盂旁囊肿是唯一发现的异常。肾盂旁囊肿的治疗应采取保守的治疗方案。

（二）肾周淋巴管瘤

肾周淋巴管瘤的特征是肾脏周围淋巴管扩张，

导致单房性或多房性囊性肿块的形成[608]。淋巴管阻塞可能参与了该病的致病机制，罕见的家族性病例提示致病机制中有遗传的因素。TSC 患者中也观察到了肾周淋巴管瘤[609]。据报道，妊娠会使疾病恶化，可能是因为肾脏淋巴管在处理患病情况下增加的间质液体流动方面起到了作用[610]。可能会发生一过性轻微的肾功能损害和高血压，在产后恢复正常。

（三）包膜下和肾周尿性囊肿（尿性假囊肿）

包膜下和肾周尿性囊肿是包膜下和肾周间隙内外渗尿液的包裹性集合。它们通常继发于泌尿系梗阻性疾病，如后尿道瓣膜、肾盂输尿管连接部或膀胱输尿管连接部梗阻，输尿管结石或外伤。尿性囊肿是由肾盂肾窦反流引起的，当肾盂内压 ≥ 35cmH_2O 时，就会发生肾盂反流，导致肾盏穹窿部破裂。包膜下尿性囊肿位于肾实质和肾包膜之间，而肾周尿性囊肿位于肾包膜和肾筋膜之间。治疗包括在尿性囊肿部位放置猪尾型导尿管进行临时减压，并纠正潜在的疾病。

（四）肾盂肾盏囊肿

肾盂肾盏囊肿也被称为“肾盂肾盏憩室”或“肾盏或肾盂囊肿”或“憩室”，是一种先天性或发育性来自肾小盏（Ⅰ型）或来自肾盂或相邻的肾大盏（Ⅱ型）的囊状憩室。Ⅰ型憩室更常见，通常位于肾脏两极（尤其是上端），往往比位于中央的Ⅱ型憩室体积更小，症状更少。这两种类型的直径通常都小于 1cm，但偶尔也可能相当大。囊肿被肌层包围，衬里通常是具有慢性炎症的移行上皮，内部通常含有尿液或混浊的液体。

肾盂肾盏囊肿是散发的，通常具有单侧性，影响所有年龄段。可能在多达 0.5% 的排泄性尿路造影检查中被检测到，通常无症状，除非合并肾结石或尿路感染。据报道，10%～40% 的肾盏憩室会形成结石。发生在肾盂肾盏囊肿的移行细胞癌很少有报道。治疗方面首先采取保守治疗，只有当保守治疗失败时才需要进行手术治疗。

第七篇

高血压与肾脏

Hypertension and the Kidney

第46章

原发性和继发性高血压

Primary and Secondary Hypertension

William J. Elliott　Aldo J. Peixoto　George L. Bakris　著
姚　瑶　栗　明　张　娅　郭　琴　钱晓倩　胡宁宁　赵梓易　译
林芙君　蒋更如　校

高血压一直是美国过早发病和死亡的主要因素之一[1]。在2010年[2]（图46-1）和2015年的全球疾病负担的所有危险因素分析中，高血压在全球排名第一。到2025年，预计高血压在全世界的患病率将增加60%，并将影响15.6亿人[3]。发展中国家将经历80%的增长（从6.39亿增加到11.5亿患病人群）。随着新兴国家卫生设施及公共卫生管理的改善，如同美国一样，心血管疾病（CV）已经或即将成为最常见的死亡原因，而高血压是其最常见的可逆危险因素。

使用美国的数据可以充分证明高血压对公共卫生的重要意义，其他工业化国家分析国家卫生保健数据库也得出了类似的结论[4]。在2013年死亡的45岁以上的美国人中，高血压被列为首要或重要死亡原因，占16.4%，比2000年增加了48%[1]。

高血压是脑卒中最重要的可改变危险因素[1]，从1958年美国第二大最常见死因下降到1959—2007年第三大死因，2008—2012年第四大死因，2013—2014年第五大死因[5]。目前的估计是，有77%的首次脑卒中患者的血压（BP）超过140/90mmHg。

高血压是心力衰竭的主要先决条件，无论左心室功能是否减弱或保持，这都是医疗保险受益人中急诊住院的最常见原因（2010年约有102.3万人）。因心力衰竭而首次住院的患者中，约有74%的血压达到或超过140/90mmHg[1]。

目前，终末期肾病（ESRD）患者每年的医疗保险费用最高，约占65岁以上美国人医疗保险支出的20%[6]，而高血压是ESRD的第二大常见原因。继吸烟和糖尿病之后，高血压是周围血管疾病最重要的危险因素，也是美国截肢的第二大主要原因[1]。高血压可能是可治疗的血管性痴呆的最重要原因，在2014年，高血压在美国的死亡原因中排名第六，并且是进入疗养院的第三大主要原因。高血压在美国人使用医疗保险的慢性病中排名第一。这可能是由于年龄调整后的患病率高[2013—2014年，美国全国健康和营养检查调查（NHANES）中33.5%的18岁以上成年人]和治疗明显改善预后的事实。

所有医疗保健提供者通常都会遇到可能因血压降低而受益的人。将来，由于高血压的患病率随肥胖症患病率的增加和寿命的延长而增加，因此更多的人可能会需要抗高血压治疗[7]。

一、高血压的定义

传统意义上，高血压被定义为诊室内的BP持续升高，达到或超过140/90mmHg[8-11]。血压是遗传易感性高血压的表型表达。确诊为高血压的BP阈值来自大量的流行病学研究，这些研究表明，血压高于140/90mmHg水平时死亡率较高[12]。

在美国，2003年全国预防、检测、评估和治疗高血压联合委员会第七次报告（JNC 7）颁布的国家指南简化了高血压和相关疾病的分类[8]。最近的指南认可并扩展了此分类（表46-1）[13]。血压的五种类别——正常、升高、1期、2期和3期高血压与CV风险逐渐增加有关，并且独立于任何其他风险因素（包括年龄；参见表46-1）[13]。最近的指南已经定义了开始治疗时应考虑的血压升高水平，这不仅基于BP水平，而且还基于随后10年中10%以

1990 年

平均等级 (95% UI)	危险因素
1.1 (1～2)	1 幼年期低体重
2.1 (1～4)	2 家庭空气污染
2.9 (2～4)	3 吸烟（不包括 SHS）
4.0 (3～5)	4 高血压
5.4 (3～8)	5 次优的母乳喂养
5.6 (5～6)	6 酒精
7.4 (6～8)	7 PM 环境污染
7.4 (6～8)	8 缺乏水果
9.7 (9～12)	9 空腹血糖升高
10.9 (9～14)	10 高体重指数
11.1 (9～15)	11 铁缺乏
12.3 (9～17)	12 高钠
13.9 (10～19)	13 缺少坚果和谷物
14.1 (11～17)	14 总胆固醇升高
16.2 (9～38)	15 环境卫生
16.7 (13～21)	16 缺少蔬菜
17.1 (10～23)	17 维生素 A 缺乏
17.3 (15～20)	18 全谷物减少
20.0 (13～29)	19 锌缺乏
20.6 (17～25)	20 低 omega-3
20.8 (18～24)	21 职业损伤
21.7 (14～34)	22 未净化的水
22.6 (19～26)	23 职业性腰痛
23.2 (19～29)	24 深加工肉类
24.2 (21～26)	25 药物
	26 低纤维素
	30 铅

2010 年

危险因素	平均等级 (95% UI)	% 变化 (95% UI)
1 高血压	1.1 (1～2)	27% (19～34)
2 吸烟（不包括 SHS）	1.9 (1～2)	3% (-5～11)
3 酒精	3.0 (2～4)	28% (17～39)
4 家庭空气污染	4.7 (3～7)	-37% (-44～-29)
5 缺乏水果	5.0 (4～8)	29% (25～34)
6 高体重指数	6.1 (4～8)	82% (71～95)
7 空腹血糖升高	6.6 (5～8)	58% (43～73)
8 幼年期低体重	8.5 (6～11)	-61% (-66～-55)
9 PM 环境污染	8.9 (7～11)	-7% (-13～-1)
10 缺乏身体锻炼	9.9 (8～12)	0% (0～0)
11 高钠	11.2 (8～15)	33% (27～39)
12 缺少坚果和谷物	12.9 (11～17)	27% (18～32)
13 铁缺乏	13.5 (11～17)	-7% (-11～-4)
14 次优的母乳喂养	13.8 (10～18)	-57% (-63～-51)
15 总胆固醇升高	15.2 (12～17)	3% (-13～19)
16 全谷物减少	15.3 (13～17)	39% (32～45)
17 缺少蔬菜	15.8 (12～19)	22% (16～28)
18 低 omega-3	18.7 (17～23)	30% (21～35)
19 药物	20.2 (18～23)	57% (42～72)
20 职业损伤	20.4 (18～23)	12% (-22～58)
21 职业性腰痛	21.2(18～25)	22% (11～35)
22 深加工肉类	22.0 (17～31)	22% (2～44)
23 家庭暴力	23.8 (20～28)	0% (0～0)
24 低纤维素	24.4 (19～32)	23% (13～33)
25 铅	25.5 (25～29)	160% (143～176)
26 环境卫生		
29 维生素 A 缺乏		
31 锌缺乏		
33 未净化的水		

—— 位序升高
----- 位序降低

▲ 图 46-1　**1990 年和 2010 年，所有年龄段和性别的全球危险因素排名的不确定性区间为 95%，变化百分比**

PM. 颗粒物；SHS. 二手烟（引自 Lim SS, Vos T, Flaxman AD, Danaei G, Shibuya K, Adair-Rohani H et al. A Comparative Risk Assessment of Burden of Disease and Injury Attributable to 67 Risk Factors and Risk Factor Clusters in 21 Regions, 1990-2010: A Systematic Analysis for the Global Burden of Disease Study 2010. *Lancet* 2012;380:2224-2260.）

表 46-1　在美国，高血压的血压分类及其相关诊断 [a]

血压分类 [b]	收缩压		舒张压
正常	＜ 120mmHg	和	＜ 80mmHg
升高	120～129mmHg	和	＜ 80mmHg
高血压			
• 1 期	130～139mmHg	或	80～89mmHg
• 2 期	140～159mmHg	或	90～99mmHg

a. 如果收缩压和舒张压分为两个不同的诊断类别，则应使用较高的类别（如 162/92mmHg 为 3 期高血压；134/72mmHg 为 1 期高血压）
b. 定义引自 Whelton PK, Carey RM, Aronow WS, et al. 2017 ACC/AHA/AAPA/ABC/ACPM/AGS/APhA/ASH/ASPC/NMA/PCNA Guideline for the Prevention, Detection, Evaluation, and Management of High Blood Pressure in Adults: Executive Summary: A Report of the American College of Cardiology/American Heart Association Task Force on Clinical Practice Guidelines. *Hypertension*. 2018;71:1269–1324.
在美国以外使用不同的分类方案

上的心血管风险。因此，在患有慢性肾脏病（CKD）的人中，所有血压超过 130/80mmHg 的人不仅需要生活方式的干预，而且还需要至少使用一种降压药治疗[13]。

诊室血压测量结果通常显示出比期望值低的准确性和可重复性，尤其是在测量过程中未格外小心的情况下（框 46-1）[8, 10]。因此，人们越来越关注其他测量 BP 的方法，这些方法可以消除人为错误或涉及更昂贵的设备（请参阅下文）。

血压目标的演变

随着更多数据的获得，基于指南的高血压定义在过去 40 年中得到了发展（图 46-2）。舒张压阈值从 95mmHg 改为 90mmHg，同时建议在诊断中使用 Korotkoff Ⅴ期（声音消失）而不是Ⅳ期（声音减弱）。高血压定义中收缩压的改变是渐进的（图 46-2）。

在 JNC 1 和 2（1977—1982 年）中，仅通过舒张压 BP 值来诊断高血压。在 JNC 3 和 4 中，定义了“单纯收缩期高血压”（收缩压≥ 160mmHg，舒张压＜ 90mmHg），但未提出治疗建议（图 46-2）。

自 1993 年以来，许多指南已确认单纯收缩期高血压是值得治疗的[7, 11]。降低血压的治疗在这一亚组的老年人中具有降低发病率和死亡率的获益[14, 15]。来自近 100 万人的数据汇总从 61 项长期的流行病学研究中得出的结论是，收缩压可预测约 89% 的年龄分层的卒中死亡和 93% 的冠心病死亡，而舒张压的预测性相对低得多（分别为 83%

框 46-1　正确的诊室血压测量中的基本要素

- 在测量血压（BP）前，让患者在坐姿中休息至少 3～5min
- 在测量过程中，患者和测量者均不得讲话
- 患者的双腿不要交叉，并应舒适地坐在有手臂和背部支撑的椅子上
- 使用手臂作为首选的测量位置
- 确保测量设备得到充分维护和校准
- 使用合适的袖带以适合手臂的周长，袖带的长度应至少覆盖手臂周长的 80%。成人的推荐袖带尺寸如下：
  成人小号（12×22cm）：手臂周长 22～26cm
  成人（16×30cm）：手臂周长 27～34cm
  成人大号（16×36cm）：手臂周长 35～44cm
  成人大腿（16×42cm）：手臂周长 45～52cm
- 将袖带的下端放在肘前窝上方 2～3cm 处
- 将手臂放在与心脏平齐的高度
- 至少进行两次 BP 测量并取平均数。如果前两个值之间存在差异，则进行更多测量
- 测量两只手臂的血压以确定手臂之间的差异（约 20% 的个体差异＞ 10mmHg）。如果不同，则报告在较高 BP 的手臂上获得的值
- 如果通过听诊器使用听诊法，则分别使用 Korotkoff Ⅰ期（出现）和Ⅴ期（消失）来定义收缩压和舒张压
- 如果使用无液压力计或水银压力计，放气速率是 2～3mmHg/s（自动示波测量设备的通气率有很大差异，并且是根据专有算法定义的）

引自 Whelton PK, Carey RM, Aronow WS, et al. ACC/AHA/AAPA/ABC/ACPM/AGS/APhA/ASH/ASPC/NMA/PCNA Guideline for the Prevention, Detection, Evaluation and Management of High Blood Pressure in Adults: A Report of the American College of Cardiology/American Heart Association and Task Force on Clinical Practice Guidelines. *Hypertension*. 2018;71(6):e13–e115.

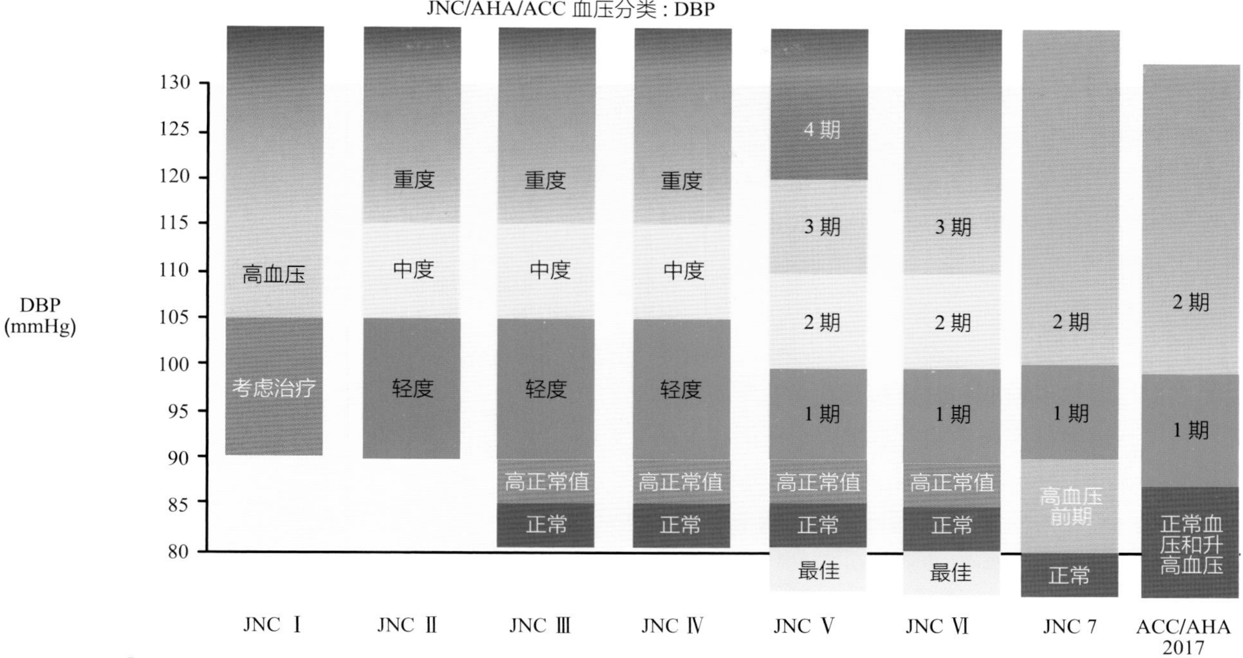

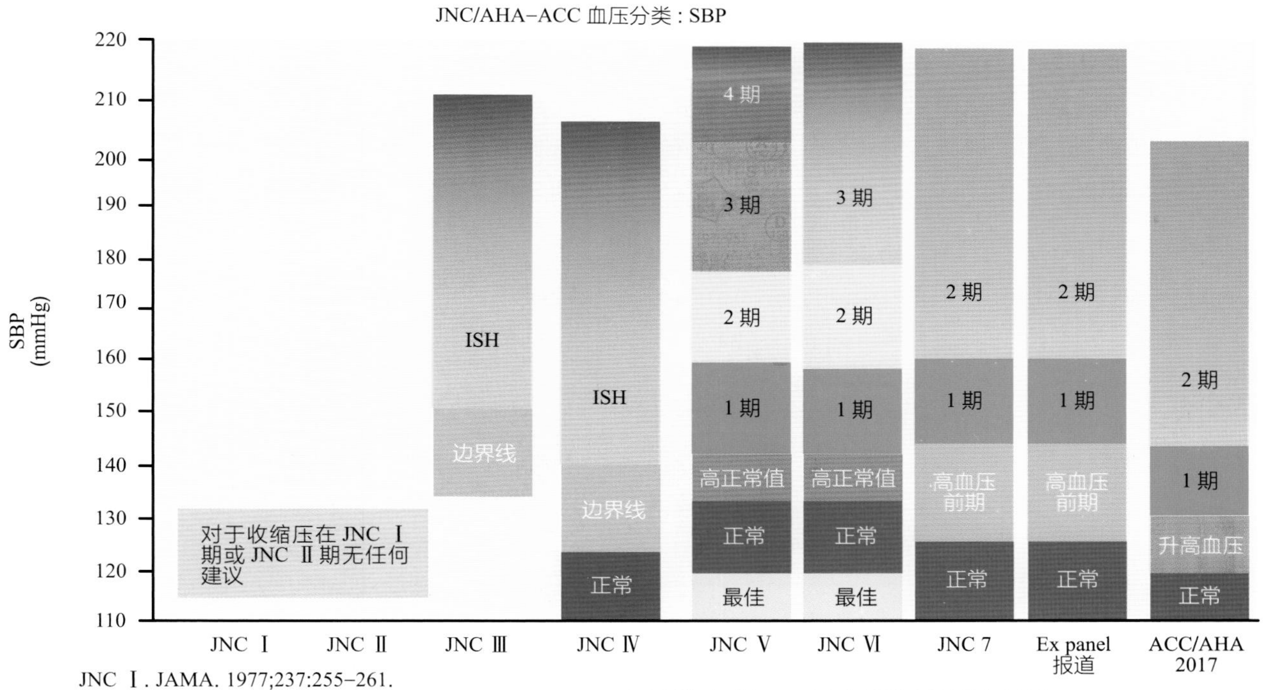

▲ 图 46–2　**A. 预防、检测、评估和治疗高血压国家联合委员会（JNC）/ 美国心脏协会（AHA）/ 美国心脏病学会（ACC）DBP 分类；B. JNC/AHA/ACC SBP 分类**

DBP. 舒张压；ISH. 单纯收缩期高血压；SBP. 收缩压

和 73%）[9]。

除了大量将收缩压升高与心血管事件联系起来的流行病学数据外[2-4, 9, 16]，11 项临床试验还对 28 436 例患者中使用抗高血压药物与安慰剂或未进行治疗进行了比较。这些试验表明，相关的治疗获得的发病率和死亡率获益与收缩压降低相关，而非舒张压降低[14]。

二、流行病学

高血压增加了长期心血管和肾脏病的发病率及死亡风险，因而被广泛治疗，事实上降压治疗也的确阻止了其中一些事件的发生。从 1948 年开始的 Framingham 心脏研究到现在，无数流行病学研究都记录了可归因于血压水平升高的风险[2-4, 9, 15, 16]。综合数据的 Meta 分析证实了无论在西方还是东方人群中，血压水平都与脑血管病和冠心病有着持续的联系[2-4, 9, 15-17]。此外，血压在流行病学研究中与左心室肥厚（LVH）、心力衰竭、周围血管疾病、颈动脉粥样硬化、ESRD 和亚临床 CV 疾病的发生相关。一项历时 15 年，涉及近 12 000 名退伍军人的自然历史研究表明，血压水平与 ESRD 风险相关（图 46-3）[18]。请注意，在这项研究中发现，ESRD 的最高风险是血压超过了肾脏自身调节范围（即收缩压＞180mmHg）。

CV 的风险因素倾向于聚集，因此与正常人相比，高血压人群更容易患 2 型糖尿病或血脂异常，尤其是三酰甘油水平升高和高密度脂蛋白胆固醇水平降低。其共同点可能是胰岛素抵抗，可能是因为高血压和肥胖症并存。

（一）年龄和高血压

年龄的增长是高血压进展的主要危险因素（图 46-4），也是对心血管和肾脏事件具有独立影响的强烈混杂因素。

在 61 项流行病学研究中，对近 100 万个体平均随访了 13.3 年，血压水平最高的人死于缺血性心脏病或脑卒中的风险与年轻 20 岁但血压水平最低的人大致相同[9]。在 Framingham 研究中，55—65 岁的男性或女性终生患高血压的风险超过 90%[19]。在这项研究中，存活至 65—89 岁的人中有 87% 的高血压男性和 93% 的高血压女性存在收缩压升高。对 Framingham 数据集进行的分析中，在 99% 的病例中，使用收缩压而非舒张压正确地将 60 岁以上的高血压患者做了合适的分期[12]。

这些数据突出了收缩压对公共卫生的重要性，尤其是对 50 岁以上的人群。在这类个体中，收缩压比舒张压能更好地预测高血压靶器官损害和未来的心血管及肾脏事件[9, 20, 21]。总体而言，收缩压每增加 20mmHg，心血管死亡的风险就会增加 1 倍[9]。

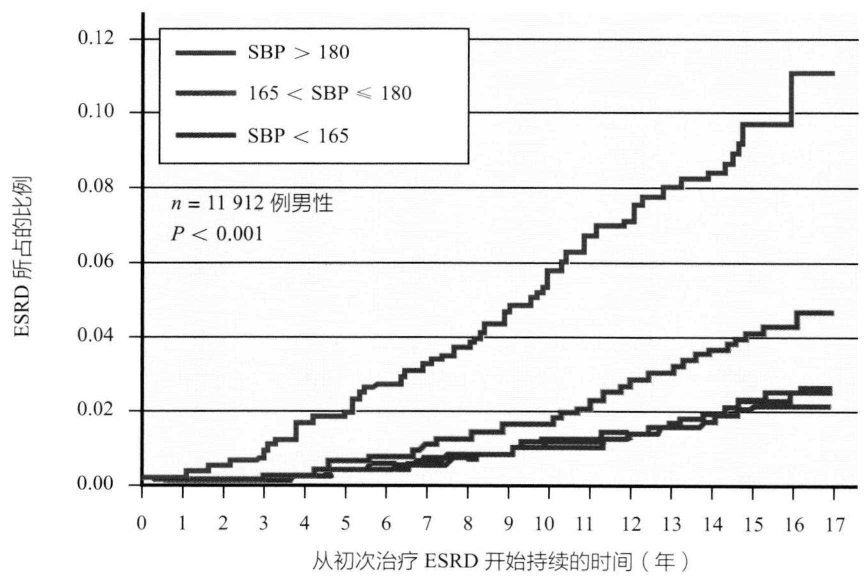

▲ 图 46-3 退伍军人事务高血压诊所对终末期肾脏病（ESRD）的 17 年随访

SBP. 收缩压（mmHg）

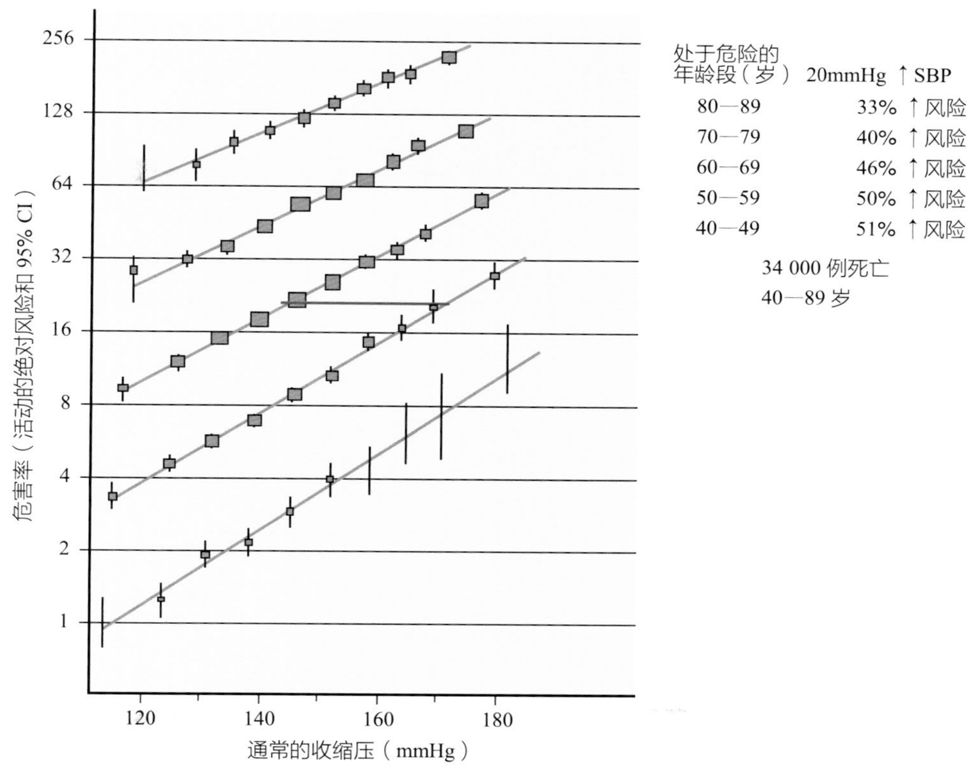

▲ 图 46-4　**在该 10 年开始时，每个 10 年的冠心病死亡率与收缩压（SBP）的关系**

CI. 置信区间

根据 1974—2014 年的 NHANES 数据，在美国普通人群中，收缩压控制在 140mmHg 以下的可能性比舒张压控制在 90mmHg 以下的可能性小。2013—2014 年，在美国有近 54% 的高血压控制不佳的人是 60 岁及以上人群[22]。然而，降压药物治疗可降低整个年龄段发生 CV 事件的风险，并且对老年人（包括 80 岁以上的老年人）具有最大的绝对益处[23-25]。

年轻一代美国人的肥胖流行，对儿童和青少年高血压的诊断变得越来越重要[26]。美国现行指南建议至少每年对儿童进行一次血压测量，但标准值取决于儿童的性别、年龄和身高[27]。因此，对儿童和青少年血压水平的解释通常涉及将儿童的平均血压（来自 3 次就诊）与一个综合表进行比较，该表提供了升高的阈值（传统上血压在第 90～95 百分位数之间）、高血压（血压在第 95～99 百分位数之间），以及严重的高血压（第 99 百分位数或更高）。

（二）性别与高血压

高血压是男性和女性都面临的主要问题，但男性往往会发生得更早（图 46-5），高血压的不良临床后果也是如此。在 70 岁以上的人群中，女性比男性更容易患上高血压[1, 22]和发生心血管事件。在流行病学研究中，年龄和体重指数比性别更容易预测高血压的发生。高血压的药物治疗对男女的益处大致相同[28, 29]。

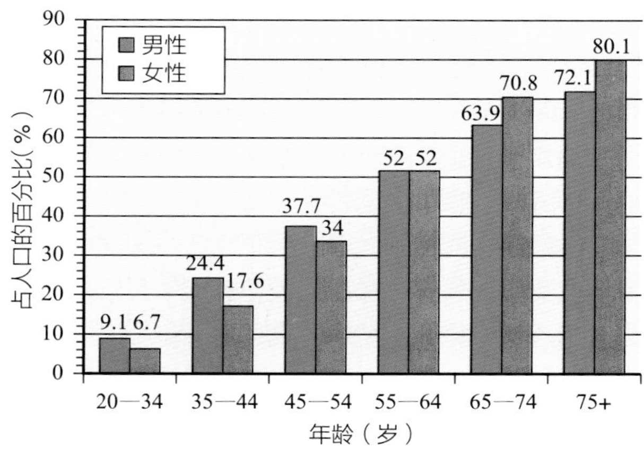

▲ 图 46-5　**根据 2007—2010 年美国国家健康与营养调查，按年龄和性别划分的美国成年人（≥ 20 岁）高血压患病率**

（三）种族、民族与高血压

与以前的调查类似，NHANES 2011–2014 年得出结论，即使在调整年龄之后，非西班牙裔黑人的高血压患病率也比非西班牙裔白人高约 50%（41.2% vs. 28.0%）[22]。非西班牙裔亚洲人或西班牙裔人的高血压患病率略有降低，但没有明显降低（分别为 24.9% 和 25.9%）。高血压的患病率在地理上是不同的，在美国东南部的黑人和白人中患病率最高（所谓的脑卒中带）。也许是由于持续的公共卫生举措，非西班牙裔黑人在 2011—2012 年 NHANES 中对高血压的知晓率（达 85.7%）和治疗率（达 77.4%）最高，但其 2011—2014 年的血压控制率却落后于非西班牙裔白人（年龄调整后为 48.5%～55.7%）。在过去 10 年中，这种模式一直保持不变。

尽管从 1988—1991 年和 2011—2014 年 NHANES 的数据来看，高血压的患病率有所增加，但与墨西哥裔美国人或非西班牙裔白人相比，非西班牙裔黑人的患病率上升幅度最大。与非西班牙裔白人和墨西哥裔美国人相比，在 2011—2014 年 NHANES 中，非西班牙裔黑人女性的高血压患病率略高于男性（41.5% vs. 40.8%）。根据 2011—2014 年 NHANES，在所有 3 个种族和族裔群体中，女性对血压的认识、治疗和控制率均高于男性。

也许由于血压控制率的长期历史差异，黑人的高血压长期不良后果仍然比白人更为普遍，但最近 10 年间这种差异有所减少 [1]。2014 年，黑人按年龄调整的心脏病死亡率增加了 24%，脑卒中增加了 41%、高血压或高血压肾病增加了 111% [5]。2014 年，黑人或美洲原住民的 ESRD 发病率是白人的 3.1 或 1.2 倍 [30]。尽管利尿剂或钙通道阻滞剂（CCB）作为减少黑人 CV 事件的初始疗法可能具有优势，但对于高血压肾小球硬化的非裔美国人，在预防肾功能下降方面，血管紧张素转化酶（ACE）抑制剂优于 CCB 或 β- 受体拮抗剂 [1, 29, 31]。因此，当前大多数高血压指南均建议在所有种族和族裔群体中采用联合用药法控制血压 [11, 13, 32, 33]。

尽管西班牙裔人的高血压患病率低于非西班牙裔黑人和白人，但高血压仍是一个值得关注的问题。无论男性还是女性（1999—2006 年 NHANES 中分别为 25.6% 和 31.9%，而 2007—2014 年 NHANES 中分别为 37.0% 和 49.2%），墨西哥裔美国人在年龄调整后高血压的患病率仍然最低 [1]。

（四）血压控制率

尽管在确定与血压升高相关的风险方面取得了重大进展，并证明将血压降低至一定范围内可降低因心血管疾病和脑卒中而死亡的风险，以及降低肾脏疾病的进展，但仍需要改进的方法来实现和维持血压控制。我们提供 8 种不同的降压药物类别中的 125 种以上不同的药物，其中大多数是通用的，可帮助降低血压，还有 20 多种固定剂量单药联合药物。尽管如此，在世界上许多地方的血压控制仍然不是很理想 [2, 3, 16, 22, 34, 35]。

自 1974 年以来，美国的血压控制率（＜ 140/90mmHg）已经有了实质性的改善（图 46-6），并且在最近 4 次两年一次的 NHANES 报告中血压控制率稳定在 50% 以上 [1]。加拿大 [35] 和英国 [36] 通过提高高血压的治疗率和控制率，成功地减少了心血管病住院或死亡的人数。

对于未经诊断、未经治疗或年龄较大的个体及收缩压（而非舒张压）血压，无法控制的高血压的患病率更高。一些医疗服务提供组织报告说，血压控制率超过 60%～80% [37]。血压控制方面的这些改善归因于系统性的改进，该系统改进通常会在每次

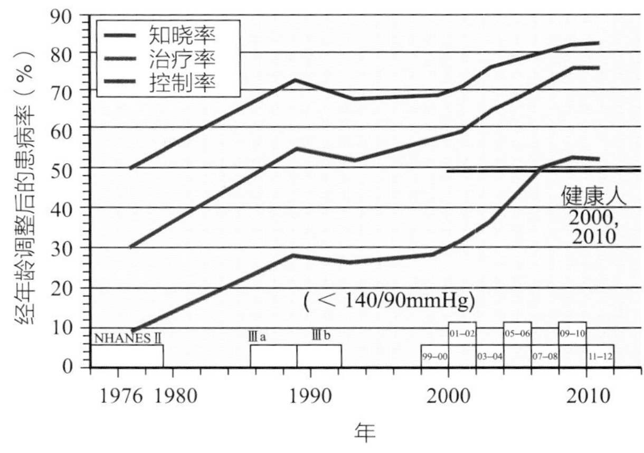

▲ 图 46-6 **1973—2012 年美国国家健康和营养检查调查（NHANES）的高血压知晓率、治疗率、控制血压＜ 140/90mmHg 达标率**

从 2000 年开始的 50% 水平线，符合健康人群 2000 年、2010 年颁布的高血压控制目标，健康人群 2020 年的比例已经上升到 61.2%。X 轴正上方框中小数字（如Ⅲa、Ⅲb、99–00）反映了 NHANES 数据收集时间命名规则

临床遇到未控制的血压时，引起医疗保健提供者的注意，建立高血压患者登记表，增加血压测量的便利性及更广泛地使用固定剂量单药联合治疗[37]。

缬沙坦控制高血压长期使用评估（VALUE）试验提示，发现高血压后在相对短的时间内控制达标能够更好获益，而不应该经过数月的时间控制血压达标[38]。尽管随机比较是在最初接受缬沙坦或氨氯地平的高危高血压患者之间进行的，但无论最初采用何种随机疗法，在治疗的前 6 个月内达到目标血压的个体中，对心血管事件的预防明显更好。在欧洲收缩期高血压临床试验[39]卒中或 CV 事件例数及老年收缩期高血压项目（SHEP）[40]死亡数均显示出类似的早期控制血压可带来长期益处。

三、高血压经济学

尽管在美国常用抗高血压药物（包括除肾素抑制剂以外的所有类别）的有效性大大降低了高血压的治疗成本，但有限的经济资源和药物短缺一直是世界其他地区的主要问题。即使在美国，处方受限，事先授权流程，“逐步编辑”（以成本效益最高的药物治疗开始，并在必要时逐步过渡为成本更高的疗法），以及其他处方和配药障碍也限制了整体血压控制费率。当前许多单药复方制剂都是按常规价格定价的，其成本通常低于购买单药成分所要支付的花费。许多包括噻嗪类利尿剂的单药复方制剂价格并没有超过不含利尿剂成分的单药成分。

对高血压及其治疗的经济性进行适当的分析应包括在药物、患者就诊和（或）实验室检查上花费的资源[41]。对于许多高危患者，未经治疗的高血压带来的昂贵并发症远远超过了有效治疗带来的不便和费用。在美国，2012—2013 年高血压预计花费约 512 亿美元（与 CV 疾病相关）[1]，2014 年与 CKD 相关的花费约 580 亿美元[30]，尽管存在不确定的重叠（如因心力衰竭住院的高血压合并 CKD 患者）。降压药的成本约为 197 亿美元，占高血压总支出的 18%。在过去的 10 年中，由于仿制药物的广泛使用，该支出的比例一直稳定下降，而仿制药最近占美国所分配的降压药物的 90%。

四、病理生理学

血压形成的生理学涉及心排血量（CO）和全身血管阻力（SVR）的综合作用：

血压 = CO × SVR

这些参数中的每一个都有其自己的决定因素：

CO = 心率 × 每搏输出量

SVR = 80 ×（平均动脉压 − 中心静脉压）/CO

此视图已简化，但提供了一个框架来明确血压调节中的相关因素。随着适应性机制调整 SVR 以使血压正常化，CO 的变化通常会导致短暂的血压变化（数小时至数天）。但是，SVR 的改变能够使血压持续增加。以下内容总结了导致血压调节的相关机制。

（一）压力性尿钠排泄和盐敏感性

压力性尿钠排泄是 CO 和 SVR 影响血压调节的关键因素。压力性尿钠排泄的定义是由于血压的轻度升高而导致肾钠排泄的增加，通常是由于细胞外液量的增加，使血压保持在正常范围内[42-44]。该概念对于理解高血压的可持续性必不可少。如果将设定点血压理解为细胞外体积和压力钠尿平衡时的血压，则可以得出结论，只有压力性尿钠排泄异常时才能维持血压的变化。压力性钠尿会持续数小时至数天，并受到生物物理学和体液因素的调节。

在正常状态下，钠摄入量增加会导致细胞外液和血压增加。由于体积和压力之间存在陡峭的关系，血压的小幅升高会产生钠尿，从而恢复钠平衡，并使血压恢复正常（图 46–7）。细胞外液量的增加和升高的血压导致通过直小血管的血流量增加，从而刺激了旁分泌因子的生成，如一氧化氮（NO）和三磷酸腺苷（ATP），可以在肾脏多个部位抑制肾小管钠离子的重吸收[45]。一氧化氮也会减弱小动脉自身调节的肌源性反应，从而使血流量增加，这对于增加肾血流量和间质压力是必不可少的[44, 45]。

肾脏适应钠负荷的能力非常出色，可以适应高达 50 倍的钠摄入波动[43]，但是在慢性高血压的情况下，这种反应明显减弱，因此需要更高的血压促进尿钠排泄。这些异常的钠处理状态会导致钠敏感性高血压，如在肾小球滤过率（GFR）降低或 Ang Ⅱ水平升高的情况下（图 46–7）。在这种情况下，细胞外液量的变化相对较小（3%～5%），但由于 SVR 升高，导致出现了慢性高血压状态。引起这种血管作用的机制尚未完全了解，但可能涉及肾素 −

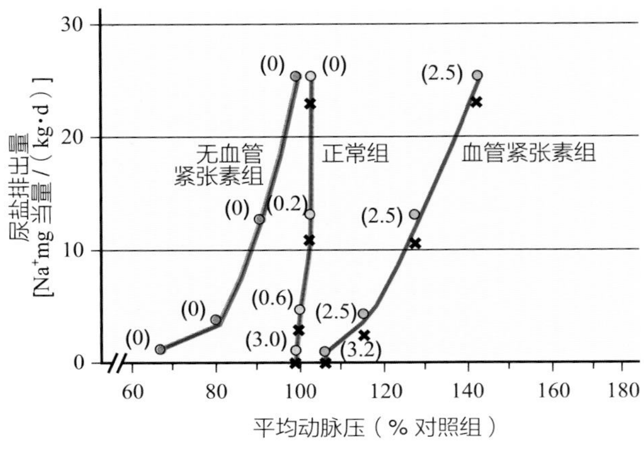

▲ 图 46-7　**不同钠摄入量的狗的压力性尿钠曲线（反映在尿盐排出量，y 轴）**

在正常状态下，钠摄入量的大幅波动对血压的影响微乎其微。在血管紧张素Ⅱ（Ang Ⅱ）水平高的状态下（本模型中为 Ang Ⅱ输注），血压显著升高，即使钠摄入量略有增加。相反，在 Ang Ⅱ不存在或浓度较低的状态下（本模型中使用卡托普利），钠含量的增加只会在较低的血压水平上导致血压升高；一旦血压恢复正常，这种关系与正常肾脏的关系相似。括号内的值为 Ang Ⅱ的相对估计浓度（1 为参考值）（引自 Elliott W. Economic considerations in hypertension management. In: Izzo JL J, Black HR, eds. Hypertension Primer. Dallas: American Heart Association; 2008; 331–334.）

血管紧张素 – 醛固酮系统（RAAS；高 Ang Ⅱ水平）和其他几种血管收缩物质的活性增加[44]，稍后将讨论。

压力性尿钠排泄过程也由生物物理因素介导。肾间质静水压升高是重要因素。钠负荷导致自律调节明显较差的直小血管压力升高，而肾皮质管周毛细血管的压力仍然正常[46, 47]。直小血管血流约占肾脏总血流的 10%。间隙压力的增加通过增加 20- 羟基二十碳四烯酸 [花生四烯酸的脂氧合酶产物和钠钾腺苷三磷酸酶（Na^+–K^+–ATP 酶）的抑制剂] 而大大抑制了钠的转运，导致 Na^+–H^+– 交换异构体 3（NHE3）的活性下降[46]。另外，增加的组织间隙压力限制了近端肾小管旁细胞通路，从而使尿钠排泄最大化。

由于压力 – 钠关系异常对于维持血压的慢性升高至关重要，因此它们代表了任何类型高血压的发病机制的基本步骤，不仅是原发性高血压，也包括大多数继发性高血压的维持阶段，如肾性高血压和肾血管性高血压、醛固酮增多症、糖皮质激素过多、主动脉缩窄和嗜铬细胞瘤。

肾脏钠潴留与高血压之间的相互作用涉及整个肾单位钠处理的变化。有大量试验支持的理论已被提出，由于多种可能的机制（如血管紧张素Ⅱ、儿茶酚胺或尿酸水平升高，进行性衰老）导致的肾血管收缩增加会引起肾小球前（入球）小动脉病变，从而导致钠滤过受损[48, 49]。此外，肾血管收缩导致肾小管缺血，这是钠亲和力增加的另一种因素。

（二）高血压遗传学

高血压病存在着家族聚集现象，有高血压家族史的人患高血压的概率提高 4 倍[50]，据估计，高血压的遗传可能性为 31%～68%。在多个跨国研究中的全基因组关联研究（GWAS）已鉴定出大量单核苷酸多态性（SNP）与高血压有关[51]。但是，这些单独的 SNP 仅与较小的血压效应（0.5～1mmHg）有关，并且这些已识别的 SNP 对总体血压影响仅为 1%～2%[50]。在这些基因中，FOS（fos 原癌基因）和 PTGS2 [环氧化酶 2（COX–2）] 已在许多研究中出现。使用 GWAS 和其他使用大样本人数的方法存在许多缺点[52]。例如，用于测试的 SNP 平台不是假设驱动的，它们仅包括用于探索性分析的常见遗传变异，这些变异可能为分子途径提供线索，从而有助于更好地了解疾病或新的治疗靶标。

为了在高血压个性化医学的发展中促进这一用途，最近基于大型英国生物库研究队列的 GWAS 还对体外目标组织（血管平滑肌细胞、主动脉成纤维细胞和内皮细胞）的候选基因进行功能表达和转录表达分析，目的是确定潜在的治疗靶点[51]。该研究开发并验证了包括临床和基因型信息在内的无偏见遗传风险评分，包括有关 107 个独立风险位点的数据，以估算出高血压风险和与高血压相关的结局风险（如脑卒中、冠心病、任何心血管结局）。这些分析表明，最低和最高风险的五分位数之间的性别调整后收缩压血压差异为 9.3mmHg（高风险组较高，高血压的风险增加 2.3 倍，心血管结局风险增加 1.35 倍）[51]。这些结果表明基于遗传风险的临床评分的潜在价值。

血压测量是另一个重要的问题，因为在这些非常大的基于人口的 GWAS 中，血压的测量并不统一。另外，在测量时大量患者正在接受治疗，因此限制了任何关联的强度。最后，高血压分型的定义不明确，因此分型差异很大的患者（如单纯的舒张期高血压、青年单纯收缩期高血压、老年单纯收缩期高血压）都集中在一起[53]。我们现在了解到，高血压的每一个分型都可能具有不同的潜在病理生理机制，并且即使在每个组中，血流动力学特征也存在很大差异[54, 55]。

随着可以快速、便宜地进行全外显子或全基因组分析，以及精准医学的扩展等技术进步，有可能获得更多有关高血压遗传学机制的观点。不幸的是，与其他临床分型相比，生活方式和环境因素对高血压的严重影响使得基因组序列的简单分析不可能对高血压产生重大影响[56]。相反，与详细的功能分型相关的表观遗传修饰的系统评价更可能使我们在了解原发性高血压患者这种复杂的相互作用方面向前迈进[56, 57]。

总体而言，尝试使用当前的遗传学方法了解原发性高血压的尝试并未取得丰硕的成果，而对单基因高血压的研究却颇有收获。高血压的单基因病因尽管很少见，但已为高血压的发病机制提供了实质性的见解。在具有明确分子机制的单基因型高血压中，所有人都有一个共同点，即肾脏钠处理方面的缺陷。这种共同点表明肾脏在通过钠平衡调节血压方面处于首要地位。

在 Liddle 综合征中，肾小管上皮细胞钠通道（ENaC）的突变导致 ENaC 表达增加和从腔膜去除的通道减少，两者都有助于通道的持久激活。这导致钠潴留、容量增加、高血压、低血钾和代谢性碱中毒、醛固酮水平降低[58]。

在 Gordon 综合征（2 型假性低醛固酮症）中已描述了多种突变，这些突变导致噻嗪类敏感性钠-氯共转运蛋白（NCC）的功能发生变化[58]。这些突变最初被定位到调节 NCC 磷酸化和活性的无赖氨酸（WNK）激酶 1 和 4。两个 E3 泛素连接酶复合蛋白（kelchlike 3 和 cullin3）的突变后来被发现[59]，这些突变是导致大多数综合征的原因。推测其机制与通道泛素减少有关，因此在腔膜中持续存在，以及从肾小管液中增加钠的排泄，导致了高血压、高血钾和代谢性酸中毒的临床表型。

盐皮质激素受体的突变还可以产生高血压综合征，如妊娠加重的高血压（Geller 综合征），其中除对孕激素的敏感性外，该受体还具有组成型活性，除了合并低钾血症的慢性重度高血压外，还导致妊娠期间的高血压[60]。同样，由于涉及 11β-羟化酶和醛固酮合酶基因的嵌合基因重复，导致醛固酮水平升高，使肾上腺促皮质激素（ACTH）控制醛固酮合成酶，独立于钠平衡或血管紧张素Ⅱ（Ang Ⅱ）或血清钾水平。这些患者的醛固酮增多症只能通过抑制 ACTH 来解决，因此称为“糖皮质激素可治疗的醛固酮过多症”[61]。

其他患者可能由于 2 型 11β-羟激素脱氢酶基因突变而出现明显的盐皮质激素过量。这种酶负责在包括肾脏在内的目标上皮中将皮质醇转化为非活性的可的松，结果血液中过量的皮质醇（比醛固酮多 1000 倍）可激活盐皮质激素受体，导致在缺乏醛固酮的情况下盐皮质激素明显过量（盐敏感型高血压、低钾血症、代谢性碱中毒）。

同样，由于 11β-羟化酶或 17α-羟化酶缺乏症而患有先天性肾上腺增生的患者，会产生过量的 21-羟化激素，如脱氧-皮质酮和皮质酮，它们是盐皮质激素受体的有效激活剂。因此，除了众所周知的性发育异常外，还会产生明显的盐皮质激素过量综合征[62]。综上所述，这充分证明了肾钠处理在高血压发生中的重要性。

但是必须指出的是，最近分子遗传学研究阐明了罕见的伴有短指症的高血压常染色体综合征提示一种不涉及肾脏的血管病[63]。这是一种盐依赖性和年龄相关性高血压的单基因形式，通过磷酸二酯酶 3A 基因（PDE3A）的功能获得突变传播，导致蛋白激酶 A 介导的 PDE3A 磷酸化活性增加和环磷酸腺苷（cAMP）水解活性增加。这些细胞作用导致成纤维细胞和血管平滑肌细胞增殖增强，甲状旁腺激素相关肽的生理功能失调，这是高血压和骨骼肌表型的原因[63]。

（三）非渗透钠储存

早先描述的钠平衡范例假设钠及其伴随的阴离子具有渗透活性，因此与水等渗。但是这种范例无法解释这样的观察结果，即人类和动物中的急性钠负荷会导致正的钠平衡，而没有预期的水分（体重）增加。因此，钠可能在没有水的情况下积聚，最显著地出现在皮肤中[64]，其中带负电荷的糖基-氨基聚糖结合钠[65]。间质钠缓冲系统增加了经典的

Guytonian 方法，其中非渗透性蓄积是急性发生的，推测是随后增加了从皮肤的去除（通过增强的淋巴网络），以最终实现肾脏排泄。

解释等渗钠储存的机制已得到深入研究[66]。接受高盐饮食的小鼠和大鼠会产生皮肤间质的高渗性，从而触发一系列机制来保持间质体积恒定[67]。高渗钠含量会激活渗透到皮肤的单核细胞中存在的张力反应性增强剂结合蛋白（TonE 血压）。因此，这些皮肤巨噬细胞充当局部渗透压传感器，并分泌 C 型血管内皮生长因子，导致皮肤淋巴毛细血管网络的密度和增生增加，并且内皮一氧化氮合酶（eNOS）增加。如果这些反应受阻，则会出现对盐敏感的高血压[67, 68]。这些发现将单核吞噬细胞系统与细胞外液量控制联系起来。

在一项评估模拟太空生命的设施中接受长时间训练（最多 205 天）的宇航员钠平衡的研究中，研究人员将这些发现转化为临床意义[69]。通过仔细监测水和电解质的摄入和排泄及调节钠平衡的因素，尽管饮食相对稳定，但这些人每天仍表现出钠排泄的巨大差异。从长远来看，摄入的钠大约可以恢复到 95%（70%～103%），但是在稳定摄入钠的过程中，每天的钠排泄量变化很大，并且与血压和钠的摄入量无关。取而代之的是，尿中钠的排泄量随醛固酮、皮质醇和可的松水平的变化而变化（在这种情况下为 6～9 天）。此外，全身钠存储的红外线变化甚至更长（平均数周）。

调节这些有趣变化的因素仍然未知。这些观察结果对使用尿钠排泄量评估钠摄入量具有临床意义，因为它们表明每天的广泛变化无法在单个 24h 尿液收集中捕获[69]。

（四）肾素 – 血管紧张素 – 醛固酮系统

RAAS 对血压调节具有广泛的影响。图 46-8 总结了 RAAS 的最相关元素及其在高血压及其并发症的发病机制中的作用（更多详细信息请参见第 11 章）。RAAS 的不同元素在介导钠潴留、压力钠

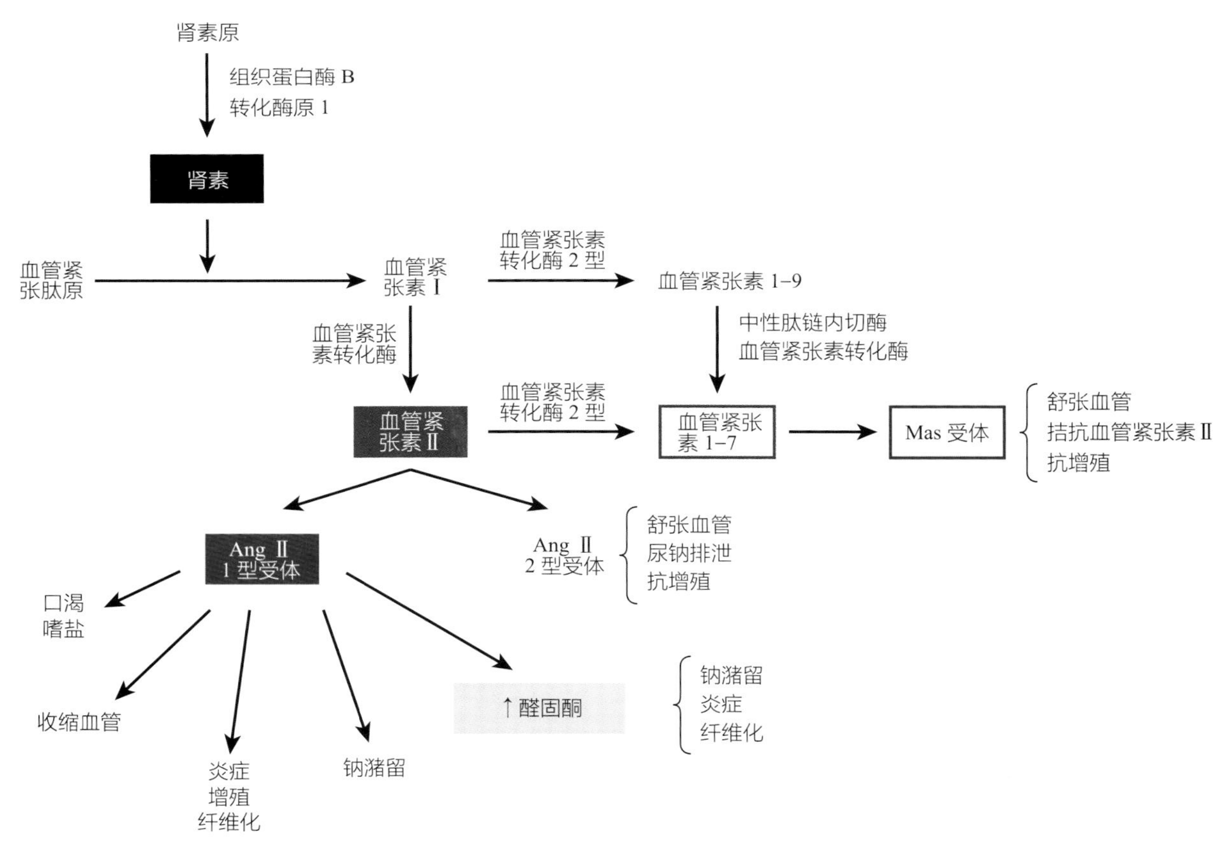

▲ 图 46-8　肾素 – 血管紧张素 – 醛固酮系统的关键成分

尿、盐敏感性、血管收缩、内皮功能障碍和血管损伤中起关键作用，并且使用 RAAS 阻滞剂是治疗高血压的有效手段。综上所述，RAAS 在高血压的发病机制中具有重要作用。但是，关于这种关系仍然存在一些未解决的问题。例如，在来自 29 个研究的 69 395 个欧洲血统的个体中，有 250 万个基因分型或估算的 SNP 很大的 GWAS [70]，Meta 分析显示大多数 SNP 都涉及利钠肽异常问题。因此，这些激素在高血压的发病机制中起着重要作用，并且可能比 RAAS 系统更为重要，后者没有与该分析相关的突出 SNP。另一项评估关键 RAAS 基因多态性（ACE、AGT 和 CYP11B2）与盐敏感性之间关系的 Meta 分析也发现，这些多态性没有重要作用 [71]。

尽管存在这些遗传上的不一致，但仍有大量实验证据将 RAAS 与高血压相关联，我们稍后将对此进行简要回顾。另外，经典的范例是突出循环 RAAS 的作用。然而众所周知，RAAS 不同成分的组织表达也很重要，包括在有针对性地消除肾脏 ACE 活性后保护动物免受高血压的发展 [72]。有趣的是，这些非常相同的实验也表明，其他组织中不存在 ACE 也可以预防由不涉及 RAAS 的触发因素（如一氧化氮抑制）引起的高血压，因此增加了其他（肾外）部位的可能性可能也相关 [73]。

肾素和肾素原被合成并储存在肾小球细胞器中，并应对肾传入灌注压力的降低、向黄斑牙本质的钠传递的降低、肾神经的活化（通过 β_1- 肾上腺素能受体刺激）和多种代谢产物的释放，包括前列腺素 E_2 和其他一些产物等。肾素的主要功能是将血管紧张素原裂解为血管紧张素Ⅰ。先前被认为是生产肾素的无活性底物的肾上腺素也可刺激（原）肾素受体（PRR）。该受体可更有效地裂解血管紧张素原，并通过有丝分裂原活化蛋白（MAP）激酶、细胞外信号调节激酶 1 和 2（ERK1/2）途径激活下游的细胞内信号传导，这些途径在某些方面与促纤维化作用有关，但并非全部都是实验模型 [74-76]。尚不确定 PRR 是否以与 Ang Ⅱ作用无关的方式参与高血压的发生或并发症 [74]。

由 ACE 裂解血管紧张素Ⅰ形成的血管紧张素Ⅱ是 RAAS 在高血压中致病作用的中心。AngⅡ主要通过 AngⅡ1 型受体（AT1R）介导的作用，是血管平滑肌的有效血管收缩剂，引起全身性血管收缩、肾血管阻力增加和髓质血流减少，这是盐敏感性的介质。它通过增加 NHE3、碳酸氢钠交换剂和 Na^+-K^+-ATP 酶的活性，并诱导醛固酮合成和从肾上腺肾小球释放来增加近端小管中钠的重吸收。此外，它与内皮细胞功能障碍有关，并产生广泛的纤维化和促炎性变化，主要由氧化应激增加介导，导致肾、心脏和血管损伤，从而使 AngⅡ与高血压的靶器官损伤紧密联系。相反，刺激 AngⅡ2 型受体（AT2R）具有相反的作用，导致血管舒张、利钠和抗增殖作用。

在使用野生型小鼠和缺少 AT1R 的小鼠进行的经典交叉移植研究中，已经评估了 AngⅡ肾和血管作用的相对重要性 [77, 78]。通过将野生型小鼠的肾脏交叉移植到 AT1R 基因敲除小鼠，研究人员能够产生选择性肾 AT1R 基因敲除或全身性（非肾脏）AT1R 基因敲除的动物，反之亦然。在生理条件下，肾、全身和总敲除动物的血压低于野生型动物，表明肾脏和肾外 AT1R 在血压调节中均起作用 [78]。全身性 AT1R 缺乏与醛固酮水平降低约 50% 相关，但在该组中观察到的血压降低与醛固酮生产量的降低无关。这是因为尽管在全身敲除动物的肾上腺切除术后醛固酮输注至超生理水平，但血压仍然较低。此外，尽管醛固酮排泄正常，但肾脏敲除动物的血压降低，这再次证实了醛固酮依赖性肾脏 AngⅡ效应的重要性。

在高血压环境中，肾脏 AT1R 的存在介导了高血压和器官损伤 [78]（图 46-9）。当动物接受 AngⅡ输注 4 周时，缺乏肾 AT1R 的动物不会发展成持续性高血压，而野生型和全身性基因敲除小鼠的血压明显升高。此外，只有血压升高的动物才会出现心脏肥大和纤维化。这表明心脏损伤在很大程度上取决于高血压，而不取决于心脏中是否存在 AT1R。因为尽管心脏中没有 AT1R,（高血压）全身性基因敲除动物仍表现出明显的心脏异常 [77]。总之，这些实验表明，Ang Ⅱ的全身和肾脏作用均与生理血压调节有关，但是在高血压中 Ang Ⅱ的有害作用是通过其肾脏作用介导的。

必须理解，肾外 RAAS 激活可能在高血压中起作用，尽管它的作用可能不及其肾作用重要 [72, 73]。由于 Ang Ⅱ对于正常的肾脏发育是必需的，因此对肾内 RAAS 进行实验性操作需要系统存在一定程度

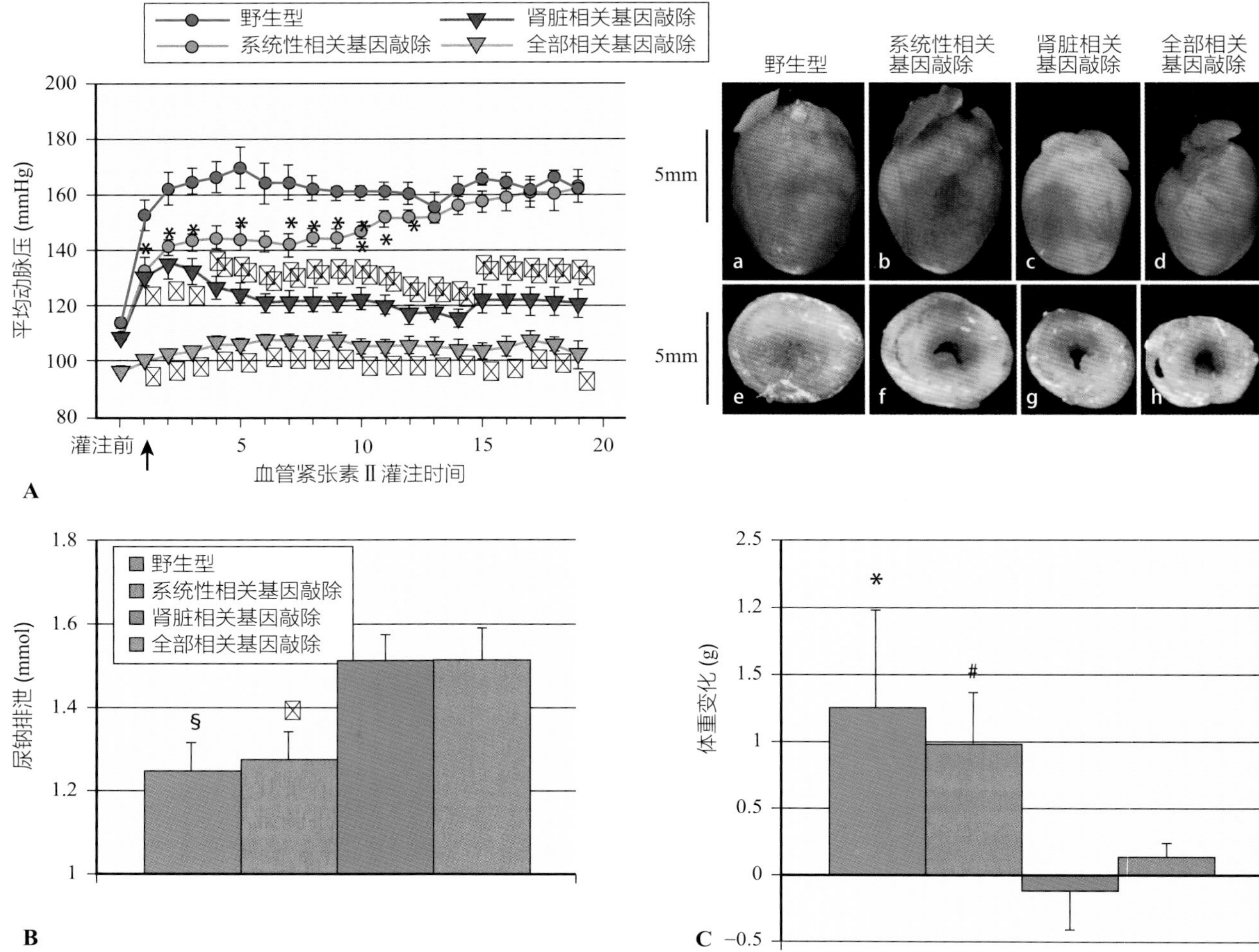

▲ 图 46-9 **根据 Ang Ⅱ 1 型受体在肾脏和肾外的存在，血管紧张素Ⅱ（Ang Ⅱ）输注对血压（A）、尿钠排泄（B）、体重（C）、心肌肥厚（图片）的影响**

引自 Crowley SD, Gurley SB, Herrera MJ, et al. Ang Ⅱ causes hypertension and cardiac hypertrophy through its receptors in the kidney. *Proc Natl Acad Sci U S A*. 2006;103:17985–17990.

的活性。在实验中，ACE 基因被系统敲除后重新引入到骨髓单核细胞中，没有可证明的肾脏 ACE 活性，但是由骨髓单核细胞产生的全身水平足以使肾脏正常发育[72]。这些动物缺乏肾 ACE 活性，对输注 Ang Ⅱ 或 N（ω）- 硝基 -L- 精氨酸甲酯（L-NAME，一种低肾素，非 Ang Ⅱ 依赖的高血压）的高血压反应明显减弱。从表面上看，这表明缺乏肾脏 ACE 可以预防高血压，在这种观点中，不管 ACE 的活性如何，Ang Ⅱ 的输注都会绕过 ACE 并产生持续的高血压[79]，但不断增长的证据表明 ACE 诱导肾小管内血管紧张素Ⅱ的产生在高血压调节中具有重要意义。但是，由于 ACE 在其他器官中未表达，因此缺乏 ACE 活性的降压作用也可能是由于在其他部位（如脉管系统）没有作用的结果[73, 80]。这个问题在了解组织 RAAS（尤其是肾内）的功能方面继续发生发展时，仍然没有答案。该系统与全身性 RAAS 的调节器不同，并且与内分泌 RAAS 的调节器不同，其前馈机制在循环 RAAS 激活后会进一步增强局部反应[80]。

醛固酮是肾小球带中合成的肾上腺皮质激素，通过其对钠重吸收的众所周知的作用在高血压中起关键作用，而这种作用主要是通过盐皮质激素受体激活引起的转录作用介导的，从而导致 ENaC 的表达增加。大量文献已经确定了醛固酮与高血压有关的其他基因组和非基因组作用。广泛的非上皮作用包括血管平滑肌细胞增殖、血管细胞外基质沉积、血管重塑和纤维化及氧化应激增加，从而导致内皮功能障碍和血管收缩[81]。

RAAS 的其他几个要素已被确定在高血压中具有潜在的重要作用。ACE2 和 Ang-1-7 对血压调节及与 Ang Ⅱ相关的靶器官损伤的重要性已变得显而易见。ACE2 主要在心脏、肾脏和内皮中表达，它与 ACE 具有部分同源性，不受 ACEI 的直接影响[82]。它具有多种底物，但最重要的作用是将 Ang Ⅱ转化为 Ang-1-7。Ang-1-7 主要是通过 ACE2 水解 Ang Ⅱ形成的，它的作用与 Ang Ⅱ的作用相反，包括由 Mas 受体介导的血管舒张和抗增殖特性。Mas 受体是一种 G 蛋白偶联受体，在激活时与 AT1R 形成复合物，从而拮抗 Ang Ⅱ的作用。血管舒张作用是由环磷酸鸟苷（cGMP）增加、去甲肾上腺素释放减少和缓激肽作用的放大所介导的。研究已经确定 ACE2 和 Ang-1-7 是动脉粥样硬化及心脏和肾脏损伤发展的保护因素[82, 83]。重组 ACE2 或其激活物黄嘌呤酮的使用可改善内皮功能、降低血压[84-86]，但是尽管对 RAAS 进行了适当的调节，包括持续增加 Ang-1-7 水平，但在健康人体中进行的重组 ACE2 的 1 期研究并未显示出任何降低血压的作用[87]。因此，任何调整 RAAS 血管降压药部分要素的临床价值仍有待确定[88]。

（五）交感神经系统

相较于血压正常的人群，高血压患者的交感神经系统（SNS）是持续激活的，尤其是伴有肥胖的患者（图 46-10）。高血压患者处于自主神经紊乱的状态，包括交感神经系统活性增加的同时副交感神经系统活性降低[89, 90]。SNS 的持续激活与高血压的发生发展相关，在高血压非常早期的时候就有该表现。比如在一项对伴有高血压家族史的正常血压人群的研究中已经明确了交感神经过度激活的标记物[89]。通过显微神经记录仪发现在高血压人群中，高血压严重程度的增加与逐渐增强的交感神经系统活性相关[91, 92]。在高血压人群中，血浆儿茶酚胺水平、显微神经记录及交感儿茶酚胺分泌研究持续发现这些标记物在肥胖、代谢综合征及高血压伴心脏衰竭或者肾脏疾病的患者中将持续升高[89]。另外，

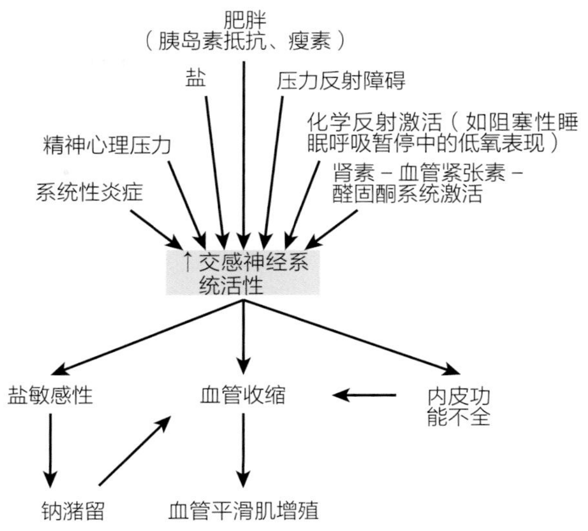

▲ 图 46-10　**交感神经系统激活导致高血压的原因和结果**

尽管 SNS 过度活化在男性比女性更为显著、年轻人较老年人更为凸显，但在多数高血压亚组里观察到 SNS 是过度活化的。

几项实验模型指出 SNS 导致高血压发生的重要性。肥胖相关的高血压的不同模型已明确 SNS 在肥胖早期就已被激活，维持高血压的关键因素是肾脏交感神经活性增加及伴随的钠离子亲和性[90]。

即使在其他高血压模型中，SNS 介导的盐敏感性也是维持高血压的关键因素。比如，给大鼠连续 8 周输注苯肾上腺素，在输注期间大鼠有高血压表现，但在非持续性输注苯肾上腺素后使用低盐饮食，大鼠血压即恢复正常[93]。然而，一旦使用高盐饮食，动物模型将出现高血压。高盐饮食导致的高血压升高的程度与肾脏小管间质纤维化及 GFR 下调的程度直接相关。这些发现可以通过范例进行阐述：即使不再出现交感神经过度激活，儿茶酚胺导致的高血压也将引起肾间质损伤[93]。另外，增加的 SNS 活性导致 α1 受体介导的内皮功能不全、血管收缩、血管平滑肌增生及动脉硬化，这些都与高血压的发展相关。最后，研究还发现交感神经过度活化导致盐敏感性增加是由于 WNK4 活性的下调，将导致氢氯噻嗪敏感的 NCC 活性增加[94]。图 46-10 总结了 SNS 激活导致高血压的原因及结果。

肾酶是一种在肾脏和心脏中高度表达的黄素蛋白，它将儿茶酚胺和儿茶酚胺类物质代谢为氨基铬[95]。组织和血浆肾酶在肾实质减少模型中是明显

减少的，肾酶敲除小鼠有高血压表现、循环儿茶酚胺水平增加。通过予以重组肾酶，将扭转表型。与儿茶酚胺代谢相关的还有他汀，是神经内分泌肽嗜铬粒蛋白 A 的水解产物[96]。他汀在肾上腺嗜铬细胞中作为烟酰胺受体，抑制儿茶酚胺的释放。嗜铬粒蛋白 A 敲除小鼠是有高血压的、儿茶酚胺水平显著增加，这些表型被他汀治疗后均可恢复正常。另外，血浆他汀水平在高血压患者及他们血压正常的后代中都是下调的，提示在高血压发展中其发挥调节作用的可能。肾酶和他汀在 SNS 介导的高血压中的作用，以及在人群中治疗高血压的潜在价值目前均不明确。

因为增加的 SNS 活性与血管平滑肌增生、LVH、大动脉硬化、心肌缺血、心律不齐相关，所以 SNS 在高血压的并发症中发挥作用。为了支持这一理论，几项研究已经报道了 SNS 激活相关的生理或生化标志物与心力衰竭、脑卒中及终末肾病的不良结局的相关性[89, 97]。然而，目前没有类似研究在高血压患者中展开，间接评估高血压中诱导心率下降的治疗目前已出现矛盾的研究结果。

在一项高血压试验的 Meta 分析中，β 受体拮抗剂治疗过程中心率下降与心血管事件及死亡的增加相关[98]。相反地，在一项大型临床试验（n=10 000）中，事后分析心率基线值提示静息心率在 80/min 以上，即使血压低于 140/90mmHg 依然具有更高的死亡率[99]。因此，尽管 SNS 激活对于心血管患者是有害的且大概率会伴有高血压，但仍应该寻找过度激活的原因并尝试去发现影响的机制。

（六）肥胖

肥胖相关的高血压是以钠离子排泄受阻及内皮功能不全为特征的，这些特征均是依赖于 SNS 的过度活化、RAAS 激活及氧化应激的增加[89, 100]。肥胖症的脂肪组织是过度肥大的，可以发现组织中巨噬细胞浸润明显增加[101]。目前已有很好的阐述，即脂肪组织不是没有活动能力的，它分泌大量的细胞因子和趋化因子，这些因子在肥胖症中将出现异常，包括瘦素、抵抗素、白介素 -6 及肿瘤坏死因子 α 分泌增加，游离脂肪酸释放增加、脂联素水平下调。脂联素水平下降将导致胰岛素抵抗、eNOS 诱导下调，可能增加交感活性。

抵抗素破坏一氧化氮（NO）的合成（eNOS 抑制）、增加内皮素 -1（ET-1）的生成、导致血管舒张 - 收缩平衡向血管收缩转移。高脂血症通过复杂的机制直接刺激 SNS，其中涉及了瘦素受体、促视神经黑皮质素系统的激活（通过黑皮质素 4 受体）[100]。

最后，内脏细胞脂肪质量与透明带分泌的醛固酮直接相关，该过程是通过脂肪组织产生的血管紧张素原介导的，还有调节激素的 Wnt 信号分子增加[102-104]。另外，尽管机制尚不明确，但目前持续的证据表示相比于苗条人群，肥胖个体更易表现出较低的利尿钠肽[100]，这种相对缺乏在肥胖性高血压患者中更为显著[105]。所有这些因素构成了钠离子阻滞的倾向性及压力 - 排钠曲线的右移。激活这些一致的系统将引起促炎状态，这种状态与氧化应激增加有关，直接与内皮功能不全及血管增殖相关。因此，多个机制对肥胖个体高血压的发生发展起到重要作用。

（七）钠肽

利钠肽 - 心钠肽（ANP）和脑钠肽（BNP）及肾利尿钠肽在盐敏感性、心力衰竭及高血压中起到重要作用[106]。这些肽类具有重要的排钠及血管舒张特性，这些特性在钠负荷时可以维持钠离子平衡及血压。通过钠负荷管理，心房和心室收缩导致 ANP 和 BNP 的释放，继而由于全身血管舒张和血容量下调导致血压降低。后者是由于液体从血管内向间质转移导致的[107]。所有的利钠肽直接增加 GFR，在容量扩增的条件下，该表现由出球小动脉开放和钾离子增加所介导。它们也抑制了肾脏钠离子的重吸收，包括直接和间接效应。直接效应包括近端小管上的 Na^+-K^+-ATP 酶活性及钠 - 葡萄糖共转运体下调，以及远端小管上的 ENaC 活性下降[106]。利钠肽对于肾素和醛固酮释放的抑制效应介导了间接效应。不幸的是，利钠肽对于高血压发展的贡献是由它们与之相关的血压升高（由于增加了后负荷）及高血压心脏病相联系的。

一些研究已经测试了 ANP 或 BNP 基因的多态性导致高肽是否与低血压有关，但这些研究的结果并不一致，效应也有限[108-110]。目前没有公开发表的研究评估利钠肽的持续结果及意外高血压的发生风险。目前更多地关注于 Corin，它是一种丝氨酸蛋白酶，在心脏有广泛表达，并将 ANP 和 BNP 前体转化为它们各自的活性形式。Corin 可激活 ANP，激活 Corin 的基因多态性和酶缺乏在高血压、心力衰竭、子痫前期的人群中已被发现。Corin 与利钠肽存在相互联系，因此破坏 Corin 将导致细胞内运输、细胞表面表达、酶原激活受到影响，最终将引起液体潴留[111, 112]。实验已经提示 Corin 缺乏与钠负荷过重、心力衰竭及盐敏感性高血压有关[111, 112]，近期的临床试验观察发现低 Corin 水平与冠状动脉疾病、心力衰竭及脑卒中患者不良的心血管预后风险增加相关[111]。

（八）内皮

内皮是血管紧张度的主要调节者，因此在血压调节中起到重要作用。内皮细胞产生大量血管活性物质，其中对血压调节最重要的是 NO。内皮细胞持续释放 NO，尤其是应对血流诱导的动脉及小动脉应切力，继而通过激活鸟苷酸、产生细胞内 cGMP 导致血管平滑肌舒张[113]。通过抑制组成型表达 eNOS 而阻断 NO 的产生，会导致动物和人群血压升高和高血压的发展。应用肱动脉血流介导的血管舒张及测量尿排泄中的 NO 代谢物（该方法用于评估人群 NO 活性），几项研究表明与血压正常的人群相比，高血压患者 NO 的产生将出现全身性下调。

高血压内皮功能不全是由几项因素所导致的。高血压患者血压正常的后代存在内皮依赖的血管舒张障碍，尽管内皮独立反应仍然正常，但这表明内皮功能不全的发展存在遗传因素[114]。除了在慢性血压升高背景下血压直接诱导的损伤，增加的氧化应激也是重要的机制之一。氧化应激是由几个酶系统活性增加产生的，包括下调的烟酰胺腺嘌呤二核苷酸还原磷酸氧化酶（NADPH 氧化酶）、黄嘌呤氧化酶和环氧化酶，特别是氧自由基解毒酶超氧化物歧化酶的活性下调[113, 115]。超氧化物阴离子的过量供应将导致它们与 NO 结合，进而导致 NO 生物活性下降，另外还产生氧化剂、具有促炎作用的过氧亚硝酸盐。下降的 NO 生物活性衔接了氧化应激与内皮功能不全和高血压[114]。尽管有包括循环血管舒张素、ET-1、尿酸、全身性炎症、去甲肾上腺素、游离脂肪酸和吸烟等其他因子的参与，血管紧张素Ⅱ仍是血管 NADPH 氧化酶活性的主要增强剂，并在高血压条件下氧化应激的产生中起核心作用[116]。

ET-1 是内皮细胞的产物，与 NO 结合后以维持血管舒张及血管收缩的平衡。应变力、儿茶酚胺、血管紧张素Ⅱ、低氧、显著的促炎细胞因子，如肿瘤坏死因子 α、白介素 1 和 2、转化生长因子 β 均会增加 ET-1 表达[113]。ET-1 是潜在的血管收缩剂，通过刺激血管平滑肌上的 ET-A 受体起作用[117]。在高血压中，不能持续发现增加的 ET-1，然而有 ET-1 血管收缩器敏感性增加的趋势。因此，ET-1 被认为是血压升高相关的调节器，ET-A 和 ET-B 受体拮抗剂会削弱或消除几类高血压模型中的高血压（如血管紧张素Ⅱ介导的模型、脱氧皮质酮醋酸盐高血压和盐敏感性大鼠，并且在人群中可以有效降低血压）[118]。

内皮细胞也分泌很多其他血管调节物质，包括血管舒张前列腺素前列环素（PGI2）、CNP 和几种血管舒张内皮源性的超级化因子，但是确切机制尚不明确。除了 ET-1，还有内皮源性的收缩因子，如局部产生的血管紧张素Ⅱ和血管收缩性前列腺素，比如血栓烷 A2 和前列腺素 A2。平衡的 NO 和 ET-1 决定了内皮对血管紧张度的最终影响。

其他非内皮来源的因子可能与通过内皮功能不全导致高血压有关。很多的关注已经集中在尿酸，它可以诱导内皮功能不全、产生盐敏感性高血压，其中涉及的机制包括肾脏微血管损伤[119, 120]。这些改变可以通过降低动物的尿酸而消除，限制高尿酸血症人群的肾损伤。目前从随机的试验证据来看，仅支持别嘌呤醇在高尿酸血症高血压青少年患者中轻微的降血压效应[121]，而在伴有轻度高尿酸症的肥胖成年人中没有观察到鸟嘌呤醇或丙磺舒在血流介导的血管舒张中的作用[122]。这反映出年龄相关的效应，即使暴露于轻度高尿酸症。同样相关的是，摄入高果糖饮食在细胞内三磷酸腺苷（ATP）耗尽、氧化应激增加、尿酸产生增加及内皮功能不全的可能作用[123, 124]。

一氧化氮不是唯一与血管生物相关的气体传递器。硫化氢（H_2S）是另一种化合物，由于其潜在的治疗方法最近受到关注[125]。H_2S 是由硫酸化气体通过两种关键酶之一胱硫醚 γ 裂合酶（CSE）和胱硫醚 β- 合酶形成的一种血管舒张气体。CSE 纯合敲除小鼠在心脏和动脉中的 H_2S 表达下降约 80%，在血浆中减少约 60%，杂合和纯合动物均发现内皮功能受损，呈现年龄相关的高血压[126]。H_2S 对血压的效应调节机制是多样的，包括增加的 NO 介导的血管舒张、激活钾离子 -ATP 通道、激活蛋白激酶 $G_1\alpha$、抑制 5 型的磷酸二酯酶及抑制 SNS 活性[125]。在几类动物模型中发现，通过管理调节内源性 H_2S 或者 H_2S 供体（氢硫化钠或硫代硫酸钠）将导致血压下降、心血管和肾损伤减少[125]。如果传递通路允许，成功口服这些制剂是可发展的，H_2S 可能将成为治疗高血压和血管疾病的治疗靶点。

总的来说，这些在高血压患者中观察到的结果之一是内皮功能不全。在横断面分析中，前臂血流介导的血管扩张程度越低，高血压的患病率越显著[115, 127]。前瞻性队列研究将血流介导的血管舒张作为衡量内皮细胞功能不全的指标，无论是哪种特定机制，评估高血压相关性、检测内皮功能不全是否是高血压的病因还是结果，或者两者都是[128]。这些研究表现出争议结果，不过相对更大样本的研究（3500 名患者，随访 4.8 年）不能表明内皮功能不全与高血压发生存在相关性[128]。

另外，内皮功能不全提出了独立于血压之外的遗传倾向，改善内皮功能不全的药物对血压的作用可能微乎其微（如一些抗氧化剂）[129]。因此，目前的证据是内皮功能不全是高血压的结果，而非原因[127, 129]。

（九）高血压中的动脉硬化

动脉硬化是导致高血压的重要致病因素，尤其是孤立性收缩压升高的高血压综合征，因为它是常见的收缩压和脉压升高的伴随事件。动脉硬化进展是大动脉，尤其是弹性动脉结构变化的结果[130]，包括弹性纤维的丢失、被不易扩张的胶原纤维替代。与动脉硬化密切相关的因素包括衰老、高血压、糖尿病、CKD、吸烟和高钠摄入量[131]。

最常用的评估人群动脉硬化的方法是颈动脉 - 股动脉脉搏波速度（cf-PWV）。传统观点将动脉硬化（以 cf-PWV 增加）和高血压关联起来，提示更快的 PWV 产生更快的入射脉冲波反射，使较早的反射波返回到收缩末期之前的中央循环，导致收缩压增加[132]。尽管这些机制仍被认为是正确的，但后来获得的数据提出了其他两个重要因素，即正向波振幅和近端主动脉的特征阻抗增加[132]。考虑到这些具体因素，观察到的年龄相关的脉压反射波变化贡献只有 4%～11%。

动脉硬化之前被认为是高血压的结果。周期性脉动负荷与弹力纤维易损和血管壁变硬有关，扩张压力增加需要招募更少的扩张胶原纤维，因此导致血管变硬[130]。几项研究表明，动脉硬化可能发生在高血压之前和之后。比如在 Framingham 心脏研究（长达 7 年、研究人群基础平均年龄为 60 岁）中发现，动脉硬化的标志（cf-PWV 和正向压力波幅度）与 30%～60% 增加的高血压风险事故相关[132]。相反的，基础血压水平与动脉硬化以后的变化并不相关。一些研究发现证实了这些结果，不过其他研究建议建立双向关系，所以动脉硬化也是慢性高血压的结果[132]。相反的，最近在更年轻人群中（基础年龄为 36 岁）的研究提出血压升高与大动脉硬化的发生有关，并不是相反的关系[134]。这些在相对年轻与更年长人群中的研究差异可能提示在早期生活中，高血压是被独立于大血管硬度的相关因素所介导的，而随着年龄增长，动脉硬化在高血压的发展中起到重要的致病作用。

动脉硬化与高血压靶器官损害有关。增加 PWV 与心血管事件和死亡率的增加相关，同样存在很多其他亚临床 CV 损伤标志物，如冠状动脉钙化、脑白质病变、踝臂指数和蛋白尿[135]。其与心脏并发症的关系提示，增加对左心室射血的阻抗将导致 LVH、舒张功能不全和心内膜下心肌缺血。

与脑部、肾脏并发症的关系则更为复杂。显然，这些器官的损伤机制是以脉管系统高流量和低阻抗为特征的，是由增加升高的脉搏压传递到大脑和肾实质，其原因与阻抗匹配的异常过程有关。对于正常血管的个体，弹性动脉的僵硬度比肌性动脉要小得多，因此会产生阻抗失配。这种失配会引起波反射，从而保护行进的脉冲波。在动脉硬化增加的状态，弹性动脉的硬度接近肌性动脉，从而消除了保护性阻抗不匹配。越来越多的临床和实验文献报道，一旦阻抗匹配后，反射减少，组织损伤更大[132]。因此很明显，在高血压研究中需要更多关注血流动力学与血管病理学之间的关系。

（十）高血压中免疫系统的作用

免疫反应包括先天性和适应性，都参与前面讨论过的几种机制，包括活性氧的产生、传入性动脉病的介导，被认为对维持盐敏感性尤为重要，并参与肾脏、血管及脑部的炎症变化[136, 137]。先天性反应，尤其是巨噬细胞介导的反应，与血管紧张素Ⅱ、醛固酮和 NO 拮抗诱导的高血压有关。数个动物模型发现，减少肾脏或主动脉和中血管周围的巨噬细胞浸润改善了血压和盐敏感性[137, 138]。T 细胞的适应性反应构建起高血压的并发症和病因。T 细胞表达 AT1R，介导血管紧张素Ⅱ依赖的高血压，观察到 T 细胞的过继转移得以恢复血管紧张素Ⅱ输注引起的高血压表型，而在无淋巴细胞的小鼠中不存在这种异常[138]。促炎性 T 细胞和调节性 T 细胞异常与高血压并发症有关，因为它们似乎可以调节血管和肾脏的炎症，这些是靶器官损伤的基础。

抑制这些炎症反应可以改善 BP[136, 137, 139]。B 淋巴细胞也可能导致高血压。该推测已经得到几项研究自身抗体报道的支持，包括激动抗肾上腺素能受体的抗体、血管钙通道、AT1R 和导致内皮功能不全的抗内皮细胞抗体或引起对盐敏感的高血压热休克蛋白（hsp70）。进一步的研究将确定操纵免疫靶点是否在高血压的预防和治疗中有明确价值。

（十一）其他代谢肽和高血压

几种血管舒张物质起代偿性血管舒张作用，以平衡严重的前收缩性环境高血压。一些血管扩张药主要通过内皮细胞释放 NO 发挥作用，如降钙素基因相关肽、肾上腺髓质素和物质 P。葡萄糖调节性肠激素胰高血糖素样肽 1（GLP-1）具有血管舒张特性，对盐敏感性大鼠给药可改善内皮细胞功能，诱发利尿并降低血压[140]。此外，重组 GLP-1 在人类糖尿病中的应用（艾塞那肽）导致 BP 明显降低，尤其是在基线时血压高的患者中[141]。

五、消化道微环境

肠道微生物组可能与高血压的体液和血流动力学方面有关，包括血压调节的神经免疫学方面，如激活 SNS 和 RAAS[142]。细菌产生短链脂肪酸（尤其是乙酸盐、丙酸盐和丁酸盐）被认为有利于创造较低血压的环境[142]。概念验证研究表明，与正常血压的 Wistar Kyoto 大鼠相比，自发性高血压大鼠存在不利的肠道微生物组特征（即导致可用的短链脂肪酸减少），并已在暴露于血管紧张素 II 的动物中观察到[143]。此外还分析了 10 例正常血压和 7 例高血压的粪便样本，得到了类似的结果[143]。使用益生菌，通常为酸奶或其他乳制品，是最常用的改变肠道微生物组的方法。对 9 个随机临床试验的 Meta 分析用以研究益生菌的使用以降低血压的作用，显示平均血压降低 3.6/2.4mmHg[144]。只有一项研究包含高血压的患者（平均血压降低 9.7/4.4mmHg），但分析血压降低是根据基线水平是否高于或低于 130/85mmHg，结果提示收缩压没有明显变化、舒张压下降有较小的差异（2.7 vs. 0.9mmHg）。这些早期结果表明，肠道微生物组的修饰可能会改变血流动力学，益生菌的使用可能通过这种微生物组的变化产生有益血压的作用，尽管临床意义效果尚待确定。

六、临床评估

临床对高血压患者的评估主要集中在 6 个方面。

①通过仔细测量血压，确认患者确实患有高血压。

②评估具体的临床特征，可能提示高血压的补救原因。

③识别引起心血管风险或可能影响治疗决策的合并症。

④讨论与患者有关的生活方式因素和会影响管理的偏好。

⑤系统评价高血压靶器官的损伤。

⑥关于治疗计划的共同决策。

为此，临床医生通常需要多次访问，进行有针对性的临床检查，并选择实验室检查和影像学检查。

（一）病史和体格检查

病史和体检对于发现高血压可能的继发原因、识别提示高血压目标器官的症状、并诊断可能影响治疗决策的合并症是至关重要的。尽管传统上重点是 CV、神经系统和肾脏系统，但因为有些患者会由于睡眠呼吸暂停（打鼾、目击性呼吸暂停或喘气）、甲状腺功能亢进或甲状腺功能减退可能的症状、甲状旁腺功能亢进（高钙血症）、库欣综合征（皮质醇过量）、嗜铬细胞瘤或神经节旁瘤（儿茶酚胺过量）、肢端肥大症等出现高血压。这些情况将在本章后面详细讨论。

高血压通常无症状，但有些症状在血压水平很高的患者中很常见，如头痛、鼻出血、呼吸困难、胸痛和昏厥，所有这些症状都出现于舒张压水平高于 120mmHg 的超过 10% 的患者中 [145]。其他常见症状是夜尿和步态不稳，接受治疗的患者除了出现过度治疗的症状和与药物特定的不良反应相关的症状外，还通常抱怨疲劳。在血压水平较低的患者中，症状表现通常很难与观察到的血压联系起来。在一项评估头痛和血压水平的研究中，可以经常观察到有头痛的高血压患者没有很好地与办公室或门诊血压水平相关联 [146]。

当寻找靶器官损伤的时候，需要查看相关症状，提示之前存在脑卒中或短暂性脑缺血的症状发作、先前或正在发生的冠状动脉缺血、心力衰竭、周围动脉疾病或肾脏疾病的既往史或当前症状，如血尿或胁腹痛。

获得有关高血压的详细家族史是必不可少的。重点应放在年轻时出现高血压或内分泌聚集性疾病（如嗜铬细胞瘤、多发内分泌瘤、原发性醛固酮增多症）或肾脏疾病（如多囊肾或肾脏的任何遗传形式疾病）。年轻的有高血压家族史的高血压患者构成了特别的挑战，应该详细评估。表 46-2 提供了可能病因的指导 [147]。

了解与治疗潜在相关的疾病尤为重要，如与 CV 风险有关的疾病管理，包括糖尿病、高胆固醇血症、炎症 [C 反应蛋白（CRP）]、肥胖和吸烟需要评估。CV 确定的患者需要治疗高血压和潜在疾病（如治疗心绞痛的 β 受体拮抗剂），因此了解特定的 CV 诊断至关重要。最后，一些非 CV 的情况可能会影响治疗的选择。例如，反应性气道疾病（哮喘）患者不应该接受 β 受体拮抗剂，前列腺增生的患者可能会受益于如 α 受体拮抗剂，注意力不足 / 多动症或焦虑症可能会受益于中枢交感神经药物（如胍法辛），但患有严重抑郁症的人不应使用此类药物治疗。

同样重要的是要认识到临床医生有机会探索与生活方式、文化信仰和患者偏好有关的问题，这对于设计有效的治疗方法必不可少。定义饮食和锻炼是很重要的，并在发现问题时确定患者是否愿意和（或）能够对其进行修改。与高血压治疗、健康文盲、对医生的不信任和制药行业有关的文化信仰是可能影响与患者关系的几个因素，应该与患者公开讨论。只有患者愿意参与共享治疗方案的决策，才是以患者为中心的护理。

体格检查旨在完善病史中讨论过的项目。要注意皮质醇过多的综合征特征（如满月脸、向心性肥胖、额秃、颈部和锁骨上脂肪沉积、皮肤变薄、腹部纹状体），甲状腺功能亢进症（如心动过速、焦虑、眼睑滞后或眼球突出、器官距离过远、胫前黏液性水肿），甲状腺功能减退症（如心动过缓、面部粗大、大舌症、黏膜水肿、反射减退），肢端肥大症（如额部隆起、鼻宽、下巴增大、牙齿间距增大、骨增大、腕管综合征），神经纤维瘤病（如神经纤维瘤、café au lait 斑点，因为神经纤维瘤病与嗜铬细胞瘤和肾动脉狭窄有关）或结节性硬化症（如色素沉着的灰叶斑块、面部血管纤维瘤，因为结节性硬化症与肾性高血压相关，通常与血管平滑肌脂肪瘤有关）。还存在许多其他甚至更罕见的关联，但它们超出了本章的范围。

在较年轻的患者或无法解释的难以治疗的高血压患者中，值得探讨的是通过测量双臂和大腿的 BP 来发现主动脉缩窄的可能性。如果存在主动脉缩窄，大腿的血压会明显降低（通常降低 > 30mmHg）。有时，如果病变位于左锁骨下动脉近端，则两臂间血压差可能很大，左侧血压更低。另外，股动脉脉搏的强度显著降低，并且桡动脉 – 股动脉的延迟明显。

所有患者均应进行眼底镜检查以评估与高血压相关的血管变化。视网膜变化与急性和慢性 BP 升高的严重程度有关。急性变化可能会突然发生（数小时至数天），一旦克服了血管收缩所提供的保护，视网膜病变就从大多数血压不受控制的小动脉痉挛到视网膜梗死（渗出液），微血管破裂（火焰出血）再到视乳头水肿。慢性变化的发生需要更长的时间，包括由于血管周围纤维化引起的血管扭曲（动静脉切迹），随后进行性的小动脉壁增厚，阻止了血柱的可视化，从而导致出现了铜线和银线。多项研究表明，高血压视网膜病变的严重程度与 LVH

表 46-2 临床线索指导观察潜在遗传性病因导致高血压的年轻患者

特殊情况	家族性遗传性高血压的可能原因	临床证据
产生儿茶酚胺的肿瘤		
嗜铬细胞瘤、副神经节瘤	家族病例约占 30%，包括 MEN2A 和 MEN2B、多发性血管母细胞瘤、神经纤维瘤病和家族性神经节瘤综合征（SDH 复合突变）	阵发性心悸、头痛、发汗、脸红；任何一个疾病相关的症状特征
神经母细胞瘤（肾上腺）；主动脉或肾血管病变	1%～2% 的神经母细胞瘤是家族性的	
主动脉缩窄	在家庭中居多，并非以家族性分布	上下肢血压不对称、径向形式脉冲延迟；与 Turner 综合征、Williams 综合征及二叶主动脉瓣畸形相关
由纤维肌肉发育不良或遗传性动脉血管壁病变引起的肾动脉狭窄	< 10% 家系是 AD 遗传模式	异常的肾血管影像；早期发病的颈动脉血管疾病；在神经母细胞瘤和 Williams 综合征中很常见；也存在于结节性硬化症、Ehlers-Danlos 综合征，以及 Marfan 综合征
肾实质病变 GN	Alport 病（X 连锁、AR 或 AD），遗传性 IgA 肾病（AD 伴不完全外显）	蛋白尿、血尿、低 eGFR
PKD	ADPKD 1 型或 2 型，ARPKD	多个肾囊肿（只有 3 例患者< 30 岁）
肾上腺皮质疾病；可恢复的糖皮质激素醛固酮增多症（家族性醛固酮增多症 1 型）	11β- 羟化酶及醛固酮合成基因的 AD 遗传嵌合融合	青年期脑出血、脑动脉瘤；轻度低钾；高醛固酮、低肾素
家族性醛固酮增多症	AD；未知缺陷	成年早期严重的 2 型高血压；高醛固酮、低肾素；对糖皮质激素治疗没有反应
家族性醛固酮增多症Ⅲ型	AD；未知缺陷	儿童期严重高血压伴靶器官受损；高醛固酮、低肾素；明显的双侧肾上腺增大
先天性肾上腺皮质增生	11β- 羟化酶或 21- 羟化酶的 AR 突变	多毛、男性化；低钾伴代谢性碱中毒；低醛固酮、低肾素
单基因导致的原发性肾小管缺陷		
Gordon 综合征	KLHL3、CUL3、WNK1 及 WNK4 的 AD 突变；KLHL3 的 AR 突变	高钾伴代谢性酸中毒、肾功能正常
Liddle 综合征	上皮钠通道的 AD 突变	低钾伴代谢性碱中毒；低肾素和低醛固酮
盐皮质激素过多	11β- 羟基激素脱氢酶 2 型中的 AD 突变	低钾伴代谢性碱中毒；低肾素和低醛固酮
Geller 综合征；高血压伴短指（趾）畸形综合征	盐皮质激素受体中的 AD 突变 磷酸二酯酶 E3A 酶中的 AD 突变	低钾伴代谢性碱中毒；低肾素伴低醛固酮；孕期或者接触螺内酯后血压升高；短指（小指骨）伴身材偏小；血管压迫脑干后颅窝弯曲
原发性高血压	多因性	如果存在肥胖或代谢综合征，原发性高血压的发生可能性更高

AD. 常染色体显性遗传；ADPKD. 常染色体显性遗传多囊肾；AR. 常染色体隐性遗传；ARPKD. 常染色体隐性遗传多囊肾；eGFR. 肾小球滤过率估计值；GN. 肾小球肾炎；IgA. 免疫球蛋白 A；MEN. 多发性内分泌瘤；PKD. 多囊肾；SDH. 琥珀酸脱氢酶

和脑卒中的风险之间存在关联。

最近的一项重要进展是基于智能手机技术的可用性，该技术允许将聚光镜与智能手机自身的摄像头结合使用来代替传统的检眼镜，用于视网膜的视频和摄影 [148, 149]。在一项针对急诊室高血压患者的研究中，与传统的床旁眼底镜检查相比，具有很少临床经验的观察者使用此技术已改善了对异常视网膜发现（如渗出液、出血、乳头水肿）的识别，而需要大约一半的时间就能完成检查（74 vs. 130 秒）[148]。这些设备的价格（约 450 美元的 D-EYE 相机，D-EYE，加利福尼亚州特拉基）比传统检眼镜的价格更高（150～300 美元），但与全景手持式示波器的价格相比具有竞争力（约 500 美元）。

CV 检查的重点是识别容量超负荷（如颈静脉扩张、肺裂、水肿），心脏扩大（如心脏冲动偏离），以及第三或第四心音是否是左心室顺应性受损的标志。定期在颈动脉部位寻找血管杂音，因为高血压患者的颈动脉粥样硬化患病率会增加，腹部也需检查，主要在上腹部和（或）侧腹部寻找肾动脉杂音。如果这些血管杂音同时出现在心脏收缩期和心脏舒张期，则它们具有更大的意义。最后，详细触诊手臂和腿部的周围脉搏对于寻找周围动脉疾病的体征很重要。

为了完成检查，系统的神经系统检查会发现明显的脑神经异常、运动障碍、言语或步态异常。任何进一步的检查均基于特定症状或筛查检查的主要发现。

（二）血压测量

由于治疗决策主要基于血压水平，因此准确的血压测量至关重要。基于袖带的肱动脉血压是最常用于测量血压的方法，通常在办公室环境中使用。但是越来越多的证据表明，非办公室 BP 方法 [如 24h 门诊 BP 监测（ABPM）和家庭 BP 监测] 的价值是评估 BP 负担和评估 BP 相关风险的优选方法 [32, 150]。此外，最新指南还指出，要对办公室环境中的血压进行更仔细的评估 [13]。

1. 诊室血压测量

诊室血压测量是历史悠久的诊断和管理高血压的方法。根据 50 多年的观察和临床试验数据，它与高血压相关的结果密切相关。因此，为临床医生提供的有关高血压诊断和治疗的大多数主要指南均基于诊室的血压值（框 46-1）[11]。英国国家卫生与医疗卓越研究所（NICE）[151] 和美国预防服务工作队（https://www.uspreventiveservicestaskforce.org/Page/Document/UpdateSummaryFinal/high-blood-pressure-in-ultults-screening）指南建议将 ABPM 或家庭 BP 监测作为高血压初始诊断的首选方法，但仍建议诊室 BP 监测治疗。此外，最新的美国心脏协会（AHA）–美国心脏病学会（ACC）关于高血压评估的指南强烈建议在诊室环境中采用以下方法进行血压评估，如框 46-1 所示。注意测量技术是必不可少的，框 46-1 总结了正确的 BP 测量技术的基本要素。大多数患者应在坐位测量血压。在某些情况下，如上肢畸形、受伤或广泛的血管疾病，或者在比较上肢和下肢的 BP 水平时，可能有必要使用大腿测量，并选择合适尺寸的大腿袖套，患者应处于平卧姿势，以使袖带处于心脏水平位置。由于环境问题，目前在临床实践中很少使用汞血压计。无液和电子示波压力表是准确的，但应定期维护（每 12 个月）以确保正确校准，以及何时怀疑功能差的情况。

诊室血压测量的最新发展是将电子示波仪用于多种测量，但患者要独自在房间里进行 5 次自动读数。使用这种方法可以大大消除“白大衣效应”（图 46-11）[152]。此外，这种自动化方法与动态血压平均值和左心室质量的相关性比常规诊室血压更好 [153, 154]，但存在低估掩盖性高血压的风险，鉴于与这种情况相关的风险增加，这可能存在问题。隐蔽性高血压现象定义为一种临床情况，其中患者的办公室血压水平正常，但门诊或家庭血压读数均在高血压范围内。这种现象与白大衣高血压（WCH）相反，表明在诊室血压正常或控制良好的人群中有必要测量诊室外血压。

2. 直立血压测量

体位性低血压通常伴随着无法控制的高血压，尤其是在老年患者中，其发生率为 8%～34% [155]。现在，一些指南为测量站立的 BP 提供了具体的建议，以筛查老年高血压患者及患有自主神经功能障碍的风险增加的患者（如糖尿病和肾脏疾病患者）的体位性低血压 [156, 157]。

体位性低血压的频率随着年龄的增长、高血压

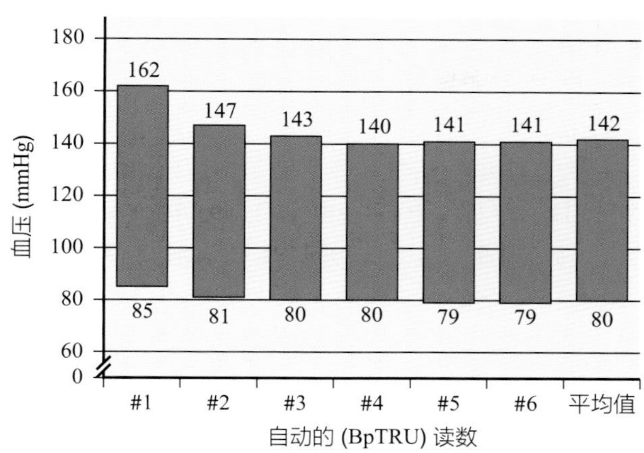

▲ 图 46-11　**在诊室对 50 位高血压患者进行多次血压（BP）测量**

第一次血压读数是由医生进行测量的，接下来的 5 次血压读数是患者在检查室中自行测量的。BpTRU. 自动血压计（引自 Myers MG. The great myth of office blood pressure measurement. *J Hypertens*. 2012;30:1894–1898.）

的存在及降压药数量的增加而增加，但是尚不清楚降压药的类型是否有任何特定影响。体位性低血压的发生很重要，因为它是晕厥和跌倒的危险因素。因此，评估直立性低血压的存在应成为药物治疗风险和益处评估的一部分。

当连续测量达到 3min 时，最好在仰卧位至少 5min 后获得立位生命体征（心率和 BP），然后立即在站立姿势下评估患者。认识到在繁忙的临床实践中遵循此协议的困难，因此可以进行比较站立 1min 后的数值和坐姿数值；这种方法会降低体位性低血压的检测灵敏度，但总比没有测量要好[158]。考虑到这一点，已经提出当以坐式 BP 作为基线进行测试时，将下降 15/7mmHg 用于体位性低血压的定义，而通常公认的体位性低血压的定义为站立 3min 后，血压下降超过 20/10mmHg[159]。在患有仰卧位高血压的患者中，由于基线 BP 水平与体位性 BP 下降成正比，因此建议诊断时 BP 的收缩期下降的定义是减少 30mmHg 以上。

矫正期间对 BP 变化的心率响应的整合对于指导鉴别诊断和进一步评估直立性低血压很重要。在没有负性变时作用的药物的情况下，对体位性低血压缺乏心动过速反应表明存在压力反射或交感神经系统功能障碍。另一方面，具有强烈的心动过速反应的患者可能具有有效的动脉血容量减少或过度的血管舒张。

矫正的处理取决于病因的病理生理。如果导致压力感受器异常或自主神经功能异常，使用夜间可乐定或硝酸盐缓解高血压的通用方法（需要穿压缩衣服并增加晨钠摄入量）已被证明对减轻症状和缩小压力差距有益[160]。

3. 诊室内和诊室外血压

诊室 BP 测量是历史悠久的评估高血压的方法。它易于执行，并且以低成本广泛可用。由于有低成本设备，家用 BP 也很普及，尽管低收入患者的普及性仍然是一个问题。另一方面，由于成本和美国第三方支付者报销的限制，ABPM 的使用范围较广。家用 BP 监测协议和 ABPM 都包含大量读数，因此减少了变异性并提高了可重复性[161]。

在过去的 30 年中，ABPM 和家庭 BP 被公认是高血压靶器官损害和不良临床结局的更好标志。与诊室血压相比，ABPM 与 LVH、蛋白尿、肾功能不全、视网膜损伤、颈动脉粥样硬化和主动脉僵硬的几种测量指标具有更强的关联性，尽管研究之间不一致[162]。同样，对于 LVH 和蛋白尿，家庭 BP 比诊室 BP 更好，尽管对于其他靶器官损伤的测量方法并不能始终如一。

在评估硬 CV 终点时，在说明诊室观察值的研究中，诊室外 BP 始终优于诊室 BP。换句话说，无论诊室 BP 是什么，诊室外 BP 都是决定性的结果。英国 NICE 临床指南小组对 9 项队列研究进行了系统评价，将 ABPM 与诊室 BP 进行比较，ABPM 有 8 项占优势，而诊室 BP 则有 1 项占优势[163]。对于家庭血压，他们确定了三项与诊室血压相比的研究。家庭 BP 在其中两项占优势，另外一项与诊室血压一样。最后，两项研究比较了 ABPM、家庭 BP 和诊室 BP。一项研究显示了 ABPM 和家庭 BP 的优越性，而另一项研究没有显示这三种方法之间的差异。

在对诊室和 ABPM 进行结局评估研究的 Meta 分析中，只有 ABPM 值保留了重要意义[164, 165]。同样，在最大的家庭 BP 队列研究中，包括同时使用诊室和家庭 BP 来预测心血管事件和死亡率，只有家庭血压仍然与这些不良后果显著相关[166]。对于耐药性高血压、CKD、血液透析和一般人群的患者，非诊室方法同样具有更好的预后效果。

总之，前瞻性队列研究的证据令人信服地证明了诊室外血压测量作为高血压预后指标的优越性。在结果评估中，诊室外血压测量的优越性有以下几种可能的解释。

①在较长的观察时间内，大量的读数提供了较低的变异性和更好的重现性，因此使 ABPM/ 家庭 BP 更好地反映了所谓的 BP 负担。

②家庭 BP 和 ABPM 可以检测到白大褂和隐蔽的高血压（图 46-12）。

白大衣高血压或孤立的诊室高血压是在办公室出现高 BP 值且在办公室外环境中出现的正常 BP 值。诊断为诊室高血压的患者中有 20%～30% 会发生这种情况 [167]。

人们普遍注意到 WCH 患者具有与血压正常个体相似的 CV 结果 [168]。但是，来自大型国际家庭血压与心血管结果关系的数据显示，与未经治疗的血压正常者相比，基于家庭 BP 诊断的未经治疗的 WCH 患者中致命和非致命的心血管事件显著增加（危险比 HR=1.42，$P = 0.02$）[169]。有趣的是，保留了白大衣作用的高血压患者的总体风险与在诊室和在家中都控制了 BP 的患者风险相同（HR = 1.16，$P = 0.45$）。此外，对 14 项观察性 ABPM 研究的最新 Meta 分析显示，与正常血压对照组相比，WCH 患者的 CV 事件（HR=1.7）和 CV 死亡率（HR=2.8）的风险增加，但脑卒中或全因死亡均无统计学意义的增加。与以前的分析一样，持续的血压正常与更大的风险相关 [170]。

此外，WCH 与血压正常和高血压之间的中间表型有关，因为它涉及左心室质量、颈动脉内膜中层厚度、主动脉脉搏波速度和蛋白尿 [169]。但是，没有数据可证明 WCH 患者可以从药物治疗中受益。

白大衣高血压 vs. 正常血压

研究名称	危险比	下限	上限	Z 值	*P* 值
Verdecchia, 1994	1.170	0.253	5.402	0.201	0.841
Kario, 2001	0.760	0.164	3.529	−0.350	0.726
Fagard, 2005	1.000	0.372	2.686	0.000	1.000
Ohkubo, 2005	0.950	0.389	2.322	−0.112	0.910
Hansen, 2006	0.960	0.500	1.842	−0.123	0.902
Pierdomenico, 2008	0.970	0.381	2.468	−0.064	0.949
统计	0.964	0.654	1.421	−0.186	0.852

（各研究统计资料；危险比和 95% 可信区间：0.1　0.2　0.5　1　2　5　10）

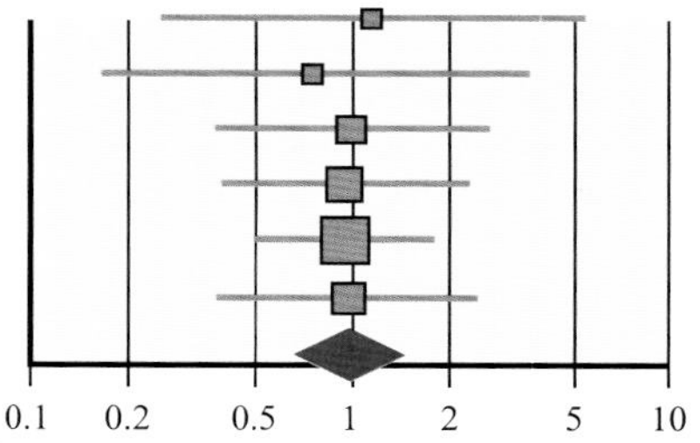

假性高血压 vs. 正常血压

研究名称	危险比	下限	上限	Z 值	*P* 值
Bjorklund, 2003	2.770	1.149	6.676	2.270	0.023
Fagard, 2005	1.650	0.526	5.172	0.859	0.390
Ohkubo, 2005	2.560	1.410	4.649	3.088	0.002
Hansen, 2006	1.660	1.056	2.610	2.195	0.028
Pierdomenico, 2008	2.650	1.177	5.966	2.354	0.019
统计	2.088	1.550	2.812	4.844	0.000

（各研究统计资料；危险比和 95% 可信区间：0.1　0.2　0.5　1　2　5　10）

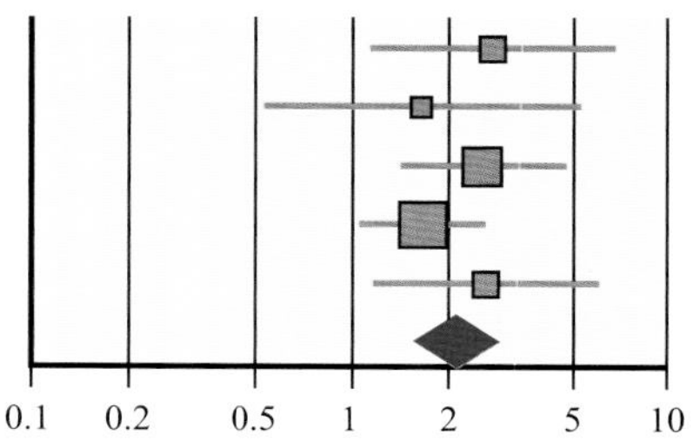

▲ 图 46-12　**白大衣高血压（上图）和假性高血压（下图）对致命和非致命心血管事件发生的影响的 Meta 分析结果**

白大衣高血压和正常血压之间没有统计学差异（HR = 0.96；$P = 0.85$），而假性高血压心血管事件发生风险增加 2.09 倍（$P < 0.0001$）。（引自 Pierdomenico SD, Cuccurullo F. Prognostic value of white-coat and masked hypertension diagnosed by ambulatory monitoring in initially untreated subjects: an updated meta-analysis. *Am J Hypertens*. 2011; 24: 52–58.）

因此，WCH 似乎不像以前认为的那样良性，应该建议患者改变一般的生活方式，以改善 BP 水平和总体血管风险，10～11 年的随访后其发展为持续性高血压的风险为 40%～50%[171, 172]。隐蔽性高血压诊室 BP 正常，而非卧床环境中的 BP 高，在人群研究中估计患病率为 10%～15%。它一直与不良 CV 终点风险和死亡率增加至与持续性高血压相关的危险水平难以区分的情况密切相关[168]。隐蔽性高血压的存在非常麻烦，因为只有在诊室外环境中才能通过 BP 测量来识别它。这一发现具有与筛查相关的重要公共政策含义，目前尚未解决。但是，在解决此问题的第一步中，ACC/AHA 指南已表明，成人使用诊室外 BP 筛查诊室 BP 读数始终在 120～129/80～84mmHg 是合理的。

由于 WCH 和隐蔽性高血压困扰着如此大量的患者，并且对预后有着截然不同的影响，因此，对 WCH 和隐蔽性高血压的识别可以改善对预后的预测。

(3) 到目前为止，睡眠期间评估血压的功能只是一项功能，尽管可以对较新的家用 BP 监护仪进行编程以使其在睡眠期间激活，但到目前为止，该功能还仅限于 ABPM。在某些（但不是全部）研究中，夜间 BP 是比白天或 24h 平均 BP 更好的 CV 疾病指标[173–175]。在接受治疗的患者中，夜间 BP 的重要性（与白天水平相比）似乎更高，因为在早晨进行降压治疗通常可能会导致白天的血压控制比夜间更好[176]。

昼夜血压波动的模式也与预后相关。正常的昼夜节律 BP 模式包括睡眠期间 BP 下降 15%～20%。在睡眠过程中缺乏这种正常 BP 下降的患者称为非杓型（任意定义为与清醒水平相比下降少于 10% 的睡眠 BP），他们增加了靶器官损伤和整体心血管风险。在大型观察性研究中，夜间收缩压下降 20% 或更多的患者的致命和非致命性心血管事件发生率低于血压下降小于 20% 的患者，而夜间血压完全没有下降的患者与所有其他患者相比，心血管结果显著恶化[177]。

(4) ABPM 还全天提供有关 BP 变异性的信息，这可能会添加更多的预后信息。血压变异性的增加（以血压的标准偏差衡量）与事件发生率增加相关，但这些发现与血压值无关时幅度较小[178]。

尽管有这些观察结果，但仍缺乏客观证据表明，当使用诊室外方法治疗患者时，结局会更好。三项随机临床试验将高血压的治疗与诊室或诊室外的血压进行了比较，一项使用 24h ABPM[179]，两项使用家庭 BP[39, 180, 181]。所有这些研究表明，更多的患者进行诊室外 BP 治疗可能会使治疗停止或降级，从而节省边际成本。但是，它们均不能证明 ABPM 或家庭 BP 在实现更好的 BP 控制（所有三项试验的主要结果）或更低的 LVH（在所有研究中均被评估为次要结果）方面具有优势。

4. 非卧床和家庭血压监测的临床运用

ABPM 已经在临床上使用了近 50 年。在美国，和世界其他地区相比，与有限报销相关的问题极大地限制了其扩张。尽管有此限制，如表 46–3 所述，在几种临床情况下其价值仍存在普遍共识。

ABPM 通常在 24h 内执行，尽管可以延长更长的时间（如 48h）以提供涵盖多个唤醒睡眠周期或详细涵盖特定时间段的信息，如血液透析患者的 2 天透析间隔期。临床医生应使用经过独立验证的监护仪（有关列表请参阅 www.dableducational.org）。典型的测量间隔是白天（早上 7 点至晚上 11 点）每 20min 一次，晚上（晚上 11 点至早上 7 点）每 30min 一次，尽管可以根据临床需要调整频率和时间窗，如需要识别诸如频繁的 BP 波动和非典型睡眠模式等因素。患者应记录一天中的活动，躺床上和醒来的时间及服用血管活性药物的时间（如果适用）。被指定为“夜晚”和“白天”的时段最好反映从患者的日记中获得的实际睡眠和清醒时段。大多数患者对过程的耐受性良好，尽管有时会影响睡眠（占 10% 以下的病例），并且很少有患者因频繁的袖带充气而出现过多的瘀伤或不适感。欧洲高血压学会以指南形式提供有关如何进行和解读 ABPM 研究的最新说明。

家庭血压是由患者在家庭（或有时是工作）环境中执行的。它通常用于临床实践，并与改善对治疗的依从性相关。它已成功用于 BP 药物的自滴定治疗，并且适用于远程医疗方法，在这种方法中，患者可以通过电话上传 BP 值或直接输入因特网服务器，以便临床医生可以检查 BP 日志并远程进行治疗决策。

与诊室 BP 一样，重要的是设备必须适合

表 46-3　24h 动态和家庭血压监测的指征

指　征	家庭血压监测	ABPM	注　释
识别白大衣高血压	++	+++	当患者的家庭 BP 达临界值（125～135/80～85mmHg）时，ABPM 仍然是金标准
识别掩盖的高血压	++	+++	
确定真正的耐药性高血压	++	+++	
评估无靶器官损伤的诊室 BP 边界值	++	+++	
评估夜间高血压	—	+++	
评估不稳定的高血压	++	++	家庭 BP 对于偶发症状或阵发性发作更好；如果在 24h 内频繁发生，则 ABPM 更好
评估高血压症状	+++	++	
评估自主神经功能障碍	+	++	家庭血压可用于监测体位性低血压；ABPM 可用于量化仰卧高血压和确定总体（平均）血压水平
临床研究（治疗、预后）	++	+++	

ABPM. 动态血压监测；BP. 血压

患者，并且使用与先前针对诊室 BP 概述相同的技术来获得测量值。经独立验证的设备在 www.dableducational.org 上列出，不幸的是，许多市售的设备尚未得到独立验证。首选设备使用袖带[182]；指套不准确，不应使用；腕带经常由于技术不合适而提供不正确的读数，但是如果正确使用，可能会方便、准确，对肥胖患者特别有用。

智能手机应用程序通常在市场上出售，以从用户那里获取包括 BP 在内的生物学信息，并且在不久的将来，在高血压患者的护理中使用它们将变得很重要。但是，目前尚未对任何可用技术进行充分验证，并且对最畅销的 BP 应用（即时血压 IBP）进行的临床验证研究显示，其性能极其不可靠，导致立即从有关该文章发表的市场上删除了该应用[183]。

为了做出管理决策，最好使用特定的监测时段执行家庭 BP 监测。对于大多数患者而言，每次就诊前 7 天获得的 BP 日志就足够了，因为它具有良好的可重复性[182]。我们建议患者一式两份（间隔约 1min），每天 2 次（早晨服药前和晚餐前）获得读数。在某些情况下，可能需要更频繁或更长时间的监测。例如，根据药物的使用时间，在药物峰值作用期间，如在上午的中后期或傍晚，具有低血压症状的患者可从血压测量中受益。同样，对不稳定的 BP 患者可以进行更频繁的监测，以更好地捕获整体 BP 变异性，尽管我们更喜欢在此类患者中使用 ABPM。至于 ABPM，可以从欧洲高血压学会[150]和 ACC/AHA[10] 获得详细的家庭 BP 指南。

根据纵向研究中观察到的结果，可获得用于解释 ABPM 和家庭 BP 结果的标准值[184]（表 46-4）。为了易于使用，这些阈值与特定的诊室血压水平相匹配，观察到的 CV 事件发生率相同，因此使临床医生可以将具有历史价值的临床决策与诊室 BP 值联系起来。对于 ABPM，并未研究其他测量，如夜间下降，清晨激增（苏醒后第 1 个小时内 BP 升高的幅度），BP 负荷（BP 保持在一定阈值之上的时间百分比，如白天血压为 140/90mmHg，夜间血压为 120/80mmHg）和整体 BP 变异性（24h BP 或清醒 BP 的标准差），与精确标准结果的硬性结局的关系。表 46-5 还列出了反映诊室 BP 值的一般家庭和动态 BP 值，这些代表基于共识的数值，并提供给临床医生以使诊室外看到的数值与迄今为止更常用的诊室读数相关联。

（三）将诊室外血压纳入临床实践

当前所有的高血压指南都认识到诊室外血压在诊断高血压中的价值。英国 NICE 指南、美国预防

表 46-4　动态血压监测和家庭血压监测的标准值 [a]

参　数	血压相当于诊室血压	
	120/80mmHg	140/90mmHg
24h 动态血压监测		
24h 血压	117/74mmHg	131/79mmHg
清醒状态血压	122/79mmHg	138/86mmHg
睡眠血压	101/65mmHg	120/71mmHg
家庭血压监测		
平均血压 [b]	121/78mmHg	133/82mmHg

a. 基于临床结果
b. 观察期内所有值的平均值，通常为 7 天。正常参考值基于观察到的每个诊室血压水平的等效心血管事件风险
引自 Richards EM, Pepine CJ, Raizada MK, Kim S. The gut, its microbiome, and hypertension. Curr Hypertens Rep. 2017;19(4):36; and Kikuya M, Hansen TW, Thijs L, et al. Diagnostic thresholds for ambulatory blood pressure monitoring based on 10-year cardiovascular risk. *Circulation*. 2007;115;2145–2152.

表 46-5　基于家庭和动态血压值（mmHg）的共识 [a]

临　床	家庭血压	日间血压	夜间血压	24h 血压
120/80	120/80	120/80	100/65	115/75
130/80	130/80	130/80	110/65	125/75
140/90	135/85	135/85	120/70	130/80
160/100	145/90	145/90	140/85	145/90

a. 其等效的诊室血压值
引自 Whelton PK, Carey RM, Aronow WS, et al. 2017 ACC/AHA/AAPA/ABC/ACPM/AGS/APhA/ASH/ASPC/NMA/PCNA Guideline for the Prevention, Detection, Evaluation, and Management of High Blood Pressure in Adults: Executive Summary: A Report of the American College of Cardiology/American Heart Association Task Force on Clinical Practice Guidelines. *Hypertension*. 2018; 71: 1269–1324.

服务工作组和 ACC/AHA 指南正式建议，在开始治疗之前诊室 BP 升高的患者使用诊室外血压来确认高血压诊断。ACC/AHA 指南还建议使用诊室外 BP 来评估正在接受高血压治疗但仍超过诊室目标的患者，并明确指出该建议是基于专家意见。支持该建议的一项发现是，难治性高血压患者白大衣效应的患病率较高（40%～51%）；另一个警告是，诊室血压高于 160/100mmHg 的患者无须确认，应接受治疗。

我们也同意使用诊室外 BP 指导治疗的建议，这反映了我们系统地使用这种方法的临床实践。框 46-2 总结了使用 ACC/AHA 建议的 BP 阈值进行诊断和治疗，将诊室外 BP 整合到高血压的诊断和管理中的步骤。

（四）实验室及其他补充测试

与病史和体格检查相似，实验室检查、影像学检查和其他补充检查也着重于并发症的评估、确定的靶器官损伤和可能的次要原因。在初始评估过程中，如果没有令人担忧的迹象或症状，临床医生应获得一系列基本检查，包括肾功能、电解质、钙、葡萄糖和血红蛋白水平、脂质状况、尿液分析和心电图（表 46-6）。

如果这些初始测试结果中的任何一个异常，或者有特定症状或体征提示诊断，则可能需要进一步

测试（请参阅“继发性高血压”）。同样，在随访过程中对治疗产生抵抗的患者具有较高的高血压继发原因，尤其是睡眠呼吸暂停、醛固酮增多症和肾血管疾病，因此值得在评估中更加专门地寻找继发原因。

框 46-2　正确的测量方法和诊室外血压的整合

方法

- 确保 BP 设备每年经过医护人员（护士）的验证
- 早餐前测量血压（上午 4-10 点发生心血管事件的风险最大）
- 测量方法：①坐在椅子上，背部牢固支撑；②将适当尺寸的 BP 袖带放在手臂上，并将手臂放在心脏水平的舒适表面上；③休息 5min，不要分心（如电视、收音机、计算机、电话）；④获取间隔 1min 的三个读数，然后取最后两个读数的平均值
- 一旦血压得到控制和稳定，平均每个月要测量 4～5 次

整合

- 使用在家庭血压的平均范围，并将其与诊室 BP 读数进行比较。如果家庭 BP 比诊室 BP 高 10mmHg 或更多，则存在白大衣效应
- 为家庭血压而非诊室血压量身定制疗法导致较少的药物不良反应，尤其是低血压

BP. 血压

1. 超声心动图

LVH 是高血压中最常见的靶器官损害，并且与不良预后独立相关，其特征是 CV 事件（冠状动脉、脑血管）、心力衰竭和死亡的风险增加[185]。心电图的特异性非常好，但对 LVH 的检测不敏感。毫不奇怪，根据心电图标准，高血压患者中 LVH 的患病率仅为约 18%，而当使用更敏感的超声心动图标准时，这一数字增加到约 40%。超声心动图还提供有关左心室舒张功能的信息，该信息通常在高血压性心脏病的早期受损，并且不需要 LVH 的出现。最后，它可以评估左心室收缩功能障碍，这在高血压中不常见（约 4%），但预后较差。即使不建议将超声心动图检查作为高血压患者的常规检查方法，但它通常会提供重要的信息以帮助指导治疗，如确定在诊室或动态血压水平边缘的患者中开始或升级治疗的必要性。

2. 钠和钾摄入量评估

由于钠和钾作为饮食干预高血压的重要性，客

表 46-6　高血压患者的初步实验室评估[a]

检测内容	临床意义
血肌酐（和估计肾小球滤过率）	肾功能的评估，确定实质肾脏疾病是一种可能的次要原因，以及确定的 TOD
血清钾	低钾（肾源性）提示盐皮质激素过多（原发性或继发性）、糖皮质激素过多、Liddle 综合征；高钾且肾功能正常提示戈登综合征；低水平提高了使用噻嗪类和利尿剂的谨慎；高水平排除使用 ACEI、ARB、肾素抑制剂和保钾利尿剂
血清钠	如果升高，提示原发性醛固酮增多症；如果降低，提示需要避免使用噻嗪类利尿剂
血清碳酸氢盐	如果升高，提示醛固酮过多（原发性或继发性）；如果降低且肾功能正常，提示戈登综合征（高钾）或原发性甲状旁腺功能亢进（高钙）
血（清）钙	如果升高，提示原发性甲状旁腺功能亢进
血糖	确定糖尿病前期或糖尿病；在适当的环境中，提示糖皮质激素过量、嗜铬细胞瘤或肢端肥大
脂类、血红蛋白、红细胞压积	识别高脂血症，如果在没有其他血液学异常或潜在肺部疾病的情况下升高，提示睡眠呼吸暂停
尿分析[b]	蛋白尿和血尿可能是次要原因（肾小球肾炎）；蛋白尿也可能是 TOD 的标志
心电图	确定左心室肥厚、陈旧性心肌梗死或其他缺血性改变；确定可能排除使用 β 受体拮抗剂或非二氢吡啶 CCB 的传导异常

a. 调查共病条件、次要原因或既定目标器官损害的存在

b. 一些组织建议筛查微量白蛋白尿作为一种更敏感的工具来识别早期肾损伤。最近的指南不建议单独测量 BUN，而一些建议测量尿酸（作为心血管风险的标志）和促甲状腺激素（更具体地说是筛查低甲状腺功能亢进症）

ACE. 血管紧张素转化酶；ARB. 血管紧张素受体拮抗剂；BUN. 血尿素氮；CCB. 钙通道阻滞剂；TOD. 靶器官损害

观地量化摄入量通常很有用。饮食回忆是临床实践中最常使用的方法。但是，由于许多患者难以定义部分，因此经常会出现问题。由于详细了解钠和钾的摄入量对管理很重要，我们的做法是收集 24h 尿液，以评估稳定饮食中的钠和钾。这些离子的测量单位为每天 mg 当量，然后转换为每天 mg 的饮食目标（1mEq 的钠 = 23mg 的钠或 58mg 的 NaCl 盐；1mEq 的钾 = 39mg 的钾）。只要剂量随时间稳定，就可以维持利尿剂。必须认识到钠的排泄可能遵循周节律[60]，因此在一次 24h 的采集中可能不精确，但作为一般指南仍然很有价值，可为患者提供更精确的饮食建议。

3. 肾素

Laragh 提出，血浆肾素活性高低可作为评估和治疗高血压疗效的经验方法[186]。这种方法的理论前提为血浆肾素活性水平较高的患者 [＞ 0.65ng/（ml·h），特别是＞ 6.5ng/（ml·h）] 主要由 RAAS 介导的血管收缩导致高血压，而血浆肾素活性水平较低的高血压患者 [＜ 0.65ng/（ml·h）] 其主要原因是容量负荷过重。因此，RAAS 系统阻滞剂（如 ACEI、血管紧张素受体拮抗剂、肾素抑制剂、β- 受体拮抗剂）用于治疗血浆高肾素活性的高血压患者，利尿剂（包括醛固酮拮抗剂）、CCB 类降压药、α- 受体拮抗剂用于治疗血浆低肾素水平的高血压患者。

这种理论从病理生理学角度直接干预或反向抑制上述靶点[187]。一项研究报道，对顽固性高血压患者，肾素指导降压理论可指导精简高血压药物、控制患者血压。一项小规模随机试验对比肾素指导疗法和传统降压方法，研究发现前者可更有效地降低收缩压（−29 vs. −19mmHg，P = 0.03）[188]。以上表明肾素指导降压理论的合理性，尤其是对初始治疗无反应的高血压患者。对这些患者进行血浆肾素、醛固酮水平测定也有助于排除原发性醛固酮增多症。

4. 系统血流动力学和细胞外体液容积

除了血浆肾素水平，测量系统血流动力学和细胞外体液容积是另一种非侵入性检测方法。有多种方法可以进行上述检测，其中无创心排量可同时检测胸腔液体含量、心排血量和系统外周血管阻力。这种方法已经用于顽固性高血压患者，且目前已有两项随机试验支持这种结论[189, 190]。在一项研究中，利用血流动力学数据指导患者加量服用利尿剂可以更好地控制血压；而在另一项研究中，尽管患者血压控制在良好水平，但这与额外服用降压药无关。直接检测血流动力学和细胞外体液容积，在日常护理方面显然比肾素指导理论更具有吸引力。然而因检测费用相对较高，在目前的医疗环境下，这种检测方法对医生和患者来说都是遥不可及的。

七、继发性高血压

继发性高血压是病因明确的高血压[8, 32]。基于以下原因，对每一个新确诊或转诊的高血压患者，尤其是那些伴有低血钾的高血压患者均要考虑到继发性高血压的可能。首先，继发性高血压患者最终能治愈的比例远远大于原发性高血压患者。这对青年高血压患者尤其重要，特别是儿童和青少年的几乎所有原因的继发性高血压（动脉硬化性肾血管性继发性高血压除外）。其次，对于青年高血压患者及预期寿命较长的患者而言，继发性高血压的诊断和治疗费用可能会少于长期内科相关治疗的费用，如药物、随访、实验室检查。最后，治愈继发性高血压可以使患者获得更大的收益。这不仅可以使医疗人员在疾病诊治方面保持头脑清醒，同时也可以避免患者因继发性高血压导致慢性终末期疾病的发生。原发性醛固酮增多症是导致继发性高血压最常见的原因[191, 192]。

（一）危险因素和流行病学

在一般的临床实践中，以下情况更加提示继发性高血压的可能：①未经治疗的高血压患者血压维持在较高水平（原发性醛固酮增多症除外）；②伴有特殊体征的高血压患者（详见后述）；③难治性高血压 [又称为顽固性高血压，即排除假性顽固性高血压，如白大衣高血压，应用足量且合理联合的 3 种降压药物（包括利尿剂）后，血压仍高于 140/90mmHg]；④仅在三级转诊中心监测到高血压（主要由转诊偏倚导致）。由于上述原因，继发性高血压的发病率差异很大。

一项最大规模的前瞻性研究对日本横滨的 1020 名高血压患者进行评估，研究发现这些患者中有 9.1% 为继发性高血压，其中原发性醛固酮增多症占 6%，库欣综合征占 2%（完全发病占 1%，发病前期占 1%），嗜铬细胞瘤占 0.6%，肾性高血压占 0.5%[193]。

对 1976—1994 年纽约锡拉丘兹三级转诊中心的 4429 名高血压患者进行连续动态评估。在这项研究中发现，4429 名高血压患者中有 10.1% 为继发性高血压——3.1% 为肾性高血压，1.4% 为原发性醛固酮增多症，0.5% 为库欣综合征，0.3% 为肾上腺嗜铬细胞瘤，3% 为原发性甲状腺功能减退，1.8% 为 CKD 导致的高血压[194]。后来全球的一系列研究证实，原发性醛固酮增多症（尤其是由于睡眠呼吸窘迫暂停综合征）导致的继发性高血压的发病率远高于 2000 年，平均发生率为 10%～11.2%，是顽固性高血压的 2 倍[149]。继发性高血压最常见原因的这一变化导致吸烟率明显下降和降胆固醇药物的大量使用，因此显著降低了动脉硬化性疾病的发生。

1. 继发性高血压的评估

高血压指南及临床实践建议，对于 30 岁以下、没有家族史的高血压患者需要对引起继发性高血压的因素进行详细评估。此外，对于 55 岁以上新发的高血压、血压突然升高（血压已控制在稳定水平多年）、反复出现肺水肿、腹部血管杂音（尤其是舒张期杂音）、使用 RAAS 抑制剂后血肌酐水平增加 30% 以上的高血压患者，应该积极评估可能导致继发性高血压的因素。这些患者有较高的肾血管性高血压的预实验概率。

对新确诊的高血压患者推荐进行血清尿素氮、血清肌酐及尿常规的检测，这些一般的实验室检查足以发现潜在的肾脏疾病导致的高血压，甚至是未达到 CKD3 期的肾脏疾病（表 46-6）。甲状腺功能亢进或甲状腺功能减退可以导致高血压的发生，但两者可通过血清中超敏甲状腺激素刺激激素（即促甲状腺素）水平检测。

有时患者的人口统计学及临床特征可指导我们发现继发性因素。纤维细胞发育不良在年轻白种女性中更为常见，而动脉粥样硬化性肾血管疾病在老年吸烟者中更为常见（包括目前和以前）。通过仔细询问病史可以发现一些症状，尽管这些症状的特异性和灵敏性较低，但依然可以为我们提供线索。

一般来说，在阵发性高血压患者中，25%～30% 患有嗜铬细胞瘤，即使相关的症状在不同的患者中表现不一致，但这些症状在嗜铬细胞瘤患者中均有发生。然而，这些特异性症状如头痛、出汗、血压升高在大多数嗜铬细胞瘤患者中的发生率低于 5%。同样，库欣综合征的典型症状肌肉无力（特别是从椅子上站起来或爬楼梯时）、原发性醛固酮增多症的典型症状下肢无力及腿部痉挛，这些典型的体征在现今的文献中罕有报道。鉴于继发性高血压的发生率相对较低，应该对继发性高血压患者进行个体性评估。

2. 导致高血压恶化的生活方式因素

虽然在多数讨论中一般没有考虑影响高血压的继发性因素，然而处方药和（或）非处方药[195]、高钠饮食[196]、肥胖及过量饮酒[8]都可以影响血压水平。医护人员或患者可能没有立即关注这些因素，对这些因素的关注可有效控制血压水平，改善患者预后[197]。

纠正这些因素是治疗原发性高血压的基石，可以模拟继发性高血压。在众多因素中，最常见的问题主要包括高钠摄入、睡眠质量差（每晚连续性睡眠时间小于 6h）[198]、过量的咖啡因或其他刺激性食物的摄入及非甾体抗炎药（NSAID）的使用。

3. 肾脏疾病

长期高血压可以导致慢性肾脏病（CKD），慢性肾脏病 [即 GFR 预估值＜ 60ml（min · 1.73m^2）] 亦可引起高血压。当两种疾病同时出现在一个患者身上，起初很难辨认两者哪一个是因果，但是通过对疾病发展的了解可以区分两者的先后。根据国际肾脏病学会 2012 年肾脏疾病 – 改善全球预后标准（KDIGO）指出，肾脏损害（如蛋白尿、尿沉渣异常、血尿生化指标异常、影像学及肾脏病理异常）持续存在（＞ 3 个月），但主要依据为肾小球滤过率预估值（eGFR）[199]。尽管慢性肾脏病时肾小球滤过率预估值仍可能＞ 60ml（min · 1.73m^2），但目前主流观点仍采用这个标准。在治疗策略方面，慢性肾脏病所致的高血压和原发性高血压是相同的，不同之处在于降压药物通常由肾脏清除，因此降压药物的剂量和服用次数与 eGFR 呈反比。尽管大多数慢性肾脏病 3b 期及以上的患者的降压药物不需要调整剂量，但是理论上影响 RAAS 系统的药物应该适当减少。降低 β- 受体拮抗剂（如阿替洛尔、美托洛尔、比索洛尔、纳多洛尔、乙酰丁洛尔）和所有

ACEI（福辛普利和特兰多普利除外）的使用剂量和频率，甚至不减低剂量，目前并没有报道发生严重的不良反应（高血压除外）。需要强调的是，当肾功能正常时，ARB 类药物氯沙坦和缬沙坦的通常用法为每一天 2 次，但当 eGFR ＜ 60ml/(min·1.73m^2) 时，这两种药物应该调整为每一天 1 次。几项小规模临床试验结果（主要在澳大利亚地区）建议限制膳食蛋白的摄入有助于患者的远期预后，这个理论在肾脏疾病的饮食试验中获得部分验证[200]。即使在具备肾脏营养师的三级诊疗中心，这样的膳食方式也具有很大挑战性。限制钠盐摄入的挑战性相对较低，限制钠盐摄入有益于慢性肾脏病和高血压患者降低血压，减少尿蛋白排泄[201]。

4. 原发性高醛固酮血症

在过去的 25 年中，原发性高醛固酮血症导致的继发性高血压的发病率逐渐上升[195, 202]，主要分为以下 6 个亚型：①醛固酮腺瘤，多数发生在一侧肾上腺（约占 35%）；②双侧肾上腺增生（即特发性醛固酮增多症，约占 60%）；③单侧肾上腺增生（约占 2%）；④分泌醛固酮的肾上腺肿瘤（目前报道约 35 例）；⑤家族性高醛固酮血症，分为两种类型，分别是糖皮质激素抑制的高醛固酮血症 [在 8 号染色体上，11β- 羟化酶的 5'- 调控序列与编码醛固酮合成酶基因融合（不足 1%）] 和家族性醛固酮腺瘤或双侧肾上腺增生（不足 2%）；⑥刺激醛固酮分泌的肾上腺外腺瘤或恶性肿瘤（不足 1%）。此外，阻塞性睡眠呼吸暂停综合征也可以导致高醛固酮血症，这可以被称为继发性高醛固酮血症，但其评估和治疗策略同双侧肾上腺增生的诊治方案大相径庭。

原发性醛固酮增多症的发病率因地域、个人观点的不同而存在差异性。一些转诊中心报道，与睡眠呼吸暂停相关的醛固酮增多症的患病率约为 20%，这与 20 世纪 50 年代康恩中心预估的促醛固酮分泌腺瘤的患病率相似。在大规模人群试验研究中发现，原发性醛固酮增多症导致高血压的发生率为 10%～11.2%。这种情况在下列高血压患者中更为常见，包括相对血压较高的高血压患者（血压在 140～159/90～99mmHg 时，原发性醛固酮增多症占 2%，血压高于 180/110mmHg 时，原发性醛固酮增多症占 13%），难治性高血压（恶性高血压中原发性醛固酮增多症占 17%～23%），高血压伴低血钾（包括自发性和利尿剂相关性低血钾），以及高血压伴肾上腺肿块（占 1%～10%）。

在一千年前，几乎所有原发性醛固酮增多症患者都会出现低血钾，尤其在利尿剂治疗后。而现在，即使原发性醛固酮增多症患者出现乏力、肌肉痉挛甚至瘫痪，也很少出现低血钾的情况。原发性醛固酮增多症患者的心血管事件发生率和死亡率都高于相同年龄、性别、血压水平的原发性高血压患者[203]。

在补钾治疗患者中测量血浆醛固酮浓度与血浆肾素活性比例（ARR）是筛查原发性醛固酮增多症最有效的方式（表 46-7）。ARR 受下列多种因素影响，包括降压药物、限制钠盐摄入、姿势、一天中不同的时间点及样品的处理（表 46-7）。大多数权威专家认为，维拉帕米、肼丙嗪和外周 $α_1$- 肾上腺素受体拮抗剂对 ARR 的影响是微乎其微的。因为低血浆肾素活性 [Ang Ⅱ ＜ 0.5ng/（ml·h）] 可使 ARR 假阳性增加，因此考虑到筛选的真阳性水平，需要

表 46-7 可能导致醛固酮 / 肾素比值假阳性或假阴性结果的因素

	假阳性	假阴性
醛固酮较高	钾负荷	
肾素较低	β 受体拮抗剂；α- 肾上腺素受体激动剂；直接肾素抑制剂；非甾体抗炎药；慢性肾脏疾病；钠负荷	
醛固酮较低		低钾血
肾素较高		利尿剂；ACEI、血管紧张素受体拮抗剂；钙通道阻滞剂（二氢吡啶）；急性钠耗竭

ACE. 血管紧张素转化酶

血浆醛固酮浓度达到一定水平（＞ 15ng/dl）为前提。一方面多数确诊的高醛固酮血症患者的血清醛固酮浓度在 12～15ng/dl 范围，另一方面血浆肾素活性低于 10ng/dl 的高醛固酮血症患者较为少见，因此血清醛固酮浓度在 12～15ng/dl 范围内的患者需要进行个体化分析。目前通常将 ARR 的分界值定义在 30 [醛固酮水平以 ng/dl 为单位计算，血浆肾素活性以 ng/（ml・h）的 Ang Ⅱ 为单位计算]，高于这个分界值会导致假阴性率增加。

内分泌学会临床实践指南推荐：因为费用和辐射的影响，在进行影像学检查前先进行四项检查项目中的一项。这四种检查项目可能具有相似的生物学特征（敏感性在 75%～90%，特异性在 80%～100%），因此对这四种检查项目的比较研究甚少。费用、患者选择、医院设置、实验室检测方法及保险公司支付范畴等所有因素都应考虑在内。

如果输液后血浆醛固酮浓度大于 10ng/ml，传统的生理盐水负荷试验（4h 内输液量超过 2L）准确性更高。患者血浆醛固酮浓度在 5～10ng/ml 范围内被认为是不准确的，因此应该重新测定。当然，心力衰竭、慢性肾脏病或血压控制不佳的患者不推荐静脉输注生理盐水。

许多中心报道过口服钠负荷试验的成功案例，其中包括将钠摄入量放宽到每天约 6g，持续 3～5 天，然后测定 24h 尿液中钠（以确保负荷）和醛固酮的含量。如果尿醛固酮排泄量＞ 12～14μg/d，则认为试验结果为阳性，但在某些患者中，口服钠负荷试验可能与静脉生理盐水负荷试验存在一样的问题。

氟氢可的松抑制试验为每 6h 给予 0.1mg 氟氢可的松，持续 4 天，在患者直立状态下测定血浆醛固酮浓度。如果氟氢可的松浓度＞ 6ng/dl 时，血浆肾素活性和血清皮质醇水平维持在较低水平，则认为试验结果可信。对于路途遥远或不能连续坚持的患者，实施这个试验可能存在困难。最后，卡托普利试验为分别在口服 25～50mg 卡托普利前、服药 1h 和 2h 后测量血浆中醛固酮浓度。如果血浆醛固酮浓度仍维持在较高水平（即维持在基线水平），则认为试验结果可信。尽管日本几项研究报道了卡托普利试验取得了优秀的成果，但仍有一些假阴性和模棱两可结果的报道。

对确诊原发性醛固酮增多症的患者进行肾上腺 CT 扫描有助于发现肾上腺的巨大肿瘤。增强 CT 扫描发现，肾上腺恶性肿瘤通常较大（直径＞ 4cm）、质地不均匀（通常伴有内部出血）、内部钙化（比例约 40%）及边界不规则。而促醛固酮分泌的肾上腺腺瘤通常体积较小（直径＜ 2cm）、密度较低，且常为单侧腺瘤。特发性醛固酮增多症患者的肾上腺通常是正常的，但有时在单侧或双侧肾上腺发现增大的结节。磁共振成像（MRI）在比较上述情况方面没有优于 CT，且 CT 花费更少。这两种检查方法都可以发现无功能腺瘤，特别在老年患者中。在一些临床中心，对年龄＜ 40 岁、一侧肾上腺发现典型低密度结节的原发性醛固酮增多症导致的高血压患者直接行单侧肾上腺切除术。

通过 CT 扫描发现单侧肾上腺异常的敏感性为 78%，特异性为 75%，因此内分泌协会推荐由外科施行肾上腺取样进行诊断 [204]。尽管这种方式具有侵入性、花费大、技术要求高、具有一定风险性，同时需要经验丰富的医疗团队，但其诊断单侧肾上腺疾病的敏感性和特异性分别为 95% 和 100%。手术通常在上午 8：00 进行，连续给予受试者促肾上腺皮质激素，同时监测肾上腺静脉中的皮质醇水平。大多数中心把皮质醇校正的醛固酮比率（即每侧醛固酮 / 皮质醇比率之间的比率）的 4：1 截断值定义为正的偏侧化。

一些传统或经典的检测方法在某些情况下仍然适用，如肾上腺静脉取样失败或不能确诊。这些传统方法通常价格较低，因此当因财政短缺或其他因素影响肾上腺静脉取样时，传统的检测方法可能被优先授权。体位刺激试验是在 20 世纪 70 年代发展起来的，这是因为促醛固酮分泌腺瘤的患者存在血浆醛固酮浓度的白日差异性变化，而那些特发性醛固酮增多症患者通常表现为对血管紧张素 Ⅱ 水平小幅度升高的敏感性增加。在一些临床中心，这项测试是通过在静脉盐水输注测试结束时额外抽取两个血样（站立前和站立后）来进行的。回顾千年前 Mayo 诊所 246 名经手术确诊为腺瘤的患者中，这种检测方法的准确性仅有 85%。此外还有一些试验方法，如密歇根大学在 20 世纪 70 年代开发的碘胆固醇闪烁成像技术，其敏感性与肿瘤大小直接相关，但对区分微腺瘤和双侧增生帮助不大。此外，在腺瘤患者中，血清 18- 羟基皮质酮水平（通常在早上 8 点患者卧位时测量）通常＞ 100ng/dl，但在双侧增生患者中则相反，因此一般在 2L 生理盐水输注试验之前采集血液进行分析。然而，研究发现这项测试的准确性甚至低于体位刺激试验。

那些确诊时年龄在 20 岁以下，以及那些在早期（通常＜ 30 岁）有原发性醛固酮增多症或脑卒中家族史的患者，建议进行家族性原发性醛固酮增多症的基因检测。这一策略在大约一半的大型、合格、无关的队列中取得了成功。用 Southern blot 或聚合酶链反应法进行基因检测对糖皮质激素补救型醛固酮增多症（Ⅰ型家族性醛固酮增多症，最常见导致高血压的单基因遗传病）的敏感性和特异性均较好。但这种检测费用较高，很多保险机构不愿支付这笔费用，除非某些患者经糖皮质激素治疗后，血压和血浆醛固酮浓度仍然异常。尽管大多数常染色体显性的检测者会发病，但Ⅱ型家族性高醛固酮增多症仍存在遗传异质性。基因检测目前不能用于这种常见的家族性醛固酮增多症的诊断，因此临床主要根据生化指标和家族谱系进行诊断。

经腹腔镜行单侧肾上腺切除可降低醛固酮增多症患者的住院时间、减少并发症，此外治疗费用也低于那些开放性手术患者。尽管大多数患者可能会发生白血病，但其中有 50% 患者的高血压被治愈（在没有服用降压药物的情况下，多次监测血压＜ 140/90mmHg）。年轻患者、高血压发病时间短、只服用 1～2 种降压药物，以及一个家族谱中只含有少于两个患有高血压的一级亲属的，上述这些患者的治愈率相对较高。通常情况下，手术成功后不久通过测定血浆醛固酮浓度和血浆肾素活性会停止补钾和醛固酮拮抗剂的使用。剩余的肾上腺需要几周时间恢复其正常功能，因此需要静脉生理盐水。特发性醛固酮增多症的非手术治疗主要为螺内酯，一项国际随机临床试验结果表明，螺内酯的治疗效果要明显优于依普利酮。大多数医生在睡前使用地塞米松或泼尼松（超过每天 2 次氢化可的松）治疗糖皮质激素可补救性醛固酮增多症，但剂量保持较低，以避免医源性库欣综合征的发生（见后文）。

5. 高醛固酮血症伴睡眠呼吸性疾病

一些研究强调，高醛固酮血症伴睡眠呼吸性疾病占难治性高血压的 20%，这些患者通常对选择性醛固酮拮抗剂有很好的反应。多导睡眠标记图是诊断阻塞性睡眠呼吸暂停的金标准，然而这种检测方法费用昂贵。柏林问卷包括关于打鼾、白天嗜睡、体重指数和高血压等问题，是一种简短、有效的筛查工具，可以识别社区中阻塞性睡眠呼吸暂停高风险人群。血清醛固酮与血浆肾素活性的比值最常用于评估病情。螺内酯的试验性治疗是必要的，尤其是柏林问卷或睡眠研究高度可疑时。

6. 盐皮质激素过剩状态

一些不典型的临床体征和症状（特别是低钾血症和其他库欣样表现）是由盐皮质激素过剩导致。通过抑制血浆醛固酮水平，这些症状、体征很容易与几种类型的醛固酮增多症相鉴别。

先天性肾上腺增生也是最常见的类型，它是由于几种常染色体隐性遗传缺陷之一的酶参与肾上腺激素生成，通常导致矿物皮质激素和雄激素过量。虽然在婴儿和儿童中最常见，但有些患者（特别是那些功能突变较轻的患者）直到成年才被确诊。最常见的是 21- 羟化酶缺陷，约占病例的 95%，通常通过普遍筛查方案发现，特别是对生殖器不明显的女性新生儿。如果不加以治疗，大约 75% 的这类婴儿会出现盐流失、不能茁壮成长、低钠血症、低血容量、休克，甚至死亡。

大约 2/3 的先天性肾上腺增生症患者患有高血压，这可能是由于 11β- 羟化酶缺乏（占约 5% 的先天性肾上腺病例，其患病率在白种人中约为 1：10 万）或 17α- 羟化酶缺乏导致（这种情况罕见）。已发现 40 多个基因突变可导致 11β- 羟化酶缺乏，这导致高循环水平的脱氧皮质酮和 11- 脱氧皮质醇，增加了肾上腺雄激素的产生。因此，在婴儿期或儿童期，女孩患有高血压、低钾血症、痤疮、多毛症和病毒，而男孩则出现假性早熟。由于皮质醇和性激素的产生都需要 17α- 羟化酶，其缺乏可能延缓青春期，并表现为假两性畸形或表型女性特征（遗传 45, XY 男孩），或女孩出现闭经。通过检测血清中的激素前体水平，对疾病进行诊断后，对先天性肾上腺增生症患者补充糖皮质激素，可以抑制促肾上腺皮质激素的分泌，减少盐皮质激素过量的体征和症状。成人先天性肾上腺增生症的长期护理是一种挑战。

非常罕见的显性矿物皮质激素过量的原因包括脱氧皮质酮产生的肿瘤（肿瘤通常相当大且为恶性），原发性皮质醇耐药或 11β- 羟激素脱氢酶缺乏，其中全球大约 50 例是先天性的。大多数后天获得的病例与进口甘草或甘草味的咀嚼烟草有关。有些还包括 Liddle 综合征 – 高血压、低钾血症和不适当的尿钾排泄，与血浆醛固酮和肾素活性低有关，这是由于常染色体显性疾病导致肾阿米洛利敏感的 ENaC 的 β 或 γ 亚基突变。

7. 肾血管性高血压

自从哈利·戈德布拉特的开创性工作以来，肾动脉狭窄引起的高血压（纤维肌肉发育不良或动脉粥样硬化疾病）得到了广泛的研究（见第 47 章）。

肾血管性高血压的概率可以根据特定患者的临床特征来计算，这在大多数情况下不需要进行筛查试验。在肾血管性高血压的几种筛查中，通常是基于患者和医生的偏好、当地的专业知识及保险公司对先前有利决定的授权。几项研究结果表明，肾血管成形术（通常用支架）对动脉粥样硬化性肾动脉疾病的患者没有明显收益，这种治疗方法逐渐被弃用 [160]。

8. 肾上腺嗜铬细胞瘤

虽然分泌儿茶酚胺的嗜铬肿瘤（嗜铬细胞瘤和副神经节瘤）很少见（估计发病率为每年 2～8 例 / 百万人群），但其诊断和治疗很重要，因为：①尽管治疗得当，它们仍可能引起致命性高血压危象；②诊断时其转移率可能超过 10%；③特定治疗可以治愈；④病例更具有家族性 [205]。

在 0.2%～0.6% 的高血压患者中发现分泌儿茶酚胺的肿瘤，可能在儿童高血压中更常见（1.7%），而且往往是偶然发现的，更糟的是只有在尸检时才发现。这些肿瘤患者的临床表现是多变的，因为症状可能不断发生或发作。一项来自法国的大型研究报道，有 95% 的患者存在典型的头痛、出汗和高血压三联症，但大多数中心报告，在一个病例被诊断之前，已经有 100 多名这样的患者被转诊。

鉴别诊断包括许多疾病，其中一些是功能性或人为的，因此需要高度怀疑指数，即使面对共同的入院条件（如心力衰竭，如果不是恶化，可以由功能肿瘤沉淀）。一些家庭条件，包括嗜铬细胞瘤，有特征性的体征（如咖啡斑和神经纤维瘤、视网膜血管瘤、酒红斑、肺下纤维瘤、灰叶或沙格林斑、皮脂腺瘤、马凡综合征样体态），为潜在的综合征提供线索 [205]。

嗜铬细胞瘤的例外似乎比许多其他情况更多，大约 10% 的这类肿瘤是肾外的、多发或双侧、复发性（手术切除后）、偶然发现的肿瘤或在儿童中发现。超过 10% 的确诊患者可能是家族性的或转移性的，这两者在过去的 30 年里发病率都增加了。虽然约 90% 的嗜铬细胞瘤存在于肾上腺或靠近肾上腺的地方，但副神经节瘤可以发生在交感神经节的任何地方，最常见的是在 Zuckerkandl 器官或附近（主动脉分叉处）或膀胱附近，这是引起排尿性头痛、晕厥或类似的不寻常症状的原因。

嗜铬细胞瘤在多种内分泌肿瘤（MEN）综合征中起重要作用，尤其是 MEN2A（约 50% 的嗜铬细胞瘤，通常为双侧甲状腺髓样癌、甲状旁腺腺瘤和皮肤地衣淀粉样变，与 RET 原癌基因有关）和 MEN2B（通常为双侧嗜铬细胞瘤、甲状腺髓样癌、黏膜下神经、增生性角膜神经、关节疏松、Hirschsprung 病、马凡综合征样体态）。此外，嗜铬细胞瘤也见于癜痣病患者。

大约 20% 的 2 型 von Hippel–Lindau 病 [视网膜和（或）小脑血管母细胞瘤，偶尔伴有透明细胞肾癌、胰腺神经内分泌肿瘤、视网膜血管瘤或血管母细胞瘤，由 VHL 抑癌基因介导，位于 3p25–26 染色体上] 会发生嗜铬细胞瘤或副神经节瘤。大约 2% 的 I 型神经纤维瘤病 [常染色体显性 von Recklinghausen 病；神经纤维瘤，有咖啡因斑点，腋窝和（或）腹股沟雀斑，虹膜 – 坐骨结节错构瘤，骨异常，中枢神经系统胶质瘤，有时大头畸形或认知缺陷，由 17q11.2 染色体上的 NF1 抑癌基因介导] 将发展成儿茶酚胺分泌的肿瘤，通常是肾上腺细胞瘤。这两种情况都可以通过基因筛查来诊断，尽管在确定了一个指数病例后对于筛查家庭成员来说往往更有成效。

无论是在 Sturge–Weber 综合征（脉络膜和软脑膜血管瘤，三叉神经分布中的港口葡萄酒染色）还是结节性硬化症（有时称为 Bourneville 或 Pringle 病 – 皮脂腺瘤、肺下纤维瘤和偶尔智力低下）中，嗜铬细胞瘤的患病率或遗传学都不清楚。家族性副神经节瘤是一种常染色体显性综合征，颅底和颈部、胸部、腹部、骨盆或膀胱壁有副神经节瘤。在过去的 20 年里，许多研究都对线粒体琥珀酸脱氢酶复合物 -SDHD 的编码基因之一的突变进行了表征，SDHD 位于 11q23 染色体上，或 SDHB 位于 1p35-36 染色体上。这些突变基因检测的可用性使得携带这些基因的人（通常是指数病例的亲属）的疾病监测变得简单得多。

儿茶酚胺分泌肿瘤病例的发现过程通常始于儿茶酚胺代谢物的生化检测。通常推荐检测血浆游离或尿分馏后的甲氧基肾上腺素，但已知有多种因素可产生假阳性和假阴性结果。在一些中心，无血浆甲苯胺（提供了一个非常简短的儿茶酚胺生产和代谢的图片）可以快速和准确地检测；在另一些中心，在较长的时间内收集尿液中儿茶酚胺的生产和代谢产物是较便宜的。假阴性尿集合常见于嗜铬细胞瘤患者，这些患者具有家族性、正常血压、多巴胺 β 羟化酶缺乏或间歇性分泌。嗜铬细胞瘤的药理学试验偶尔用于模棱两可的病例；可乐定抑制试验通常优于胰高血糖素刺激试验，尽管大多数管理的护理组织建议在最初评估后 6 个月或更长时间内重复血浆或尿液收集。

为了提高成本效益和减少辐射暴露，通常要等到获得儿茶酚胺过量产生的生化依据才会进行嗜铬细胞瘤及相关肿瘤的影像学检查。在这种情况下，CT 扫描的肾上腺厚度越薄、分辨率越高，超过了有更多细节的磁共振 T2 加权成像。但对于某些患者（如有转移性疾病、腹部手术夹、对比剂过敏、孕妇），MRI 可能是一个更合适的选择。氟 -18 标记的氟代脱氧葡萄糖造影的正电子发射断层扫描，或碘 -123 标记的间碘苄基胍（^{123}I-MIBG）造影的核扫描可以定位和确定转移性疾病的范围，特别是 ^{131}I-MIBG 造影的核扫描是一种可行的治疗方法。在进行磁共振检查之前，某些抗高血压药物应至少停用 7～10 天，包括钙离子拮抗剂（如氨氯地平）、α 和 β 受体拮抗剂（如拉贝洛尔）和许多其他非降血压类药物 [206]。

在嗜铬细胞瘤患者的诊治中，基因检测所起的作用正在逐渐发展。目前的指南推荐决策过程共享，通常涉及更多的家庭成员，而不仅仅只是患者 [207]。8 项研究显示，在推测为散发性嗜铬细胞瘤或神经节细胞瘤的患者中，生殖细胞突变的发生率很高，因此一些权威机构建议对所有相关患者进行基因筛查；另一些权威机构则根据遗传家谱、综合征特征和（或）疾病范围（如诊断时为多灶、双侧或转移性肿瘤）来决定是否进行基因筛查。

嗜铬细胞瘤患者的适当药物准备对肿瘤的成功切除至关重要。首先使用 α- 受体拮抗剂（如静脉注射酚妥拉明或口服酚苄明），之后使用 β- 受体拮抗剂（如需控制心动过速）。大多数专家在加用 β 受体拮抗剂前会先使用钙拮抗剂，并建议手术推迟至肿瘤定位后的 7～14 天，以使血压、心率和血管内容积恢复正常。这有助于减少肿瘤切除后的低血压的发生。甲状腺素偶尔也可用于有巨大肿瘤或非手术患者。

大多数外科医生倾向于对小的肾上腺嗜铬细胞瘤或副神经节瘤进行腹腔镜手术。术后警惕性监测可降低严重低血压、低血糖或肾上腺功能不全发生的风险。在最初检查证实儿茶酚胺过量产生的患者中，通常在术后 4～6 周及在长期随访过程中择期（通常每年）复查儿茶酚胺以证明肿瘤切除成功。复查的频率最好根据家谱、基因检测结果和预测复发的危险因素来个体化制订。

9. 皮质醇增多症

由于口服糖皮质激素，大多数库欣综合征是医源性的，但偶尔仍有零星病例出现。在两个大系列中，发现 0.5%～1.0% 的高血压患者患库欣综合征。某种程度上，库欣综合征的高血压在病理生理学上与盐皮质激素过量重叠。这是因为过量的皮质醇降低了 2 型 11β- 羟基激素脱氢酶在肾上腺皮质的醛固酮合成细胞中选择性地将氢化可的松降解为可的松的能力，并且可以增加循环中仅具有盐皮质激素活性的去氧皮质激素的水平。

如今，高血压、躯体肥胖伴紫纹、糖尿病、多毛症、痤疮、高血糖、低钾血症和肌无力的全面综合征比库欣时代少见，推荐的诊断顺序也更简短。在适当的筛查试验（尿游离皮质醇、深夜唾液皮质醇或夜间地塞米松抑制试验）有阳性结果后，建议在安排影像学检查之前进行第 2 次内分泌检查。在一些中心，血浆促肾上腺皮质激素水平用于区分促肾上腺皮质激素依赖性库欣综合征（＞ 15pg/ml，85%～90% 的病例）和促肾上腺皮质激素非依赖性库欣综合征（＜ 5pg/ml）。在大多数情况下，接下来应进行促肾上腺皮质激素释放激素试验来动态检测下丘脑－垂体－肾上腺轴功能，分别测定静脉注射释放激素前后的血浆皮质醇和促肾上腺皮质激素水平，或进行大剂量地塞米松（每 6 小时 2mg）抑制测试，测定血清皮质醇水平。

据大多数专家中心报道，60%～75% 的病例肿瘤位于垂体，约 20% 位于单个肾上腺（腺瘤和癌之比约为 60：40），或异位产生促肾上腺皮质激素（10%～12%，通常是小细胞肺癌），不到 1% 是由于促肾上腺皮质激素释放激素的异位产生，通常是由支气管类癌引起的。如今，岩静脉窦取样已不常用。激素分泌过多的部位通常通过外科手术治疗，但在特殊情况下也可以采用其他方式（如蝶鞍放疗）治疗。在某些情况下，特别是那些不能进行手术治疗的患者，药物也可能有效。

10. 甲状腺功能异常

文献对于甲状腺功能异常与高血压之间关系的观点并不一致。许多甲状腺功能亢进患者的脉压差较大（因此收缩压水平升高）、脉率较快，但这一点极少被忽略，尤其是在年轻患者中。超敏血清促甲状腺激素（TSH）水平的测定被广泛应用于筛查。经诊断后，非选择性 β 受体拮抗剂如普萘洛尔可能特别有效，因为它可以治疗心动过速和高血压，并据称可抑制甲状腺素向三碘甲状腺原氨酸的外周转化。然而，现在有人质疑这些“经典”的临床药理报告。

尽管在纽约州北部 3% 的高血压患者在治疗甲状腺功能减退后恢复到正常血压 [151]，但甲状腺功能减退作为高血压、特别是单纯舒张性高血压的潜在病因所起的作用还不太清楚。甲状腺功能减退患者的高血压主要是舒张压升高，且通常在 1 级高血压范围内（即舒张压＜ 99mmHg）。在儿童和青少年中，特别是在缺碘地区，血清 TSH 水平和血压正相关。7 组基于人群的欧洲数据汇集显示，成年人的情况相似，但血清 TSH 水平与 5 年血压变化或高血压事件之间没有一致的关系。通过测定血清 TSH 水平对甲状腺功能减退症患者进行有针对性的筛查有可能是有用的，但目前任何一套国家或国际指南都不建议对所有新诊断的高血压患者进行常规筛查。

11. 甲状旁腺功能亢进、钙摄入量、维生素 D 和高血压

尽管经过适当的治疗后，与甲状旁腺功能亢进相关的高钙血症和高血压通常会有所改善，但钙与维生素 D 摄入量、血清甲状旁腺激素水平和血压之间的因果关系在大量人群中并不一致 [208]。因此，大多数目前的指南建议在初次诊断为高血压的患者中进行血清钙水平（非甲状旁腺激素）测定。

12. 主动脉缩窄

尽管大多数主动脉峡部缩窄发生在动脉导管内或附近，但人们越来越认识到，这种常见的先天性心血管疾病构成了主动脉和血管疾病的一个疾病谱，且并不都能通过外科手术来解除梗阻。大多数患者在婴儿期或儿童期就被诊断为高血压 [209, 210]，但有些患者直到成年后才发现。许多病例是通过体格检查（如杂音、下肢血压低于手臂、桡动脉脉冲延迟）发现；有些是由于其他原因（如肋骨切迹或胸部 X 线片上的“3”字征，后者是由于主动脉凹陷伴有狭窄前和狭窄后扩张而形成的）进行的影像学检查发现；还有一些患者是由于相关异常（如二叶式主动脉瓣）进行检查时发现。

推荐使用超声心动图对缩窄进行诊断和定位，尽管有些患者（特别是成人和伴有相关异常的患者）可能需要行心导管术。大多数儿童患者接受经皮导管球囊扩张和支架置入术，如果必要可以之后进行手术矫正。在一项系统回顾中，尽管手术成功，25%～68% 的主动脉缩窄患者有持续性高血压，手术时的年龄、随访时的年龄和干预类型是持续性高血压的有力预测因素 [211]。β 受体拮抗剂常用于降低主动脉缩窄患者的血压，但这并不是美国食品药品管理局（FDA）批准的适应证。

13. 肢端肥大症

在因生长激素释放过多而导致肢端肥大症的患者中，40% 以上患高血压，并且常伴随睡眠呼吸暂停而加重 [212]。大多数此类患者因肢端骨过度生长的症状或体征很容易识别，特别是在儿童或青少年骨骺闭合前，尽管有些患者忽略或者忍受这些变化达 10 年或更长时间。绝大多数（98%）的病例是由垂体腺瘤引起的。血清胰岛素样生长因子 -1 是最有用的初步筛选检查，尽管也经常进行其他检查，包括测试血浆生长激素水平对口服 75g 葡萄糖负荷

和催乳素水平的反应。

与主动脉缩窄一样，成功治疗肢端肥大症通常会降低血压，但高血压往往持续存在，尤其是在老年和超重患者中[213]。尽管目前没有针对肢端肥大症高血压的特效药，但是因为肢端肥大症是顽固性高血压的一种非常罕见的原因，常用的抗高血压药物通常也是有效的。

（二）睡眠剥夺与睡眠呼吸障碍

慢性睡眠质量下降会出现与阵发性高血压和血压升高同样的症状，尤其是在下午和晚上。睡眠质量差不单是由阻塞性睡眠呼吸暂停（OSA）造成，而是由一系列睡眠障碍所导致，包括不宁腿综合征和各种原因的失眠[214]。通常，这些不同的睡眠障碍同时存在，使患者无法获得适当的安稳睡眠。

睡眠质量差导致血压升高，极高血压的阵发性发作机制与交感神经和 RAAS 激活有关[215, 216]。在睡眠剥夺、不宁腿综合征和 OSA 中交感神经活动也增加[215, 216]。

无阻塞性睡眠呼吸暂停的睡眠剥夺被定义为少于 6h 的不间断睡眠，这也会导致交感神经活动增强。这是非快速眼动（NREM）或慢波睡眠时间缩短的结果，同时也会影响夜间血压的下降[216]。这支持了以下假说，即干扰 NREM 睡眠的时间或质量是睡眠剥夺或不宁腿综合征导致交感神经张力增加的机制。

如果患者（男性多于女性）出现严重打鼾、白天嗜睡、夜间窒息或喘息，体检发现“拥挤的口咽”（软腭部分或完全不可见），则应怀疑患 OSA。正规诊断基于动态睡眠监测或多导睡眠图[217]。

与睡眠时间减少和睡眠质量下降不同，与阻塞性睡眠呼吸暂停相关的交感神经活动的增加是间歇性缺氧所导致的，因为血压的急性升高与夜间氧饱和度的降低程度相平行[218]。事实上，在间歇性缺氧的动物模型中可以看到交感神经活动的增加[219]。还需要注意的是，持续气道正压通气（CPAP）治疗只能轻微降低 OSA 相关性高血压[220]。然而，解决睡眠障碍或睡眠习惯对已存在的高血压的发展或控制是很重要的。

CPAP 治疗阻塞性睡眠呼吸暂停有一定的降压作用（约 1mmHg/h）。然而，血压越高、阻塞性睡眠呼吸暂停越严重、白天嗜睡评分越高、CPAP（平均使用时间＞ 4 小时 / 晚）坚持时间越长的患者往往产生更强的降压效果[221]。

（三）药物性高血压

应询问高血压患者是否接触了可升高血压的药物（框 46–3），包括滥用药物、非处方药和处方药。口服避孕药（OCP）可导致高血压，尽管现代的低雌激素药所致高血压的发生率远低于较老的制剂。在大多数女性中，停用 OCP 几周至几个月后，血压会恢复正常。非甾体抗炎药（NSAID）具有中等程度的升高血压效应（约 5mmHg）。但有些患者的血压升高幅度较大，具有临床意义。在服用利尿剂或 RAAS 阻滞剂的患者中，NSAID 诱导的高血压也可能表现为血压失控，而 CCB 在 NSAID 使用者中受影响较小。

摄入拟交感神经胺（合法或非法）后可引起高血压。酒精有急性降压作用，但长期大量饮用（每天 4～5 杯以上）会导致血压升高。糖皮质激素和盐皮质激素可引起血压的剂量依赖性升高。具有低盐皮质激素活性的糖皮质激素（如地塞米松、布地奈德）可诱导较低的血压升高。

选择性 5– 羟色胺再摄取抑制剂（SSRI）和 5– 羟色胺去甲肾上腺素再摄取抑制剂（SNRI）可轻度

框 46–3　高血压相关的常见药物

- 口服避孕药
- 非甾体抗炎药（选择性和非选择性）
- 拟交感神经药物：伪麻黄碱、苯丙醇胺、芬特明、可卡因、苯丙胺（处方或非法）；育亨宾（α_2 受体拮抗剂）
- 选择性 5– 羟色胺再摄取抑制剂（SSRI）和 5– 羟色胺去甲肾上腺素再摄取抑制剂（SNRI）
- 单胺氧化酶抑制剂（MAOI）
- 环孢素和他克莫司
- 促红细胞生成素和达贝泊汀
- 皮质激素、盐皮质激素（氟氢可的松）
- 抗 VEGF 抗体（如贝伐单抗、雷莫芦单抗），某些具有抗血管内皮生长因子活性的酪氨酸激酶抑制剂（如索拉非尼、舒尼替尼）
- 甘草
- 乙醇

VEGF. 血管内皮生长因子（引自 Peixoto AJ. Secondary hypertension. In: Gilbert S, Weiner D, eds. *Primer in kidney diseases*. Philadelphia: Elsevier, 2018.）

升高血压，但部分患者接受 SNRI 后可出现严重的高血压反应。有趣的是，当用于患有抑郁症的高血压患者时，血压通常随着抑郁症状的改善而升高。血管生成抑制剂，如抗血管内皮生长因子（VEGF）抗体（如贝伐单抗、雷莫芦单抗）和酪氨酸激酶抑制剂（如索拉非尼、舒尼替尼）可导致高血压，即使停药，高血压仍持续存在。由于这些药物在使用期间的高血压与较好的肿瘤预后相关（可能是成功的抗血管生成作用的反映），因此除非无法实现合理的血压控制或出现严重的肾损伤，否则通常会继续治疗[222]。

八、高血压急症和危象

高血压急症是血压升高（没有特定的血压诊断水平）和急性、持续的、靶器官损害的症状或体征。这些患者传统上会被送入重症监护病房，并给予静脉注射短效降压药以恢复血管床的自动调节。之所以这样做，是因为 1920—1940 年的历史数据（早期有效的抗高血压药物治疗）提示极差的预后，类似于许多癌症。传统上，血压明显升高但没有急性、持续性、靶器官损害的患者被诊断为“高血压急症”，在使用一种或多种口服抗高血压药物治疗后观察数小时，可以出院继续治疗高血压。现在主要是出于法医学的原因进行这种做法。两项回顾性研究（其中一项涉及急诊科的 1016 例患者[223]，另一项涉及 58 535 例门诊患者[224]）提示，与迅速随访出院的患者相比，急性治疗的患者的发病率和死亡率均很低，预后也没有显著差异。

对严重高血压患者的初步评估包括彻底的眼底检查（寻找急性出血、渗出液或视神经乳头水肿），精神状态评估，仔细的心脏、肺和神经系统检查，快速寻找可能提示继发性高血压的线索（如腹部血管杂音、条纹、桡动脉股动脉延迟），以及评估肾功能的实验室检查，包括试纸和显微镜尿液分析、血清肌酐水平的测定。

静脉药物治疗有多种选择，但硝普钠是最便宜和最广泛使用的。它必须避光使用，特别是在长期输液期间，且代谢产物为氰化物和（或）硫氰酸盐。甲磺酸非诺多泮是一种多巴胺 -1 激动剂，非常有效，且能快速改善肾功能。氯维地平是一种二氢吡啶（DHP）类钙离子拮抗剂，可在几分钟内被血清酯酶水解。它以含有大豆和鸡蛋蛋白的乳剂形式给药，其中任何一种成分都可以引起过敏患者的免疫反应。它的清除不受肝、肾功能影响。氯维地平及其同类药物尼卡地平常用于冠心病患者，因其所致的反射性心动过速通常被冠状动脉扩张所抵消。尼莫地平通常只用于蛛网膜下腔出血。

建议对急性主动脉夹层患者的高血压急症做出最快的治疗。在这种情况下，应该在 20min 内将收缩压降低到 120mmHg 以下（两者都没有强有力的证据支持），通常使用血管扩张药和 β 受体拮抗剂来减少夹层的剪切应力。在急性缺血性卒中的背景下，是否以及何时应该开始降血压治疗目前仍存在争议。若是急性溶栓治疗的患者且血压高于 180/110mmHg，建议快速将血压降低。大多数美国权威人士建议，只有当血压非常高（如 ≥ 180/110mmHg）时，才能使用短效、快速可滴定的药物缓慢而渐进地降低血压。然而，在美国境外进行的两项大型随机试验表明，尽管在这种情况下降低血压是安全的，但对缺血性[225]或出血性卒中[226]不会产生显著的益处。

可以通过逐渐降低血压来处理所有其他类型的高血压急症，通常在第 1 个小时内降低 10%～15%，在下一个小时进一步降低 10%～20%，总计约 25%（表 46-8）。

监测患者的临床情况非常重要，因为并非所有患者都能在短时间内重新建立重要血管床的正常循环自调节能力。由于高血压性脑病是一种排他性诊断，因此密切监测这些患者往往是非常有益的，因为随着血压的降低，他们的精神状态会明显改善（通常是相当迅速的）。

如果高血压危象的患者合并心肌缺血、梗死或肺水肿，则可以使用硝酸甘油、氯维地平、尼卡地平或硝普钠治疗，尽管这些情况下通常会使用多种药物（包括用于心力衰竭或左心功能不全的血管紧张素转化酶抑制剂）联合治疗。还指出了应通过溶栓、血管成形术或手术来保护心肌并打开阻塞的冠状动脉。

即使血压适当降低，累及肾脏的高血压急症通常会导致肾功能的进一步恶化。急性透析的最重要预测指标不是血压水平，而是肾功能不全的程度（eGFR 和蛋白尿水平）。在这种情况下，一些医生

表 46-8　高血压急症、治疗和目标血压

急症类型	药物选择	目标血压
主动脉夹层	β 受体拮抗剂加硝普钠[a]	在 20min 内收缩压达 120mmHg（如果可能）
心脏		
缺血、梗死	硝酸甘油、硝普钠[a]、尼卡地平或氯维地平	缺血停止
心力衰竭（或肺水肿）	硝普钠[a]和（或）硝酸甘油	心力衰竭改善（通常只需降低 10%～15%）
出血性		
鼻出血、肉眼血尿或缝合线受威胁	任何药物（可能含有抗焦虑药物）	为了降低出血率（通常只需要在 1～2h 内减少 10%～15%）
产科		
子痫或先兆子痫	硫酸镁、肼苯哒嗪、甲基多巴	通常舒张压＜ 90mmHg，但通常更低
儿茶酚胺过量状态		
嗜铬细胞瘤	酚妥拉明	控制发作
药物戒断	撤药	通常只需要一剂
可卡因（及类似药物）	酚妥拉明	通常在 1～2h 内仅降低 10%～15%
肾脏		
严重血尿或急性肾损伤	硝普钠[a]、非诺多泮	1～12h 内平均动脉压降低 0%～25%
神经系统疾病		
高血压脑病	硝普钠[a]	2～3h 内降低 25%
急性颅脑损伤	硝普钠[a]	2～3h 内降低 0%～25%（有争议）

a. 相比于硝普钠，许多医生更喜欢静滴氯维地平、非诺多泮或尼卡地平，这些药物都没有潜在的毒性代谢物，特别是计划长期治疗时。急性肾功能改善发生在非诺多泮治疗期间，而不是硝普钠治疗期间

更喜欢非诺多泮而不是尼卡地平或硝普钠，因为它没有毒性代谢产物并且具有特殊的肾血管舒张作用。CKD3—5 期患者血压的下降往往会导致需要进行急性透析，但如果在随访期间血压控制良好，许多患者可以避免透析（少数患者甚至可以停止透析）。

儿茶酚胺过量引起的高血压危象（如嗜铬细胞瘤、单胺氧化酶抑制剂危象、可卡因中毒）最好静脉注射 α 受体拮抗剂（如酚妥拉明），如有需要可随后使用 β 受体拮抗剂。许多因突然停用抗高血压药物（如可乐定）而导致严重高血压的患者可以通过给予一剂漏服药物来治疗。

由于胎儿的存在，妊娠期高血压危象的处理必须更加谨慎和保守。硫酸镁、甲基多巴和水杨酸是首选药物，在美国口服拉贝洛尔和硝苯地平是第二选择；硝普钠、血管紧张素转化酶抑制剂和 ARB 是禁忌证[227]。产科医生通常会加快分娩速度，以协助控制妊娠高血压。

高血压急症（如血压升高，但没有急性持续性靶器官损害）是否应该进行快速治疗仍存在争议，因为没有证据表明这些治疗可以改善预后。在许多这样的患者中，血压会在安静休息的 30min 期间自发下降。相反，快速释放的硝苯地平胶囊可导致急性低血压、脑卒中、心肌梗死甚至死亡。根据 FDA 的说法，应谨慎使用这类药物。在这种情况下，可能无法观察到真正的“低血压”（如收缩压＜ 90mmHg），但此时血压可能已经低于自动调节阈值的下限。不同患者的血压自动调节阈值不同，当血压降低至自动调节阈值水平以下并诱发缺血时

才可能被治疗医生发现。

可乐定、卡托普利、拉贝洛尔及其他几种短效降压药，甚至氨氯地平，都曾在这种情况下被使用，但没有任何一种药物显示出更明显的优势，而且通常每种药物都对大多数患者有效。管理高血压急症最重要的就是让患者找到一个持续治疗高血压的良好方法，使其在长期随访期间坚持降压治疗的可能性更高。

简言之，高血压急症患者应迅速诊断，并在重症监护病房内迅速开始有效的非肠道治疗 [通常用硝普钠 0.5μg/（kg・min）]。血压应在 2～3h 内逐渐降低约 25%。通常在 8～24h 的非肠道治疗后，应进行口服降压治疗；从重症监护室转出后，可考虑评估高血压的继发原因。由于抗高血压治疗和管理的进步，恶性高血压这一术语应该被归入历史垃圾桶中（并且仅由记录者和编码者使用），因为自 1927 年引入该术语以来，患有这种疾病的患者的预后已经大大改善。

九、控制血压治疗的目标

已有数以百计的临床研究评估了 8 种不同类型的抗高血压药物的有效性和安全性。所有降压药物都需要至少进行两项具有适当功效的、安慰剂对照的研究，才能符合 FDA 特定标准而被批准使用。本节将不关注这些研究的细节，而是关注那些支持特定降压等级的血压降低和对 CKD 进展的影响的数据，以及评估肾病患者的心血管结局的试验。

所有常用抗高血压药物类别的 Meta 分析表明，无论使用何种药物，血压降低均与心血管事件减少相对应 [228-230]。然而，这种心血管风险的降低主要见于 2 期高血压患者（收缩压为 140～159mmHg 或舒张压为 90～99mmHg），而支持 1 期高血压（收缩压为 130～139mmHg 或舒张压为 80～89mmHg）风险降低的预后数据要少得多。

风险降低主要源于脑卒中、心肌梗死和心力衰竭发病率的降低。在迄今为止的所有试验中，总体血压控制最佳的组才具有最好的结局。收缩压性高血压患者通过联合疗法避免心血管事件（ACCOMPLISH）的研究是例外，它是一项针对 11 000 多人的心血管事件结果的研究 [231]。在这项试验中，两组患者的血压控制相似，并且两组均被随机分配到相同的 ACEI（贝那普利）中。然而，与血管紧张素转化酶抑制剂加利尿剂组相比，最初被随机分配为贝那普利与钙拮抗剂的单药联用组的心血管风险降低了 20%（图 46-13）。贝那普利 – 氨氯地平联合用药也可延缓 CKD 进展 [232]。

几乎所有 eGFR ＜ 60ml/（min・1.73m^2）的高血压患者都需要两种或两种以上的药物才能达到血压＜ 140/90mmHg 的目标。单药组合首选 RAAS 抑制剂与钙拮抗剂或利尿剂组合 [7, 233]。通常以累加方式给予这些组合，它们能减少心血管事件的发生和延缓 CKD 进展。有效降低血压但尚未在临床试验中进行测试的其他组合包括 β- 受体拮抗剂与二氢吡啶（DHP）钙拮抗剂、DHP 钙拮抗剂与利尿药 [233]。

已经有很多试验评估心血管疾病的结果和 CKD 进展的变化。所有这些试验都假设了抗高血压药物的依从性。然而据报道，在美国只有 71% 的高血压患者在接受治疗，只有 48% 的患者血压得到适当控制（＜ 140/90mmHg）。此外，两个独立的评估药物依从性的研究（一个在英国、另一个在德国），通过药物代谢产物的尿液分析评估表明，在声称正在服用降压药物的患者中，大约只有 45% 确实在服用 [234, 235]。尽管自 20 世纪 80 年代初以来，由于血压得到了更好的控制（以及更好地治疗高脂血症等其他危险因素），脑卒中和冠状动脉疾病的年龄调整死亡率显著降低，但心脏病和脑卒中仍然是西方国家的第一和第三大死亡原因，这强调了识别和治疗高血压患者的重要性。本节将讨论针对血压降低的结果试验，该试验评估了 CKD 患者的 CKD 进展及心血管结局。

（一）血压控制与慢性肾病进展

1. 非糖尿病慢性肾病

第 59 章详细讨论了非糖尿病性 CKD 患者抗高血压治疗的基本原理。有明确的证据表明，部分阻断 RAAS 可以减缓 3 期或更高蛋白尿肾病患者的肾病进展 [236-238]。尽管尚无证据表明 ACEI 与 ARB 相比是否能产生更好的 CKD 结局，但很明显，两类试验之间的获益相似。与 RAAS 阻滞剂所提供的保护相比，较低水平的血压本身并不能减缓高血压患者的肾病进展。4 项非糖尿病肾脏疾病的前瞻

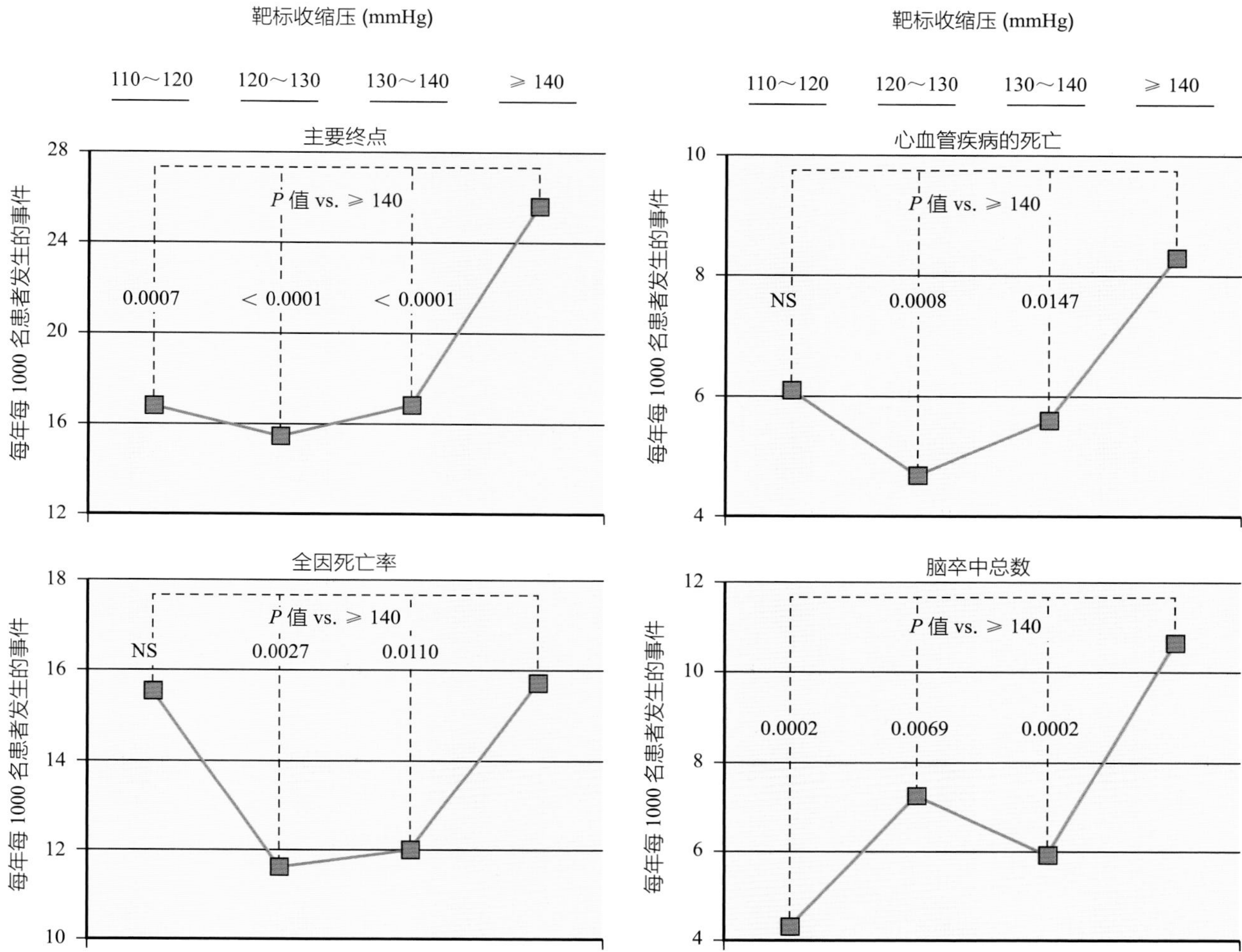

▲ 图 46-13　**按收缩压分类的收缩期高血压患者通过联合治疗避免心血管事件主要临床结果的事件发生率（每年每 1000 患者）**
NS. 不显著（引自 Weber MA, Bloch M, Bakris GL, et al. Cardiovascular outcomes according to systolic blood pressure in patients with and without diabetes: an ACCOMPLISH substudy. *J Clin Hypertens*. 2016;18:299–307.）

性、随机、长期 CKD 预后试验（将在下一节中讨论）未能显示血压较低的组在延缓肾病进展方面的益处[200, 239–241]。因此，更新的 KDIGO-BP 指南建议 CKD 患者的血压目标< 140/90mmHg，并得到了最高水平证据的支持。先前低于 130/80mmHg 的血压目标证据水平要低得多，并且在尿白蛋白水平非常高（> 300mg/d）的情况下才得到认可。较低的血压水平进一步降低了 CKD 患者的心血管事件，尽管它不会延缓 CKD 的进展，应开展相关研究寻求这一原因[241]。

(1) 肾脏疾病研究中饮食的改变：这是第一个有力的研究，目的是测试血压目标较低是否与 CKD 的进展延缓有关。较低的血压目标（≤ 60 岁的患者的目标平均动脉压≤ 92mmHg 或≥ 61 岁的患者的目标平均动脉压≤ 98mmHg）与蛋白尿的显著减少和随后 GFR 的缓慢下降有关。但是，与平均动脉压为 102～107mmHg 的较高压力组相比，差异不显著。

(2) 非裔美国人肾脏病和高血压研究（AASK）：降压治疗对继发于高血压的进展性 CKD 疗效存在更多争议。在多种易患因素干预试验（MRFIT）中，噻嗪类利尿剂和 β 受体拮抗剂最初被用于控制血压，不同于其他种族的受试群体，在黑人群体中未见这些药物延缓或稳定肾功能进展的作用[33]。

非裔美国人肾脏病和高血压研究发现，相较氨氯地平（一种二氢吡啶类 CCB）或美托洛尔，ACEI 类药物（雷米普利）对延缓 CKD 进展更有效[31]（图 46-14）。这项纳入超过 1000 名非裔美国人的试验表明，即使经过 10 年随访，将高血压性肾硬

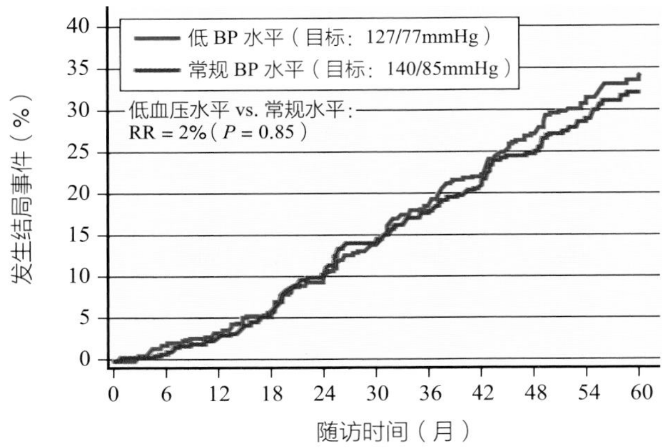

▲ 图 46-14 **在非裔美国人的肾病和高血压研究中，由肾小球滤过率下降、终末期肾脏病或死亡组成的复合主要临床终点发生率**

BP. 血压；RR. 相对危险度［引自 Bakris GL, Sarafidis PA, Weir MR, et al. Renal outcomes with different fixed-dose combination therapies in patients with hypertension at high risk for cardiovascular events (ACCOMPLISH): a prespecified secondary analysis of a randomised controlled trial. *Lancet*. 2010;375(9721): 1173–1181.］

化患者的血压降至低于 130/80mmHg 对肾脏的保护作用并不优于传统的 140/90mmHg 的降压目标[240]。隐匿性高血压可能是导致上述结果的混杂因素。对其中半数以上接受 24h 动态血压监测的人群进行亚组分析发现，研究队列中约有 36% 的受试者未能得到充分的 24h 血压控制[242]。隐匿性高血压及非杓型高血压是院外血压控制不佳的最常见原因。

进一步的研究探究了改变降压药的给药时间是否可以纠正非杓型高血压，但结果并不理想[243]。而一项在西班牙开展的针对白种人群的研究表明，对 2 期至 3b 期 CKD 患者给予夜间降压药治疗有助于纠正夜间血压异常[243]。

(3) 肾病患者雷米普利疗效试验（REIN-2）：这项开展于意大利的多中心、随机对照试验着眼于接受 ACEI 类药物雷米普利支持治疗（2.5～5mg/d）的非糖尿病肾脏疾病致蛋白尿患者[239]。其目标为探究强化血压控制与传统血压控制对进展至 ESRD 的影响。受试者被随机分配至传统血压控制组（舒张压＜ 90mmHg；n = 169）及强化血压控制组（收缩压 / 舒张压＜ 130/80mmHg；n = 169）。为了达到强化血压控制的目标，后者额外接受了二氢吡啶类钙离子通道阻滞剂（DCCB）非洛地平（5～10mg/d）的治疗。试验的主要终点为在超过 36 个月的随访中患者进展至 ESRD 的时间。研究发现在平均随访时间超过 19 个月后，强化血压控制组中完成随访的 167 位患者中有 38 位（23%）进展至 ESRD，而在传统血压控制组完成随访的 168 位患者中，34 位（20%）进展至 ESRD（HR=1.00，95%CI 0.61～1.64；P = 0.99）。由此可见，在这类非糖尿病肾脏疾病患者中强化血压控制并不能显著延缓肾脏病变。

(4) 收缩压干预试验（SPRINT）：收缩压干预试验将受试者随机分配至强化降压治疗组（舒张压＜ 120mmHg）与标准血压控制组（舒张压＜ 140mmHg），并观察两组临床结局。研究结果表明，对 2646 名 CKD 患者进行降压治疗后，两组间的复合肾脏结局——eGFR 较基线减少 50% 以上或 ESRD 并无显著差异（强化组 HR=0.90，95%CI 0.44～1.83）[241]。然而，研究同时发现强化组患者心血管并发症及全因死亡率显著降低。

2. 糖尿病肾脏疾病

目前尚无随机试验探究糖尿病肾脏疾病患者血压水平与 CKD 结局之间的关联。为糖尿病患者设定更加严格的血压控制目标的观念源自多项探究糖尿病肾脏疾病患者心血管结局的临床试验的事后分析。这些研究均表明被随机分配至强化降压组的患者发生心血管事件的风险更低，而 CKD 进展也相对减缓。

高血压最佳治疗（HOT）试验的目标并非探究血压水平与糖尿病结局之间的关系，但它是第一项评估了不同水平舒张压（80mmHg、85mmHg 和 90mmHg）与心血管结局之间关联的试验，这项试验纳入了来自 26 个国家的 18 790 位高血压患者，平均年龄为 61.5 岁。其中涉及糖尿病患者的事后分析显示，相较舒张压控制目标≤ 90mmHg 的组别，舒张压控制目标≤ 80mmHg 患者的主要心血管事件的发生率降低了 51%（趋势性检验 P = 0.005）[244]。尽管如此，由于这项试验的主要终点在最低血压控制水平并未达到有关心血管结局的统计显著性，因此糖尿病亚组的结果不能被认作阳性结果。前文所要讨论的假说并未在该亚组中进行明确的预先定义。

和控制糖尿病患者心血管危险（ACCORD）试验的结果一致，替米沙坦单独及联合雷米普利疗效的全球性试验（ONTARGET）及国际性维拉帕米缓释片 / 群多普利研究（INVEST）未显示强化降压可改善心血管结局[245-247]。综合三项试验的结果来看，相较将血压控制于 130～139/80～85mmHg，将血压控制在 130/80mmHg 以下对减少心血管风险并无额外益处（表 46-9）。

值得关注的是，美国糖尿病学会（ADA）关于糖尿病患者血压控制目标的立场文件总结了最近 4 项有关上述试验及其他有关糖尿病试验的系统综述。该学会支持将血压控制在 140/90mmHg 以下，同时也表明对大多数患者而言，将血压控制在 130/80mmHg 以下有助于进一步降低心血管事件风险。由此表明大多数糖尿病患者应尽量达到这一强化降压目标[157]。此外，美国心脏协会 / 美国心脏病学会高血压指南和美国糖尿病学会指南推荐的糖尿病患者降压措施基本一致。

尽管尚无证据表明将血压控制在 130/80mmHg 以下对延缓肾病进展有额外作用，在 ACCORD 试验中确实观察到这一举措可降低 CKD 患者心血管事件风险[249]。目前具有心血管结局统计学效力的、将不同血压水平作为随机分组依据的前瞻性试验只有英国糖尿病前瞻性研究（UKPDS）和 ACCORD。然而，只有 ACCORD 研究中的强化治疗组达到了将血压控制在低于 130/80mmHg 的目标[246, 250]。

在 ACCORD 试验中，标准降压组和强化降压组的主要终点、全因死亡率及心血管事件死亡率无显著差异。然而，对 ACCORD 试验受试者进行长期随访（ACCORDION）表明，强化降压目标可能受到强化降糖的影响，因此原先的结果可能受到混淆。考虑上述统计学局限并对 ACCORD 试验的数据进行重新解读，目前认为强化降压组长期心血管事件发生风险更低，尽管这种效应并不明显[251]。有两项重要的研究使用了 ACCORD 试验的数据，其一对 ACCORD 试验的数据库应用 SPRINT 试验的标准并比较了心血管事件的结局，得出的结论是强化降压组达到主要终点者明显减少[251a]；另一同等重要的研究评估了 ACCORD 试验中受试者的血清肌酐水平变化和心血管事件结局，发现在试验过程中血清肌酐水平上升超过 30% 与不良心血管结局有关[251b]。这一效应未见于血清肌酐水平上升超过 30% 的患者。

UKPDS 研究未表明平均血压水平高于 140/90mmHg 的较低血压组从中受益。对其他试验的糖尿病患者亚组进行事后分析同样未显示将血压水平控制在 130/80mmHg 以下可额外改善心血管事件的结局。

一系列试验表明，对患有肾病的糖尿病患者进行降压治疗时应当优先考虑选用某些类型的降压药。多项研究已证实糖尿病肾脏疾病患者使用 RAAS 阻滞剂可推迟 ESRD 这类硬性肾脏终点[252-254]。然而，在无肾病的糖尿病患者中，这类药物并不具有任何特定优势。此外，无证据表明 RAAS 阻滞剂可延缓具有或不具有微量白蛋白尿的正常血压人群的肾功能进展[157, 255, 256]。对糖尿病肾脏疾病治疗的

表 46-9　涉及糖尿病患者心血管事件结局的试验所达血压水平

临床结局试验	所达收缩压水平（mmHg）
ACCORD（主要）	119（强化）；133（常规）
UKPDS（主要）	144（强化）；154（常规）
ACCOMPLISH（次要）	总体平均，133
INVEST（次要）	144（严格控制）；149（常规）
ONTARGET（次要）	平均约 140
VADT（次要）	127（强化）；125（常规）
ADVANCE（次要）	145（强化降糖与常规血糖对照组均为该水平）

ACCOMPLISH. 联合治疗预防高血压患者心血管事件研究；ACCORD. 控制糖尿病患者心血管危险研究；VADT. 退伍军人糖尿病研究；ADVANCE. 糖尿病和血管疾病：百普乐和格列齐特缓释片对照评价研究；INVEST. 国际性维拉帕米缓释片 / 群多普利研究；ONTARGET. 替米沙坦单独及联合雷米普利疗效的全球性试验；UKPDS. 英国糖尿病前瞻性研究

详细讨论见第 39 章。

3. 老年人的降压治疗

(1) 对老年人开展的临床试验：表 46-10 总结了纳入超过 65 岁人群的所有主要临床试验。早于超高龄降压研究（HYVET）开展的试验所纳入的患者多在 80 岁以下，限制了研究结果在 80 岁以上年龄组的应用价值 [24]。这些试验结果表明，降压治疗可降低脑卒中及心血管事件的发病率。先前的临床试验发现，降低老龄患者血压并不影响总死亡率及致命或非致命性心肌梗死的发病率 [210, 257]。然而，SPRINT 试验的老龄组（平均年龄为 79 岁）最近给出了不同的结果，表明将血压控制在更低水平能明确改善所有心血管事件结局，尤其是降低心力衰竭的风险 [25]。因此，在 HYVET 之前发布的临床指南及随后的美国心脏协会 / 美国心脏病学会一致认为对 80 岁及以上老年人进行降压治疗的证据尚不充分 [8]。

HYVET 结果的发表 [23] 及随后出版的《2011 年美国心脏协会 / 美国心脏病学会有关老年高血压的专家共识文件》[211] 改变了高血压尤其是 80 岁以上老年高血压患者的诊疗规范。有 5 项涉及高龄人群的试验早于 SPRINT，而其中只有 2 项试验涉及了收缩压＜ 140mmHg 的血压水平的随机分组。它们分别为老年收缩期高血压研究（SHEP）、欧洲收缩期高血压研究（Syst-Eur）、HYVET、日本老年高血压患者收缩压评估试验（JATOS）及缬沙坦治疗老年单纯收缩期高血压研究（VALISH）（表

表 46-10　对老年人开展的临床试验

临床试验	平均年龄（岁）	纳入人数	用　药	靶标 BP（对照）(mmHg)	靶标 BP（Rx）(mmHg)	结　果
EWHPE，1985	72	840	HCTZ+ 氨苯蝶啶 ± 甲基多巴	159/85	155/84	减少 CV 风险
Coope 和 Warrender，1986	68	884	阿替洛尔 ± 苄氟噻嗪	180/89	178/87	减少脑卒中风险
SHEP，1991	72	4736	氯噻酮 ± 阿替洛尔或利血平	155/72	143/68	减少脑卒中风险
STOP，1991	72	1627	阿替洛尔 ±HCTZ 或阿米洛利	161/97	159/81	减少脑卒中及 MI 风险
MRC，1992	70	3496	HCTZ± 阿米洛利 vs. 阿替洛尔	约 169/79	约 150/80	减少脑卒中、MI 及 CHD 风险
CASTEL，1994	83	665	可乐定、硝苯地平和阿替洛尔 + 氯噻酮	181/97	165.2/85.6	减少死亡率
STONE，1996	67	1632	硝苯地平	155/87	147/85	减少脑卒中和 CV 事件风险
Syst-Eur，1997	70	4695	硝苯地平 + 依那普利或 HCTZ	161/94	151/79	减少脑卒中和 CVD 风险
Syst-China，2000	67	2394	硝苯地平 + 卡托普利或 HCTZ	178/93	151/76	减少脑卒中、CVD 和 HF 风险
HYVET，2008	84	3845	吲达帕胺 + 培哚普利	158.5/84	143/78	减少脑卒中和 HF 风险
JATOS，2008	75	4418	盐酸依福地平	145.6/78.1	136/74	强化降压对肾脏及 CV 事件无显著影响

BP. 血压；CASTEL. 老年人心血管病研究；CHD. 冠心病；CV. 心血管；CVD. 心血管疾病；EWHPE. 欧洲老年高血压工作组；HCTZ. 氢氯噻嗪；HF. 心力衰竭；HYVET. 超高龄降压研究；JATOS. 日本老年高血压患者收缩压评估试验；MI. 心肌梗死；MRC. 医学研究委员会；Rx. 药物处理；SHEP. 老年收缩期高血压研究；STONE. 上海老年高血压硝苯地平试验；STOP. 瑞典老年高血压研究；Syst-China. 中国收缩期高血压研究；Syst-Eur. 欧洲收缩期高血压研究

46–10）[212]。两项涉及较低血压控制水平随机分组的试验均开展于日本。这两项试验结果表明相比将血压控制在 150/90mmHg 以下，强化血压控制于 140/90mmHg 以下不会带来额外获益。

针对单纯收缩期高血压患者降压治疗所要关注的一个问题是开始治疗后舒张压的下降。过低的舒张压可能影响冠状动脉灌注并增加心血管事件风险。舒张压水平和心血管事件死亡，尤其是心肌梗死之间的关系像是一种 J 形曲线；因此，针对患有冠状动脉疾病的患者进行降压治疗应当避免过度降低舒张压 [258, 259]。在治疗这类患者时，可将 119/84mmHg 这一血压水平作为拐点 [260]；然而，对 CKD 患者，应当将这一拐点调整为 131/71mmHg，也就是说将血压降至这一水平以下会增加这类患者心血管事件的死亡率 [260]（图 46–15）。

在治疗单纯收缩期高血压患者时，美国最新高血压治疗指南（JNC 7）推荐的最低治疗后舒张压为 60mmHg，对患有已知冠状动脉疾病的患者而言

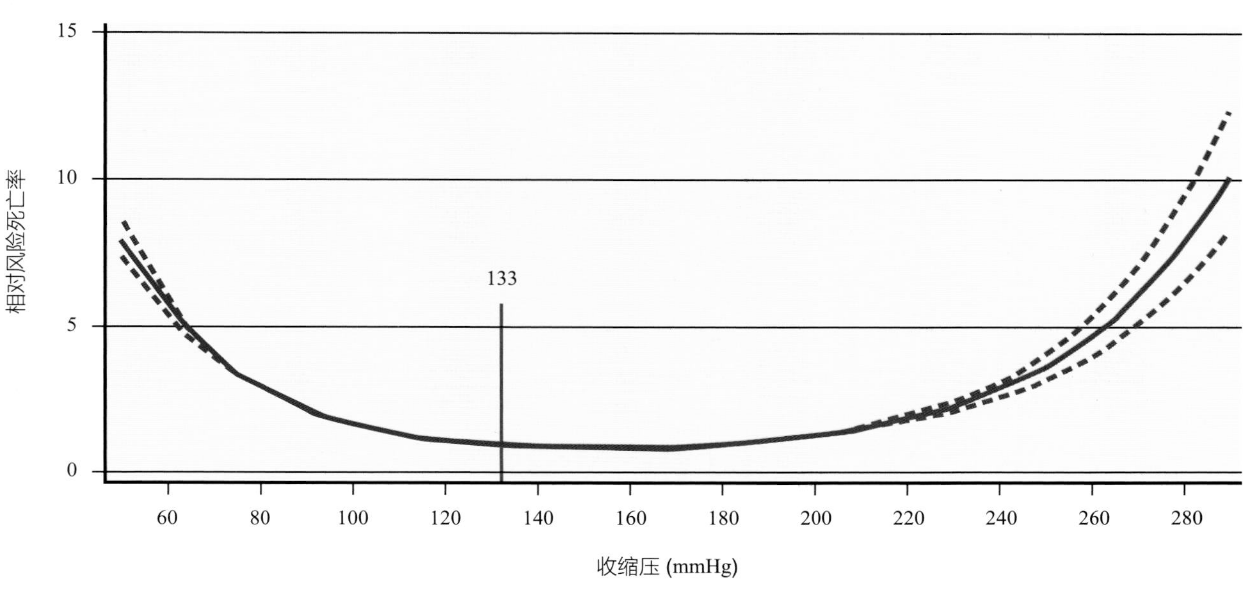

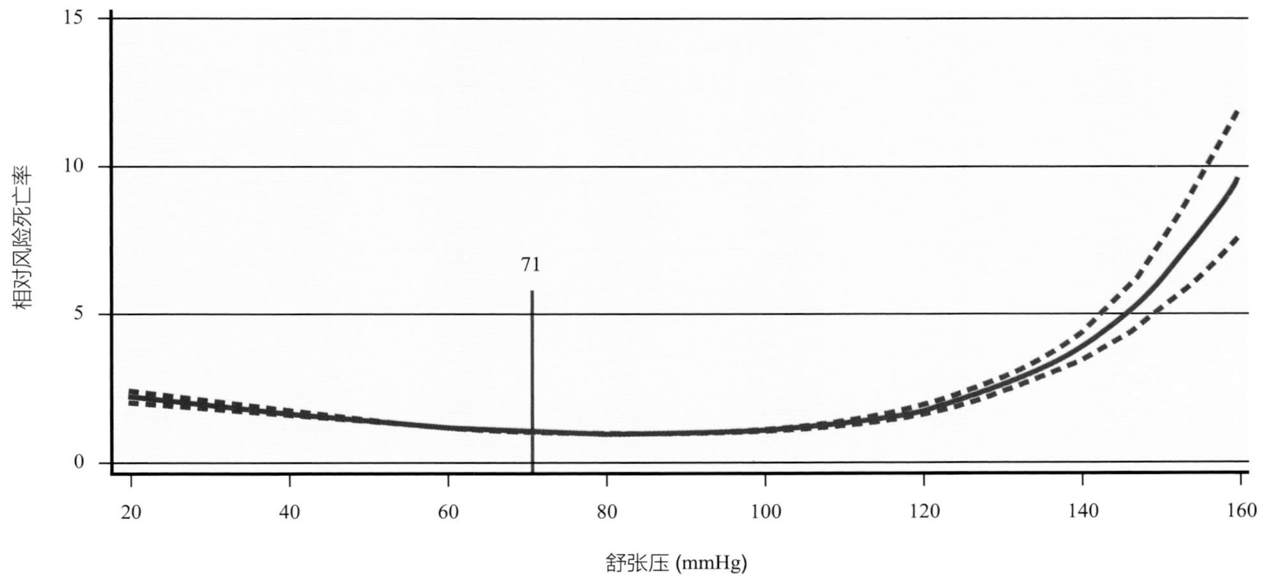

▲ 图 46–15　美国患慢性肾脏病退伍军人血压与死亡率关系

如图所示为经过多因素校正的全因死亡率相对风险 [风险率（95%CI）] 随收缩压及舒张压的变化趋势，依照的假想患者平均时变收缩压为 133mmHg，舒张压为 71mmHg

这一推荐值或许要提升至 65mmHg，除非被归因于灌注不足的症状在血压较高时也出现。上述推荐内容得到了 SHEP 研究的支持[261]，该项研究发现高龄患者舒张压水平越低则心血管事件发生率越高。

除此之外，一些涉及高龄患者的试验发现，使用噻嗪类利尿剂治疗高血压患者可致低钠血症及肾功能恶化。欧洲工作组老龄人群高血压研究发现，相较使用安慰剂的对照组，接受利尿剂治疗患者的肾功能损伤发病率明显升高[262]。而在 SHEP 研究中，使用噻嗪类利尿剂降压的患者血清肌酐水平显著高于安慰剂对照组。降压和降脂治疗预防心脏病发作试验（ALLHAT）发现，在 2 年或 4 年的终点分析时，氯噻酮治疗组的肾功能水平都不及氨氯地平或赖诺普利治疗组[263]。尽管上述现象在许多情形下都可归因于容量不足，利尿剂确实在多种动物模型中表现出致轻度肾损伤的效应，这或许是由肾脏灌注不足所致低钾血症、高尿酸血症及 RAAS 系统过度激活引起的。

于 2008 年开展的 HYVET 试验改变了人们对高龄患者高血压管理的认知。这项试验将接近 4000 名收缩压＞ 160mmHg 的 80 岁及以上高龄患者随机纳入吲达帕胺组或安慰剂组。其结果清楚地表明，使用降压药治疗这类人群的高血压可带来明确的心血管获益。联合使用吲达帕胺及培哚普利能降低脑卒中、充血性心力衰竭及致死性心血管事件的发生率。

对高龄患者设定更为严格的降压目标不能额外降低心血管事件的发病率及死亡率。JATOS 试验表明对于 65 岁以上患者，将收缩压控制在 140mmHg 以下不能显著降低心血管事件的死亡率[264]。这项日本试验的结果与 SPRINT 的结果相反，后者表明将收缩压控制在 130mmHg 以下可显著降低心血管事件的发生率。

目前尚无专门探究降压治疗对高龄患者 CKD 进展影响的临床试验。某些受试者平均年龄＞ 65 岁的临床试验的预先设定分析及事后分析考虑了降压治疗对 CKD 进展的影响。其中典型的例子为联合治疗预防高血压患者心血管事件（ACCOMPLISH）研究，其纳入的 CKD 患者超过 40% 为 70 岁以上老年人。这项研究表明，相较联合使用 RAAS 阻滞剂与利尿剂，联合使用 RAAS 阻滞剂和钙离子拮抗剂可延缓肾功能进展、推迟开始透析的时间[232]。ALLHAT 试验的事后分析同样表明对 65 岁以上患者进行血压控制可延缓肾功能进展[263]。然而这项研究没有给出受试者的蛋白尿信息。

(2) 老年人的非药物干预：老年人非药物干预试验（TONE）[265] 表明，对患有高血压的肥胖老年患者进行减重及限制钠盐摄入可将收缩压降低 5.3 ± 1.2mmHg，将舒张压降低 3.4 ± 0.8mmHg。其中，限制钠盐的目标为＜ 1.8g/24h，而减重目标为 4.54kg。对这些老年患者的其他生活方式干预包括，监测钾盐摄入以将血清钾离子浓度控制在正常范围内，对此应当注重告知患者哪些是高钾食物。非甾体抗炎药的摄入水平也应当被降至最低，因为这类患者常因关节炎或疼痛而服用这些药物，而非甾体抗炎药可通过抑制血管舒张性前列腺素的产生来升高血压，并可将血压升高 6mmHg [266, 267]。这种升血压效应可被钙离子拮抗剂抵消，利尿剂也可起到轻微的抵消作用[268]。

(3) 老年人的药物干预：以下内容为有关老年人降压药治疗的简要总结。涉及药理学及降压药具体使用的更详细讨论见第 49 章。高血压的一线药物主要有噻嗪类利尿剂、血管紧张素转化酶抑制剂、血管紧张素受体拮抗剂和钙离子拮抗剂。尽管尚有其他几种可选药物，但它们是否能像首选药物一样改善临床结局的证据尚不充分，或者出于对安全性及耐受性的考虑而将它们降为二线药物[13]。尤其值得关注的是，在无明确的心血管并发症时，使用 β 受体拮抗剂作为降压治疗初始用药的证据是不充分的。

在考虑对血压较高的患者进行初始药物治疗时，有几种不同的策略可供选择。多数患者可以从单药开始治疗，但对某些血压超出 130/80mmHg 目标值 20/10mmHg 的患者而言，应当考虑联合两种药物的初始治疗。为了达到目标血压值，许多从单药开始治疗的患者也将在后续治疗中联合两种及以上不同种类药物进行降压。

熟知各种降压药的药理学机制是相当重要的。一些药物具有互补作用，即第二种降压药可阻断初始药物引发的代偿性反应或不同的增压机制，由此产生额外的降压效应。联合使用降压药也可减少各自药物的剂量，因此可减少药物不良反应并改善依从性。目前有几种通用的由 2 种或 3 种固定剂量降压药组成的制剂可供选择，其中各组分可起到互补作用。

药物的全剂量指的是可用的最高药理学剂量；而最大剂量指的是患者在不产生不良反应的前提下所能耐受的最高剂量。如果患者对此剂量无疗效或产生明显不良反应，就应当考虑使用其他类型的降压药替代目前用药。事实上，在各类临床试验中大多数老年患者都需要联合使用两种及以上药物以达到推荐的血压水平。

初始用药可选择利尿剂或钙离子拮抗剂，如开始联合用药则应纳入一种利尿剂（框 46–4）[13]。如血压超过目标值 20/10mmHg，推荐开始降压治疗时即用两药联合，并包括一种利尿剂。将合适剂量的两种药物制成单片有助于提高老年患者的服药便利性与依从性 [211]。然而，个体化治疗仍是重要的，也就是说必须仔细斟酌对老年人采用何种降压治疗方案，必须仔细衡量降压带来的益处与不良反应及

框 46–4　美国高血压学会基于循证的固定剂量联合降压药建议

优先考虑的
- ACEI、利尿剂 [a]
- ARB、利尿剂 [a]
- ACEI、CCB [a]
- ARB、CCB [a]

可接受的
- β 受体拮抗剂、利尿剂 [a]
- CCB（二氢吡啶类）、β 受体拮抗剂
- CCB、利尿剂
- 肾素抑制剂、利尿剂 [a]
- 肾素抑制剂、ARB [a]
- 噻嗪类利尿剂、保钾利尿剂 [a]

疗效不佳的
- ACEI、ARB
- ACEI、β 受体拮抗剂
- ARB、β 受体拮抗剂
- CCB（非二氢吡啶类）、β 受体拮抗剂
- 作用于中枢的药物、β 受体拮抗剂

a. 在美国可获得该种单片复方制剂

ACE. 血管紧张素转化酶；ARB. 血管紧张素受体拮抗剂；CCB. 钙离子拮抗剂［引自 Gradman AH, Basile JN, Carter BL, Bakris GL; American Society of Hypertension Writing Group. Combination therapy in hypertension. *J Clin Hypertens (Greenwich)*. 2011;13(3): 146–154.］

并发症带来的风险。

噻嗪类利尿剂如氢氯噻嗪、氯噻酮、吲达帕胺及苄氟噻嗪和钙离子拮抗剂为推荐的一线用药 [8, 13]。利尿剂可降低超过半数患者的初始性血管内容量、外周血管阻力及血压 [269, 270]。然而，这类药物可导致低钾血症、低镁血症及低钠血症，因此不推荐对基础电解质紊乱或有低钠血症病史的患者使用。使用利尿剂时应当监测患者血钾水平，必要时可补钾。

对继发于心房及心室顺应性降低所致动脉功能障碍而引起高血压的老年患者来说，钙离子拮抗剂是优先考虑的降压药。这类药物起到舒张冠状动脉及外周动脉的作用，其剂量不会严重影响心脏收缩功能 [271, 272]。其主要不良反应都与血管舒张相关，如踝关节水肿、头痛及体位性低血压。这种踝关节水肿并不是由钠潴留引起的，因为钙离子拮抗剂具有促尿钠排出的作用；老年患者显著的血管舒张及静脉回流不良才是其主要原因。

左心功能障碍的患者应避免使用第一代钙离子拮抗剂如硝苯地平、维拉帕米和地尔硫卓。非二氢吡啶类钙离子拮抗剂可诱发具有潜在传导阻滞因素的老年患者的心脏传导阻滞。

RAAS 阻滞剂如血管紧张素转化酶抑制剂、血管紧张素受体拮抗剂及肾素抑制剂也可作为老年人的降压选项 [273]。理论上，血管紧张素水平随年龄增长而下降，因此血管紧张素转化酶抑制剂对老年人的降压作用可能并不理想。然而，几项临床试验却得出了不同的结论。这些试验表明，血管紧张素转化酶抑制剂可以降低患有心肌梗死、收缩功能障碍及心力衰竭患者的发病率及死亡率，还能延缓糖尿病肾脏疾病及高血压性肾硬化患者的肾功能进展 [274, 275]。最后，基于纳入 11 506 位平均年龄为 68 岁患者的 ACCOMPLISH 研究的数据，RAAS 阻滞剂似乎起到优于利尿剂的降低心血管事件及肾脏风险的作用。尽管有关老年患者肾脏病的数据非常有限，但 ACCOMPLISH 研究确实提供了一些可供后续前瞻性试验检验的证据，即相较联合使用利尿剂与血管紧张素转化酶抑制剂，联合使用钙离子拮抗剂与血管紧张素转化酶抑制剂更有助于降低患者的透析率 [232, 276]。而两组间仅 1.2mmHg 的收缩压差别显然无法解释上述结果。值得强调的是，正如之前

所讨论的，70 岁以上老年人摄入液体量往往偏少，也就更容易因使用 RAAS 阻滞剂而影响肾功能，因此应当鼓励这类患者增加饮水量以防止容量不足。

目前有关 β 受体拮抗剂单药治疗对无并发症老年人临床获益的记载很少。这类药物可能在联合治疗中占有一席之地，尤其是在与利尿剂合用时。β 受体拮抗剂对带有特定类型心律失常、偏头痛、老年性震颤、冠状动脉疾病或心力衰竭等并发症的高血压患者的疗效已得到证实[277, 278]。不同于先前几代 β 受体拮抗剂，一种具有促进 NO 生成作用的 β_1 受体选择性阻滞剂奈比洛尔用于老年高血压患者时不会出现抑郁、性功能障碍、血脂异常及血糖升高等不良反应[279]。

保钾利尿剂在与其他制剂合用时显示一定的作用。醛固酮受体拮抗剂如螺内酯和依普利酮可起到降低血管僵硬度和收缩压的作用[280, 281]。这类药物也可用于患有心力衰竭或原发性醛固酮增多症的高血压患者。其不良反应主要有男性乳房发育症和性功能障碍，且多出现于使用螺内酯而非依普利酮的男性患者。上皮钠通道阻滞剂如阿米洛利和氨苯蝶啶在与其他类型利尿剂联合使用时可发挥最大疗效。

其他种类降压药如 α 受体拮抗剂、作用于中枢的药物（如可乐定）和非特异性血管舒张药（如米诺地尔）不应作为老年高血压患者的一线或二线用药。然而，在应用其他降压药的基础上可考虑联合使用这类药物以达最大限度的降压效果。

（二）透析患者的血压管理

透析患者的血压升高几乎完全由容量负荷过度引起。因此，相较腹膜透析，和容量管理直接相关的高血压控制在血液透析患者中是更为突出的问题。目前尚无针对透析患者开展的大型、多中心、随机试验探究不同血压控制水平与心血管结局之间的关系。尽管有一项开展于透析患者的前瞻性随机试验比较了血管紧张素转化酶抑制剂和 β 受体拮抗剂对左心室肥厚的影响，并以此作为心血管事件死亡率的次要终点[282]。

这项研究的目的是为了判定，对 200 名经超声心动图证实存在左心室肥厚的接受血液透析的高血压患者使用血管紧张素转化酶抑制剂或 β 受体拮抗剂进行降压治疗后，哪种药物能更有效地改善左心室肥厚。受试者被随机分配入非盲的赖诺普利组（$n = 100$）或阿替洛尔组（$n = 100$），以 3 次 / 周的频率在血液透析治疗后服药。在服用药物、调整干体重及限制钠盐摄入后，应控制每月自测血压 < 140/90mmHg。这项试验的主要终点为用药 12 个月后左心室质量指数较基线的改变值。试验结果表明两组间的 44h 动态血压并无显著差异。然而，尽管需要服用相对更大剂量的降压药及更严格的干体重控制，赖诺普利组每月自测血压始终高于另一组。出于对心血管安全的考虑，一个独立的数据安全监测委员会提出终止这项试验。原因在于，赖诺普利组发生严重心血管事件更为频繁（阿替洛尔组：20 次；赖诺普利组：43 次；$P = 0.001$）。阿替洛尔组由心肌梗死、脑卒中及因心力衰竭或心血管疾病死亡而住院治疗组成的严重不良事件在阿替洛尔组中的发生率显著低于另一组（$P = 0.021$）。由此表明，对血液透析患者而言，β 受体拮抗剂在降低心血管事件发病率及全因住院率等方面似乎优于 RAAS 阻滞剂。

针对血液透析患者开展的回顾性分析也支持将其他 β 受体拮抗剂如卡维地洛用于这类患者的降压治疗可降低心血管事件发生率的观点，日本学者进一步证实 β 受体拮抗剂用于透析患者的结论。日本开展的透析预后与实践模式Ⅱ期研究随机纳入了 2286 名血液透析患者，研究者采用数据库分析的方法探究了使用 β 受体拮抗剂对死亡率的影响[283]，所测量的主要终点为全因死亡率。研究发现，所纳入患者的 β 受体拮抗剂使用率很低［仅 247 位患者（10.8%）使用，而 1828 位患者（80%）未使用］。Kaplan-Meier 生存分析表明使用 β 受体拮抗剂患者的全因死亡率相较未使用的患者显著降低（$P < 0.007$）。多变量完全校正模型显示，β 受体拮抗剂降低全因死亡率的作用具有独立性（HR=0.48，$P = 0.02$）[236]。

美国肾脏资料系统的数据显示，进行透析治疗患者的收缩压水平和心血管结局呈 U 形曲线，提示这些患者的收缩压水平应当控制在 120～150mmHg[284]。由 Agarwal 和 Sinha 进行的一项 Meta 分析探究了透析患者的降压用药，这项研究发现，无论患者高血压分级如何，降低血压总能降低心血管事件风险[285]。与之一致，流行病学研究数据显示在维持性透析患者中，低血压水平患者的死亡率高于正常或较高血压水平患者。

尽管目前尚无对透析患者进行血压管理的通用方法，但是以下两条用于精确评估血压的建议却值得重视：①透析后第 1 天早晨测得的血压最具代表性；②应当读取至少 2 次、最好 3 次且间隔 1～2min 的清晨血压值并取其平均数[285, 286]。考虑到透析患者最常见的死因为心力衰竭和猝死，和普通人群不同，β 受体拮抗剂在这类患者的降压治疗中占有重要地位。除此以外，保证等容量也是至关重要的。除了必要的临床检查外，一些新技术如生物阻抗测量、血容量监测及下腔静脉超声检查也有助于更有效地衡量干体重，尤其适用于那些尽管已在临床检查中进行了传统的干体重测量，但血压尚未得到控制的患者[190, 287]。

十、慢性肾脏病患者的血压管理

目前已有许多指南着眼于一般人群的高血压治疗，在本章开头对这些指南都已经进行了总结。而肾脏病预后质量倡议（KDOQI）和 KDIGO 指南都关注了特定血压水平和特定种类药物对 CKD 患者影响的证据。因此这些指南也将在本章讨论。

对主要发现进行总结，可以看出最高水平的证据支持对有大量蛋白尿的 3 期及以上 CKD 患者应采用 RAAS 阻滞剂治疗并将血压控制在 140/90mmHg 以下。此外，较弱的证据支持对所有 CKD 患者都采用 RAAS 阻滞剂治疗，而有很弱的证据支持将尿白蛋白水平＞1g 且 eGFR＜60ml/（min・1.73m^2）患者的血压控制在 130/80mmHg 以下[288, 289]。这些关于血压控制水平及推荐使用 RAAS 阻滞剂的证据主要着眼于延缓 CKD 进展这一主要终点。图 46-16 总结了所有探究血压控制水平与 eGFR 下降间关系的试验。

最近的美国心脏协会 / 美国心脏病学会高血压指南略微改动了这类患者降压治疗的方法，将关注点从肾功能进展转移到降低心血管事件风险上。这是因为将 CKD 患者收缩压控制在 125～130mmHg 似乎并不会影响肾功能，却能进一步降低心血管事件风险[241]。图 46-17 给出了源于该指南的 CKD 患者血压管理流程图。

对 CKD 患者的血压管理方式进行微调是有必要的，因为这类患者易出现一些不见于一般人群的问题。首先，某些特定亚群患者具有高钾血症的风险。一项综述分析了对 CKD 患者进行降压治疗过程中出现高钾血症的临床试验，并找到了 3 个高危

非糖尿病
MDRD. N Engl J Med. 1993
AIPRI. N Engl J Med. 1996
REIN. Lancet. 1997
AASK. JAMA. 2002
Hou FF, et al. N Engl J Med. 2006
Parsa A et al. NEJM. 2013

糖尿病
Captopril Trial. N Engl J Med. 1993
Hannadouche T, et al. BMJ. 1994
Bakris G, et al. Kidney Int. 1996
Bakris G, et al. Hypertension. 1997
IDNT. NEJM. 2001
RENAAL. NEJM. 2001
CREDENCE, NEJM 2019

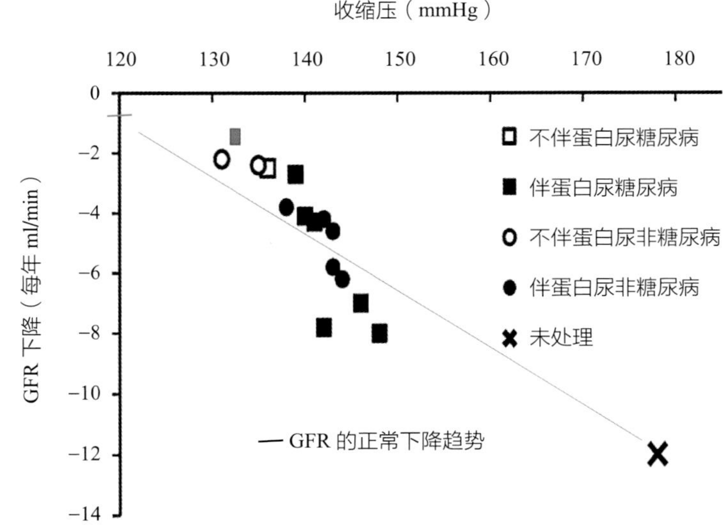

▲ 图 46-16　在以肾功能变化作为主要终点的试验中血压控制靶标和肾功能减退之间的关系

GFR. 肾小球滤过率（引自 Kalaitzidis R, Bakris GL. Update on reducing the development of diabetic kidney disease and cardiovascular death in diabetes. In Daugirdas JT, editor. *Handbook of chronic kidney disease management*. Philadelphia: Elsevier, 2018.）

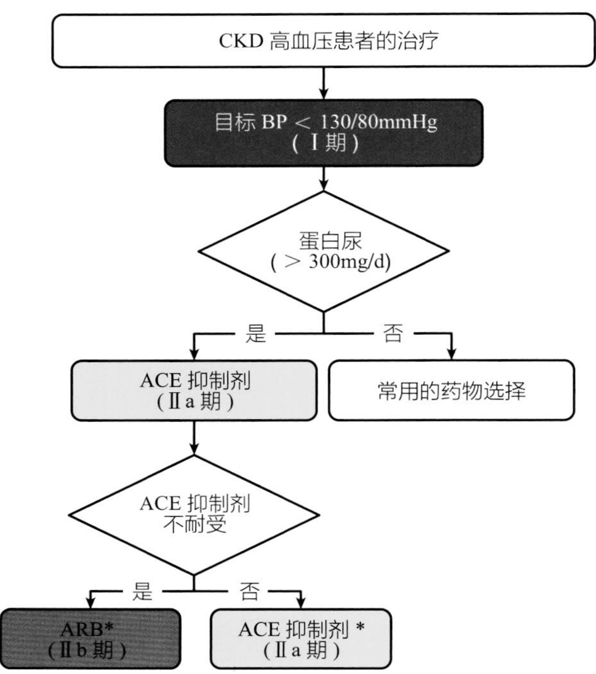

▲ 图 46-17 **根据美国心脏协会（ACC）/ 美国心脏病学会（AHA）指南对慢性肾脏病（CKD）患者降压治疗流程图**

颜色表示与推荐措施相应的分期：绿色，Ⅰ期（强）；黄色，Ⅱa 期（中等）；橙色，Ⅲb 期（弱）。*CKD 分期为Ⅲ期及以上或分期为Ⅰ期或Ⅱ期伴蛋白尿≥ 300mg/d 或肌酐≥ 300mg/g。应当注意根据 KDIGO 指南，使用血管紧张素受体拮抗剂或 ACEI 作为一线用药将 CKD 患者血压（BP）控制于< 140/90mmHg 有助于延缓 CKD 进展。为了进一步降低心血管风险，应尽量达到< 130/80mmHg 的靶标。在蛋白尿水平非常高的患者亚组中进行包括地尔硫卓的联合用药能起到优于其他钙离子阻滞剂的降压效果。ACE. 血管紧张素转化酶；ARB. 血管紧张素受体拮抗剂 [引自 Whelton PK, Carey RM, Aronow WS, et al. ACC/AHA/AAPA/ABC/ACPM/AGS/APhA/ASH/ASPC/NMA/PCNA Guideline for the Prevention, Detection, Evaluation and Management of High Blood Pressure in Adults: A Report of the American College of Cardiology/American Heart Association and Task Force on Clinical Practice Guidelines. Hypertension. 2018;71(6):e13–e115.]

因素。如果某位患者已经根据其肾功能水平接受了适当水平的利尿剂治疗，那么以下即为可靠的高钾血症（即血清 K^+ > 5.5mEq/L）风险预测因素：① eGFR < 45ml/（min · 1.73m^2）；②血清钾浓度> 4.5mEq/L；③身体质量指数< 25[290]。高钾血症阻碍了我们评估 RAAS 阻滞剂对延缓 3b 期及以上 CKD 患者疾病进展是否有效。而治疗高钾血症的新制剂将为安全拓展这一领域的研究提供便利[291, 292]。

CKD 患者血压管理的另一个关键措施在于严格限制钠盐摄入低于 2400mg/d，并且倡导需氧运动而非等长运动[293, 294]。为了证明运动的重要性，近期一项研究将 296 名透析患者随机分配至正常身体活动组（对照组 n = 145）和步行锻炼组（n = 151），并对两者进行为期 6 个月的随访。结果表明，由透析人员管理的简易、个体化、居家低强度运动项目可改善透析患者的身体活动能力及生活质量[294]。

一项对 4 期 CKD 患者开展的研究评估了钠盐摄入对血压控制的影响，结果表明在钠盐摄入量为 3000mg/d 的基础上，每增加摄入约 400mg/d，则需额外增加一种降压药来控制血压[293]。不仅如此，过度摄入钠盐可抑制 RAAS 系统，由此降低 RAAS 阻滞剂的疗效。综上所述，正如本章先前所提，过度摄入钠盐可致难治性高血压。除此之外，CKD 患者的降压目标也需进行明确界定。最后，这类患者的初始治疗应当依据循证指南采用合适的降压药。

为了改善依从性和有效性，近 20 年都提倡对血压超过目标值 20/10mmHg 的 CKD 患者采用联合治疗作为初始治疗的方式[8, 233]。几项研究比较了对 eGFR > 60ml/(min · 1.73m^2) 的患者采用单药治疗或是单片剂联合治疗的效果，结果一致表明后者有助于更快使血压达标，且耐受性也更佳[295, 296]。

全国肾脏基金会共识报道通过流程图的形式整合了这些全新的指南与概念[297]。其目的在于提供能用药理学原理解释的联合用药方法并切实起到降压作用。框 46-4 列出了可供选择的联合用药，并标明哪些组合确实能起到有效的降压作用。图 46-17 提供了一张循证流程图，有助于对进展期 CKD 患者进行降压治疗。

十一、难治性高血压

目前难治性高血压的定义为，对患者严格应用足够剂量且合理的至少 3 种降压药物（其中包括一种根据目前肾功能选用的利尿剂）后，仍无法达到 140/90mmHg 以下的目标血压[152]。近 10 年来，在一般人群中肥胖和高血压患病率的不断上升使人们越来越重视难治性高血压的危害。大规模基于人群的研究如美国国家健康和营养检查调查（NHANES）特别考察了难治性高血压的患病率、发病率及相关危险因素。研究结果表明在成年高血压患者中难治性高血压的患病率为 8%～12%（6～9 百万人）[298]。在同一时间段内难治性高血压患病率的上升与高血压控制率的改善形成鲜明对比。研究还表明，和非难治性高血压患者相比，伴有如下因素的难治性高血压患者发生心血管事件的风险上升，这些因素分别是年龄＞ 55 岁、黑色人种、高身体质量指数、患有糖尿病或 CKD。然而，许多患病率研究并未将白大衣高血压和假性难治性高血压纳入考虑范围，这使得难治性高血压的确切患病率无从得知。白大衣效应对难治性高血压表面上的高发病率贡献极大，这可以从对顽固性高血压患者进行肾去交感神经术研究（SYMPLICITY HTN–3）的招募过程中看出，其中超过 60% 未通过筛选案例正是由白大衣效应所致[299, 300]。

由此可见，难治性高血压是肾脏专科医师经常看到的一种诊断，而它常常是药物依从性不佳、肾功能衰退所致容量负荷过度及不严格遵从低钠饮食的结果。一旦通过 24h 动态血压监测明确了难治性高血压的诊断，就需要在钙离子拮抗剂、利尿剂及 RAAS 阻滞剂的基础上加用第 4 种药物，多数近期研究表明在此情况下盐皮质激素抑制剂能发挥显著疗效[301–304]。有关此点的详细讨论已超出本章所讲述的范围，有兴趣的读者可参考美国心脏协会 / 美国心脏病学会发布的最新共识。

第47章 肾血管性高血压和缺血性肾病

Renovascular Hypertension and Ischemic Nephropathy

Stephen C. Textor 著
张慧芳 黄自能 译
肖 力 校

一、概述

目前肾脏病领域对阻塞性肾血管病（RVD）尚无有效办法，人口老龄化、影像技术发展、有效医疗和临床试验研究会推进临床成功案例的不断增加和肾血管重建技术的改进。前瞻性试验数据未能提供支架植入术用于动脉粥样硬化患者的强有力证据，但经验丰富的临床医生发现该类患者进行肾血管重建术或能改善其高血压和保护肾功能，故基于风险因素选择患者和确定最佳的血管干预时机较为困难。

RVD 评估和治疗涉及多个医学和附属学科，包括肾病学、内科全科学、心血管疾病学、介入放射学和血管外科学等，这些专科常常处理不同的患者亚组和临床问题。如心血管科医生常收治伴肺水肿的难治性充血性心力衰竭（CHF）患者；内科全科医生更多收治进展性高血压或血清肌酐水平升高的患者（图 47-1）；肾科医生则更多收治孤立肾单侧严重肾血管狭窄伴肾功能不全的患者，这些情况均可是 RVD 的临床表现，而并发症和方式不同。即使是经验丰富的临床医生，他们对肾血管性高血压和缺血性肾病的认识也有所不同，如英国肾动脉病变血管成形术和支架植入术（ASTRAL）和美国肾动脉病变心血管结局（CORAL）等前瞻性随机试验，旨在研究在强化药物治疗基础上联合肾动脉介入治疗是否可减少心血管不良事件和肾脏事件。然而，其初步研究结果却引发争议，有学者指出试验结果无统计学差异，可能与未进行高血压亚组分层有关，有亚组将可能从肾血管重建获益颇多[1-3]。

这些观察性研究结果的不同使得临床医生在实践中面临不确定性。RVD 和血运障碍不仅影响血压和心血管疾病的发生，还可影响肾脏的生理功能，甚至导致肾功能不可逆损伤，称为“缺血性肾病”或“氮质血症性 RVD”[4]，通过缓解血管阻塞恢复血流和灌注中止或逆转该损伤。然而需要认识的是，肾脏血运重建是一把双刃剑。一方面，它可能改善全身动脉血压、保护或挽救肾功能；另一方面，如肾内科医生熟知的肾介入治疗的潜在风险，血管内操作可引起血管血栓形成、夹层、再狭窄或动脉粥样硬化栓塞而加重患肾损伤，严重时甚至须透析或移植等肾脏替代治疗。故肾内科医生须具备夯实的专业基础知识，充分了解肾脏血流灌注减少的影响、药物治疗和肾血管介入治疗的风险及获益。

历史回顾

RVD 在继发性高血压中的研究最为广泛，对血压调节的早期观察发现了液体容量、肾动脉压力和血管阻力间存在重要关联。Basso 和 Terragno[5] 对肾素－血管紧张素－醛固酮系统进行了综述和总结。1898 年，Tigerstedt 和 Bergman 证实肾脏提取物对动物整体具有升压效应，命名为“肾素”。肾素－血管紧张素系统每个成分的发现代表半个世纪、多个国家研究者的系列杰出研究成果。

Goldblatt 和其他研究者创建了减少肾脏灌注可致高血压的动物模型，并在 1932—1934 年发表了相关文章。之后大量研究证实，血管紧张素实际为一种肽，可作为肾素底物或血管紧张素原存在，肾切除术后对血管紧张素的升压作用变得敏感，逐渐

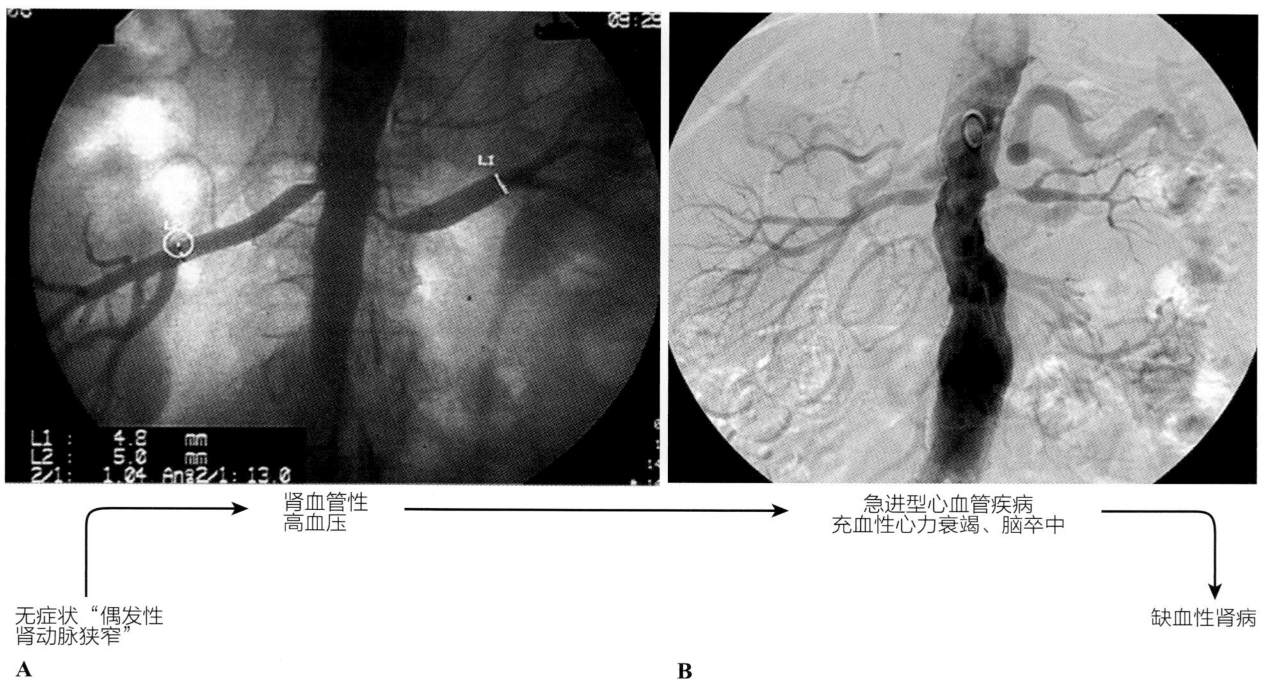

▲ 图 47-1　动脉粥样硬化性肾血管疾病（ARVD）

A. 67 岁男性冠心病患者冠状动脉造影术中获得的主动脉血管造影图像显示两侧肾动脉中度狭窄；B. 68 岁女性重度高血压和一过性肺水肿患者有更严重肾血管阻塞性疾病。RVD 通常发生在动脉粥样硬化疾病的基础上，可能与肾血管性高血压、加速心血管失代偿和缺血性肾病等临床综合征有关，最近尝试药物干预治疗，如阻断肾素 - 血管紧张素系统相关药物。临床医生需了解 RVD 的影响，平衡肾脏血运重建在高风险人群中的风险和获益 [改编自 Herrmann SM, Saad A, Textor SC. Management of atherosclerotic renovascular disease after Cardiovascular Outcomes in Renal Atherosclerotic Lesions (CORAL). *Nephrol Dial Transplant*. 2015;30(3):366–375.]

出现肾血管性高血压的各阶段。因此，肾素 - 血管紧张素 - 醛固酮系统的最初发现和命名主要归功于与肾脏调节血压有关的早期研究。直至最近，血管紧张素的其他多个作用也被发现，如参与血管重塑、炎症调节及纤维化。由于肾血流量减少可导致动脉压持续升高，其引起高血压的发病机制成为研究热点。双肾和单肾“Goldblatt”高血压实验模型——动物在对侧肾切除或不切除的情况下，通过切断一侧肾动脉以减少血流（如双肾一夹和单肾一夹模型）是应用最为广泛的血压和心血管调节模型，不久这些研究拓展至临床药物研发。某些类型高血压如不及时治疗，将导致患者生存率降低，因此在 20 世纪 30 年代末和 40 年代，被称为“恶性”高血压。

直至 20 世纪 50 年代，降压药物才渐为人知。当时高血压的干预措施主要包括腰椎交感神经切除术和（或）限制钠摄入量。图 47-2 [6] 总结了肾血管性高血压的诊断和治疗进展。基于研究发现，一些严重高血压可能继发于肾脏闭塞性血管疾病，1937 年外科医生尝试采取单侧肾切除术来控制血压。其中一些为“加压肾”，术后血压降至正常，该结果提供的证据导致肾切除术被广泛推行。但其实通过肾切除术治愈高血压的病例较少，Smith 在 1956 年发表的文章中对该治疗进行回顾性分析，不提倡此做法。

20 世纪 60 年代，血管外科手术方法被应用于恢复肾脏血流量。该术式虽可增加肾损伤的发生率，但其提供了改善肾脏循环和逆转肾血管性高血压的可能。该技术发展随后推进了系列研究，以确定引起高血压的各病变血管的作用，并由此预测血管手术的预后 [6]。一项涉及重要血管的多中心协作研究，报道了 500 多例进行外科手术患者的预后情况 [8]，该结果认为支持肾血管重建术依据有限，而患者术后具有较高的患病率和死亡率，特别是伴动脉粥样硬化的患者。

20 世纪 80—90 年代，科学技术的发展使药物不断改良，还引入了血管内手术，包括经皮血管成

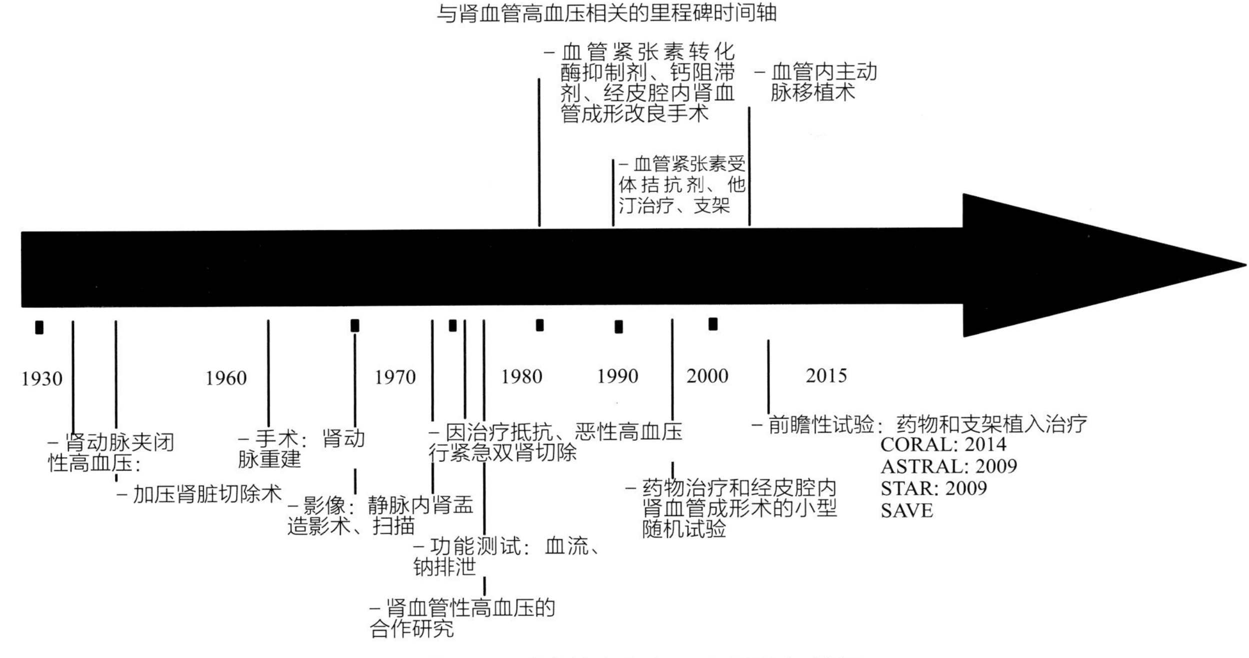

▲ 图 47–2 肾血管疾病（RVD）里程碑时间轴

肾脏加压物质发现在一个世纪以前，但 20 世纪 30 年代才发现肾脏灌注可调节动脉血压。20 世纪 60 年代至今，外科手术重建、动脉成像和血管内血运重建技术逐渐发展。降压药物，尤其是阻断肾素 – 血管紧张素系统及治疗动脉粥样硬化的药物如他汀类药物，是 RVD 患者的最佳选择。主动脉支架植入可引起医源性 RVD。前瞻性临床试验表明，除高危人群，肾脏血运重建未能在药物治疗基础上为中度动脉粥样硬化性 RVD 带来额外获益。ACE. 血管紧张素转化酶；ARB. 血管紧张素受体拮抗剂；PTRA. 经皮腔内肾血管成形术

形术和支架植入[9]，扩大了血管疾病患者的治疗选择，并提出了干预时间选择和总体目标。最新研究强调了减少心血管危险因素和强化控制血压的重要性。降压药物在疗效和耐受性方面均获得显著改善。如后文所述，血管紧张素转化酶抑制剂和血管紧张素受体拮抗剂不仅具有降压作用，还能改善肾动脉狭窄（RAS）相关的其他病变。最新的前瞻性随机试验强调了肾脏血运重建对中度血管疾病患者的额外获益有限[1]。

与过去不同，现在难治性高血压不再是干预 RVD 原因，主要目标为长期维持肾功能。近年，以前一些认为不能接受外科手术的患者，通过血管内手术使肾脏在重建血运的同时，降低术后并发症已成为可能。临床医生面临的挑战是如何和何时在患者的个体治疗中有效应用这些技术[10]。

二、肾血管高血压和缺血性肾病的病理生理

（一）肾动脉狭窄与肾血管性高血压

与多数血管病变一样，单纯肾脏血管异常并不能直接影响功能。由于冠状动脉造影术或下肢周围血管疾病等原因而接受血管成像的患者中，有 20%～45% 可能发生一定程度的 RAS[11, 12]。这些偶然检测到的狭窄，大多血流动力学变化较小且临床意义不明显。由于潜在的临床损害所致治疗试验有限，影响了对肾脏血运重建价值的评价（见下文）。肾血管性高血压是指由肾灌注减少直接导致的动脉压升高。许多病变均可导致肾血管性高血压综合征，如框 47–1 所示。利用乳胶橡胶铸模改善血管阻塞的研究表明，当解除 70%～80% 管腔阻塞时，方能检测到病变部位的血流或压力变化[13]。肾脏血管造影同时测量压力梯度显示，主动脉和狭窄肾动脉之间的压差＞ 10～20mmHg 时，方能检测释放的肾素[14, 15]。如图 47–3 所示，当肾血管出现进行性狭窄，压力和血流量将急剧下降。引发明显血流动力学改变的狭窄程度则被认为是严重狭窄。

如图 47–4 所示，肾动脉严重狭窄引起一系列改变，进而导致平均动脉压和肾脏灌注压升高，因此，升压作用被视为血管对维持狭窄肾脏灌注的一种协同反应。肾血管性高血压是因急性血管闭

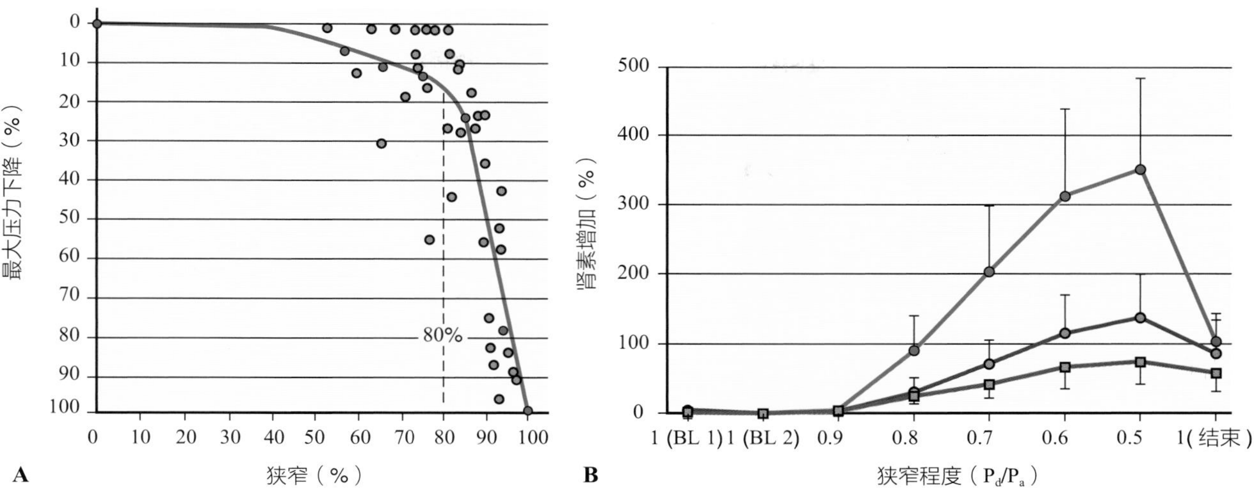

▲ 图 47-3　**A. 实验表明狭窄血管动脉压和血流下降。实验结束后使用乳胶铸模测量狭窄程度。研究表明，“临界”病变达 70%～80% 管腔阻塞可检测到血流动力学改变。B. 测量受试者狭窄部位压力梯度发现，主动脉－肾脏压力梯度为 10%～20% 时，方能检测到释放的肾素**

P_a. 主动脉压力；P_d. 远端压力（A 引自 MayvAG, Van de Berg L, DeWeese JA, et al. Critical arterial stenosis. *Surgery*. 1963;54:250–259; B 引自 De Bruyne B, Manoharan G, Pijls NHJ, et al. Assessment of renal artery stenosis severity by pressure gradient measurements. *J Am Coll Cardiol*. 2006;48:1851–1855.）

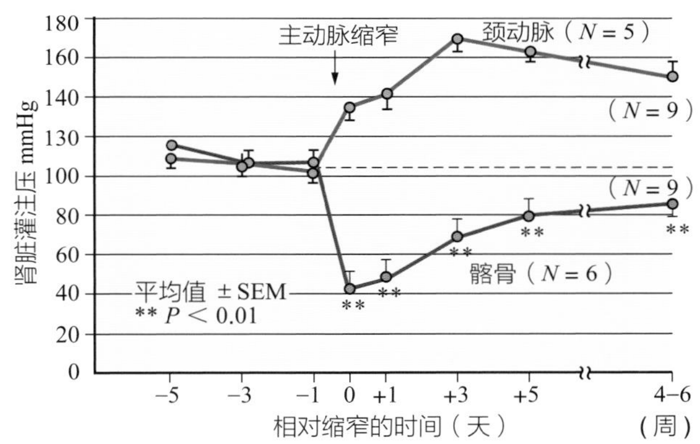

▲ 图 47-4　**右肾动脉和左肾动脉间放置一夹子的主动脉缩窄模型，其全身动脉压（颈动脉）和狭窄后的肾脏灌注压（髂骨处）**

在肾血管性高血压的发展过程中，对有意识动物进行测量。实验表明，虽然狭窄处梯度持续存在，但由于全身性高血压和肾脏灌注压（由髂骨处的压力得出）恢复至接近正常水平，由该压力梯度推测，全身压力的降低将减少狭窄后的灌注压，有时低于自动调节范围。SEM. 均值的标准误 [引自 Textor SC, Smith-Powell L. Post-stenotic arterial pressures, renal haemodynamics and sodium excretion during graded pressure reduction in conscious rats with one- and two-kidney coarctation hypertension. *J Hypertens*. 1988;6(4):311–319.]

框 47-1　肾脏灌注不足和肾血管性高血压综合征的相关血管病变

- 单侧疾病（类似于两肾一夹高血压）
- 单侧动脉粥样硬化性肾动脉狭窄
- 单侧纤维肌发育不良（FMD）
- 中膜纤维增生
- 中膜外纤维增生
- 内膜纤维增生

中膜增生

- 肾动脉瘤
- 动脉栓塞
- 动静脉瘘（先天性、外伤性）
- 节段性动脉闭塞、夹层（创伤）
- 肾动脉外在压迫（如嗜铬细胞瘤）
- 肾脏压迫（如转移性肿瘤）
- 双侧疾病或单功能肾（类似于一肾一夹模型）
- 单功能肾狭窄
- 双侧肾动脉狭窄
- 主动脉缩窄
- 全身性血管炎（如 Takayasu 动脉炎、多动脉炎）
- 动脉粥样栓塞性疾病
- 主动脉支架植入物引起的血管闭塞

塞（导致肾脏灌注突然变化）或慢性血管阻塞（临床上更常见）所致的鉴别非常必要，因为后者血流动力学特征变化缓慢，并可能在较长时间后出现高血压。通常平均动脉压升高有助于恢复正常肾脏灌注，且肾脏大小和血流动力学不会出现明显异常。但当肾动脉病变进一步发展，则会导致肾脏灌注减少、动脉压持续升高，互为循环，直至出现恶性高血压。研究发现可通过诱导猪血管病变进展来模拟人类 RVD 进程[16]。

对于严重动脉狭窄的治疗，旨在使升高的全身血压正常化，减低肾血管高血压所致的肾灌注压，而不是狭窄本身。狭窄后的血管压力可能会低于维持血液流动的自动调节水平，肾脏灌注不足继而激活负调节途径，产生一系列反应以恢复肾脏灌注。

（二）肾素血管紧张素系统在单肾和双肾肾血管性高血压中的作用

肾脏灌注压降低激活患侧肾小球旁细胞释放肾素。实验显示，使用药物阻断肾素 - 血管紧张素系统可使两肾一夹模型的高血压持续存在。研究发现，血管紧张素 1（AT1）受体基因敲除后，两肾一夹高血压不出现（图 47-5）[17]。另外，AT1 基因敲除小鼠的肾脏进行肾脏移植发现，全身和肾脏的血管紧张素受体共同参与血压调节[18]。

肾素 - 血管紧张素轴在肾血管性高血压中的作用，部分取决于对侧肾狭窄与否，多数患者的肾血管性高血压类似于两肾一夹性（Goldblatt）高血压，对侧非狭窄肾脏灌注压升高，促进其尿钠排泄，并抑制肾素释放。同时，非狭窄肾为防止全身压力升高，进而减少狭窄肾灌注，使之持续释放肾素。图 47-6 所示，这些模型中的高血压为血管紧张素依赖性，并与血浆肾素活性水平升高有关。肾血管性高血压的两肾一夹模型为一些手术可治愈高血压的早期研究提供了基础，并比较两侧的肾脏功能，如肾小球滤过和钠排泄等。同时，该模型也是放射性核素研究的基础，如卡托普利肾造影和肾静脉肾素测定。单侧肾缺血是研究血管紧张素依赖性高血压和靶器官损伤的经典模型。

当无对侧肾脏存在或对侧肾脏不能对压力性钠尿做出反应时，持续高血压状态机制与一肾一夹高血压模型是不同的。最初虽有肾素释放，但一侧肾脏钠排泄有限，随着钠和容量滞留，系统性血压持

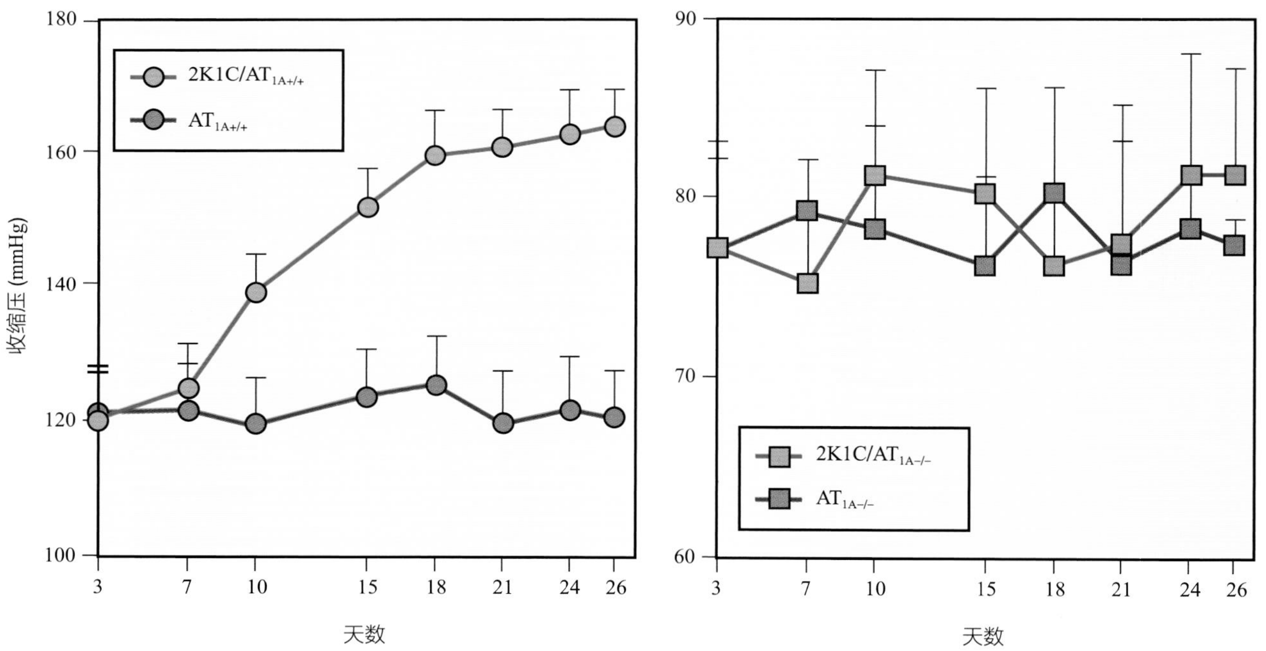

▲ 图 47-5 **实验性两肾一夹肾性高血压（2K1C）小鼠放置肾动脉夹前后收缩压**

放置夹子后，仅完整血管紧张素 1A 受体（$AT_{1A+/+}$；蓝色圆圈，左图）小鼠迅速出现收缩压（SBP）升高。使用血管紧张素受体拮抗剂（红色圆圈，左图）可阻止其升高。AT1A 受体（$AT_{1A-/-}$）敲除小鼠 SBP 较低，在夹闭肾动脉后无变化（蓝色方块，右图）。血管紧张素受体拮抗剂无累加作用（红色方块，右图）。这些数据表明肾素 - 血管紧张素系统和完整的血管紧张素 1 受体在肾血管性高血压中的重要作用（改编自 Cervenka L, Horacek V, Vaneckova I, et al. Essential role of AT1-A receptor in the development of 2K1C hypertension. *Hypertension*. 2002;40:735–741.）

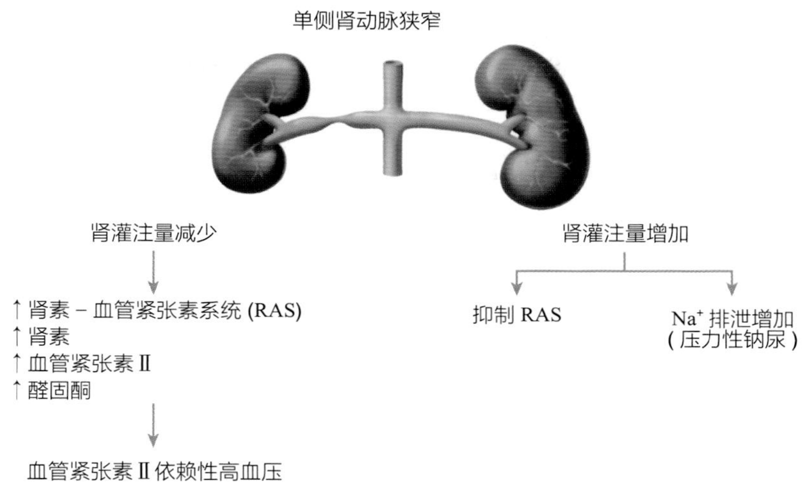

RAS 的抑制效应
动脉压降低
加强诊断检测的偏侧化
狭窄肾脏的肾小球滤过率 (GFR) 可能下降

诊断检测
血浆肾素活性升高
偏侧化特征，如肾静脉中的肾素水平、卡托普利增强型肾素扫描

A

双侧肾动脉狭窄

双侧　　单肾狭窄

肾灌注量减少

↑肾素－血管紧张素系统 (RAS)
↑肾素
↑血管紧张素Ⅱ
↑醛固酮

Na^+ 和水的排泄受损

抑制 RAS

容量扩张

正常或低血管紧张素Ⅱ

动脉压升高

RAS 的抑制效应
只有在容量消耗后才能降低动脉压
可能会降低 GFR

诊断检测
血浆肾素活性正常或较低
偏侧化特征：无

B

▲ 图 47-6　双肾（A）和单肾（B）肾血管性高血压示意图

两个模型的不同之处在于，双肾高血压中对侧肾脏存在较高的灌注压力。非狭窄肾脏发生压力性尿钠排泄，持续刺激狭窄肾脏释放肾素。单肾模型最终导致钠潴留和肾素下降，除非实现钠消耗，否则血管紧张素依赖证据极少

续升高，不断上升的压力使肾素水平恢复正常。该高血压模型不主要依赖血管紧张素Ⅱ（Ang Ⅱ），除非存在预先的钠消耗。临床实践中，该情形包括孤立肾中使用 RAS 抑制剂或肾动脉狭窄，使整个肾组织受到影响。在这种情况下，诊断性比较每侧肾脏的肾素释放不可能或意义不大。

（三）维持肾血管性高血压的机制

一个多世纪来，肾脏被认为是多种升压物质的来源，升高动脉压的多种途径使得控制高血压变得复杂，肾素－血管紧张素系统成分的鉴定很关键。循环性肾素主要来自肾脏，源于对肾脏灌注压力降低（通过传入小动脉张力的缺失检测）的反应[19]。肾素本身具有生物活性，可促进血管紧张素Ⅰ（Ang Ⅰ）从其循环底物血管紧张素原（来自血浆或其他部位）中酶促释放[5]，通过 ACE 作用裂解产生 Ang Ⅱ。血浆中 Ang Ⅱ的产生主要在肺部。因此，肾脏压力降低的信号被放大，并通过全身主要的血管加压系统传输，这是肾血管性高血压发生的一种机制。

肾素－血管紧张素系统

除在肾血管性高血压中具有收缩血管的作用外[20, 21]，肾素－血管紧张素系统被发现还具有广泛的作用。Ang Ⅱ的作用还包括可增加血管阻力、钠潴留和刺激醛固酮，如图 47-7 所示。进一步研究表明，Ang Ⅱ与组织和细胞间的复杂作用引起血管重塑、左心室肥大、炎症和纤维机制的活化。

高血压和周围血管收缩反映了血管紧张素与其他血管活性系统间更为复杂的相互作用。RVD 引起交感神经信号传导障碍，后者在单肾模型和两肾模型间有所不同，肾血管性高血压患者的肌肉交感神经活动增加，血压对肾上腺素抑制的反应亦增强[22]。

全身血管氧化应激引起氧自由基增加[23]，两肾一夹高血压动物的氧化应激增加（由 F2 异前列腺素反映），血管紧张素抑制剂和（或）抗氧化剂可部分逆转此效应[24]。血管损伤本身还可影响内皮衍

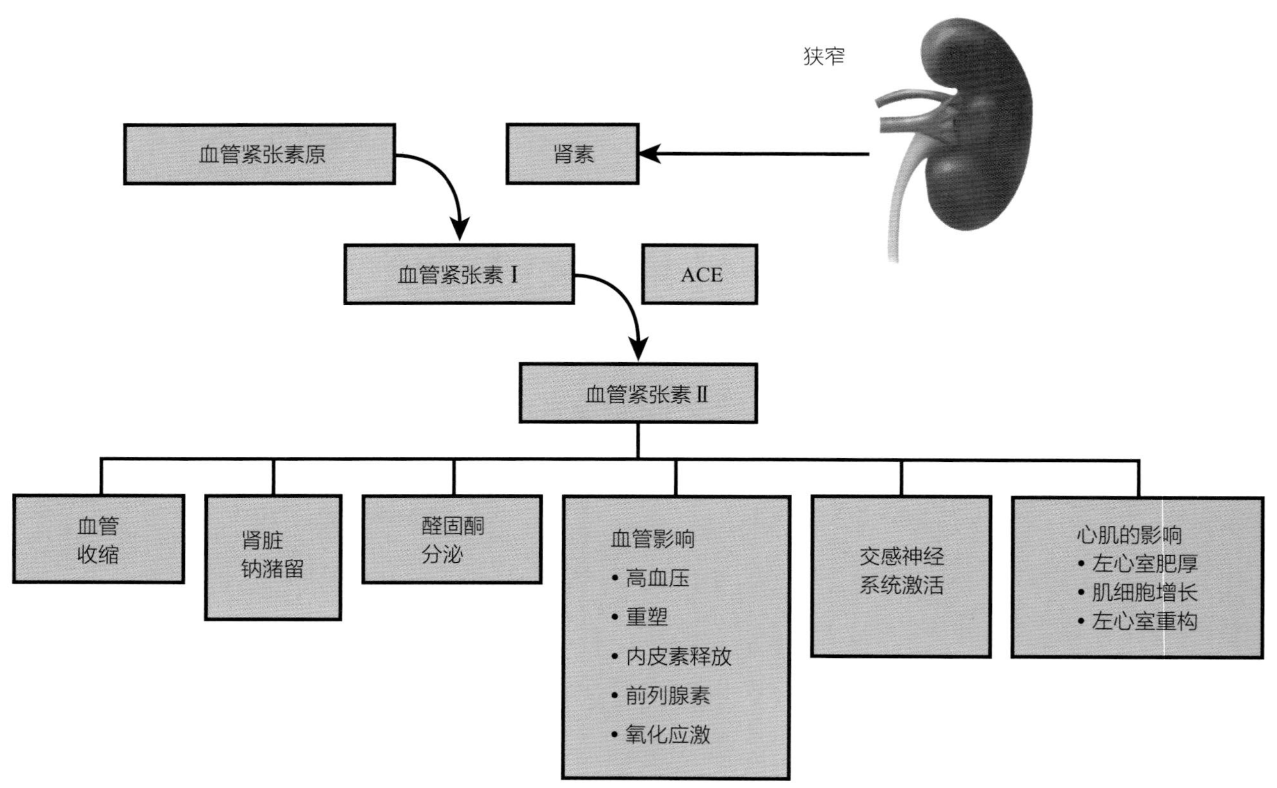

▲ 图 47-7 肾动脉狭窄肾素－血管紧张素系统激活示意图

循环和局部血管紧张素Ⅱ导致钠潴留、传出小动脉血管收缩和全身血管阻力升高。研究表明，血管紧张素Ⅱ可引起血管和心脏平滑肌重构、炎症因子、致纤维化因子和凝血因子活化、其他血管活性系统激活。ACE. 血管紧张素转化酶；LV. 左心室

生系统如内皮素（ET），以及血管舒张系统，如前列环素[25]。

临床研究表明，动脉粥样硬化性和纤维肌性 RAS 在血运重建后均出现了逆转，这些结果支持内皮功能障碍和氧化应激在 RVD 中发挥作用[22, 26]。对猪 RVD 模型的研究表明，由胆固醇饮食所导致的动脉粥样硬化和 RVD 间存在重要关联[27, 28]。动脉粥样硬化加剧了肾脏的内皮功能障碍和组织纤维化。实验表明，他汀类药物和抗氧化剂治疗可改善这些变化。动脉粥样硬化性 RVD 在血管内血运重建后 24h 内，观察到一氧化氮（NO）水平升高和丙二醛降低[29]的研究也支持了这些数据。

研究表明，输注抗氧化剂和血运重建可逆转氧化应激[20]，通过抑制线粒体转换孔开放，以保护线粒体免受活性氧影响，并在血运重建后改善微血管结构和肾功能[30]。

三、肾血管性高血压的发展阶段

肾血管性高血压的实验模型表明，维持高血压的机制会随时间而改变（图 47–8）[31]。在明显闭塞性病变之前，肾血管壁中炎性单核细胞蓄积和循环细胞因子明显升高[32]。早期加压阶段的特征为循环肾素活性升高和高血压，在去除血管病变（如夹子）后，两者均恢复正常。第二阶段为循环中肾素活性恢复至正常或低水平，期间高血压持续存在，且血压仍可对去除夹子产生反应。第三阶段移除夹子不再引起动脉压力降低。这些观察结果强调不同血管阻力机制间的转变，其中一些机制不依赖于肾脏灌注。有学者认为，第三阶段对侧肾脏的微血管损伤会导致高血压[31]。对猪模型的研究表明，肾素活性下降可能继发于氧化应激相关机制后发生，如氧化代谢产物异前列腺素持续升高。这些阶段是否能用于阐述人 RVD 机制尚不清楚。

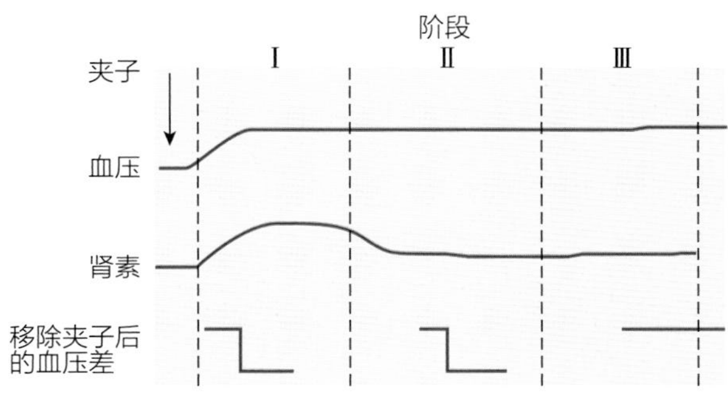

▲ 图 47–8　**实验性肾血管性高血压肾素释放相位图**

最初，慢性阶段高水平肾素活性下降，去除肾动脉夹可纠正高血压。研究结果支持肾动脉狭窄激活肾素－血管紧张素系统后，尚引起其他结构和压力机制的概念。人肾血管性高血压的机制尚不清楚（引自 Textor SC. Renovascular hypertension and ischemic nephropathy. In: Skorecki K, Chertow GM, Marsden PA, et al., eds. Brenner and Rector's: *The kidney*. 10th ed. Philadelphia: Elsevier; 2016:1567–1609.）

（一）缺血性肾病的机制

超出“临界狭窄”的肾脏灌注减少，最终可引起肾功能明显丧失，如图 47–9 所示[33]。当狭窄后压力低于自动调节范围时，患者可出现肾血流和肾小球滤过减低。如恢复压力和（或）去除血管病变，则该过程可被逆转。此机制与高血压进展的机制有所不同，缺血性肾病一词可能需要斟酌[15, 34]。

1. 肾脏灌注降低的适应机制

与大脑或心脏组织不同，肾脏由氧合血大量灌注，与肾脏作为过滤器官的功能一致。对高度肾血管病变患者进行肾静脉血氧饱和度和促红细胞生成素测量表明，较少出现整个器官缺血[35]。既往认为，肾脏中氧传递减少的局部区域易受损伤，但动脉直径缩小至 75% 时，肾脏仍可维持血流的自动调节。基础条件下，肾血流量为所有器官中最高，反映了其滤过功能。输送氧低于 10% 也足以维持肾脏代谢的需求。尽管在正常肾脏和 RAS 患者中保持皮质的氧合，但血氧水平依赖性（BOLD）磁共振成像（MRI）显示，较深的髓质区域氧合明显减少[34]。

肾脏大部分氧在溶质传递过程中被消耗，对 RAS 血流量、肾脏体积和肾小球滤过率（GFR）减少的患者，BOLD MRI[36]显示其肾组织供氧仍被保留（图 47–10）。氧梯度稳定性可能与灌注皮质的氧合血过多，以及受累肾溶质过滤减少导致重吸收和氧耗降低[37, 38]有关。严重时，血流减少可引起去氧血红蛋白堆积（图 47–11）[39, 40]。在肾灌注受损的情况下，可通过与肾内血流重分布相关的侧支血管发育来维持氧输送。肾髓质在接近缺氧时发挥正常功能，对急性肾灌注变化敏感[37]。慢性血流减少时，皮质血流减少，通过组织灌注适应性维持来保护髓质，这与肾脏的血流量平行[41]。因此，逐渐降低

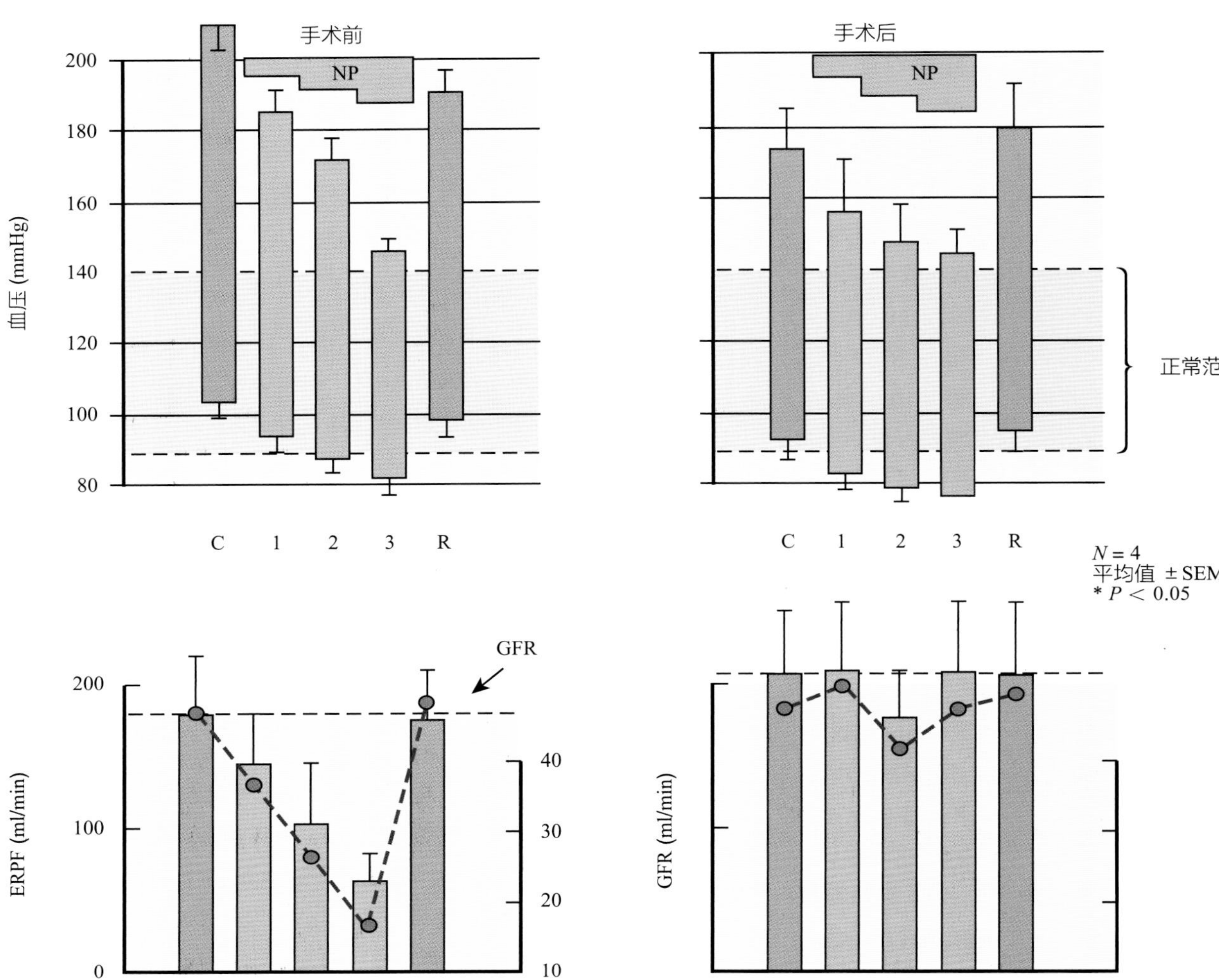

▲ 图 47-9 **双侧肾动脉临界狭窄患者在硝普钠（NP）降压期间的有效肾血流量（ERPF）和肾小球滤过率（GFR）**

全身血压降至正常，可导致血流量和 GFR 可逆性改变。对单侧手术血运重建患者（右图）的重复研究发现，血流和 GFR 对血压降低的敏感性为可逆性改变。SEM. 均值的标准误（引自 Textor SC. Renovascular hypertension and ischemic nephropathy. In: Skorecki K, Chertow GM, Marsden PA, et al., eds. Brenner and Rector's: *The kidney*. 10th ed. Philadelphia: Elsevier; 2016:1567–1609.）

肾脏灌注压可触发保护机制，导致不同于急性缺血性损伤后的功能和形态改变，其具体机制尚不完全清楚。

更严重的血管阻塞时，适应性反应不能代偿，出现皮质缺氧和随后的组织损伤[38]。肾小管坏死和凋亡最终导致肾小管萎缩[42]。凋亡是一种活跃的程序性细胞死亡，其不同于组织坏死，并受“严格”机制所调节。肾小管萎缩可呈现潜在可逆性，在许多情况下，肾脏可保持肾小管细胞的再生能力。这些证据提示，灌注不足的肾组织有时呈现“冬眠”状态，当血流恢复时，功能也可恢复[43]。在晚期阶段，组织学检查显示，灌注不足的小球附近及局部炎症反应区域，肾小球体积减小、小管结构缺失，如图 47-10B 所示[4]。

2. 氮质血症性肾血管性疾病组织损伤的机制

肾血流减少可激活多种途径的血管和组织损伤，包括 Ang Ⅱ 增加、ET 释放和氧化应激（如前所述）。实验研究表明，与肾微血管相互作用导致血管稀疏、受损肾小管炎症信号激活和炎性细胞浸润（图 47-12）[44]，触发炎症细胞因子持续释放，最终导致纤维化途径活化和组织纤维化。

Ang Ⅱ 在肾灌注不足中的作用很复杂，Ang Ⅱ

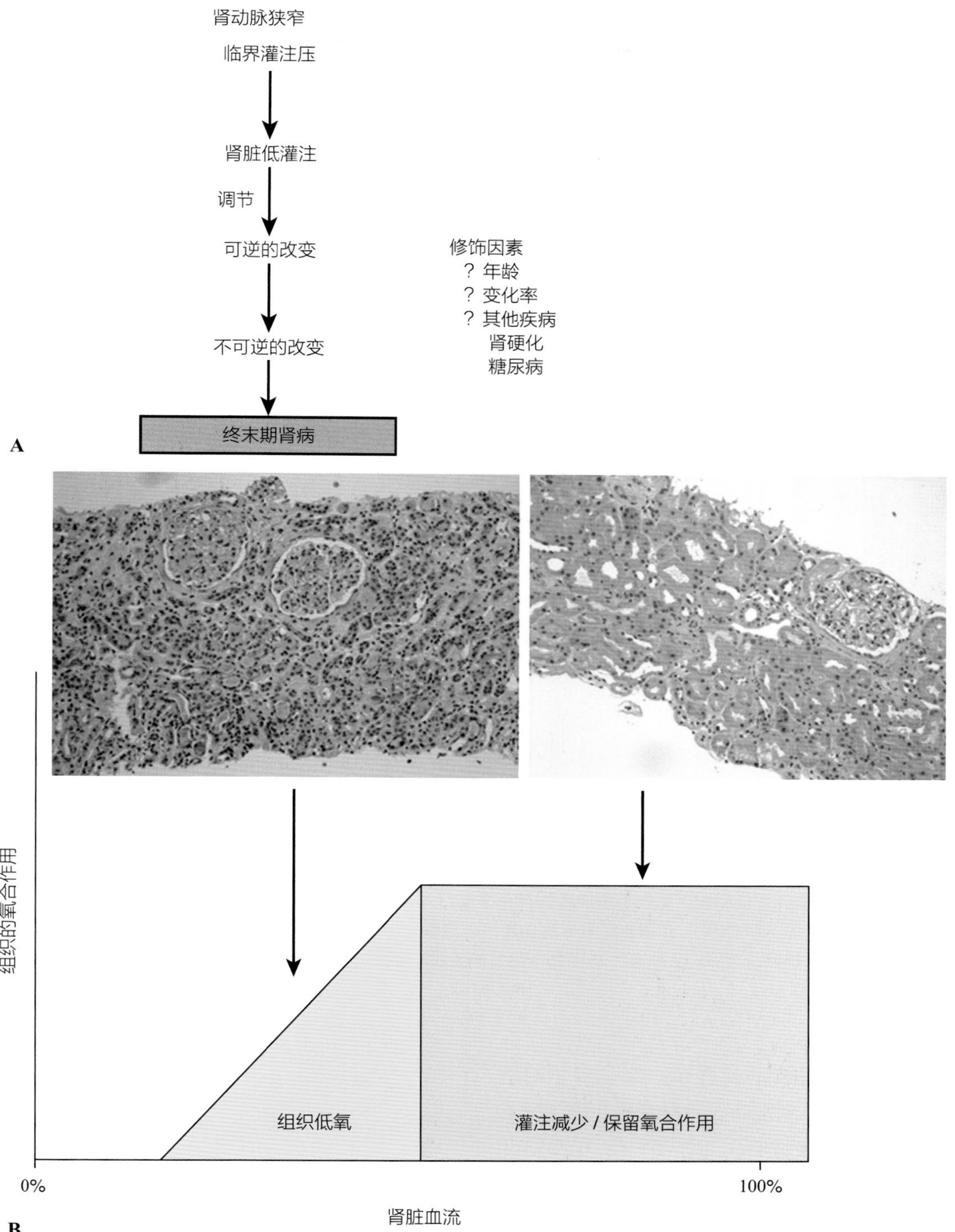

▲ 图 47-10　**A.** 临床范例：肾脏灌注不足导致的肾小球滤过率（**GFR**）减少可逆，但最终可能会变为不可逆性损伤，对恢复血流无反应；**B.** 肾脏组织氧合适应中度血流减少示意图。受试者（右侧）肾血流量减少至 **30%**～**40%** 与氧气梯度（下图）、组织学保留（上图）有关。该适应部分解释了降压药物治疗期间肾功能的稳定性，尽管降压药物降低了动脉粥样硬化性肾动脉狭窄患者的全身压力和肾血流量。最终，更严重的血流减少使"适应"失代偿，导致明显的组织缺氧（左侧）。皮质低氧患者经颈静脉穿刺活检显示，肾小管结构丢失、炎性 **T** 细胞和巨噬细胞积聚，伴转化生长因子 **β**（**TGF-β**）激活（放大度：低倍，**40×**）

改编自 Gloviczki ML, Keddis MT, Garovic VD, et al. TGF expression and macrophage accumulation in atherosclerotic renal artery stenosis. *Clin J Am Soc Nephrol*. 2013;8(4):546–553; and Textor SC, Lerman LO. Paradigm shifts in atherosclerotic renovascular disease: where are we now? *J Am Soc Nephrol*. 2015;26:2074–2080.

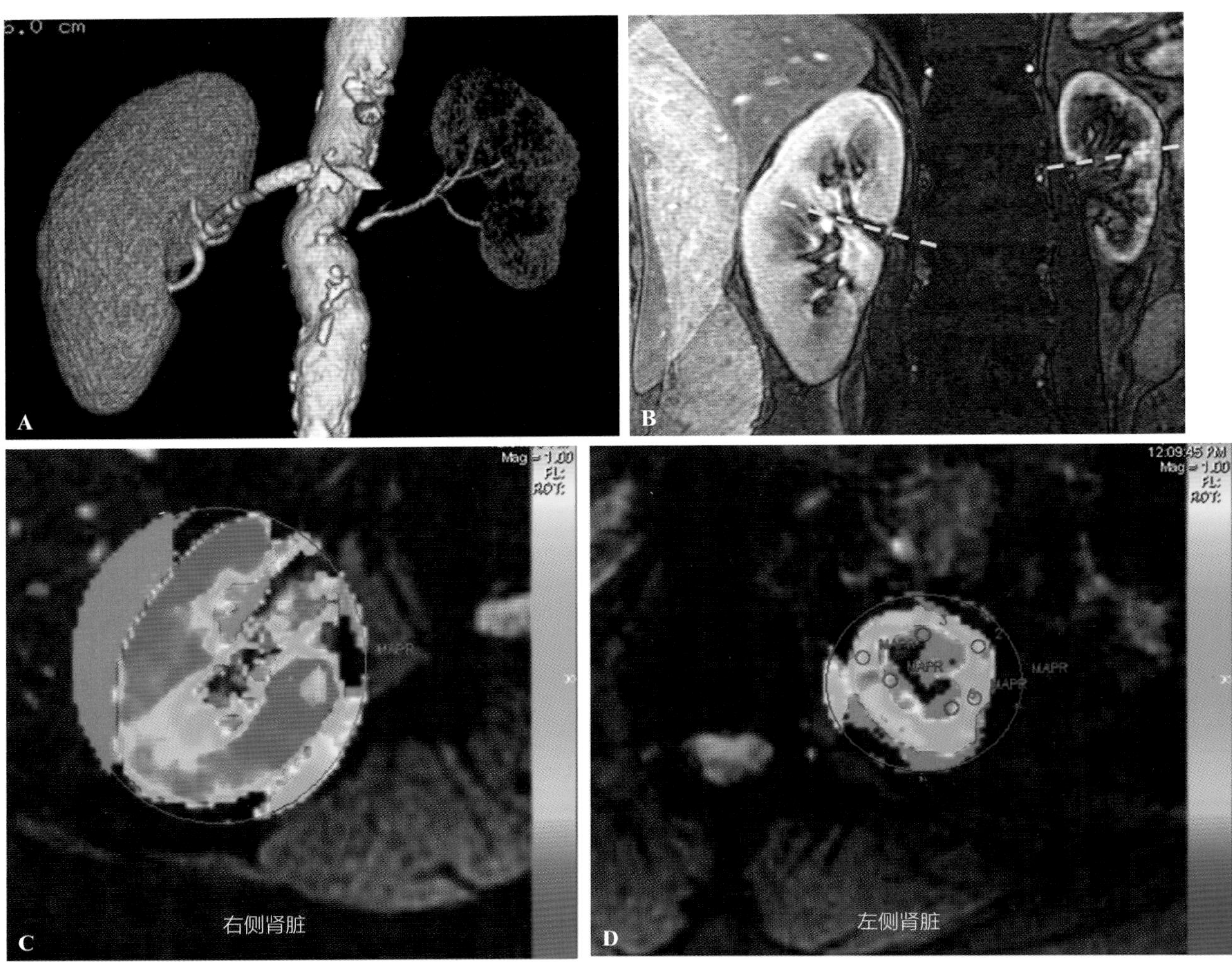

▲ 图 47-11 **A.** 严重血管闭塞导致左肾萎缩、而右肾在血管内支架外灌注良好的计算机断层扫描血管造影；**B.** 磁共振成像（MRI）T_2 信号表明，皮质到深层髓质区低水平灌注之间存在梯度，尤其是左肾（**C** 和 **D**，虚线描绘了轴向切片水平）；**C** 和 **D.** 血氧依赖性（BOLD）磁共振 **R2*** 水平（去氧血红蛋白的功能）成像表明，右肾从皮质（低 **R2***，蓝色）到深层髓质区（逐渐升高 **R2***，从绿色到红色）梯度正常；**D.** 左肾 **R2*** 影像显示明显的皮质缺氧，超出临界性血管闭塞，大部分具有高 **R2*** 值（红色）和部分髓质低氧

通过收缩出球小动脉提高灌注压，维持肾小球滤过[45]。Ang Ⅱ除直接刺激局部激素产生和离子转运外，尚可诱导多种细胞肥大与增生[46]。实验输注 Ang Ⅱ可导致实质性肾损伤，如局灶节段性肾小球硬化[47]。在多个实验模型中，ACEI 和 Ang Ⅱ受体拮抗剂可减少肾脏细胞增殖，并抑制单核细胞浸润，使细胞外基质蛋白表达增加和进行性肾硬化[43]。另外，Ang Ⅱ还参与血管平滑肌细胞生长、血小板聚集、超氧自由基产生、黏附分子和巨噬细胞活化、诱导原癌基因转录及低密度脂蛋白（LDL）氧化[48]。这些研究表明，Ang Ⅱ在肾功能代偿、维持及调节进行性肾损伤的多个级联步骤中具有多重作用。

研究表明，高胆固醇血症在缺血性肾病的实质性肾损伤中具有独立作用。胆固醇喂养被作为早期动脉粥样硬化模型，其可改变肾血管对乙酰胆碱的反应性和肾小管的功能特性[49]。该模型中氧化低密度脂蛋白、氧化应激标志物、组织核因子 κB（NF-κB）活化、转化生长因子 β（TGF-β）和诱导型一氧化氮合酶活化增强，这些反应在 RAS 时被放大，促进了肾纤维化的发生。实验研究发现，ET 阻断药、抗氧化剂、他汀类药物[50]或线粒体保护[51]可减轻上述效应。

血管内皮是多种血管活性因子的来源，其中最为人所知的是 NO 和 ET。内皮型 NO 由 l－精氨酸

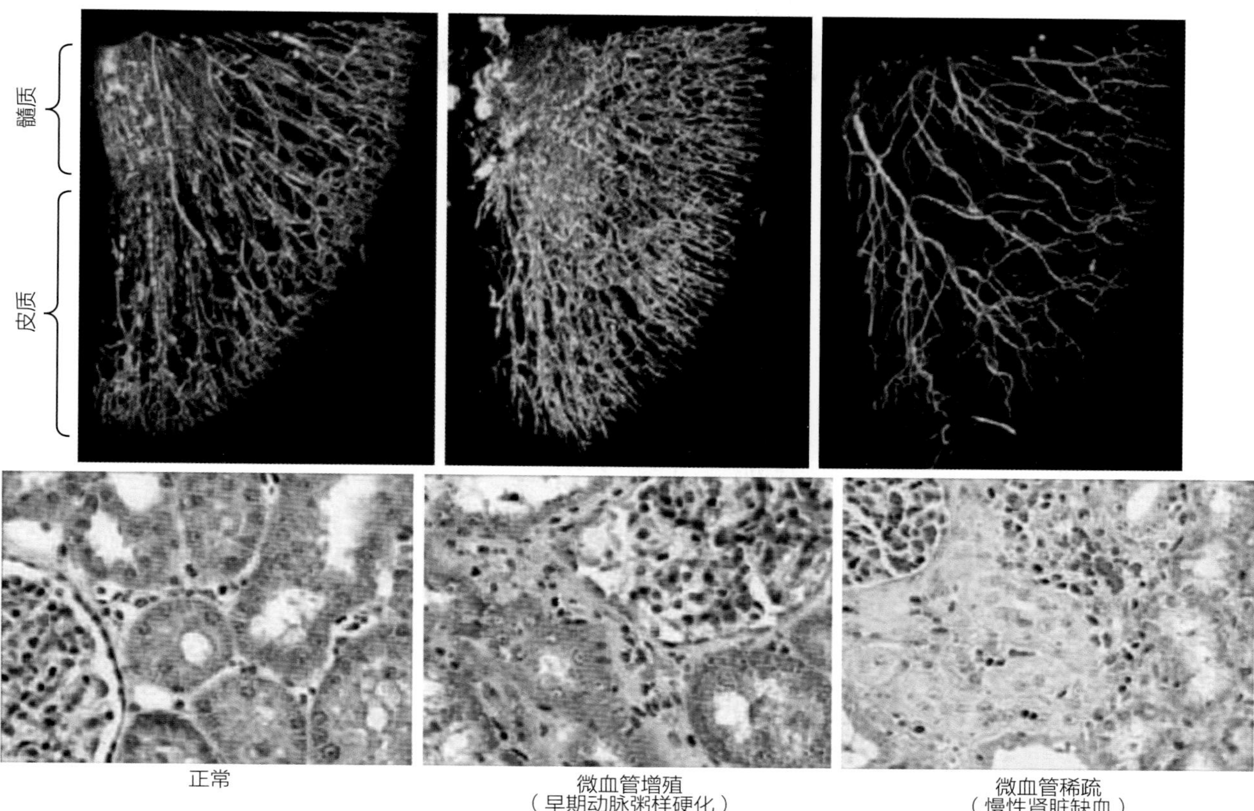

▲ 图 47-12　**上图为实验性动脉粥样硬化和大血管性肾血管疾病，与正常（左）相比，早期（中）和慢性缺血后（右）显微断层扫描血管重建。下图为相应肾组织学（三色染色，400×）**

狭窄肾脏出现复杂微血管功能障碍和稀疏，经血管生成刺激物、氧化应激和多种细胞因子作用，最终导致间质纤维化。实验动物研究表明，血管生成刺激物（如肾内输注内皮祖细胞或间充质干细胞）可能修复微血管损伤（引自 Lerman LO, Chade AR. Angiogenesis in the kidney: a new therapeutic target? *Curr Opin Nephrol Hyper*. 2009;18:160–165.）

通过一氧化氮合酶家族合成，抑制血管紧张素Ⅱ血管收缩，参与肾脏功能的调节[52]。除影响肾血流和肾小管重吸收钠外，NO 尚可抑制血管平滑肌细胞生长、系膜细胞肥大和增生，以及细胞外基质的合成[52]。

肾脏灌注减少导致狭窄远端的剪切应力降低[53]，使肾脏 NO 产生减少，加速肾素释放和 AngⅡ产生。故 NO 在血管狭窄的肾脏中作用减弱，导致肾内血管收缩药占优势，包括 AngⅡ和前列腺素类，如血栓烷[54]。NO 抗血栓形成和抑制组织损伤反应的作用也缺失，肾脏灌注减少引起皮质和髓质小血管进行性稀疏，最终导致肾小管塌陷（图 47-12）[55]。

肾小球硬化是晚期事件，反映 GFR 严重丧失。自体内皮祖细胞和（或）血管内皮生长因子（VEGF）注入肾动脉的实验性研究表明，有时可促进 GFR 和血管功能的恢复，提示在该血管床中新生血管成为可能[56, 57]。

ET 肽是内皮细胞产生、释放、有效且持久的血管收缩肽。ET 是肾脏上皮细胞被凝血酶、局部细胞因子如 TGF-β、白介素 -1 和肿瘤坏死因子（TNF）等刺激后释放[58]。肾缺血可刺激肾脏表达 ET-1 增加。ET 持续的血管作用可导致灌注不足，其持续作用远远超过缺血后肾脏的血管损伤。

肾脏是产生前列腺素的丰富场所，前列腺素是花生四烯酸的环氧合酶衍生物，在皮质动脉、小动脉和肾小球中产生，它们对维持肾血流量和滤过具有重要作用，特别是当 AngⅡ水平升高时[59]。前列环素［前列腺素 I2（PGI2）］和前列腺素 E2（PGE2）合成增加出现在组织灌注不足和局部缺血期，可预防其缺氧损伤[60]。相反，血栓素 A2（TXA2）是一种收缩血管的前列腺素，可通过减少肾血流量，降低 GFR，加速肾脏结构性损伤[61]。它由 Ang Ⅱ和活性氧刺激产生，进而改变 Ang Ⅱ血流动力学特性。TXA2 调节 ET 对血管通透性的影响，可能引起间质的基质生成和靶器官损伤。在一些模型中，TXA2 受体阻滞可降低实验性组织损伤的严重程度，包括急性缺血性损伤。

氧化应激指促氧化物质引起的组织氧自由基产生和清除不平衡[62]。其可增加活性氧物质的堆积与毒性，促进血管活性介质如脂质过氧化作用的产物 ET-1、白三烯、前列腺素 F2α 和异前列腺素等的生成。如前所述，这些调节物质通过诱导肾血管收缩、改变肾小球毛细血管超滤特性，进而影响肾功能和血流动力学[63]。活性氧本身可导致细胞和细胞膜脂质过氧化，加重缺血性肾损伤，导致细胞结构完整性及细胞运输和产能受损，特别是在近端小管中。其他细胞因子途径，包括激活 NF-κB 和生长因子，也可能在上述过程中发挥作用[64]。

TGF-β 的作用值得重视，它属于调节正常细胞生长、发育和损伤后组织重塑的多肽家族[65]。TGF-β 是一种重要且普遍存在的纤维化因子，可通过肾小球内和肾小球外的间充质细胞改变细胞外基质合成[65]，改变组织愈合和晚期肾衰竭的进展。TGF-β 对多种损伤后的组织修复至关重要，包括在缺血状态下参与近端肾小管基底膜细胞外基质的修复。AT1 受体激活刺激 TGF-β 的生成，TGF-β 主要通过增加 IV 型胶原蛋白沉积，进而促进组织纤维化。TGF-β 与 ET 有协同作用，并与血小板源性生长因子（PDGF）、白介素 -1 和成纤维细胞生长因子相互作用参与间质纤维化[66]。研究者认为，肾损伤修复时，因不能抑制 TGF-β 的过度活跃，进而造成一些情况下肾脏的瘢痕形成[67]。RAS 实验模型中 TGF-β 激活，在高胆固醇血症时进一步激活，动脉粥样硬化性 RAS 患者活检显示弥漫性 TGF-β 染色和巨噬细胞浸润[68]。相反，缺乏 TGF-β 下游效应途径的 RVD 动物模型（如 Smad3 基因敲除小鼠）不会产生实质损伤[69]。

尽管血管狭窄后，肾脏仍保留氧饱和度和氧输送，但不能避免肾脏局部区域会发生间歇、反复性缺血。急性血红素蛋白暴露研究发现，反复急性肾损伤可诱发不可逆性纤维化[70]。急性缺血的标志是细胞中三磷酸腺苷（ATP）迅速下降，继而导致细胞内钙累积、磷脂酶活化和氧自由基的产生[71]。

在多种原因导致的进行性肾小管间质损伤中，组织缺血为其共同特征[72]。该损伤常与间质炎症反应及成纤维细胞和热休克蛋白的活化有关。肾小管上皮破坏改变了其抗原特性，引发细胞介导的免疫反应，还可能与 B 淋巴细胞、T 淋巴细胞和巨噬细胞浸润有关[73]。如上所述，持续肾小管间质损伤导致 TGF-β 产生增加，纤溶酶原激活物抑制剂 1（PAI-1）、金属蛋白酶 1 组织抑制剂（TIMP-1）、α1（IV）胶原蛋白和纤连蛋白 -EIIA 表达增强，进而促进细胞外基质合成[74]。

综上所述，多种机制相互作用，血流减少、灌注压降低可引起肾脏多种血管活性物质和炎性介质调节紊乱，进而引起多种纤维化途径和局部破坏机制激活，最终导致肾实质不可逆损伤。有关肾脏血管活性分子的进一步讨论，请参见第 11 章。

（二）恢复肾血流的影响

如图 47-9 所示，如在这些变化可逆情况下恢复肾脏灌注，则可修复肾功能。伴随肾功能的修复，炎症和纤维化机制均不再发挥作用。

肾脏再灌注损伤

灌注不足的肾脏恢复血流后的复原过程，取决于再灌注损伤的程度和持续时间，以及再灌注的充分性[75]。难以理解的是，一些组织在缺血时经历形态与功能变化，但是在再灌注阶段病变更为严重[76]，其原因可能是血管内皮损伤和白细胞激活，引起灌注压恢复后远端毛细血管阻塞，出现所谓“无复流”现象。实验性再灌注损伤需较大程度促氧化应激，包括过量 PGF2α 异前列腺素和游离氧自由基，特别是 NO 缺乏[77]。故抗氧化剂和活性氧代谢产物清除剂可改善实验性再灌注损伤。在急性肾小管坏死（ATN）中，缺血再灌注损伤在近端小管中最为明显，伴局部坏死和肾小管阻塞。猪实验性 RVD 研究表明，线粒体转换孔抑制剂预处理可改善血流恢复、保持微血管完整性，并改善功能，与预防缺血和再灌注损伤一致[51]。

Ang Ⅱ可能参与其中，其可激活 AT1 受体，加重缺血肾的肾小球滤过功能损伤[78]。肾脏 NO 产生的局部失衡和双重作用，可能加速再氧化损伤和引发脂质过氧化[76]。但在某些情况下，全身性使用 NO 供体治疗可改善肾功能，并可在再灌注之前减轻局部炎症[79]。

四、肾动脉狭窄和肾血管性高血压的流行病学

肾血管性高压综合征可由影响肾脏血流的多种病变所致。未经筛选的轻度至中度高血压人群，其发生率为 0.6%～3%，而临床转诊的难治性高血压患者中，患病率可能超过 20%[80]。框 47-1 列出了一些引起肾脏缺血的具体例子。自发性或外伤性肾动脉夹层或医源性闭塞后，可看到此病的快速发展，有时由血管内主动脉支架移植物引起[9]。多数狭窄病变为纤维肌病或动脉粥样硬化性 RAS。报道的患病率在很大程度上取决于研究患者组间的差异。如后续所述，解剖学上的 RAS 患病率远超过肾血管性高血压。

纤维肌病（FMD）通常指影响血管壁内膜或纤维层的非炎性改变。某些情况下，多层血管壁可能会受影响。“正常”肾脏的动脉造影显示，3%～5% 的个体可存在这些病变，其中许多在早期即出现，但不影响肾脏血流量或动脉压[81]。这些病变会导致肾血管性高血压，有时与夹层或进展有关。吸烟是疾病进展的危险因素。中膜纤维增生是最常见的亚型，通常有串珠状外观，如图 47-13A 所示[82]。这些病变主要由血管内网状物组成，单独可能仅具中等血流动力学作用，但连续多个网状物组合可阻碍血液流动，并激活肾脏对灌注减少的反应。FMD 出现在 65%～70% 患者的肾动脉，25% 患者的脑动脉[81]。在 10%～25% 患者中，肾和脑血管均可能异常。在需要血管内干预的高血压病例中女性占优

> **临床意义**
>
> 肾动脉狭窄远比肾血管性高血压普遍。并非所有狭窄都与高血压相关。

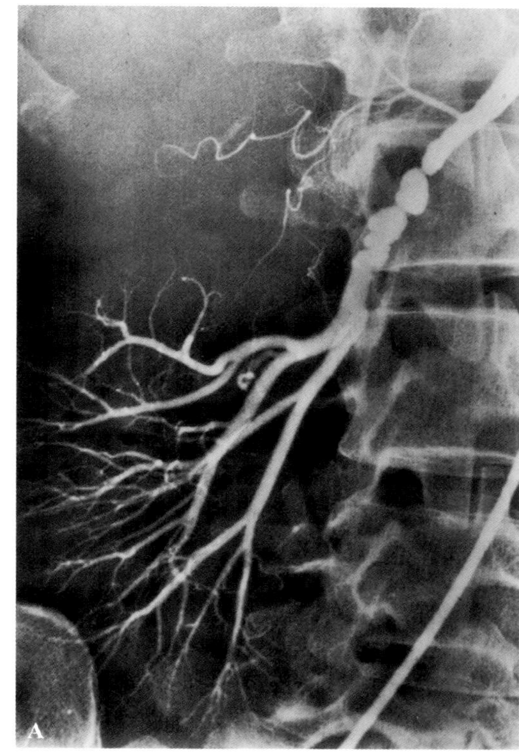

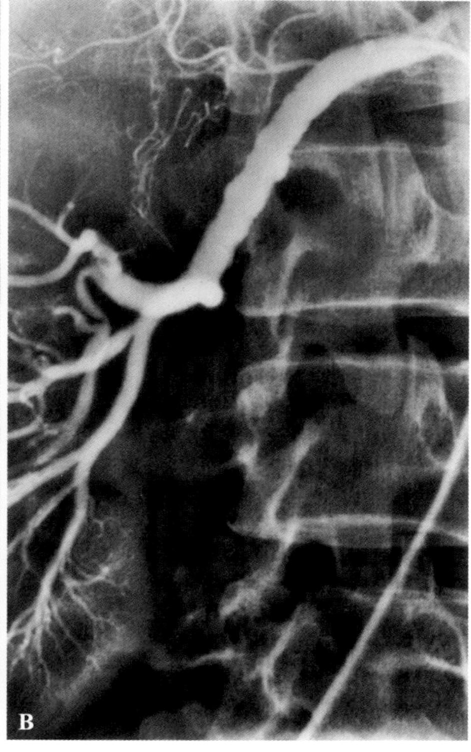

▲ 图 47-13　中膜纤维增生伴连续血管内网状物和小动脉瘤扩张的血管造影

病变出现在血管中部，偏向右肾动脉，常见于女性。如图 B 所示，病变常可通过球囊血管成形术得到充分改善

势，且偏向右肾动脉[83]。FMD 病变通常位于远离肾动脉起点的位置，常位于血管的中部或第一次动脉分叉处[81]。其中一些扩大成小血管瘤。尽管不常见，但其他发育异常的病变，特别是内膜增生，会逐渐进展，并导致肾脏缺血和萎缩。虽然 FMD 患者肾功能丧失不常见，但皮质和髓质肾体积定量成像显示，除 FMD 外，狭窄和对侧肾脏中均发生实质变薄[84]。干预研究表明，因高血压进行肾脏血运重建的患者中，FMD 占 16% 或更少[85]。

在美国，动脉粥样硬化是最常见的肾血管病变。动脉粥样硬化性肾动脉狭窄（ARAS）通常在其他血管床受影响的患者中被发现，并被炎症性血管损伤放大[32]。美国人群调查发现，6.8% 的超过 65 岁个体患偶发 RAS（按多普勒标准闭塞 > 60%）[86]。一项对于其他血管情况的影像学研究表明，管腔闭塞超过 50% 病变的患病率，随动脉粥样硬化程度而增加[12]。在冠状动脉造影的患者中，14%～20% 病例有可识别的 ARAS[11, 87, 88]。对周围血管疾病患者的研究表明，30%～50% 患者具有一定程度的肾动脉病变[12]。表 47-1 总结了动脉粥样硬化病变在不同血管区域共存的相关情况，随年龄增长及动脉粥样硬化危险因素的存在，如胆固醇水平升高、吸烟和高血压，ARAS 的患病率也增加。在患氮质血症的高血压患者中，发现严重肾动脉狭窄的可能性从第 6 个 10 年的 3.2% 上升到第 8 个 10 年的 25% 以上[89]。美国其他人群研究也已证实，在 RAS 闭塞程度高于 60% 的老年患者中，超过 70% 患者具有心血管疾病的临床表现[90]。随着人群寿命的延长，ARAS 患病率可能进一步上升。这些数据证实了以前的尸检结果，即许多死于心血管疾病的患者均有肾动脉病变，但他们在临床上却未被发现肾动脉病变（请参阅下文）。

表 47-1　动脉粥样硬化性肾动脉狭窄的发病率[a]

血管性疾病	发病率（%）
可疑肾血管性高血压	14.1
冠状动脉造影	10.5
伴高血压	17.8
外周血管疾病	25.3
AAA	33.1
ESRD	40.8（?）[b]
充血性心力衰竭	54.1（?）[b]

a. 40 个研究，15 879 位患者。血管造影表明血管疾病影响其他部位血管的发病率

b.（?）表示老年受试者晚期慢性肾脏疾病（CKD）和充血性心力衰竭发病率高的数据有限

AAA. 腹部主动脉瘤；ESRD. 终末期肾病（改编自 de Mast Q, Beutler JJ. The prevalence of atherosclerotic renal artery stenosis in risk groups: a systematic literature review. *J. Hypertens*. 2009;27: 1333–1240.）

尽管在任何部位均可观察到动脉粥样硬化，但其通常位于动脉起点附近（图 47-14A），从主动脉斑块直接延伸至肾动脉节段。ARAS 与已存在的高血压、心血管的脂质危险因素、糖尿病、吸烟和异常肾功能明显相关[11, 87]。

五、临床特点

（一）肾血管性高血压：纤维肌病与动脉粥样硬化

如前所述，许多病变可导致肾血管性高血压（框 47-1）。两种最常见原因为 FMD 和动脉粥样硬化。FMD 代表血管壁内膜或中膜非炎性病变，常影响 15—55 岁人群的肾动脉中部[82]。这些病变很少导致严重的肾功能丧失，尽管可看到一些进展，尤其是在吸烟者中。FMD 病变在临床上最常表现为早发型高血压（年龄在 30—50 岁）和异常严重，偶尔在怀孕期间表现为高血压。许多病变对经皮血管成形术反应良好（图 47-13B）[91]。

相比之下，动脉粥样硬化病变通常出现在肾动脉起点附近，并增加全身性动脉粥样硬化在其他部位的风险。ARAS 通常与肾小球滤过率降低有关[92]。临床表现广泛（图 47-1），不仅与病变解剖的严重程度有关[93]，动态血压记录表明收缩压变异性过大且血压生理节律频繁消失[94]，也常与左心室肥大有关[95]。交感神经活动记录表明，肾上腺素流出增加[96]。一项基于 870 名 65 岁以上受试者的研究表明，有 RAS 的受试者在随后 2 年心血管不良事件的风险增加 2～3 倍[90]。这些数据受 1999—2001 年美国国家老年人医疗保险索赔数据支持，并来源于 67 岁以上老年人医疗保险受益人的随机抽样[97]。结果指出，新发现的动脉粥样硬化 RVD 的

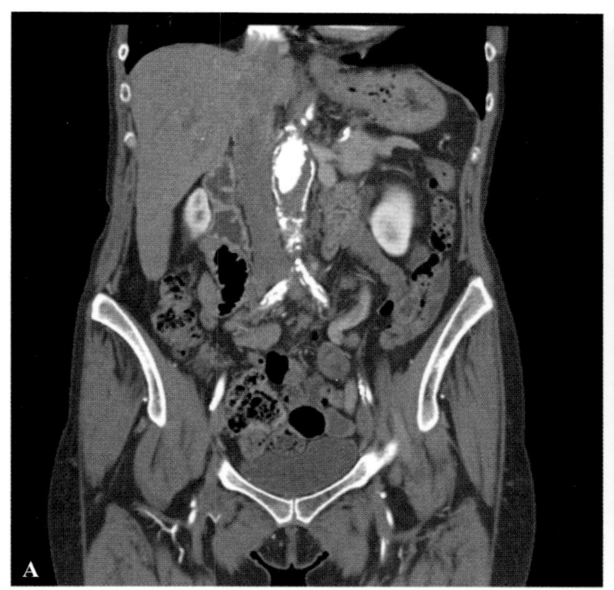

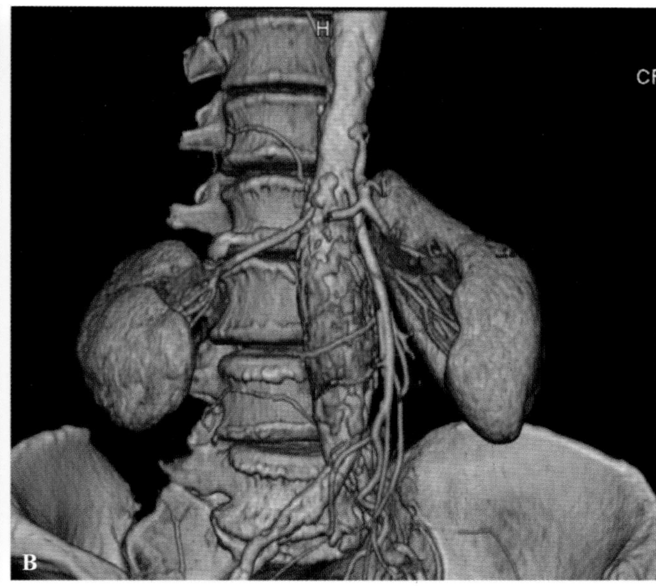

▲ 图 47-14 弥散性主动脉疾病引起右侧小肾脏严重狭窄的计算机断层扫描血管造影

动脉粥样硬化疾病通常会影响肾动脉和腹主动脉。A. 冠状切面显示沿钙化主动脉壁的广泛血栓碎片；B. 主动脉重建图像显示弥漫性钙化和早期主动脉瘤形成。因动脉粥样硬化性疾病进行肾脏血运重建的平均年龄已达 70 岁以上，该情况下，血管内或手术干预须权衡主动脉操作的危害与潜在获益，如血压控制和（或）肾功能

发病率为 3.7/1000 个患者（在随访年限里），并与已存在的周围血管疾病和冠心病有关。与没有 RVD 的同龄患者相比，他们因出现心脏病、短暂性脑缺血发作、肾脏替代疗法和 CHF 进行赔偿的发生率高 3～20 倍[97]；不良心血管事件发生率比需要进行肾脏替代治疗高 10 倍以上。因此，如何管理临床意义的 RAS 作为心血管预后的调节因素一直存在争议。美国肾脏血运重建试验（CORAL）专门针对整体心血管综合预后治疗该疾病（见下文）[98]。不断发展的医学干预和不断变化的人口特征所带来的影响将使该争论变得更加复杂。

框 47-2 与肾血管性高血压相关的综合征[a]

- 早发或晚发型高血压（＜ 30 岁或＞ 50 岁）
- 经治疗的原发性高血压恶化
- 治疗原发性高血压期间肾功能恶化
- 治疗高血压期间发生急性肾衰竭
- 一过性肺水肿
- 进行性肾衰竭
- 难治性充血性心力衰竭

a. 这些“综合征”提醒临床医生注意肾血管病，一过性肺水肿和难治性充血性心力衰竭最常见于双侧病变，许多患者在出现上述综合征前被视为“原发性高血压”

（二）肾动脉狭窄

肾动脉疾病表现多样，如图 47-1、框 47-2 和表 47-2 所示，包括从因其他适应证行影像学检查的偶然发现到需透析支持的进展性肾衰竭。随着病变进展至更严重的阻塞和高血压，可能出现多种表现。如前所述，多种机制可升高全身动脉压，并趋于使肾灌注压恢复至接近基线水平。19 世纪 60 年代，对原发性高血压和肾血管性高血压接受血运重建的两组患者的临床特征进行了比较，汇总于表 47-2 [99]。许多特征包括高血压持续时间短、发病年龄早、眼底镜检查发现和低钾血症，在肾血管性高血压患者中更为常见，但其鉴别或预测价值有限[99]。

当肾动脉病变进展为临界狭窄时，出现快速进展的高血压，并可能表现为严重高血压，伴烦渴、低钠血症和中枢神经系统症状[100]，该情况常见于急性肾血管事件，如肾动脉或分支血管突然闭塞。

RAS 更常见的表现为已患高血压的进行性恶化，伴血肌酐水平中度升高。由于高血压和动脉粥样硬化的患病率随年龄增长而增加，故必须考

表 47-2 肾血管性高血压患者的临床特征 [a]

临床特征	原发性 HTN（%）	肾血管性 HTN（%）
持续时间＜ 1 年	12	24
发病年龄＞ 50 岁	9	15
HTN 家族史	71	46
3 级或 4 级眼底病变	7	15
腹部杂音	9	46
血尿素氮＞ 20mg/dl	8	16
钾＜ 3.4mEq/L	8	16
管型尿	9	20
蛋白尿	32	46

a. 20 世纪 60 年代一项肾血管性高血压合作研究，严格配对的 131 对原发性高血压和肾血管性高血压患者差异的临床特征（$P < 0.05$）（引自 Simon N, Franklin SS, Bleifer KH, Maxwell MH. Clinical characteristics of renovascular hypertension. JAMA. 1972;220:1209–1218.）。观察结果表明手术候选者中高血压的潜在严重度，但这些特征不能用于临床鉴别

HTN. 高血压

虑 RAS 的可能，尤其是对进行性高血压的老年患者。肾血管性高血压显著的案例表现为，老年人先前控制良好的高血压出现恶化，伴快速升高的收缩压和靶器官损伤，如脑卒中。荷兰高血压转诊中心发现，477 例因治疗抵抗而接受 RAS 评估的患者中，107 例（22.4%）被确诊为 RVD（血管造影显示狭窄＞ 50%）[85]。预测 RAS 的临床特征包括老年、近期进展、其他血管疾病（如间歇性跛行）、腹部杂音和血清肌酐水平升高。作者建立了血管造影性 RAS 预测特征的多元回归方程，提出了临床评分系统确定肾动脉疾病的预测概率（图 47-15）[85]。最强预测因素包括年龄和血清肌酐水平。临床特征本身即可提供几乎与放射性核素扫描同样精准的预测价值 [85]。

降压期间肾功能下降是进行性肾动脉疾病的常见表现。肾血流和灌注压力向远侧降至临界 RAS。降压方案降低全身动脉压时，均可使该情况恶化。自 ACEI 和 ARB 引入治疗方案后，抗高血压治疗期间 GFR 降低变得非常普遍。在这些药物使用后不久，血清肌酐水平可能会急剧上升，因 Ang Ⅱ促进出球小动脉血管收缩作用被抑制，导致跨毛细血管滤过压消失。如能及时发现，该“功能性”GFR 丧失是可逆的。当出现该情况时，临床医生应考虑大血管 RVD 的可能 [101, 102]。肾功能明显受影响时，如双侧 RAS 或单功能肾狭窄，临床上血清肌酐水平的变化才明显。多数患者在血运重建成功后仍可耐受重新接受肾素 - 血管紧张素的阻断治疗 [103]。

预示隐匿性 RAS 的其他综合征现被更普遍认识，其中最重要的是迅速发展的循环淤血（所谓的“一过性”肺水肿）[104]。这些改变通常发生在患高血压且左心室收缩功能保持良好的患者中。该类病例潜在的动脉损伤可能导致容量潴留和利尿剂抵抗。由于迅速进展的舒张功能障碍，动脉压突然升高会损害心功能。这些情况在发病和消退时往往均较快，耐药性 CHF 患者通常具有降低的动脉压，也可能有 RVD。恢复此类患者的肾血流可改善容量控制和对利尿剂的敏感性，并在治疗期间降低氮质血症风险 [105]。类似事件也可能导致原先稳定的冠心病出现“恶化型心绞痛”表现 [106]。有研究表明，一过性肺水肿 RAS 患者的住院率和死亡率明显增加，但可通过成功血运重建而降低 [107, 108]。

RAS 另一种表现为进展性肾衰竭，晚期有时需肾脏替代治疗。该表现尚存争议，其原因是增加了未发现、但可逆的慢性肾脏病可能。如前所述，这些被认为可能是缺血性肾病或氮质血症性 RVD [109]，并被定义为因肾脏血流受损导致动脉狭窄的远端肾功能丧失。双侧 RAS 患者研究表明，使用硝普钠使全身压力降低至正常水平，可突然降低肾血浆流

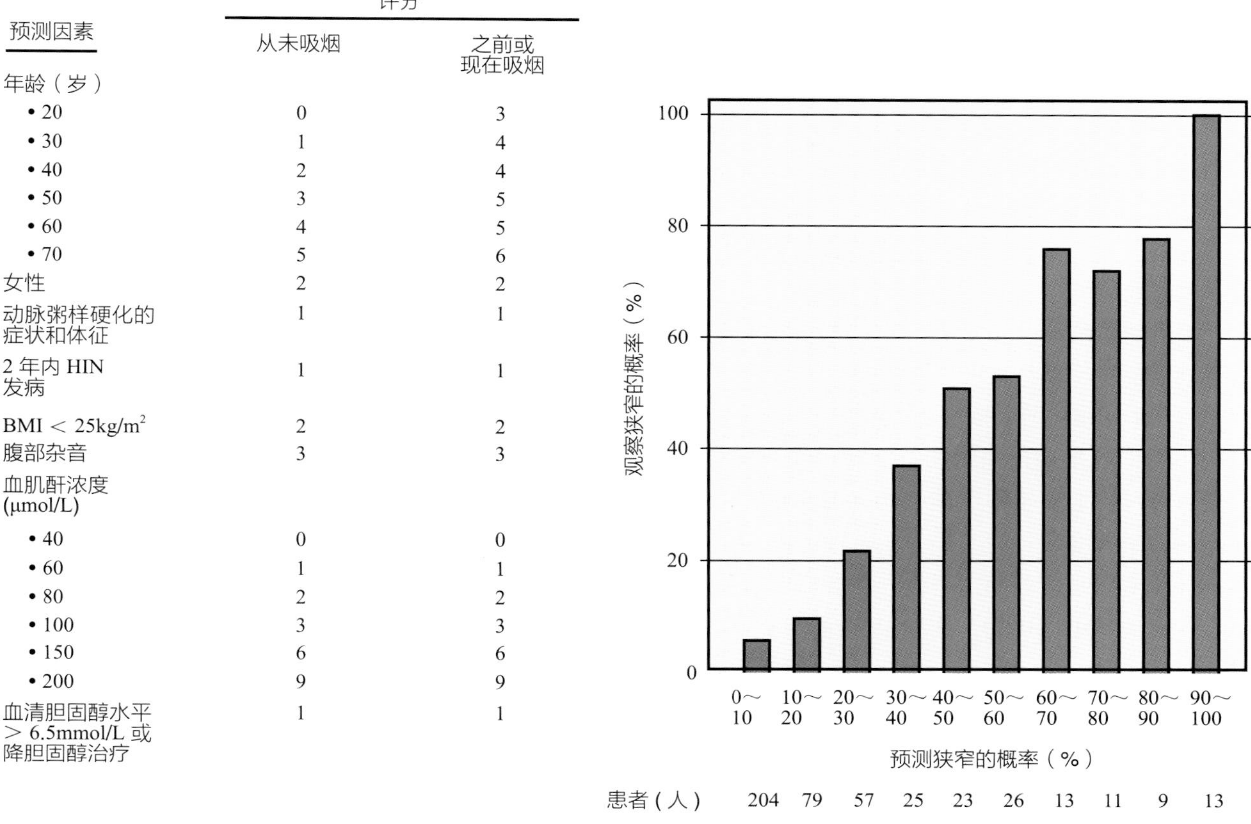

预测因素	评分：从未吸烟	评分：之前或现在吸烟
年龄（岁）		
• 20	0	3
• 30	1	4
• 40	2	4
• 50	3	5
• 60	4	5
• 70	5	6
女性	2	2
动脉粥样硬化的症状和体征	1	1
2 年内 HIN 发病	1	1
BMI ＜ 25kg/m^2	2	2
腹部杂音	3	3
血肌酐浓度 (μmol/L)		
• 40	0	0
• 60	1	1
• 80	2	2
• 100	3	3
• 150	6	6
• 200	9	9
血清胆固醇水平＞ 6.5mmol/L 或降胆固醇治疗	1	1

▲ 图 47-15 **根据临床特征确诊肾动脉狭窄的可能**

这些数据来自荷兰转诊中心 477 例高血压治疗抵抗（HTN）患者。总体患病率为 22.4%，提示即使在“富集”患者中，多数也不存在肾血管疾病。临床特征适合选择相对较高疾病预测概率的患者进行测试，可能影响测试方案的有效性（引自 Krijnen P, van Jaarsveld BC, Steyerberg EW, et al. A clinical prediction rule for renal artery stenosis. *Ann Intern Med*. 1998;129:705–711.）

量和 GFR，提示狭窄后压力处于超出自动调节的临界水平（图 47-9）[110]。研究发现，12%～14% 终末期肾脏疾病（ESRD）且无其他原发性肾脏疾病患者，可能患有隐匿性双侧 RAS [111, 112]。一项对开始肾脏替代治疗的 80 例患者中的 49 例进行肾动脉螺旋 CT 血管造影的研究发现，20 名（41%）患 ARAS（估计＞ 50% 管腔闭塞），8 例（16%）为双侧的。这些病变可能是 ESRD 的主要原因，研究者推测，多达 27% 的新 ESRD 患者可能因此病变已失去肾功能 [113]。美国肾脏病数据系统（USRDS）对美国 67 岁以上开始透析患者的综述表明，7.1%～11.1% 的患者可能患有 RVD，尽管管理这些患者的临床医生将其肾衰竭归因于 RAS 的比例仅占 5.0% [114]。多因素分析表明，男性和年龄增长与 RAS 呈正相关，而非裔美国人、亚洲人或印第安人呈负相关 [111]。重要的是，患快速进行性功能障碍和急进型高血压的患者可能通过血运重建恢复肾功能和降低死亡率 [2, 108, 115]。然而，该类患者很少被纳入前瞻性随机试验（见下文）。

肾脏血运重建肾功能恢复，引起血管损伤导致肾功能障碍被证实，但该情况并不常见 [1, 4]。过去 10 年，研究发现了与血流动力学导致肾功能不全相关的一些证据，如前所述，肾脏整体高灌注可一定程度防止组织缺氧 [36]，故前瞻性随机对照试验（RCT）如 ASTRAL 和 CORAL [116] 表明，一些患者接受降压治疗而 GFR 无明显进一步丧失持续多年。一些更为严重或长期存在的血管阻塞患者（定义为超声检查收缩期峰值速度＞ 385cm/s）BOLD MRI 上呈现明显皮质低氧 [117]。这些患者被组织学证实有更严重的组织损伤，如活检发现，小管结构丧失和间质细胞浸润与炎症性损伤一致（图 47-10B 和图 47-11）[44, 117]。这些结果提示，肾功能从血流动力学降低（恢复血流可改善）逐渐过渡至炎症介导损伤（血运重建后预测可能不再恢复）。晚期肾功能不全患者合并心血管疾病的概率很高，且常常活检发现存在肾间质损伤[118, 119]。通过肾脏血运重建延缓肾功能丧失的前瞻性研究在中期观察未发现明显获益[98, 120, 121]。肾功能下降患者，无论是否干预其生存率均较差，其最强的预测指标是低水平基线 GFR[122]。

当血清肌酐＜ 3mg/dl 时，血运重建对挽救或稳定肾功能的潜在益处最大，故最好在病程早期考虑缺血性肾病诊断[122]。值得注意的是，RAS 可与蛋白尿相关，偶尔表现为肾病范围蛋白尿[123–125]。蛋白尿可在肾脏血运重建后减少或完全消失，表明肾血流动力学改变和（或）局部激素或细胞因子刺激可逆性改变肾小球膜的通透性。尽管肾动脉病变可能会在其他肾小球疾病，如糖尿病性肾病和局灶硬化性肾小球肾炎（FSGS）中发生，但单纯蛋白尿并不能诊断第二种疾病。

当 RVD 影响其中一个肾脏或整个肾脏功能时，临床表现和预后有所不同。尽管狭窄后的肾脏可能出现 GFR 降低或萎缩，但无狭窄的对侧肾脏会发生代偿性肥大。这些变化可掩盖受累肾脏的损害，故用 GFR 判断动脉粥样硬化性 RAS 的严重度和进展并不完全可靠[127, 128]。尽管血压水平相似，但双侧病变在肾脏血运重建后血压下降的幅度更大[129]。多数发作性肺水肿患者有双侧病变或为孤立肾。无论是否进行肾脏血运重建，如存在双侧病变，则随访期间长期死亡率更高[93, 130, 131]。这些研究表明，RVD 的程度和严重性反映了个体动脉粥样硬化的总体负荷。尽管血压控制合理，但未进行血运重建的偶发性 RAS 患者（＞ 70%）有双侧病变时生存率降低，如图 47–16 所示[9]。死亡原因主要与心脑血管疾病有关，包括脑卒中和 CHF。

（三）进行性血管闭塞

动脉粥样硬化是一种进行性疾病，尽管每个机体的进展速度存在较大差异。RAS 的临床表现部分取决于血管闭塞的严重程度。最危险时表现为肾衰竭或肺水肿，与双侧病变或单功能肾狭窄有关，且在进展为动脉完全闭塞时危害最大。因此，RAS 干

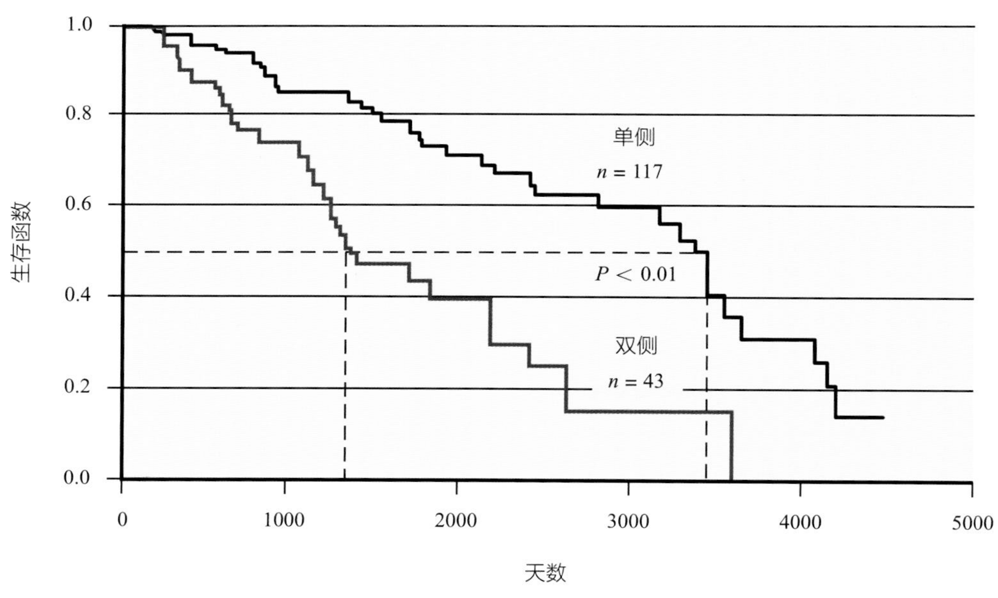

▲ 图 47–16 **未进行肾脏血运重建的情况下，160 名肾动脉狭窄超过 70% 的患者 K–M 生存曲线**

双侧病变患者生存率更低，主要与心血管疾病有关，平均死亡年龄为 79 岁。这些数据表明血管疾病严重程度和死亡率间关系密切。尽管长期生存与干预时的肾功能水平有关，即使是在接受治疗的患者中，但仅不足 10% 患者在随访期间发展为晚期肾脏疾病。最近前瞻性随机临床试验表明，3～5 年内 16%～22% 药物治疗的动脉粥样硬化性肾动脉狭窄患者进展至更严重肾功能不全（引自 Foster JH, Maxwell MH, Franklin SS, et al. Renovascular occlusive disease: results of operative treatment. *JAMA*. 975;2231:1043–1198; Textor SC. Renovascular hypertension and ischemic nephropathy. In: Skorecki K, Chertow GM, Marsden PA, et al, eds. Brenner and Rector's: *The kidney*. 10th ed. Philadelphia: Elsevier; 2016:1567–1609.）

预很大程度上取决于预测或建立患者血管狭窄的自然病程。20 世纪 70—80 年代初期连续血管造影的回顾性研究表明，随访 2～5 年分别有 44%～63% 患者动脉粥样硬化进展至更严重阶段[132]。高达 16% 肾动脉进展为完全闭塞。随后，对接受心脏导管检查或连续多普勒超声测量的患者进行的前瞻性研究表明，病情进展速度可能会稍低[133]。Zierler 等报道，总体疾病进展速度为 20%，其中 7% 在 3 年内进展为完全阻塞[133]。之后，同组研究者采用不同的多普勒速度标准，结果表明进展性狭窄的发生率更高[134]，总体进展率为 31%，特别是最严重基线狭窄（＞ 60%）和严重高血压的患者，他们更有可能进展（51%；图 47-17）。发生完全闭塞的情况并不常见（295 例中有 9 例，占 3%）。药物治疗试验表明，多达 16% 接受治疗的受试者可出现无明显临床表现的进行性闭塞[135]。这些观察也被最近 ASTRAL 和 CORAL 等前瞻性随机对照研究证实，该研究中肾脏终点（定义为进行性肾脏恶化）发生率为 16%～22%[1]。

更为重要的是，检测的肾功能改变或高血压恶化等临床表现，与解剖学上血管进展的相关性有限。前瞻性研究中，最严重的病变中有 20.8% 发生了肾脏“萎缩”（超声发现肾脏缩小 1cm 或更多）[106]。多数药物治疗患者尽管有明显血管疾病进展，但肾功能变化不大且不常见[136]。对 41 位药物治疗患者进行平均 36 个月 ACEI 治疗前的随访发现，肾脏长度减少 35%，有 8 人（19.5%）血清肌酐水平出现明显的上升[106]。在随后的 20 世纪 80 年代，血压控制得到改善，这与引入 ACEI 和 ARB 有关。药物管理与降压药需求增加有关，难治性高血压或进行性肾功能不全的临床进展比例从最初 21% 下降至 ACEI 治疗后低于 10%[130]。该结论与欧洲长期研究的结果一致，在超过 9 年的随访中，偶发的肾动脉病变很少与进行性肾衰竭相关[137]。这些研究提示，一些患者的肾动脉病变多年内保持稳定，无不良临床事件或明显进展[138]，这与治疗试验观察一

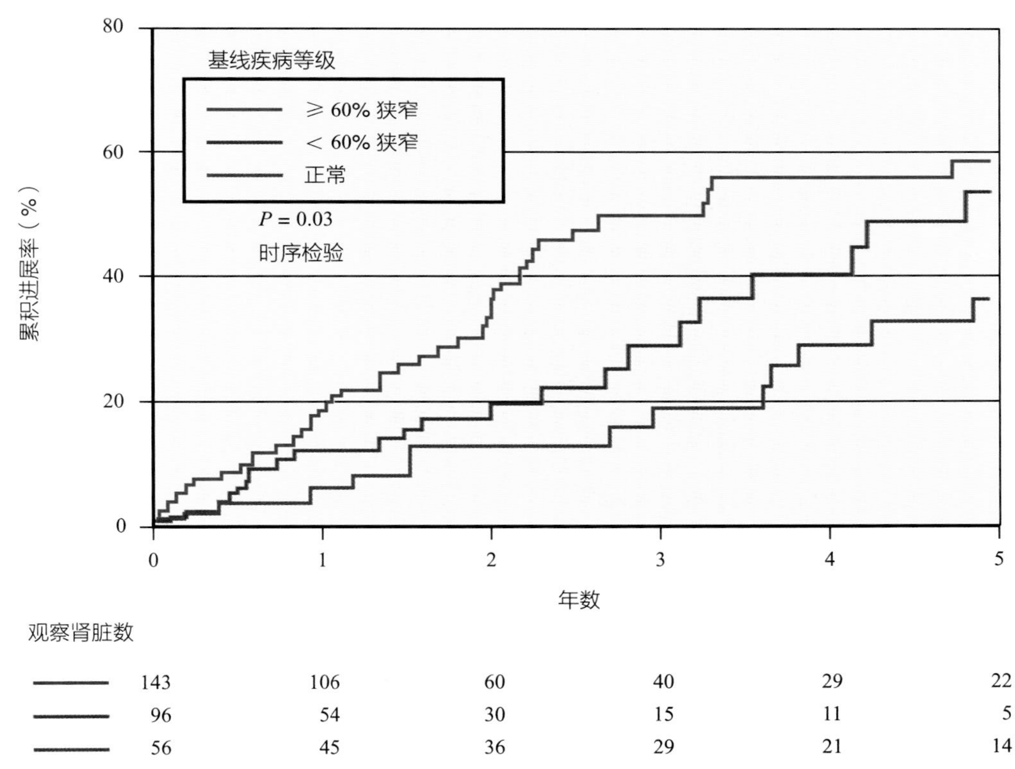

▲ 图 47-17 **肾动脉多普勒超声测量动脉粥样硬化性肾动脉狭窄解剖进展的累积发生率**

在 5 年随访期内总体进展为 31%，但基线病变最严重患者中有 60% 进展。血管疾病进展与血清肌酐水平或肾萎缩的改变无密切关联（改编自 Caps MT, Perissinotto C, Zierler RE, et al. Prospective study of atherosclerotic disease progression in the renal artery. *Circulation.* 1998;98:2866–2872.）

致，包括 ASTRAL 和 CORAL [139]。由于更广泛使用他汀类药物、阿司匹林、控烟及更严格的降压疗法，动脉粥样硬化疾病进展的总体发生率可能正在下降。因此，恶化的血管闭塞是重要的临床风险，但并非在所有患者中都会发生。

（四）医学和抗高血压药物治疗的发展

20 世纪 80 年代前，RVD 文献主要关注严重高血压的功能损伤。药物治疗范围有限，且常出现难以耐受的不良反应。最重要的是，可用药物尚未包括阻断肾素 – 血管紧张素系统（图 47–2）。患者常出现急进型或恶性高血压，其中较多与 RAS 有关。平均年龄为 44 岁的 123 例急进型高血压患者中，超过 30% 被确诊为肾血管性高血压 [140]。一些患者不能用药物有效控制时，选择接受双侧肾切除作为挽救生命的手段。RAS 评估的重点在于确定哪些患者的血压可通过肾脏血运重建而得到改善，甚至治愈。20 世纪 80 年代以来，降压药已拓展至钙通道阻滞剂，最重要的是可阻断肾素 – 血管紧张素系统药物，如 ACEI、ARB 类药物和直接肾素抑制剂（如阿利克仑）。这些药物的使用具有深远影响。

研究发现，肾血管性高血压患者使用药物治疗方案可能使血压控制良好的比例从 46% 提高至 90% 以上 [92]。紧急双侧肾切除用于控制高血压的观念实际上已消失。目前，由于血压和肾功能控制良好且稳定，许多 RVD 和高血压患者未被发现 [88]。重要的是，系统治疗为达到目标血压，优化他汀和阿司匹林的使用及戒烟均是治疗试验（包括 CORAL）的一部分 [98]。随着 ACEI 在 CHF、蛋白尿肾病和其他心血管危险因素患者中的广泛应用，降低心血管风险可能更为有效，特别是 HOPE [141] 和其他研究发表后。关于 ACEI 和（或）ARB 是否能和在实验动物中一样，延缓人类肾血管性高血压发作，目前的证据尚无法确定。

六、人口统计学变化

过去几十年人口学的特征是许多西方国家的人均寿命更长，这可能受多种因素影响，包括脑卒中和心血管疾病有关死亡率明显下降。年龄超过 65 岁已成为美国增长最快的人群之一 [90]。冠心病和脑血管事件死亡率降低的结果是血管疾病影响其他部位，如主动脉和肾脏。RAS 症状出现在年龄较大患者中，且常合并其他共患病变 [89, 142]。

这些特征改变了 RAD 的临床表现，并影响进行肾脏血运重建原有的风险 – 获益评估。肾动脉干预患者目前通常是平均年龄在 68—75 岁，而 20 年前平均年龄为 61—63 岁 [143, 144]，平均年龄比 20 世纪 60—70 年代高 15 岁以上。可预测的是，动脉粥样硬化性肾动脉疾病患者后期冠心病、CHF、既往脑卒中或短暂性脑缺血发作（TIA）和主动脉疾病、肾功能受损的患病率将呈上升趋势 [90]。

并发症的影响

动脉粥样硬化性 RAS 很少单独发生，它是动脉粥样硬化疾病的一种表现，动脉粥样硬化疾病通常会影响多个其他部位。对偶然确诊的 RAS 患者存活随访的研究发现，RAS 可独立预测死亡率，特别在血清肌酐水平升高的情况下 [145]。尽管由于各种原因，血清肌酐水平高于 1.4mg/dl（但＜ 2.3mg/dl）时患者的死亡风险高于血清肌酐水平正常时 [141]。死亡的主要原因为心血管事件，包括 CHF、脑卒中和心肌梗死 [97]。在制订各类血管疾病患者的治疗方案时，尤其对老年人，须考虑这些相互矛盾因素所致的风险 [146]。

> 临床意义：相互矛盾风险
>
> 在权衡血运重建的风险和获益时，须考虑因心血管疾病死亡的相互矛盾风险。

这些疾病通常支配着肾动脉疾病患者的临床预后，并且与肾功能水平无关。对于前瞻性试验中接受药物治疗或肾脏血运重建的患者，很难改善他们的生存。

尽管许多患者获得了更好的血压控制，且部分恢复了肾功能，但目前的血运重建方法并非没有风险 [147]。甚至在成功进行肾脏血管手术后，其他共患病变也可能掩盖其长期获益，这挑战了肾脏血运重建的成本 – 效益。美国国家老年人医疗保险对确诊动脉粥样硬化性 RAS 2 年后的索赔审查发现，心血管事件风险（许多为致命的）是进展为晚期肾衰竭的 10 倍以上[97]。相反，有其他学者认为，RAS 可通过增加动脉压和激活不良神经体液通路加速心血管风险，诱发 CHF 和肾功能异常[148]。过去 10 年这些分歧观点为一些与肾脏血运重建相关的前瞻性随机对照试验提供了基础，它们也使这些问题获得部分解决（详见下文）。

七、肾血管性高血压和缺血性肾病的诊断方法

（一）评估目标

有关肾血管性高血压的诊断与评估的文献较为复杂，且尚不一致（框 47–3），反映了进行评估的不同患者群体和干预目标的差异。临床医生须事先评价昂贵且尚不明确的研究目的。与所有研究一样，诊断研究的可靠性与价值很大程度取决于疾病的预测概率（表 47–3）[149]。另外，开始就须明确考虑要实现的目标：①排除严重肾动脉疾病？②排除双侧（而不是单侧）RAS？③鉴别狭窄和评估肾脏血运重建的临床获益？④评估 RVD 是否参与肾功能恶化？主要临床目标的不同，其所需诊断方法也有所不同。

框 47–3　肾血管性疾病和缺血性肾病

诊断性评估目标

- 确定肾动脉狭窄的存在、位置和类型
- 确定是否存在单侧或双侧狭窄（或孤立肾狭窄）
- 确定狭窄和非狭窄肾脏的存在和功能
- 确定肾动脉疾病的血流动力学严重程度
- 评价血管闭塞、肾萎缩进展
- 血管介入——动脉粥样硬化性疾病的程度和位置

治疗目标

- 改善血压
  - 预防高血压患病率和死亡率
  - 改善血压、减少药物
- 保护肾功能
  - 减少抗高血压药物引起的肾脏不良灌注的风险
  - 减少循环性充血发作（一过性肺水肿）
  - 减少进行性血管阻塞导致的肾功能丧失的风险——保护肾功能
  - 挽救肾功能——恢复肾小球滤过率
- 恢复容量调节和液体排泄
  - 减少循环超负荷和利尿阻力
  - 减少一过性肺水肿

（二）诊断检测

肾血管性高血压和缺血性肾病的非侵入性诊断检测仍然不完善。一般分为以下几类（表 47–3）：①灌注和影像学研究，以确定血管狭窄的存在和程度；②生理和功能研究，以评估狭窄病变的影响，尤其是与肾素 – 血管紧张素系统活化有关的作用；③预测侵入性操作获益的可能性研究，包括肾脏血运重建。

1. 肾血管成像

RVD 诊断在根本上需识别血管异常，故肾脏血管成像对 RVD 极为必要。多普勒超声、放射性核素显像、磁共振动脉造影（MRA）和电子计算机断层扫描血管造影（CTA）的进步引领了肾血管成像领域的重大变革。这些方法在第 25 章进行了详尽讨论。以下是对这些方法在肾血管性高血压和缺血性肾病应用时优点和局限性的一些讨论[149]。

目前建议血管内干预时 [如支架植入和（或）血管成形术] 采取局部动脉造影检查。尽管血管造影术仍是评估肾血管系统的金标准，但因其侵入性、潜在危害和成本，最好用于适宜干预的患者。因此，多数临床医生支持前期的非侵入性检查。当非侵入性检测不能明确诊断时，根据治疗建议，可通过动脉血管造影确定跨狭窄压力梯度的存在[150, 151]。

(1) 非侵入性成像：肾动脉多普勒超声。肾动脉双向检查可对局部血流速度和肾组织特征进行测量，这在许多机构中提供了一种用于连续测量血管闭塞性疾病的廉价方法，既可确定 RAS 诊断又可监测其进展。肾脏血运重建后，多普勒研究常被用于监测再狭窄和血管通畅[152, 153]（图 47–18）。主要缺点包括在肥胖患者中进行充分的研究较困难、操作者依赖性及所需时间。这些因素在机构之间差异很大。

肾动脉研究的主要标准是与相邻主动脉血流相比，收缩期峰值速度高于 180cm/s 和（或）相对速度高于 3.5[154, 155]。使用该标准，血管造影评估病变超过 60% 患者的敏感性和特异性可超过 90% 和 96%[154, 156]。提高收缩期峰值速度阈值会降低评估狭窄的假阳性率。当主要血管速度不能可靠确定时，肾门中弓形血管部分波形可帮助提供相关信息。这些波形的衰减（分别为“parvus”和“tardus”）

表 47-3　肾动脉狭窄的非侵入性评估

研　究	基本原理	优　势	限　制
评估肾动脉的血管研究			
双功超声	显示肾动脉和血流速度，评估狭窄严重程度	价格低廉，广泛使用；适用于跟踪疾病进展和（或）再狭窄连续测量	严重依赖操作员的经验；与侵入性血管造影相比，诊断纤维肌发育不良和副肾动脉异常作用较小
磁共振血管造影	显示肾动脉和肾周主动脉	无肾毒性，但由于钆毒性，GFR < 30ml/（min • 1.73m^2）不能使用；提供极好的影像	昂贵；由于钆毒性，肾衰竭不能使用，无法形象化植入支架的血管
计算机断层扫描血管造影	显示肾动脉和肾周主动脉	提供极好的影像；支架不会造成伪影	昂贵，需要适量对比剂，有潜在肾毒性
评估肾脏血流差异的灌注研究			
^{99m}Tc-MAG3 卡托普利肾造影	卡托普利介导的滤过压的下降放大了肾脏灌注差异	正常结果可排除肾血管性高血压	晚期动脉粥样硬化或肌酐> 2.0mg/dl（177μmol/L）的患者有限制
Tc-MAG3 或 Tc-DTPA 核成像评估每个肾脏的分流量	评估每个肾脏的分流量	允许计算每个肾脏的 GFR	结果可能受其他情况的影响（如梗阻性尿路病变）
评估肾素 - 血管紧张素 - 醛固酮系统的生理研究			
外周血浆肾素活性测定	反映钠排泄水平	测量肾素 - 血管紧张素系统激活水平	肾血管性高血压预测准确性低；结果受药物和许多其他条件影响
卡托普利刺激的肾素活性测定	引起狭窄远端压力下降	增加狭窄肾脏的肾素释放	肾血管性高血压预测准确性低；结果受许多其他条件影响
肾静脉肾素活性测定	比较两个肾脏的肾素释放	单侧化预测血运重建后的血压改善	非单侧化对血运重建后血压未改善的预测能力有限；结果受药物和许多其他条件影响

DTPA. 二亚乙基三胺五乙酸；GFR. 肾小球滤过率；^{99m}Tc-MAG3. ^{99m}Tc- 巯基乙酰基三甘氨酸（改编自 Safian RD, Textor SC. Medical progress: renal artery stenosis. *N Engl J Med*. 2001;344:431–442.）

被建议可作为上游血管闭塞现象的间接征象[157]。一些学者对使用血管造影术进行狭窄评估作为金标准的观点提出了质疑[158]。他们认为多普勒速度与真实血管闭塞评估高度相关（R = 0.97），尤其是通过血管内超声确定的管腔狭窄。

当获得充足肾动脉影像时，肾动脉多普勒成像是高度可靠的。动脉阳性多普勒速度被认定为肾动脉后很少呈现为阴性结果。假阴性研究更为普遍，在血管易触及的受试者中，多普勒超声是最实用的连续跟踪血管特征的方法。肾动脉多普勒的缺点是常无法识别附属血管。由于速度与狭窄程度间的仅为大致相关，故临床试验（如 CORAL）将收缩期峰值速度的阈值提高至 300cm/s[154]。这似乎很有必要，尤其是在过度诊断肾动脉病变高风险的情况下，如在 STAR 试验的 64 位接受支架植入的患者中，有 18 位在血管造影时未发现有意义的 RVD，但非侵入性评估结果相反[120]。

其他研究强调了多普勒超声发现肾脏小血管血流特征的潜力[159]。阻力指数提供了对舒张期和收缩期相对血流速度的评估。一项对 138 例 RAS 患者进行的研究中，阻力指数> 80 可作为识别肾血管重建无反应的间质性肾脏疾病的预测（图 47-19）。该组中较高比例的患者最终发展至肾衰竭。阻力指数< 80 与血压反应率超过 90%，与肾功能稳定或改善有关。结果强调，准确预测取决于所观察的最高阻力指数，即使在非狭窄肾脏中也是如此。随后，一项 215 例干预前血清肌酐水平为 1.51mg/dl 的受试者研究，未能证实阻力指数测量的预测价

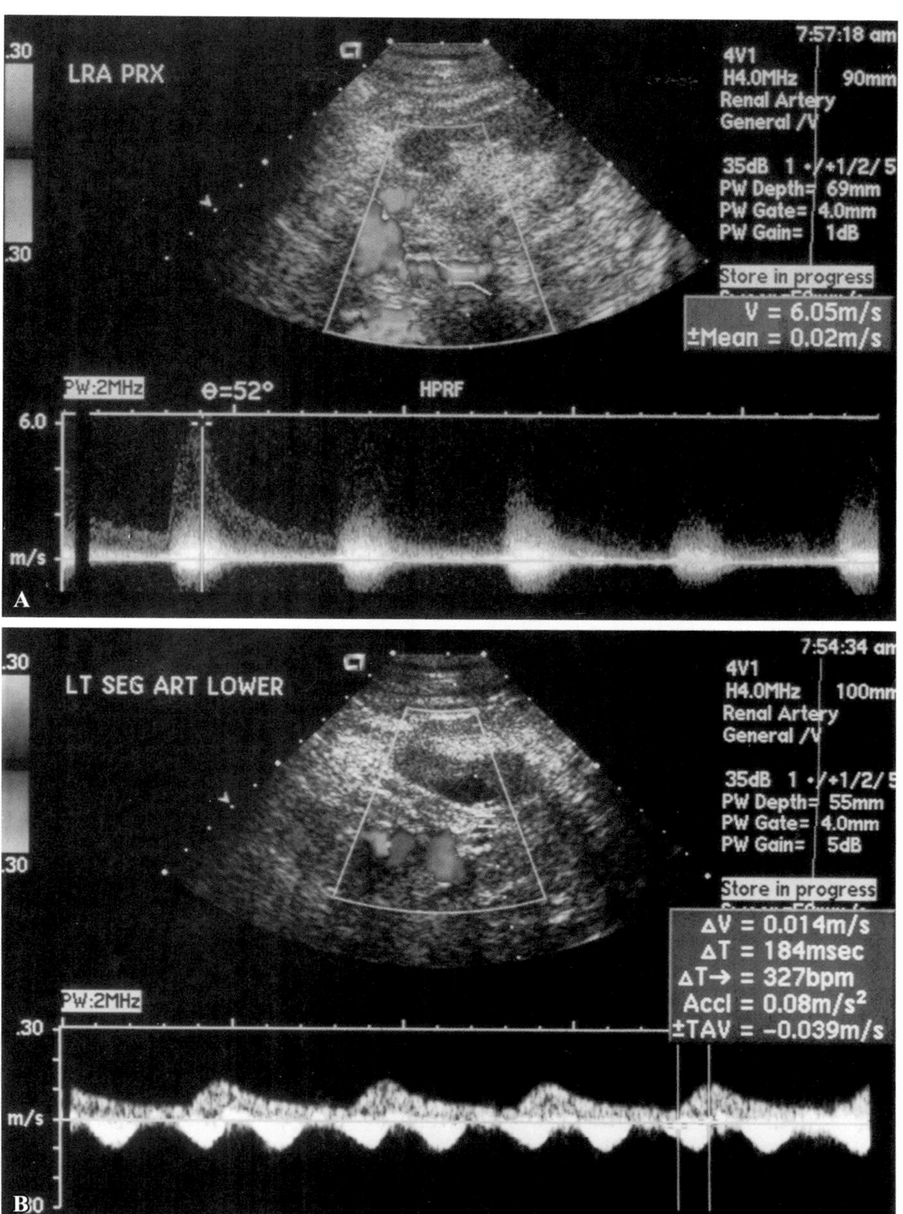

▲ 图 47-18 **A.** 严重肾动脉狭窄影响左肾近端（**LRA PRX**）的患者双功超声速度测量。收缩期峰值速度达 **605cm/s**（**6.05m/s**），远高于正常上限 **180cm/s**。**B.** 远端肾动脉的部分分支超声表现出狭窄后波形信号特征——“**parvus**”和“**tardus**”衰减。此测量的实用性取决于识别血管段的能力和操作员的技能。确定血管病变位置后可更简单地进行后续研究，以追踪血管闭塞、再狭窄进展和（或）血管内干预结果

值[160]。1 年后肾功能改善的 99 名受试者中，18% 的受试者在干预前阻力指数＞0.8，而 92 例无改善的受试者中 15% 的阻力指数＞0.8，两者无明显差异。此研究中干预前的血清肌酐本身即是肾功能改善的最强预测指标。多数临床医生认为，低阻力指数表明肾脏中脉管系统保存良好，血管介入后肾功能恢复或稳定可能性更高[161, 162]。

(2) CT 血管造影：使用螺旋和（或）多探测扫描仪 CTA 和静脉对比剂可提供极好的肾脏和血管树图像。分辨率和重建技术使该方法可识别较小的血管、血管病变和实质特征，包括恶性肿瘤和结石[163]（图 47-20）。用于 RAS 检测时，CTA 与传统动脉造影非常吻合，相关性为 95%，敏感性达 98%，特异性达 94%[164]。研究表明，CTA 在评估

支架内再狭窄方面也具有极好的准确性[165]，且不断发展的定量三维图像分析可进一步改善动脉内病变诊断[164]。尽管此技术可提供极好的非侵入性血管树检查，但需碘对比剂，故在肾功能受损和（或）糖尿病老年患者的肾血管性高血压和（或）缺血性肾病评估方面引发关注。值得注意的是，尽管年龄高、GFR 低，但动脉粥样硬化 RAS 患者可耐受 CTA 造影的对比剂，表现为无明显毒性[166]。一些研究表明，在该情况下细胞周期阻滞标志物的释放可防止急性损伤。

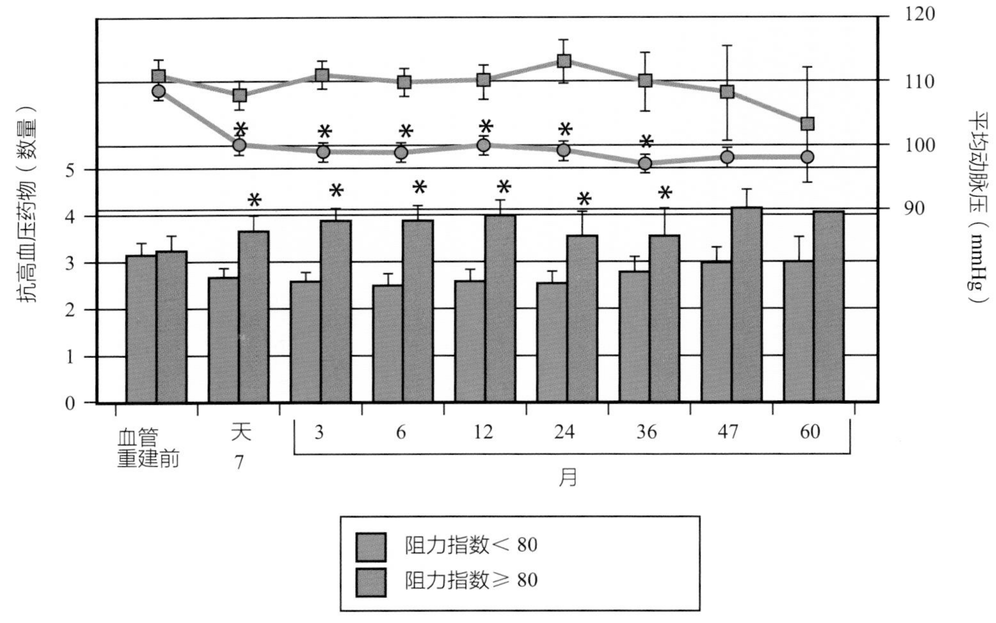

▲ 图 47-19 **138 例肾动脉狭窄患者血管重建后的平均动脉血压和降压药物数量**

根据病变最严重一侧肾脏的超声阻力指数将这些患者分为两组，包括高于 80 组和低于 80 组。作者指出，高阻力指数反映肾脏实质和小血管病变在血管重建后未改善。阻力指数较低的患者在随访期间有更低的血压和更低的抗高血压药物需求（引自 Radermacher J, Chavan A, Bleck J, et al. Use of Doppler ultrasonography to predict the outcome of therapy for renal-artery stenosis. *N Engl J Med*. 2001;344:410–417.）

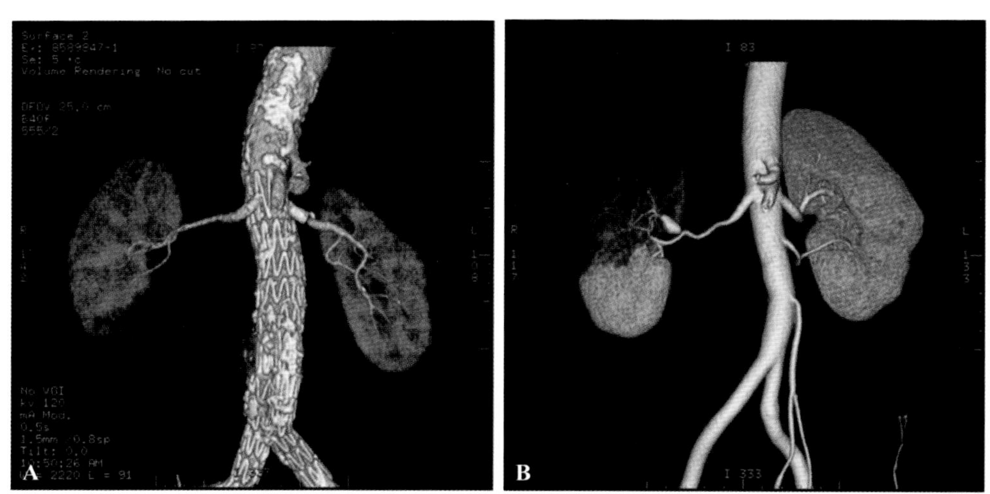

▲ 图 47-20 **计算机断层扫描（CT）血管造影显示复杂血管疾病的重建图像**

A. 主动脉血管内支架延伸超过肾动脉起始处。尽管肾图显示斑块状缺损，这与小血管闭塞和（或）动脉粥样硬化栓塞事件一致，通过主动脉移植放置肾动脉支架以恢复肾血流。B. CT 血管造影显示，右肾动脉小动脉瘤形成节段性梗死并导致急进性高血压。尽管 CT 血管造影需要对比剂，但现在的多探测器 CT 允许在快速采集和更少对比剂暴露的条件下提供出色的图像分辨率然而，对 MRA 对比剂相关毒性的担忧使怀疑 RVD 的患者广泛使用多探测器 CT 成像，其局限性包括大量钙沉积情况下血管腔可见度降低。一项包含 402 名受试者 CTA 和 MRA 与动脉内比较的研究表明，狭窄程度超过 50% 的病变，CT 表现差[167]。该研究 CTA 敏感性和特异性分别为 64% 和 92%，而 MRA 敏感性和特异性分别为 62% 和 84%。涉及人群较为特别，仅 20% 筛查人群有狭窄病变，其中近半数为 FMD。此类研究结果强调了严格选择患者进行研究，并事先确定成像目的的重要性[168]。

(3) 磁共振血管造影：腹部和肾脏血管钆对比剂增强的图像一直是许多机构评估 RVD 的主要手段[163, 169]。比较性研究表明，RAS 中敏感性为 83%～100%，特异性为 92%～97%[170, 171]。998 名受试者的 Meta 分析发现，钆增强成像敏感性超过 97%[172]。钆滤过同位素肾图提供了相对功能、滤过估计及肾实质体积。一些机构发现，MRI 定量测定的实质体积与同位素确定的单肾肾小球滤过率密切相关[173]。然而 2006 年以来，在美国由于人们对钆对比剂潜在致肾纤维化的担忧，在肾功能受损患者中使用对比剂增强 MRI 已有效减少[174]。该主题将在第 25 章中讨论，因为钆在其他地区可能仍会在肾功能较低的患者中使用。

技术的进步使许多患者可使用高分辨血管 MRI，而不需要对比剂。图 47-21 是无对比剂 MRA 示例，缺点包括费用和高估病变严重程度[163, 175]。但是，当前仪器的分辨率极限使检测小的附属血管和定量纤维肌性病变非常困难。随着新一代扫描仪的使用，这两方面均得到改善。高空间分辨率、三维、对比剂增强的 MRI 扫描仪为肾动脉狭窄病变提供高达 97% 的灵敏度和 92% 的特异性[176]。金属支架存在时的信号衰减使得 MRA 不适合血管内支架植入术术后的随访研究。

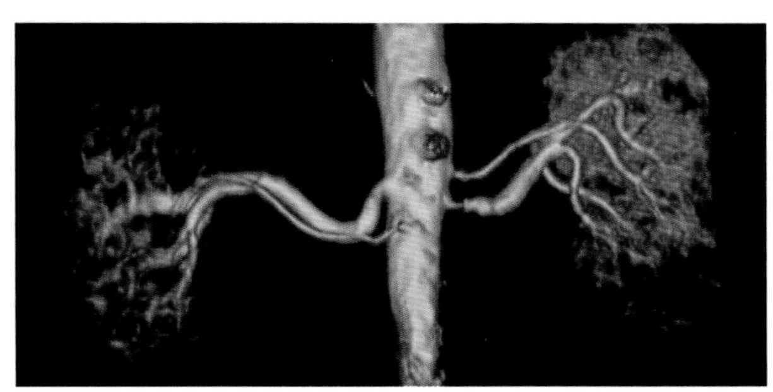

▲ 图 47-21　无对比剂钆的磁共振（MR）血管造影重建图
获得钆对比剂与肾源性系统性纤维化相关的警告后，对比剂 MR 较之前更少用于动脉粥样硬化性肾血管成像。如图所示，更新的技术可在无对比剂情况下实现出色的血管成像

(4) 卡托普利肾显像：使用 ACEI（如卡托普利）前后肾脏成像，可提供肾血流量和 GFR 变化的功能评估，这些改变与动脉压变化和 Ang Ⅱ 对出球小动脉作用消失有关。由于高血压通常不常规评估 RVD，故目前很少进行这些检查。最常用的放射性药物是锝 99（^{99m}Tc）二亚乙基三胺五乙酸（DTPA）和 ^{99m}Tc- 巯基乙酰基三甘氨酸（MAG3）。后者具有邻碘马尿酸钠相似的清除特性，可反映肾血浆流量。尽管标准有所不同，但两者均可提供肾脏大小和滤过信息[177, 178]。ACEI 特性的变化可推断肾小球滤过对 Ang Ⅱ 的依赖性。RVD 患病率为 35%～64% 的研究表明，敏感性和特异性分别为 65%～96% 和 62%～100%[178]。由于卡托普利肾显像检查的高特异性，可用于预测低概率人群，可在 96% 以上的病例中排除严重肾血管性高血压[179]，一些研究报告了 100% 阴性预测值[180]。

肾造影成像对肾功能不全（常定义为血肌酐 ＞ 2.0mg/dl）的 RVD 的敏感性和特异性较低，尤其是不能很好准备的患者（如开始前停用利尿剂和 ACEI 4～14 天）[178]。肾脏造影仅提供功能数据，不能提供解剖即肾动脉的狭窄位置，以及肾动脉或相关主动脉和（或）（肾动脉）开口处狭窄的数量（图 47-22）。荷兰 RVD 前瞻性研究随访期间观察到肾图变化，但未发现卡托普利肾图可预测血管造影或血管重建结果[135]。对 74 例肾血管重建前同时进行肾脏造影和多普勒超声检查患者的前瞻性研究，报道了闪烁成像术对血压结局的预测价值有限（敏感性 58% 和特异性 57%）[181]。

一些学者认为，肾图外观改变与血管重建后的预期血压变化有关。分侧肾功能改变表明，狭窄肾脏在血管重建后 GFR 恢复，有时对侧 GFR 下降，从而使总体肾脏功能保持不变[127, 182]。目前，放射性核素研究在确定每个肾脏对 GFR 的相对贡献中起重要作用，通常作为肾切除术后残余肾功能评估的一部分[183]。

2. 侵入性影像检查

目前，动脉内血管造影仍是肾血管解剖和狭

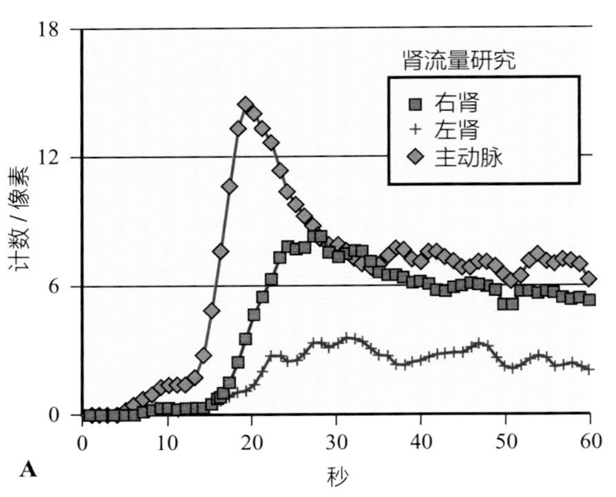

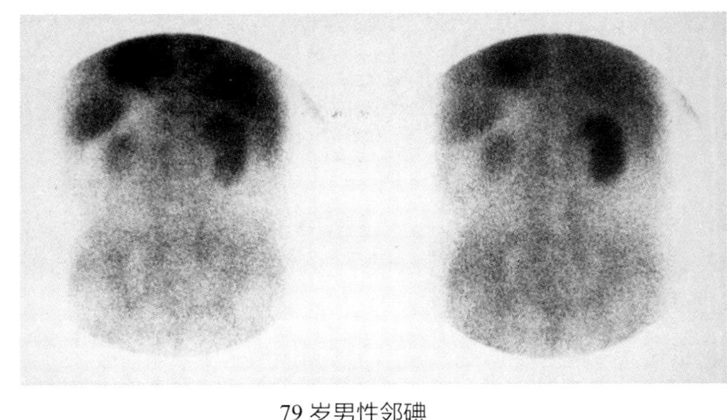

▲ 图 47-22　单侧肾动脉狭窄患者的同位素肾造影

A. ^{99m}Tc-DTPA 扫描显示左侧同位素循环和排泄均延迟；B. 邻碘马尿酸钠扫描（现已被 ^{99m}Tc- 巯基乙酰基三甘氨酸取代）肾图显示肾功能受损的患侧小肾脏。放射性核素扫描可对每个肾脏的功能进行比较估计，这可能有助于干预手段的选择，包括肾切除术的潜在作用。DTPA. 二亚乙基三胺五乙酸

窄病变的金标准，通常在计划行干预措施 [如血管内血管成形术和（或）支架置入术] 前进行。其他血管床成像过程包括肾动脉血管造影的作用尚不清楚，如冠状动脉造影中所谓“驱动式血管造影”。研究证实，高血压和冠状动脉疾病患者中肾动脉病变管腔阻塞超过 50% 的发生率很高，通常为 18%～24% [148]。一些患者（7%～10%）甚至出现高于 70% 的严重狭窄，有些为双侧病变。需注意主动脉和冠状动脉的动脉穿刺和导管插入可能产生一些风险，肾血管造影的额外风险可能较小。对偶然发现肾动脉病变的患者进行随访表明，存在这些病变可预测死亡率增加的风险 [90, 184]。自从前瞻性 RCT 研究表明稳定动脉粥样硬化 RVD 患者血运重建获益有限后，较少再进行血管造影筛查（见下文）[148, 185]。因此，对该病变的血管内治疗应仅限于肾血管重建指征强的患者，甚至不建议针对需采用导管干预的情况。

对比剂毒性仍是动脉内使用传统含碘药物的难题 [186]。已有使用罂粟碱行血管内超声检查，以评估狭窄病变远端的血流储备 [187]。研究表明，血流储备减少或保留均可识别成功血管重建获益的狭窄后肾脏 [187, 188]。对跨狭窄病变压力梯度测量研究未能预测对肾脏血管重建的临床反应。然而，目前可用的低切迹探针进行的测量显示了压力梯度与肾素－血管紧张素系统的激活之间的关系 [14]。血管舒张后测量跨病变压力梯度的患者结果表明，高于 21mmHg 的充血收缩压梯度（罂粟碱进行血管舒张后确定）准确预测了高度狭窄（血管内超声平均为 78%）和支架植入术后血压的有益反应 [189]。之后观察及技术测量可靠性的不断提高，强调了梯度测量对边缘严重的血管病变建立血流动力学的价值。

3. 肾素－血管紧张素系统生理和功能研究

长期以来，研究人员一直努力尝试将 RAS 激活作为潜在肾血管性高血压的标志物 [161, 190]。尽管这些研究在已知肾血管性高血压患者中进行具有一定前景，但广泛用于临床时却存在不足。血浆肾素活性对钠摄入、容量状态、肾功能和多种药物均较敏感。其敏感性和特异性很大程度上取决于肾血管性高血压的先验概率。实际上，这些研究的主要作用取决于其阴性预测值，特别是当检测结果为阴性，排除明显 RVD 时。由于阴性预测值很少超过 60%～70%，故这些检测对临床决策的价值有限 [191]。

提前测量肾静脉肾素水平被广泛用于计划行外科血管重建的高血压患者，通过分别采样肾静脉和下腔静脉血进行检测。从腔静脉取血的结果用于与每个肾脏动脉血水平进行对比，并估计每个肾脏对血浆肾素活性总循环水平的贡献。偏侧优势通常定

义为狭窄肾和非狭窄肾的肾素活性比超过 1.5 [192]。一些学者进行了详细检测，不仅检查每侧肾脏相对比例，还要检查非狭窄或对侧肾脏肾素释放的抑制程度 [192]。通常偏侧程度越大，通过手术或其他血管重建血压获益的可能性越大。

许多研究提示，肾脏之间的巨大差异可发现严重 RAS [193]。在考虑难治性高血压和晚期 RVD 进行肾切除前，对肾静脉进行测量有助于这些问题的发现 [183]。与其他激素激活试验一样，研究条件非常重要，如多种增强肾素释放，增加肾脏间差异的措施，包括利尿剂给药致钠耗竭，肼屈嗪、倾斜台刺激或卡托普利等 [194]。Strong 等证实连续服用利尿剂，非偏侧化可转变为强偏侧化优势 [195]。超过 50 项肾静脉肾素测量的回顾型 Meta 分析表明，当可证实偏侧优势时，预期 90% 以上病例中的血压控制将临床获益 [194]。而未能证明其偏侧化仍有超过 50% 病例与显著益处相关 [130]。

新近更多研究获得了类似结论，肾静脉肾素测量总体敏感性不优于 65%，阳性预测值为 18.5% [196]。由于多种原因，现已较少进行肾静脉肾素检测。其中原因之一为肾脏血管重建目标已发生较大变化，常常是为保持肾功能，而不仅为控制血压。在一些情况下，重要的是为确定肾脏或特定部位升压的重要作用，如肾切除前肾静脉肾素水平测量可提供有力的支持证据 [183]。

单个肾功能研究：血清肌酐水平、碘草酸盐清除率和其他 GFR 评估是对肾脏排泄功能的综合评估，并不能反映每个肾脏内的变化。大量文献表明单独的分侧肾功能用于确定 RVD 中每个肾脏功能的重要性 [197]。

分侧肾功能研究通常使用分开的输尿管导管以收集单侧尿液，进而测量单独 GFR、肾血流量、钠排泄、浓缩能力及对 Ang Ⅱ拮抗剂的反应。这些研究表明，血流发生重大变化前，肾动脉病变的血流动力学效应也会出现功能性改变，如严重钠潴留 [198]。他们强调，人肾血流量和 GFR 自主调节存在较宽血压范围，且由于 Ang Ⅱ作用，狭窄肾和对侧肾脏均可受影响 [199, 200]。这些研究需使用泌尿系统仪器，且仅提供有关血管重建获益的间接信息，故现在已很少使用。

放射性核素技术可通过较低侵入性获得分侧肾功能的测量结果。此方法采用多种放射性同位素（如 ^{99m}Tc-MAG3 或 DTPA）来评估每个肾脏的血流分数和滤过分数。预先服用卡托普利会加大肾脏间差异，主要与 Ang Ⅱ对出球小动脉作用消失、引起滤过同位素排泄延迟有关 [201]。一些学者提倡使用该测量对进行性肾动脉疾病和单侧肾功能作用进行随访，以用于指导考虑是否血管重建。相比总 GFR 所能确定的进行性缺血性损伤，单个肾功能连续测量可更准确地识别单侧肾动脉狭窄所累及肾脏的进行性缺血损伤。狭窄后的肾脏容易出现滤过功能丢失，并伴对侧肾脏血流和滤过增加，这两种情况在恢复血流后均可部分逆转 [127]。使用放射性核素扫描的单肾 GFR 测量可准确反映 MRI 测量的三维体积参数变化 [173]。这些学者认为，保留的实质体积与单肾 GFR 降低不成比例，“冬眠肾实质”学说可为血管重建后肾功能恢复提供预测 [173]。

八、肾动脉狭窄和缺血性肾病治疗

（一）概述

过去 10 年，完成了从提倡肾血管重建治疗肾血管性高血压，到对动脉粥样硬化 RVD 主要依赖药物降压治疗的重大转变。然而在一些情况下，该转变可能过度，导致肾脏科医生须面临一些可预防的晚期肾衰竭。考虑到干预措施及这些患者的复杂性，临床医生需为每位患者制订一套明确治疗目标。因为所有治疗措施，从单纯药物治疗到血管内或外科血管重建联合辅助治疗，均可能带来益处和风险，故临床医生需考虑个体并发症等权衡上述每种方法的作用。多数情况下，RVD 患者的长期管理需考虑血压及心血管风险药物应用，以及为高危和（或）疾病进展患者提供肾血管重建的最佳时机。本节旨在为单侧或双侧 RAS 患者提供平衡治疗策略。需强调的是，肾动脉狭窄是在管理其他心血管危险因素、戒烟、降低胆固醇及治疗糖尿病和肥胖症的前提下进行综合考虑。

（二）肾血管疾病的药物治疗

框 47-3 阐述了治疗的总体目标。其中最重要的是美国国家高血压教育计划（NHBPEP）联合委员会制订的目标，即治疗高血压旨在预防与高血压相关的发病率和死亡率 [203]。包括如何简化或消除长期抗高血压的药物治疗，尤其是对患 FMD 年轻患者。另一目标是保持肾功能，防止与肾血流受损有关的肾功能丧失。一些情况下，如管理 CHF 患者进行了肾脏血管重建以改善盐和水平衡，可在严重肾动脉病变患者中更安全使用利尿剂、ACEI 和 ARB 类药物。由于前瞻性临床试验数据仅限于纳入相对低风险的患者，故每位患者需个体化考虑。

2005 年进行了几项前瞻性随机对照试验，尽管每项存在局限，但 2～5 年的药物治疗与其联合肾血管重建的结果相当，且治疗交叉相对少（表 47-4 至表 47-6）[139]。整体来说，这些研究低估了降压药物治疗作为决策管理的重要性。如通过一种可耐受方案很好地控制血压，且肾功能保持稳定，那么很难证明昂贵且潜在危险的成像和（或）血管介入使用的合理性。临床实践中，对患者的管理须整体考虑如何合理使用这些措施。

（三）肾动脉狭窄

1. 单侧 / 双侧肾动脉狭窄

本文“双侧”是指肾脏整体受血管阻塞出现功能性影响，由双侧狭窄所致肾功能异常。不仅与未狭窄、功能正常的对侧肾伴单侧狭窄情况下（如前述）的血压和容量控制有关机制不同，且干预和（或）药物治疗的潜在风险也不一样。患双侧疾病导致肾功能下降患者生存率降低，进行性动脉疾病是引起肾功能下降的主要原因。不管是否进行肾血管重建，患者生存均与血管累及程度有关[131]。

2. 单侧肾动脉狭窄

多数动脉粥样硬化性肾动脉疾病患者先前存在高血压[204]，多数患者确定病变之前就已接受降压药物治疗，可能仅需适量药物即获得很好控制[88]。需要注意的是，该类患者常常出现明显临床进展时方被关注。有时临床决策受到药物治疗危害和未能尽快恢复血流等的影响。在评估血管重建或扩张前，对单独药物治疗结果进行评估至关重要。

自阻断肾素 - 血管紧张素系统药物应用以来，基于该类药物的方案可使多数单侧肾动脉狭窄患者（86%～92%）的血压水平低于 140/90mmHg。治疗试验已证实，其可规律达目标血压水平[98, 121]。由于这些药物广泛用于多种类型的心血管疾病患者，也有可能对未诊断 RVD 亚临界的病例已进行了治疗。

临床围绕降压药物治疗 RAS 是否对长期肾功能造成损害存在争论，早期实验性“夹闭”高血压研究阐述了用 ACEI 治疗动物肾纤维化和狭窄肾瘢痕形成。普遍认为，Ang Ⅱ对出球小动脉作用消失可导致肾灌注降低的肾小球滤过功能丢失（图 47-23）。“两肾一夹”大鼠的实验研究表明，尽管与米诺地尔治疗相比，ACEI 治疗可改善动物模型的生存率，但有时肾功能丧失为不可逆性[205]。在此必须了解 ACEI 和 ARB 的独特作用。任何能降低全身

表 47-4　肾脏血管重建观察性系列的总结

T1 肾动脉成形术结果，± 支架置换；高血压			
	治愈[a]	改善	无变化
14 个系列，678 名患者，98% 技术成功	加权平均，17%；范围，3%～68%	加权平均，47%；范围，5%～61%	加权平均，36% 范围，0%～61%
肾血管性高血压，472 名患者	12%	73%	15%
T1 肾动脉支架：氮质血症患者中对肾功能[b]的影响			
	“改善”	“稳定”	恶化
14 个系列，报道“肾功能改善”，496 名患者	加权平均，30%；范围，10%～41%	加权平均，42%；范围，32%～71%	加权平均，29%；范围，19%～34%
缺血性肾病，469 名患者	41%	37%；无变化	22%

a. 治愈 . 血压水平正常，未使用药物；改善 . 血压至少降低 10mmHg，更少的药物；无变化 . 同样的血压和（或）同样的药物
b. 肾功能——数量化定义改善：肌酐持续降低 0.3～1.0mg/dl 或更多；恶化：变化的，但肌酐持续增高 0.3～1.0mg/dl 或更多
改编自 Textor SC. Renovascular hypertension and ischemic nephropathy. In: Skorecki K, Chertow GM, Marsden PA, et al, eds. *Brenner and Rector's: The kidney*. 10th ed. Philadelphia: Elsevier; 2016:1567–1609.

表 47-5 高血压药物治疗对比血管成形术的前瞻性随机试验 [a]

来 源	纳入，血压管理	血压结果（mmHg）	肾脏结果（mmHg）	评 论
SNRAS：Webster 等，1998 [129]；$n = 55$（单侧 = 27）；$n = 135$ 符合条件；RAS ＞ 50%	DBP ≥ 95mmHg，2 种药物；排除：3 个月内 CVA，MI；肌酐＞ 500μmol/L；BP，随机零点仪器；不允许使用 ACEI	单侧 PTRA：173/95 Med Tx：161/88 双侧 PTRA：152/83； Med Tx：171/91；$P < 0.01$	肌酐（μmol/L），双侧 PTRA，188 Med Rx，157 单侧 PTRA，144 Med Rx，168	"…无法证明对肾功能或无事件生存有任何益处"（40 个月 F/U）
EMMA：Plouin 等，1998 [243]；$n = 49$（仅单侧 RAS）；RAS ＞ 75% 或＞ 60%，偏侧化研究	年龄＜ 75；对侧肾正常；排除：6 个月内恶性 HTN CVA、CHF、MI；BP，自动血压计，6 个月时 ABPM	PTRA：140/81 Med Tx：141/84 药物数量（DDD）-PTRA，1.0 Med Tx：1.78，$P < 0.01$ 转至 PTRA：7/26（27%）	肌酐清除率 ml/min：（6 个月）PTRA：77 Med Rx：74 肾动脉栓塞： PTRA：0 Med Rx：0	"随机分配 1 年后，血压水平和接受降压治疗的患者比例在对照组和血管成形术组中相似，证实了在动脉粥样硬化性 RAS 中血管成形术的短期和中期降血压作用有限"
DRASTIC：Van Jaarsveld 等，2000 [135]；$n = 106$ ASO RAS ＞ 50%	耐药：2 种药物；DBP ＞ 95mmHg 或使用 ACEI 肌酐上升；排除：肌酐 ≥ 2.3mg/dl；单个肾，完全闭塞——肾脏＜ 8cm;；BP，自动示波法	3 个月时 BP 结果： PTRA：169/89 Med Tx：163/88 12 个月时： PTRA：152/84 Med Tx：162/88 药物数量，1.9 vs. 2.4，$P < 0.01$	肌酐 CI（3 个月）（ml/min）： PTRA：70 Med Tx：59（$P = 0.03$） 异常肾图 PTRA：36% Med Tx：70%（$P = 0.002$） 肾动脉闭塞 PTRA：0 Med Tx：8	"在高血压和肾动脉狭窄患者的治疗中，血管成形术与抗高血压药物治疗相比几乎没有优势"

a. 动脉粥样硬化性 RAS 患者中

ABPM. 隔夜动态读数；ACEI. 血管紧张素转化酶抑制剂；ASO. 动脉粥样硬化闭塞性疾病；BP. 血压；CHF. 充血性心力衰竭；CVA. 脑血管意外；DBP. 收缩压；DDD. 确定的每日剂量；DRASTIC. 荷兰肾动脉狭窄干预合作组；EMMA. Essai 多中心药物与血管成形术比较；F/U. 随访；HTN. 高血压；Med Tx. 药物治疗；MI. 心肌梗死；n. 患者数量；PTRA. 经皮肾动脉血管成形术；RAS. 肾动脉狭窄；SNRAS. 苏格兰和纽卡斯尔肾动脉狭窄合作组

动脉压的药物均有可能降低严重狭窄远端的肾灌注压，RVD 患者成功降压治疗可能减少狭窄后肾血流量，并足以诱发血管血栓形成。

肾素 - 血管紧张素系统阻滞剂的特征是特异性降低血管紧张素依赖性的出球小动脉阻力，降低跨毛细血管滤过压。尽管肾小球血流量保留的情况下仍可能发生（图 47-23B）[206, 207]。对高超滤状态被认为加速肾损害的情况（如糖尿病），这类药物的特性对获益至关重要。RVD 情况下，尽管血浆流量相对保留，仍可观察到狭窄病变后肾小球滤过下降 [207]。GFR 下降预示血流减少接近临界血管代偿的程度 [206]。猪肾血管模型研究表明，与不使用 RAS 阻滞剂治疗相比，血管紧张素受体拮抗剂对肾脏具有微血管保护作用 [208]。早期对肾血管性高血压动物的研究也证实，尽管滤过减少，但在去除夹子和（或）去除 ACEI 后，肾脏结构完整性仍可保留和恢复 [209]。因此，ACEI 和 ARB 不易造成肾血流量减少所致的额外损害。

重要的是，需认识到尽管狭窄肾滤过减少，对侧肾通常支撑着肾小球的总体滤过。总体 GFR 变化可能无法检测到，部分原因是对侧肾脏滤过增加 [127]。一些学者主张使用"分侧"肾功能测量（如放射性核素肾扫描）来检测单个肾功能的丧失，作为评估及时血管重建的一种方法 [202]。如可确保患者剩余肾脏具有足够的功能和血液供应，丢失一侧肾脏尚可接受。一侧肾脏损失导致的 GFR 下降表现可能类似于恶性病变肾切除术或因肾脏移植捐赠肾的 GFR 损失。此情况对残留肾脏的长期危害很小，

表 47-6 比较肾功能和（或）心血管药物治疗和肾动脉支架结果的前瞻性随机临床试验

试 验	N	人 群	纳入标准	排除标准	结 果
STAR（2009）[120]：10 中心，随访 2 年	Med Tx：76 PTRA：64	肾功能受损患者，各种影像手段检测到开口处 ARVD 和他汀类药物 + 阿司匹林稳定血压（BP）	ARVD ＞ 50%；肌酐清除率 ＜ 80ml/（min • 1.73m^2）；纳入前 1 个月血压控制	肾脏＜ 8cm，肾动脉直径＜ 4mm eCrCl ＜ 15ml/（min • 1.73m^2） 伴有蛋白尿的 DM（＞ 3g/d），恶性高血压	• GFR 降低无差异（主要终点清除率变化 ≥ 20%），许多未进行 PTRA • 血管成形术 ARVD ＜ 50% • PTRA 组严重并发症 • 研究无足够效能
ASTRAL（2009）[121]：57 中心，随访 5 年	Med Tx：403 PTRA：403	未控制或难治性高血压患者或他汀类药物 + 阿司匹林的单侧或双侧 ARVD 出现无法解释的肾脏功能异常	ARVD ——实质性疾病适合血管内 Rx 和患者的内科医生对血管重建的临床获益不确定	少于 6 个月，PTRA 可能性高 无 ARVD，先前存在的 ARVD、PTRA、FMD	• BP、肾功能、死亡率、CV 事件无差异（主要终点：血清肌酐水平倒数的平均斜率降低 20%） • PTRA 组中重大风险
CORAL（2013）[98]：109 中心，随访 5 年	Med Tx：480 PTRA：467	高血压，≥ 2 种抗高血压药 或 CKD ≥ 3 期伴有 ARVD，使用他汀类药物单侧或双侧疾病	SBP ＞ 155mmHg，至少两种药物；ARVD ＞ 60%；随后变化包括：如果 eGFR ＜ 60ml/（min • 1.73m^2），不再需要收缩期高血压	FMD 肌酐＞ 4.0mg/dl 肾脏长度＜ 7cm 且使用 1 个以上支架	• 支架组的 CV 或肾脏死亡无差异、导致 SBP 适度改善 • 总共 26 例并发症（5.5%）

ARVD. 动脉粥样硬化性肾血管疾病；CKD. 慢性肾脏病；CV. 心血管的；DM. 糖尿病；eClCr. 估计肌酐清除率；FMD. 纤维肌性发育不良；GFR. 肾小球滤过率；Med Tx. 药物治疗；N. 患者数量；PTRA. 经皮肾动脉血管成形术；RVD. 肾血管疾病；SBP. 收缩压；Tx. 治疗
[改编自 Herrmann SM, Saad A, Textor SC. Management of atherosclerotic renovascular disease after Cardiovascular Outcomes in Renal Athero-sclerotic Lesions (CORAL). *Nephrol Dial Transplant*. 2015;30(3):366–375.]

尽管不能完全忽略[210-212]。随着高危人群年龄和并发症的增加，如整体肾小球滤过足够，一侧肾脏损失造成的危害可能尚可接受，但随后的随访以监测残肾的状况至关重要。

ACEI 在 CHF 试验中的应用经验显示较为安全。数千以上的临界动脉压和临床心力衰竭患者已接受多种 ACEI 和 ARB 治疗[206]。这些患者存在未被发现的肾动脉病变高风险，作为与冠心病相关的动脉粥样硬化负担的一部分。尽管这些患者中有 8%～10% 观察到血肌酐水平有轻微变化，但在严密监测下，导致停药的升高仅占 1%～2%。研究表明，雷米普利治疗心血管疾病高风险的纳入患者中肌酐水平最高为 2.3mg/dl。肌酐为 1.4～2.3mg/dl 的患者心血管死亡风险较高，且从 ACE 抑制中获益较大[141]。严密肾功能随访发现，由于肾功能恶化而撤回 ACEI 的情况低于 5%，且不高于安慰剂组[141]。CORAL 试验中所有参与者均接受了 ARB 治疗，极少停用[98]。来自英国的注册数据进一步支持 90% 以上动脉粥样硬化性 RVD 患者（包括超过 75% 的双侧疾病患者）对肾素 - 血管紧张素系统拮抗剂的耐受性[103]。重要的是，用该类药物治疗患者观察到有死亡率获益[213]。

3. 接受药物治疗患者的肾动脉进行性狭窄

血管闭塞性疾病的潜在进一步发展是 RVD 患者长期管理的关键。肾脏血管重建失败可能会让患者面临未被发现的进行性闭塞危险，导致不可逆的肾功能丧失。由于试验中的治疗时间相对较短（2～4 年），故该问题仍是动脉粥样硬化 RVD 长期

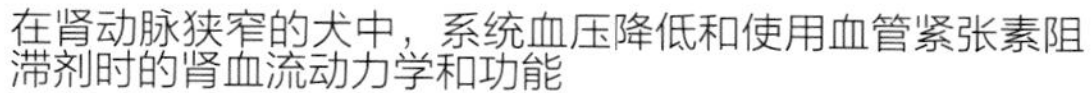

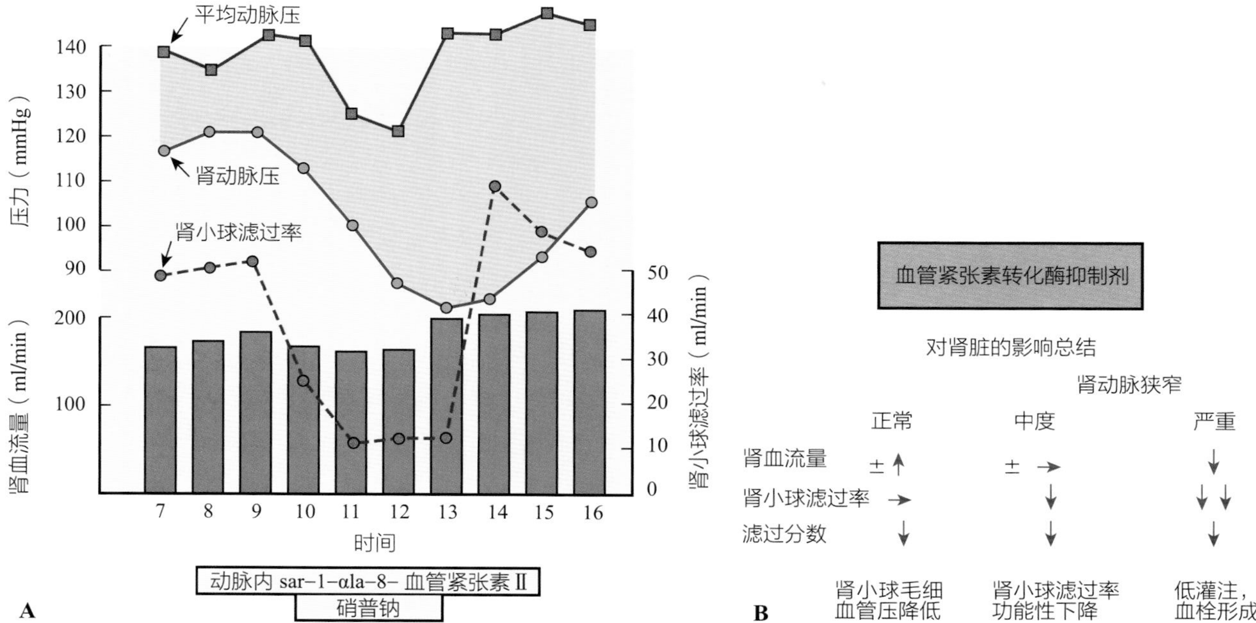

▲ 图 47-23　**A. 血管紧张素Ⅱ阻断（通过动脉内输注 sar-1-ala-8- 血管紧张素Ⅱ产生）和降压（硝普钠诱导）过程中，肾动脉狭窄病变远端肾小球滤过率（GFR）下降。尽管通过电磁流量探头测量的肾血流量（RBF）保留，GFR 仍会下降。这些观察结果表明灌注压力降低时，血管紧张素Ⅱ在维持狭窄远端肾脏 GFR 的特殊作用。B. 在正常、中度和严重的肾动脉狭窄中，血管紧张素转化酶（ACE）抑制剂和（或）血管紧张素受体拮抗剂对 RBF、GFR 和滤过分数（FF）的影响。与其他降压药相比，ACEI 和血管紧张素受体拮抗剂（ARB）降低 GFR 和滤过分数，这是因为血管紧张素Ⅱ对出球小动脉的作用消失。当狭窄严重到降压足以损害肾血流量时，就存在完全闭塞的可能性，其他有效的降压药物亦是如此**

引自 Textor SC. Renal failure related to ACE inhibitors. *Semin Nephrol*.1997;17:67–76.

治疗的重要考虑因素。熟悉肾脏进行性动脉粥样硬化的证据对计划血管内和外科血管重建非常重要。

动脉粥样硬化是一种不同程度的进行性疾病。参与管理颈动脉、冠状动脉、主动脉和外周血管系统疾病的学者均认识到其潜在进展、个体发生率差异较大，临床治疗应包含旨在增强如何降低危险因素等措施，治疗相关危险因素可降低心血管疾病的死亡率 [214]。

进行性肾动脉闭塞是否影响肾血管性高血压进展是一个重要的临床问题。就血压控制或肾功能恶化而言，仅中度解剖学进展不能可靠预测其功能改变。前瞻性多普勒超声研究表明，33 个月的随访中，5.5% 初始血管正常患者和 20.8% 基线狭窄＞60% 的患者肾脏测量尺寸缩小 1cm [215]。血清肌酐水平很少改变，但仍会发生在一部分患者中，特别是双侧 RAS 患者。这些发现与药物治疗肾血管性高血压的早期研究基本一致，其中 35% 可检测到肾脏长度测量值下降，但 33 个月的随访期间，仅 8/41（19%）患者肌酐水平显著升高 [136]。尽管通过放射性核素扫描偶可观察到肾脏灌注丢失，但短期研究对治疗组的随访并未显示肾功能明显变化 [135]。另一个重要问题是，对伴有难治性高血压或进展性肾功能不全的 RAS 无血管重建是否会导致临床进展。这对于偶然发现 RAS 的患者进行随访有一定帮助。一项外周主动脉造影的回顾性研究发现，69 例严重肾动脉狭窄（＞70%）患者未进行血管重建，随访时间超过 6 个月 [216]。结果发现，血压控制总体令人满意，尽管有些患者平均 36 个月随访中需更强降压治疗。其中 4 例因难治性高血压和（或）肾功能不全最终接受肾血管重建，5 例发展为 ESRD，仅 1 例被认为与 RAS 直接相关，总体血清肌酐水平从 1.4mg/dl 升至 2.0mg/dl。这些数据表明，许多患者可在数年中不进行血运重建，临床进展到须紧急血管重建的比例为 10%～14%。将此数据拓展至 160 位患者，可比较不同降压方案 [130]，尽管血压数年后通过所有药物的控制得以改善，但进展速度与 ACEI 引入无特异相关 [130]。

126 例偶然发现 RAS 的患者与 397 例年龄匹配患者比较的研究支持这些观察 [137]。随访 8～10 年的 RAS 患者中，血清肌酐水平较高，GFR 计算值（使用 Cockcroft-Gault 方程估算）较低，但无患者进展至 ESRD。这些观察结果与 20 世纪 80—90 年代的前瞻性药物与外科干预对比试验的结果一致 [217]。其他 RCT 也呈现相似的结果，在 CORAL 和 ASTRAL 试验中，药物治疗和血管重建均有 16%～22% 的患者进展至肾脏终点（表 47-6）[98, 121]。未发现两组患者生存或肾功能存在差异。综上所述，这些研究表明 RVD 进展率为中等，且发生率差异很大。尽管一些患者不可避免会进展，但多数患者可在数年不进行血管重建的情况下进行管理。这些观察结果强调了对 RVD 患者密切随访的重要性。

尽管这些报道数据较为充足，但仍存在许多疑问：①肾性高血压如控制欠佳，多久会增加心血管疾病的发生率和死亡率？②延迟肾脏血管重建，是否会导致失去有效逆转高血压的机会？这些问题的回答需进一步的前瞻性研究。可以明确的是，在肺水肿、急进性高血压和 GFR 迅速下降的高危患者中疾病容易进展。该类患者可通过成功的外科手术或血管内恢复肾脏血液供应，实现长期最佳的肾功能稳定和血压控制 [108, 218]。

（四）血管内肾血管成形术和支架

肾血管性高血压和缺血性肾病的高危患者中使用血管内方法恢复肾脏灌注显示了治疗该疾病的重大进展。在狭窄性病变远端恢复肾血流量，直观上应当提供改善肾血管性高血压和阻止进行性血管闭塞性损伤的方法。20 世纪 90 年代出现从外科手术重建向优先应用血管内手术的重大转变 [9]。1996—2000 年间，美国 65 岁以上老年保健医疗人群注册的肾脏血管重建手术总量上升 62%，从 13 380 上升至 21 600 [219]。该变化反映出血管内手术增加 2.4 倍，而外科肾血管手术减少 45%。2005 年进行了 35 000 例血管内手术 [219, 220]。ASTRAL 试验发表后，该趋势已戏剧性逆转，导致英国很少进行血管重建手术。

肾脏血管重建有益处，亦有风险。年龄较大患者在已有高血压的情况下发生 RAS，完全治愈高血压的可能性很低，尤其在动脉粥样硬化疾病中。尽管并发症并不常见，但其可能是致命性的，包括动脉栓塞疾病和主动脉夹层。熟悉何时进行肾脏血管重建是管理 RVD 难题的关键。

1. 纤维肌性疾病的血管成形术

内侧纤维组织增生的大多数病变位于距肾动脉开口一定距离的位置。其中许多在血管内有多个网状物，可通过球囊血管成形术成功横穿并打开网状物。除非发生血管剥离，否则很少需要支架。20 世纪 80 年代的经验表明，技术成功率超过 94% [221]。其中一些病变（约 10%）发展为再狭窄，已采用再次手术的方法 [91]。尽管治愈率不太可靠，观察性结果研究报道了 65%～75% 的患者关于血压控制的临床益处 [83]。高血压的治愈定义为持续血压水平 < 140/90mmHg 而未使用降压药，35%～50% 的患者可能达到治愈 [222]。血管成形术后 6 个月及之后更长时间无须药物治疗的正常动脉压的预测指标包括更低的收缩压、更年轻的年龄和更短的高血压持续时间 [222, 223]。

FMD 的患者大多数是女性，年龄比动脉粥样硬化的患者年轻 [83]。通常，此类患者的主动脉疾病较少，血管成形术主要并发症的风险较低。由于发生重大手术并发症的风险较低，因此大多数临床医生赞成对患有 FMD 的高血压患者进行早期干预，以期在成功进行血管成形术后减少降压药物的需求。

2. 动脉粥样硬化肾动脉狭窄的血管成形和修复

经皮腔内肾血管成形术（PTRA）引入后，发现开口处病变通常无良好反应，部分原因是斑块的广泛退缩延伸至主动脉的主要部位 [224]。即使在早期技术成功后，这些病变仍可迅速发展为再狭窄。20 世纪 80 年代末至 90 年代初开始引入血管内支架来治疗肾动脉开口处的病变 [225]。

支架的技术优势无可争议，成功的肾动脉支架置入示例如图 47-24 所示。单独血管成形术与使用支架的血管成形术间的前瞻性比较表明，中间（6～12 个月）血管通畅率分别为 29% 和 75% [224]。支架植入患者再狭窄率从 48% 下降至 14%。随着技术的不断改善，尽管再狭窄率仍有 14%～25%，但许多报道显示，早期血管通畅的技术成功率已接近 100%[9, 148, 226]。血管内支架的引入扩大了肾脏的血管重建，其原因在于改善的通畅技术可能适用于伴开口处动脉粥样硬化病变和多种并发症的老年患者。

关于肾支架置入的结果，卫生保健研究与质量局指导下进行的系统分析发现，2016 年有关支架血运重建的益处和风险的"证据强度"很低，是由于前瞻性 RCT 及观察性研究中纳入患者差异大所致[227]。这些结果常根据以下因素考虑：①血压控制；②缺血性肾病中肾功能的维持或抢救。支架置

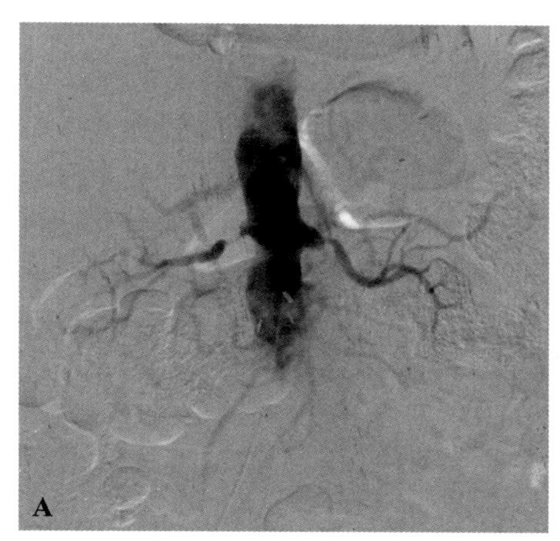

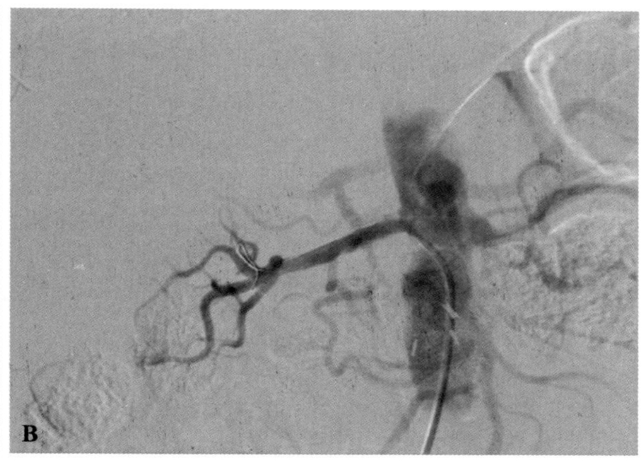

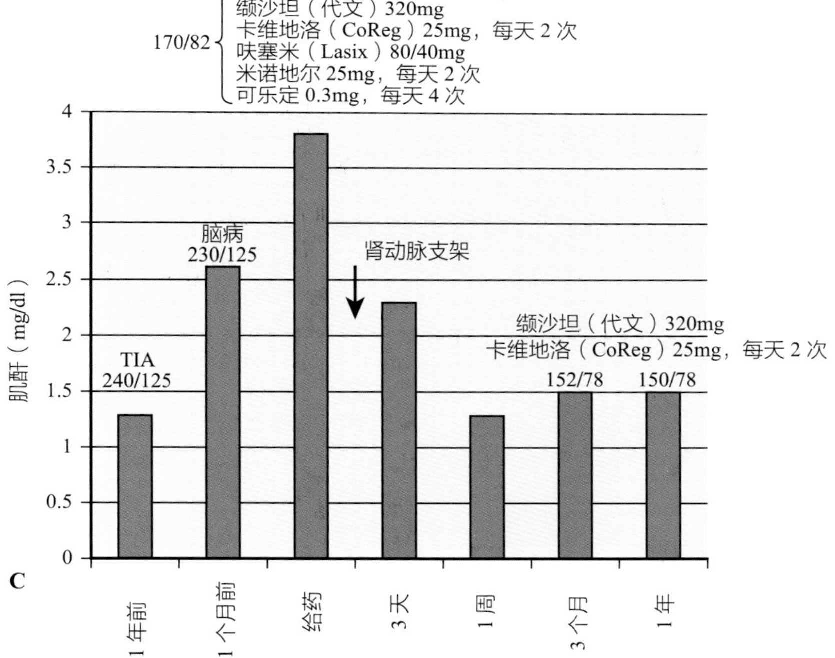

▲ 图 47-24　**A. 73 岁男性在几个月前发展为急进性高血压，肾动脉造影显示其高级别双侧肾动脉病变；B. 放置血管内支架后的动脉造影：表明极好的血管通畅性和早期的技术成功。随后他的高血压得到解决；C. 一位双侧肾动脉高级别狭窄患者的血清肌酐水平、血压水平和降压药物治疗方案。快速发展的高血压和肾小球滤过率丢失与短暂的神经功能缺损有关。成功的肾动脉支架置入术导致血清肌酐持续降低、血压改善和药物需求减少。此类病例反映了在前瞻性随机对照试验中未被充分代表的高风险子集 [改编自 Textor SC. Attending rounds: a patient with accelerated hypertension and an atrophic kidney. Clin J Am Soc Nephrol. 2014; 9(6):1117–1123.]**

入后的队列观察性血压研究面临与单独血管成形术一样的局限性。代表性系列总结了 1～4 年随访的情况，如表 47-4 至表 47-6 所示 [228, 229]。据报道，观察性队列中血压下降幅度通常在 25～30mmHg（收缩压），这是初始收缩压的最佳预测指标 [230]。一些学者报道，42% 需较少药物的血压改善，尽管治愈很少，但肾功能无变化 [231]。密切观察 210 例支架置入患者的残余通畅程度，1 年通畅率超过 91%，5 年通畅率达 79% [153]。血压得以治愈或改善的比例超过 80%，一些病例的心绞痛发作和复发性 CHF 缓解 [104, 232]。正如稍后总结中指出，就支架置入术益处而言，前瞻性 RCT 效果不佳 [98, 120, 121]（图 47-25）。

表 47-4 至表 47-6 总结了有关血管内血管重建后肾功能恢复的情况。总体而言，动脉粥样硬化 RAS 的平均肾功能变化（由血清肌酐水平反映）较小 [109]。值得注意的是，手术重建后氮质血症患者肾功能变化相似 [233, 234]，肾功能组均值变化可能会引起误导。文献深入评估发现 3 种不同的临床结果。一些情况下（约 27%）血管重建可临床改善肾功能 [109]，据报道该组患者平均血清肌酐水平从 4.5mg/dl 下降至 2.2mg/dl。毫无疑问，此类患者将从手术中受益，并避免了晚期肾衰竭的发病率（可能还有死亡率）。但是多数患者（约 52%）肾功能无显著变化 [109]。如前所述，如果对狭窄病变进行无血管重建的管理，这些患者是否能临床获益取决于肾脏损伤进展的实际可能。除未受影响肾脏的肥大可能逆转外，无明显进展的风险人群显示无显著获益。

然而，最令人担忧的是血管重建术后肾功能恶化的患者。在多数报道中，这一比例为 19%～25% [109, 235]。一些病例中代表了动脉粥样硬化栓塞疾病或多种并发症，包括有血栓形成的血管剥离 [236]。因此，近 20% 氮质血症患者面临肾功能不全和潜在需肾脏替代治疗 [234, 237, 238]。死亡率和 ESRD 预测指标包括干预前肾功能和蛋白尿水平 [122]。重要的是，CORAL 纳入的微量蛋白尿患者的死亡结局改善 [3]。支架置入术后肾功能恶化有时快速进展，可能反映动脉粥样硬化栓塞损伤（在任何血管干预后几乎普遍存在 [239]）、氧化应激加速和间质性炎症

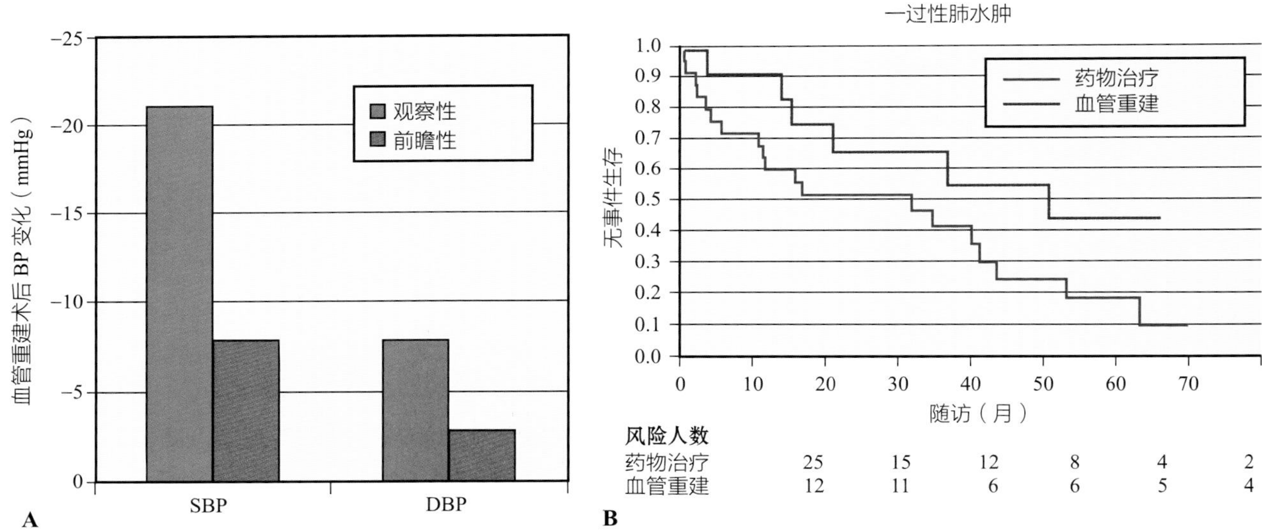

▲ 图 47-25 **A. 比较大型观察性注册研究（> 1000 例患者）和纳入三项前瞻性随机试验（210 例患者）的 Meta 分析报道的肾脏血管重建后血压（BP）变化。临床医生对干预的不同积极程度反映了这些 BP 效果之间的巨大差异。前瞻性试验（ASTRAL 和 CORAL；参见正文）的初步结果表明，在达到的 BP 水平方面只有很小的差异。尽管观察性系列的结果可能夸大了治疗的益处，但前瞻性试验的结果可能低估了血压变化，在早期研究中范围为 27%～44%（参见正文），部分原因是患者招募和治疗组间交叉的限制。B. 英国注册研究的随访数据中大多数人被认为不是 ASTRAL 的候选者。该报道确定了肾动脉狭窄和肺水肿发作患者的主要死亡风险，在肾脏血管重建患者中这些风险降低。在快速进行性肾衰竭患者中，确定了类似的死亡率获益（见正文）**

DBP. 舒张压；SBP. 收缩压 [引自 Ritchie J, Green D, Chrysochou C, et al. High-risk clinical presentations in atherosclerotic renovascular disease: prognosis and response to renal artery revascularization. *Am J Kidney Dis*. 2014;63(2):186–197.]

和纤维化[240, 241]。改进技术，如血管内导管远端保护装置的应用是否能减少这些并发症尚不明确。

多项研究表明，血管内手术可减少缺血性肾脏病所致肾衰竭的进展[108, 235, 242]。Harden 等提供了 23 例患者（32 名患者）的肌酐倒数图，发现 GFR 丧失在肾动脉支架术后得到改善[235]。69% 的患者肾功能改善或稳定，31% 肾功能恶化，与其他研究结果一致。这些研究和美国心脏病协会指南促进了使用断点分析来报道肾血管手术结果[151]。但在该疾病中使用肌酐倒数图断点须谨慎。如与糖尿病肾脏疾病相反，血管疾病不会对称性影响两侧肾脏，也不会遵循恒定的进展病程。结果与单侧疾病导致完全闭塞及成功的血管重建一样，可观察到肾脏功能逐渐丢失并随后稳定。

这方面最具说服力的数据来自 33 例严重狭窄（＞ 70%）且影响整个肾脏（双侧疾病或单功能肾狭窄）、血肌酐水平为 1.5～4.0mg/dl 患者的肾功能测量[242]。平均 20 个月的随访表明，GFR 损失斜率从负值（每月 −0.0079dl/mg）变为正值（每月 0.0043dl/mg），此研究与其他观察结果一致，即双侧狭窄长期存活率降低，且此类患者发生肾功能不全和加速心血管疾病的风险最高。

（五）前瞻性治疗试验

1. 药物治疗对比血管成形术加支架

如前所述，关于肾血管性高血压，许多单侧 RAS 患者在很长时间内接受无恢复血流量的管理。特定患者进行血管内介入治疗基于预期结果评估，如下所述。现有一些前瞻性随机试验比较了药物治疗和 PTRA 加支架的血管重建，以此做出结论。熟悉试验及其局限性很重要。这些试验的主要特点总结在表 47-5 和表 47-6 中。

20 世纪 90 年代有 3 项关于肾血管性高血压的小型试验探讨了血管内修复的价值，特别是对于动脉粥样硬化 RAS，PTRA 与药物治疗相比的相对优势[129, 135, 243]。出于对研究者的信赖，血管内修复前后进行标准化血压测量，并仔细选择降压方案。所有这些试验均存在局限性，但仍具有启发性。

Webster 等将 55 例动脉粥样硬化 RAS 患者随机分配至药物治疗或 PTRA 组[129]。筛选期结束后，采用随机零点血压获得随访血压。筛选期间所有患者血压均显著降低。6 个月后单侧 RAS 患者在药物治疗和 PTRA 之间无差异，双侧 RAS 患者在 PTRA 后有更大的血压获益，长达 40 个月的随访期后发现，尚不能证明其对肾功能或生存获益。

Plouin 等将单侧动脉粥样硬化 RAS 程度超过 70% 或超过 60% 患者随机分组进行偏侧功能研究[243]。血压测量基于隔夜动态读数（ABPM），认为 ABPM 可提供更多可重复数据，且相对无安慰剂或诊室效应。26 名接受药物治疗的受试者中有 7 名因难治性高血压进入 PTRA 组（27%）。PTRA 组有 6 种手术并发症，包括分支剥离和节段性梗死等。两组间血压未见明显差异，但 PTRA 组所需药物更少。综上所述，该研究表明，PTRA 在短期内可能出现更多并发症，在一些药物治疗失败中获益，且在 6 个月后所需药物用量偏少。该研究药物特别剔除了肾素 - 血管紧张素系统拮抗剂。

第三项前瞻性试验是 DRASTIC 研究，招募了 106 例患者[135]，他们因对治疗出现抵抗而入选，包括两种药物，并且血清肌酐值＜ 2.3mg/dl。入选后 3 个月和 12 个月使用自动示波器测量血压。根据意向治疗对患者进行评估，尽管 PTRA 组服用药物较少（2.1 + 1.3 vs. 3.2 + 1.5 定义日剂量，$P < 0.001$），但在 3 个月或 12 个月时两组间总体血压无差异。故认为高血压和 RAS 治疗中，血管成形术相对于降压药物治疗无明显优势[135]。但是，持不同观点者指出，分配至药物治疗的 50 名患者中有 22 名（44%）被视为治疗失败，并在 3 个月后转诊接受 PTRA；药物组有 8 例完全动脉闭塞，而血管成形术组中则没有。

许多临床医生以上述数据支持 PTRA 在难治性高血压和 RAS 患者管理中的重要作用。这些研究结果表明，与有效抗高血压治疗相比，即使在短期内血管内手术获益中等，药物治疗无效患者常在血管重建后改善。一些学者将前瞻性研究进行 Meta 分析发现，肾脏血管重建产生适度和确切的血压降低，平均为 −7/−3mmHg[227, 244, 245]。

2. 支架治疗肾功能不全进展与心血管结果

一些前瞻性 RCT 尝试针对慢性肾脏疾病（CKD）进展和（或）不良心血管（CV）结局（如脑卒中和冠心病事件）将药物治疗与血管内支架进行比较。其中最大的研究为美国 CORAL 和英国

ASTRAL 试验（表 47–6）[98, 246]。尽管它们已发表并提供了重要信息，但仍有较大局限性。

CORAL 研究的目的是测试最佳（标准化）药物治疗（包括肾素 – 血管紧张素系统拮抗剂）联合肾动脉支架置入是否能改善动脉粥样硬化 RAS 患者的心血管结局[98]。研究有 110 多个中心，5 年共 947 名参与者，进行支架加药物治疗（467 例）或仅接受药物治疗（480 例）。入选者平均估计 GFR（eGFR）值为 58ml/（min・1.73m^2）。拟通过要求跨病变梯度测量和血管造影核心实验室复核来标准化狭窄的评估。平均随访 43 个月后，任何或所有复合终点（死于心血管事件或肾脏、心肌梗死、脑卒中、CHF 住院和进行性肾功能不全或需肾脏替代治疗）在支架和仅药物治疗组之间无明显差异（分别为 35.1% 和 35.8%；HR = 0.94；95% CI 0.76～1.17；$P = 0.58$）[98]。血管重建组收缩压略低于药物组（–2.3mmHg）。对 413 名 CORAL 参与者的事后分析发现，尿白蛋白 / 肌酐比值低于中值（22.5mg/g）者，与入选时较高蛋白尿水平者相比，心血管事件发生率降低且死亡率改善[3]。重要的是，支架组每次血管手术的并发症仅为 5.2%（框 47–4）。CORAL 试验的几个重要局限性，将在稍后讨论[1, 115]。

研究者承认 CORAL 试验招募非常困难，且花费时间比预期长。在 4～5 年时间内，多数中心只招募不到 10 名受试者。试验过程中一些入组和干预标准发生了改变。最初拟纳入严重 RAS 和收缩压高于 155mmHg 且同时接受两种或多种降压药治疗的患者。“严重 RAS” 定义为狭窄程度超过 80% 或 60%～80% 狭窄梯度至少为 20mmHg。伴随方案的发展，如患者 eGFR 低于 60ml/（min・1.73m^2），则可招募有或没有高血压的患者。经病变压力梯度的要求降低，且可使用多普勒超声、MRA 或 CTA 标准招募患者。最终核心实验室所测的狭窄平均水平（67%）低于现场调查人员估计水平（73%）。

与其他 RCT 一样，这些病变中有许多可能低于实验研究中通常要求血流量减少 75%～80% 的阈值。这些患者中有 25% 在入选前已达目标血压，排除了特定高危人群，包括 30 天内患有 CHF 的人群。Medicare（美国政府向 65 岁以上人群提供的医疗保险）发布的数据表明，每年有 20 000 多例肾动脉支架手术（2000 年开始估计），CORAL 筛查和入选显然仅包括了小部分候选治疗人群，且没有与同期美国注册研究比较。基于入选困难和标准宽松的情况，CORAL 人群似乎代表了相对低风险的动脉粥样硬化人群。基线时 eGFR 保存良好，易于控制的血压及排除近期 CHF 和 5 年 CV 死亡率低均支持了这一点。值得注意的是，仅不足 5% 入院患者在 CORAL 研究期间死于心血管病因，远低于 Ritchie 等报道的注册人群[108]，甚至比 ASTRAL 队列[121]还低，后者排除了临床医生认为会从血运重建中确切受益的患者。

框 47–4　经皮腔内肾血管成形术和肾动脉支架置入术后的并发症

轻微的——最常报道的
- 腹股沟血肿
- 穿刺部位创伤

严重的——报道为 71/799 例治疗动脉（9%）[249]
- 出血并需要输血
- 需要修复的股动脉假性动脉瘤
- 肱动脉外伤需要修复
- 肾动脉穿孔导致外科干预
- 支架内血栓形成，外科或抗血栓形成的干预
- 远端肾动脉栓塞
- 髂动脉剥离
- 节段性肾梗死
- 胆固醇栓塞：肾
- 外周动脉粥样硬化
- 主动脉夹层[167]
- 再狭窄，16%（范围，0%～39%）
- 肾功能恶化：26%（范围，0%～45%）

24 个月的合并并发症发生率——PTRA 失败后支架，24%[222]
归因于手术的死亡率，0.5%
手术相关并发症——10 个系列，51/379 例患者，13.5%
CORAL 血管造影核心实验室报道的手术并发症（2014）[159]
- 夹层 11/495（2.2%）
- 分支闭塞 6/495（1.2%）
- 远端栓塞 6/495（1.2%）

个别事件——导线穿孔、血管破裂、假性动脉瘤
总事件：26/495（5.2%）

PTRA. 经皮腔内肾血管成形术

英国血管成形术和支架治疗肾动脉粥样硬化病变试验（ASTRAL）发表了 806 位受试者随访数年的结果[246]。平均血清肌酐水平高于 2.0mg/dl，通过各种成像方法估计的血管闭塞严重程度为 70% 以上。如临床医生对最佳治疗方法难以确定，则认为患者符合试验条件。肾脏功能、血压、住院、死

亡率或循环性充血发作的变化无明显差异[121]。药物治疗组和血管重建组进展至肾脏终点的发生率为16%～22%。一项规模较小的试验在动脉粥样硬化性肾动脉狭窄患者中进行支架置入（STAR），招募了140 名受试者，旨在基于初始肌酐清除率< 80ml/min 和动脉粥样硬化性狭窄> 50% 来评估 CKD 进展。尽管支架治疗组中发生了一些并发症，但在 2 年时未发现肌酐清除率变化存在差异[120]。该研究强调了试验中纳入微小血管病变的缺点。接受支架治疗的 64 位患者中，只有 46 位接受了支架置入术，主要是因为病变在血流动力学改变上并不显著。

这些获益在目前相较几十年前已有较大改观。20 世纪 70 年代的报道强调患者经历恶性高血压反复发作，并伴脑病、液体潴留和进行性肾功能不全。后来恶性高血压在多数西方国家已不普遍存在。20 世纪 80 年代，ACEI 和钙通道阻滞剂的引入使严重高血压人数明显减少，并改善了肾血管性高血压等高肾素状态患者的药物管理。血管成形术前瞻性试验结果现不如回顾性研究结果令人满意。2002 年一项 1000 余名成功置入支架患者的报道显示，随访期间平均血压水平下降 –21/–10mmHg[143]（图 47–23）。前瞻性试验与注册数据之间的差异可能反映了结果报道偏倚。另外，前瞻性试验的招募本身可能反映了纳入偏倚，倾向于较稳定患者，而这些患者恢复肾脏循环的临床需求并不急迫。因此认为，随机试验低估了在急进性高血压和（或）肾衰竭风险最大患者中进行肾血管重建的益处[185, 227]。但是总体而言，最近的研究结果强调了药物治疗对多数患者的疗效，弱化了中度动脉粥样硬化 RAS 进行血管重建的观点。表 47–7 总结了来自心血管造影和介入学会近期有关合理使用肾脏血管重建的共识性建议[185]。

（六）肾动脉血管成形术和支架并发症

动脉粥样硬化斑块通常由多层组成，具有钙化、纤维化和炎性成分。此病变的物理学效应可在血管壁上施加较大压力，并可导致裂纹和微粒碎片释放至血液中。有效的球囊血管成形术和支架植入术需要手术过程中限制血管损伤的技术。对 10 个已发表、含 416 例血管支架的研究进行的回顾性分析发现，13% 的病例出现严重并发症，不包括需透析病例[9]。并发症在框 47–4 中列出，主要包括需输血的血肿和腹膜后出血。平均而言，这些研究中 26% 的受试者肾功能恶化，而术前肌酐水平> 400μmol/L（4.5mg/dl）的受试者中有 50%（14 个中的 7 个）发展为需透析的 ESRD[237]。最近支架队列关于死亡率

表 47–7 严重肾动脉狭窄可以考虑治疗的临床情况[a]

类 型	举 例
合 适	• 心脏紊乱综合征 [一过性肺水肿或急性冠状动脉综合征（ACS）] 伴有严重高血压
	• 顽固性高血压 [HTN；最大耐受剂量的至少 3 种抗高血压药（其中 1 种是利尿剂）仍未控制或对药物不耐受]
	• 缺血性肾病合并慢性肾脏疾病（CKD），eGFR < 45ml/（min • 1.73m^2）且整体肾脏缺血（单功能肾明显 RAS 或双侧明显 RAS）无其他解释
可能合适	• 双侧 RAS 合并 CKD[eGFR < 45ml/（min • 1.73m^2）]
	• 单侧 RAS 合并先前的充血性心力衰竭发作（C 期）
	• 解剖学上的挑战或高风险病变（早期分叉、小血管、严重的同心钙化、严重的主动脉粥样硬化或附壁血栓）
很少合适	• 单侧的，单个的，或双侧 RAS 合并控制的血压和肾功能正常
	• 单侧的，单个的，或双侧 RAS 合并肾脏两极长度< 7cm
	• 单侧的，单个的，或双侧 RAS 合并慢性终末期肾脏病血液透析> 3 个月
	• 单侧的，单个的，或双侧肾动脉慢性完全闭塞

a. 明显的 RAS 指血管造影中度病变（50%～70%）且生理上证实为严重或狭窄程度> 70%

BP. 血压；eGFR. 估计肾小球滤过率（改编自 Parikh SA, Shishehbor MH, Gray BH, et al. SCAI expert consensus statement for renal artery stenting appropriate use. *Catheter Cardiovasc Intervent*. 2014;84:1163–1171.）

和 ESRD 的随访数据也支持该观察（结果）[122]。多数并发症轻微，包括局部血肿和插入部位假性动脉瘤。有时出现严重的并发症，包括主动脉夹层[236]、支架迁移和血栓形成引起的血管闭塞[9]。合理正确使用支架可治疗局部肾血管夹层。与该手术直接相关的死亡率很低，为 0.5%～1.5%[237, 247]。

再狭窄仍是一个重要的临床局限。其发生率差异很大，为 13%～30%，通常在最初 6～12 个月内发生[226, 248, 249]。多个新近研究报道再狭窄率为 13%～16%，有时需再次手术[226]。

肾脏去神经化

人们长期以来认为交感神经途径激活是血压的主要调节途径。肾脏神经研究确定了肾脏与大脑间的传入和传出信号通路[250, 251]。这些通路涉及肾素释放、钠转运和周围交感神经活动等。对顽固性高血压的临床研究表明，使用射频或超声能量使双侧肾去神经后，全身血压下降[252, 253]。初步研究发现，36 个月后血压下降可超过 34/14mmHg[254]。以假手术为对照，范围扩大的随访研究发现，血压下降要小一些，即收缩压下降在 14mmHg 范围内，对照组为 11mmHg[255]。在非顽固性高血压受试者中进行的其他研究发现，与对照组相比，收缩压降低 6～8mmHg[253, 256]。这些变化的持续时间尚不明确，多数患者仍需抗高血压药物治疗。RVD 大鼠的实验性研究表明，去神经支配可降低血压和血管重塑。重要的是，为降低肾动脉损伤安全性的担忧，迄今血管内去神经的人体研究已将 RVD 排除在外。

（七）肾血管性高血压和缺血性肾病的外科治疗

肾血管疾病早期主要采用外科手术干预，无论是肾切除术或血管重建术，其目的均为“手术治愈”[6]。故有关分侧肾功能测量的原始数据旨在确定功能明显的病变，以指导患者是否选择手术。现在外科手术已不普遍使用，常常仅用于复杂血管重建和（或）失败的血管内手术。一般来说，动脉粥样硬化疾病老年与并发症患者倾向于血管内手术。

近几十年外科干预方法发生了较大变化。1982 年一篇综述强调了消融技术，包括部分肾切除术的作用[257]。控制血压困难使消融手术方法得到开展，但自引入有效药物治疗后该干预已不常用。对全梗死肾脏行肾切除术，可在较低手术风险下极大改善血压控制。对于一些不能进行血管重建的患者，腹腔镜手术的引入使肾切除术在技术上更为容易。这些研究提示了获得降压益处的多种方法，如下所述[183, 257]。

20 世纪 60—70 年代初，外科手术研究表明尽管尝试预选，但仅 30%～40% 患者的高血压被治愈[6, 258]。选择进行手术组的存活率优于药物治疗组，这可能与将术前风险较高的患者排除在外有关。20 世纪 60—70 年代 RVD 合作研究检查了肾血管性高血压的多种临床特点[33]。这些研究表明了外科手术的一些局限性和危害，即使在优秀的临床机构中死亡率也达到 6.8%。该研究患者的平均年龄为 50.5 岁。手术死亡率的定义包括手术后 375 天内的事件，可能高估了其危害，如仅考虑第 1 周内死亡，则围术期近期死亡率为 1.7%。

随后用于患者筛选的包括筛查冠状动脉和颈动脉疾病、肾动脉搭桥术和动脉内膜切除术，以及主动脉和肾动脉联合修复的改良技术发展改变了血管外科手术的临床实践[6, 259]。框 47-5 列出了为肾动脉重建开发的一些项目。多数方法聚焦于重建血流供应以保护肾单位。经主动脉内膜切除术可有效恢复双肾循环，其需要主动脉交叉钳夹，且可作为主

框 47-5　肾动脉重建和（或）逆转肾血管性高血压的手术方法

消融手术：去除“加压”肾
- 肾切除术：直接或腹腔镜
- 部分肾切除术

肾动脉重建（需要主动脉入路）
- 肾动脉内膜切除术
- 经皮动脉内膜切除术
- 切除和再吻合：适用于局灶性病变
- 主动脉－肾动脉旁路移植术

解剖外手术（可能避免对主动脉的直接操作）——需要腹腔起源处无狭窄且有足够的代偿循环
- 脾肾旁路移植术
- 肝肾旁路移植术
- 胃十二指肠、肠系膜上、髂骨至肾旁路移植物
- 自体移植与离体重建

改编自 Bower TC, Oderich GS. *Surgical Revascularization*. London: Springer; 2014; and Libertino JA, Zinman L. Surgery for renovascular hypertension. In: Breslin DL, Swinton NW, Libertino JA, Zinman L, eds. *Renovascular hypertension*. Baltimore: Williams and Wilkins; 1982:166–212.

动脉置换联合手术的一部分。颈动脉和冠状动脉疾病的识别和治疗使得手术的发病率和死亡率降低。通过术前解决相关心血管风险，对无其他主要疾病的患者，早期手术死亡率可降至 2% 以下 [260]。

肾血供外科重建通常须进入主动脉，已设计多种替代外科手术，以避免对病变严重的主动脉操作或之前外科手术的入径困难。这些措施包括使用肝肾或脾肾导管对肾动脉进行解剖外修复，进而避免对病变严重的主动脉进行操作 [261]。图 47–26 是现代外科重建以保护肾脏功能的范例。肾外导管的成功取决于血液供应替代的完整。故在使用肝或脾动脉前，须对腹腔轴狭窄孔进行术前仔细评估。在短期和长期随访研究中，这些方法的效果均良好 [262]。对 10 年前接受治疗的 222 名患者进行分析表明，手术死亡率为 2.2%，再狭窄率较低（7.3%），长期生存良好 [262]。远期死亡率预测与年龄＞ 60 岁、冠心病和血管手术史有关。

外科血管重建的持久效果已被证实，5 年和 10 年后对各类型肾动脉搭桥术的随访研究表明，无论

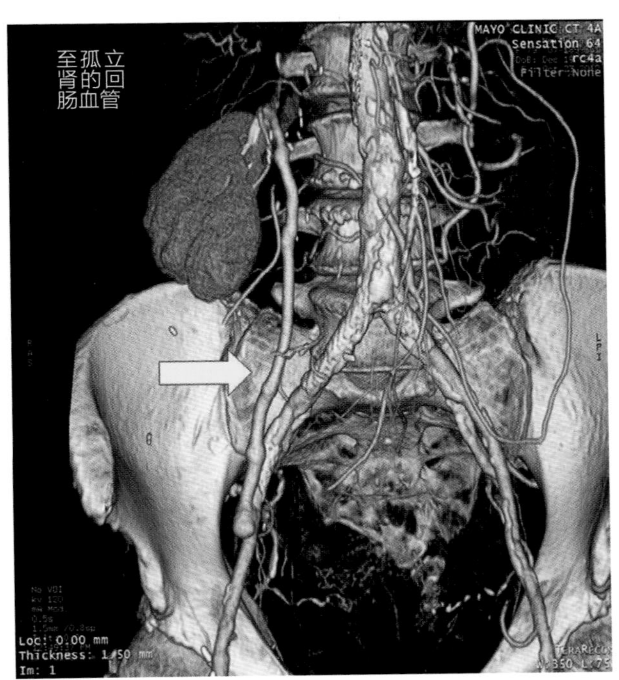

▲ **图 47–26　计算机断层扫描血管造影显示了对单功能肾进行主动脉和血管灌注的复杂外科修复**

从右髂总动脉到右肾动脉有一个血管移植物（箭）。尽管自从血管内技术引入以来，肾脏血管的外科手术重建不太常见，但它为复杂闭塞性疾病和经筛选患者血管内支架置入失败提供了必要的替代方法

是单独肾动脉术还是联合主动脉重建术，其长期通畅性均良好（＞ 90%）[263]。尽管研究中受试者年龄在逐渐增长，但其手术效果仍良好。所有研究中选择患者很重要，尽管建立了手术长期结局的数据，但对血管内支架手术的信息有限，而血管内支架术更易发生再狭窄和技术失败。一些研究比较了血管内介入治疗（不带支架 PTRA）和手术修复，1 项对非开口处单侧动脉粥样硬化的研究（患者随机分配至手术或 PTRA）显示，在一些情况下手术成功率更高，且 PTRA 在一些病例中需再次手术，PTRA 的 2 年通畅率为 90%，而手术为 97% [264]。血管内支架与开放式肾血管重建术前瞻性比较表明，开放式手术修复术后 4 年的通畅性更好，但两种手术的总体结果无明显差异 [265]。

在许多机构中，肾动脉外科手术重建现最常作为主动脉手术的一部分开展 [266]，肾功能受损（肌酐＞ 2.0mg/dl）患者中 75% 同时接受了主动脉和肾脏手术 [233]。研究表明，将肾脏血管重建与主动脉修复结合不增加主动脉手术的风险。与血管内技术一样，肾功能变化包括 22%～26% 的患者改善，46%～52% 无变化（有学者认为稳定），而 18%～22% 发生进行性恶化（图 47–27）。术中使用彩色血流多普勒超声检查可立即纠正次优结果，改善长期通畅性 [267]。表 47–8 总结了几个手术的研究结果。尽管手术结果良好，但肾动脉血管重建的开放手术数量仍在减少。对全国住院患者样本的回顾表明，总体上死亡率较高（约 10%），这导致学者们支持低风险的血管内方法，或转诊至大批量手术中心 [268]。对使用当前技术经验丰富的中心，良好的风险候选者手术风险低于 4% [269, 270]。较高风险的危险因素包括高龄、肌酐水平升高（＞ 2.7～3.0mg/dl）和相关的主动脉或其他血管疾病。

对双侧肾动脉病变或整个肾脏血管闭塞患者的研究表明，一些情况下血流的恢复可保持肾功能 [271]。肾造影表明有血液供应保留的证据（有时为囊性血管），通常进行血流恢复。有时血管重建可导致肾功能恢复并无须透析。

九、肾血管重建可能获益的预测指标

鉴别出肾脏血管重建后血压和（或）肾功能可能改善的患者仍较困难。如前所述，肾素释放功

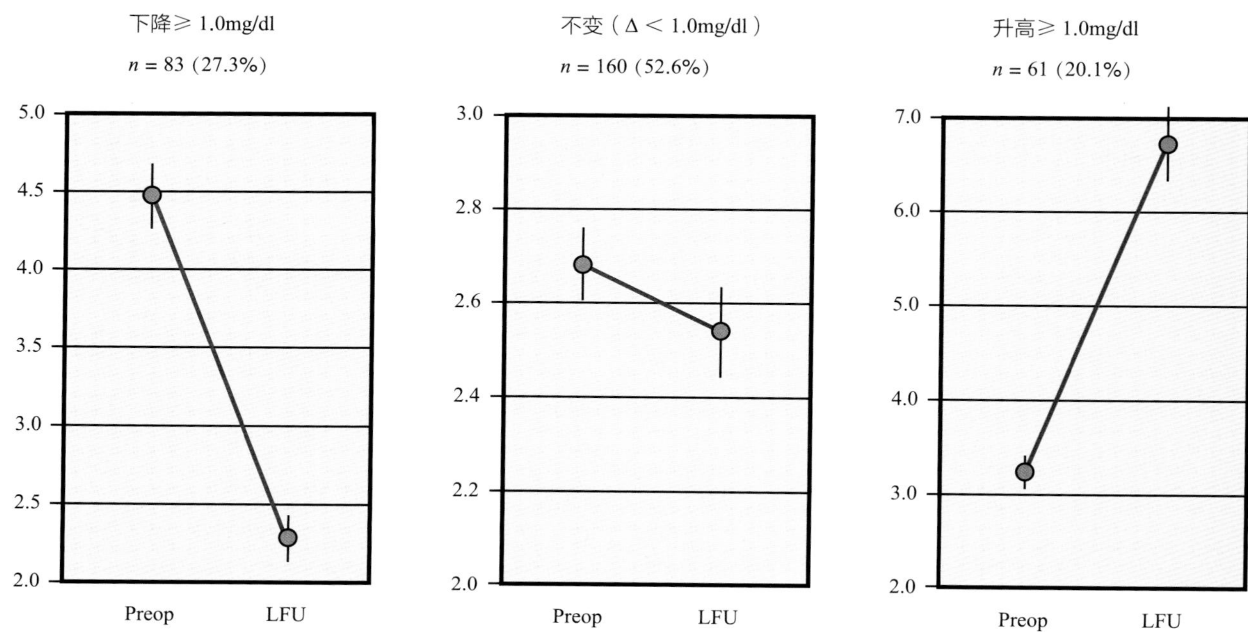

▲ 图 47-27 **304 例动脉粥样硬化性肾动脉狭窄的氮质血症患者（肌酐> 2.0mg/dl），肾脏血管重建手术后的肾功能结果**

基本上与大多报道系列一致，在超过 36 个月的随访期内，平均血清肌酐水平无变化。如此处所示，小组平均值掩盖了临床结果的主要差异。一些患者具有重大的临床获益（定义为血清肌酐下降> 1.0mg/dl；左图）。最大的一组变化较小（< 1.0mg/dl），可能被认为是肾功能"稳定"。这些患者的获益程度取决于干预前肾功能是否已经恶化。右图所示小组的数据强调未能观察到持续的整体功能改善，因为 18%～22% 的患者肾功能恶化。尽管动脉粥样硬化是部分原因，但尚不清楚该恶化的确切原因。提供这些手术时必须考虑血管重建的潜在危险。Preop. 手术前；LFU. 最新随访；RAS. 肾素 – 血管紧张素系统（改编自 Textor SC, Wilcox CS: Renal artery stenosis: a common, treatable cause of renal failure? *Annu Rev Med.* 2001;52:421–442.）

表 47-8　2000—2005 年外科肾动脉血管重建精选系列

来源	患者数量	患者数量（%）		肾功能反应（%）		高血压反应（%）		围术期结果（%）	
		双侧修复	手术前 RI	改善	无变化	治愈	改善或稳定	死亡	发病率
Hansen	232	64	100	58	35	11	76	7.3	30
Patya[a]	414	NR	4	26	68	NR		5.5	11.4
Cherr	500	59	49	43	47	73	12	4.6	16
Marone	96	27	100	42	41	NR		4.1	NR
Mozes	198	65	57	28	67	2	59	2.5	19

a. 因高血压或挽救肾脏而手术的患者。26% 改善，68% 保持稳定，而 6% 恶化。特发性肾功能下降发生率为 3%

NR. 无反应；RI. 阻力指数

改编自 Bower TC, Oderich GS. *Surgical revascularization*. London: Springer; 2014.

能检查，如肾静脉肾素水平测量，未很好地普遍开展。结果阳性时，这些研究在许多情况下有预测价值，如受益的可能性随偏侧化明显提高；但阴性预测值相对较差，即当结果为阴性时，血管修复结果仍可能是获益。临床上，高血压近期进展、肾功能恶化和（或）肺水肿仍是血压干预后改善最一致的预测指标。

> 临床意义：预示因素
> 进展性高血压、肾功能恶化和（或）肺水肿是血管重建后血压改善最一致的预测指标。

预测肾功能结局良好也较困难，手术和血管内手术最不可能使晚期肾功能不全患者受益，这些患者往往血清肌酐水平＞ 3.0mg/dl。尽管如此，偶有近期进展为晚期肾功能不全的患者 GFR 恢复，并在多年中持续改善（图 47–27）。长度＜ 8cm 的肾脏恢复功能的可能性较小，特别是放射性核素肾图显示肾功能很低时[272]。多普勒超声测量的 5950 例患者肾阻力指数的研究表明，低阻力是 GFR 和血压改善的有利标志，而阻力指数升高是不良结果的独立标志[159]（图 47–20）。这些关联尚不绝对，最近的研究发现，已确定一些不良预测因素的患者预后仍良好[247]。如前所述，尿白蛋白 / 肌酐比值低患者的预后明显优于比值较高患者[3, 122]。一些学者建议，罂粟碱扩张后，经病变血流和梯度测得的血流储备分数异常可预测血管重建的获益[189, 273]，最近肾功能或高血压恶化预示血管重建获益的可能性更大。

肾血管疾病的未来研究

如何最好地识别和恢复狭窄后肾脏滤过仍是具有挑战性的研究领域。肾静脉细胞因子检测发现，即使在氧合相对保留的情况下，狭窄后肾脏促炎信号仍明显增加[241]。人肾脏暂时动脉闭塞研究表明，线粒体肿胀和破坏进展快速[274]。这些研究提示，慢性肾血流减少时，氧化应激增加和线粒体功能异常[275, 276]。稳定心磷脂和抑制线粒体转换孔开放注射剂用于保护线粒体结构和功能，可有助于肾脏血管重建后微血管恢复和肾脏再生[51]。人受试者的初步研究也支持该类方法[277]。

一些研究强调动脉粥样硬化肾脏的炎症信号，以及肾血管和组织中 T 细胞和巨噬细胞活化[32]。注射内皮祖细胞[56]和间充质干细胞[278]的实验模型对血管重建的反应为微血管再生改善。自体间充质干细胞输送至肾动脉的人动脉粥样硬化 RAS 初步研究已表明，皮层血流量和组织氧合在 3 个月内增加[279]。对这些通路的作用及相互影响的认识为闭塞性 RVD 患者提供了靶向治疗的可能，部分在图 47–28 中显示。

十、总结

RVD 很常见，尤其在有其他动脉粥样硬化的老年患者中，其可能有多种临床表现，包括无症状偶然发现到急进性高血压和进行性肾衰竭。随着影像技术改善和患者年龄增加，严重肾动脉疾病的发现更为频繁。临床医生须评估患者肾动脉狭窄的影响，以及肾脏血管重建的潜在风险与获益。在控制血压方面，许多纤维肌性发育异常和其他疾病患者可从恢复肾动脉通畅中受益。图 47–29 提供了指导动脉粥样硬化 RAS 患者治疗与重新评估的策略。其应用很大程度上依赖于考虑随时间变化的并发症风险，以及血压控制和肾功能的评估。心血管风险和高血压管理是药物治疗的主要目标。

对多数患者，肾脏血管重建的目标是随时间延长，降低血压药物需求并稳定肾功能。双侧或单功能肾脏狭窄患者，肾脏血管重建后出现循环充血（一过性肺水肿等情况）和进行性肾衰竭风险较低。须认识到病变主动脉手术或血管内操作的内在风险。包括与手术相关的动脉粥样硬化栓塞并发症和潜在肾功能恶化（先前已有肾功能不全患者估计为 20%）。因此，进行手术的决定应包括对潜在收益和承担风险的综合考量。许多情况下，血压改善和肾功能恢复证明成本和危害合理。无论是否进行血管重建，长期随访血压和肾功能均十分重要，特别是对可能的疾病进展、再狭窄和（或）疾病复发，药物管理和血管重建的最佳选择与时机很大程度上也取决于患者的并发症。

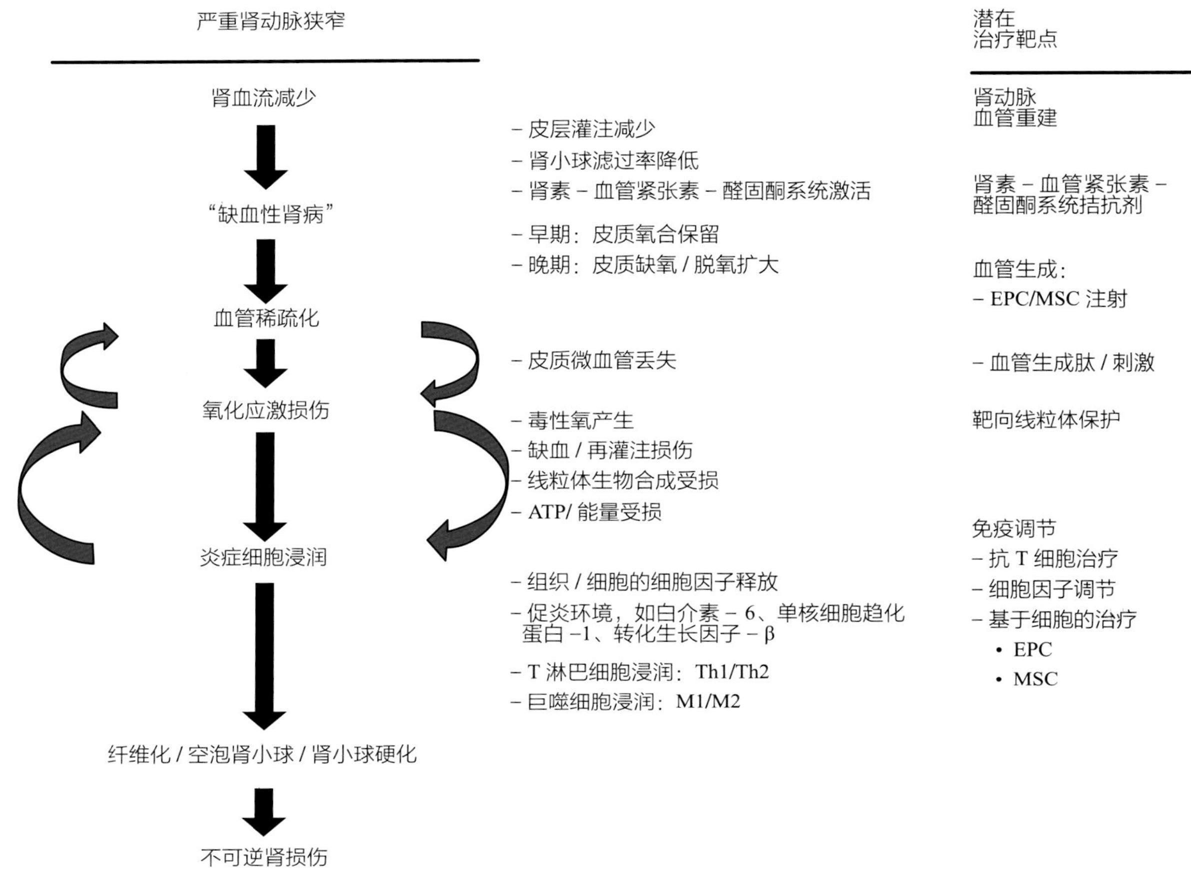

▲ 图 47–28 **肾血管疾病的损伤通路和靶点**

该工作图重点介绍了新近实验研究，这些研究描绘了狭窄后肾脏的氧化应激损伤的具体通路和炎症损伤通路。右图显示，除外单纯恢复血流，还确定了可以减轻这些损伤通路的具体治疗靶点。这些通路中的许多靶点可能在多种形式的肾脏损伤中重叠。EPC. 内皮祖细胞；MSC. 间充质干细胞（引自 Textor SC, Lerman LO. Paradigm shifts in atherosclerotic renovascular disease: where are we now? J Am Soc Nephrol. 2015;26:2074–2080.）

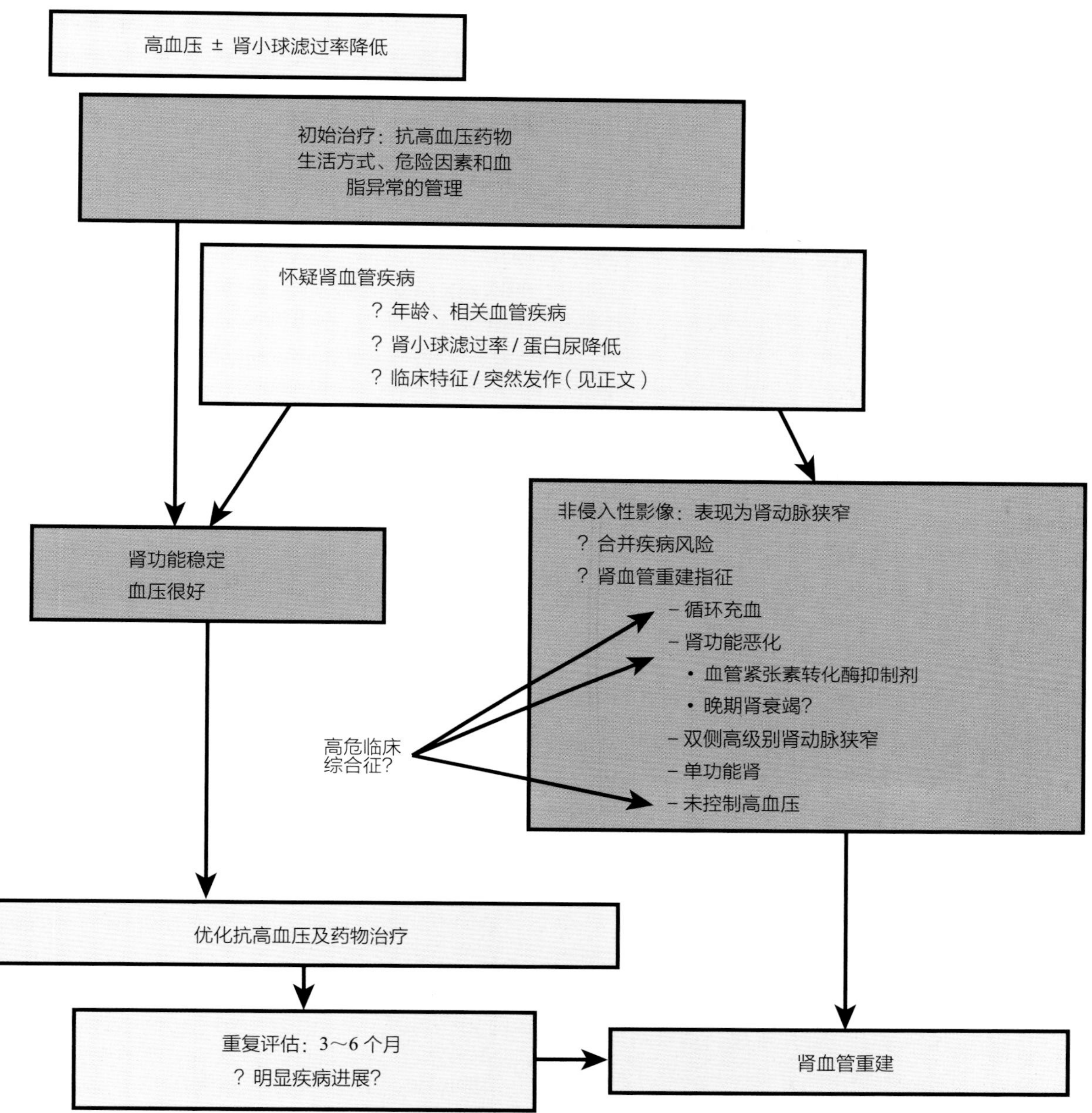

▲ 图 47-29　**肾血管性高血压和（或）缺血性肾病患者的管理方案**

优化抗高血压治疗和对并发症（包括血脂异常和吸烟）的药物治疗对降低动脉粥样硬化性疾病的心血管发病率和死亡率至关重要。肾血管重建的手术时机取决于临床表现（参见文本）及血压和肾功能是否保持稳定。ACE. 血管紧张素转化酶；GFR. 肾小球滤过率；PTRA. 经皮肾血管成形术；RAS. 肾动脉狭窄

第48章 妊娠与肾脏病

Pregnancy and Kidney Disease

Sharon E. Maynard　S. Ananth Karumanchi　Ravi I. Thadhani　著
王婉宁　译
许钟镐　校

要　点

- 先兆子痫目前被认为是脑卒中、终末期肾脏病和心血管死亡等慢性心血管疾病的重要危险因素。既往有先兆子痫病史的女性应筛查并治疗，减少其可控的危险因素。这些危险因素包括糖尿病、高血压、吸烟和肥胖症。
- （2013版）美国妇产科医师学会制订的先兆子痫诊断标准为高血压伴蛋白尿或高血压伴重度先兆子痫的其他特征（表48-3）。
- 终末期肾脏病的女性患者经过强化血液透析（≥36h/周）可以改善其生育率和妊娠结局。
- 移植受者妊娠期可安全使用的药物包括钙调神经磷酸酶抑制剂（他克莫司和环孢素）、硫唑嘌呤和泼尼松。雷帕霉素和霉酚酸有致畸作用，妊娠期禁用。

一、概述

妊娠可引起机体的多种生理变化，其中最重要的变化是胎盘形成和胎儿生长。妊娠期的高血压和肾脏疾病给临床带来了一系列挑战。本章将详细讨论一种妊娠期特定的临床综合征——先兆子痫。先兆子痫目前仍是人类最复杂的疾病之一，该病每年将夺去成千上万的孕产妇和新生儿的生命。此外，本章还将探讨妊娠期急性肾衰竭的治疗，回顾妊娠期慢性高血压、慢性肾脏病、肾小球疾病及肾移植的流行病学和治疗的最新进展。本章的目的是让读者深入了解有关先兆子痫发病机制的最新观点，并且从肾病科医生的角度为妊娠期的管理提供依据。

二、妊娠期的生理变化

（一）正常妊娠期血流动力学和心血管系统的变化

正常妊娠期机体出现的变化不只是胎儿和胎盘复杂的血管系统和血流动力学的特征性变化（表48-1）。妊娠早期，体循环血管阻力（SVR）下降，动脉顺应性增加[1]。这些变化出现在孕6周即子宫胎盘循环形成之前[2]。体循环血管阻力下降直接引起若干心血管变化，平均动脉压（BP）下降10mmHg，孕18—24周时降至最低点（图48-1）。交感神经活动增加，表现为心率增加15%～20%[3]。心率增加的同时后负荷降低，导致孕早期的心排血量大幅增加。心排血量在孕晚期达到高峰，比妊娠前增加50%（图48-2）。

妊娠期肾素－血管紧张素－醛固酮系统被激活[4]，导致肾脏内钠水潴留。尽管肾间质体积增加，但由于肾间质顺应性增加，肾间质压仍保持低水平。这有利于通过减弱压力－尿钠反应引起容量增加[5]。体内总水分增加6～8L，血浆容量和间质容量均增加。因此，大多数女性会在妊娠期间出现显性水肿。此外，机体还潴留了大约950mmol的钠，

表 48-1　妊娠期的生理变化

生理指标	妊娠期变化
血流动力学参数	
血浆容量	较基线高 30%～50%
血压	较孕前降低约 10mmHg，孕中期降到最低点；截至足月时逐渐恢复至妊娠前水平
心排血量	增加 30%～50%
心率	增加 15～20 次 / 分
肾血流	较基线增加 80%
肾小球滤过率	150～200ml/min（较基线增加 40%～50%）
血清生化和血液学变化	
血红蛋白	因血浆容量增加大于红细胞的增加，血红蛋白平均降低 2g/L（从 13g/L 降低到 11g/L）
肌酐	降低至 0.4～0.5mg/dl
尿酸	第 22—24 周时为最低水平（2.0～3.0mg/dl），随后逐渐升高，到足月达到孕前水平
pH	轻度升高至 7.44
二氧化碳分压（pCO_2）	降低约 10mmHg，平均为 27～32mmHg
钙	骨化三醇的增加促使了肠道中钙的重吸收增加，同时尿钙的排泄增加
钠	较孕前降低 4～5mmol/L
渗透压	降低至新的渗透压调定点，约 270mOsm/kg

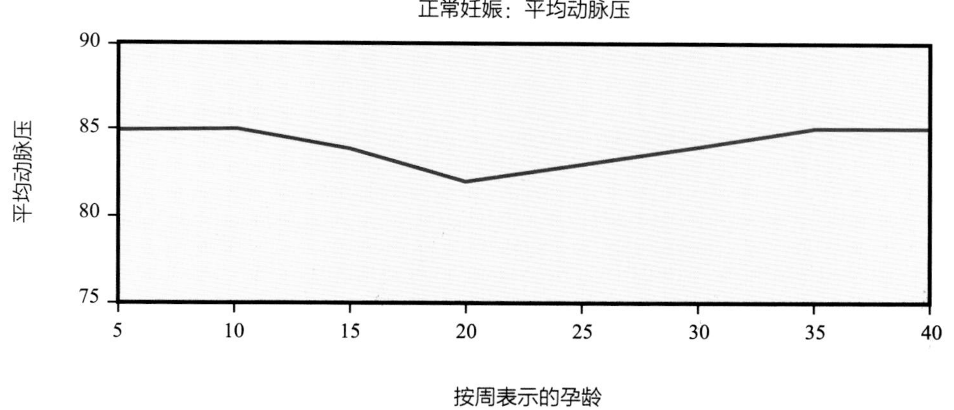

▲ 图 48-1　**正常妊娠期平均动脉压的变化**

大型代表性队列研究中纵向随访妊娠女性的平均动脉压（MAP）与孕周龄之间的关系（引自 Thadhani R, Ecker JL, Kettyle E, et al. Pulse pressure and risk of preeclampsia: a prospective study. *Obstet Gynecol.* 2001;97:515–520.）

分布在母体细胞间隙和胎儿体内[6]。血浆容量增加与红细胞数量增加不成比例，导致轻度生理性贫血[7]。孕早期的后半程，血浆容量增多，随后心房钠尿肽分泌增加[2]。

（二）妊娠期肾脏的适应性改变

妊娠期，肾脏长度增加 1～1.5cm，肾脏体积增加最多可达 30%[8]。约 50% 的妊娠女性出现集合系统生理性扩张，往往右侧比左侧更常见[9]（图

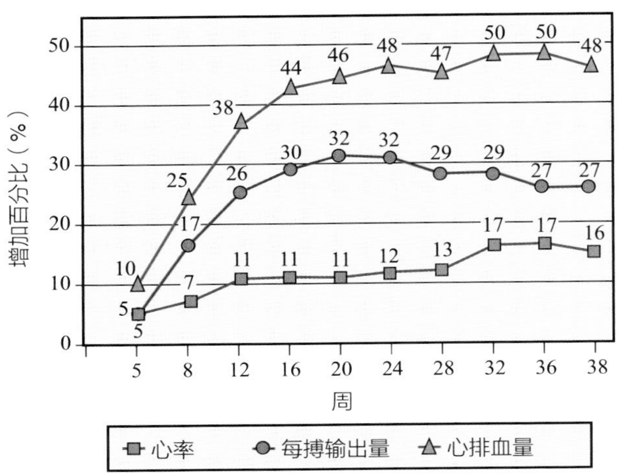

▲ 图 48-2　妊娠期血流动力学的变化

图中显示整个妊娠期心率、每搏输出量和心排血量与妊娠前相比的百分比变化（引自 Robson SC, Hunter S, Boys RJ, et al. Serial study of factors influencing changes in cardiac output during human pregnancy. *Am J Physiol.* 1989;256:H1060–H1065.）

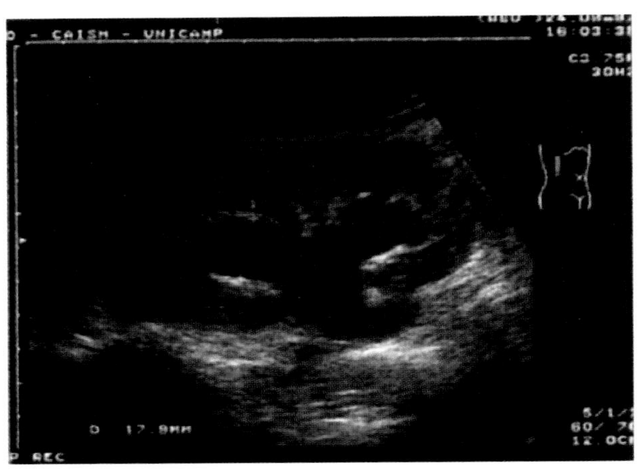

▲ 图 48-3　生理性肾积水

妊娠 37 周右肾肾超声显示妊娠期 3 级（＞ 15mm）生理性肾积水（引自 Faúndes A, Brícola-Filho M, Pinto e Silva JL. Dilatation of the urinary tract during pregnancy: proposal of a curve of maximal caliceal diameter by gestational age. *Am J ObstetGynecol*, 1998; 178: 1082–1086.）

48-3）。这些变化可能是由于输尿管被机械性地压迫在妊娠子宫与髂耻联合之间[10]，以及雌激素、孕激素和前列腺素对输尿管结构和蠕动的影响。妊娠期肾积水通常是无症状性的，也可出现腹痛，少数情况下还可出现梗阻表现（见"梗阻性肾病和肾结石"章节）。

肾小球滤过率（GFR）在妊娠数周内增加约 40%，并保持这个水平直到分娩。妊娠早期 GFR 增加的主要原因是肾血流量增加（图 48-4）。妊娠后期肾血流量恢复至孕前水平，但 GFR 仍保持高水平，这是由于滤过分数增加[11]。在这个时期，尽管肾血流量较前下降，但由于毛细血管胶体渗透压降低和 K_f（滤过系数和有效滤过面积的乘积）增加，使 GFR 保持在较高水平[12]。

GFR 的增加使血肌酐、尿素和尿酸的水平生理性降低。妊娠期，正常女性的肌酐清除率升高至 150～200ml/min，平均血肌酐从 0.8mg/dl 下降至 0.5～0.6mg/dl。因此，血肌酐为 1.0mg/dl 在非妊娠状态下为正常，但在妊娠女性中却代表存在肾功能损伤。同样，尿素（按血尿素氮检测）从非妊娠状态时的平均 13mg/dl 降低至 8～10mg/dl。

妊娠期正常女性尿蛋白排泄量从非妊娠期约 100mg/d 增加至妊娠后期的 180～200mg/d，有时在分娩之前达到 300mg/d。多胎妊娠女性中生理性

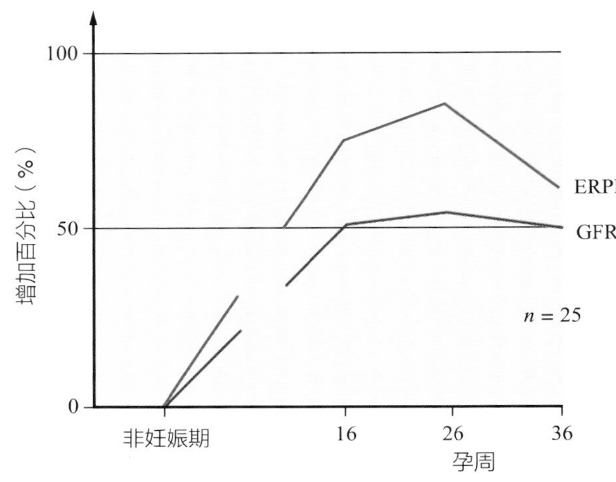

▲ 图 48-4　妊娠对肾小球滤过率（GFR）和肾脏有效血浆流量（ERPF）的影响

肾脏有效血浆流量与 GFR 不成比例地增加，导致滤过分数降低。GFR 和 ERPF 均在妊娠中期达峰值，分别较孕前升高约 50% 和 80%，随后略下降直到妊娠结束（引自 Davison JM. Overview: kidney function in pregnant women. *Am J Kidney Dis.*1987;9:248.）

尿蛋白水平更高，近半数女性尿蛋白排泄量大于 300mg/d[13]。这种情况下用试纸法检测尿蛋白的结果可能为阳性，特别是浓缩的尿液样本。妊娠期尿蛋白增加是由于 GFR 升高、肾小球基底膜的通透性增加及肾小管对滤过蛋白的重吸收减少[12]。同样，已有蛋白尿的肾病患者其蛋白尿在孕中期和孕晚期

可能加重，并且比 GFR 升高预期导致的蛋白尿更严重[14]（见“妊娠期慢性肾脏病”一节）。

妊娠早期，血尿酸因 GFR 升高而降低，孕 22—24 周时达到最低，为 2.0～3.0mg/dl[15]。此后，尿酸水平开始恢复，到足月时回到非妊娠期水平。妊娠晚期尿酸水平增加是由于肾小管对尿酸盐的重吸收增加。

妊娠期肾小管功能会发生多种变化。由于 GFR 大幅增加，为维持球－管平衡肾小管需要相应的增加溶质重吸收以避免溶质过度流失。肾脏很好地保持着这种平衡，同时也保持着钠的平衡状态正常：当外源性溶质负荷增加时肾脏能排出多余的溶质，而当摄取受限时也能发挥保钠功能[16]。

肾脏保持水负荷的排出能力正常，但渗透压调定点较低。机制上，调节抗利尿激素释放和口渴的渗透压阈值降低似乎是由人绒毛膜促性腺激素（hCG）[17]和松弛素介导[18]。渗透压调定点阈值降低可引起轻度低钠血症，血清钠水平通常比孕前降低 4～5mmol/L。动物研究表明，这可能与集合管的水通道蛋白 -2 表达增加有关[19]。

正常妊娠期在没有高血糖或肾病的情况下可出现轻度糖尿和氨基酸尿。我们认为糖尿和氨基酸尿的出现是由于葡萄糖和氨基酸的滤过负荷增加和肾小管重吸收减少造成的。

（三）妊娠期呼吸性碱中毒

每分通气量在孕早期开始增加并持续升高至足月。孕酮通过直接刺激呼吸中枢并增加呼吸中枢对二氧化碳（CO_2）的敏感性来介导这一反应[20]，这导致了轻度呼吸性碱中毒[二氧化碳分压（pCO_2）降低至 27～32mmHg]和肾脏碳酸氢盐排泄代偿性增加。每分通气量的大幅增加使得在妊娠期耗氧量增加 20%～30% 的情况下仍保持氧分压（pO_2）在正常的高水平状态。

（四）妊娠期尿崩症

正常妊娠期循环的血管升压素酶增多，但原因不明。血管升压素酶是一种水解精氨酸升压素的酶。近期，介导胎盘血管升压素酶活性的基因被发现，该基因编码的是一种新型胎盘亮氨酸氨肽酶[21]。血管升压素酶水平明显升高，导致循环血液中抗利尿激素（精氨酸升压素）消失，引起尿崩症，患者出现多尿及烦渴症状。这一短暂的尿崩症在孕中期出现，分娩后消失[22]。认识此病十分重要，因为受累的女性有出现高钠血症的危险，特别是对在全身麻醉和（或）限水情况下分娩的女性。可使用脱氨基 8-D- 精氨酸血管升压素来控制多尿，这种血管升压素不会被血管升压素酶分解[23]。

（五）妊娠期血管扩张机制

妊娠引起血管张力广泛下降的机制尚不完全清楚。妊娠子宫循环阻力减低仅是体循环血管阻力（SVR）降低的部分原因。在子宫循环系统建立并成形之前，已观察到血压和 SVR 下降。多项研究表明妊娠期血管对血管紧张素 2（AT_2）、去甲肾上腺素和血管升压素等血管压力激素反应低下[24]（图 48-5）。血管受体表达的改变导致了妊娠期血管松弛。例如，动物研究显示，妊娠期 AT_2 受体上调，使血管在受到 AT_2 刺激时扩张而不是收缩，从而导致妊娠期血压下降[25, 26]。多种激素和信号途径，包括雌激素、孕酮、松弛素和前列腺素，也参与了全身血管扩张反应。

妊娠期的外周血管扩张与败血症、肝硬化和高输出量充血性心力衰竭等其他可引起血管扩张的疾病本质上不同，后者均为肾血管阻力增加而妊娠期是肾血管阻力降低。这表明妊娠期特有的肾脏血管扩张效应大于肾素－血管紧张素－醛固酮激活等引起的血管收缩效应。近期，多数来自妊娠大鼠的研究表明松弛素是全身的血管扩张反应的核心因素，尤其是在肾小球滤过和肾血流的增加方面[27]。20 世纪 20 年代首次从妊娠期血清中分离出的松弛素是一种 6kDa 大小的肽激素，具有松弛骨盆韧带的作用[28]。松弛素主要由黄体释放，妊娠早期在 hCG 作用下升高。在接受松弛素中和性抗体或缺乏功能性黄体的妊娠大鼠中，妊娠期肾脏高滤过和血管扩张完全消失，表明松弛素在妊娠期肾脏循环变化方面发挥关键作用[29]。松弛素通过上调肾脏循环中内皮素和一氧化氮的生成来发挥作用，使肾脏血管普遍扩张，入球和出球小动脉阻力下降，继而使肾血流量和 GFR 增加[27]。

胎儿－胎盘的低阻力、高循环是引起孕中期和孕晚期低体循环血管阻力的参与因素。胎盘发育期间，高血管阻力的子宫动脉变为大直径的容量血管

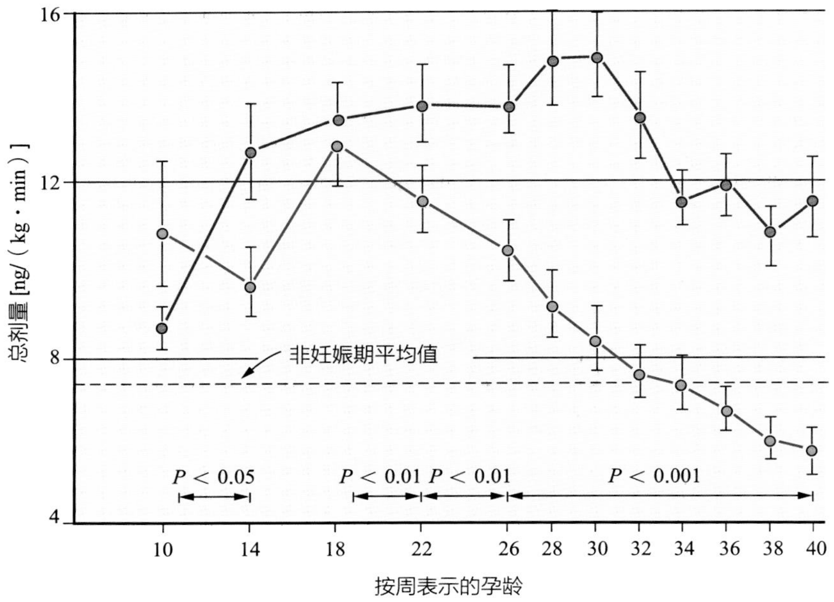

◀ 图 48-5 **妊娠对血管紧张素Ⅱ的升压作用敏感性的影响**

纵坐标表示将舒张压升高 20mmHg 所需要的血管紧张素Ⅱ剂量。正常妊娠时（红圈；$N = 120$）需要的剂量高于非妊娠女性（虚线）。最终出现先兆子痫的女性（蓝圈；$N = 72$）从孕中期的中间时间段开始对血管紧张素Ⅱ的抵抗性消失（引自 Gant NF, Daley GL, Chand S, et al. A study of angiotensin II pressor response throughout primigravid pregnancy. *J Clin Invest.* 1973;52:2682–2689, by copyright permission of the American Society for Clinical Investigation.）

（图 48-6）。这种变化似乎是由胎儿来源的滋养细胞侵入母体螺旋动脉引起的。这些胎儿来源的滋养细胞在替换母体螺旋动脉的内皮时由上皮表型转化为内皮表型 [30]。这个过程被称为“假血管生成”，其调节机制目前仍在研究之中。发育过程中胎盘内的血管内皮生长因子（VEGF）和血管生成素等血管生成因子的表达有复杂的时空顺序，并且可能参与胎盘血管的发育 [31-33]。

妊娠期皮肤毛细血管密度增加 [34] 表明血管生成因子可能不仅作用于胎盘局部，还作用于全身。这些血管生成因子的调节障碍可能会导致胎盘血管发育障碍，如先兆子痫。在下一节“先兆子痫”中将详细地讨论。

三、先兆子痫和 HELLP 综合征

先兆子痫是特发于妊娠的全身综合征，表现为孕 20 周后新发的高血压和蛋白尿。先兆子痫的全球发病率大约为 5% [35]。尽管先兆子痫的病理生理研究有了诸多进展，分娩仍是唯一有效的治疗方法。因此，在发达国家中，先兆子痫仍然是早产及后续新生儿致病和致死的首要原因。先兆子痫引起的孕产妇死亡是可以通过适当的产前和围产期护理避免的，目前在发达国家中先兆子痫致死的情况已不常见 [36]。全球范围内，在无法立即进行紧急、安全分娩的地方，每年仍持续有六万名以上孕产妇因先兆子痫死亡 [37]。

（一）流行病学和危险因素

先兆子痫的发病率因人群而异。大多数先兆子痫见于健康的初产妇，据报道先兆子痫在健康的初产妇人群的发病率高达 7.5% [38]。尽管先兆子痫多见于初产妇，但与新配偶怀孕的经产妇其先兆子痫风险有所增加，并与初产妇的风险相似 [39]。这可能是由于多次妊娠之间的时间间隔增加而不是由更换配偶引起 [40]。

尽管大多数先兆子痫病例没有家族史，但如果女性的一级亲属发生过先兆子痫，该女性出现重度子痫的风险增加 2～4 倍 [41]，这表明该疾病有遗传因素参与。几个大规模全基因组扫描研究试图寻找基因与先兆子痫的联系，但结果不太一致且令人失望，在孤立的芬兰人（2p25、9p13）[42] 和冰岛人（2p12）[43] 中 LOD 评分显著。与这些位点相符的具体突变基因仍难以确定。

几种疾病与先兆子痫风险增加有关，包括慢性高血压、糖尿病、肾病、肥胖症、抗磷脂抗体综合征 [44]（表 48-2）。既往妊娠中发生先兆子痫的女性在今后妊娠中再次发生先兆子痫的风险增高。出现早产的先兆子痫的女性复发率最高 [45]。

低出生体重的女性成年后出现先兆子痫和妊娠期高血压等妊娠并发症的风险增加 [46]。多胎妊娠和葡萄胎等引起胎盘质量增加的情况也与先兆子痫风

正常

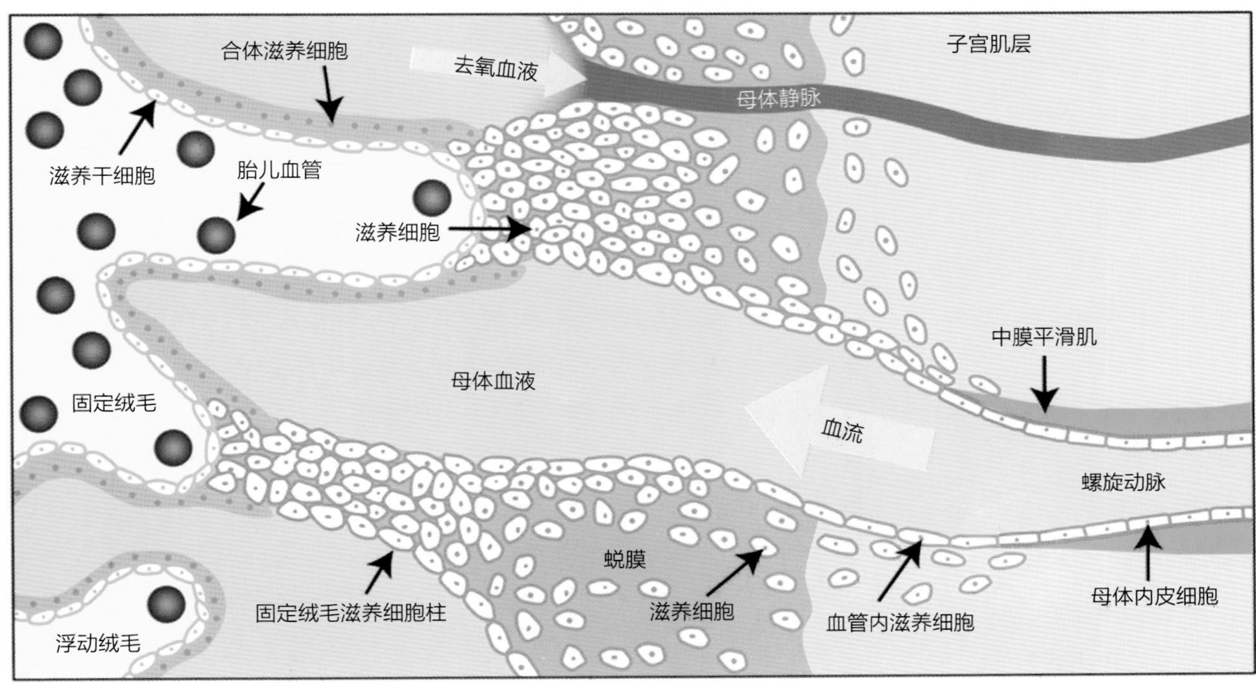

先兆子痫

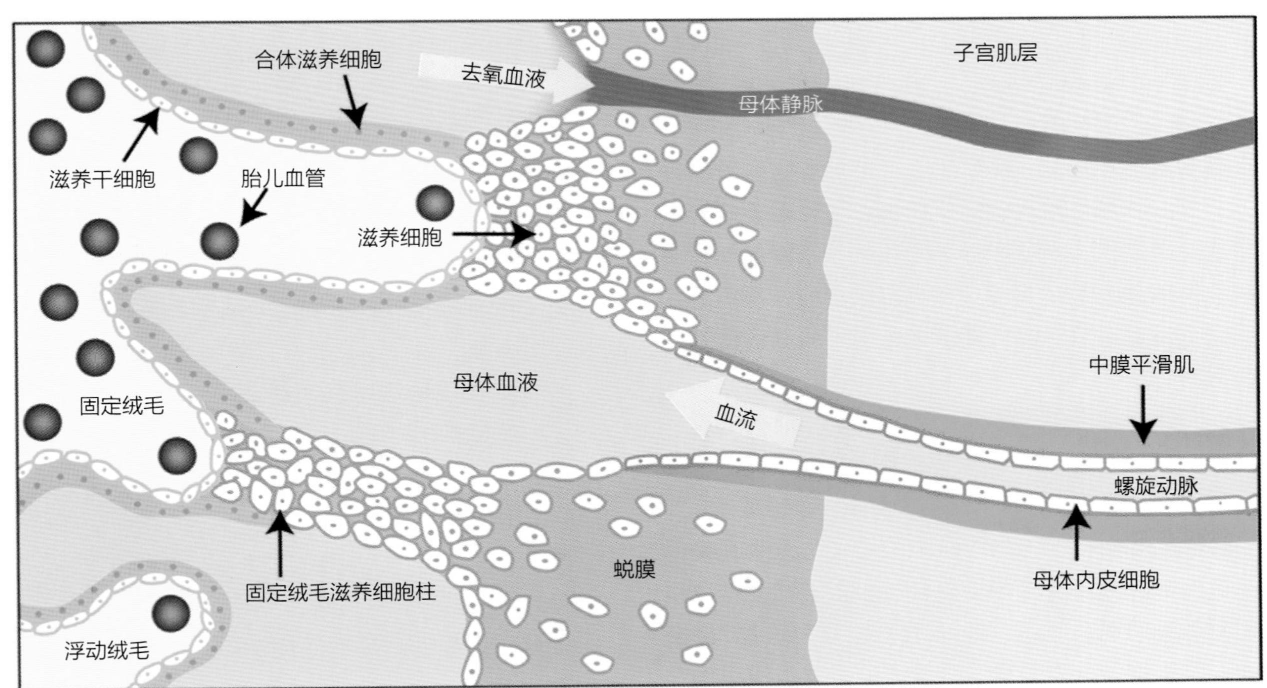

▲ 图 48-6　**正常妊娠和先兆子痫妊娠时的胎盘**

正常胎盘发育过程中（上图），胎儿来源的侵袭性滋养细胞侵入母体螺旋动脉，使其从小直径的阻力血管转变为有能力提供足以维持胎儿生长所需的胎盘灌注的大直径容量血管。血管入侵过程中，滋养细胞从上皮表型分化为内皮表型，这个过程称之为"假血管形成"或"血管拟态"。先兆子痫时（下图），滋养细胞无法转变为侵袭性内皮表型。螺旋动脉被侵入的程度浅，仍然是小直径阻力血管（引自 Lam C, Kim KH, Karumanchi SA. Circulating angiogenic factors in the pathogenesis and prediction of preeclampsia. *Hypertension* 2005; 46:1077–1085.）

表 48-2　先兆子痫的危险因素

危险因素	汇总的相对危险（95% CI）
抗磷脂抗体综合征	2.8（1.8～4.3）[44]
慢性肾脏病	1.8（1.5～2.1）[44]
既往先兆子痫史	8.4（7.1～9.9）[44]
初产妇	2.1（1.9～2.4）[44]
慢性高血压	5.1（4.0～6.5）[44]
妊娠期糖尿病	3.7（3.1～4.3）[44]
多胎妊娠	2.9（2.6～3.1）[44]
心血管疾病家族史（两名或以上一级亲属有心脏疾病 / 脑卒中）	3.2（1.4～7.7）[474]
系统性红斑狼疮	2.5（1.0～6.3）[44]
肥胖症（妊娠期 BMI ＞ 30kg/m^2）	2.8（2.6～3.1）[44]
先兆子痫家族史	2.4（1.8～3.6）[41]
高龄孕产妇（＞ 40 岁）	1.5（1.2～2.0）[44]
妊娠期体重增加过多（＞ 15.88kg）	1.9（1.7～2.0）[273]
辅助生殖技术	1.8（1.6～2.1）[44]
既往急性肾损伤	5.9（3.6～9.7）[475]

BMI. 体重指数；CI. 置信区间

险增加有关。13- 三体综合征与先兆子痫高风险有关[47, 48]。辅助生殖技术的使用也成为先兆子痫的重要危险因素[49]，特别是体外受精等涉及卵母细胞捐赠的生殖方法[50]。尽管这些危险因素的参与机制并不完全清楚，但对深入理解先兆子痫的发病机制有所帮助。

公认的几个先兆子痫的危险因素目前仍具有争议性。某些研究表明青少年妊娠是危险因素[51, 52]，但这并未在 Meta 分析和系统综述中得到证实[53]。一些[54, 55]而不是所有[56, 57]研究显示先天性或获得性血栓形成倾向与先兆子痫有关。由于社会经济和文化因素的混杂作用，难以评估先兆子痫的发病率和严重程度的种族差异。尽管人群研究报道黑人女性的先兆子痫发生率更高[58, 59]，但该结果未在健康的初产女性中得到证实[60, 61]。这提示某些研究中观察到的先兆子痫发病率增加可能归因于非洲裔美国人中较高的慢性高血压发病率，而慢性高血压本身就是先兆子痫的高危因素[62]。发生先兆子痫的黑人女性其病死率也更高[63]，可能是由于病情更重或缺少产前护理。西班牙裔先兆子痫的发病率随妊娠期高血压风险降低而增加[64]（有关孕 20 周后新发生的不伴蛋白尿的高血压的讨论，见“慢性高血压和妊娠期高血压疾病”）。

不断有零星的研究支持感染增加先兆子痫风险。一项纳入 49 项研究的系统综述和 Meta 分析显示先兆子痫与尿路感染 [比值比（OR）1.57] 和牙周病 [比值比（OR）1.76] 有关，相关程度小但有统计学意义，而与人类免疫缺陷病毒（HIV）、巨细胞病毒、衣原体和疟疾在内的其他感染无关[65]。后续研究的结果支持先兆子痫与尿路感染[66]和牙周病[67]相关。推测其机制可能为母体炎症通过引起内皮应激来诱发先兆子痫。

（二）先兆子痫的诊断和临床特征

许多年来，先兆子痫的诊断需要满足孕 20 周以后同时有新发高血压和蛋白尿。2013 年，美国妇产科医师学会工作组发布了新版先兆子痫的诊断标准（表 48-3）。根据该标准，如果有重度先兆子痫的一个或多个特征，即便没有蛋白尿也可确诊先兆子痫[68]。该指南有助于区分先兆子痫与妊娠期其他高血压疾病，如慢性或妊娠期高血压疾病。但对于有慢性高血压和（或）潜在蛋白尿性肾病的女性，仅根据临床标准来诊断先兆子痫仍存在挑战。

1. 高血压

先兆子痫诊断中的高血压被定义为既往血压正常的女性孕 20 周后收缩压（SBP）≥ 140mmHg 或舒张压（DBP）≥ 90mmHg[68]。血压应至少间隔 4h 测量 2 次来确定。先兆子痫时高血压的严重程度不一，轻者使用降压药很容易控制，重者对多种降压药物耐药并出现头痛和视力改变。后一种情况通常预示子痫发作，并且是紧急分娩的适应证。下一节将讨论先兆子痫的治疗。

2. 蛋白尿

蛋白尿是先兆子痫的特征之一。先兆子痫的诊断中，蛋白尿被定义为 24h 收集的尿液中蛋白含量＞ 300mg 或尿蛋白 / 肌酐比（P：C）＞ 0.3mg/mg，或尿试纸法≥ 2+（当无法使用定量方法时）。但如果存在其他严重的先兆子痫的表现，即便没有蛋白尿也可确诊（表 48-3）。

常规产前护理包括每次访视时对随机尿进行尿蛋白试纸检测，目前已知该筛查法与 24h 尿蛋白检测相比有较高假阳性率和假阴性率[69]。但收集 24h 尿液来检测蛋白尿的方法对患者来讲较麻烦，经常因收集的尿量不足导致检测结果不准确[70]，并且由于收集过程较长，其得到结果至少比随机尿延迟 24h。非妊娠人群中尿蛋白 / 肌酐比成为蛋白尿定量

表 48-3　先兆子痫的诊断标准

先兆子痫的诊断标准	
高血压	既往血压正常的女性孕 20 周后，至少间隔 4h 测量 2 次，收缩压≥ 140mmHg 或舒张压≥ 90mmHg 或 收缩压≥ 160mmHg 或舒张压≥ 105mmHg 时，短期（几分钟）内可确认高血压以便及时使用降压治疗
且	
蛋白尿	≥ 300mg/24h（或定时收集后推断达到该含量） 或 尿蛋白 / 肌酐比值≥ 0.3mg/mg 或 尿试纸 2+（只在其他定量法不可用的情况下使用）
或没有蛋白尿的情况下，新出现以下任何情况的新发高血压：	
血小板减少症	血小板≤ 100 000/ml
肾功能不全	没有其他肾病的情况下血肌酐＞ 1.1mg/dl 或血肌酐增加 1 倍
肝功能损伤	血液中肝脏转氨酶升高至正常值的 2 倍
肺水肿	
脑部或视觉症状	
叠加先兆子痫的诊断标准	
高血压	既往血压控制良好的慢性高血压女性，其血压突然升高或需要增加降压药以控制血压
或	
蛋白尿	慢性高血压女性新发蛋白尿，或妊娠前或妊娠早期已知有蛋白尿的女性其蛋白尿突然增加

改编自 American College of Obstetricians and Gynecologists, Task Force on Hypertension in Pregnancy. Hypertension in pregnancy. Report of the American College of Obstetricians and Gynecologists’ Task Force on Hypertension in Pregnancy. *Obstet Gynecol*. 2013;122:1122–1131 and ACOG Practice Bulletin No 202: Gestational Hypertension and Preeclampsia. *Obstet Gynecol*. 2019;133(1):e1–e25.

的首选方法。一项 Meta 分析表明，与金标准 24h 尿蛋白排泄量＞ 300mg/d 相比，使用尿蛋白 / 肌酐比截点＞ 0.3 时其总敏感性为 84%，特异性为 76% [71]。因此，当收集 24h 尿液的量不足而无法明确其结果时可以通过使用尿蛋白 / 肌酐比来诊断先兆子痫。Meta 分析表明，也可以将 12h 收集的尿液中蛋白含量＞ 150mg 替代 24h 尿液的检测 [72]。

先兆子痫时蛋白尿的程度差异较大，可从微量到大量。但是，在预测母体和胎儿不良结局时蛋白尿的程度并不是理想的预测指标 [73]。因此，仅大量蛋白尿这一项指标不需要紧急分娩。在慢性高血压女性中，新发的蛋白尿对诊断慢性高血压叠加先兆子痫尤其有帮助（表 48-3）。但在已有蛋白尿的女性中，先兆子痫的其他征象，如转氨酶升高、血小板减少或脑病症状或体征，对诊断叠加先兆子痫更有帮助 [68]。

3. 水肿

水肿过去曾是先兆子痫的诊断标准之一，但它也可以出现在正常妊娠时，因此减弱了其作为特定病理征象的作用。然而，突发严重水肿，特别是双手和面部水肿，是先兆子痫的重要征象，应立即启动病情评估。

4. 尿酸

大多数先兆子痫女性中血尿酸水平升高，其主要原因是肾小管尿酸盐重吸收增强。研究表明，高尿酸血症可能通过诱导内皮功能障碍 [74] 或破坏胎盘血管重建的关键要素，即滋养细胞侵袭性来参与先兆子痫的发病 [75]。血尿酸水平与先兆子痫的出现及其严重程度相关，还与不良妊娠结局相关 [76]，即便在不伴蛋白尿的妊娠期高血压疾病中也如此 [77]。遗憾的是，尿酸在区分先兆子痫与其他妊娠期高血压疾病方面或作为不良结局的临床预测因子方面的作用有限 [78-80]。有一种临床情况下的血尿酸有助于诊断先兆子痫，那就是有慢性肾脏病（CKD）的女性。这些女性通常无法采用常规的诊断标准，即新发高血压和蛋白尿来诊断先兆子痫。此类患者在肾功能稳定的基础上血清尿酸水平＞ 5.5mg/dl 提示可能叠加先兆子痫。

5. 重度先兆子痫的临床特征

几项临床表现和实验室结果能提示重度或进展性先兆子痫，这时应考虑立即终止妊娠 [68]。少尿（24h 尿量＜ 500ml）通常为一过性，尽管急性肾损伤（AKI）不常见，但也是可以发生的。持续性头痛或视觉障碍可能是子痫发作的前驱症状。2%～3% 的重度先兆子痫并发肺水肿 [39]，可导致呼吸衰竭。上腹或右上腹疼痛可能与肝损伤有关。肝酶升高和血小板减少可单独出现或作为 HELLP 综合征（溶血性贫血、肝酶升高、血小板减少）的一部分出现（见后文）。

6. 子痫

在美国，大约 2% 的先兆子痫病例并发子痫发作 [81]。尽管子痫发生的最常见背景是高血压和蛋白尿，但也可以在没有这些警示征象的情况下出现。多达 1/3 的子痫在分娩后出现，有时在分娩后数天至数周出现 [82]。特别是产后晚期先兆子痫，由于诊断难度大且经常在急诊室由非产科医生接诊，所以常会漏诊。诊断明确时通常不需要进行头部计算机断层扫描（CT）或磁共振成像（MRI）等放射学影像检查，这些检查可显示主要在顶枕叶的皮质下白质的血管性水肿（见“先兆子痫的病因：脑部变化”）。曾发生子痫的女性可能遗留长期的轻微认知功能障碍 [83]。

7. HELLP 综合征

“HELLP”是由溶血性贫血、肝酶升高、血小板减少的英文首字母缩写而成。医学文献中有关 HELLP 综合征的诊断标准仍有很大的差异。HELLP 综合征是先兆子痫的严重形式，可以在没有蛋白尿的情况下出现。如 HELLP 综合征这个名称所示，该疾病的诊断需要有溶血性贫血、血小板减少症（血小板计数＜ 100 000/μl）和肝功能损伤（肝酶水平为正常上限 2 倍以上）的证据。该综合征有时难以与有相似表现的血栓性血小板减少性紫癜（TTP）、溶血性尿毒综合征（HUS）和妊娠期急性脂肪肝（AFLP）区分（表 48-4）。HELLP 综合征与孕产妇和新生儿不良结局高度相关，包括子痫（累及 6% 的病例）、胎盘早剥（10%）、急性肾衰竭（5%）、弥散性血管内凝血（8%）、肺水肿（10%）[84]，以及（罕见情况下）肝脏出血和破裂 [85]。

8. 孕产妇和新生儿死亡

全世界每年大约有 30 万女性在分娩期间死亡。据估计，其中 10%～20% 的死亡由妊娠期高血压疾病引起 [37, 86]。自 20 世纪 80 年代以来，美国重度先

表 48-4　HELLP、HUS/TTP 和 AFLP 的临床和实验室特征、分娩效应及治疗比较

	HUS/TTP	HELLP	AFLP
临床表现			
溶血性贫血	+++	++	±
血小板减少	+++	++	±
凝血病	–	±	+
CNS 症状	++	±	±
肾衰竭	+++	+	++
高血压	±	+++	±
蛋白尿	±	++	±
AST 升高	±	++	+++
胆红素升高	++	+	+++
贫血	++	+	±
氨	正常	正常	高
分娩对疾病的影响	无	恢复	恢复
治疗	血浆置换	支持治疗、分娩	支持治疗、分娩

AFLP. 妊娠期急性脂肪肝；AST. 天门冬氨酸氨基转移酶；CNS. 中枢神经系统；HELLP. 溶血性贫血、肝酶升高和血小板减少综合征；HUS/TTP. 溶血性尿毒综合征 / 血栓性血小板减少性紫癜；–. 无；±. 有或无；+. 轻度；++. 中度；+++. 重度（引自 Allford SL, Hunt BJ, Rose P, et al. Guidelines on the diagnosis and management of the thrombotic microangiopathic haemolytic anaemias. *Br J Haematol*. 2003;120:556–573; Egerman RS, Sibai BM. Imitators of preeclampsia and eclampsia. *Clin ObstetGynecol*. 1999; 42:551–562; Stella CL, Dacus J, Guzman E, et al. The diagnostic dilemma of thrombotic thrombocytopenic purpura/hemolytic uremic syndrome in the obstetric triage and emergency department: lessons from 4 tertiary hospitals. *Am J Obstet Gynecol*. 2009;200:381–386.）

兆子痫发病率一直在攀升[51]，先兆子痫和子痫占所有妊娠相关孕产妇死亡的 16%～20%[63, 87]。孕产妇死亡通常由子痫、脑出血、肾衰竭、肝衰竭、肺水肿和 HELLP 综合征引起。先兆子痫的治疗中可预防的引起孕产妇死亡的主要错误在于不注意血压控制和肺水肿的征象[87]。在未接受产前护理或产前护理较少的、黑人、35 岁以上及有早发先兆子痫的女性中，先兆子痫致死的风险较高[63]。及时终止妊娠通常可以避免孕产妇的不良结局，因此在发达国家中发病率和死亡率的情况要看如何对待生产。

全球范围内，先兆子痫与 10% 的围产期和新生儿死亡率有关[88]。与孕产妇死亡风险相同，妊娠早期出现的先兆子痫其新生儿死亡风险大幅增加。最常见的新生儿死亡原因是为确保孕产妇的健康而进行的医源性早产。此外，新生儿死亡的原因还有胎儿生长受限，其原因可能是子宫胎盘血流受损或胎盘梗死。并发羊水过少和胎盘早剥的情况不太常见。

9. 产后恢复

一般来讲分娩出胎儿和胎盘后，先兆子痫开始减轻，最终会完全恢复。但血压和蛋白尿通常需要经过数天至数周才能恢复至正常水平[89]。如前所述，分娩后也可出现子痫，因此产后监测十分重要。

10. 心血管和肾脏的长期预后

过去认为分娩后先兆子痫综合征会完全消退，并且除了未来妊娠时先兆子痫风险增加之外没有其他长期影响。但流行病学研究驳斥了这一观点[90, 91]。50% 先兆子痫女性在其后的生活中出现了高血压。与未曾发生先兆子痫的对照组女性相比，先兆子痫女性出现高血压、肥胖症、高胆固醇血症、微量白蛋白尿的风险及新发糖尿病的风险增加，并且最早

可以出现在受累妊娠结束后的 1 年时[92-94]。曾有先兆子痫的女性罹患缺血性心脏病、脑卒中、心肌病和心血管死亡的相对风险（RR）增加到 2 倍以上[90, 91, 95]（图 48-7）。重度先兆子痫、复发性先兆子痫、早产先兆子痫和胎儿宫内生长受限（IUGR）与心血管不良结局有极大的相关性。美国心脏协会指南中将先兆子痫史列为女性心血管疾病的危险因素[96]。

先兆子痫，特别是与新生儿低出生体重有关时，还会增加孕产妇后继肾病并需要进行肾活检的可能[97]。一项来自挪威根据 570 000 名以上女性的出生和肾脏情况的数据库的大规模研究表明，先兆子痫使以后发生终末期肾脏病（ESRD）的风险增加近 5 倍[98]。该结果后来在其他人群研究中得到证实[99]。危险因素的家族聚集倾向似乎无法解释先兆子痫后 ESRD 风险增加的情况[100]。尽管先兆子痫看似与随后的 ESRD 风险增加有关，但绝对风险仍是低的。例如来自台湾的研究显示，先兆子痫后续 ESRD 为每年 4.72/10 000[99]。

先兆子痫和心血管疾病有着许多相同的危险因素，如慢性高血压、糖尿病、肥胖症、肾病和代谢综合征。尽管如此，即便在没有任何明显的血管危险因素的情况下，先兆子痫女性的长期心血管相关死亡率是增加的。这些是由血管损伤引起，还是由先兆子痫导致持续性内皮功能障碍所引起的，亦或是仅仅缘于先兆子痫和心血管疾病的共同危险因素，目前仍不确定。不论何种病因，都建议出现先兆子痫的女性，特别是早产或有 IUGR 的女性，在产后及每年随访中进行潜在心血管疾病和肾病危险因素（高血压、糖尿病、高脂血症、肥胖症）的筛查[68, 101, 102]。

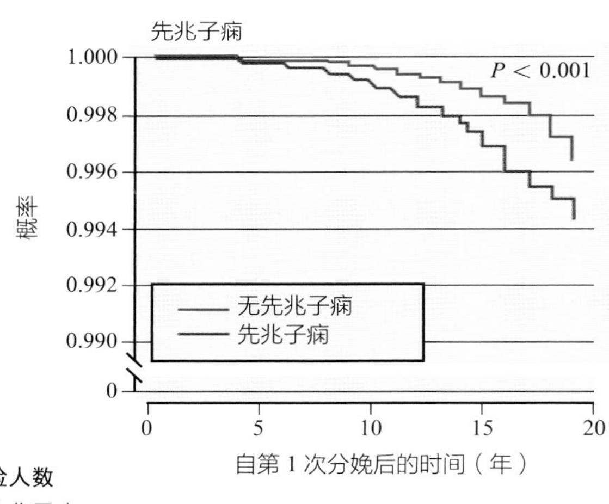

风险人数				
无先兆子痫	106 509	106 364	106 111	84 487
先兆子痫	22 781	22 744	22 669	18 409

▲ 图 48-7 先兆子痫增加未来心血管疾病的风险

有和无先兆子痫史的女性中缺血性心脏病非住院或死亡的累积生存概率 Kaplan-Meier 图（引自 Smith GC, Pell JP, Walsh D. Pregnancy complications and maternal risk of ischaemic heart disease: a retrospective cohort study of 129,290 births. *Lancet* 2001;357:2002–2006.）

流行病学研究显示（伴或不伴先兆子痫），低出生体重与孕期受累的子代的高血压、糖尿病、心血管疾病和慢性肾脏病的进展有关[103-106]。推测部分原因可能是肾单位数量较少，第 21 章中将对此进一步讨论。

（三）先兆子痫的发病机制

1. 胎盘的作用

观察性研究表明胎盘在先兆子痫中起核心作用。先兆子痫只在存在胎盘的情况下发生，而非是胎儿（如葡萄胎），并且几乎总是在分娩后恢复。对于有宫外孕的先兆子痫，仅仅娩出胎儿不足以充分控制病情，症状会持续到胎盘娩出[107]。重度先兆子痫存在胎盘灌注不足和缺血的病理证据，可以观察到急性动脉粥样硬化，弥漫性血管阻塞，纤维蛋白沉积，内膜增厚、坏死，动脉粥样硬化和内皮损伤等表现[108]。梗死也很常见，可能由母体螺旋动脉闭塞引起。尽管这些情况并不普遍，但似乎与疾病的严重程度相关[109]。

多项临床和实验性研究表明，胎盘缺血在先兆子痫的病理生理变化中发挥作用。临床上发生先兆子痫之前多普勒超声已显示子宫动脉异常，与子宫胎盘灌注减少的表现相符[110]。居住在高海拔地区的女性中先兆子痫的发病率增加 2～4 倍，提示缺氧可能是影响因素之一[111]。给予缺氧处理的胎盘外植体、高海拔地区的胎盘与先兆子痫妊娠胎盘的全基因表达谱相似[112]。患有镰状细胞病的妊娠女性通常有胎盘缺血和梗死的病理表现，她们发生先兆子痫的风险增加[113-115]。给予妊娠的灵长类动物和其他哺乳动物限制子宫血流的处理可诱发高血压和蛋白尿[116]。这些观察结果提示胎盘缺血可能是诱发孕产妇先兆子痫综合征的重要因素。

但是，胎盘缺血单因素与先兆子痫是否存在因果关系仍未得到证实，几项观察性研究甚至对此提出质疑。例如在子宫血流灌注不足的动物模型中未能诱发先兆子痫的包括子痫发作、肝酶升高和血小板减少症在内的多器官损害。大多数先兆子痫病例中未观察到胎儿生长受限或胎儿临产不耐受，而这些都是胎盘缺血的预期后果。晚期先兆子痫伴发的胎盘缺血性损伤也可能是继发性事件。

2. 胎盘血管重建

正常胎盘的发育早期，绒毛外滋养细胞侵入蜕膜和子宫肌层的子宫螺旋动脉（图 48–6）。这些侵袭性胎儿细胞替换掉子宫血管的内皮细胞层，将子宫血管从小阻力血管转化成松弛且大直径的容量血管[117]。这种血管转化在子宫肌层血管中最为明显，并增加子宫血流以满足胎儿妊娠期所需[118]。先兆子痫时这个转化过程不完全[119]。滋养细胞侵入动脉的深度局限于蜕膜浅层，肌层仍狭窄且未扩张[120]。Fisher 等[121]研究发现在正常的胎盘发育过程中，侵袭性滋养细胞下调上皮细胞源性特征性黏附分子的表达，并适应性转变为内皮细胞表面黏附表型，这个过程称为假血管生成。先兆子痫时，滋养细胞不经历这一细胞－表面整合素和黏附分子更换过程，并且不能充分侵入子宫肌层的螺旋动脉。

调节这个过程的各种因子正逐渐被发现。先兆子痫时缺氧诱导因子 –1（HIF–1）活性增加，并且 HIF–1 靶基因，如编码的转化生长因子 β–3（*TGFB3*）可能会阻断滋养细胞的侵入[122]。侵袭性滋养细胞表达多种由 HIF 调节的血管生成因子和受体，包括 VEGF、胎盘生长因子（PlGF）和 VEGF 受体 1（VEGFR–1 或 Flt1），免疫分析显示先兆子痫时这些蛋白的表达发生改变[123]。一项来自荷兰的基因研究发现先兆子痫中 *STOX1* 基因具有多态性，该基因是父本印记基因且为翼状螺旋基因家族成员[124]。作者假设该基因的功能缺失性突变可导致绒毛外滋养层的缺陷性多倍体化，继而滋养细胞失去侵袭功能。但随后的一项队列研究未能证实先兆子痫与 STOX 多态性有关[125]。在胎盘形成早期，控制滋养细胞侵入的哪些分子出现缺陷提示先兆子痫，这个问题仍有待研究。

3. 母体内皮功能障碍

尽管先兆子痫似乎源于胎盘，其损害的靶器官却是血管内皮。先兆子痫的临床表现为广泛的内皮功能障碍，导致血管收缩和终末器官缺血[126, 127]。将内皮细胞与来自先兆子痫女性的血清共培养，内皮细胞出现功能障碍，据此推断该病可能是由于母体血清中存在来源于胎盘的致病因子（图 48–8）。

> **临床意义**
>
> 胎盘血管早期发育不充分会导致妊娠后期胎盘缺血，最终引起先兆子痫。血管生成因子如血管内皮生长因子（VEGF）、胎盘生长因子和可溶性 fms 样酪氨酸激酶 –1（sFlt1）的调节异常可能在早期胎盘发育和后期临床先兆子痫中发挥一定作用。

先兆子痫的女性中，许多与内皮激活有关的血清标志物出现紊乱，包括 von Willebrand 因子、细胞纤维结合蛋白、可溶性组织因子、可溶性 E– 选择素、血小板源性生长因子和内皮素[127]。C 反应蛋白[128]和瘦素[129]水平在妊娠早期升高。此外，氧化应激和血小板激活也参与其中[130]。来源于内皮细胞的前列腺素 I_2 的生成在出现临床症状之前开始减少[131]。皮下脂肪层血管平滑肌出现中性粒细胞浸润，并伴白细胞介素 –8（IL–8）和细胞间黏附分子 1（ICAM–1）的表达升高，说明炎症因素也参与其中[132]。这些异常变化中有些早在症状出现之前就出现，说明内皮功能障碍在先兆子痫的发病中起核心作用。

4. 血流动力学变化

先兆子痫时不会出现正常妊娠时外周血管阻力和动脉压降低，甚至出现与之相反的情况。与正常妊娠相比，先兆子痫女性体循环血管阻力升高、心排血量降低[133]。体内外研究均证实这是由于内皮功能障碍导致广泛的血管收缩。先兆子痫女性内皮依赖的血管舒张功能受损，这一改变在高血压和蛋白尿之前已经出现[134]，并且在先兆子痫恢复后数年里持续存在[135]。血管对血管紧张素Ⅱ和去甲肾上腺素等血管升压素的敏感性增强[127]（图 48–5）。在显性高血压和蛋白尿之前，血压和脉压差已经开始不易觉察地升高，这提示病程早期动脉顺应性下降[53, 136]。下一节中将讨论与内皮功能障碍有关的机制。

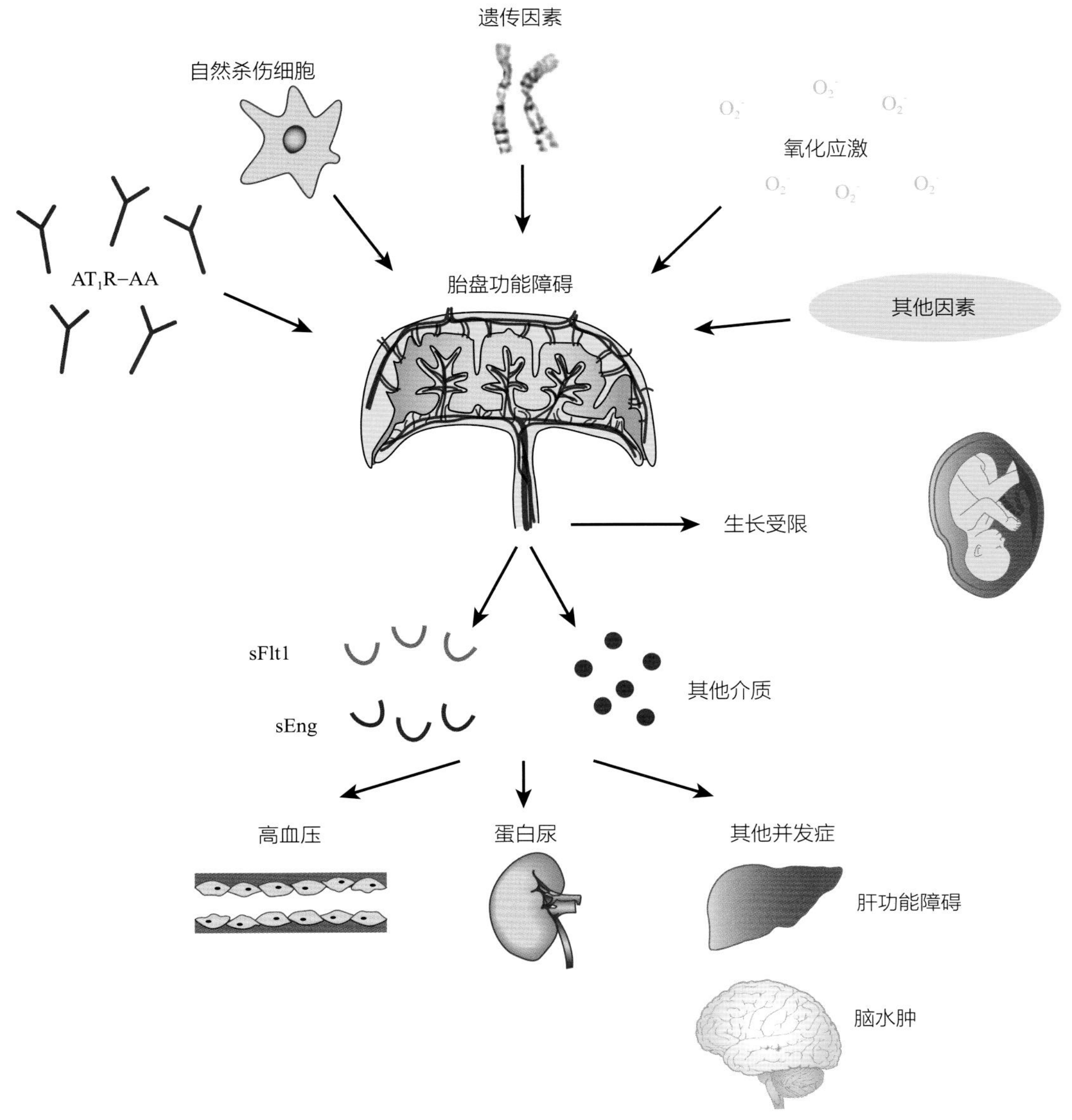

▲ 图 48-8 **先兆子痫发病机制中胎盘功能障碍和内皮功能障碍**

由基因、免疫[自然杀伤（NK）细胞和血管紧张素受体自身抗体（AT_1R–AA）]和其他因素（血红素加氧酶表达改变、氧化应激）诱发的胎盘功能障碍在先兆子痫的发病早期发挥主要作用。相反，发病的胎盘将抗血管生成因子[可溶性 fms 样酪氨酸激酶 -1（sFlt1）、可溶性内皮蛋白（sEng）]和其他毒性介质分泌到体循环中，引起孕产妇内皮功能障碍。先兆子痫的几乎所有表现，包括高血压、蛋白尿（肾小球内皮细胞病）、子痫发作（脑水肿）和 HELLP（溶血性贫血、肝酶升高、血小板减少）综合征都可归因于继发于循环血液中过多抗血管生成因子引起的血管内皮损伤（改编自 Powe CE, Levine RJ, Karumanchi SA. Preeclampsia, a disease of the maternal endothelium: the role of antiangiogenic factors and implications for later cardiovascular disease. *Circulation* 2011;123: 2856–2869.）

5. 肾脏的变化

1924 年，文献中首次描述了先兆子痫时肾小球内皮细胞出现病理性肿胀的现象[137]。30 年后，Spargo 等[138]首次用“肾小球内皮细胞病”描述了超微结构变化的特征，包括内皮细胞广泛肿胀和空泡化，以及毛细血管间隙消失（图 48–9）。内皮细胞的内部和下方出现纤维蛋白原和纤维蛋白沉积，电子显微镜显示肾小球内皮窗孔消失[139]。初始的损伤局限于内皮细胞，与其他肾病早期足细胞足突完整不同，先兆子痫时观察到足细胞尿说明有足细胞损伤[140]。也有研究描述了入球小动脉的变化，包括致密斑萎缩和肾小球旁器增生[141]。尽管内皮损伤曾被认为是先兆子痫的特征性病变，但近期研究显示轻度肾小球内皮细胞病还可见于没有先兆子

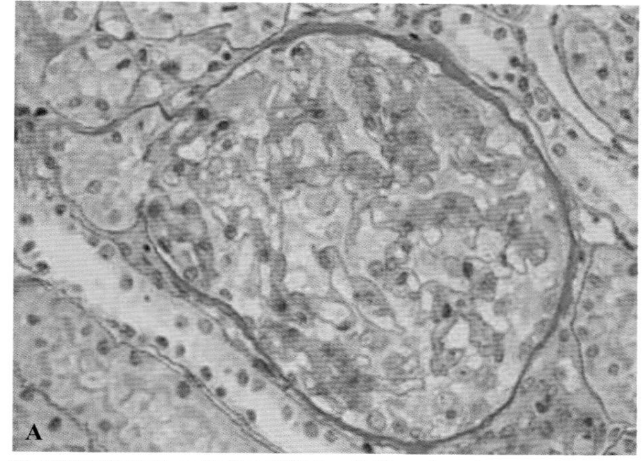

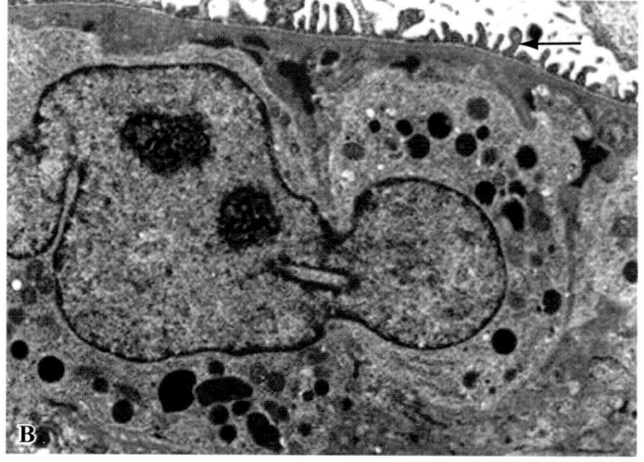

▲ 图 48-9 肾小球内皮细胞病

A. 光镜下先兆子痫的肾小球（高碘酸-希夫染色）。29 岁双胎妊娠伴重度先兆子痫女性的肾活检结果。患者血压 170/112mmHg，随机尿蛋白 / 肌酐比为 9.8。可以观察到肾小球的"无血"外观和毛细血管腔的缺失（放大倍数，40×）。B. 同一患者肾活检样本的电镜表现，可见毛细血管腔闭塞和内皮下间隙扩大并伴有一些电子致密物。足细胞内重吸收蛋白小滴和相对完整的足突（放大倍数，1500×）（图片由 IE Stillman 提供）

痫的妊娠，特别是妊娠期高血压疾病[142]。这表明先兆子痫时内皮功能障碍实际上可能是所有妊娠近足月时常规改变加重的体现。

与正常妊娠相比，先兆子痫时肾脏血流减少、GFR 降低。肾脏血流减少的原因是肾血管阻力高，主要是由于入球小动脉阻力增加。GFR 降低是由于肾脏血流减少和肾小球毛细血管内皮细胞病引起的超滤系数（K_f）降低[143]。尽管先兆子痫时可能出现急性肾损伤，但典型的蛋白尿（伴不含细胞成分的尿沉渣）和肾脏钠水潴留是该病的唯一肾脏表现。

6. 大脑的变化

尸检发现子痫死亡的女性常有脑水肿和脑实质出血的表现。子痫时脑水肿与内皮损伤标志物相关，而与高血压的严重程度无关[144]，这提示水肿继发于内皮功能障碍而不是血压升高的直接结果。头部 CT 和 MRI 的表现与高血压脑病相似，皮质下白质和邻近灰质出现血管源性脑水肿和梗死，主要发生在顶枕叶[82]。在有肾病、子痫或免疫抑制的急性高血压脑病患者的 MRI 也会出现这些特征性改变，并且出现头痛、癫痫、精神状态改变和高血压等临床综合征[145]。该综合征称为可逆性后白质脑病，后来被发现与使用钙调神经磷酸酶抑制剂（CNI）或治疗癌症的抗血管生成药物有关[146]。后一项观察性研究支持体内抗血管生成因子在先兆子痫 / 子痫的病理生理变化中的作用，具体将在后文叙述。

7. 氧化应激和炎症

氧化应激是指存在超出抗氧化剂缓冲能力范围的活性氧，也是先兆子痫的特征之一。已知氧化应激会破坏蛋白、细胞膜和 DNA，是介导内皮功能障碍的潜在介质。据推断，先兆子痫时胎盘氧化应激被转移到体循环中，引起母体血管内皮的氧化损伤[130]。但是，为预防先兆子痫而补充抗氧化剂时却无临床效果，这说明先兆子痫时氧化应激可能是继发现象，因而不是理想的治疗靶点[147]。循环血液中的胎盘滋养细胞碎片和伴随的炎症也被认为参与母体内皮功能障碍的病理机制，但该假设尚缺乏因果证据[148]。

8. 免疫不耐受

免疫适应不良可能参与先兆子痫的发病机制，但未被证实。正常的胎盘形成过程需要在胎儿与母体之间建立免疫耐受。先兆子痫在首次妊娠或更换性伴侣后更常见，说明其原因可能是母体对父源性胎儿抗原产生异常的免疫反应，这可能导致了胎盘血管发育期间胎儿细胞无法成功侵入母体血管。

观察性研究表明，暴露新的父本抗原——不仅是首次妊娠时，还包括与新的性伴侣发生的妊娠[149]，以及妊娠间隔长的情况下[40]，先兆子痫风险增加。采用减少对精子暴露避孕方法的女性其先兆子痫的发病率增加[150]。通过卵胞质内单精子显微注射（ICSI）妊娠的女性中，用外科方法获得精子的病例（即女性在交媾中从未暴露于性伴侣的精子）相比于用射精方法获得精子的病例，其先兆子痫风险增至 3 倍[151]。反过来讲，既往暴露父本抗原似乎有保护作用。先兆子痫的风险与同居的时间成反比[152]，口交和吞咽时产生的对父本抗原的口腔耐受性与先兆子痫低发生风险有关[153]。这些临床观察均未对父方综合征的免疫触发因素或致病关联性进行深入研究。

在分子水平上，先兆子痫时 HLA-G 的表达似乎存在异常。正常情况下，HLA-G 由侵袭性绒毛外滋养细胞表达，并且可能在诱导母胎界面免疫耐受方面发挥作用。先兆子痫时滋养细胞的 HLA-G 表达减少或缺失[154]，母体血清中[155]和胎盘组织中[156] HLA-G 蛋白浓度降低。这些 HLA-G 表达的改变可能与先兆子痫时观察到的滋养细胞无效侵入有关。据推断，促进血管生成并参与滋养细胞侵入的蜕膜自然杀伤（NK）细胞也参与胎盘发育异常[157, 158]。遗传研究发现，先兆子痫的易感性可能受到杀伤细胞免疫球蛋白样受体（KIR，位于 NK 细胞上）和 HLA-C（滋养层上存在的 KIR 配体）的多态性的影响[159]。

9. 血管生成失衡

大量流行病学和动物实验的证据显示，胎盘生成过多的可溶性 VEGFR-1，亦称为可溶性 fms 样酪氨酸激酶 -1（sFlt1 或 sVEGFR-1），在介导先兆子痫的症状和体征中发挥重要作用[160]。sFlt1 是 VEGFR Flt1 的截短的剪接变体，通过在循环中结合 VEGF 和 PlGF 并防止它们在脉管系统中与其内源性受体相互作用从而对其产生拮抗作用（图 48-10）。sFlt1 抑制 VEGF 和 PlGF 介导的血管生成。在先兆子痫女性的胎盘中 sFlt1 被上调，导致循环血液中的 sFlt1 水平升高[161]。母体循环血液中 sFlt1 增加在先，此后才出现相关的临床表现[162-164]（图 48-11），并且母体循环血液中 sFlt1 增加与疾病的严重程度相关[164, 165]。伴随循环 sFlt1 的增加，血清游离 PlGF 降低（图 48-12）。sFlt1 的体外效应包括血管收缩和内皮功能障碍。外源性给予妊娠大鼠 sFlt1 时产生类似于先兆子痫的高血压、蛋白尿和肾小球内皮细胞病一系列综合征表现[161]。sFlt1 诱发的先兆子痫样综合征可通过给予外源性 VEGF 或 PlGF 治疗[166-168]。这表明，sFlt1 是介导先兆子痫的症状和体征的关键病理性循环因子（图 48-8）。近期，在人胎盘中发现 sFlt1 的几个新的异构体，但是这些

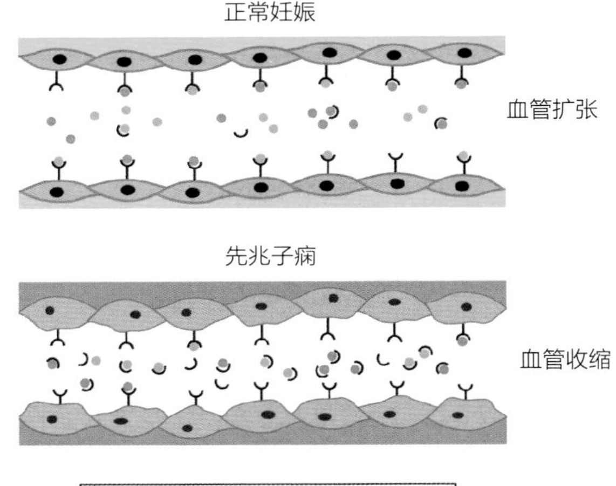

▲ 图 48-10 **可溶性 fms 样酪氨酸激酶 -1（sFlt1）诱发的内皮功能障碍的机制**

sFlt1 蛋白来源于 Flt1 选择性剪接，缺乏跨膜结构域和胞质结构域，但仍有完整的血管内皮生长因子（VEGF）和胎盘生长因子（PlGF）结合胞外结构域。正常妊娠时，VEGF 和 PlGF 通过 VEGF 受体（Flt1）传导信号并维持内皮健康。先兆子痫时，过多的 sFlt1 与循环 VEGF 和 PlGF 结合，从而破坏 VEGF 和 PlGF 通过细胞表面受体进行正常的信号传导。因此，过多的 sFlt1 引起了母体内皮功能障碍（引自 Bdolah Y, Sukhatme VP, Karumanchi SA. Angiogenic imbalance in the pathophysiology of preeclampsia: newer insights. *Semin Nephrol*. 2004;24:548–556.）

异构体在人类疾病中的确切作用仍待研究[169, 170]。

此外，还发现先兆子痫时存在其他血管生成因子的紊乱，另一种抗血管生成因子——内皮抑素在先兆子痫时升高[171]。$VEGF_{165b}$ 是 VEGF 的抗血管生成异构体。在孕早期 $VEGF_{165b}$ 降低的妊娠女性后期出现了先兆子痫[172]。转化生长因子 -β（TGF-β）受体的截短型即可溶性内皮蛋白（sEng）的循环水平在先兆子痫时升高。妊娠大鼠中 sEng 可加重由 sFlt1 介导的血管损伤，诱发具有 HELLP 综合征特征的重度先兆子痫样综合征[173]。母体血 sEng 水平在先兆子痫发病之前升高[174-176]，其趋势与 sFlt1 相似[177]。由于 TGF-β 调节足细胞 VEGF-A 的表达[178]，sEng 可能会导致肾小球局部 VEGF 信号传导异常。与没有并发症的妊娠女性所分娩出的足月儿相比，早产儿的 sEng 和 sFlt1 水平升高[179]（第 21 章中进一步讨论先兆子痫风险的代际调控）。近期研究报道称，在先兆子痫的胎盘中，滋养层分泌的一种新型抗血管生成蛋白 semaphorin 3B 也被上调，并且该蛋白通过下调 VEGF 信号传导来抑制滋

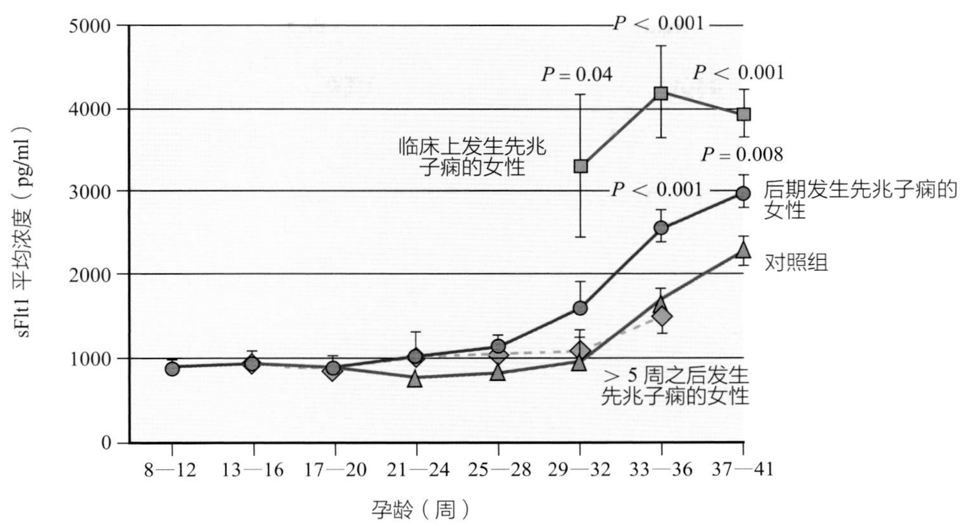

▲ 图 48-11　**先兆子痫和正常妊娠时可溶性 fms 样酪氨酸激酶 -1（sFlt1）的水平**

图中所示为临床上发生先兆子痫之前和之后不同胎龄时平均血清 sFlt1 浓度（± 均值标准误）。P 值是对数转换后与相同孕龄间隔期间获得的对照组样本进行比较的结果。所有样本在临产和分娩前获得（引自 Levine RJ, Maynard SE, Qian C, et al. Circulating angiogenic factors and the risk of preeclampsia. *N Engl J Med.* 2004;350:672–683.）

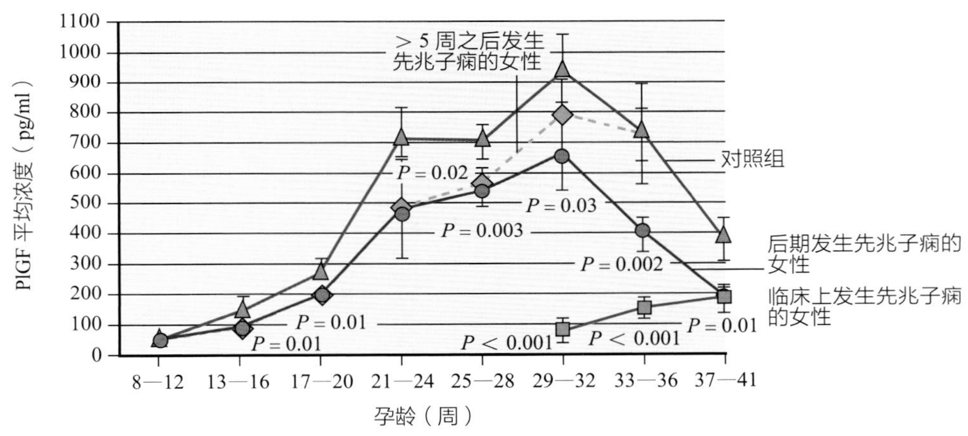

▲ 图 48-12　**先兆子痫和正常妊娠时胎盘生长因子（PlGF）的水平**

图中所示为临床上发生先兆子痫之前和之后不同胎龄时平均血清 PlGF 浓度（± 均值的标准误）。P 值是对数转换后与相同孕龄间隔期间获得的对照组样本进行比较的结果。所有样本在临产和分娩前获得（引自 Levine RJ, Maynard SE, Qian C, et al. Circulating angiogenic factors and the risk of preeclampsia. *N Engl J Med.* 2004;350:672–683.）

养层迁移和侵袭 [180]。这些循环血液中的新的抗血管生成因子的确切作用及它们与 sFlt1 的关系仍在研究之中。

有间接证据表明干扰 VEGF 信号传导可能会引起先兆子痫 [160]。VEGF 在成熟的血管内皮细胞中似乎十分重要。VEGF 对维持有孔内皮和血窦内皮的健康尤其重要，有孔内皮和血窦内皮被发现存在于肾小球、大脑和肝脏中，而这些器官恰恰在先兆子痫时不同程度地受损 [181, 182]。VEGF 在肾小球足细胞中高度表达，而 VEGF 受体在肾小球内皮细胞表达 [183]。肾小球肾炎模型显示，肾小球毛细血管修复中需要 VEGF [184]。在足细胞特异性 VEGF 敲除小鼠中，杂合子 VEGF-A 导致以蛋白尿和肾小球内皮细胞病为特点的肾病 [185]。在抗血管生成药物治疗癌症的临床试验中，VEGF 拮抗剂可引起受试者的蛋白尿和高血压 [186–189]。该研究表明，由过多 sFlt1 诱发的 VEGF 缺陷能够引起先兆子痫特征性的肾脏病变。

先兆子痫对肾小球影响的主要靶点是肾小球毛细血管内皮细胞，但重度先兆子痫也可累及足细胞。临床上，在疾病期甚至在显性蛋白尿出现前就可以观察到足细胞尿证实了足细胞受累[140, 190]。但足细胞尿还见于其他蛋白尿性肾病，并不是先兆子痫的特有表现。因先兆子痫死亡的女性尸检结果显示，足细胞 nephrin 蛋白表达明显减少[191]，并且先兆子痫女性的血清用于培养足细胞会降低 nephrin 蛋白的表达[192]。在抗 VEGF 抗体诱发小鼠先兆子痫模型的研究中发现，足细胞中 nephrin 蛋白表达减少[193]。sFlt1 似乎通过增加内皮细胞内皮素 -1 的释放来影响足细胞中 nephrin 蛋白的表达[192]，这再次表明肾小球内皮细胞是先兆子痫时的主要损伤部位。

在某些先兆子痫高危人群中可以观察到循环 sFlt1 改变。首次妊娠时 sFlt1 水平高于第 2 次妊娠[194]，双胎妊娠时 sFlt1 水平高于单胎妊娠[195, 196]。并且，既往有先兆子痫史的女性[197]和胎儿患有 13- 三体综合征的女性[198, 199]体内 sFlt1 水平较高可能是该人群先兆子痫风险增加的原因。双胎妊娠时 sFlt1 生成增加可能是由胎盘质量增加引起，而不是胎盘缺血[196]。与此相反，吸烟的妊娠女性中 sFlt1 水平较低[177, 200]，这或许可以解释吸烟对先兆子痫的保护作用[201, 202]。

血管生成因子在调节胎盘血管生成中发挥重要作用。孕早期胎盘组织大量表达 VEGF 配体和受体[203]。体外研究表明 sFlt1 可降低滋养细胞的侵袭性[123]。循环 sFlt1 水平在妊娠早期相对较低，到孕晚期才开始升高，这可能反映了接近妊娠结束时胎盘环境中生理性抗血管生成状态的改变，并与胎盘血管生成完成相对应。由此可以假设，胎盘血管发育可能是由促血管生成因子和抗血管生成因子之间的局部平衡进行调节，并且妊娠早期过多的抗血管生成因子 sFlt1 可能导致先兆子痫时滋养细胞侵入不充分。孕晚期时，母体循环血液中可检测到过多的胎盘 sFlt1，引起终末器官效应。由此，胎盘缺血可能不是起因，相反，在这种血管生成失衡中胎盘是最早受累的器官。

调节胎盘血管生成因子表达的信号通路及先兆子痫时这些因子发生调节障碍的原因尚不清楚（图 48-8），但已有研究尝试揭开谜底。在子宫胎盘缺血诱发先兆子痫的动物模型中发现内源性 sFlt1[116, 204]和 sEng 水平升高[205]。AT_1 自身抗体激动 AT_1 后可引起小鼠先兆子痫样综合征（见后文），并伴有循环 sFlt1 水平升高[206]。调节胎盘血管生成因子表达的上游信号通路仍需要大量深入的研究。血红素加氧酶 1 及其下游代谢产物一氧化碳通过抑制 sFlt1 的生成发挥血管保护因子的作用[207]。动物研究表明，调节硫化氢的胱硫醚 γ- 裂解酶也可通过破坏胎盘血管生成引起先兆子痫[208]。但是，仍缺乏相关的人体研究证实在血管生成因子变化之前血红素加氧酶 1 或胱硫醚 γ- 裂解酶表达的变化。

除了血管生成发生改变之外，先兆子痫女性还存在胰岛素抵抗[209]。而妊娠前或妊娠期患有糖尿病的女性发生先兆子痫的风险增加[53]。与之相符的是，体外研究表明胰岛素信号传导和血管生成在分子水平密切相关[210]，而且近期流行病学研究显示血管生成的改变和过度的胰岛素抵抗可能是先兆子痫的附加原因[211]。此外，血管生成和胰岛素抵抗有关的生物标志物水平在产后仍保持异常[212]，这或许是这些女性长期心血管风险增高的原因。

10. 血管紧张素 -1 受体自身抗体

先兆子痫时，作为全身血管收缩和高血压的继发反应，血浆肾素水平相对于正常妊娠时降低。如前文中所述，先兆子痫的特征是对血管紧张素Ⅱ和其他血管收缩剂的血管反应性增加。Wallukat 等[213]发现先兆子痫女性中存在激动作用的血管紧张素 -1（AT_1）受体的自身抗体。研究人员推断这些激活 AT_1 受体的抗体可能是先兆子痫时血管紧张素Ⅱ敏感性增加的原因。后来证明，这些 AT_1 自身抗体与血管紧张素Ⅱ本身一样刺激内皮细胞生成组织因子，而组织因子正是内皮功能障碍的早期标志物。Xia 等[214]在体外试验中发现 AT_1 自身抗体降低永生化人滋养细胞的侵袭性，这表明这些自身抗体还可能参与引起缺陷性胎盘假血管生成。该研究小组还发现，从先兆子痫女性的血清中分离的 AT_1 自身抗体可引起妊娠大鼠先兆子痫样综合征并伴有内源性 sFlt1 生成[206]，这表明 AT_1 自身抗体和 sFlt1 可能通过相同的病理生理途径引起先兆子痫。妊娠动物中可以观察到内源性 sFlt1 升高及蛋白尿和肾小球内皮细胞病表型，但在非妊娠动物中未观察到这些变化，进一步表明胎盘 sFlt1 特异性介导继发于

AT_1 自身抗体的蛋白尿。

AT_1 自身抗体不只见于妊娠期，似乎在非妊娠期恶性肾血管性高血压时也升高 [215]。此外，在多普勒超声显示孕中期子宫动脉异常但未发生先兆子痫的女性中也发现了该抗体，这些表明该抗体可能是胎盘灌注不足的非特异性反应 [216]。

数项来自不同种族的人群研究显示，一种常见的与原发性高血压和微血管病有关的分子变体——血管紧张素原 T235 多态性与先兆子痫有关 [217]。这种多态性的意义尚不清楚。Abdalla 等 [218] 研究发现，AT_1 受体和缓激肽 2 受体的异源二聚体可能与先兆子痫时血管紧张素Ⅱ高敏感性相关，但这项结果仍待进一步验证。

（四）筛查

尽管对先兆子痫还没有任何明确的治疗或预防策略，但临床经验表明早发现、早监测和支持治疗对患者和胎儿均有益处。缺乏充分的产前保健与子痫和胎儿死亡等不良结局高度相关 [219]。妊娠早期的风险评估对识别孕 20 周以上需要密切监测的女性十分重要。首次妊娠或有其他先兆子痫危险因素的女性（表 48-2）应在孕 20 周后经常进行随访评估，明确是否出现高血压、蛋白尿、头痛、视力障碍或上腹痛。

在健康的初产妇中，即便没有明显高血压的情况下，孕早期或孕中期较高的血压也与先兆子痫风险增加有关 [220]。遗憾的是，妊娠中期的这些血压小幅升高并不显著，作为筛选的阳性预测价值较低（特别是考虑到相对低的患病率），具有临床局限性。

多普勒超声检查所示，先兆子痫子宫动脉超声波形的异常很可能与胎盘血管重建失败导致孕中期胎盘血管阻力增加有关 [221]。多项研究试图利用子宫动脉多普勒超声来预测先兆子痫。由于各项研究中入选人群、检测时的孕龄、异常结果的定义及检测到的先兆子痫的严重程度和时间不同，研究结果差异很大，敏感性和特异性范围是 65%～85%。即便是 Meta 分析，其结论也各不相同，有些称多普勒超声在预测先兆子痫方面确诊效率有限 [221, 222]，而另一些则称多普勒超声的准确性足够高，临床实践中可以被推荐常规用于先兆子痫的筛查 [223]。因此，子宫动脉多普勒超声用于常规筛查存在地区差异，目前在美国并不常见。近期数据表明，将子宫动脉多普勒超声与血清生物标志物结合在未来可能有希望用于预测先兆子痫 [224, 225]。

研究显示，众多与先兆子痫有关的血清标志物中只有少数在临床发病之前升高，并且还没有一个标志物被证实可以有效地用于先兆子痫的筛查。其中，胎盘蛋白 13（PP-13）和血管生成有关的生物标志物（sFlt1、PlGF 和 sEng）有望成为先兆子痫的筛查和（或）早期诊断的指标。

目前认为 PP-13 参与正常的胎盘形成和母体血管的重建过程。PP-13 减低可在孕早期用于识别先兆子痫高风险的女性 [226, 227]，但它似乎只是发病早期可靠的生物标志物，接近足月时检测先兆子痫的作用有限 [228]。先兆子痫患者中可以检测到编码 PP-13 的基因 *LGALS13* 的多态性 [229]。这种多态性使得 PP-13 的循环水平减低，局部活性也降低，但使用传统检测方法无法检测这种短的剪接变体。

血管生成因子 sFlt1 和 sEng 的循环水平在发生先兆子痫之前即出现变化，故可用于筛查和（或）诊断 [230, 231]。研究中观察到母体 sFlt1 和 sEng 水平在先兆子痫发生前 5—8 周开始升高 [164]，自妊娠中期开始显著升高 [162, 174–177, 232, 233]（图 48-11）。严重的子痫、早发先兆子痫及怀有小胎龄儿的先兆子痫的母体 sFlt1 水平明显升高 [164, 234]。自孕早期 [235] 或孕中期的早期阶段 [164, 236–238] 发生先兆子痫的女性中血清 PlGF 水平减低（图 48-12）。由于 PlGF 可经尿液排出，尿液中 PlGF 水平减低被视为是先兆子痫的潜在标志物。自孕中期的后一阶段发生先兆子痫的女性中尿 PlGF 水平显著减低 [239]。因此，可以证实尿 PlGF 也许可用于先兆子痫的筛查和诊断，特别是在早发先兆子痫和重度先兆子痫。有前瞻性研究正在评估这些生物标志物在先兆子痫的筛查和危险评估中的临床价值。

临床意义

先兆子痫表现为血管生成因子的明显变化。检测母体血清 sFlt1、胎盘生长因子（PIFG）及 sFlt1 与 PlGF 比值会有助于可疑先兆子痫女性的诊断和危险分层。

近期研究表明，胎盘或血清中循环的血管生成因子可用于鉴别先兆子痫与其他类似于先兆子痫的疾病，如慢性高血压、妊娠期高血压疾病、狼疮肾炎和慢性肾脏病[240-244]。在一项前瞻性多中心临床试验中，Zeisler 等[245]证实血清 sFlt1/PlGF 比值可用于在可疑先兆子痫患者中排除先兆子痫，其阴性预测值＞ 99%。几个研究小组还证实，在接受可疑先兆子痫评估的女性中血管生成生物标志物可以预测先兆子痫相关的不良结局[246-250]。出现先兆子痫症状或体征的女性中循环血管生成因子（sFlt1、PlGF 和 sEng）的检测准确地预测了孕产妇和围产期不良结局，并且这些生物标志物的预测效果要好于临床常规诊断的检测指标，包括血压、蛋白尿、尿酸和其他实验室检测指标。重要的是，发病时 sFlt1 和（或）PlGF 水平与剩余的妊娠持续时间高度相关[246, 249]。血管生成生物标志物可以更准确地识别不良妊娠结局风险高的女性。因此，在可能发生先兆子痫的女性中使用血管生成生物标志物可降低花费并减少资源浪费[251]。例如生物标志物检测可显示哪些轻中度先兆子痫女性需要即刻分娩或出现严重并发症的风险较低，可以出院并在门诊接受观察，而不是接受无限期的住院观察直到分娩。

（五）先兆子痫的预防

1. 抗血小板药物

多项研究评估了阿司匹林对高危和健康的初产妇避免先兆子痫的预防作用。最新的 Meta 分析表明阿司匹林可以将先兆子痫风险降低 10% 以上[252]。分析显示，孕 16 周以前开始使用每日剂量 100mg 以上的阿司匹林可将风险降低近 24%[253]（图 48-13）。先兆子痫基线风险高的女性绝对风险降低得最多，因此目前指南推荐具有一个以上先兆子痫相关关键危险因素或两个中等危险因素的女性使用乙酰水杨酸（阿司匹林）[254]。由于高危和低危人群的安全性和疗效一致，有些专家建议将阿司匹林用于所有妊娠女性，而不论其基线先兆子痫的风险如何[255]。近期长期随访数据证实宫内暴露于低剂量阿司匹林的儿童发生哮喘的风险轻度增加[256]。因此提示在先兆子痫低危女性中广泛使用阿司匹林时应考虑这一潜在风险。Rolnik 等[257]近期发表的研究结果显示，在根据前期研究的算法评分认定的高危女性中使用阿司匹林（150mg）可以使先兆子痫早产风险降低高达 62%。该算法评分结合了平均动脉压、子宫动脉搏动指数、生化标志物 PlGF 和妊娠相关血浆蛋白 A。该研究为算法预测的先兆子痫早产高风险女性预防使用阿司匹林可明显获益提供了早期证据。

2. 钙剂用于预防先兆子痫

膳食钙基线摄取量低与先兆子痫风险增加有关[258]。几项研究调查了补充钙剂预防先兆子痫的效果。北美低危初产妇中，补充钙剂未降低先兆子痫的发病率[61]。但一项纳入 13 项临床研究、涵盖全球 15 730 名女性的 Meta 分析显示，高剂量（＞ 1g/d）补钙可显著降低先兆子痫的风险（RR=0.45，95%CI 0.31～0.65），在钙基线摄取量低和先兆子痫风险高的女性中效果最为明显[259]。一项大型随机安慰剂对照临床研究[260]对钙基线摄取量低（＜ 600mg/d）的 8000 名以上女性直接进行了验证，尽管先兆子痫的发病率没有差异，但是补钙组子痫、妊娠期高血压疾病、先兆子痫并发症及新生儿死亡的发生率更低。因此，补充钙剂可能是有益的，特别是对于钙基线摄取量较低的女性。

3. 抗氧化剂和营养干预

基于氧化应激可能参与发病的假设，抗氧化剂有可能预防先兆子痫[261]。但 4 项大型随机对照试验未能证实各类人群从补充维生素 C 和维生素 E 预防先兆子痫中获益[262, 266]，即便是从营养状况较差的社区中招募的先兆子痫高危女性中也未能证实获益[262]。有研究显示维生素 D 缺乏症与先兆子痫有关[267-269]。但一项随机对照试验未能证实补充维生素 D 可减少先兆子痫[270]。治疗维生素 D 不足是否可以降低先兆子痫的风险仍需要进一步评估。

营养干预通常对降低先兆子痫的风险无效。对肥胖的妊娠女性限制蛋白和热量摄入并不能降低先兆子痫或妊娠期高血压疾病的风险，反而可能会增加 IUGR 风险，故应避免[271]。但妊娠期体重增加较少（＜ 15kg）的肥胖女性其先兆子痫发病率较低[272, 273]。某些[274]（但不是所有[275]）研究中，因重度肥胖接受减肥手术的女性相比于未手术的对照组，先兆子痫的发病率降低。

4. 低分子肝素

低分子肝素（LMWH）通常用于预防有抗磷脂

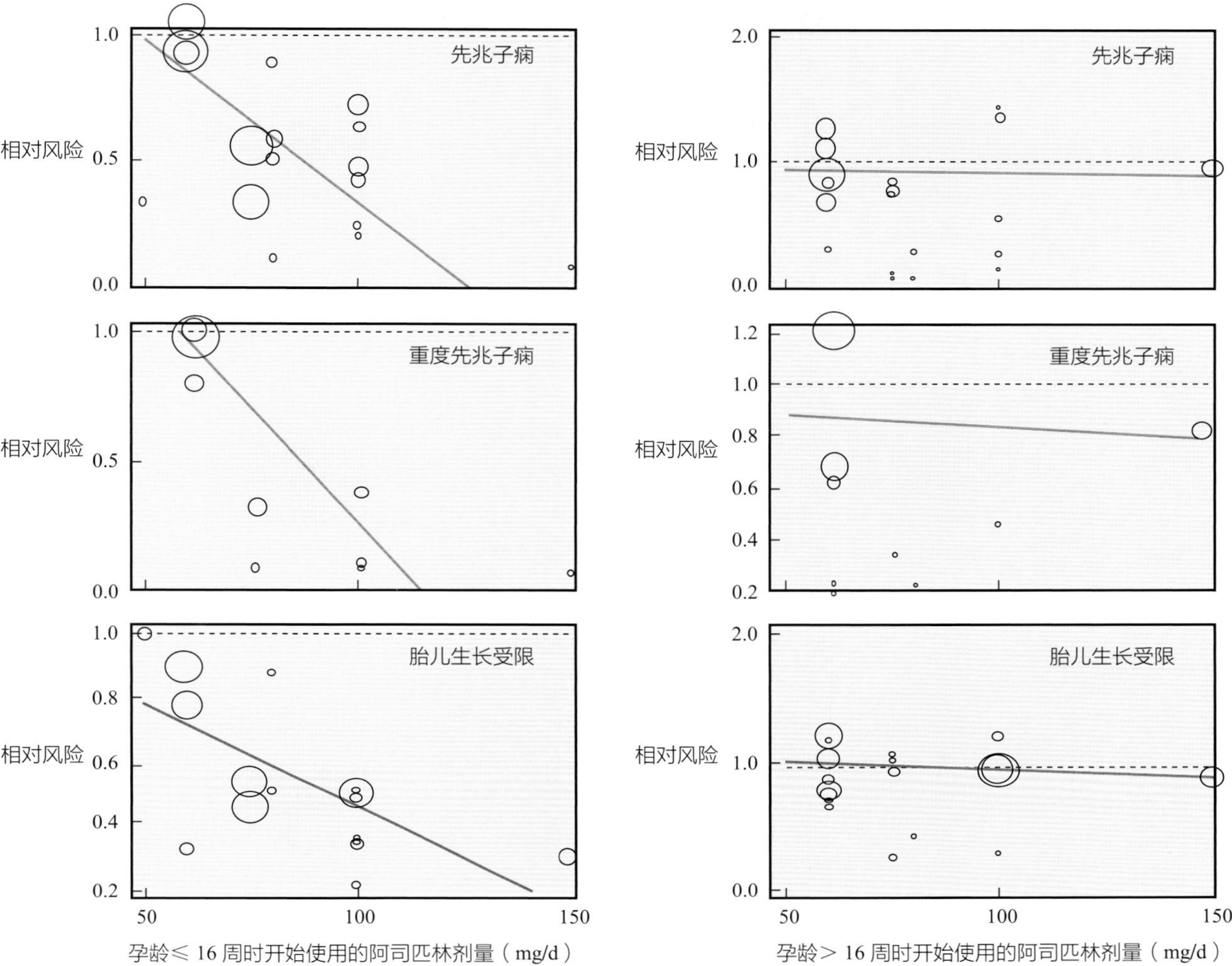

▲ 图 48-13　**阿司匹林对先兆子痫、重度先兆子痫和胎儿生长受限的影响**

根据启用阿司匹林治疗时的不同孕龄绘制的带有拟合元回归线的气泡图，显示阿司匹林剂量与每个不良妊娠结局的相对风险之间的关系。数据基于纳入 45 项随机对照试验的 Meta 分析，包含 20 909 名妊娠女性。RR. 相对危险（引自 From Roberge S, Nicolaides K, Demers S, et al. The role of aspirin dose on the prevention of preeclampsia and fetal growth restriction: systematic review and meta-analysis. *Am J Obstet Gynecol*. 2017;216:110–120.e6.）

综合征和遗传性血友病如凝血因子 V 莱顿突变女性的反复流产。几项研究在既往有先兆子痫和其他胎盘介导的妊娠并发症的女性中评估了 LMWH 预防这些并发症的潜在益处。一项 Meta 分析总结了这些随机对照研究中的 6 项研究 [276]。分析结果显示，接受 LMWH 预防治疗的女性中，先兆子痫、小胎龄儿（＜第 10 百分位数）、胎盘早剥或孕 20 周后流产的复合结局显著减少（接受治疗的女性 18.7% vs. 对照组 42.9%）。但后续一项多中心随机开放对照研究未能证实 LMWH 降低高危女性先兆子痫或 IUGR 的发病率 [277]。在 LMWH 被推荐预防性用于先兆子痫高危女性之前，仍需要更多的研究来验证其疗效。

（六）先兆子痫的管理和治疗

1. 分娩时机

重度先兆子痫的分娩时机仍有争议性。孕 24 周前发生先兆子痫的女性其围产期和新生儿死亡率极高（＞ 80%），即便尝试推迟分娩也是如此，并且母体并发症也很常见 [278]。因此，对于孕 24 周前发生重度先兆子痫的女性，通常建议终止妊娠。与此相反，孕 37 周后发生先兆子痫的女性，延长妊娠对新生儿益处极小，需要立即分娩以避免潜在的母体和胎儿并发症。对于孕 24 周至孕 37 周之间发生先兆子痫的女性，需要权衡继续妊娠对新生儿的潜在益处及推迟分娩导致母体发病和死亡的可能性。总的来讲，坏的胎儿检测结果、可疑胎盘早剥、血小板减少症、肝脏和（或）肾脏功能恶化，以及持续存在的头痛、视力改变、恶心、呕吐或上腹痛等症状通常被视为急诊分娩的指征。

两项小型随机对照研究证实，孕 28—32 周时发生重度先兆子痫的女性采取期待治疗（将分娩推迟至发病后 1—2 周）能使新生儿并发症减少，还缩短了新生儿住重症监护病房的时间，并且母体并发症未见显著增加[279, 280]。随后的观察性研究证实，对于重度先兆子痫女性，只要给予精心、全面的胎儿和孕产妇监护，即可安全且有效地推迟分娩[278]。与此类似，在孕 34—37 周发生非重度先兆子痫的女性采取期待治疗及监护策略（目标是将妊娠时间延长至孕 37 周）减少了新生儿呼吸窘迫综合征的发生，并且孕产妇未出现明显的不良反应[281]。期待治疗似乎还能减少新生儿日后儿童期的呼吸系统疾病[282]。

目前尚无随机对照研究评估重度先兆子痫最佳的分娩模式。回顾性研究表明接受引产的女性与接受剖宫产的女性，两者母体和新生儿结局相似[283]。

2. 血压的管理

先兆子痫的血压管理与非妊娠群体的血压管理有很大区别。治疗的目的不是尽可能减少脑血管和心血管长期并发症，而是尽可能提高成功分娩出健康婴儿同时最大限度减少孕产妇出现急性并发症的概率。急剧降压会导致胎儿窘迫或死亡，特别是如果胎盘灌注已经受损。因此，先兆子痫时，除非血压升高至脑出血风险显著，即收缩压在 150～160mmHg 或舒张压在 100～110mmHg 以上，通常不使用降压治疗[68]。下文我们将评价妊娠期血压管理中具体的降压药物。

3. 镁和子痫发作的预防

数十年来镁一直被广泛用于子痫的治疗和预防。20 世纪 90 年代中期以前，有关镁使用的证据主要来自临床经验和小规模的非对照研究。过去十年间，镁已被证实在预防和治疗先兆子痫的子痫发作方面优于其他药物，但在预防先兆子痫本身方面并非如此。1995 年，两项在国际和美国人群中进行的随机对照研究显示，在降低先兆子痫 / 子痫女性的子痫发作风险方面硫酸镁优于地西泮和苯妥英[284, 285]。此后，纳入 33 个国家的 10 000 名以上先兆子痫女性的随机对照的 Magpie 研究证实了与安慰剂比较，镁将子痫的发生率降低了 50%（0.8% vs. 1.9%）[88]。经过全球公共卫生部门的努力，过去 10～15 年间发展中国家对镁的应用得到改善，先兆子痫 / 子痫中镁的使用现已达到 75%～95%[286]。

目前，镁作为子宫收缩抑制剂，由于在早产临产时长期（＞ 5～7 天）使用所产生的对胎儿骨骼的不良影响，美国食品药品管理局已对镁进行分类并附上警告（http://www.fda.gov/Drugs/DrugSafety/ucm353333.htm）。尽管警告标识发生变化，美国妇产科医师学会仍推荐在先兆子痫和子痫女性的预防和治疗中短期（＜ 48h）静脉使用镁[287]。使用镁时通常先给予静脉推注，再给予连续静点。在治疗剂量范围内（5～9mg/dl），硫酸镁能减缓神经肌肉传导并降低中枢神经系统的易激性。对于接受镁连续输液的女性，应予以密切监测，评估是否出现镁中毒表现，包括深腱反射消失、潮热、嗜睡、肌无力和呼吸频率降低。在尿镁排泄减少的肾功能损伤女性中这种监测尤其重要。

4. HELLP 综合征的治疗

HELLP 综合征的临床经过通常不可改变，病情经常突然且不可预测地恶化。考虑到母体并发症发生率高，有些作者建议所有 HELLP 患者一经确诊立即分娩。在临床状态相对稳定且胎儿状态较好的处于孕 24—34 周窗口期的女性，期待治疗通常是可行的替代方案。许多年来，根据回顾性和非对照研究结果，提议将静脉激素作为常规治疗的辅助治疗。近期一项随机对照研究显示，HELLP 综合征时使用高剂量地塞米松未带来任何益处[288]。事后分析表明，重度先兆子痫亚组（血小板计数＜ 50 000）接受激素治疗后平均血小板计数恢复时间可能更短，住院时间也可能更短，因此需要进一步评估该人群的获益。

HELLP 综合征的病理生理特征与血栓性血小板减少性紫癜（TTP）相似，部分研究报道了血浆置换治疗 HELLP 综合征的效果。数据来源于少数病例研究，结果混杂，未见明显益处[289]。潜在的坏处是已受损的胎盘血流进一步减少导致胎儿损害。

5. 先兆子痫的新疗法

近期，对先兆子痫的理解有了新的进展并发现了新的潜在治疗靶点。干扰 sFlt1 的生成或信号传导可能改善先兆子痫的内皮功能障碍，使得安全地推迟分娩成为可能。在一项仅包含 3 例重度早期先兆子痫（孕 24—32 周）的初步研究中，Thadhani 等[290]采用硫酸葡聚糖单采耗竭了 sFlt1 水平并延长了妊娠 2—4 周。重要的是，该疗法未对胎儿或母亲产生不良影响却促进了胎儿生长。最近，Thadhani 等[291]证实，相比于同期未接受治疗的先兆子痫患者，特异性硫酸葡聚糖单采使 sFlt1 降低 18%，P:C 比值降低 44%，并且延长了妊娠期。如果该结论能在后续研究中得以确认，该方法将促进血管生成相关因素异常的先兆子痫早产患者的靶向治疗的发展[290]。目前有临床前研究正在评估以血管生成失衡为靶点的其他治疗模式，包括应用可中和 sFlt1（如 PlGF 和 VEGF）或可阻断 sFlt1 生成的小分子[162, 292–295]。

先兆子痫动物模型研究显示，羟甲基戊二酰辅酶 A（HMG-CoA）还原酶抑制剂，即他汀类，可促进血红素加氧酶活性并改善血管生成失衡的情况，可能成为治疗先兆子痫的潜在药物[207, 296]。这些药物因潜在的致畸效应曾一度被认为禁用于妊娠期，但近期数据显示它们可能是安全的[297]。早期预实验数据表明临床上使用他汀类可能对先兆子痫的治疗[298]和预防[299]均有效。有关评估普伐他汀用于先兆子痫的预防和治疗的安全性和疗效的随机对照试验正在进行中[300]。

四、慢性高血压和妊娠期高血压疾病

妊娠期慢性高血压的诊断通常基于妊娠前有明确的高血压病史或孕 20 周前血压＞ 140/90mmHg。与此相反，妊娠期高血压疾病通常在孕 20 周之后首次发现，并且如定义所示在分娩后消退。但这些诊断基于第一次记录血压升高的时间，因此仍存在问题。妊娠时孕中期血压生理性下降并大约在孕 20 周时达到最低点（图 48-1），慢性高血压女性中也如此，但这会掩盖其妊娠早期已有的慢性高血压的事实。这种情况下，当患有慢性高血压的妊娠女性在孕晚期血压升高时可能被错误地认为是妊娠期高血压疾病。如果产后高血压不消退，即可确认慢性高血压的诊断。相反，先兆子痫偶尔会在孕 20 周之前出现，因此对于接近妊娠中期出现新发高血压和蛋白尿的女性，应考虑是否存在先兆子痫。

美国妊娠期慢性高血压的发病率持续升高，从 1995—1996 年间的 1.01% 上升至 2007—2008 年间的 1.76%[301]。高龄、肥胖和黑人孕产妇中慢性高血压更常见[302]。患有慢性高血压的妊娠女性其先兆子痫（21%～25%）、早产（33%～35%）、IUGR（10%～15%）、胎盘早剥（1%～3%）和围产期死亡（4.5%）的风险增加[303–305]。但是，大多数不良结局见于重度高血压（舒张压＞ 100mmHg）和已有心血管疾病或肾脏疾病的女性。患有轻度、无并发症的慢性高血压的女性其产科结局通常与一般产科人群相似[302]。高血压的持续时间和严重程度均与围产期发病和先兆子痫风险相关[306, 307]。基线存在蛋白尿则增加早产和 IUGR 的风险，但不增加先兆子痫本身的风险[304]。

在慢性高血压的基础上，诊断叠加的先兆子痫是有难度的。在没有潜在的肾脏疾病的情况下，新发蛋白尿（＞ 300mg/d），加上常伴发的恶性高血压，是提示叠加先兆子痫的最可靠征象[68]。基线有蛋白尿且既往血压控制良好的女性，其血压突然升高提示可能发生了先兆子痫。若有先兆子痫的其他症状和体征，如头痛、视力改变、上腹痛、肺水肿和实验室检查指标改变（如血小板减少症、肾功能不全新发或恶化、肝酶升高），也应立即考虑先兆子痫，同时这些表现的存在说明了先兆子痫的严重程度[68]。

（一）妊娠期继发性高血压

妊娠期慢性高血压女性中至少 10% 是继发性高血压[301]。有继发性高血压的女性其妊娠并发症的发生率高于原发性慢性高血压的女性。若不能鉴别诊断，这些孕产妇出现并发症和死亡的情况更为严重。因此，慢性高血压女性的妊娠期评估应包括分析高血压的继发病因，包括肾动脉狭窄、原发性醛固酮增多症、阻塞性睡眠呼吸暂停（OSA）和嗜铬细胞瘤。遗憾的是，由于筛查项目（如血浆醛固酮与肾素比值）未在妊娠期得到验证，而且暴露射线的影像学检查（如 CT 扫描、血管造影和透视检查）是相对禁用的，妊娠期间这些病因的诊断受阻。

妊娠期偶尔会出现纤维肌发育不良或动脉粥样硬化引起的肾动脉狭窄，当高血压严重且对降压药物耐药时应怀疑这些疾病。曾有病例报道在孕中期和孕晚期经 MR 血管造影诊断后实施血管成形术和支架置入术成功的案例[308]。

尽管嗜铬细胞瘤罕见，但如果在妊娠期间首次出现将会是毁灭性的。该综合征有时在临产和分娩期间出现，这时经阴道分娩、子宫收缩和麻醉可诱发致命性高血压危象[309]。若能在产前确诊并给予积极的治疗，母体和新生儿结局会得到极大改善[310]。通常尽可能推迟直至分娩后再手术干预。

妊娠期间由于孕酮拮抗醛固酮对肾小管的作用，原发性醛固酮增多症所引起的高血压和低钾血症预期可能会改善。但是，并不是所有女性都会缓解，许多原发性醛固酮增多症的女性可以因妊娠诱发高血压恶化[311]。对于功能性肾上腺腺瘤，应该立即实施肾上腺切除术还是使用药物控制直到分娩后的相关研究很少。但有病例报道显示两种方案均有效。尽管有报道在妊娠期间使用螺内酯，但因其抗雄激素的作用，理论上会有男性胎儿雄性化不足的风险。对于传统降压药物和钾补充剂治疗不充分的情况，依普利酮似乎是一个安全的替代疗法[312]。

阻塞性睡眠呼吸暂停（OSA）逐渐成为妊娠期高血压疾病的第二病因。一项研究显示，应用多导睡眠图检查发现妊娠期间 40% 的高血压女性出现 OSA[313]。OSA 的危险因素包括打鼾和肥胖[314]。高危女性中应考虑筛查 OSA。

早发高血压的一个罕见病因是盐皮质激素受体发生突变。该种突变导致孕酮不适当地激活受体，而受累的女性在妊娠期间高血压和低钾血症显著恶化，但没有蛋白尿或先兆子痫的其他表现[315]。

（二）妊娠期慢性高血压的管理方法

计划妊娠的慢性高血压女性，应在受孕前使用妊娠期安全的降压药物控制血压。如果是非计划妊娠，应在受孕后尽快停用不适宜的降压药。应向女性提供不良妊娠结局的相关信息，包括先兆子痫、早产和 IUGR。妊娠的慢性高血压女性应在其妊娠期间予以密切监测，适当调整降压方案，并注意是否叠加了先兆子痫。

治疗目标

重度高血压（收缩压 ≥ 160mmHg 或舒张压 ≥ 105mmHg）是降压治疗的明确指征，目的是预防脑卒中和心血管并发症[68]。但是，用于指导妊娠期轻中度高血压治疗的证据很少。Meta 分析评估了一些小规模临床试验（$n < 300$）中使用降压药与不使用任何治疗对此类女性的影响[316–319]。尽管降压治疗降低了出现重度高血压的风险，但对预防先兆子痫、新生儿死亡、早产、小胎龄儿或其他不良结局没有有益的影响。部分研究表明，过于积极地治疗妊娠期轻中度高血压可能对胎儿生长不利，这很可能是由于引起了子宫胎盘灌注减少[320]。为此，美国妇产科医师学会工作组 2013 年发布的妊娠期高血压疾病诊断和治疗指南中建议，在没有终末脏器损伤证据的情况下，不对患有慢性高血压且血压 < 160/105mmHg 的妊娠女性使用降压药物[68]。

> **临床意义**
>
> CHIPS（妊娠期高血压控制研究）结果显示，治疗妊娠期高血压时，“严格”的血压控制目标 [舒张压（DBP）85mmHg] 与“不太严格”的目标（DBP 100mmHg）相比是安全的，两者的流产率或新生儿高等护理需求的差异没有显著意义。达到“严格”目标的女性并发症发生率更低，包括重度高血压、血小板减少症及有症状的转氨酶升高。

2015 年，CHIPS（妊娠期高血压控制研究）为该主题的证据库增添了新的内容[321]。CHIPS 是一项国际开放随机对照的临床研究。该研究在 987 名妊娠期轻中度高血压女性中评估严格（目标舒张压 85mmHg）与不太严格（目标舒张压 100mmHg）的血压控制目标的治疗效果。结果显示，在主要结局即流产或新生儿高等护理需求方面未见差异（表 48-5）。两组之间小胎龄儿的发生率没有显著差异。但是，不太严格控制组的女性其重度高血压、血小板减少症和有症状的转氨酶升高的发生率更高。不太严格控制组的 HELLP 综合征有增加趋势。作为同类中规模最大的研究，这项研究确认妊娠期轻中

表 48-5 随机分入血压严格控制组与不太严格控制组的妊娠期高血压女性的结局

结 局	不太严格控制（DBP 100mmHg）	严格控制（DBP 85mmHg）	调整的比值比（95% CI）
新生儿和妊娠期并发症			
流产，*n*（%）	15（3.0）	13（2.7）	1.14（0.53～2.45）
新生儿高等护理＞ 48h，*n*（%）	141（29.4）	139（29.0）	1.00（0.75～1.33）
分娩时孕龄（周）	36.8 ± 3.4	37.2 ± 3.1	
小胎龄儿（出生体重＜第 10 百分位数），*n*（%）	79（16.1）	96（19.7）	0.78（0.56～1.08）
胎盘早剥	11（2.2）	11（2.3）	0.94（0.40～2.21）
母体并发症			
严重母体并发症，*n*（%）	18（3.7）	10（2.0）	1.74（0.79～3.84）
重度高血压	200（40.6）	134（27.5）	1.80（1.34～2.38）
先兆子痫	241（48.9）	223（45.7）	1.14（0.88～1.47）
血小板计数＜ 100×10^9/L	21（4.3）	8（1.6）	2.63（1.15～6.05）
AST 或 ALT 升高并伴有症状	21（4.2）	9（1.8）	2.33（1.05～5.16）
HELLP 综合征	9（1.8）	2（0.4）	4.35（0.93～20.35）

ALT. 丙氨酸氨基转移酶；AST. 天门冬氨酸氨基转移酶；CI. 置信区间；DBP. 舒张压；HELLP. 溶血性贫血、肝酶升高和血小板减少症（改编自 Magee LA, von Dadelszen P, Rey E, et al. Less-tight versus tight control of hypertension in pregnancy. *N Engl J Med*. 2015;372:407–417.）

度高血压的治疗中将舒张压降到 85mmHg 对胎儿是安全的，并且还降低了孕产妇妊娠期的短期并发症。该研究未报道严格降压治疗时孕产妇长期心血管结局，但考虑到在患有慢性高血压的非妊娠患者中强有力的获益证据，严格降压对孕产妇长期心血管结局很可能有益处[322]。

（三）妊娠期高血压疾病

妊娠期高血压疾病定义为孕 20 周后新发且不伴有蛋白尿，并在产后恢复的高血压。妊娠期高血压疾病很可能是由多个潜在病因共同作用的结果。部分妊娠期高血压疾病的女性既往已有原发性高血压但未被诊断。这种情况下，如果此类女性在孕中期血压达到最低点时就诊，很可能被错误地认为之前血压正常。对于此类情况，应当在产后基础血压恢复时再明确诊断。

10%～25% 的妊娠期高血压疾病进展为明显的先兆子痫[323]。严重的妊娠期高血压疾病出现不良结局的风险与先兆子痫相似，即使没有蛋白尿也是如此[324]。有研究表明肾脏活检证实大部分妊娠期高血压疾病的女性都有肾小球内皮损伤[142]。因此，妊娠期高血压疾病的病理生理基础可能与先兆子痫相同，故应给予相同的监测和治疗。考虑到先兆子痫具有综合征的性质，新版的美国妇产科医师学会（ACOG）指南中规定先兆子痫的诊断不再依据蛋白尿（表 48-3）。部分妊娠期高血压疾病的女性短期的表现可能潜在倾向于慢性高血压。这类女性通常有很明显的慢性高血压家族史并在孕晚期时出现高血压伴低水平尿酸，但无蛋白尿。尽管高血压通常会在分娩后消退，但这些女性日后有高血压和心血管疾病的风险[325, 326]。

（四）妊娠期高血压疾病的治疗

1. 药物的选择

表 48-6 总结了推荐使用的妊娠期降压药。甲基多巴仍然是口服治疗妊娠期高血压疾病的一线药物。甲基多巴是中枢性 α-2 肾上腺素受体激动剂，目前除了妊娠期以外几乎不用于其他领域。在所有降压药中它的安全性数据最多，并且对胎儿似乎没

表 48-6 妊娠期降压药物的安全性

药 物	优 点	缺 点
一线药物		
口服		
甲基多巴	一线；安全性数据多	作用时间短 / 每日多次用药
拉贝洛尔	由于理论上其 α 受体阻断作用对子宫胎盘血流有益，相比于其他 β 受体拮抗剂，优先选择此药	作用时间短 / 每日多次用药可能会加重反应性呼吸道疾病
长效硝苯地平	每日 1 次用药（缓释制剂）	水肿
静脉		
拉贝洛尔	良好的安全性数据	
尼卡地平	有大量关于临产时用作子宫收缩抑制剂的安全性数据；有效	
二线药物		
肼苯哒嗪	临床用药经验多	紧急使用时孕产妇高血压和胎盘早剥的风险增加
美托洛尔	长效制剂可每日 1 次用药	安全性数据不及拉贝洛尔多
维拉帕米、地尔硫卓	无证据显示对胎儿有不良影响	数据有限
一般避免		
利尿剂	无证据显示对胎儿有不良影响	理论上可能不利于妊娠期血浆容量的扩大
阿替洛尔		可能会损害胎儿生长
硝普钠		如果使用时间超过 4h，有胎儿氰化物中毒的风险
禁用		
血管紧张素转化酶（ACE）抑制剂		多种胎儿异常；见正文
血管紧张素受体拮抗剂		与 ACEI 的风险相似

有不良影响。缺点包括半衰期短、有镇静作用，罕见的不良反应有肝酶升高和溶血性贫血。可乐定的作用机制和安全性似乎与甲基多巴相似，但数据较少。

β－肾上腺素受体拮抗剂一直被广泛用于妊娠期，因其有效、没有致畸性及对胎儿的不良影响。阿替洛尔可能是一个例外，该药与胎儿生长受限有关 [327]。拉贝洛尔有 α 受体阻断作用，故可更好地保留子宫胎盘血流，不论是口服还是静脉用药均已被广泛认可和使用 [328]。

钙通道阻滞剂用于妊娠期似乎是安全的，且相关临床用药经验逐渐增多。长效硝苯地平是研究最多的钙通道阻滞剂，安全且有效 [328, 329]。还有非二氢吡啶类钙通道阻滞剂，如维拉帕米，未见明显不良反应。但此类药物的使用经验要少于其他类别的药物。

先兆子痫时考虑到循环容量低，因而通常避免使用利尿剂，但尚无证据表明利尿剂与胎儿或母体不良结局有关。同样，由于利尿剂理论上对妊娠期正常血浆容量扩大有影响，治疗慢性高血压时不作为一线药物。当妊娠期高血压并发肺水肿时，使用利尿剂是适合且有效的。

血管紧张素转化酶抑制剂（ACEI）和血管紧张素受体拮抗剂（ARB）禁用于孕中期和孕晚期。在这个阶段暴露于这些药物会引起严重的胎儿畸形，包括肾发育不全，还会引起围产期肾衰竭、羊水过少、肺发育不全、颅骨发育不全和 IUGR [330]。有关孕早期暴露所致畸形的证据并不充分。在一项大规模群体研究中，Cooper 等 [331] 称孕早期暴露 ACEI 的女性所怀胎儿出现中枢神经系统和心血管系统的先天畸形更多。但该研究因存在潜在的混杂因素和确认偏倚而受到批评。有 ACEI/ARB 强适应证的女性（如糖尿病肾脏疾病）在试图受孕的同时也许可以继续使用这些药物，并在确认妊娠后立即停用。但应与患者讨论该治疗策略的风险和获益，在个体化基础上共同决定。妊娠早期意外暴露的女性可在孕中期进行超声检查确认胎儿是否正常。有关 ARB 影响的数据较少，但病例分析有力证明其对胎儿的影响与 ACEI 相似 [332] 且与理论预期相同。

2. 用于紧急控制血压的静脉用药

妊娠期重度高血压偶尔需要住院接受静脉药物治疗。目前还没有关于全部常用的重度妊娠期高血压紧急静脉降压药物的人体对照研究。但有几个药物有大量的临床使用经验，一直被广泛使用且没有不良作用。可经静脉使用的药物包括拉贝洛尔、钙通道阻滞剂（如尼卡地平）和肼苯哒嗪。

与口服拉贝洛尔一样，静脉用拉贝洛尔安全、有效，主要缺点是作用时间短。一直以来静脉用尼卡地平被认为可以安全地用于早产临产时抑制子宫收缩，而近期研究表明它用于治疗高血压是安全的 [333]。因短效硝苯地平在非妊娠群体中产生不良作用是已知的，故其使用具有争议性。但是，近期的一项 Meta 分析显示，短效硝苯地平口服制剂可安全地用于妊娠期重度高血压 [334]，并且在无法使用静脉药物的情况下它会是一个很好的选择。

肼苯哒嗪一直广泛用作治疗妊娠期重度高血压的一线药物。但是一项包含 21 个比较静脉用肼苯哒嗪与拉贝洛尔或硝本地平紧急治疗妊娠期高血压研究的 Meta 分析表明，使用肼苯哒嗪时孕产妇低血压、少尿、胎盘早剥和 Apgar 评分低的风险增加 [335]。因此，肼苯哒嗪或许应作为二线药物，并且应尽可能限制其使用。硝普钠如果使用时间超过 4h 会有胎儿氰化物中毒的危险，所以妊娠期一般避免使用硝普钠。

3. 哺乳期降压药

关于哺乳期女性应用降压药物安全性的研究，设计良好的很少。一般来讲，认为妊娠期可安全使用的药物，在哺乳期也安全。甲基多巴如果有效且耐受性良好，应视作一线药物。应优先使用蛋白结合率高的 β 受体拮抗剂如拉贝洛尔和普萘洛尔，而不是在乳汁中有聚集作用的阿替洛尔和美托洛尔 [328]。利尿剂会使乳汁生成减少，故应避免使用 [328]。ACEI 经乳汁排泄少，故通常被认为用于哺乳期女性是安全的 [336]。研究最多的依那普利和卡托普利是哺乳期女性的首选药物。因此，在以蛋白尿为主要表现的肾脏疾病女性中，分娩后应立即考虑再次使用 ACEI。最终，应该依据每种药物的药代动力学来指导孕产妇安排哺乳喂养间隔，在乳汁排泄高峰之前或之后以避免婴儿显著的药物暴露。

五、妊娠期急性肾损伤

20 世纪后半叶，发达国家的妊娠期急性肾损伤（AKI）发病率急剧下降 [337]，这要归功于安全且合法的流产率的提高、广泛且强化使用抗生素（两者均降低了脓毒性流产的发生率）及产前护理的总体改善。但近期美国和加拿大妊娠期并发 AKI 的发病率又呈升高趋势 [338, 339]，其可能的原因是妊娠期高血压疾病和先兆子痫发病率升高 [339]。的确，近代大部分妊娠期 AKI 病例是在高血压背景下发生的，包括妊娠期高血压疾病、慢性高血压或先兆子痫 [340]。大部分妊娠期 AKI 病例为轻症，具有自限性；需要透析治疗的 AKI 罕见，累及的妊娠比例大约为 1 : 10 000 [341]。

妊娠剧吐等肾前性氮质血症或严重肾盂肾炎是妊娠期 AKI 的常见原因。妊娠期特有的情况，如先兆子痫、HELLP 综合征和 AFLP 也是 AKI 的常见原因。脓毒性流产、围产期败血症和胎盘早剥等产科并发症与严重的急性肾小管坏死有关，少数情况下与双侧皮质坏死有关。梗阻性尿路疾病是妊娠期肾脏衰竭的很少见的原因。

（一）急性肾小管损伤和肾皮质坏死

妊娠剧烈呕吐或由胎盘早剥、前置胎盘、产后子宫收缩失能或子宫裂伤和穿孔引起的子宫出血时并发的血容量耗竭，可导致肾脏缺血和继发急性肾小管损伤。羊膜腔内盐水注射、羊水栓塞及与妊娠无关的疾病或意外事件发生时也会出现 AKI。

肾皮质坏死是一类与脓毒性流产和胎盘早剥有关的严重且通常不可逆的急性肾小管坏死。脓毒性流产是指子宫及其周围组织感染，常常是在非无菌环境下非法流产之后出现。目前在可实施安全、治疗性流产的地方脓毒性流产已很少见，但在人工流产被视为非法和（或）无法实施的国家中仍是严重的临床问题。脓毒性流产的女性通常表现为尝试流产之后数小时至数天出现阴道出血、下腹痛和发热。多达 73% 的病例并发肾衰竭 [342]，通常表现为肉眼血尿、胁腹痛和少尿。

与脓毒性流产有关的细菌通常为多种，除了性传播病原体之外，还有来自阴道和子宫颈内膜的正常菌群。魏氏梭状芽孢杆菌、产气荚膜杆菌、化脓性链球菌，以及革兰氏阴性微生物如大肠埃希菌和铜绿假单胞菌均为已知病原菌。已有报道显示，使用米非司酮（RU–486）和阴道内米索前列醇终止妊娠后出现索氏梭状芽孢杆菌感染的致命的中毒性休克综合征 [343]。长期以来，已知妊娠可使革兰阴性菌内毒素的血管效应更为显著（Shwartzman 现象）。

胎盘早剥也能引发 AKI 伴肾皮质坏死。不完全或片状肾皮质坏死更常见，如果累及全部肾皮质，通常引起不可逆性肾衰竭。不完全或片状肾皮质坏死的病例中，少尿期延长，随后肾功能不同程度恢复。CT 扫描可证实特征性的肾皮质低密度区，因此一般可通过 CT 扫描诊断肾皮质坏死。

妊娠期 AKI 的治疗方面，应立即恢复体液容量不足，妊娠后期应给予急诊分娩。对于急性肾皮质坏死，除了必要时给予透析之外没有特定的有效治疗方法。腹膜透析和血液透析均可在妊娠期使用，但腹膜透析具有损害子宫胎盘血流的风险 [344]。不论是发达国家（4.3%）[341] 还是发展中国家（18.3%）[345]，需要透析治疗的妊娠相关 AKI 的孕产妇死亡率均很高。

（二）急性肾损伤和血栓性微血管病

妊娠期发生的血栓性微血管病（TMA）和急性肾衰竭是肾病科医师在治疗妊娠患者时面临的最具挑战性的鉴别诊断。先兆子痫 /HELLP 综合征、TTP/HUS、AFLP、系统性红斑狼疮（SLE）伴抗磷脂抗体综合征，以及弥散性血管内凝血（通常在败血症时并发），这 5 种妊娠期综合征有相同的临床、实验室检查和病理特征。尽管在临床上难以确切地鉴别这些疾病，但结合全部临床线索通常可以明确可能的诊断（表 48–4）。

1. 重度先兆子痫

AKI 累及大约 1% 的先兆子痫女性 [346]。但在重度先兆子痫和 HELLP 综合征患者中，AKI 发病率明显更高，研究显示为 10%～20% [347, 348]。先兆子痫基础上发生急性肾衰竭是急诊分娩的指征。

2. 妊娠期急性脂肪肝

AFLP 是罕见但致命的妊娠期并发症，累及 1/10 000 的妊娠女性，病死率为 10% [349]。主要临床表现是肝衰竭，伴有血清转氨酶升高和高胆红素血症。重度受累的患者其血氨水平升高，还可有低血糖症。多达半数患者还可出现先兆子痫。溶血和血小板减少症不是主要特征，如果存在这些情况则提示 HELLP 综合征或 TTP（表 48–4）。与急性脂肪肝有关的急性肾衰竭主要见于接近足月时，但妊娠中期之后任何时间也都可以发生 [350]。肾脏的病变为轻症、非特异性，但肾衰竭的原因尚不清楚。可能的原因与肝肾综合征时观察到的血流动力学变化类似或与 TMA 的血流动力学变化相似。

尽管临床上很少进行肝脏活检，但 AFLP 是一种病理诊断，组织学变化包括微泡性脂肪浸润的肿胀的肝细胞及肝细胞轻微坏死。这些组织学表现与 Reye 综合征和牙买加呕吐病时观察到的组织学表现相似。长链 3– 羟酰基辅酶 A 脱氢酶基因突变引起的线粒体脂肪酸氧化缺陷已被设定为 AFLP 的危险因素 [351]。AFLP 女性及其后代应检测该基因及其他参与脂肪酸氧化的基因是否存在缺陷，早诊断和早治疗可以挽救妊娠受累的新生儿的生命 [352]。

AFLP 的治疗包括支持治疗，如积极治疗凝血障碍及立即终止妊娠；也包括产前 [353] 和产后 [354] 使用血浆置换术，但还没有临床对照研究评估其使用情况。该综合征通常在产后消退且不遗留肝功能或肾功能损伤，但在随后的妊娠中可能会再次出现。

3. 血栓性血小板减少性紫癜

TTP 是主要由血管性血友病因子裂解蛋白酶

（ADAMTS13）的严重缺陷引起的 TMA。TTP 表现为血小板减少症、溶血和不同程度的器官功能障碍，可能出现急性肾衰竭，但不普遍[355]。妊娠与 TTP 风险增加有关，TTP 通常在孕 24 周之前发生[356]，对于既往有 TTP 病史的女性，妊娠会促进 TTP 复发[357]。研究显示，非妊娠状态下 ADAMTS13 缺陷与 TTP 发病有关，但妊娠时两者关系的研究不多。ADAMTS13 水平在孕中期和孕晚期下降，可能促使妊娠期 TTP 发病率升高[358]。

TTP 与先兆子痫 /HELLP 综合征的临床鉴别诊断常常是具有挑战性的，但这对患者的治疗却很重要。血浆置换对 TTP 有益，但对 HELLP 综合征并非如此。既往蛋白尿、高血压和严重肝损伤史提示 HELLP 综合征的可能性大，而肾衰竭和严重的非免疫性溶血性贫血则更常见于 TTP（表 48–4）。尽管没有对照研究评估妊娠期和产后血浆置换治疗 HUS/TTP 的疗效，但病例报道提示该方法是安全且有效的[357]。终止妊娠似乎不能改变 HUS/TTP 病程，因此，除非胎儿出现损害，一般不建议终止妊娠。

（三）溶血性尿毒综合征

非典型 HUS 可突然引起急性肾衰竭，但通常在围产期或产后早期出现[359]。该病是由遗传性或获得性补体调节蛋白缺陷引起，使补体替代途径激活。许多关于妊娠期“HUS”的报道是在发现补体途径调节障碍参与发病之前发表的。一则病例报道显示 21 例妊娠相关 HUS 的女性中，57% 的病例 C3 水平减低，86% 可检测到补体基因突变。最常见异常是 CFH 突变（45%）、CFI 突变（9%）和 C3 突变（9%）[360]。这些患者中无一例有抗体介导的疾病。依库丽单抗问世之前，长期肾脏预后差，大多数女性进展为 ESRD[360]。尽管数据有限，但已有依库丽单抗成功用于治疗妊娠期补体介导的 TMA 且没有明显的胎儿不良反应的报道[361]。与先兆子痫不同的是，分娩并不能改变 TTP 或补体介导的 TMA 的病程。

（四）梗阻性肾病和肾结石

双侧输尿管梗阻引起的 AKI 是妊娠期罕见的并发症。由于妊娠期存在生理性肾积水（见“妊娠期生理变化”一节），尿路梗阻的诊断往往存在困难。如果临床上高度怀疑（如明显的肾积水、腹痛、血清肝酐升高），作为试验性诊断和治疗，可能需要采取经皮肾造瘘术以明确梗阻性尿路疾病的诊断。如果确实存在该病，可通过输尿管支架植入术[362]或分娩[363]来治疗梗阻。

正常妊娠期循环的 1, 25- 二羟维生素 D_3 水平升高，导致肠道钙吸收增加，尿钙排泄也增加，使得一些女性有易患肾结石的倾向。过多补钙会导致高钙血症和高钙尿症。尽管肠道钙吸收和尿钙排泄增加，但可能是由于妊娠期尿流量增加和生理性尿路扩张的缘故，还没有证据显示肾结石风险增加。

草酸钙和磷酸钙是妊娠期结石的主要成分。和非妊娠患者一样，妊娠期输尿管结石可引起胁腹痛和下腹痛伴血尿。有时由剧痛诱发早产，并且感染风险增加。超声检查和 MRI 是排除梗阻并观察结石的首选方法[364]。肾结石的治疗方法包括保守治疗，如充分补充水分、使用止痛药和止吐药。妊娠期避免使用噻嗪类利尿剂和别嘌呤醇。分娩后建议收集 24h 尿液进行检查以定量分析尿钙和尿酸排泄。由于结石可能是感染的原因，伴有尿路感染的肾结石病应给予抗生素治疗 3～5 周，并在分娩后给予抑制结石形成的治疗。大部分结石自然排出，但如果出现输尿管梗阻，可能需要放置输尿管支架[365]。碎石治疗对胎儿有不良作用，因此妊娠期相对禁用。但也有研究显示，妊娠 4—8 周使用体外冲击波碎石未观察到胎儿不良结局[366]。

（五）尿路感染和急性肾盂肾炎

尿路感染是妊娠期最常见的泌尿系统疾病[367]。尽管无症状菌尿的患病率为 2%～10%，与非妊娠群体相似，但出于多种原因使之需要更积极地治疗。尿潴留使妊娠女性在膀胱炎基础上更易患逆行性肾盂肾炎。因此，尽管非妊娠状态下无症状菌尿通常是良性的，但妊娠期的无症状菌尿如果不予以治疗，40% 以上的患者会进展为明显的膀胱炎或急性肾盂肾炎[368]。急性肾盂肾炎是妊娠期的严重并发症，通常在孕 20—28 周期间出现，伴有发热、腰痛、排尿困难。肾盂肾炎引起的败血症可以进展为内毒素性休克、弥散性血管内凝血、急性肾衰竭和呼吸衰竭[368]。无症状菌尿还与早产和低体重儿的风险增加有关[369]。研究显示，治疗妊娠期无症状菌尿可以减少这些并发症并改善围产期的发病率和死亡率[370]。因此，无症状菌尿必须早发现和早治疗。

尿路感染的常见症状和体征在妊娠期会变得不可靠。由于妊娠子宫压迫膀胱，妊娠后半期的女性在没有感染的情况下也常出现排尿困难和尿频。由于受到阴道分泌物的污染，经常出现低数量级别的脓尿。假阴性率高与采用尿试纸法筛查菌尿有关，因此筛查时优先选择尿细菌定量培养法。单个菌种＞ 10^5 个细菌 /ml 表示有明显的菌尿。建议在第 1 次产前访视期间筛查无症状菌尿，此后只对有反复尿路感染或尿路异常史等的高危女性进行复查。

如果发现无症状菌尿，应立即治疗（通常给予头孢菌素）至少 3～7 天[371]。此外，单剂量磷霉素也可成功治疗。磺胺甲氧苄啶和四环素因可导致出生缺陷，禁用于妊娠早期。在治疗结束的 2 周后复查细菌培养十分必要，以确保根除菌尿。对于治疗 2 个疗程、菌尿仍持续存在的患者，推荐使用呋喃妥因或头孢氨苄抑制治疗[372]。已有研究显示，对菌尿给予长期抑制治疗可降低肾盂肾炎的发病率[373]。由于孕妇有较高的肾盂肾炎发病率，并且与死亡率相关，通常采取积极的治疗措施，让患者住院并给予静脉输注抗生素和水化治疗。第 36 章将进一步探讨尿路感染。

六、妊娠期慢性肾脏病

患慢性肾脏病的女性若妊娠，出现母体和胎儿不良结局的风险增加，包括肾功能急剧减低和围产期死亡。尽管目前在这些女性中活产率超过 90%，但早产、IUGR、围产期死亡和先兆子痫的风险显著增加[374, 375]。早产使子代出现心血管和肾脏疾病的风险增加，既可以立即患病，也可能日后发病[376]。妊娠的 CKD 女性的治疗目标是妊娠期间和妊娠结束后母亲的肾功能得以保存，并且尽可能提高胎儿足月分娩或接近足月分娩的概率。

慢性肾功能不全时肾脏血流和 GFR 较正常妊娠时特征性的生理性增加程度要少[375]。妊娠期肾脏血流增多所带来的压力可能会在已有的肾病基础上加重肾损伤，这与非妊娠状态下受损的肾脏对血流增加的刺激更敏感相似。的确，如果妊娠之前已有高血压和蛋白尿，妊娠期这些表现常常加重[377]。除此以外，母亲和胎儿的总体预后与受孕之前高血压、蛋白尿和肾功能不全的程度相关。

幸运的是，研究显示有潜在肾脏疾病但肾功能仅轻度损伤、血压正常且无蛋白尿的女性，其母体和胎儿结局良好，进展为 ESRD 的风险很低[375, 378]。但是，即便是 1 期 CKD 的女性，与低危对照组妊娠女性相比，其剖宫产、早产的风险仍有所增加，对新生儿加强护理的需求也有所增加[379]。尽管特定种类的肾病是否与肾功能急剧下降有关仍存在争议，但研究显示肾功能不全、是否有高血压及其严重程度、蛋白尿的严重程度是决定结局的主要因素，而不是已有的肾脏疾病的诊断[379]。血清肌酐＞ 1.4～1.5mg/dl 的妊娠女性比同等肾功能但未妊娠的女性更易出现肾功能减退[375]。若血清肌酐＞ 2.0mg/dl 的女性妊娠，妊娠期间和妊娠结束后肾功能急剧减退的风险较高（＞ 30%）[374]。此外，血清肌酐＞ 2.5mg/dl 的女性中，超过 70% 出现早产，40% 以上出现先兆子痫[374, 377]。目前还没有方法可以预测哪些女性将在产后出现肾功能快速减退，并且终止妊娠并不能确切地逆转肾功能不全。近期有关常染色体显性遗传性多囊肾且肾功能正常的女性的数据显示，无并发症的女性妊娠成功率高[380]。其他特定情况包括糖尿病肾脏疾病和狼疮性肾炎将在后文中讨论。不论引起肾脏病的原因如何，血清肌酐升高至＞ 1.4～1.5mg/dl 的女性其肾功能不全的风险增加。关于 CKD 女性的孕前咨询和产前护理的总体策略见图 48-14。

（一）糖尿病肾脏疾病

全世界范围内糖尿病的发病率和患病率正在上升[381]，妊娠的糖尿病女性的数量也随之增多[382]。但是，近年来妊娠的糖尿病女性中糖尿病肾脏疾病的发病率一直在下降[383, 384]，很可能是由于良好的血糖控制和高血压管理及在年轻糖尿病女性中更广泛地使用肾素 - 血管紧张素 - 醛固酮系统的抑制剂。

妊娠的糖尿病女性，不论是否伴有肾病，出现母体和胎儿不良结局的风险更高，包括先天畸形、早产、巨大儿、先兆子痫和围产期死亡[44, 385]。白蛋白尿的存在会使先兆子痫和早产的风险显著升高[386]。妊娠前和妊娠期间血糖控制差与先兆子痫和严重胎儿不良结局等不良妊娠结局高度相关。因此，强烈建议在妊娠之前到内分泌科就诊[387, 388]。

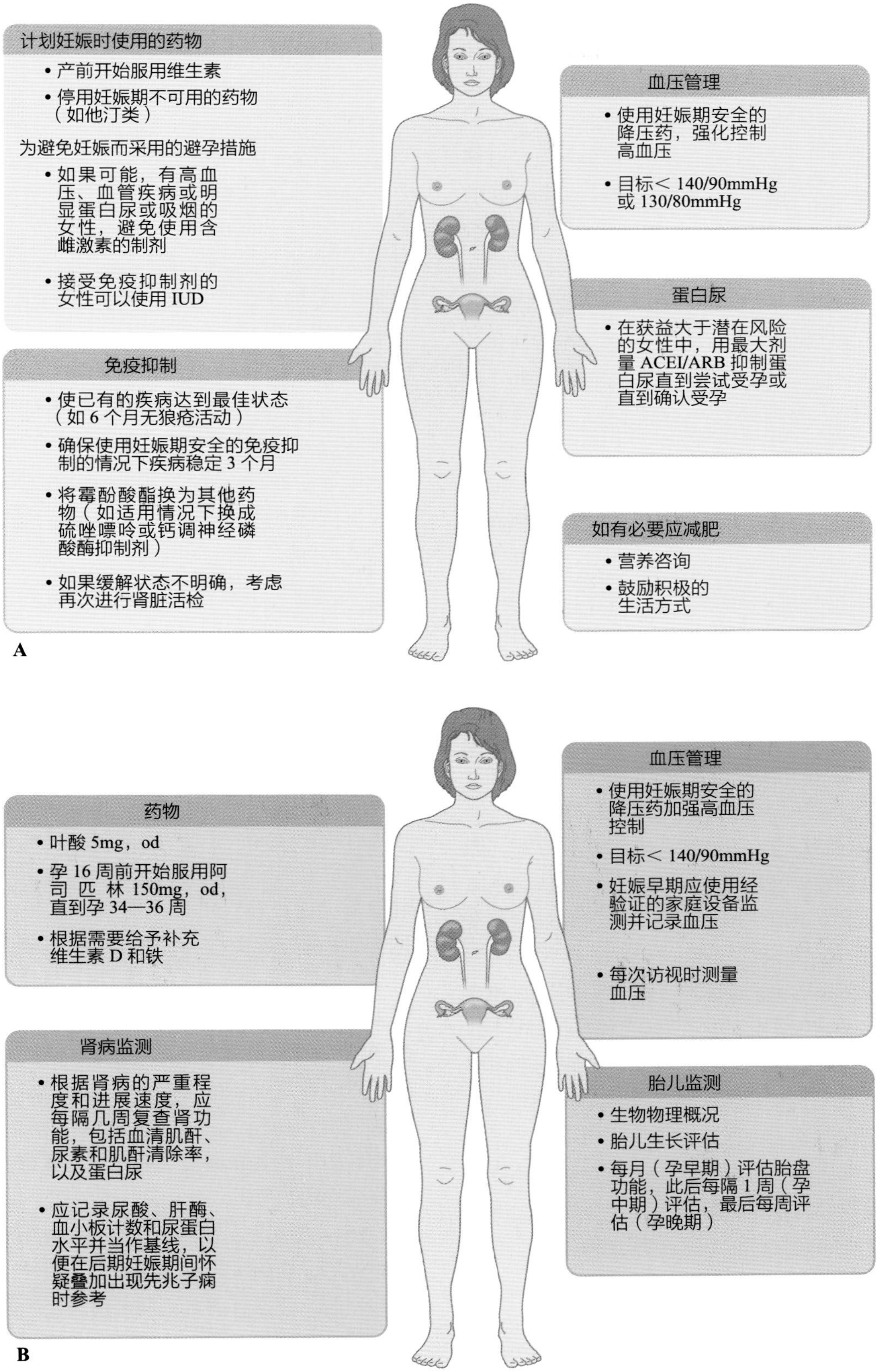

▲ 图 48-14 **A. 慢性肾脏病女性的孕前优化；B. 慢性肾脏病女性的产前保健**

ACEI. 血管紧张素转化酶抑制剂；ARB. 血管紧张素受体拮抗剂；IUD. 宫内节育器；od. 每日 1 次（改编自 Hladunewich MA, Melamad N, Bramham K. Pregnancy across the spectrum of chronic kidney disease. *Kidney Int*. 2016;89:995–1007.）

如果妊娠前肾功能正常或接近正常，妊娠本身似乎不会加剧肾病进展[389]。但是，如果在妊娠开始时已有肾损伤，预后将不同。在肾功能损伤的状态下受孕的女性，肌酐清除率较孕前明显减低，即便是产后的前几个月内也是如此[390]。一项针对糖尿病肾脏疾病且妊娠开始时血清肌酐＞1.4mg/dl 的研究显示，11 名患者中有 40% 以上在妊娠结束后 5～6 年内进展为终末期肾衰竭[391]。尽管妊娠前和产后积极控制血压可能会减轻产后肾功能下降[389]，但糖尿病肾脏疾病合并肾功能损伤的妊娠女性在妊娠期肾功能进行性下降的情况十分常见。因此，通常建议糖尿病肾脏疾病女性推迟妊娠，直到肾脏移植术之后，这将改善生育能力和胎儿结局。

孕中期和孕晚期禁用 ACEI 和 ARB，因为 ACEI 和 ARB 会引起出生缺陷，包括颅骨发育不全（颅骨膜骨发育不全）、肾小管发育不良和 IUGR[328]。糖尿病肾脏疾病且肾功能损伤的女性因妊娠无法使用这些药物者有进展为肾衰竭的可能。但是，人群研究显示孕早期暴露 ACEI 和 ARB 时未见胎儿不良作用[328, 392, 393]。遗憾的是，难以彻底排除孕早期致畸的可能性，例如病例报道显示受孕时服用 ARB 的母亲其胎儿出现了露脑畸形和单侧肾发育不全[394]。一些专家针对有明显 ACEI 或 ARB 适应证（如糖尿病肾脏疾病）的女性，提出一种方案，即尝试受孕时可继续使用这些药物，并在确认受孕后立即停用。该方案最大限度地减少了胎儿风险和女性停药时间，对孕产妇有明确的益处。

妊娠期糖尿病也可能影响子代今后的代谢和肾功能[395, 396]。一项纳入 503 名患 2 型糖尿病的美国皮马县印第安人的横断面研究显示，妊娠期患糖尿病的母亲，其子代中白蛋白尿的患病率（58%）显著高于妊娠期母亲无糖尿病的子代（40%）[396]。推测子代在患糖尿病的母亲子宫内的异常暴露导致肾组织形成受损和肾单位数量减少，这会使子代出现肾病和高血压的风险更高（另见第 21 章）。

（二）狼疮性肾炎和妊娠

SLE 在育龄期女性中常见。妊娠期 SLE 女性出现早产、IUGR、自然流产和先兆子痫的风险增加[397, 398]。SLE 叠加肾脏疾病进一步增加了这些并发症的风险[399, 400]。过去几十年，疾病管理和围产期监测的改善减少了流产和早产[401]。但在发展中国家，妊娠结局似乎仍较差[402]。经过严密的计划、监测和管理，大多数 SEL 患者，尤其是基线肾功能正常的患者，可以在不发生严重的母体或胎儿并发症的情况下度过妊娠期[403]。

妊娠的 SLE 女性中，不良妊娠结局的危险因素包括狼疮疾病活动度、狼疮性肾炎史、使用降压药、存在抗磷脂抗体、血小板减少症及非白人或西班牙裔[398, 404, 405]。增生性狼疮性肾炎 [世界卫生组织（WHO）Ⅲ型或Ⅳ型] 与系膜性狼疮性肾炎（WHO Ⅱ型）或膜性狼疮性肾炎(WHO Ⅴ型）相比，先兆子痫和出生低体重儿的风险更高[406]。妊娠前半期循环血管生成因子的变化（高水平 sFlt1 和低水平 PlGF）与先兆子痫早产、胎儿 / 新生儿死亡等不良妊娠结局高度相关，是孕 30 周之前早产分娩的指征[407]。未来这些因子有可能用作妊娠期狼疮女性危险分层的生物标志物。

受孕时活动性肾炎 [大多数研究中定义为蛋白尿＞500mg/d 和（或）活动的细胞成分尿沉渣] 也是早产的一个危险因素[404, 405]。因此，女性应将妊娠推迟到狼疮不活动大约 6 个月且免疫抑制剂用量减少到最低限度之时[408, 409]。霉酚酸酯（MMF）有致畸作用，应在受孕前至少 3 个月时换为硫唑嘌呤，这可以减少肾病加重的风险[410]。

既往有狼疮性肾炎病史的女性中 10%～15% 在妊娠期出现肾炎[411, 412]。妊娠期新发狼疮性肾炎仅见于 2% 的妊娠前没有肾病的 SLE 女性。低 C4 水平而不是低 C3 水平或抗双链 DNA 抗体阳性可预测妊娠相关的狼疮性肾炎具有加重的风险[411]。激素激素治疗似乎无法预防妊娠期间狼疮加重[413]。妊娠期停用羟氯喹与狼疮加重的风险增加有关，因此一般应继续使用该药物[414]。激素、硫唑嘌呤和羟氯喹可用于控制妊娠期狼疮性肾炎活动，并治疗肾外狼疮症状[415]。

妊娠的 SLE 女性既有狼疮性肾炎活动的风险，还有先兆子痫的风险。遗憾的是，两种情况的表现常常相同，即都有高血压和蛋白尿，因此两者的鉴别诊断具有挑战性。但由于先兆子痫和狼疮活动的治疗方案不同，故区分两者十分重要，特别是在孕 37 周之前出现症状的女性。对于狼疮性肾炎活动，激素、硫唑嘌呤和钙调神经酶抑制剂（CNI）

可以减轻活动性，患者可以继续妊娠，而对于先兆子痫，有效的治疗方式是分娩。即使是在文献报道中，在狼疮性肾炎的基础上发生先兆子痫也存在分类错误，原因是先兆子痫的诊断通常基于高血压和蛋白尿，而不是肾脏活检或特定的血清学检测。补体系统出现改变（如 C3、C4、CH50 减少）有助于鉴别妊娠女性中的狼疮活动，并区分狼疮活动与先兆子痫 [416]。活动的细胞成分尿沉渣提示狼疮性肾炎，先兆子痫时尿沉渣不含细胞成分。但这些临床表现中没有一项是非常确定的，所以有时需要在妊娠期进行肾脏活检（见“妊娠期肾脏活检”）。不远的将来，检测循环的血管生成因子的水平可能有助于制订临床决策，特别是在足月前这一关键时期 [76, 417, 418]。

妊娠期重度增生性狼疮性肾炎的治疗难度很大，原因是传统的诱导治疗中存在引起先天畸形（霉酚酸 [419]）和流产（环磷酰胺 [420]）风险的药物而在妊娠期被禁用。尽管会增加妊娠期糖尿病的风险，但泼尼松是安全的 [408]。钙调神经酶抑制剂无致畸作用，在非妊娠人群的疗效已被证实，可用于治疗妊娠期狼疮性肾炎 [408]。利妥昔单抗缺乏妊娠期用药的安全性数据，故不推荐使用 [421]。妊娠期使用硫唑嘌呤被认为是安全的，因此该药通常用作妊娠的狼疮性肾炎患者的辅助或维持治疗 [415]。

（三）妊娠期肾脏活检

妊娠期肾脏活检的适应证与非妊娠群体相似，具体来讲，临床上怀疑有肾小球疾病且病理诊断可能会改变治疗方案时进行肾脏活检。有关妊娠期肾脏活检的安全性的最佳数据来自 2013 年的一篇系统综述。该综述中评估了 243 例妊娠期进行的肾脏活检和 1236 例产后进行的肾脏活检的并发症情况 [422]。妊娠期肾脏活检并发症发生率高于妊娠结束后活检（7% vs. 1%）。但是，大多数并发症为轻度，只有 4 例出现大出血，均见于孕 23—26 周接受活检的女性，并且由于该时间段如果出现并发症需要早产，胎儿是否能存活不确定，因此在孕 23—26 周期间应避免进行肾脏活检。到了妊娠后期，肾脏活检在技术上有难度，因此通常推迟到分娩后再进行。

（四）终末期肾脏病的妊娠

终末期肾脏病出现的严重下丘脑－垂体－性腺功能障碍，可以通过肾移植逆转，但传统的透析疗法却无法逆转。接受透析的育龄期女性经常出现月经紊乱、排卵停止和不孕 [423]。动物研究表明，尿毒症使下丘脑促性腺激素释放激素的神经分泌出现异常，进而损害了生育能力 [424]。男性的性腺功能也受到损伤，可出现睾丸萎缩、精子生成能力低下、不育和阳痿。但是，近几十年来，多伦多研究显示 ESRD 女性的生育力可通过强化血液透析（每周≥ 36h）治疗改善 [425]。

透析治疗期间怀孕的情况不常见，但也并非不可能。因此，对于不期望妊娠的育龄期女性，避孕仍然十分重要。实际上，透析治疗的年轻女性中妊娠率和活产率一直在上升 [426]。20 世纪 90 年代来自日本、比利时和美国的调查数据显示患有 ESRD 的育龄期女性中妊娠率为 0.3%～2% [375, 427–430]。这些研究中近半数妊娠的 ESRD 女性成功分娩出活婴，尽管大部分（在 1994 年的研究中为 84%）为早产。近期研究显示，长期血液透析情况下的妊娠可有较高的新生儿存活率（70%～75%）[431–433]。有研究显示强化透析治疗可使活产率达 86%（见后文）[434]。胎儿不良结局大多是由早产、胎膜早破、羊水过多症和 IUGR 引起。开始透析治疗之前怀孕的女性成功妊娠的可能性高于透析治疗开始后才怀孕的女性 [433]。

长期透析治疗的女性在明确已怀孕后大幅增加透析时间似乎可以改善预后 [435]。初步的报道显示，血液透析≥ 20 小时 / 周的女性其新生儿结局改善、妊娠期延长 [428, 429, 436]。2014 年，Hladunewich 等的研究 [434] 进一步挑战极限，结果显示接受（43 ± 6）小时 / 周透析的女性中活产率高达惊人的 86.4%，平均分娩孕龄为 36 周；与此相比，接受（17 ± 5）小时 / 周透析的女性中活产率为 61.4%，平均分娩孕龄为 27 周。研究人员观察到透析剂量与妊娠结局之间存在剂量反应关系，接受血液透析的时间≥ 37 小时 / 周的女性中活产率最高，妊娠期最长。这种强度极高的透析治疗需要患者和透析治疗提供者双方的强烈责任感和承诺，并且这种治疗最为符合实际的方法是每天夜间透析。

由于整个妊娠期间干体重增加速度高达每周 0.5kg，因此容量管理具有挑战性，应警惕并避免低血容量。必须认真评估所使用的药物，避免使用对胎儿有毒性的药物，如 ACEI。妊娠期对促红细胞生成素和铁的需求增加，应调整剂量以达到与妊娠期生理性贫血相似的程度（10～11g/L），其原因是血细胞比容低与胎儿不良结局有关[437]。高血压恶化常见，但由于无法应用常规的诊断标准，难以确定先兆子痫的发病率。如果发生先兆子痫，预防子痫发作时应谨慎静脉补镁，原因是 ESRD 时镁排泄受损。应经常检测镁水平，并监测患者是否出现毒性征象，如反射减弱、乏力和镇静。由于 IUGR 和胎儿窘迫常见，孕 24 周后与产科医生一同密切监测胎儿生长和健康状态至关重要。

接受腹膜透析治疗的妊娠女性，其妊娠结局相关数据仅限于个案报道和小规模病例报道。报道显示腹膜炎、导管故障、出口处感染等并发症发生率相对较高[429, 438, 439]。与血液透析相比，腹膜透析可能与更高的小胎龄儿发生率有关[435]。据报道，腹膜透析时给予间断性血液透析是妊娠期增加透析剂量的一种方法[440]。

（五）肾移植受者妊娠

透析治疗的 ESRD 女性通常不孕，但肾移植可以使约 90% 的育龄期女性激素功能和生育能力在 6 个月内恢复到正常水平[441]。晚期 CKD 患者中妊娠及妊娠并发症和肾功能急剧丧失的风险增高有关，因此通常建议晚期 CKD 女性患者将妊娠推迟到肾移植之后，此时妊娠结局会更好。自 1958 年以来共记录 14 000 例以上的同种异体肾移植受者妊娠[442]（图 48-15）。但是，在美国和澳大利亚 / 新西兰，接受肾脏移植的 20—45 岁女性中妊娠率自 1990 年开始下降[443, 444]。推测下降的原因可能包括接受霉酚酸免疫抑制治疗（1995 年问世的）的患者避孕，以及近期移植受者中孕产妇年龄较大和存在伴随疾病。

尽管大多数肾移植后的妊娠对孕产妇和胎儿均有极好的结局，但此类妊娠并非没有风险，需要肾病科医生和产科医生的密切监测和协作。对于这些患者，治疗目标是使孕产妇的健康状态达到最佳，包括移植物功能和妊娠期高血压疾病，以便最大限度地提高分娩出健康新生儿的概率。

1. 胎儿和新生儿结局

4 个主要登记处即美国国家器官移植后妊娠登记处[445]、欧洲透析和移植协会登记处[446]、英国移植后妊娠登记处[447]、澳大利亚和新西兰透析和移植登记处[448]记录了 2600 例以上接受器官移植的女性的妊娠结局。此外，2011 年的一项 Meta 分析中总结了 50 项研究中 4700 例以上移植受者的妊娠结局[449]。这些研究中有关妊娠期主要并发症的统计数据结果非常一致。肾移植受者中约 20% 的妊娠在孕早期终止，半数为自然流产，其余为接受选择性终止妊娠。活产率为 73%～79%，但出生低体重儿（40%～54%）和早产（45%～52%）的风险显著。异位妊娠似乎略增加，特别是在移植后不久就妊娠者，但发病率低于 1%[449]。结构性出生缺陷的发病率并不高于一般人群。经阴道分娩是安全的分娩方式，剖宫产应只针对有产科指征的女性。

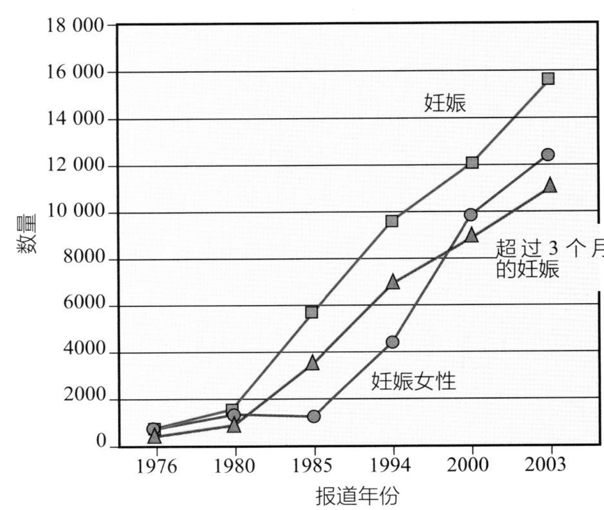

▲ 图 48-15　全球肾移植患者的妊娠概况

圆圈表示指定年份全世界范围内肾移植患者报道的妊娠数量。数值包括治疗性终止妊娠、自然流产、异位妊娠和死胎。方形表示据报道在指定年份妊娠的移植受者数量，这个数值也包括所有结局。三角形表示指定年份文献中报道的超过 3 个月的妊娠数量。这些数据来自美国国家脏器移植后妊娠登记处、欧洲透析和移植协会登记处和英国移植后妊娠登记处（引自 McKay DB, Josephson MA. Pregnancy in recipients of solid organs—effects on mother and child. *N Engl J Med*. 2006;354:1281–1293.）

2. 移植后妊娠的时机

移植后 6～12 个月不是理想的妊娠时机，原因为在这一阶段，急性排斥反应风险相对高，免疫抑制剂物剂量较高，并且感染风险也是最高的[442]。一般建议有妊娠意愿的女性在接受移植后等待大约 2 年再计划受孕[450]。但是，许多接受肾脏移植的女性年龄较大，因此推迟妊娠可能会导致年龄相关的生育力下降。美国移植学会指出符合以下标准的女性可在早至移植后 1 年时考虑受孕，即接受稳定剂量的非致畸性免疫抑制剂且肾功能正常（Cr ＜ 1.5mg/dl，尿蛋白排泄＜ 500mg/d），同时不伴有胎儿毒性的感染（如巨细胞病毒）、过去 1 年内未发生排斥反应[442]。

3. 妊娠对同种异体移植肾功能的影响

移植受者中，只要移植物的基线功能正常且无明显的高血压，妊娠本身似乎不会对移植物的功能产生不良影响[450]。一般来讲，移植后 1～2 年时妊娠，排斥率与非妊娠对照中观察到的排斥率相似（3%～4%）[449, 451]。当肾功能中度不全时（血清肌酐＞ 1.5～1.7mg/dl），妊娠确实有引起进行性肾功能减退的风险[452]，而且小胎龄儿的风险和先兆子痫的风险也有所增加[453]。

只有两项病例对照研究报道了妊娠后移植物功能的长期（＞ 10 年）情况。其中一项研究显示，接受移植的患者中，妊娠女性相比于未妊娠的女性其移植物 10 年存活率似乎有所降低[454]。但另外一项研究显示两者间无显著差异[455]。有关 CNI 时代的妊娠后移植受者的长期预后需要进一步研究。

由于持续使用免疫抑制治疗，移植受者存在感染风险。这些感染会影响胎儿，包括巨细胞病毒、单纯疱疹和弓形虫。细菌性尿路感染率增加（13%～40%）[452]，但这些通常可以治疗，而且不会导致复杂的情况。

移植受者中最常见的妊娠并发症是高血压，占妊娠移植受者的 30%～75%[449, 451, 456]。高血压是由多个潜在的疾病状况和使用 CNI 共同引起的。妊娠的肾移植受者中有 25%～30% 并发先兆子痫[449, 451, 452, 457]，而且由于基线经常已存在高血压和（或）蛋白尿，诊断往往比较困难。美国移植学会推荐妊娠的肾移植受者应积极控制血压，目标是将血压降低到接近正常水平，该目标不同于未接受移植的妊娠期高血压女性中较高的血压目标[328, 442]。可选的药物（表 48–6）包括甲基多巴、非选择性 β- 肾上腺素受体拮抗剂（如拉贝洛尔）和钙通道阻滞剂。妊娠期应避免使用 ACEI 和 ARB，特别是孕早期和孕中期。在慢性高血压和妊娠期高血压部分更详细地叙述了这些药物在妊娠期的用法。

4. 妊娠期免疫抑制治疗的管理

美国食品药品管理局对处方药和生物药品标签上的妊娠期危险性分级进行了更新，使其对患者和医疗保健专业人士更有意义[458]。用于移植受者的大多数免疫抑制剂的获益 / 风险比支持妊娠期间继续用药。但是，某些免疫调节剂可能对胎儿有极大的伤害，故应慎用。有大量已发表的数据支持妊娠期安全用药的决策（表 48–7）。

CNI（环孢素或他克莫司）和激素，加或不加硫唑嘌呤，是妊娠期免疫抑制治疗的基础。低至中剂量的皮质激素（5～10mg/d）是安全的，因此泼尼松是妊娠期的首选药物[459]。应激剂量的激素适用于围产期。硫唑嘌呤每日＜ 2mg/kg 通常被认为是安全的，因为较高剂量的硫唑嘌呤与先天异常、免疫抑制和 IUGR 有关。如果可能，应在妊娠期避免使用高剂量的硫唑嘌呤[450]。

CNI 被广泛用于妊娠期，并且通常被认为是安全的[459–461]。除了出生时低体重，临床资料并未证实其能够增加先天畸形的发生率[459]。由于胃肠道吸收降低、分布容积增加及肾清除率升高，妊娠期通常需要增加 CNI 的剂量以保持治疗水平，密切监测药物浓度水平至关重要[462, 463]。

动物研究中西罗莫司具有胎儿毒性，因此妊娠期一般禁用[459]。如果可能，受孕前至少 12 周应停用西罗莫司。孕 30—71 天胎儿畸形风险最高，因此尽早发现妊娠则可以留出停用西罗莫司的窗口期。尽管如此，对于未采取避孕措施的育龄期女性，应事先停用西罗莫司。

动物研究显示，发育毒性、畸形和宫内死亡与 MMF 剂量有关。零散的病例报道结果显示 MMF 可能与自然流产、严重的胎儿畸形有关[464]，特别是与环孢素联合使用时[459]。因此，与西罗莫司一样，妊娠期应避免使用 MMF。这些药物对新生儿免疫功能和长期结局的影响的详细讨论，请参考 Josephson 和 McKay 的综述[465, 466]。

5. 妊娠期急性排斥反应的治疗

妊娠期急性排斥反应的发生率大约为 4%，与非妊娠群体相似[449]。但是，妊娠期急性排斥反应的诊断有难度。如果观察到发热、少尿、移植物压痛或肾功能恶化，应怀疑急性排斥反应。应进行肾移植物活检以便确诊后再治疗。高剂量激素是治疗

表 48–7 妊娠期的免疫抑制剂物

药 物	建 议
泼尼松	• 低至中等剂量（5～10mg/d）长期使用时安全 • 治疗急性排斥反应时紧急给予高剂量时安全
环孢素	• 大量临床数据显示低至中等剂量时安全 • 妊娠期吸收和代谢出现变化，需要密切监测血药浓度，并经常调整剂量
他克莫司	• 与环孢素类似，但相关数据较少
西罗莫司	• 啮齿动物中的胚胎 / 胎儿毒性表现为死亡率和胎儿体重降低（伴相关骨骼骨化推迟）；缺少人类研究
硫唑嘌呤	• 每日＜ 2mg/kg 的剂量被认为是安全的，但更高剂量与胎儿生长受限有关
霉酚酸酯	• 妊娠期禁用（动物和人类研究显示有致畸作用）
莫罗单抗 –CD3（OKT–3）	• 有成功用于意外妊娠和急性排斥反应的病例报道，但数据有限
抗胸腺细胞球蛋白（C）	• 没有动物研究，没有人类妊娠期使用的对照研究数据
贝拉西普、巴利昔单抗、阿仑单抗	• 妊娠期避免使用；人类使用的安全性数据不足

改编自 McKay DB, Josephson MA. Pregnancy after kidney transplantation. *Clin J Am Soc Nephrol*. 2008;3:S117–S125.

急性排斥反应的主要方法[450, 467]。有关 OKT–3、抗胸腺细胞球蛋白、贝拉西普、阿仑单抗、达珠单抗和巴利昔单抗等药物的妊娠期安全性的数据较少，因此一般避免使用这些药物（表 48–7）[459]。美国国家器官移植后妊娠登记中心报道了 5 例妊娠期使用 OKT–3 的病例，其中 4 例分娩出活婴[451]。多克隆和单克隆抗体预期会穿过胎盘，但对胎儿的影响在很大程度上是未知的。

6. 哺乳期和免疫抑制剂

有关 CNI 是否经乳汁被婴儿吸收的研究结果不尽一致，有些研究称在婴儿未检测到 CNI[459, 468]，而另一些研究称新生儿血液中 CNI 浓度较高[469]。尚没有哺乳期使用环孢素或他克莫司对新生儿产生不良反应的报道。有限的数据显示乳汁中他克莫司水平极低。美国国家器官移植后妊娠登记处的研究者们认为，对于服用他克莫司的女性，不应阻止其哺乳[470]。将环孢素或他克莫司用于哺乳期女性时应监测新生儿的血药浓度，以评估是否可能出现潜在毒性。理论上，由于乳汁中分泌的 MMF 的活性代谢物 MMA 在胃肠道没有生物活性，哺乳期使用 MMF 应该是安全的。但目前尚缺乏有关人类使用 MMF 进行哺乳的安全性证据，移植受者哺乳期能否应用 MMF 仍具争议[466]。

7. 捐赠肾脏后的妊娠结局

与匹配的非捐赠者相比，活体肾捐赠者中妊娠期高血压和先兆子痫更常见[471]。对于肾脏捐赠者中早产和流产等不良妊娠结局是否也增加的研究结果存在矛盾[472, 473]。应向考虑肾脏捐赠的育龄期女性提示这些潜在风险。

七、结论

近几十年来，人们对先兆子痫的病理机制的理解有了重要进展。我们拥有比以往任何时候都更多的证据来治疗妊娠期高血压、CKD 和肾小球疾病。尽管如此，在妊娠期高血压疾病和肾脏疾病的女性中，血压控制目标及新型免疫抑制剂和生物制剂的使用方面仍存在很大的证据缺口。先兆子痫仍是世界范围内引起母体和新生儿患病及死亡的主要原因，而分娩是唯一有效的治疗方法。未来，我们期望能有更好、更大规模的研究来评估干预治疗对妊娠女性高血压、先兆子痫和原发性肾病的影响。

第49章 抗高血压治疗

Antihypertensive Therapy

Tara I. Chang　Srinivasan Beddhu　Glenn M. Chertow　著
袁琼婧　黄　玲　彭张哲　谢艳云　译
陶立坚　校

本章主要分为三个部分。第一部分回顾了非利尿作用降压药的药理作用，为临床医生在实践中如何安全地使用这些药物提供了完整概述（表 49-1；有关利尿剂的综述请参阅第 50 章）。第一部分还讨论了各种药物的类别，强调了药物的作用机制、对肾脏的影响、疗效和安全性，并比较了不同药物之间和同一种类不同药物之间的异同。第二部分回顾了有关血压（BP）的控制目标、抗高血压药物的选择及顽固性高血压治疗方法的临床决策。第三部分回顾了可用于治疗高血压亚急症和高血压急症的胃肠外和口服药物的药理作用，并讨论了如何快速降低血压的临床决策。图 49-1 展示了现代抗高血压药物的发展历史。

一、非利尿作用抗高血压药物的药理学

（一）血管紧张素转化酶抑制剂

1. 作用机制

血管紧张素转化酶（ACE）抑制剂可抑制 ACE 的活性，ACE 可将无活性的十肽血管紧张素Ⅰ（AngⅠ）转化为有活性的血管紧张素Ⅱ（AngⅡ）（图 49-2）。AngⅡ可促进血管收缩及肾脏水钠潴留，在维持和调节 BP 中起关键作用，因此 ACEI 可以有效作用于导致高血压的多种通路。ACEI 可直接降低循环和组织中的 AngⅡ水平，从而阻断 AngⅡ诱导的血管收缩（表 49-2）[1]。伴随而来的周围血管阻力降低并不引起心排血量或肾小球滤过率（GFR）的变化。使用 ACEI 一般不影响心率，但对基础心率＞ 85 次 / 分的患者有降低心率的作用[2]。

ACEI 主要是通过减少全身和局部 Ang Ⅱ水平使血管舒张而发挥抗高血压作用（表 49-2）[3]，其作用机制还包括：①抑制由 ACE 或激肽酶Ⅱ催化的血管缓激肽的分解（ACEI 的降压作用能部分被缓激肽拮抗剂阻断）[4]；②增强血管舒张性前列腺素的合成；③改善一氧化氮介导的内皮细胞功能[5, 6]和上调内皮祖细胞数量[7]；④逆转血管肥厚[8]；⑤减少醛固酮分泌；⑥增加肾血流量，促进钠的排出[9]；⑦通过去甲肾上腺素释放的突触前调节使交感神经系统（SNS）活动减弱[10-12]；⑧抑制去甲肾上腺素或 Ang Ⅱ[11, 13]引起的节后加压反应；⑨抑制中枢 Ang Ⅱ介导的交感神经兴奋、去甲肾上腺素的合成和精氨酸加压素释放；⑩抑制中枢压力感受器反射，从而增加压力感受器敏感性[13]；⑪ 降低血管收缩剂内皮素 -1 水平[14]；⑫ 抑制口干；⑬ 抑制胆固醇氧化[15]；⑭ 抑制胶原在靶器官中的沉积[16]。

2. 分类成员

目前，临床上有 15 种以上的 ACEI。每种药物都有独特的结构，可决定其不同的效价、组织受体结合亲和力、代谢和前药化合物，但是它们具有非常相似的临床效果（表 49-3 和表 49-4）[3]。根据与 ACE- 锌部位结合的配体，我们将药物分为巯基、羧基或膦基类。

(1) 含巯基的血管紧张素转化酶抑制剂：卡托普利是一种含巯基的 ACEI，有 12.5、25 和 50mg 不同片剂规格（表 49-3 和表 49-4）[12, 17, 18]。高血压治疗的常用起始剂量为 25mg，每天 2 次或 3 次（表 49-3），并且可以每隔 1～2 周调整一次剂量[12]。卡托普利的生物利用度为 75%，在 1h 内达峰。半衰期为 2h，长期服用血流动力学效应可维持

表 49-1　非利尿类抗高血压药物的药理学分类

• 血管紧张素转化酶抑制剂 – 含巯基的 – 含羧基的 – 含膦基的
• 血管紧张素Ⅱ1 型受体拮抗剂 – 含联苯四唑的 – 含非联苯四唑的 – 含非杂环的
• β 肾上腺素受体拮抗剂和 α_1、β 肾上腺素受体拮抗剂 – 非选择性 β 肾上腺素受体拮抗剂 – 具有部分激动剂活性的非选择性 β 肾上腺素受体拮抗剂 – 选择性 β_1 肾上腺素受体拮抗剂 – 具有部分激动剂活性的选择性 β_1 肾上腺素能拮抗剂 – 非选择性 β 肾上腺素受体和 α_1 肾上腺素受体拮抗剂
• 钙离子通道阻断药 – 苯并硫氮卓类 – 二氢吡啶类 – 二苯烷基胺类 – 四氢化萘类
• 中枢 α_2 肾上腺素受体激动剂
• 中枢和外周肾上腺素能神经元拮抗剂
• 直接作用的血管扩张药
• 中等选择性外周 α_1 肾上腺素受体拮抗剂
• 外周 α_1 肾上腺素受体拮抗剂
• 外周肾上腺素能神经元拮抗剂
• 肾素抑制剂
• 选择性醛固酮受体拮抗剂
• 酪氨酸羟化酶抑制剂
• 血管肽酶抑制剂 [a]

a. 未批准用于高血压治疗

表 49-2　血管紧张素转化酶抑制剂的降压机制

- 降低外周血管阻力
- 抑制血管舒张性缓激肽的分解
- 促进血管舒张性前列腺素合成
- 改善一氧化氮介导的内皮功能
- 逆转血管肥大
- 减少醛固酮分泌
- 利尿
- 增加肾血流量
- 减弱交感神经系统活动和加压反应
- 抑制去甲肾上腺素和精氨酸加压素的释放
- 抑制压力感受器反射
- 降低内皮素 -1 水平
- 抑制口渴
- 抑制胆固醇氧化
- 抑制靶器官胶原沉积

3～8h [12]。食物可使卡托普利的吸收减少多达 54%，但没有显著的临床意义 [19]。卡托普利在肝脏中部分代谢成无活性的化合物，95% 的母体化合物和代谢产物在 24h 内从尿液中清除。药物消除半衰期在肌酐清除率< 20ml/（min・1.73m^2）的患者中显著延长，在此类患者中应减少初始剂量，并且增加剂量时应从小剂量逐渐增加。血液透析可以清除约 35% 的药物 [12]。

(2) 含羧基的血管紧张素转化酶抑制剂：盐酸贝那普利是一种长效、不含巯基的羧基 ACEI，可单独应用或与氨氯地平合用，为 10 或 20mg 片剂 [18]。常规的起始剂量为每天 10mg，维持剂量为每天 20～40mg。2～6h 起效，2 周内达到最大降压作用。一些患者对每日 2 次给药有更好的反应（表 49-3 和表 49-4）[21]。贝那普利是一种前药，在肝脏中迅速被激活成活性化合物贝那普利拉，其效能是贝那普利的 200 倍。贝那普利拉的半衰期为 22h。贝那普利拉主要通过尿液排泄。透析不能清除贝那普利，肌酐清除率< 60ml/（min・1.73m^2）的患者初始剂量不应超过 10mg，而对肌酐清除率< 30ml/（min・1.73m^2）的患者应将初始剂量减少至 5mg。

西拉普利是长效 ACEI 西拉普利拉的非巯基前药 [12, 18]。常用剂量为每日 2.5～10mg，单独或分次服用。吸收后，西拉普利在肝脏中迅速脱脂为其活性代谢产物西拉普利拉。1～2h 起效，6h 达到峰值，持续 8～12h[23]。终末期肾脏病（ESRD）患者应减少 25% 的剂量 [22, 24]。

马来酸依那普利是长效 ACEI 依那普利拉的非巯基前药 [18, 25]。口服制剂有 2.5、5、10 和 20mg 的不同规格。依那普利的初始剂量为每天 5mg（表 49-3）。常规的每日剂量为 10～40mg，单独或分次服用。1h 起效，3～4h 内达到峰值。依那普利在肝脏中发生生物转化，成为活性化合物依那普利拉（表 49-4）。依那普利主要通过尿液排泄。ESRD 患

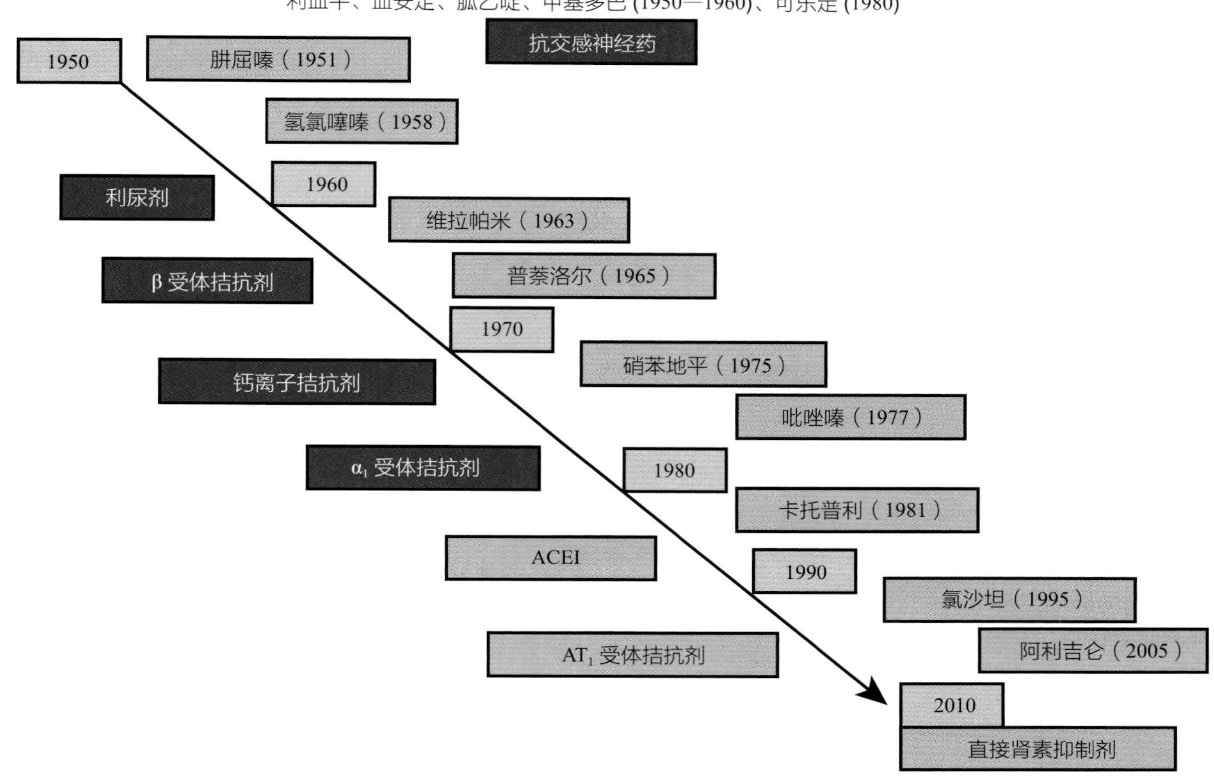

▲ 图 49-1 现代抗高血压药物的发展历史

第一种降压药肼屈嗪是 19 世纪 50 年代发现的一种非特异性血管扩张药；接着是在 19 世纪 60 年代发明了血管平滑肌细胞钙通道的阻滞剂；在 19 世纪 70 年代后期开始使用阻断外周交感神经元突触后 α 肾上腺素受体的 α 受体拮抗剂；在 19 世纪 80 年代发现了血管紧张素转化酶抑制剂对肾素 – 血管紧张素 – 醛固酮系统的阻断作用；而在 19 世纪 90 年代发现了血管紧张素受体拮抗剂；以及 10 年前才发现的肾素抑制剂。ACEI. 血管紧张素转化酶抑制剂；AT_1. 血管紧张素 Ⅱ 1 型（引自 From Sever PS, Messerli FH. Hypertension management 2011: optimal combination therapy. *Eur Heart J*. 2011; 32:2499–2506.）

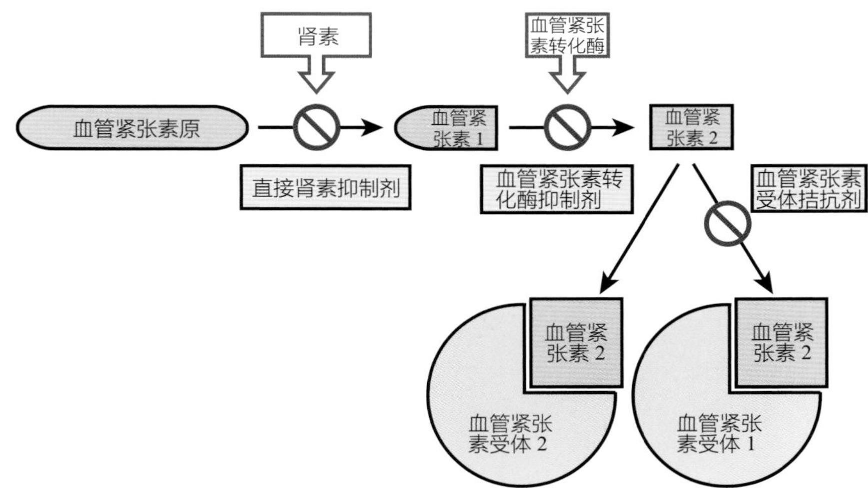

▲ 图 49-2 不同肾素 – 血管紧张素 – 醛固酮系统（RAAS）阻断药物在 RAAS 中的作用部位

靶向 RAAS 的两大类药物是血管紧张素转化酶（ACE）抑制剂和选择性 AT_1 受体拮抗剂（ARB）。这两种药物均以血管紧张素 Ⅱ 为靶标，但作用机制的差异使它们对其他通路和受体的作用不同。ACEI 和 ARB 都是有效的降压药，已被证明可以降低心血管和肾脏事件的风险。随着 2007 年阿利吉仑的问世，直接肾素（RAAS 系统的最近端）抑制剂已在临床运用（引自 Robles NR, Cerezo I, Hernandez–Gallego R. Renin–angiotensin system blocking drugs. *J Cardiovasc Pharmacol Ther*. 2014; 19: 14–33.）

表 49-3 血管紧张素转化酶抑制剂的药效特性

通用名（商品名）	初始剂量（mg）	常用剂量（mg）	最大剂量（mg）	给药间隔	达峰时间（h）	作用持续时间（h）
阿拉西普利（Cetapril，西拉普利）	12.5	12.5～100	100	qd	3	24
卡托普利（Capoten，开博通）	25	12.5～50	150	tid	1～2	3～8
贝那普利（Lotensin，洛汀新）	10	20～40	40	qd	2～6	24
依那普利（Vasotec）	5	10～40	40	qd,bid	3～4	12～24
莫西普利（Univasc）	7.5	7.5～30	30	qd,bid	3～6	24
奎那普利（Accupril，恩久平）	10	20～80	80	qd	2	24
雷米普利（Altace）	2.5	2.5～20	40	qd,bid	2	24
群多普利（Mavik）	1	2～4	8	qd	2～12	24
福辛普利（Monopril，蒙诺）	5	5～40	40	qd,bid	2～7	24
西拉普利（Dynorm）	2.5	2.5～10	10	qd,bid	6	8～12
培哚普利（Aceon）	4	4～8	8	qd	3～7	24
螺普利（SCH 33844）	6	6	6	qd	3～6	24
佐芬普利（SQ 26991）	15	30～60	60	qd	—	—
赖诺普利（Zestril, Prinivil）	10	20～40	40	qd	6	24
咪达普利（TA 6366）	5	10～40	40	qd	5～6	24

bid. 每天 2 次；qd. 每天 1 次；tid. 每天 3 次

表 49-4 血管紧张素转化酶抑制剂的药代动力学特性

药　物	吸收（%）	生物利用度（%）	受食物影响	血液峰值水平（h）	清除半衰期（h）	代　谢	排　泄	活性代谢产物
阿拉西普利	—	70	—	1	1.9	肝脏	尿液（70%）	卡托普利
卡托普利	60～75	75	是	1	2	肝脏	尿液	无活性代谢产物
贝那普利	35	＞37	否	2～6	22	肝脏、肾脏	粪便、尿液	贝那普利拉
依那普利	55～75	73	—	3～4	11～35	肝脏	粪便、尿液	依那普利拉
赖诺普利	25	6～60	—	1	12	肾脏	尿液	依那普利拉
莫西普利	＞20	13～22	是	1.5	2～10	肝脏	粪便（50%）、尿液	莫西普利拉
奎那普利	60	50	是	1	25	肝脏	尿液（50%）	奎那普利拉
雷米普利	50～60	60	—	1～2	13～17	肝脏	粪便，尿液	雷米普利拉
群多普利	70	10	否	2～12	16～24	肝脏	粪便（66%）、尿液	群多普利拉
福辛普利	36	36	—	1	12	肝脏、肾脏、肠道	尿液，粪便	福辛普利拉

（续表）

药　物	吸收（%）	生物利用度（%）	受食物影响	血液峰值水平（h）	清除半衰期（h）	代　谢	排　泄	活性代谢产物
西拉普利	—	57～76	否	1～2	30～50	肝脏	尿液（52%）	西拉普利拉
螺普利	—	50	是	1	33～41	肝脏	粪便（60%）、尿液（40%）	螺普利拉
培哚普利	—	75	是	1.5	3～10	肝脏	粪便、尿液（75%）	培哚普利拉
咪达普利	—	40	—	3～10	10～19	肝脏	尿液	咪达普利拉
佐芬普利	＞80	96	是	5	5	肾脏	粪便（26%）、尿液（69%）	佐芬普利拉

者的剂量应减少 25%～50% [22]。

咪达普利是长效 ACEI 咪达普利拉的非巯基前药 [18, 26]。常规的每日剂量为 10～40mg（表 49–3）。服药后 5～6h 达到峰值，作用持续 24h。咪达普利在肝脏代谢（表 49–4）。代谢物的消除半衰期为 10～19h。肾功能受损的患者无须调整剂量。咪达普利与其他 ACEI 相比具有独特的优势，因为它较少引起咳嗽 [2]。

赖诺普利是依那普利拉的非巯基类似物 [18, 28]。初始剂量为每天 10mg，常规的每日剂量为 20～40mg（表 49–3）。1h 内起效，6h 达到峰值，作用持续 24h（表 49–4）。24h 内可能达不到最佳效果。消除半衰期为 12h。赖诺普利不被代谢，以原型从尿液排出。血液透析可清除赖诺普利，透析后可能需要补充剂量。中度至晚期慢性肾脏病（CKD）患者应减少初始剂量至 2.5～7.5mg/d [22]。

盐酸莫西普利是 ACEI 莫西普利拉的非巯基前药 [18, 29]。常规的每日剂量为 7.5～30mg，单次或分次给药（表 49–3）[12]。莫西普利的口服生物利用度约为 20%，高脂饮食影响其吸收。3～6h 达到峰值，作用持续 24h（表 49–4）。莫西普利在肝脏中迅速转化为莫西普利拉，其效力是母体化合物的 1000 倍。ESRD 患者的用药剂量应减少 50% [22, 30]。

培哚普利是长效 ACEI 培哚普利拉的非巯基前药 [12, 30]。常规的每日剂量为 4～8mg（表 49–3）。3～7h 药效达到峰值。单剂持续 24h 有效。培哚普利经肝脏首过效应，转化为活性代谢产物培哚普利拉（表 49–4）。肾脏排泄占清除率的 75%。对于肌酐清除率＜ 50 和＜ 10ml/（min · 1.73m^2）的患者，剂量应分别减少至 75% 和 50% [22, 30]。

盐酸奎那普利是 ACEI 奎那普利拉的非巯基前药 [18, 30, 31]。初始日剂量为 10mg，常规的每日剂量为 20～80mg，应每 2 周进行一次调整（表 49–3）。每天 2 次的给药方案降压作用可能更持久。1h 内起效，2h 内达峰，作用持续 24h。奎那普利在肝脏中代谢为活性代谢物奎那普利拉（表 49–4）。肾小球滤过和肾小管分泌占清除的 50%。奎那普利不可经透析清除。ESRD 患者的剂量应减少 25%～50% [22]。

雷米普利是 ACEI 雷米普利拉有效的非巯基前药 [12, 18]。雷米普利胶囊的剂型有 1.25、2.5 或 5mg。初始日剂量为 2.5mg（表 49–3）。常规的日剂量为 2.5～20mg，可以每 2～4 周将当前剂量加倍来进行剂量调整。雷米普利从胃肠道吸收良好，在 1～2h 内达到峰值浓度（表 49–4）。2h 作用达到峰值，持续 24h。雷米普利在肝脏中广泛代谢为活性代谢物雷米普利拉。活性代谢物的消除半衰期为 13～17h，在肾衰竭患者中可延长至约 50h。对于肌酐清除率＜ 50ml/（min · 1.73m^2）的患者，剂量应减少 50%～75% [18, 22]。

群多普利是 ACEI 群多普利拉的一种非巯基乙基酯的前药 [12, 18]。片剂规格有 1、2 和 4mg 或与维拉帕米的合剂。常规的起始剂量为 1mg/d（表 49–3）。群多普利的生物利用度仅为 10%，并且其吸收不受食物的影响（表 49–4）[32]。群多普利经肝脏首过效应，成为群多普利拉。群多普利拉的血清峰值浓度在 2～12h 内出现，作用持续 24h，可长达 6 周。

肌酐清除率＜ 30ml/（min・1.73m^2）患者的起始推荐剂量为 0.5mg。

(3) 含膦基的血管紧张素转化酶抑制剂：福辛普利钠是福辛普利特（一种长效 ACEI）的非巯基前药 [18, 33]。常规的日剂量为 5～40mg（表 49–3）。直到 4 周才会发挥最大作用。1h 内起效，2～7h 达到峰值，作用持续 24h，在 ESRD 患者中作用时间延长（表 49–3 和表 49–4）。福辛普利拉的消除半衰期为 12h。所有代谢物都通过尿液和粪便排出体外。随着肾脏功能的下降，肝胆清除率显著增加。因此，ESRD 患者的剂量必须减少 25% [22]。

3. 肾脏效应

ACEI 对由高血压及其他病因诱导的持续恶化的慢性肾脏疾病都具有保护作用，这一特性引起了人们极大的兴趣。ACEI 具有广泛的血流动力学和非血流动力学保护作用（表 49–5）。在高血压患者中，ACEI 可使压力 – 利尿钠作用恢复正常，从而在较低的动脉血压水平下维持钠平衡 [34]。在饮食中限制钠盐的情况下，这种效应更明显。造成这种作用的机制是 ACEI 直接抑制近端或远端肾小管钠的重吸收 [35]。肾排泄能力的增强在药物的长期降压活性中起着重要作用。临床上，钠排泄的增加是短暂性的，因为降低的动脉压可使钠排泄恢复正常。但是，在较低的动脉压下维持正常的钠排泄可能导致高血压情况下的钠排泄增加 [34]。服药几天后，ACEI 对 Ang Ⅱ 和醛固酮的抑制作用会导致利钠 [36]。其对水排泄的长期影响尚不确定。ACEI 起初会引起自由水清除率的增加，但总体重、血浆或细胞外液量没有长期变化。由 ACE 抑制引起的醛固酮减少也与钾排泄减少 [36] 相关，特别是在肾功能受损的患者中。保钾利尿作用似乎是暂时的，但同时使用保钾利尿剂、口服钾补充剂和非甾体抗炎药（NSAID）可加强保钾利尿作用，应该严格监控。

表 49–5　血管紧张素转化酶抑制剂的肾脏保护机制

- 恢复正常压力 – 利尿钠关系
- 抑制肾小管钠吸收
- 降低动脉压
- 减少醛固酮的生成
- 减少尿蛋白
- 改善血脂变化
- 减少肾脏血流
- 降低滤过分数
- 降低肾血管阻力
- 减少瘢痕和纤维化
- 减轻氧化应激，减少自由基

ACEI 对血管紧张素肽水平的影响取决于肾素分泌的反应性 [37, 38]。所有 ACEI 均可降低 AngⅡ的循环浓度并增加血管紧张素 –（1–7）（一种潜在的血管扩张药）和血浆肾素的循环浓度。在 ACEI 引起肾素水平轻度增加时，AngⅡ及其代谢产物的水平显著下降，而 Ang Ⅰ 水平几乎没有变化。ACEI 引起肾素水平的大幅升高会增加 Ang Ⅰ 和其代谢产物水平。Ang Ⅰ 水平的升高可通过没被抑制的 ACE 和其他途径产生更高水平的 AngⅡ，从而削弱 AngⅡ的降低。这种现象被称为“ACE 逃逸”，是导致长期使用 ACEI 疗效降低的原因 [39]。

最近的研究强调了 ACEI 的组织特异性 [40]，认为全身与肾脏局部产生的 AngⅡ在高血压作用中的重要性不同。在高血压小鼠模型中已证明肾内 ACE 的重要作用，因为肾脏局部缺乏 ACE 的小鼠可抵抗高血压 [40]。肾内 AngⅡ的产生和肾钠转运的局部调节是对水钠平衡失调潜在新机制的诠释。然而，肾内肾素 – 血管紧张素 – 醛固酮系统（RAAS）在人类疾病中的作用还不清楚。显然，抗高血压药物的活性是通过抑制局部血管壁和肾血管中 ACE 来实现的。ACEI 对血浆和组织中 RAAS 的抑制程度与降低血压的程度相关 [41]。由于 ACEI 具有强大的组织特异性，即使血清 ACE 水平恢复到正常，ACEI 在组织水平仍存在持续活性作用 [41]。因此，此类药物单次给药更有效 [41]。实验模型中还观察到 ACEI 具有其他潜在的肾脏保护作用，包括减弱氧化应激反应、清除自由基 [42] 和减少脂质过氧化程度 [43]。这些效应的临床意义正在研究中。

因为蛋白尿的程度与肾功能下降的速率成反比，且与 BP 下降的关系相比，蛋白尿的下降与肾脏保护的关系更为密切，所以减少蛋白尿可能会产生重大影响 [44]。在各种病因诱导的肾脏疾病患者中，不论血压是否正常，所有 ACEI 均可降低尿蛋白排泄 [45–47]。个体反应率从尿蛋白增加 31% 到减少 100%，并且它们会受药物剂量和饮食中钠摄入量的影响[46, 48]。剂量增加与蛋白尿减少之间有明确的量效关系，并且这种关系不依赖于 BP、肾血浆流量或 GFR 的变化。此外，高钠摄入可抵消 ACEI 减少蛋白尿的作用。

研究表明，在血压正常的糖尿病患者中，ACEI 可以使 GFR 恢复正常，显著延缓肾脏疾病的进展，并使微量白蛋白尿正常化[49, 50]。这些发现在第 39 章中进行了详细阐述。治疗第 1 个月显效，并且疗效在 14 个月达到最佳。导致尿蛋白排泄减少的机制包括：肾小球毛细血管静水压降低；肾小球系膜摄取、清除大分子物质效率降低；以及肾小球基底膜选择通透性得以改善[3, 51]；除血管紧张素受体拮抗剂（ARB）以外，ACEI 比其他类型的降压药具有更好的降蛋白尿功效。对蛋白尿的治疗，在包括 24 项研究的 Meta 分析中证实了 ARB 对 ACEI 的非劣效性[47]。此外，ACEI 与 ARB 有协同降蛋白尿作用，但由于存在高钾血症的风险和较高的急性肾损伤（AKI）风险，不建议使用联合疗法。与非二氢吡啶类降压药联用带来的降压作用并不会增加 ACEI 降蛋白尿的有益作用[52, 53]。ACEI 或 ARB 治疗的推荐目标是将尿蛋白减少至低于 1000mg/d 或较基线水平降低 50% 以上，此外，尿蛋白排泄量应 ＜ 3.5g/d[54]。根据美国心脏病学会 / 美国心脏协会特别工作组（ACC/AHA）的最新指南，建议 BP 应 ＜ 130/80mmHg[55]。

Ang Ⅱ 的血管收缩效应主要作用于出球小动脉。ACEI 可通过降低全身和肾内的 Ang Ⅱ 水平来优先扩张出球小动脉，表现为肾小球囊内压降低。在高血压患者中，ACEI 可增加肾血流量、降低滤过率、降低肾血管阻力、减少尿蛋白排泄、减弱微血管自主调节，并恢复 BP 正常的昼夜节律[56–58]，不影响 GFR。在非糖尿病性肾小球疾病患者中，短期服用 ACEI 可导致肾灌注减少，肾小球滤过率和压力降低，以及入球阻力增加[59]。长期给药可导致肾脏灌注减少、滤过率升高和入球阻力降低。GFR 发生显著改善，并持续长达 3 年[60, 61]。然而，许多肾功能受损的患者使用 ACEI 治疗后，GFR 呈可逆性下降，这并没有害处。GFR 最初由于血流动力学变化而下降，但长期降低灌注压力具有肾脏保护作用。即使在接受血液透析的患者中，ACEI 治疗也可以显著保留残余肾功能，维持尿量[62]。1 型糖尿病患者最初 GFR 下降程度最大，但是随着时间的推移，其肾功能丧失的速度最慢[63]。需要强调的是，ACEI 不需要因血清肌酐增加而立即撤药；eGFR 下降 20%～30% 是在预期范围内的，但需要进行严密监测。

遗传性 RAAS 调节紊乱约占高血压病因的 45%[64]。这类患者患有盐敏感性高血压，肾血管对钠摄入量和 Ang Ⅱ 的变化反应异常，对钠或 Ang Ⅱ 引起的肾素释放反应减弱，对 ACE 抑制引起的血管扩张反应加重[64]。这类患者被称之为“不受调节者”。与正常患者相比，这些患者使用 ACEI 不仅肾血流量增加，而且肾血管和肾上腺对 Ang Ⅱ、肾素释放、肾钠处理和 BP 的反应还得到了恢复[64, 65]。

ACEI 的治疗初期通常会导致肾功能下降，血清肌酐浓度增加[66]。RAAS 抑制剂治疗初期诱导血清肌酐升高的重要性尚不确定，因为这部分归因于肾小球囊内压的降低，从长期来看，这可能延缓疾病进展。治疗初期血清肌酐水平较基线高出 30%，并在治疗前 2 个月内稳定下来，这被认为是可以接受的，在没有低血压或高钾血症的情况下，没有理由停止治疗[67, 68]。除此之外，对 12 项随机试验的回顾表明，接受 ACEI 的患者中，血清肌酐小于基线值 30% 的稳定升高与肾脏功能的长期稳定相关[67, 68]。

但是，在 RAAS 激活的患者中，ACEI 可降低 GFR 并可能导致 AKI。对于患有严重的双侧肾动脉狭窄[69]、孤立肾的单侧肾动脉狭窄、严重的高血压性肾动脉硬化、容量减少、充血性心力衰竭、肝硬化或移植肾的患者[70]，ACEI 治疗导致肾功能恶化的风险较高[71, 72]。当使用 ACEI 治疗时，这些患者的 BP 通常会急剧下降，肾功能恶化。这些导致肾灌注减少的情况与有效动脉循环血量低相关或由于动脉流入道狭窄所致，肾血流量和 GFR 的维持高度依赖于 Ang Ⅱ 介导的出球小动脉血管收缩。抑制出球小动脉血管收缩会导致灌注压力严重降低，并可能导致 GFR 和尿流显著降低，加重肾脏缺血，在极少数情况下甚至会导致无尿。停药一般可逆转这种血流动力学改变[73]。在罕见的接受 ACEI 治疗的肾动脉狭窄患者中，甚至出现了反常的严重高血压[74]。在接受肾素 – 血管紧张素抑制剂治疗的 26 名具有血流动力学显著性改变的肾动脉狭窄的老年患者中，肾功能下降多达 25% 以上，有 19%（26 人中的 5 人）发展为 ESRD，而 73%（26 人中的 19

人）eGFR 有所改善[75]。

尽管可逆性氮质血症导致医生们过度恐慌，但多项随机对照试验（RCT）显示，RAAS 阻滞有效延缓了肾脏疾病的进展[76-78]。观察性研究表明，RAAS 阻滞对控制血压、减少心血管事件和降低全因死亡率有益。最近的动脉粥样硬化性肾血管疾病研究证明了该类药物治疗的有效性，包括在肾动脉支架置入术中使用 ACEI 和 ARB 的研究表明，通过密切监测患者，可以平衡 RAAS 阻断风险（如氮质血症、高钾血症、血管性水肿）和获益[79-81]。

值得指出的是，在 ACEI 对肾脏保护作用的研究中，排除了进展性肾病 4 期或非透析依赖性 5 期 CKD 的患者。有学者提出了在晚期 CKD 患者中停用 ACEI/ARB 治疗可能对肾脏功能起保护作用。在一项观察性研究中，对 52 例晚期 CKD 老年患者撤除 ACEI/ARB 治疗，结果在 12 个月内其 eGFR 平均增加 10ml/（min・1.73m^2），除 4 例外，其他所有患者的 eGFR 均增加或稳定[82]。但是，需要 RCT 来确定这种方法的安全性和有效性。

4. 疗效和安全性

无论年龄、性别或种族如何，均建议在轻度、中度和重度高血压患者中将 ACEI 用于初始单药疗法[83]。ACEI 可有效治疗糖尿病、肥胖症和（或）肾移植术后的患者[84]，对于轻度、中度和重度 CKD 患者均是安全的。一般来说，患高肾素型高血压和慢性肾实质病变的患者可能因为肾脏肾素和 Ang Ⅱ 水平过高对药物的反应特别好。研究发现非裔美国人使用低剂量 ACEI 的降压效应比白人差，但更高的剂量同样有效[85-87]。在大多数研究中，ACEI 在 40%～60% 的患者中有效[88]，70% 的患者血压立即下降。限制钠盐的摄入可导致 ACEI 功效增强，等同于与利尿剂联用[89]。联用低剂量氢氯噻嗪（HCTZ）可使疗效提高 80% 以上，使另外 20%～25% 的患者 BP 达标[90]。与利尿剂合用比单纯增加 ACEI 的剂量更有效[90, 91]。最近已有临床试验在关注联用 ACEI 和 ARB 对靶器官损害的保护作用[92]。在替米沙坦和（或）雷米普利治疗高心血管事件风险人群的肾脏结局（ONTARGET）试验中，对血管病高风险患者单独或联合使用 ACEI 雷米普利和 ARB 替米沙坦进行了比较[93, 94]，与接受雷米普利单药治疗的患者相比，尽管接受替米沙坦或两种药物联合治疗的患者平均 BP 值更低，但主要结局无差异，且联合治疗组的不良结局更为明显。重要的是，该试验未评估有蛋白尿的进展期肾病患者的 ARB 和 ACEI 联合治疗的效果。VA NEPHRON-D 研究是一项针对有蛋白尿的糖尿病肾病患者的联合治疗（ACEI 联合 ARB 治疗与 ARB 单药治疗）试验，由于发生高钾血症和 AKI 的不良事件增加而终止[95]。使用心肾终点的 2 型糖尿病的 Aliskiren 试验（ALTITUDE），随机将 8561 名患者分配为直接服用肾素抑制剂阿利吉仑（每天 300mg），或安慰剂作为 ACEI 或 ARB 单药治疗的辅助药物，由于不良事件（高血钾和低血压），该试验被提前终止[96]。因此，由于低血压、高钾血症的发生和肾功能的恶化，在 2 型糖尿病和肾病患者中，不应将 ACEI 与 ARB 和肾素抑制剂同时使用[97]。

许多研究试图通过增加药物剂量来从 ACEI 和其他 RAAS 阻断药中进一步获益。这种推论基于最初的观察，即最佳降蛋白尿剂量不一定等于最佳降压剂量。这些研究结果中的许多结果表明增加剂量可使蛋白尿进一步减少[98-102]，而另一些研究并没有类似发现[103-105]。然而，与最初使用 RAAS 阻断药联合治疗的研究相似，许多增加药物剂量的研究也是使用 BP 和蛋白尿作为结果变量的短期研究，这些研究证明效能不强，或者缺乏足够长的时间来检测可能伴随试验终点出现的安全信号和不良反应发生率[97]。因此，在推荐使用超高剂量 RAAS 阻断药作为肾脏保护疗法之前，应先进行更多以肾脏和心血管事件作为终点的研究[97]。

血压降低的持续时间或程度均不能通过血液中 ACE 或 Ang Ⅱ 水平来预测，并且似乎所有 ACEI 功效都具有可比性。该反应可能部分归因于 ACE 基因型的个体差异[87, 106]。ACE 的活性部分取决于内含子 16 中是否存在一个由 287 个碱基对组成的元件，这种人类重复的 Al DNA 元素插入 – 缺失（I/D）基因多态性占血浆 ACE 总表型变异的 47%。缺失 – 缺失突变类型的 ACE 浓度最高，I/D 突变类型具有中等的 ACE 浓度，插入 – 插入突变类型的 ACE 浓度最低。基因型也影响组织 ACE 活性，但临床意义尚不完全清楚。

ACEI 是心力衰竭和收缩功能障碍[107]、1 型糖尿病和蛋白尿[63]、心肌梗死（MI）后的收缩功能下降[108]、冠状动脉疾病或新发房颤[109, 110]和左心室功能障碍[83, 110, 111]及接受透析的高血压患者的一线治疗药物[112]。ACEI 减轻心室肥厚的作用独立于降压作用[113]。所有糖尿病患者，即使无肾病证据，也应给予 ACEI 以降低心血管疾病风险[114–118]。一级和二级预防试验[114, 119, 120]显示，ACEI 可改善内皮功能障碍及心脏和血管重构，延缓动脉粥样硬化的进展，改善动脉扩张度，并降低心肌缺血和梗死、脑卒中和心血管疾病死亡的风险。一些但并非全部研究表明，由于 ACEI 对心房结构和电生理存在有益的影响，新发和复发性心房颤动的风险可少部分降低[121, 122]。ACEI 的使用还可以改善高血压和间歇性跛行患者的运动表现[123]、减少疼痛感[124]、减少围术期心肌缺血[108]、延缓主动脉瓣狭窄的进展[125]、预防认知下降和痴呆症[126, 127]、促进心房结构重塑[128]、延长动静脉聚四氟乙烯移植物的存活率[129]、可能降低肺炎风险[130]和预防骨质疏松症[131]。长期使用这些药物与降低乳腺癌的风险有关，但是这一发现的重要性尚未得到证实[132]。

ACEI 在妊娠中期和晚期使用可能会导致胎儿或新生儿损伤或死亡[133]，因为正常的胎儿生长和发育可能需要血管紧张素[134]。已有人对妊娠期最初 3 个月使用 ACEI 表示关注，因为在此期间使用 ACEI 可能与先天性畸形有关，但这些畸形也可能与母体因素有关[135]。最近的一项研究发现，孕产妇孕早期使用 ACEI 的风险特征与其他降压药相似[136]。由于 ACEI 的获益主要是长期应用获得的，我们建议备孕期妇女更换为公认安全的抗高血压药（如拉贝洛尔）。

一项包含已发表的有关宫内暴露于 ACEI 或 ARB 的病例报道和系列病例报道的回顾性分析研究显示，在 118 例 ACEI 暴露病例中，仅在头 3 个月服用的占 27%；在 68 例 ARB 暴露病例中，整个怀孕期间服用的占 38%。暴露于 ARB 后，新生儿并发症发生更为频繁。接受 ACEI 的新生儿中有 52% 没有出现任何并发症，而接受 ARB 的新生儿中只有 13% 没有出现任何并发症（$P < 0.0001$）。然而，许多暴露于 ARB 的患者是整个孕期都接受了 ARB 治疗[137]。在 26 名儿童中，有 23% 的患者出现肾衰竭，8% 需要透析，15% 患有高血压，8% 出现酸中毒，12% 患有多尿症，15% 超声检查显示肾脏小或回声增强，有 8% 患有红细胞增多症，15% 发育迟缓，12% 神经发育迟缓。50% 的病例结局正常，轻度的病例为 42%，不良结局病例为 8%。无论儿童接触 ACEI 还是 ARB，并发症均相似。作者评论说，宫内 RAAS 暴露后发生的先天畸形可能是由药物及潜在的孕产妇疾病（通常是高血压或糖尿病）引起的。

2012 年报道了对妊娠头 3 个月期间使用 ACEI 和 ARB 的前瞻性、观察性、对照队列研究[138]。研究者非选择性选取了与致畸物质信息服务机构联系的妇女样本，对照组分别是接受其他降压药 [包括甲基多巴或钙通道阻滞剂（CCB）] 治疗的高血压妇女和健康对照组。在 ACE-ARB 和疾病匹配组中，后代的出生体重和胎龄明显低于健康对照组（两个变量 P 均 < 0.001）。ACE-ARB 组的流产率明显升高（$P < 0.001$）。这些结果表明，ACEI 和 ARB 并不是人类孕早期主要的致畸物。但是，ACE-ARB 组的自然流产发生率更高。

若患者在使用 ACEI 或 ARB 治疗期间怀孕，应立即停药，并使用其他药物降压治疗。是否终止妊娠应由患者和治疗团队自行决定，但医生和患者可以从前面所述的在孕早期停药的小型研究中获得一些参考。考虑到在很大程度上 ACEI 需要长期使用才能获益，因此我们建议尝试怀孕的女性替换为安全性已被证实的妊娠期替代性降压药（如拉贝洛尔）（表 49-6；另请参见第 48 章）。

ACEI 可以存在于母乳中，但是母乳中的药物含量较低。卡托普利和依那普利已被美国儿科学会[139]和英国国家卫生与医疗保健研究院（NICE）[140]的指南推荐用于妊娠高血压的管理，可以在哺乳期使用。但是，新生儿可能更容易被这些药物影响而发生血流动力学改变（如低血压），并出现后遗症（如少尿、癫痫发作）。

总体而言，ACEI 具有良好的耐受性，对代谢没有影响或存在益处。ACEI 可使低密度脂蛋白（LDL）胆固醇和三酰甘油的含量降低 8%～11%，而使高密度脂蛋白（HDL）胆固醇的含量增加 5%[141]，不会引起血清钠或尿酸水平的波动。ACEI 可降低纤溶酶原激活物抑制剂 1 的水平，并可能改善纤维蛋白溶解[142]。

ACEI 对葡萄糖代谢有益[143]。它们可以通过增

表 49-6 妊娠期常用降压药

药 物	适应证	剂量范围	FDA 分类	潜在的不良反应	评 价
α_2- 甲基多巴	通常为一线用药	250mg～1.5g 口服，2 次 / 天	B	嗜睡	7.5 岁以下儿童的数据显示长期服用安全
拉贝洛尔	通常为一线用药	100～1200mg	C	加重哮喘	在妊娠中广泛应用
钙离子通道阻滞剂	二线中可替代一线的（硝苯地平）	随着药物的使用而改变	C	与硫酸镁抑制神经肌肉的作用有协同	
β 受体拮抗剂	二线	随着药物的使用而改变	C	加重哮喘	有些人建议在怀孕和哺乳期间应避免使用阿替洛尔
噻嗪类利尿剂	二线	12.5～50mg 口服，1 次 / 天	C	血容量不足和低钾血症	

血管紧张素转化酶抑制剂和血管紧张素受体拮抗剂在妊娠中晚期禁用，属于 D 级。妊娠早期的安全性存在争议：在孕早期，属于 C 级。

FDA（美国食品药品管理局）妊娠药物分类如下。

A 类：对照研究显示孕妇用药没有胎儿畸形的风险。

B 类：动物生殖研究表明对胎仔无风险，但在人类妊娠期中没有充分和良好的对照研究；或者动物繁殖研究表明该药物有不良反应，但在人类妊娠期的对照研究中没有。

C 类：动物繁殖研究表明对胎仔有不良影响，但没有充分的人或动物研究；或进行了动物繁殖研究，尚不清楚药物对孕妇是否会造成胎儿伤害。

D 类：有人类胎儿风险的证据，但益处大于风险。怀孕期间服用这种药物的妇女应了解潜在的胎儿风险。

X 类：有人类胎儿风险的证据，怀孕或可能怀孕的妇女禁用药物。如果在怀孕期间使用该药物，或患者在服用该药物时怀孕，应告知患者对胎儿的潜在危险。

加胰岛素对葡萄糖的分泌反应[143]来提高糖耐量，还可以减轻肥胖和高胰岛素血症[144]。临床上，ACEI 的使用可使患糖尿病的风险降低 25%～30%[145]。几项大型临床试验均评估了这一发现的临床意义[146]。如前所述，许多 ACEI 在肾功能受损的情况下需要调整剂量[22]（表 49-7）。

这类药物的不良反应（AE）相对较少，并且所有 ACEI 都可能发生 AE。较新的药物似乎具有较低的 AE 发生率，这可能是由于缺少卡托普利中的巯基部分。ACEI 最常见的 AE 是干咳，据报道见于多达 20% 的患者[147]。在 ONTARGET 试验中，有 4.2% 的使用雷米普利的患者认为咳嗽严重到足以永久停用该药物[148]；咳嗽在 ARB 中很少见。ACEI 引起的咳嗽被认为是继发于 ACE 增加[149]引起的缓激肽超敏反应，与增加前列腺素水平[150]、P 物质的累积[147]（一种潜在支气管收缩剂[151]）、增加神经激肽 2 受体基因的多态性[152]有关。咳嗽可从治疗开始或数月后出现[153]。该反应在女性、非裔美国人[154]和中国香港[155]和韩国的亚洲人[156]中更常见，并且可能自发消失[153]。咳嗽在气道高反应性的患者中更常见，但 ACEI 可安全用于哮喘患者[157]。据报道，NSAID、口服铁补充剂和色甘酸钠可改善咳嗽[158]，但停止 ACEI 治疗是唯一的绝对治愈方法。每天 2 次 600mg 吡甲酰胺（一种血栓烷拮抗剂）可有效治疗 ACEI 引起的咳嗽[159]。如果观察到患者使用 ACEI 具有降压作用，那么改用 ARB 也有疗效。

血管性水肿是 ACEI 的一种罕见但可能危及生命的并发症。在 0.1%～0.7% 的患者首次服用 ACEI 后数小时内或长时间使用后发生[160-162]。在 ONTARGET 试验中，接受雷米普利治疗的 8500 多名患者中，只有 0.3% 的患者因血管性水肿这一危及生命的不良反应终止了研究[148]。

虽然 ACEI 引起血管性水肿的绝对风险较低，但是每年使用 ACEI 的患者数量很大，许多患者都有出现这种症状的风险[163]。ACEI 引起的血管性水肿占急诊科所有血管性水肿病例的 1/3。

我们对 ACEI 引起血管性水肿的机制正在研究中。在非洲人群中，这种不良反应的发生率是其他人群的 5 倍。ACEI 除了阻止 Ang Ⅰ 转化为 Ang Ⅱ 外，还通过抑制缓激肽的降解来发挥作用。ACEI

表 49-7 肾功能不全患者降压药的剂量调整

药 物	估计肾小球滤过率 [肌酐清除率；ml/（min · 1.73m²）]			
	＞50	10～15	＜10	透析状态[a]
血管紧张素转化酶抑制剂				
贝那普利	无变化	50%	25%	微量
卡托普利	无变化	50%	25%	血液透析：50%
西拉普利	无变化	50%	25%	血液透析：50%
依那普利	无变化	50%	25%	血液透析：50%
福辛普利	无变化	无变化	75%	—
咪达普利	无变化	无变化	—	—
赖诺普利	无变化	50%	25%	血液透析：50%
莫西普利	无变化	50%	25%	—
培哚普利	无变化	75%	50%	—
奎那普利	无变化	50%	25%	—
雷米普利	无变化	50%	25%	—
群多普利	无变化	50%	25%	—
佐芬普利	无变化	—	—	—
血管紧张素受体拮抗剂				
坎地沙坦	无变化	无变化	无变化	微量
依普沙坦	无变化	无变化	50%	微量
厄贝沙坦	无变化	无变化	—	微量
氯沙坦	无变化	无变化	无变化	微量
奥美沙坦	无变化	—	—	—
替米沙坦	无变化	无变化	无变化	微量
缬沙坦	无变化	无变化	无变化	—
肾上腺素拮抗剂				
纳多洛尔	无变化	50%	25%	血液透析：50%
卡替洛尔	无变化	50%	25%	—
喷布洛尔	无变化	无变化	50%	微量
吲哚洛尔	无变化	无变化	50%	微量
阿替洛尔	无变化	50%	25%	血液透析：50%
倍他洛尔	无变化	无变化	50%	血液透析：50%
比索洛尔	无变化	50%	25%	微量

（续表）

药 物	估计肾小球滤过率 [肌酐清除率；ml/（min · 1.73m²）]			
	＞ 50	10～15	＜ 10	透析状态 [a]
醋丁洛尔	无变化	50%	30%～50%	血液透析：50%
西利洛尔	无变化	50%	避免使用	—
奈比洛尔	无变化	50%	—	—
钙离子通道阻滞剂				
地尔硫卓	无变化	无变化	无变化	微量
维拉帕米	无变化	无变化	无变化	微量
硝苯地平	无变化	无变化	无变化	微量
氨氯地平	无变化	无变化	无变化	微量
非洛地平	无变化	无变化	无变化	微量
依拉地平	无变化	无变化	无变化	微量
马尼地平	无变化	无变化	无变化	微量
尼卡地平	无变化	无变化	无变化	微量
尼索地平	无变化	无变化	无变化	微量
拉西地平	无变化	无变化	无变化	微量
乐卡地平	肾功能不全中剂量的调整尚不可知			
中枢 α_2 肾上腺素受体或 I_1 咪唑受体激动剂				
甲基多巴	无变化	无变化	50%	血液透析：50%
可乐亭	无变化	50%	25%	微量
莫索尼定	无变化	50%	—	—
利美尼定	无变化	50%	25%	—
直接作用的血管舒张药				
肼苯哒嗪	无变化	无变化	75% [b]	微量
米诺地尔	无变化	50%	50%	血液透析和腹膜透析：50%
外周肾上腺素能神经元阻滞剂				
胍乙啶	无变化	无变化	—	—
胍那决尔	无变化	50%	25%（避免）	—
肾素抑制剂				
阿利吉仑	无变化	无变化	未研究	未研究
酪氨酸羟化酶抑制剂				
甲基酪氨酸	无变化	50%	25%	—

（续表）

药　物	估计肾小球滤过率 [肌酐清除率；ml/（min · 1.73m²）]			
	＞ 50	10～15	＜ 10	透析状态 [a]
选择性醛固酮受体拮抗剂				
依普利酮	肾功能不全中调整的剂量尚不可知，注意高钾血症			

给予常规剂量的百分比

a. 肾小球滤过率＜ 10ml/min 的患者透析结束时的补充剂量，以处方剂量的百分比表示

b. 慢速乙酰化剂

—. 不适用

引起的血管性水肿机制有几个方面，包括缓激肽的组织蓄积和 C1 酯酶活性被抑制 [160, 164]。易感个体通常为在非 ACE 或非激肽酶 Ⅰ 介导的缓激肽降解血管活性途径中存在缺陷、XPNPEP2 基因变异 [165-172]、des-Arg9-BK [167] 升高或正在服用二肽基肽酶抑制剂（如西他列汀、沙格列汀、利那列汀）治疗糖尿病的患者 [160, 168-170]。有些患者的 P 物质降解不良，从而增加了血管的通透性 [171]。

临床特征包括局限于面部、皮下或黏膜下和嘴唇的不对称肿胀，通常会在停药后缓解，但阻塞性睡眠呼吸暂停可能会加重 [172]。如果不停用 ACEI，发作通常也会缓解，但未来发作的频率和严重程度将逐步提高 [173, 174]。此外还有导致小肠血管性水肿和急性阑尾炎的报道 [175-178]。

在所有病例中，有 10% 的病例声门和喉管受累需要进行气道管理，并可能导致喉管阻塞和死亡 [179]。需要给予肾上腺素、组胺 -2 阻滞剂、糖皮质激素和（或）新鲜冰冻血浆 [180]。最近，艾替班特是一种批准用于治疗遗传性血管性水肿的选择性缓激肽 B2 受体拮抗剂，在多中心双盲 2 期临床研究中也显示出可有效治疗 ACEI 引起的血管性水肿。在 27 例患者中，使用艾替班特的患者中位缓解时间为 8h（四分位数间距为 3.0～16.0h），而使用糖皮质激素和抗组胺药的标准疗法为 27.1h（四分位数间距为 20.3～48.0h）。出现与使用 ACEI 有关的血管性水肿的患者应改用 ARB 或其他药物 [181]。对 ACEI 过敏的患者禁用 ACEI。

据报道，在 2.5% 使用 ACEI 的患者中出现了首剂低血压，血压降低高达 30%。在左心室功能障碍研究（SOLVD 试验）中，观察到低血压的患者为 14.8%，接受安慰剂的患者为 7.1%（$P < 0.0001$）[182]。在 ONTARGET 试验中，在接受雷米普利治疗的 8579 名患者中，由于低血压和晕厥而永久停止治疗的比例分别仅为 1.7% 和 0.2% [160]。

低血压往往发生在有效动脉容积减少、高肾素型高血压及收缩性心力衰竭的患者中 [182, 183]。尽管偶尔与晕厥有关，但是患者对低血压的耐受性较好。在老年患者中，ACEI 治疗更常引起夜间低血压 [184]。血浆去甲肾上腺素浓度的升高可以解释体位性症状的发生率低 [184]。在体位性低血压高风险的患者中，最好是停用利尿剂后以较低剂量开始 ACEI 治疗。停用 ACEI 尚无反弹性高血压的报道。

与化学结构相关的不良事件多见于含巯基的卡托普利。消化不良似乎与 ACEI 和锌的结合有关 [185]。2%～4% 的患者会出现与金属味相关味觉的减弱或丧失。通常是自限性的，即使继续治疗该反应也能在 2～3 个月内消退。但是，它可能严重到足以影响患者的营养状态并导致体重减轻 [186]。

皮肤反应表现为在治疗的最初几周出现非过敏性、瘙痒性、斑丘疹性暴发。这些反应可能与发热或关节痛发生有关，甚至可以继续使用 ACEI 而自行消失 [187]。

已有报道 ACEI 会引起白细胞减少和贫血。在肾功能正常的患者中，ACEI 可能以剂量依赖的方式降低血红蛋白浓度 [188]。ACEI 可干扰机体对促红细胞生成素的反应。接受血液透析的患者和肾移植患者经常需要更多的促红细胞生成素以维持血红蛋白浓度 [189]。因此，ACEI 可用于减少移植后的红细胞增多症 [190]，但似乎对接受血液透析患者的红细胞生成没有影响 [191]。中性粒细胞减少症（＜ 1000

中性粒细胞 /mm^3）伴有髓样增生几乎仅发生在肾功能受损、免疫抑制、胶原血管疾病或自身免疫性疾病的患者中[12]。中性粒细胞减少症在治疗开始后 3 个月内发生，通常在停药后 2 周即可消退[12, 187]。

有报道显示在使用 ACEI 治疗的患者中使用高通量聚丙烯腈、醋酸纤维素或铜膜的设备进行透析，或者通过使用硫酸葡聚糖的设备进行血液单采过程中可发生类过敏反应，程度可从轻度瘙痒到支气管痉挛和心肺衰竭不等[192]。发生此类反应的频率未知，但总是发生在治疗的最初几分钟内。患者接受 ACEI 时应避免使用此类膜。只要保证有效的动脉血容量，在接受血浆置换或其他血液净化模式治疗的患者中使用 ACEI 是安全的。

ACEI 几乎没有明显的药物相互作用。Ang Ⅱ刺激血管舒张性前列腺素的产生，阿司匹林抑制血管扩张药和抗血栓性前列腺素的产生。从理论上讲，两者应该互相拮抗。但是研究表明，每天≤ 100mg 的阿司匹林剂量不会拮抗 ACEI 的作用[193]。ACEI 和环孢菌素合用可能会加重肾灌注不足[12]。在移植受者中使用哺乳动物雷帕霉素靶蛋白抑制剂西罗莫司或依维莫司降低缓激肽的代谢，并使它们易患 ACEI 引起的血管性水肿[194]。

在 ONTARGET 研究中，接受雷米普利治疗的患者中有 3.3% 的患者出现血钾＞ 5.5mmol/L 的高钾血症[148]。全身性和局部性的 Ang Ⅱ产生于肾上腺的球状带，被 ACEI 阻断后将减少随后的醛固酮合成和尿钾的排泄。在美国退伍军人管理局医学中心对 1818 例使用 ACEI 的患者进行的病例对照研究中，有 194 名（11%）发生了高钾血症[195]。实验室研究结果表明，血尿素氮浓度＞ 6.4mmol/L 和肌酐浓度＞ 136μmol/L，充血性心力衰竭和使用长效 ACEI 与高钾血症独立相关；同时使用襻利尿剂或噻嗪类利尿剂可降低高钾风险。经过 1 年的随访，146 例接受 ACEI 治疗的患者中，有 15 例（10%）出现了严重的高钾血症（血钾＞ 6.0mmol/L）。血清尿素氮水平＞ 8.9mmol/L 和年龄＞ 70 岁与随后发生的严重高钾血症独立相关。

最近有报道显示，在门诊患者中使用 patiromer 和环硅酸锆钠可以安全有效地治疗高钾血症[196, 197]。目前已经在门诊患者中使用的两种新药为聚苯乙烯磺酸钠和聚苯乙烯磺酸钙。纠正代谢性酸中毒（如果存在）也可以降低高钾血症的发生率和严重程度。

（二）血管紧张素 Ⅱ 1 型受体拮抗剂

1. 作用机制

Ang Ⅱ受体拮抗剂（ARB）绕过了可以引起 Ang Ⅱ形成的所有途径，与 ACEI 相比，ARB 可以更特异且完全地阻断 RAAS（图 49-2）。例如，Ang Ⅰ除了被 ACE 代谢形成 Ang Ⅱ，还可以被糜蛋白酶、组织蛋白酶 G、组织纤溶酶原激活剂和其他酶代谢[198]。Ang Ⅱ可以在全身循环以外的部位形成，如脑、肾和心脏。此外，长期 ACEI 治疗疗效降低可能与 Ang Ⅱ水平恢复至基线有关。无论产生来源如何，ARB 都直接在 Ang Ⅱ 1 型（AT_1）受体上选择性拮抗 Ang Ⅱ。由于 Ang Ⅱ在维持和调节血压中起着至关重要的多因素作用，因此用 ARB 阻断 AT_1 受体是靶向阻断多种导致高血压途径的有力工具。

与 ACEI 一样，ARB 可以直接阻断 Ang Ⅱ的血管收缩作用，并导致外周血管阻力降低[199]。ARB 在组织水平阻止与 Ang Ⅱ的结合还产生了除血管舒张以外的其他作用，而这些作用也有助于降压。其他机制包括：①增加肾血流量、减少醛固酮释放，从而排钠利尿，减少血压下降相关的代偿性钠潴留；②直接减少肾小管钠的重吸收[200, 201]；③改善一氧化氮介导的内皮功能[202]；④逆转血管肥厚[202]；⑤使 SNS 活性和突触前去甲肾上腺素释放减弱；⑥抑制节点后对去甲肾上腺素或 Ang Ⅱ的升压反应；⑦抑制中枢 Ang Ⅱ介导的交感神经兴奋和升压素释放[203-205]；⑧抑制中枢压力感受器反射[206]；⑨抑制中枢神经系统（CNS）去甲肾上腺素的合成；⑩抑制口渴[207]；⑪可能抑制 RAAS 介导的对内皮素 -1 的作用[208]。ARB 的降压作用取决于 RAAS 的激活，并与不具临床意义的循环 Ang Ⅱ水平升高相关[199]。ARB 可通过拮抗 Ang Ⅱ的 1 型受体，使 Ang Ⅱ与反向调节的 2 型受体结合来增加缓激肽水平，从而增强血管舒张作用[209]。ARB 还增加了其他血管紧张素肽的水平，包括血管紧张素 -（1-7）、Ang Ⅱ和血管紧张素Ⅳ，它们可以作用于相应的受体调节血管收缩、肾血流量和血管肥厚[210-215]。

2. 分类成员

ARB 类药物是一类结构、受体抑制机制、代谢和效能各不相同的肽类和非肽类类似物。目前有 8 种药物应用于临床。许多新型药物是通过修饰氯沙坦（第一种具有生物活性的 ARB 口服药物）开发的。这些药物根据羧基和其他基团的取代分为联苯四唑（氯沙坦的衍生物）、非联苯四唑和非杂环化合物。它们还可以根据其拮抗 Ang Ⅱ的能力进行分类[216]。竞争性（可克服的）拮抗剂将 Ang Ⅱ介导的血管收缩量效曲线右移，而不会降低 Ang Ⅱ的最大缩血管作用。非竞争性（不可克服的）拮抗剂抑制了 Ang Ⅱ的最大作用。ARB 的不同作用是通过与受体上的变构结合位点相互作用、药物 – 受体复合物的解离、去除组织中的激动剂或调节内在受体数量能力的差异介导的[216]（表 49–8 至表 49–10）。

(1) 联苯四唑和噁二唑衍生物：阿齐沙坦酯是一种选择性 AT_1 受体拮抗剂，具有 24h 持续有效的降压作用。在批准的剂量下，它可使收缩压（SBP）降低 12～15mmHg，舒张压（DBP）降低 7～8mmHg[217–219]。阿齐沙坦酯是一种前药，在吸收过程中会在胃肠道中水解成阿齐沙坦。它具有取代四唑环的独特部分（5- 氧 -1, 2, 4- 噁二唑），因此在 AT_1 受体处有非常强的反向拮抗作用[220, 221]。这种结合在化学上比它的前体更牢固，这也是它与其他同类药物或 ACEI 相比效能更强的原因[220]。其口服生物利用度约为 60%；摄入后 1.5～3h 达到血浆峰值浓度[222]，食物不影响药物的生物利用度。超过 99% 的阿齐沙坦与白蛋白结合。起始剂量为每天 20mg，有 20、40 和 80mg 片剂。终末半衰期为 9h，约有 55% 的原型化合物经肾脏排泄[222]。在最近一项评估阿齐沙坦在肾脏疾病状态下药代动力学的研究中，不建议因肾脏疾病或血液透析调整药物剂量[223]。在一份报道中显示，17 名维持血液透析的患者在接受阿齐沙坦治疗后，SBP 从

表 49–8　血管紧张素Ⅱ 1 型受体拮抗剂与受体的药代动力学相互作用

药　物	AT_1 受体 – 受体拮抗剂分离速度	亲和力（K_d）	AT_1 拮抗作用类型
坎地沙坦	慢	280	非竞争性
厄贝沙坦	慢	5	非竞争性
缬沙坦	慢	10	非竞争性
替米沙坦	慢	10	非竞争性
氯沙坦	快	50	竞争性
依普沙坦	快	100	竞争性

表 49–9　血管紧张素受体拮抗剂的药效学特性

通用名（商品名）	初始剂量（mg）	常用剂量（mg）	最大剂量（mg）	间隔时间	达峰时间（h）	作用持续时间（h）
依普沙坦（Teveten）	200	400～800	800	qd，bid	4	24
厄贝沙坦（Avapro）	150	150～300	300	qd	4～6，14	24
氯沙坦（Cozaar）	50	50～100	100	qd，bid	6	12～24
缬沙坦（Diovan）	80	80～160	320	qd	4～6	24
坎地沙坦（Atacand）	16	8～32	32	qd	6～8	24
替米沙坦（Micardis）	40	40～80	80	qd	3	24
阿齐沙坦（Edarbi）	40	40～80	80	qd	1.5～3	≥ 24
奥美沙坦（Benicar）	20	20～40	40	qd	1～2	24

bid. 每天 2 次；qd. 每天 1 次

表 49-10　血管紧张素受体拮抗剂的药代动力学特性

药　物	吸收（%）	生物利用度（%）	受食物影响	血液峰值水平（h）	清除半衰期（h）	代　谢	排　泄	活性代谢产物
依普沙坦	＞80	13	是	4	6	肝	粪便（70%） 尿液（7%）	无活性代谢产物
厄贝沙坦	＞80	60～80	否	1.5～2	10～14	肝、肾	粪便（65%） 尿液（20%）	无活性代谢物
氯沙坦	＞80	25	否	1	4～9	肝、肾	粪便（60%） 尿液（40%）	活性代谢产物
缬沙坦	＞80	25	是	2～4	6～9	肝、肾	粪便（83%） 尿液（13%）	无活性代谢产物
坎地沙坦	—	15	否	2～4	9	肠道、肝、肾	粪便（67%） 尿液（33%）	无代谢产物
替米沙坦	—	42	是	0.5～1	24	肝肾	粪便	无活性代谢产物
奥美沙坦	—	26	否	1	13	肠道	粪便（50%） 尿液（50%）	活性代谢产物

150.9 ± 16.2 降至 131.3 ± 21.7mmHg（$P < 0.008$），DBP 从 84.1 ± 6.3 降至 74.9 ± 8.3mmHg[224]。

坎地沙坦酯是一种酯化的咪唑类前药，可在肠壁中快速完全转化为活性 7- 羧酸坎地沙坦（CV-11974）[12]。坎地沙坦是选择性、非肽类、非竞争性（不可克服的）的 ARB，具有第二高的受体结合亲和力，并且与受体的分离速度较慢（表 49-8）。因此作用持久，且该作用不会因 AT_1 受体阻断引起的 Ang Ⅱ水平上调而消除。初始剂量为每天 16mg，常规的一日剂量为 8～32mg（单次给药或分两次给药）。降压反应最初发生在 2～4h 内，在 6～8h 内达到峰值，作用持续 24h（表 49-9 和表 49-10）[216, 225]。放射性受体分析表明，坎地沙坦在受体部位存在的时间长于预期时间（来自血浆半衰期分析），这与在临床观察中其疗效可持续超过 24h 的情况相符[225, 226]。在 4 周内达到最大效应。坎地沙坦的终末半衰期约为 9h，不受肾衰竭的影响。在血清或尿液中均未检测到母体化合物。坎地沙坦不可经透析清除。

依普罗沙坦是一种非肽类选择性 ARB，经过修饰使其与 Ang Ⅱ更为相似[227]。它是一种非竞争性拮抗剂，对 AT_1 受体具有高亲和力（表 49-8）[12]。初始日剂量为 200mg（表 49-9），并且常规的每日剂量为 200～400mg。依普罗沙坦被迅速吸收，但食物会延迟其吸收（表 49-10）。4h 内起效，作用持续 24h。消除半衰期为 6h。肾衰竭患者的剂量应减少 50%。

厄贝沙坦是氯沙坦的非肽特异性咪唑啉酮衍生物，可作为非竞争性 AT_1 受体拮抗剂，具有非常高的受体结合亲和力[228]（表 49-8）[12]。初始剂量为每日 150mg，常规每日剂量为 150～300mg。2h 内起效。峰值反应为双峰，在高血压患者中，峰值反应分别在 4～6h 和 14h 内发生，分别对应于血浆肾素活性和 Ang Ⅱ水平的峰值[228]。连续给药长达 6 周都可能看不到最佳作用。药物作用持续时间为 24h。厄贝沙坦不可经透析清除。

氯沙坦钾是 ARB 的原型。联苯环上的四唑部分决定了其口服形式的活性及其作用时间。它是第一种口服活性剂，是一种非肽类竞争性选择性 AT_1 受体拮抗剂，具有中等的受体结合亲和力（表 49-8）[12, 229]。常规起始剂量是每天单次给药 50mg（表 49-9），剂量调整应每周进行一次，分次服用可以改善抗高血压功效。常规的每日剂量是 50～100mg。25、50 和 100mg 片剂的钾含量分别为 0.054、0.108 和 0.216mmol/L。氯沙坦的口服生物利用度为 25%，不受食物的影响（表 49-10）。1h

内起效，6h 达到峰值，持续 24h。尿中仅有 5% 的氯沙坦原型，提示它在体内可被广泛代谢和经胆汁分泌。透析不能清除母体药物或代谢产物[22]。

奥美沙坦酯是一种非肽类选择性 ARB 前药，经胃肠道吸收后被迅速而完全地水解成具有生物活性的奥美沙坦[230]。初始剂量为每天 20mg，常规剂量为每天 20～40mg（表 49-9）。1h 内达到血浆峰值浓度（表 49-10）。降压效果持续 24h，并在 2 周达到峰值。奥美沙坦以双相方式消除，最终半衰期为 13h。尚无透析患者剂量和药代动力学研究。

(2) 非联苯四唑类衍生物：替米沙坦与羧基结合成为联苯酸性基团。替米沙坦是一种非肽类非竞争性 ARB，具有高特异性和受体亲和力[12, 231]。常用起始剂量为每天 40mg，每日常用剂量为 40～80mg。3h 内起效，并且具有剂量依赖性（表 49-10）。作用持续时间为 24h，但可能在停药后长达 7 天有效。女性的血浆水平通常比男性高 2～3 倍，但该结果与降压作用的差异无关。不到 3% 的药物在肝脏中代谢为非活性化合物。消除半衰期为 24h。替米沙坦不可经透析清除，肾脏疾病患者无须调整剂量。

(3) 非杂环衍生物：缬沙坦是一种非杂环 ARB，是乙酰化氨基酸取代氯沙坦的咪唑而成[12]。缬沙坦是一种具有高特异性和受体结合亲和力的非竞争性拮抗剂（表 49-8）。起始剂量为每天 80mg（表 49-9），常规剂量为每天 80～160mg。血压在治疗 4 周后可达到最大效应。2h 内起效，4～6h 达到峰值，并持续 24h。缬沙坦几乎不经过代谢。消除半衰期为 6～9h，不受肾脏衰竭的影响（表 49-10）。

3. 肾脏效应

肾内 Ang Ⅱ受体广泛分布于入球和出球小动脉，肾小球系膜细胞，外髓内侧带和髓质间质细胞[232]，近曲和远曲小管细胞的管腔和基底外侧膜上、集合管、足细胞和致密斑[233]。大多数受体属于 AT_1 亚类。循环和局部大量产生的 Ang Ⅱ与受体结合，形成的复合物被内吞，Ang Ⅱ释放到细胞内而发挥其作用。研究表明，大多数肾间质 Ang Ⅱ形成于不易受 ACE 抑制作用的部位，或由非 ACE 途径形成。

ARB 拮抗 Ang Ⅱ的结合并引起肾脏内许多变化。AT_1 受体拮抗剂对肾脏血流动力学的作用是可变的，主要取决于能否抵消动脉压降低的影响[200, 234]。ARB 降低全身动脉压可能与肾内 SNS 的代偿性激活有关，导致肾功能下降。这种作用在钠缺乏的状态下更为明显，因为肾素 - 血管紧张素系统的激活有助于维持动脉和肾脏的压力。相比之下，直接肾内输注 ARB 会导致钠排泄增加[235]。钠排泄增加是由于近曲小管直接抑制钠重吸收而引起，但也可能是由髓质的血流动力学变化和肾单位远曲肾小管吸收变化引起。由于 Ang Ⅱ阻滞增强了肾脏的排钠能力，因此可以在较低的动脉压下维持钠平衡。Ang Ⅱ阻滞剂还通过减少致密斑转运氯化钠至出球小动脉而降低球管反馈敏感性[236]。这增加了远端肾单位排钠，而 GFR 没有发生代偿性变化。

除了利钠利尿外，盐缺乏的血压正常患者短期服用一些 ARB 还可引起可逆性尿钾增多，且不影响 GFR[237]。但是，长期的 Ang Ⅱ受体阻滞并不会引起尿液电解质和尿量的明显变化。氯沙坦独特的内在药理作用可能引起尿钾增多。

氯沙坦分子独有的另一个特性是诱导尿酸排泄[238]。ACEI 或其他 ARB（包括氯沙坦的活性代谢产物）未观察到这种作用，并且似乎与 RAAS 的抑制无关[238]。与其他拮抗剂相比，氯沙坦与尿酸阴离子交换子的亲和力更大，可抑制近端小管中尿酸盐的重吸收[239]。尿酸尿可能与正常人、高血压患者及肾脏疾病患者（包括肾脏移植受者）的血清尿酸盐浓度降低相关[239]。该作用在给药后 4h 内出现，并且是剂量依赖性的。长期服用可使血清尿酸盐浓度降低约 0.4mmol/L[240]。这种作用的临床意义尚不清楚。尿酸过饱和是否使肾脏中的尿酸永久化沉积尚未在临床上得到证实，这可能是因为氯沙坦还同时增加了尿液的 pH，从而防止了尿液结晶的形成[241]。然而，降低血清尿酸盐的含量可能是有益的，因为已经有人提出高尿酸血症是肾脏疾病进展[242]和冠状动脉疾病的危险因素[243]。

接受 ARB 治疗的高血压患者（包括肾功能正常和受损的患者）的肾脏反应与使用 ACEI 的患者相似或稍好[244]。除收缩压和舒张压降低外，患者的肾脏血流增加，肾小球滤过分数和肾血管阻力降低，而 GFR 没有显著变化[245]。这些作用可能是肾小球前阻力和肾小球后阻力联合下降的结果。有人提出，在存在 AT_1 受体阻滞的情况下升高肾内 Ang

Ⅱ水平会刺激 AT_2 受体，这可以增加缓激肽、环磷酸鸟苷和一氧化氮对肾小球前血管的血管舒张作用[246]。ACEI 可以增强这种效果，但尚未确定该发现的临床重要性。Ang Ⅱ阻断药可显著降低灌注不足肾脏的 GFR。灌注压低、容量减少或肾血管疾病的患者 GFR 可能会严重降低，但比 ACEI 降低程度轻[247]。在过度灌注的情况下，如在与肾小球硬化、肾单位丢失或糖尿病相关的高血压中，阻断 Ang Ⅱ是保护性的。此类患者通常对 RAAS 的抑制反应不佳。出球小动脉阻力的降低减轻了肾小球囊内压，从而延缓了肾损伤的进展，并增加了尿钠的排泄能力。由于能同时降低全身动脉压，尽管与其他类型的降压药降低 BP 疗效相当，但 ARB 的这些作用提供了更多的肾脏保护作用[76, 248, 249]。

在健康和高血压患者中，ARB 引起循环 Ang Ⅱ水平和血浆肾素活性呈剂量依赖性增加[250]。这种增加发生在血浆药物水平达到峰值时，并持续长达 24h。长期给药仍保持升高。已有报道醛固酮血浆浓度会降低，但它们是可变的[251]。在正常个体中，醛固酮的降低与 ARB 活性的峰值间隔相吻合。在服用固定钠饮食的高血压患者中，血浆醛固酮浓度相对于基线无明显变化[237]。ARB 可抑制 Ang Ⅱ介导的肾上腺皮质醛固酮释放，但这些作用在数量上似乎不及 Ang Ⅱ的肾内抑制作用重要。长期的 AT_1 受体阻滞似乎没有诱导醛固酮逃逸[252]。

ARB 可以显著降低尿蛋白排泄，与 ACEI 治疗的结果相似[47]。已有报道在糖尿病和非糖尿病患者及肾移植患者中 ARB 都具有降尿蛋白作用[47, 253]。ARB 降蛋白尿作用起效缓慢，且量效曲线与降压作用的曲线不同，后者的最大作用发生在 3～4 周。ARB 降蛋白尿作用是否与 ACEI 相当或更好，尚待确定。但肯定的是，在 CKD 的所有阶段 ARB 对蛋白尿的抑制作用均相同[254]。由于高钾血症、低血压和肾脏低灌注事件的发生率显著增加，不再推荐将 ACEI 和 ARB 联合用于肾脏保护和减少蛋白尿，特别是在 CKD 患者中[97, 148, 255, 256]。与 ACEI 一样，ARB 具有非血流动力学的肾脏保护作用，包括对血管和系膜的抗增殖作用、对转化生长因子 β（TGF-β）的抑制作用[30, 257]、对动脉粥样硬化[258]和血管退化[259]的抑制作用；改善超氧化物生成和一氧化氮生物利用度[260]、减少胶原蛋白形成、减少肾小球系膜基质生成、改善血管壁重塑、降低内皮素 -1 的血管收缩作用；改善内皮功能[259]、减少氧化应激和炎症[261]、调节过氧化物酶体增殖物激活受体 γ 活性及对钙调磷酸酶抑制剂相关肾损伤具有保护作用。ARB 还可以通过恢复肾脏一氧化氮的合成来降低盐敏感性[262]。这些作用的临床重要性仍在研究中。

4. 疗效和安全性

不论年龄、性别或种族，所有 AT_1 受体拮抗剂均被证明可安全有效地降低轻、中和重度高血压患者的血压[263-265]。ARB 被推荐为一线单药或联用治疗高血压，其疗效可与其他药物相当[266-268]。在 CKD（即使以高剂量使用）、糖尿病、心力衰竭、冠状动脉疾病、心律不齐和左心室肥大（LVH）[269-272]、肾移植受体患者中是安全有效的，并已被证明可以预防高血压所致终末器官损害[148, 273, 274]，如 LVH、脑卒中、ESRD[47, 275]、视网膜病变[276]、运动诱发的炎症和血栓形成前应激、糖尿病和痴呆症[272, 277-281]。一些但并非全部研究表明，由于对心房结构和电生理具有有益的影响，ARB 能轻度减低新发房颤和复发性房颤的风险[121, 122]。ARB 被证明可降低已有复发性房颤患者的持续性房颤发生率[282]。有效避免二次卒中的预防方案（PRoFESS）研究并未显示 ARB 在预防复发性脑卒中有任何显著获益，但这可能是在接受良好治疗的患者人群中其作用被低估[283]。

就降低 BP 而言，非洲裔美国人使用 ARB 可能不是最有效的药物，但与不抑制 RAAS 的其他降压药相比，ARB 在提供靶器官保护和阻止疾病进展方面具有同等或更优的作用[284]。在这一人群中，高盐饮食不会降低 ARB 降压的活性[267, 284, 285]。在大多数患者中，ARB 降血压作用与所有其他抗高血压药物相当，但耐受性更好[286]。

ARB 可 24h 内持续降压，并且可以单次给药[287, 288]。反应率为 40%～60%。ARB 不影响血压正常昼夜节律[289]。较长的起效时间（4～6 周）避免了其他药物常见的首剂低血压和反弹性高血压。新型药物具有剂量依赖性，但氯沙坦和缬沙坦的量效曲线相对平坦[290]。由于非竞争性结合作用，阿齐沙坦、坎地沙坦、厄贝沙坦和奥美沙坦可能具有最强的疗效，持续时间更长，而替米沙坦在实验模型中显示可能通过抗氧化作用抑制 SNS 活化而具有额外的优势[291, 292]。

ARB 联用噻嗪型和噻嗪样类利尿剂可增强治疗效果，将反应率提高至 70%～80%，并且比增加 ARB 剂量更有效。ARB 也可抵消噻嗪类药物的不良代谢作用[293]。

对初始使用奥美沙坦治疗的患者进行家庭 BP 测量以建立标准目标血压（HONEST）研究中发现，在晨间基础 SBP 为 165mmHg 或更高，以及在晨间脉搏为 70 次 / 分钟或更高的 CKD 相关交感神经高反应性高血压患者中，以奥美沙坦为基础治疗 16 周后，BP 降低的效力增强（$P = 0.0005$）[294]。同样，从长期来看，ARB 联用盐皮质激素受体拮抗剂（MRA）可为糖尿病患者的 BP 控制和降低蛋白尿提供更多益处，但并未发现它可阻止 eGFR 下降[295]。与 ARB 联用 ACEI 一样，应谨慎联用 ARB 与 MRA，需注意高钾血症和肾功能受损的风险。ARB 和二氢吡啶类药物的联用在降低 BP 方面具有叠加作用，并且耐受性良好[296]。

ARB 可能会损伤肾脏功能并升高血钾，在初始使用或增加药物剂量后，应进行血钾检查。ARB 的高钾血症总发生率为 3.3%，与 ACEI 相似[148]。CHARM（坎地沙坦在心力衰竭中降低死亡率和发病率的评估研究；$n = 7599$）计划的参与者被随机分配至标准心力衰竭治疗加坎地沙坦或安慰剂治疗组，监测血清钾和肌酐水平[297]。研究者评估了中位数随访时间为 3.2 年的患者中高钾血症的发生率和预测因素。与安慰剂相比，坎地沙坦使高钾血症的发生风险从 1.8% 升高到 5.2%（差异为 3.4%；$P < 0.0001$）。在治疗的有症状的心力衰竭患者中，高钾血症的危险因素包括高龄、男性、基线高钾血症、肾功能受损、糖尿病或与 RAAS 阻滞剂联用。与 ACEI 一样，除聚苯乙烯磺酸钠和聚苯乙烯磺酸钙之外，还用 patiromer 和环硅酸锆钠治疗与 ARB 使用相关的高钾血症[196, 197]。

如先前在使用 ACEI 时所讨论的，应在妊娠初期第一次停经时立即停止使用 ARB，因为在妊娠中晚期使用 ARB 可能会导致胎儿或新生儿死亡及先天性异常[138]。根据 KDIGO 和 NICE 指南，不建议患者母乳喂养。但母乳中的药物含量较低[139, 140]。

总体而言，ARB 对代谢具有中性的影响，并且在耐受性方面优于其他类别抗高血压药物。ARB 不会引起高钠血症或低钠血症，而高钾血症相对少见。在 ONTARGET 研究中，退出研究的患者中有 3.3% 的患者血钾浓度＞ 5.5mmol/L，与 ACEI 治疗相当[148]。ARB 对高血压患者的血脂没有影响，但可以改善有蛋白尿的肾病患者的脂蛋白异常状况并减少肥胖相关的发病率[298, 299]。ARB 对血糖和胰岛素敏感性具有有利的影响[300–302]。在伴或不伴 LVH 的高血压患者中比较以 ARB 为基础的治疗与其他降压药作用的临床试验表明，ARB 治疗组患糖尿病的风险降低了 25%[303, 304]，目前尚不清楚这种作用的机制[277, 305]。偶尔有导致转氨酶升高的报道，但即使持续治疗，转氨酶升高也是暂时的[12]。

与安慰剂组的患者相比，并没有观察到更多临床相关的不良事件。由于 ARB 不干扰激肽的代谢，因此很少出现咳嗽，这是主要的临床优势[148]。有 ACEI 引起咳嗽病史的患者咳嗽发生率不高于接受安慰剂的患者[306]。同样，血管性水肿和颜面浮肿的发生率不多于安慰剂，但这种水肿可能会发生[307]。ARB 通常比 ACEI 具有更强的抗炎反应[308]。最常见的 AE 是头痛（14%）、头晕（2.4%）和疲劳（2%），其发生率低于安慰剂[309]。ARB 治疗不仅不会使性功能恶化，而且可能会改善性功能[310]。与 ACEI 一样，ARB 可能导致血红蛋白浓度略有下降；它们也可以有效降低移植后红细胞增多症患者的血红蛋白[311]。皮疹罕见。

曾有研究报道与奥美沙坦治疗相关的类口炎性腹泻样肠病（spruelike enteropathy）[312, 313]。在最近对 54 例患者的系统评价中[313]，临床表现为腹泻（95%）和体重减轻（89%），较少见的症状是疲劳、恶心、呕吐和腹痛。这些患者服用奥美沙坦 6 个月至 7 年不等，实验室检查显示正色素性正细胞性贫血（45%）和低白蛋白血症（39%），观察到超过 70% 的 HLA-DQ2 或 HLA-DQ8，乳糜泻抗体检测为阴性。在所有报道的患者中均有不同程度的十二指肠绒毛萎缩和腹泻的症状。美国食品药品管理局（FDA）于 2013 年 7 月 13 日发布了药品安全通讯（http://www.fda.gov/Drugs/DrugSafety/ucm359477.htm）。

尚未证明 ARB 会增加癌症的患病风险。一项 Meta 分析显示，相对于其他降压药，癌症风险略有增加 [相对风险（RR）为 1.08；95%CI 1.01～1.15] [314]。

该研究由于没有纳入一些 RCT 研究而被质疑，因为可能会丢失某些癌症患者信息。随后进行了一些 Meta 分析 [315-318] 和队列研究 [319-322]，结论是没有证据表明人群中 ARB 与任何类型的癌症有关，一项研究表明 ARB 实际上可以降低癌症的发病率 [319]。随后对观察和干预研究的系统评价表明，使用 ACEI 和 ARB 可以改善癌症结局 [323]。

药物与 ARB 的相互作用并不常见，但与 ACEI 一样，NSAID 可能会减弱 ARB 的利钠作用 [324]。与 ACEI 相比，ARB 的低血压、肾功能受损发生率增加 [148]。有报道发现 Ang Ⅱ受体拮抗剂可引起盐缺乏的患者出现急性可逆性肾衰竭 [325]。因此，在低血容量患者或积极利尿情况下，不应开始这种治疗。不建议与 ACEI 和直接肾素抑制剂联用，尤其是 GFR < 60ml/min 的患者。对于 2 型糖尿病患者，由于低血压、高钾血症和肾功能不全的风险增加，禁止联用 [97, 256, 326]。

（三）β 肾上腺素受体拮抗剂

1. 作用机制

β 肾上腺素受体拮抗剂（β 受体拮抗剂）与儿茶酚胺竞争性结合 β 肾上腺素受体，从而抑制交感神经兴奋，发挥降压作用 [327]。然而，β 受体拮抗剂降血压的确切机制尚不完全清楚。一般认为 β_1 肾上腺素受体阻滞是降低血压的主要原因，而阻断 β_2 受体也具有额外的降压作用 [328]。β_1 肾上腺素受体拮抗剂与肾脏近球旁细胞的 β 受体结合，抑制肾素释放。β_1 肾上腺素受体拮抗剂也可直接作用于中枢神经系统的 β 受体，减少中枢神经系统交感神经递质的传出。当心脏的 β 受体阻滞后，可重建压力感受器。此外，阻滞血管壁上的 β_2 肾上腺素受体可抑制肾上腺素能神经元的兴奋。

高选择性 β_1 受体拮抗剂较非选择性 β 受体拮抗剂有稍强的降压作用。这种差别大概在 2～3mmHg 以内。原因可能是非选择性 β 受体拮抗剂对 β_2 受体的阻滞以某种方式削弱了 β_1 受体阻滞所获得的降压作用。β_2 受体的内在拟交感活性可能舒张外周血管，引起抗高血压作用。具有部分激动活性的选择性 β_1 拮抗剂可能导致降压作用减弱。这些区别的重要性和临床意义尚不明确。

除了 β 肾上腺素受体拮抗的特性外，一些 β 受体拮抗剂还通过其他不同机制发挥抗高血压作用，包括 α_1 肾上腺素受体拮抗剂活性及氧化亚氮依赖性的血管舒张作用（表 49-11）。部分 β 受体拮抗剂除能阻断儿茶酚胺对受体的激动作用，还有微弱的直接激活同一受体的作用，称为内在拟交感活性 [329-331]。这种内在拟交感活性的存在是利或弊尚不清楚。具有内在拟交感活性的药物减慢患者静息状态下心率的作用弱于不具有内在拟交感活性的药物 [332]，而对运动导致的心率增快的抑制作用两者无差别 [332]。然而，与不具有内在拟交感活性的非选择性 β 受体拮抗剂相比，具有内在拟交感活性的非选择性 β 受体拮抗剂可引起外周血管阻力降低、减少房室结传导阻滞。某个特定 β 受体拮抗剂的降压作用也与其特异性地部分激活 β_1 或 β_2 受体有一定关系。

β 受体拮抗剂可分为非特异性 β_1 和 β_2 肾上腺素受体拮抗剂及相对特异性的 β_1 肾上腺素受体拮抗剂两类。β_1 肾上腺素受体主要分布在心脏、脂肪和脑组织中，而 β_2 受体主要分布于肺、肝、平滑肌和骨骼肌中。然而，许多组织如心脏，同时含有 β_1 和 β_2 受体。因此，“心脏特异性药物”这一概念只是相对的。

不同的 β 受体拮抗剂在胃肠道吸收、肝脏首过效应、与蛋白质结合能力、脂溶性、渗透到中枢神经系统的能力、肝或肾清除等方面均有显著差异。主要通过肝脏代谢的 β 受体拮抗剂血浆半衰期相对较短，然而这些药物的临床药理作用的持续时间与半衰期并不相关。经肾脏清除的水溶性药物可能具有更长的半衰期。不同药物的生物利用度、被透析清除的程度也有很大差异 [333]。

(1) 非选择性 β 肾上腺素受体拮抗剂：萘羟心安是一种不具有内在拟交感活性的非选择性 β 受体拮抗剂（表 49-11）。成人的平均剂量为 40～80mg，每日 1 次，每日最大剂量为 320mg（表 49-12 和表 49-13）。萘羟心安不经体内代谢，主要通过尿液和粪便排泄。慢性肾功能不全患者应调整剂量。对于肌酐清除率 30～50、10～30 和小于 10ml/(min · 1.73m^2) 的患者，给药间隔应相应的延长至 24～36h、24～48h 和 40～60h [22]。肝功能不全的患者不需要调整剂量。血液透析可以降低萘羟心安的血药浓度，但对血液透析期间的用药剂量没有具体的推荐。

表 49-11　β 肾上腺素受体拮抗剂的药理特性

通用名（商品名）	β_1 选择性	内在拟交感活性	膜稳定活性	α 肾上腺素受体拮抗剂的活性
纳多洛尔（Corgard）				
普萘洛尔（Inderal，心得安）			+	
卡替洛尔（multiple）		+		
喷布洛尔（Levatol）		+		
吲哚洛尔（Visken）		+	+	
拉贝洛尔（Trandate）		+		+
卡维地洛（Coreg）			+	+
阿替洛尔（Tenormin）	+			
美托洛尔（Lopressor）	+			
倍他洛尔（Kerlone）	+		+	
醋丁洛尔（Sectral）	+	+	+	
塞利洛尔（美国无）	+			+
比索洛尔（Zebeta）	+			
奈比洛尔（Bystolic）	+			

普萘洛尔是一种非选择性心脏 β 受体拮抗剂，不具有内在拟交感活性；常用剂量为每日 80～320mg。主要通过肝脏代谢，如使用长效制剂可每日单次给药。普萘洛尔的主要代谢产物 4- 羟基普萘洛尔，具有 β 受体阻断活性。肾排泄率＜1%，因此慢性肾功能不全患者无须调整剂量[22]。肝病患者可能需要调整剂量和更频繁的监测。

噻吗洛尔是一种非选择性 β 受体拮抗剂，不具有内在拟交感活性。推荐噻吗洛尔治疗高血压的初始剂量为 10mg，每日 2 次。维持剂量一般为每日 20～40mg。慢性肾功能不全患者不需要调整剂量[22]。由于噻吗洛尔在肝脏中被大量代谢，故肝病患者可能需要调整剂量并频繁监测。血液透析不能清除噻吗洛尔。

喷布洛尔属于非选择性 β 受体拮抗剂，有轻度的内在拟交感活性[334]。常规剂量是每日 20～40mg，分 1～2 次给药。喷布洛尔经肝脏代谢为非活性的代谢产物，再从肾脏排泄。平均治疗 14 天后可观察到最大的降压效果。慢性肾功能不全患者不需要调整剂量，肝功能不全患者可能需要调整剂量[22]。

吲哚洛尔是一种具有较强内在拟交感活性的非选择性 β 受体拮抗剂。成人常规口服剂量为 5mg，每日 2 次；每 3～4 周可增加 10mg，每日最大剂量为 60mg。吲哚洛尔口服后大约 40% 以原型从尿液里排出，60% 经肝脏代谢。肾功能受损患者的药物半衰期略有延长，但似乎不需要调整用药剂量[22]。肝硬化和进展的 CKD 患者可能需要调整剂量。

(2) β_1 选择性肾上腺素受体拮抗剂：阿替洛尔是一种有内在拟交感活性的长效 β_1 选择性拮抗剂。常规剂量为 50～100mg，每日 1 次。阿替洛尔约 50% 经肾脏排泄，50% 通过粪便排泄。每日剂量大于 100mg 并不会产生额外的益处，但达到最佳降压效果需 1～2 周。中度肾功能损害的患者应延长给药间隔至 48h，重度肾功能损害的患者应延长给药间隔至 96h[22]。阿替洛尔几乎不通过肝脏代谢，因此肝病患者无须调整剂量。阿替洛尔可被血液透析清除，透析后应增加一次维持剂量。

美托洛尔是一种选择性的 β_1 受体拮抗剂，无内

表 49-12　β 肾上腺素受体拮抗剂的药代动力学特性

药　物	生物利用度（%）	受食物影响	达峰时间（h）	清除半衰期（h）	代　谢	排　泄	活性代谢产物
纳多洛尔	20～40	否	2～4	20～24	—	尿液、粪便	—
普萘洛尔	16～60	是	—	3～4	肝	—	—
噻吗洛尔	50～90	—	—	2～4	肝	尿液（20%）	—
喷布洛尔	100	否	—	17～24	肝	尿液	—
吲哚洛尔	95	否	2	3～11	肝	尿液（40%）	—
阿替洛尔	40～60	是	—	14～16	—	尿液、粪便	—
美托洛尔	50	—	1.5～2	3～7	肝	尿液	—
倍他洛尔	78～90	否	2～6	12～22	肝	尿液	—
比索洛尔	90	—	2.3	9.6	肝	尿液	—
醋丁洛尔	90	否	2～3	3～8	肝	尿液	—

表 49-13　β 肾上腺素受体拮抗剂的药效学特性

药　物	初始剂量（mg）	常用剂量（mg）	最大剂量（mg）	给药时间	达峰时间（h）	作用持续时间（h）
纳多洛尔	40	40～80	320	qd	—	—
普萘洛尔	40	80～320	640	bid	—	—
噻吗洛尔	10	20～40	60	bid	—	—
喷布洛尔	10	20～40	80	qd，bid	2	20～24
吲哚洛尔	5	10～40	60	qd，bid	—	24
阿替洛尔	25	50～100	200	qd	3	24
美托洛尔	12.5～50	100～200	400	qd，bid	1	3～6
倍他洛尔	10	10～40	40	qd	3	23～25
比索洛尔	5	2.5～20	20	qd	2～4	24
醋丁洛尔	400	400～800	1200	qd	3	24

bid. 每天 2 次；qd. 每天 1 次

在拟交感活性。美托洛尔大部分在肝脏通过细胞色素 P_{450}（CYP）2D6 酶代谢，3%～10% 以原型从尿液里排出。CYP2D6 基因型和代谢表型对美托洛尔的药代动力学有很大影响，在超快代谢者和不良代谢的患者之间美托洛尔的清除率差异高达 15 倍[335]。美托洛尔初始口服剂量为 12.5～50mg，每日 1～2 次，逐渐增加至 100～200mg，每日 2 次，缓释制剂可以用每日 1 次的剂量来代替。美托洛尔可以被血液透析大量清除[333]。

倍他洛尔是一种长效选择性的 $β_1$ 受体拮抗剂，无内在拟交感活性[336]。治疗高血压的常规剂量为 10～40mg，每日 1 次，初始剂量为每日 10mg。大部分患者在 20mg/d 时起效。需要 1～2 周才能观察到最佳的降压效果。倍他洛尔主要经肝脏代谢，代谢产物经肾脏排泄，约 15% 药物以原形随尿排出。慢性肾脏疾病患者对倍他洛尔的清除率下降，所以初始剂量应该从每天 5mg 开始。

比索洛尔是一种长效选择性的 $β_1$ 受体拮抗

剂，无内在拟交感活性[337]。通常口服剂量为 2.5～20mg，每日 1 次，经肝脏代谢成代谢产物后由肾脏排泄，然而 50% 药物以原形从肾脏排出。CKD 患者使用比索洛尔的初始剂量应该从每日 2.5mg 开始，并严密监测和调整剂量。CKD 患者比索洛尔的最大推荐剂量为 10mg/d，肝功能不全的患者需要减少给药剂量。比索洛尔被血液透析部分清除[333]。

醋丁洛尔是一种选择性的 β_1 受体拮抗剂，具有轻度内在拟交感活性。每天 400～1200mg 的剂量治疗高血压有效。药物被代谢为活性代谢物二醋洛尔，随母体化合物经尿和胆汁排出。由于二醋洛尔主要经肾脏排泄，建议晚期 CKD 患者用药剂量减少 50%～75%。

(3) 具有 α 肾上腺素受体拮抗作用或其他降压作用机制的非选择性 β 肾上腺素受体拮抗剂：拉贝洛尔是一种兼有较弱内在拟交感活性和 α_1 受体阻断作用的非选择性 β 受体拮抗剂[338]（表 49-14 和表 49-15）。这种药同时阻断 β_1 和 β_2 肾上腺素受体。口服给药时，对 α_1 与 β 受体阻断功效之比约为 1∶3；静脉给药时，β 受体阻断的作用更为显著。治疗高血压的常用初始剂量为 100mg，每日 2 次，逐渐增加到 200～400mg，每日 2～3 次。药物在肝脏中代谢，50%～60% 的药物从尿液中排泄，其余的药物经胆汁排泄。CKD 患者无须调整给药剂量[22]。已证明慢性肝病会降低拉贝洛尔的首过代谢，这些患者需要减少给药剂量。

卡维地洛是一种非选择性 β 受体拮抗剂，具有外周 α_1 受体阻断作用（表 49-14 和表 49-15）[339, 340]，不具有内在拟交感活性。这种药物能等价阻断 β_1 和 β_2 肾上腺素受体，对 α_1 与 β_1 受体阻断功效之比约为 1∶7.6。有证据表明卡维地洛治疗高血压的作用机制在一定程度上取决于内源性一氧化氮的产生，这与一氧化氮改善高血压患者的内皮功能障碍有关。建议卡维地洛治疗高血压的初始口服剂量为 6.25mg，每日 2 次；必要时可增加至 12.5～25mg，每日 2 次。CKD 患者不需要调整剂量。卡维地洛在肝脏中广泛代谢，建议肝功能不全的患者减少给药剂量。卡维地洛不能被血液透析清除[333]。

塞利洛尔是一种具有多种独特药理性质的 β 受体拮抗剂[341, 342]，它选择性阻断 β_1 受体和阻断 α_2 受体（表 49-14 和表 49-15），它还可激动 β_2 受体和增加一氧化氮的释放、扩张血管、降低全身血管阻力。与其他 β 受体拮抗剂相比，塞利洛尔不会导致支气管痉挛和负性肌力作用，塞利洛尔具有一定内在拟交感活性。塞利洛尔初始剂量为 200mg，每日 1 次，可逐渐加量至 400mg，每日 1 次。塞利洛尔在肾脏的排泄率为 35%～42%，对于肌酐清除率为 15～40ml/（min・1.73m^2）的患者建议减少 50% 的剂量。对于肌酐清除率＜ 15ml/（min・1.73m^2）的患者不建议使用塞利洛尔。目前在美国塞利洛尔并没有上市。

奈比洛尔是一种选择性 β_1 受体拮抗剂（表 49-14 和表 49-15）[343-347]。该化合物是 D- 异构体和 L- 异构体的 1∶1 外消旋混合物。与其他 β 受体拮抗剂不同，奈比洛尔具有独特的药理学特性，它主要通过异构体独立发挥作用。单独给予 L- 异构体没有明显降压效果，但可以增强 D- 异构体的降压作用。L- 异构体可能促进了血管内皮细胞来源一氧化氮的降压并降周围血管阻力作用，这可能改善内皮功能障碍和降低潜在心血管疾病风险[348, 349]。L- 异构体也可能通过阻断突触前 β 受体发挥抑制去甲肾上腺素的作用。奈比洛尔初始口服剂量为 5mg，每日 1 次。这种药物在肝脏中代谢，目前已知存在对奈比洛尔快速和缓慢代谢的个体。在快速代谢个

表 49-14　具有血管舒张特性的 β 肾上腺素受体拮抗剂的药代动力学特性

药　物	生物利用度（%）	受食物影响	达峰时间（h）	清除半衰期（h）	代　谢	排　泄	活性代谢产物
拉贝洛尔	25～40	是	1～2	5～8	肝	尿液（50%～60%）	—
卡维地洛	25～35	否	1～1.5	6～8	肝	粪便	—
塞利洛尔	30～70	是	—	5～6	—	粪便、尿液	—
奈比洛尔	12～96	否	2.4～3.1	8～27	肝	—	—

表 49-15 具有血管舒张特性的 β 肾上腺素受体拮抗剂的药效学特性

药　物	初始剂量（mg）	常用剂量（mg）	最大剂量（mg）	间隔时间	达到峰值时间（h）	作用持续时间（h）
拉贝洛尔	100	200～800	1200～2400	bid	3	8～12
卡维地洛	6.25	12.5～25	50	bid	4～7	24
塞利洛尔	200	200～400	400	qd	—	—
奈比洛尔	5	5	40	qd	6	24

bid. 每天 2 次；qd. 每天 1 次

体中奈比洛尔的半衰期为 8h，缓慢代谢个体中半衰期为 27h。建议 CKD 患者减少初始给药剂量。

2. 肾脏效应

肾脏的 α 和 β 肾上腺素受体介导血管收缩、血管舒张和肾素分泌。β 受体拮抗剂除了对肾内肾上腺素受体有直接作用外，还可能通过影响心排血量和血压来影响肾血流量和 GFR。在放射自显影研究中发现 β 肾上腺素受体定位于球旁器 [350]。β_2 受体在肾脏中起主导作用。β 肾上腺素受体拮抗剂对 β_1 和 β_2 受体的特异性结合程度及其内在拟交感活性程度均可能会影响肾功能。一般来说，短期服用 β 肾上腺素受体拮抗剂通常会导致肾小球滤过率下降和有效肾血流量降低 [351]。这种作用与药物是否具有 β_1 选择性和内在拟交感活性无关。然而，奈比洛尔、卡维地洛和塞利洛尔具有舒张血管的特性，并已证明能增加肾小球滤过率和肾血流量 [352]。奈比洛尔通过一氧化氮相关机制扩张肾小球的出球和入球小动脉，而美托洛尔则没有类似作用 [353]。这种作用可能是通过增加具有舒张血管作用的一氧化氮的合成来实现的。一些研究表明，静脉注射纳多洛尔可增加肾血流量和肾小球滤过率，而口服纳多洛尔可导致血流量和肾小球滤过率降低。一些研究表明，静脉注射萘羟心安可增加肾血流量和肾小球滤过率，而口服萘羟心安可导致血流量和肾小球滤过率降低。口服选择性 β_1 受体拮抗剂降低肾小球滤过率和肾血流量的作用较弱。长期使用普萘洛尔能使肾血流量和肾小球滤过率下降 10%～20%，因为肾小球滤过率和肾血流量的降低程度不大，在大多数情况下没有临床意义。拉贝洛尔兼有 α、β 受体拮抗剂，对肾脏血流动力学影响不大。一些研究表明，急性肾损伤患者服用 β 受体拮抗剂后尿钠排泄率可下降 20%～40% [354]。

3. 疗效和安全性

β 受体拮抗剂对轻中度高血压的疗效确切。然而，基于一项系统回顾和网络 Meta 分析结果，2017 年 ACC/AHA 指南中不建议将 β 受体拮抗剂作为一线降压药物 [355-357]。这篇综述提到，β 受体拮抗剂在降低脑卒中和心血管危险方面的作用不如钙通道阻滞剂或噻嗪类利尿剂 [358]。按年龄、性别、种族和是否有糖尿病将患者进行分组比较发现，患者预后无显著差异。β 受体拮抗剂被推荐用于合并其他特殊情况的高血压患者 [327, 359-361]，如不考虑收缩压、年龄或射血分数等因素影响，β 受体拮抗剂可以降低急性心肌梗死后患者的再梗死率和死亡率 [362]。另外一些研究表明，急性心肌梗死后服用 β 受体拮抗剂可降低患者 20% 的总死亡率和 32%～50% 的猝死率 [363]。因此，对于有心肌梗死病史（至少在过去 1 年以内）的高血压患者，β 受体拮抗剂是首选药物 [83, 364, 365]。

合并心力衰竭的高血压患者使用 β 受体拮抗剂获益更多 [366-368]。心功能不全比索洛尔研究 Ⅱ（The Cardiac Insufficiency Bisoprolol Study Ⅱ）结果显示，随机分配到 β 受体拮抗剂治疗组的中度心力衰竭患者死亡率降低 20% [369]。β 受体拮抗剂组患者因心力衰竭导致的住院率和心源性猝死率也显著降低。在琥珀酸美托洛尔和卡维地洛的长期随机试验中也观察到类似的获益 [370]。β 肾上腺素受体拮抗剂治疗可改善运动耐力、左心室几何形状和结构，并减少心肌耗氧量。β 受体拮抗剂降低心率的幅度（而非药物剂量）与心力衰竭患者的存活率显著相关 [371]。不同 β 受体拮抗剂对心血管事件结局的影响可能不同。Meta 分析表明，有舒张周围血管功能的 β 受体拮抗剂卡维地洛与选择性 β_1 受体拮抗剂相比，在减少射血分数降低的心力衰竭（HFrEF）患者的全因死亡率方面更胜一筹，尽管不是所有研究都支持这一结论[371-373]。β_1 肾上腺素受体、α_{2C} 肾上腺素受体和 G 蛋白偶联受体激酶的基因多态性被认为可以调控患者心力衰竭的风险和对 β 受体拮抗剂治疗的反应[374]。

在治疗支气管痉挛性气道疾病、慢性阻塞性肺疾病、外周血管疾病和糖尿病患者时，选择性 β_1 受体拮抗剂或具有内源性交感神经活性的药物比非选择性 β 肾上腺素受体拮抗剂更具优势[330, 375, 376]。导致支气管痉挛的一部分原因是气道中的 β_2 肾上腺素受体激活所致。非选择性 β 受体拮抗剂可增加气道阻力，选择性 β_1 受体拮抗剂则不太可能增加气道阻力。然而，对 β_1 受体的选择性也是相对的，较高剂量下选择性 β_1 受体拮抗剂的选择性可能不明显。一般情况下，重度支气管痉挛性气道疾病患者不应使用 β 受体拮抗剂，轻中度支气管痉挛性气道疾病患者应慎用 β_1 选择性药物，也有人认为它们可以改善气道高反应性[377]。

β 受体拮抗剂可加重周围血管疾病的症状[378]，患者甚至出现四肢厥冷、脉搏消失。有报道称周围血管疾病患者使用非选择性 β 受体拮抗剂可出现雷诺现象[379]。β_2 受体拮抗剂导致骨骼肌血管舒张和降低心排血量，导致血管末梢循环不足[380]。然而，Meta 分析显示，β 受体拮抗剂不会加重轻中度外周血管疾病患者间歇性跛行或影响步行能力[381]，尽管相对来说证据有限，但目前的指南也没有建议外周血管疾病患者禁用 β 受体拮抗剂[55]。

β 受体拮抗剂可引起中枢神经系统的不良反应，出现镇静、睡眠障碍、抑郁和幻觉等症状。一项纳入了 15 项试验超过 35 000 名患者的 Meta 分析研究显示，β 受体拮抗剂与抑郁症状风险无显著相关性（6/1000 人·年；95%CI −7～19）。β 受体拮抗剂与患者疲劳感的年增长有轻度但显著的相关性（18/1000 人·年；95%CI 5～30）。这些不良反应更常见于脂溶性 β 受体拮抗剂，萘比洛尔较少出现这些不良反应[382]。

β 受体拮抗剂可导致体重增加和新发糖尿病的风险增加[383, 384]，这可能是因为 β 受体拮抗剂增加氨基酸、甘油的糖原分解和糖异生，以及抑制葡萄糖的摄取。不同类型的 β 受体拮抗剂对糖代谢的影响有所不同。无周围血管舒张功能的 β 受体拮抗剂如美托洛尔可降低胰岛素敏感性，并与血糖控制不佳相关，而奈比洛尔不降低胰岛素敏感性[385, 386]。在已确诊的糖尿病患者中，β 受体拮抗剂可抑制低血糖引起的肾上腺素分泌，并导致患者发生无症状性低血糖[387, 388]。

非选择性 β 受体拮抗剂和 β_1 选择性药物在一定程度上可引起血钾升高[389]。其机制可能与抑制醛固酮和抑制骨骼肌中 β_2 连接的钠钾膜转运体有关[390, 391]。这种作用对于肾功能正常且未服用可能影响血钾的药物的患者临床意义有限。

β 受体拮抗剂可以影响脂质代谢[392]。长期服用 β 受体拮抗剂可升高血清三酰甘油并降低高密度脂蛋白胆固醇。β_1 选择性或具有内在拟交感活性的 β 受体拮抗剂对脂代谢的影响较小。无内在拟交感活性的非选择性 β 受体拮抗剂可使高密度脂蛋白胆固醇水平降低 20%，三酰甘油水平升高 50%。β 受体拮抗剂对脂质代谢的影响主要是通过调节脂蛋白脂酶活性来实现。β 肾上腺素受体抑制脂蛋白脂肪酶活性，从而减少极低密度脂蛋白（VLDL）胆固醇和三酰甘油代谢。极低密度脂蛋白代谢降低导致高密度脂蛋白胆固醇下降。

β 受体拮抗剂与性功能障碍的年增长有轻度但显著的相关性（5/1000 人·年；95%CI 2～8）。β 受体拮抗剂的脂溶性与不良反应无关[393]。

突然停用 β 受体拮抗剂可能导致冠心病患者高血压反跳和心绞痛恶化。已观察到心肌梗死患者出现过这些不良反应[394]。这些戒断症状可能是交感神经兴奋增强所致，这反映了交感神经长期阻断时肾上腺素受体上调。β 受体拮抗剂逐渐停药可降低停药风险。据报道，停药症状更常见于突然停用短效药物。

（四）钙通道阻滞剂

1. 作用机制

钙通道阻滞剂（calcium channel blockers，CCB）是一类用于治疗各种心血管疾病的重要药物[396-399]。20 世纪 60 年代，CCB 最初是作为一种治疗心绞痛类的药物，现在被推荐为高血压的一线治疗药物[83, 401]。钙通道阻滞剂的药理作用是抑制细胞对钙离子的摄取[400-404]。钙通道阻滞剂不是直接对抗钙的作用，而是抑制钙离子进入细胞内或抑制细胞内储存钙离子的流出。

钙通道具有激活药和拮抗剂的结合位点。L 型电压依赖型钙通道是由 α_1、α_2、ω、β 和 γ 亚基构成的复合体[396]。这些通道与不同的钙通道阻滞剂不同的位点结合，并受电压依赖性和受体调控性的信号调节，这些信号包括蛋白质磷酸化和 G 蛋白偶联受体激活，如 β 肾上腺素能的刺激[405]。每一类钙通道阻滞剂均具有数量上和质量上的特异性；CCB 类药物在不同的血管组织中与受体和钙通道的结合具有敏感性和选择性。即使是二氢吡啶类药物也存在很大的药理学差异[406]。钙通道阻滞剂药物作用的选择性对指导用药有重要的临床意义，这也是不同的 CCB 对局部循环、窦房结和房室结功能，以及心肌收缩力影响存在差异的原因[407]。

CCB 能降低外周血管阻力，与患者的年龄、性别、种族、盐敏感性及是否存在并发症均无关。CCB 至少通过 3 种机制降低血压。首先，CCB 减弱钙依赖性血管平滑肌收缩，从而降低外周血管阻力。血管平滑肌的收缩依赖于细胞内总钙浓度，而细胞内总钙浓度有两种不同的机制调节。血管平滑肌的去极化依赖于电压敏感的 L 型和 T 型钙通道的钙离子内向流动。高血压患者钙内流异常，导致外周血管阻力增加[400]。细胞外钙离子通过非电压依赖性钙通道内流，促进钙离子从肌浆内质网释放到细胞质内，胞质钙与钙调素结合，引发一系列的细胞内反应，促进肌动蛋白和肌球蛋白之间的相互作用，导致平滑肌收缩。因此，钙通道的重要性在于它们在连接细胞膜电活性与生物反应之间起关键作用。调控细胞外和细胞内钙内流的 L 型通道均能被 CCB 阻断[398, 401]。

其次，CCB 降低血管对血管紧张素Ⅱ的反应性，抑制醛固酮的合成和分泌[403]。CCB 还能抑制 α_2 肾上腺素受体介导的血管收缩，并可能减轻 α_1 肾上腺素受体介导的血管收缩[402, 408]。研究发现，通过前臂血流量测定的最大血管舒张反应似乎与患者血浆肾素活性和 Ang Ⅱ浓度呈反比。具有低肾素水平的高血压患者（如非裔美国人）的高血压可能与钙离子依赖性的血管收缩关系更大，因此，临床上观察到通常这些患者使用 CCB 比其他药物更有效。

最后，CCB 具有轻度利尿作用。因为 CCB 对肾小球入球小动脉的扩张作用大于对出球小动脉的扩张作用，尤其是二氢吡啶类，能够降低肾小球前阻力，维持或增加 GFR[404]。随后，CCB 还可抑制肾小管对钠的重吸收，增加肾血流量和尿钠排出。而利钠会导致血压下降。

CCB 增加一氧化氮的释放而发挥抗高血压作用并没有得到广泛的证实，硝苯地平和维拉帕米的扩血管作用似乎与一氧化氮释放无关，但氨氯地平舒张血管的作用则在一定程度上与一氧化氮的释放有关[409, 410]。可能是因为氨氯地平具有拮抗局部 ACE、增加舒张血管的缓激肽含量的作用。

2. 分类成员

尽管作用机制相同，但不同的 CCB 具有异质性，在药理学特性、化学结构、药代动力学特点、组织特异性、与受体结合的特点、临床适应证和不良反应等方面有所不同（表 49-16 和表 49-17）。根据药物性质将钙通道阻滞剂主要分为两个亚类，分别是二氢吡啶类和非二氢吡啶类。非二氢吡啶类钙通道阻滞剂进一步分为两类，分别是苯并硫氮䓬（地尔硫卓）和苯烷基胺类（维拉帕米）。它们不同的药理作用汇总在表 49-16 和表 49-17 中。

虽然所有 CCB 都能扩张冠状动脉和外周动脉，但二氢吡啶类是最有效的。因为二氢吡啶类 CCB 是膜活性药物，对外周血管作用强于对心肌细胞的作用，而心肌细胞收缩对细胞外钙内流的依赖较小[401]。它们强大的血管扩张作用促使交感神经活性迅速代偿性增强，并由压力感受器介导产生中性或正性肌力作用[411]。长效二氢吡啶类 CCB 似乎不激活交感神经系统[412]。而非二氢吡啶类 CCB 是中等强度的动脉血管扩张药，能直接抑制房室结传导，并具有负性肌力和变时性，这些作用不能被药物诱导的交感神经反射性增强消除。由于其存在负性肌力作用，射血分数降低的心力衰竭患者禁用非二氢吡啶类 CCB。正如预期的那样，这类药物比二氢吡啶类 CCB 更有效地减弱应激引起的心血管反应[413]。

临床上 CCB 按作用时间分为短效和长效两类（表 49-16 和表 49-17）。由于短效 CCB 对交感神经系统有刺激作用，可能引起心绞痛、心肌梗死和脑卒中[414]，已不再被推荐用于高血压的治疗。长效药物一般分为三代，第一代药物如硝苯地平，半衰期较短，每日需要多次给药；第二代药物已改为缓释制剂，每日给药 1 次；第三代药物本质上具有更长的血浆或受体半衰期，可能与其更高的亲脂性有关[415]。

(1) 苯并硫氮卓类：盐酸地尔硫卓是苯并硫氮䓬类 CCB 的代表药物。地尔硫卓 98% 从胃肠道吸收，但由于其肝脏代谢的首过效应较强，生物利用度与静脉注射相比仅为 40%[12]（表 49–16 和表 49–17）。在体内，地尔硫卓竞争性抑制肝脏 CYP2D6 同工酶是其最重要的代谢途径，也可能是地尔硫卓与其他药物相互作用的重要原因[416]。地尔硫卓在老年人和慢性肝病患者体内的药物清除率较低，但在 CKD 患者体内的药物清除率没有变化。

目前，地尔硫卓的口服制剂得到了很大改进，包括片剂、缓释胶囊、控释胶囊、Geomatrix ER 胶囊、ER 胶囊和口腔黏膜黏附配方[417-419]。该药物的片剂起始剂量通常为 180mg/d，分 3 次给药，逐渐增加至 480mg/d（表 49–16）。

(2) 苯烷基胺类：第一代 CCB 药物盐酸维拉帕米是苯烷基胺类衍生物的代表药物。维拉帕米抑制心肌细胞膜钙转运体，特别是房室结和平滑肌细胞，具有抗心律失常、抗高血压和负性肌力的作用。口服外消旋盐酸维拉帕米的薄膜包衣片剂量为 40、80 或 120mg[12]。通常口服剂量是 80～120mg，

表 49–16 钙通道阻滞剂的药效学特性

通用名（商品名）	初始剂量（mg）	常用剂量（mg）	最大剂量（mg）	达到峰值时间（h）	作用持续时间（h）
地尔硫卓（合心爽）	60	60～120，tid，qid	480	2.5～4	8
地尔硫卓 SR（合心爽 SR）	180	120～240，bid	480	6	12
地尔硫卓 SD（合心爽 CD）	180	240～280，qd	480	—	24
地尔硫卓 XR（合心爽 XR）	180	180～480，qd	480	3～6	24
地尔硫卓 ER（Tiazac）	180	180～480，qd	480	4～6	24
氨氯地平（活络喜）	5	5～10，qd	10	30～50	24
非洛地平（普兰地尔）	2.5	2.5，qd	10	2～5	24
依拉地平（戴纳西尔克）	2.5	2.5～5，bid	20	2～3	12
依拉地平 CR（戴纳西尔克 CR）	5	5～20，qd	20	2	7～18
尼卡地平（Cardene）	20	20～40，tid	120	0.5～2	8
尼卡地平 SR（Cardene SR）	30	30～60，bid	120	1.4	12
硝苯地平（心痛定，Adalat）	10	10～30，tid，qid	120	0.1	4～6
硝苯地平 GITS（心痛定 XL）	30	30～90，qd	120	4～6	24
硝苯地平 ER（喜乐锭）	30	30～90，qd	120	2～6	24
尼索地平（苏拉）	20	20～40，qd	60	—	24
维拉帕米（卡兰、异丙丁）	80	80～120，tid	480	6～8	8
维拉帕米 SR（卡兰 SR、异丙丁 SR）	120	120～240，bid	480	—	12～24
维拉帕米 SR 丸（Verelan）	120	240～480，qd	480	—	24
维拉帕米 COER–24（Covera–HS）	180	180～480，qhs	480	＞4～5	24
咪拉地尔（Posicor）	50	50～100，qd	100	2～4	17～25

bid. 每天 2 次；CD. 控制扩散片；COER. 延迟起效型缓释片；CR. 控释片；ER. 缓释片；GITS. 胃肠道治疗系统；qd. 每天 1 次；qhs. 每天睡前 1 次；qid. 每天 4 次；SR. 持续释放片；tid. 每天 3 次；XR. 延迟释放剂

表 49-17　钙通道阻滞剂的药代动力学特性

药　物	口服吸收率（%）	首过消除效应	生物利用度（%）	达峰时间（h）	消除半衰期（h）	代谢和排泄	蛋白结合（%）	活性代谢物
地尔硫卓	98	50%	40	2～3	4～6	肝、粪便、尿液	77～93	有
地尔硫卓 SR	＞ 80	50%	35	6～11	5～7	肝、粪便、尿液	77～93	有
地尔硫卓 CD	95	E	35	12	5～8	肝、粪便、尿液	77～93	有
地尔硫卓 XR	95	E	41	4～6	5～10	肝、粪便、尿液	95	有
地尔硫卓 ER	93	E	40～60	4～6	10	肝、粪便、尿液	95	有
氨氯地平	＞ 90	M	88	6～12	30～50	肝 / 尿液	＞ 95	有
非洛地平	＞ 90	E	13～18	2.5～5	11～16	肝 / 尿液	＞ 95	无
伊拉地平	＞ 90	E	15～25	2～3	8	肝、粪便、尿液	＞ 95	无
伊拉地平 CR	＞ 90	E	15～25	7～18	—	肝、粪便、尿液	＞ 95	无
尼卡地平	＞ 90	E	35	0.5～2	8.6	肝、粪便、尿液	＞ 95	无
尼卡地平 SR	＞ 90	E	35	1～4	—	肝、粪便、尿液	＞ 95	无
硝苯地平	＞ 90	20%～30%	60	＜ 30min	2	肝、尿液	98	有
硝苯地平 GITS	＞ 90	25%～35%	86	6	—	肝、尿液	98	有
硝苯地平 ER	＞ 90	25%～35%	86	2.5～5	7	肝、尿液	98	有
尼索地平	＞ 85	E	4～8	6～12	10～22	肝、粪便、尿液	99	无
维拉帕米	＞ 90	70%～80%	20～35	1～2	2.8～7.4	肝、粪便、尿液	85～95	有
维拉帕米 SR	＞ 90	70%～80%	20～35	5～6	4～12	肝、粪便、尿液	85～95	有
维拉帕米 SR 丸	＞ 90	70%～80%	20～35	7～9	12	肝、粪便、尿液	85～95	有
CODAS 维拉帕米	＞ 90	70%～80%	20～35	11	—	肝、粪便、尿液	85～95	有

CD. 控制扩散片；CODAS. 慢性药物口服吸收系统；CR. 控释片；E. 广泛；ER. 缓释片；GITS. 胃肠治疗系统；M. 最小；SR. 持续释放片；XR. 延迟释放剂

每天 3 次（表 49-16）。长期服药患者和老年 CKD 患者体内维拉帕米半衰期延长（表 49-17）。

维拉帕米缓释片含量分别为 120、180 或 240mg。一般降压剂量等同于速释片剂的每日总剂量，每天给药 240～480mg。每天分两次给药可以增强降压作用。

维拉帕米缓释胶囊是由缓释颗粒填充的凝胶层胶囊，起效时间为 7～9h，不受食物的影响。其峰值浓度约为速释片剂量的 65%，而谷浓度则高出 30%。通常每日剂量为 240～480mg。

维拉帕米口服缓控释制剂（CODAS）具有独特的药理特性，可延迟 4～5h 释放出维拉帕米。在外半透膜和活性药内芯之间插入延迟释放介质，当延迟介质在胃肠道膨胀时，压力会使内核的药物通过外膜上的激光钻孔释放，这种制剂非常适合夜间给药，可以保持药物在清晨就具有最高的血药浓度（早上 6 点到中午），同时缩小昼夜血压波动[420]。一种维拉帕米口腔黏附凝胶制剂已经被报道，维拉帕米的缓释时间长达 6h[421]。

在已知的 13 种维拉帕米代谢物中，去甲维拉帕米是唯一具有心血管活性的物质，它具有母体化合物 20% 的效力。5 天内去甲维拉帕米通过肾脏排泄清除率为 70%，其余部分在粪便中排泄，清除率随年龄增长及体重下降而减少[422]。长期服用会显著提高其生物利用度，可能是由于肝酶饱和所致。肝病患者须调整给药剂量，CKD 患者无须调整给药剂量。但是患者大量摄入葡萄柚汁或同时服用房室结阻断药时应慎用维拉帕米 [423]。

(3) 二氢吡啶类：硝苯地平是一种二氢吡啶类钙通道阻滞剂，可降低外周血管阻力，具有无临床意义的抑制心肌功能。由于血管舒张引起的反射性交感神经兴奋，不会延长房室传导或窦房结恢复时间及减慢窦率。临床上，服用硝苯地平后心率和心脏指数通常会有小幅上升。硝苯地平速释胶囊的使用说明书已经修订为不推荐使用这种剂型治疗高血压 [12, 424]。老年高血压患者用硝苯地平速释剂比用其他抗高血压药物（包括其他 CCB）的死亡率增加 3 倍以上 [425]。大多数患者服用硝苯地平速释剂后能发挥适度的降压作用，且耐受性良好。然而，个别患者服用硝苯地平速释剂后出现严重低血压，引起心肌梗死、脑卒中、甚至死亡 [424]，特别是合用 β 受体拮抗剂的患者更容易出现这些情况 [426]。因此，硝苯地平速释剂应短期服用，且存在急性症状时不用。成人常用剂量为每次 10～30mg，每日 3 次，同时每周可逐级调整（表 49–16）。硝苯地平片口服后吸收迅速、完全，硝苯地平片口服后 10min 即可测出其血药浓度，约 30min 后达血药峰浓度，半衰期为 2h。硝苯地平片吞服、嚼碎服或舌下含服的临床优势基本无差异。

硝苯地平在肝脏中广泛代谢，然后从尿液中排出。据报道，大多数人能够迅速代谢这种药物。由于 98% 硝苯地平片与血浆蛋白高度结合，肝功能不全或严重营养不良者应调整剂量。

硝苯地平缓释片剂型有 30mg、60mg 和 90mg。它由活性药物核心外包一层半透膜构成 [427]。核心内部活性药物被具有渗透活性的惰性层包围组成，当药物核心被胃肠道吸收而膨胀时，推动药物核心溶解，然后在 16～18h 内以缓慢而恒定的速度释放出药物。这种制药技术方法被称为“胃肠道治疗系统”制剂。缓释制剂不能嚼碎、分开和碾碎。本缓释片血药浓度达峰时间为 6h，能维持有效恒定的血药浓度时间长达 24h。与速释片相比，缓释片的生物利用度为 86%，耐受性没有差异 [427]。80% 药物从尿中排出，其余连同外半透膜壳通过粪便排泄。成人常规维持剂量为 30～90mg/d。从速释剂型转为缓释剂型可以等量转换。

类似的缓释剂配方由外衣和核心组成 [428]。外层为缓释的硝苯地平制剂，内层为速释制剂。峰值浓度出现在 2.5～5h，随着核心药物释放，在 6～12h 后出现第 2 个峰值。以这种方式给药，半衰期从 2h 延长到 7h。通常每日剂量为 30～90mg，为了达到最大效果，7～14 天内以 30mg 的增量逐渐加量。由于独特的传递系统，提供了一个快速释放核心，其血浆浓度峰值可能不稳定。同时摄入 3 片 30mg 的片剂，其血浆峰值浓度比单片 90mg 片剂高 29%（两片则没有此效应）。因此，2 片 30mg 的片剂可替代 1 片 60mg 的片剂，但不建议用 3 片 30mg 的片剂替代一片 90mg 的片剂 [12]。

苯磺酸氨氯地平是一种独特的二氢吡啶类钙拮抗剂。苯磺酸氨氯地平与二氢吡啶及非二氢吡啶的结合位点均可结合，发挥扩张外周动脉血管的作用，但不会反射性引起交感神经系统激活 [22]。苯磺酸氨氯地平比同类其他药物吸收得慢，但更完全（表 49–17）。氨氯地平口服后几乎完全被吸收，血药浓度在 6～12h 内达到峰值，24h 可发挥临床效应。血清的平均峰浓度呈线性，与年龄无关，连续每日给药 7～8 天后血药浓度达到稳态 [429]。氨氯地平消除半衰期为 30～50h 不等，老年患者半衰期更长。由于氨氯地平药物半衰期长，只能采用每日 1 次的给药方案，氨氯地平引起的低血压反应可持续 5 天 [430]。氨氯地平在体内 90% 通过肝脏广泛代谢为无活性的代谢物从尿液中排出，10% 以原形药物直接从尿液中排出，但肾功能不全时无须调整剂量。氨氯地平最小有效剂量为 2.5mg，尤其老年患者初始剂量为 2.5mg，大多数患者的有效治疗剂量为 5～10mg/d。

贝尼地平是一种长效二氢吡啶 CCB，目前在亚洲用于治疗轻度到中度高血压。它具有独特的药理作用 [431]，包括高度的血管选择性，可同时阻断 L/T/N 三种亚型钙通道。常规使用剂量为 2～4mg，每日 1 次；心绞痛患者可增加至 4mg，每日 2 次。

非洛地平是一种二氢吡啶类 CCB，在 2.5、5 和 10mg 的 ER 片中使用 [12]（表 49–16），非洛地平几乎完全从胃肠道吸收，2～5h 达到峰值（表 49–17）。非洛地平具有广泛的肝脏首过效应，其生物利用度受食物的影响，丰富的膳食和葡萄柚汁中的黄酮类化合物提高约 50% 的生物利用度 [433]。非洛地平半衰期为 11～16h，它在肝脏中代谢为无活性代谢物，大部分通过肾脏排泄。通常每日剂量为 2.5～10mg，可在 2 周内开始逐步加量，肝病患者须调整给药剂量，CKD 患者无须调整给药剂量。

伊拉地平是二氢吡啶类 CCB，单独或联合其他抗高血压药物治疗轻中度高血压 [12]（表 49-16 和表 49-17）。伊拉地平口服吸收迅速、完全。广泛的肝首过效应使生物利用度降低至 25% 以下。伊拉地平以常规形式释放，2～3h 达到最大的降压作用，有效血药浓度可持续 12h。然而，持续口服伊拉地平 14 天才会发挥最大的降压作用。常规剂量为 2.5～5mg，每日 2～3 次。伊拉地平缓释制剂的起效时间为 2h，持续 7～18h。伊拉地平控释片的常规剂量为每日 5～20mg。伊拉地平与血浆蛋白高度结合，消除半衰期是双相的，最终半衰期为 8h。肝病或 CKD 患者无须调整给药剂量。

马尼地平是第三代二氢吡啶类 CCB，在结构上与硝苯地平类似 [434, 435]。成人常规剂量为每天 10～20mg，每 2 周调整一次剂量。马尼地平与蛋白质高度结合，在肝脏中广泛代谢。葡萄柚汁会影响马尼地平的代谢 [436]，63% 的药物从粪便中排泄。血浆峰值浓度出现在服药后 2～3.5h，消除半衰期为 5～8h，CKD 患者无须调整剂量。与氨氯地平相比，马尼地平不容易引起足踝水肿 [437]。

盐酸尼卡地平是一种二氢吡啶类 CCB，有 20、40mg 速释明胶胶囊和 30、45 和 60mg 缓释胶囊 [12]。速释胶囊的常用剂量为 20～40mg，每日 3 次；缓释制剂常用剂量为 30～60mg，每日 2 次。当转换成缓释制剂时，前一天的速释药物总量应按每日 2 次给药，应在给药后至少 3 天才开始增加剂量。尼卡地平口服吸收良好，但由于其具有广泛的肝脏首过效应，全身生物利用度只有 35%。速释胶囊达到峰值浓度的时间为 30min 到 2h，对于缓释型胶囊，达到峰值浓度的时间为 1～4h。尼卡地平的半衰期为 8.6h。目前没有尼卡地平诱导微粒体酶的证据，尼卡地平在肝脏中 100% 氧化为非活性吡啶代谢物，主要从尿液和粪便中排出。其母体化合物不可被透析清除。肝病患者须调整剂量，CKD 患者无须调整剂量。

尼索地平是一种二氢吡啶类 CCB，有 10、20、30 和 40mg 的缓释片制剂 [12]（表 49-16 和表 49-17）。起始剂量为 20mg，通常维持剂量为 20～40mg，每日 1 次，每周可以加量一次。尼索地平的生物利用度低且不稳定（4%～8%）。包衣核心设计可以使口服后持续作用时间维持 24h。药物在 6～12h 内达到治疗浓度，高脂饮食会减缓吸收，半衰期为 10～22h。尼索地平在肝脏和肠道中代谢，药物可引起肝血流发生变化，可能是其药动学不稳定的原因之一。大多数代谢物通过尿液排出，其余从粪便中排出。肝病患者须调整剂量，CKD 患者无须调整剂量。

拉西地平是第二代二氢吡啶类 CCB，有片剂可选择。拉西地平贮存在脂质双层中缓慢释放，使其药性更为平稳、持久。拉西地平具有高度血管选择性，但其临床意义尚不清楚 [438]。常用剂量是 4～6mg，每天 1 次，每隔 2～4 周可逐渐增加剂量 [439]。药物有效持续时间为 12～24h。它的消除半衰期为 12～19h。母体化合物被肝脏 100% 转化为无活性的片段，这些片段主要通过粪便（70%）和肾脏排出。在老年人和肝病患者须调整给药剂量，CKD 患者可不调整给药剂量。

乐卡地平是一种二氢吡啶 CCB，乐卡地平的分子设计赋予其在动脉细胞双层膜具有更大的溶解度，具有高于氨氯地平 10 倍的血管选择性 [439]。与氨氯地平相比，乐卡地平的半衰期相对较短，但其在受体和膜水平上的长期效应比氨氯地平更明显，乐卡地平外周水肿发生率较低 [439]。乐卡地平起始剂量为 10mg，并根据需要增加至每天 20mg。乐卡地平降压作用起效缓慢，逐渐增强，其作用持续 24h [440]。乐卡地平也能扩张肾出球小动脉 [441]。

3. 肾脏效应

所有 CCB 都有利钠和利尿作用 [442, 443]。动物和临床研究结果表明，钙通道阻滞剂的利钠作用在一定程度上不依赖于血管舒张作用或肾小球滤过率、肾血流量和肾滤过分数的变化。这种作用可能是改变了肾脏钠转运所致，其增强了降压的血管效应。在正常人中，CCB 常常在血压没有变化的情况下会急剧增加钠的排泄。短期服用 CCB 的高血压患者尿钠排泄量可增加 1.1～3.4 倍，增加的幅度与血压下降程度无关 [442]。

钙通道阻滞剂的利钠作用持久，高血压患者长期服用 CCB 会导致钠缺乏，随着停药而立即好转。尿钠排泄增加经常发生在早晨服药后的 3～6h [443]。负钠平衡在给药 2～3 天后处于稳定，但在治疗期间会持续存在 [444]。长期服用钙通道阻滞剂对体重、血钾、尿素氮、儿茶酚胺水平或 GFR 没有显著影响。此外，钙通道阻滞剂对肾素释放和醛固酮分泌没有影响。据推测，CCB 引起的高钠尿液会刺激远端肾小管中致密斑的钠敏感感受器，抑制肾素释放。Ang Ⅱ通过胞质内钙介导醛固酮的合成，因此 CCB 也抑制这种反应 [445]。

CCB 诱导的利钠的作用机制是直接抑制肾小管对钠和水的重吸收。二氢吡啶类钙通道阻滞剂增加尿流率和排钠而不改变水钠滤过。研究表明，CCB 可能减弱阿米洛利敏感钠通道对钠的吸收作用 [446]。CCB 抑制远端小管的远端对水重吸收。大剂量 CCB 抑制近端肾小管对钠的重吸收。CCB 可能通过心房利钠肽发挥利钠利尿作用。在临床实验中，CCB 增加心房利钠肽的释放并在肾脏水平增强心房利钠肽的利钠利尿作用。其他可能的调控机制正在研究中。利钠作用对降低血压的影响尚不清楚，但不同于其他血管扩张药，CCB 的利钠作用削弱了肾脏对钠转运的预期适应性改变。

CCB 对肾脏血流动力学的改变很复杂，主要取决于何种血管收缩药在调节肾血管张力 [447]。实验证明，CCB 在去甲肾上腺素和血管紧张素Ⅱ等血管收缩药存在的情况下，通过优先降低入球小动脉的阻力而改善 GFR [448]。而出球小动脉似乎对 CCB 不敏感。CCB 引起的肾血流动力学改变似乎在原发性高血压患者中比血压正常的患者更为敏感，并且这种改变在晚期 CKD 患者中更为明显 [449]。短期服用 CCB 对 GFR 和肾血流量的影响不大，也不改变肾小球滤过率分数，但降低肾血管阻力。长期服用 CCB 不会显著改变肾脏的血流动力学。由于血管紧张素Ⅱ选择性地使球后血管收缩，在它存在的情况下，CCB 对肾脏血流动力学影响最大。由于肾脏灌注压及血压的同时下降使得临床改变并不显著。

CCB 对肾功能的长期影响不确定 [450, 451]。对高血压患者的肾血流动力学影响也不完全相同，一些患者的 GFR 没有变化，而另一些患者的 GFR 和肾血流量会明显增加 [447]。有高血压家族史的血压正常者甚至会出现剧烈波动的血流动力学改变 [452]。

不同的 CCB 对血压降低的程度和尿蛋白排泄的影响也不同 [453]。有些二氢吡啶类钙通道阻滞剂增加尿蛋白排泄量高达 40%，目前尚不清楚这种增加是否是因为扩张入球小动脉增加肾血流，导致肾小球毛细血管压力增加（因为 CCB 直接损害肾脏的自我调节能力）、肾小球基底膜通透性改变或肾内 Ang Ⅱ增加所致。相比之下，非洛地平、地尔硫卓、维拉帕米和其他药物似乎没有这种作用，反而通过降低出球小动脉阻力和肾小球压力减少尿蛋白排泄 [454]。这些改变的临床意义尚待确定。

有大型临床试验验证了这一争议。在高血压伴轻中度 CKD 的非裔美籍患者的治疗中，与氨氯地平相比，ACEI 有明显的肾脏保护作用 [455]。这种肾脏保护作用与血压降低无关，且在蛋白尿患者中更为明显，这一作用在基线水平蛋白尿＜ 300mg/d 的患者中也存在。在患有糖尿病肾脏疾病的高血压患者中，氨氯地平对肾脏的保护作用也不如 ARB [248]。氨氯地平和安慰剂治疗组 CKD 进展风险和全因死亡率较高，且独立于降压作用。然而，应注意的是二氢吡啶类 CCB 和 ARB 的合用并不会抵消 ARB 对肾脏的保护作用 [76]。有学者认为这可能是由于 CCB 选择性扩张入球小动脉，促进肾小球毛细血管压增加，从而加重疾病进展。

4. 疗效及安全性

所有 CCB 都被认为是一线抗高血压药物，而且安全、有效 [397, 456]。与其他抗高血压药物相比，长期使用 CCB 能抑制血压下降引起的反射性神经激素活性增强。CCB 能持续抑制或不改变交感神经活性 [457, 458]。长效药物治疗能持续降低收缩压 16～28mmHg，舒张压 14～17mmHg，无明显的耐药性。CCB 对青年、中年、老年白大衣高血压和轻、中或重度高血压患者均有效 [459–462]，其治疗效果由遗传多态性决定 [463]。无论性别、盐摄入量、血浆肾素活性、种族（非裔美国人、白人和西班牙裔），CCB 均同样有效 [464]。吸烟会减弱 CCB 的降压作用 [465]。CCB 在高血压合并冠心病患者 [466] 及 ESRD 患者中均安全有效 [467]。CCB 还可以减少心血管不良事件，延缓血压正常的冠心病患者动脉粥样硬化进展 [468]。

射血分数降低的心力衰竭患者禁用 CCB（除了氨氯地平或非洛地平）。钙通道阻滞剂不应作为心力衰竭、有心肌梗死病史或不稳定型心绞痛患者的一线抗高血压药[455]。

不同类别的药物中，二氢吡啶类 CCB 的降压效果最好，但也可能与压力感受器反射最明显激活有关[469]。与非二氢吡啶类 CCB 相比，二氢吡啶类药物更易使交感 - 迷走神经平衡偏向交感神经优势[413]。然而，与其他血管扩张药相比，CCB 可抑制交感神经活性反射性增强，增加心率、心脏指数、去甲肾上腺素水平和肾素活性。

维拉帕米（在较小程度上）和地尔硫卓（在较大程度上）对心脏的影响更大，而血管选择性较小。这些药物通常会降低心率、减缓房室传导、降低心肌收缩力（表 49-18）。一般来说，它们不应与 β 受体拮抗剂同时使用，因为这样会增加心脏传导阻滞的风险。第二代和第三代 CCB 通过药理改革剂型，半衰期相对延长[415]。

CCB 与明显的血糖增高或性功能障碍无关[397]。钙通道阻滞剂降压起效快，可能改善患者服药依从性。服用钙通道阻滞剂时静脉仍然保持收缩，因此不会引起直立性低血压。不良反应通常是短暂的且直接继发于血管舒张作用。低血压最常见于静脉注射钙通道阻滞剂，外周水肿最常见于二氢吡啶类钙通道阻滞剂[470]；外周水肿的发生与剂量相关，是失代偿的毛细血管舒张导致毛细血管内静水压升高的结果。外周水肿对利尿剂无反应，但加用 ACEI 或 ARB 可以改善或纠正外周水肿，后者主要扩张毛细血管后微静脉，降低毛细血管内静水压[471]。其他继发于血管舒张的不良反应包括头痛、恶心、头晕和潮红，且更常见于女性。非二氢吡啶类药物维拉帕米和伊拉地平更易引起便秘和恶心。胃肠道反应与抑制钙依赖性平滑肌收缩（减少胃肠道蠕动和食管下括约肌松弛）直接相关。二氢吡啶类药物的另一个常见不良反应是牙龈增生，同时服用环孢素的患者更为严重。在细菌菌斑、免疫球蛋白和叶酸的刺激下，二氢吡啶类 CCB 可促进牙龈炎性 B 细胞浸润、积聚，从而导致牙龈增生[472]。定期的牙周治疗可以控制牙龈增生，停药可逆转[473]。

由于不影响代谢，CCB 在抗高血压药物中占有重要地位。由于钙通过胰岛 B 细胞膜内流调节胰岛素的释放[474]，CCB 可能抑制胰岛素的分泌。无论是否患有糖尿病，常规治疗量的 CCB 都不影响患者的血糖、胰岛素分泌或胰岛素敏感性。关于钙通道阻滞剂 RCT 研究的 Meta 分析结果显示，与其他抗高血压药物相比，钙通道阻滞剂与糖尿病的发生没有显著相关性[475]。与糖尿病发生相关性最低的是 ACEI 和 ARB，其次是 CCB、β 受体拮抗剂和利尿剂[475]。最新的研究表明，CCB 甚至可以预防糖尿病，促进 β 细胞的体外存活。高血糖刺激人胰岛细胞硫氧还蛋白相互作用蛋白（thioredoxin interacting protein，TXNIP）表达增多是大量胰岛 β 细胞发生损伤的作用机制。口服维拉帕米可降低 TXNIP 的表达和胰岛 β 细胞凋亡，提高内源性胰岛素水平，并对链脲佐菌素诱导的糖尿病小鼠发挥保护作用。维拉帕米还能促进 ob/ob 小鼠 β 细胞存活，改善 ob/ob 小鼠的葡萄糖稳态和胰岛素敏感性[476]。CCB 不增加三酰甘油或低密度脂蛋白胆固醇，也不降低高密度脂蛋白胆固醇。CCB 不会导致低钠血症、高钾血症、低钾血症或高尿酸血症。因此钙通道阻滞剂适用于代谢综合征或糖尿病患者。

钙通道阻滞剂具有抗高血压作用以外的特性，使其在某些临床情况下非常有用。钙通道阻滞剂不仅能降低动脉压，而且对心功能也有不同的影响。所有的钙通道阻滞剂都是血管扩张药，能增加冠状

表 49-18　钙通道阻滞剂的血流动力学效应

种　类	小动脉扩张	冠状动脉扩张	心脏后负荷	心脏收缩力	心肌耗氧量	心排血量	房室传导速度	窦房结自律性	心率：短期服用 / 长期服用	压力感受器
二氢吡啶	↑↑↑	↑↑↑	↓↓	↔	↓	↓或↔	↔	↔	↑ / ↑	↑或↔
地尔硫卓	↑↑	↑↑↑	↓	↓	↓	↔	↓	↓↓	↓ / ↓或↔	↔
维拉帕米	↑↑	↑↑	↓	↓↓	↓	↔	↓↓	↓	↓ / ↓或↔	↔

动脉血流。除短效二氢吡啶类钙通道阻滞剂外，大多数钙通道阻滞剂可降低心率、改善心肌耗氧量、改善心室充盈、减少室性心律失常、减少心肌缺血、并增强心肌收缩力[477, 478]，这使其适用于心绞痛或心舒张功能障碍的患者[466]。短期服用钙通道阻滞剂可改善心脏舒张功能；长期服用钙通道阻滞剂可降低左心室室壁厚度[479]、延缓心肌肥厚的进展、可能改善动脉顺应性[480–482]。左心室肥厚是心血管疾病发病率和死亡率的最强风险预测因子之一[483]，因此钙通道阻滞剂对高血压患者可能至关重要。维拉帕米也可作为二线心脏保护药物，用以降低β受体拮抗剂不耐受患者（除非他们合并心力衰竭）[484]和慢性头痛患者的再梗死率[485]。钙通道阻滞剂独立于降压作用之外的抗动脉粥样化作用可能成为钙通道阻滞剂的另一个适应证，特别是对高危患者，如糖尿病和 ESRD 患者[486, 487]。

钙通道阻滞剂可以预防或延缓痴呆。在欧洲收缩期高血压（SYST–EUR）试验中[488]，尼群地平降低痴呆的发病风险。钙通道阻滞剂治疗痴呆症的潜在优势在一些观察性研究中也被发现[489, 490]。

总的来说，钙通道阻滞剂联用β受体拮抗剂或血管紧张素转化酶抑制剂比联用利尿剂时降压效果更明显[491–494]。这也反映了钙通道阻滞剂本身具有内在的利尿剂活性。理论上，这种特殊的结合物（二氢吡啶类和 ACEI）能最大限度地舒张毛细血管前和毛细血管后血管，从而降低外周血管阻力。

二氢吡啶类钙通道阻滞剂与β受体拮抗剂的联用是有效的，在某些特定的患者中，这种联用甚至非常理想。钙通道阻滞剂有可能削弱β受体拮抗剂的不良反应，如血管收缩。β受体拮抗剂能抑制二氢吡啶类钙通道阻滞剂引起的交感神经兴奋。相比之下，不推荐β受体拮抗剂和非二氢吡啶类钙通道阻滞剂联用，因为它们可能在抑制心率、房室结传导和心肌收缩方面存在叠加效应（表 49–19）。由于高钾血症对心脏传导的影响，这种联用对 ESRD 患者特别危险。

药物相互作用并不罕见（表 49–19）。同时使用钙通道阻滞剂和胺碘酮会加重病态窦房结综合征和房室传导阻滞。地尔硫卓、维拉帕米和尼卡地平已被证明能使环孢素（包括微乳制剂）、他克莫司和西罗莫司的血药浓度提高 25%～100%[495]。这种相互作用在临床上有助于减少免疫抑制剂剂量和成本，建议经常监测钙调神经磷酸酶抑制剂的血药浓度。相对而言，硝苯地平和伊拉地平对钙调神经磷酸酶抑制剂的血药浓度无影响，可安全使用。地尔硫卓是 CYP3A4 的有效抑制剂，CYP3A4 与甲泼尼龙的代谢有关。地尔硫卓和甲泼尼龙合用会使血液中激素浓度增加 2.5 倍以上，并增强肾上腺抑制反应[496]。与地尔硫卓合用时，硝苯地平血药浓度增加 100%～200%[497]。联合用药具有叠加的降压功效，似乎是安全的[498]。由于钙通道阻滞剂可致地高辛的肾清除率降低，钙通道阻滞剂合用洋地黄苷制剂使地高辛的血药浓度增加 50%，且呈剂量依赖性[499]。因为二氢吡啶类钙通道阻滞剂部分抑制醛固酮合成，如患者不能耐受 RAAS 阻断药，则二氢吡啶类钙通道阻滞剂是一种理想的替代药物[500]。

关于钙通道阻滞剂安全性的若干问题已受到审查。钙通道阻滞剂增加患者，特别是老年人的胃肠道出血风险[501]。体外实验发现地尔硫卓抑制血小板聚集[502]，但在临床中并未被证实。钙通道阻滞剂和非甾体抗炎药同时服用会增加胃肠道出血风险，并可能减弱钙通道阻滞剂的降压作用，因此钙通道阻滞剂与非甾体抗炎药合用需谨慎[503, 504]。

有研究提出长期使用钙离子通道阻滞剂增加乳腺癌风险[132, 505]。一项关于钙离子通道阻滞剂与乳腺癌关系的人群病例对照研究结果表明，长期服用钙通道阻滞剂类降压药超过 10 年以上的患者，患导管性乳腺癌（OR=2.4；95%CI 1.2～4.9；$P = 0.04$）和小叶性乳腺癌（OR=2.6；95%CI 1.3～5.3；$P = 0.01$）的风险增加。然而，最近两项基于大规模人群的观察性研究表明，钙离子通道阻滞剂与乳腺癌的发生无关[506, 507]。

有 Meta 分析显示，与其他药物相比，短期服用钙离子通道阻滞剂增加心肌梗死风险[424, 508]。有人推测短期服用钙离子通道阻滞剂激活 RAAS 和交感神经系统可能引起心肌缺血。目前没有证据表明钙离子通道阻滞剂对冠心病事件（包括致死或非致死性心肌梗死和其他冠心病导致的死亡）存在有益或有害影响。然而，出于对潜在的风险、简化服药方式和改善患者的依从性等多方面的考虑，应使用长效而非短效 CCB 来治疗高血压。

表 49-19 药物与钙通道阻滞剂的相互作用

钙离子通道阻滞剂	相互作用的药物	结 果
维拉帕米	地高辛	地高辛水平↑ 50%～90%
地尔硫卓	地高辛	地高辛水平↑ 40%
维拉帕米	β 受体拮抗剂	房室结阻滞、低血压、心动过缓、心脏停搏
维拉帕米，地尔硫卓	环孢素－他克莫司和西罗莫司	环孢素水平↑ 25%～100%
维拉帕米，地尔硫卓	西咪替丁	由于代谢降低，维拉帕米和地尔硫卓含量↑
维拉帕米	利福平－苯妥英钠	酶诱导法测定维拉帕米水平↓
二氢吡啶类	胺碘酮	病态窦房结综合征加重及房室结阻滞
二氢吡啶类	α 受体拮抗剂	过度低血压
二氢吡啶类	普萘洛尔	普萘洛尔含量增加
二氢吡啶类	西咪替丁	钙通道阻滞剂曲线下面积和血浆水平的增加
尼卡地平	环孢素	环孢素水平↑ 40%～50%
氨氯地平	环孢素	环孢菌素水平↑ 10%
非洛地平	黄酮类	生物利用度↑ 50%
地尔硫卓	甲泼尼龙	甲泼尼龙↑ 2.5 倍
硝苯地平	地尔硫卓	硝苯地平水平↑ 100%～200%

（五）中枢肾上腺素受体激动剂

1. 作用机制

中枢肾上腺素受体激动剂通过跨越血脑屏障，直接影响位于中脑和脑干的 α_2 肾上腺素受体[494, 509, 510]。它也能与大脑中的 I_1 咪唑啉受体结合，抑制中枢交感神经输出[5, 511–516]。此类药物在与 α_2 肾上腺素受体和 I_1 咪唑啉受体结合时具有某种程度的特异性（表 49–20）。莫索尼定和利美尼定与 I_1 咪唑啉受体结合的特异性比与 α_2 肾上腺素受体结合强 30 倍。相比之下，可乐定与 I_1 咪唑啉受体结合的特异性比与 α_2 肾上腺素受体结合强 4 倍。中枢系统的不良反应大多数情况下与 α_2 受体结合有关。相比其他与 α_2 受体结合的药物，由于莫索尼定和利美尼定与 α_2 受体结合的活性较低，其中枢不良反应也较小[516, 517]。除了减少总交感神经输出外，药物与这些受体结合还会导致迷走神经活性的增加。通过检测去肾上腺素活性的生化指标（如血浆中去甲肾上腺素的浓度），可以发现儿茶酚胺释放和转化的减少与血压降低程度有关。

这两种类型受体的激活可能是通过相同的神经元途径介导的[517]。经典的 α_2 受体激动剂，如可乐定和 α 甲基多巴（其活性代谢产物为 α 甲基去甲肾上腺素），通过扩张阻力血管来降低周围血管的阻力。尽管存在血管扩张，但是一般不会发生反射性心动过速，这可能是由于外周交感神经受抑。

选择性 I_1 受体激动剂莫索尼定和利美尼定主要通过扩张动脉血管来降低外周血管阻力[512]。莫索尼定与血浆肾素活性降低有关。中枢 α_2 肾上腺素受体激动剂也可能刺激外周 α_2 肾上腺素受体，该作用在药物浓度高时占主导地位。这些受体主要调控血管收缩，这可能导致血压反常性增高[509]。总的来说，这些药物通常会导致外周血管阻力减少、心率减慢，而心排血量无明显变化或轻度降低[517, 518]。但这些药物通常不引起直立性低血压。药动学和药效学特性见表 49–21 和表 49–22。

2. 分类成员

甲基多巴是一种甲基取代氨基酸，在转化为活性代谢物后具有活性。其活性代谢物 α 甲基去甲肾上腺素可在中枢神经系统积累，并选择性与 α_2 肾上腺素受体结合。甲基多巴治疗高血压的初始剂量为 250mg，每天 2～3 次。剂量增加间隔不少于 2 天，直至达到治疗剂量。常规的维持剂量为每日 500mg～2g，分 2～4 次服用，每日最大推荐剂量为 3g。给药后 3～6h 内初步起效，在 6～9h 出现高峰反应。该药物大约 50% 由肝脏代谢。CKD 患者的药物清除半衰期增加。尿液中的排泄主要以非活性代谢物的形式存在。对于 CKD 晚期患者，应将给药间隔延长至 12～24h。大约 60% 的甲基多巴可被血液透析清除，建议在透析治疗后补充剂量。

表 49-20　中枢作用降压药所结合的受体

药　物	受　体
可乐定	α_2，I_1
α 甲基多巴	α_2
胍那苄	α_2
胍法辛	α_2
利美尼定	$I_1 > \alpha_2$
莫索尼定	$I_1 > \alpha_2$

I_1. 咪唑受体；α_2. α_2 肾上腺素受体

可乐定是一种作用于中枢的 α 肾上腺素受体激动剂 [151, 513, 519]。通常口服剂量是 0.1mg，每天 2～3 次，如需增加剂量，每次增加 0.1～0.2mg。通常维持剂量为 0.3～0.9mg/d，分 2～3 次口服。每日总剂量超过 1.2mg 并不会取得更大的疗效。该药物口服 30～60min 后开始发挥降压作用，药效的高峰期在 2～4h 内，降压作用持续 6～10h。药物半衰期为 6～23h。活性药物经肝脏代谢成无活性的代谢物后再经肾脏排出。目前有透皮药物贴剂可以选择，每周 1 次即可。透皮贴剂的药物半衰期约为移除贴片

表 49-21　中枢肾上腺素受体激动剂的药代动力学特性

药　物	生物利用度（%）	受食物影响	血液峰值水平（h）	清除半衰期（h）	代　谢	排　泄	活性代谢产物
可乐定	50	—	—	6～23	肝	粪便（30%～50%）、尿液（24%）	甲基多巴
α 甲基多巴	65～96	—	1.5～5	6～23	肝	粪便（22%）、尿液（65%）	—
胍那苄	75	—	2～5	7～10	肝	粪便（16%）	—
胍法辛	80	—	1～4	17	肝	尿液（40%～75%）	—
利美尼定	80～90	否	2	2～3	肝	尿液（90%）	—
莫索尼定	100	否	0.5～3	2	肝	尿液（90%）	—

表 49-22　中枢肾上腺素受体激动剂的药效学特性

药　物	初始剂量（mg）	常用剂量（mg）	最大剂量（mg）	给药间隔	达峰时间（h）	作用持续时间（h）
可乐定	0.1	0.3～0.9	2.4	bid，tid	2～4	6～10
α 甲基多巴	250	250～500	3000	bid，tid，qid	6～9	24～48
胍那苄	4	16～32	64	bid	2～4	10～12
胍法辛	1	1～3	3	qd	6	24
利美尼定	0.1～0.2	0.2～0.3	0.6	bid	1.5～4	48～72
莫索尼定	1	1～2	2	qd，bid	1～2	10～12

bid. 每天 2 次；qd. 每天 1 次；qid. 每天 4 次

后 20h。应用透皮贴剂达到稳态药物水平大约需要 3 天。任何程度的 CKD，包括 ESRD 的患者均无须调整剂量。血液透析 5h 可以清除大约 5% 的可乐定。

胍那苄是口服的中枢 α_2 肾上腺素受体激动剂[509]。治疗高血压的初始剂量为每次 4mg，每天 2 次。每 1～2 周增加 4～8mg。抗高血压的作用通常在 60min 内起效，并且持续 10～12h。该药物与蛋白质高度结合并广泛代谢。小于 1% 的药物以原型从尿中排出。药物半衰期为 7～10h。CKD 患者无须调整剂量，但严重肝功能不全患者须调整剂量。由于该药物与蛋白质结合率高，无法通过透析清除。

胍法辛是一种中枢性降压药，作用类似于可乐定[520]。有效剂量为每天 1～3mg。药效水平在 1～4h 达峰。药物的半衰期约为 17h。该药与蛋白结合率为 70%。它在肝脏中代谢，40%～75% 的药物原型从肾脏排泄。有关 CKD 患者使用剂量的数据较少，但似乎无调整剂量的必要。

莫索尼定是中枢 I_1 咪唑和 α_2 受体激动剂[151, 521, 522]。在 30～180min 内达到血药浓度峰值。90% 的药物在 24h 内通过尿液排泄，其中 50% 是药物原型。平均半衰期为 2h。对于高血压的治疗，起始剂量为 0.2～0.4mg/d。几周后剂量可增加至 0.2～0.3mg，每天 2 次。每日最大剂量为 0.6mg。由于其对 I_1 咪唑啉受体的选择性，导致其中枢不良反应相对于可乐定较少，如口干和镇静。肾功能不全患者药物清除延迟。CKD 患者单次最大剂量为 0.2mg，每日剂量不应超过 0.4mg。

利美尼定是一种中枢作用的咪唑受体、α_2 肾上腺素受体激动剂[151, 515, 523–527]。利美尼定优先结合脑干上的中枢 I_1 咪唑啉受体。在较高剂量下，利美尼定可以结合并激活中枢 α_2 肾上腺素受体。降压作用在给予单次剂量 1mg 后 1h 内产生。作用持续 10～12h。口服后约 2h 血药浓度达到高峰。在第 3 天血药浓度达到稳定水平。利美尼定以原形通过尿液排出。常规口服剂量是 1mg，每天 1～2 次。肾功能不全患者需要减少剂量。CKD 晚期患者，剂量应减少至每次 1mg，隔天 1 次。

3. 肾脏效应

中枢 α_2 和 I_1 咪唑啉受体激动剂对肾血流量、GFR 或者 RAAS 系统几乎没有具有重要临床意义的影响。患者的钠排泄分数、体液成分和体重都没有改变。胍那苄的利尿作用可能与其抑制中枢释放升压素或改变肾脏对升压素的反应有关。这些药物可能导致肾血管阻力下降，这一作用与循环中儿茶酚胺水平下降导致肾小球入球小动脉阻力降低有关。

4. 疗效和安全性

此类药物的抗高血压作用已经在大量患者中得到证实。这些药物提供了高血压的有效单药疗法[509]。与利尿剂联用可能会导致药物叠加效应。此类药物对年轻人和老年人都有效，并且疗效在不同种族或民族之间没有区别。莫索尼定和利美尼定可能导致血糖下降并改善胰岛素敏感性。这些药物还可能降低总胆固醇、低密度脂蛋白和三酰甘油水平[511, 528, 529]，并可能在代谢综合征的治疗中起到有益的作用，它们对充血性心力衰竭的患者也有益处。莫索尼定和利美尼定能够逆转左心室肥大并改善动脉顺应性。这种影响与减少血浆心房钠尿肽水平有关。

此类药物通过刺激中枢神经系统的 α_2 肾上腺素受体可以导致几种不良反应，包括镇静和嗜睡。与 α_2 肾上腺素能激活相关的最常见不良反应是由于唾液减少而引起口干，这归因于中枢介导的胆碱能神经传导受抑。高剂量可乐定可能会刺激突触后 α_2 肾上腺素受体的表达而导致反常性高血压反应[509]。不论患者有无溶血性贫血，使用甲基多巴都可能导致直接 Coombs 试验结果阳性[509]。由于在临床上已有多年安全用药的历史，甲基多巴是妊娠期间高血压的常见治疗药物[494, 510]。α_2 肾上腺素受体激动剂与男性性功能障碍和男性乳房发育症相关，也可能导致男性和女性溢乳。

α_2 肾上腺素受体拮抗剂的突然停药可能导致反跳性高血压，一般发生在短效制剂停用的 18～36h 后[530]。患者可能会发生心动过速、震颤、焦虑、头痛、恶心和呕吐。该综合征可能与长期使用此类药物导致中枢神经系统中的 α_2 肾上腺素受体下调有关。那些对于 I_1 受体具有更高选择性的药物，对中枢神经系统的影响似乎更小，不良反应如口干和嗜睡也更少。莫索尼定和利美尼定尚未发现突然停药继发的反跳性高血压。

（六）中枢和外周肾上腺素能神经元阻滞剂

1. 作用机制及成员分类

利血平是一种萝芙碱，通过降低中枢和外周去甲肾上腺素能神经元的活性来降低血压。利血平能够阻断去甲肾上腺素能神经元的储存颗粒重吸收去甲肾上腺素和多巴胺，从而耗尽去甲肾上腺素。利血平对中枢多巴胺能神经元和 5- 羟色胺能神经元也有类似的作用。在目前治疗高血压的剂量下，利血平主要作用于中枢神经系统。利血平能迅速降低心排血量、心率和外周血管阻力，也可能增强迷走神经活动。患者对利血平不产生耐药性。

利血平的初始剂量为每日 0.1～0.25mg[531]。口服时大约 40% 的药物被机体吸收，其半衰期为 50～100h。该药物在肝脏广泛代谢，1% 的药物原型随尿液排出。在开始治疗后 2～3 周能达到最大临床治疗效果。肾功能不全患者无须调整剂量，血液透析后也无须补充剂量。

2. 肾脏效应

利血平对肾小球滤过率和肾血流量无影响。它可能通过减少对血管 α 肾上腺素受体的刺激从而降低肾血管阻力。尚未观察到利血平对肾素 – 血管紧张素 – 醛固酮系统产生显著影响，利血平也没有改变肾脏对钠和钾的调节作用。

3. 疗效和安全性

在许多大型和小型临床试验中观察到，利血平作为单一药物或与氢氯噻嗪或与氢氯噻嗪和肼苯哒嗪联合使用疗效较好[531, 532]。这些研究包括退伍军人管理局抗高血压药物合作研究（Veterans Administration Cooperative Study on Antihypertensive Agents）、高血压检测和随访计划（Hypertension Detection and Follow–up Program），以及多危险因素干预试验（the Multiple Risk Factor Intervention Trial）。利血平与利尿剂联用的疗效相当于 β 受体拮抗剂与利尿剂联用的疗效。在这些研究中，利血平使用的剂量在每天 0.1～0.3mg，比 20 世纪 60 年代使用的剂量低很多倍，这也减少了利血平不良反应的发生。利血平最常见的不良反应是鼻塞，据报道有 6%～20% 的患者会出现鼻塞。与其他不良反应不同，减少药物的使用剂量并不会降低鼻塞的发生率，这可能与药物的胆碱能作用有关。利血平还会导致胃动力和胃酸分泌增加，其导致消化不良或消化性溃疡的发生率并不高于其他抗高血压药物。据报道，有患者使用利血平后出现无法集中精神、镇静、睡眠障碍和抑郁等反应。其他不良反应包括体重增加、食欲增加和性功能障碍。

（七）直接作用的血管扩张药

1. 作用机制

直接作用的血管扩张药通过减少外周血管阻力来降低收缩压和舒张压。这些药物直接作用于血管平滑肌，选择性舒张动脉阻力血管，对容量血管几乎没有影响[533]。此类药物对颈动脉或主动脉压力感受器的功能没有影响，其通过抑制钙离子进入细胞从而舒张血管。动脉压降低与外周阻力降低和心排血量反射增加有关。药物可能直接作用于肾小管，促进肾素的释放从而导致水钠潴留。此类药物通过促进小动脉扩张导致心脏后负荷减少，而其缺乏静脉扩张效应则导致静脉回心血量增加，从而产生较高的前负荷[533]。这些联合作用导致心排血量增加[533]。此类药物的药代动力学和药效学特性见表 49–23 和表 49–24。

2. 分类成员

口服肼苯哒嗪治疗高血压的初始剂量为 10mg，每日 4 次，在数周内增加至 50mg，每日 4 次。有些患者可能需要高达 300mg/d 的剂量。可改为每天 2 次维持。该药物也可用作静脉注射或连续输注，半衰期为 1.5～8h，随肝脏内的乙酰化速率变化而变化。慢速和快速起效的乙酰化物已有介绍。药物起效时间约为 1h。轻度至中度 CKD 患者的给药间隔应增加至每 8 小时 1 次。对于晚期 CKD 患者，给药间隔应增加到每 8～24 小时 1 次。血液透析或腹膜透析后不需要补充剂量（表 49–7）。

米诺地尔比肼苯哒嗪更为有效。对于重度高血压患者，建议米诺地尔的起始剂量为 2.5mg/d，后可增加到 10～20 或 40mg，可单次或分次给药。使用米诺地尔时通常需限盐及配合利尿剂使用，以防止体液潴留。与 β 肾上腺素受体拮抗剂联用常可控制与米诺地尔相关的心动过速。其降压作用在 30～60min 内开始，4～8h 达峰值浓度。90% 的米诺地尔由肝脏代谢。葡萄糖醛酸代谢物可降低其药理作用，并且在 ESRD 患者体内积累。其肾脏排泄

表 49-23 直接作用血管舒张药的药代动力学特性

药 物	生物利用度（%）	受食物影响	血液峰值水平(h)	清除半衰期（h）	代 谢	排 泄	活性代谢产物
肼苯哒嗪	20～50	否	1～2	1.5～8	肝	尿液（3%～14%） 粪便（3%～12%）	—
米诺地尔	90～100	—	1	4.2	肝	尿液（90%） 粪便（3%）	葡糖苷酸

表 49-24 直接作用血管舒张药的药效学特性

药 物	初始剂量（mg）	常用剂量（mg）	最大剂量（mg）	给药间隔	达到峰值时间（h）	作用持续时间（h）
肼苯哒嗪	10	200～400	400	bid，qid	1	3～8
米诺地尔	2.5	10～20	40	qd，qid	4～8	10～12

bid. 每天 2 次；qd. 每天 1 次；qid. 每天 4 次

率为 90%。尽管控制血压所需的平均每日剂量在肾功能正常和受损的患者中相似，但晚期 CKD 患者可能仍需要调整剂量（表 49-7）。

米诺地尔对难治性高血压的疗效已得到证实[534, 535]。米诺地尔通常是对其他治疗无效的 CKD 患者的最后治疗手段。它必须与 β 受体拮抗剂和利尿剂联合使用，以防止心动过速和体液潴留。

3. 肾脏效应

肼苯哒嗪和米诺地尔都能促进球旁细胞分泌肾素，导致血管紧张素 Ⅱ 和醛固酮水平的升高。长期使用可能导致血浆醛固酮水平恢复到基线水平。水钠潴留归因于药物对近曲小管的直接作用。肾血管阻力降低与阻力血管扩张有关[533]。肾小球滤过率和肾血浆流量保持不变。

在原发性高血压患者中，与安慰剂相比，肼苯哒嗪可能降低血压；然而，这是基于同一组患者给药前后的研究结果，而不是基于随机对照试验。肼苯哒嗪在临床实践中更常用于降低左心功能减退心力衰竭患者的后负荷。

4. 疗效和安全性

米诺地尔通常用于严重或难治性高血压。由于其易引起水钠潴留，通常需要联合使用襻利尿剂。多毛症是一种常见的不良反应。心包炎和心包积液也曾被报道[536]。左心室重量增加可能与肾上腺素能亢进有关。

除了肾上腺素能亢进和体液潴留外，长期服用肼苯哒嗪还与系统性红斑狼疮的发生有关。一般来说，这种综合征在药物治疗早期出现，但也可发生在长期给药后。据估计，6%～10% 接受超过 6 个月高剂量肼苯哒嗪治疗的患者会发展成肼苯哒嗪诱导的药物性狼疮[537]。它在女性中最常见，在非裔美国人中很少出现。这种综合征主要发生在慢乙酰化者中，当肼苯哒嗪停药后可逆，但可能需要几个月才能完全消除症状。肼苯哒嗪致畸性较低，常被用于治疗妊娠相关的高血压。

（八）内皮素受体拮抗剂

内皮素是已知最有效的内源性血管收缩药之一[538]。它还能促进有丝分裂和诱导细胞外基质的形成。内皮素也被认为参与了几种不同心血管疾病下的血管重塑和终末器官损伤[539]。因此，内皮素受体拮抗剂被作为高血压治疗的靶点进行研究。然而，由于人们对其安全性和耐受性存在担忧，使其在很大程度上局限于肺动脉高压的治疗。

1. 作用机制及分类成员

内皮素 A 型（ET-A）和内皮素 B 型（ET-B）两个主要受体位点可以被不同的化学物质选择性地阻断，也可以同时阻断。波生坦是一种混合的 ET-A/ET-B 受体拮抗剂，一项为期 4 周的大型安慰剂对照试验结果表明，与安慰剂相比，波生坦从 100mg，每天 1 次的剂量增加到 1000mg，每天 2 次的剂量时，血压呈现剂量依赖性降低[540]。每天

5mg 或 5mg 以上的所有剂量都能使患者舒张压平均降低 5.8mmHg，与 20mg 依那普利疗效基本相当。最常见的不良反应是外周水肿、皮肤潮红、头痛和肝酶水平变化。

2. 肾脏效应

有多项使用内皮素受体拮抗剂研究内皮素在 CKD 急性进展中作用的实验[541]。使用内皮素受体拮抗剂的临床研究显示患者的蛋白尿有所改善，这种作用独立于对 RAAS 的抑制作用，并可能有助于减轻肾损伤[542]。目前，关于选择性阻断 ET-A 受体而非 ET-B 受体是否可以控制血压减轻肾缺血和减少蛋白尿尚不清楚。

（九）中等选择性外周 α_1 肾上腺素受体拮抗剂

1. 作用机制

非选择性药物酚妥拉明和酚苄明在高血压治疗中也偶尔被用到。酚妥拉明需胃肠外给药，而口服的长效制剂酚苄明已被用于治疗嗜铬细胞瘤相关的高血压[543]。酚苄明是一种中等选择性的外周 α_1 肾上腺素受体拮抗剂。其对 α_1 肾上腺素受体的特异性是对 α_2 肾上腺素受体的 100 倍。

2. 分类成员

酚苄明是一种长效 α 肾上腺素受体拮抗剂。该药物仅与 α 受体不可逆共价结合，不影响 β 受体和副交感神经系统。酚苄明可导致总外周阻力降低，心排血量增加。酚苄明也被认为能抑制肾上腺素能神经末梢和神经外组织对儿茶酚胺的摄取。酚苄明治疗嗜铬细胞瘤的口服初始剂量通常为 10mg，每日 2 次，每隔一天逐渐增加剂量，直至 20～40mg，每日 2～3 次。最终剂量应根据血压确定。如果治疗期间出现严重的心动过速，酚苄明可与 β 受体拮抗剂一起使用。应首先使用 α 受体拮抗剂来控制嗜铬细胞瘤的升压效应，然后再使用 β 受体拮抗剂。口服该药物几天后嗜铬细胞瘤症状可减轻。其口服生物利用度为 20%～30%。此药被肝脏广泛代谢。对肾损害患者应谨慎使用酚苄明。具体的剂量建议不详。

酚妥拉明是一种 α 肾上腺素受体拮抗剂，能引起外周血管舒张和心脏刺激，导致大多数患者血压下降。这种药是静脉用药，通常剂量为 5mg，可根据需要重复使用。静脉给药后立即起效。该药口服吸收不良，半衰期为 19min。酚妥拉明经肝脏代谢，10% 的酚妥拉明以药物原型从尿液排出。

3. 肾脏效应

酚苄明对 RAAS 无明显影响，不改变血容量和体重，也不会发生水钠潴留。肾小球滤过率和有效肾血浆流量有望增加。肾血管阻力下降程度可能与 α 肾上腺素受体的阻断程度成正比。

4. 疗效和安全性

酚苄明主要用于对抗嗜铬细胞瘤过多产生的 α 肾上腺素。心动过速可能是由 α 肾上腺素能受抑所致，这也揭示了分泌肾上腺素的功能性肿瘤具有 β 肾上腺素能效应。酚苄明的不良反应有镇静、乏力、鼻塞、高血压和心动过速。心动过速可通过同时使用 β 肾上腺素受体拮抗剂来拮抗。α 肾上腺素受体拮抗剂必须在 β 肾上腺素受体拮抗剂之前使用，以避免反常性高血压的发生。

（十）外周 α_1 肾上腺素受体拮抗剂

1. 作用机制

外周 α_1 肾上腺素受体拮抗剂包括多沙唑嗪、哌唑嗪和特拉唑嗪，是突触后 α_1 肾上腺素受体的选择性拮抗剂。这些药物作用于位于血管壁连接后的 α_1 肾上腺素受体，通过抑制交感神经末梢释放的去甲肾上腺素来降低动静脉血管张力。这些药物对 α_2 受体的亲和力很低。由于对 α_1 受体的选择性作用，不干扰连接前 α_2 受体介导的负反馈调控机制，因此，由突触前 α_2 受体阻断引起的反射性心动过速显著降低。这些药物的药代动力学和药效学特性如表 49-25 和表 49-26 所示。

2. 分类成员

多沙唑嗪是一种选择性的长效 α_1 肾上腺素受体拮抗剂。初始降压剂量为每日 1mg。该剂量最多可增加至每日 16mg。单次给药后 4～8h 出现最大降压作用。此药物血浆蛋白结合率高并可被肝脏广泛代谢，大多数药物随粪便排出，估计半衰期为 9～22h。肾功能受损患者的多沙唑嗪药代动力学没有改变。对于晚期肝功能不全的患者，应谨慎使用该药。

哌唑嗪是一种选择性 α_1 肾上腺素受体拮抗剂，在结构上与多沙唑嗪类似，口服剂量为每日 3～20mg。在开始治疗后的 4～8 周内观察到完全的治

表 49-25　外周 α_1 肾上腺素受体拮抗剂的药代动力学特性

药　物	生物利用度(%)	受食物影响	血液峰值水平(h)	清除半衰期(h)	代　谢	排　泄	活性代谢产物
多沙唑嗪（卡杜拉）	62～69	否	2～5	9～22	肝脏	粪便（63%～65%）尿液（1%～9%）	—
哌唑嗪（盐酸哌唑嗪）	—	否	1～3	2～4	肝脏	粪便	—
特拉唑嗪（高特灵）	90	是	1	12	肝脏	粪便（45%～60%）尿液（10%）	—

表 49-26　外周 α_1 肾上腺素受体拮抗剂的药效学特性

药　物	初始剂量（mg）	常用剂量（mg）	最大剂量（mg）	给药间隔	达到峰值时间（h）	作用持续时间（h）
多沙唑嗪	1	8	16	qd，qid	4～8	24
哌唑嗪	1	3～20	20	bid，qid	0.5～1.5	10
特拉唑嗪	1	5	20	qd，bid	3	24

bid. 每天 2 次；qd. 每天 1 次；qid. 每天 4 次

疗效果，口服后 1～3h 达到最高血药浓度。该药物蛋白结合率高，半衰期为 2～4h，通过肝脏广泛代谢，肾脏排泄少量原型药物。因此，CKD 患者无须调整剂量，患有严重肝病的患者可能需要调整剂量和更频繁的监测。

特拉唑嗪是一种选择性的长效 α_1 肾上腺素受体拮抗剂，其结构与哌唑嗪和多沙唑嗪相似。初始剂量为睡前口服 1mg，逐渐增加至每日 5mg。口服剂量可达 10～20mg/d。口服给药后 1h 内达到血药浓度峰值，半衰期约为 12h。特拉唑嗪在肝脏中广泛代谢，主要通过胆道排出。CKD 患者的药代动力学不受影响，无须调整剂量。严重肝功能不全的患者可能需要调整剂量。

3. 肾脏效应

长期使用 α_1 肾上腺素能受体拮抗剂治疗的患者，其 GFR 和肾血流量保持不变。在一些研究中，这类药物可使肾血流量略有增加。此外，其可能通过抑制由 α_1 受体介导的血管收缩，降低肾小球前毛细血管阻力，从而降低肾血管阻力。据报道使用该药物的患者尿蛋白排泄减少。特异性 α_1 肾上腺素受体拮抗剂对 RAAS 无明显影响。据报道，患者使用后细胞外液容量增加，尿量可能减少。

4. 疗效和安全性

对 α_1 肾上腺素受体拮抗剂疗效进行比较的临床研究表明，其降压效果与其他抗高血压药物类似[88]。使用这些药物的缓释剂可以提高其耐受性。这些药物已被证明能增加胰岛素敏感性[544]，从而对脂质代谢产生潜在的益处[92, 545-548]。它们能引起总胆固醇和低密度脂蛋白适度降低和高密度脂蛋白轻度增加。这种代谢益处可能与增强胰岛素应答，从而增加外周葡萄糖摄取相关。

α_1 肾上腺素受体拮抗剂也有潜在的不良反应。在预防心脏病发作的降压降脂治疗（antihypertensive and lipid-lowering treatment to prevent heart attack trial，ALLHAT）试验中，随机接受多沙唑嗪作为初始抗高血压药物的患者血压控制比接受以氯噻酮为基础治疗的患者差[549]。两组患者致死性冠心病或非致死性心肌梗死的主要转归无差异，但随机接受多沙唑嗪的患者脑卒中及充血性心力衰竭发生率较高[550]。ALLHAT 的数据在很大程度上使多沙唑嗪和其他外周 α_1 肾上腺素受体拮抗剂在高血压的治疗中被降级为二线药物。

α_1 肾上腺素受体拮抗剂也可引起首剂效应直立性低血压，导致头晕、心悸、偶尔晕厥。这与药物对静脉容量血管的影响有关，从而导致静脉扩张和静脉回流不足。在第 1 次给药后 30～90min 达到血药浓度峰值时，可能会出现这种情况；可以通过睡前服用小剂量药物来减少这种情况的发生[551]。这种影响在潜在自主神经功能不全患者中可能会加剧。

α_1 肾上腺素受体拮抗剂也适用于改善前列腺肥大患者的症状。前列腺平滑肌 α_1 肾上腺受体表达丰富，阻断 α_1 受体可使前列腺平滑肌松弛[552, 553]，特拉唑嗪与氨氯地平的联用已经用于治疗男性高血压合并下尿路症状患者[554]。

（十一）肾素抑制剂

最早发现的肾素抑制剂包括阿利吉仑、占吉仑和瑞米吉仑。然而，由于口服生物利用度的问题，只有阿利吉仑被批准用于治疗高血压。

1. 作用机制和成员分类

阿利吉仑是一种口服非肽类、低分子量的肾素抑制剂，用于治疗高血压（图 49–2）[555, 556]。肾素抑制剂干扰了肾素酶级联反应的第一步和限速步骤，即肾素与其底物血管紧张素原的相互作用。阻断肾素是高血压治疗中的一个有吸引力的治疗靶点，很大程度上是因为肾素对其底物具有显著的特异性[557]。这种特异性降低了不必要的相互作用和可能的不良反应。此外，血管紧张素转化酶抑制剂或血管紧张素受体拮抗剂可导致肾素和相关血管紧张素肽反应性增加。而与其不同的是，肾素抑制剂通过直接抑制肾素，而使 RAAS 完全失活。虽然阿利吉仑具有较低的固有生物利用度（2.6%），但它能有效地降低血压，有效半衰期为 40h[558]。该药物肝脏代谢率低，主要通过尿液排出，其中大部分为原型。CYP 酶不参与阿利吉仑的代谢。因此，阿利吉伦不太可能抑制临床上重要的 CYP 酶[559]。

2. 肾脏效应

动物实验研究表明，阿利吉仑可能通过降低血压和尿蛋白排泄量来保护肾脏[560–563]。临床试验数据表明阿利吉仑可减少蛋白尿及降低血压[557]。一项纳入 600 名高血压、糖尿病和肾病患者的研究发现，与安慰剂相比，在每天给予 100mg 氯沙坦治疗的同时再给予每天 300mg 的阿利吉伦可使患者的蛋白尿额外减少 20%。在随机分配给予阿利吉仑治疗之前，接受氯沙坦治疗患者的基线血压为 135mmHg，阿利吉仑加入后并未改变患者的血压[326]。尽管降压作用类似，ACEI 或肾素抑制剂的肾血管反应曲线提示，在最大剂量时肾素抑制剂会使肾血流量显著增加[557]。但尽管存在这些令人鼓舞的临床观察结果，在一个随后的临床试验——ALTITUDE 中，评估糖尿病肾病患者心血管和肾脏终点事件时，血管紧张素转化酶抑制剂或血管紧张素受体拮抗剂与阿利吉仑联用并没有额外获益[256]。从安全性的角度来看，接受两种 RAAS 阻断药物的患者中出现了更多的不良事件。

3. 疗效和安全性

阿利吉仑的临床试验已经证明了其降低收缩压和舒张压存在剂量依赖性。在一项为期 8 周的双盲安慰剂对照试验中，阿利吉仑的使用剂量从 150mg/d 到 600mg/d 不等[563]。使用 300mg 和 600mg 阿利吉仑的两组患者安慰剂校正后的坐位收缩压下降 10～11mmHg。在同一研究中还评估了 150mg/d 剂量的血管紧张素受体拮抗剂厄贝沙坦，其降压效果与 150mg/d 剂量的阿利吉仑相当。其他临床研究通过与安慰剂或其他活性药物（如血管紧张素受体拮抗剂氯沙坦）相比，也证实了阿利吉仑的降压效果。正如预期的那样，其血压降低与活性药物产生的血压降低效果相当。唯一观察到的差异是阿利吉仑抑制了血浆肾素活性和血管紧张素 Ⅰ/Ⅱ 水平，而血管紧张素受体拮抗剂治疗增加了血浆肾素活性和血管紧张素 Ⅰ/Ⅱ 水平。

阿利吉仑的耐受性与安慰剂相当，在 150～600mg 的所有剂量下，不良事件的发生率处于相对较低的范围[563]。阿利吉仑治疗的耐受性与血管紧张素受体拮抗剂或安慰剂治疗相当，停药率低，不同类型不良事件的发生率无统计学差异，只有剂量为 600mg 时部分患者发生腹泻。

阿利吉仑也参与了与氢氯噻嗪、钙离子拮抗剂及血管紧张素转化酶抑制剂联合使用控制高血压的作用研究[564–567]。在一项小型临床试验中，所有患者每天服用阿利吉仑 150mg，持续 3 周。动态血压监测血压在 130/80mmHg 以上的患者额外再服用 3 周氢氯噻嗪，每日 25mg。这些额外服用氢氯噻嗪的患者收缩压可再下降 10mmHg。毫无疑问，接受阿利吉仑和氢氯噻嗪同时治疗的患者与仅接受阿利吉仑单药治疗的患者血浆肾素活性并无差异。在使用氨氯地平、缬沙坦或雷米普利时联用阿利吉仑可显著降低血压。然而，ALTITUDE 这项研究确实引发了对阿利吉仑和其他 RAAS 阻断药物联用的安全性问题的担忧，特别是肾脏功能减退和高钾血症的问题[255]。额外的降压作用可能与肾素抑制剂抑制肾素活性有关，也可能与之无关。

（十二）选择性醛固酮受体拮抗剂

1. 作用机制和分类成员

安体舒通和依普利酮是盐皮质激素受体拮抗剂的成员。盐皮质激素受体属于核反式激活因子激素 – 甲状腺素 – 维 A 酸 – 孤儿核受体家族[568]。未与醛固酮结合时，这些受体处于一种非活性的多蛋白分子伴侣复合物中。与醛固酮结合时，分子伴侣被释放，受体 – 激素复合物被转运到细胞核中，从而与 DNA 上的激素反应元件结合，并与转录起始复合物相互作用，最终调节基因表达[569]。在肾脏中，盐皮质激素受体主要位于远端肾单位的上皮细胞。这些受体以相似的亲和力结合生理性糖皮质激素和盐皮质激素。醛固酮激活盐皮质激素受体导致细胞上皮的钠通道激活，从而迅速增加钠水重吸收，并促进肾小管分泌钾[570, 571]。但持续使用醛固酮刺激盐皮质激素受体，钠平衡并不会持续增加。这种醛固酮逃逸现象的机制尚未完全阐明。

有证据表明非上皮组织中的盐皮质激素受体也存在生物活性[572]。这些受体已在心脑血管中被鉴定，可能与血管损伤和修复反应有关[520, 573]。醛固酮通过上调血管紧张素 Ⅱ 受体反应性介导纤维化和胶原形成[519, 572]。醛固酮还可增加血管平滑肌钠离子内流，抑制血管平滑肌和心肌细胞对去甲肾上腺素的摄取[574]。醛固酮还直接参与血管平滑肌细胞的增生。

安体舒通和依普利酮都是盐皮质激素受体拮抗剂。安体舒通是一种前体药，在肝脏中代谢，在尿液中排泄。前体药的半衰期为 1.3～2h，而活性代谢物的半衰期为 14～17h。

依普利酮的药效大约是安体舒通的 1/24，对盐皮质激素受体的阻断更具特异性，对雌激素和孕激素受体仅有少许激动剂活性[575]。因此，依普利酮较少引起男性乳房肥大、乳腺疼痛及阳痿，也较少引起女性性欲减退和月经失调。药物达到峰值浓度的时间为 1～2h。多次给药无明显蓄积，但可能需要长达 4 周才能显示完全的降压作用。它似乎能被很好地吸收，但是具体的（口服对比静脉注射）数据不详，关于与蛋白质结合和代谢的具体数据也不详。依普利酮的半衰期为 4～6h。生物利用度为 69%，蛋白质结合率约为 50%。它主要由肝脏 CYP3A4 系统代谢为非活性代谢产物，2/3 非活性代谢产物由尿液排泄，1/3 由粪便排出。

2. 肾脏效应

选择性醛固酮受体拮抗剂可能具有独立于降压作用之外的肾脏保护作用。实验和临床研究表明，RAAS 中血管紧张素 Ⅱ 可能是导致肾脏疾病进展的主要介质[576, 577]。醛固酮在这一级联反应中的相对重要性一直是实验和临床研究的主题。在残余肾模型中，常常观察到醛固酮增多和肾上腺肥大，并与肾功能的进行性丧失相关[576]。在接受肾上腺切除术及肾大部分切除的大鼠中，高血压、蛋白尿和肾结构损伤较少发生，即使在使用大剂量替代性糖皮质激素的情况下[578]。其他研究者已经证明，醛固酮可以逆转血管紧张素转化酶抑制剂对脑卒中易感的自发性高血压大鼠的肾脏保护作用[579]。有趣的是，在这个模型中，醛固酮引起的肾损伤与血压升高无关，这提示醛固酮具有直接的肾毒性作用。其他实验研究也表明，醛固酮受体拮抗剂可以阻止蛋白尿的进展[579]。

尽管选择性醛固酮受体拮抗剂对肾小球血流动力学没有明显的影响，但这些药物与血管紧张素转化酶抑制剂或血管紧张素 Ⅱ 受体拮抗剂联用可以通过抑制醛固酮的持续作用来获得额外的肾保护作用。针对糖尿病肾病或其他肾小球疾病患者的研究也发现，血管紧张素转化酶抑制剂与安体舒通联用可显著降低患者白蛋白尿[580, 581]。

3. 疗效和安全性

这些药物控制血压非常有效，特别是针对难治性高血压患者。在一项双盲、安慰剂对照、交叉临床试验 PATHWAY-2 中，285 名难治性高血压患者分别接受安体舒通、多沙唑嗪、比索洛尔或安慰剂作为第 4 种降压药物进行治疗[581a]。在安体舒通治疗时，与安慰剂相比，受试者的平均居家测量收缩压降低了 8.7mmHg（95%CI 7.7～9.7，$P < 0.001$）。

安体舒通的疗效也优于多沙唑嗪和比索洛尔。该药物一般耐受性良好，与其他药物和安慰剂相比，安体舒通不增加因肾损害、高钾血症和男性乳房肥大而停药的概率。总的来说，这些数据表明，对于难治性高血压患者（定义为对包括利尿剂在内的 3 种或 3 种以上的降压药无效），安体舒通 25～50mg/d 是一个有效的治疗方案。

依普利酮的药效比安体舒通低，半衰期短（3～4h），导致抗高血压作用更弱，且需要每日 2 次给药[582]。一项对 52 名患者予以选择性醛固酮阻断药依普利酮 50～100mg/d 的研究证明，该药对难治性高血压患者有效。依普利酮治疗后，患者血压较治疗前降低了 18/8mmHg（SBP 和 DBP，$P < 0.0001$）[583]。接受醛固酮拮抗剂治疗的患者需要警惕高血钾。

临床随机对照实验的 Meta 分析显示，这些药物对心力衰竭的心脏病患者的心脏结构和左心室功能的改变有积极作用[584]。醛固酮拮抗剂在治疗患有睡眠呼吸暂停综合征的高血压肥胖患者中的作用已有报道，这类患者约占所有睡眠呼吸暂停综合征患者的 20%。醛固酮的产生与脂肪细胞直接相关[585-588]。在 PATHWAY-2 试验中，难治性高血压患者随机接受安体舒通、多沙唑嗪、比索洛尔或安慰剂的附加治疗后，发现安体舒通是最有效的，与其他有效的抗高血压药物相比，它能使收缩压降低约 4mmHg。

在使用盐皮质激素受体拮抗剂时，必须监测患者是否存在高钾血症，尤其是 CKD 患者及使用血管紧张素转化酶抑制剂或血管紧张素受体拮抗剂的非 CKD 患者。对于肾小球滤过率＜ 30ml/(min·1.73m^2) 的患者，不推荐使用盐皮质激素受体拮抗剂。

（十三）酪氨酸羟化酶抑制剂

1. 作用机制

甲基酪氨酸是酪氨酸羟化酶抑制剂中唯一的药物，它阻断了儿茶酚胺生物合成途径中的限速步骤。甲基酪氨酸抑制酪氨酸羟化酶，从而抑制酪氨酸转化为二羟基苯丙氨酸，最终导致内源性儿茶酚胺水平降低。在嗜铬细胞瘤患者中，甲基酪氨酸可使儿茶酚胺生物合成减少 80%，导致外周血管总阻力降低，心率和心排血量因此而增加。该药物目前主要用于嗜铬细胞瘤的治疗。

2. 分类成员

甲基酪氨酸推荐初始剂量为 250mg，每日 4 次口服。剂量可每天增加 250～500mg，直至达到最大剂量 4g/d。口服吸收后，甲基酪氨酸主要以原型从尿中排泄。甲基酪氨酸的清除半衰期为 7.2h。CKD 患者应适当减量。

3. 肾脏效应

关于甲基酪氨酸对肾脏的影响几乎没有资料。根据甲基酪氨酸对抗循环中过多的儿茶酚胺而影响肾脏的作用机制，预计肾血流量和肾小球滤过率将增加，而肾血管阻力将降低。

4. 疗效和安全性

甲基酪氨酸用于嗜铬细胞瘤的术前或术中治疗。血管舒张可引起反射性心动过速。这些影响可以通过增加循环血容量来达到最小化。不良反应包括镇静、睡眠模式改变和锥体外系症状。在接受高剂量治疗的患者尿液中发现了甲基酪氨酸晶体。服用甲基酪氨酸的患者应保持大量的液体摄入，有些患者偶尔会出现腹泻。

二、抗高血压药的选择

（一）血压控制目标的确定

许多因素影响高血压的治疗，高血压通常是一种终身、进行性、无症状的疾病状态。治疗高血压的主要目的是降低心血管事件的发生风险并改善患者的生存率和生活质量。

临床医生必须问自己三个主要问题。

- 血压需要降到多低？
- 需要用什么药物？
- 什么策略可以促进血压达标？

最新的美国心脏病学会（ACC）/ 美国心脏协会（AHA）指南将正常血压定义为小于 120/80mmHg；1 级高血压为收缩压 130～139mmHg 或舒张压为 80～89mmHg；而 2 级高血压定义为收缩压 ≥ 140mmHg 或舒张压 ≥ 90mmHg。这些血压阈值显著修订了先前美国高血压预防、检测、评估与治疗联合委员会第七次报告（JNC7）[83] 中建议的血压临界值。观察性研究的 Meta 分析表明，当收缩压＞ 120mmHg 时，脑卒中、心肌梗死、心力衰竭和心血管死亡的风险增加。具有里程碑意义的

SPRINT 试验表明，与标准收缩压目标＜ 140mmHg 相比，强化收缩压目标＜ 120mmHg 可降低 25% 的心血管复合事件（非致命性心肌梗死、急性冠状动脉综合征、非致命性脑卒中或心血管死亡或需住院的心力衰竭）和 27% 全因死亡率 [18, 20, 589]。

但是，美国医师协会（ACP）与美国家庭医生学会（AAFP）联合发布的指南仍建议对年龄 ≥ 60 岁的老年人将收缩压目标值降低至 150mmHg 以下，对有心血管疾病风险的患者将收缩压降至 140mmHg 以下 [590]。对 SPRINT 结果广泛应用于常规临床实践中的担忧包括普遍应用于老年人、糖尿病或晚期慢性肾脏病患者的问题、包括肾脏在内的潜在不良事件，以及降低收缩压对舒张压的影响。这些问题将在后面依次讨论。

SPRINT 试验包括了一个 2636 名 75 岁及以上患者的亚组（平均基线年龄 79.9 岁）。在对该亚组的预先分析中，与标准降收缩压相比，强化降收缩压可使主要复合终点风险降低 34%（95%CI 15%～49%）[591]。相比之下，在老年 SPRINT 亚组中，严重不良事件（HR=0.99，95%CI 0.89～1.11）和跌伤（HR=0.91，95%CI 0.65～1.29）的发生率在强化降收缩压组和标准降收缩压组是相似的。此外，在较年长的患者亚组中，强化降低 SBP 的益处不因为基线患者虚弱程度而改变。实际上，基线血压控制不佳的受试者通过强化 SBP 可以显著降低原发性复合心血管事件的风险。同样地，在高龄高血压患者试验（HYVET）中，基线患者虚弱程度也没有改变血压进一步降低带来的益处 [592]。

目前最新的 ACC/AHA 指南建议糖尿病患者的 BP 目标值应低于 130/80mmHg。由于 ACCORD BP 试验通过观察 4733 名患有 2 型糖尿病的成年人，并未发现强化降低收缩压（收缩压目标＜ 120mmHg）与标准降低收缩压(＜ 140mmHg）相比有明显优势，成年糖尿病患者血压控制目标的问题一直饱受争议。不同的血压测量方法、收缩压分类方法 [593, 594]，还有不同的选择标准可能是 SPRINT 和 ACCORD BP 试验结果出现差异的原因。也许，SPRINT 被广泛采用的原因是 ACCORD BP 中统计效能低下 [594, 595]。但是此原因其实不太可能，因为实际上 ACCORD BP 中的不良事件数量和事件发生率比 SPRINT 还高。

值得注意的是，除了对强化或标准降低收缩压目标进行随机分组外，ACCORD BP 受试者还按照 2×2 析因设计被随机分配至标准降血糖组（目标血红蛋白 A1c 7.0%～7.9%）或强化降血糖组（糖化血红蛋白 A1c ＜ 6.0%）[596] 中。由于全因死亡风险增加（HR=1.35，95%CI 1.04～1.76）[596]，高强度降糖干预在 3.5 年后提前停止了实验，但两个 BP 干预组均完成了 5 年试验，并没有提前终止。ACCORD BP 和 SPRINT 研究结果存在差异的另一种解释是，在 ACCORD BP 中，强化降血糖干预与强化降收缩压干预之间的相互作用可能掩盖了干预收缩压的潜在获益。近期对 ACCORD BP 和 SPRINT 数据的重新分析支持了这一猜测 [597]。在 SPRINT（HR=0.75，95%CI 0.64～0.89）和 ACCORD BP 标准降血糖组中，强化降收缩压组降低了复合心血管疾病终点事件的风险（HR=0.77，95%CI 0.63～0.95，$P = 0.87$）。然而，在 ACCORD BP 强化降血糖组中，强化降收缩压组对复合心血管疾病终点事件的影响（HR=1.04，95%CI 0.83～1.29）与 SPRINT 显著不同（$P = 0.02$）。

SPRINT 强化降收缩压导致基线时无 CKD 的受试者发生 CKD 的风险增高 3.5 倍 [597]，急性肾损伤风险升高 65% [597, 598]。尽管强化降收缩压的心血管和生存益处似乎超过了在试验期间发生肾脏事件的风险，但是对肾脏转归和肾功能的长期影响仍有待明确。

尽管 SPRINT 取得了成功，但由于 SPRINT 强化降压治疗会导致舒张压降低，因此是否能把 SPRINT 的结论应用于临床这一问题还有待商榷 [599, 600]。有许多关于 J 形曲线的报道表明，高舒张压及低舒张压都与心血管疾病事件预后不良存在相关性。此概念由 Stewart 于 1979 年首次报道 [601]，随后在 19 世纪 80 年代得到 Cruickshank 的支持 [602]。19 世纪 80 年代进行的一项研究评估得出结论，较低的舒张压（＜ 85mmHg）与心血管事件风险增加有关 [603]。随后的队列研究（观察）也支持这一结论 [604, 605]。在降压治疗 [606–608] 或非降压治疗 [609] 的随机对照试验的二次分析中也表明，较低水平的舒张压与心血管疾病预后不良相关。

目前已经提出了 J 形曲线现象的生物学合理性解释 [602–603]。由于大部分心室心肌灌注发生在舒张期，特别是在左心室肥厚（需氧量增加）和冠心病（供氧量减少）的患者中，较低的舒张压可能导致心肌灌注不足及相关损害。在社区“动脉粥样硬化风险”（ARIC）队列中，较低的舒张压与心肌肌钙蛋白 T（一种心肌损伤的标志物）的血清浓度升高有关[600]。

根据上述对队列研究或随机化后获得 BP 数据集的观察研究，得出了“强化降低舒张压有害”这一因果推论[600, 603-607, 609]。例如，根据给定研究中观察到的阈值，提出了各种降低舒张压的下限，降低舒张压低于此下限被认为是有害的。

舒张压 J 形曲线现象已受到一些争议[610-612]，核心问题是在某些前述研究中观察到 J 形曲线现象能否反映较低舒张压对心血管疾病结局的因果关系。人们可以说是潜在进程（如动脉硬化）导致的舒张压下降，而非舒张压下降本身导致了低舒张压与心血管疾病预后不良相关。观察数据分析通常采用统计建模和多变量回归，但残差混杂仍然可以解释观察结果。检验 J 形曲线假说最直接有效的方法是积极干预以降低舒张压，尤其是在舒张压低于 70mmHg 的人群中。如果将舒张压降低到某一水平以下是有害的，那么可以预期，降低收缩压对心血管疾病结局和死亡的影响将受到舒张压基线水平的修正。

在 SPRINT 研究中，无论采用何种随机治疗，基线舒张压值均与原发性心血管疾病结局的风险呈 U 形关联[613]。但是，在强化治疗组和标准治疗组之间的随机比较中，强化收缩压干预对原发性心血管疾病的影响不受基线舒张压影响，全因死亡和肾脏事件的结局也相似。换句话说，无论基线舒张压如何，强化降低收缩压对生存的获益和发生 CKD 事件的弊端都存在，并且概率相似。因此，没有证据表明舒张压较低患者的收缩压降低会使心血管疾病结局恶化。最近对在 SPRINT 中低舒张压因果关系的分析也支持这一观察结果[614]。

综上所述，有证据支持 ACC/AHA 指南控制收缩压的目标应小于 130mmHg。

长期以来，快速降压一直被认为是高血压患者临床治疗的重要策略。许多临床试验和观察性研究均表明，与单药疗法相比，早期联合使用两种药物进行治疗可以更快地达到目标血压。长期使用缬沙坦治疗高血压评估（VALUE）试验的回顾性分析表明，无论使用何种药物，早期控制血压可显著降低 5 年内发生心血管事件的风险[615]。一项配对队列研究证明了初始联合疗法可降低高血压患者发生心血管事件的风险[365]。其降低发生心血管事件风险的主要原因是由于早期实现了目标血压的达标。

决定用哪种药物治疗患者需要临床医生仔细思考及实施个体化治疗策略。2015 年 Oparil S 等对抗高血压新药根据其作用机制、临床试验状态进行了归类介绍[692]，如盐皮质激素受体拮抗剂（BAY-94-8862）、醛固酮合成酶抑制剂（LCI699）、ACE2 受体活化剂（C21、XNT、DIZE、人重组 ACE2）、Mas 受体非肽激动剂（AVE0991、CGEN-856S）、氨肽酶 N 抑制剂（PC18、RB150）、利钠肽 A 激动剂（PL-3994）、血管活性肠肽受体 2 激动剂（Vasomera）、血管紧张素Ⅱ疫苗（疫苗 CYT006-Ang0b、Angil-KLH、pHAV4 Anglis、ATROb-001) 等。另外，对子痫前期抗高血压药物，如抗地高辛抗体片段（DIF）、重组抗凝血酶（ATryn）等也进行了描述。这些药物分别在进行临床前期、Ⅰ、Ⅱ、Ⅲ期临床实验，而有些实验已终止，如 LCI699、AR9281 等。如后所述，药物的选择可能取决于年龄、性别、种族、肥胖及相关的心血管疾病或肾脏疾病。在患有血管疾病、心脏病或肾脏疾病的患者中进行的临床试验表明，作为多药联合疗法的一部分，ACEI 或 ARB[76, 248, 249, 616-621] 通过阻断 RAAS 可预防心血管疾病或肾脏疾病的进展，具有显著的降压优势。总体而言，RAAS 抑制剂与其他疗法相比，其相对危险度下降约 20%，除非有特殊的禁忌证，否则此类药物应成为心脏病或肾脏疾病患者抗高血压治疗方案的一部分[618]。同时，RAAS 抑制剂也是治疗高血压耐受性最好的药物之一。虽然这些药物可以显著降低疾病风险，但仍然不能替代控制血压本身降低的风险。

（二）单药组合疗法

适当剂量下，大多数有效的抗高血压药物均可使收缩压降低 8～10mmHg（图 49-3）。对于多数患者，可能需要使用 3 或 4 种药物才能使血压值达标。理想情况下，应使用每天只需服用 1 次、耐受性良好的长效制剂，最好与其他药物配合使用以促进血压的控制。此外，市场上出售的单片固定剂量复合片剂降压药的数量显著增加，在很大程度上是通过降低降压方案的复杂性来提高患者的依从性（表 49-27）[622]。

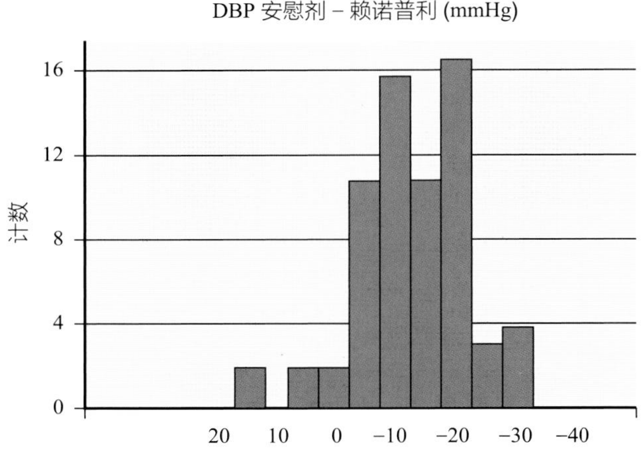

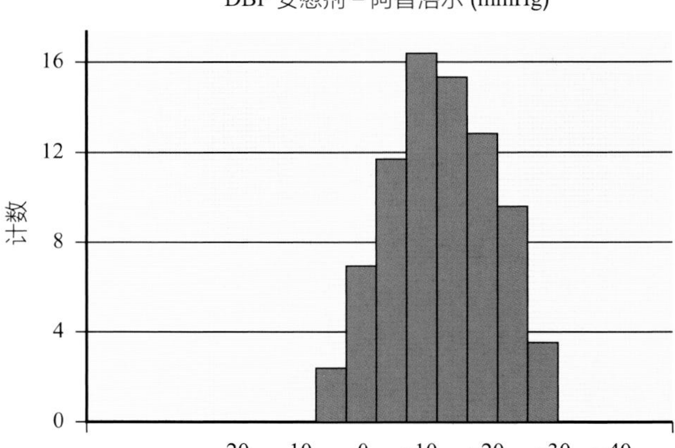

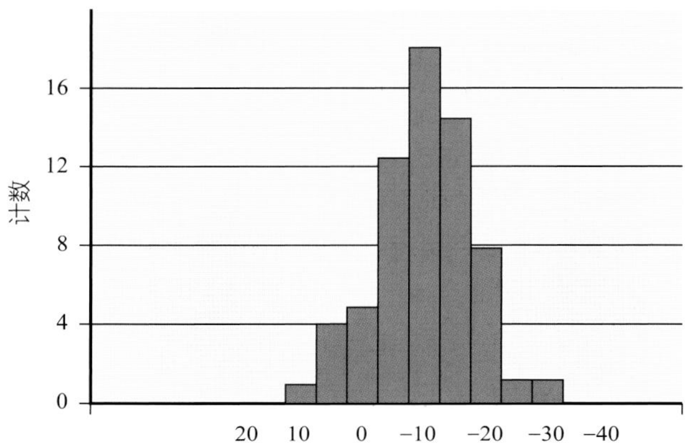

◀ 图 49–3 **三种抗高血压药物引起舒张压（DBP）变化的频率分布**

负值表示以安慰剂校正降低的舒张压。一项未经选择的高血压患者单药治疗 – 安慰剂对照试验的 Meta 分析显示，安慰剂校正后单药治疗收缩压和舒张压分别下降 9.1mmHg 和 5.5mmHg。这些平均值掩盖了个体对药效反应的极其大的差异，从收缩压下降 20～30mmHg 到根本没有效果，甚至小部分人的血压小幅上升（改编自 Attwood S、Bird R、Burch K etal.Within–patient correlation between the antihypertensive effects of atenolol, lisinopril and nifedepin. *J Hypertens*.1994；12:1053–1060.）

表 49–27 可用于治疗高血压的单药组合 [622]

组合类型	第一种药（剂量，mg）	第二种药（剂量，mg）	第三种药（剂量，mg）
双重组合			
噻嗪类 / 保钾型利尿剂	氢氯噻嗪（25/50） 氢氯噻嗪（25/50） 氢氯噻嗪（25/50） 呋塞米（20）	氨苯蝶啶（37.5/75） 螺内酯（25/50） 阿米洛利（2.5/5） 螺内酯（50）	
血管紧张素转化酶抑制剂 / 利尿剂	卡托普利（25/50） 依那普利（10/20） 赖诺普利（10/20） 西拉普利（5） 福辛普利（10/20） 奎那普利（10/20） 贝那普利（5/10/20） 莫西普利（7.5/15） 雷米普利（2/5） 雷米普利（5） 佐芬普利（30） 培哚普利（2.5/5/10） 培哚普利（5/10）	氢氯噻嗪（15/25） 氢氯噻嗪（12.5/25） 氢氯噻嗪（12.5/25） 氢氯噻嗪（12.5） 氢氯噻嗪（12.5） 氢氯噻嗪（12.5） 氢氯噻嗪（6.25/12.5/25） 氢氯噻嗪（12.5/25） 氢氯噻嗪（12.5/25） 吡咯他尼（6） 氢氯噻嗪（12.5） 吲达帕胺（0.625/1.25，2.5） 氨氯地平（5/10）	

（续表）

组合类型	第一种药（剂量，mg）	第二种药（剂量，mg）	第三种药（剂量，mg）
血管紧张素转化酶抑制剂 / 钙离子通道阻滞剂	贝那普利（10/20/40） 依那普利（5） 依那普利（10） 依那普利（10/20） 雷米普利（2.5/5） 群多普利（1/2/4） 德拉普利（10）	氨氯地平（2.5/5/10） 地尔硫卓（180） 尼群地平（20） 乐卡地平（10） 非洛地平 ER（2.5/5） 维拉帕米（180，240） 马尼地平（30）	
血管紧张素受体拮抗剂 / 利尿剂	氯沙坦（50/100） 缬沙坦（80/160） 厄贝沙坦（150/300） 坎地沙坦（8/16/32） 替米沙坦（40/80） 依普沙坦（600） 奥美沙坦（20/40） 阿齐沙坦（40）	氢氯噻嗪（12.5/25） 氢氯噻嗪（12.5/25） 氢氯噻嗪（12.5/25） 氢氯噻嗪（12.5/25） 氢氯噻嗪（12.5） 氢氯噻嗪（12.5/25） 氢氯噻嗪（12.5/25） 氯噻酮（12.5/25）	
血管紧张素受体拮抗剂 / 钙离子通道阻滞剂	缬沙坦（80/160） 替米沙坦（40/80） 奥美沙坦（20/40） 坎地沙坦（8） 厄贝沙坦（100/150）	氨氯地平（5/10） 氨氯地平（5/10） 氨氯地平（5/10） 氨氯地平（5）[a] 氨氯地平（5/10）[a]	
肾素抑制剂 / 利尿剂	阿利吉仑（150/300）	氢氯噻嗪（12.5/25）	
肾素抑制剂 / 钙离子通道阻滞剂	阿利吉仑（150/300）	氨氯地平（5/10）	
β 受体拮抗剂 / 利尿剂	阿替洛尔（50/100） 阿替洛尔（50） 美托洛尔（50/100）	氯噻酮（25） 氢氯噻嗪（25） 氢氯噻嗪（25/50）	
β 受体拮抗剂 / 利尿剂	比索洛尔（2.5/5/10） 比索洛尔（1） 纳多洛尔（40/80） 氧烯洛尔（120） 吲哚洛尔（10） 普萘洛尔（40/80） 普萘洛尔 LA（80/160） 噻吗心安（10）	氢氯噻嗪（6.25） 氯噻酮（25） 苄氟噻嗪（5） 氯噻酮（20） 氯帕胺（5） 氢氯噻嗪（25） 氢氯噻嗪（50） 氢氯噻嗪（25）	
β 受体拮抗剂 / 钙离子通道阻滞剂	阿替洛尔（25/50） 美托洛尔（50/100）	尼非地平（10/20） 非洛地平（5/10）	
α 受体拮抗剂 / 利尿剂	甲基多巴（250） 可乐定（0.1/0.2/0.3） 利血平（0.1）	氢氯噻嗪（15） 氯噻酮（15） 氢氯噻嗪（10）	
三重组合			
血管紧张素受体Ⅱ阻滞剂 / 钙离子通道阻滞剂 / 利尿剂	缬沙坦（160/320） 奥美沙坦（20/40） 替米沙坦（40/80）	氨氯地平（5/10） 氨氯地平（5/10） 氨氯地平（5/10）	氢氯噻嗪（12.5/25） 氢氯噻嗪（12.5/25） 氢氯噻嗪（12.5/25）
血管紧张素转化酶抑制剂 / 钙离子通道阻滞剂 / 利尿剂	培哚普利（5/10）	氨氯地平（5/10）	吲达帕胺（1.25/2.5）

（续表）

组合类型	第一种药（剂量，mg）	第二种药（剂量，mg）	第三种药（剂量，mg）
肾素抑制剂 / 钙离子通道阻滞剂 / 利尿剂	阿利吉仑（150/300）	氨氯地平（5/10）	氢氯噻嗪（12.5/25）

a. 某些剂量可能只在某些国家适用。这份名单并不详尽

ER. 缓释；LA. 长效

引自 Burnier M. Antihypertensive combination treatment: state of the art. *Curr Hyperten Rep*. 2015;17:51.

推荐的一线药物包括噻嗪类利尿剂、钙离子通道阻滞剂和血管紧张素转化酶抑制剂或血管紧张素受体拮抗剂。氯噻酮是比 HCTZ 更有效的降压药。低剂量噻嗪型或噻嗪样药物的优势在于，在不增加药物毒性的情况下，其抗高血压作用几乎是原药的 2 倍（图 49–4）[623]。阻断 RAAS 系统的药物，如 ACEI 或血管紧张素受体拮抗剂与氯噻酮或 HCTZ 的组合是控制 BP 非常有效的组合。ACEI 或 ARB 与 CCB 的单片联合用药治疗也有效。临床研究表明，这些药物在降低舒张压和收缩压的同时还有其他作用[624–628]。此外，ACEI 或 ARB 与 CCB 联合使用可防止脚踝水肿的发生，而脚踝水肿是 CCB 的一种常见不良反应[629]。两种三药联合制剂（ARB、CCB 和氢氯噻嗪）已被批准用于高血压的治疗[630]。一种 ARB 类药物已与噻嗪样利尿剂氯噻酮联合使用治疗高血压。现在，某些复合制剂已被美国 FDA 批准用于中重度高血压患者的初始治疗。

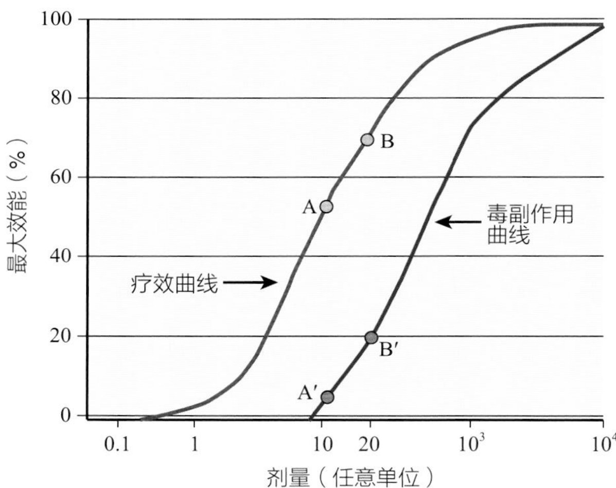

▲ 图 49–4 **抗高血压药物治疗效果与毒性的剂量关系**

在高血压的初始治疗中，已经确定了一种既减少不良反应又提高多种降压药物联合耐受性的治疗策略，即联合使用多种低剂量降压药物来减少不良反应。小剂量 A 药可获得部分疗效，而不良反应（A′）最小。如果剂量增加到 B，获取更大的治疗效果将伴随更多的不良反应（B′）。如果低剂量的第 2 种药物加上其自身的最小不良反应，将获得额外的效果，而不会产生更多的不良反应，不良反应将保持在 A′ 的水平（改编自 Epstein M, Bakris G. Newer approaches to antihypertensive therapy. Use of fixed-dose combination therapy. *Arch Intern Med*.1996;156:1969–1978.）

考虑到当前许多患者需要复杂的多药疗法，对临床医生而言，如何巩固和简化药物治疗非常重要。使用可用的固定剂量组合，可以将 4 种药物改为 2 片药物或 3 种药物改用单片复合制剂使用。这个目标是非常重要的，因为许多患者需要 8～10 种或更多种药物去治疗他们的各种健康问题，包括糖尿病、血脂异常和心绞痛。而高血压是一种基本无症状的疾病，因此为了提高患者的依从性，治疗方法应简单、有效且耐受良好。

（三）选择合适的药物

针对各种类型的患者，需考虑年龄、性别、人种 / 族裔、肥胖及并存的心血管疾病或肾脏疾病等因素，制订其抗高血压初始治疗方案。这些建议主要是基于临床经验的总结，不应视为严格的指导原则。治疗方案常常会因患者的不同而需要进行更改（图 49–5）。

1. 老年患者的治疗

老年患者往往存在血管弹性减弱，导致收缩压升高、舒张压降低和脉压差增加[631]。老年患者孤立性收缩期高血压的管理常常需使用多种药物。老年患者大多存在代谢功能受损，需仔细评估药物的代谢和排泄途径，以及药物间可能的相互作用。但如 SPRINT 经验所示，即使在身体虚弱的患者中，也同样可以安全地实现血压控制[591]。

老年患者比年轻患者发生体位性低血压的可能性更高，部分原因是心血管压力感受器反射功能降低。站立 1～3min 后，多达 18% 未经治疗的老年高

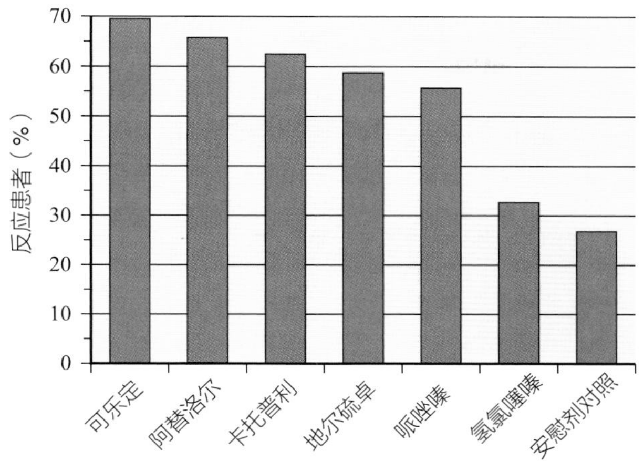

▲ 图 49-5　**60 岁以下白人对不同药物的降压反应**

氢氯噻嗪（HCTZ）作为单一药物降压作用最弱（引自 Materson BJ, Reda DJ, Cushman WC, et al. Single-drug therapy for hypertension in men. A comparison of six antihypertensive agents with placebo. The Department of Veterans Affairs Cooperative Study Group on Antihypertensive Agents. *N Engl J Med*. 1993;328:914–921.）

血压患者的 SBP 降低超过 20mmHg [632]。老年患者还可能存在假性高血压，干扰血压的正确判断 [633]。因此，在药物治疗开始及调整剂量的过程中，均应采取三种不同体位测量血压。与年轻患者相比，老年患者也更有可能患有肥厚型心肌病，心舒张功能受损，导致心排血量下降 [634]。

血管扩张药对老年患者可能会更加有益，如 CCB、α 受体拮抗剂或 ACEI 和 ARB（表 49-28）。使用低于半治疗剂量的血管扩张药物可使老年患者获得更好的耐受性，即使在高盐饮食的情况下也非常有效，患者也具有更好的耐受性，这可能是得益于血管扩张药的利钠作用 [635] 或固有的血管舒张作用 [636, 637]。α 受体拮抗剂可以促进前列腺尿道平滑肌松弛，降低尿道阻力，使尿流通畅，因此对伴有良性前列腺增生症的老年男性患者更加适用。ACEI 和 ARB 具有很好的耐受性，同噻嗪型和噻嗪样利尿剂联用时，可以增强降压效果。

噻嗪型和噻嗪样利尿剂也可能具有血管舒张作用 [55]。由于氯噻酮比氢氯噻嗪更有效，ACC/AHA 指南建议使用氯噻酮作为首选噻嗪类药物。正在进行的一项实用即时（point-of-care）临床试验随机抽取 65 岁及以上的退伍军人接受氯噻酮或氢氯噻嗪治疗，用以评估心血管事件是否存在差异 [638]。氯噻酮的初始剂量为 12.5mg/d，必要时可以增加到 25mg/d。当氯噻酮剂量超过 25mg/d 时，发生不良反应的风险较高，而增加的降压获益较低。因此，当氯噻酮 25mg/d 不能达到控制血压的效果时，应添加其他药物而不是单纯增加氯噻酮剂量。

2. 基于性别的治疗

性别差异可能有助于指导抗高血压治疗的药物选择（表 49-29）[639]。无论男女均可从更加严格的血压控制中受益，降低心血管事件风险 [640]。与女性相比，男性静息心率更低，左心室射血时间更长，应激后脉压更高 [639]。与男性相比，女性外周血管阻力更低、血容量更多 [639]。在绝经前，女性患冠心病的可能性也较低。但是，当处于更年期或患有糖尿病时，女性与男性具有相同的冠心病患病风险 [639]。无论男女，外周血管阻力的增加都与血压升高相关，因此血管扩张药都是抗高血压治疗的良好选择。噻嗪类利尿剂、ACEI、ARB 和 CCB 都是有效的治疗方法。许多患者需要同时使用两种或多种血管扩张药物，并且可以使用固定剂量的复合制剂。

ACEI 和 ARB 可能致畸，妇女应避免在怀孕期间使用这类药物。CCB 可能会引起产程延长。而 α 甲基多巴、肼屈嗪或 β 受体拮抗剂对胎儿的致畸作用风险最小，安全性良好，因此成为孕妇中抗高血压治疗的最佳选择（表 49-6）。与男性相比，女性患骨质疏松和骨质减少的比例更高。对患有骨质疏松症的女性（和男性），噻嗪和噻嗪类利尿剂能减少尿钙并促进骨矿化 [641]。

与男性相比，女性使用 ACEI 更易引起咳嗽，使用 CCB 更易出现足踝水肿 [642]。这些药物不良反应可通过调整药物剂量或更换药物种类来控制或减少。有趣的是，尽管高血压的潜在病理生理机制存在性别差异，但对于使用相似剂量常用降压药的治疗应答率，不同性别似乎并没有实质性差异。

3. 人种和族裔

与白种人相比，非裔美国人高血压更年轻化，血压升高程度更明显，靶器官损害出现更早 [643–645]。大量的临床试验已经证实对降压药的反应存在人种差异 [636, 643]。这些差异的机制尚未阐明，但似乎与饮食中盐或钾的摄入量无关。一些研究者提出肾脏对钠处理可能存在遗传差异，但临床试验尚无定

表 49-28　老年患者初始治疗的考虑因素

临床观察	基于药理学推荐
血管顺应性和外周血管阻力降低	使用血管扩张药（如 HCTZ、ACEI、ARB、CCB、α 受体拮抗剂）
单纯收缩期高血压与脉压差大	使用血管扩张药（如 HCTZ、CCB）
血压不稳定时引发心血管压力反射功能下降	避免使用交感神经抑制剂和血容量丢失，谨慎使用 β 受体拮抗剂
卧位高血压	考虑在睡前使用短效药物（作用时间＜ 8h）
代谢能力降低	根据肝肾功能调整药物剂量，从半量起始
前列腺肥大	使用 α 受体拮抗剂
距离收缩压目标＞ 20mmHg	采用固定剂量联合治疗（ACEI/CCB、ARB/CCB、ACEI/HCTZ、ARB/HCTZ、β 受体拮抗剂 /HCTZ）

ACE. 血管紧张素转化酶；ARB. 血管紧张素 Ⅱ 受体拮抗剂；CCB. 钙通道阻滞剂；HCTZ. 噻嗪类利尿剂

表 49-29　基于性别的初始治疗考虑因素

临床观察	基于药理学推荐
与女性相比，男性静息心率更低，左心室射血时间更长，脉压更高	使用血管扩张药（如 HCTZ、ACEI、ARB、CCB）
与男性相比，女性外周血管阻力更低，血容量更多	使用血管扩张药和降低心率的药；可能需要利尿剂（如 HCTZ、ACEI、ARB、β 受体拮抗剂、CCB）
绝经后妇女经常存在表现为不典型胸痛的冠心病	使用抗心绞痛和降低心率的药（β 受体拮抗剂、CCB）
骨质疏松症	拮抗尿钙（HCTZ）
怀孕	避免致畸药物（ACEI、ARB）；避免使用可能导致输尿管胎盘功能不全的药物（襻利尿剂）；最佳选择是 α 甲基多巴、肼屈嗪和 β 受体拮抗剂
与男性相比，女性使用 CCB 导致足踝部水肿和使用 ACEI 导致咳嗽的不良反应更严重	调整剂量或停药
距离收缩压目标＞ 20mmHg	采用固定剂量联合治疗（ACEI/CCB、ARB/CCB、ACEI/HCTZ、β 受体拮抗剂 /HCTZ、ARB/HCTZ）

ACE. 血管紧张素转化酶；ARB. 血管紧张素 Ⅱ 受体拮抗剂；CCB. 钙通道阻滞剂；HCTZ. 噻嗪类利尿剂

论。无论是何种机制，非裔美国人经常表现出盐敏感性的血压 [646, 647]。目前缺乏在校正过不同人种、族裔的饮食钠摄入量和体重指数后，再针对不同种类药物的剂量反应性的缜密评估。

通常，与其他降压药物相比，噻嗪类利尿剂和 CCB 在非裔美国人中使用较低的剂量就具有较强的降压作用 [636, 637, 648]。RAAS 阻断药在非裔美国人中是有效的，但要达到与非裔美国人以外人群相同的降压效果，通常需要更高的剂量 [284]。在大多数人群中，外周血管阻力的升高是导致血压升高的原因之一。一些研究人员认为，非裔美国人有一定的体液容量，这可能导致高血压，也可能促进机体对降压药物产生耐药 [646]。为达到目标血压需要多种药物联合使用的情况比较常见。因此，作为简化治疗策略的一部分，固定剂量的复合制剂可能在该人群中最适合。

西班牙裔和亚裔人群使用常用降压药物的疗效与白种人基本相同 [643]。然而，非洲血统比例较高的加勒比裔西班牙人可能以非西班牙裔黑人特有的方式对常用的降压药物产生反应 [647]。

4. 肥胖患者

肥胖的高血压患者经常存在其他医疗问题，使高血压的治疗复杂化（表 49-30）[86]。这些患者更容易出现高动力性循环状态、外周血管阻力增加、血浆容量增加、对盐敏感性高血压反应更敏感。

β 受体拮抗剂有助于减少交感神经兴奋。血管扩张药（如 ACEI、ARB 和 CCB）可降低外周血管阻力。联用这些药物可能有效。由于血浆容量增加，噻嗪类利尿剂可使血管扩张，减少血容量，可能也会有所帮助。通常，肥胖患者需要联合使用多种药物才能使血压达标。但是，β 受体拮抗剂可能导致体重增加，并引起葡萄糖耐量受损 [636, 649]。脂肪细胞可产生醛固酮，因此醛固酮受体拮抗剂可能是需要多药联用的高血压合并肥胖患者的首选 [585-588]。

5. 患有心血管或肾脏疾病患者的降压治疗

(1) 心血管疾病：患有高血压和心脏病的患者，如稳定型缺血性心脏病、射血分数降低性心力衰竭（HFrEF）和射血分数保留的心力衰竭（HFpEF）患者，通常需要联合多种药物控制高血压和心脏病。具体降压药物的选择通常以一线疗法为指导。例如，根据随机试验的证据表明，对于有稳定型缺血性心脏病病史的患者，首选药物包括 β 受体拮抗剂和 ACEI 或 ARB。使用这些药物可以减少心血管疾病的发病率和死亡率。此外，为了达到目标血压，还可以根据需要增加其他类型药物，如 CCB 和利尿剂。基于随机临床试验的数据，HFrEF 患者也应接受 β 受体拮抗剂、ACEI 或 ARB 和 MRA 的治疗，但通常应避免使用非二氢吡啶钙通道抑制剂。关于 HFpEF 的最佳治疗选择知之甚少，但目前的指南 [55] 建议使用利尿剂管理容量超负荷，然后根据需要联用 ACEI 或 ARB 和 β 受体拮抗剂，以实现目标 SBP ＜ 130mmHg。

(2) 肾脏疾病：患有肾脏疾病的患者（表 49-31）血压较难控制，因为这些患者不仅血管阻力增加，而且通常伴有血容量增加 [650]。对肾脏自主调节功能的认识，使临床对适当的血压控制水平及不同类型的降压药在保持肾功能方面的相对重要性有了一些认识。

肾小球循环压力处于系统性血压的 1/2～2/3 水平时运行最佳 [651]。肾小球入球小动脉血管收缩可以降低系统性高血压对肾小球毛细血管压力水平的影响，使肾小球毛细血管压力处于对肾小球滤过最佳的水平，但又可以避免对滤过系统产生机械损伤 [651, 652]。肾小球出球小动脉也有重要作用，即在有效动脉血容量减少的情况下，出球小动脉血管收缩，以保持肾小球足够的压力进行滤过。随着血管病变的发展，肾小球入球小动脉不能适当收缩，这导致高压力传输到肾小球。微量白蛋白尿或蛋白尿的出现是肾脏自主调节功能失调的临床表现。在这种情况下，应更加充分地减少全身性高血压，以最大限度地降低肾小球发生机械性损伤的风险。

与其他常用的抗高血压药物相比，ACE 抑制剂 [616, 617] 和 ARB [620, 624] 等阻断 RAAS 的药物因可持续地延缓肾脏疾病的进展，常被作为强化降压治疗策略的一部分。这些药物的优点在于降低血压的同时，可以通过拮抗 Ang Ⅱ 的作用扩张肾小球出球小动脉 [653]。肾素抑制剂在降低血压和蛋白尿方面

表 49-30 肥胖高血压患者初始治疗的考虑因素

临床观察	基于药理学推荐
高动力型循环	降低心率和减少交感肾上腺素的作用（β 受体拮抗剂）
外周血管阻力增加	使用血管扩张药（如 HCTZ、ACEI、ARB、CCB）
盐敏感性	使用促钠排泄药（HCTZ、ACEI、ARB、CCB），减少盐的摄入量
血容量增加	使用利尿剂（HCTZ），减少盐的摄入量
肺通气不足	完成睡眠监测评估夜间使用正压通气的必要性
距离收缩压目标＞20mmHg	采用固定剂量联合治疗（ACEI/CCB、ARB/CCB、ACEI/HCTZ、β 受体拮抗剂 /HCTZ、ARB/HCTZ）

ACEI. 血管紧张素转化酶抑制剂；ARB. 血管紧张素Ⅱ受体拮抗剂；CCB. 钙通道阻滞剂；HCTZ. 噻嗪类利尿剂

表 49-31　肾病患者初始治疗的考虑因素

临床观察	基于药理学推荐
血容量增加（常见于肾小球疾病）	减少血容量
血容量减少（常见于肾小管疾病）	可能需要增加钠盐摄入
外周血管阻力增加	使用血管扩张药（ACEI、CCB、ARB）
蛋白尿	减少蛋白尿（ACEI、ARB、NDCCB；推荐目标收缩压≤ 130mmHg）
糖尿病伴蛋白尿	控制血压和血糖（1 型糖尿病患者使用 ACEI，2 型糖尿病患者使用 ARB；建议目标收缩压＜ 130mmHg）
距离收缩压目标＞ 20mmHg	采用固定剂量联合治疗（ACEI/CCB、ARB/CCB、ACEI/HCTZ、β 受体拮抗剂 /HCTZ、ACEI/CCB），HCTZ 的使用取决于肾功能

根据肾功能调整所有药物
ACEI. 血管紧张素转化酶抑制剂；ARB. 血管紧张素 Ⅱ 受体拮抗剂；CCB. 钙通道阻滞剂；HCTZ. 噻嗪类利尿剂；NDCCB. 非二氢吡啶类钙通道阻滞剂

的临床作用与 ACEI、ARB 相似，但尚未在肾脏保护性试验中单独进行过研究 [654]。总体而言，使用 RAAS 阻断药可以持续降低全身性血压和肾小球毛细血管压。在这些药物的基础上，可以添加其他类型降压药物，以达到更好地控制血压、降低肾小球囊内压、减少蛋白尿的目的。可以使用足量的利尿剂来控制血容量。尽管氯噻酮和美托拉宗具有降压作用，但是相对于噻嗪类利尿剂，当肾功能下降至 eGFR ＜ 30ml/（min・1.73m^2）时，襻利尿剂的使用更有助于减少容量负荷。

考虑到 CCB 扩张肾小球入球小动脉更明显，一些研究者对在肾病患者中使用 CCB 的安全性提出了质疑 [52]。一些研究表明，CCB 虽具有降血压的作用，但却增加了蛋白尿 [655]。然而目前没有临床证据表明，如果将 CCB 与可以扩张出球小动脉的 ACEI 或 ARB 联用会损害肾脏，加速肾脏疾病的进展。而 ACCOMPLISH 研究表明，ACEI 和 CCB 联合使用带来的有效降压作用，能更好地保护肾脏，防止肾脏功能丧失 [656]。

因特定的降压药降低蛋白尿的效用与延缓肾脏疾病的进展相关，所以对患有肾脏病的患者，选择降压药物应该同时考虑是否具有降尿蛋白作用，如 ACEI 或 ARB [657, 658]。研究表明，尽管使用双重 RAAS 阻断药降低了蛋白尿，但并未给肾脏疾病的结局带来益处，同时还增加了肾功能下降及高钾血症的风险 [95, 255]。与肾脏疾病相关的高血压治疗药物的进一步讨论，请参阅第 59 章。

（四）最佳联合抗高血压治疗的选择策略

一项涉及 40 000 名接受治疗患者的 Meta 分析分别评估了单药治疗和低剂量联合治疗的有效性 [659]。在 354 项随机双盲、安慰剂对照试验中，噻嗪类利尿剂、β 受体拮抗剂、ACEI、ARB 和 CCB 低剂量治疗仅使 20% 患者的平均血压下降。噻嗪类利尿剂和 CCB 使用一半标准剂量治疗时很少引起不良反应（分别为 2% 和 1.6%），而使用标准剂量通常会出现不良反应（分别为 9.9% 和 8.3%）。β 受体拮抗剂在两种剂量水平下均会产生较多不良反应（5.5% vs. 7.5%；$P = 0.04$）。咳嗽是使用 ACEI 观察到的唯一不良反应（3.9%），其发生与 ACEI 剂量无关。使用标准剂量的 ARB 未观察到更多的不良反应。随着剂量的增加，其降压作用增加，但未观察到不良反应增多。因此，低剂量使用 2 种或 3 种药物的组合优于标准剂量单用 1 种或 2 种药物。由于缺乏与这些药物有关的不良反应报道，因此在没有出现咳嗽的不良反应时，ACEI 和 ARB 可以使用更高剂量。在随后的 Meta 分析中，作者量化了这 4 种不同类别药物组合对血压降低的影响。联用两种不同类别的药物，其血压的额外降低量大约是单一药物剂量加倍所达到的血压降低量的 5 倍 [660]。这也证实了抗高血压药物的治疗效果与其毒性之间的剂量效应关系（图 49–4）。

复方制剂联合疗法的基本原理是：

① 与单一疗法相比，联用作用于不同系统的药物，因同时作用于两个药理系统，可以取得更好的降压效果。

② 对抗干扰血压降低的负反馈调节，如使用 CCB 可以兴奋交感神经系统（SNS）和肾素 – 血管紧张素 – 醛固酮系统（RAAS），减弱降低血压的作用 [662, 663]。而 RAAS 阻滞剂可以减少该调节反应。利尿剂或 CCB 的利尿和利钠特性产生的负钠平衡可以增强 RAAS 阻断药的降压作用 [664]。

③ 减少药片量，增加患者的依从性。许多血压未达标的患者需要使用一种以上降压药物。临床试验已证明，为了实现血压达标，需要使用多种药物。例如，在 ALLHAT 研究中，只有 1/3 的患者在 5 年后通过单药疗法达到了目标血压 [665]。

④ 减少血压的变异性。复方制剂疗法与单药疗法相比，血压的波动性更小 [666]。就诊期间收缩压的变异性是发生脑卒中和心肌梗死的强力预测指标。CCB 和利尿剂被发现是降低收缩压变异性的最有效药物，而 β 受体拮抗剂增加了该变异性 [667]。

⑤ 减少药物不良反应。与高剂量使用单一降压药物相比，低剂量联用两种降压药物可以减少药物的不良反应。研究表明，ACEI 和 ARB 与 CCB 的联用，可使 CCB 相关周围性水肿的发生率降低 38% [668]。联合使用 RAAS 阻滞剂和噻嗪类利尿剂可以减少因利尿剂引起的低钾血症发生率。TRIUMPH 试验纳入了来自兰卡省 11 家城市医院的 700 例高血压患者，随机分配接受常规治疗或每日 1 次复方制剂的三联复方药，其中包含 20mg 替米沙坦、2.5mg 氨氯地平和 12.5mg 氯噻酮。治疗 6 个月后，联用疗法中更多的患者达到了目标血压（70% vs. 55%；$P < 0.001$）。试验过程中，两组因不良事件而退出治疗的患者比例无统计学意义（6.6% vs. 6.8%）。表 49–32 列出了单片复方制剂联用方案的局限性。

1. 推荐联用方案

(1) 肾素 – 血管紧张素 – 醛固酮系统抑制剂和钙通道阻滞剂：ACCOMPLISH 试验证明，单一片剂的 ACEI 和 CCB 组合优于 ACEI 加氢氯噻嗪。ACCOMPLISH 试验对贝那普利 – 氨氯地平和贝那普利 – 氢氯噻嗪复合片剂两种组合方案在降压效果和心血管事件进行了比较。该试验纳入了超过 11 000 名参与者，贝那普利 – 氨氯地平和贝那普利 – 氢氯噻嗪组之间的平均血压几乎相等（131.6/73.3 vs. 132.5/74.3）。这项研究的主要终点是发生心血管事件或死亡。由于贝那普利 – 氨氯地平组到达终点事件发生率（9.6%）显著低于贝那普利 – 氢氯噻嗪组（11.8%；RR = 19.6%；HR = 0.80，$P < 0.001$），该试验被提前终止（平均治疗 36 个月后）。

(2) 肾素 – 血管紧张素 – 醛固酮系统抑制剂和噻嗪类利尿剂：利尿剂通过减少血容量，激活 RAAS 系统，引起血管收缩及水钠潴留。而 RAAS 阻滞剂可以减弱该负反馈调节反应，起到额外的降压作用。这种组合具有多个优点，包括 RAAS 阻断药减轻了利尿剂引起的低钾血症和糖耐量异常。在 HYVET 试验中，噻嗪样利尿剂吲达帕胺与 ACEI 培哚普利联合使用可降低脑卒中（减少 30%）和心力衰竭（减少 64%）的发生率。

2. 可采用的联用方案

(1) β 受体拮抗剂和噻嗪类利尿剂：现在市面上

表 49–32　单片复方制剂治疗高血压的优势和劣势

优势
• 减少药的片数
• 简化治疗计划
• 增加治疗依从性（更好地长期维持治疗）
• 提高疗效，减少不良反应的发生率
• 更好地预防心血管事件的发生（有待进一步证明）
劣势
• 降低处方的灵活性
• 难以确定发生意外不良反应的确切原因
• 难以记住复方制剂中各成分药的确切含量
• 漏服存在更明显的反跳性高血压风险
• 治疗中断后重新启动三联降压治疗有出现急性低血压的风险
• 与仿制药的自由组合相比，成本增加

引自 Burnier M. Antihypertensive combination treatment: state of the art. *Curr Hyperten Rep*. 2015;17:51.

有多种 β 受体拮抗剂和利尿剂的复合制剂（如比索洛尔、美托洛尔、普萘洛尔、噻吗洛尔和氢氯噻嗪的复合制剂，阿替洛尔和氯噻酮的复合制剂）。在许多随机对照实验中证实，β 受体拮抗剂和利尿剂联用可降低心血管终点事件。然而，在 Meta 分析中却显示它们的疗效不如其他药物组合 [355, 670]。利尿剂的加入可以提高非裔和其他低肾素性高血压患者使用 β 受体拮抗剂的有效性。但这些药物类别存在重叠的药物不良反应，如糖耐量异常、新发糖尿病、疲劳和性功能障碍。2007 年，欧洲高血压学会警告不要将这种组合用于代谢综合征患者或糖尿病高危患者 [671]。

一项 Meta 分析显示，与非 β 受体拮抗剂抗高血压药相比，使用利尿剂治疗的新发糖尿病风险为 35%；与非利尿剂抗高血压药相比，使用利尿剂治疗的新发糖尿病风险为 31% [672]。基于对代谢方面的不良反应，在没有其他令人信服的适应证的情况下，避免将此组合用于初始治疗 [673]。

(2) 钙通道阻滞剂和噻嗪类利尿剂：CCB 和利尿剂的组合只有部分叠加降压作用 [674]。CCB 可促进肾脏排钠，但程度不及利尿剂。这种组合在 VALUE 试验中表现良好，该试验将氢氯噻嗪作为联合药物随机分配给氨氯地平或缬沙坦的参与者进行了第二步治疗 [675]。不良事件包括周围性水肿和低血钾，新发糖尿病的发生率略有增加。

(3) 钙通道阻滞剂和 β 受体拮抗剂：β 受体拮抗剂和二氢吡啶 CCB 联用可达到进一步降低血压的目的。在一项联用美托洛尔和非洛地平的研究中表明，该组合的降压作用在很宽的剂量范围内产生了与剂量相关的降血压作用。此外，水肿和不良事件的发生率较低。非二氢吡啶类 CCB（如维拉帕米和地尔硫卓）不应与 β 受体拮抗剂同时使用，因为它具有双重负性变时效应，可能导致心脏传导阻滞或严重的心动过缓。

(4) 双重钙通道阻滞：在一项对由 153 例患者组成的 6 项研究的 Meta 分析中，双重 CCB 治疗（二氢吡啶 CCB 联合维拉帕米或地尔硫卓）被证明具有叠加的降压作用，且不良事件发生率无增加 [676]。需要进行长期的前瞻性临床试验来评估这种组合的长期安全性并获得心血管预后数据。在获得这些数据之前，不应将双重 CCB 疗法用于顽固性高血压治疗。

3. 无法接受或无效的联用方案

(1) 肾素 – 血管紧张素双重阻断：ALTITUDE 试验观察了已使用 ACEI 或 ARB 治疗的 CKD 和 2 型糖尿病患者加用肾素抑制剂阿利吉仑或安慰剂的疗效 [96]。但该试验由于出现低血压、急性肾损伤、高钾血症和脑卒中事件被提前终止。在 ONTARGET 试验中，与单独使用药物相比，使用替米沙坦和雷米普利联合治疗的不良事件更多，包括肾功能下降，并且联合使用并不能改善心血管疾病的预后 [148]。2013 年 VA NEPHRON–D [95] 研究招募了 1448 例 2 型糖尿病和糖尿病肾病患者，接受每日 100mg 氯沙坦加赖诺普利或安慰剂的治疗。使用双重 ACEI/ARB 的患者出现高钾血症和 AKI 的发生率更高，且在 eGFR 降低、ESRD 或死亡的主要终点中未观察到益处。出于安全方面的考虑，该试验被提前终止。

(2) β 受体拮抗剂和中枢肾上腺素激动剂：β 受体拮抗剂和中枢肾上腺素能药物（如可乐定、α 甲基多巴）均会影响周围神经系统。没有研究探讨这些药物潜在的联合降压作用。但是，该联合治疗可导致心动过缓和心脏传导阻滞，特别是对老年患者。此外，突然停药引起的反跳性高血压也是另一个顾虑。

（五）降压药物睡前与早晨的剂量比较

将非利尿剂的降压药从早间调整到傍晚服用可以降低 24h 平均血压并恢复正常的夜间血压降低。血压在夜间无法下降的情况称为“非杓型”，是心血管疾病的危险因素 [677]。中位随访 5.4 年后，就寝时间至少服用一种降压药物的患者出现心血管事件（包括死亡、心肌梗死、心绞痛、血管重建、心力衰竭、下肢动脉闭塞、视网膜动脉闭塞和脑卒中）的总风险较晨起服用所有药物的患者下调大约 1/3（调整后的 HR = 0.31，95%CI 0.21～0.46；$P \leqslant 0.001$）[678]。在 CKD 患者中也显示出类似的结果 [679]。

顽固性高血压

“顽固性高血压”是指使用临床医生认为适当的降压方案仍无法控制的高血压（表 49–33）[680, 681]。顽固性高血压也被定义为尽管使用了 3 种最佳剂量的降压药物（一般应包括利尿剂），仍无法达到 SBP 低于 130mmHg 的目标水平；或者是指需要 4 种或更多种药物才能达到 SBP 低于 130mmHg 的理想目标水平[682]。在诊断为顽固性高血压之前，需排除因对治疗方案依从性差引起的“假耐药性”，准确测量血压并且排除白大衣高血压。

降压疗法会被多种因素干扰而无法使血压降到正常值。对治疗方案的依从性差可能是最重要的原因。依从性差是很常见的问题，是影响血压达标的最重要的因素之一。这个问题有许多根源，包括教育不足、医患关系差、对不良反应的了解不足及多种药物疗法的复杂性。在寻找其他原因之前，医护人员应尽一切努力确定患者对治疗的依从性差是否为顽固性高血压原因的一部分。如果排除了依从性差，则可以通过方法学的途径来帮助诊断顽固性高血压的原因，然后加以纠正。

ACC/AHA 高血压指南提出了一份精确测量诊室血压的清单（表 49-34）[55]。测量血压前休息不足 5min、患者体位不当及袖带的位置或大小不正确，都是导致诊室血压读数错误升高的常见原因。如果通过正确的方法测量血压，诊室血压仍然升高，但是诊室外血压正常，则需考虑白大衣高血压。因此，白大衣高血压需通过居家血压监测或者 24h 动态血压测量予以排除。

同样，如 ACC/AHA 指南所建议的那样，适当的居家血压监测技术至关重要。尽管 24h 动态测量对排除白大衣高血压、获取诊室外准确的测量数据非常有用，但是需要将设备佩戴 24h 后归还诊所，其中所需费用和保险覆盖范围可能会限制所有患者对于这些设备的实际使用。

最近 Whelton PK 等列出了诊室血压、居家血压、日间动态血压、夜间动态血压和 24h 动态血压监测（ABPM）测量的相对应血压值[55]，如诊室血压为 120/80 mmHg 时，它所对应的居家血压、日间动态血压、夜间动态血压、24 小时动态血压分别为：120/80mmHg、120/80mmHg、100/65mmHg、115/75mmHg；诊室血压为 130/80mmHg 时，它们分别是 130/80mmHg、130/80mmHg、110/65mmHg 和 125/75mmHg；而诊室血压高达 160/100mmHg 时，其居家血压、日间动态血压、夜间动态血压、24h 动态血压分别是 145/90mmHg、145/90mmHg、140/85mmHg 和 145/90mmHg。另外，基本生活方式（如肥胖、缺乏运动、过量饮酒、吸烟和高盐摄入等）对于顽固性高血压的影响也值得被关注。

容量超负荷是发生顽固性高血压的一个重要和常见原因。这可能与盐摄入过多或由于内分泌异常、固有的肾脏疾病，导致肾脏无法排出适当的盐和水负荷相关。

表 49-33　顽固性高血压的病因

顽固性高血压的病因
假性耐药 • 白大衣高血压或诊室高血压 • 老年人假性高血压 • 血压袖带不合适，如对肥胖患者使用小袖带
对治疗方案依从性差
容量负荷过大
药物相关因素 • 降压药用量不足 • 利尿剂类型选择错误 • 降压药物组合不当 • 药物作用和相互作用 －拟交感活性药物 －抑制鼻黏膜充血药 －食欲抑制剂 －可卡因 －咖啡因 －口服避孕药 －肾上腺激素药 －甘草（可以在咀嚼烟草中找到） －环孢素、他克莫司 －红细胞生成刺激剂和促红细胞生成素 －抗抑郁药 －非甾体抗炎药 **伴随情况** • 肥胖
睡眠呼吸暂停 • 乙醇摄入量 >1oz（30ml）/d • 焦虑、过度换气
引起高血压的继发因素 • 肾血管性高血压 • 原发性醛固酮增多症 • 嗜铬细胞瘤 • 甲状腺功能减退 • 甲状腺功能亢进 • 甲状旁腺功能亢进 • 主动脉缩窄 • 肾脏疾病

表 49–34　准确测量血压清单

正确测量血压的关键步骤	具体说明
步骤 1：做好合适的准备	1. 嘱患者放松，坐在靠背椅上休息＞ 5min 2. 在测量之前，患者应避免咖啡因、运动和吸烟至少 30min 3. 排空膀胱 4. 在休息期间或测量期间，患者和观察者都避免讲话 5. 脱去所有覆盖袖口位置的衣物，充分暴露上臂 6. 患者坐在检查台上或躺在检查台上进行的测量是不符合规范的
步骤 2：使用适当的方法测量血压	1. 使用已验证合格的 BP 测量装置，并确保定期校准装置 2. 患者手臂需有支撑物（如将手臂放在桌子上） 3. 将袖带中央放在患者上臂平右心房水平（胸骨中点）处 4. 使用正确的袖带尺寸，使袖带可覆盖 80% 手臂，并注意是否使用大于或小于正常袖口尺寸的袖带 5. 使用膜型或钟型听诊器进行听诊读数
步骤 3：采取正确的方法来诊断和治疗血压升高 / 高血压	1. 在第一次访视时，记录双侧上肢血压，使用读数较高的上臂进行后续测量 2. 重复测量需间隔 1～2min 3. 听诊读数过程中，触诊桡动脉消失来估计 SBP。将袖带充气继续加压 20～30mmHg，开始听诊测定血压水平 4. 听诊读数过程中，以每秒下降 2mmHg 的速度释放袖带压力，直至听到 Korotkoff 声
步骤 4：正确记录准确的血压读数	1. 记录 SBP 和 DBP，如使用听诊读数，分别将最接近第 1 个 Korotkoff 音和所有 Korotkoff 音消失时的偶数读数记录为 SBP 和 DBP 2. 注意测量前最近服用降压药物的时间
步骤 5：平均读数	根据≥ 2 个场合的≥ 2 次读数的平均值来评估个人的血压水平
步骤 6：告知患者血压读数	向患者提供口头和书面的 SBP/DBP 读数结果

BP. 血压；DBP. 舒张压；SBP. 收缩压（经许可引自 Whelton PK, Carey RM, Aronow WS, et al. 2017 ACC/AHA/AAPA/ABC/ACPM/AGS/APhA/ASH/ASPC/NMA/PCNA guideline for the prevention, detection, evaluation, and management of high blood pressure in adults: executive summary: a report of the American College of Cardiology/American Heart Association Task Force on clinical practice guidelines. *Circulation*. 2018;138:e426–e483.）

饮食中高盐摄入量可以抵消所有抗高血压药物的抗高血压活性[636]。有些患者的盐敏感性更高。高盐敏感性在非裔患者中很常见[647]。在 CKD 和心力衰竭患者中，盐敏感性也是一个较常见的问题。仔细的临床检查及合理地使用噻嗪类或襻利尿剂（取决于肾脏功能的水平）对于达到理想的血容量以恢复大多数药物的降压功效至关重要。还应该教育患者避免食用含盐量高的食物，如加工食品。

顽固性高血压的药物相关原因也很常见，需要对每位患者进行仔细评估。口服避孕药、免疫抑制剂（如环孢素、他克莫司）、促红细胞生成素刺激物和某些抗抑郁药均可以升高血压。可能导致顽固性高血压的最常见药物是非处方药（OTC）——拟交感神经药，如抑制鼻黏膜充血药、食欲抑制剂和非甾体抗炎药[683]。咖啡因和甘草也可能会升高血压。不幸的是，患者可能并不认为 OTC 制剂是药物。因此，在评估顽固性高血压期间，应常规进行针对此类型药物的仔细询问。此外，饮酒、吸烟和使用可卡因可能是干扰药物降压作用的复杂因素。

一些药物可能会干扰其他药物的降压活性。例如，NSAID 会干扰利尿剂和 ACEI 的降压活性[680]。有趣的是，只有 CCB 的降压活性似乎不受 NSAID 的影响[684]。药物的相互作用可能会干扰药物的吸收、代谢，联用药物的药效学也可能影响降压活性。在顽固性高血压的评估中也应考虑导致高血压的继发原因。这些原因可分为肾脏、内分泌和其他原因（主要是睡眠呼吸暂停）。肾脏疾病是继发性高血压的最常见原因。生化检查和尿液分析有助于诊断。肾动脉狭窄通常被认为是继发性高血压的常见原因。三项大型 RCT 显示，尽管年轻女性的纤维肌性发育不良引起的肾动脉疾病通过介入治疗通常有效，但患有广泛动脉粥样硬化的老年人动脉粥样硬化性肾血管疾病的血运重建并未在血压控制、CKD 的进展[685]及心血管事件中显示出比保守治疗更好的疗效[55]。根据 ACC/AHA 指南，在伴有严重动脉粥样硬化性肾动脉狭窄（＞60%）又无法通过药物治疗控制血压的情况下，可以考虑对患者进行肾动脉支架置入术，但如Ⅱb 类推荐（弱）和 C 级证据（观察性研究）所示，该证据薄弱。因此，是否将通过多普勒超声检查或直接成像技术进行肾血管评估作为分析顽固性高血压原因的一部分，尚有待商榷。

相关的内分泌异常疾病包括原发性醛固酮增多症、库欣病、嗜铬细胞瘤、甲状腺功能低下或甲状腺功能亢进及甲状旁腺功能亢进。主动脉缩窄也可能是顽固性高血压的原因，但这一情况比较罕见。醛固酮增多症可以解释至少 15%～20% 的顽固性高血压，应通过检测血浆醛固酮水平与血浆肾素活性的比率，筛查所有顽固性高血压患者是否存在隐匿性醛固酮增多症。在一项回顾性研究中表明，对高血压患者更广泛检测血浆醛固酮浓度与血浆肾素活性的比值使得原发性醛固酮增多症的年检出率增加了 1.3～6.3 倍（筛查前为 1%～2%，筛选后为 5%～10%）。虽然这些结果由于选择偏倚而变得复杂，但他们的建议是，尽管腺瘤并不常见，但对于顽固性高血压患者仍应考虑筛查原发性醛固酮增多症[686]。通常，患有轻微醛固酮增多症的患者会在其降压方案中加入选择性醛固酮受体拮抗剂。

观察数据表明睡眠呼吸暂停与高血压有关。但是，持续的气道正压通气（CPAP）治疗对血压的影响很小。例如，在一个纳入 16 个 RCT 的 Meta 分析中提到[687]，与对照组比较，CPAP 导致 SBP 的平均净变化为 −2.46mmHg（95%CI −4.31～−0.62）、DBP 的平均净变化为 −1.83mmHg（95%CI −3.05～−0.61）。在最近的一项纳入 2717 例阻塞性睡眠呼吸暂停患者的 RCT 研究中，CPAP 治疗并未改善患者心血管疾病的预后。然而，其他研究表明，CPAP 治疗可改善生活质量和白天的嗜睡感[688]。因此，CPAP 治疗睡眠呼吸暂停除了改善生活质量外，并不能改善血压或预防心血管事件的发生。

顽固性高血压患者的降压策略应首先解决依从性、简化治疗方案及确定是否存在不良反应。随后，对药物进行评估，并尝试选择一种与其他药物能达到最大叠加降压效应的药物。如前所述，大多数药物可将 SBP 降低 8～10mmHg。因此，对 SBP 距离目标血压 40～50mmHg 的患者使用多种药物治疗比较常见。此外，应重视生活方式的调节。对于轻度高血压患者，应考虑减肥、限制饮食盐分、正念减压疗法和其他放松手段。

还应注意容量管理，确保没有药物间相互作用或其他临床情况导致利尿剂抵抗，如盐摄入过多、药物生物利用度受损、近端肾小管的利尿分泌功能受损、肾小管蛋白管型的形成或 GFR 降低。真正的顽固性高血压并不常见，应采取方法学帮助这些患者实现血压控制，因为血压不达标会使这些患者发生心血管并发症的风险变大。

“难治性高血压”是指患者在专家的指导下无法通过最大化的药物治疗（超过 4 种具有互补机制的最大耐受剂量药物）控制血压[689]。难治性高血压是非洲裔、糖尿病患者和（或）合并蛋白尿高血压患者的重要临床表型[689]。最近的大型观察性研究表明，有 0.5% 接受降压的患者和 3.6% 顽固性高血压患者是难治性高血压，这些人的 10 年 Framingham 冠心病和脑卒中的风险评分要高许多。改善这类患者的治疗策略尚不清楚，但可能需要更高剂量的醛固酮受体拮抗剂。

许多高血压患者由于未坚持治疗或难以耐受现有降压治疗，使得血压无法得到控制。一项研究表明，多达 35% 的患者被开具了多达 3～5 种抗高血压药物的处方，但其血液和尿液样本并未检测到药物[690, 691]。因此，需要新型的药物疗法和技术来降低难治性高血压患者的血压。幸运的是，在临床前和临床试验中出现了许多新药[692]。最近有一项大型盲法临床试验评估了经皮导管肾脏去交感神经术的疗效。与假手术组相比，手术组术后 6 个月的 SBP 没有显著降低[693]。然而，由于肾脏去交感神经手术本身的程序和技术缺陷，只有少数受试者（253 名中的 9 名）接受了完全的 4 个象限消融术（360 度覆盖肾动脉），且接受不完全肾脏去交感神经术的受试者 SBP 明显高于接受完全性肾脏去神经术的受试者，从而导致结果难以解释[692, 694]。

希望这些问题将在不久的将来得以解决，以使肾去交感神经支配手术能够广泛应用于临床[692]。那些开发中的药物和创新的新型介入方法应该为临床医师提供工具，使那些血压尚未得到控制的高血压患者得到更好的治疗。近期有篇综述介绍了新型抗高血压药物和器械治疗[692]（表 49-35）。

三、高血压亚急症和高血压急症的药物治疗

首先，重要的是要区分高血压亚急症和高血压急症。这些术语在临床实践中很少使用，并且有很多重叠之处。两者之间的区别很重要，因为管理方法大不相同。

高血压急症是一种临床综合征，其中血压显著升高会导致体内靶器官持续损伤（表 49-36）。该综合征可表现为脑病、视网膜出血、视乳头水肿、急性心肌梗死、脑卒中或 AKI。降压不及时可能会导致不可逆的后遗症，包括死亡。该综合征并不常见，但需要立即收住重症监护病房（ICU），并尽早地使用静脉内血管扩张药将 SBP 和 DBP 降低至约 140/90mmHg。

高血压亚急症是一种临床情况，患者的 BP 可能明显升高（如＞ 200/130mmHg），但没有证据表明存在靶器官损害。可以使用卡托普利或可乐定等速效药物治疗此类患者，在门诊患者中可以使用长效药物谨慎观察，逐步将血压恢复至更合适的水平。

因此，病史和体格检查结果是区分这两种综合征之间差异的关键因素。是否需在 ICU 住院治疗、使用静脉降压药物，还是仔细观察患者病情变化、使用口服药物以更好地控制血压，在很大程度上取决于是否存在靶器官损伤。

（一）胃肠外直接作用血管扩张药

肼屈嗪是一种直接作用的血管扩张药，通过肌内注射或快速静脉推注方式给药（表 49-37）。它起效迅速，并且降压效果持续长达 6h[695, 696]。肼屈嗪比二氮嗪效价低，并且血压反应较难预测，可引起反射性心率加快及水钠潴留。

硝普钠是最有效的肠胃外血管扩张药[695, 696]。硝普钠通过干扰细胞内钙活化，作用于血管平滑肌的兴奋 - 收缩偶联。与二氮嗪和肼屈嗪不同，硝普钠可以减少小动脉阻力和扩张静脉容量血管。它具有以下优点，包括输注即刻有效，并且作用时间极短，从而可以在血压控制中进行细微的调整（表 49-37）。硝普钠治疗的缺点包括：①需要进行动脉内 BP 监测；②需要每 4h 新鲜配制一次药物；③在输液过程中需要避光保护溶液；④代谢副产物有潜在毒性作用。硝普钠并非以原形排泄，它通过与血红蛋白反应迅速代谢为氰化物和硫氰酸盐，从而产生高铁血红蛋白和不稳定的中间体，该中间体解离可释放氰化物。氰化物的主要消除途径是在肝脏和肾脏中转化为硫氰酸盐。可以发生硫氰酸盐向氰化物的逆转化。硫氰酸盐主要经尿液排泄。它的血浆半衰期在正常人为 1 周，在 CKD 患者中可发生蓄积。如果硝普钠输注时间超过 48h 或输注速率＞ 2mg/（kg・min），则可能会产生有毒的氰化物或硫氰酸盐。该药物的最大剂量不应＞ 10mg/（kg・min），持续＞ 10min[697]。毒性表现包括饥饿、反射亢进、神志不清和癫痫发作。乳酸中毒和静脉血氧过多是氰化物中毒的实验室指标。对药物无反应的出现可能是由于游离氰化物浓度的增加。在这种情况下，应立即停药并测量氰化物水平。硝普钠可被血液透析清除。

静脉使用硝酸甘油引起动脉和静脉床的扩张作用呈剂量依赖性。在较低剂量下，硝酸甘油的主要作用是减少前负荷；在较高的输注速度下减少后负荷。硝酸甘油还可能扩张心外膜冠状动脉血管及其侧支，增加缺血区域的血液供应。保证血压不过度下降或心率不增加，就可以维持有效的冠状动脉灌注。硝酸甘油即时起效，但会迅速代谢为二硝酸盐和一硝酸盐（表 49-37）。硝酸甘油可以被塑料吸收，所以只能在玻璃瓶中进行稀释。硝酸甘油也可以被聚氯乙烯（PVC）管吸收，应使用非 PVC 静脉给药套件。

硝酸甘油适用于正常或较低左心室充盈压或肺毛细血管楔压的患者。使用过程中必须连续监测血压、心率和肺毛细血管楔压，以评估合适剂量。硝酸甘油可扩张冠状动脉侧支血管，而其他可直接作用的小动脉血管舒张药尚无此特性。因此，静脉注射硝酸甘油可能是治疗冠心病伴有中度高血压患者的首选药物。主要不良反应为头痛、恶心和呕吐。

表 49-35　抗高血压新药

药　物	作用机制	临床试验状态
BAY-94-8862（芬尼诺）	盐皮质激素受体拮抗剂	Ⅱb 期临床试验
LCI699	醛固酮合成酶抑制剂	Ⅱ期临床试验[a]
C21	AT_2 受体激动剂	临床前实验
XNT	ACE2 活化剂	临床前试验[a]
DIZE	ACE2 活化剂	Ⅰ期临床试验
人重组 ACE2	ACE2 活化剂	Ⅰ期临床试验
HP-β-CD/Ang1-7	Ang1-7 类似物	临床前试验
AVE0991	Mas 受体非肽激动剂	临床前试验
CGEN-856S	Mas 受体肽类激动剂	临床前试验
Alamandine/HPβCD	Mas 相关 G 蛋白偶联受体 D 成员激动剂	临床前试验
PC18	氨肽酶 N 抑制剂	临床前试验
RB150（OGC001）	氨肽酶 N 抑制剂	Ⅰ期临床试验
LCZ696	双效血管紧张素受体－肾上腺素抑制剂	Ⅲ期临床试验
SLV-306（Daglutril）	双效血管内皮转换酶－肾上腺素抑制剂	Ⅱ期临床试验
PL-3994	利钠肽 A 激动剂	Ⅱ期临床试验
C-ANP_{4-23}	心钠素清除受体（NPR-C）选择性心钠素类似物	临床前试验
AR9281	可溶性环氧化物水解酶抑制剂	Ⅱ期临床试验[a]
Vasomera（PB1046）	血管活性肠肽受体 2（VPAC2）激动剂	Ⅱ期临床试验
AZD1722（特纳帕诺）	肠道 Na^+/H^+ 交换蛋白 3 抑制剂	Ⅰ期临床试验
Etamicastat	多巴胺 β 羟化酶抑制剂	Ⅰ期临床试验
疫苗		
CYT006-Ang0β	血管紧张素Ⅱ疫苗	Ⅱ期临床试验
Angil-KLH	血管紧张素Ⅱ疫苗	临床前试验
pHAV-4Anglis	血管紧张素Ⅱ疫苗	临床前试验
ATROβ-001	血管紧张素Ⅱ疫苗	临床前试验
ATR12181	血管紧张素Ⅱ1 型受体疫苗	临床前试验
子痫前期药物		
DIF	抗地高辛抗体片段	Ⅱ期临床试验加速期
ATryn	重组抗凝血酶	Ⅲ期临床试验

a. 表示该期试验已终止

ANP. 心房钠尿肽；ATR. 血管紧张素Ⅱ1 型受体；DIF. 地高辛免疫抗体片段；KLH. 匙孔血蓝蛋白（引自 Oparil S, Schmieder RE. New approaches in the treatment of hypertension. *Circ Res*. 2015;116:1074–1095.）

表 49-36 高血压急症

• 高血压脑病 [a]
• 急性主动脉夹层 [a] – 中枢神经系统出血 [a] – 颅内出血 – 血栓性脑血管意外 – 蛛网膜下腔出血
• 常规药物治疗无效的急性左心衰竭 [a]
• 心肌缺血或梗死伴持续性胸痛 [a]
• 加速或恶性高血压 [b]
• 妊娠毒血症 – 子痫 [a]
• 肾衰竭或肾功能不全 [b]
• 高血压伴高肾上腺素能状态 [a] – 嗜铬细胞瘤 – 单胺氧化酶抑制剂与酪胺类食品的相互作用 – α 肾上腺素受体激动剂与非选择性 β 肾上腺素受体拮抗剂的相互作用 – 可乐定或胍那苄突然停药 – 严重烧伤 – 神经源性高血压
• 外科患者的高血压 [b] – 与术后出血有关 – 心脏或血管开放性手术后 – 急诊手术前 – 肾移植术后 – 合并糖尿病视网膜出血的高血压患者 [a]

a. 一些作者认为是真正的高血压急症
b. 一些作者认为是高血压亚急症

长时间使用会产生耐受性。

1. 选择性 $β_1$ 肾上腺素受体拮抗剂

艾司洛尔盐酸盐是一种短效的选择性 $β_1$ 肾上腺素受体拮抗剂。注射用艾司洛尔盐酸盐浓缩物必须稀释至 10mg/ml 终浓度 [695, 696]。艾司洛尔盐酸盐的外渗可能引起严重的局部刺激和皮肤坏死。如前所述，艾司洛尔具有 $β_1$ 肾上腺素受体拮抗剂的所有潜在毒性。

静脉内注射 250～500mg/kg 的负荷剂量，然后以 50～100mg/（kg・min）的速度输注维持，将在 5min 内达到稳态血药浓度（表 49-37）。通过 1min 负荷剂量和 4min 维持输注评估疗效。如果通过血压和心率反应评估，观察到足够的治疗效果，则继续维持输注。如果未观察到足够的治疗效果，则可以重复相同的负荷剂量 1min，然后以较高的速率维持输注。

艾司洛尔的药理作用类似于其他选择性 $β_1$ 肾上腺素受体拮抗剂。它会产生负性变时作用和负性变力作用，已被用于预防或治疗由外科手术事件引起的血流动力学变化，包括 SBP 和 DBP 的增加及心率收缩压共同增加。艾司洛尔尤其适用于治疗术后高血压和与冠状动脉功能不全相关的高血压 [695, 696]。艾司洛尔在血液中迅速水解，停药 30min 后浓度可忽略不计。艾司洛尔的去酯化代谢产物主要经肾脏清除，CKD 患者应谨慎使用该药物。此外，艾司洛尔是治疗急性主动脉夹层的首选药物。

2. $α_1$ 和 β 肾上腺素受体拮抗剂

$α_1$ 和 β 肾上腺素受体拮抗剂拉贝洛尔可通过重复静脉注射或缓慢连续输注给药 [695, 696]（表 49-37）。在第 1 次注射后 5min 内，血压下降达最大程度。需仰卧位给药，以避免症状性体位性低血压的发生。拉贝洛尔的不良反应先前已有讨论。该药物已被证实对孕妇的高血压急症和紧急情况安全有效。

3. 中枢性 $α_2$ 肾上腺素受体激动剂

盐酸甲基多巴酯是中枢性 $α_2$ 肾上腺素受体激动剂，可以静脉注射 [695, 696]（表 49-37）。它起效和达峰作用存在延迟效应，并且不可预测它对血压的作用。甲基多巴的不良反应前面章节已经给予介绍。

4. 血管紧张素转化酶抑制剂

依那普利拉是口服 ACEI 依那普利的活性代谢产物，缓慢静脉输注 5min（表 49-37），静脉注射剂量约为口服剂量的 25%。15min 起效，1～4h 作用达高峰 [698]，持续作用时间约为 6h。CKD 患者的初始剂量应不超过 0.625mg。

5. α 肾上腺素受体拮抗剂

甲磺酸酚妥拉明是一种非选择性的 α 肾上腺素受体拮抗剂，主要用于治疗与嗜铬细胞瘤相关的高血压 [695, 696]。当静脉推注或连续输注时，其起效迅速（表 49-37）。作用持续时间为 10～15min。该药物的血浆半衰期为 19min。大约 13% 以原形经尿排泄。如前所述，药物不良反应与前述非选择性 α 肾上腺素受体拮抗剂相似。

6. 钙通道阻滞剂

盐酸尼卡地平是一种二氢吡啶类 CCB，通过缓慢连续输注以 0.1mg/ml 的浓度给药。每安瓿瓶（25mg/1ml）溶于 240ml 兼容的静脉溶液（不包括碳酸氢钠或乳酸林格氏液）进行稀释，配制成 250ml 终浓度为 0.1mg/ml 的溶液[699]。血压降低程度与药物呈剂量依赖性。几分钟内起效，在 45min 内血压下降达最终下降血压的 50%，但在 50h 左右仍未达到最终稳态（表 49-37）。输液中断后，在 30min 内抵消 50% 的降压作用，但在大约 50h 内降压作用才逐渐消失。已证明该药在治疗小儿高血压急症中是安全有效的[699, 700]。

氯维地平是一种二氢吡啶类 CCB，以脂质乳剂形式进行静脉输注，用于治疗高血压紧急情况[701]。接受氯维地平 0.91 和 3.2μg/（kg・min）输注在 2min 和 10min 内可达到稳态血药浓度。在轻度至中度高血压患者和健康志愿者中，静脉输注剂量与稳态血药浓度之间呈线性关系。氯维地平具有高度的蛋白质结合能力，并且分布迅速。该药物在血液和血管外组织中被酯酶迅速水解。输注结束后，血药浓度迅速下降。初始阶段消除很快（半衰期约为 1min），占消除的 85%～90%。最终消除半衰期为 15min。氯维地平治疗可在＜ 6min 的时间内使血压迅速降低（与基线相比下降≥ 15%）[702]。氯维地平的安全性与硝酸甘油、硝普钠和尼卡地平相当。最常见的不良事件是窦性心动过速、头痛、恶心和胸部不适[703]。

7. 多巴胺 D_1 受体激动剂

甲磺酸芬多巴胺是一种多巴胺 D_1 样受体激动剂，稀释后可以静脉输注，用于治疗高血压急症[701, 704]。它是一种快速反应制剂，作为多巴胺 D_1 样受体激动剂，产生血管舒张作用，并对 α_2 肾上腺素受体具有适度的亲和力。

非诺多泮是一种外消旋混合物，其中 R 异构体具有主要的生物活性。实验研究表明，它对冠状动脉、肾、肠系膜和周围动脉具有血管舒张作用。然而，并非所有的血管床都对其具有统一的反应。该药物可增加高血压患者和血压正常患者的肾血流量。

非诺多泮的规格为 1ml（含 10mg 非诺多泮）安瓿瓶，稀释后以 0.01～1.6mg/（kg・min）的速率恒定输注的形式给药（表 49-37）。它的稳态血浆浓度与输注速度成比例，半衰期为 5min，20min 内可以达到稳态浓度。

终末期肾病或肝脏疾病不会影响非诺多泮活性化合物的清除率。大约 90% 的非诺多泮经尿排泄，10% 经粪便排泄。它的消除主要是通过与非 CYP

表 49-37　用于治疗高血压急症的胃肠外药物

药　物	剂　量	起效时间	达峰时间	作用持续时间
肼屈嗪	0.5～1.0mg/min 静脉输注或 10～50mg 肌内注射	1～5min	10～80min	3～6h
硝酸甘油	5～100μg/min 静脉输注	1～2min	2～5min	3～5min
硝普钠	0.25～10μg/（kg・min）静脉输注	立刻	1～2min	2～5min
艾司洛尔	250～500μg/（kg・min）× 1（负荷剂量），然后 50～100μg/（kg・min）× 4（维持剂量）；维持剂量可增加到最大 300μg/（kg・min）	1～2min	5min	0～30min
拉贝洛尔	20mg 静脉注射，然后每分钟输注 0.5～2mg	5min	10min	3～6h
甲基多巴	250～500mg，每 6 小时 1 次（最多 2g）	2～3h	3～5h	6～12h
咪噻吩	0.5～10mg/min 静脉注射，超过 2min（最大剂量 300mg）	立即	1～2min	5～10min
依那普利酸	0.625～5.0mg 静脉输注，持续 5min，每 6 小时 1 次	5～15min	1～4h	6h
酚妥拉明	0.5～1.0mg/min 静脉输液或 2.5～5.0mg 每 5～15min 静脉输注	立即	3～5min	10～15min
尼卡地平	5～15mg/h	5～10min	45min	50h
氯维地平	1～2mg/h（最大 16mg/h）	2～4min	5～6min	15min
非诺多泮	0.01～1.6μg/min 持续输注	5～15min	30min	5～10min

酶的结合而发生。没有关于其药物相互作用的数据。药物不良反应包括心率反射性增加、眼内压增加、头痛、面部潮红、恶心和低血压。

（二）速效口服药物

口服速效药物可以使全身血压更迅速地降低[622]。这些药物包括：① α_1 和 β 肾上腺素受体拮抗剂，如拉贝洛尔；②中枢 α_2 肾上腺素受体激动剂，如可乐定；③ CCB，如地尔硫卓和维拉帕米；④ ACEI，如卡托普利和依那普利；⑤突触后 α_1 肾上腺素受体拮抗剂，如哌唑嗪；⑥口服药物的复合制剂。表 49–38 列出了常用于治疗高血压紧急情况的速效口服药物的剂量和药效学作用。请注意，由于速效的二氢吡啶类 CCB 可能会使血压大幅度且不可预测地降低，诱发缺血事件，已不再建议使用速效的二氢吡啶类 CCB，如舌下含服硝苯地平[705]。

（三）快速降压的临床思考

快速降低血压可能会损害重要器官（如大脑和心脏）的血液供应。2017 年 ACC/AHA 指南[55]建议 SBP 的初始降低幅度不超过 25%，除外某些临床情况（如急性主动脉夹层或先兆子痫 / 子痫），因为在这些情况下，需要更强效且更快速地降低血压。高血压过度降低风险的发生与高血压患者脑卒中和心脏病发作时舌下含服硝苯地平相关[705]。由于这种方法方便且起效快，临床医生无法预计治疗后患者的血压下限。

通常情况下，在血压偏低时，机体通过自身调节脑血流量以保证脑灌注；但在慢性高血压状态下这种调节机制会减弱，从而避免脑水肿的发生。对于慢性高血压，短期、快速降低血压可能引起脑血流量不足，从而加剧脑组织局部缺血和梗死的发生。脑血管动脉粥样硬化疾病的患者，存在脑灌注区域分布不均匀，这种作用显得更为突出。例如肼屈嗪、硝普钠和尼卡地平等，可以透过血脑屏障，使脑血管扩张，从而减轻局部缺血的可能性。此外，强效的脑血管扩张药可引起颅内压升高，从而可能引起脑水肿和脑疝。

血压骤然下降也可能会干扰舒张期的冠状动脉灌注，导致心肌缺血、梗死或心律失常。另外，血压的快速降低可能导致心率反射性增加，这也将干扰舒张期的冠状动脉灌注。因此，对于这些患者，必须谨慎而可控地降低血压。对大多数高血压急症

表 49–38　用于治疗高血压急症的速效口服药物

药　物	剂　量	起效时间	达峰时间	作用持续时间
α_1 和 β 肾上腺素受体拮抗剂				
拉贝洛尔	100～400mg，每 12 小时 1 次（最大 2400mg）	1～2h	2～4h	8～12h
α_1 肾上腺素受体拮抗剂				
哌唑嗪	1～5mg，每 2 小时 1 次（最大 20mg）	< 60min	2～4h	6～12h
中枢 α_2 受体激动剂				
可乐定	起始 0.2mg，然后 0.1mg/h（最大 0.8mg）	30～60min	2～4h	6～8h
钙通道阻滞剂				
地尔硫卓	30～120mg，每 8 小时 1 次（最大 480mg）	< 15min	2～3h	8h
维拉帕米	80～120mg，每 8 小时 1 次（最大 480mg）	< 60min	2～3h	8h
血管紧张素转化酶抑制剂				
卡托普利	12.5～25mg，每 6 小时 1 次（最大 150mg）	< 15min	1h	6～12h
依那普利	2.5～10mg，每 6 小时 1 次（最大 40mg）	< 60min	4～8h	12～24h

患者，首选静脉给予硝普钠。但是，对于患有冠状动脉疾病的患者，推荐静脉使用硝酸甘油、艾司洛尔或两者同时使用，因为这些药物可以扩张冠状动脉、减慢心率。静脉使用尼卡地平有助于冠状动脉血管扩张。对患有急性主动脉夹层的患者，最好先用β肾上腺素受体拮抗剂治疗，然后再用血管舒张药治疗。对患有高血压性脑病或中枢神经系统出血的患者，建议使用不引起脑血管扩张的药物治疗，如肼屈嗪、硝普钠、尼卡地平或非诺多泮。

声明

特别感谢 Matthew R Weir 博士、Donna S Hanes 博士、David K Klassen 博士和 Walter G Wasser 博士在第 10 版中对本章所做的贡献。

第50章 利尿剂

Diuretics

Ewout J. Hoorn　Christopher S. Wilcox　David H. Ellison　著
陈莎莎　王　蔚　译
李贵森　校

要　点

- 限盐饮食，选择长效利尿剂，或更频繁地使用利尿剂，将通过限制利尿剂后的盐潴留来增加氯化钠的排出。
- 长期使用利尿剂及利尿剂抵抗的情况下，患者可能对另一种类的利尿剂治疗有效。
- 托拉塞米是治疗心力衰竭的首选利尿剂，因为它具有更好的生物利用度，无低钾血症，与其他襻利尿剂相比疗效更佳。
- 心力衰竭时，利尿反应受损，表现为利尿剂的尿钠排泄关系右移。
- 在心力衰竭中，远端肾小管代偿性重吸收增加而不是输送驱动利尿阻力减少。
- 在慢性肾脏疾病中，襻利尿剂产生的 Na^+ 排泄分数的最大增加量保持不变，但其绝对反应是有限的。
- 增加 SGLT2 抑制剂可能有助于缓解糖尿病患者襻利尿剂抵抗，同时提供保护，防止 GFR 的逐步损失。
- 在 SLC02A1 变异的患者中，噻嗪类利尿剂诱导低钠血症的风险增加，因 SLC02A1 变异使前列腺素转运体失活并使前列腺素 E_2 刺激 EP_4 受体并插入水通道蛋白 -2 的水通道。

本章综述了利尿剂的作用机制、生理适应性、临床应用和不良反应。利尿剂一词指的是有增加尿量作用的几组药物。大多数利尿剂的靶点是肾脏中的钠转运蛋白（利钠药）。正在临床前开发的药物的新靶点还包括钾和尿素通道（利尿素药，urearetics；见“临床前开发中的新型利尿剂”）。利尿剂的其他靶点包括间接控制肾脏钠重吸收的酶（如碳酸酐酶、肾上腺素）或受体（如盐皮质激素受体）。升压素受体拮抗剂（伐普坦类）通过选择性抑制水重吸收（利水药）增加利尿。渗透性利尿剂被过滤但不被重吸收，并产生反向渗透梯度，抑制水及间接地抑制 NaCl（溶剂拖曳）的重吸收。其他利尿剂也依赖于渗透性利尿，如新型钠葡萄糖转运蛋白 2（SGLT2）抑制剂和尿素通道抑制剂。

利尿剂钠转运的主要靶点已被确定，并克隆了其基因。本章将讨论疾病对利尿剂动力学的影响，因为它们可以预测利尿剂所需的剂量调整。襻利尿剂和噻嗪类利尿剂是应用最广泛的利尿剂，本文介绍了对长期使用此类利尿剂的生理适应性，还讨论了利尿剂的抗药性、治疗方法及主要不良反应。该讨论提供了一种策略制订框架，以最大限度地满足期望的疗效，同时最小化不良反应。本章还讨论了利尿剂在治疗特定临床疾病的实际应用。

其他章节讨论了利尿剂治疗高血压（第 49 章）、

利尿剂引起的钾排泄变化（第 17 章）、酸碱代谢紊乱（第 16 章）、二价阳离子排泄和肾结石（第 18 章和第 38 章）、抗利尿激素分泌失调综合征（第 15 章）和急性肾损伤（第 28 章）。利尿剂已被广泛地综述[1-4]。本章前几版中有更详细的历史参考文献，感兴趣的读者请参阅 *Brenner & Rector's The Kidney* 的第 7 版至第 10 版查询更详细的参考文献。

一、利尿剂的分类

图 50–1 总结了利尿剂的主要作用部位和相应肾单位节段处重吸收被滤过的 Na^+ 的百分比。

（一）碳酸酐酶抑制剂

1. 作用部位和机制

在肾脏中，碳酸酐酶抑制剂（CAI）主要作用于近端肾小管细胞以抑制碳酸氢盐吸收（图 50–2）。在远端肾小管也观察到碳酸酐酶抑制剂较弱的作用效应[5]。碳酸酐酶（CA）是一种金属酶，每分子含有一个锌原子，在碳酸氢钠重吸收和肾小管上皮细胞分泌氢离子中发挥重要作用。碳酸酐酶的生化、形态学和功能特性都已进行了综述[6, 7]。

CA 由多种组织表达，包括红细胞、肾、肠、睫状体、脉络丛和胶质细胞。尽管至少鉴定出了 14 种 CA 亚型，但只有 2 种在肾脏酸碱平衡中起主导作用，分别是 CA Ⅱ和 CA Ⅳ。CA Ⅱ广泛表达，包括由红细胞和多种分泌与吸收的上皮细胞表达的酶。在肾脏中，CA Ⅱ在细胞质中表达，占肾 CA 的 95%[7]。它存在于近端小管细胞和醛固酮敏感的远端肾单位（ASDN）闰细胞中[7]。Ca Ⅳ在髓襻近端升支粗段（TAL）细胞和 ASDN 的 α 闰细胞的管

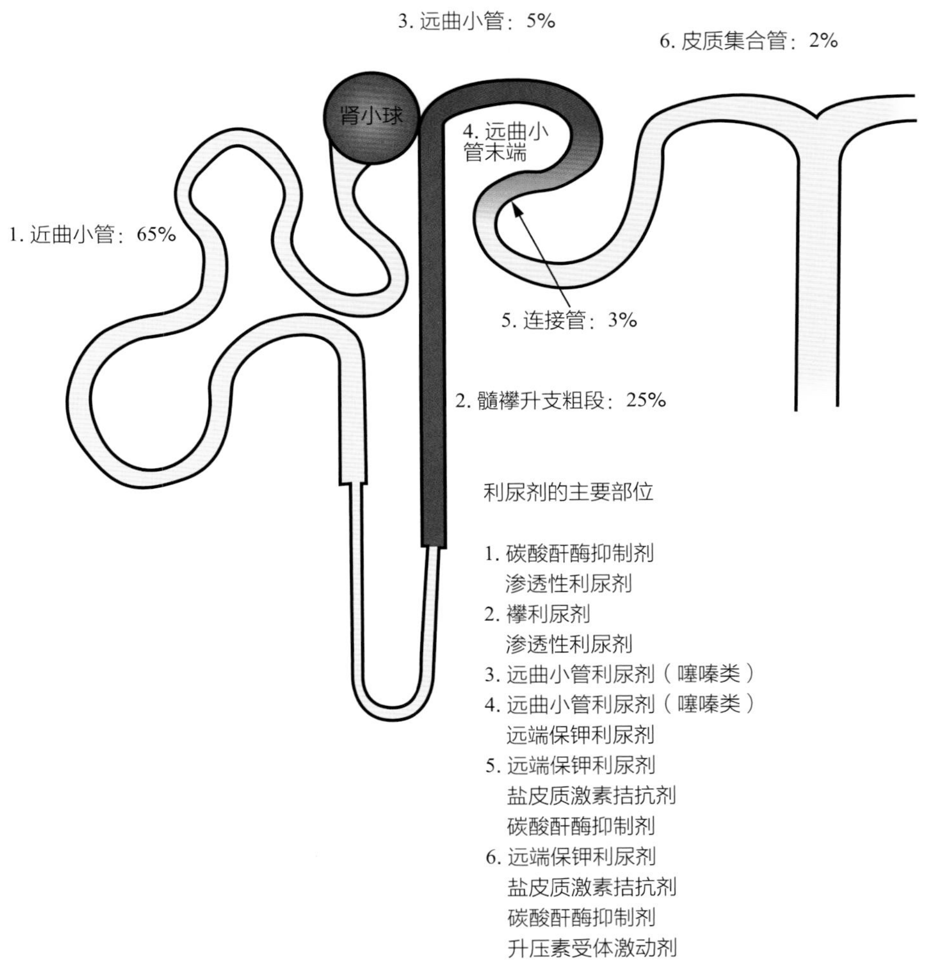

▲ 图 50–1　肾单位图详细列出利尿剂作用的主要部位和滤过钠在每部分重吸收的大概百分比

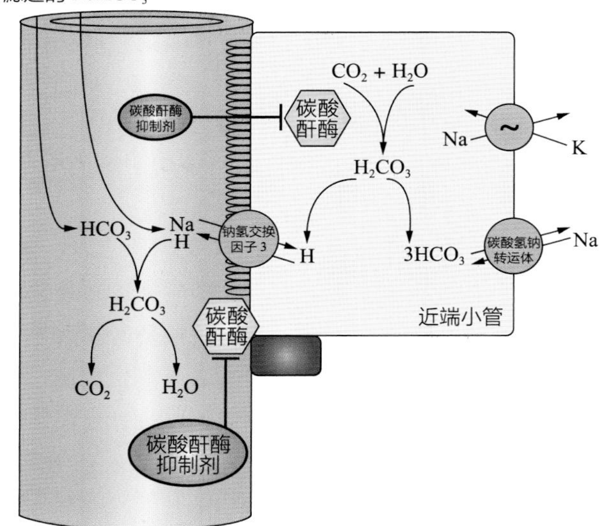

▲ 图 50-2 近端小管中利尿作用的机制

该图显示了近端小管细胞的功能模型。为了清楚起见，从模型中省略了许多转运蛋白。在细胞内，碳酸酐酶（CA）催化 OH^- 和 CO_2 生成 HCO_3^-。碳酸氢盐通过碳酸氢钠转运体（NBC1）离开细胞。第二个碳酸酐酶池位于刷状缘。这参与了处理由过滤的碳酸氢盐和分泌的 H^+ 所形成的碳酸。乙酰唑胺和其他碳酸酐酶抑制剂（CAI；详情见正文）抑制了碳酸酐酶的两个池

腔边界处表达[8]。

CAI 的原型是乙酰唑胺。然而，许多利尿剂有一些 CAI 作用[9]。这一特点有助于呋塞米和氢氯噻嗪对近端肾小管重吸收的弱抑制作用，以及大剂量呋塞米对血管平滑肌细胞发挥舒张作用[9]。

CAI 阻断近端肾小管刷状缘处的碳酸酐酶催化脱水，减少细胞内与 Na^+ 反向转运所需的 H^+ 合成，并减少管周毛细血管液体摄取[10]。CAI 也是 TAL 重吸收的弱抑制剂[11]，但 CAI 和襻利尿剂（见下文）的利钠效应是叠加的，证实了它们独立的作用机制[12]。CAI 也抑制了碳酸氢根在远端肾小管的重吸收，可能是通过干扰 α 闰细胞的作用[7]。第一次服用 CAI 会引起剧烈的碱性利尿。Na^+、K^+、HCO_3^- 和 PO_4^{2-} 的排泄增加，而可滴定酸和 NH_4^+ 的排泄急剧减少。钙的排泄基本保持不变。由于不可吸收的 HCO_3^- 和远端肾单位中高流速，存在大量的钾尿。然而，低钾血症不常见，因为酸中毒将 K^+ 从细胞中分离出来。

尽管依赖于 CA 的近端钠重吸收量很大，但长期使用 CAI 只造成温和的尿钠排泄。有几个因素可以解释这一点：

① 重吸收 HCO_3^- 需要 CA，而约 2/3 的近端 Na^+ 重吸收伴随 Cl^- 重吸收。

② 即使在完全抑制 CA 后，一些近端小管 HCO_3^- 重吸收仍然持续存在[13]。

③ 从近端小管排出的一些 HCO_3^- 可以在更多远端小管重吸收[13]。

④ 代谢性酸中毒会限制 HCO_3^- 的过滤负荷，从而减少尿钠排泄。

⑤ 滤过的钠向致密斑输送增加，引起管肾反馈（TGF）诱导的肾小球滤过率（GFR）降低[14]。

对近端小管 Na^+–H^+ 交换体 NHE3 缺失小鼠的微穿刺研究表明，抑制近端小管 Na^+ 重吸收主要通过减少 GFR 来平衡[15]，支持这一机制。尽管 CAI 只引起轻微的尿钠排泄，但噻嗪类利尿剂和乙酰唑胺的联合使用会导致快速的尿钠排泄[16]。这一现象可以解释为乙酰唑胺抑制 HCO_3^-/Cl^- 交换体，后者是由噻嗪类利尿剂抑制上游氯化钠协同转运（NCC）后上调的[16, 17]。

2. 药代动力学

乙酰唑胺（Diamox）容易被吸收，通过近端小管分泌消除，半衰期（$t_{1/2}$）为 13h，在低蛋白血症时，半衰期会缩短[18]。甲唑胺（Neptazane）具有较少的血浆蛋白结合率、较长的 $t_{1/2}$ 和较高的脂溶性，所有这些都有利于渗透到房水和脑脊液中。此药物的肾脏效应弱，因此被用于治疗青光眼。

3. 临床适应证

CAI 作为利尿剂的使用受到其短效、代谢性酸中毒的发生和一系列不良反应的限制。它们可与 $NaHCO_3$ 输液共用以启动碱性利尿，增加弱酸性药物（如水杨酸盐、苯巴比妥）或酸性代谢物（如尿酸盐）的排泄。氯缺乏性代谢性碱中毒最好用含钾或钠的氯制剂来治疗。然而，如果这产生不可接受的细胞外容量（ECV）扩张，可用乙酰唑胺（250～500mg/d）和 KCl 增加 HCO_3^- 排泄。

襻利尿剂或噻嗪类药物引起的代谢性碱中毒可抑制慢性呼吸性酸中毒患者的呼吸，如慢性阻塞性肺疾病。这种效果为 CAI 的使用提供了理论基础。事实上，乙酰唑胺可降低受试者的动脉二氧化碳分压（$PaCO_2$），并改善氧分压（PaO_2）。由于 $PaCO_2$ 和血浆碳酸氢盐浓度（$PHCO_3$）均降低，血液 pH

变化不大[19]，但 $PHCO_3$ 的降低限制了血液的缓冲能力。CAI 可在代谢性酸中毒或运动中增加 $PaCO_2$，可能是通过抑制低氧通气驱动[20]和低氧性肺血管收缩[21]，引起通气－灌注失衡[22]。然而，乙酰唑胺（250mg，每天 2 次）可以改善慢性阻塞性肺疾病患者的血气参数[23]。对此类患者实施 CAI 时，需要仔细监督。

当用于治疗青光眼时，CAI 通过睫状突减少 HCO_3^- 和 Na^+ 的转运，从而降低眼压[24]。CAI 也限制了脑脊液[25]和内淋巴[26]的形成。目前，它们在治疗青光眼方面的应用通常局限于局部制剂，最常见的是联合制剂。另一方面，口服乙酰唑胺仍被广泛用作治疗特发性颅内高压（IIH；有时也称为假性脑肿瘤）的干预措施之一[27]。

急性高原病的特征是头痛、恶心、困倦、失眠、呼吸短促、头晕和突然上升后的不适。乙酰唑胺 250～750mg/d 可用于预防高原病，可能是通过刺激呼吸和减少脑血流量和脑脊液形成发挥作用[28-30]。乙酰唑胺用于已知的高原病，可改善氧合和肺气体交换[31]。它能刺激中枢性睡眠呼吸暂停患者的通气[32]。对于 IIH 患者，服用乙酰唑胺和低钠减肥饮食可适度改善视野功能[33]。

CAI 对低钾性周期性麻痹的预防是有效的，因为它们减少 K^+ 流入细胞[34]。矛盾的是，它们也可用于治疗高钾性周期性麻痹[35]。

最近在小鼠身上发现乙酰唑胺能减轻锂引起的肾性尿崩症，其不良反应比噻嗪类和阿米洛利少[36]。这种作用归因于 GFR 的降低和 TGF 的激活，但也可能表明在集合管中有一种特殊的作用。需要临床数据来评估对人类的相应效应。

CAI 的其他指标是实验性的。它们包括可能在肥胖、癌症和感染等多种疾病中的应用[37]。

4. 不良反应

服用 CAI 的患者可能会主诉虚弱、嗜睡、味觉异常、感觉异常、胃肠道不适、萎靡和性欲下降。$NaHCO_3$ 可以减轻这些症状，但这种药物会增加肾钙质沉着症和肾结石的风险[38]。总的来说，50% 的青光眼患者用 CAI 治疗后出现症状性代谢性酸中毒[39]。

老年患者或糖尿病、慢性肾脏病（CKD）患者如果接受 CAI，可能会出现严重的代谢性酸中毒[39]。碱性尿液有利于肾氨进入血液，而不是在尿液中消除。血氨的增加可能导致肝功能衰竭患者肝性脑病的发生[39]。

乙酰唑胺增加肾结石的风险超过 10 倍[40]。CAI 偶尔会引起过敏反应、肝炎和血液病[41]。与苯妥英钠或苯巴比妥合用可引起骨软化[42]。

（二）渗透性利尿剂

1. 作用部位和机制

渗透性利尿剂是可以自由过滤但又很难重吸收的物质[43]。甘露醇是典型的渗透性利尿剂，山梨醇和甘油有类似的作用。在近端肾单位和髓襻的薄支中的水可自由渗透，流体重吸收使滤过的甘露醇浓缩，足以减少肾小管液体的重吸收。持续的 Na^+ 重吸收降低了管内 Na^+ 浓度，并为重吸收的钠回流到管内形成了浓度梯度。远端小管血流增加刺激 K^+ 分泌。

甘露醇是一种高渗溶质，从细胞中吸取水分。总肾血流量（RBF）的增加部分与血液稀释、红细胞压积和黏度的降低有关。甘露醇增加髓质血流量，降低髓质溶质梯度，从而防止尿浓缩。肾血浆流量的增加和血浆胶体渗透压的降低可增加肾小球滤过率[44]。

2. 药代动力学和剂量

甘露醇只分布在细胞外液中。它在肾小球处自由滤过。因此，血浆甘露醇清除率的 $t_{1/2}$ 取决于 GFR，而晚期 CKD 患者血浆甘露醇清除率从 1h 延长到 36h[45]。甘露醇可以 15% 或 20% 的浓度每日 50～200g；或 20% 的浓度，1.5～2.0g/kg 静脉注射 30～60min，以治疗眼压或颅内压升高[43]。

3. 临床适应证

甘露醇已被用于评估预防急性肾损伤（AKI），但其在发生 AKI 风险患者中使用的对照试验没有发现阳性结果[46, 47]。这种试验的基本原理包括甘露醇能扩大 ECV、阻断 TGF、维持 GFR、增加 RBF 和肾小管流量，防止脱落细胞成分或晶体阻塞肾小管，减轻肾水肿，从外皮质向相对低氧的内皮质和外髓质重新分配血流，清除氧自由基[43, 44]。对尸体肾移植受者发生 AKI 有一定的预防作用[43]。使用利尿剂将少尿转化为非少尿的 AKI 将在后面讨论（见“利尿剂的临床应用”）。

一项甘露醇治疗合并肝功能衰竭的脑水肿的研究显示，与对照组的 6% 相比，47% 的患者存活率明显提高 [48]。甘露醇被推荐用于重型颅脑损伤的治疗 [49, 50]。在降低脑水肿方面，它比襻利尿剂或高渗盐水更有效 [51]。甘露醇能逆转透析失衡综合征 [52]。

4. 不良反应

甘露醇对血浆电解质浓度的影响较为复杂。细胞水的渗透摄取最初导致高渗性低钠血症和低氯血症。后来，当过量的细胞外液（ECF）排出时，细胞内的水分减少，细胞内 K^+ 和 H^+ 浓缩，从而增加了它们向 ECF 扩散的浓度梯度，导致高钾性酸中毒。正常情况下，只要肾功能正常，这些电解质变化由于肾脏代偿机制会被迅速纠正。但是如果由于尿浓缩能力受到抑制而不提供游离水，可能会发生高钠性脱水 [53]。

在不能消除药物的肾衰竭患者中，会发生 ECV 扩张、血液稀释和高钾代谢性酸中毒。循环负荷过重、肺水肿、中枢神经系统抑制和严重低钠血症需要紧急血液透析 [54]。超过 200g/d 的剂量可导致肾血管收缩和 AKI [43]。

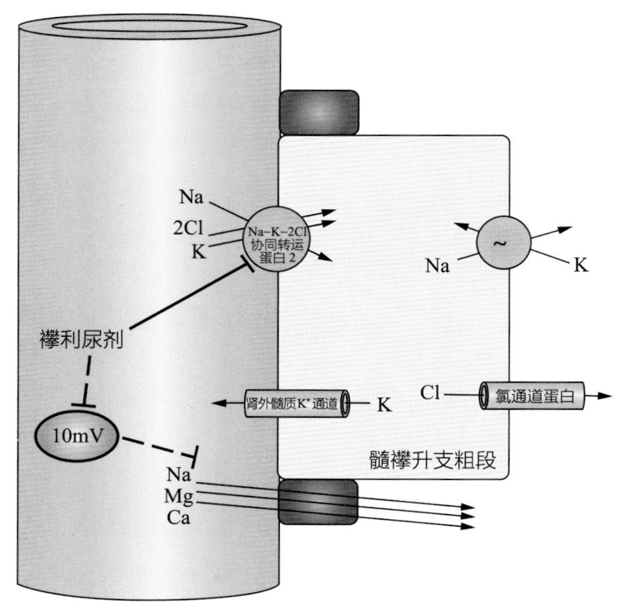

▲ 图 50-3 **襻利尿作用于髓襻的作用机制**

图中显示了一个升支粗段细胞模型。Na^+ 和 Cl^- 通过襻利尿剂敏感的 Na-K-2Cl 协同转运蛋白 2（NKCC2）在顶端膜上重吸收。襻利尿剂直接结合并阻断这一途径。沿着升支粗段的经皮电压是以管腔相对于血液呈阳性为方向的 [圈出的值，单位为毫伏（mV）]。这种跨上皮电压驱动着 Na^+（及钙和镁；图 50-4）通过细胞旁途径重吸收。Na^+ 成分重吸收由于襻利尿剂作用也会减少，因为它们会降低经皮电压

（三）襻利尿剂

1. 作用部位和机制

襻利尿剂的主要作用发生在 TAL 的管腔侧（图 50-3）。一种称为“NKCC2”的电中性 Na-K-2Cl 共转运体位于管腔膜上 [55, 56]。这种共转运蛋白是溶质载体家族 12（基因符号 *SLC12A1*）的成员，介导 Na^+ 和 Cl^- 在细胞中的转运。通过肾外髓质 K^+（ROMK）通道的高管腔 K^+ 电流允许大部分 K^+ 通过管腔膜循环 [57]。再加上穿过基底膜的电性出口的 Cl^-，NKCC2 的活性产生跨膜电压，与管腔相对于间质液体呈正相关。通过基底外侧钠泵（Na^+-K^+-腺苷三磷酸酶，ATPase）提供穿过 TAL 细胞的主要能量，ATP 酶维持低的细胞内 Na^+。有关 TAL 细胞对溶质重吸收机制的更多细节见第 6 章描述。襻利尿剂是从管腔表面与 NKCC2 结合的有机阴离子。早期的研究表明 ^3H 布美他尼与表达 NKCC 蛋白的膜结合，Cl^- 竞争运输蛋白上的相同结合位点 [58]。使用嵌合 NKCC 分子的研究通过测定外源表达的 NKCC 蛋白已经研究了布美他尼的结合位点和离子的相互作用，研究发现影响布美他尼结合的氨基酸变化与影响离子转运动力学的变化模式不同 [59, 60]。尽管如此，NKCC2 的第二跨膜段似乎参与了阴离子亲和力和布美他尼亲和力 [59, 60]。利尿剂和离子与 NKCC 蛋白相互作用的更明确的细节必须等待结构生物学的进展，才能获得原子级的分辨率。

NKCC2 在髓质、TAL 皮质和致密黄斑节段的顶膜上表达 [61, 62]。延长盐水或呋塞米的输注可增加其浓度 [61]。一个密切相关的基因 *NKCCl* 编码一种在运输上皮细胞中广泛表达的蛋白质 [55]。与 NKCC2 相比，*NKCCl* 参与髓质 CD 细胞基底膜外侧 Cl^- 和 NH_4^+ 的吸收和分泌 [63]。

刺激环磷酸腺苷（cAMP）的激素，如精氨酸升压素（AVP），可增强 TAL 重吸收，并应增强对襻利尿剂的反应 [64]。相反，那些刺激环磷酸鸟苷（cGMP），如一氧化氮和心钠素（ANP），增加细胞内 Ca^{2+}，如 20 羟基二十碳四烯酸（20-HETE），或者那些激活 Ca^{2+}（多价阳离子）的敏感蛋白 [65] 抑制 TAL 的重吸收，降低对利尿剂的反应 [66]。

大鼠 TAL 也转运 NH_4^+[67]，在 NKCC2 上可以替代 K^+。在大鼠体内，有一种管腔 Na^+–H^+ 反转运蛋白参与了管液酸化。襻利尿剂通过 NKCC2 阻断 Na^+ 进入管腔，而不是通过 Na^+–K^+–ATP 酶的管周出口，从而充分降低细胞内 Na^+，以促进通过 N^+–H^+ 逆向转运过程摄取管腔 Na^+。这是呋塞米刺激大鼠排酸的原因之一[68, 69]。在一些研究中，呋塞米对正常人的净排酸和尿 pH 没有影响[70]。

襻利尿剂温和地减少近端小管液体的重吸收，这种效应被认为是由于 CAI 较弱的作用。然而，呋塞米抑制了没有 HCO_3^- 溶液灌注的近端小管重吸收作用[71]。此外，布美他尼是一个较弱的 CA 抑制剂，也损害近端小管流体重吸收[72]。

呋塞米对表面远端小管重吸收有两种相反的作用。增加对不饱和远端小管重吸收过程的传递增加了钠的重吸收[68]。然而，Velazquez 和 Wright 在体内灌注大鼠远端小管，以消除改变给药的混杂效应[73]。他们得出结论，呋塞米（而非布美他尼）是噻嗪敏感型 NCC 的弱抑制剂，尽管从比目鱼克隆的 NCC 在非洲爪蟾卵母细胞中表达时对呋塞米不敏感[74]。襻利尿剂也能抑制髓襻[75]和集合管（CD）[76]短降支的 NaCl 转运。虽然 TAL 显然是襻利尿剂的主要作用部位，但通过在其他肾单位节段抑制近端小管中的重吸收增加（体积耗竭的反应）和远端肾单位（负荷增加的反应）的作用有助于尿钠排泄。从不透水的 TAL 段中重吸收溶质会稀释管内流体并使细胞间质液体浓缩。襻利尿剂对其的抑制作用损害了水分负荷期间的自由水排泄和脱水期间的自由水重吸收[77]。

襻利尿剂可使钙的排泄率增加 30%[78]。主要的机制是管腔正的经皮神经电位的幅度减小（图 50–4 和图 50–3）。沿 TAL 的大部分经上皮 Ca^{2+} 转运通过紧密连接蛋白 16 和 19 的细胞旁途径，并由管腔正的经上皮电位驱动[79]。通过降低这种电位的大小，襻利尿剂降低了这一段的被动钙吸收。第二个机制已经在一些实验中观察到，涉及活跃的钙转运，但这一途径不受襻利尿剂的影响[80]。

髓襻也是镁重吸收的主要肾单位[78]。Mg^{2+} 沿 TAL 的转运与 Ca^{2+} 的转运一样，通过一条涉及紧密连接蛋白的细胞旁途径，并受经上皮电位差的驱动。襻利尿剂可以通过减少电压依赖性的细胞旁转运[78]，使镁的部分排泄量增加 60% 以上[74]（图 50–3 和图 50–4，见下文关于不良反应的讨论）。襻利尿剂最初通过抑制近端小管尿酸转运增加尿酸排泄[81]。然而，尿酸清除率的降低在很大程度上是继发于容量消耗[82]。正常人襻利尿剂给药期间，总 RBF 保持或增加，GFR 变化不大[83]。然而，从内部到外部皮质存在明显的血液再分配[84]。乳头状血流量的下降依赖于血管紧张素Ⅱ[85]。呋塞米可增加肾内前列腺素的生成[86]。阻断环氧合酶可预防呋塞米引起的肾血管舒张[87]。

致密斑参与肾素分泌和 TGF 介导的 GFR 调控。NaCl 进入致密黄斑细胞调节这两个过程，因此襻利尿剂同时影响 TGF 和肾素的分泌。当黄斑部的管腔 NaCl 浓度升高时，与 ECV 扩张时一样，NaCl 进入黄斑部细胞导致腺苷的产生，腺苷与血管平滑肌和（或）肾小球系膜细胞上的腺苷 1 受体相互作用，激活磷脂酶 C。这种激活导致电压依赖性钙通道的去极化和激活，从而收缩入球小动脉并降低 GFR（TGF 反应）[88]。NaCl 通过致密黄斑细胞腔膜的转运穿过 NKCC2[62]。襻利尿剂通过阻断氯化钠进入黄斑致密细胞，完全阻断转化生长因子[89]。这是尽管 ECV 耗竭，襻利尿剂往往保留 GFR 的原因之一。

襻利尿剂也能短期或者长期刺激肾素分泌。虽然这一效应部分是由于 ECV 耗竭所致，但主要是缘于利尿剂对黄斑的直接影响。NaCl 进入致密黄斑细胞后，可急性抑制肾素分泌，并长期抑制肾素合成[90]。黄斑致密细胞表达环氧合酶 –2（COX–2）。Schnermann 已经证明，用低浓度 NaCl 浸泡一个致密黄斑细胞株，可以急性增加前列腺素 E2（PGE2）的释放，然后延迟 COX–2 的表达[90]。呋塞米和布美他尼对 COX–2 的表达也有类似的刺激作用。随着培养基氯浓度的降低，p44/42 和 p38–MAP 激酶迅速磷酸化，p44/42 和 p38 抑制剂的存在阻止了低氯对 COX–2 表达的刺激。总之，管腔 NaCl 浓度降低激活并转录诱导 COX–2，引起 PGE2 释放，刺激 PGE2 受体 4（EP4）介导的肾素分泌和肾素合成。已经发现，用 L–NAME（N– 硝基 –L– 精氨酸甲酯）抑制一氧化氮合酶完全阻断了小剂量输注呋塞米后 4 天的肾素 – 信使 RNA（mRNA）增加[91]。同样，L–NAME 完全阻止了 5 天呋塞米治疗引起的肾微血管肾素含量增加[92]。然而，在一氧化氮合酶的神经

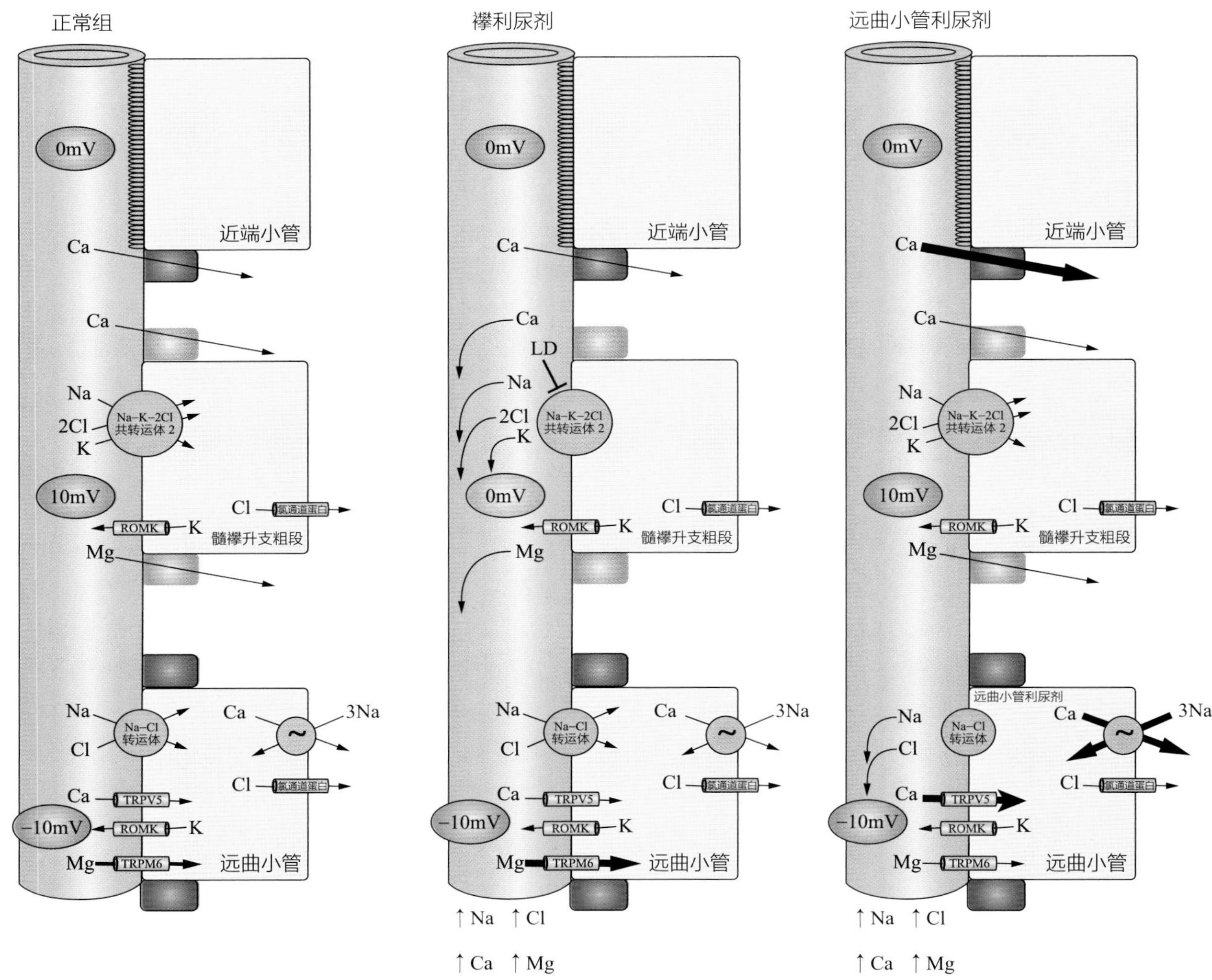

▲ 图 50-4 利尿作用对钙和镁排泄的可能机制

如图显示了近端小管（PT）、升支粗段（TAL）和远曲小管（DCT）上典型的细胞。钙的重吸收主要通过一个瞬时受体电位通道（TRPV5）沿远曲小管发生。镁的重吸收主要通过一个瞬时受体电位通道（TRPM6）沿远曲小管发生。所示为经皮电压 [具有代表性但可取任意值，单位为毫伏（mV）]。底部显示了电解质排泄的净效应。左边为正常情况；中间为襻利尿剂（LD）治疗；DCT 利尿剂治疗显示在右侧。襻利尿剂降低管腔正经皮电压的大小，从而延缓钙和镁的被动重吸收。钙和镁的被动重吸收似乎通过细胞旁途径。长期治疗，特别是 DCT 利尿剂，增加近端钠和钙的重吸收，因此，较少的钙输送到远端小管。由 DCT 利尿剂驱动的远端钙吸收增强也会发生。DCT 利尿剂增加镁排泄的作用尚不完全清楚。ROMK. 肾外髓质 K^+ 通道

元和内皮形式上都有缺陷的小鼠显示相对正常的肾素对襻利尿剂的反应[93]。这些数据被解释为一氧化氮合成在致密黄斑介导的肾素分泌中起着不容忽视的作用。

2. 药物动力学与药物差异

襻利尿剂在摄入后被迅速吸收，但其生物利用度不同。由于布美他尼和托塞米德比呋塞米能更完全地被吸收，所以从静脉给药改为口服给药可能需要呋塞米剂量的 2 倍，但不需要改变布美他尼或托塞米德的剂量。此外，呋塞米的吸收存在个体差异和时间差异[94]，尤其是食物摄入后差异更明显[95, 96]。

呋塞米的生物利用度与托塞米德相比具有高度的变异性，且在常规剂量下不会发生低钾血症[97]，再加上托塞米德在两项心力衰竭患者临床试验中的优越疗效[98, 99]，促使人们考虑托塞米德成为首选的襻利尿剂，至少对心力衰竭患者是如此[100-102]。然而，所有可用的襻利尿剂都有一个共同的问题，那就是它们的作用持续时间很短，只有 2～4h[97]。由

此产生的急速性利尿（称为尼亚加拉效应）可能会令人不安，尤其是对前列腺症或压力性尿失禁患者。此外，每日剂量利尿剂对肾小管作用的有限时间为肾脏提供了大约 20h 来恢复盐和水的损失（图 50–5）。一种托塞米德的研究性缓释制剂，可将托塞米德输送到循环中 8～12h，在单次给药后的一天内，正常志愿者的盐和水损失翻了一番，而不会增加钾的排泄量[103]。值得注意的是，给每天摄入 300mmol Na^+ 的受试者服用一剂缓释托塞米德，导致每日 Na^+ 平衡为负值，而先前在这种盐摄入量水平下使用呋塞米的研究报道称，由于利尿后盐潴留，Na^+ 没有净损失[104]。

一旦被吸收，襻利尿剂主要与白蛋白（91%～99%）结合，通过肾小球滤过显著限制其清除。利尿剂剂量的分布与血清白蛋白浓度成反比[105]，但这通常不是利尿反应的主要决定因素（见下文）[106]。襻利尿剂的代谢由肝和肾两种机制组成，每种机制清除的相对分数因药物而异。襻利尿剂、噻嗪类药物和 CAI 都是由近端小管细胞中的丙磺舒敏感有机阴离子转运蛋白分泌的（图 50–5）[107, 108]。利尿剂几乎完全通过近端小管分泌进入小管液中。研究表明这种弱有机阴离子（OA^-）的转运过程具有一定的

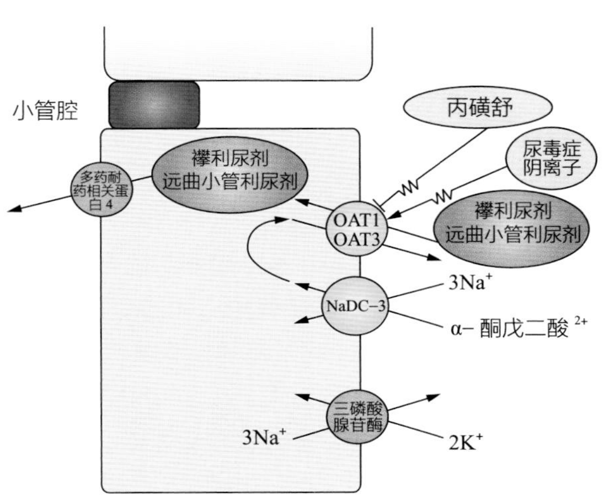

▲ 图 50–5　近端小管细胞分泌利尿剂的机制

近端小管 S_2 节段的细胞图显示阴离子利尿剂的分泌，包括襻利尿剂和远曲小管（DCT）利尿剂。有机阴离子转运体（主要是 OAT1，尽管 OAT3 可能发挥较小的作用）的管周摄取发生在 α- 酮戊二酸的交换中，α- 酮戊二酸由依赖于钠的阳离子转运体 NaDC-3 带入细胞。管腔分泌可通过电压依赖性途径或以管腔羟基或尿酸盐进行交换。部分管腔转运穿过多药耐药相关蛋白 4（MRP4）

特征。OA 转运体（OAT）的 4 个亚型已被克隆并在肾脏中表达[108, 109]。由 OA 转运体（OAT）管周摄取是一个三方面的活性过程（图 50–5）。能量来自基底外侧的 Na^+–K^+–ATP 酶，它提供低的细胞内 Na^+，促使 Na^+ 的摄取与 α- 酮戊二酸（α–KG）结合，以维持高的细胞内 α–KG 水平。这反过来驱动基底外侧 OA–α–KG 反转运蛋白。OAT1 在近端小管 S_2 节段的基底膜上表达[110]。产生了一个 OAT1 克隆缺乏的小鼠，显示出肾 OA 分泌和呋塞米抵抗的显著受损[111]。在 OAT3 缺陷小鼠中观察到类似的效果，提示 OAT1 和 OAT3 介导近端小管细胞分泌襻利尿剂，并且两者的缺失没有完全被另一种细胞补偿[112]。

OA 转运体（OAT）转运利尿剂到近端小管细胞，在那里他们被隔离在细胞内囊泡。它们通过电压驱动的 OA 转运体[113]和反转运体穿过管腔膜分泌[109]，交换尿酸或 OH^-。转运体 hNPT4（人磷酸钠转运体 4；SLC17A3）被鉴定为一种有机阴离子排泄转运体，可能也分泌呋塞米和布美他尼[114]。此外，多药耐药相关蛋白 4（MRP4）被认为是参与利尿剂尿排泄的第三类转运蛋白。缺乏 MRP4 的小鼠的呋塞米和氢氯噻嗪的排泄量几乎降低了 2 倍[115]。大约 50% 的呋塞米通过代谢被消除为失活的葡萄糖醛酸。只有未经代谢和分泌的部分才能抑制 NaCl 的重吸收。相反，布美他尼和托塞米德在肝脏中代谢[116, 117]。缓释呋塞米在降低血压和治疗水肿方面更为有效，突出了药物动力学在利尿反应中的重要性[118]。托塞米德的作用时间大约是呋塞米的 2 倍[119]，布美他尼的作用比呋塞米更短。这些差异可能与临床有关[98, 120]。与布美他尼或托塞米德的清除不同[119]，呋塞米在 CKD 患者中的清除大大减少，因为它代谢为失活的葡萄糖醛酸发生在肾脏中；相反，布美他尼和托塞米德的代谢失活主要发生在肝脏中，因此它们不受尿毒症的影响[4]。这种差异延长了慢性肾病患者呋塞米 $t_{1/2}$ 的时间，导致药物蓄积。然而，呋塞米在 CKD 患者中未经改变而排出的剂量比例更大，从而导致钠尿反应增强（图 50–6）。因此，在 CKD 中选择襻利尿剂有一个权衡，即呋塞米可积累并在高剂量下引起耳毒性，而布美他尼保留其代谢失活，因此疗效稍微欠佳。

在 CKD 患者中，随着肌酐清除率降低，襻利

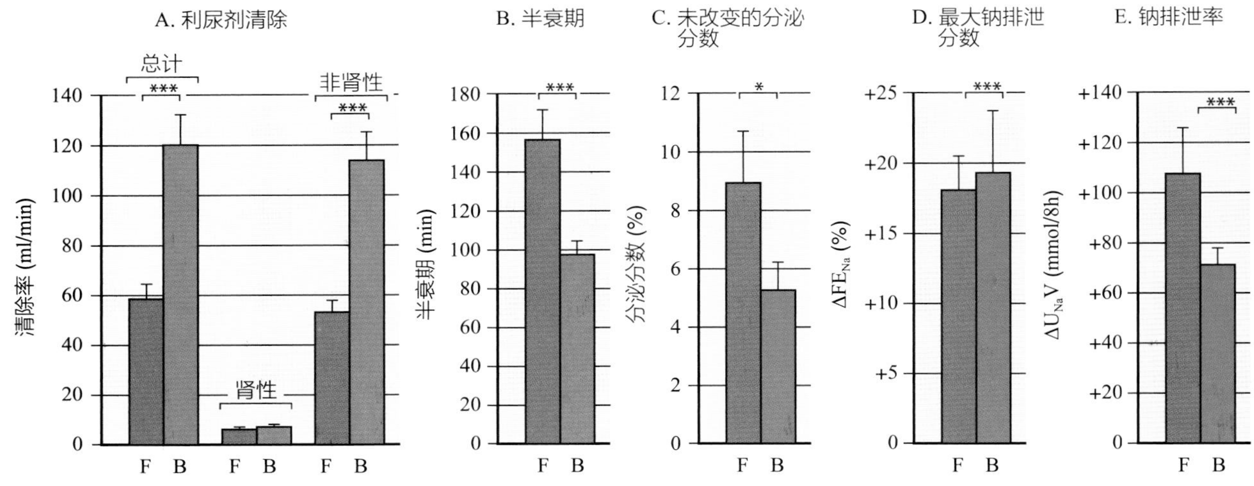

▲ 图 50-6 **10 例慢性肾病（平均肌酐清除率 12±2ml/min）患者呋塞米（F，160mg；肾脏代谢失活）和布美他尼（B，4mg；肝脏代谢失活）的药代动力学和动力学比较**

差异显著性：*. $P < 0.05$；***. $P < 0.005$。FE_{Na}. 钠排泄分数；$T_{1/2}$. 半衰期；U_{Na+}. 尿钠（引自 Voelker JR, Cartwright-Brown D, Anderson S, et al. Comparison of loop diuretics in patients with chronic renal insufficiency. *Kidney Int.* 1987;32:572–578.）

尿剂活性形式的肾脏清除率成比例降低[121]。尿毒症患者在管周摄取[108]和管腔分泌[113]方面与其他 OA（包括尿酸盐）存在竞争。代谢性酸中毒可使近端小管细胞膜电位降低[122]，从而降低 OA 分泌[113]，这可能解释碱中毒引起利尿剂分泌增强的原因[123]。因此，血浆中 OA 和尿酸水平升高和 CKD 代谢性酸中毒损害近端小管分泌利尿剂，从而损害其在肾单位中的活性部位的传递。

白蛋白可增强近端小管分泌活性呋塞米[124]。在兔子中，同等比例的呋塞米被吸收，基于倍他内酯敏感的近端小管 S_2（分泌）或 S_1 节段中的机制，它与非活性葡萄糖醛酸缀合并排泄（图 50-7）[125]。与 S_2 段对活性呋塞米的吸收和分泌不同，S_1 段对活性呋塞米的吸收和代谢随着白蛋白浓度的降低而增强。因此，低血清白蛋白浓度可促进呋塞米代谢[126]，但减少活性利尿剂的肾小管分泌[124]。这个过程的后果将在后面描述（见“肾病综合征”）。

钠排泄分数和尿液利尿剂浓度对数之间有类似的 S 函数关系（图 50-8）。丙磺舒抑制近端小管分泌，使血浆剂量反应曲线向右移动，但不干扰利尿和利尿排泄之间的关系[127]。因此，利尿钠与尿浓度有关，而与血浆浓度无关。吲哚美辛或其他非甾体抗炎药（NSAID）的使用降低了肾小管对呋塞米的反应性[128]。这种减少主要是由于 PGE2 的生成减少，因为通过注射 PGE2，吲哚美辛治疗的大鼠对呋塞米的钠尿反应可恢复[129]。食盐摄入减少和盐限制期间反复服用呋塞米[104]都会降低肾小管对利尿剂的反应（图 50-8）。

虽然利尿剂的药物遗传学知识还处于初级阶段，但许多研究表明，某些多态性导致了对襻利尿剂反应的个体差异。例如，在 97 名健康的白人中，有一项研究报道表明，在编码 NCC 和上皮 Na 通道 β 亚单位（ENaC）的基因多态性的受试者中，襻利尿剂的急性效应更大，但在编码 ENaCγ 亚单位基因多态性的基因中较小[130]。这一发现表明，襻利尿剂反应的个体差异可能部分归因于 NKCC2 远端转运蛋白活性的降低或升高。另一项药代动力学研究发现，女性和编码有机阴离子转运体 OATP1B1 基因的多态性是托塞米德消除较慢的预测因子[131]。

3. 临床适应证

襻利尿剂的临床适应证稍后讨论（见“利尿剂的临床应用”）。

4. 不良反应

稍后讨论襻利尿剂的不良反应（见“利尿剂的不良反应”）。

（四）噻嗪类利尿剂（远曲小管利尿剂）

1. 作用部位和机制

噻嗪和噻嗪类利尿剂是中等活性药物，能

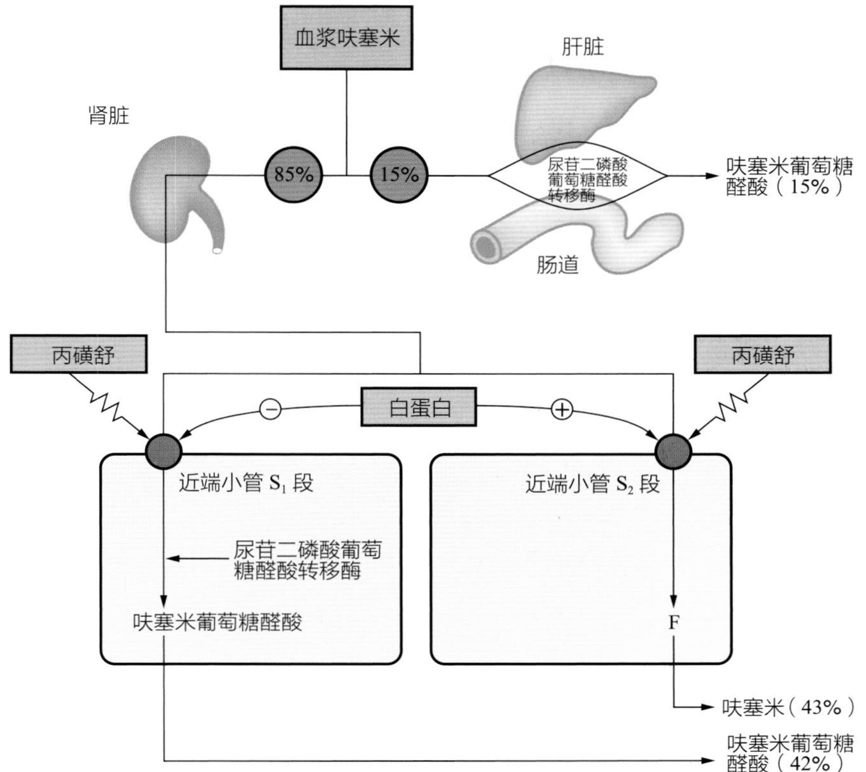

▲ 图 50-7 **正常或低蛋白血症兔静脉注射呋塞米的分布和低蛋白血症或丙磺舒的影响图示**

静脉注射呋塞米后，15% 被肝脏和肠道中的尿苷二磷酸葡萄糖醛酸转移酶（UDPGT）代谢为失活的呋塞米葡萄糖醛酸（F-GC）。其余的 85% 通过肾脏运输。约 42% 在近端小管的 S_1 段中被吸收（PT-S_1）并代谢为失活的葡萄糖醛酸内酯，其余部分被 S_2 段吸收（PT-S_2）并以活性形式分泌到管腔中。丙磺舒抑制了两种摄取过程。血浆白蛋白浓度有利于 PT-S_2 的吸收和分泌，但抑制 PT-S_1 的吸收和代谢（改编自 Pichette V, Geadah D, du Souich P. The influence of moderate hypoalbuminemia on the renal metabolism and dynamics of furosemide in the rabbit. *Br J Pharmacol.* 1996;119:885-890.）

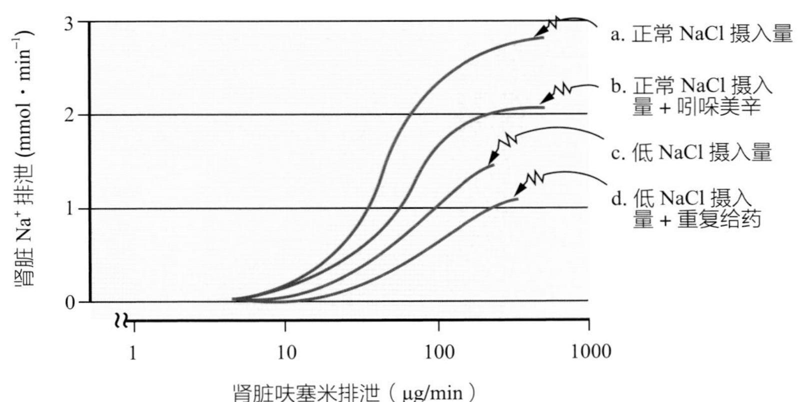

▲ 图 50-8 **正常受试者静脉注射 40mg 呋塞米后钠和呋塞米（对数标度）排泄量的关系**

a. 正常 NaCl 摄入量；b. 给予吲哚美辛后正常 NaCl 摄入量；c. 低 Na^+ 摄入量（20mmol/24h）；d. 低 Na 摄入量呋塞米给药第 3 天（改编自 Wilcox CS, Mitch WE, Kelly RA, et al. Response of the kidney to furosemide. *J Lab Clin Med.* 1983;102:450-458; and Chennavasin P, Seiwell R, Brater DC. Pharmacokinetic-dynamic analysis of the indomethacin-furosemide interaction in man. *J Pharmacol Exp Ther.* 1980; 215: 77-81.）

增加钠、氯和钾的排泄，同时减少钙的排泄。噻嗪和噻嗪类利尿剂的主要作用部位是远端肾小管（DCT），它们阻断了钠和氯的耦合重吸收（图 50-9）[73, 96, 132]。真正的噻嗪（苯并噻二嗪）是氯噻嗪、氢氯噻嗪、苯丙噻嗪等。继其发展之后，开发了具有类似活性的非噻嗪类药物。用羰基取代噻嗪中的环砜可提供一组具有类似噻嗪的利尿活性的喹唑啉酮（如美托拉宗）。氯沙利酮是一种不含苯并噻二嗪分子结构的取代二苯甲酮，具有很强的钙活性和较长的半衰期，被广泛用作降压药。噻嗪类利尿剂的主要作用是抑制对噻嗪敏感的 NCC（基因符号 *SLC12A3*）。这种蛋白在 DCT 中表达 [133, 134]，并被噻嗪类药物直接抑制（见下文）。几种噻嗪和噻嗪类药物（如氯噻嗪、氢氯噻嗪、氯沙利酮）也能抑制钙离子，从而提高其利钠剂的疗效 [135]。然而，Gitelman 综合征患者缺乏 NCC 突变和缺乏 NCC 的小鼠对噻嗪类药物的钠尿反应明显受损 [136]，证实这些药物的主要作用是抑制 NCC。在缺乏 NCC 的小鼠中观察到 Na^+ 排泄，这是由于抑制钠依赖的氯碳酸氢盐交换过程 [137]。此外，在噻嗪类药物的长期治疗期间，近端小管的 Na^+ 重吸收增强，即使药物具有显著的 CA 抑制能力 [138]。

与襻利尿剂一样，在 DCT 中起作用的利尿剂，包括噻嗪类，是与腔表面转运蛋白结合的有机阴离子。用两种方法研究了 NCC 的抑制机制。首先，Beaumont 和 Tran 及其同事已经证明了 ^3H- 美托拉宗与肾膜蛋白紧密结合；其结合被 Cl^- 竞争性地抑制，表明 Cl^- 和利尿剂竞争相同的结合位点 [139, 140]。

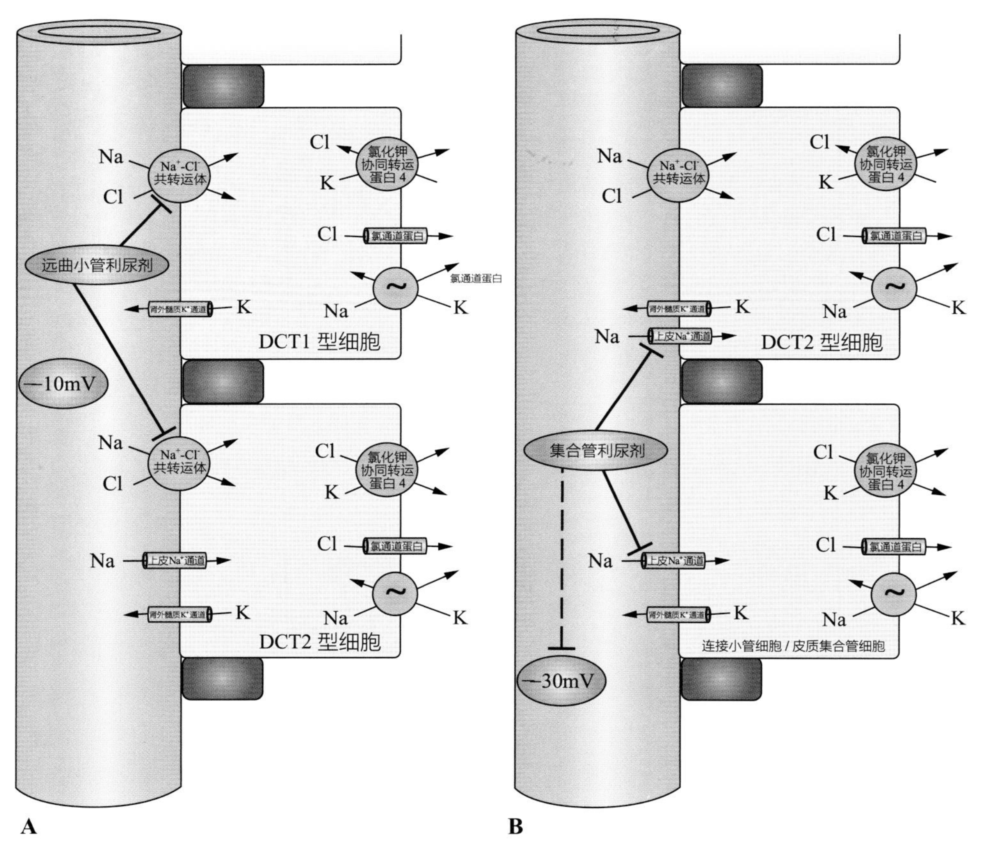

▲ 图 50-9 **远曲小管（DCT）和集合管（CD）利尿剂的作用机制**

A. 远曲小管利尿剂的作用机制。在大鼠、小鼠和人中，已经识别出两种类型的 DCT 细胞，这里称为 DCT1 和 DCT2。Na^+ 和 Cl^- 仅通过噻嗪敏感的 Na^+-Cl^- 共转运体（NCC）在 DCT1 细胞的顶膜上重吸收。这种转运蛋白也由 DCT2 细胞表达，其中 Na^+ 也可以通过上皮 Na^+ 通道（ENaC；详见正文）。因此，沿 DCT1 的经皮电压接近 0mV，而沿 DCT2 的经皮电压有限且管腔为负。B. 集合管利尿剂的作用机制。显示远曲小管细胞（DCT2 细胞）和连接小管细胞（CNT）或皮质集合管细胞（CCD）。Na^+ 通过与肾外髓质 K^+ 通道（ROMK）平行的 ENaC 被重吸收。跨上皮电压的方向是管腔负，相对于间质（如圆圈所示），为跨上皮 K^+ 的分泌产生有利的梯度。阻断上皮 Na^+ 值的药物会使电压降低到 0mV（虚线表示的效果），从而抑制 K^+ 的分泌

这些结果使人想起用 ^{3}H- 布美他尼研究 NKCC 蛋白特性的研究并建立了 NCC 的动力学模型 [141]。Moreno 及其同事在非洲爪蟾卵母细胞中表达了 NCC 的嵌合体，并在抑制转运的基础上定义了噻嗪的亲和力。结果显示情况更为复杂。他们得出结论，噻嗪类利尿剂的亲和力是由跨膜段 8—12 赋予的，而跨膜段 1—7 则影响氯离子的亲和力。这两个结构域都参与了 Na^+ 亲和力的测定 [142]。这些数据表明，噻嗪类利尿剂与转运蛋白结合的亲和力与参与 Cl^- 转运的区域不同。

噻嗪类药物可增加钾的排泄，但不直接增加 DCT 分泌的 K^+ [96, 143]。相反，其作用是由于其有刺激醛固酮分泌、增加远端血流和增加钙再吸收的趋势 [144]。盐皮质激素、糖皮质激素 [145] 和雌激素 [146] 可增强噻嗪类药物的结合和肾小管作用。噻嗪类药物减少钙的排泄。假设有 3 种潜在且不重复的机制（图 50–4）[147, 148]。首先，阻断管腔 NaCl 的摄入可充分降低小管细胞内 Na^+，从而增强基底外侧的 Na^+–Ca^{2+} 交换 [149]。其次，噻嗪诱导的阻断管腔 NaCl 的进入可降低细胞内的 Cl^- 浓度，从而超极化膜电压（使细胞内部电极更负）。超极化通过瞬时受体电位通道 V 亚家族成员 5（TRPV5）通道增加钙进入，该通道在 DCT 的顶端膜和连接小管细胞处表达 [150, 151]。第三，由于 ECV 耗尽 [152]，噻嗪刺激近端重吸收 Ca^{2+}。这种近端效应的重要性已被强调，因为噻嗪类化合物减少 Ca^{2+} 排泄，即使当 TRPV5（主要的远端钙再吸收途径）已经被敲除并且已经不存在 [153]。

然而，DCT 中的其他机制也必须发挥作用，因为一项针对缺乏 DCT 特异性蛋白小清蛋白小鼠的研究表明，氢氯噻嗪不会增加尿钠，但确实会诱发低钙尿 [154]。同样，一项针对人类的研究也表明，低血容量症并不是 NCC 基因失活的 Gitelman 综合征患者低钙尿的唯一原因 [155]。噻嗪导致肾 Ca^{2+} 排泄量持续减少，同时血清 Ca^{2+} 浓度略有升高。噻嗪类利尿剂至少在长期治疗期间可促进镁的排泄（图 50–4）[156]。此外还发现瞬时受体电位通道 melastatin 6（TRPM6）是远端肾单位的镁通道 [157, 158]。长期噻嗪类药物治疗小鼠减少 TRPM6 mRNA 的适度表达，并减少约 80% 的 TRPM6 蛋白丰度。这样的改变可能会减少远端肾单位对镁的再吸收，导致镁的消耗。在长期服用噻嗪期间可能发生的 Mg^{2+} 耗竭可能会因 K^+ 耗竭而增加 [156]。噻嗪会降低 ECV 耗竭后的尿酸清除率 [82] 和对肾小管吸收的竞争 [107]。

水通道蛋白 -2（AQP2）的表达始于 DCT 与连接小管的连接处。因此，表达 DCT 的 NCC 包括肾脏的末端稀释段。噻嗪抑制最大尿稀释，但不是最大尿浓缩 [159]。噻嗪类药物也能增强髓内集合管对水的吸收 [160]。这种效应与长期噻嗪类药物治疗过程中 AQP2 表达的增加相关 [161]。这些效应可能导致噻嗪类利尿剂有产生低钠血症的倾向。然而，对口渴中枢也可能起作用（见后面关于不良反应的讨论）。

临床意义

利尿剂对电解质和酸碱处理的差异影响

不同种类的利尿剂对酸碱平衡和电解质平衡有不同的影响。低钠血症是噻嗪类利尿剂的一种特殊不良反应。髓襻和噻嗪类利尿剂可增加尿镁和钾的排泄，而远端 K^+ 保护利尿剂可减少这一点。襻利尿剂增加尿钙排泄，噻嗪类利尿剂减少尿钙排泄。所有利尿剂都容易引起代谢性碱中毒，但碳酸酐酶抑制剂除外，碳酸酐酶抑制剂会引起代谢性酸中毒。利尿剂组合可用于预防临床上显著的酸碱和电解质紊乱。

2. 噻嗪类药物的药代动力学及其差异

噻嗪类药物容易被吸收，并广泛与血浆蛋白结合。它们主要通过近端小管的 S_2 段分泌，主要通过 OAT1 和 OAT3 分泌 [108, 112]。$t_{1/2}$ 在肾衰竭和老年人中延长，降低利钠肽的效力 [162]。更多的脂溶性药物（如苯并氟噻嗪、聚噻嗪）药效越强，作用时间越长，代谢范围也越广 [163]。氯沙利酮的作用尤其持久 [163]。吲达帕胺的代谢足以限制肾衰竭的累积 [163]。噻嗪类利尿剂的肾外作用，包括对血小板聚集和血管通透性的影响，因噻嗪类利尿剂的类型而异。这可能解释了为什么噻嗪类利尿剂（如氯沙利酮、吲达帕胺）似乎比噻嗪类利尿剂（如氯噻嗪、氢氯噻嗪）具有更好的心脏保护作用 [164–166]。

如上所述，关于利尿剂的药理学知之甚少，但现有的研究表明，个体反应的差异很重要。在一项研究中用利尿剂治疗 α 加合蛋白（一种对肾 Na^+-K^+-ATP 酶功能重要的细胞骨架蛋白）的携带者，发现与其他降压治疗相比，合并心肌梗死和脑卒中的风险更低[167]。在另一项研究中，不含赖氨酸激酶 1（WNK1）的多态性、参与 NCC 调节的激酶，也影响对噻嗪类利尿剂的反应[168]。最后，调节氯化钠协同转运的泛素连接酶 Nedd4-2 的多态性[169]，预测白人受试者对氢氯噻嗪的血压反应和黑人受试者对氢氯噻嗪的心血管结局[170]。

3. 临床适应证及不良反应

使用噻嗪和噻嗪类药物的临床适应证讨论如下（见"利尿剂的临床应用"）。噻嗪和噻嗪类药物的不良反应讨论如下（见"利尿剂的不良反应"）。

（五）远端小管保钾利尿剂

远端小管保留钾离子的利尿剂包括直接阻断 ENaC（阿米洛利和三氨蝶呤）和盐皮质激素受体拮抗剂（螺内酯和依普利酮）的利尿剂。芬尼酮是目前正在开发的一类具有抗盐皮质激素作用的二氢吡啶衍生物中的第一个[171]。

1. 作用部位和机制

远端小管保留 K^+ 的利尿剂作用于晚期 DCT、连接小管和皮质 CD（ASDN）的细胞，在那里它们通过 ENaC 抑制管腔 Na^+ 的进入（图 50-9）[132, 172]。它们使管腔负横断电压去极化，减少 K^+ 和 H^+ 分泌的电化学梯度[132, 173]。

阿米洛利和三氨蝶呤都是直接从管腔表面阻断 ENaC 的有机阳离子。阿米洛利也抑制 NHE3，但阿米洛利对 NHE3 的亲和力很低，在临床应用中远端效应占主导地位。在实验工作中，已开发出对 ENaC 或 NHE3 更具选择性的阿米洛利同系物，尽管它们尚未在临床上使用。阿米洛利似乎在其传导孔中与 ENaC 结合，因此是一种孔隙阻滞剂[174]。阿米洛利结合对电场敏感，且该试剂似乎与 Na^+ 竞争结合到通道的孔[175]。阿米洛利可能与 ENaC 蛋白上的多个区域相互作用，但是阿米洛利结合区在细胞外环中包含一个短的氨基酸延伸[176]。除了它们的利钠素作用外，阿米洛利和三氨甲苯也能减少钙和镁的排泄[156, 177]。

螺内酯和依普利酮是盐皮质激素受体的竞争性拮抗剂。当发现醛固酮是皮质酮的 18- 醛衍生物，孕酮通过阻断外源性注射的盐皮质激素增加 Na^+ 排泄时，盐皮质激素受体拮抗剂（MRA；也称为"醛固酮受体拮抗剂"）被开发出来。最终，螺内酯被开发出来。结果发现，它对尿 Na^+ 或 K^+ 没有直接影响，而是竞争性地阻断盐皮质激素受体。螺内酯在结构上与醛固酮极为相似。开发依普利酮是为了寻找一种雌激素不良反应少的 MRA。

多年来，这些药物主要用于减少 K^+ 和酸的排泄，特别是与其他利尿剂结合使用时，因为这些药物引起的钠尿非常轻微。然而，在某些情况下，它们的利钠素疗效是显著的。例如，螺内酯在减少肝硬化腹水方面比呋塞米更有效[179]。此外，螺内酯在治疗难治性高血压方面通常是一种有效的辅助药物[180]。这种药物在治疗射血分数降低的心力衰竭方面发挥了重要作用[181]，尽管其实现保护的机制仍有待商榷。

2. 药代动力学

曲安替林吸收良好，迅速羟基化为活性代谢物[182]。药物及其代谢产物由近端小管中的有机阳离子通道分泌[3]，半衰期为 3～5h。三氨蝶呤及其活性代谢物由于肾排泄减少在胆汁分泌减少的肝硬化患者[183]、老年人[184, 185]及 CKD 患者[162]中积聚。

阿米洛利未完全吸收。其作用时间约为 18h。它通过有机阳离子转运途径分泌到管液中[186]。其他有机阳离子，如西咪替丁，抑制其分泌并延长其半衰期[186]。它在肾衰竭中积聚[187]并可能使肾功能恶化[188]。螺内酯易于吸收并与血浆蛋白结合循环。它的固有半衰期很短，但它被代谢成具有相当长作用的活性化合物。螺内酯被代谢成坎尼酮（$t_{1/2}$ = 16h）和含硫代谢物，主要是 7-α- 硫甲基环内酯（$t_{1/2}$ = 13h）[189]。坎雷诺内由细胞色素 P-4503A 系统代谢[190]。临床上，螺内酯具有约 20h 的 $t_{1/2}$，需要 10～48h 才能最大限度地发挥作用[191]。它是脂溶性的，并从血浆进入远端肾小管[192]。依普利酮具有较少的抗雄激素和雌激素作用[193, 194]。然而，其代谢半衰期为 3h，因此应每天给予 2 次[195]。

3. 临床适应证

远端小管 K^+ 保护剂用于预防或治疗低钾性碱中毒，特别是与噻嗪类利尿剂联合[196]。阿米洛利可预防两性霉素引起的低钾和低镁血症[197]。螺内酯被认为是肝硬化腹水环境下扩张 ECV 的一线药物，其疗效优于呋塞米每日给药[198-200]。尽管目前的指南建议应与呋塞米联合使用，剂量比为螺内酯 100mg/ 呋塞米 40mg[201]，但也可用于射血分数降低的心力衰竭，其影响可能包括肾和肾外盐皮质激素受体阻断[202]和推荐剂量分别限制在 25mg/d 和 50mg/d。安体舒通也常用于治疗与醛固酮增多症相关的高血压和顽固性高血压[180, 203, 204]，它可以减少蛋白尿和 CKD 进行性肾功能丧失[205, 206]。但是，请参阅下面关于不良反应的讨论。依普利酮可预防心肌梗死后心脏重塑和收缩功能障碍[207, 208]。初步实验数据表明，螺内酯可能有助于防止缺血性 AKI（AKI 诱导的 CKD）后 CKD 的发展[209]。

4. 不良反应与药物相互作用

高钾血症是远端保钾利尿剂最常见的并发症。CKD 患者或接受 K^+ 补充剂、血管紧张素转化酶（ACE）抑制剂、血管紧张素受体拮抗剂（ARB）、非甾体抗炎药、β 受体拮抗剂、肝素或酮康唑的患者的风险呈剂量依赖性且显著增加。加拿大高钾血症的发病率和死亡率在随机艾氏内酯评价研究（RALES）发表后急剧上升。本研究证明了螺内酯在改善心力衰竭预后方面的疗效，并可能与该药物在充血性心力衰竭和肾功能受损患者中的广泛应用有关[211]。需要注意的是，最初的 RALES 研究特别排除了几个有并发症的患者。肾衰竭似乎是该组的另一个并发症[212]。

男性乳房发育可能发生，尤其是当剂量增加时[213]，但即使在低剂量时[214]，性欲下降和阳痿也有报道。女性可能会出现月经不调、多毛或乳房肿胀和压痛。净排酸受损可引起代谢性酸中毒[215]，加重高钾血症。

阿米洛利和三氨蝶呤在肾衰竭时蓄积[185, 216]，三氨蝶呤在肝硬化时蓄积[183]。因此，在这些情况下，应避免使用这些药物。三氨蝶呤偶尔在尿收集系统中沉淀并引起梗阻[217]。服用吲哚美辛可引起急性肾损伤[218]。

（六）其他药物

1. 多巴胺能药物

当给正常人低剂量 [1～3μg/（kg · min）] 时，多巴胺会引起 GFR 的适度增加，通过 cAMP 诱导的 Na^+–H^+ 逆向转运蛋白的抑制而减少近端重吸收，并增加 Na^+ 排泄[219]。非诺多泮是选择性多巴胺 I 型受体激动剂，几乎没有心脏刺激。这些有益的影响在危重患者和（或）接受血管升压药的患者中减少[220]。对文献的综合回顾得出结论，在对照试验中，低剂量多巴胺普遍不能改善 AKI 高危患者的肾结局；在最大的试验中，它对早期肾功能不全的危重病患者的肾功能、透析需求或死亡率没有影响[220]。因此，目前没有理由使用低剂量多巴胺进行肾脏保护[221]。以较高速率输注多巴胺在脓毒性休克或难治性心力衰竭中起到升压作用，但是这些好处可被心律失常抵消[220]。

2. 升压素受体拮抗剂

血管升压素受体拮抗剂是非肽分子，竞争抑制一种或更多人血管升压素受体，如 V1aR、V1bR、和 V2R[222]。考尼伐坦是一种组合 V1aR/V2R 拮抗剂，用于静脉内使用；而托伐普坦、莫扎伐普坦和利希普坦是口服活性 V2R- 选择性拮抗剂。所有这些药剂都造成了一种自由水解脲，而无须对钠尿或卡柳西斯进行评估，并在某些情况下被用作“水生视网膜”[223]。这主要是由于在集合管中抑制 V2R，从而阻止血管升压素招募 AQP2 水通道以增加水的再吸收。因此，升压素受体拮抗剂可用于治疗高血容量或高血容量低钠血症，在这些情况下，增大的升压素被认为是不适宜的。V1aR 定位在血管平滑肌中，V1aR 的联合抑制可能有助于减少心力衰竭患者的冠状动脉收缩、心肌细胞肥大和血管阻力[224]，但缺乏对这一作用的明确研究。目前，约有 20 个临床试验已经在肝硬化、心力衰竭或继发 SIADH 的低钠血症患者中进行了这些药物与安慰剂或传统疗法的对照试验[225]，在所有试验中，升压素受体拮抗剂有效地提高了血清钠水平，并有助于纠正低钠血症。此外，在心力衰竭患者中观察到对一些次要终点也有积极的影响，包括改善精神状况和减轻体重、呼吸困难和腹水[226-228]。然而，血管升压素拮抗剂在托尔瓦普坦（EVEREST）心力衰竭结局研究中的疗效，包括 4133 名因心力衰竭住院的患者（有或无低钠血症），并没有显示托尔瓦普坦对心力衰竭死亡和再住院的主要结局的有益影响[227]。因此，升压素受体拮抗剂在纠正低钠血症方面似乎有效，但尚未显示出对主要预后的影响。

3. 腺苷Ⅰ型受体拮抗剂

氨茶碱是一种腺苷受体拮抗剂，其抑制近端小管和稀释段中的 NaCl 重吸收，并导致 GFR 的适度增加[229]。高选择性腺苷 1（A1）受体拮抗剂有利钠肽[230]和抗高血压药，它们能增强呋塞米诱导的正常人[231]和抗利尿性心力衰竭患者的尿钠排泄。A1 拮抗剂破坏肾球管平衡和 TGF，从而减少近端重吸收和增加 GFR[230]。数个 A1 受体拮抗剂已在急性心力衰竭患者中进行过测试，但用药物罗氟茶碱进行的大规模试验并未显示出生存、心力衰竭状态或肾功能的改善[232]。

4. 奈西立肽

奈西立肽是 B 型钠尿肽的重组形式，可静脉注射用于急性失代偿性充血性心力衰竭（见下文关于利尿剂在充血性心力衰竭中的临床应用的讨论）。这种药物通过刺激 cGMP 引起钠尿和平滑肌松弛。

5. 脑啡肽酶抑制剂

脑啡肽酶抑制剂可以阻止利钠肽的分解，从而促进利钠素的分泌。联合使用 ARB 和 neprilysin 抑制剂（LCZ696）已被证明能降低Ⅱ、Ⅲ或Ⅳ级心力衰竭患者的心血管死亡和心力衰竭住院率[233]。

（七）钠－葡萄糖 2 型转运体（SGLT2）抑制剂

钠－葡萄糖 2 型转运体（SGLT2）抑制剂阻断葡萄糖在近端小管中的重吸收，从而将大部分过滤的葡萄糖输送到尿液中并诱导渗透性利尿。恩格列净、卡格列净和达格列净是 3 种获准用于治疗 2 型糖尿病的 SGLT2 抑制剂。由于 SGLT2 通过葡萄糖转运 Na^+，在未控制的糖尿病患者中过滤后的葡萄糖负荷增加，这些药物阻断了近端肾小管 Na^+ 重吸收，从而将更多的 Na^+ 传递到髓襻和致密斑节段[234]。结果是肾 Na^+ 排泄增加和 TGF 激活，从而增加肾小球前血管张力和降低 GFR。由此导致降低的肾小球毛细血管压和肾小球血流量降低了滤过功能，且血压下降，这可能可以解释使用恩格列净治疗的糖尿病肾脏疾病患者 GFR 进行性丢失的减缓或预防[235]。此外，来自近端小管的 Na^+ 递增的延长导致髓襻[234]中 NaCl 重吸收的适应性增加，这可以解释当襻利尿剂被给予适配 SGLT2 抑制剂的受试者时观察到的适应性尿钠排泄[236]。SGLT2 抑制剂的加入可能有助于减轻糖尿病患者的襻利尿剂抵抗，同时提供一些保护，防止进展性 GFR 丢失[237, 238]。

临床前研究中的新型利尿剂

一些新型利尿剂正在开发，靶标是肾脏中的尿素通道、ROMK 或 pendrin。尿素通道抑制物通过抑制肾髓质中尿素的重吸收而引起渗透性利尿[239]。尿素通道 UT-B（SLC14A1）抑制物增加了大鼠的尿量，但没有相应的尿钠和尿钾损失[240]。最近，小分子筛选还发现了选择性的 UT-A1 抑制剂（SLC14A2）[241]。

研究发现，二甲基硫脲对 UT-B 和 UT-A1 都有抑制作用，且在大鼠体内比呋塞米产生更大的利尿作用，同时更好地保持钠水平。这种化合物在 SIADH 模型中也能有效地预防低钠血症[242]。ROMK 抑制剂在大鼠中可引起强烈的利尿，但与襻利尿剂和噻嗪类利尿剂不同的是，它不会引起尿钾排泄[243]。ROMK 抑制剂与氢氯噻嗪或阿米洛利联合使用时可引起明显的多尿和尿钠排泄，提示 ROMK 抑制剂的利尿剂靶点是 TAL[243]。pendrin 是参与闰细胞 Na^+ 重吸收和酸碱平衡的一种 Cl^-/$HCO3^-$ 交换剂[244]。Pendrin 小分子抑制剂已从高通量筛选中鉴定出来[245]。Pendrin 抑制剂本身不是有效的利尿剂[246]。相反，在用呋塞米治疗的小鼠中添加一种 pendrin 抑制剂，尿量可进一步增加 30%～60%[246]。这证实了 pendrin 上调在慢性利尿剂治疗中的重要性，该利尿剂靶向 Na^+ 转运的上游[247]。pendrin 抑制剂可能证明对联合利尿剂治疗或利尿剂抵抗有用的化合物（见下文）。

二、利尿剂治疗的反应

利尿剂包含一套平衡机制，限制其排液作用，并有助于抵抗这些药物及其不利影响。

（一）利尿制动现象

利尿剂第一次剂量通常利尿效果较强。然而，在正常人中，当体重稳定下来，每日液体和电解质排泄量不再超过摄入量时，就会迅速达到一个新的平衡[104]。这种反应称为“利尿制动现象”。图 50-10 所示为正常受试者在循环使用利尿剂的 3 天内，饮食盐摄入量对利尿制动现象的影响[104, 248–250]。在高钠摄入（270mmol/24h）期间，第一次剂量的呋塞米（F_1）在随后的 6h 内引起大量负钠平衡（图 50–10A 中的蓝色条），随后的 18h 内钠排泄量大大低于摄入（利尿后盐潴留），从而导致正钠平衡（图 50–10A 中的浅绿色区域）抵消前面的负 Na 平衡。第三次剂量的呋塞米（F_3）引起的钠尿与第一次剂量引起的钠尿相当，随后又恢复了 Na^+ 平衡。因此，在高水平的 Na^+ 摄入量下，受试者在每次服用呋塞米后 24h 内恢复中性 Na^+ 平衡，并保持原来的体重。类似的利尿制动现象发生在既定的呋塞米治疗期间[83]。在严重的饮食钠离子限制（20mmol/24h；图 50–10C）期间，第一次剂量呋塞米产生迟钝的尿钠。然而，由于饮食中钠的摄入量较低，钠离子平衡无法恢复。因此，几乎所有在利尿剂阶段丢失的 Na^+ 都表示为当日的负 Na^+ 平衡。与高盐方案不同，耐受性表现为 3 天内钠尿反应减少 40%。然而，尽管最初的反应迟钝，耐受性也有所发展，但所有受试者都失去了钠离子和体重。在摄入 120mmol/24h（相当于盐限制饮食）的 Na^+ 期间给予的襻利尿剂会导致 Na^+ 损失，但通过利尿剂后肾盐潴留和利尿剂耐受性的结合减少了损失（图 50–10B）[250]。

呋塞米的动力学和 GFR 在呋塞米给药的 3 天内没有变化。在低盐摄入期间，图中表示利尿钠与呋塞米排泄之间关系的曲线在利尿给药的第 3 天向右移动（图 50–8），表明利尿反应减弱。

1 个月的呋塞米治疗高血压可使对试验剂量呋塞米的钠尿反应降低 18%[83]。这种耐受性不能归因于醛固酮或血浆或 ECV 的下降，因为对呋塞米的耐受性不是由螺内酯阻止的，在噻嗪治疗期间也不会发展，噻嗪治疗可导致类似的体液减少。事实上，呋塞米治疗期间，对试验剂量噻嗪的钠尿反应增强。因此，对呋塞米的耐受性是类特异性的，且取决于

> 临床意义
>
> **利尿制动现象**
>
> 利尿制动现象是指观察到利尿剂不再产生负钠平衡。其原因是利尿后肾盐潴留和代偿性远端重吸收。饮食中限制钠或添加第二利尿剂是克服利尿剂制动现象的有效策略。

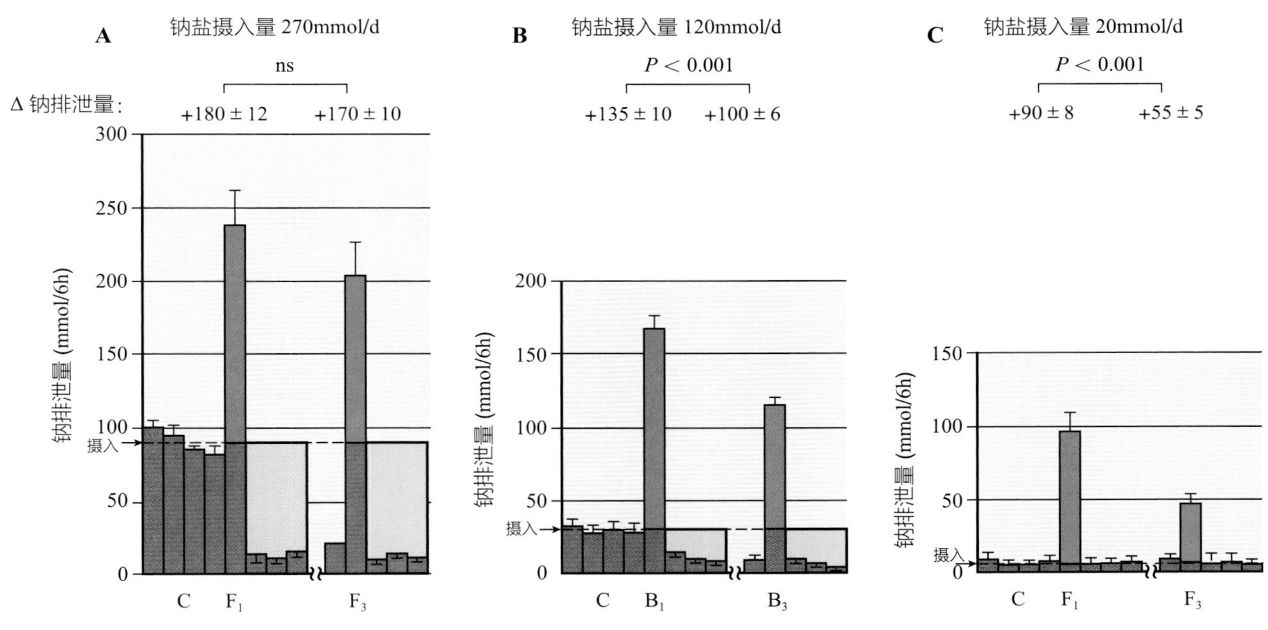

▲ 图 50–10　**饮食盐摄入对利尿制动现象的影响**

8～10 名正常受试者在第一次（F_1）和第三次（F_3）每日剂量呋塞米 [静脉注射 40mg（A 和 C）和布美他尼（B 中 B_1 和 B_3：静脉注射 1mg] 之前和之后 24h 的肾 Na^+ 排泄量（mmol/6h），平衡到固定的每日 Na^+ 摄入量。Na^+ 摄入量的平均水平（mmol/6h）用虚线表示。负 Na^+ 平衡用蓝色条表示，正 Na^+ 平衡用浅绿色区域表示。在给药后 6h，利尿剂引起的钠排泄量高于基线值（$\Delta U_{Na}V$）的平均值（SEM）的平均值 ± 标准误差显示在顶部（改编自 Wilcox CS, Mitch WE, Kelly RA, et al. Response of the kidney to furosemide. *J Lab Clin Med*.1983;102:450–458.）

下游噻嗪类敏感肾单位处 NaCl 再吸收的增加。

呋塞米激活肾素血管紧张素醛固酮系统（RAAS）和交感神经系统（SNS）。然而，利尿后的钠离子潴留不会因 ACEI 的剂量而减弱，ACEI 可防止血浆血管紧张素Ⅱ或醛固酮浓度的任何变化[248, 251, 252]，哌唑嗪可阻断肾上腺素受体，即使 ACEI 和哌唑嗪合用时也是如此[249]。

微穿刺研究表明，反复给药时呋塞米钠尿反应迟钝可归因于三个因素：①呋塞米作用部位的 NaCl 输送减少；②呋塞米在髓襻对 NaCl 重吸收的抑制有限；③远端小管对 NaCl 重吸收的能力增强呋塞米上游作用期间额外的 NaCl 负荷[253]。最近的一项临床研究表明，第三个因素是急性心力衰竭襻利尿剂抵抗的主要驱动因素[254]。

大鼠长期输注襻利尿剂后，DCT、连接小管和部分依赖血管紧张素Ⅱ的 CD[255] 闰细胞有明显的结构肥大[256]。DCT 和 CD 的胰岛素样生长因子结合蛋白 -1[257] 的 mRNA 显著增加，Na^+-K^+-ATP 酶[258] 和 H^+-ATP 酶[259] 均增加。大鼠皮层 CD 段的 Na^+-K^+-ATP 酶活性随细胞 Na^+ 的增加而急剧升高，这是由于激活了一个潜在的酶池[260]。适应利尿剂的大鼠远端小管中 NCC 的表达加倍[261]。适应长期利尿剂输注大鼠的微灌注研究显示，与醛固酮无关的远端 Na^+、Cl^- 吸收和 K^+ 分泌增强[262]。因此，利尿剂诱导下游肾单位的结构和功能的适应，明显是对 NaCl 释放速率增加和 RAAS 激活的反应。肾脏的适应可能是不适当的肾 Na^+ 潴留的基础，在突然停止利尿剂治疗后，肾 Na^+ 潴留可持续 2 周[263]。

正常受试者在 2 天内完全消除适度的 NaCl 负荷（100mmol）[264]。然而，当这些受试者在同时注入足量的 Na^+、K^+ 和 Cl^- 液体以防止任何损失的过程中，受到布美他尼给药后相同的 NaCl 负荷的挑战时，可防止负荷的消除[264]。因此，利尿剂可以使 ECV 不依赖于 NaCl 的潴留；这在远端分娩增强时是明显的，如在高 NaCl 摄入时。即使是单剂量的襻利尿剂也会导致 Cl^- 消耗“收缩”性碱中毒，这可能引起利尿剂耐受和制动现象[70]。在一项对正常受试者的研究中，中度代谢性碱中毒是由 $NaHCO_3$ 替代 NaCl 引起的，在碱中毒期间，尽管加强了布美他尼的尿液输送（图 50-11）[123]，但布美他尼引起的尿钠减少。这一发现表明肾小管对利尿剂的反应存在严重缺陷。几个机制可能有助于解释：

① Na-K-2Cl 共转运体对 Na^+、K^+ 和 Cl^- 的亲和力分别为 7.0、1.3 和 67mmol/L。因此，在氯缺乏性碱中毒期间，肾小管液体的 Cl^- 可能足够低，以限制该转运体的再吸收，从而限制对襻利尿剂的

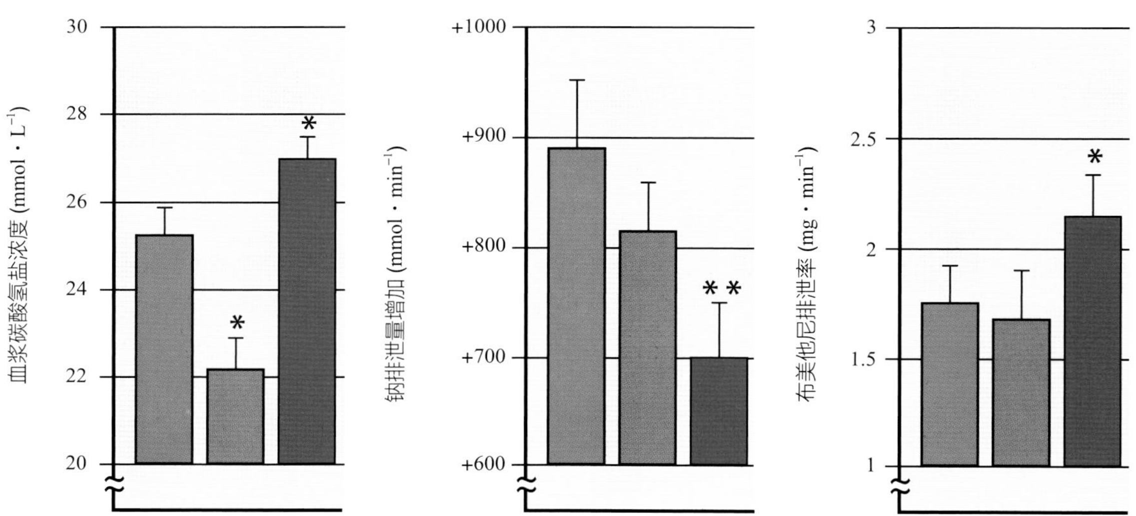

▲ 图 50-11 **血浆碳酸氢盐浓度、布美他尼钠排泄量增加（1mg 静脉注射），以及正常受试者布美他尼排泄率在经过给予含有 100mmol/24h NaCl（对照组，蓝条）、NH_4Cl（轻度代谢性酸中毒，粉红条）及 $NaHCO_3$（轻度代谢性碱中毒，绿条）的同等饮食平衡后的平均值 ± 标准差的比较**

与对照组相比：$^*P < 0.05$；$^{**}P < 0.01$ [改编自 Loon NR, Wilcox CS. Mild metabolic alkalosis impairs the natriuretic response to bumetanide in normal human subjects. *Clin Sci (Colch)*. 1998;94:287–292.]

反应。

② 碱中毒引起 NKCC2 的糖基化，从而改变其转运功能[61]。

③ 在给药期间，大鼠 DCT 中对噻嗪敏感的 NCC 增加了 40%[265]。

这些研究的结果具有若干临床意义（框 50–1）：

① 为了避免利尿后的盐潴留，并确保负盐平衡的形成，饮食中的盐摄入量必须受到限制，即使在接受强襻利尿剂的受试者中也是如此。

② 在长期服用利尿剂期间，受试者可能对另一类利尿剂特别敏感。

③ 利尿剂治疗不应突然停止，除非饮食盐摄入量减少，因为限制盐排泄的适应机制在利尿剂使用后会持续数天。

④ 选择作用时间较长的利尿剂或更频繁地使用利尿剂，将通过限制利尿剂后盐的保留时间来增加氯化钠的损失。事实上，在受试者[266]和 CKD 患者[267]中，持续输注襻利尿剂比注射相同剂量的利尿剂更为有效，尽管利尿剂也同样输注到尿液中。尽管先前的一项研究表明持续输注对心脏病也更有效[268]，后来的一项研究显示了类似的疗效[269]。

⑤ 预防或逆转利尿引起的代谢性碱中毒可提高利尿疗效。

呋塞米引起的 K^+ 丢失与肾 K^+ 潴留有相似的模式[270]，伴随着肾小管 K^+ 梯度的增加[271]。相反，在严重盐限制期间，襻利尿剂引起持续的肾 K^+ 丢失[270]，可被远端的、保留 K^+ 的利尿剂抵消[271]。

（二）利尿剂反应的体液和神经调节剂

1. 肾素 – 血管紧张素 – 醛固酮系统

如前所述，利尿剂治疗增加血浆肾素活性和血清醛固酮浓度。使用襻利尿剂后，血浆肾素活性的最初升高与体积耗竭或 SNS 无关，并与抑制致密斑 NaCl 重吸收有关[272]。襻利尿剂还刺激肾脏前列环素的释放，从而促进肾素的分泌[273]。在长期使用襻利尿剂时，肾素分泌依赖于 ECV 耗竭和 SNS。

框 50–1　克服利尿剂制动的策略
• 限制食用盐以防止利尿后盐潴留 • 考虑添加另一类利尿剂 • 考虑每天多次给药或长期使用利尿剂 • 不要突然停止利尿治疗 • 预防或逆转利尿引起的代谢性碱中毒

在使用利尿剂和盐限制治疗的水肿患者中，RAAS 的激活限制了尿钠[274]。在一项对心力衰竭（HF）患者的研究中，尽管血压下降，但血管紧张素转化酶抑制剂增强了呋塞米的利尿剂和尿钠反应[275]。然而，严重的容量耗竭和氮质血症会使过度使用血管紧张素转化酶抑制剂的治疗复杂化，特别是在正在接受大剂量利尿剂的心力衰竭患者中，或在肾动脉或肾动脉狭窄至单一或显性肾的患者中[276]。因此，利尿剂和血管紧张素转化酶抑制剂的结合是非常有效的，但是需要仔细地监测。

在严重食盐限制刺激 RAAS 期间，进一步利尿诱导的血清醛固酮浓度升高会促进肾脏 K^+ 损失[277]。ACEI 对抗利尿诱导的血清醛固酮浓度升高和钝性利尿诱导的低钾血症[270]。

2. 二十烷酸类

作用于 EP_4 的 PGE2 通过 NKCC2 抑制 NaCl 的重吸收[278]，通过改变 cAMP 抑制 CD 中的游离水和 Na^+ 的重吸收（图 50–12）[279]。襻利尿剂、噻嗪类、三氨苯醚、安体舒通能显著增加前列腺素[280]。非甾体抗炎药对前列腺素合成的抑制，可减少呋塞米[281]、氢氯噻嗪[282]、安体舒通[280]或氨苯蝶啶引起的利尿和钠尿（图 50–12）[283]。用 PGE2[129]微灌注循环段可恢复吲哚美辛治疗大鼠对呋塞米的反应。吲哚美辛还可以减弱呋塞米诱导的肾素和电容性血管舒张及对肾素的刺激[284–286]。非甾体抗炎药减弱呋塞米诱导的尿钠，因盐消耗而增强[287]，且在水肿患者中显著[281]。非甾体抗炎药布洛芬、萘普生和舒林酸类似地减弱呋塞米诱导的钠尿。COX–2 抑制剂可阻断呋塞米诱导的肾素分泌，但不能抑制钠尿，虽然其他研究显示 COX–2 对 Na^+ 重吸收有抑制作用。但是，COX–1 有助于远端肾单位的尿钠排泄。因此，COX–1 产物介导了一部分呋塞米诱导的钠尿，而 COX–2 产物介导肾素分泌。20–HETE 可能是盐排泄的重要正调节因子。

襻利尿剂还增加血栓素 A2（TXA2）代谢物 TxB2 的排泄。抑制大鼠 TXA2 合成或受体可增加呋塞米利尿，并减少肾血管舒张[290, 291]。因此，TXA2 可拮抗襻利尿剂的作用。

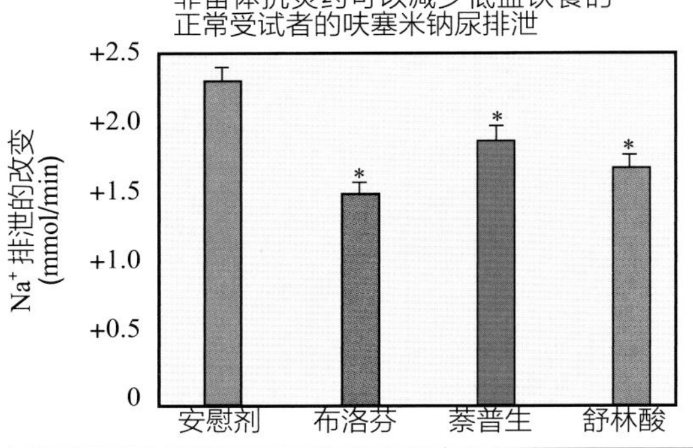

平衡到 10mmol/24h Na^+ 饮食后的交叉设计试验平均值 ± 标准误差（*n* = 11）

对静脉注射 40mg 呋塞米的反应

- 安慰剂
- 布洛芬 600mg/6h，分 3 次服用
- 萘普生 375mg/12h，分 2 次服用
- 舒林酸 200mg/12h，分 2 次服用

与安慰剂相比：*. $P < 0.05$ vs 安慰剂

▲ 图 50-12 **11 名正常受试者在服用安慰剂或 3 种非甾体抗炎药（布洛芬，600mg/6h，3 次服用；萘普生，375mg/12h，2 次服用；舒林酸，200mg/12h，2 次服用）后，再静脉注射 40mg 呋塞米，Na^+ 排泄变化的平均值（SEM）± 标准误差**

改编自 Brater DC, Anderson S, Baird B, et al. Effects of ibuprofen, naproxen, and sulindac on prostaglandins in men. *Kidney Int*. 1985;27:66–73.

3. 精氨酸升压素

注射呋塞米后 AVP 水平升高 [292]，这可能是对血容量减少的反应。血浆 AVP 水平在许多水肿状态下升高，如 HF 和肝硬化 [293]，尤其是在噻嗪治疗期间出现低钠血症患者 [294]。AVP 刺激大鼠远端小管中的 K^+ 分泌 [295]。利尿剂诱导的 AVP 释放会导致低钾血症，因为在 AVP 释放被水负荷抑制的受试者中，对呋塞米的利尿反应降低了 40% [277]。此外，尽管 AVP 是一种水平衡的经典激素，但它已经被证明增加了 NCC 和 ENaC 的活性，可能加重水肿状态下的钠潴留 [296, 297]。

4. 儿茶酚胺与交感神经系统

第一剂呋塞米可提高心率和血浆儿茶酚胺浓度 [123, 249]。用哌唑嗪阻断 α_2 肾上腺素受体并不能改变随后的肾盐潴留 [249]，但阻断这些受体可减缓肾素释放 [272]。短期内，呋塞米诱导清醒大鼠 ECV 耗竭，激活交感神经活动，稳定血压 [298]。

5. 心钠素

利尿剂常用于治疗血容量增加和心钠素水平升高的患者。给心力衰竭的犬注射呋塞米可降低心钠素水平 [299]。在该犬模型中注射呋塞米可促进呋塞米诱导的钠尿，减缓 RAAS 的激活和 GFR 的下降。因此，心钠素水平的下降有助于利尿后肾 NaCl 的保留 [299]。

（三）利尿剂抵抗

利尿剂抵抗意味着水肿清除不充分，尽管使用了全部剂量的利尿剂 [300]。框 50-2 总结了主要原因。解决利尿剂反应不足的第一步是选择适当的靶点反应（如特定体重），并确保水肿是由于不适当的肾 NaCl 和液体潴留所致，而不是淋巴或静脉阻塞或再分布所致（图 50-13）。利尿剂不能预防二氢吡啶钙通道阻滞剂引起的水肿 [301]。

下一步是排除黏附不良、严重的血容量损耗和同时使用非甾体抗炎药。此后，应量化饮食中的氯化钠摄入量。在稳定状态下，这可以通过 24h Na^+ 排泄量的测量来评估。对于轻度水肿或高血压患者，每天摄入 100～120mmol 的 Na^+ 即可。对于有利尿剂抵抗的患者，营养师的帮助通常是必要的，以减少每日钠摄入量到 80～100mmol。在处于不稳定状态的患者（如心力衰竭恶化的患者）中，尿钠水平较低，此可作为强化利尿治疗的观察指征 [302]。利尿剂量必须高于利尿阈值（图 50-8 中剂量 - 反应曲线的陡峭部分）。门诊患者应能在给药后 4h 内检测到尿量增加；住院患者可直接测量尿量或体重。如果不发生利尿，下一步是将剂量加倍，直到达到有效剂量或最大安全剂量。

框 50-2　利尿剂抵抗的常见原因

- 诊断错误（如静脉或淋巴水肿）
- 氯化钠或液体摄入不当
- 活性形式药物到达肾小管管腔不足，由于：
  - 依从性不够
  - 剂量不足或太少
  - 吸收不良（如失代偿心力衰竭）
  - 肾血流量减少（如心力衰竭或肝硬化，或老年患者）
  - 肾功能损伤（如 AKI 或 CKD）
  - 蛋白尿（如肾病综合征）
- 肾反应不足，由于：
  - 肾小球滤过率低（如 AKI、CKD）
  - 有效细胞外液量减少（如水肿状态）
  - 肾素 - 血管紧张素 - 醛固酮系统的激活（如水肿）
  - 肾单位适应（如长期利尿治疗）
  - 非甾体抗炎药（如吲哚美辛、阿司匹林）

AKI. 急性肾损伤；CKD. 慢性肾脏病

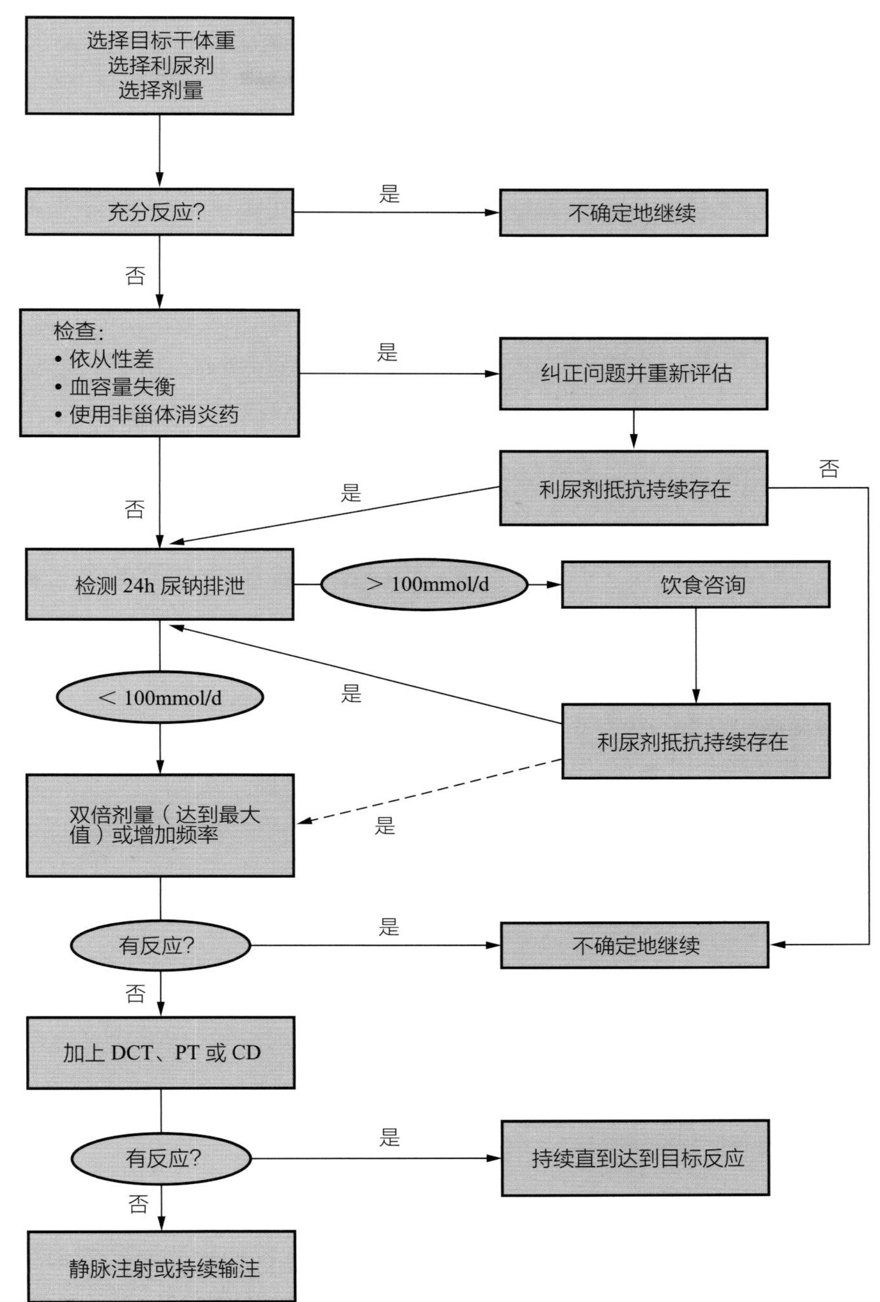

▲ 图 50-13　襻利尿剂抗药性患者的治疗方法示意图

CD. 集合管利尿剂（如阿米洛利、氨苯蝶啶或螺内酯）；DCT. 远曲小管利尿剂（如噻嗪）；PT. 近端小管利尿剂（如乙酰唑胺）（引自 Ellison DH, Wilcox CS. Diuretics: use in edema and the problem of resistance. In Brady HR, Wilcox CS, eds. *Therapy in Nephrology and Hypertension*. ed 2. London: Elsevier Science; 2003.）

下一步是每天服用 2 剂利尿剂。呋塞米和布美他尼只作用 3～6h。每天两次半剂量，通过中断利尿后的盐潴留，产生比每天 1 次相同的总剂量更大的反应，只要两者都高于利尿阈值。并发疾病可能损害利尿剂的吸收。因此，生物利用度更高的利尿剂，如托塞米德可能比呋塞米更好[98]。利尿剂抵抗通常伴有明显的代谢性碱中毒[123]，可通过服用氯化钾或添加一种远端的保钾利尿剂逆转。

随着利尿剂用量的逐渐增加，由于激活了 NaCl 的保留机制，体液减少可能不足。血管紧张素转化酶抑制剂有时可以恢复心力衰竭患者的利尿，但血压下降往往限制反应[274]。长期利尿剂治疗期间肾单位下游节段的适应性变化[83, 255]为合并利尿剂提供了合理的依据（见下节）。高抗药性患者可接受静脉滴注利尿剂或超滤试验[303]。

（四）利尿剂联用

一种以上利尿剂作用于同一转运机制的全剂量小于添加量，而几种利尿剂作用于单独机制的全剂量可能是协同作用的[5, 304]。

1. 襻利尿剂和噻嗪类

襻利尿剂和噻嗪或噻嗪类药物（如氢氯噻嗪、美托拉宗）在正常受试者和水肿或肾功能不全受试者中具有协同作用[304–308]。美托拉宗在增强心力衰竭或肾病综合征的呋塞米耐药受试者的 NaCl 和体液流失方面等同于苯地氟嗪[309]。在呋塞米长期治疗期间，个体对噻嗪的反应性增强[83]。晚期 CKD 患者 [eGFR < 30ml/（min · 1.73m^2）] 单独对噻嗪无反应，但当噻嗪被添加到襻利尿剂治疗中时，表现出明显的钠尿增多[307]，可能是通过阻断增强的远端肾小管 Na^+ 重吸收[310]。然而，由于低钾血症、过度 ECV 耗竭和氮质血症的高发病率，应在密切监视下开始此类联合治疗[311]。

2. 襻利尿剂或噻嗪类药物和远端保钾利尿剂

阿米洛利或氨苯蝶啶只轻微增加呋塞米尿钠排泄，但减少 K^+ 和净酸的排泄[68]，并维护全身的 K^+[312]。远端 K^+ 保护剂通常被禁止用于肾衰竭，因为它们可能导致严重的高钾血症和酸中毒。

三、利尿剂的临床适应证

图 50–14 显示了一种用于治疗 CKD、肾病综合征、肝硬化和心力衰竭的利尿剂治疗的运用规则[313]。

（一）水肿状态

治疗水肿的第一个目的是通过恢复心力衰竭患者的血流动力学和心排血量（如使用血管扩张药或消除心脏抑制剂），改善肝硬化和腹水患者的肝功能（如停止酒精摄入），或通过减少肾病综合征患者的蛋白尿（如使用 ACEI 或 ARB）来逆转主要原因。虽然低剂量利尿剂治疗不能降低正常人的 GFR，但如果是 CKD 患者或血压突然下降（尤其是伴有直立性低血压），GFR 可以降低。此外，过度利尿会降低心排血量、血压和肾功能，并刺激 RAAS、SNS、前列腺素和 AVP，所有这些都可能损害所需的血流动力学和肾脏反应[314]。因此，水肿的利尿剂治疗应该以最低的有效剂量开始[315]。额外的药物可以用来抵消不必要的作用。例如，血管紧张素转化酶抑制剂、ARB 或 MRA 可防止 RAAS 活化并增加液体损失，但可减少 K^+ 消耗。使用第二种利尿剂可具有协同作用，使用远端 K^+ 储备剂可抵消不需要的低钾血症、碱中毒或 Mg^{2+} 消耗（见“对利尿剂治疗的适应”）。

轻度水肿患者的膳食钠摄入量应限制在每天 2.5～3g（相当于 107～129mmol/24h）。对于难治性水肿患者，需要将 Na^+ 限制到每天 2g（86mmol/24h）。

对于所有 CKD 患者和轻度以上水肿的患者，利尿剂治疗可能都会出现一定的耐药性（图 50–15）。

1. 心力衰竭

心力衰竭可分为射血分数正常和射血分数下降两种心力衰竭，但两种心力衰竭都需要利尿剂作为关键治疗。心力衰竭治疗取决于心力衰竭病因及是否存在急性失代偿或慢性代偿状况[316, 317]。本节将首先回顾利尿剂在一般急性失代偿性心力衰竭和继发于急性冠状动脉综合征的心力衰竭中的作用，然后讨论利尿剂作为维持治疗在收缩性和舒张性心力衰竭中的作用。读者还可以参考最近的一篇综述[318]及由美国心脏病学院和美国心脏协会联合发布的指南，以获得更详细的推荐和对每种治疗的证据水平的评价[319]。

(1) 急性失代偿性心力衰竭：如果不是由如急性冠状动脉综合征和瓣膜异常这些显而易见的原因所致，其他急性失代偿性心力衰竭（acute decompensated heart failure，ADHF）的发生则通常由调节心脏和肾脏功能的神经体液系统失衡引起[320]。因此选择性针对“神经体液系统失衡”机制治疗是合理的。病情初步稳定后，主要采用扩血管药物和利尿剂治疗。静脉血管扩张药，如硝酸甘油、硝普钠和奈西立肽，可以抵消压力感受器依赖性的交感神经张力增加、血管紧张素Ⅱ与醛固酮、内皮素和 AVP 的效应。扩血管药物常常与静脉襻利尿剂（如呋塞米，40mg；布美他尼，1mg；托塞米德，10～20mg）联合使用。例如，一项对严重心力

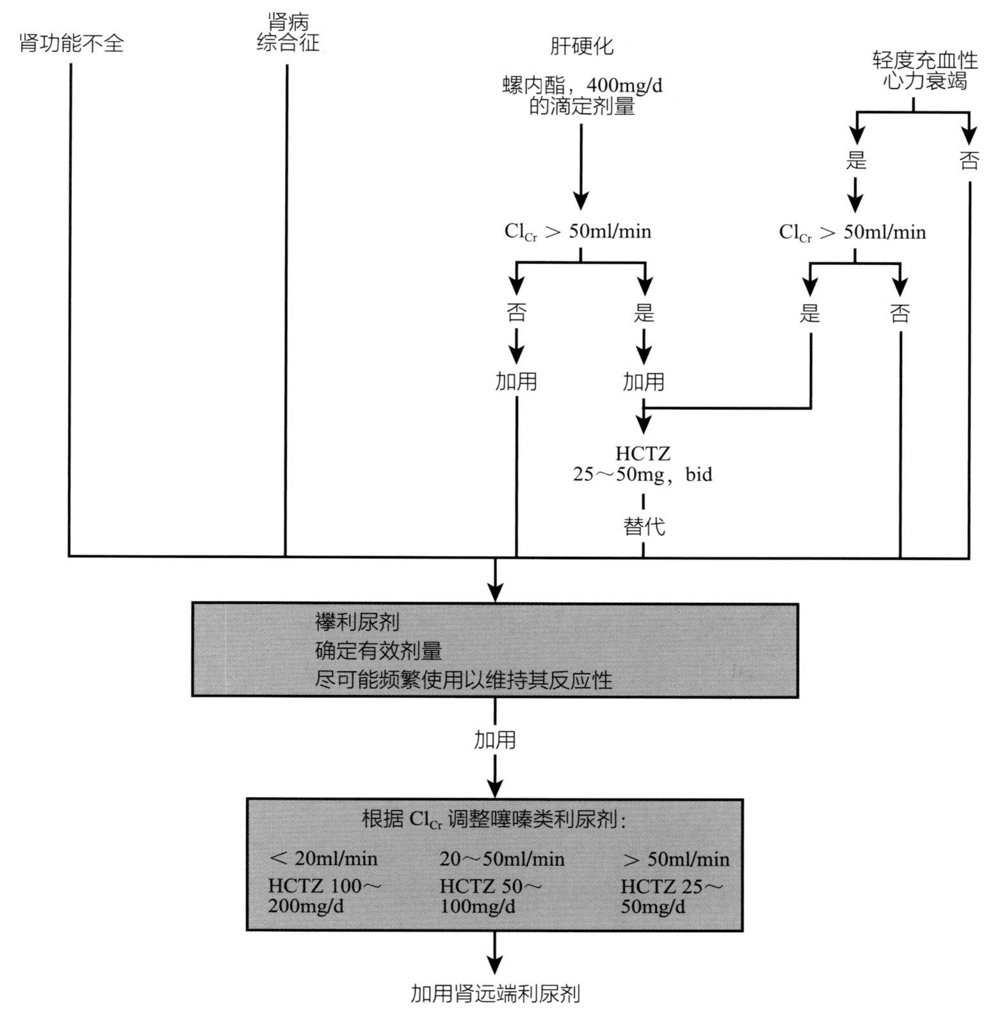

如果 Cl_{Cr} > 75ml/min，保持钾稳态
如果尿钠低尿钾高，加用肾远端利尿剂

▲ 图 50-14　肾性、肝性及心源性水肿患者利尿剂治疗方案示意图

bid. 每天 2 次；Cl_{Cr}. 肌酐清除率；HCTZ. 氢氯噻嗪（引自 Brater DC. Diuretic therapy. *N Engl J Med*. 1989;339:387–395.）

衰竭患者的研究表明，以改善整体血流动力学状态为目的的扩血管药物和利尿剂治疗可在中心静脉压下降时迅速改善患者的神经体液变化[321]。另一项研究发现，尽管 ADHF 期间“积极减轻容量负荷”与肾功能恶化有关，但生存率实际上得到了改善[322]。在一项严格实施的随机试验中，利尿剂连续给药和一次性大剂量给药的疗效没有差异；此外，低剂量（相当于一个口服剂量）和高剂量（口服剂量的 2.5 倍）对全身症状改善无差异[269]。但应当注意的是，此项试验并没有对利尿剂抵抗的患者进行研究。长效襻利尿剂如托塞米德[323]、阿左塞米[324]等较少产生神经体液的激活，可作为优先选择。

失代偿性心力衰竭患者中利尿剂的药物动力学受损[325, 326]。呋塞米的生物利用度与布美他尼或托塞米德不同，在心力衰竭患者中不稳定[327]。上述特点及更长的作用时间，可以解释随机分配接受托塞米德治疗的心力衰竭患者较呋塞米治疗者减少约 50% 的再入院需求[98]。失代偿性心力衰竭患者由于肾血流量降低，导致血浆清除率也降低[325]。以上所有效应可以使小管液中利尿剂的峰值浓度限制在剂量 – 反应曲线的底部，从而降低利尿效应（图 50–15）。

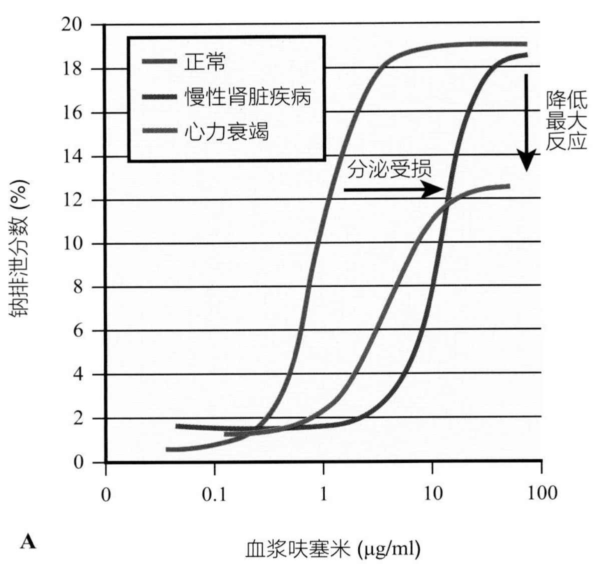

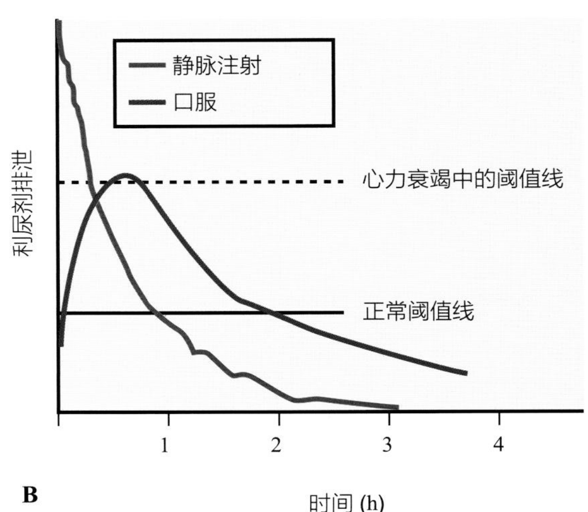

▲ 图 50-15 襻利尿剂的剂量 - 反应曲线

A. 钠排泄分数（FE_{Na}）和血浆襻利尿剂浓度的关系。与正常人相比，患有慢性肾脏疾病（CKD）的患者由于利尿剂分泌受损，曲线向右移。当以 FE_{Na} 表示时，最大利尿反应可得以维持，但以绝对 Na^+ 排泄表达时，则不能维持。充血性心力衰竭（HF）患者的曲线向右、向下移，即使以 FE_{Na} 表示也是如此，因此称为相对利尿剂抵抗。B. 比较静脉和口服使用利尿剂的剂量治疗反应。在正常人，口服剂量可能与静脉注射剂量一样有效，因为以上两种给药方式的利尿剂排泄率超过利尿钠阈值（由正常阈值线表示）的时间大致相等。如果利尿钠阈值增加（如心力衰竭患者阈值线所示），则口服剂量的利尿剂可能无法提供足够高的血浆水平以引起利钠反应

奈西立肽是一种重组的人 B 型利钠肽（BNP），已获得美国食品药品管理局（FDA）的批准，可用于 ADHF 的治疗 [328]。利钠肽受体 A 缺陷小鼠的研究表明该系统与血容量增加相关的利尿钠反应有关 [329]，并为 BNP 治疗 ADHF 提供了理论依据。失代偿性心力衰竭患者接受奈西立肽短期治疗可以降低其肺毛细血管楔压 [330]。然而，一些后续研究表明，奈西立肽对心力衰竭患者并无利尿作用；与安慰剂组相比可能有更高的死亡和肾功能恶化的风险 [331-333]。相反，其他研究表明，奈西立肽在接受心脏手术的左心功能不全患者的围术期治疗中具有潜在作用。在这种情况下，这些药物可改善肾功能，甚至可提高生存率 [334, 335]。目前指南推荐奈西立肽作为无低血压和容量超载的 ADHF 患者的替代血管扩张药物，尽管这些患者接受静脉利尿剂治疗，但仍存在呼吸困难 [319, 336]。

在过去的几年中，人们对静脉超滤作为 ADHF 的治疗方法非常感兴趣 [337]。然而由心力衰竭临床研究网络（Heart Failure Clinical Research Network）发起的一项随机试验比较利尿剂治疗与超滤治疗效果，结果发现尽管两种治疗方法都有相似的容量减少，但超滤治疗组肌酐水平比利尿剂治疗组上升更明显 [338]。然而应该强调的是，这项试验特别排除了那些需要去除容量外还要透析的患者。此项试验发表中的补充材料 [338] 还提供了心力衰竭临床研究网络广泛发布的失代偿性充血性心力衰竭（CHF）患者减少容量的方案。最近的一项 Meta 分析表明，超滤治疗比静脉利尿剂治疗可更好地减轻临床充血，但并不能改善住院治疗率或死亡率 [339]。此外，超滤治疗还可能会发生严重的耗材相关的不良事件 [340]。

最后，静脉使用正性肌力药多巴酚丁胺和米力农被保留运用于急性失代偿性心力衰竭患者（ADHF）合并以下情况，包括对标准疗法无反应、外周血灌注减少、终末期器官功能障碍和（或）低血压（低输出综合征）。一项试验表明，小剂量多巴胺或奈西立肽在减轻临床充血或改善肾功能方面无额外益处 [341]。

(2) 急性冠状动脉综合征合并急性失代偿性心力衰竭：急性心肌梗死（AMI）患者需要快速建立冠状动脉再灌注（如溶栓和经皮冠状动脉介入治疗）和治疗心律失常。联合治疗的目的是抵抗左心室舒张末期压力的增加和肺水肿的积累，而不进一步减

少心排血量，左心室舒张末期压力的增加会导致心室壁张力和耗氧量的增加。合理使用利尿剂可满足这些要求。在一项研究中，给予左心衰竭（LVF）并发急性 AMI 的患者静脉注射呋塞米，患者左心室充盈压在 5～15min 内从 20mmHg 降低到 15mmHg，且静脉血容量增加 50%[342]。这一快速的静脉扩张作用可被 NSAID[285] 和 ACEI[343] 药物阻断。利尿剂的作用进一步降低了左心室舒张末期压力。

一项对 48 例急性心肌梗死后合并急性左心衰竭患者的一线治疗研究，比较了静脉注射呋塞米、静脉扩张药（硝酸异山梨酯）、小动脉扩张药（肼苯哒嗪）和正性肌力药（普瑞特罗）的治疗反应[344]。静脉扩张药和呋塞米都能在保持心脏指数和心率的同时降低左心室充盈压。研究人员得出结论，这些是最好的一线药物，但需与小动脉血管扩张药联合使用。相反，一项研究随机分配 110 名急性左心衰竭患者接受大剂量硝酸异山梨酯（每 5 分钟静脉注射 3mg）或大剂量呋塞米（每 15 分钟静脉注射 80mg）的治疗[345]，呋塞米治疗组（46%）终点不良事件的发生率高于硝酸异山梨酯（25%）。研究者指出在急性 LVF 禁用大剂量呋塞米。尽管静脉注射呋塞米可降低 LVF 患者的左心室充盈压，但 Frank-Starling 心室功能曲线的形状预测在提高左心室充盈压时心排血量并不会提高。尽管如此，大多数研究者建议在血容量（ECV）耗尽，通过大剂量推注排除前负荷依赖性右心衰竭后，进行利尿剂试验[346]。

呋塞米可通过静脉推注方式给药，剂量最高可达 100mg，也可通过短期输注来减少耳毒性的发生。尽管有争议，但在大多数比较研究中，间歇性输注产生的利钠作用略高于对照组[347]。理想情况下，最初应使用较低剂量并滴定直至达到良好效果，如肺毛细血管楔压为 16mmHg[347]。血流动力学和生化指标参数在襻利尿剂治疗期间应经常监测，尤其是接受 β 受体拮抗剂、ACEI 或血管扩张药治疗的 AMI 患者。

(3) 慢性心力衰竭：利尿剂在慢性心力衰竭伴射血分数降低患者中的长期治疗非常有效。过多的肾性 NaCl 和液体潴留会导致肺水肿，限制通气。心脏扩张限制心脏功能并增加室壁张力和耗氧量。这些联合作用可导致氧合作用和心排血量的减少。在一项 13 例因心力衰竭引起严重水肿患者使用利尿剂治疗的研究中发现，尽管患者体重平均降低了 10kg，但呋塞米治疗可使患者每搏输出量增加 15%，外周血管阻力降低[348]。在另一项研究中，利尿剂和扩血管药的联合治疗减少了左右心房容量，纠正了房室瓣膜相对关闭不全导致的血液回流，并使每搏输出量提高了 64%[344]。一项关于心力衰竭试验的 Meta 分析发现，随机分配接受利尿剂治疗的患者，死亡率比值比（OR 值）降低至 0.25，住院率降低至 0.31[349]。这些数据有力地支持了利尿剂在心力衰竭中的应用。

另一方面，静脉回心血流量的改变引起心脏适应性地收缩调节，心力衰竭时此种调节能力下降，因此如果利尿剂治疗过急过量，患者有效血容量将会减少，出现直立性低血压、无力、疲劳、运动能力下降和肾前氮质血症。这是一种越来越常见的射血分数正常的症状性心力衰竭，尤其以舒张功能障碍为代表[350]。因此，利尿剂疗法（盐消耗疗法）需要不断重新评估，并合理地使用其他药物（如血管扩张药、ACEI、ARB 或 MRA）。轻度心力衰竭患者通常对限制性钠盐饮食（100～120mmol/d）和低剂量噻嗪类利尿剂治疗有反应。随着心力衰竭的进展，需要剂量更大，且需要频繁使用襻利尿剂和更严格的钠盐摄入限制（80～100mmol/d）。需要强调的是，晚期心力衰竭患者对利尿剂的反应性受损，如在利尿剂的利尿 - 排泄关系曲线向右移所示（图 50-15）[326]。对于难治性心力衰竭患者，在近端小管（如乙酰唑胺类）或下游部位（如噻嗪类）添加第二种利尿剂，可产生强大的利尿效应，即使在肾功能不全患者中也是如此[351, 352]。例如，额外使用美托拉宗[353] 或氢氯噻嗪[354] 可增加尿量，体重平均减轻 7～8kg。最近一项研究通过比较静脉注射襻利尿剂治疗后锂和钠的排泄分数发现，远端肾小管代偿性钠重吸收是心力衰竭利尿剂抵抗的主要原因[355]。

尽管慢性心力衰竭的药物治疗应个体化，但建议采用逐步治疗法：利尿剂和 ACEI 或 ARB 作为首选治疗；其次是 β 受体拮抗剂；然后是 MRA 或硝酸肼苯哒嗪 - 异山梨醇二硝酸盐（黑色）；然后是地高辛、心脏复律除颤器及心脏再同步化装置作为最后治疗手段[356]。从螺内酯治疗试验期间观察到高钾血症的高发病率中得到的教训是在指南的推荐下使用了 MRA [211]。指南中男性排除了血清肌酐浓度＞ 2.5mg/dl（221μmol/L），女性排除血清肌酐浓度＞ 2.0mg/dl（177μmol/L）[357]。然而，指南指出，MRA 和襻利尿剂非常重要，因为其可改善心室重构 [358, 359]。在射血分数正常的患者中，螺内酯可能会改善左心室舒张功能障碍，但并不能改善患者的症状和结局 [360, 361]。

尽管有这些治疗方案，心力衰竭仍会不断进展并进入恶性循环。代偿失调的心力衰竭刺激 RAAS 系统和 AVP 的释放 [362]，易诱发低血钾、低血镁、低血钠和心律不齐。低钾血症增强了洋地黄与心肌细胞的结合 [363]，减少了肾脏排泄 [364] 并增强了其对心脏的毒性 [365]。尽管可以通过大剂量利尿剂或连续静脉输注利尿剂治疗，从而减少失代偿性心力衰竭导致的恶性循环 [366]，但血容量减少，氮质血症及电解质紊乱的风险急剧上升 [367]。对最大剂量利尿剂治疗有反应的患者应尝试连续输注，因为与连续输注相比，快速推注治疗可导致较高的初始血清浓度和较高的初始尿利尿剂排泄率。如果患者在前几个小时内接受了一次或多次静脉推注，则可不给予负荷剂量进行输注。

文献报道呋塞米的输注速度可高达 240mg/h。但耳毒性和输注速度相关的其他不良反应必须与其他治疗方案（如加用噻嗪类利尿剂或超滤法）相权衡。

因此需要新的治疗方法，因为肾功能减退预示着心力衰竭患者的预后不良 [368]。只要能维持血压，ARB 可改善肾功能不全。ARB 与脑啡肽酶抑制剂联合使用可阻止利钠肽的分解，特别有利于心血管和肾脏患者的预后 [233, 369]。严重的心力衰竭患者可加重肾功能的恶化（通常被称为心肾综合征），在此种情况下治疗的目标必须改善心脏功能（如果可能），使用利尿剂、β 受体拮抗剂、ACEI 或 ARB 和 MRA 治疗充血性心力衰竭 [370]。

(4) 右心衰竭：对于单纯性右心衰竭或肺心病患者，并不一定推荐使用利尿剂。利尿作用过强会引起静脉回流减少，可能会使右心功能恶化。呋塞米可增加血管紧张素Ⅱ引起的低氧性肺血管阻力 [365]。因此，治疗重点应放在逆转慢性低氧血症。

2. 肝硬化

大多数肝硬化腹水和外周性水肿的患者由于小动脉充盈不足引起细胞外液容量（ECV）扩张，这是由于外周血管舒张和心脏功能受损所致 [371–373]。对肝硬化患者的研究还表明，有效动脉血容量的减少会引起反应性近端小管的重吸收 [374]。最后，肝硬化患者对噻嗪类药物的利尿钠反应升高，且肝硬化患者血清醛固酮浓度升高 [375]。因此，使用作用于远端肾单位的利尿剂和 MRA 对于肝硬化治疗是合理的，通常耐受性良好 [179]。美国肝病研究协会实践指南建议，对肝硬化和腹水患者的一线治疗应包括限钠（2000mg/d 或 88mmol/d）和利尿剂（口服螺内酯，联用或不联用口服呋塞米）[376]。指南建议初始方案为 40mg 呋塞米和 100mg 螺内酯，并增加滴定以保持相同的利尿率 [376]。最大剂量建议为螺内酯 400mg 和呋塞米 160mg。

肝硬化和腹水患者通常由于血压下降而不能耐受 ACEI 或 ARB [377]。不伴腹水的轻度水肿患者可采用限制性钠盐饮食（100mmol/d）治疗。对大多数肝硬化腹水患者而言，饮食中的液体限制是不必要的。该指南不建议对肝硬化和腹水患者进行液体限制，除非血清钠水平降至 125mmol/L 以下 [376]。尽管纠正治疗肝病患者的低钠血症并不会改善预后，但低钠血症本身一直就是预后不良的指标 [378]。腹水大部分可通过淋巴管清除，利尿剂可增加胸导管的淋巴流量 [379]。因此，利尿剂可通过降低静脉压和门静脉压、浓缩血浆蛋白 [380] 及增加腹水吸收 [379, 381] 来减少腹水形成。

每日腹水排入全身循环系统的最大量是有限的，为 300～900ml [382]。因此，非水肿患者每日体重减轻最多不应超过 0.3～0.5kg。对有腹水和水肿的患者每日利尿剂可引起 1～3kg 的体重减轻，这不会影响血容量和肾功能 [383]。然而，对外周水肿减轻后的患者或非水肿患者给予相同的利尿方案会使血浆容量减少达 24%，并增加了低钠血症、碱中毒和氮质血症的风险。此外，血清白蛋白水平降低和门静脉压力增加，再加上之前利尿剂的使用，可导致真正的“充盈性水肿”。有这些表现的患者常因低血压、氮质血症和电解质功能异常而使利尿剂治疗变得复杂。因此，最初安全的利尿剂处方也必须不断评估。此外，不伴周围性水肿的腹水患者似乎更容易出现利尿剂的不良反应 [383]。

呋塞米在肝硬化治疗中最常见的问题是电解质

紊乱和血容量的减少。如前所述，可通过使用螺内酯、依普利酮或远端 K^+ 保留剂来对抗因先前存在的 K^+ 耗竭和醛固酮过多症导致的低钾血症。但是，肝硬化患者给予螺内酯治疗可能会发生高钾代谢性酸中毒[384]。严重的利尿剂抵抗需要穿刺术治疗。但重要的是要区分患者是对利尿剂抵抗还是对 NaCl 限制的依从性差。这可以通过测定 24h NaCl 排泄量或尿 Na/K 比值来区分。Na/K 比值较高表明其依从性差，比值较低表明患者对利尿剂抵抗；最佳截止值因研究而异，在 1 到 2.5 之间[385]。难治性腹水患者的对照试验表明，与利尿剂治疗相比，腹腔穿刺术放大量腹水在减少患者住院时间和电解质并发症方面更有效，且不会影响死亡率[386]。如果给予静脉白蛋白输注（每次 40g），即使是反复大量的腹腔穿刺术（4～6L/d）也是安全的[386]。但是，大多数研究者建议仅对相对利尿剂抵抗和限制性钠盐饮食依从性差的患者进行穿刺术（图 50-16）[387]。

轻度肝硬化患者呋塞米利尿钠反应正常或降低，利尿动力学改变很小[2]。但在晚期患者会出现呋塞米吸收减慢[388]，由于低白蛋白血症及动脉有效血容量扩张导致其分布体积的增加，以及因低白蛋白血症降低近端小管利尿剂的分泌和肾血流量，从而降低肾脏的清除，导致呋塞米清除延迟[2]。早期肝硬化患者对襻利尿剂的抵抗很大程度上是由于药物反应性降低造成的，这与血清醛固酮水平升高相关[179]。随着腹水的发展，呋塞米的利尿钠反应进一步降低，这与呋塞米在尿液浓度的减少[389]和 RAAS 系统的进一步激活[179]有关。

利尿剂抵抗在晚期肝硬化患者中常见。除了常见的原因（框 50-2），它可能还预示感染的发展、出血和心排血量的下降。难治性腹水和因反复穿刺而致残的患者可能对身体压迫[390]或经颈静脉肝内门静脉分流术[391]有反应。对于这类患者，不推荐静脉襻利尿剂的使用，因为它们可能引起肝肾综合征。

3. 肾病综合征

肾病综合征患者尿白蛋白的流失和肝脏合成的减少最终导致低白蛋白血症。血浆胶体渗透压的下降增加了体液进入组织间隙，导致充盈性水肿[392, 393]。此外，原发性肾性钠盐潴留会进一步导致水肿（图 50-17）。微小肾病患者常有收缩性血容量降低，RASS 系统激活；而患有其他原因的肾病综合征患者通常血容量增加且 RAAS 受到抑制[394]。对肾病综合征钠盐潴留的动物模型进行微创穿刺，发现在远端肾单位出现明显的 NaCl 重吸收和镜检结晶（TAL）[395, 396]。单侧肾病综合征大鼠模型可见在 CD 处 Na^+ 重吸收增加[397]，对心房利钠肽（ANP）的反应降低[398]。醛固酮增多症加强了这些部位对 Na^+ 的重吸收。肾病综合征患者的肾素和醛固酮水平是多变的[399]。低白蛋白血症降低了呋塞米和血浆蛋白的结合，因此增加其容积分布[400]。尽管有研究表明预先混合呋塞米和白蛋白再静脉输注会增加肾病综合征患者的利尿效应[105]，但这一发现并未被证实[106, 401, 402]。实际上，两项研究表明，血清白蛋白水平为 2g/dl 的患者可将正常量的呋塞米转运至尿中[400, 403]。肾病综合征患者血浆中白蛋白的等渗血浆容量增加不能诱导 NaCl 负平衡[404]或增强对呋塞米的反应[401]，因此一般不建议用于顽固性肾病综合征的治疗[401, 405]。一项研究发现，儿童的钠排泄分数为 0.2% 可将儿童的容量收缩性肾病综合征与容量扩张性肾病综合征区分开。利尿剂治疗对于容量扩张性患者是有效且安全的[406]。

对利尿剂抵抗的更合理的治疗是使用 ACEI 和（或）ARB 来控制白蛋白尿，这也可抵抗与此相关的凝血功能异常、血脂异常、水肿和肾功能进行性下降。ACEI 或 ARB 中联用利尿剂会进一步降低蛋白尿，但会增加血清肌酐浓度[407]。

近端小管 S_2 段的分泌钙离子通道抑制剂（CAI）[18]和襻利尿剂[125]的肾小管分泌依赖白蛋白。然而，在兔子中，近端小管 S_1 部分襻利尿剂的摄入被白蛋白抑制，在 S_1 段中呋塞米通过葡萄糖醛酸化作用被灭活（图 50-7）[126, 408]。肾病患者输注白蛋白确实会增加肾脏呋塞米的排泄，而低白蛋白血症会增加其代谢清除率[409]。

呋塞米与髓襻升支粗段（TAL）的相互作用受到呋塞米与滤过白蛋白结合的限制[410]，在髓襻小管灌注液中加入白蛋白会减弱其对呋塞米的反应，因为呋塞米与白蛋白结合，而这种作用在联用华法林时可逆转，因为华法林将其从白蛋白结合位点上取代下来[411]。然而，Agarwal 及其同事已经发现，通过与磺胺恶唑合用，从白蛋白中置换呋塞米对肾病综合征患者的利钠尿没有影响[412]。然而，这项研究的结果并不确定，因为受试者没有利尿剂

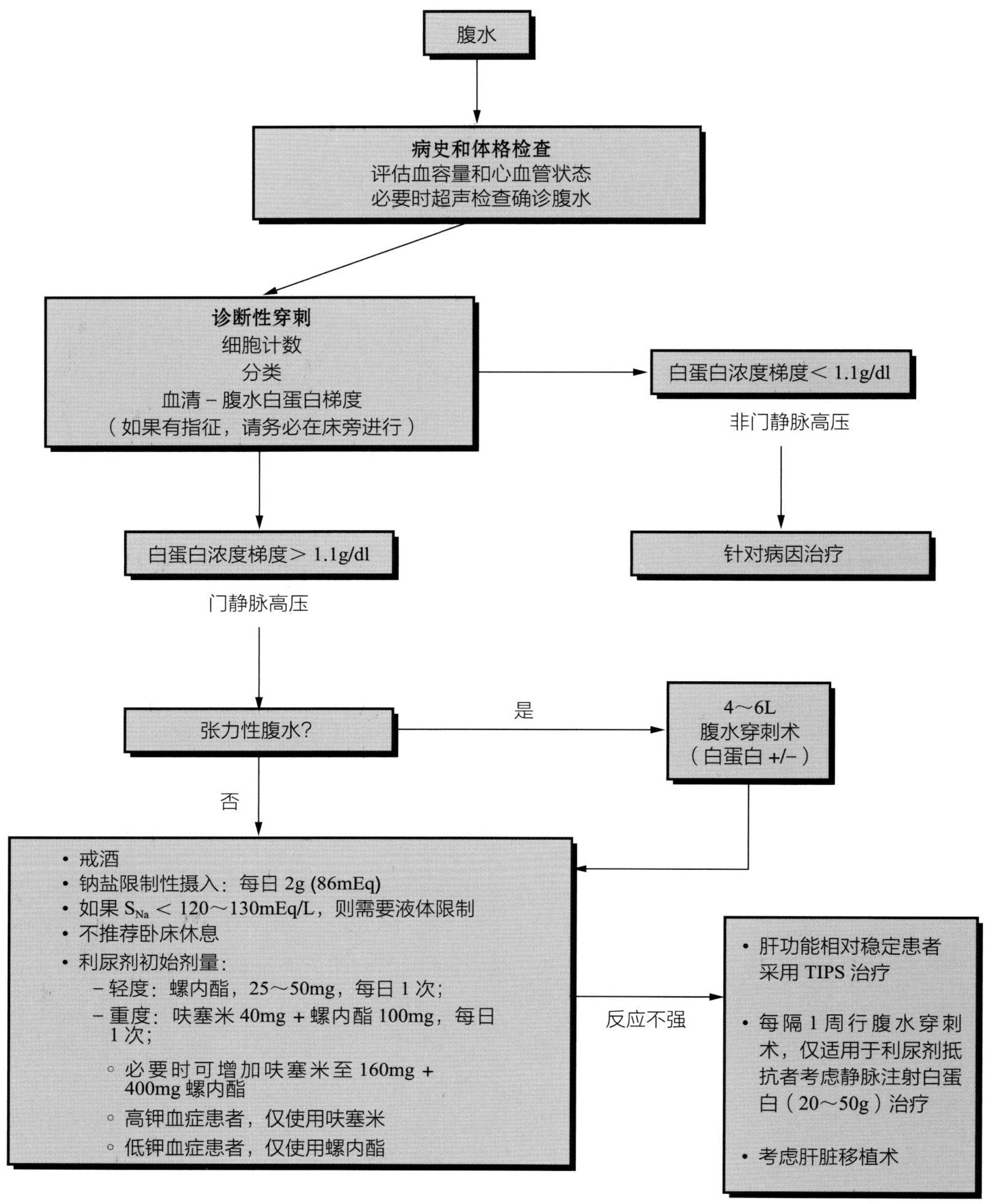

▲ 图 50-16　肝硬化腹水患者液体潴留的治疗流程图

SNa. 血清 Na^+ 浓度；TIPS. 经颈静脉肝内门体静脉分流术（引自 Ellison DH, Wilcox CS. Diuretics: use in edema and the problem of resistance. In Brady HR, Wilcox CS, eds. *Therapy in Nephrology and Hypertension*. ed 2. London: Elsevier Science; 2003.）

抵抗。

动物研究表明，有以下几种机制可能减弱肾病综合征患者对襻利尿剂的反应性：①利尿剂的递送减少和（或）利尿剂的肾小管分泌减少；②肾代谢增加；③利尿剂的阻断作用；④其他肾单位增加 NaCl 重吸收。临床研究已证实，肾病患者肾小管受损，导致对襻利尿剂的反应降低。

肾病性水肿最好通过饮食中限制钠盐和液体摄取来控制。在需要利尿剂治疗时，大多数患者对初始治疗有反应。螺内酯或依普利酮在某些患者中有效[393]。肾功能下降[292]和吲哚美辛的使用[281]会使肾病患者对襻利尿剂的抵抗增加。噻嗪类利尿剂和

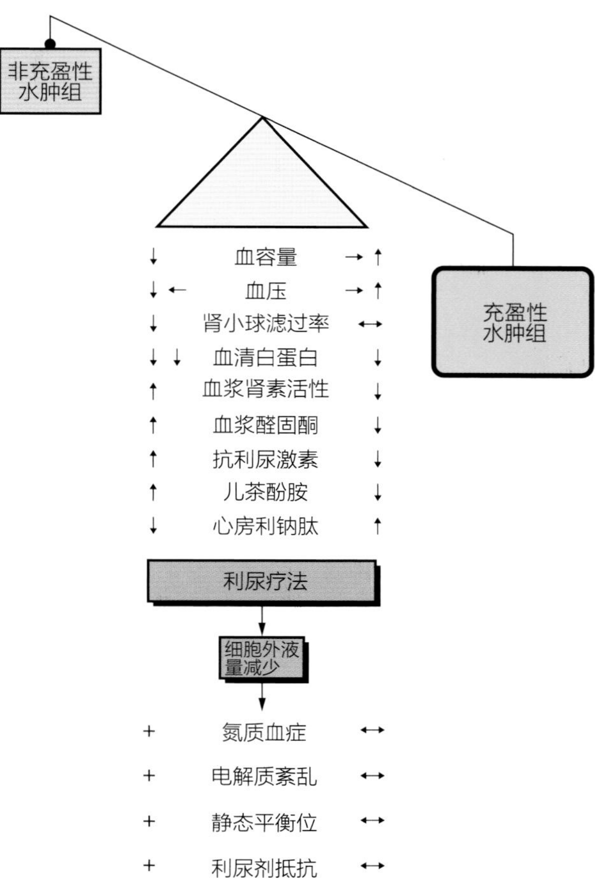

▲ 图 50-17 **肾病综合征伴充盈性水肿和非充盈性水肿患者的临床和生化特征及反应的比较**

↑. 上升；↓. 下降；↔. 无效；+. 潜在不良反应（改编自 Schrier RW, Fassett RG. A critique of the overfill hypothesis of sodium and water retention in the nephrotic syndrome. *Kidney Int*. 1998; 53:1111–1117.）

呋塞米的联合治疗可消除水肿，但同时会使尿 K^+ 排泄增加[413]。研究表明肾病综合征患者原发性钠潴留与肾病尿中血浆蛋白酶的存在有关，如血浆蛋白酶可激活上皮钠通道的纤溶酶[414, 415]。最近的研究发现此种机制也可在有尿蛋白的 CKD 患者中出现[416]。这将为 ENaC 阻断药阿米洛利或氨苯蝶啶治疗提供理论依据，但仍需进行临床研究。

4. 特发性水肿

特发性水肿主要影响女性。它会导致波动的钠盐潴留和水肿，直立体位时加重[417]。研究 10 例此类患者在控制钠盐摄入期间撤离利尿剂的影响发现[418]，尽管他们的体重在 2～8 天内增加了 0.5～5.0kg，但有 7 名患者在不重复使用利尿剂治疗的前提下 3 周内恢复至起始的体重。研究人员得出结论，利尿剂滥用可能会导致特发性水肿[419]。然而，这一结论受到质疑。值得注意的是，长期习惯性服用高剂量呋塞米的滥用者中有 83% 表现出髓样肾钙化病和肾小管间质纤维化[420]。因此，特发性水肿患者最好还是使用钠盐限制治疗。

（二）非水肿状态

1. 高血压

高血压将在第 46 至 49 章中讨论。

2. 急性肾损伤

在关于襻利尿剂或甘露醇预防及治疗已确诊 AKI 的 11 项随机试验中没有发现任何益处[421]。利尿剂可用于将少尿型 AKI 转化为非少尿型。一项纳入 58 位患者的研究发现，呋塞米 1g 口服，每日 3 次的大多数患者可引起持续利尿，但是这种超大剂量导致 2 名患者耳聋，其中 1 例为永久性耳聋[422]，因此不推荐使用。早期的观察性研究和随机研究指出，呋塞米不能改善 AKI 的预后[423–425]，并且一些研究表明利尿剂会使其预后恶化。细胞外液（ECV）超负荷对危重患者不良影响的证据越来越多。输液和导管治疗实验（FACTT）是一项随机实验，比较了呼吸窘迫综合征患者的治疗策略。该实验对 AKI 患者进行预后分析，随机分配到较低中心静脉压（CVP）目标组的患者死亡率较低，这些患者可接受的利尿剂剂量远高于随机分配给较高 CVP 目标组的患者。由于这种方法消除了其他复杂研究的指征，因此提供了充分的证据表明襻利尿剂可以在该人群中安全使用[427]。呋塞米可以通过减少高钾血症、酸中毒或体液潴留来减少透析需求[421]。一种方案是静脉给予 40mg 呋塞米或 1mg 布美他尼或 25mg 托塞米德，如果无效，每 60 分钟将剂量增加 1 倍，直至每日剂量为呋塞米 1g 或同等剂量[421]。布美他尼或托塞米德通过肝脏代谢，因此优于呋塞米；呋塞米通过肾脏代谢，在肾功能不全的患者中会积累程度更大（图 50–6）。

3. 慢性肾脏疾病

在平衡状态的受试者中，肾小管对 NaCl 和液体的重吸收率与 GFR 的下降成正比。襻利尿剂的肾脏清除率与 GFR 呈平行下降趋势，因为肾功能下降和有机酸的积累竞争近端分泌[428]。因此，尽管呋

塞米产生的 Na^+ 最大排泄分数在 CKD 中维持得很好 [5, 429, 430]，但对利尿剂的绝对反应受限于 NaCl 重吸收绝对速率的降低及利尿剂向其靶标的传递（图 50–15）。尽管 CKD 患者近端小管重吸收减少，但在襻段、远端小管和 CD 中的部分重吸收却有所增加，表现为 TAL 中 NKCC2 和 DTC 中 NCC 的单位残余肾功能增加了 3～4 倍 [432]。

托塞米德在CKD中有最大的口服生物利用度[117]。对难治性病例而言，与两次大剂量注射相比，利尿剂持续输注（如布美他尼 1mg/h，持续 12h）产生的利尿作用更大而肌痛更少 [268]。单用噻嗪类药物，当患者的肌酐清除率＜ 35ml/（min・1.73m^2）被认为相对无效，尽管这一观念受到了质疑 [433]。较大剂量的噻嗪类药物与襻利尿剂联合使用时，由于襻利尿剂可增加远端小管对 NaCl 的释放和重吸收，对中度氮质血症患者有效，但是患者血清肌酐和血尿素浓度会进一步急剧上升，低钾血症和电解质紊乱的发生率高 [311]。此外，血浆中高浓度的呋塞米会引起耳毒性 [434]。因此，应注意不要超过上限剂量（表 50–1）[429, 430]。流行病学研究已发现利尿剂的使用与终末期 CKD 相关联 [435]，但这很可能是一种现象 [436]。实际上，对于有残余肾功能的透析患者，持续使用利尿剂与透析间期减轻体重增加、高钾血症减少和心脏特异性死亡率降低有关 [437]。在 CKD 患者中使用利尿剂，低钠血症的存在表明容量超负荷或耗尽，并且与过早开始肾脏替代治疗有关 [438]（有关 CKD 中利尿剂的更多信息，请参见 Wilcox [4]、Sica 和 Gehr [584]）。

4. 肾小管酸中毒

呋塞米增加了 NaCl 和液体向远端小管输送，并刺激醛固酮分泌和磷酸盐清除，从而增强酸的清除 [439]。另外，研究证实，呋塞米和噻嗪类药物均可通过增加 H^+–ATP 酶 B1 亚基，直接影响远端小管的酸化 [440]。因此，呋塞米可用于高血钾型（Ⅳ型）肾小管性酸中毒的患者，以增加酸的排泄 [441, 442]。由于高血钾型肾小管酸中毒通常因醛固酮减少引起，因此建议使用盐皮质激素治疗 [443]。

5. 高钙血症

渗透性利尿剂或襻利尿剂可增加 Ca^{2+} 的排泄，噻嗪类和作用于远端小管的药物可减少钙排泄。高钙血症可激活 Ca^{2+} 敏感受体 [444, 445]，从而抑制 TAL 中液体和氯化钠的重吸收，并损害肾脏浓缩功能。随后的 ECV 损耗通过降低 GFR 和增强近端液体和 Ca^{2+} 的重吸收进一步限制了 Ca^{2+} 排泄，因此高钙血症的最初治疗方法是根据病因使用生理盐水扩大容量（联合或不联合双磷酸盐或糖皮质激素）。襻利尿剂可能有助于预防或治疗体液过多，但尚无证据证明对高钙血症的治疗是有效的 [446]。

6. 肾结石

噻嗪类药物可通过减少 Ca^{2+} 和草酸盐的排泄从

表 50–1　襻利尿剂的最高剂量（ml）[a]

条　件	呋塞米		布美他尼 IV 或 PO	托塞米德 IV 或 PO
	IV	PO		
• 慢性肾衰竭				
– 中度 [GFR=20～50ml/（min・1.73m^2）]	80～160	160	6	50
– 重度 [GFR ＜ 20ml/（min・1.73m^2）]	200	240	10	100
• GFR 正常的肾病综合征	120	240	3	50
• GFR 正常的肝硬化	40～80	80～160	1	20
• GRF 正常的心力衰竭	40～80	80～160	1	20

a. 引自 Skott P, Hommel E, Bruun NE, et al: The acute effect of acetazolamide on glomerular filtration rate and proximal tubular reabsorption of sodium and water in normal man. Scand J Clin Lab Invest. 1989;49:583–587; Schwartz GJ: Physiology and molecular biology of renal carbonic anhydrase. J Nephrol. 2002;15(Suppl 5):S61–S74; Kaunisto K, Parkkila S, Rajaniemi H, et al: Carbonic anhydrase XIV: luminal expression suggests key role in renal acidification. *Kidney Int.* 2002;61:2111–2118.

GFR. 肾小球滤过率；IV. 静脉注射；PO. 口服

而减少高钙血症甚至正常尿钙患者结石的形成[447]。一些患者继续形成结石，需要额外的柠檬酸盐治疗[448]。联合使用阿米洛利或低盐饮食可进一步增加 Ca^{2+} 的重吸收。与氢氯噻嗪一起联用时，$KHCO_3$ 比 KCl 更能减少 Ca^{2+} 的排泄。

7. 骨质疏松症

当骨细胞表达的 Na-Cl 协同转运蛋白[451]被噻嗪类药物阻断时，可增加骨钙的吸收[452]。噻嗪类药物可抑制骨钙素（一种成骨细胞特异性蛋白），从而延迟骨形成[453]，同时直接刺激成骨细胞分化标志物的产生[454, 455]。它们抑制骨再吸收[456]并增加骨矿化，而与甲状旁腺激素无关[457]。因此，噻嗪类药物可通过减少肾脏对 Ca^{2+} 的排泄和对骨骼的直接作用来促进骨骼矿化。这些生物学效应来自流行病学研究和临床试验数据。噻嗪类药物与老年人骨矿物质密度的增加及髋部和骨盆骨折的减少有关[458-460]。在绝经后妇女的安慰剂对照实验中[461]，氢氯噻嗪（50mg/d）可显著减缓皮质骨丢失。出人意料的是，尽管噻嗪类和襻利尿剂对钙离子排泄的影响是相反的，但至少在短期内，两者均能促进绝经后妇女的骨形成[462]。但是，仅襻利尿剂与老年男性髋骨骨质丢失、绝经后女性骨折风险的增加及男性和女性初次全髋关节置换术后翻修的风险增加有关[463-465]。

8. Gitelman 综合征

除了补钾之外，保钾利尿剂也可用于治疗 Gitelman 综合征的低钾血症。研究证明，螺内酯（200～300mg/d）比阿米洛利（10～30mg/d）更有效[466]。之后的研究中，一项交叉实验比较了吲哚美辛（75mg/d）、阿米洛利（30mg/d）和依普利酮（150mg/d）纠正低钾血症的疗效[467]。尽管所有这三种药物均会显著增加血钾水平，但吲哚美辛最有效，其严重不良事件的发生率也更高。

9. 尿崩症

对于中枢性或肾源性尿崩症患者，噻嗪类药物可使尿量减少多达 50% 以上[468, 469]。这种矛盾的效应与肾小球滤过率降低、近端和远端肾小管对水重吸收增加[470, 471]及肾乳头渗透压增加导致远端小管水重吸收增加有关。一项小型安慰剂 - 对照的交叉实验和一项动物研究表明，阿米洛利可预防锂引起的尿崩症[472, 473]。这种作用归因于阿米洛利阻断了锂经上皮钠通道（ENaC）进入主细胞，它可通过糖原合成激酶 3 下调水通道 AQP2[474]。

四、利尿剂的不良反应

（一）水和电解质异常

1. 容量不足和氮质血症

利尿剂通常不会降低 GFR[83, 475]。但是，强烈的利尿作用可导致 CKD 患者、严重水肿或肝硬化腹水患者的 GFR 下降。血尿素氮 / 肌酐值上升表明细胞外液耗尽。这种变化可归因于肾尿素清除率的降低和尿素生成增加，因为远端肾小管对尿素重吸收更明显[476]。后者是由于精氨酸被肝脏摄取较多，被精氨酸酶代谢[477-479]。另外，利尿剂与 ACEI 和 NSAID 联合使用会增加 AKI 的风险[480, 481]。

2. 低钠血症

这种影响对噻嗪类药物具有相对特异性，噻嗪类药物抑制尿液稀释，而襻利尿剂抑制尿液浓缩和稀释[482]。实际上，噻嗪类药物引起低钠血症的可能性比襻利尿剂高 12 倍[483]。噻嗪类药物引起的低钠血症的机制长期以来仍不清楚。尽管可以假设利钠作用可导致血浆容量减少并释放抗利尿激素（AVP），但实际上噻嗪类药物引起低钠血症患者体重增加[484]。Clark 及其同事已经证明，高龄和噻嗪类利尿剂可影响最大游离水的排泄，导致水负荷加重[485]。噻嗪类药物引起的低钠血症约 80% 发生于女性[486]，他们大多数年龄较大且体重较轻[487, 488]。低钠血症可在开始噻嗪类药物治疗后不久即发生[484, 489, 490]，通常发生在噻嗪类药物治疗的前 2 周[483, 489]。最近一项结合表型和药理学数据的研究将以往的观察结果整合到了一个更一致的病理生理机制[491]。噻嗪类药物诱导的低钠血症患者游离水重吸收增加，这种作用独立于 AVP，同时前列腺素 E2（PGE2）排泄增加（图 50-18）。药物遗传学分析已经在 *SLCO2A1* 中发现了一个变异体，其编码远端肾单位中的前列腺素转运蛋白。但在体外，*SLCO2A1* 的变异体表现出功能丧失。顶质膜中的前列腺素转运蛋白减少或缺乏使 PGE2 刺激 EP_4 受体，随后 AQP2 水通道嵌入，从而增加水的吸收（图 50-19）。

轻度低钠血症可通过停用利尿剂、限制每日游离水摄入量在 1.0～1.5L、增加溶质摄入量、恢复任

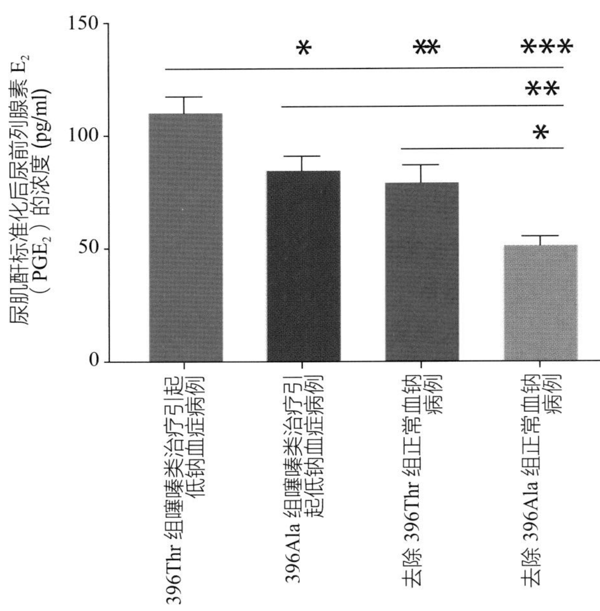

▲ 图 50-18 **与常规噻嗪类药物治疗和非噻嗪类药物治疗的对照组相比，根据前列腺素转运蛋白基因 SLCO2A1 的 396 位点进行分析，在噻嗪类药物引起的低钠血症（TIH）患者中尿前列腺素 E2（PGE2）的浓度**

至少携带一个拷贝的风险等位基因（396T）的 TIH 病例相对于 396A 纯合子，患者尿中 PGE2 水平显著升高，而在对照组中未观察到这种作用。数据表示为平均值 ± SEM。$^*P < 0.05$；$^{**}P < 0.01$；$^{***}P < 0.001$ [引自 Ware JS, Wain LV, Channavajjhala SK, et al. Phenotypic and pharmacogenetic evaluation of patients with thiazide-induced hyponatremia. *J Clin Invest*. 2017;127(9):3367–3374.]

何 K^+ 和 Mg^{2+} 损失及在患者明显低容量时补充 NaCl 来治疗[483, 492]。

越来越明显的是，即使是轻度或慢性低钠血症也有症状[493]。因此，利尿剂引起的低钠血症可能应被视为继续使用该药物的禁忌证。尽管利尿剂引起的低钠血症（和低钾血症；请参阅下文）对个别病例很重要，但这些不良反应在人群中相对较轻，因此仍推荐使用这些有效药物。例如，在一项对 3000 名患者开始抗高血压单药治疗的研究中，噻嗪类药物使用者的血清钠和血清钾值仅轻微降低，超过 90% 的患者维持正常水平[494]。

3. 低钾血症

目前已有 4 种明确的机制证明应用噻嗪类或襻利尿剂可以增加肾脏对 K^+ 的清除率（图 50-20）：肾小管流量增加、AVP（抗利尿激素）分泌、醛固酮分泌和碱中毒。利尿剂主要作用于近端小管，而远端肾小管 K^+ 分泌的增加主要是由于小管液流量依赖性的 K^+ 分泌[172]。K^+ 的基础分泌量和流量依赖分泌量是由不同的通道所介导的。基础分泌通过 ROMK 通道，而流量依赖的 K^+ 分泌通过钙激活的 maxi 或 BK 通道介导[495, 496]。正常情况下，增加饮水量会增加流量依赖性 K^+ 分泌，但这一效果会因 AVP 浓度下降导致远端钾离子分泌减少所抵消。然而，利尿剂的机制并不是单一的，因为它将增加远端小管流量和非渗透性刺激而保持或增加 AVP 的释放，这是导致尿钾排泄的第二个机制。事实上，在应用呋塞米利尿的正常受试者中，抑制 AVP 的释放可抑制尿钾排泄[277]。非渗透性 AVP 的释放在水肿患者中较常见[492]。因此，水肿利尿期间，AVP 释放增多和远端小管流量增加共同促进了持续性的 K^+ 丢失。利尿剂诱导的醛固酮分泌也会促进远端 K^+ 分泌[172, 295, 497]。虽然盐的摄入量在变化，但远端肾小管流量和醛固酮对远端 K^+ 分泌的影响通常是平衡的，就像饮水量的变化对流量和 AVP 的影响一样（图 50-20）。然而，利尿剂打破了这种平衡，因为它在增加醛固酮和 AVP 分泌的同时，也增加了远端肾小管的流量，从而说明了醛固酮和 AVP 在利尿剂促进 K^+ 丢失方面的特殊重要性[277]。最后，利尿剂诱发的碱中毒又增加了 K^+ 的远端分泌[172]。

使用利尿剂的患者，如果未额外补充 KCl，其血钾浓度平均下降 0.3mmol/L（呋塞米）和 0.6mmol/L（噻嗪类药物）[498]。血钾浓度平均下降 20% 时，人体内总钾浓度的下降不到 5%[498]。而且，在正常受试者中，给予袢利尿的每日剂量，其 K^+ 平衡没有明显变化，尽管血钾浓度可连续下降多个 0.5mmol/L[277]。这表明利尿时低钾血症的主要原因是 K^+ 重新分配到细胞内，可能与代谢性碱中毒有关[70, 123]。

利尿剂引起的轻度低钾血症（血清钾 3.0～3.5mmol/L）可增加心室异位搏动的发生率[499]。有研究者发现，噻嗪类利尿剂引起的低钾血症不会引起有临床意义的心律失常，即使在大量高血压患者中也是如此[381, 500]。相反，有另一部分研究者报道了在接受噻嗪类药物治疗的患者中发生了心脏骤停，其风险与剂量相关，不过这可通过保钾利尿剂（如阿米洛利）来预防[501]。在一项大鼠研究中，噻嗪类诱导的低钾血症与低镁血症、高三酰甘油血症、胰岛素抵抗、高醛固酮血症和肾损伤有

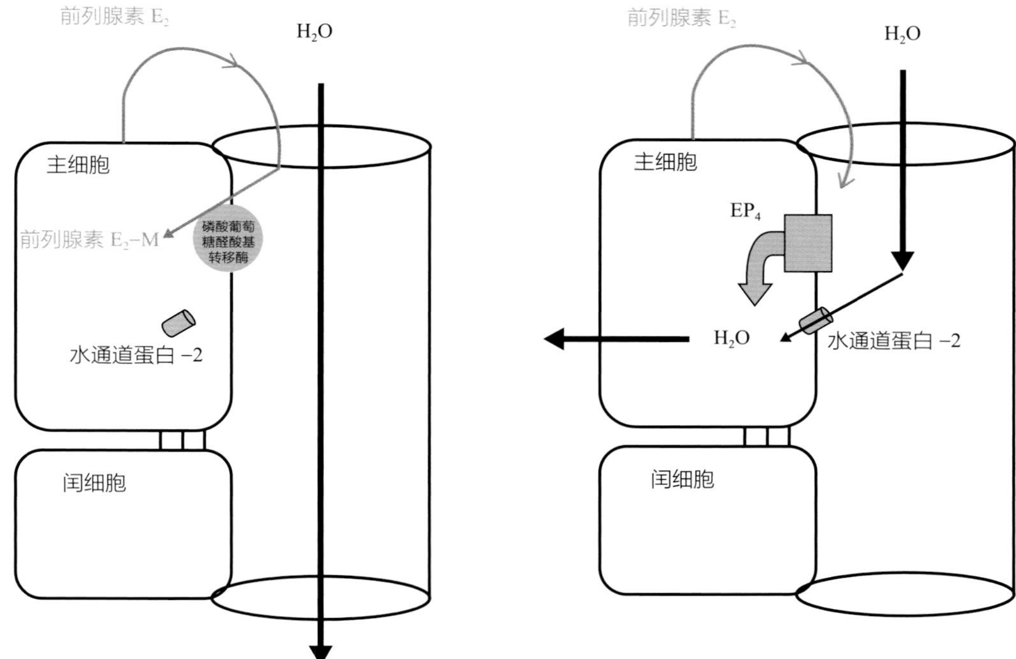

▲ 图 50-19 **关于携带 *SLCO2A1* 基因 A396T 变异体的个体中，SLCO2A1 对 TIH 发挥作用的假设**

左图 . 在低 ADH 条件下，肾脏集合管顶端的 PGT 清除了管腔中的 PGE2，导致 AQP2 内化和最小的渗透水重吸收。右图 . 顶端 PGT 减少或缺失时，到达管腔的 PGE2 能够刺激顶端 EP_4 受体，从而导致 AQP2 的插入和渗透水的重吸收。ADH. 抗利尿激素；AQP2. 水通道蛋白 -2；PGE2. 前列腺素 E2；PGT. 磷酸葡萄糖醛酸基转移酶；TIH. 噻嗪类药物引起的低钠血症

关，但因饮食中钾缺乏而导致低钾血症的大鼠不会发生类似情况[502]。尽管这值得关注，但这些数据可能是由于物种的特异性，也可能归因于给药剂量（10mg/kg）[503]。一项针对老年人的大规模人群研究发现，氯沙利酮与氢氯噻嗪都能改善心血管疾病的预后，但是更容易导致需住院治疗的低钾血症、低钠血症[504]。

低钾血症的不良反应在以下情况尤为重要：

① 严重低钾血症（血清钾< 3.0mmol/L）需要治疗，因为它可诱导严重室性心律失常、肌无力以及横纹肌溶解的发生[505]。

② 轻度低钾血症可诱发严重心律失常，特别是有左心室肥厚、冠状动脉缺血、心力衰竭、QT 间期延长、缺氧或缺血引起的心功能障碍患者或已知有心律失常的患者更容易发生严重的心律失常。

③ 低钾血症可减少地高辛在肾小管的分泌，同时增加其与心脏 Na^+-K^+-ATP 酶的结合来增强其对心脏的作用，从而增强了强心苷对心脏的毒副作用。

④ 低钾血症刺激肾脏产氨，这对肝硬化和腹水患者是相当危险的，因为这些患者易因高氨血症而发展为肝性脑病。此外，应用利尿剂伴随而来的碱中毒还使氨更易进入到大脑中。

⑤ 儿茶酚胺可促进 K^+ 转移至细胞内来降低血钾浓度。心肌梗死会诱发大量的儿茶酚胺释放，大约可以使血钾浓度降低 0.5mmol/L。若是之前用过噻嗪类利尿剂的心肌梗死患者，那么这一作用还会增强[506]。

⑥ 低钾血症会抑制胰岛素释放，并易导致高血糖[507]。

⑦ 低钾血症限制了噻嗪类药物的降压作用[508]。一项安慰剂对照研究表明在接受噻嗪类利尿剂治疗后出现低钾血症的受试者中，补充氯化钾提高血钾浓度的会显著降低患者血压[508]。

因此，即使是轻微的低钾血症也要谨慎预防。低钾血症可以通过增加 K^+ 与 Cl^+ 的摄入量来预防（图 50-20），但这往往需要每天 40～80mmol 的氯化钾。此外，在碱中毒、醛固酮增多或 Mg^{2+} 缺乏的情况下，通过饮食来补充 KCl 的作用微乎其微。在短期或长期使用氢氯噻嗪治疗时，联合使用作用

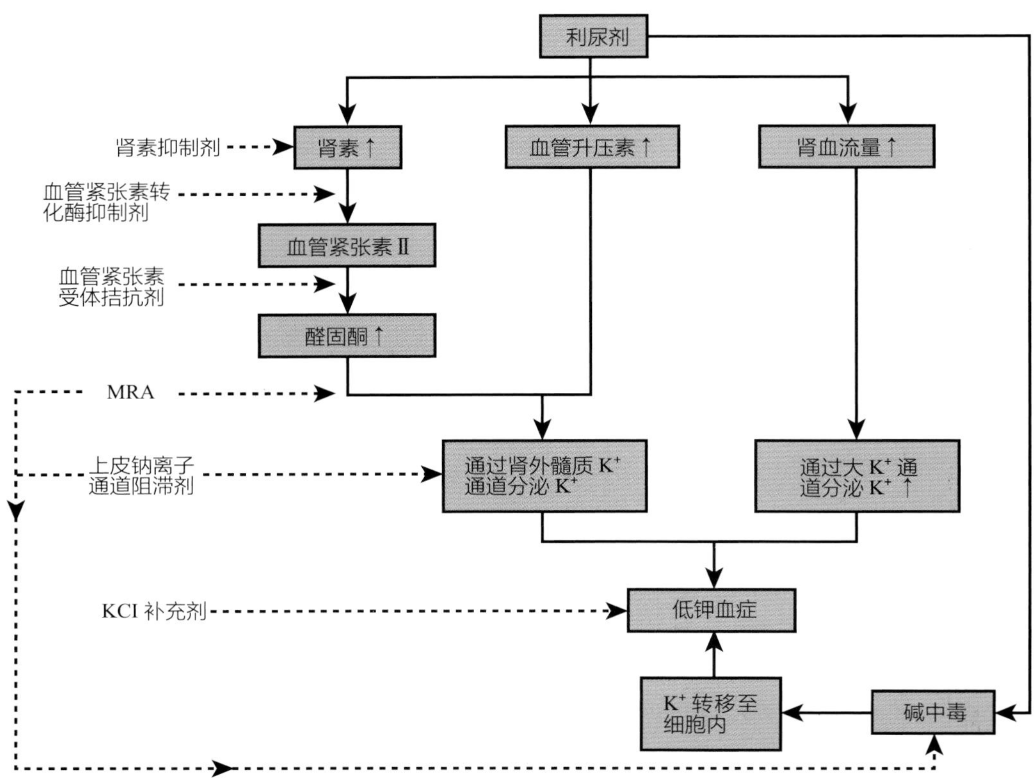

▲ 图 50-20 **噻嗪类或襻利尿剂治疗期间，集合管增加 K^+ 排泄或 K^+ 转移到细胞内，以及使用肾素抑制剂、血管紧张素转化酶抑制剂（ACEI）、血管紧张素受体拮抗剂（ARB）、盐皮质激素受体拮抗剂（MRA；如螺内酯）、上皮钠离子通道（ENaC）阻滞剂（阿米洛利或氨苯蝶啶）或 KCl 补充剂来预防或治疗 K^+ 丢失（虚线）的图解示意图**

利尿剂刺激肾素 - 血管紧张素 - 醛固酮系统（RAAS），增加远端肾小管的流量及促进精氨酸 - 升压素的释放，产生代谢性碱中毒，可以增强集合管中 K^+ 的分泌。两种不同的机制导致了肾集合管中 K^+ 的分泌，一种是由肾外髓质 K^+ 通道（ROMK）介导的，另一种是由大 K^+ 通道（BK）介导的

于远端肾小管的保钾利尿剂（如阿米洛利或氨苯蝶啶），是维持血钾浓度的一种更有效、方便和可预测的方法（图 50-20）[509, 510]。这个药物还可预防利尿剂引起的碱中毒，又可促进钠的排泄和治疗高血压。另一种方法是使用 ACEI、ARB 或 MRA 来对抗血管紧张素Ⅱ诱导的醛固酮增多症，后者会促进远端小管 K^+ 的分泌。这些降压药物及保护心血管的作用显然是一个很大的优势。最后，一项小型研究表明，托塞米德与氢氯噻嗪联合使用可协同增加尿钠排泄量。但令人惊讶的是，与氢氯噻嗪单独使用相比，两者合用可减少尿钾、尿镁的损失 [511]，这可能是由于托塞米德拮抗醛固酮的作用 [512]。

4. 高钾血症

作用于 ASDN（醛固酮敏感远端肾单位）的利尿剂可减少 K^+ 的分泌，而导致高钾血症 [497, 513]。尽管苏格兰后来的一项报道中尚未发现这种现象 [514]，但如前所述，在加拿大，增加使用保钾利尿剂后，更容易发现这种并发症 [211]。特别是当螺内酯与其他抑制尿钾分泌的药物联合使用时，如 ACEI 或甲氧苄啶 - 磺胺甲噁唑类抗生素联合使用时，高钾血症的风险可能会增加。

5. 低镁血症

襻利尿剂通过降低驱动 Mg^{2+} 和 Ca^{2+} 转运的跨上皮电压 [518] 来抑制髓襻升支粗段中 Mg^{2+} 的重吸收（图 50-4）[78, 517]。噻嗪类首先增强远曲小管中 Mg^{2+} 的吸收，但在长期治疗期间，Mg^{2+} 的排泄增强 [156]。这种更强的排泄作用是由于胞内 Na^+ 浓度的降低，刺激基底外侧 Na^+-Mg^{2+} 交换 [518]。分子研究的数据表明，长期使用噻嗪类会导致远端肾小管的顶端 Mg^{2+} 通道 TRPM6 的下调 [153, 519]。保钾利尿剂和螺内酯可减少 Mg^{2+} 排泄。在长期使用噻嗪类和襻利尿剂治疗期间，血清 Mg^{2+} 浓度可下降 5%～10%。

在低镁血症未被纠正之前，利尿剂引起的低钠、低钾血症是不容易完全恢复正常的[520]。Mg^{2+} 缺乏的大鼠，其远端小管会分泌 K^+，且不受醛固酮影响[521]，这可能是因为胞内镁离子的减少降低了由镁介导的对 ROMK 通道的抑制作用[522]。

6. 高钙血症

噻嗪类药物会增加血清总钙和游离钙的浓度，但很少引起明显的高钙血症。应用噻嗪类利尿剂治疗期间，甲状旁腺激素浓度与游离血清钙呈负相关[523]。血清钙的增加主要归因于钙的重吸收增强（前面讨论的机制）。持续性高钙血症应积极寻找特殊原因，如甲状旁腺腺瘤[523, 524]。美国最近的一项流行病学研究发现，噻嗪类药物相关高钙血症的年发病率为 12/10 万[525]，在 221 名被确诊为噻嗪相关性高钙血症的受试者中，53 名（24%）有原发性甲状旁腺功能亢进。

7. 酸碱变化

噻嗪类或襻利尿剂引起的代谢性碱中毒是肝硬化和腹水患者的重要不良因素。在这些患者中，碱中毒可以促进氨进入大脑而引起肝性昏迷；在那些有潜在肺功能不全的患者中，碱中毒还可减少其通气量[526]。襻利尿剂引起的代谢性碱中毒是由于尿液中排出的 HCO_3^- 相对减少导致细胞外 HCO_3^- 浓度增加所致[70, 527]。代谢性碱中毒的维持包括在持续的 Na^+ 释放和 H^+ 分泌的远端肾单位的重吸收过程中，由于低钾引起的氨化和盐皮质激素过量，净酸排泄增加[528]。利尿诱导的代谢性碱中毒最好用 KCl 治疗，但也可考虑应用保钾利尿剂[529]或钙抑制剂[19]。代谢性碱中毒会抑制襻利尿剂[123]的利钠效果（图 50-11），从而可能导致利尿剂抵抗。

钙抑制剂可产生代谢性酸中毒。特别是在老年患者、肾损害患者和接受氯化钾治疗的患者中，安体舒通、依普利酮、阿米洛利和氨苯蝶啶可引起高钾性代谢性酸中毒。

（二）代谢异常

1. 高血糖

利尿剂治疗，尤其是噻嗪类药物，会损害糖耐量，偶尔会导致糖尿病[530–532]。这归因于肝脏葡萄糖利用率的降低[533]。即使是噻嗪类药物治疗长达 14 年后，在停用利尿剂后，持续的高血糖状态会迅速逆转[534]。噻嗪类药物引起的血糖水平升高也会由于 β 肾上腺素受体拮抗剂而加重[533]。一项 Meta 分析表明噻嗪类利尿剂可使空腹血糖水平增加约 30.4mg/dl（1.69mmol/L）[536]。

噻嗪类药物会抑制肌肉[537, 538]和肝脏[533]对葡萄糖的摄取。在治疗初期，这种作用更为明显。这被认为是由于利尿剂引起的心排血量减少及神经交感系统和儿茶酚胺分泌反射性激活，导致肝葡萄糖摄取、肌肉血流量和肌肉葡萄糖摄取减少所致（图 50-21）。持续性噻嗪类利尿剂治疗过程中，胰岛素的释放减少可通过补充 KCl 逆转低钾血症来纠正[539]，用氧化镁改善低镁血症[540]，或给予阿米洛利或螺内酯来纠正。在没有利尿剂的情况下，实验性钾缺乏会导致葡萄糖不耐受和胰岛素分泌受损[541]。由于氢氯噻嗪和血管紧张素转化酶抑制剂可引起高钾血症，这也可使患者的血糖升高[538]。氢氯噻嗪类利尿剂治疗引起的血糖水平升高在肥胖患者中更为明显，并与细胞内 K^+ 或 Mg^{2+} 的下降相关[542]。这可通过减少噻嗪类的剂量[507]或补充 KCl 来预防[539]。因此，应注意监测噻嗪治疗期间的血糖水平，特别是肥胖或糖尿病患者，并防止低钾血症。

氢氯噻嗪类药物引起的高血糖应积极预防，可采取的措施包括联合使用保钾利尿剂、ACEI 或 ARB、额外补充 KCl 或减少氢氯噻嗪类的剂量。糖尿病患者不是使用噻嗪类利尿剂的禁忌[510, 543]。事实上，利尿剂能更大限度地降低糖尿病合并高血压患者发生心血管事件的绝对风险[544]。因此，糖尿病患者应该注意密切监测和注意联合用药以预防低钾血症（图 50-21）。

2. 高脂血症

使用襻利尿剂或噻嗪类药物可使血浆总胆固醇、三酰甘油和低密度脂蛋白胆固醇的水平增加，降低高密度脂蛋白胆固醇的水平。在治疗初期，这些不良反应的发生率平均为 5%～20%[545]。其机制尚不确定，可能与细胞外液量耗竭有关，因为严格限制 NaCl 摄入也具有类似的代谢作用[546]，而增加 NaCl 摄入量可降低血清胆固醇水平。或者它可能与低钾血症有关，因为高钾血症可损害胰岛素分泌[539, 542]。重要的是，大多数研究表明，在噻嗪类药物治疗达到 3～12 个月后，血清胆固醇水平可恢

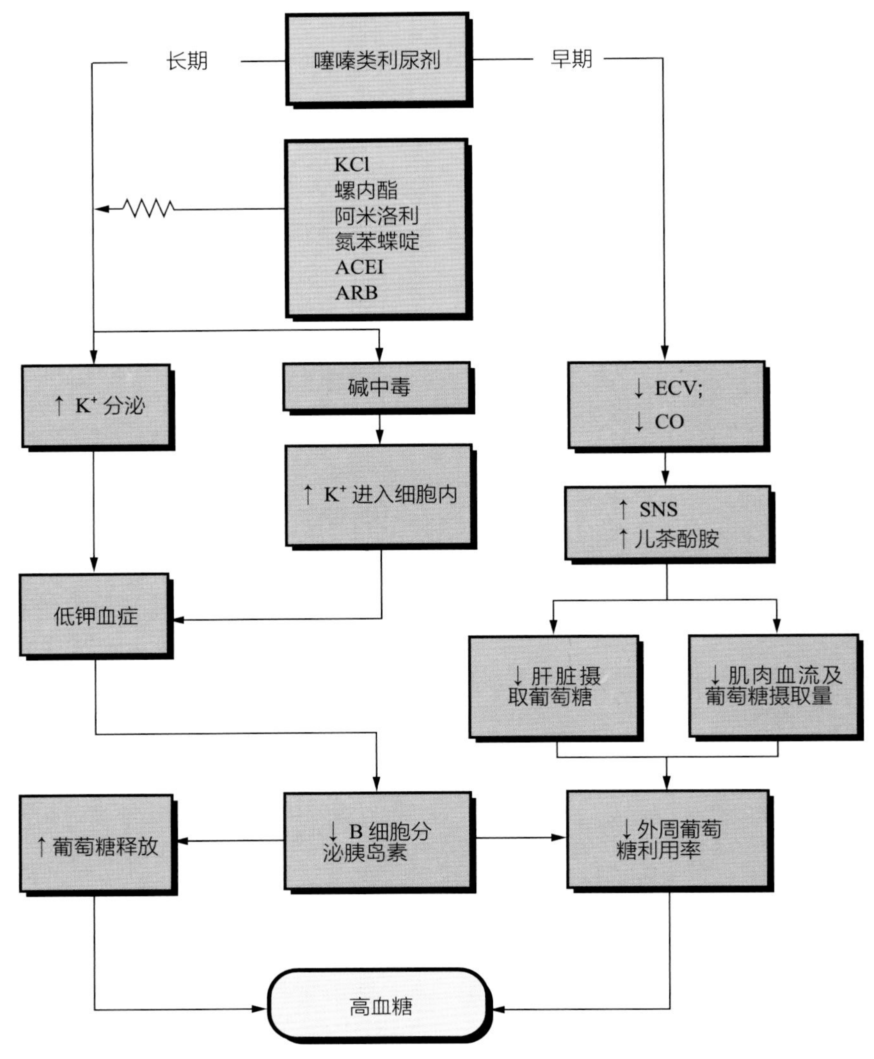

▲ 图 50-21 噻嗪类利尿剂引起高血糖的假说

ACEI. 血管紧张素转化酶抑制剂；ARB. 血管紧张素受体拮抗剂；ECV. 细胞外液量；SNS. 交感神经系统；CO. 心排血量；↑ . 增加（d）；↓ . 减少（d）（引自 Wilcox CS. Metabolic and adverse effects of diuretics. *Semin Nephrol*. 1999;19:557–568.）

复到基线水平 [545, 547]。事实上，结合生活方式的管理，应用噻嗪类药物治疗高血压患者 4 年，可使患者血脂水平适度改善 [548, 549]。

3. 高尿酸血症

长期使用噻嗪类药物治疗高血压可使血清尿酸浓度增加约 35%。由于尿酸盐和利尿剂之间的分泌竞争 [81] 及细胞外液量耗竭引起的尿酸盐再吸收 [82] 致使肾脏尿酸清除率下降（图 50-5）。高尿酸血症是剂量相关的，可导致痛风。对 3693 例没有痛风的高血压患者进行长期随访，并没有发现利尿剂引起高尿酸血症的不良反应 [550]。然而，后来的研究发现血清尿酸水平升高与心血管死亡率升高相关 [551]。有一种可能性是利尿剂与 ARB 氯沙坦联合使用，氯沙坦有微弱的排泄尿酸的作用 [552]。

（三）其他不利影响

1. 男性性功能障碍

在涉及 15 000 名高血压受试者的医学研究委员会的试验中，接受噻嗪类药物治疗的患者性功能障碍的发生率更高 [530]。在轻度高血压治疗研究中，接受噻嗪治疗的患者勃起功能障碍是未接受噻嗪治疗的受试者的 2 倍 [553]。一项对照试验研究表明，西地那非对接受多种降压药（包括利尿剂）的高血压患者有改善男性性功能障碍的疗效 [554]。

2. 耳毒性

襻利尿剂可引起耳聋，有时可能是永久性的[555]。与其他襻利尿剂相比，依地尼酸的耳毒性更大，并且当襻利尿剂与另一种耳毒性药物（如氨基糖苷类）结合时，毒副作用更大[556]。在血浆水平升高的肾衰竭患者和低白蛋白血症患者中，在大剂量静脉注射治疗期间尤为常见[557]。在一项交叉试验中，对重度心力衰竭的患者给予静脉输注250～2000mg 的呋塞米超过 8h，没有出现耳毒性；而给予口服相同剂量的呋塞米时，可逆性耳聋发生率为 25%[354]。

3. 对孕妇和新生儿的危害

利尿剂不能预防先兆子痫，它们对围产儿死亡率影响不大[558]。在妊娠期间，噻嗪类利尿剂仍可继续治疗合并高血压或肺水肿的患者[559]。

襻利尿剂强化治疗新生儿呼吸窘迫综合征可增加动脉导管未闭的患病率，因为前列腺激素的生成会增加动脉导管未闭的发生率[560]，增加胆石症、继发性甲状旁腺功能亢进、骨病和药物热的发生[561]。对早产儿长期使用呋塞米可导致肾脏钙化[562]。利尿剂可从母亲的母乳中转移到婴儿身上[562]，可导致严重的体液、电解质紊乱[563]。

4. 维生素 B 缺乏

利尿剂可增加水溶性维生素的排泄[564]。长期应用利尿剂治疗心力衰竭可降低叶酸和维生素 B_1（硫胺素）的浓度[565]，并增加血浆同型半胱氨酸浓度。硫胺素能改善部分心力衰竭患者的左心室功能[566]。

5. 药物过敏

可逆性光过敏性皮炎在噻嗪或呋塞米治疗期间很少发生[567]。肾衰竭患者中，使用大剂量呋塞米可引起大疱性皮炎[568]。利尿剂可引起更广泛的皮炎，有时伴有嗜酸性粒细胞增多、紫癜或血液异常。偶尔它们会引起坏死性血管炎或过敏反应[569]。对磺胺类药物的急性过敏反应是通过免疫球蛋白 E 介导，而迟发性超敏反应是由特异性蛋白表位抗体介导的[570]。重症坏死性胰腺炎是一种罕见的并发症[571]。伴有发热、皮疹和嗜酸性粒细胞增多的急性间质性肾炎可能在开始使用噻嗪或呋塞米（较少使用）治疗几个月后突然发生[572, 573]。依地尼酸在化学上与其他利尿剂不同，可作为替代治疗。

6. 恶性肿瘤

噻嗪类利尿剂可能通过其光敏性与皮肤癌和唇癌有关[574, 575]。尽管以前的流行病学研究表明利尿剂的使用与癌症（肾细胞癌和结肠癌）有关，但 2011 年的一项 Meta 分析驳斥了使用任何抗高血压药物导致癌症或癌症相关死亡风险的说法[576]。

7. 不良的药物相互作用

在应用保钾利尿剂螺内酯或依普利酮的患者中，高钾血症会因同时使用氯化钾、血管紧张素转化酶抑制剂、血管紧张素受体拮抗剂、肝素、酮康唑、甲氧苄啶或喷他脒而加重。因此，特别是对肾功能受损或糖尿病患者，这些药物通常不联合应用。血管紧张素转化酶抑制剂增加接受螺内酯治疗的失代偿性心力衰竭患者发生严重高钾血症的风险[577, 578]。襻利尿剂和氨基糖苷类增强耳毒性和肾毒性[557, 579]。利尿剂引起的低钾血症可使洋地黄毒性增加 4 倍[580]。襻利尿剂治疗期间，由于近端小管锂离子再吸收增加可使血浆锂离子浓度升高[581, 582]。非甾体抗炎药可能会抑制利尿剂、利钠剂、降压药和抗静脉曲张药的利尿作用，可能使肾脏血管收缩和 GFR 下降（见前面“利尿剂治疗的适应证”的讨论）。吲哚美辛和氨苯蝶啶同时使用可导致肾衰竭[583]。

第八篇

慢性肾脏病进展

Consequences of Chronic Kidney Disease

第51章 慢性肾脏病进展机制

Mechanisms of Progression in Chronic Kidney Disease

Maarten W. Taal 著
黄健妮 译
庄守纲 校

要 点

- 尽管人们对“慢性肾脏病”一词的实用性提出了质疑，但CKD的概念得到了有力证据的支持，即有证据表明对肾单位丢失的反应存在一种共同通路，引起进行性肾脏损害的恶性循环，最终导致进一步的肾单位丢失，并解释了各种原因导致的CKD中疾病的进展性。
- 肾单位丢失后肾小球血流动力学适应现象导致肾小球毛细血管高压和肾小球超滤，以上两点是驱动CKD进展的关键因素。试验表明，使用RAAS抑制剂和SGLT2抑制剂（通过不同机制降低肾小球毛细血管液压从而发挥作用的药物）进行治疗具有肾脏保护作用，强有力地支持了上述假设。
- 包括蛋白尿、肾小管间质纤维化、氧化应激、酸中毒和肾脏肥大在内的非血流动力学因素与血流动力学因素协同作用，引起肾脏进行性损害。
- 在CKD患者中，再叠加发生急性肾损伤可能加快患者的肾单位丢失。
- 全面了解影响CKD进展共同通路机制的多种因素，对于选择肾脏保护策略至关重要。由于相互作用机制的复杂性，要实现最佳的肾脏保护作用，必须在多个靶点处阻断共同通路。

一、概述

美国国家肾脏基金会肾脏病预后质量倡议（Kidney Disease Outcomes Quality Initiative，K/DOQI）引入了慢性肾脏病（chronic kidney disease，CKD）的定义，并在全世界范围内采用，极大提高了人们对CKD引起的全球疾病负担的认识[1]。重要的是采用分类系统将CKD的疾病谱划分为多个阶段，从而强调了CKD的进展性，并促进建立针对特定阶段的治疗策略，以减慢疾病进展及治疗慢性肾衰竭的并发症。上述发展突显了理解导致CKD进展的机制，提供治疗策略信息以减缓疾病进展的重要性。这些机制的核心是肾单位丢失时在肾脏中观察到的适应现象。

肾脏的主要功能是保持细胞外液（extracellular fluid, ECF）容量和组成的稳定性，直到CKD晚期，上述功能都能较好保留。当因疾病或手术切除而出现肾单位丢失时，剩下的或受影响较小的肾单位会发生明显的生理反应，导致肾单位肥大和功能亢进，从而对丧失的肾功能加以代偿。有效的肾功能需要肾小球和肾小管功能的紧密结合。确实，直到CKD末期球管平衡仍保留完好，这是肾单位完好无损的Bricker假说的基础；该假说主要指出，随着CKD的进展，支持肾功能的是数量减少的功能性（或功能亢进的）肾单位，而不是数量相对恒定、单个肾小体功能下降的肾单位[2]。这个概念对于了解CKD疾病进展的机制具有重要意义。

几十年前，针对CKD患者的临床研究表明，如果肾小球滤过率（glomerular filtration rate，GFR）降至临界水平以下，即使最初的疾病活动已经减弱，通常也会持续进展为终末期肾衰竭。给定个体中 GFR 的下降速率通常与时间呈近乎恒定的线性关系，从而可以非常准确地预测达到终末期肾衰竭并需要进行肾脏替代治疗的日期。在患有多种肾脏疾病的患者中发现，GFR- 时间关系的斜率是个体患者的特征，而不是特定肾脏疾病的典型特征。这项观察结果表明，最终可能是通过共同的通路导致肾脏疾病的进展，而与肾脏疾病的原发病因无关[3]。在此框架内，基于 CKD 实验模型中观察到的生理适应现象，Brenner 及其同事为肾脏疾病的进展提出了统一的假设[4]。共同通路理论的中心宗旨是，CKD 进展通常是通过局灶性肾单位丢失而发生的，而存活肾单位的适应性反应虽然开始具有增加单个肾单位 GFR 并代偿总体清除率损失的作用，但证明其最终对肾脏有害。久而久之，随着肾小球硬化和肾小管萎缩，肾单位的数量进一步减少，加剧肾单位破坏的持续性恶性循环，最终导致尿毒症。尽管根据近期的临床研究报道，某些患者的 CKD 进程呈现可变且呈非线性的趋势[5]，但仍然与共同通路机制有关。

在本章中，将详细介绍功能性肾实质大量减少后，剩余肾单位中观察到的功能和结构适应性变化，以及造成这些现象的可能机制。然后再阐述如何及时确认这些适应性变化开始造成不良后果，并导致进行性肾损伤。考虑到全球范围内 CKD 负担日益增加，导致大量发病和死亡，并威胁到负荷过重的医疗系统，因此，进一步阐明 CKD 进展的机制从而采取更有效的干预措施来减慢其发展是当今肾脏病学家和医疗保健系统的最高优先事项。

二、肾脏对肾单位丢失的结构和功能适应

（一）肾小球生理学改变

研究人员已在通过外科手术切除肾实质的动物模型中进行了大量研究，从而探讨肾小球对肾单位丢失的血流动力学反应。人们在几十年前就已经认识到，大鼠单侧肾切除术引起剩余肾脏的功能快速增加，在肾切除术后 3 天即可检测到，术后 2～3 周 GFR 最高可达到术前双肾状态的 70%～85%。对清醒大鼠的最新观察报道表明，单肾切除后第 8 天单个肾脏的 GFR 最大增加约 50%，5/6 肾切除后第 16 天残余肾脏的 GFR 最大增加 300%（图 51–1）[6]。因为在成熟的啮齿动物中无法形成新的肾单位，所以观察到的 GFR 升高表示剩余肾单位的滤过率增加。

大鼠品系 Munich–Wistar 具有一个独有的特征，其肾小球位于肾脏表面，因此该品系的鉴定可促进对肾小球血流动力学的详细研究。在该类大鼠中可以对肾小球进行显微穿刺，并直接测量肾小球内压力，还可以直接从入球和出球小动脉抽血采样。这些技术为研究肾实质切除后 GFR 代偿性升高的潜在机制提供了可能。单侧肾切除术后 2～4 周全肾 GFR 增加的原因在于单个肾单位的 GFR（single–nephron GFR，SNGFR）平均增加 83%，这在很大程度上是通过增加肾小球血浆流速（Q_A）而实现的，肾小球血浆流速的增加是由出球小动脉扩张程度小于入球小动脉引起的。尽管全身血压（blood pressure，BP）并未升高，但单肾切除术后，肾小球毛细血管静水压（glomerular capillary hydraulic pressure，P_{GC}）和肾小球跨毛细血管压差（ΔP）显著升高，估计占 SNGFR 升高的 25%[7]。肾小球超

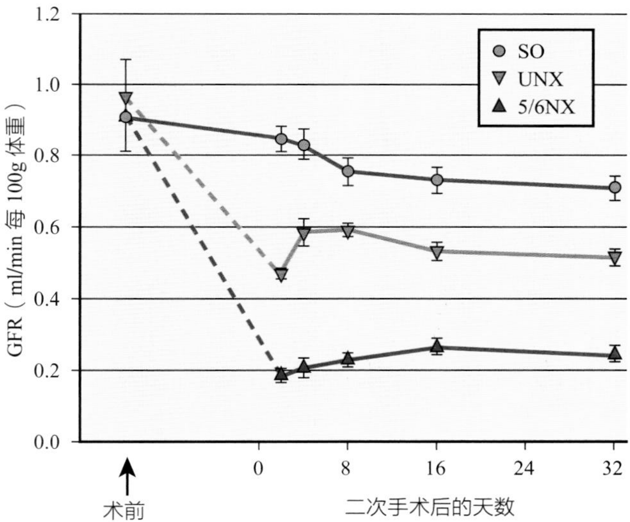

▲ **图 51–1　清醒大鼠在假手术（SO）、单肾切除术（UNX）或 5/6 肾切除术（5/6NX）术前和术后的肾小球滤过率（GFR）**
数值表示为平均值 ± 平均值的标准误（引自 Chamberlain RM, Shirley DG: Time course of the renal functional response to partial nephrectomy: measurements in conscious rats. *Exp Physiol.* 2007;92:251–262.）

滤系数 K_f（肾小球水渗透率和可用于滤过的表面积的乘积）在此阶段不变，但稍后可能升高[8]。

随着更广泛的肾单位丢失，可观察到更明显的 SNGFR 代偿性增加。在 Munich-Wistar 大鼠中进行的研究发现，单侧肾切除、对侧肾脏 5/6 梗死后 7 天，残肾 SNGFR 较双肾对照组高出一倍以上。上述 SNGFR 增加的原因仍为 Q_A 和 P_{GC} 的大幅增加。出球和入球小动脉阻力降低，但入球小动脉的阻力降低程度仍成比例的大于出球小动脉，从而可观察到 P_{GC} 升高[9]。比较肾梗死模型和 5/6 肾切除模型，结果发现小动脉阻力变化相似，但在梗死模型中 P_{GC} 的升高更显著，表明全身性 BP 升高（在手术切除模型中不存在）可影响肾小球，从而也引起 P_{GC} 升高[10]。广泛肾脏实质切除后的 K_f 改变似乎是时间依赖性的，据报道在术后 2 周降低[11]，而在 4 周时有所增加[12]。进一步的研究表明，浅表皮质肾单位和近髓肾单位对肾单位丢失的肾小球血流动力学反应相似[13]。肾实质切除的患者中 SNGFR 升高称为"肾小球超滤"，而 P_{GC} 升高被称为"肾小球高压"。上述两个术语共同涵盖了残肾中血流动力学适应的基本概念。

针对肾单位丢失的肾小球血流动力学适应可能存在种间差异。在犬类中，3/4 或 7/8 肾切除术后 4 周观察到的 SNGFR 升高主要归因于 Q_A 和 K_f 的升高。与啮齿类动物中的发现相反，在犬类中，7/8 肾实质切除后，P_{GC} 的确显著增加，且不依赖于动脉压，但 ΔP 仅中度升高，这也是由于入球小动脉舒张程度超过出球小动脉[14]。

在人类中，主要在接受供体肾切除术（用于肾脏移植）的健康个体中研究肾单位丢失对残肾的生理影响。最早的肾脏捐献者的菊粉清除率研究表明，肾脏切除术后 1 周，捐献者剩余肾脏的总 GFR 已增加到先前双肾状态的 65%～70%。对来自 48 个研究的数据进行 Meta 分析，包括 2988 例活体肾脏捐赠者，估计单肾切除术后 GFR 平均仅降低 17ml/(min · 1.73m^2)[15]。这些观察结果表明，在人类进行单肾切除术后，单肾 GFR（及平均 SNGFR）增加了 30%～40%。目前尚无测量人 SNGFR 或 P_{GC} 的方法，但根据在 21 位健康的供体肾脏捐赠者中进行的详细研究报告，观察到单肾 GFR 升高 40% 的可能原因是肾小球肥大导致的肾血浆流量增加和 K_f 升高，而无须 P_{GC} 升高[16]。

（二）肾小球血流动力学反应的介质

特定的因子在肾实质切除后产生反应，并作为启动肾小球血流动力学调节的信号，引起残肾 GFR 升高，这些因子目前还尚待确定。然而研究人员已对效应机制展开了广泛研究。血流动力学的变化可能是多个因子复杂相互作用的最终结果，而各个因子对肾小球超滤的各种决定因素具有特定的效应，有时不同因子的作用相反。涉及几种血管活性物质，包括血管紧张素Ⅱ（angiotensin Ⅱ，AngⅡ）、醛固酮、利钠肽（natriuretic peptides，NP）、内皮素（endothelins，ET）类花生酸和缓激肽。此外，SNGFR 的持续增加还需要重置正常情况下控制 GFR 和肾血浆流量（Renal plasma flow，RPF）的自身调节机制。有关肾脏中血管活性肽的详细讨论，请参见第 11 章。

1. 肾素 – 血管紧张素 – 醛固酮系统

肾实质切除术后，Ang Ⅱ似乎在肾小球毛细血管高压的发展中起关键作用，并且还可能引起 K_f 的变化。在正常大鼠中急性输注 Ang Ⅱ会导致 P_{GC} 升高，这是因为出球小动脉的阻力增加比入球小动脉阻力增加更明显，且 Q_A 和 K_f 降低[17, 18]。Ang Ⅱ 连续 8 周长期给药会导致全身性高血压，单肾 GFR 降低。除 K_f 变化外，Ang Ⅱ 长期给药引起的肾小球血流动力学变化与正常和单肾切除的大鼠中急性输注后观察到的肾小球血流动力学变化相似[8]。已有研究应用肾素 – 血管紧张素 – 醛固酮系统（renin-angiotensin aldosterone system，RAAS）的药物抑制剂来揭示内源性AngⅡ影响残肾中肾小球血流动力学的重要性。用血管紧张素转化酶抑制剂（angiotensin-converting enzymeinhibitor，ACEI）[19, 20] 或 AngⅡ（亚型 1）受体拮抗剂（ang Ⅱ receptor blocker，ARB）[21, 22] 长期治疗 5/6 肾切除的大鼠可通过降低系统 BP 和扩张入球和出球小动脉来使 P_{GC} 恢复正常。但是，由于 K_f 的增加，SNGFR 仍然较高。此外，在 5/6 肾切除的大鼠中，急性输注 ACEI 或沙拉新（AngⅡ受体拮抗剂的肽类似物）可通过扩张出球小动脉来使 P_{GC} 恢复正常，而不影响平均动脉压（mean arterial pressure，MAP）[11, 23]。但使用 ARB 类药物氯沙坦未观察到上述结果，原因尚不明确[24]。

RAAS 抑制的上述作用表明内源性 AngⅡ的局部活性增加，而血浆肾素水平仅在 5/6 肾切除术后出现一过性升高 [10, 25]。这表明 RAAS 的全身调节与肾内调节存在差异，而 AngⅡ在局部产生。详细研究发现，RAAS 的所有成分都在肾脏中表达 [26]。在 5/6 肾切除大鼠中，邻近梗死瘢痕的肾小球中肾素 mRNA 和蛋白质水平均升高 [27–29]。此外，通过梗死来切除肾实质的模型中，术后第 3 天和第 7 天肾素 mRNA 的水平升高，而如果通过外科手术切除肾实质则肾素 mRNA 未见增加，这表明肾梗死通过在拟梗死区域周围形成局部缺血组织来激活 RAAS，并解释了梗死模型中高血压和肾小球硬化的严重程度更高的原因 [10]。

上述发现已在对通过梗死进行 5/6 肾切除术后肾内 AngⅡ水平进行的详细研究中得到证实，因为在所有时间点，肾脏梗死周围区域中 Ang Ⅱ水平均高于未受损部分 [25]。另一方面，结果也显示在 5/6 肾切除术后，肾内 AngⅡ水平的升高是一过性的。与假手术对照组相比，在术后 2 周，梗死周围区域的 AngⅡ水平升高，但在术后 5 周或 7 周时则无统计学差异。在残肾的未受损区域，Ang Ⅱ 水平在第 2 周和第 5 周时与对照组相似，而在第 7 周较对照组低 [25]。因此在该模型中，即使肾内 Ang Ⅱ 水平未保持持续升高状态，也可维持高压及进行性肾损伤的特征。然而，后续研究表明，ACEI 和 ARB 治疗的肾脏保护作用与残肾的梗死周围区域和未受损区域的肾内 AngⅡ水平降低相关 [30]。相反，如果使用二氢吡啶类钙拮抗剂硝苯地平治疗，尽管可将 BP 降低至与 RAAS 拮抗剂相同的水平，但并未降低蛋白尿，并且与肾内 AngⅡ升高相关 [30]。因此在该模型中，肾内 AngⅡ在高血压和肾脏损伤的发病机制中似乎起着核心作用，即使 AngⅡ水平并未持续升高。需要进一步研究来充分解释上述发现。可以认为这些动物中在出现高血压和 ECF 量扩大的情况下，肾内 AngⅡ正常水平异常升高，或者所测得的总肾内 AngⅡ水平可能未能检测到重要的局部 AngⅡ升高。一项正在进行的研究对肾内 RAAS 的几个新方面加以阐明，包含其他几个因子的调节，这些因子包括肾素原受体、前列腺素 E2 和 Wnt/β-catenin（正向调节因子）以及 Klotho、维生素 D 受体和肝 X 受体（负向调节因子）[31]。

学界主要聚焦于醛固酮在进行性肾损伤中的潜在作用。除了证据表明醛固酮可能在肾脏中发挥促纤维化作用外（见下文），这些观察结果还表明，醛固酮还可能具有重要的肾小球血流动力学效应。先前的观察结果表明，脱氧皮质酮（deoxycorticosterone，DOCA）– 盐高血压模型中可出现肾小球毛细血管高压，这促使研究人员对微灌流的兔入球和出球小动脉进行详细研究。他们发现入球和出球小动脉对纳摩尔浓度的醛固酮均出现剂量依赖性收缩反应，且在出球的小动脉中敏感性更高 [32]。上述效应不受螺内酯抑制，而且与白蛋白结合的醛固酮仍有该作用，表明其可能是由特定的膜受体介导的，而不是负责醛固酮大多数作用的胞内受体。有趣的是，醛固酮还可能通过一氧化氮（nitric oxide，NO）依赖性途径抵消兔入球小动脉血管收缩，这一效应也有可能增加 P_{GC} [33, 34]。

2. 内皮素

内皮素（ET）是有效的血管收缩肽，其通过至少两种受体亚型 ET_A 和 ET_B 起作用。全身均发现有 ET 受体存在，肺和肾脏中含量最高。ET_A 受体主要位于血管平滑肌细胞上，介导血管收缩以及细胞增殖。ET_B 受体表达于血管内皮和肾脏上皮细胞，似乎起清除受体的作用，并通过 NO 介导内皮依赖性血管舒张作用 [35–37]。在 5/6 肾切除术后，肾脏 ET 生成增多，同时也导致观察到的血流动力学适应这一可能性增加 [38, 39]。在正常大鼠中，急性和慢性输注 ET 会导致 RPF 和 GFR 剂量依赖性降低 [40–43]。

关于 ET 对入球和出球小动脉的相对作用的观察结果在一定程度上是矛盾的，可能反映了不同的实验条件。尽管存在一些差异，但大多数在未受损的动物中开展的研究结果表明，出球小动脉的阻力增加大于入球小动脉，导致 P_{GC} 升高。超滤系数（K_f）显著降低，因此 SNGFR 不变或降低 [44–47]。另一方面，在微灌注小动脉中的观察发现，ET 引起的入球小动脉收缩程度大于出球小动脉。用选择性 ET_A 和 ET_B 受体拮抗剂与 ET_B 受体敲除小鼠进行研究，结果存在一些矛盾，表明 ET_A 和 ET_B 受体之间在影响反应方面存在复杂的相互作用 [48, 49]。在大鼠近髓肾单位制备物中进行比较研究，结果表明，ET 对入球和出球小动脉的血管收缩作用强于 AngⅡ、精氨酸升压素、去甲肾上腺素、1– 磷酸鞘氨醇和三磷酸腺苷（adenosine triphosphate，ATP）[50]。在针对 CKD 患者受试者的短期研究中，ET 受体拮抗剂可增加肾血流量，但由于滤过分数的降低，对 GFR 的影响很小，这一观察结果与其对出球小动脉的血管舒张作用更大一致[51, 52]。有趣的是，这些观察是在已接受 ACEI 或 ARB 治疗的受试者中进行的。长期输注 Ang Ⅱ会导致 ET 生成增多[53]，并且 ET-1 转基因小鼠无高血压，但显示诱导型一氧化氮合酶（Inducible nitric oxide synthase，iNOS）的表达，从而导致 NO 生成增多，这可能是维持正常 BP 的一种代偿调节机制[54]，上述观察结果进一步证明了 ET 与其他血管活性分子之间的潜在相互作用。此外，ET 的某些肾小球血流动力学作用似乎受到前列腺素的调节[47]。通过显微穿刺研究详细探讨并阐明 ET 在残肾血流动力学中的作用尚未见相关研究报道。随着特异性 ET_A 和 ET_B 受体拮抗剂的不断研发，这些研究的条件应得到改善和促进。

3. 利钠肽

心房利钠肽（atrial natriuretic peptide，ANP）和其他结构相似的 NP 在很大程度上介导了肾小管钠重吸收的功能性适应，维持了 5/6 肾切除大鼠的钠排泄[55]，也发挥了重要的血流动力学作用。在 5/6 肾切除的大鼠中，循环 ANP 水平升高，在高盐（而非低盐）饮食的 5/6 肾切除大鼠中急性给予 NP 拮抗剂会导致 GFR 和 RPF 大大降低，这表明 NP 在所观察到的针对 5/6 肾切除术的血流动力学反应中起重要作用[56]。另一项研究中，在没有心功能障碍或心肌 BNP 基因表达上调的情况下，3/4 肾切除术后脑钠肽（brain natriuretic peptide，BNP）水平升高[57]。通过给正常大鼠输注合成 ANP，我们从观察结果中对 NP 对肾血流动力学的作用有了进一步了解。全肾和单个肾单位 GFR 增加约 20%，这完全归因于 P_{GC} 的升高，后者的原因在于显著的入球小动脉扩张和出球小动脉收缩[58]。在先前的实验中，即使通过钠盐限制或 NP 受体拮抗剂来抑制 NP 系统，残肾 GFR 的某些残留升高也似乎持续存在，提示肾切除后肾小球超滤还受 NP 以外的其他因素影响。NP 与其他血管活性分子之间的潜在相互作用通过以下观察得到了阐明：正常大鼠中输注 ANP 会诱导肾脏一氧化氮合酶活性增加[59]。

4. 类花生酸

类花生酸是另一类在肾脏中大量存在的强效血管活性分子家族，可能也在介导肾小球超滤中发挥作用。大鼠和兔肾实质切除后，血管扩张型和血管收缩型前列腺素（prostaglandin，PG）的单个肾单位尿排泄量增加[60-62]。向肾动脉中注入 PGE2、PGI2 或 6- 酮 -PGE1 会引起显著的肾血管扩张[63]。输注环氧合酶抑制剂吲哚美辛对 PG 合成有急性抑制作用，但对正常大鼠的 GFR 或肾小球血流动力学没有影响，而在 3/4 或 5/6 肾切除术后吲哚美辛可降低 SNGFR 和 Q_A[60, 61]。另一方面，用选择性 COX-2 抑制剂进行慢性治疗可减轻 5/6 肾切除大鼠的全身性高血压和肾小球高压，但对 GFR 没有影响[64]。

PG 合成抑制剂对入球和出球小动脉的相对作用可能随肾切除术后的时间而变化。术后 24h 报告的主要发现是出球小动脉收缩，而在术后 3～4 周观察到出球小动脉和入球小动脉均收缩[60, 61]。在 5/6 肾切除大鼠中急性输注选择性血栓烷合成抑制剂后 GFR 升高，表明血栓烷可影响肾小球血流动力学的调节[62]。因此，不同的类花生酸似乎起相反的作用，但总体而言，血管舒张型 PG 的综合作用强于血管收缩型 PG。观察结果表明向离体的肾小球灌注缓激肽可导致出球小动脉舒张，该作用可由吲哚美辛完全阻断，而上述阻断又可通过 20- 羟基花生四烯酸（20-hydroxyeicosatetraenoic acid，20-HETE）（一种血管收缩型类花生酸）的特异性拮抗剂来逆转，表明肾小球既产生血管扩张型类花生酸又产生血管收缩型类花生酸[65]。

5. 一氧化氮

NO 的半衰期非常短，因此无法直接测量 NO 水平或在实验模型中施用外源性 NO。因此，研究人员通过在实验中使用一氧化氮合酶（nitric oxide synthase，NOS）抑制剂来推断 NO 的作用。在正常大鼠中，静脉输注 NOS 抑制剂会导致全身和肾脏血管收缩，并降低 GFR[66, 67]。因此，在静息状态下 NO 似乎对全身性 BP 的生理维持和肾脏灌注具有紧张作用。但是，尚不清楚 NO 是否在肾实质切除后的适应性血流动力学变化中起特定作用。确实，在 5/6 肾切除的大鼠中，肾脏的 NOS 表达下调，肾脏 NO 生成减少，但全身 NO 的生成增加[68, 69]。平均动脉压和肾血管阻力增加，但肾血流量（renal blood flow，RBF）和 GFR 降低，降低程度与急性输注内皮 NOS（endothelial NOS，eNOS）抑制剂 NG-单甲基-*L*-精氨酸（NG-monomethyl-*L*-arginine，*L*-NMMA）后的表现相似，与给药对象是正常大鼠还是单侧肾切除术或 5/6 肾切除术后 3～4 周的大鼠无关[67]。硝基-*L*-精氨酸甲酯（nitro-*L*-arginine methyl ester，*L*-NAME）对 NOS 的慢性抑制作用使 5/6 肾切除大鼠的全身性 BP 和 P_{GC} 升高，而不影响 GFR[70]，而氨基胍（一种诱导型 NOS 抑制剂）慢性治疗对 GFR、RPF 或 P_{GC} 无影响[69]。

同样，与野生型小鼠相比，5/6 肾切除术后，eNOS 基因敲除小鼠中 BP 和蛋白尿的增加更明显[71]。另一方面，在单侧肾切除后早期，肾脏的 NOS 表达和活性增加，用低于增压剂量的 *L*-NAME 预处理大鼠后，可预防 RBF 的早期升高和单侧肾切除后常观察到的肾血管阻力的降低[72, 73]。因此，NO 似乎作用于针对肾单位丢失的早期血流动力学适应过程，导致 RBF 升高，但是从长远来看，NO 对肾小球血流动力学的适应性变化没有特定的决定性作用，但对全身和肾脏的血流动力学保持有一定的影响。

6. 缓激肽

缓激肽是一种有效的血管舒张肽，在残肾中水平升高[25]，因此可能在肾单位丢失后起到促进血流动力学适应的作用。急性和慢性输注缓激肽会导致 RPF 升高，但对 GFR 没有影响[74, 75]。尚缺乏针对未受损动物的显微穿刺的研究，但入球小动脉离体灌注研究表明，缓激肽可诱导双相反应，低浓度时血管扩张，高浓度时血管收缩。这两种作用似乎都是由 COX 产物介导的[76]。出球小动脉的类似实验中发现，缓激肽可引起剂量依赖性的血管舒张作用（无双相反应），该作用依赖于细胞色素 P_{450} 代谢产物，但不依赖于 COX 产物或 NO[77]。使用缓激肽灌注肾小球，再次观察到出球小动脉舒张，但该效应可被 COX 抑制剂抑制，表明缓激肽诱导肾小球产生 COX 代谢产物（PG），而后者也有助于出球小动脉扩张[65]。需要进一步的研究来阐明缓激肽在肾单位丢失后的作用。

7. 尾紧张肽Ⅱ

尾紧张肽Ⅱ（UrotensinⅡ，UⅡ）是迄今为止发现的最有效的血管收缩药，但其作用在不同的血管区域似乎有所不同，在某些血管中甚至可能产生血管舒张作用。据报道，在不同的实验中，输注外源性 UⅡ可增加或降低正常啮齿动物的 GFR（参见第 11 章）。UⅡ的缩血管作用可以（至少部分）通过上调肾素和醛固酮合酶的基因表达来介导[78]。UⅡ在肾脏中产生，而尾紧张肽受体位于肾小球小动脉[79]。据报道，在 5/6 肾切除术后的大鼠中，肾脏的尾紧张肽相关蛋白（也与尾紧张肽受体结合）和尾紧张肽受体的 mRNA 表达增加[80]，但 UⅡ在肾单位丢失后的血流动力学适应过程中的潜在作用尚待研究。

8. 肾脏自身调节机制的调整

广泛的肾实质切除后，控制 RPF 和 GFR 的自身调节机制发生了显著调整[81-83]。肌源性机制的作用尚不确定，但对入球小动脉肌源性反应的详细研究表明，其主要作用是保护肾小球不受 SBP 升高的影响[84]。动物实验证实了这一观点，据报道，相比肌源性反应未受损的大鼠品系，肌源性反应受损的大鼠品系中传送至肾小球毛细血管的灌注压更大，对肾小球的损伤更敏感[85]。肾实质切除后管球反馈系统重置，以实现并维持先前描述的 SNGFR 和 P_{GC} 升高[86, 87]。研究表明，单肾切除后连接由上皮钠通道（epithelial sodium channel，ENaC）介导的管球反馈在该过程中起关键作用[88]。单侧肾切除术后仅 20min 即可出现重置[89]，与肾切除程度成正比。单肾切除术后观察到的调整幅度小于 5/6 肾切除术后观察到的调整幅度[86]。

9. 多因素的相互作用

从前面的讨论中很容易理解，肾实质切除后肾小球血流动力学的调整代表了几种内源性血管活性因子的净效应。利钠肽和具有血管舒张作用的 PG 可扩张肾小球前血管，而缓激肽则同时扩张入球和出球小动脉。另一方面，Ang Ⅱ、血管收缩型 PG 及（可能）ET 会收缩入球小动脉和出球小动脉，但对出球小动脉的作用更强。肾小球前血管阻力出现净下降，而出球小动脉阻力下降的程度较小。随着全身 BP 升高且更大程度地将压力传送至肾小球毛细血管网络，上述微血管阻力改变导致 Q_A、P_{GC}、ΔP 和 SNGFR 升高（表 51-1）。在 5/6 肾切除的大鼠中，奥马曲拉（一种 ACE 和中性内肽酶的抑制剂）治疗降低 Ang Ⅱ的产生并增加 NP 和缓激肽的水平、降低 P_{GC}，作用强度大于单独使用 ACEI 治疗，上述观察结果阐明了多个血管活性因子的重要性[90]。

观察结果表明，其他参加调节进行性肾损伤的分子可通过影响先前讨论过的介质而发挥血流动力学作用，这进一步说明了所涉及因素的复杂性。急性输注肝细胞生长因子（hepatocyte growth factor，HGF）可导致 BP 和 GFR 下降，这一作用由短期的 ET-1 生成增多介导[91]。在离体灌注制备物中，血小板活化因子（platelet-activating factor，PAF）在皮摩尔浓度下可诱导肾小球 NO 生成，从而导致之前收缩的出球小动脉扩张，而在纳摩尔浓度下，PAF 通过局部释放 COX 代谢产物而收缩出球小动脉[92]。其他近期确定的血管活性分子（如 UⅡ）的潜在作用仍有待阐明。

（三）针对肾单位丢失的肾脏肥大反应

长期以来，人们一直认为单个肾脏会增大以代偿对侧肾脏损失。亚里士多德（公元前 384—前 322 年）指出，单个肾脏能够维持动物的生命，并且该肾脏体积增大。1869 年，在为首次进行人类肾切除术做准备时，德国外科医生古斯塔夫·西蒙（Gustav Simon）对狗进行了单肾切除，并注意到 20 天后剩余肾脏的大小增加了 1.5 倍[93]。研究人员在多种动物中对代偿性肾脏肥大进行了研究，包括蟾蜍、小鼠、大鼠、豚鼠、兔、猫、狗、猪和狒狒。大多数实验工作在单肾切除的啮齿动物中进行，也有研究针对单侧输尿管阻塞或肾毒素药物给药模型探讨肾脏肥大反应[94]。

1. 全肾肥大反应

单侧肾切除术后最早的反应之一是生化改变，早于细胞生长。术后 5min 便可检测到胆碱（细胞膜磷脂的前体）掺入增多[95, 96]，在肾切除术后 2h 观察到胆碱激酶活性增加[97]。鸟氨酸脱羧酶（催化多胺合成的第一步）的活性在 45～120min 时升高，多胺水平在肾切除术后 1～2 天达到峰值[98-100]。研究人员还观察到 mRNA 代谢的早期改变。尽管 mRNA 的半衰期或胞质分布没有改变，但在进行单肾切除术后 1h 内，新合成的 poly（A）缺陷型 mRNA 的比例增加了近 25%，并且相对于肝脏而言，肾脏中的总 RNA 合成增加了 25%～100%[101-103]。核糖体 RNA 的合成量在 6h 增加了 40%～50%[104]。蛋白合成速率在 2h 期间增加，3h 后几乎增加了一倍[105]。关于影响细胞生长和增殖的环状核苷酸水平，相关数据存在矛盾。一些研究报道，最早在手术后 10min，剩余肾脏中的环单磷酸鸟苷（cyclic guanosine monophosphate，cGMP）水平升高[106-108]，而在另一些研究中，环单磷酸腺苷（cyclic adenosine monophosphate，cAMP）或 cGMP 水平则未见一致变化[94, 109]。在单肾切除术后最长 72h 内，使用 cDNA 微阵列技术对大鼠剩余肾脏中的基因表达进行全基因组分析，结果表明，主要的反应是对抑制生

表 51-1　肾实质部分切除后，血管活性分子在介导肾小球血流动力学适应中的血流动力学效应

参　数	R_A	R_E	P_{GC}	Q_A	K_f	SNGFR	RPF	GFR
血管紧张素Ⅱ	↑	↑↑	↑	↓	↓↔	↓↔	↓	↔
醛固酮	↑	↑↑	↑	?	?	?	?	?
内皮素	↑↔	↑	↑↔	↓	↓↔	↓↔	↓	↓↔
利钠肽	↓	↑（?）	↑	↔	↔	↑	↑↔	↑
前列腺素	↓	↓	↔	↑	↑	↑	↑	↑
缓激肽	↓↑	↓	?	?	?	?	↑	↔
肾部分切除术后观察到的变化	↓↓	↓	↑	↑	↑↓	↑	–	↓

GFR. 肾小球滤过率；K_f. 肾小球超滤系数；P_{GC}. 肾小球毛细血管压；Q_A. 肾小球血浆流速；R_A. 入球小动脉阻力；R_E. 出球小动脉阻力；RPF. 肾血浆流量；SNGFR. 单个肾单位 GFR

长和凋亡的基因的表达抑制作用[110]。

早期的生化改变之后是一段快速增长期。术后 24hDNA 合成增加，并且在术后 28～36h 有丝分裂象的数量增多。两者均在 40～72h 达到最大 5～10 倍的增长[111-114]。在大鼠中，单肾切除后 48～72h 肾脏的重量增加，并在 2～3 周时增加 30%～40%（图 51-2）[73, 94]。在大多数物种中，肾单位数量在出生前不久就固定了，因此肾脏重量增加的原因是肾单位大小增加。肾脏增大主要是由细胞肥大引起的，占成年大鼠肾脏质量增加的 80%，增生在其中的作用较小[105]。肾脏质量持续增长 1～2 个月，直到增加 40%～50%。肾脏代偿性增大的程度是肾脏切除比例的函数。单侧肾脏切除术后 4 周残留肾脏质量增加 81%，而在切除 70% 的情况下，残肾质量增加了 168%。正常对照组在同样的周期内肾脏增重 31%[115]。

随着年龄增大，肾脏肥大反应减弱。单肾切除术后，与 55 日龄大鼠相比，5 日龄大鼠中肾脏重量增加更明显，增生更广泛[116]，老年大鼠的肾脏重量增加仅为年轻对照组中的 1/3～3/4[94, 117-119]。

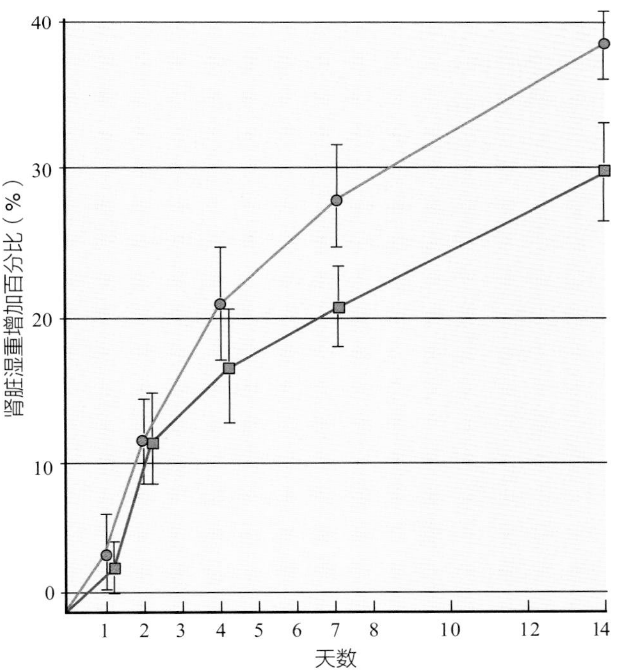

▲ 图 51-2 单侧肾切除（圆形）和输尿管结扎（正方形）术后肾脏代偿性生长率

引自Dicker SE, Shirley DG. Compensatory hypertrophy of the contralateral kidney after unilateral ureteral ligation. *J Physiol (Lond)*. 1972;220:199-210.

在人类中，肾切除术后肾肥大的评估依赖于放射学研究。肾切除术后，超声研究表明肾脏体积增加了 19%～100%[120]，计算机断层扫描（computed tomography，CT）研究发现，肾脏横截面积增加了 30%～53%[121, 122]。对比增强 CT 已用于测量单侧肾切除术后肾脏实质体积。一项研究报告在 1 周和 6 个月后分别增加 12.1% 和 8.9%[123]。肥大程度与肾脏切除比例呈正相关，与患者年龄呈负相关。针对活体肾脏捐献者的一项相对大型的研究发现，肾切除术后 6 个月，捐献者剩余肾脏体积增加了 27.6% ± 9.7%[124]，根据近期的一项详细研究报告，肾切除术后中位时间 0.8 年，肾皮质体积增加了 27%，术后中位时间 6.1 年，增加 35%[16]。其他研究中，使用 CT 扫描发现，肾细胞癌术后 1 年肾脏体积增加了 16.5%～18.5%[125]，器官捐献者供体肾切除术后 12 个月肾脏体积增加了 22.4% ± 23.2%[126]。在一项使用磁共振成像（magnetic resonance imaging，MRI）测量肾脏体积的详细研究中，观察到肾细胞癌术后 3 个月，肾脏体积从术前的 198 ± 87ml 增加到 329 ± 175ml。肾切除术后 1 周，肾脏体积的变化与肾血流量的变化呈正相关（r=0.6）[127]。这些研究之间存在差异的原因很可能在于参与研究的受试者数量相对较少、肾脏切除和评估肾脏大小之间的时间间隔差异很大以及肾切除术适应证不同。

2. 肾小球增大

单侧肾切除术后观察到的肾小球主要形态变化是体积增大。肾小球增大似乎与整个肾脏的增大平行，且在术后 4 天即可检测到[128]。浅表肾小球和近髓肾小球的增大程度相似。所有细胞类型的数量和大小均按比例相似地增加，并保留了不同的肾小球细胞的相对体积[94]。人们普遍认为，肾小球毛细血管的长度和数量会增加（即生成更多的分支），但是大多数研究表明肾小球毛细血管的直径或横截面积保持恒定或仅少量增加[129, 130]。将肥大的肾脏移植到单侧肾切除的大鼠中，结果发现肾小球肥大在 3 周内消退，但毛细血管增加的长度得以保留[130]。

肾小球肥大可通过 RNA/DNA 和蛋白质 /DNA 比率升高来证实，或通过电子显微镜观察肾小球体积（glomerular volume，V_G）是否增加来证实，在大鼠 5/6 肾切除术后 2 天可检测到肾小球肥大[131]。

最开始 V_G 的升高几乎完全归因于脏层上皮细胞体积增大，而在 14 天时，V_G 升高主要是由肾小球系膜基质扩张引起的。尽管有几项研究报道表明，5/6 肾切除术后肾小球毛细血管出现延长，但几乎没有发现肾小球毛细血管的横截面积或直径增加 [132-135]。然而，应从重要技术因素方面来考虑这些观察结果。对离体肾小球进行体外灌注，结果表明，随着灌注压力在生理和病理生理范围内的升高，V_G 增加。此外，这些研究中肾小球毛细血管的“顺应性”是基线 V_G 的函数，从 5/6 肾切除术后残肾获得的肾小球的顺应性高于对照动物 [136]。上述发现有两个重要意义。首先，尽管单侧肾切除术后肾小球压力仅轻微增大，但比例更大的肾实质切除术引起的肾小球毛细血管高压可能对 V_G 增加有显著作用。其次，对尚未在适当 BP 灌注固定的组织而言，应谨慎解读其 V_G 估算值。直接比较来自同一只大鼠的灌注固定和浸润固定肾脏中的 V_G 估算结果，浸润固定样品中的 V_G 值比灌注固定肾脏中的 V_G 值低 61% [137]。

（四）肾脏肥大的机制

尽管科学家们进行了一个多世纪的研究，发现了大量的肾脏肥大相关介质或调节因子，但直到最近，调节肥大的特定因子及这些因子对什么刺激发生反应仍不明确。肾脏的神经支配似乎不影响肾脏肥大，因为将肾脏移植到双侧肾切除的大鼠中，植入的肾脏在 3 周后的肾脏肥大程度与单侧肾切除术中未切除的保留肾脏相同 [138]。在单侧肾切除的大鼠中采用 ACEI 治疗，肾脏肥大程度未见减轻，这说明肾素 – 血管紧张素系统在其中也不起作用 [139]。研究人员提出了一些假说来解释所观察到的肾脏肥大相关改变，在其他出版物中已对此进行了详细讨论 [93, 94]，后文对其进行总结。

1. 溶质负荷

Sacerdotti 在 1896 年提出一个观点，单肾切除后肾肥大是由于剩余的肾脏需要排泄更多的代谢废物，从而需要完成更多的排泄“工作”。随后，很明显，尿素排泄在很大程度上是肾小球滤过功能的作用，而肾小管的主要耗能功能是对滤过的电解质（主要是钠）和水进行重吸收。因此，学界对 Sacerdotti 的假设进行了修改，认为 SNGFR 增加导致对水和溶质回收需求增加，而肾脏肥大是对此产生的反应（溶质负荷假说）。有几条证据支持溶质负荷假说的基本概念。单侧肾脏切除术后，剩余肾脏中 RBF 升高了 8%，且比肥大出现早，肾切除术后第 7 天，使用低于增压剂量的 NOS 抑制剂 *L*–NAME 进行治疗可防止 RBF 的升高，并显著减少肾脏重量的增加，并减少肾小球和近端小管的面积增加 [73]。在残余肾脏中，近端肾小管的钠吸收与 GFR 一致（球管平衡）[140]，并且肾小管在体外持续表现出液体重吸收增强，这表明该适应性变化发生于小管上皮细胞内部（tubular epithelial cells，TEC）[141, 142]。慢性肾小球肾炎是一种以 SNGFR 的显著异质性为特征的病变，保留了 SNGFR 与近端液体重吸收之间的比例关系，并与肾小球和近端肾小管肥大之间密切相关。此外，在未行肾实质切除的前提下，GFR 持续升高在某些情况下会导致的肾脏肥大，包括妊娠（部分研究，并非全部研究中）和糖尿病 [93]。

另一方面，使肾脏溶质负荷与肥大分离的实验方法似乎与溶质负荷假说相矛盾。通过输尿管腹膜造口术将尿液从一个肾脏完全分流到腹膜，从而导致对侧肾脏 GFR 升高，升高幅度与单侧肾切除术后相似，但肾脏质量或有丝分裂活性未见增加 [143]。在另一个案例中，钾耗竭导致肾肥大，而 GFR 未见增加 [144]。此外，有研究发现与肥大相关的某些早期生化改变的出现早于肾小球滤过增加或钠重吸收增加，从而不支持肥大和溶质负荷增加之间存在因果关系。尽管上述数据存在矛盾，但是仍然有大量证据表明 GFR 与近端小管肥大之间存在关联，这可能在刺激残余肾脏增大的过程中发挥作用 [93]。

2. 趋肾因子

溶质负荷假说未能解释所有实验数据，故而有人提出，肾脏肥大的主要刺激因素是肾脏质量的改变，肾脏增大受特定生长因子和（或）抑制因子的控制。支持这一理论的证据来自三种类型的实验 [145]。

首先，在两只动物的细胞外腔隙和微循环之间建立稳定的联系（联体共生），对一只动物进行肾实质切除，然后在另一只动物的未受损肾脏中评估肾实质切除的效应 [93]。尽管由于方法学的差异而存在一些不一致，但这类实验通常发现，在一只动物中进行单肾切除术可引起对侧肾脏肥大，而且可导致联体共生的配对动物中双侧肾脏肥大，配对动物肾脏肥大的程度相对较小。对其中一只动物进行双侧肾切除或共切除三只肾脏可导致剩余肾脏的肥大程度增加。此外，停止交叉循环后肾脏肥大可迅速逆转。

第二种策略是将单侧肾切除动物的血清或血浆注入健康受试者，然后通过放射性标记的胸腺嘧啶摄取或有丝分裂计数评估肾脏肥大[93]。尽管使用小剂量单次腹膜内注射或皮下注射给药的研究结果为阴性，但大剂量多次重复腹膜内注射或静脉注射可在大多数研究对象中诱发肾脏肥大。

在体外实验中，用或不用来自肾实质切除大鼠的血浆或血清对肾脏组织进行培养，所获得的数据最一致地支持趋肾因子的存在。通常将放射性标记的胸腺嘧啶苷或尿嘧啶掺入 DNA 或 RNA 中，从而评估肥大的证据。总的来说，这些实验表明，与单侧肾切除动物的血清一起孵育后，放射性标记核苷酸的摄取增加。这种作用似乎是器官特异性的，而非物种特异性。实验表明，在正常大鼠血清存在的情况下，单侧肾切除后 20h 的大鼠肾脏提取物可刺激 ^{3}H- 胸腺嘧啶核苷掺入正常肾皮质，这提示循环趋肾效应活性需要一种由肾脏产生的组织因子，该因子在肾切除后上调。但是，在没有血清的情况下添加相同的提取物往往会降低 ^{3}H- 胸苷的摄取[146]。从双侧肾切除的动物身上采集的血清无趋肾因子效应，但在血液透析后即可恢复，表明在无肾功能的情况下有趋肾抑制因子的积聚[146]。尽管趋肾因子的具体本质仍不明确，但有几条证据表明其为一种小蛋白质。趋肾因子在超滤、透析和从血清中除去白蛋白后仍保留活性，提示其分子大小为 12～25kDa，与白蛋白没有明显的结合[93, 94]。

研究人员提出了几种假设，以调和先前观察到的推定趋肾系统的效应和运行情况[93, 94]。不同的假设如下：①趋肾因子是通常由肾脏分解代谢或排泄的循环物质；②肾脏的增大受产生趋肾因子的特定组织调节，而该组织受到正常肾脏产生的因子的抑制；③正常肾脏产生的某种物质持续抑制肾脏增大，该物质水平降低会诱导肾皮质中的一种酶，该酶裂解趋肾因子的循环前体以产生活性分子。

3. 内分泌作用

几种主要的内分泌系统会影响肾脏的增大，但各系统对肾脏均无选择性效应。几乎没有证据表明这些系统具有代偿性肾脏肥大的特定介质。早期的实验表明，垂体切除术可以抑制单肾切除术后的代偿性肥大，后期研究发现，在伴随垂体功能减退的情况下减少肾实质，其肥大程度与正常大鼠相当[147]。

不过，在绵羊垂体提取物中发现了特异性趋肾活性，与一种促黄体素样物质相关[93, 94]。在雄性大鼠中进行单肾切除术伴随着生长激素（growth hormone，GH）脉冲式释放的短暂增加，而雌性大鼠中无此效应，提示生长激素在雄性个体的肾脏肥大早期阶段中发挥作用[148]。如果通过给予 GH 释放因子拮抗剂抑制 GH 的升高，或给予 GH 受体拮抗剂阻断 GH 的作用，则可显著减轻肾脏肥大[149, 150]。肾上腺激素在肾脏肥大中的作用似乎较小。肾上腺切除术不会抑制单肾切除术后的代偿性增大[151]。尽管甲状腺功能减退症中肾脏重量（相对于体重）减轻，而甲状腺激素过多则会出现肾脏重量增加，但在甲状腺切除的大鼠中仍然会发生肾脏代偿性肥大[152]。过量的孕酮和雌二醇或卵巢切除术对肾脏重量的影响很小，但睾酮似乎对此有影响，证据在于睾丸切除术后肾脏重量和体重下降，而睾酮过量会导致肾脏重量增加[153, 154]。尽管睾丸切除术不能抑制单肾切除术后对侧肾脏的肥大，但部分研究（并非所有研究）表明，外源性睾酮确实会增加肥大程度[93, 94]。

4. 生长因子

定位于肾脏的众多生长因子及其受体中，至少有四个与肾脏肥大有关[155, 156]。有几条证据表明，胰岛素样生长因子 -1（insulin-like growth factor-1，IGF-1）在肾脏肥大中发挥作用。部分研究[157, 158]（并非所有研究[159]）中单侧肾切除术后 1～5 天，肾脏组织 IGF-1 的水平升高，并且在几天之内开始下降。一项研究表明，肾脏 IGF-1 的表达水平与肾实质切除程度密切相关[160]。另一方面，Shohat 及同事发现，肾切除术后 10 天即可出现血清 IGF-1 水平升高，且持续到术后 60 天仍处于升高状态[157]。在垂体切除大鼠[161]及 GH 缺乏的大鼠[162]中 IGF-1 仍升高，说明肾脏肥大情况下的 IGF-1 诱导可能不依赖于 GH。

与 IGF 功能有关的其他分子也出现上调。雌性大鼠单侧肾脏切除后，肾脏 IGF-1 受体基因表达增加 2～4 倍[148]。5/6 肾切除术后 2 周，残肾中 IGF-1 结合蛋白 mRNA 上调[163]。对单侧肾切除进行全基因组转录反应分析和鉴定，鉴定结果表明 IGF-2 结合蛋白是受激活的基因之一[110]。进一步的证据表明，IGF-1 可能反过来会促进血管内皮生长因子（vascular endothelial growth factor，VEGF）的产生，提示至少在糖尿病性视网膜病的发病机制中，VEGF 可能是 IGF-1 作用的下游介质[164]。研究观察表明，用 VEGF 抗体处理单侧肾脏切除小鼠可完全阻断肾小球肥大，并在术后 7 天抑制肾脏增大，故而证实了 VEGF 对肾脏代偿性肥大的重要性[158]。剩余肾脏中的表皮生长因子（epidermal growth factor，EGF）在小鼠中于第 1 天升高[165]，在大鼠中于 5 天内升高[166]。此外，体外实验表明，EGF 可诱导集合管细胞中 IGF-1 mRNA 表达，提示存在局部旁分泌系统[167]。单肾切除术后 6h 剩余肾脏中即出现 HGF 及其受体 c-met 的 mRNA 水平升高[168, 169]。另一项研究表明，HGF mRNA 的升高是非特异性的，在肝、肾以及假手术大鼠中均可出现，而 c-met 的 mRNA 增加特异性发生于肾脏的外髓质[170]。

尽管存在这些关联，但生长因子水平变化的时间仍不清楚。一些研究者报告称生长因子早期增加[165, 171]，但根据另一些研究者的报告，生长因子仅在已出现显著肥大的时间点才出现改变，因此尚无令人信服的证据表明生长因子是趋肾系统的近端效应器[157, 166]。

5. 系膜细胞反应——一个统一的假说

系膜细胞在肾小球功能中起着核心作用，可调节肾小球毛细血管的血流和超滤表面积。另外，系膜细胞是血管活性分子、生长因子、细胞因子和细胞外基质蛋白的来源和靶标。研究表明，其在代偿性肾脏肥大中也起主要作用。体外实验发现，当用单肾切除术后大鼠的血清培养单肾切除术后剩余肾脏的肾小球系膜细胞时，其条件培养基会诱导肾小管细胞肥大[172]。单肾切除术会导致肾小球系膜细胞出现显著的短暂增殖，在 24h 达到增殖峰值并在 72h 内停止。上述增殖现象的发生环境包括循环以及肾脏生长因子和细胞因子［如 GH、IGF-1 和白介素 -10（interleukin-10，IL-10）］增加，以及抗增殖因子［如转化生长因子 -β（Transforming growth factor-β，TGF-β）和 ANP］水平降低。系膜细胞增生的减少与小管细胞肥大的发作同时发生。已将 IL-10 和 TFG-β 确定为肾小管细胞肥大的主要系膜调节介质。系膜细胞是肾脏中 IL-10 的主要来源，IL-10 作为自分泌生长因子作用于系膜细胞并诱导 TFG-β 的表达[173]。系膜细胞是已知唯一能够产生和激活 TFG-β 的肾脏细胞，TFG-β 的生成和激活是受多种因素调节的过程，包括 AngⅡ、IGF-1、HGF、碱性成纤维细胞生长因子（basic fibroblast growth factor，bFGF）、肿瘤坏死因子 -α（tumor necrosis factor-α，TNF-α）、EGF 和血小板源性生长因子（platelet-derived growth factor，PDGF），所有上述因子均由系膜细胞产生。单肾切除术后数小时内，剩余肾脏中 IL-10 表达开始增加，在 24h 达到峰值，并在数天内恢复正常。相比之下，肾切除术后的最初 24h 循环和肾脏 TFG-β 水平下降，从 72h 开始上升，在 1 周时达到峰值[173]。

实验结果发现，抑制 IL-10 的生成后 TFG-β 水平随之降低，肾小管肥大程度也有所减轻，剩余肾脏的重量减轻了 20%～25%，故而证实了 IL-10 的重要性[173]。IL-10 对肾小管细胞没有直接作用，而 TFG-β 已被认定为肾小管细胞肥大的重要介质[174]。因此，实验数据与以下假设相符：单侧肾切除术后出现超滤，诱导系膜细胞增生，并促进 IL-10 和其他生长因子的生成，而这些因子可诱导系膜细胞中 TFG-β 的表达和激活。TFG-β 继而刺激肾小管细胞肥大[175]（图 51-3）。将溶质负荷和趋肾因子假设中的成分统一为单个模式来解释代偿性肾脏肥大的机制仍需不断探索。

6. 肾小管细胞反应

研究人员对针对肾实质减少的细胞反应开展详细研究，已在细胞水平上开始阐明涉及代偿性肥大的一些机制。肾脏肥大是通过调节细胞周期来实现的，将细胞周期阻滞在 G1 期后期，从而不会发展到 S 期，故而引起细胞肥大而不是增生。上述调节是通过激活周期蛋白依赖性激酶（cyclin-dependent kinase，CDK）4- 周期蛋白 D 来实现的，无须 CDK 2- 周期蛋白 E 的后续参与，该过程受 TGF-β 和 CDK 抑制蛋白 $p21^{Waf1}$、$p27^{kip1}$ 和 $p57^{kip2}$ 调节。CDK 4- 周期蛋白 D 复合物的活性在肾切除术后第 4、7

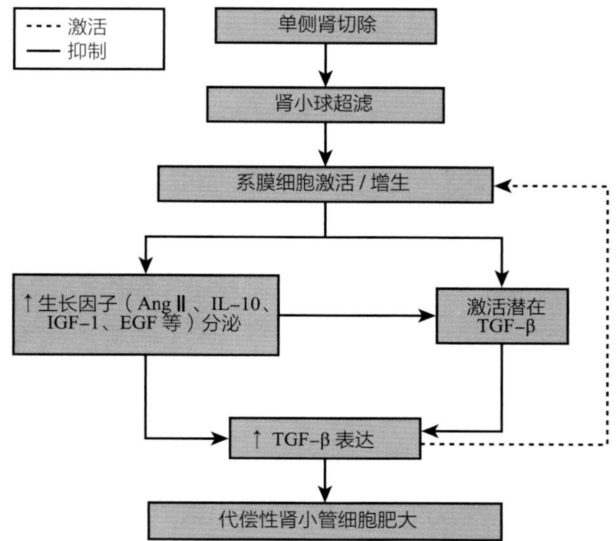

▲ 图 51-3　**单侧肾切除术后肾脏代偿性增大的可能机制**

AngⅡ. 血管紧张素Ⅱ，EGF. 表皮生长因子，IGF-1. 胰岛素样生长因子 -1，IL-1. 白介素 -1，TGF-β. 转化生长因子 -β（引自 Sinuani I, Beberashvili I, Averbukh Z, et al. Mesangial cells initiate compensatory tubular cell hypertrophy. *Am J Nephrol.* 2010;31: 326-331.）

和 10 天增加，而 CDK 2- 周期蛋白 E 在第 2、4 和 7～14 天增加，提示 $p21^{Waf1}$，$p27^{kip1}$ 和 $p57^{kip2}$ 可能在调节肾小管细胞肥大中起重要作用[176-178]。上述过程需要 RNA 和蛋白质的合成增加，而后者似乎是由哺乳动物雷帕霉素靶蛋白（mammalian target of rapamycin，mTOR）介导的，mTOR 是一种控制蛋白质合成以及细胞生长和代谢的蛋白激酶。

在细胞中，mTOR 存在于两种不同的多蛋白复合物中，即 mTORC1 和 mTORC2。mTORC1 通过多种介质起作用，调节蛋白质合成和细胞大小。mTORC1 的两个重要下游效应子是 4E 结合蛋白 1 和蛋白激酶 p70S6 激酶 1（S6K1）。用雷帕霉素（mTORC1 的抑制剂）对大鼠进行预处理可以抑制单肾切除术后的肾脏肥大，这一观察结果证实了 mTORC1 的重要性[179]。此外，在 S6K1 基因敲除小鼠中进行实验，结果发现单肾切除术后肾脏肥大被抑制了 60%～70%，表明 S6K1 在代偿性肥大中起主要作用[180]。

三、特定小管功能针对肾单位丢失的反应性适应

如前所述，单肾切除术后肾脏重量增加的主要原因是近端肾单位肥大。远端肾单位段也增大，但程度较小。在单肾切除的大鼠中，近曲小管管腔直径平均增加了 17%，长度增加了 35%，总容量增加了 96%。远曲小管的管腔直径扩大了 12%，长度增加了 17%，总容量增加了 25%[181]。在 GFR 下降的情况下，要维持各种溶质的稳态，需要每个小管节段的高度综合反应。尽管某些溶质（包括肌酐和尿素）主要通过肾小球滤过而清除，因此随着 GFR 下降，其血浆含量逐渐升高，但对于另一些溶质，小管的溶质处理适应性可使其血浆水平保持恒定，一直到终末期肾衰竭（图 51-4）。

（一）近端小管溶质处理中的适应

在肾实质切除模型中，随着残余肾脏 SNGFR 的增加，近端小管增大的程度与残余肾脏的质量成反比。近端小管增大与近端液体重吸收增加有关。针对肾实质减少的动物和人类进行研究，结果发现

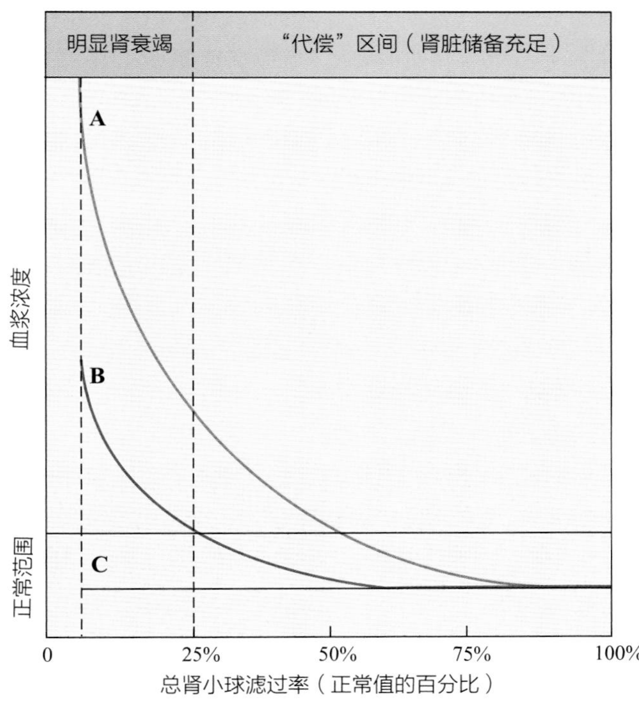

▲ 图 51-4　**在慢性肾衰竭中，体液中不同类型溶质的代表性适应模式**

A. 血清浓度随着肾小球滤过率（GFR）的每次永久性降低而增加（如肌酐）；B. 只有在由于肾小管分泌功能的适应作用导致 GFR 降至临界值以下时，血清浓度才会升高（如磷）；C. 在几乎整个肾衰竭进展期间，血清浓度保持正常（如钠）（改编自 Bricker NS, et al. in Brenner BM, Rector FC, eds. *The Kidney,* 2nd ed. Philadelphia: WB Saunders; 1981.）

观察到的近端液体重吸收增加与残余肾脏 GFR 的增加和肾小管容量的增加成比例[182]。同样，在从残肾分离的近端小管中观察到，小管液体流量的增加与小管上皮细胞的大小和蛋白质含量的增加成比例[141, 183]。还发现近端小管上皮的基底侧膜的折叠增加，故基底侧表面积增大，与细胞容积的增加成比例[184]。表面积的增加伴随着 Na^+–K^+–ATP 酶活性的增加，Na^+–K^+–ATP 酶是产生近端小管溶质和水转运的主要驱动力的膜泵[184]。

然而，近端小管大小和表面积的增加并不是该肾单位节段中运输活性增加的唯一决定因素。在离体的近端小管节段中，肾切除术后 24h 内（即 GFR 已经增加，但尚未出现显著肥大时）液体重吸收增加，提示存在针对肾单位丢失的固有 TEC 适应性[185]。上述观察结果还使得一种可能性增加，即因肾单位丢失而引起的近端液体重吸收增多是由 SNGFR 的增加驱动的[93, 94]。由于溶质回收是一个需要消耗能量的过程，因此在单侧肾切除的兔子中，近端小管容量增加伴随着线粒体体积的成比例增加[186]。在进行性肾单位丢失的模型中，GFR 的升高超过肾脏质量的增加，这表明随着肾功能下降，每个单位的残余肾脏质量中肾脏能量消耗增加[181]。

残留肾脏中 SNGFR 升高表示葡萄糖、氨基酸和其他溶质的负荷增加，只要不超过最大转运能力，其在近端小管应完全被重吸收。肾部分切除后，近端肾小管对葡萄糖和氨基酸的最大重吸收能力与肾小管的质量成比例的增加[187]。残余肾脏中近端小管的某些代谢功能也得以增强，以维持血浆中重要代谢物水平的充足，包括瓜氨酸、精氨酸和丝氨酸[188]。然而，其他近端小管功能并未根据近端小管质量进行调整；磷的重吸收分数降低，而氨的生成增加[187, 189, 190]。在功能性肾单位数目减少的情况下，这些适应是适当的体内稳态反应，使得每天的磷和酸负荷得以持续排泄。

（二）髓襻和远端肾单位

尽管髓襻升肢粗段的横截面积几乎没有变化，但该节段中的液体重吸收也与 SNGFR 成比例增加[181]。相反，远端小管和皮质收集管均因肾单位丢失而增大[181]。近端小管重吸收能力增加主要是由于小管大小的增加，但远端小管则不同，在远端节段中观察到的重吸收能力增加远大于根据相应小管容量增加的预期值，提示主动溶质转运出现了极大的适应性增加[181]。5/6 肾切除大鼠的残余肾脏皮质和外髓质中，钠依赖性肌醇共转运蛋白（sodium-dependent *myo*-inositol cotransporter，SMIT）和 Na^+/Cl^-/ 甜菜碱 γ- 氨基丁酸转运蛋白（BGT-1）的 mRNA 水平增加[191]。同样，针对肾单位丢失，远端肾单位代偿性泌钾增多，其原因是皮质集合管主细胞的基底侧表面积增大以及 Na^+–K^+–ATP 酶活性增加[192, 193]。

（三）球管平衡

显微穿刺研究已证实，在肾小球和肾小管间质疾病中，近端液体的重吸收在很大的 SNGFR 值范围内仍与肾小球滤过成正比[194, 195]。球管平衡对于残余肾单位功能的生理完整性和 ECF 稳态至关重要。存活肾单位中 SNGFR 的代偿性增加必须伴随着近端小管溶质和水重吸收的增加，以避免超出远端肾单位的运输能力并破坏其对最终尿液的总量和成分的调节。相反，受损肾单位中 SNGFR 的减少必须与近端液体重吸收的减少相匹配，以维持向远端小管输送足够的溶质和水，同样保证所排泄的尿量和尿液成分适当。

球管平衡的保持机制如下。肾单位丢失导致单个肾单位超滤的程度决定了在肾小球后微循环中起作用的被动 Starling 力，而被动 Starling 力又控制着跨小管溶质净重吸收[196]。滤过分数增加导致的 SNGFR 增加可引起肾小球后毛细血管中蛋白浓度升高，这决定了血浆渗透压 Π_E［管周毛细血管重吸收动力（P_r）的主要决定因素］的非线性增加。相反，SNGFR 的降低导致管周渗透压降低，从而降低 P_r。因此，SNGFR 和近端液体的重吸收之间成正比。

通过限制饮食中的蛋白质可防止出现超滤现象，故残余肾脏中近端液体重吸收不会增加，从而强调了近端小管功能对肾小球滤过水平的依赖性[196]。广泛肾实质切除大鼠的剩余肾脏中，浅表和近髓肾单位近端的绝对液体重吸收量明显增加，而运往肾脏远端部分的液体也有所增加[197]。在肾单位丢失的情况下，已经证明髓襻对钠的重吸收量与输送至髓襻的钠保持固定比例，表明球管平衡得以保持，这种机制可在进行性肾单位丢失的情况下维持适当的远端溶质和水输送。在这些机制的适应能力最终耗尽之前，在球管平衡和管管平衡的作用下，可确保远端小管机制不会因为向远端输送的水和溶质失调而受到破坏，最终尿量和尿液成分得以维持[198]。与这些生理学观察结果一致，形态学研究显示，在同一肾脏内，肾小球受损的肾单位通常会出现萎缩，而且可能功能低下或无功能，而肾小球相对健康的肾单位则常表现为肥大和功能亢进[199]。

为了在持续摄取食物和水的情况下保持体内稳态，除了针对肾单位丢失而进行的 SNGFR 和肾小管重吸收调整外，促进单个肾单位中水和溶质排泄的特定机制也必须发挥作用。然而，这些机制并非仅出现于肾功能不全，当正常肾脏需要排泄大量溶质和水时，这些机制也会起作用。通常，慢性损伤肾脏的生理适应性足以维持基线条件下许多溶质的体内平衡，但是可能因液体摄入量的波动而容易超出适应能力，尤其是电解质和酸负荷的增加时。因此，当慢性肾衰竭的患者的排泄需求出现相对中等的变化，超出肾脏的排泄能力时，很容易出现体液容量超负荷、体液容量减少、高钾血症和酸中毒。

（四）钠的分泌和细胞外液的容量调节

在慢性肾衰竭中，达到终末期肾衰之前，ECF 量通常保持接近正常水平[200]。这一显著表现是通过钠排泄分数（fractional sodium excretion，FE_{Na}）的增加与 GFR 的下降成反比来实现的[201]。许多研究试图确定钠重吸收减少是由哪些肾单位节段导致的：

- 单侧肾切除大鼠的显微穿刺研究结果显示，肾小管液体的传输时间以及近端小管腔内固定盐水滴的重吸收半衰期与对照组无差异[181]。
- 在接受正常饮食和低钠饮食的大鼠的残余肾脏中，发现三个尿毒症组中钠的绝对重吸收量均增加，但钠和液体的重吸收分数却降低[202]。
- 在犬类和大鼠中开展的显微穿刺研究表明，近端小管液体和钠的重吸收分数显著下降[203]。
- 大鼠残余肾脏中远端钠输送显著增多[202]。
- 单侧肾切除大鼠中远端小管溶质转运活性增强[181]。
- 在缺水的情况下予以盐负荷，大鼠残余肾脏中髓质集合管对钠的重吸收显著下降[204]。

研究人员还使用上皮运输的计算机模型来研究肾单位丢失后的变化。与实验数据相似，模拟发现，在进行单肾切除术或 5/6 肾切除术后，钠和水的重吸收分数从近端小管到远曲小管仍然保持正常，但在集合小管和集合管中增加以维持钠平衡[205]。

综上所述，这些数据表明，近端重吸收分数基本保持不变，并且在肾功能不全的情况下，钠排泄的调节主要发生在髓襻和远端肾单位段[206]。探讨 5/6 肾切除术后钠转运蛋白变化的研究结果也支持上述生理观察结果。术后 4 周，观察到 Na^+–K^+–$2Cl^-$ 和 Na^+–Cl^- 转运蛋白的丰度大大增加（分别主要表达于髓襻和远端小管），而两者均在 12 周时出现显著降低[207]。在整个观察期内，ENaCα 的表达增加[207]。

除了钠处理中的负荷依赖性肾小管适应性改变外，钠的排泄还受到激素影响的调节。慢性肾衰竭中由于清除率降低以及钠和容量状态的改变，导致 NP 水平升高[56, 208]。在广泛肾实质切除的大鼠中，通过限制饮食中钠的摄入量可以使血浆 ANP 恢复至正常水平，但是，随着钠摄入量的增加，ANP 会随着钠排泄而逐渐增加[209]。在接受正常饮食或高盐饮食的 5/6 肾切除大鼠中，NP 受体拮抗剂给药可降低 FE_{Na} 和 GFR，低盐饮食大鼠中则无此效应，证实 ANP 在介导肾切除情况下的钠排泄适应性变化中起重要作用的[210]。很明显，NP 不仅调节钠排泄，而且还可能促进已存在的肾小球超滤，从而进一步加重肾损伤（见前文）。

Guyton 及其同事还提出，全身性高血压可促进肾功能不全时观察到的 FE_{Na} 的增加[211]。他们假设，在功能性肾单位数量减少的情况下，恒定的钠摄入量会导致钠排泄能力下降，从而出现正钠平衡。正钠平衡会引起 ECF 量增加和系统性 BP 升高，进而导致 FE_{Na} 升高并恢复至稳定状态。研究人员已证明在肾脏次全切除的狗中，盐摄入对高血压发展至关重要[212]，并且发现尿毒症患者在接受血管舒张降压药治疗时表现出明显的钠潴留[213]，这些结果均支持上述假设。另一方面，5/6 肾切除大鼠中降低盐摄入量并不能阻止系统性高血压的发展[134]，这表明在广泛肾切除模型或患者中，钠排泄和高血压并不总是相互依赖。另一方面，肾脏功能不全也会损害钠的保留，并且由于钠摄入量的急剧减少，大多数患者无法将钠排泄量降低至 20～30mEq/ 天以下[214]。与 CKD 相关的失盐趋势似乎取决于每个肾单位的盐负荷，因此在适当的限钠饮食下可能是可逆的。在肾功能不全的情况下调节 FE_{Na} 的其他因素包括交感神经系统活动、醛固酮、PG 和甲状旁腺激素（parathyroid hormone，PTH）水平的变化[206, 215]。第 6 和第 10 章进一步讨论了钠稳态和体液容量调节。

（五）尿液浓缩和稀释

当肾脏排泄容量负荷的能力显著降低时，ECF 稳态通常可以得到较好地维持，直到出现严重肾功能不全[206]。正常情况下，每 100 毫升 GFR 中无溶质水的生成量约为 12ml，无溶质水排泄取决于髓襻升支粗段对小管液的稀释，以及在无抗利尿激素（antidiuretic hormone，ADH）的情况下维持远端肾单位低透水性和水利尿过程中髓质间质的高渗性降低。尽管在晚期肾脏疾病患者中，单个肾单位每毫升 GFR 排出游离水的能力并未降低[216]，但 GFR 的绝对值下降会导致肾脏排出水负荷的总能力降低。因此，患有慢性肾衰竭的患者无法充分稀释尿液，容易发生水中毒和低钠血症。假设除了每天排泄相当于 2L 的等渗尿液（必须排泄 600mOsm/d）之外，GFR 为 150L/d 的正常肾脏最多可以排泄 18L 游离水，而功能衰竭的肾脏 GFR 为 15L/d，每天只能排泄约 1.8L 游离水。因此，正常肾脏可达到的最小尿渗透压为接近 30mOsm/L（600mOsm/20L），而患病肾脏的最小尿渗透压为 160mOsm/L（600mOsm/3.8L）。

肾功能不全中也会出现尿液浓度受损。维持正常的尿液浓度需要逆流机制的作用，以维持髓质间质的高渗性，并且整个远端肾单位节段在 ADH 的作用下进行正常的水运输。正常受试者中的最大尿渗透压约为 1200mOsm/L。但是，随着 GFR 的降低，最大尿渗透压也将下降，如果 GFR 为 15ml/(min · 1.73m^2)，尿渗透压降至约 400mOsm/L[217]。因此，正常人每天仅需排泄 0.5L 的尿液即可完成 600mOsm 的必需排泄量，而 GFR 为 15ml/(min · 1.73m^2) 的患者为排泄上述相同负荷需排出至少 1.5L 尿液。肾脏损伤引起尿液浓缩缺陷的部分原因可能在于分配至每个存活肾单位的溶质负荷过高。然而，在患有慢性肾衰竭的患者中，尿素的渗透作用不足以充分解释最大尿液浓度的降低，这表明在这些患者中，除了渗透性利尿作用之外，还有其他因素导致尿液浓缩能力下降[217]。

此外，在慢性肾小球肾炎患者中发现，尿液浓缩能力的降低与肾活检中髓质纤维化的程度显著相关[218]，表明髓质结构的破坏引起髓质高渗状态丧失，在任意特定 GFR 水平下，均有可能导致尿液浓缩能力受损，与 GFR 水平不成比例。与上述观察结果一致，原发性肾小管间质损伤（例如镇痛剂肾病、镰刀型细胞贫血症）的患者即使在病程早期也出现了明显的尿液浓缩能力受损[217, 219, 220]。同样，在动物实验中发现，由于直小血管流量的变化以及随之而来的髓质溶质的改变，在未受损的缺水大鼠中手术暴露肾乳头可导致尿渗透压的降低[221]。有趣的是，在肾部分切除术后的大鼠中，同样手术暴露肾乳头并不会影响尿渗透压，大概是因为针对肾单位丢失的适应性反应中已经发生了髓质溶质改变。

尿液浓度还取决于残余肾脏远端肾单位节段中的水重吸收。肾脏衰竭中的几种机制可能导致水重吸收减少。cAMP 介导的 ADH 应答缺陷可能使皮质集合管对 ADH 的作用产生抵抗性，导致向乳头集合管的水输送增加[222]。尽管与对照组相比，5/6 肾切除大鼠中每个功能性集合小管的绝对水重吸收量增加，但尿渗透压与输送至肾乳头集合管的水分数成反比[221]。因此，肾功能不全的患者在缺水或渴觉机制受损的情况下容易出现体液容量减少。更常见的是，无法浓缩尿液可表现为夜尿症，而夜尿症随着肾功能恶化而发展。第 10 章中对尿液的浓缩和稀释机制进行了进一步详细讨论。

（六）钾排泄

为了在持续饮食摄入和功能性肾单位减少的情况下维持钾稳态，每个肾的钾排泄量必须增加。在正常肾脏和患病肾脏中，几乎所有滤过的钾都会在近端小管和髓襻中被重吸收。因此，钾的排泄主要由远端分泌决定[206]，尽管已在肾实质减少的大鼠中证明，髓襻对钾的重吸收减少可导致钾排泄增加[223]。在正常和部分肾切除的狗中发现，尿钾排泄与血清钾浓度直接相关 [224]。同样，在未受损和单侧肾切除的大鼠中，仅在输注钾的情况下才会出现远曲小管的净钾分泌，而在所有情况下均可出现皮质集合小管（cortical collecting tubule，CCT）的钾分泌，并且在肾切除术后更为明显 [225]。其他研究已经证实，CCT 是残余肾脏重要的泌钾部位 [192, 204]。从正常饮食或高钾饮食的兔子的残余肾脏中分离出 CCT，发现其在体外持续泌钾，并且与饮食中的钾含量直接相关 [192]，表明肾小管对钾负荷具有固有的适应性反应。在饮食中的钾与肾脏质量损失成比例地减少的家兔中，CCT 未见这种适应性现象。除了饮食中钾负荷的变化外，还发现残余 CCT 泌钾增加与血浆醛固酮水平相关，但与细胞内钾浓度或 Na^{+}–K^{+}–ATP 酶无关 [192]。然而，与此相反，据其他文献报道，大鼠残余肾脏匀浆中皮质和外髓质中 Na^{+}–K^{+}–ATP 酶活性增加，当按 GFR 的减少成比例减少钾摄入量时，这种活性增加就消失了 [226]。使用上皮转运的计算机模型已在很大程度上证实了上述发现。在急性钾负荷和慢性高钾饮食的模拟中，连接小管的泌钾增加，但在单肾切除术后（急性钾负荷模型中减少 18%，慢性钾负荷模型中减少 13%）和 5/6 肾切除术后（急性模型中减少 42%，慢性模型中减少 31%）相对假手术对照组的泌钾增加有所减少。每个肾小管的泌钾增加不能完全代偿肾单位数目的减少 [227]。最后，在使用醛固酮拮抗剂或 ACEI 治疗的慢性肾衰竭患者中高钾血症频繁发生，表明在该人群中需要"正常"醛固酮水平来维持足够的钾排泄 [228]。因此，总的来说，存活肾单位泌钾增加似乎主要取决于摄取钾后血浆钾水平的升高以及肾小管对滤过钾负荷增加的固有适应性反应 [224, 225]。但是，在慢性肾衰竭的犬类模型和患者中，尽管血清钾水平较高，但与正常人相比，针对口服钾负荷的利钾反应减弱 [224, 229]。因此，最终钾的充分排泄以血清钾水平的持续升高为代价。第 6 章和第 17 章对钾排泄的控制进行了更深入的讨论。

（七）酸碱调节

由于血清碳酸氢盐浓度降低，CKD 患者中 GFR 降低与全身代谢性酸中毒的发生相关。维持正常的酸碱平衡需要远端肾单位重吸收滤过后的碳酸氢盐、排泄可滴定酸、生成氨并酸化小管腔内液体 [206]。在慢性肾衰竭中，由于这些过程出现不同程度的损伤，导致发生酸中毒 [230]。

肾内氨合成的减少是 CKD 中排酸的最大限制。较低的血清碳酸氢盐水平可维持酸性尿液，从而刺激近端小管生成氨，并促进氨转化，从而使其以铵的形式留在小管腔中。随着肾单位丢失，每段肥大的近端小管中净氨生成量也随之增加 [222]。但是，随着 GFR 的降低，这种增加不足以代偿进一步的肾单位丢失，氨的绝对排泄量下降 [190]。此外，结构损伤导致的小管髓质铵浓度梯度破坏，从而使得氨的保留机制受损，导致铵盐的排泄减少 [190]。肾单位的碳酸氢盐重吸收主要与近端小管的钠回收有关，并且取决于远端肾单位质子梯度的产生。

残留肾脏中碳酸氢盐重吸收的数据存在矛盾，这可能反映了物种差异。与未受损的对照组相比，在狗的残余肾脏中，近端和远端显微穿刺取样部位的碳酸氢盐重吸收均增加 [231]。相反，慢性肾衰竭的患者和大鼠中，每单位 GFR 的碳酸氢盐重吸收减少 [206]，并且一些肾衰竭患者表现出碳酸氢盐耗损，直到血清碳酸氢盐水平降至 20mEq/L 以下 [232]。在高钾血症、ECF 量增加和甲状旁腺功能亢进的情况下，碳酸氢盐的重吸收也会降低，所有这些情况都可能存在于慢性肾衰竭患者中 [233–235]。慢性肾衰竭患者的远端尿液酸化倾向于保存相对较好，尽管尿液 pH 通常约为 5，高于实验室酸中毒的正常人 [236]。由于磷排泄分数增加，肾单位丢失的情况下可滴定酸的尿液排泄功能通常也保存较好 [187, 190]。随着肾衰竭的进展，酸的排泄变得越来越依赖于可滴定的酸的排泄。第 9 章和第 16 章中对肾脏酸化机制进行了更全面的讨论。

（八）钙和磷

肾功能不全中可出现钙磷代谢紊乱，原因不仅是这些溶质的尿排泄受损，而且还与维生素 D 代谢和 PTH 分泌异常相关。随着肾功能不全的进展，肾脏中维生素 D 的 1α– 羟化减少，从肠道吸收的钙减少，血清钙水平趋于降低，血清磷水平趋于增加，PTH 分泌增加。由于 PTH 增加，骨骼中的钙动员、肾脏磷的排泄得到增强，从而恢复稳态，出现继发性甲状旁腺功能亢进 [237]。在慢性肾衰竭（chronic renal failure，CRF）中，血清磷水平首先不会升高，直到 GFR 降至 20ml/(min·1.73m^2) 以下才开始升高，并且主要通过增加磷排泄分数来维持磷平衡 [238]。

因此，在中度肾衰竭的情况下，滤过的磷不会大量增加，必须通过减少每个肾单位对磷的重吸收来实现磷的排泄增加 [239]。但是，随着 GFR 的降低加重，血清中磷水平的增加以及每个肾单位的重吸收减少，从而维持了磷的排泄。与源自正常犬的囊泡相比，在从犬的残余肾脏制备物的近端小管状刷状缘膜囊泡中测得钠依赖性磷转运下降 [187]。然而，有趣的是，如果肾部分切除的狗同时也接受甲状旁腺切除术，则不会出现上述减少现象，表明 PTH 在近端小管对磷排泄的适应性中起着重要作用。研究人员针对来自甲状旁腺正常的尿毒症兔中的近端肾小管开展研究，结果表明，单位吸收表面积的净磷通量减少，对 PTH 的敏感性增加 [189]。作者推测，残余肾脏中每段小管上的 PTH 受体的数量一定是增加的，并伴有肾小管肥大。在 5/6 肾切除大鼠的残余肾脏中，编码钠偶合磷酸转运蛋白 NaPi-2 的 mRNA 水平降低了约 50% [240]。相反，甲状旁腺功能亢进的兔中，肾小管显示 PTH 敏感性降低，与 PTH 受体下调或持续占用相一致。

另一方面，研究人员针对接受甲状旁腺切除术的肾实质减少的动物进行研究，结果表明，磷排泄分数与 GFR 的降低成反比 [241]，这表明磷的排泄并不完全取决于 PTH 的存在。研究人员已将成纤维细胞生长因子 23（fibroblast growth factor，FGF-23）确定为肾单位丢失后尿磷增加的主要介质 [242]。其首先被确定为常染色体显性遗传低磷血症的主要介质，转基因模型显示研究表明，FGF-23 表达的增加可通过近端小管中 NaPi-2a 表达下调来增加尿磷排泄 [243]。使用基因缺失模型进行进一步实验，结果发现，外源性 FGF-23 降低 NaPi-2a 和 NaPi-2c 的表达主要是由 FGF 受体 1 介导的 [244]。FGF-23 对 FGF 受体的激活主要取决于与其共受体 Klotho 的结合 [242]。在大鼠进行 5/6 肾切除术后，尽管 FGF-23 含量高，但研究人员仍观察到在高磷饮食后出现高磷血症。Klotho 水平显著降低，而骨化三醇治疗可防止其降低，可解释上述现象。通过细胞培养进行进一步实验，结果表明，尿磷通过 Wnt/β-catenin 信号抑制 Klotho [245]。在 CKD 早期，FGF-23 的循环水平升高，一旦患者 GFR 降至 70ml/(min·1.73m^2) 以下，FGF-23 的水平就会升高 [242]，尽管这在某种程度上取决于维生素 D 的状态。在一项研究中，维生素 D 充足的 CKD 患者中 FGF-23 升高较早，但在维生素 D 缺乏的患者中，PTH 的升高频率高于 FGF-23 [246]。肾实质减少后中和抗 FGF-23 抗体导致磷的排泄分数减少，血清磷水平升高，证明 FGF-23 在肾单位丢失后起到重要的介导尿磷增多的作用 [247]。尽管磷重吸收减少主要是在近端小管中实现的，但也有一些证据表明在尿毒症的狗和大鼠中，远端小管的磷排泄分数增加 [248]。

随着肾衰竭进展，肾脏维生素 D 的 1α- 羟基化程度降低，导致肠道中的钙吸收减少 [249]。FGF-23 除了对肾脏磷排泄有影响外，还抑制了肾脏 1α- 羟化酶的活性，从而降低了 1，25-OH 维生素 D 的水平 [243, 247]。在肾衰竭中，肠内钙的吸收分数与血液中尿素氮的含量成反比 [249]。另一方面，肾病患者的钙排泄差异很大，这可能是由于饮食差异、维生素 D 生成的异质性以及肾小球与肾小管间质损伤的重要性 [250]。在正常个体中，钙排泄是通过抑制远端肾单位中 PTH 诱导的重吸收以及通过抑制髓袢升支粗段中不依赖 PTH 的机制而介导的。在 CRF 患者中，钙的排泄分数一开始保持不变，当 GFR 降至 25ml/(min·1.73m^2) 以下时，由于强制性溶质利尿作用导致排泄分数增加 [206]。但是，绝对钙排泄量仍然很低。CRF 患者的尿钙尿减少部分是由伴随的甲状旁腺功能亢进引起的 [251]。在肾实质减少的大鼠中也得到了类似的发现，与未进行甲状旁腺切除的对照组相比，甲状旁腺切除术导致钙排泄增加 [252]。肾小管间质疾病患者中和手术切除肾乳头的大鼠中肾脏钙清除率增加，这表明钙重吸收的调节取决于完整的髓质结构，而钙的排泄调节可能很大程度上受远端肾单位的调控 [206]。下文将对钙和磷在肾脏疾病进展中的潜在作用进行讨论。在第 7 章和第 18 章中也对钙磷代谢进行了详细讨论。

四、肾单位丢失适应的长期不良预后

先前描述的针对肾单位丢失的功能和结构适应性可以是有益的反应，其使总 GFR 的最终损失最小化。然而，数十年来，人们已经认识到接受部分肾切除术的大鼠随后可出现高血压、蛋白尿和进行性肾衰竭。在对 5/6 肾切除术后的残肾进行详细的组织病理学研究后发现，玻璃样物质在系膜积聚，逐渐侵蚀毛细血管腔，破坏了肾小囊的空间，最终导致了肾小球的整体硬化。基于上述发现，以及肾小球硬化常见于各种原因所致的 CKD 患者中，可提出假说，即肾小球超滤最终会损害剩余的肾小球，并出现恶性循环，导致进行性肾单位丧失。5/6 肾切除模型已广泛用于研究，并且在阐明剩余肾单位的生理适应性方面取得了较大的进展，剩余肾单位中一开始单个肾单位的功能大大增强，最终产生一系列复杂的不良反应，引起进行性肾损伤，导致肾功能不可控制的降低[9]。

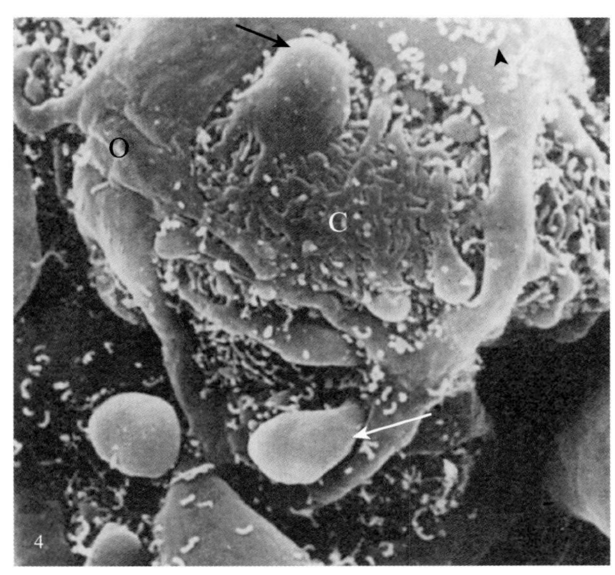

▲ 图 51-5 **5/6 肾切除术后大鼠肾小球的扫描电子显微镜照片（肾小囊腔视野）**

可见胞浆泡（箭）、大量微绒毛（箭头）、局部闭塞（O）和足突粗糙（C）（3600×）（引自 Hostetter TH, Olson JL, Rennke HG, et al. Hyperfiltration in remnant nephrons: a potentially adverse response to renal ablation. *Am. J. Physiol.* 1981;241: F85–F93.）

（一）血流动力学因素

早在广泛肾实质切除后的 1 周，便可出现肾小球超滤和肾小球毛细血管高压，这些现象与肾小球细胞的形态变化相关，包括脏层上皮细胞胞质减少、出现蛋白重吸收液滴和足突融合、系膜扩张以及局灶性内皮细胞与基底膜分离（图 51-5 和图 51-6）[9]。给 5/6 肾切除术后大鼠予以低蛋白饮食，研究结果证实这些形态学改变是肾小球血流动力学改变的结果。这种干预措施阻止了血流动力学变化，有效地使 Q_A、P_{GC} 和 SNGFR 恢复正常，并消除了大鼠在标准饮食下出现结构性病变[9]。随后在各种 CKD 动物模型（包括糖尿病性肾病模型[253, 254]和 DOCA 高盐高血压大鼠模型[255]）中得到了类似的发现。

总之，这些发现促使 Brenner 及同事提出，最终证明肾实质切除后的血流动力学适应对肾小球有害，并导致肾小球硬化的过程。由此造成肾小球进一步损伤，剩余的受影响较小的肾小球中出现超滤，从而建立进行性肾单位丢失的恶性循环。这些机制构成了肾脏损害的常见途径，可以解释 CKD 的不可逆进展，而与最初的肾脏损害原因无关[4]。该假设还解释了在慢性肾脏病中肾脏组织通常同时存在萎缩性和肥大性肾单位。实验性糖尿病肾脏疾病的研究发现，肾小球超滤是出现肾小球病理改变的先兆，为所谓的超滤假说提供了进一步的证据[9, 254]。研究人员还发现诸如单侧肾切除术之类的操作加剧了剩余肾脏的超滤，从而加剧了糖尿病性肾损伤[256]。此外，如果建立单侧肾动脉狭窄模型，保护肾脏不受灌注压升高和肾小球毛细血管高压的作用，那么同侧肾脏不会发展为糖尿病性损伤，而对侧肾脏出现进展性病变[257]。另外，如果通过同种异体肾移植来逆转 5/6 肾切除大鼠中肾脏的超滤，则高血压和蛋白尿得到改善，并且减少肾小球损伤[258]。

同样，在 Fisher-Lewis 大鼠移植模型中增加肾脏质量可使 P_{GC} 恢复正常，并大大减少了移植肾的慢性损伤[259, 260]。同样，值得注意的是，由嘌呤霉素氨基核苷（puromycin aminonucleoside，PAN）给药引起的急性、非高压性、实验性损伤过渡到以蛋白尿和肾小球硬化为特征的慢性肾病阶段这一过程也与肾小球毛细血管高压的发展有关[261]。

对 14 名孤立肾脏患者进行研究，研究结果为类似机制可能在人的肾脏中起作用提供了直接证据，这些患者因恶性肿瘤而对剩余肾脏进行了不同程度的肾部分切除术[262]。保肾手术前，所有患者均无蛋白尿。尽管 12 例患者血清肌酐水平在最初上升 50% 后即保持稳定，但接受最广泛肾切除术的 2 例患者（切除范围分别为 75% 和 67%）出现了进行性肾衰竭，需要长期透析。此外，在其余患者中，有 7 名发展为蛋白尿，其水平与保存的肾脏组

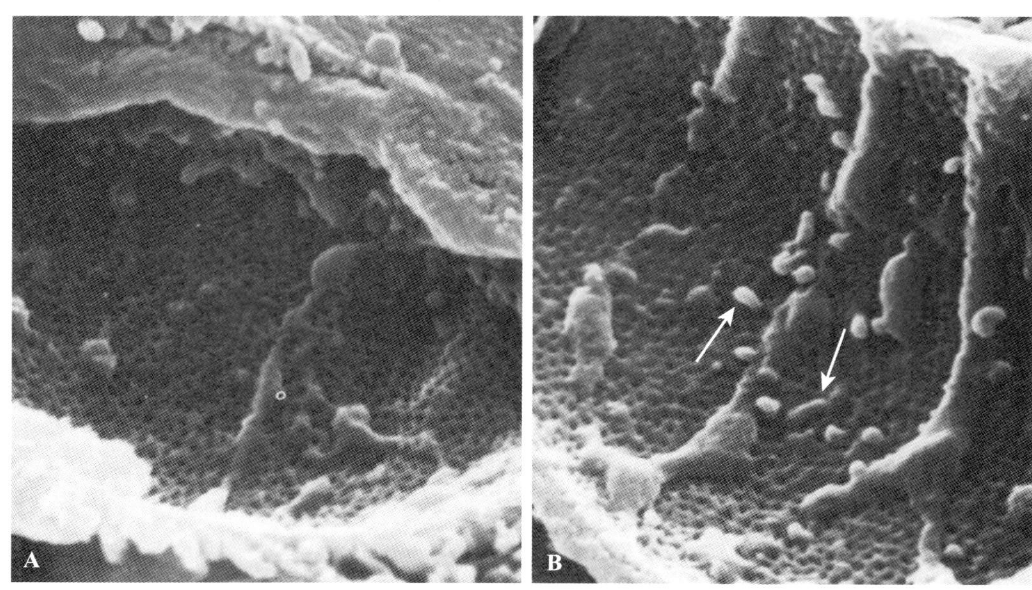

▲ 图 51-6 肾小球毛细血管的扫描电子显微镜照片

A. 正常内皮外观；B. 5/6 肾切除术后的大鼠。该组中经常出现散在的内皮泡状突起（箭）（18 000×）（引自 Hostetter TH, Olson JL, Rennke HG, et al. Hyperfiltration in remnant nephrons: a potentially adverse response to renal ablation. *Am. J. Physiol*. 1981;241:F85–F93.）

织量成反比。4 名中度至重度蛋白尿患者的肾活检标本显示为局灶节段性肾小球硬化（focal segmental glomerulosclerosis，FSGS）[262]，随后进行的形态计量分析显示几乎所有肾小球均受累[263]。对 749 例患者进行观察性研究，这部分患者进行了根治性肾切除术或保留肾单位的手术以切除肾脏肿块，研究结果进一步说明了肾脏质量在人体中的重要性。与接受根治性肾切除术的患者相比，进行保留肾单位手术的患者中 GFR 降低（16.0% vs. 44.7%）和蛋白尿（13.2% vs. 22.2%）的发生率明显更低[264]。同样，一项大型 Meta 分析包括的数据来自 31729 例行根治性肾切除术的肿瘤患者和 9281 例进行部分肾切除术的肿瘤患者，分析发现肾部分切除术后发生 CKD 3～5 期的风险降低了 61%[265]。

最后，尽管在大多数患者中单侧供体肾切除术具有良好的预后，但根据两项病例对照研究报告，终末期肾脏病（end-stage kidney disease，ESRD）的长期风险有较小的绝对增长[266, 267]。一项针对 51 例活体捐赠者的详细研究报告表明，年龄在 50 岁及以上且患有高血压的捐赠者中，每个肾脏的功能性肾单位数量减少。因此，肾单位数减少的捐赠者随后出现肾损害的风险增大[268]。

据研究报道，在 5/6 肾切除大鼠中，采用 ACEI 或 ARB 处理，即对 RAAS 进行慢性抑制后，对肾小球硬化发展具有显著的保护作用，进一步证明了肾小球血流动力学因素在进行性肾损伤发展中的重要性[19-22]。显微穿刺研究表明，与低蛋白饮食一样，RAAS 抑制的肾脏保护作用与 P_{GC} 恢复至接近正常有关，但是与饮食蛋白限制作用相反，SNGFR 仍然升高[269]。这提示肾小球毛细血管高压（而不是超滤本身）是导致肾小球损伤发生和进展的关键因素。

这一观点通过一项实验得到证实，在该实验中，大鼠用利血平、肼苯哒嗪和氢氯噻嗪联合治疗（三联疗法），以将动脉压降低至与使用 ACEI 后相似的水平。与 ACEI 的肾小球血流动力学作用相反，三联疗法不能缓解肾小球高压或蛋白尿，故肾小球损伤出现进展（图 51-7）[20, 21]。有趣的是，在通过药物抑制 RAAS 的情况下，全身性 BP 降低的程度仍是肾脏保护作用程度的关键决定因素[270]。此后，在其他几种慢性肾脏疾病动物模型中也观察到了 ACEI 和 ARB 在降低肾小球压力和减轻肾小球损伤方面的有效性，这些动物模型包括糖尿病肾病[253, 271, 272]、高血压肾病[273, 274]、实验性慢性同种异体肾移植物失功（该模型无全身性高血压表现，但表现出肾小球毛细血管高压）[275-277]、年龄相关肾小球硬化[278, 279]和肥胖相关肾小球硬化[280]。

临床试验结果显示，ACEI 和 ARB 治疗具有实质性的肾脏保护作用，强烈提示相似的机制与人 CKD 的进展有关[281–285]。对血管肽酶抑制剂奥马曲拉（omapatrilat）的影响进行研究，进一步说明了肾小球毛细血管高压的重要性。5/6 肾切除术后的显微穿刺研究表明，尽管对全身性 BP 具有相同的作用，但与 ACEI 相比，奥马曲拉对 P_{GC} 的降低作用更大。在随后的长期研究中，奥马曲拉的肾脏保护作用比 ACEI 更强效[90]。我们因此认为，在肾小球超滤的决定因素中，肾小球毛细血管高压是引发肾小球损伤和进展的关键因素。

钠葡萄糖共转运蛋白 2（sodium glucose cotransporter 2，SGLT2）抑制剂是糖尿病治疗的新型药物，提供了进一步的证据来支持肾小球血流动力学因素在糖尿病背景下对 CKD 进展的重要性。这些药物通过抑制近端小管中对已滤过葡萄糖和钠的重吸收而发挥作用，从而导致尿糖排泄，减少高血糖症，并引起中度利钠。重要的是，有研究者提出氯化钠向致密斑部位的输送增多会导致管球反馈增强，从而通过引起入球小动脉收缩来减少肾小球超滤[286–288]。在链脲佐菌素诱导的糖尿病大鼠中，SGLT2 抑制剂治疗导致 SNGFR 显著降低，与远端小管氯浓度成反比，表明管球反馈激活[289]。同样，在 1 型糖尿病患者中，使用 SGLT2 抑制剂治疗可将肾小球超滤降低至正常水平，同时减少有效肾血浆流量，增大肾血管阻力，这些观察结果符合肾小球前血管（入球小动脉）收缩[290]。

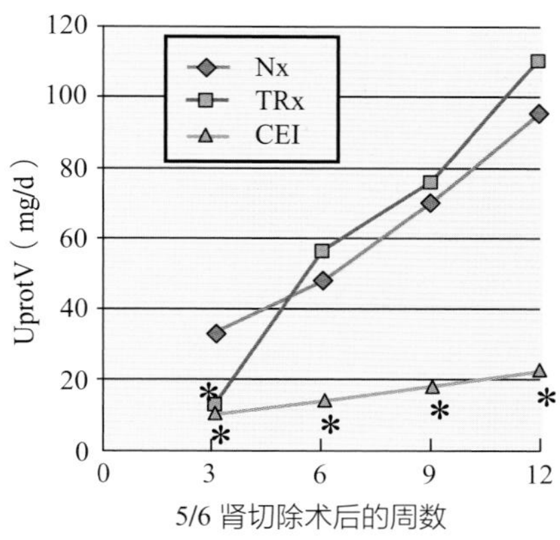

▲ 图 51-7　**5/6 肾切除术的大鼠的蛋白尿水平，无治疗组（Nx）、三联疗法组［利血平、肼苯哒嗪和氢氯噻嗪（TRx）］、Nx + TRx 组及依那普利治疗组（NX + CEI）之间的比较**

尽管血压控制水平相当，依那普利治疗几乎可以完全预防蛋白尿和肾小球硬化，而三联疗法则不能提供肾脏保护作用。UprotV：24h 尿蛋白排泄；$^{*}P < 0.05$，与同一时间点的 Nx 比较（引自 Anderson S, Rennke HG, Brenner BM. Therapeutic advantage of converting enzyme inhibitors in arresting progressive renal disease associated with systemic hypertension in the rat. *J Clin Invest*. 1986;77:1993–2000.）

因此，SGLT2 抑制剂治疗可改善糖尿病患者的肾小球超滤和（暗示）肾小球高压。在针对 2 型糖尿病且 GFR 大于 30ml/(min · 1.73m²) 的患者的大型临床试验中，SGLT2 抑制剂治疗具有多重肾脏保护作用，包括降低进展至大量白蛋白尿、血清肌酐水平翻倍、ESRD 和肾源性死亡的发生率[291, 292]，证实了肾小球超滤（和肾小球高压）在 CKD 进展中的重要性。此外，SGLT2 抑制剂还具有许多其他潜在的肾脏保护作用，包括降低全身性 BP、降低蛋白尿、减轻体重，改善动脉硬化、降低肾脏需氧量，以及缺氧诱导因子 1（hypoxia-inducible factor 1，HIF1）生成[286–288]。

为了进一步研究 SGLT2 抑制剂在糖尿病和 CKD 患者中的潜在益处，CREDENCE 试验招募了 4401 名 2 型糖尿病成年患者，在使用最大剂量的 ACEI 或 ARB 进行治疗的条件下，其估算 GFR（estimated GFR，eGFR）为 30～89ml/(min · 1.73m²)，尿白蛋白肌酐比（albumin-to-creatinine ratio，ACR）为 300～5000mg/g。2018 年 7 月，申办方宣布，在一项中期分析之后该试验已提前终止，该分析发现，以 ESRD、血清肌酐水平翻倍以及心血管性死亡或肾源性死亡为复合主要终点，患者可通过坎格列净治疗受益[293]，但在撰写本文时结果尚未发表。进一步的临床试验正在进行中，以评估 SGLT2 抑制剂在包括非糖尿病性 CKD 在内的广泛 CKD 疾病谱中潜在的肾脏保护作用。然而，有趣的是，在 5/6 肾切除大鼠中，SGLT2 抑制剂（不联用 ACEI 或 ARB）治疗无肾脏保护作用[294]。在第 39 章中更详细地论述了 SGLT2 抑制剂在糖尿病性肾脏疾病治疗中的作用。

（二）血流动力学诱导损伤的机制

1. 机械应力

研究人员已经提出，肾小球高压和高灌注可能通过几种机制导致肾小球细胞损伤。在离体灌注的大鼠肾小球中进行实验，结果表明，灌注压在正常和相对异常范围内时，肾小球体积随灌注压力增大而显著增大[136]。管壁张力和肾小球体积增大可导致肾小球细胞延伸。实验证据表明，这种延伸可能会对肾小球的三种主要细胞类型产生不利影响。此外，针对细胞对机械应力的反应开展进一步研究，结果表明肾小球高灌注也可能通过更细微和复杂的途径促进肾小球硬化的发展，这些途径在肾小球细胞中引起纤维化表型改变[295]。

2. 内皮细胞

血管内皮具有许多复杂功能，包括作为白细胞和血浆蛋白的动态屏障、分泌血管活性因子（前列环素、NO 和内皮素）、将 Ang Ⅰ 转化为 Ang Ⅱ 以及表达细胞黏附分子。内皮细胞也是肾脏中第一个承受肾小球高灌注所致的机械应力的细胞结构。5/6 肾切除术后，内皮细胞激活或损伤，导致基底膜脱落和暴露（图 51-6）。反过来，这可能会导致血小板聚集、纤维蛋白沉积和毛细血管内微血栓形成[9, 296]。长期以来，人们认为节段性肾小球硬化与毛细血管襻局灶性闭塞有关[297]，而间质纤维化与管周毛细血管丢失有关[298]。此外，研究表明残余肾脏中毛细血管的丢失可导致内皮细胞增生减少以及足细胞和肾小管细胞中 VEGF 组成型表达降低，还可引起肾间质抗血管生成因子血小板反应蛋白 1 的表达增加[299]。

因为 VEGF 是重要的内皮细胞血管生成、存活和营养因子，这些发现表明，毛细血管丢失可能部分是由于血流动力学介导的内皮细胞损伤未能恢复所致。确实，在 5/6 肾切除术后通过依维莫司（everolimus）治疗来抑制内皮和系膜细胞增生会导致蛋白尿、肾小球硬化和间质纤维化加重，与肾小球的 VEGF 表达降低相关[300]。此外，对大鼠进行 VEGF 短期治疗可改善 5/6 肾切除术后肾小球和肾小管毛细血管丢失[301]。这种毛细血管保护作用与肾小球硬化较轻、Ⅲ型胶原的间质沉积较少以及肾脏功能保留较好的趋势相关。5/6 肾切除术后给小鼠施用骨髓来源的内皮祖细胞（endothelial progenitor cell，EPC）的实验结果进一步证明了内皮细胞在肾单位丢失后的功能保持中起重要作用。经 EPC 处理的小鼠肾脏功能保存更好、蛋白尿较少、肾脏结构相对保存完好，同时表现出促炎分子表达降低和血管生成分子 VEGF、VEGF 受体 -2 和血小板应答蛋白 1 的水平恢复[302]。需要进行长期研究以进一步评估在进行性肾损伤中改善肾脏血管生成的潜在益处。

内皮细胞带有许多受体，能够检测并响应机械力的变化。因此，内皮细胞暴露于肾小球高灌注导致的切应力、周期性张应力或搏动性压力变化，可能导致炎症、细胞周期阻滞、凋亡、血栓形成和氧化应激相关基因的表达变化[303]。在血管重塑和动脉粥样硬化的背景下，已经对内皮细胞对机械力的体外反应进行了广泛的研究，但是很容易理解，类似的反应可能会影响残余肾脏的炎症和纤维化。特别值得注意的是，切应力可以刺激内皮细胞黏附分子[304]和促炎性细胞因子[305]的表达。因此，生物力学激活成为内皮细胞生物学的重要范例的原因很明显[306]，但是需要进一步研究来重点探讨肾小球内皮对机械应力的反应，以阐明这些机制在进行性肾损伤中的作用。

3. 系膜细胞

肾小球系膜细胞与毛细血管紧密相连，因此也受到机械应力的作用。体外研究的证据表明，系膜细胞以可能促进炎症和纤维化的方式响应这些机械应力的变化。已有研究表明系膜细胞受周期性张应力或应变作用可诱导细胞增殖[307]和细胞外基质成分合成[308, 309]。周期性张应力还可激活转录因子核因子 -κB（nuclear factor-kappa B，NF-κB）[310]，并刺激蛋白质［单核细胞趋化蛋白 1（monocyte chemoattractant protein 1，MCP-1）］[311]、TGF-β[312]及其受体[313]和结缔组织生长因子（connective tissue growth factor，CTGF）[314]。周期性张应力在培养的系膜细胞中还可激活 RAAS[315]，Ang Ⅱ 反过来可诱导 TGF-β 合成[316]。体外研究已经鉴定出几种信号通路，这些通路引起应力诱导的系膜细胞的信号转导。

周期性张应力通过需要磷脂酰肌醇 -3- 激酶和 EGF 受体反式激活的机制激活丝氨酸 - 苏氨酸激酶 Akt，这对于在系膜细胞中观察到的 1A1 型胶原合成增加是必需的。此外，在残余肾脏的肾小球中观察到了 Akt 激活，表明这些机制也存在于体内[317]。肌动蛋白细胞骨架是机械信号的重要传递者，而 GTP 酶、RhoA 是细胞骨架的中央调节剂成分，可被周期性张应力激活。应力诱导的丝裂原活化蛋白激酶 Erk 的活化与基质生成增多相关，取决于 RhoA 的活化 [318]。与在 40～50mmHg 的“正常”压力下生长的细胞相比，在 50～60mmHg 的环境压力（即对应于肾小球毛细血管高压水平）下培养的肾小球系膜细胞表现为细胞外基质合成和分泌增多 [319]。在增大的气压下培养细胞，实现系膜细胞暴露于气压下，可刺激包括血小板源性生长因子（platelet-derived growth factor，PDGF）-B [320] 和 MCP-1 [321] 在内的细胞因子的表达。系膜细胞对机械力的传导与酪氨酸磷酸化 [322] 和蛋白激酶 C 诱导的 S-6 激酶活性增加相关 [323]。

4. 足细胞

越来越多的证据证明足细胞损伤在各种肾脏疾病和 CKD 进展中起重要作用 [324]。足细胞最早在 5/6 肾切除术后 1 周（见图 51-5）[9] 和单肾切除术后 6 个月 [325] 就显示出损伤的形态学证据。在 5/6 肾切除术后大鼠的和 CKD 患者的尿液中观察到足细胞数量增加 [324]。在 5/6 肾切除的大鼠中，足细胞的数量与蛋白尿的严重程度以及平均动脉血压相关，表明足细胞的丢失可能促进 CKD 的进展 [326]。以下观察结果进一步支持了足细胞损伤在 CKD 进程中的重要性：用 1，25- 二羟基维生素 D_3 治疗 5/6 肾切除大鼠可改善肾小球损伤并促进足细胞数目的保存，且可防止足细胞肥大和损伤 [327]。详尽的体外研究表明，早期足细胞损伤可导致钙稳态失调和肌球蛋白收缩装置破坏。小分子三磷酸鸟苷酶的 Rho 家族在此过程中起关键作用。钙通过 5 型经典瞬时受体电位（transient receptor potential canonical type 5，TRPC5）通道流入，导致 Rac1 活化，并引起足细胞迁移和蛋白尿增加，而钙通过 TRCP6 通道内流可激活 RhoA，从而保存应力纤维、预防足细胞迁移并维持滤过屏障 [328]。但是，随后在缺乏 TRCP6 的足细胞中进行实验，结果发现机械传导不需要 TRCP6 [329]。相反，机械应力通过依赖胆固醇和 Podocin 的过程诱导足细胞中的 ATP 释放。ATP 的释放反过来激活了嘌呤能通道 $P2X_4$，导致钙的流入并加重肌动蛋白细胞骨架的紊乱 [329]。

因此，嘌呤能通道似乎是足细胞中的关键机械转导成分。由于足细胞附着在肾小球基底膜的外部，因此可以合理认为其会暴露于肾小球高压导致的机械应力增加。几个体外实验检查了足细胞对应力的反应，明确了足细胞对这种物理力的反应。观察表明，在足细胞膜的应力作用下，电压敏感钾通道激活 [330]，并且在恒定应力下培养足细胞可通过 EGF 受体诱导蛋白激酶 Erk1/2 和 JNK 的激活，并引起细胞信号中的其他变化 [331]。机械应力可抑制足细胞增殖 [332]，并且与 TGF-β 一样，在体外可降低 $\alpha_3\beta_1$- 整联蛋白的表达并减少足细胞黏附 [333]。研究表明，模拟肾小球内搏动性应变的周期性张应力会导致肌动蛋白细胞骨架重组 [334]、COX-2 和前列腺素 E（E prostanoid，EP）-4 受体表达上调 [335] 以及足细胞肥大 [336]。随后使用足细胞特异性 EP4 受体缺陷或过表达的小鼠进行实验，结果发现前列腺素 E2 通过 EP4 受体起作用，可促进 5/6 肾切除术后蛋白尿的发展，因此可能导致足细胞损伤 [337]。

在另一个实验中，足细胞的周期性张应力可导致 Ang Ⅱ 和 TGF-β 的生成增多，以及血管紧张素亚型 1（angiotensin subtype 1，AT1）受体上调，导致 Ang Ⅱ 依赖性细胞凋亡增加 [338]。足细胞的周期性张应力还通过 Ang Ⅱ 依赖性机制使肾素（裂孔膜的关键成分）的 mRNA 和蛋白质水平降低 50%，该作用可通过过氧化物酶体增殖激活受体 -γ（peroxisome proliferator-activated receptor-gamma，PPAR-γ）激动剂罗格列酮抑制，罗格列酮可阻止 AT1 受体上调 [339]。综上所述，这些数据表明应力诱发的足细胞损伤是肾小球高压导致肾小球损伤的另一机制。

5. 剩余肾脏的细胞浸润

尽管缺乏明显的免疫刺激，但在 5/6 肾切除术后的残余肾脏中观察到主要由巨噬细胞和少量淋巴细胞组成的炎性细胞浸润 [340]。有趣的是，在大鼠自发性肾脏发育不全模型中报告了类似的观察结果，该模型中肾单位先天性减少 60.2% [341]。如前所述，肾小球对肾单位丢失的血流动力学适应可能通过机械应力对内皮细胞和系膜细胞的作用而引起炎性细胞反应。因此，肾内皮黏附分子的上调可以促进白细胞从循环中释放到肾小球系膜中，其在系膜中可参与进一步的肾损伤。募集的细胞浸润物可能是有效的多效性细胞因子产物的丰富来源，反过来又影响其他浸润的白细胞、树突状细胞和肾细胞，刺激细胞增殖、细胞外基质成分的加工并增加内皮的黏附性[342]。

越来越多的证据表明，这些主要基于体外观察提出的机制在体内也确实起作用。在肾血管高压的双肾一侧夹闭模型中，仅在暴露于高灌注压的非夹闭肾脏中观察到黏附分子和 TGF-β 的表达上调以及细胞浸润[343, 344]。在 5/6 肾切除术模型中观察到，在严重肾小球硬化发生之前的时间点，巨噬细胞浸润相关的各种细胞黏附分子、细胞因子和生长因子相应上调[345, 346]。此外，在该模型中由 ACEI 或 ARB 治疗提供的肾脏保护作用与抑制细胞因子上调和预防巨噬细胞对肾的浸润相关[346, 347]。

虽然存在于残余肾脏的肾小球中，但浸润性巨噬细胞主要分布在肾小管间质区域[340, 346]，提示其在肾小球硬化伴随的 TIF 形成中起作用。对细胞浸润的进一步分析还发现肥大细胞分布与 TIF 区域非常接近[348]。肾小球释放的细胞因子的下游作用有可能引起肾小管间质细胞活化，从而募集间质浸润。或者，也有观点认为肾小管上皮细胞过度摄取滤过的蛋白质会刺激细胞黏附因子和趋化分子的表达，趋化分子将巨噬细胞和其他单核细胞募集到肾小管间质区域[349]（参见后文的进一步讨论）。趋化因子受体 CCR-1 在间质白细胞募集中起重要作用，而非肾小球中。在单侧输尿管梗阻（unilateral ureteric obstruction，UUO）模型中，非肽类 CCR-1 拮抗剂治疗可减少间质巨噬细胞浸润并改善间质纤维化，但在 5/6 肾切除术模型中仍缺乏相关数据[350]。此外，通过基因治疗产生 MCP-1 信号拮抗作用，可诱导骨骼肌产生 MCP-1 突变形式，导致 UUO 后小鼠的间质巨噬细胞浸润减少，并改善间质纤维化[351]。

5/6 肾切除术后肾小管细胞表达 α 平滑肌肌动蛋白，增加了肾小管细胞转分化为肌成纤维细胞表型的可能性，从而导致间质纤维化[352]。此外，在 5/6 肾切除的大鼠中观察到，霉酚酸酯治疗具有肾脏保护作用，该作用与间质肌成纤维细胞浸润和Ⅲ型胶原沉积减少相关[353]。然而，关于 CKD 中间质肌成纤维细胞的来源仍争议不断。命运图谱研究表明，名为周细胞的间充质细胞是肌成纤维细胞的主要来源，而从上皮到间充质的转分化不是肌成纤维细胞的来源，或仅占少数[354]。其他可能引起间质肌成纤维细胞增多的细胞包括常驻成纤维细胞、内皮细胞和骨髓来源的细胞[355, 356]。

有几条证据表明，这种细胞浸润会导致肾脏损伤，而不仅仅是肾脏损伤的后果[357]。在一项研究中，多元线性回归分析确定残余肾脏中的肾小球巨噬细胞浸润是肾小球系膜基质扩张和肾小囊膜与肾小球血管簇之间黏附形成的主要决定因素[340]。此外，在大鼠肾脏切除手术后，通过辐照减少白细胞可延缓肾小球损伤的发作[358]。根据几项研究报道，用免疫抑制剂霉酚酸酯治疗 5/6 肾切除模型后，细胞浸润和肾脏损伤有所改善[359–362]。一项研究发现，霉酚酸酯还可以降低 P_{GC}，这可能是其部分肾脏保护作用的原因[363]。研究表明，其他几种抗炎干预措施也可减轻 5/6 肾切除术后的肾脏损伤。用抗炎药 nitroflurbiprofen（同时也是 NO 供体）进行治疗具有中度肾脏保护作用[364]。用 PPAR-γ 受体激动剂治疗大鼠，尽管未成功降低血压，但与未经治疗的大鼠相比，观察到蛋白尿和肾小球硬化明显减轻[365]。观察到的这种肾脏保护与肾小球细胞增殖减少、肾小球巨噬细胞浸润减轻和纤溶酶原激活物抑制剂 -1（plasminogen activator inhibitor-1，PAI-1）及 TGF-β 的肾脏表达显著降低相关。作者推测，其中一些作用可能是由 PPAR-γ 受体激活的抑制作用，即拮抗转录因子激活蛋白 1（activator protein，AP-1）和 NF-κB 活性引起的。

使用鞘氨醇 -1- 磷酸（sphingosine-1-phosphate，S1P）受体激动剂（也是一种新型免疫抑制剂）可抑制 T 细胞和 B 细胞从淋巴结流出，减弱了未经治疗的大鼠中趋化因子受体表达增加的现象，并在受激活后发挥调节作用，使 T 细胞的表达和分泌（RANTES）以及 MCP-1 基因表达趋于正常化[366]。肾小球和间质炎症以及纤维化也有所减轻。大鼠抗炎细胞因子白介素 -10（interleukin-10，IL-10）的过度表达可引起间质性炎症减少以及 MCP-1、RANTES、干扰素 -γ（interferon-γ，IFN-γ）和 IL-2 表达水平降低，并减轻尿蛋白、肾小球硬化和 TIF[367]。最后，血管抑素基因的过度表达是一种抗血管生成因素，其还可抑制白细胞募集以及中性粒细胞和巨噬细胞的迁移，可抑制肾小球及间质中的巨噬细胞和 T 细胞浸润，引起 MCP-1 表达降低以及肾小球硬化和间质纤维化的减轻[368]。综上所述，这些发现强有力地支持了这一假说：除了直接的肾小球细胞损伤，针对肾单位的丢失的肾小球的血流动力学适应还引起一系列复杂的促炎和纤维化反应，进一步加剧了肾脏的损害。因此，拮抗这些反应介质的治疗可能有益于减慢 CKD 进展的速度。

（三）广泛肾实质切除术后肾单位损害的非血流动力学因素

大量证据支持肾小球血流动力学适应性对于进行性肾损伤至关重要的假说，并不排除肾脏也可能受到多种因素的影响，这些因素并非直接归因于血流动力学改变。近年来研究人员已对这些非血流动力学因素进行了广泛的研究，并可能为将来的肾脏保护干预措施提供新的治疗靶点。

1. 蛋白尿

尿液中蛋白质的异常排泄是实验和临床肾小球疾病的标志。免疫复合物的沉积和由此引起的炎症是肾小球肾炎中肾小球滤过屏障对蛋白质的通透性异常的原因，但在接受肾实质广泛切除的大鼠中进行研究，结果表明其对分子大小相似的蛋白质丧失了肾小球屏障功能，但明显缺乏原发性免疫介导的肾损伤或炎症反应。大鼠 5/6 肾切除术后 7 或 14 天，使用右旋糖酐和其他大分子进行的筛分研究，结果表明肾小球滤过屏障的大小和电荷选择性均丧失。残余肾脏的超微结构检查显示肾小球内皮细胞和脏层上皮细胞从肾小球基底膜脱落。另外，在足细胞中观察到蛋白质重吸收液滴和细胞质衰减所形成的空泡。作者得出的结论是，渗透性的改变可能部分是由于内皮细胞从肾小球基底膜脱落导致允许大分子通过，还有部分原因是外层板阴离子部位的丢失，从而导致肾小球的电荷选择性丧失和足细胞脱离[369]。

> **临床意义 – 蛋白尿**
>
> 临床医生应将减少蛋白尿视为关键的治疗目标。具体来说，应逐步调整 RAAS 抑制剂治疗的剂量，直到蛋白尿减至最小或达到最大剂量为止。如有需要，应在 RAAS 抑制剂治疗基础上加用其他降压药，以达到目标血压并尽量减少蛋白尿。

研究进一步发现，足细胞中肾素表达下降是造成 5/6 肾切除术后蛋白尿的机制[370]，而根据体外研究报道，足细胞暴露于周期性张应力时，肾素表达降低了 5%[339]。正常大鼠输注 AngⅡ期间观察到尿蛋白排泄量显著增加，表明 AngⅡ在调节肾小球毛细血管通透性中具有直接作用。尽管一些研究者将其归因于 AngⅡ对肾小球滤过屏障细胞成分的直接作用，从而导致内皮间连接断开和上皮细胞破坏，但其他研究者表明，蛋白尿增加的原因可能几乎完全是相应的血流动力学变化，主要是 Q_A 降低和滤过率增加[371]。另一方面，AngⅡ可能介导肾小球通透性改变，不依赖其对肾小球血流动力学的影响，这一观点已得到相应研究的支持。该研究表明，在离体灌注的大鼠肾脏制备物中，输注 AngⅡ可增加尿蛋白排泄并增加大分子示踪剂的清除率，与滤过分数的变化无关[372]。此外，研究证实 Ang Ⅱ和醛固酮会降低足细胞中 Nephrin 的表达，因此可能直接影响肾小球的选择通透性[339, 373, 374]。

长期以来，人们一直认为蛋白尿症是肾小球损伤的标志物，蛋白尿也是与肾脏疾病进展相关的损伤过程的影响因素，尤其是导致肾小管间质纤维化的过程[375]。在氨基核苷诱导的肾病综合征大鼠中，该疾病的蛋白尿期与急性间质性肾炎相关，其强度与蛋白尿的严重程度密切相关[349]。此外，每天腹腔注射牛人血白蛋白诱导超负荷蛋白尿的单侧肾切除大鼠模型中，在 1 周后可见近端小管细胞损伤以及巨噬细胞和淋巴细胞的间质浸润[376]。蛋白尿的严重程度与浸润程度呈正相关。在第 4 周，慢性间质炎症出现区域聚集[376]。其他实验发现肥大细胞是蛋白质超载后观察到的炎性浸润的组成部分。肥大细胞的数量与间质炎症的严重程度以及干细胞因子（stem cell factor，SCF）和 TGF-β 的水平相关[377]。在补充有高浓度白蛋白、免疫球蛋白 G（immunoglobulin G，IgG）或转铁蛋白的培养基中培养的近端小管上皮细胞进行体外研究，结果提示蛋白尿过多与间质炎症之间存在因果关系。研究人员观察到细胞通过内吞作用摄取这些蛋白质，增加 ET-1[378]、MCP-1[379]、RANTES[380]、IL-8[381] 和 Fractaline[382] 的分泌。细胞核提取物的电泳迁移率分析表明，转录因子 NF-κB 的强烈活化取决于细胞中蛋白质的浓度[380]。此外，这些分子主要从细胞的基底侧释放。这与体内分泌到肾间质中一致，从而促进肾小管间质炎症和纤维化的发展。

另一方面，内吞抑制剂没有抑制肾小管细胞白蛋白反应性分泌 TGF-β，这意味着存在不同的机制[383]。肾小管细胞暴露于白蛋白可导致细胞内活性氧水平升高，并引起信号转导及转录激活因子（signal transducer and activator of transcription，STAT）信号通路的激活[384]。STAT 途径继而介导多种细胞应答，包括增生和诱导细胞因子以及生长因子。初步证据表明，肾小管细胞暴露于白蛋白也可能诱导细胞凋亡[385]。

其他实验发现暴露于高分子量血浆蛋白可引起肾小管细胞凋亡，但较小蛋白则不会[386]。白蛋白和转铁蛋白的暴露还会诱导肾小管细胞的补体激活，并降低 H 因子的结合，H 因子是补体旁路途径的天然抑制剂[387]。研究发现免疫细胞参与了吸收蛋白的加工，研究中肾小管细胞将白蛋白裂解为 N 末端的 24 个氨基酸的肽链，然后被树突状细胞（dendritic cell，DC）进一步加工为抗原性肽，有能够激活 CD8+ T细胞的主要组织相容性复合物（Major histocompatibility complex，MCH）Ⅰ类分子的结合位点[388]。研究人员在 5/6 肾切除术后的肾间质中发现 DC，在 1 周时达到峰值，在 4 周时下降，与其在肾淋巴结中的出现一致。来自淋巴结的 DC 能够激活培养物中的 CD8+ T 细胞。

尽管已有部分证据，其他研究人员开始重视对这些观察结果进行分析解读[389]。他们指出，体外使用的血浆蛋白浓度是非生理性的，远远超过了肾病综合征实验模型在近端肾小管液中观察到的浓度。此外，许多实验在高浓度蛋白质（血清）存在下常规培养的细胞中进行，该条件通常会显著改变其表型。但是，并非所有研究者都能够确认这些观察结果。具体来说，有研究者发现，当近端小管细胞暴露于血清或血清组分时会出现增殖或纤维化反应，但暴露于纯化的白蛋白或转铁蛋白后却无反应，提示可能涉及除白蛋白或转铁蛋白以外的因素[390, 391]。此外，对 Megalin（负责小管细胞对滤过蛋白的内吞作用的关键分子）缺陷的小鼠进行实验，结果发现在不存在 Megalin 的情况下，肾小管间质炎症仍然存，这表明其不依赖于内吞作用[392]。有人提出，由于肾小球血管簇与肾小囊之间形成粘连，或者由于新月体侵入近端小管（在新月体肾炎的情况下），导致富含蛋白质的肾小球滤液误入间质中，引起肾小管间质炎症，导致阻塞和肾小管变性[393]。另外，内吞过量蛋白质的小管细胞中观察到细胞因子和黏附分子产生增加，这实际上可能是保护性反应[392]。

几条证据表明，白蛋白或免疫球蛋白以外的其他已滤过的分子在慢性肾病进展中可能也起作用。有人提出，与白蛋白结合的游离脂肪酸（free fatty acids，FFA）在引起肾小管细胞的促炎反应中可能起重要作用。在一项实验中，结合白蛋白的脂肪酸刺激了巨噬细胞的趋化活性，而去脂白蛋白则无此效应[394]。结合白蛋白的 FFA 还可激活 PPAR-γ 并诱导近端小管细胞凋亡[395]。在肾病综合征患者的尿液、肾间质和肾小管细胞（肾脏活检）中已鉴定出高密度脂蛋白（high-density lipoprotein，HDL）和低密度脂蛋白（low-density lipoprotein，LDL）。体外实验中，培养的人类近端 TEC 可摄取 LDL 和 HDL[396]。

氧化的 LDL 可能导致肾小管细胞损伤，而 TEC 暴露于 HDL 与 ET-1 合成增加有关[396, 397]。其他与滤过蛋白结合的化合物也发挥作用，如 IGF-1，在多柔比星肾病大鼠的近端肾小管液中已检测到 IGF-1 含量增加[398]。在肾病大鼠近端肾小管液存在下培养的近端 TEC 表现出细胞增殖能力增强以及Ⅰ型和Ⅳ型胶原蛋白分泌增多。通过中和 IGF-1 受体抗体可抑制上述两种效应。血浆中的其他生长因子（包括 HGF 和 TFG-β）也可能出现在有蛋白尿的肾小球超滤物中，并对小管细胞产生影响[399]。此外，损伤的肾小球产生的细胞因子可能具有下游促炎作用。正常情况下，肾小管液中不存在补体成分，而在蛋白质超载的蛋白尿模型中，沿 TEC 的管腔侧边界观察到了 C3 和 C5b-9 新抗原。

为了检查滤过的补体在肾损伤中的作用，在蛋白尿开始前，对嘌呤霉素氨基核苷肾病大鼠用眼镜蛇毒因子使补体耗竭或通过 1 型可溶性重组人补体受体抑制补体激活[400]。在对照大鼠中，在第 7 天发生近端肾小管变性、间质白细胞浸润和肾功能不全［通过菊粉和对氨基马尿酸盐（PAH）清除率评估］，并且沿近端小管刷状缘可见 C3 和 C5b-9 阳性染色。两种干预措施均可实现小管间质病变明显减少和 PAH 清除率升高，但菊粉清除率无明显变化。蛋白尿的严重程度不受影响，表明滤过的补体在蛋白尿相关肾小管间质损伤中起重要作用。一种更具选择性的方法是使用靶向针对近端小管细胞的重组补体抑制分子，该分子带有刷状缘抗原的抗体，可以在同一模型中显著减少间质纤维化[401]。同样，在蛋白质超载后，具有 C3 缺陷的小鼠可免受间质炎症的侵害，将野生型小鼠的肾脏移植到 C3 缺陷小鼠体内，该肾脏也受到保护，但如果将 C3 缺陷小鼠的肾脏移植到野生型小鼠体内，则该肾脏不受保护。这意味着是滤过的 C3 在蛋白尿相关间质性炎症的发病机理中起重要作用，而不是局部合成的 C3[402]。

在蛋白尿性肾脏疾病的实验模型中，研究人员还发现滤过的蛋白积聚在肾小球系膜中[369]，因此可能促进肾小球出现肾小管间质损伤。这一观点在包含 57 项实验性 CKD 研究的 Meta 分析中得到了进一步支持，该分析发现蛋白尿的严重程度与肾小球硬化程度之间存在一致的正相关[403]。具体而言，脂蛋白在肾小球肾炎患者的肾小球中积累[404, 405]。此外，LDL 刺激系膜细胞体外增殖[406, 407]，并促进系膜细胞合成细胞外基质蛋白（纤连蛋白）[408]。暴露于 LDL 还可引起系膜细胞中 MCP-1 和 PDGF 的 mRNA 水平升高[407]。系膜细胞或巨噬细胞可通过氧化低密度脂蛋白增强其毒性[406]。因此，系膜中的蛋白质积聚可能会刺激导致肾小球硬化的许多不同机制。

已经通过大鼠研究对上述发现与体内发生过程的相关性进行了证实。在蛋白质超载模型中，1 周时蛋白尿的发展与间质和近端小管细胞中 TGF-β 蛋白质和 mRNA 水平的显著增加有关[376]。同样，在第 4 天，肾皮质中编码巨噬细胞趋化物骨桥蛋白的 mRNA 水平增加，而在第 7 天免疫荧光可见皮质小管区出现骨桥蛋白染色增加。MCP-1 和骨桥蛋白的 mRNA 和蛋白质水平在第 2 周和第 3 周升高。

此外，蛋白尿对参与细胞外基质（extracellular matrix，ECM）蛋白更新的分子有显著影响。尽管各种肾基质蛋白的 mRNA 水平是可变的，但皮质间质中蛋白的染色逐渐增加。蛋白酶抑制物 PAI-1 和金属蛋白酶组织抑制物 -1（tissue inhibitor of metalloproteinases-1，TIMP-1）的 mRNA 水平在 2 周时升高，此时存在明显的肾纤维化[376]。基因表达谱已鉴定出暴露于超负荷蛋白尿的小鼠近端小管细胞中表达上调的 100 多个基因[409]。与结合蛋白质的 FFA 很重要这一假设一致，与接受无 FFA 的牛人血白蛋白（bovine serum albumin，BSA）的大鼠相比，接受富含 FFA 的 BSA 的大鼠中肾小管间质损伤更严重，且巨噬细胞浸润更广泛[410, 411]。

在其他蛋白尿性肾病模型中（包括 5/6 肾切除模型和被动型 Heymann 肾炎模型），近端小管细胞会积聚白蛋白和 IgG，然后巨噬细胞和 MHC-Ⅱ阳性单核细胞浸润间质[412]。浸润局限于细胞内 IgG 染色阳性的近端小管细胞或存在管型的区域。此外，IgG 染色呈阳性的近端肾小管细胞同时也显示出骨桥蛋白生成增多的证据。随后，近端小管细胞中的 IgG 染色与巨噬细胞和 α 平滑肌肌动蛋白阳性细胞在管周的聚集以及肾小管和浸润细胞中 TFG-β 的 mRNA 上调相关[413]。

实验观察结果表明，用雷帕霉素治疗实验性膜性肾病大鼠可减少纤维化和促炎基因的表达，并改善间质性炎症和纤维化，这说明了炎症因子在间质纤维化发展中的重要性[414]。在 5/6 肾切除模型中进行的进一步研究表明，肾小管间质损伤可能在 GFR 下降中起重要作用，尤其是在进行性肾损伤的晚期[415]。研究人员通过检查残余肾脏的连续切片发现，随着血清肌酐水平加倍，与肾小管不连接（无管肾小球）或与萎缩性肾小管连接的肾小球比例显著增加。这些肾小球中的大多数没有球性硬化，这表明肾小管的损伤是最终肾功能丧失的原因。作者推测，吸收过多滤过蛋白可能在这种肾小管损伤中起重要作用[415]。最后，CKD 患者中有关蛋白尿在间质性损伤发展中的作用的证据不断积累。在 215 名 CKD 患者中，尿 ACR 与尿液 MCP-1 水平和间质巨噬细胞数量相关[416]。此外，尿 ACR 和间质巨噬细胞数量是肾脏存活率的独立预测因素。

建立蛋白尿症与肾脏损伤之间的因果关系十分困难，但有一些临床研究提供了证据来支持这一点。一项包含 17 项 CKD 临床研究的 Meta 分析显示，蛋白尿的严重程度与经活检证实的肾小球硬化程度之间存在正相关[403]，一项包括超过 100 万名参与者的 Meta 分析的数据显示，白蛋白是进展为

ESRD 的重要独立危险因素[417]。肾脏病膳食改良（Modification of Diet in Renal Disease，MDRD）试验的观察结果也表明蛋白尿是 CKD 进展的独立决定因素。基线蛋白尿水平较高与 GFR 下降较快密切相关，而蛋白尿的降低与 GFR 下降速率减慢相关，该作用不依赖于 BP 的降低。此外，通过将 BP 降低至低于正常目标水平的获益程度高度依赖基线蛋白尿水平[418]。

在糖尿病肾脏疾病[419]和非糖尿病性 CKD 患者[282]中开展 ACEI 或 ARB 治疗的随机试验，结果发现基线蛋白尿的严重程度是肾脏预后最重要的独立预测指标。此外，糖尿病肾脏疾病[419]和非糖尿病性 CKD 患者[420]最初 3～6 个月蛋白尿减少的百分比以及 3 或 6 个月时的蛋白尿绝对水平是随后 GFR 下降速率的有力独立预测指标。一项包括 1860 名非糖尿病性 CKD 患者的数据的 Meta 分析证实了上述发现，并表明在降压治疗期间，蛋白尿的当前水平是血清肌酐水平较基线翻倍或达到 ESRD 复合终点的有力预测指标（每 1.0g/d 蛋白尿的相对风险为 5.56）[421]。同样，一项囊括了 21 项 CKD 药物治疗随机试验、包括 78 342 名参与者的 Meta 分析发现，治疗后蛋白尿初始减少 30%，ESRD 风险降低 23.7%（95% CI 11.4%～34.2%），与治疗药物的类别无关[422]。

肾脏保护的最佳抗利尿剂量（Renoprotection of Optimal Antiproteinuric Doses，ROAD）研究为减少蛋白尿的临床益处提供了迄今为止最直接的证据。将蛋白尿性 CKD 患者随机分配至采用 ACEI 或 ARB 的标准疗法组（独立组）或按滴定至达到最大抗蛋白尿效果的剂量的 ACEI 或 ARB 治疗组（另两组）。尽管 BP 与对照相当，随机分配至接受最大抗蛋白尿作用剂量的受试者在肌酐水平翻倍、ESRD 或死亡的复合主要终点指标中，相对危险度降低了 51% 和 53%[423]。

综上所述，来自实验和临床研究的证据为以下假设提供了支持：肾小球通透性受损会导致过多蛋白质和（或）与蛋白质结合的分子滤过，引起肾脏损害，但有关滤过的血浆蛋白的潜在小管毒性及其所涉及的特定分子仍不明确。尽管存在这些不确定因素，但蛋白尿的严重程度与肾脏预后之间的密切联系意味着，在寻求减慢 CKD 病情发展的临床策略中，应将减少蛋白尿视为重要的独立治疗目标。蛋白尿的机制和后果在第 30 章中深入讨论。

2. 肾小管间质纤维化

TIF 与继发性 FSGS 均为 CKD 中观察到的进行性肾损伤的主要成分。TIF 的特征是炎性细胞和成纤维细胞浸润、ECM 积聚、肾小管细胞丢失以及管周毛细血管稀少。纤维化始于局部炎症，如果持续存在纤维化环境，则纤维化会扩展。炎性浸润由淋巴细胞、巨噬细胞、树突状细胞和肥大细胞组成[424]。淋巴细胞在此过程中早期募集，Rag-2 缺陷小鼠（缺乏 B 淋巴细胞和 T 淋巴细胞）不出现纤维化，说明了淋巴细胞的重要性[425]。单核细胞经募集后转分化为巨噬细胞和纤维细胞。巨噬细胞聚积的程度与纤维化的严重程度密切相关[426]，并且巨噬细胞耗竭可减弱纤维化[427]，以上观察结果说明巨噬细胞具有促纤维化作用。然而，有人提出替代激活的 M2 巨噬细胞可发挥抗炎作用，而且富含 M2 巨噬细胞的细胞输注可减少小鼠的肾纤维化[428]。肌成纤维细胞是 ECM 产生的主要来源，成纤维细胞积聚于间质对 TIF 的发病机制至关重要。

关于 TIF 中的间质性成纤维细胞的细胞来源有相当大的争议。不同研究结果表明，固有成纤维细胞[429]、肾小管上皮细胞和内皮细胞转分化[430, 431]、骨髓源性纤维细胞[432]和周细胞[354]是可能的来源。随后，命运图谱研究表明，周细胞是肌成纤维细胞的主要来源，而上皮间质转分化（epithelial to mesenchymal transdifferentiation，EMT）不是肌成纤维细胞的来源或仅占少数[354]。进一步的研究显示 TEC 经历了部分 EMT（表达上皮和间充质标志物，但仍附着在肾小管基底膜上），从而解决了这一争议。此外，在动物模型中，阻断 EMT 可大大改善肾纤维化，证实 TEC 的部分 EMT 对肾纤维化的发病机理有促进作用[433, 434]。

多余的 ECM 主要由Ⅰ型和Ⅲ型胶原以及纤连蛋白组成。研究人员已尝试使用细胞类型特异性敲除法来鉴定不同细胞类型对胶原Ⅰ产生的相对贡献。实验表明，在 UUO 模型中，骨髓来源的细胞（纤维细胞）贡献了 38%～50% 的胶原蛋白沉积。此外，在此模型中，最初的胶原Ⅰ由固有间充质成纤维细胞合成，并有利于保存肾功能，而后期的胶原Ⅰ由骨髓来源的细胞负责产生，不影响肾功能[435]。研究发现 TEC 对胶原Ⅰ的产生无直接贡献。在腺嘌呤诱导的肾病模型中，骨髓来源的细胞同样对胶原Ⅰ的产生有实质性贡献，在这种情况下，在所有时间点，GFR 越低则胶原沉积越多[435]。因此，抑制骨髓来源的细胞生成胶原Ⅰ是改善肾纤维化的一种潜在的治疗选择。

有人提出基质蓄积始于胶原形成物在间隙液中出现，胶原形成物充当纤维状胶原沉积的支架。成纤维细胞使用胶原纤维作为支架，沿着趋化物梯度在受损组织中移动。关键生长因子（主要是 TFG-β）的表达促进纤维化[436]。组织蛋白酶在 TIF 中的作用十分复杂，尚未得到充分阐明。尽管 2 型和 9 型基质金属蛋白酶（matrix metalloprotease，MMP）在体外可降解Ⅳ型胶原（可能还有Ⅰ型和Ⅲ型），在体内其并不能始终阻断 TIF[437, 438]。实际上，在某些模型中，MMP 似乎发挥了促纤维化作用[438]。

管周毛细血管稀疏是 TIF 的标志。在早期阶段，短暂性缺血可能会促进细胞凋亡，破坏毛细血管[439]。促血管生成因子和抗血管生成因子之间的失衡[440, 441]或管周内皮细胞通过内皮 - 间质转分化而失功导致毛细血管进一步丢失[430]。CKD 动物模型中管周毛细血管内皮的变化已通过详细的研究得到确定，包括出现内皮下空隙、窗孔丢失、质膜微囊和囊泡的形成以及微血管分支的通透性增加、变性加重[442]。组织缺氧是由管周毛细血管稀疏和 ECM 积聚引起的，氧气到达细胞所需的扩散距离更远。缺氧可促进小管细胞的 EMT 和凋亡以及成纤维细胞的活化和 ECM 的生成，从而起到促进 TIF 的作用[443, 444]。低氧诱导因子（低氧保护反应的关键介质）可改善蛋白尿、肾小球硬化和 TIF，并减少巨噬细胞浸润以及Ⅳ型胶原和骨桥蛋白的表达，从而证实了低氧在激发间质性（和肾小球性）损伤中的重要性[445, 446]。肾小管间质炎症和纤维化于第 35 章详细讨论。

3. 肾纤维化的分子介质

TGF-β 与全身慢性纤维化状态相关，是肾纤维化的主要介质[447]。在哺乳动物中已经发现了三个 TGF-β 亚型，但是大多数研究的焦点一直在 $TGF-\beta_1$ 上。TGF-β 的活性形式是与跨膜受体结合的二聚体，是由Ⅰ型和Ⅱ型 TGF-β 受体组成的异二聚体。细胞内信号传导通过 Smad 依赖性和 Smad 非依赖性途径发生。Smad2 和 Smad3 是 TGF-β 作用中最重要的细胞内介质，其中 Smad3 具有促纤维化作用，而 Smad2 可能具有逆调节的抗纤维化作用。在 TGF-β 受体信号作用下，Smad2 和 Smad3 磷酸化并与 Smad4 形成复合物，该复合物易位进入细胞核并与 DNA 结合以调节多个靶基因的转录。Smad3 可促进涉及纤维化的多个基因的转录，包括 PAI-1、蛋白聚糖、整联蛋白、CTG、TIMP-1 和 1 型、5 型和 6 型胶原。Smad3 在 EMT 中也起作用[448]。另外，TGF-β/Smad3 调节促进纤维化的微小 RNA 分子的产生。促纤维化的 miR-21、miR-192 和 miR-433 的水平升高，而抗纤维化的 miR-29 和 miR-200 降低[449]。Smad4 是 TGF-β 纤维化作用的关键调节剂，通过抑制 Smad3 与促纤维化基因启动子区域的结合来降低 Smad3 的促纤维化作用。Smad7 是 TGF-β 信号通路的重要负反馈调节剂，其通过阻止 Smad2 和 Smad3 的募集和磷酸化发挥作用。Smad7 还可增加 NF-κB 通路的抑制剂 κB 抑制剂（inhibitor of kappa B，IκBα）的表达，因此可能在介导 TGF-β 的抗炎作用中起重要作用。最后，Smad 信号传导还可不依赖 TGF-β，通过与 CKD 进展相关的机制激活，包括 AngⅡ和晚期糖基化终产物（advanced glycation end products，AGEs）[448]。

体外实验中，TGF-β 导致系膜细胞 ECM 成分生成过多，且在几种肾脏疾病实验模型中其表达增加。这些疾病包括糖尿病肾脏疾病[450]、抗 Thy-1 肾小球肾炎[451]、多柔比星诱导的肾病[452]和慢性同种异体移植肾病[453]模型，以及人肾小球肾炎[454, 455]、HIV 肾病[456]、糖尿病肾脏疾病[457]和慢性同种异体移植肾病[458]。将 TGF-β 基因转染到一条肾动脉中可产生同侧肾纤维化，这一实验结果进一步阐明了 TGF-β 在肾纤维化中的作用[459]。在 5/6 肾切除的大鼠中，观察到残余肾脏中 TGF-β 的 mRNA 水平增加了 2～3 倍，并且原位杂交显示整个肾小球、肾小管和间质中 TGF-β 的 mRNA 升高。用 ACEI 或 ARB 进行治疗可显著保护肾脏，并阻止 TGF-β 上调[346, 347]。此外，在用 ACEI 或 ARB 治疗的大鼠中，肾小球硬化的程度与残余肾脏中 TGF-β 的 mRNA 水平密切相关[270]。

在肾脏疾病的动物模型中，已有几种抑制 TGF-β 作用的干预措施可提供肾脏保护。将饰胶蛋白聚糖（Decorin，一种天然存在的 TGF-β 抑制剂）基因转染到骨骼肌中，可限制抗 Thy-1 肾小球肾炎的肾脏损伤进程[460]。将抗 TGF-β 抗体给予盐负荷的 Dahl 盐敏感性大鼠，可减轻该模型典型的高血压、蛋白尿，肾小球硬化和间质纤维化[461]。用 TGF-β 诱导 ECM 产生的抑制剂曲尼司特［N-（3′，4′-二甲氧基肉桂酰基）-邻氨基苯甲酸；Pharm Chemical，上海兰生，中国上海］治疗 5/6 肾切除大鼠，可显著减少的白蛋白尿、巨噬细胞浸润、肾小球硬化和间质纤维化[462]。转染 Smad7 的诱导型基因可通过抑制 Smad2/3 激活来阻断 TGF-β 信号传导来抑制 5/6 肾切除术后的蛋白尿、纤维化和成纤维细胞聚积[463]。用抑制 TGF-β 基因转录的聚酰胺化合物治疗两周，可显著降低蛋白尿并防止肾皮质中 TGF-β、CTGF、Ⅰ型胶原 α_1 和纤连蛋白 mRNA 上调。这也抑制了盐负荷 Dhal 盐敏感性大鼠的尿 TGF-β 的排泄以及免疫荧光的 TGF-β 染色[464]。各种肾脏疾病患者的肾脏活检中还观察到另一种纤维生成分子 CTGF 的过表达[465]。系膜细胞[314, 466]和成纤维细胞[467]中外源性 TGF-β 可特异性诱导 CTGF 表达，且针对 TGF-β 的阻断抗体可抑制暴露于高葡萄糖浓度的系膜细胞中 CTGF 表达的增加[466]，表明 CTGF 可能是 TGF-β 促纤维化作用下游介质[468]。进一步的实验表明，残余肾脏中 TGF-β 的纤维化作用至少部分是通过 Smad 3 诱导 microRNA miR-21、miR-192 和 miR-433 介导的[449]。体外实验中，miR-192 的过表达促进 TGF-β 诱导的大鼠肾小管细胞Ⅰ型胶原的产生，反之，抑制 miR-192 则减弱Ⅰ型胶原的生成[469]。

显然，抑制肾纤维化中多种机制的干预措施有望减缓 CKD 的进展。然而，尽管前文讨论的许多临床前研究中，抑制 TGF-β 的表达或作用取得了可观的结果，但在一项 2 期随机试验中，在 RAAS 抑制剂治疗基础上添加抗 TGF-β_1 单克隆抗体治疗糖尿病肾脏疾病患者，患者 GFR 在 20～60ml/(min·1.73m^2) 之间，尿液聚合酶链式反应（polymerase chain reaction，PCR）值超过 80mg/g，在中位治疗时间 315 天后，发现该治疗对血清肌酐水平的改变无受益[470]。后续分析还发现，抗 TGF-β_1 抗体治疗组与安慰剂组在蛋白尿或肾损伤的生物标志物方面无差异。

上述阴性结果可能部分是由于试验持续时间相对较短、抗体剂量不足或参与者患有相对严重和晚期肾病。其他可能的解释包括纤维化发生机制较多以及 TGF-β 具有潜在有益的抗炎作用。尽管如此，抑制肾纤维化的干预措施的发展仍将是活跃的研究领域，并可能产生多种潜在的新疗法[471]。

4. 肝细胞生长因子

已有研究探讨 HGF 作为 CKD 中的潜在抗纤维化因子的作用。最初的研究集中于在肾脏缺血模型中 HGF 改善肾小管细胞损伤的特性[472, 473]，但 CKD 模型研究表明 HGF 还可以通过促进有丝分裂、促进功能 、形态发生和抗凋亡作用来缓解慢性肾损伤[474]。单肾切除术后剩余肾脏中的 HGF 表达上调，并且可能在代偿性肾脏肥大中起作用[168]。进一步的研究证实，在 5/6 肾切除术后残留的肾脏中，HGF 及其受体 c-met 也上调[475]。此外，用抗 HGF 抗体阻断 HGF 的作用导致 GFR 下降更快，且肾脏纤维化更严重，这与 ECM 积累增加以及间质和肾小管中肌成纤维细胞增多有关。其他研究已经确定了 HGF 可能有助于肾脏保护的多种机制，包括改善足细胞损伤和凋亡以及蛋白尿[476]、肌成纤维细胞凋亡增加[477]、与 MMP-9 表达增加相关的 ECM 积聚减少、培养的近端小管细胞中内源性 MMP 抑制剂（TIMP-1 和 TIMP-2）表达减少[475]、破坏小管细胞中 NF-κB 信号通路[478, 479]以及抑制小管细胞中 TGF-β 诱导的 CTGF 表达[480]。

已有多个实验证实了 HGF 的肾脏保护作用。ACEI 和 ARB 治疗的肾脏保护作用与肾脏中 HGF mRNA 表达的增加有关[481]。在慢性肾小球肾炎的小鼠模型中，抗 HGF 抗体处理导致 TGF-β 水平升高[482]。在肾脏移植模型中，HGF 治疗改善了慢性同种异体移植肾病的进展[483]。HGF 阻断了 TGF-β 诱导的肾小管上皮细胞向肌成纤维细胞的转分化[484]。在单侧输尿管阻塞模型中，外源性 HGF 给药[484]或 HGF 过表达[485]可阻断肌成纤维细胞活化并预防间质纤维化。将 HGF 基因转染至骨骼肌可改善 5/6 肾切除术后的肾小球硬化和间质纤维化[486]。HGF 治疗可抑制 5/6 肾切除术后 CTGF 的表达并减轻肾纤维化[487]。相反，其他研究报道了与暴露于过量 HGF 相关的不良肾脏影响。过表达 HGF 的转基因小鼠会出现以肾小管肥大、肾小球硬化和囊肿形成为特征的进行性肾脏疾病[488]，在肥胖的 db 糖尿病小鼠中，HGF 可导致肌酐清除率下降速度加快以及白蛋白尿加重[489]。因此，现有证据表明，HGF 可能在缓解慢性肾脏损伤中起作用，但是不适当或过度暴露于 HGF 可能对肾脏产生不利影响。

5. 骨形态生成蛋白 -7

骨形态生成蛋白（Bone morphogenetic protein，BMP）-7，也称为成骨蛋白 -1，是一种涉及胚胎发育和组织修复的骨形态生成蛋白。初步证据表明 BMP-7 也可能在肾脏修复中起作用。在急性肾缺血后[490]、实验性糖尿病早期[491]和 5/6 肾切除后[492] BMP-7 均下调。此外，外源性 BMP-7 的给药增加了 5/6 肾切除术后的肾小管再生[492]，减轻了 UUO 后的间质炎症和纤维化[493]，并改善了糖尿病肾脏疾病大鼠中的肾小球硬化[494]。在一个糖尿病性肾病模型中，BMP-7 对抑制肾小管炎症和 TIF 最有效[495]。体外实验已经确定了 BMP-7 的几种潜在的肾脏保护作用，包括抑制促炎性细胞因子以及暴露于 TNF-α 的肾小管细胞中内皮素的表达[496]、逆转肾小管 EMT[497]、在系膜细胞中拮抗 TGF-β 的成纤维作用[498]，以及防止因暴露于高水平葡萄糖而引起的足细胞损伤[499]。在 UUO 小鼠模型中，外源 BMP-7 的给药与 Ⅰ 型胶原的积聚减少有关，该作用归因于 Smad3（TGF-β 的经典信号途径）和 Akt（TGF-β 的非经典信号途径）磷酸化减少[500]。在足细胞和近端肾小管细胞中进行 BMP-7 转基因表达，结果发现 BMP-7 可预防诱发糖尿病后的足细胞脱落以及改善白蛋白尿、肾小球硬化和间质纤维化，进一步证明了 BMP-7 的肾脏保护作用[501]。仍需进一步评估 BMP-7 或小分子 BMP-7 激动剂的慢性治疗效果。

6. 微小 RNA

微小 RNA（micro RNA，miRNA）是小分子非编码 RNA，具有重要的转录后基因调节功能。研究人员将注意力集中在 miR 调节肾纤维化的潜在作用上。在几种 CKD 实验模型中，miR-21 和 miR-214 上调[502, 503]，据报道在患有肾病的人类移植肾脏中 miR-21 上调[502]。在动物模型中，miR-21 缺失或用抗 miR-21 寡核苷酸治疗可改善间质纤维化[502]。同样，在单侧输尿管阻塞模型中，miR-214 缺失和抗 miR-214 治疗均可减轻间质纤维化。重要的是，miR-214 的作用似乎不依赖于 TGF-β 信号传导，而 TGF-β 阻断和 miR-214 缺失具有叠加抗纤维化作用[504]。如前所述，TGF-β/Smad3 信号传导增加了促纤维化 miRs 的产生，并降低了抗纤维化 miRs 的生成。多种其他 miRs 参与了不同形式 CKD 的发病机理，包括糖尿病肾脏疾病中的 miR 23b、29b、29c 和 129，以及肾纤维化中 miR 30c、129-5p、145、196a、196b、200b、200c、215 和 433[505]。研究还发现 miRs 可以通过胞外囊泡在细胞之间转移，发挥自分泌或旁分泌作用[505]。使用有益的 miRs 或用拮抗剂阻断具有致病性的 miRs 是 CKD 的潜在治疗策略。

7. 氧化应激

CKD 与氧化应激有关，氧化应激可能促进肾脏损害的进展以及相关心血管疾病的发病机理[506]。超氧化物是造成氧化应激的主要活性氧（reactive oxygen species，ROS）。其主要是通过烟酰胺腺嘌呤二核苷酸磷酸（nicotinamide adenine dinucleotide phosphate，NADPH）氧化酶生产的，并且由超氧化物歧化酶（superoxide dismutase，SOD）清除，转化为过氧化氢。5/6 肾切除术后，在肝脏和肾脏中观察到 NADPH 氧化酶显著上调和 SOD 下调，这表明超氧化物的增加是由于产量增加和清除减少所致[507]。同样，在多柔比星（ADR）诱导的蛋白尿性 CKD 小鼠模型中，NADPH 氧化酶上调，而细胞外 SOD（extracellular SOD，EC-SOD）下调。此外，与野生型小鼠相比，EC-SOD 基因敲除小鼠在多柔比星处理后出现更严重的蛋白尿和肾纤维化，证实 EC-SOD 的抗氧化作用可防止肾脏损害[508]。人体肾脏活检证实在人 CKD 中 EC-SOD 同样下调[508]。BP 升高，硝基酪氨酸水平升高，而尿中一氧化氮代谢产物水平降低，这与超氧化物引起的 NO 失活增加有关。ROS 水平升高的影响还与抗氧化酶（如过氧化氢酶、谷胱甘肽过氧化物酶、谷胱甘肽）的丰度和活性降低[509]以及 HDL、载脂蛋白 A-1 和巯基含量降低有关[510]。

氧化应激可能导致 CKD 进展，其不良后果包括高血压（由于 NO 失活和花生四烯酸氧化产生缩血管性异前列腺素）[511]、炎症（由于 NF-κB 激活）[509]、纤维化和细胞凋亡[510]以及肾小球滤过屏障破坏[512]。由于活化的白细胞产生 ROS，炎症反过来可能会促进氧化应激，从而建立氧化应激和炎症的恶性循环[506]。

其他可能导致 CKD 中 ROS 产生增加的因素包括 Ang Ⅱ[513]、NO 生成减少[71]和高血压[514]。研究表明，抗氧化疗法（包括褪黑素[515]、烟酸[516]和 ω-3 脂肪酸[517]）在 5/6 肾切除术模型中降低了氧化应激并改善了肾脏损害，证实了 ROS 在 CKD 进展中的重要性。另一方面，用 Tempol（一种 SOD 模拟物）治疗可降低血浆丙二醛水平和超氧化物歧化酶阳性细胞的数量，但不能减轻总体肾脏氧化应激、炎症或肾脏损害[518]。

8. 酸中毒

随着 GFR 的下降，肾脏排泄氢离子的能力受到损害，并达到一个新的稳定状态，在持续的代谢性酸中毒状态下排泄酸（参见前文）。当 GFR 降至正常值的 20%～25% 以下时，大多数患者会出现酸中毒[519]。慢性代谢性酸中毒有多种不良后果，包括蛋白质代谢增加、骨转换增加、诱导炎症介质、胰岛素抵抗以及皮质激素和 PTH 的产生增加[519, 520]。这些观察结果表明应合理考虑酸中毒是否也可能导致 CKD 的进行性肾损害。早期实验发现，在肾功能正常的大鼠中，饮食酸负荷后没有持续的肾脏损害，在 5/6 肾切除模型使用碳酸氢钠治疗未见相关肾脏保护作用，表明酸中毒不会引发或加剧肾脏损害[521]。

然而后续实验发现，在肾功能正常的大鼠中酪蛋白产酸饮食会引起肾小管间质损伤，而大豆蛋白非酸饮食则不会[522]。此外，在大豆蛋白喂养的大鼠中，补充膳食酸（NH_4）$_2SO_4$ 可引起肾小管间质损伤。同样，在 5/6 肾切除术模型中，富含酪蛋白的饮食与代谢性酸中毒以及 GFR 的逐渐下降和蛋白尿增加有关，而大豆蛋白饮食则不会出现上述情况[523]。

在大豆蛋白喂养的大鼠中，补充膳食酸（NH_4）$_2SO_4$ 会导致 GFR 下降和白蛋白尿。在用酪蛋白喂养的大鼠中，用碳酸氢钠或 Ca（HCO_3）$_2$ 进行治疗具有肾脏保护作用，而氯化钠治疗则无肾脏保护作用，但前提是所产生的高血压［碳酸氢钠处理过的大鼠中，Ca（HCO_3）$_2$ 处理大鼠无此表现］得到了充分治疗。此外，当对大鼠进行 2/3 肾切除术（不是 5/6 肾切除）时，肾脏质量减少水平与代谢性酸中毒不相关，微透析结果表明肌肉和肾脏组织中的酸蓄积与随后的 GFR 下降相关[524]。低产酸饮食或补充碱可改善组织中的酸蓄积，可阻止 GFR 下降，而补充膳食酸与 GFR 下降加剧有关。在 5/6 肾切除术模型中，枸橼酸钙治疗也可改善酸中毒并减少肾小球和间质损伤[525]。肾单位丢失后酸中毒导致肾脏损害的可能机制包括通过增加氨生成[526]、增加血浆和肾脏 Ang Ⅱ 的水平[527]、诱导 ET 以及醛固酮[528]的生成来激活补体旁路途径。

观察性临床研究表明，酸中毒是 CKD 进展的独立危险因素[529, 530]，但迄今为止，只有相对较小的研究探讨了补充碱对人类受试者的肾脏保护潜力。在第一项针对肌酐清除率为 15～30ml/min 的成年人进行的随机研究中，随机分配接受碳酸氢钠治疗酸中毒（血清碳酸氢盐浓度 16～20mmol/L）的受试者肌酐清除率下降程度较低（1.88 vs. 5.93ml/min），且 ESRD 发生率较低（6.5% vs. 33%）[531]。然而作者承认，该研究未采用盲法，未设安慰剂对照。在第二项非随机研究中，与不愿或无法服用枸橼酸钠的 29 名未接受治疗的对照组相比，用枸橼酸钠治疗的 30 例受试者中 ET-1 和 N- 乙酰基 -β-d- 氨基葡萄糖苷酶（肾小管间质损伤的标志物）的尿排泄降低，且 GFR 估算值降低较少[532]。一项研究报道了早期 CKD 中碳酸氢钠治疗具有肾脏保护作用。在一项随机安慰剂对照试验中，受试者平均 GFR 估算值为 75ml/(min · 1.73m^2)，与安慰剂或氯化钠治疗组相比，碳酸氢钠治疗 5 年后 GFR 估算值（根据血浆胱抑素 C 测量值得出）降低较缓慢[533]。

进一步的研究报道表明，富含水果和蔬菜的饮食可纠正酸中毒，对缓解早期（CKD 1 或 2 期）[534]和晚期（CKD 4 期）[535]肾脏损害同样有效。在另一项试验中，CKD 3 期患者的血清碳酸氢盐水平为 22～24mmol/L，随机分配至口服碳酸氢盐补充剂组、富含水果和蔬菜的饮食组或常规护理组。所有参与者均接受 RAAS 抑制（RAAS inhibition，RAASi）治疗，并将 SBP 控制在 130mmHg 以下。两种干预措施均使血清碳酸氢盐水平增加，并导致尿中血管紧张素原减少。3 年后，与常规护理组相比，两种干预措施组中均表现出蛋白尿较轻、GFR 下降较少[536]。对于低于 22mEq/L 的患者，已经建议使用碳酸氢盐补充剂，但是还需要进一步研究以更深入探讨其在严重程度较低的酸中毒中是否有益[537]。

9. 肥大

研究者观察到肾实质减少后，肾脏尤其是肾小球出现一致性肥大，故其认为与肥大有关或由肥大引起的过程可能导致 CKD 进行性肾损伤[538]。根据文献记录观察结果，肾脏和肾小球肥大出现早于糖尿病肾脏疾病的发展，并且在接受肾实质切除术的大鼠中发现肾小球大小与早期硬化之间存在正相关[539]，这进一步表明肥大可能在肾小球硬化的发病机理中起直接作用。几项临床观察结果也支持肾小球肥大与肾损伤之间存在关联。肾单位巨大稀少症是一种罕见的先天性疾病，其肾单位数为正常值的 25% 或更少，其特征是剩余肾小球明显肥大，青春期出现蛋白尿和肾衰竭，FSGS 是典型的肾活检结果[540]。对于微小病变儿童患者，肾小球病变通常会自发缓解，不会出现肾衰竭进展，研究者发现肾小球大小与发生 FSGS 和肾衰竭的风险之间存在关联[541]。

实验中采用了几种干预措施来中断肾实质减少后肾小球肥大的发生，从而评估其在肾脏疾病进展中的作用，但所得结果存在矛盾。将接受 5/6 肾切除术的大鼠与左肾 2/3 梗死且右输尿管引流至腹腔的大鼠进行比较，这种干预显然会导致肾清除率降低而无代偿性肾脏肥大[538]。显微穿刺研究证实两种模型中 P_{GC} 和 SNGFR 的升高程度相似。然而，在第 4 周时，经输尿管腹腔造口术的大鼠与 5/6 肾切除对照组相比，肾小球的最大平铺面积明显减少，并且通过硬化指数评估的肾小球损伤显著较轻。因此，作者得出结论，在该模型中，肾小球肥大比肾小球毛细血管高压更重要。

可通过限制饮食中的钠盐来抑制 5/6 肾切除术后的肾脏肥大。尽管限制钠盐对肾小球的血流动力学没有影响，但是与正常钠饮食相比，低钠饮食的 5/6 肾切除的大鼠中，肾小球体积明显减少[134]。此外，在限制钠盐摄入的大鼠中，尿蛋白排泄较低，且肾小球硬化较轻。在另一项研究中证实了限钠对预防肾小球肥大和减轻肾小球损伤的作用，扩展了前述发现，但也发现，雄激素刺激可刺激肾小球肥大，可抵消钠盐限制的益处。各组之间的肾小球血流动力学相似[542]。另一方面，细胞周期蛋白依赖性激酶抑制剂 Seliciclib 治疗可将 5/6 肾切除术后的肾脏肥大减少 45%，但对肾脏损害没有影响[543]。

肾小球肥大可能通过许多不同的机制促进肾小球硬化。根据拉普拉斯定律，只有在毛细血管壁直径也增加的情况下，肾小球体积的增加才可能导致毛细血管壁的张力增加（图 51-8）。如前所述，周期性张应力随后释放压力，可破坏上皮、系膜和内皮细胞。或者，可将肾小球硬化症视为肾实质丢失后的适应性不良生长反应，并导致过度的系膜增生和细胞外基质生成[538]。TGF-β 是肾脏肥大的关键介质，同时也是肾纤维化的重要促进因子，故肾肥大和纤维化之间存在的明显联系[175]。

细胞肥大的详细研究发现，肾小球增大后出现足细胞肥大受损是可能促进蛋白尿和 FSGS 发生的另一种机制。使用导致足细胞肥大受损的转基因大鼠模型（主要为隐性 AA-4E-BP1 转基因）进行研

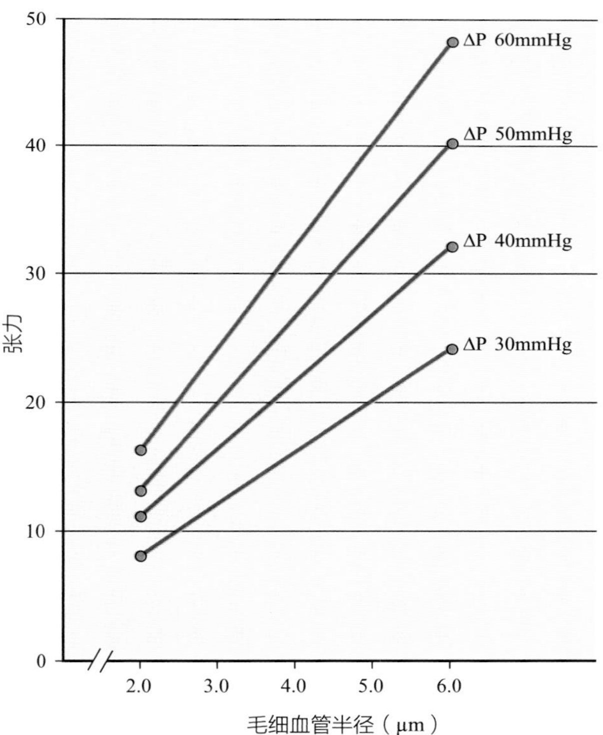

▲ **图 51-8　显示了跨毛细血管静水压差（ΔP，mmHg）和平均肾小球毛细血管半径（μm）变化对计算的毛细血管壁张力（dynes/cm）的协同作用**

引自 Bidani AK, Mitchell KD, Schwartz MM, et al. Absence of progressive glomerular injury in a normotensive rat remnant kidney model. *Kidney Int*. 1990;38:28–38.

究，研究者观察到单肾切除术后体重增加、蛋白尿和肾小球硬化之间存在显著线性关系。饮食热量限制可防止体重增加和肾小球增大，从而也预防蛋白尿。对蛋白尿大鼠的肾脏分析表明，肾小球血管簇体积与总足细胞体积不匹配，电子显微镜检查显示足细胞足突间空隙增大，导致出现肾小球基底膜暴露区域并与肾小囊粘连[544]。限制饮食热量、抑制 mTORC1 激酶途径（用雷帕霉素）或用 ACEI 治疗可预防单侧肾切除术后肾小球肥大，均可预防蛋白尿和 FSGS，故在同一模型中扩展了前述发现。除足细胞以外的肾小球细胞增殖可促进 FSGS 的发展。此外，对从 FSGS 的大鼠中分离出的肾小球进行基因表达转录组分析，结果显示其基因表达谱与进展性 CKD 患者活检肾小球中鉴定的基因表达谱相似，表明类似因素在人 CKD 进展中起作用[545]。

10. 血管紧张素 Ⅱ

如上所述，Ang Ⅱ 在肾实质切除后观察到的肾小球血流动力学适应中起着核心作用。然而，Ang 亚型 1 受体分布在肾脏的许多细胞类型中，包括系膜细胞、肾小球上皮细胞、内皮细胞、肾小管上皮细胞和血管平滑肌细胞，提示 Ang Ⅱ 在肾脏中的多种潜在作用[546]。实验研究表明，Ang Ⅱ 的几种非血流动力学作用可能对 CKD 的进展十分重要（图 51–9）。在离体的灌注肾脏中，输注 Ang Ⅱ 会导致肾小球大小选择通透性丧失，并出现蛋白尿，这种作用既可归因于 Ang Ⅱ 的血流动力学作用导致的 P_{GC} 升高，也可归因于 Ang Ⅱ 对肾小球选择性的直接作用[372]。此外，在转基因大鼠中，足细胞中血管紧张素亚型 1 受体的过表达导致白蛋白尿和 FSGS，不表现出高血压[547]。

在体外实验中，Ang Ⅱ 可刺激系膜细胞增殖并诱导 TGF-β 表达，从而导致 ECM 合成增加[316]。在体内，用人肾素和血管紧张素原基因转染大鼠肾脏可导致肾小球 ECM 在 7 天内增加[548]。血管紧张素 Ⅱ 还刺激内皮细胞和血管平滑肌细胞产生 PAI-1[549–551]，因此可以通过抑制 MMP 对 ECM 的分解来进一步增加 ECM 的积累，而 MMP 需要通过纤溶酶转化为活性形式。其他报道表明，Ang Ⅱ

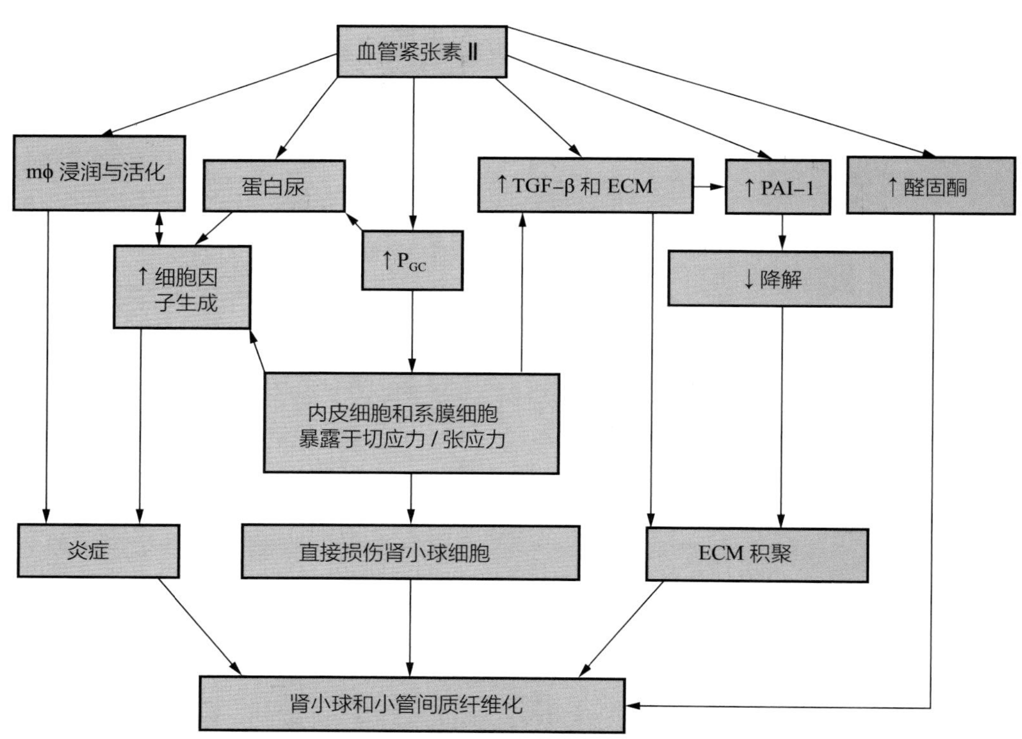

▲ 图 51–9 示意图描绘了血管紧张素 Ⅱ 通过血流动力学和非血流动力学效应，在肾单位丢失后的进行性肾损伤和纤维化的发病机理中的核心作用

ECM. 细胞外基质；mϕ. 巨噬细胞；PAI-1. 纤溶酶原激活物抑制剂 -1；P_{GC}. 肾小球毛细血管液压；TGF-β. 转化生长因子 -β（引自 Taal MW, Brenner BM. Renoprotective benefits of RAS inhibition: from ACEI to angiotensin II antagonists. *Kidney Int.* 2000;57:1803–1817.）

可能直接诱导多种细胞黏附分子和细胞因子的转录，并激活转录因子 NF-κB [552-554]，直接刺激单核细胞的激活 [555]。Ang Ⅱ输注在大鼠中不依赖于 BP 升高的情况下引起 COX-2 表达上调 [556]，并且 5/6 肾切除的大鼠中证明了间质 COX-2 表达的 AngⅡ依赖性上调 [557]。

在其他实验中，Ang Ⅱ输注可诱导间质巨噬细胞浸润并增加 MCP-1 和 TGF-β 的表达，在停止输注后长达 6 天该效应仍然得以维持 [558]。在细胞培养和动物实验中，AngⅡ通过抑制 miR-429（具有抑制 EMT 的作用）的表达来促进小管细胞 EMT [559]。最后，AngⅡ可能通过盐皮质激素产生纤维化作用（见下文）。有趣的是，AngⅡ也可能通过血管紧张素亚型 2（angiotensin subtype 2，AT_2）受体发挥抗纤维化作用。在 5/6 肾切除术后，Ang Ⅱ 似乎通过 AT_2 受体依赖性机制上调了 AT_2 受体的表达，AT_2 受体拮抗剂处理加剧了肾脏损害 [560] 并增加了肾 PAI-1 的表达 [561]。此外，在 5/6 肾切除术后，转基因小鼠中 AT_2 受体的过表达与尿白蛋白减少及 PDGF-BB 链和 TGF-β 的肾小球表达降低相关 [562]。

11. 醛固酮

醛固酮刺激心肌中胶原蛋白的合成，在心力衰竭患者中，螺内酯治疗还在单独使用 ACEI 基础上提供额外的生存受益 [563]，这一发现为研究醛固酮在肾纤维化中的潜在作用提供了动力。根据报道，残肾模型中存在肾上腺肥大和血浆醛固酮水平明显升高。此外，在 5/6 肾切除模型中，用 ACEI-ARB 联合治疗抑制 RAAS 的同时如果使用外源性醛固酮，则抵消了前者的肾脏保护作用 [564]。实验表明，在接受 5/6 肾切除术后接受肾上腺切除术的大鼠中，给予糖皮质激素替代治疗，但未予盐皮质激素治疗，结果发现与未切除肾上腺的大鼠相比，肾损伤的程度较轻，因此该实验进一步说明了醛固酮的作用 [565]。

醛固酮导致肾脏损害的可能机制包括血流动力学效应（见前文）、系膜细胞增殖 [566]、凋亡 [567]、肥大和转分化 [568]、足细胞损伤和凋亡（与 nephrin 和 podocin 的表达降低有关），从而导致蛋白尿 [374, 569, 570]、近端肾小管细胞转分化和Ⅲ型 / Ⅳ型胶原蛋白生成增多 [571]，以及肾脏 ROS [374, 569]、PAI-1 [572, 573]、TGF-β [574] 和 CTGF [575, 576] 生成增多。在 5/6 肾切除的大鼠中早期实验性使用醛固酮受体拮抗剂仅出现轻度的肾脏保护作用 [564, 577]，但其他研究发现，5/6 肾切除的大鼠中，如果单独使用螺内酯或螺内酯联合三联降压治疗或螺内酯联合 ARB 治疗，肾小球硬化显著改善 [572, 578, 579]。在某些大鼠中，螺内酯与肾小球硬化的明显消退相关。此外，观察到的肾脏保护作用与肾皮质中 PAI-1 mRNA 表达抑制有关 [572]。

在另一项实验中，用 ACEI 和螺内酯联合治疗获得的肾脏保护作用与防止出现在未经治疗的大鼠中发现的系膜细胞增加和足细胞减少有关。联合治疗还减弱了Ⅳ型胶原、TGF-β 和结蛋白的表达增加 [578]。螺内酯在其他实验模型中也显示出改善肾脏损害的作用，包括糖尿病性肾病 [575, 580]、Ren2 转基因大鼠 [581]、放射性肾炎 [582] 和卒中倾向性高血压 [583]。几项小型临床试验报告表明，在 ACEI 或 ARB 治疗的基础上加用醛固酮受体拮抗剂后，蛋白尿进一步降低 15%～54%，BP 降低约 40%，GFR 降低约 25% [584]。

研究人员正对更新型的非甾体醛固酮拮抗剂进行评估。在一项随机试验中，纳入 336 名高血压受试者，尿 ACR 为 30～599mg/g，eGFR 不低于 50ml/(min · 1.73m^2)，在 ACEI 或 ARB 治疗的基础上采用依普利酮治疗 52 周，结果其尿 ACR 降低 17.3%，而接受安慰剂的患者增加了 10.3%（P=0.02）[585]。依普利酮治疗可使血清钾水平升高，但未观察到严重高钾血症发作（血清钾＞ 5.5mmol/L）。尽管如此，仍需大规模试验来全面评估醛固酮拮抗剂在 CKD 中的潜在益处，目前其使用受到高钾血症相关风险的限制 [586]。

（四）慢性肾脏病进展的统一假说

对于肾小单位失后肾小球硬化和 TIF 发病机制中血流动力学和非血流动力学因素的相对重要性，过去人们的看法趋于两极化 [538, 587]。肥大假说的支持者指出，在某些实验中观察到，肾小球血流动力学变化与肾小球硬化之间出现分离，并且在一项研究中，降压疗法在不降低 P_{GC} 的情况下具有肾脏保护作用 [538]。另一方面，那些支持血流动力学假说的人指出，在 5/6 肾切除的大鼠中采用 ACE 抑制剂 [20] 或 ARB [22] 进行治疗可实现肾脏保护作用，但不能预防肾脏或肾小球的肥大，而声称肾小球肥大与硬化之间存在正相关的许多研究中均未报告肾小球血流动力学数据。此外，尽管肾小球的大小没有增加，但与假手术对照组相比，接受输尿管腹腔造口术的大鼠中肾小球硬化明显更重[587]。

其他一些观察结果表明，血流动力学因素超过了肥大在进行性肾损害中的潜在作用。在 5/6 肾切除术后，通过低蛋白饮食（与预防肾小球肥大相关）实现的肾脏保护作用可以通过用钙通道阻滞剂治疗来抵消，钙通道阻滞剂可抑制肾脏自身调节机制，但对肾小球大小无影响[588]。将 5/6 肾切除的大鼠与剩余肾脏梗死 2/3 的大鼠进行比较，结果显示，肾小球体积增大程度相似，但梗死模型中肾小球高压和肾小球硬化更严重[10]。

尽管存在这些观点存在明显矛盾，但从前文的讨论中可明显看出，血流动力学和非血流动力学机制经常重叠。例如，Ang Ⅱ是肾单位丢失后肾小球血流动力学适应性作用的关键介质，同时也可产生多种非血流动力学有害作用。此外，血流动力学和非血流动力学刺激均可引起肾小球硬化和肾小管间质纤维化的炎症和纤维化机制。随着人们对肾单位丢失后多种适应作用的复杂性的日益了解，出现了一个共识观点，即继续将肾小球毛细血管压力升高作为引发肾小球硬化的主要因素，但也承认其他非血流动力学的致病机制可能在复杂的相互作用中与血流动力学因素协同作用，从而导致进行性肾损害的恶性循环（图 51–10）。了解 CKD 进展中涉及的许多机制对于制定策略以实现最佳肾脏保护作用至关重要。

五、对慢性肾脏病疾病进展调节因素的解读

（一）肾素 – 血管紧张素 – 醛固酮系统的药物抑制

在所有形式的 CKD 患者中进行 ACEI 和 ARB 治疗的随机临床试验，实验证据表明 Ang Ⅱ 通过血流动力学和非血流动力学作用在 CKD 的进展机制中起着核心作用。ACEI 治疗对患有微量白蛋白尿的 2 型糖尿病患者[589]、1 型糖尿病伴明显肾病[281]和非糖尿病性 CKD 患者[282, 285, 590, 591]具有肾

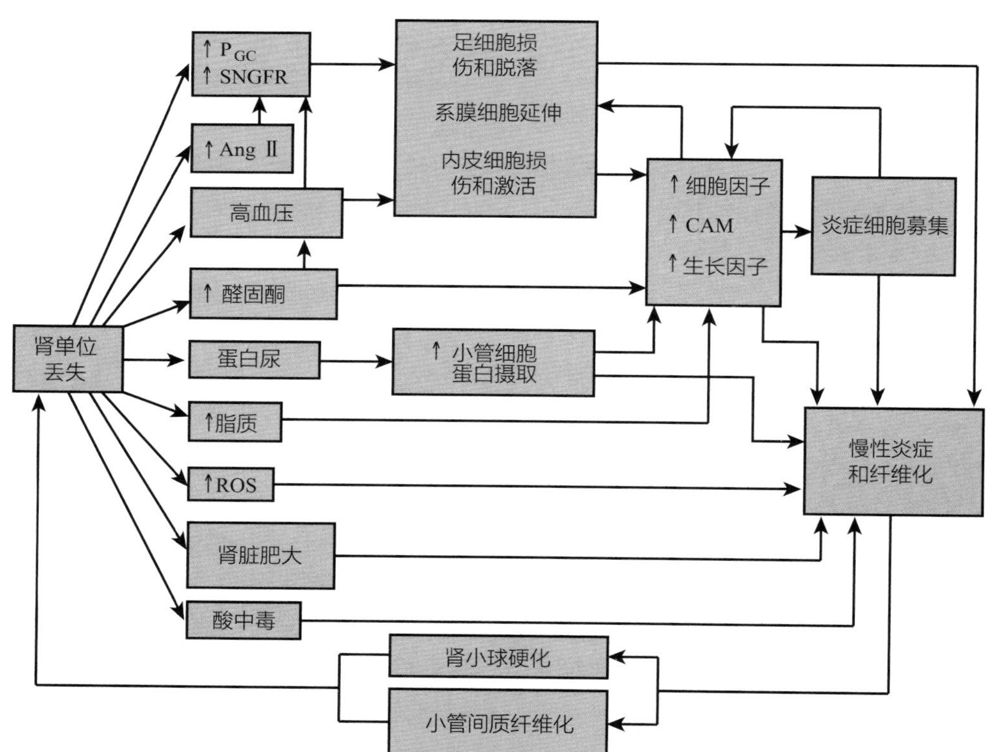

▲ 图 51–10 图解说明在慢性肾脏疾病进行性肾单位损伤的发病机理中，多种血流动力学和非血流动力学因素的可能相互作用
CAM. 细胞黏附分子；GFR. 肾小球滤过率；P_{GC}. 肾小球毛细血管液压；ROS. 活性氧簇；SNGFR. 单个肾单位 GFR；Ang Ⅱ. 血管紧张素Ⅱ

临床意义 -RAAS 的药物抑制

用最佳剂量的 RAAS 抑制剂治疗高血压是在蛋白尿性 CKD 中实现肾脏保护的主要方法。持续蛋白尿患者如果经判断为低血压导致不良反应的风险较低，应将血压降低至小于 130/80mmHg，甚至应考虑将其降低至更低的水平。

脏保护作用。对于患有 2 型糖尿病伴微量白蛋白尿 [592] 或明显肾病的患者，ARB 治疗可提供肾脏保护作用 [283, 284]。一些小型临床研究表明，ACEI–ARB 联合治疗对 RAAS 的抑制更完全，可使得蛋白尿进一步降低 [593]。然而，由于对数据完整性的严重担忧，撤销了 ACEI–ARB 联合用药与单药治疗 CKD 比较的一项最大型的随机研究 [594]。

一项针对高血压和心血管疾病风险增加的患者进行联合治疗的大型试验报道，在心血管预后方面没有其他益处，但是与单药疗法相比，联合疗法可使蛋白尿的减少更多 [595]。但是，根据该试验报道，联合治疗后肌酐加倍、ESRD 或死亡的复合终点增加，表明 ACEI–ARB 联合治疗可能与某些患者组的不良预后相关。但是，应该注意的是，选择受试者的依据是心血管疾病的风险状况，并且大多数人无 GFR 下降或蛋白尿。一项针对 1448 名患有 2 型糖尿病且尿 ACR 不低于 300mg/g 的患者的类似研究还发现，与单药治疗相比，随机分配至接受 ACEI–ARB 联合治疗的参与者中在主要预后指标 CKD 进展、ESRD 或死亡方面均无益处。然而，在接受联合疗法的患者中，急性肾损伤（acute kidney injury，AKI）和高钾血症的发生率显著更高 [596]。

因此，在两项大型随机试验中，ACEI–ARB 联合治疗并未带来额外的获益，反而增加了不良反应的风险。故上述研究中包括的患者类型不应使用联合疗法。对于蛋白尿性非糖尿病 CKD 患者，需要进一步研究以评估联合治疗的风险与获益。直接肾素抑制剂（direct renin inhibitor，DRI）的开发使得在其限速步骤（将血管紧张素原转化为血管紧张素Ⅰ）抑制 RAAS 成为可能，从而实现更完全的阻断。在动物模型中，DRI 是一类有效降压药并可减少蛋白尿 [597, 598]。两项早期的随机试验报道，与单独使用 ARB 治疗相比，接受 DRI 和 ARB 联合治疗的糖尿病肾脏疾病患者中白蛋白尿进一步降低 [599, 600]。但是，在第二次中期疗效分析后，一项涉及 8566 名 2 型糖尿病和蛋白尿或心血管疾病患者的大型随机试验被提前终止。尽管采用 DRI–ARB 联合治疗可使 BP 和白蛋白尿降低更明显，但与 ARB 单药治疗相比，在心血管事件、CKD 进展、ESRD 或死亡的复合主要终点事件方面未观察到获益，而与 ARB 单药治疗相比，联合治疗中高钾血症和低血压的发生率更高 [601]。综上所述，迄今为止，大型随机试验的公开数据均未见 RAAS 抑制剂联合治疗有额外的肾脏保护益处，并且所有文献均报告了不良反应增加。这意味着在许多患者类型中，RAAS 的近完全阻断可能是不可取的，但这并不排除这样的可能性，即其可能对某些有 CKD 进展高风险、对单一疗法抵抗并且对报告的不良反应处于风险低的特定患者是有益的。在临床实践中建议使用 RAAS 抑制剂联合治疗之前，需要进一步研究以探讨这种可能性。

一项 Meta 分析提出了有关 RAAS 抑制的重要性的疑问 [602]。应当指出的是，数据主要来自应用抗高血压和降脂治疗预防心脏病发作（lipid Lowering Treatment to Prevent Heart Attack，ALLHAT）研究，该研究将具有至少一种心血管危险因素的高血压患者随机分配至噻嗪类利尿剂、钙通道阻滞剂或 ACEI 治疗组，结果发现各组在致命性冠心病或非致命性心肌梗死方面无差异 [603]。在事后分析中，次要终点 ESRD 或 GFR 降低超过 50% 也没有差异，尽管明确排除了血清肌酐水平高于 2mg/dl 的患者，导致仅少数（33 357 例中有 5662 例）受试者患有肾脏疾病 [eGFR ＜ 60ml/(min · 1.73m^2)]。此外，没有评估蛋白尿 [604]。因此，纳入 ALLHAT 数据是不合适的，并显著影响 Meta 分析的结果 [605]。

其他未包含 ALLHAT 数据的 Meta 分析显示，患者接受 ACEI 治疗具有明显的肾脏保护作用 [606, 607]。总之，现在有来自多个随机试验的证据表明，在多种形式的 CKD 中，药物抑制 RAAS 具有显著的肾脏保护作用。这证实了 Ang Ⅱ 是人类 CKD 进展机制的关键介质，并为以下共识提供了支持：RAAS 抑制应是减慢 CKD 进展的治疗策略的中心 [608]。第 59 章深入讨论了 RAAS 抑制剂治疗在实现最佳肾脏保护中的作用。

（二）高血压

恶性高血压通常会导致肾损伤，但是严重程度不高的高血压是否引起高血压性肾脏硬化这一主题仍有争议[609, 610]。在几项基于人群的研究中观察到，BP水平越高，则发展为进行性肾衰竭的风险越大[611–614]，并且通过多重危险因素干预试验（Multiple Risk Factors Intervention Trial，MRFIT）的发现得到了例证[615]。在包含 332 544 例男性受试者的人群中，在 15～17 年的随访期内，BP 与 ESRD 发生或死亡的风险之间存在强等级关系。然而，在筛查或随访期间未评估肾功能，因此无法确定较高的 BP 是引发肾脏疾病还是促进已经存在的肾病恶化。一项研究的观察结果表明，将 SBP 降低 20mm Hg 可以将 ESRD 风险降低 2/3，进一步说明了高血压作为 ESRD 危险因素的重要性[612]。即使血压仅小幅升高（低于通常用于定义高血压的阈值）也与 ESRD 风险增加相关[611, 613, 616]。高血压也已经确定为 2 型糖尿病患者发生蛋白尿或肾功能不全的危险因素[617]。

高血压在引发肾脏疾病中的作用需要进一步阐明，但有明确证据表明高血压会加速已有肾脏疾病的进展速度，最有可能通过将 BP 液压传送至肾小球而导致肾小球毛细血管高压恶化，导致肾单位丢失[3]。在糖尿病肾脏疾病和非糖尿病性 CKD 的患者中，开始降压治疗可显著减缓 GFR 下降速率，这表明高血压一方面几乎是肾脏功能受损的普遍后果，另一方面也有助于 CKD 的进展[618]。病例报告表明，单例肾动脉狭窄患者中仅非梗阻侧出现糖尿病肾脏疾病或 FSGS 表现，而梗阻侧由于不受高血压影响则无相应病变，佐证了高血压对肾脏的影响[619, 620]。慢性肾功能不全队列（Chronic Renal Insufficiency Cohort，CRIC）研究强调了长期控制 BP 的重要性。与单次基线测量相比，实时 SBP 高于 130mmHg 与 CKD 进展的风险关联更紧密[621]。

然而，对于达到最佳肾保护作用所需的降低血压的水平仍然不确定。多个随机试验试图解决这个问题。在肾脏病膳食改良（Modification of Diet in Renal Disease，MDRD）研究中，以非糖尿病为主的 CKD 患者被随机分配至目标平均动脉压（mean arterial pressure，MAP）小于 92mmHg（相当于＜ 125/75mmHg）和小于 107mmHg（相当于 140/90mmHg）。尽管在平均 2.2 年的随访期间 GFR 的总体变化率之间没有差异，但随机分配至低 BP 目标组的患者出现 GFR 早期迅速下降，这很可能归因于相关的肾脏血流动力学影响，随后 GFR 下降速度明显变慢，掩盖了上述情况。此外，蛋白尿的严重程度对血压控制的效果有极大的影响。在基线蛋白尿大于 3g/d 的患者中，随机分配至低 BP 目标组的患者 GFR 下降速度明显减慢[622]。

二次分析还显示，GFR 下降速率与达到的 BP 之间存在显著相关性，在基线蛋白尿水平较高的人群中，这种影响更为明显[623]。在研究组 1 中［患者 GFR 为 25～55ml/(min · 1.73m^2)］，MAP 高于 98mmHg 且基线蛋白尿为 0.25～3.0g/d 的患者，以及 MAP 高于 92mmHg 且基线蛋白尿超过 3.0g/d 的患者中 GFR 下降速率加快。在研究组 2［患者 GFR 为 13～24ml/(min · m^2)］中，基线蛋白尿超过 1g/d 的患者在各个水平上达到的 BP 越高则 GFR 下降速率更快（图 51–11）。观察结果表明，MDRD 研究进一步随访的患者（平均 6.6 年）中，随机分配至低血压目标的患者 ESRD 风险［校正危险比（HR）0.68；95%CI 0.57～0.82］或 ESRD 或死亡的复合终点（校正 HR 0.77；95%CI 0.65～0.91）发生率显著较低，即使在初始试验的 2.2 年后无可用的治疗和血压数据，故表明降低 BP 的益处可能仅在较长时间后才变得更加明显[624]。

相反，在非裔美国人肾脏疾病和高血压（African American Study of Kidney Disease and Hypertension，AASK）研究中，随机分配的 MAP 目标不高于 92mmHg 组与 102～107mmHg 组患者之间未观察到 GFR 下降率的显著差异。即使在随机分组长期随访之后，肌酐翻倍、ESRD 或死亡的复合终点也未观察到差异[625]。然而，应该指出的是，AASK 中患者的基线蛋白尿水平通常较低（平均尿蛋白 0.38～0.63g/d）[591]，并且在长期随访之后，基线尿蛋白肌酐比大于 0.22mg/mg 的这部分患者中主要终点的风险有所降低，研究人员在事后选择将大致相当于 300mg/d 的蛋白排泄量作为阈值，该值通常用于定义蛋白尿[625]。因此，MDRD 和 AASK 研究结果支持以下观点：降低 BP 目标值可为蛋白尿较重的患者提供额外的肾脏保护。由于并非 MDRD

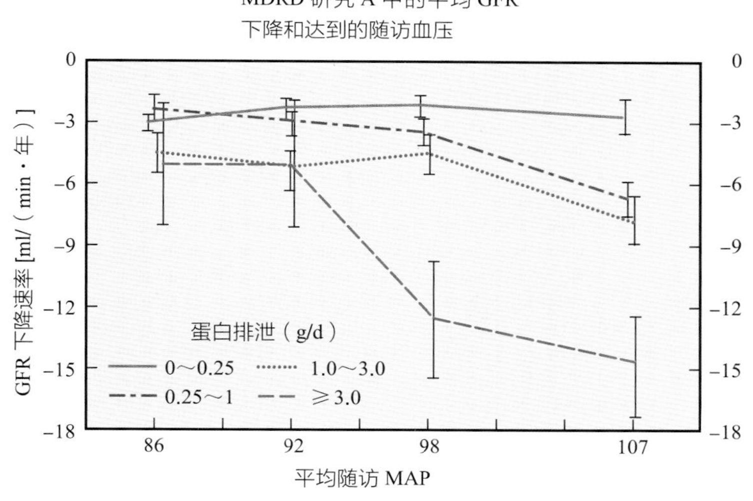

◀ 图 51-11　**血压降低和基线蛋白尿与肾小球滤过率下降速率的相互作用**

GFR. 肾小球滤过率；MAP. 平均动脉压；MDRD. 肾脏病膳食改良试验（引自 Peterson JC, Adler S, Burkart JM, et al. Blood pressure control, proteinuria, and the progression of renal disease. The Modification of Diet in Renal Disease Study. *Ann Intern Med*.1995;123:754–762.）

研究中的所有患者都接受 ACEI 治疗，因此尚不清楚在接受 ACEI 或 ARB 治疗的 CKD 患者中，达到的 BP 水平的重要程度。

实验研究发现，SBP 是接受 ACEI 或 ARB 治疗的大鼠中肾小球损伤的主要决定因素[270, 626]。此外，在接受 ACEI 治疗的 1 型糖尿病伴已确诊的肾脏病变的患者中，将其随机分配至低血压目标组（MAP < 92mmHg）与常规血压目标组（MAP=100～107mmHg），2 年后，与常规血压目标组相比，低血压目标组蛋白尿水平明显降低，但 GFR 下降没有显著差异[627]。此外，对厄贝沙坦糖尿病肾脏疾病试验（Irbesartan Diabetic Nephropathy Trial，IDNT）数据进行二次分析显示，在达到较低 BP 目标的患者中肾脏保护作用更大，因此，与达到的 SBP 目标值低于 134mmHg 的患者相比，达到的 SBP 目标值在 149mmHg 以上的患者中发生 ESRD 或血清肌酐水平翻倍的风险增加了 2.2 倍[628]。重要的是，在接受厄贝沙坦治疗的患者中，转归改善与 SBP 降低之间的关系仍然存在。同样，对 1860 名非糖尿病性 CKD 患者的数据进行 Meta 分析，结果表明 SBP 在 110～129mmHg 范围内的患者进展风险最低[629]。ESCAPE 试验研究了在 ACEI 治疗情况下实现肾脏保护作用的最佳 BP 控制水平。研究发现，在接受 ACEI 治疗的 CKD 儿童中，随机分配至低 BP 目标的儿童中达到 ESRD 或血清肌酐水平翻倍的风险显著降低[630]。

进一步的试验表明，对于患有常染色体显性遗传多囊肾病且 GFR 大于 60ml/(min・1.73m^2) 的年轻人（年龄< 50 岁）而言，降低血压目标可显著获益。在 RAAS 抑制剂治疗的基础上，与随机分配至常规 BP 控制组（120/70～130/80mmHg）的患者相比，低血压目标组（110/75～95/60mmHg）的受试者中肾脏体积增加速率较慢以及蛋白尿降低，并且，左心室质量指数下降更明显[631]。但是，这些发现不适用于不符合本研究纳入标准的患者。另一方面，尽管在接受 ACEI 治疗的非糖尿病性 CKD 患者中，使用钙通道阻滞剂进一步降低 BP 不能产生额外的肾脏保护作用，尽管 BP 的降低程度适中（4.1/2.8mmHg），并且在已经接受最佳 ACEI 治疗的患者中可能不足以改善的预后[632]。

几项证据表明部分患者中血压急剧下降可能与不良反应相关，这点引起了人们的注意。在 IDNT 研究中，达到的 SBP 低于 120mmHg 与全因死亡率增加以及肾脏预后得不到进一步改善相关[628]。在前面描述的 Meta 分析中，达到的 SBP 低于 110mmHg 与 CKD 进展的风险较高相关[629]。此外，对替米沙坦单用或与雷米普利联用的全球终点试验（Ongoing Telmisartan Alone and in combination with Ramipril Global EndpoinT，ONTARGET）的数据进行二次分析，结果发现，达到的 SBP 低于 120mmHg 的受试者中心血管死亡率显著高于达到的 SBP 为 120～129mmHg 的受试者[633]。同样，ACCORD 研究报告称，随机分配至达到的 SBP 低于 120mmHg 组（相对于传统对照组中的< 130/80mmHg）的糖尿病患者中，在心血管终点方面没有额外获益，但较低的 BP 目标组中与治疗相关的不良事件更多发，

且 GFR 下降更明显[634]。

另一方面，收缩压干预试验（The Systolic Blood Pressure Intervention Trial，SPRINT）是迄今最大的随机试验，旨在比较不同 BP 指标对心血管和肾脏预后的影响，由于有证据表明，相较 SBP 目标低于 140mmHg 组，随机分配至 SBP 目标低于 120mmHg 组的受试者中，主要预后指标心血管事件（cardiovascular events，CVE）发生率和全因死亡率显著获益，故而提前终止了该试验[635]。对主要试验的分析表明，没有证据表明 CKD 状态对 CVE 或全因死亡率的主要结局有影响。

在基线状态下，对 2646 名 CKD 患者进行了预先指定的亚组分析。在中位时间 3.3 年后，GFR 或 ESRD 下降 50% 的肾脏结局在不同 BP 目标的人群之间没有差异。较低的 BP 目标值组中有时出现 eGFR 早期下降，这可能是由于增加了 RAASi 的使用，而较高的 BP 目标值组中则观察到 GFR 早期轻微增加。在排除前 6 个月的观察结果后，低 BP 目标值组中 GFR 下降速率略高［0.47 vs. 0.32ml/(min・1.73m^2) 每年，$P < 0.03$］。在 48 个月内的所有时间点，较低的 BP 目标值均与较低的尿 ACR 相关。两组之间的严重不良事件没有差异，但低血压目标与高钾血症、低钾血症和 AKI 的发生率较高相关[636]。因此，SPRINT 研究的结果表明较低的 BP 目标值与存活率和心血管获益相关，但没有肾脏保护益处，并且质疑在所有老年人中降低 BP 目标值的风险大于益处的观点。

尽管比较 CKD 患者中低和常规 BP 目标值的随机试验结果并未得出明确的结论，但总体情况是，在蛋白尿较重的患者中，较低的 BP 目标值与更有效的肾脏保护相关。根据这些观察结果达成共识，所有糖尿病性或蛋白尿性 CKD 患者中，血压应降至 130/80mmHg 以下，无这些危险因素的患者应降至 140/90mmHg 以下[637]，尽管对于那些未被判定为应强化 BP 目标值降低、不良反应高风险的患者，也应考虑采用较低的目标值来优化降低心血管风险。

（三）饮食蛋白摄入

在肾脏未受损的动物或人类中，饮食蛋白质摄入量的增加和静脉内蛋白质负荷的增加与肾脏质量、RBF 和 GFR 的增加以及肾脏血管阻力的降低相关。响应蛋白质负荷的 GFR 和 RBF 的增加幅度是肾脏储备的函数。GFR 降低的患者中，一些研究表明，基线 GFR 较低的患者中 GFR 对蛋白饮食的反应性降低[638]。相反，一项研究旨在比较中度和晚期 CKD 患者对口服蛋白负荷的肾脏反应，结果发现，两组中 GFR 较基线水平增加的百分比相似，这表明即使患有晚期肾脏疾病，仍存在部分肾脏储备能力，对于不同肾功能水平的患者而言，膳食蛋白质的摄入量增加均可对肾小球血流动力学产生出乎意料的影响[639]。

为了理解蛋白质负荷急剧增强肾功能的机制，研究人员单独研究了蛋白质饮食的各种成分。对狗或人施用等量的尿素、硫酸盐、酸和植物蛋白，均未能重现肉类蛋白引起的 GFR 升高[640–642]。相反，喂食或输注混合或单类氨基酸（如甘氨酸、1– 精氨酸）会导致 GFR 的增加，其增加幅度与肉类摄入相似[643, 644]。显微穿刺实验表明，氨基酸输注会导致肾小球血浆流量增加和跨毛细血管液压差增加，从而提高 SNGFR 而不影响超滤效率[643]。然而，有趣的是，用氨基酸混合物灌注离体肾脏只会导致 GFR 的中度增加[645]。

综上所述，这些发现表明氨基酸本身对肾脏的血流动力学没有直接的主要影响，氨基酸的作用似乎是由仅在未受损器官中产生的中间化合物介导的。蛋白质进食刺激胰高血糖素分泌，有人提出胰高血糖素可能是一种上述介质。给犬类输注胰高血糖素后，GFR 和肾血流量增加[644]。此外，胰高血糖素拮抗剂生长抑素给药可始终阻断氨基酸诱导的人和大鼠肾功能增强[643, 646]。高蛋白饮食还富含矿物质、钾、磷和酸。实际上，在给犬饲喂蛋白饮食后发现，钠、钾、磷和尿素的排泄增多与 GFR 升高平行[640]。另一方面，在高蛋白饮食的大鼠中发现，近端小管和髓襻中氯化钠的重吸收增加[647]。因此，输送至致密斑的钠和氯化物减少，从而抑制管球反馈，并进一步刺激肾小球高灌注。由于膳食蛋白质不影响全身性 BP[643]，因此可能有其他因素导致蛋白质负荷后的肾脏血流动力学变化。一氧化氮抑制剂 1–NMMA 或非甾体抗炎药（nonsteroidal antiinflammatory drug，NSAID）给药可减弱大鼠和人类对口服蛋白质负荷的肾脏充血反应，从而激活一氧化氮和 PG 的作用[647, 648]。此外，由于在注射 PAN 的人和正常大鼠中，低蛋白饮食可降低肾 ET–1、ET 受体 A 和 B 以及 AT_1 受体 mRNA 的表达，故有人提出 AngⅡ和 ET 可作为蛋白质诱导的肾损伤的介质[649, 650]。

有人提出，饮食蛋白诱导的肾功能增强可能是肾脏对“猎人 – 采集者”生活模式下间歇性摄入大量蛋白的进化性适应[4]。蛋白质负荷后的肾脏功能亢进将促进蛋白质分解代谢和其他饮食成分的废弃产物排泄，从而在营养丰富时消化突然增加的情况下实现体内平衡；随后在两餐之间的间隔期间 GFR 下降至基线，则有利于在营养短缺时适当保存水分和电解质的机制。然而，由于持续过量摄入蛋白质而导致的持续性肾功能亢进在实验模型中会导致肾脏损伤。肾脏未受损并随意摄入食物的实验动物会随着年龄增长而出现蛋白尿，并发展为肾小球硬化[4, 196, 651]。如果仅在隔日喂养动物，这种进展会大大减弱[196]。

此外，与接受正常蛋白饮食的大鼠相比，自由摄取高蛋白饮食的老年大鼠表现更快和更严重的肾脏损伤，而接受低蛋白饮食的大鼠则受到肾脏保护作用[651]。同样，在糖尿病大鼠中，高蛋白饮食会明显加速肾脏病变的进展，而低蛋白饮食可大大延缓肾病的进展[254]。在这项研究中，高蛋白饮食喂养的糖尿病大鼠的肾脏重量显著大于接受正常蛋白饮食的糖尿病大鼠，这表明蛋白诱发的肾脏肥大本身可能促进肾功能恶化。如前所述，饮食蛋白限制在实验动物中的肾脏保护作用与 P_{GC} 和 SNGFR 实质上恢复正常相关[9]。

尽管从实验研究中获得了明确的证据，但是在临床试验中证实饮食蛋白限制的有益作用却十分困难。几项小型研究大体上表明蛋白质限制具有益作用，但存在设计或患者依从性方面的缺陷。因此，进行了一项大型的多中心随机研究（MDRD 研究）以解决该问题[622]。在这项研究中，将 585 名中度慢性肾衰竭［GFR=25～55ml/(min・1.73m²)］患者随机分为常规蛋白饮食组（1.3g/kg/d）或低蛋白质饮食组［0.58g/(kg・d)］（LPD，研究 1），并将 255 例严重慢性肾衰竭［GFR = 13～24ml/(min・1.73m²)］患者随机分为低蛋白饮食组［0.58g/(kg・d)］或极低蛋白饮食组［0.28g/(kg・d)］（VLPD，研究 2），辅以酮氨基酸以预防营养不良。纳入了所有病因所致的 CKD 患者，但排除了需要胰岛素治疗的糖尿病患者。还将患者分配至不同的 BP 控制水平组。经过平均 2.2 年的随访，初步分析显示，研究 1 中 GFR 平均下降率无差异，而研究 2 中仅 VLPD 组的 GFR 下降率有减缓趋势。

然而，对 MDRD 数据的二次分析显示，限制饮食中的蛋白质可能确实取得了有益的效果。在研究 1 中，LPD 与 GFR 的早期降低相关，这可能是由于蛋白质摄入减少引起的功能性作用所致，而不是因为肾单位丢失。GFR 的早期降低掩盖了 LPD 组 4 个月后 GFR 下降速率减慢，这表明如果随访时间延长，可能存在更强的肾脏保护证据[652]。令人失望的是，MDRD 试验研究 2 中对 255 名参与者进行长期随访，结果未发现初始研究中与 VLPD 随机分组相关的肾脏保护益处，反而报告了该组中的死亡风险更高（HR 1.92；95%CI 1.15～3.20）[653]。在最近的一项试验中，将 207 名营养良好、无糖尿病且 eGFR 低于 30ml/(min・1.73m²)、尿液 PCR 低于 1g/g 的受试者随机至素食 VLPD［＜ 0.3g/(kg・d)］补充酮类饮食（Ketoanalogue diet，KD）组或标准（非素食）LPD 组［＜ 0.6g/(kg・d)］。15 个月后，KD 组中 13% 的受试者达到肾脏替代治疗（renal replacement therapy，RRT）或 eGFR 降低 50% 的主要预后指标，而 LPD 组则为 42%（校正 HR 0.1；95%CI 0.05～0.2）。KD 组的受试者也显示出 eGFR 下降速度减慢，为每年 3.2ml/min。通过 KD 可改善代谢因子；血清碳酸氢根离子和钙离子水平较高，而磷水平较低。两组的营养状况均未改变，未报告不良反应[654]。

尽管在一些单独的研究中没有得到结论性的发现，但三项 Meta 分析均得出结论，限制饮食中的蛋白质可降低 ESRD 的风险［比值比（OR）分别为 0.62 和 0.67］[655, 656]，并适度降低 eGFR 下降的速率［每年 0.53ml/(min・1.73m²)］[657]。最近的一项 Meta 分析纳入了针对相对晚期的 CKD 患者（大多数情况下为 4 期和 5 期）的 16 项随机对照试验（Randomized controlled trials，RCT）。在将 LPD 组（＜ 0.8g/d）与蛋白质摄入量较高组进行比较的研究中，一年后，与较高蛋白饮食组相比，LPD 组中 ESRD 的绝对危险性小幅度降低，但具有显著性（4%），血清碳酸氢盐水平较高（加权平均差异

1.46mEq/L）。同样，在比较 VLPD 和 LPD 的研究中，一年后，与 LPD 相比，VLPD 组中 ESRD 的绝对风险降低（13%）GFR 较高［加权平均差异为 3.95ml/(min·1.73m^2)］。未见研究报告蛋白质能量浪费的风险增加或与饮食蛋白质限制有关的其他安全性问题[658]。这些发现中有一个重要警示，即接受 RAAS 抑制剂治疗的受试者比例是变化的。尽管有证据表明 LPD 和 RAAS 抑制剂可能具有协同的肾脏保护作用，但尚未在 RCT 中对其进行充分评估。

总而言之，一些小型试验和 Meta 分析表明，限制饮食蛋白质可减慢人类 CKD 的进程，特别是在相对晚期和蛋白尿性肾病中。尽管对肾脏的保护作用似乎不大，但这种饮食限制有其他相关获益，包括改善酸中毒以及减少磷和钾负荷。因此，在饮食中适当限制蛋白质摄入的综合饮食干预应作为 CKD 患者管理的一部分考虑[659]。VLPD 在晚期 CKD 中的潜在益处需要在 RCT 中进一步评估。饮食干预在 CKD 管理中的作用在第 60 章中深入讨论。

（四）性别差异

实验室研究表明，雄性动物比雌性动物患肾脏疾病和疾病进展的风险更大。与雌性相比，雄性大鼠的年龄相关性肾小球硬化更为明显，值得注意的是，可以通过去势疗法预防雄性年龄相关性肾小球硬化[660]。这种性别差异不依赖于 P_{GC} 或肾小球肥大，表明性激素可作为肾损伤调节介质剂发挥作用。在一些动物模型中，卵巢切除术对肾小球损伤的发展没有影响[660, 661]，但确实促进了有肾小球硬化倾向小鼠的进展[662]。

相反，在高胆固醇血症的 Imai 大鼠中，通过去势或外源性雌激素给药可明显减少雄性自发性肾小球硬化的发生[663, 664]。这些数据表明雄激素在肾损伤发生中的重要作用，并增加了雌激素在一定程度上抵消雄激素不利影响的可能性。在一个明显矛盾的观察中，相比雄性大鼠，雌性长濑先天性无白蛋白血症大鼠发生更严重的肾脏损伤，卵巢切除术可改善这一特征[665]。这些大鼠可能是独特的，但是雌性动物中甘油三酸酯水平较高，可能对肾脏疾病的倾向具有独立的、压倒性的作用。雄性大鼠在肾广泛切除术后出现肾小球硬化的程度显著重于雌性大鼠[666]。这种差异与血压和肾小球肥大无关，但发现雄性中肾小球硬化程度和系膜扩张程度与肾小球前胶原 α_1（Ⅳ）mRNA 的表达显相关。同样，在老年 Munich-Wistar 大鼠中发现，雄性大鼠中肾小球金属蛋白酶活性随年龄增长而降低，而雌性或去势大鼠则无此现象，表明雄激素抑制金属蛋白酶活性，这可以解释疾病易感性的性别差异[667]。最后，雌激素（而不是雄激素）具有抗氧化活性，并且可抑制系膜细胞的 LDL 的氧化作用[668]，该特性可能有助于肾脏保护。

临床研究表明，人类中也存在 CKD 进展相关性别差异。美国肾脏数据系统（US Renal Data System，USRDS）的数据显示，男性 ESRD 发生率（2003 年为 413/100 万人口）明显高于女性（280/100 万人口）[669]，一些研究报告表明男性的肾脏结局较差。在日本一项基于社区的大众筛查计划中，男性罹患 ESRD（如果男性的基线血肌酐水平＞1.2mg/dl 或女性＞1mg/dl）的风险几乎比女性高 50%[670]。在一项美国基于人群的大型研究中，男性性别与 ESRD 风险或与 CKD 相关死亡显著增加相关[613]。同样，在法国，针对中重度肾病患者中 ESRD 发生的影响因素的多个研究发现，相比女性，男性的疾病进展更快，尤其是慢性肾小球肾炎或常染色体显性遗传多囊肾病（autosomal dominant polycystic kidney disease，ADPKD）的患者。此外，在男性中，高血压作为 CKD 进展的危险因素的作用似乎更大[671, 672]。其他有关 CKD 患者的研究表明，CKD 3 期患者中女性的 ESRD 风险较低[673]，而 CKD 4 期和 5 期患者中男性进展至需要 RRT 的时间较短[674]。

研究人员针对包括 11 345 名 CKD 患者在内的 68 项研究进行了一项 Meta 分析，报告表明，男性肾功能衰退速率更快[675]，但在另一项针对 11 项随机试验中个体参与者数据进行的 Meta 分析中，作者评估 ACEI 治疗 CKD 的疗效，并未发现男性受试者血肌酐水平翻倍或 ESRD 或进 ESRD 的风险增高[676]。相反，在调整了基线变量（包括 BP 和尿蛋白排泄）后，女性受试者达到这些终点的风险显著高于男性[676]。这些研究的局限性之一是通常未记录妇女的绝经状态。有趣的是，一项研究中，在 14 年的中位观察时间内，1653 名绝经前妇女中接受双侧卵巢切除术的受试者罹患 CKD［eGFR＜60ml/(min·1.73m^2)，相隔 90 天以上两次检测］的风险高于未行卵巢切除术的同龄女性（校正 HR 1.42；95%CI 1.14～1.77；绝对危险度上升 6.6%）[677]。

通常，男性中高血压和血压控制不佳的患病率较高。相比女性，男性倾向于消耗更多的蛋白质。男性血脂异常的发生率高于绝经前女性。所有上述因素都可能导致男性肾脏疾病的严重程度增加，但不能解释所有差异 [678, 679]。最近的一篇综述还强调指出，许多地区男女之间在获得保健服务方面存在差异，可能导致观察到的结果差异 [680]。性别差异对肾脏疾病流行病学的影响在第 19 章中有更详细的介绍。

（五）肾单位的先天性特征

实验和临床研究表明，每个肾脏的肾单位数量是可变的，并且可能在宫内发育过程中受到多种因素的影响。此外，肾单位先天较少的个体易患高血压和 CKD。这已经在大鼠自发性肾脏发育不全的模型研究中得到证实。先天性单肾的大鼠中单个肾脏的肾单位比具有双肾的同窝大鼠的单个肾脏少 19%，因此先天性肾单位数减少了 60.2%，这与随后出现肾脏和肾小球肥大、蛋白尿、肾小球硬化和 TIF 有关 [341]。有人提出肾单位先天减少会导致单个肾单位的 GFR 增加，从而导致肾脏储备减少 [681]。尽管与轻度至中度先天性肾功能不全相关的肾小球血流动力学改变本身可能不足以引起肾脏损伤，但可以预测其会加重后天性肾功能丧失的影响，并使个体易于出现进行性肾损害。因此，应将 CKD 视为多重打击过程，其中第一次打击可能是先天性肾单位减少 [682]。第 21 章详细讨论了发育性程序对肾单位先天特征、血压和肾脏功能的影响。

（六）种族与民族

USRDS 的数据显示，非裔美国人、西班牙裔美国人和美洲印第安人中 ESRD 发生率明显高于白种人。2015 年，与白种人相比，夏威夷人 / 太平洋岛民、非裔美国人、美洲印第安人 / 阿拉斯加原住民和亚洲人的校正 ESRD 发生率比值分别为 8.4、3.0、1.2 和 1.0。有趣的是，与过去 15 年中的白种人相比，这些人群的 ESRD 相对风险有所降低（图 51-12）。西班牙裔美国人与非西班牙裔美国人的比率为 1.3。同样，2015 年，夏威夷原住民 / 太平洋岛民每百万人口（per million population，pmp）的患病率为 14 448，非裔美国人为 5705，美洲印第安人 / 阿拉斯加原住民为 2315，亚裔为 1905，白种人为 1519 [683]。这些明显差异的原因很复杂，包括社会和生物学因素 [684, 685]。有趣的是，卒中地理和种族差异原因（reasons for Geographic and Racial Differences in Stroke，REGARDS） 队列研究的数据显示，非裔美国人中 eGFR 为 50～59ml/(min・1.73m^2) 的患病率低于白种人受试者，但 eGFR 为 10～19ml/(min・1.73m^2) 的患病率高于白种人，表明非裔美国人罹患 CKD 的风险较低，但罹患 CKD 后演变为 ESRD 的风险较高 [686]。

非裔美国人似乎更容易罹患 FSGS。一项对 340 例常规肾脏活检的回顾性分析发现，与白种人相比，非裔美国人中 FSGS 的患病率显著较高，而膜性肾小球肾炎、IgA 和免疫触须样肾病的患病率则显著较低 [687]。同样，在接受移植的小儿患者中，与白种人相比，非裔美国人和西班牙裔儿童中以 FSGS 为主要诊断的比例更高 [688]。同一研究团队发现，尽管治疗方法相似且肾病综合征的病程相似，但患有 FSGS 的非裔美国儿童达到 ESRD 的频率几乎是白种人儿童的两倍 [688]。

然而，就患者人数和发病率而言，更显著的是由于高血压和糖尿病肾脏疾病引起的 ESRD 存在种族差异。一项纵向研究对 1 306 825 名医保受益人的数据进行了调查，发现与白种人相比，在所有类别的非裔美国人参与者中患 ESRD 的风险大大增加，其中糖尿病患者增加了 2.4～2.7 倍；在高血压患者中，增加了 2.5～2.9 倍；而既没有高血压也没有糖尿病的人群中增加了 3.5 倍 [689]。MDRD 研究数据显示，尽管非裔美国人参与者的平均 GFR 较高，但 CKD 患者中非裔美国人的高血压患病率高于白种人 [679]。在进入研究之前，高血压患者的肾脏疾病进展更快，这表明非裔美国人患者高血压的患病率较高可能是导致 CKD 加速发展的重要因素。另一方面，MDRD 研究中，MAP 较高和非裔美国人 / 种族是 GFR 下降更快的独立预测因子 [690]。

在一项大型的基于社区的流行病学研究中，非裔美国人中高血压性 ESRD 未校正发病率高 5.6 倍 [691]。这种发病率增加现象与研究人群中高血压、

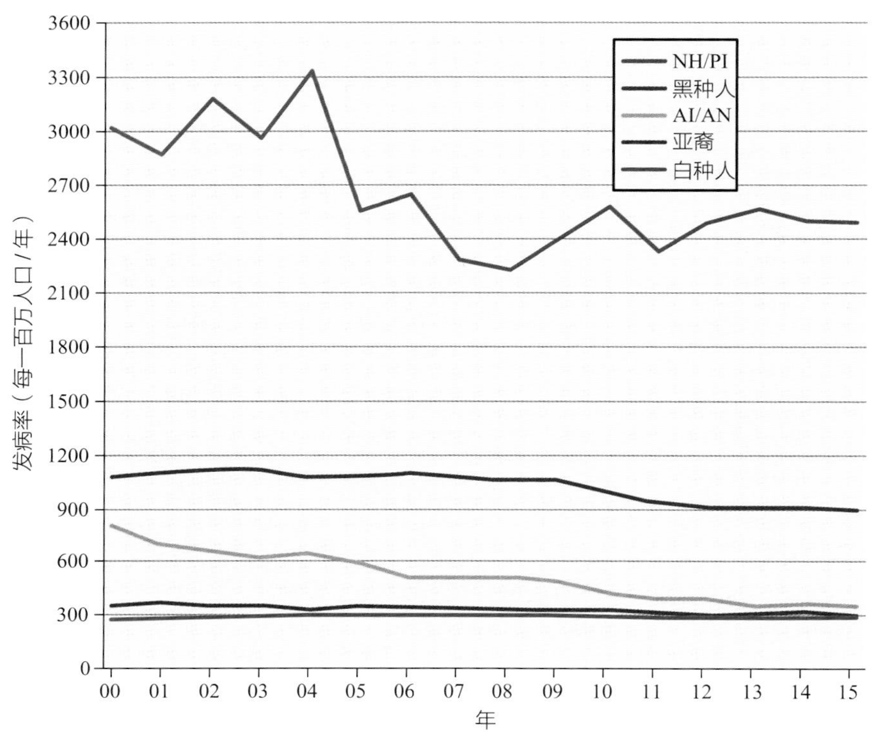

▲ 图 51-12 美国人口中 2000—2015 年按种族分类的终末期肾脏病（ESRD）发病率校正趋势

AI/AN. 美洲印第安人 / 阿拉斯加原住民；NH/PI. 夏威夷原住民 / 太平洋岛民（引自美国肾脏数据系统 2017 年度数据报告，第 1 章：发病率、患病率、患者特征和治疗方法。https://www.usrds.org/2017）

严重高血压和糖尿病的患病率直接相关，与诊断高血压的年龄和社会经济地位成反比。在对这些因素进行校正之后，非裔美国人中高血压性 ESRD 的风险仍然比白种人高 4.5 倍，这进一步证明非裔美国人对肾脏疾病的易感性超出了高血压和糖尿病的患病率。特别是对盐敏感的高血压在非裔美国人群体中比在白种人群体中更为普遍 [692]。比较盐敏感性患者和耐盐性患者对高钠摄入的肾脏反应，发现盐敏感性患者中存在滤过率增加（意味着 P_{GC} 增加）时，RBF 降低，而耐盐性患者则相反 [609]。

这些观察结果与以下观点相符：盐负荷通过肾小球毛细血管高压损害肾小球，并且盐敏感性个体，尤其是非裔美国人，更容易遭受这种形式的损伤。在非裔美国人中，由糖尿病性肾病引起的 ESRD 发病率比在白种人高四倍 [693]。值得注意的是，在控制了糖尿病和高血压的较高患病率以及年龄、社会经济地位和获得医疗保健的机会之后，与白种人相比，非裔美国人由糖尿病导致的 ESRD 发病率过高仅限于 2 型糖尿病 [694]。在 1 型糖尿病患者中，未发现非裔美国人的风险比白种人高。实际上，大多数患有 ESRD 的非裔美国人（77%）患有 2 型糖尿病，而大多数患有 ESRD 的白种人（58%）患有 1 型糖尿病 [695]。非裔美国人种族 / 民族的糖尿病成年患者中早期肾功能下降（血清肌酐增加≥ 0.4mg/dl）的风险增加了三倍 [696]。

研究人员分析了导致不同人群中肾脏疾病患病率和严重程度不同的几种潜在因素。如果对社会经济因素进行校正，可以减少但不能消除非裔美国人中的患 ESRD 风险增加 [685, 693, 696]。非裔美国人的出生体重通常比白种人低，因此可能有程序性或遗传决定的肾单位数目不足，使其更容易患高血压及随后的 ESRD [697, 698]。最后，非裔美国人患者中 40% 的高血压性 ESRD 和 35% 的 2 型糖尿病相关 ESRD 患者具有 ESRD 的一级、二级或三级亲属，这意味着对 ESRD 具有家族易感性，即具有遗传易感性 [699]。

一项研究表明，ESRD 与载脂蛋白 L1（apolipoproteinL 1，APOL1）基因的两个编码变体之间有很强的联系，这项研究为非裔美国人中 ESRD 高发的遗传解释提供了证据 [700]。这些基因变体可形成对罗德西亚锥虫感染的抵抗力，锥虫感染可导致昏睡病，这为如何通过自然选择导致这些变体在相应人群中普遍存在提供了解释[701]。随后的研究确定了 APOL1 风险变体与几种肾脏疾病之间的关联，包括 FSGS、HIV 相关性肾病（HIV-associated nephropathy，HIVAN）、镰状细胞性肾病和严重的狼疮性肾炎。南非黑种人中，APOL1 风险变体也与 HIVAN 相关[702]。此外，队列研究报告表明 APOL1 风险变体与进展至 ESRD 的风险之间存在关联。进展风险在欧裔美国人中最低（无风险变体），在无风险变体或有一种风险变体的非裔美国人中为中等，在有两种风险变体的非裔美国人中最高[703]。据估计，APOL1 变体占非裔美国人因 CKD 所致疾病负担的 40%。

APOL1 在 CKD 进程中的生物学作用尚待充分阐明。APOL1 风险变体在包括果蝇和酵母菌在内的多物种中表达，已确定保守的核心细胞内胞内体运输过程的损伤是细胞损伤的关键机制[704]。APOL1 蛋白在肾脏中表达，但也被分泌，并与循环中的 HDL 颗粒结合。目前的证据表明，参与 CKD 发病机理的是 APOL1 的局部表达形式[705]。尽管具有两个 APOL1 风险变体遗传与 ESRD 之间有很强的关联，但实际上具有这种基因型的人只有少数会罹患肾脏疾病，这表明在遗传易感人群中，需要第二种因素的作用才能引起疾病。HIV 是发生这种二重打击的一个例证，但有人提出，其他病毒和其他基因变体也可能很重要[701]。

还发现其他种族和少数群体中患 CKD 和 ESRD 的风险增加，包括亚裔[617, 706]、西班牙裔[707]、美洲原住民[708]、墨西哥裔美国人[709]和澳大利亚原住民[710]。有关 CKD 的种族和流行病学的进一步讨论请参见第 19 章，有关 CKD 发病机理的遗传因素的详细讨论请参见第 43 章和第 44 章。

（七）肥胖和代谢综合征

肥胖可直接导致以蛋白尿和局灶节段性肾小球硬化的组织学表现为特征的肾小球病[711]，也可能加剧其他形式的 CKD 的进展。显微穿刺研究证实，肥胖是肾小球高压和超滤的另一原因，可能导致 CKD 的进展[712, 713]。Griffin 及同事指出，尽管肥胖很普遍，但肥胖个体中只有少数会发生与肥胖相关的肾小球疾病[714]。他们提出，先天性肾单位数量低下（与出生体重相关，而这也与以后肥胖的风险增加相关）或后天肾单位丢失构成增加肾小球肥大和肾小球前血管舒张以及高全身性 BP 传输至肾小球的必要附加因素，导致肾小球硬化。对脂肪细胞功能的详细研究表明其不仅是储存细胞，而且会产生多种激素和促炎性分子，可能导致进行性肾脏损害[715, 716]。另外，脂连蛋白是由脂肪细胞产生的脂肪因子，可能对足细胞功能起保护作用。肥胖者的脂连蛋白水平降低，并且与白蛋白尿的严重程度成反比[717]。此外，脂连蛋白敲除小鼠发展出与足细胞足突消失相关的蛋白尿，该蛋白尿可通过施用外源性脂连蛋白来纠正[718]。

肥胖症也与醛固酮的产生增加和细胞外液容量增加相关，这两者都可能导致进行性肾损害[719]。在人类中，严重肥胖与肾脏血浆流量增加、肾小球超滤和蛋白尿相关，这些异常可通过减轻体重而逆转[720]。几项基于人群的大型研究已将肥胖确定为罹患 CKD 的独立危险因素[614, 721]，而一项研究发现在初筛时没有 CKD 证据的 320 252 名受试者中，随着体重指数（body mass index，BMI）的升高，ESRD 相对风险（relative risk，RR）逐渐升高（BMI 为 30.0～34.9kg/m^2 的受试者 vs. BMI 为 18.5～24.9kg/m^2 的受试者 RR 3.57；95%CI 3.05～4.18）[722]。

另一方面，弗莱明翰心脏研究（Framingham Heart Study）的数据分析证实，肥胖可致 CKD 3 期患病风险增加，但发现在校正了已知的心血管危险因素后，上述风险增加不再显著。然而，在多变量模型中，发生蛋白尿的风险增加持续存在[723]。

体重变化也被确定为 CKD 事件的危险因素。在一项针对 8792 名先前健康男性的研究中，体重每年增加 0.75kg 或更多与先前肥胖和非肥胖（体重下降＜ 0.75kg/ 年）受试者患 CKD 的风险增加相关[724]。表现为腹型肥胖、血脂异常、高血压和空腹血糖受损的代谢综合征（胰岛素抵抗）也与患 CKD 的风险增加相关。第三次美国国家健康和营养调查（Third National Health and Nutrition Examination Survey，NHANES）的数据分析表明，患有代谢综合征的受试者中 CKD 和微量白蛋白尿的风险显著增加，并且随着存在的代谢综合征症状表现越多，风险逐渐增加[725]。此外，一项针对 10 096 例基线时无糖尿病或 CKD 的患者的纵向研究表明，代谢综合征是 9 年内发生 CKD 的独立危险因素（校正 OR 1.43；95%CI 1.17～1.33）。同样，存在的代谢综合征表现越多，相关的风险逐渐增加（存在一种代谢综合征表现时 OR：1.13；95%CI：0.89～1.45；存在五种代谢综合征表现则 OR：2.45；95%CI：1.34～4.54）[726]。代谢综合征也是美洲原住民[727]和中国台湾地区[728] CKD 发生的危险因素。腰臀比（waist-hip ratio，WHR）是核心脂肪分布和胰岛素抵抗的标志，在以人群为基础的 7676 名受试者中，即使是体型偏瘦的个体（BMI < 25kg/m^2），WHR 也与肾功能受损独立相关[729]。此外，对社区动脉粥样硬化风险（Atherosclerosis Risk in Communities，ARIC）研究数据分析发现，WHR 而非 BMI 与发生 CKD 和死亡的风险增加相关[730]，这表明与肥胖本身相比，内脏脂肪的积累是更重要的危险因素。

肥胖对 CKD 患者队列疾病进展的影响尚未得到充分研究记录。一项研究表明，在 162 例 IgA 肾病患者中，BMI 升高是 CKD 进展的独立预测因素[731]，而 BMI 与 CKD 受试者队列（主要是 CKD 3 期）中的 CKD 更快速进展独立相关[732]。另一方面，研究观察表明，BMI 与 CKD 4 和 5 期患者队列中的 ESRD 风险无关，证明肥胖可能与 CKD 较晚期阶段的进展关联较小[674]。肥胖导致 CKD 和 CKD 进展的风险增加，表明减轻体重可能是实现肾脏保护作用的重要干预措施。众所周知，持续减重很难实现，但是对一些小型短期研究的 Meta 分析发现，通过饮食或药物治疗实现的减重与蛋白尿减轻和血压的降低相关。在病理性肥胖患者中通过外科手术实现体重减轻可使肾小球超滤恢复正常，并减轻微量白蛋白尿和降低血压[733]。最近的一项系统综述对 31 项研究中通过减重手术、药物治疗或饮食疗法来实现减重效果进行了分析，发现在大多数研究中，减重与蛋白尿的减少相关。在肾小球超滤患者中，GFR 随体重减轻而趋于下降，而在 GFR 降低的患者中，其趋于增加[734]。

减重手术越来越多地用于控制肥胖，从而得以研究通过手术减轻体重对 CKD 的影响。在一项针对 2144 例接受减重手术的受试者的长期研究中，评估 7 年后根据 KDIGO 分类定义的 CKD 风险类别的变化。在基线为中度风险的人群中，53% 出现风险类别改善，5%～8% 出现恶化；在高风险组中，56% 受试者风险得到了改善，3%～10% 出现恶化，极高危人群中，23% 得到改善。一开始 eGFR 有所改善，在 2 年达到峰值，然后逐渐下降。在中危（中位尿 ACR 从 48mg/g 降低到 14mg/g）和高危组（中位尿 ACR 从 326mg/g 降低到 26mg/g）中蛋白尿表现出大幅度而持续的降低[735]。

在另一项研究中，在 CKD 3 期和 4 期患者中比较接受减重手术与未接受手术且同样具有肥胖倾向的匹配人群的预后，结果发现 3 年后手术组 eGFR 显著较高，平均高出 9.84ml/(min · 1.73m^2)[736]。在一项包括 23 项队列研究和 3015 例受试者的 Meta 分析中，受试者为接受了各种形式的减重手术的人群，观察结果表明血清肌酐水平（平均降低 0.08mg/dl）和蛋白尿（平均降低 0.04g/d）有小幅度改善，但具有统计学显著性[737]。因此，肥胖似乎是 CKD 进展的可控危险因素。

（八）交感神经系统

在 CKD 患者中观察到交感神经系统过度活动，有几条证据表明其可能是导致进行性肾损伤的因素[738]。肾脏有丰富的感觉传入神经和交感传出神经分布，因此可以作为交感神经激活的来源和目标。一项研究表明了前述观点的正确性，该研究在腓神经中通过微电极测量神经节后交感神经活动（sympathetic nerve activity，SNA），对正常个体、保留肾脏的血液透析患者和双侧肾切除术后的透析患者进行比较[739]。保留肾脏的血液透析患者总 SNA 比正常个体和肾切除术后的血液透析患者高 2.5 倍，后两者的 SNA 相似。此外，未接受肾切除术患者中 SNA 升高与血管紧张度和平均动脉 BP 升高相

> **临床意义 – 肥胖和代谢综合征**
>
> 由于减重难以实现，其作为干预措施改善肾脏保护作用的能力未得到充分利用。然而，现有证据表明，在肥胖患者中，减轻体重具有肾脏保护作用。对于不能通过饮食和运动获得足够体重减轻的严重肥胖者，应考虑进行减重手术。

关。SNA 不随年龄、血压、降压药或体液状态而变化。作者推测，尿毒症化合物的肾内蓄积通过化学感受器刺激肾传入神经，导致传出交感神经的反射性激活和 SNA 升高。然而，其他研究也发现，肾脏血管疾病 [740]、高血压性 ADPKD [741]、非糖尿病性 CKD [742] 患者在没有尿毒症的情况下出现 SNA 升高，或在肾病综合征 [743] 和 ADPKD [741, 744] 患者中发现去甲肾上腺素分泌增加。此外，通过肾移植纠正尿毒症并不能消除 SNA 升高 [745]。有趣的是，针对八例活体肾脏供体的研究发现，供体肾切除术后 SNA 并未升高，这表明 SNA 的升高与肾脏损害而非肾单位丢失有关 [742]。

总之，这些发现表明，各种形式的肾损伤可能引起 SNA 升高，并且尿毒症不是这种反应的必要条件。实验研究的证据表明，肾脏疾病引起的交感神经过度活跃也可能加速肾脏损伤。与假手术对照组相比，对 5/6 肾切除大鼠行双侧背侧脊神经根切断术阻断肾传入神经感觉信号可预防的全身性 BP 升高、减弱血清肌酐水平的升高并减轻残余肾脏中肾小球硬化的严重程度 [746]。此外，脊神经根切断术的肾脏保护作用可与 ACEI 治疗的作用叠加 [747]。

为了进一步研究脊神经根切断术的益处是否仅可归因于预防高血压，对 5/6 肾切除的大鼠进行非降压剂量的交感药物莫索尼定（moxonidine）处理 [748]。尽管对 BP 没有影响，但与未处理的大鼠相比，莫索尼定给药组蛋白尿水平较低且肾小球硬化较轻。在一项类似的研究中，对 5/6 肾切除的大鼠采用 α 受体拮抗剂酚苄明、β 受体拮抗剂美托洛尔或两者联合治疗 [749]。与前期研究一样，所使用的剂量并未降低血压，但所有三种治疗均显著降低白蛋白尿，并使毛细血管长度密度（肾小球毛细血管闭塞的指标）降低和足细胞数量的减少几乎恢复正常。与未治疗的对照组相比，美托洛尔和联合疗法显著降低肾小球硬化指数。综上所述，这些结果表明，SNA 的增加会加速肾脏损伤，不依赖于其对 BP 的影响，并且这一不良反应是由儿茶酚胺介导的 [750]。此外，交感神经过度活动通过将肾小管周围毛细血管灌注减少到导致肾小管间质缺血的程度来促进肾小管间质损伤的发展 [751]。

初步证据表明，交感神经过度活跃在人类 CKD 的进展中也可能起重要作用。在 1 型糖尿病伴蛋白尿的患者中，有证据表明副交感神经功能障碍（使交感神经张力不受抑制）与接下来 12 个月血清肌酐水平升高相关 [752]。对来自社区动脉粥样硬化风险（Atherosclerosis Risk in Communities，ARIC）研究的数据进行分析后发现，静息心率较高的和心率变异性较低（自主神经功能障碍的标志）各自独立地导致在 16 年的随访期间罹患 ESRD 或与 CKD 相关的入院风险增加 [753]。几种药物治疗可改善 CKD 患者的交感神经过度活动。在 15 名血压正常的 1 型糖尿病患者中，用莫索尼定治疗 3 周可显著降低白蛋白排泄率，而不会影响 BP [754]。在其他研究中，用 ACEI 或 ARB 进行的慢性治疗经证实对肾脏保护有益处，且可减轻交感神经的过度活动，但不会使其恢复正常 [755–757]。相反，氨氯地平治疗与 SNA 升高相关。由于 ACEI 和 ARB 不容易进入中枢神经系统（central nervous system，CNS），因此 RAAS 抑制可能调节肾脏中神经递质的释放并减少传入信号。

最后，有人提议将通过经肾动脉射频导管消融实现肾脏去神经支配作为治疗耐药性高血压和可能减慢 CKD 进展的干预措施。几项小型研究报告了肾脏去神经支配后血压降低，随后进行了一项大型随机试验，其中 535 名参与者被随机分配至肾脏去神经支配组或假手术组。6 个月后，两组患者的诊室血压均显著降低，但两组之间无差异。两组之间 24h 动态血压也无差异 [758]。

关于 SNA 增加在 CKD 进展中的作用有几个问题尚待解答。尽管交感神经阻滞剂的肾脏保护作用似乎不依赖于对全身性 BP 的作用，但其对肾小球血流动力学的作用尚不清楚。还需要进一步的研究来确定在多种形式的人 CKD 中对交感神经过度活动进行多大程度的慢性抑制可能是有益的，以及这种益处是否可与抑制 RAAS 所产生的益处叠加。

（九）血脂异常

Moorhead 及同事提出了脂质代谢异常可能促进 CKD 进程的假说 [759]。肾小球损伤伴基底膜通透性改变是高脂血症和进行性肾小球损伤恶性循环的始作俑者。他们提出通过尿液丢失白蛋白和脂蛋白脂肪酶激活物会导致循环中的 LDL 增加，而 LDL 又与肾小球基底膜结合，进一步损害其选择渗透性。滤过的脂蛋白积聚在系膜中，刺激细胞外基质合成和系膜细胞增殖。滤过的 LDL 经小管吸收并代谢，从而导致细胞损伤和间质性疾病。值得注意的是，该假设并未提出高脂血症是肾损伤的起始因素，而是参与了疾病进展的自我维持机制。

几条实验证据证实了血脂异常与肾损伤之间的关联。与血胆固醇正常的对照组相比，饮食诱发高胆固醇血症后的未受损大鼠和单侧肾切除大鼠均发生更广泛的肾小球硬化，并且肾小球硬化的严重程度与血清胆固醇水平相关 [760]。老年雌性长濑先天性无白蛋白血症大鼠（Nagase analbuminemic rats，NAR）患有内源性高三酰甘油血症和高胆固醇血症，分别在 9 月龄和 18 月龄时发展为蛋白尿和肾小球硬化，而雄性 NAR 则在 22 月龄时仍脂质水平较低且无肾小球硬化 [665]。有趣的是，对雌性 NAR 进行卵巢切除术可降低甘油三酸酯水平并减少其肾损伤。然而，看似矛盾的是，尽管年轻和老年 NAR 的胆固醇水平较高，但年龄和性别相匹配的雄性 Sprague-Dawley 大鼠中肾小球硬化更为广泛 [761]。但是，NAR 中的甘油三酸酯水平较低，这再次表明三酰甘油在脂质介导的肾损伤中具有独立的作用。

尽管有关脂质在引发肾脏疾病中的作用的数据存在矛盾，但一些研究支持血脂异常可能促进肾脏损害的观点。采用胆固醇喂养在单侧肾切除大鼠、糖尿病前期兔子、嘌呤霉素氨基核苷诱导肾病大鼠以及大鼠两肾一夹（two-kidney，one-clip，2-K，1C）高血压模型中未夹持侧肾脏中会加剧肾小球硬化。在高血压和血脂异常叠加状态下，可观察到显著加速肾功能恶化的协同作用 [762, 763]。在 5/6 肾切除术模型中，进行性肾脏损害与肾脏组织中的脂质蓄积、肾小管重吸收与蛋白结合的脂质的通路上调和脂质分解代谢的通路下调有关 [764]。

在人类中，脂质在肾脏疾病的发生和进展中的作用尚未阐明。进行尸检时，发现系统性动脉粥样硬化的存在与正常人的硬化性肾小球的百分比之间存在高度显著的相关性，这促使人们推测肾小球硬化的发展可能类似于动脉粥样硬化 [765]。一项旨在确定高血压性 ESRD 临床相关性的研究发现，高龄白种人患者的动脉粥样硬化与高血压性 ESRD 之间存在密切关联 [766]。此外，血脂异常已在几项大型研究中确定为明显健康个体随后发生 CKD 的危险因素 [614, 767, 768]。在一般人群中，原发性高胆固醇血症的常见形式与肾脏疾病发病率的增加无关，但据描述肾脏损伤与脂蛋白代谢的罕见遗传性疾病有关 [769, 770]。

CKD 患者很少发生原发性脂质介导的肾损伤，CKD 通常伴随白蛋白和脂蛋白脂肪酶激活物经尿液流失及三酰甘油清除不良导致的血浆脂质水平升高、糖基化终末产物对 LDL 的修饰、血浆渗透压降低、药物不良反应和潜在的全身性疾病 [771, 772]。在一个 CKD 成年患者队列中，最常见的脂质异常是高三酰甘油血症、HDL 水平降低和载脂蛋白水平升高 [773]。此外，在一项针对 631 例常规肾脏活检的研究中，在 8.4% 的肾脏的非硬化性肾小球中发现了脂质沉积，并且载脂蛋白 B 的染色在大约 25% 的活检中呈阳性，这表明脂质沉积在多种肾脏疾病中并不罕见 [404]。几项流行病学研究发现 CKD 进程与血脂异常之间有很强的联系。

- MDRD 研究中，血浆 HDL 胆固醇水平低下是 GFR 快速降低的独立预测因素 [774]。
- 总胆固醇、LDL 胆固醇和载脂蛋白 B 水平升高与 CKD 患者 GFR 降低强相关 [775]。
- 高醛固酮血症是 1 型和 2 型糖尿病中肾功能丧失的预测因子 [776, 777]。
- 在非糖尿病患者中，患有高胆固醇血症和高三酰甘油血症的患者 CKD 进展更快速，不依赖于 BP 控制 [778]。
- IgA 肾病患者中，高三酰甘油血症是疾病进展的独立预测因子 [779]。

然而，并非所有研究均证实这些发现：

- 在多重危险因素干预试验（Multiple Risk Factors Intervention Trial，MRFIT）中，血脂异常与肾功能下降无关 [780]。
- MDRD 研究中随访 10 年之后，血脂异常检测对心血管事件或 ESRD 无预测性 [781]。
- 在一项针对肾病综合征患者的回顾性分析中，诊断时患有高胆固醇血症不是肾脏疾病进展的预测因子 [782]。
- 在 CRIC 研究中，总胆固醇或 LDL 与 ESRD 或 eGFR 降低 50% 的风险之间无相关性 [783]。

在肾功能不全的患者中，血脂异常并非孤立

发生，而是与其他也会影响肾脏疾病进展的因素相关，包括高血压、高血糖症和蛋白尿，故这些数据的解读十分复杂。研究人员发现在患有肾脏病变的 1 型和 2 型糖尿病中，血清胆固醇和甘油三酸酯水平与 BP 和循环 AngⅡ水平相关，并且在肾病综合征患者中随着蛋白尿的增加而升高 [770]。

高脂血症导致肾损伤的可能机制尚未完全阐明。胆固醇喂养与系膜脂质含量 [760]、肾小球巨噬细胞、TGF-β 以及纤连蛋白 mRNA 水平的增加相关 [784, 785]。此外，在肾病综合征中通过全身 X 线照射减少肾小球巨噬细胞可显著降低白蛋白尿，而不影响血清脂质水平，这表明巨噬细胞在高脂血症性肾小球损伤中起重要作用 [785]。系膜细胞表达 LDL 受体，并通过血管收缩剂和促有丝分裂肽（例如 ET-1 和 PDGF）刺激摄取 [407]。系膜细胞对 LDL 的代谢导致纤连蛋白和 MCP-1 的合成增加，这可能有助于系膜基质的扩张以及循环巨噬细胞 / 单核细胞向肾小球的募集 [408]。此外，富含三酰甘油的脂蛋白［极低密度脂蛋白（very-low-density lipoprotein，VLDL）和中密度脂蛋白（intermediate-density lipoprotein，IDL）］在体外可诱导系膜细胞增殖和 IL-6、PDGF 和 TGF-β 的形成 [786]。肾小球系膜细胞、巨噬细胞和肾小管细胞均具有通过 ROS 的形成来氧化 LDL 的能力，这一步骤可被抗氧化剂和 HDL 抑制 [396, 787, 788]。氧化的 LDL 可诱导剂量依赖性的系膜细胞增生或系膜细胞死亡，并诱导 TNF-α、类花生酸、单核细胞趋化因子的产生和肾小球血管收缩。这些途径以及在 LDL 氧化过程中产生的自由基可能各自导致肾脏炎症和损伤 [786, 787]。

高脂血症也与 P_{GC} 升高相关，增加了通过血流动力学损伤进一步导致肾小球硬化的可能性 [760]。P_{GC} 的升高似乎部分是由血浆黏度增加引起肾血管阻力增加所介导的。在糖尿病患者中，已发现循环中的 AngⅡ水平与血清胆固醇相关 [789]，并且氧化的 LDL 和脂蛋白（a）均显示体外刺激球旁细胞产生肾素 [788]。此外，已经发现氧化的 LDL 可减少内皮细胞合成一氧化氮 [788]，RAAS 活性和一氧化氮代谢改变也可导致高脂血症时 P_{GC} 增加的可能性。

因此，如果高脂血症加剧肾损伤，则采取旨在降低血脂水平的干预措施可延缓疾病进展。在肥胖的 Zucker 大鼠（患有内源性高脂血症和自发性肾小球硬化的大鼠品系）以及 5/6 肾切除大鼠（患有继发于肾功能不全的高脂血症患者）中，使用 3- 羟基 -3- 甲基戊二酰辅酶 A（3-hydroxyl-3-methylglutaryl coenzyme A，HMG-CoA）还原酶抑制剂（他汀类药物）或氯贝酸进行治疗，导致血脂水平降低、蛋白尿减少、系膜细胞 DNA 合成减少以及肾小球硬化减轻，但对系统性 BP 或 P_{GC} 无影响 [12, 790]。确实，他汀类药物治疗与 ACEI 和 ARB 治疗联用时，可进一步降低蛋白尿、减轻肾小球硬化、使足细胞数量恢复正常并消除肾小管间质损伤 [791]。在处于 PAN 肾病期的大鼠中，他汀类药物治疗可降低蛋白尿和血清胆固醇水平，并降低 MCP-1 的 mRNA 表达，使肾小球巨噬细胞蓄积减少 77% [792]。因此，他汀类药物不仅可以降低血脂水平，而且可以抑制系膜细胞增殖，并降低趋化因子和细胞黏附分子的表达，从而阻断引起巨噬细胞募集的机制，上述机制均可在肾脏疾病的进展中发挥有益作用 [793]。在患有嘌呤霉素氨基核苷诱导肾病的胆固醇喂养大鼠中，与未治疗的对照组相比，用抗氧化剂普罗布考（probucol）或维生素 E 治疗后显示出蛋白尿和肾小球硬化明显减少 [794]。此外，来自经治疗动物的血浆 VLDL 和 LDL 较不易受到体外氧化作用影响，并且肾脏脂质过氧化作用明显减少，这表明脂质过氧化作用在与高脂血症相关的肾脏损伤中起重要作用。

5/6 肾切除术后烟酸治疗可降低血压、减少蛋白尿，减少肾脏组织脂质积聚和减轻肾小管间质损伤。这表明通过除他汀类药物以外的策略降低血脂也可能具有肾脏保护作用 [795]。

在一些临床研究中，通过饮食或药物降低血脂水平也可减少蛋白尿并延缓肾功能下降，但是在其他研究中，尽管治疗性降低了血脂水平，但未能证明上述类似益处。对纳入了糖尿病性和非糖尿病性肾脏疾病患者的 13 项小型研究进行 Meta 分析发现，降脂治疗显著降低 GFR 的下降速率［平均每年减少 $1.9ml/(min \cdot 1.73m^2)$］[796]。对来自临床试验的数据进行二次分析，结果表明，降脂治疗可能会减慢人 CKD 的进展，但应谨慎解读这些数据 [797, 798]。在一项安慰剂对照的开放性研究中，在 CKD、蛋白尿和高胆固醇血症患者中采用阿托伐他汀治疗可维持肌酐清除率，而接受安慰剂的患者则出现明显下降[799]。在一项 Meta 分析中，将透析前 CKD 患者随机分配到他汀类药物治疗组，并从相对较小的达到肾脏终点的亚组中分析数据，结果发现他汀类药物治疗与蛋白尿减少相关，但肌酐清除率无改善[800]。

尽管这些肾脏保护作用与胆固醇降低相关，其也可能是由于 HMG-CoA 还原酶抑制剂的直接多效作用所致。观察结果表明用贝特类药物降低血脂与肾脏功能的维持无关，进一步支持了上述观点[801, 802]，尽管一项研究的确表明接受非诺贝特（fenofibrate）治疗的 2 型糖尿病患者进展至微量白蛋白尿的比例减少[803]。心脏和肾脏保护研究（The Study of Heart and Renal Protection，SHARP）探讨了在 9438 名 CKD 和 ESRD 患者中采用辛伐他汀（simvastatin）和依折麦布（ezetimibe）降脂对心血管和肾脏的保护作用[804]。尽管治疗组中，LDL 胆固醇平均降低了 43mg/dl，主要动脉粥样硬化事件减少了 17%，但针对肾脏终点 ESRD（RR：0.97；95%CI 0.89～1.05）和 ESRD 或肌酐翻倍（RR：0.93；95%CI 0.86～1.01）的发生率未观察到显著影响。但是，应该指出的是，CKD 受试者患有的疾病相对晚期［平均 eGFR 为 27 ± 13ml/(min・1.73m^2)］，因此，这些观察结果并不排除降低血脂对非晚期 CKD 具有肾脏保护作用的可能性。然而，一项针对纳入 38 274 名 CKD 受试者的 38 项研究的 Meta 分析发现，他汀类药物疗法可降低死亡率和心血管事件发生率，但对 CKD 进展无明显影响[805]。

前蛋白转化酶枯草杆菌蛋白酶 / kexin 9 型（proprotein convertase subtilisin/ kexin type 9，PCSK9）抑制剂是肝脏 LDL 受体再循环的关键调节剂，是在家族性高脂血症患者或对他汀类药物有抗药性的人群中降低胆固醇水平的新型有效疗法。评估 PCSK9 抑制剂的肾脏保护作用的随机试验尚未发表，但对八项临床试验中的 CKD 参与者进行了汇总分析［eGFR：30～59ml/(min・1.73m^2)；平均 eGFR：51ml/(min・1.73m^2)］，结果表明，与安慰剂或依折麦布相比，PCSK9 的单克隆抗体阿利库单抗（Alirocumab）治疗与 LDL 胆固醇和三酰甘油水平以及其他脂质水的大幅降低相关。与对照组相比，阿利库单抗治疗与不良事件增加没有关联，并且在第 24 或 104 周时，各组之间的 eGFR 未观察到差异[806]。但是，应该注意的是，该研究是对 GFR 进行安全性监控，而不是对肾脏保护作用进行评估。正在进行的长期试验将研究 PCSK9 抑制剂对心血管结局的潜在益处，并可能包括 CKD 参与者。

（十）钙磷代谢

与肾单位丢失后的许多适应性改变一样，有证据表明钙磷代谢的改变也可能导致进行性肾损害。回顾性分析 15 例未进展的 CKD 患者［GFR 27～70ml/(min・1.73m^2)，随访时间长达 17 年］，结果发现，与 GFR 接近但出现肾脏病进展的患者相比，所有这些患者的共同特征是排泄磷的能力增强[807]。在所有非进展患者中，无须使用磷结合剂、钙补充剂或维生素 D，血清磷和钙水平仍保持在正常范围内。尚不清楚哪些因素最重要，但证据表明高磷血症、肾钙沉积、甲状旁腺功能亢进和维生素 D 缺乏症可能各自起作用。FGF-23 最近被确定为 CKD 中骨矿物质和维生素 D 代谢的关键介质，并可能成为主导因素。

1. 高磷血症

接受高磷饮食（1%）的单侧肾切除大鼠在术后 5 周内出现了肾钙磷沉积以及肾小管间质损伤[239]。在饲喂含磷 2% 的饮食的未受损大鼠中观察到了类似的变化。临床研究已将血清磷确定为 CKD 进展的独立危险因素[808]，在蛋白尿性肾病中，高磷血症也可能削弱 ACEI 治疗的效果[809]。因此，磷过多的确具有某些内在的肾毒性，在肾单位数量减少的情况下这种毒性会增强。高磷饮食还与残余肾脏大鼠甲状旁腺增生和甲状旁腺功能亢进相关[810]。相反，在肾功能不全的动物和人类中，限制饮食中的磷含量或口服磷结合剂治疗可减轻蛋白尿和肾小球硬化，并延缓疾病进展以及预防甲状旁腺功能亢进[811–814]。研究观察发现，在 5/6 肾切除术后，肾脏 ACE 的表达在高磷饮食后增加，采用磷结合剂疗法后表达减少，表明高磷血症可能通过这一机制导致肾脏损害[815]。然而，限制饮食中磷的含量几乎也不可避免地限制了饮食蛋白质的摄入。因此，尚不明确该益处是由减少磷摄入量直接引起的或通过蛋白质限制间接所致。一项针对人体的研究报告称，在蛋白质限制基础上限制磷的摄入具有额外的肾脏保护作用[816]。

2. 肾脏钙沉积

钙磷沉积是终末期肾脏活检中常见的组织学表现，而与肾衰竭的根本病因无关[249, 817]。研究发现终末期肾脏中的钙水平约为对照肾脏中的九倍[817]。从组织学上看，在皮质小管细胞、基底膜和间质中可见沉积物[817, 818]。此外，肾实质钙化的严重程度与肾功能不全的程度相关，提示疾病进展过程中存在钙磷沉积[811, 819]。为了明确在终末期肾脏中观察到的钙沉积是在肾实质纤维化之前还是之后发生的，将肾实质减少的大鼠维持在高磷饮食下，从而确保高钙磷产物。一个亚组采用 3- 磷酰柠檬酸（一种钙磷沉积的抑制剂）治疗[819]。与对照组相比，用 3- 磷酰柠檬酸治疗可显著减少肾脏损伤，这表明在肾脏损伤发生的过程中会出现肾脏钙磷沉积，并可能加剧肾单位的丢失。肾实质中的钙沉积与线粒体紊乱和钙积累的超微结构证据相关[818]，因此可能通过线粒体与呼吸的解耦联和活性氧的产生而导致肾脏损伤[820]。饮食蛋白质限制或钙通道阻滞剂治疗可减少线粒体钙沉积[818, 820]。钙在肾脏疾病进展中的其他潜在作用包括对血管平滑肌张力、系膜细胞收缩力、细胞生长和增殖、细胞外基质合成和免疫细胞调节的影响[821]。

3. 甲状旁腺功能亢进

足细胞表达 PTH 受体的特定转录物，并且 PTH 对肾脏有多种作用，包括降低 SNGFR（在 Q_A，P_{GC} 或 ΔP 不变的情况下）、降低 K_f 和刺激肾素生成[814]。此外，PTH 水平升高可能通过对 BP[822]、糖耐量和脂质代谢[823, 824]的影响而加剧肾脏损害。两项实验研究已证明 PTH 可能促进 CKD 进展。在第一个研究中，甲状旁腺切除术可改善存活率、缓解肾脏质量的增加以及肾脏钙含量，并在饲喂高蛋白饮食的 5/6 肾切除大鼠中减缓血清肌酐水平的升高[825]。另一项研究中，在 5/6 肾切除术后，采用拟钙剂治疗和甲状旁腺切除术均可预防 TIF 和肾小球硬化[826]。然而，由于后一项研究表明两种干预措施均降低了血压，因此对这些数据的解读变得复杂。

4. 活性维生素 D 缺乏

维生素 D 通常在肾脏中被 1- 羟基化，故 CKD 时减少，因此其对肾脏具有多种潜在的有益作用也并不奇怪。几项实验报告了 5/6 肾切除术后用 $1,25(OH)_2D_3$ 或维生素 D 类似物治疗大鼠可改善肾脏损伤[827–829]。有趣的是，进一步的研究发现在 5/6 肾切除术后采用 $1,23(OH)_2D_3$ 处理可以保留足细胞的数量、体积和结构[327]。在其他实验模型中，维生素 D 或维生素 D 类似物显示出通过促进 NF-κB 信号通路来消除间质性炎症[830]、抑制单肾切除术后肾肥大[831]、降低肾素[814, 832]和 TGF-β[829]的表达并恢复肾小球滤过屏障结构以及裂孔隔膜蛋白的表达[832]。几项小型试验报告表明，将糖尿病性[833]和非糖尿病性[834, 835]CKD 患者随机分配至接受维生素 D 类似物帕立骨化醇（paricalcitol）治疗可降低蛋白尿，但仍需进行更大范围的长期研究来进一步评估维生素 D 替代治疗的潜在肾脏保护作用。

5. 成纤维细胞生长因子 23

观察结果表明，FGF-23 是 CKD 中骨矿物质和维生素 D 变化的关键调节物质，其也可能促进 CKD 的进展，并介导与 CKD 相关的某些不良心血管后果。FGF-23 是由成骨细胞和骨细胞产生的，在 CKD 病程早期水平升高。FGF-23 主要受 $1,25(OH)_2D_3$ 和膳食磷摄入的刺激[836]。其主要作用是通过下调钠磷共转运蛋白来减少近端小管中的磷重吸收，并通过抑制肾脏的 $1,25(OH)_2D_3$ 1α- 羟化酶以及刺激 $25(OH)D_3$ 24- 羟化酶分解代谢来降低 $1,25(OH)_2D_3$ 的水平[836]。因此，在 CKD 进程的早期，磷排泄的减少刺激 FGF-23 产生，从而增加磷排泄以防止高磷血症，直到 CKD 进程的后期。在 $1,25(OH)_2D_3$ 水平低下是可出现这种反应，进而促进继发性甲状旁腺功能亢进的发展[247, 837]。除了在骨矿物质代谢中的作用外，纵向研究还发现 FGF-23 是血液透析患者[838, 839]和早期 CKD 患者[840]死亡的独立危险因素，尽管一组研究表明这种表现可能不是因果关系[841]。

几项研究还表明，FGF-23 是糖尿病患者[842]和非糖尿病患者[843]（包括非裔美国人[844]和儿童 CKD 患者）CKD 进展的独立危险因素[845]。FGF-23 是直接促成 CKD 进展还是仅为危险标志物仍有待阐明。确实，在肾小球肾炎的 Thy1 模型中过表达突变型 FGF-23 可致血清磷水平降低和肾小球硬化改善[846]。FGF-23 导致 CKD 进展的可能机制包括加剧 $1,25(OH)_2D_3$ 缺乏症和继发性甲状旁腺功能亢进（图 51-13；请参见前文章节）。

（十一）贫血

贫血是 CKD 的常见后果，也可能影响 CKD 进展。急性和慢性贫血均可引起动物和人类的肾血管阻力可逆性增加，以及导致滤过分数正常或降低。相反，血细胞比容增加与滤过分数的增加相关。因此，血细胞比容可能会影响肾脏的血流动力学，从而影响 CKD 的进展速度。已经在接受 5/6 肾切除术、DOCA- 盐高血压和糖尿病的大鼠中研究了贫血对肾小球血流动力学的影响 [847-849]。不管哪种模型，贫血都与肾小球硬化的明显改善和 P_{GC} 的降低相关。

P_{GC} 的降低主要是由于肾切除大鼠出球小动脉阻力降低、DOCA- 盐大鼠的 SBP 降低以及糖尿病大鼠的入球小动脉阻力增加所致。同样，在随年龄增长而出现自发性肾小球硬化的 MWF/Ztm 大鼠中，与饮食铁含量正常的对照组相比，饮食铁缺乏引起的贫血可导致血压降低、尿蛋白排泄减少和肾小球硬化程度减轻 [850]。相反，残余肾脏大鼠通过促红细胞生成素给药来维持正常的血细胞比容及预防贫血会导致全身性 BP 和肾小球 BP 升高，以及肾小球硬化明显增加 [847]。在另一项明显矛盾的研究中，在 5/6 肾切除术后用依泊汀 δ（epoetin delta）治疗可减慢肾功能下降速度、减少肾纤维化和间质巨噬细胞积聚 [851]。有趣的是，这些作用是在亚造血剂量下观察到的，表明其可能是依泊汀的直接作用而不是通过纠正贫血引起的。

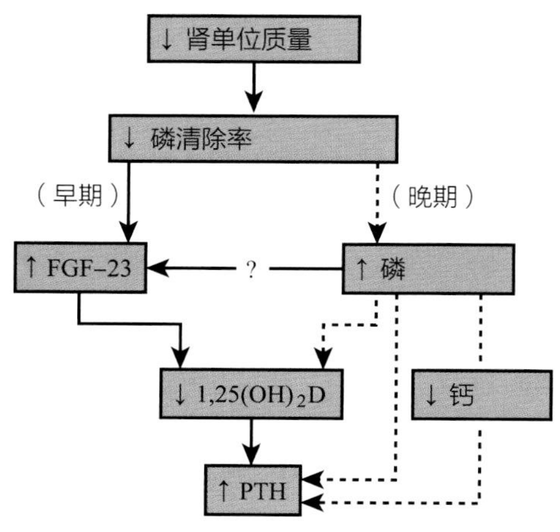

▲ 图 51-13 **示意图说明了在肾单位丢失后，磷、维生素 D [$1,25(OH)_2D$]、成纤维细胞生长因子 23（FGF-23）和甲状旁腺激素（PTH）之间在调节血浆磷和钙水平中可能存在的相互作用**

引自 Gutierrez OM: Fibroblast growth factor 23 and disordered vitamin D metabolism in chronic kidney disease: updating the "trade-off" hypothesis. *Clin J Am Soc Nephrol*. 2010;5: 1710-1716.

尽管在 CKD 的实验模型中，贫血具有明显的血流动力学效应，但人体研究表明，贫血可能会加速 CKD 的进展。在遗传性血红蛋白病患者中，慢性贫血与肾小球超滤相关，最终导致蛋白尿、高血压和 ESRD [852, 853]。此外，在 RENAAL 试验中，血红蛋白水平降低是糖尿病肾脏疾病患者发生 ESRD 风险增加的独立预测因子 [854]。针对患有其他形式 CKD 患者的几项纵向研究表明，血红蛋白水平较低是肾脏病进展的危险因素 [855, 856]。

两项小型随机研究报告表明，用促红细胞生成素纠正贫血后具有肾脏保护作用，进一步证实了贫血对 CKD 进展有不利影响 [857, 858]。另一方面，另外两项以左心室肿块为主要终点的研究中 [859, 860]，以及使用安然爱斯普疗法减少心血管事件的试验（Trial to Reduce Cardiovascular Events with Aranesp Therapy，TREAT）中 [861]，均未发现高血红蛋白目标值与低血红蛋白目标值对 GFR 降低的影响。在依泊汀 β 治疗早期贫血降低心血管风险（Cardiovascular Risk Reduction by Early Anemia Treatment with Epoetin Beta，CREATE）研究中，与较低的血红蛋白目标值（10.5～11.5mg/dl）相比，随机分配至较高的血红蛋白目标值（13～15mg/dl）可以缩短开始透析的时间 [862]。

实验模型中表明贫血具有有益的血流动力学效应，而临床研究中将贫血确定为 CKD 进展的危险因素，出现这一明显矛盾的原因尚不清楚。血流动力学效应的益处可能被其他因素所抵消，例如肾脏缺氧和 ROS 生成增多，后者可能会导致进行性肾脏损害 [863]。然而，最近的一些研究表明，CKD 中血红蛋白恢复正常可能与几种严重的不良反应相关，包括增加卒中 [861] 和死亡 [864] 的风险。第 55 章将进一步讨论与 CKD 贫血治疗相关的问题。

（十二）吸烟

吸烟会引起急性交感神经系统活化，导致心动过速，SBP 升高至 21mmHg [865]。血管收缩发生在包括肾脏在内的多个血管床中。在健康的非吸烟志愿者中，急性接触香烟烟雾会导致肾血管阻力增加

11%，同时 GFR 降低 15%，滤过分数降低 18%。这些作用似乎至少部分是由尼古丁介导的，因为咀嚼尼古丁口香糖后观察到了类似的反应 [866]。吸烟的肾脏血流动力学效应可通过使用 β 受体拮抗剂进行预处理来阻断，这表明该作用还涉及 β- 肾上腺素能刺激 [867]。

长期吸烟对正常肾脏的影响尚不明确。慢性吸烟者的肾血浆流量降低，但 GFR 未降低，血浆内皮素水平升高。在一项基于人群的研究中，长期吸烟与肌酐清除率的小幅增加相关，这表明吸烟可能导致肾小球超滤 [868]。观察结果发现吸烟者的肾内脉管系统异常，提示这些功能异常可能导致血管结构改变 [869, 870]。此外，流行病学研究发现，吸烟是普通人群中蛋白尿的重要预测指标 [868, 871]。在一项研究中，大量吸烟（＞ 20 支香烟 / 天）与白蛋白尿相关，相对风险为 1.92 [871]。

此外，其他流行病学研究中已将吸烟确定为 CKD [614, 872, 873] 和 ESRD [613] 发生的重要危险因素。在一项纳入 10 118 名中年日本工人的纵向研究中，吸烟与肾小球超滤［eGFR ≥ 117ml/(min · 1.73m^2)；相对于不吸烟者 OR 为 1.32］和蛋白尿（相对于不吸烟者 OR 为 1.51）发生风险增加相关 [874]。日本的另外两项类似的纵向研究证实，与非吸烟者相比，吸烟与蛋白尿的患病风险增加相关，但吸烟者的平均 eGFR 较高 [875, 876]。在其中一项研究中，吸烟与降低 CKD 3 期的风险相关 [876]。

尽管需要更多的研究来阐明吸烟对健康肾脏的影响，但一些研究表明，吸烟在多种形式的 CKD 中均为疾病进展的危险因素，包括糖尿病肾脏疾病 [877-884]、常染色体显性遗传多囊肾病、IgA 肾病 [885]、狼疮性肾炎 [886]、原发性肾小球肾炎 [887] 和一般人群 [888-890]。另一方面，两项关于 CKD 患者的大型队列研究表明，吸烟状态与 CKD 进展之间无关联 [891, 892]。吸烟导致肾损伤的可能机制仍在研究中，但其应当包括交感神经系统激活、肾小球毛细血管高压、内皮细胞损伤和直接的肾小管毒性 [893]。此外，在 Thy1 大鼠中施用尼古丁会增加系膜细胞的积累，而在体外实验中，用尼古丁处理会增加 COX-2 的表达和系膜细胞的增殖 [894]。同样，在糖尿病肾脏疾病的小鼠模型中，尼古丁可致蛋白尿增多、肾小球肥大加重和系膜面积增大。NOX4、硝基酪氨酸和 Akt 也增加。体外研究发现，尼古丁和高葡萄糖水平在刺激系膜细胞中 ROS 产生和 Akt 磷酸化方面具有累加作用 [895]。大鼠 5/6 肾切除术后给予尼古丁可引起血压小幅升高以及蛋白尿增加（但白蛋白尿不增加）。尼古丁加剧了 12 周时的肾小球损伤评分，与纤连蛋白、NADPH 氧化酶和 TGF-β 的表达增加相关 [896]。在 CKD 患者中，吸烟对血流动力学的影响不确定，但是吸烟与尿液 ACR 持续增加相关 [866]。

对吸烟者和非吸烟者的尿液进行分析，结果显示，吸烟者血栓烷衍生物和前列环素衍生物的排泄量显著增加 [897]。作者认为，鉴于血栓烷和前列环素对血小板和平滑肌细胞的生物学作用，其合成增加可能对血管损伤具有病理重要性。一项实验研究中，去除交感神经可消除因接触香烟烟雾冷凝物而引起的肾损伤，表明交感神经系统活化在其中发挥重要作用 [898]。因此，越来越多的证据表明肾脏是另一个受到吸烟不利影响的器官，而戒烟可能有助于减慢 CKD 的发展速度 [844, 899]。

（十三）急性肾损伤

越来越多的证据表明，从 AKI 的恢复过程与 CKD 风险显著增加相关，并且在 CKD 基础上的 AKI 发作是前期被低估的一种 CKD 进展机制。在几项单独的队列研究发表后，一项针对 13 项研究的 Meta 分析报告表明，与没有 AKI 病史的参与者相比，在 AKI 发作后的患者发生 CKD 和 ESRD 的风险显著增加（CKD 汇总校正 HR 8.8，95%CI 3.1～25.5；ESRD 汇总 HR 3.1，95%CI 1.9～5.0）[900]。

AKI 动物模型研究表明，肾小管细胞去分化失败是 AKI 后出现进行性 TIF 的关键机制。急性肾小管坏死后，通过剩余肾小管细胞的去分化然后增殖以替换丢失的细胞，随后再分化，从而实现肾小管的再生。如果此过程失败，则肾小管停滞于未分化状态，并继续产生促炎性和促纤维化性细胞因子，从而驱动进行性间质纤维化。周细胞的激活后分化为成纤维细胞，从而导致纤维化。周细胞损失导致内皮完整性受损和毛细血管稀疏，加剧组织的缺氧和纤维化 [901]。引起 AKI 后进行性肾脏损害的具体因素仍有待阐明。有人提出，单次 AKI 发作通常可以治愈，不会发生进行性肾脏损害，但是重复发作的

AKI、单次非常严重的 AKI 发作或在预先存在 CKD 的基础上出现 AKI 发作则可能引发上述机制[902]。一项包括 39 805 例住院前 eGFR 小于 45ml/(min·1.73m²) 的患者的研究中证明了 AKI 与 CKD 进展之间的相互作用[903]。那些经历过需要透析治疗的 AKI 病程的患者在出院后 30 天内患 ESRD 的风险非常高，也就是说，AKI 的无法恢复与入院前 eGFR 相关。当 eGFR 为 30～44ml/(min・1.73m²) 时，ESRD 的发生率为 42%，而 eGFR 为 15～29ml/(min・1.73m²) 时，ESRD 的发生率则高达 63%，在没有经历需要透析的 AKI 的患者中 ESRD 发生率仅为 1.5%。在出院后存活超过 30 天而不出现 ESRD 的患者中，6 个月时的 ESRD 发生率和死亡率分别为 12.7% 和 19.7%，而有 CKD 但无 AKI 的对照组中 ESRD 发生率和死亡生率分别为 1.7% 和 7.4%。在校正了多种危险因素后，AKI 可导致死亡或 ESRD 的长期风险增加 30%（校正后 HR 1.30；95%CI 1.04～1.64）。

研究人员已在多种动物模型中探讨了 AKI 与 CKD 之间的相互作用[904]。在 3/4 肾切除术、单肾切除术或假手术后 2 周经历肾缺血的大鼠中，3/4 肾切除术后的缺血导致血清肌酐水平持续升高、无法再分化的小管数量更多，以及毛细血管稀疏和 TIF 更严重。此外，初始血压正常的大鼠在 3/4 肾切除术缺血后 2～4 周出现高血压和蛋白尿[905]。研究者提出，自身调节功能的丧失会导致全身性 BP 更大程度的传送至肾小球，从而加剧肾小球损害并促进 CKD 的进展[902]。在另一种动物模型中，研究人员观察到中度缺血再灌注损伤导致的 AKI 伴 Wtn/β-catenin 信号通路的短暂激活，随后肾脏恢复，但严重的缺血再灌注损伤导致 Wtn/β-catenin 信号通路持续且过度活化，引起进行性肾纤维化[906]。此外，Wtn1 的过表达加速了 AKI 向 CKD 的发展，而 Wnt/β-catenin 的阻滞可改善 AKI 向 CKD 的发展。AKI 后肾损伤机制与 CKD 进展机制之间的可能相互作用如图 51-14 所示。

六、未来展望

RAAS 药理抑制剂的开发提供了强大而有启发性的工具，可用于探索进行性肾损伤情况下的肾脏血流动力学和其他相关适应性变化。这些见解为临

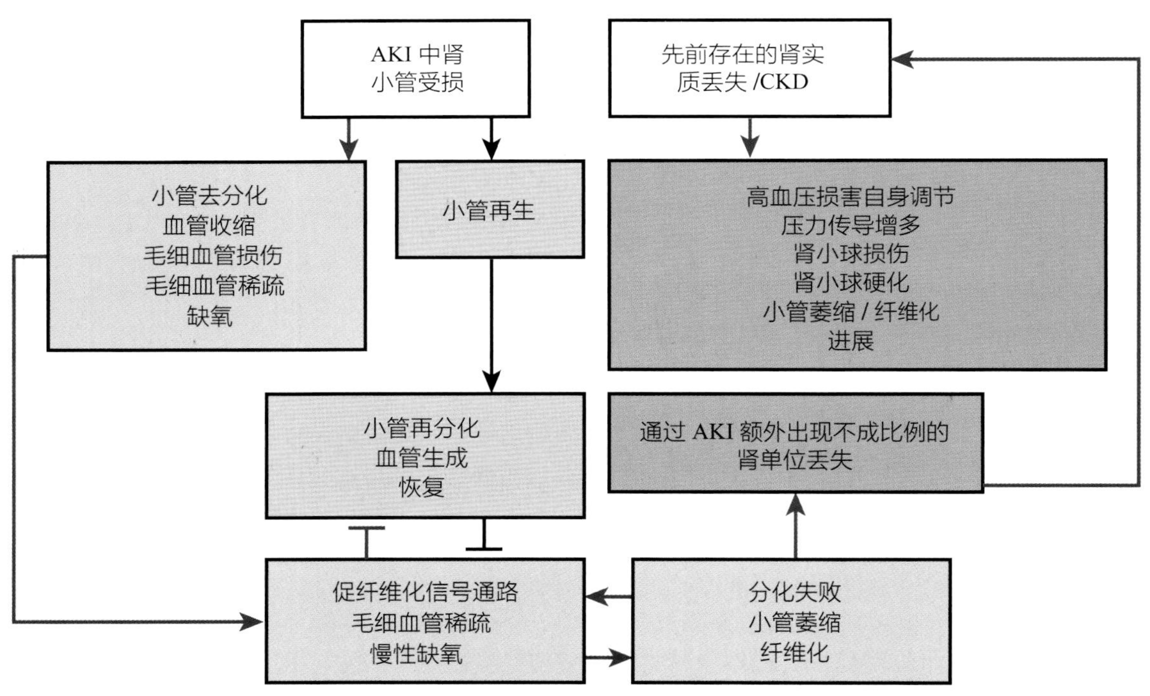

▲ 图 51-14 **急性肾损伤（AKI）后肾小管分化失败和肾实质丢失引起血流动力学异常，从而导致慢性肾脏疾病（CKD）恶化**

该示意图说明了 AKI 导致肾小管间质纤维化的效应，肾实质减少阻碍 AKI 后肾小管的再生恢复，以及随后导致肾脏质量进一步不成比例的减少，从而触发肾脏疾病进展的血流动力学机制 [引自 Venkatachalam MA, Weinberg JM, Kriz W, Bidani AK. Failed tubule recovery, AKI-CKD transition, and kidney disease progression. *J Am Soc Nephrol*.2015;26(8):1765-1776.]

床研究铺平了道路，为使用 ACEI 和 ARB 治疗作为主流肾脏保护策略提供了明确的证据。然而，这些研究表明，CKD 进展率最多只能降低 50%。涉及细胞生物学和分子克隆以及基因组学和蛋白质组学的研究正在进行，继续对进展性肾损伤的机制提出新见解，有望指导研究人员寻找潜在的新分子靶点进行肾脏保护性干预。特异性抑制分子靶点的方法开发可能为 CKD 患者提供新的治疗策略，并使医生实现最终目标，即在大多数患者中缓解进展性肾损伤，甚至在某些患者中实现肾损伤的恢复。

第52章 尿毒症病理生理学研究进展

The Pathophysiology of Uremia

Timothy W. Meyer　Thomas H. Hostetter　著
荆凯鹏　译
刘华锋　校

"尿毒症"这个词通常用来形容那些我们尚不能解释的肾衰竭不良表现。容量超负荷引起的高血压、低血钙引起的手足抽搐以及红细胞生成素缺乏引起的贫血曾一度被认为是尿毒症的典型表现。然而，随着这些表现相关病因学的发展，仅仅以这些典型表现来定义尿毒症已不再准确。目前，尿毒症更趋向被定义为一种即使在细胞外容量和无机离子浓度维持正常、已知肾脏合成产物得到有效替代的情况下，无肾脏患者仍然存在不适的疾病状态（框 52-1）。

按这种定义，尿毒症的一些特征表现可存在某些尚未明确的肾脏合成产物缺乏，但推测尿毒症很大程度上还是由于本应被肾脏清除的有机废物在体内持续堆积所致。总的来说，目前关于肾脏有机废物清除的研究远远落后于其对于无机离子排泄的研究。主要原因是由于废物溶质的多样性。欧洲尿毒症毒素工作组（EUTox [1, 2]）在其第一次综述中罗列了 80 多种尿毒症溶质，而进一步的研究已将这一数字增加到 250 种以上 [3-7]。非靶向质谱显示尿毒症溶质种类数目远比这要大得多，而且它们中的很大一部分并不存在于已知的生物化合物标准数据库中。如何从众多的溶质中寻找"毒性"物质十分具有挑战性。Bergstrom [8] 依据识别感染性病原体的科赫法则提出了一系列尿毒症毒素溶质的认定标准。根据这些标准，尿毒症溶质毒素必须具有已知的化学结构并同时满足以下特征：

- 其在肾衰竭患者中的血浆和（或）组织浓度应高于正常人。
- 该溶质浓度升高可导致尿毒症某些相关症状出现，而当其浓度降低时，这些症状也相应地有所改善。
- 在正常人、实验动物或体外细胞培养系统中，将该溶质的浓度提升到和尿毒症患者相似的水平时，可观察到尿毒症相关表现。

到目前为止，还没有任何一种尿毒症溶质能完全满足这些标准。结合尿毒症的复杂性，仅依靠单一溶质积累即可诱导出尿毒症的可能性不大，单独清除某种溶质也不太可能使尿毒症得到完全缓解。晚期慢性肾脏病（CKD）患者机体内所堆积的大多数溶质也许并不具有毒性，而某些真正具有毒性的溶质也可能只在与其他毒性溶质联合作用时才会产生不良影响。溶质的多样性，加上尿毒症症状的多样性，使对于尿毒症溶质的研究变得更加复杂。因此，尿毒症毒素来源的研究面临着将一种或一组溶质与相应尿毒症临床症状相匹配的重大挑战。同时，由于许多尿毒症症状（如疲劳、食欲不振和精神敏锐度下降）很难量化，使得这项研究变得更加困难。

尿毒症研究中遇到的一个主要问题是如何从其他相关疾病中区别出尿毒症本身对机体的影响。然而，透析治疗的普及使这一问题的解决变得尤为困难。Depner [9] 将透析患者典型尿毒症症状缓解后所出现的新的不适感统一命名为"残余综合征"。该综合征主要由部分缓解的尿毒症症状和透析治疗的不良反应共同组成。其实，对大多数透析患者而言，残余综合征的临床表现还与年龄以及导致肾衰竭的系统性疾病相关。无机离子代谢紊乱，包括酸中毒和高磷血症，虽然并不在我们对尿毒症的定义范畴之内，但无疑这些也可引起和肾衰竭相关的不良临床症状。尽管我们确实已发现了不少的尿毒症溶质，但鉴于以上种种困难，我们对这些溶质的具体“毒性”了解并不够全面。少数几项研究表明，将尿毒症患者血清或血浆转移至正常动物体内，或者添加到体外细胞培养基中，可以模拟出尿毒症异常表现（框 52–2）。然而，某种特定溶质在尿毒症引起的异常反应中起着怎样的作用仍不明确。

框 52–1　尿毒症的代谢影响、症状和体征

代谢
- 氧化物水平升高
- 静息能量消耗降低
- 体温下降
- 胰岛素抵抗
- 肌肉萎缩
- 闭经与性功能障碍

神经与肌肉
- 疲乏
- 注意力下降、昏迷和癫痫发作
- 睡眠障碍
- 不宁腿
- 周围神经病变
- 厌食和恶心
- 味觉和嗅觉下降
- 瘙痒
- 四肢抽搐
- 肌膜电位降低

其他
- 浆膜炎（包括心包炎）
- 呃逆
- 粒细胞和淋巴细胞功能障碍
- 血小板功能障碍
- 红细胞寿命缩短
- 白蛋白氧化

框 52–2　由输入尿毒症患者血清或血浆引起的尿毒症临床表现

- Na^+, K^+–ATP 酶功能抑制
- 血小板功能抑制
- 白细胞功能障碍
- 红细胞膜脂质的不对称性丢失
- 胰岛素抵抗

ATPase. 三磷酸腺苷酶

一、尿毒症患者肾脏清除和滞留的溶质

目前所发现的尿毒症相关溶质是通过两种方式被确定出的。最初，生物化学家在尿液中检测出一种物质，然后再在尿毒症患者血液中寻找其相应成分。随着众多中间代谢生化途径的完善，数十种尿毒症溶质以这种方式被鉴定出来。大约从 1970 年开始，包括气相色谱、质谱和高效液相色谱在内的多种分析技术也相继被采用，进而鉴定出了更多的尿毒症溶质[3, 10]。而现阶段的新技术，包括蛋白质组学和代谢组学筛选，鉴定出的尿毒症溶质种类不断增加。然而，更重要的问题是确定哪些溶质是真正意义上的“毒素”。总体而言，含量越高的化合物，越早被鉴定出来，其所受到的研究关注也最多。然而，将正常人或动物体内某些溶质水平提升至与其在尿毒症患者体内相当水平，从而以期模拟尿毒症症状和体征的实验研究，在很大程度上少之又少。这些实验结果通常都显示其产生毒性效应所需要的浓度往往要比尿毒症患者体内的实际浓度要高得多。同时，由于研究者对所研究溶质的毒效所知甚少，其与尿毒症相关性的讨论多是基于该溶质的化学结构，而不是基于对疾病本身的影响。

（一）单项尿毒症溶质

1. 尿素

从含量上讲，尿素是肾脏排泄最多的溶质。当肾脏衰竭时，机体内尿素水平比任何其他溶质水平都要高。早期多项研究表明，尿素仅是尿毒症的小部分因素[11–13]。这些研究中被引用最多的是 Johnson 及其同事的一项研究[12]。他们观察分析了常规透析液与含尿素透析液对尿毒症患者症状改善程度的影响。结果表明，在初次接受血液透析治疗的患者中，常规透析液可改善包括虚弱、口中氨味和胃肠道不适在内的多种尿毒症症状；而即使在透析液中加入尿素，并使血尿素氮（BUN）水平维持在大约 90mg/dl（32mmol/L）时，效果也是如此。同时，在规律透析治疗的患者中，把 BUN 水平提高到 140mg/dl（50mmol/L）也不会引起尿毒症症状复发。当 BUN ＞ 140mg/dl 时，可引起恶心和头痛；当 BUN ＞ 180mg/dl（64mmol/L），则会引起乏力和嗜睡。然而，即使如此，BUN 升高的透析患者的症状也远远轻于那些 BUN 升高却未进行透析治疗的患者。对无肾衰竭患者的研究表明，尿素本身

并不会引起尿毒症。在通过摄入高蛋白或增加肾小管尿素吸收[14-16]，将 BUN 水平维持在大约 60mg/dl（21mmol/L）并未观察到受试者出现尿毒症症状。同样地，那些接受大剂量糖皮质激素治疗的患者或心力衰竭的患者（这些都是目前临床常见的情况），只要其肾功能不出现严重损害（通常是以另外一种类型溶质血清肌酐水平进行评估），就不会出现尿毒症症状。

虽然通过单独提升受试者血浆尿素浓度并不能复制出尿毒症，但并不意味尿素没有毒性[17]。尿毒症的充分表现可能需要尿素加上其他种类溶质的积累。Johnson 及其同事[12]发现，与普通透析液透析的患者相比，含尿素透析液增加患者的出血风险。随后的研究证实，尿素可通过促进胍基琥珀酸（GSA）合成，进而抑制血小板功能而导致出血[18, 19]。血浆尿素也可能通过升高异氰酸酯浓度促进蛋白质氨基甲酰化，造成其他不良影响（图 52-1）[20-24]。异氰酸酯可以与氨基酸的 -OH 和 -SH 基团发生可逆性结合，致其结构变化并引起蛋白质功能异常。然而，一项名为 HEMO 的临床研究表明，接受透析治疗的尿毒症患者，即使通过增强透析强度来降低血浆尿素浓度，其所获得的益处也十分有限[25]，进一步说明尿素对尿毒症的影响也许并不如想象那样显著。

2. D– 氨基酸

与尿素相比，我们对其他潜在性尿毒症毒素的了解更少，D– 氨基酸就是一个例证。D– 氨基酸的血浆总浓度随肾功能的下降而升高[26, 27]。然而，血浆中 D– 氨基酸的来源、清除方式和毒性尚未被完全阐明。D– 氨基酸可由哺乳动物细胞合成产生，也可通过食物获得或由肠道细菌生成[28]。血液循环中的 D– 氨基酸经肾小球滤过后，以原形形式部分或全部被近直肾小管重吸收，并由 D– 氨基酸氧化酶（DAO）或 D– 天冬氨酸氧化酶进行降解，亦可直接以原形形式经尿液排出[29, 30]。肝脏也可清除 D– 氨基酸，但肾脏和肝脏清除途径的相对重要性尚不清楚。在肾衰竭患者中，D– 氨基酸的总浓度几乎与血清肌酐一样成正比增加趋势，表明肾脏清除占主导地位[26, 31, 32]。然而，单种 D– 氨基酸（如 D– 丝氨酸）浓度的增加幅度却小于肌酐[31, 32]。造成这种差异的原因仍不明确。有趣的是，D– 丝氨酸是突触 N– 甲基 –D– 天冬氨酸受体的内源性协同激动剂。正是由于 D– 氨基酸的毒性作用，人们更倾向于认为 D– 氨基酸可由细胞外液被迅速清除。此外，长期以来，高水平 D– 氨基酸一直被认为会造成蛋白质合成障碍或功能障碍[28]。D– 氨基酸积累也可干扰内源性 D– 丝氨酸和 D– 丙氨酸对神经元的功能调节[33]。但是，在 DAO 基因敲除的小鼠中（其机体内 D– 氨基酸水平远高于肾功能受损人类），D– 氨基酸堆积并未诱导出严重的疾病表型[34, 35]。现有的证据显示，外源性 D– 氨基酸只有在被大量摄入时才会产生毒性作用[34, 36]。

3. 肽和蛋白质

血液循环中的二肽和三肽由肾脏清除，这些肽类是细胞外氨基酸储备的重要来源[37]。经肾小球滤过后的二肽和三肽可被近端肾小管上皮细胞刷状缘内存在的肽酶降解，以氨基酸形式被重吸收，亦或通过刷状缘的肽转运体被重吸收、水解[38]。由于多种肽类在管周被摄取，进而水解为氨基酸，这些肽分子的肾脏清除率要高于肾小球滤过率（GFR）[37, 39]。同时，因为小分子肽类也可被其他器官摄取，在肾衰竭状态下它们通常也不会产生堆积。但是，对于含有可修饰氨基酸的肽类来说，由于其必须经由肾脏清除，这条法则并不适用[39]。

在清除较大分子量多肽过程中，肾脏起着重要作用。分子量 10～20kDa 的蛋白质，例如 $β_2$– 微球蛋白和胱抑素 C，经肾小球滤过后，通常被肾近端小管细胞重吸收，并在溶酶体完成水解[40, 41]。因此，随着肾功能的下降，其血浆浓度与血浆肌酐呈正比例关系升高。事实上，鉴于有核细胞以近乎恒定的速率释放胱抑素 C，所以用其血浆浓度来估测肾小球滤过率可能比血浆肌酐水平更可靠[42]。肾脏对分子量在 500Da～10kDa 之间的肽类清除作用还尚未有定论。这个分子量范围内的肽类也经由肾小球滤过，再根据各自的大小和结构，由近端肾小管上皮细胞刷状缘肽酶水解，或内吞至细胞。胰岛素等生物活性肽也可由管周摄取而被肾脏清除。针对患有遗传性近端小管内吞功能障碍人群的研究表明，正常肾脏每天可通过血液循环清除约 350mg 分子量在 5～10kDa 的小分子肽类[43]。对于处于这个分子量范围内的大多数物质而言，肾内清除与肾外清除的相对重要性还不明确。因此，尿毒症患者血

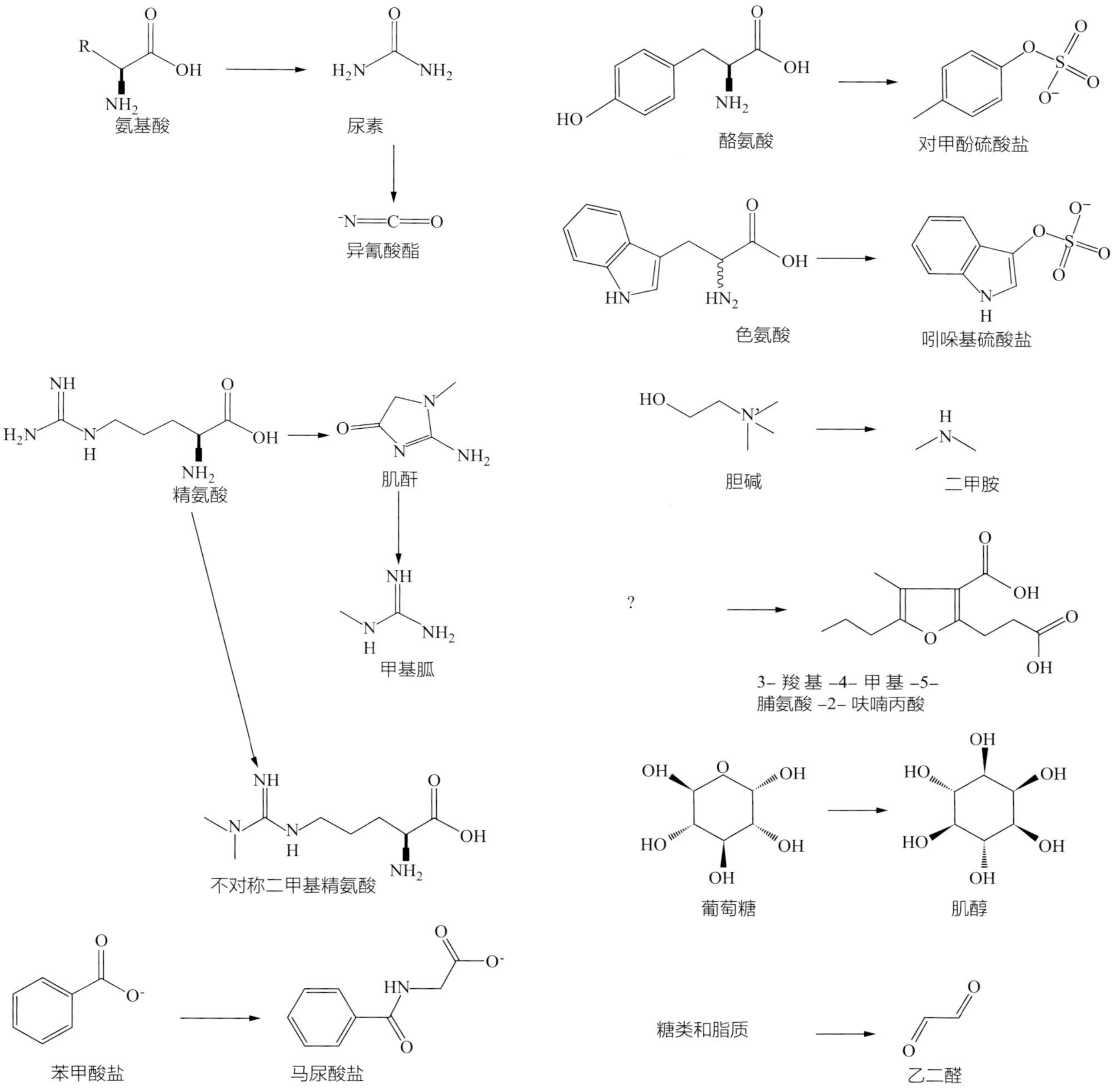

▲ 图 52-1　**潜在尿毒症毒素的产生**

每组右栏中的物质是经由肾脏排泄的代谢产物，因此当肾功能丧失时，它们会积聚在细胞外液中。左栏显示了这些代谢产物的潜在性“尿毒症毒素”来源。在某些情况下，潜在毒素的生化来源尚不确定。例如，通常排出的二甲胺中的哪一部分来自胆碱并不清楚，3- 羧基 -4- 甲基 -5- 脯氨酸 -2- 呋喃丙酸（CMPF）的来源也并不了解。有关详细信息，请参见正文

液中这类肽分子水平的升高究竟在多大程度上来自于肾脏衰竭本身尚难预测。而我们对于分子量在500Da～5kDa 之间的肽类肾脏清除效率目前还知之甚少。

尽管目前肾衰竭时总肽水平的变化形式仍有争议，但我们对于潴留在尿毒症患者体内某些肽类却有着一定程度的了解。最熟知的就是一些可以通过免疫分析方法识别出的小分子蛋白或大蛋白分子片段 [44–58]。框 52-3 列举出了部分这类分子，其中视黄醇结合蛋白、α_1 微球蛋白和 β 示踪蛋白（或称前列腺素 D2 合成酶）均为脂质转运蛋白家族成员。鉴于此，未来该领域的研究可能将会发现更多隶属

于该家族的这一类蛋白分子。脂质转运蛋白家族由多种可运输疏水性小分子的蛋白质组成，它们的共同特点是均具有一个八束反平行排列的对称性 β 桶状折叠结构，其三维构象呈圆柱形，内部含有一个配体结合位点。蛋白质组学技术的发展使尿毒症患者鉴定潴留肽类分子的研究变得更有成效 [59–61]。这些研究如预期显示，尿毒症患者血浆中含有大量需经肾脏清除的蛋白质片段，其中许多来自于纤维蛋白原和补体系统 [61, 62]。一项接受透析治疗人群的研究表明，尿毒症患者血浆中存在有超过 1000 种分子量介于 800Da～10kDa 的肽类 [63]。和小分子尿毒症溶质一样，这些肽类及低分子量蛋白质的毒性在很大程度上还不十分清楚。现阶段普遍被接受的观点认为，这些潴留肽类分子可能引起多种激素或细胞因子受体异常激活。例如，一种分子量为 24kDa 的潴留肽分子，即补体蛋白 D，被证实会导致透析患者出现全身性炎症反应和急进性血管疾病 [64]，但此观点仍有待证实。$β_2$ 微球蛋白相关淀粉样变性是目前为止唯一可明确归咎于肽类潴留的疾病，而在过去 30 年中，该病在透析人群中的患病率呈下降趋势 [65]。现阶段，诸如降钙素原、肌钙蛋白 I、N 端脑钠肽和嗜铬粒蛋白 A 这类肽分子，正逐渐被用作诊断标志物。但由于这些肽类的血浆浓度通常随着肾功能的下降而升高，如果不对其诊断标准进行相应定义，很可能会导致“假阳性”结果的出现。

框 52–3　尿毒症中潴留的低分子量蛋白与大分子量蛋白片段

- $α_1$ 微球蛋白
- $β_2$ 微球蛋白
- β 微量蛋白（又名前列腺素 D2 合成酶）
- 克拉拉细胞蛋白
- 嗜铬粒素 A
- 胱抑素 C
- 游离免疫球蛋白轻链
- 利钠肽
- 降钙素原
- 视黄醇结合蛋白
- 钴胺传递蛋白
- 瘦素
- 生长激素促分泌剂
- 抵抗素
- 肌钙蛋白 I

4. 胍类化合物

胍类化合物也属于常见尿毒症毒素，和尿素一样，也由精氨酸衍生而成（见图 52–1）[66–68]。尿毒症患者体内累积的胍类化合物包括肌酐及其降解产物。胍基乙酸是肌酸的天然前体，而肌酸经非酶降解后生成肌酐 [69]。肌酐本身并无毒性，在接受内生肌酐清除试验的受试者中，其水平可短暂地升高至 100mg/dl（8800μmol/L）以上。然而，肌酐的各种代谢产物，尤其是肌醇和甲基胍（MG）却具有潜在毒性 [70, 71]。肌醇是肌酐和羟自由基的反应产物，也是 MG 的前体。机体内肌醇和 MG 的含量大约占肌酐含量的 1%。这些代谢产物的浓度随血浆肌酐浓度的升高而上升；同时，细胞内的活性氧对其产生也有正向调控作用 [67, 69, 70]。MG 也可由肠道细菌产生，蛋白质或肌酐摄入量增加可导致其产生量上升 [72]。另一种引起广泛关注的胍类化合物是胍基琥珀酸（GSA），其产生与肌酐无关，而是由尿素循环的中间产物精氨酸琥珀酸代谢而成 [73, 74]。血浆尿素含量升高通过抑制精氨酸琥珀酸向尿素转化而引起 GSA 产生增多。因此，机体内 GSA 的含量取决于膳食蛋白的摄入量和肾功能状态，而细胞内的活性氧对其产生也可能有正向刺激作用 [74, 75]。

随着 GFR 的降低，肌醇、MG 和 GSA 血浆浓度增幅远超过尿素及肌酐。究其原因，是因为这些物质在极大程度上都依赖肾脏清除，而血浆肌酐和尿素水平的升高又会进一步导致其生成加快 [67, 69, 70]。此外，与肌酐相比，肌醇、MG 和 GSA 在体内分布得更广泛，但组织弥散能力却较弱，间断性血液透析对其清除效果并不理想 [66]。所以，为何这些化合物在接受常规血液透析治疗的患者体内呈高水平状态也就不难理解了 [1]。当然，仅凭这些化合物出现累积就认定其具有毒性的观点并不严谨。但现有的研究表明，胍类化合物的确为毒性物质。尽管这些研究尚未涉及所有种类的胍类化合物，但比起其他大多数尿毒症溶质，其研究结论的可靠性强度却更胜一筹。例如，MG 可加重犬类尿毒症症状，GSA 可诱导尿毒症相关性血小板功能障碍，而许多种类的胍类化合物则对中性粒细胞功能有损害作用 [18, 76, 77]。此外，在尿毒症患者脑实质和脑脊液中堆积有多种胍类化合物，这极可能是这类病人出现中枢神经系统功能障碍的诱因之一 [78]。

肾衰竭时，机体内的甲基化精氨酸，包括不对称二甲基精氨酸（ADMA）及对称性二甲基精氨酸（SDMA）的水平也呈上升趋势（图 52-1）。甲基化精氨酸的代谢方式与其他的尿毒症相关性胍类化合物有着很大差异。ADMA 和 SDMA 由核蛋白中的精氨酸残基经甲基化修饰形成，核蛋白水解后，两者随即被释放至细胞质及细胞外液。目前的研究热点主要集中在 ADMA 上。它可通过抑制内皮型一氧化氮合酶（eNOS）活性而减少局部血管扩张因子 NO 的产生。eNOS 在内皮细胞中的基因及蛋白表达水平极高，可将 L- 精氨酸转化为 NO 和 L- 瓜氨酸[79, 80]。以往学界普遍认为 SDMA 不具有毒性，但最近有证据表明，其血浆浓度和心血管事件的发生风险呈正相关[80]。和肌酐一样，ADMA 也可通过尿液排出，但血浆中的绝大部分 ADMA 会被各种组织摄取后降解，其中也包括肾脏[79, 81]。ADMA 的这种肾外清除特点，使其在肾功能降低时也不会在血浆中明显的蓄积。在 CKD 早期，ADMA 浓度可上升至正常水平的两倍左右，但其后即使进入终末期肾病（ESRD），患者血浆中的 ADMA 水平也不会再进一步升高[81, 82]。虽然与其他尿毒症溶质相比，ADMA 在血浆浓度增幅方面并不突出，但有研究表明，其与 CKD 患者的心血管事件发生率以及死亡风险密切相关[80]。需要着重指出的是，由于这些研究所采用的 ADMA 检测方法及报告值参考范围多种多样，所以对这一结论需谨慎解读。

5. 多酚及其他芳香族化合物

多酚是一组苯环结构上具有一个或多个羟基的化合物。在涉及尿毒症的研究中，多酚经常与其他芳香族化合物（如马尿酸）被共同提及，有时甚至会仅以多酚来笼统地称呼这两类物质。ECF 中存在的芳香化合物大部分来源于芳香族氨基酸（酪氨酸和苯丙氨酸）或所摄取蔬菜中本身就含有的多酚，小部分来自于药物。这些化合物多是由前体芳香化合物经过甲基化、脱羟基、氧化、还原和（或）共轭反应协同作用而生成的代谢产物。绝大部分反应步骤在肠道细菌中得以完成，而最后一步（通常是与硫酸盐、葡萄糖醛酸或氨基酸发生的共轭反应）则发生在肝脏和肠壁内。肾脏也是最后一步反应的发生场所，但与前面两者相比，其所占比重相对较少[83, 84]。一般说来，共轭反应会降低芳香族化合物毒性，并同时增强其极性，有助于它们通过各种有机离子转运系统排出体外。

机体代谢过程会生成大量的芳香化合物，它们通常经由尿液或粪便排泄。芳香族化合物在尿液中的总排出量大约为 1000mg/d，但这一数值受饮食习惯的影响较大。绝大部分芳香族化合物都携带有负电荷。尿毒症患者由于肾衰竭，正常应经肾脏排泄的芳香族化合物在体内出现蓄积，促使阴离子间隙增大[85]。单种芳香族化合物在尿毒症人群中的浓度范围处于“零星存在”至 500μmol/L 间[1, 86–88]。受到广泛关注的几种芳香族化合物，包括下文将会列举出的例子，在尿毒症患者血浆中的浓度都相对较高。有研究显示，与其他尿毒症溶质相比，酚类和其他芳香族化合物的血浆浓度与尿毒症症状具有更强的相关性，这一点大大激发了人们对其毒性的研究热情[13, 89–91]。然而，现有的研究还尚未顾及全部种类的芳香族化合物。

马尿酸是研究最为深入的芳香类尿毒症溶质（图 52-1）。马尿酸的肾脏排泄率远高于其他种类芳香族化合物，因此肾衰竭患者血浆中游离马尿酸水平的升高幅度也高于其他芳香族溶质。马尿酸是苯甲酸和甘氨酸发生共轭反应后的产物，主要来源于摄入的蔬菜，少量来自于内源性苯丙氨酸代谢[92, 93]。因此，饮食习惯对体内马尿酸生成量具有重大影响。在以蔬菜为主要食谱的原住民中，马尿酸排泄量可能是工业化国家居民的数倍乃至数十倍[94]。在肾功能正常人群，经肾小管分泌使血浆马尿酸浓度远低于单独通过肾小球滤过清除马尿酸的浓度。马尿酸的这一特性在临床上得到了充分利用。测量肾脏血流量的诊断试剂氨基马尿酸，又名对氨基马尿酸（PAH），就是一个很好的例子。PAH 是马尿酸的一种衍生物，进入人体后同时经肾小球滤出和肾小管分泌，完全被肾脏清除。故而，PAH 的清除率实际上就代表了肾脏总血浆流量。马尿酸本身并无毒性，即使将正常健康人的血浆马尿酸浓度提高至与尿毒症患者相当水平，也不会引起明显不良反应[95]。此外，通过进食苯甲酸盐增加肾衰竭患者血浆马尿酸浓度后，其尿毒症症状也未出现加重[96]。然而，有研究显示，一种外源性芳香族化合物的潜在毒性和马尿酸之间却可能存在一定联系。甲苯是一种可用于制造喷漆、强力胶等工业产品的芳香族化合物，由于其对中枢神经系统有兴奋和致幻作用，经常被吸入性毒品成瘾者滥用（例如胶嗅）。甲苯经细胞色素 P_{450} 酶作用后分解为苯甲酸和马尿酸。急性甲苯中毒的特征是由远端肾小管酸中毒所引起的低钾性瘫痪和代谢性酸中毒，而此类患者尿液中也可见马尿酸结晶析出。

对甲酚也是一种受到广泛关注的芳香族化合物。与以蔬菜为主要来源的马尿酸不同，对甲酚来自于肠道菌群对酪氨酸和苯丙氨酸的代谢过程。尿毒症时，小肠吸收氨基酸的能力减弱，导致对甲酚及其他肠道细菌代谢产物在患者体内蓄积[97, 98]。血浆中的对甲酚绝大部分以对甲酚硫酸盐形式存在，少部分为对甲酚葡萄糖醛酸苷形式。尿毒症患者血浆中发现的非结合形式对甲酚，已被证实为样品处理过程中对甲酚硫酸盐水解所致[99, 100]。由于对甲酚硫酸盐可与人血白蛋白紧密结合，人们经常采用检测血清甲酚硫酸盐水平的方法来评估不同肾脏替代疗法对白蛋白结合性毒素的清除效果[101–103]。血浆对甲酚硫酸盐水平（通常被用作代表血浆甲酚浓度）不仅与血液透析患者的心血管疾病死亡率相关，还与一系列内皮损伤生物标志物（包括内皮微粒）的产生存在联系[104–106]。尽管临床研究的结果并不完全一致，但以上这些发现，再加上对甲酚硫酸盐具有毒性的体外细胞学证据，极大地增强了其作为尿毒症毒素的可信度[105–107]。

近年来，其他种类芳香族尿毒症溶质已被相继报道，但它们受到的关注较少[8, 87, 88]。酪氨酸和苯丙氨酸的代谢物，包括苯乙酰谷氨酰胺、对羟基苯乙酸、3,4– 二羟基苯甲酸和对甲酚，在尿毒症患者血浆中的水平升高[108–110]。和对甲酚硫酸盐一样，苯乙酰谷氨酰胺也与透析患者罹患心血管疾病的发生率和死亡率相关[111]。芳香族氨基酸代谢产物与神经递质在化学结构上的相似度极高，这一特点使人们研究其作为潜在尿毒症毒素的热情有所增加。新近的研究结果显示，3,4– 二羟基苯甲酸可引起大鼠中枢神经系统功能障碍，但所需浓度要高于校正过的肾衰竭患者血浆真实水平[109]。在接受血液透析治疗患者中，4– 羟基苯乙酸水平的升高与患者认知功能受损有关[112]。对芳香族尿毒症溶质毒性进行鉴别仍面临着巨大挑战。由于进展有限，研究人员在解读某种特定芳香族化合物水平变化与不良结局之间相关性的结果时应持谨慎态度。并非所有的芳香族化合物都有必然联系。同时，即便不良结局与所研究芳香化合物水平间确实存在正相关，也需要警惕那些已被证实的确存在但又未在研究中进行检测的芳香族物质对这一结论的不确定性影响。

6. 吲哚和其他色氨酸代谢物

吲哚是一类含有一个苯环和一个与其相连的五元含氮吡咯环的有机化合物（图 52–1）。在研究吲哚和尿毒症的关系时，人们发现其与多酚有许多相似之处。和多酚一样，机体内的吲哚既可直接来自植物性食物，也可通过内源生成，而两者的差异在于：内源性吲哚主要来自色氨酸的代谢，而多酚则来自于苯丙氨酸和酪氨酸。吲哚与多酚的另一个相似点是其在经不同化学修饰和生化反应共同作用后，可形成多种多样的化学结构。目前已知有 600 多种在结构上存在差异的吲哚可经色氨酸代谢衍生而出[113]。这些物质中，具有生理功能的包括神经递质 5– 羟色胺（又名血清素）及褪黑素，而其他种类吲哚则被普遍认为是代谢废物，以共轭化合物形式经尿液排出。当肾功能受损时，尿毒症相关性吲哚将会在患者体内出现蓄积。

吲哚硫酸盐是研究最广泛的尿毒症吲哚，由色氨酸代谢产生，具体步骤与酪氨酸和苯丙氨酸衍生成对甲酚硫酸盐的过程相似。肠道细菌的色氨酸酶将机体内的色氨酸代谢为吲哚，其被吸收进入肝脏后被氧化，并与硫酸盐共轭结合后形成吲哚硫酸盐。虽然体外细胞实验结果表明，吲哚硫酸盐具有毒性，但体内研究却早已证实，增加血浆吲哚硫酸盐血浆水平并不能诱导出尿毒症症状[13, 114–116]。和对甲酚硫酸盐一样，吲哚硫酸盐也能与血浆白蛋白紧密结合。有研究显示，吲哚硫酸盐对肾小管细胞有毒性作用，可加速肾脏疾病进展[117]。然而，在其后进行的临床随机对照试验中并未发现降低血浆吲哚硫酸盐水平对 CKD 进展有延缓作用[118]。

在尿毒症患者体内蓄积的其他种类吲哚还包括吲哚乙酸、吲哚丙烯酸和 5– 羟基吲哚乙酸[1, 119, 120]。与多酚一样，吲哚在结构上与强效神经活性物质相似，例如血清素和 D– 麦角酸二乙酰胺。这种结构上的相似性引起了人们对吲哚作为潜在神经性毒素的关注，但是有关尿毒症相关性吲哚的动物实验研究数目却并不多。即便有，所报道的作用浓度也常常高于其在肾衰竭患者中的水平，因此，这方面证据的可信度相对较低。与之相反，越来越多的证据表明，吲哚硫酸盐可引发血管疾病，尤其是血栓形成[106, 121]。研究显示，吲哚硫酸盐的这种效应是通过激活芳香烃受体（一种具有上调有害异物清除途径活性的转录因子）而达到[121, 122]。这些发现使我们对于吲哚硫酸盐作用机制的认识远远领先于其他潜在尿毒症毒素。

饮食中摄取的色氨酸只有一小部分以吲哚形式排出，大部分经犬尿氨酸途径被氧化代谢为戊二酸盐，或者在必要时参与烟酰胺的合成。肾衰竭会导致包括 L- 犬尿氨酸和喹啉酸在内的犬尿氨酸途径代谢产物在血液中堆积[123, 124]。这些物质明确的中枢神经系统调节作用激发了人们对其潜在尿毒症相关毒性的探索兴趣。然而，和其他种类潜在尿毒症毒素的情况相同，目前尚缺乏充分的证据证实它们与尿毒症患者症状之间存在因果联系。

7. 脂类胺

甲胺类化合物，包括单甲胺（MMA）、二甲胺（DMA）和三甲胺（TMA）被认为是化学结构最简单的尿毒症毒素。与肾功能正常或接近正常的健康人群相比，终末期肾病患者血清甲胺类化合物水平要高两到三倍[125, 126]。然而，现有的研究结果和基于化学结构的预测分析显示，血液透析治疗对甲胺类化合物的清除效果极差。同时，早期的研究数据表明，尿毒症患者体内甚至可能出现甲胺类化合物过量生成的情况[125-127]。

甲胺类化合物组织分布的广泛性可能是其透析清除率不理想的原因之一。甲胺类化合物均属碱性物质，pK_a 在 9～11，在生理性 pH 环境中携带正电荷。由于细胞内液的 pH 低于胞外液，甲胺类化合物就此拥有了天然的胞内黏滞特性，使其分布广度甚至超过水分子。来自于动物和人体实验对于 DMA 和 TMA 的监测结果都支持以上预测[126, 128, 129]。

由于甲胺类化合物在血液中以非蛋白质结合状态的小分子有机化合物形式存在，它们很可能可自由通过肾小球进行滤过。同时，鉴于其为有机阳离子，它们也可能会经肾小管上皮细胞膜上的有机阳离子转运体或者 Rh 通道分泌排出体外[130, 131]。因此，这些物质肾内的实际清除率可能要高于肾小球滤过率。四乙胺是一种化学结构与甲胺类化合物相似的外源性物质，长期以来一直被用作肾小管分泌有机阳离子能力的检测溶质，其清除速率接近（在一项研究中甚至高于）肾血浆流量[132, 133]。虽然目前有关 DMA 和 TMA 肾脏清除率的数据仍然缺乏，但其标记化合物在大鼠体内的总清除率已被证实接近肾血浆流量[128]。相比之下，健康人 MMA 的清除率仅约为肌酐的 1/3，提示 MMA 不具有净分泌作用[127]。

MMA、DMA 和 TMA 的生化衍生途径尚未被完全揭示。哺乳动物的各种组织细胞及其肠道内细菌均可能是这些化合物产生的来源。然而有研究显示，不论 ESRD 患者是否曾行结肠切除手术，其血浆 MMA 和 DMA 水平都没有明显差异[134]。MMA、DMA 和 TMA 的食物来源前体有胆碱和氧化三甲胺（TMAO）[135-137]。实际上，这些化合物的生成率也会随着肾功能损害的加重而升高，而导致这一现象的原因可能和 CKD 患者肠道细菌的过度繁殖有关[127, 129, 138]。因此，肾功能受损所导致的脂类胺化合物清除率下降可间接地促进其生成率增加。

虽然现有研究还尚未涉及全部种类的脂类胺化合物，但已有的数据表明这类物质极可能具有毒性。已被证实的 MMA 毒效包括多种神经毒性、诱发溶血和抑制溶酶体功能[139]。同时，有研究报道，MMA 还是小鼠脑脊液中的一种强效厌食剂[140]。尽管 MMA 和 DMA 对细胞和实验动物的毒性作用已十分明确，但是在一项针对 ESRD 患者的前瞻性队列研究中，研究人员并未发现 MMA 和 DMA 与全因死亡率间存在联系[141]。因此，虽然 MMA 和 DMA 的毒性在一定程度上已得到证实，但由于死亡率才是评价尿毒症相关毒性的最直接指标，所以针对两者其他方面毒性作用的研究也应积极展开。

尿毒症患者表现出的口中氨味或鱼腥味可归因于 TMA[142]。虽然 TMA 蓄积所致的这种氨味口气本身不会产生严重的后果，但却与肾脏衰竭患者的味觉障碍和嗅觉障碍（两者可能会引发患者出现营养不良）有关。同时，有研究表明，MMA 的血浆浓度与 ESRD 患者的嗅觉缺陷没有相关性[143]。

TMA 既是 TMAO 的前体，也是膳食中 TMAO 的产物之一[144]。TMAO 在正常肾脏中以肾小管分泌形式被清除，其血浆水平随 GFR 的下降而升高；

同时，和其他分泌型溶质相似，在透析患者中，其血浆浓度增加幅度远超尿素[145]。TMAO 最早被确定为肾功能正常人群发生心血管疾病的危险因素[144, 146]。TMAO 来源于肠道微生物的代谢作用，可直接引起动脉粥样硬化。机体摄入的磷脂酰胆碱（又名卵磷脂，胆碱的主要膳食来源）和肉碱（红肉中富含的一种营养物质）经过肠道微生物代谢后就会产生 TMAO。近期，研究人员通过微生物活体移植技术证实了肠道微生物可通过促进 TMAO 的生成增强动脉粥样硬化易感性。后继的研究表明，血浆 TMAO 蓄积与肾功能不全和维持性透析患者的动脉粥样硬化及心血管事件发生率也有相关性[147, 148]。

8. 其他尿毒症溶质

除以上提及的例子外，还有大量其他物质可在肾衰竭时出现体内堆积，例如多元醇。这类物质中研究最广泛的是肌醇（图 52–1）[149, 150]。肌醇与大多数其他的尿毒症溶质的区别在于它通常在肾脏中被氧化。因此，尿毒症患者体内肌醇的蓄积实际反映降解功能受损，而非排泄功能障碍。尽管肌醇导致神经功能损害的证据比其他大多数的尿毒症溶质更有说服力，但这一观点目前还远非定论[151]。

尿酸（一种嘌呤代谢物）是已知的唯一一种肾脏可根据其血浆浓度而自行调整其排泄率的有机物质。在晚期 CKD 患者中，由于肾脏增强尿酸排泄率的能力超出了上限，所以血浆中的尿酸及尿酸前体分子（黄嘌呤和次黄嘌呤）水平一并出现升高。研究表明，血浆尿酸水平与透析患者的生存率呈负相关。鉴于血浆尿酸浓度是机体营养状态的标志物，这种负向相关性的出现可能与患者的营养状态有关[152]。通过肾脏排泄的其他种类核酸代谢物质（多是由转运 RNA 中的修饰性核苷衍生而来）生成量比尿酸要少得多[153]。这些物质在很大程度上以滤过方式被清除，在 GFR 下降时会在血浆中堆积。假尿嘧啶核苷是尿嘧啶核苷的一种异构体，其尿嘧啶通过碳–碳（而非氮–碳）糖苷键相连接。假尿嘧啶核苷是多种核酸代谢产物中含量最多的一类。研究显示，它与胰岛素抵抗和中枢神经系统发育异常有关，但有关其毒性的研究目前还尚无定论[153, 154]。

草酸盐也经由肾脏排泄，当发生肾衰竭时，其血浆浓度升高。机体草酸盐一部分来源于内源性物质（如维生素 C）的分解代谢，一部分则来自植物性食品摄入[155, 156]。由于草酸盐在组织中具有析出和沉积倾向，可导致透析患者难以将血浆维生素 C 浓度维持在正常生理水平[157, 158]。肾衰竭时，因肾脏排泄障碍而在体内出现蓄积的物质还有各种蝶呤、二羧酸、异黄酮和呋喃甲酸（包括 3– 羧基 –4– 甲基 –5– 脯氨酸 –2– 呋喃丙酸）[102, 153, 159–162]。随着研究的深入，尿毒症溶质列表长度不断增加，尿毒症溶质数目可能很快就会上升至 1000 种以上，这其中甚至还包括有一些目前仅通过了分子鉴定（但还尚未在人类代谢产物标准数据库中登记过）的化合物。然而，虽然每当研究人员在发现一种新型溶质时都会对其有无毒性进行预测评估，但针对这一问题所真正开展的实验研究却相对较少。

（二）不同形式的肾脏替代治疗对溶质的清除作用

虽然在健康人群或动物中通过添加已知尿毒症相关溶质来复制尿毒症症状的尝试未获成功，但通过去除有害溶质来缓解疾病状态的肾脏替代疗法早已成为日常医疗实践中重要组成部分。鉴于肾脏替代治疗在去除溶质时没有选择性，因此尿毒症症状的缓解不能简单地归因于某种特定化合物的清除。然而，基于对溶质某些特征（如分子大小、蛋白质结合力及细胞或组织内的黏滞能力）的评估，不同形式的肾脏替代治疗方式确实会以不同的效率清除不同类型溶质。因此，如果可以证实不同的治疗方法的确会对尿毒症某些特定症状产生不同影响，那么也就可能揭示出相关毒素的特性。

1. 最初的中分子假说

Babb 等[163]最先提出了尿毒症毒素可以通过比较不同肾脏替代治疗方式疗效来进行鉴别。在 20 世纪 60 年代，血液透析治疗所使用的透析膜对分子量大于 1000Da 溶质的清除能力十分有限。采用这种透析膜进行透析治疗可使尿毒症患者从昏迷中苏醒、缓解呕吐，并在一定程度上减轻其他形式的尿毒症症状。这一发现证实了在尿毒症中发挥重要作用的毒素分子量实际上并不大。同样令 Babb 等感到奇怪的是，在血浆尿素和肌酐水平相同的情况下，行腹膜透析治疗的患者要比血液透析患者更健康。他们经过进一步研究发现，将透析时间从 6.5h

增加至 9h，每周三次，可预防尿毒症患者神经系统病变的发生。根据这些结果，他们推测出尿毒症毒素可能为分子量大于 300Da 的物质。这是因为：与当时所使用的血液透析膜相比，腹膜对处于该范围大小的分子有更好的通透性；增加血液透析治疗时长，可加强分子量大于肌酐和尿素物质的清除率。同时，他们还观察到，采用可清除分子量大于 2000Da 物质的透析膜进行透析治疗并不能进一步缓解尿毒症患者症状。据此，某些重要尿毒症毒素为分子量在 300～2000Da 之间的“中分子”假说应运而生 [164]。

2. 大分子量溶质——“中分子”定义的改变

20 世纪 70 年代间所进行的相关研究使人们初步意识到，提高分子量在 350～2000Da 之间的溶质清除率可改善透析患者尿毒症症状 [163]。然而，增加分子量大于 2000Da 溶质清除率对尿毒症患者无增益，却从未真正意义上被验证过。因此，“中分子”假说正确与否无从知晓。虽然“中分子”一词仍在使用，但其已逐渐转变成为一种囊括了更大分子量溶质的定义。在 2003 年 EUTox 工作组报告中，中分子被重新定义为了分子量在 500～60 000Da 的溶质 [1]。采用新膜材料的透析治疗方式是对“中分子”假说的适当响应，但这种做法在某种程度上却同时也束缚了对分子量小于 1000Da 溶质毒性的研究。分子量大于 1000Da 的溶质是否具有毒性仍有待进一步明确。Henderson 等 [165] 发现，血液滤过在对这种分子量大小溶质的清除效果上要优于血液透析。所以，理论上，血液滤过联合血液透析可更有效地清除这些分子量较大的溶质。然而，来自于多项相关大规模临床试验的结果却存在争议。一个不容忽视的问题是，这些尚未经得证实是否的确具有毒性的大分子量溶质浓度也许并不会随着治疗期间清除率的增加而成比例下降，因为它们可从肾外途径清除，且从细胞内液转移动至 ECF 的速度较慢 [166, 167]。

3. 蛋白结合性溶质

常规血液透析方式难以清除的分子还包括白蛋白结合性溶质 [102, 168]。这些溶质透析清除率低的原因并不是由于它们是大分子，而是因为只有与白蛋白解离后的游离形式溶质才能以浓度梯度驱动的方式穿过透析膜。在正常肾脏中，蛋白质结合作用和肾小管分泌作用协同促进溶质排泄，使其在 ECF 中的浓度保持在一个较低水平 [5]。这可能是生物体为清除有毒物质而产生的一种进化适应。事实似乎也的确如此。有研究显示，一些重要尿毒症毒素就以蛋白质结合形式存在于机体内 [169]。提升传统透析方式的透析液流量和透析膜面积，或血液透析滤过方式的血液滤过率，可以增加蛋白结合性溶质清除率 [170, 171]。因此，理论上可通过比较不同方式的肾脏替代治疗效果来评估蛋白结合性溶质的总体毒性，但目前还未见有这方面报道。其他提高蛋白结合性溶质清除率的潜在方式还包括使用吸附剂、输注入白蛋白结合性溶质置换剂及增加透析液离子强度，但这些方法的有效性及安全性仍有待进一步明确。从现有研究结果来看，透析患者血浆中蛋白结合性溶质水平可能不会随着清除强度的增大而成比例下降，这一特点和大分子量溶质极为类似 [167]。由于腹膜透析对蛋白结合性溶质的清除效率极低，所以腹膜透析人群对蛋白结合性溶质的清除能力主要依赖于患者残余的肾功能水平 [172, 173]。然而，血浆蛋白结合性溶质（如对甲酚硫酸盐和吲哚硫酸盐）水平在肾功能完全丧失的腹膜透析人群和保留有残余肾功能的腹膜透析人群中并无显著差异，提示这些溶质的内源性生成可能会随着残余肾功能的丢失而减少 [173]。此外，HEMO 及频繁血液透析网络（FHN）临床试验结果均表明，强化透析治疗模式不能显著降低患者血浆甲酚硫酸盐和吲哚硫酸盐水平 [174, 175]。其中，HEMO 试验旨在评估增加透析剂量（校正目标 Kt/V 1.45）和采用高通量透析膜对常规血液透析（每周 3 次，校正目标 Kt/V 1.05）患者全因死亡率的影响；FHN 试验目的在于明确增加透析频率和时间（每周 6 次，平均治疗时长 14.6h）是否会改善常规血液透析患者（每周 3 次，平均治疗时长 10.9h）左心室质量、自体感受及其他预后相关指标。

4. 黏滞性溶质

某些溶质具有黏滞特性，倾向于被滞留在细胞内液或组织间隙中，不能快速与其血浆浓度取得平衡 [176]。高强度透析可迅速降低该类型溶质的血浆浓度，但这其实仅占了其分布总量的小部分。故此，在间歇性透析治疗后，该类物质的血浆浓度会再次恢复到透析前水平 [66, 177]。与大分子量溶质和蛋白结合性溶质一样，黏滞性溶质的尿毒症相关性毒效也可通过对不同透析模式疗效的比较来进行评估。从理论上来说，在患者接受间歇性透析治疗时，延长其治疗时间，并同时降低透析强度，可增加黏滞性溶质与非黏滞性溶质清除比例。然而，虽早已有研究证实延长透析时间可有效降低尿毒症患者血浆磷酸盐（一类非黏滞性溶质）水平，但其对有机尿毒症相关性溶质（多具有黏滞特性）的影响还未见有报道 [159]。

（三）饮食和胃肠功能的影响

通过比较不同饮食习惯或不同肾脏替代疗法对尿毒症患者的影响，可以甄别出不同种类的尿毒症毒素。肾衰竭患者往往会自觉地减少蛋白质的摄入 [179]。在透析治疗还未被广泛推行之前，医务人员发现限制蛋白质摄入可改善尿毒症症状 [180]，提示某些重要尿毒症毒素可能来自于所摄入蛋白质的分解代谢。这也对当前透析患者蛋白质摄入量的建议（透析患者的蛋白质摄入量应高于普通人群的推荐量）提出了质疑 [181]。依赖于蛋白质摄入的尿毒症相关性溶质，包括尿素、MG、GSA 及芳香族氨基酸（色氨酸、苯丙氨酸和酪氨酸）经肠道细菌代谢后生成的吲哚和多酚 [75, 86, 182–184]。这一类物质同时也与肠道微生物所产生的尿毒症毒素相重叠 [134]。由此可见，尿毒症相关毒素的产生可能不仅与饮食摄入有关，还依赖于机体肠道功能。尿毒症患者小肠功能受损可能会引起转运至结肠的肽类分子增加，进而导致结肠微生物群的组成比例发生变化 [185, 186]。既然结肠细菌可代谢生成尿毒症相关性毒素，那么从理论上来讲，尿毒症症状可以通过减少底物向结肠输送或者在饮食中添加吸附剂来得到缓解。虽然到目前为止，相关的尝试性研究还相对较少，但已被证实行之有效的做法是通过进食膳食纤维来减少靶向结肠菌群的毒性溶质生成 [187–189]。随着血液透析治疗的广泛推进，人们相应地也就终止了这方面的尝试。然而由于传统透析方式存在缺陷，同时新型透析方式临床试验的结果也并非令人满意，学者们又重新开始对这一研究领域产生了兴趣 [98]。基于我们对微生物群不断深入的认知，不难推测出，通过调整肠道菌群组成或酶活性以期减少有毒溶质产生的研究具有光明的应用前景 [190]。

（四）有机运输系统对溶质的清除

脂质转运蛋白（一组可将有机溶质转运至近端小管腔中的细胞膜蛋白）的成功克隆为识别潜在尿毒症毒素提供了一个新思路。如果说尿毒症是由有机溶质潴留所引起，那么敲除这些转运蛋白就有可能复制出尿毒症症状。然而现有的证据表明，单个转运蛋白基因敲除并不会引发明显的疾病表现，这可能和多种脂质转运蛋白之间存在功能性重叠有关 [191, 192]。此外，尿毒症溶质的蓄积可能还会干扰其他重要组织内有机溶质的转运，比如肝脏和血脑屏障 [193–195]。

二、尿毒症的代谢影响

肾衰竭会导致许多的代谢问题。表 52–1 中给出了一些对机体影响较为显著的例子。其中，少数影响可能与肾脏特定功能的丧失有关，例如维生素 D 羟基化作用；然而，绝大部分影响产生原因并不明确，目前只能暂时归咎于尿毒症毒素的潴留。

（一）氧化应激与蛋白质结构修饰

肾衰竭会引起机体氧化应激水平升高 [196]。尽管大量证据表明尿毒症患者氧化应激增强，但我们对“氧化应激”的概念仍然认识不够透彻。初级氧自由基（也被称作活性氧，包括超氧阴离子、过氧化氢、羟自由基和次氯酸等）的寿命极短，且只在其产生的局部范围内发挥作用，所以目前尚无测定这类物质水平的有效方法。氧化反应中间产物的蓄积程度因此就被用作反映机体氧化应激状态的间接指标。有关各种氧化反应中间产物在尿毒症患者体内明显增多的报道层出不穷，但具体原因目前仍不明确。研究显示，白细胞活化可导致透析患者体内次氯酸产量增加，这一情况在伴有全身炎症反应的透析患者中表现得尤为突出 [197]。

在现阶段，最常被用来反映机体氧化应激损伤的检测标志物是活性氧与蛋白质、脂质等生物分子反应的中间产物，例如活性氧与硫代巴比妥酸反应过程中生成的丙二醛 [198]。这类低分子量化合物的产生过量和（或）肾脏清除减少均可导致其在体内蓄积。而用于评估氧化应激损伤可信度更优的标志物则是那些在其氨基酸成分经氧化修饰后仍可维持结构完整性的大分子蛋白质，因为这类生物大分子的清除并不依赖于肾脏功能[199, 200]。尿毒症患者长期处于氧化应激状态的另一方面表现是机体细胞外液中还原性物质减少。细胞外液通常含有多种还原性物质，例如还原型抗坏血酸和血浆白蛋白。在尿毒症患者血浆中，氧化型抗坏血酸和氧化型白蛋白水平显著增加。还原型白蛋白在其单个游离半胱氨酸上的巯基（SH）发生氧化修饰后转变为氧化型白蛋白。肾衰竭患者血浆中的氧化型白蛋白在透析治疗后可迅速转换至还原型[201]。尿毒症患者血浆中氧化型白蛋白水平的增加与胱氨酸（由含活泼性巯基的氨基酸——半胱氨酸经氧化形成）蓄积有关，而随着血液透析对胱氨酸的清除，血浆胱氨酸含量下降，还原型白蛋白水平相继也随之提升。对这些现象的一种解释是，正常的肾脏功能是驱动胱氨酸和氧化型白蛋白持续稳定地发生还原反应的重要基石。

氧化应激对尿毒症不良影响主要来自于其对蛋白质的修饰作用。蛋白质不仅可通过活性氧对氨基酸的直接影响进行氧化修饰，还能通过其氨基酸侧链与羰基（C=O）化合物相连进行羰基化修饰。这个领域所涉及的术语名称容易使人混淆不清。糖是最先被报道可与蛋白质发生反应的羰基化合物，其与蛋白质在经过多个反应步骤后形成的修饰性蛋白质被称为晚期糖基化终末产物（AGEs）。血糖水平异常升高也许是糖尿病患者机体内 AGEs 含量增多的原因，但却无法解释为何 AGEs 水平在 ESRD 患者中也呈同比例升高趋势。研究表明，肾衰竭会引起活性非糖羰基化合物在体内蓄积，进而促进蛋白质发生羰（糖）基化增多[202]。我们对机体活性羰基化合物的认识还不够全面，但可以肯定的是它们包括有糖类和脂类氧化产生的代谢物质（如乙二醛）（图 52-1）。因此，有人建议根据活性羰基化合物供给来源的不同将尿毒症患者机体内的 AGEs 分别定义为晚期糖氧化终末产物与晚期脂氧化终末产物。抛开术语具体定义不谈，以上研究结果充分表明，氧化修饰和羰基化修饰所引起的蛋白质结构改变参与了尿毒症发生发展过程[203, 204]。同时，鉴于氧化应激损伤可能会对 ESRD 患者预后产生不良影响，多项临床试验也对抗氧化剂的作用效果进行了检测。然而到目前为止，维生素 C、各种形式的维生素 E、叶酸和 α- 硫辛酸均已被证实无法逆转透析患者血浆的氧化应激指数[205–210]。

（二）尿毒症的影响

1. 静息能量消耗

据报道，肾衰竭患者的静息能量消耗可增加、减少或正常[211–215]。研究人群的选择及其他方法学问题（例如对体重可变成分的校正方式）可能是引起这些不一致性研究结论出现的原因。同时，当研究对象为透析人群时，还有必要考虑到透析治疗对能量消耗短暂性的促进作用。然而，撇开透析不谈，尿毒症本身却可能降低 ESRD 患者静息能量消耗[213, 215]。虽然也可能有额外的体温调节因素存在，但总体上来讲，尿毒症患者能量消耗的下降程度与其体温的降低程度基本保持一致[13]。透析所致的短暂性能量消耗升高现象可能与这种干预本身对机体新陈代谢过程的正向影响有关[214]。此外，ESRD 患者机体的炎症状态也进一步增加了能量评估的复杂性[216]。长期进行血液透析治疗的 ESRD 患者及缺乏锻炼的久坐健康受试者在共同接受 3 个月时长的特定饮食干预后，人体测量技术对机体能量需求量的分析结果显示两组人群间不存在显著差异[217]。值得注意的是，ESRD 患者组中能量需求的变异度比缺乏锻炼的健康组要大。

控制食欲、脂肪代谢和能量代谢的信号通路关键分子可能也参与了调控尿毒症患者能量消耗的过程。目前这一领域的研究主要集中在饥饿素（一种可促进食欲和脂肪合成的胃肠道激素）与脂肪组织产生分泌的多种脂肪因子（如瘦素）上。随着肾功能的丢失，机体内这些小分子蛋白激素水平逐渐升高。具体原因可能与它们的肾脏清除率减低有关，但还尚不能排除其自身生成量增加的可能[54, 218]。

2. 糖类代谢

尿毒症患者糖类代谢紊乱的最突出表现是胰岛素抵抗[219]。胰岛素抵抗几乎会出现在所有的 ESRD 患者中；同时，相关横断面研究还表明，胰岛素抵抗在非糖尿病性 CKD 患者疾病早期［GFR 降至 $50ml/(min \cdot 1.73m^2)$ 以下时］即可出现，且与 GFR 的下降程度成线性相关[220, 221]。这一现象出现的原因很可能来自于多种因素的协同作用[222]。然而，某些诱发糖尿病患者发生胰岛素抵抗的常见机制却似乎并未参与这一过程。例如在尿毒症患者中，胰岛素可与受体正常结合，且其受体密度不变[223, 224]；此外，胰高血糖素或脂肪酸含量增加与尿毒症相关性胰岛素抵抗之间也不存在因果联系[225]。和能量代谢一样，促成尿毒症患者发生胰岛素抵抗的机制研究近年来也主要集中在包括瘦素、抵抗素和脂联素在内的脂肪因子上。研究显示，来源于脂肪组织的多种炎性细胞因子不仅可在细胞和动物模型内削弱胰岛素作用，且其血浆浓度在晚期肾功能不全患者中明显升高。然而，由于单种类脂肪因子与胰岛素抵抗之间的相关性并不高，所以这些脂肪组织来源的炎性因子究竟在多大程度上影响了尿毒症相关性胰岛素抵抗仍不清楚[55, 225, 226]。

基于透析、肾移植和低蛋白饮食有助于尿毒症患者恢复胰岛素反应性，有学者提出了某些含氮化物可能介导尿毒症相关性胰岛素抵抗的推断[225]。研究表明，酸中毒可引起胰岛素抵抗，而酸及含氮废物的堆积可使尿毒症患者胰岛素抵抗程度进一步加重[227]。Ⅰ型 11β- 羟基激素脱氢酶可通过促进糖皮质激素合成引起胰岛素抵抗。在尿毒症模型动物的肝脏和脂肪组织中，Ⅰ型 11β- 羟基激素脱氢活性增高，且这一过程伴有胰岛素抵抗；而该酶特异性抑制剂可使上述情况得到明显改善，表明了这条依赖于Ⅰ型 11β- 羟基激素脱氢酶的激素合成途径在尿毒症相关性胰岛素抵抗中有正向调控作用[228]。然而，该酶活性升高的原因目前尚不清楚。抵抗素是一种能够诱导胰岛素抵抗的脂肪因子，其血浆水平在肾功能受损时出现升高。然而，经过肾小球滤过率校正后分析，血浆抵抗素浓度与 CKD 患者胰岛素抵抗之间并无明显相关性[55]。视黄醇结合蛋白也曾被报道与胰岛素抵抗有关，其血浆浓度在 ESRD 患者中呈升高态势，然而它与患者血糖代谢标志物间却无明显相关[229]。同时，缺乏运动及体力衰退可能导致胰岛素抵抗。研究表明，运动可减轻胰岛素抵抗，但却需要一定的运动时长和强度才能奏效[230, 231]。

胰岛素抵抗可对机体造成多种不良影响。研究显示，胰岛素抵抗是心血管疾病的危险因素[232]，但两者之间的具体关系尚不明确。胰岛素抵抗可通过诱发高糖血症对机体造成危害。同时，由于尿毒症患者的肾脏并不会像其他组织那样对胰岛素产生抵抗，所以胰岛素促进肾脏重吸收（水）钠的作用得以存留。这可能是合并胰岛素抵抗的肾功能受损患者发生高血压的原因之一[233, 234]。除引起心血管性疾病外，胰岛素抵抗所致的肌肉组织胰岛素相对合成代谢不足也可能参与促进了尿毒症患者的肌肉萎缩过程[225, 235]。

尿毒症患者多合并有胰岛素抵抗，但由于肾功能的丧失，该类患者也常会出现低糖血症[236]。出现这种现象的原因主要有以下两点。首先，肾脏是清除和降解胰岛素的主要器官。当糖尿病患者出现 GFR 下降时，要适当调整胰岛素或促胰岛素分泌剂（如磺酰脲类降糖药物）使用剂量，否则很可能因胰岛素蓄积而出现低血糖。其次，肾脏是糖异生的主要器官之一[236]。在空腹和禁食状态下，机体所需的葡萄糖大部分经肝脏糖异生途径产生，肾脏产生的葡萄糖仅占一小部分。而随着禁食时间的延长，肾脏的糖异生能力大为增强，此时机体近一半的葡萄糖消耗将由此途径供给[237, 238]。因此，晚期 CKD 患者也可因糖异生不足而出现低血糖。当其他降血糖因素（如酒精摄入或肝病）同时存在时，这类患者低糖血症的发生概率将会更高。

3. 脂类代谢

肾病综合征及轻度蛋白尿的发生一般都合并有高脂血症[239]。然而，当肾功能受损而蛋白尿不明显时，血脂一般仅呈现轻度异常[240]。事实上，仅有当 GFR 降至 $30ml/(min \cdot 1.73m^2)$ 以下时，机体血浆总胆固醇水平才会出现降低[179]。采用液相色谱和串联质谱技术分析 ESRD 患者血浆代谢物组学的研究表明，脂质产物的降低程度要比极性化合物小得多。但尽管小分子量三酰甘油水平出现减少，中分子量三酰甘油水平却呈升高趋势[3]。目前关于这些脂类分子变化的原因和影响还都不是很明确，然而可以确定的一点是血浆总胆固醇水平的下降在一定程度上反映了机体食物摄入量的减少。学者就此也提出了多种假说来阐明肾衰竭患者中常见的非血脂依赖性动脉粥样硬化现象。虽然总脂质水平无明显变化，但肾衰竭患者体内氧化型脂质水平却肯定会因持续氧化应激刺激及其肾脏清除率的减少而升高[241]。ESRD 患者对心血管疾病的易感性推进了他汀类药物的随机临床试验。目前规模最大的一项临床试验结果显示，他汀类药物对透析患者没有明显收益，这与肾功能正常或接近正常的人群，以及无须接受透析治疗的早期 CKD 患者人群[242]形成了鲜明对比[243–245]。相关试验在心血管疾病章节（第 54 章）中有更详细的讨论。此外，他汀类药物对延缓肾脏疾病进展似乎也没有明显效果[246]。

4. 氨基酸和蛋白质代谢

正常肾脏参与一些氨基酸的代谢过程[8, 247–250]。例如，瓜氨酸需经肾脏才能转化为精氨酸。而当 GFR 降至 50ml/(min・1.73m^2) 以下时，血浆瓜氨酸与精氨酸的比率会增加[248, 249]。类似地，随着肾功能的下降，其转化甘氨酸为丝氨酸的能力也出现降低，血浆甘氨酸与丝氨酸的比率将会随之升高。近年来，肾衰竭患者血浆含硫氨基酸（胱氨酸、牛磺酸和同型半胱氨酸）的蓄积现象引起了极大的关注度。半胱氨酸和同型半胱氨酸在尿毒症患者体内以氧化形式蓄积，这与尿毒症是一种促氧化应激疾病的观点一致。同时，早期的研究还显示血浆同型半胱氨酸水平与 CKD 患者罹患心血管疾病有关[248, 249, 251]。然而其后的临床试验证实，给予 ESRD 人群口服叶酸后，虽然血浆同型半胱氨酸蓄积情况得到了明显改善，但患者机体氧化应激状态并未缓解，其心血管事件发生概率也未见减少[207, 252]。氧化型半胱氨酸和同型半胱氨酸在 CKD 患者体内积累的机制尚不明确。但有研究表明，当患者 GFR 降低至近正常水平一半时，它们的血浆含量就会出现显著增多，并在疾病进展至 ESRD 时达到顶点。

以肌肉萎缩为主要表现的组织蛋白消耗是肾衰竭患者面临的一个重要问题。如前所述，导致蛋白质损耗的原因包括食欲减退、胰岛素抵抗和氨基酸代谢形式的变化。透析治疗会进一步导致蛋白质损耗。血液透析及腹膜透析治疗时氨基酸（对于腹膜透析治疗来说还包括一些血浆蛋白质）流失的主要去向是所使用的透析液。在不出现并发症的情况下，至少在短期内，尿毒症对蛋白质代谢影响不大[235]。同时，只要酸中毒和炎症反应较轻，即使是晚期 CKD 患者亦可通过低蛋白饮食来维持氮平衡。CKD 患者肌肉萎缩的原因很可能是胰岛素抵抗、氨基酸和脂肪代谢形式变化以及其他影响因素共同作用的结果。这其中研究最深入的是酸中毒。研究表明，酸中毒可激活细胞内的泛素 – 蛋白酶体途径促进蛋白质降解。3 型半胱天冬酶的激活似乎是蛋白质经该途径发生降解的关键步骤，因为只有经该酶切割过后蛋白片段才能进入蛋白酶体进行水解[253]。除此以外，酸中毒还会导致胰岛素抵抗，从而削弱胰岛素的促蛋白质合成作用[254]。补充碱性药物可有效减轻酸中毒引起的蛋白质降解增加，但关于这一治疗方式对尿毒症患者长期预后的影响仍有待观察[227, 255–257]。

对肾衰竭患者而言，炎症可能是比酸中毒更重要的蛋白质消耗诱因。ESRD 患者的肌肉萎缩与机体炎症状态有关，其特征是血清 C 反应蛋白和各种促炎细胞因子浓度的升高。然而，尽管炎症因子常与肌肉萎缩相伴存在，但是它们是如何促使肌肉和其他组织蛋白发生降解的机制仍不明确。ESRD 患者血浆炎症介质水平还与其人血白蛋白浓度呈负相关，而后者主要是由于肝脏的白蛋白合成减少所致。肌肉萎缩和人血白蛋白浓度降低预示着结局不良。ESRD 患者常处于炎症状态的确切原因仍不清楚。在某些情况下，炎症可归因于已知的短暂感染或其他并发疾病。然而，大多数时候都无法确定原因。促使血液透析患者出现持续炎症状态的隐匿性因素可能包括透析导管或动静脉移植物部位的亚临床感染、透析液和各种合成材料的暴露，以及透析时血流动力学改变所引发的血管进行性损伤[258–260]。氧化应激损伤也可能是 ESRD 患者炎症状态出现的诱因。然而，利用氧自由基清除剂或其他可抑制氧化应激反应的小分子试剂来缓解炎症的尝试均未获得成功[261–263]。此外，有学者还推测，肾衰竭患者的炎症状态可能和不断蓄积的有机溶质（毒素）有关。潴留在肾衰竭患者体内的有机溶质尽管在短期内不会引发炎症，但随着其蓄积量的增加最终将会导致部分 ESRD 患者出现炎症。研究表明，经羰基化修饰或氧化修饰的蛋白质在尿毒症患者体内蓄积后可与炎症反应之间形成互相放大的恶性循环[264, 265]。

导致肌肉萎缩的另一个原因是活动减少。Johansen 等的研究发现，初始进入透析治疗的患者的自感活动水平仅达到甚至低于参考人群范围的第一个百分位数[266]，且与死亡率之间呈负相关[267]。导致尿毒症患者出现活动量减少的原因可能是持续的疲劳感和精力衰退（这方面的评估指标很难达到量化），也可能是抑郁或其他合并症[268]。

（三）全面营养

正如 Depner[9] 所指出的，透析患者的身体状态所反映出的是一个结合了残余尿毒症毒素、透析不良反应、合并症及高龄等多因素的"混合体"。在欧洲和美国，大多数初始透析患者的体重都超标。这体现了该人群不节制饮食的特点，也可能是导致和（或）加速 CKD 进展的一个重要原因。因此，部分透析患者表现出的组织蛋白质消耗并非由真正意义上的营养不良（营养摄取不足）所致。尿毒症患者组织蛋白消耗常伴有食欲的减退和进食量的减少，这一点在炎症反应剧烈时表现得尤为突出。然而，这却并不是简单地增加食物摄入就能逆转的一个过程[269]。一些可能促使尿毒症患者机体蛋白质和肌肉量恢复到正常水平的潜在方法（如锻炼、刺激食欲、蛋白质合成促进剂和抗炎药物）目前仍处于实验研究阶段。

三、尿毒症的体征和症状

框 52-1 列出了尿毒症患者的一些常见体征和症状。鉴于尿毒症是一种复杂的代谢紊乱相关性疾病，它能导致如此之多的不良影响其实并不意外。糖尿病或甲状腺功能亢进症在未经治疗时并发症也同样繁多。然而，尿毒症的不同之处在于我们无法将其所有的并发症归咎为单一化合物的代谢失调。除了肾移植，目前的尿毒症治疗方法还不能像甲状腺激素或胰岛素替代疗法那样使患者恢复到接近健康人水平。

肾功能究竟丧失至何种程度才会出现尿毒症的问题仍未得到解决。此外，尿毒症的症状和体征可能还与肾脏清除力降低以外的其他因素（如肾脏内分泌功能减退）有关。虽然肾小管上皮细胞的氨生成、促红细胞生成素合成、1，25- 二羟基维生素 D 合成、尿液浓缩能力和肾小管排泄力在通常情况下与 GFR 成比例降低，但也并非绝对如此。仅用肾小球滤过率来定义肾功能水平可能具有误导性。例如，某些潜在的毒性溶质的清除可能更依赖于肾小管分泌（非肾小球滤过），而仅有肾脏内分泌功能的减退才与 GFR 下降之间存在直接联系。然而，在无法将特定的肾功能障碍与某种典型的尿毒症症状匹配之前，GFR 仍将是评估肾功能的主要指标。

尿毒症大部分临床和生化特征可通过 ESRD 的定义得以体现。因此，正如本章开头所述，将尿毒症症状与透析治疗本身可能引发的一系列复杂不良反应相区别并不容易。同时，一些独立于尿毒症的疾病实际上也可以与尿毒症本身相互影响。例如，糖尿病和高血压患者罹患的心血管疾病可在 CKD 因素的影响下更为迅速地向前进展。然而，这些患者可能遭遇心肌梗死、脑卒中和外周血管疾病却一般并不被认作是尿毒症的特征表现。所以，以上这些情况虽然对尿毒症患者病情产生了进一步的不良影响，但却很难与尿毒症或 ESRD 患者残余综合征鉴别开来。同样，糖尿病的周围神经病变和胃瘫也很难和尿毒症的神经病变以及尿毒症相关性厌食、恶心和呕吐相区分。

（一）幸福感与身体功能

结合框 52-1 中列出的症状和体征，CKD 患者的健康相关生活质量（HRQOL）呈下降趋势也就不足为奇了。虽然生活质量在慢性肾脏病进展过程中开始下降的具体时间点仍不清楚，但仍有一些研究在这方面做了较深入的探索。美国国家肾脏病基金会所属的肾脏病预后质量倡议（NKF KDOQI）工作组指出，当 GFR $<$ 60ml/(min · 1.73m^2) 时，CKD 患者幸福感明显降低。毫无疑问，透析治疗给 ESRD 患者带来了一定的负担。然而，当对透析患者与晚期 CKD 患者（尚未接受透析治疗）的 HRQOL 作比较后，不同研究所获结果间却存在不一致性[270-273]。另外，一些经常被忽视的治疗不良反应，如服药量压力和衰弱综合征，也可能导致 CKD 患者生活质量的下降[274]。总的来说，ESRD 患者出现抑郁的概率比健康人群更高。然而，由于受到合并症及对疾病有限认知等因素的混合影响，目前尚难以确定患者的抑郁状态在多大程度上是真正由尿毒症溶质所引起。所以，肾移植后 ESRD 患者生活质量能得到明显改善，也就在意料之中[275]。此外，有研究显示，血液透析治疗开始的早晚对晚期 CKD 患者生活质量影响的差异不大[276]。

接受透析治疗患者的身体功能 明显低于健康人[277]。有研究显示，初始进入透析治疗的患者活动量低于健康人群的第五个百分位数[266]。虽然纠正贫血可在一定程度上改善这种情况，但并不能使其恢复至正常水平[278, 279]。为明确 ESRD 患者透析后疲劳感所进行的一项深入研究显示，肌肉能量代谢衰竭和中枢神经电活动缺陷均是引起患者活动量减低的重要诱因[280]。然而由于合并症（如糖尿病）及干预措施（透析治疗）等因素的存在，想要进一步确定这两种诱因与尿毒症相关性疲劳之间究竟有多大的联系却十分困难。此外，即使是功能状态良好的透析患者也存在某些体能限制。Blake 和 O'Meara[281]报道，营养良好且无明显合并症的中年透析患者实际上伴有一系列可量化的身体功能 不足。例如，这些患者的平衡感觉能力、行走能力和感觉功能明显低于缺乏锻炼的健康人群。

（二）神经功能

一系列体征和症状可提示尿毒症患者伴有神经功能改变。传统观点认为，尽管尿毒症患者在记忆力、计划能力和注意力等方面出现衰退，但警觉性却明显增强[13, 282]。随着肾功能的进一步恶化，患者甚至会出现昏迷或四肢僵直，而透析治疗可有效缓解上述症状。近期的一项研究显示，透析患者还伴有一系列不易察觉的认知功能障碍[283]。由于血液透析过程和（或）相关因素（如低血压）也可短暂性地损害认知功能，所以想明确尿毒症本身对这些患者神经功能的影响十分困难[284]。CKD 患者在 GFR 降至 60ml/(min·1.73m^2) 以下时即可出现认知障碍，且其严重程度与 GFR 的下降幅度成正比[285–287]。与尿毒症的其他体征和症状相似，由于合并症的存在（特别是脑血管病），尿毒症本身对机体认知功能的影响程度很难确定。相关影像学研究表明，亚临床脑血管病在 CKD 患者中很常见，但其在认知障碍中的作用还需要进一步深入探究[288–290]。肾移植可明显改善尿毒症患者的认知功能障碍，提示其产生机制可能与某些溶质的蓄积有关，且尿毒症损害并非绝对不可逆转[291–293]。研究显示，认知功能受损可能与一种特殊的尿毒症溶质——4- 羟基苯乙酸有关，强化透析治疗可使 4- 羟基苯乙酸清除增加，部分缓解尿毒症患者认知障碍症状[112, 294]。尿毒症患者中枢神经系统功能衰退的另一个表现是睡眠障碍[295, 296]。患者睡眠通常会被反复的惊醒和呼吸暂停所破坏，而以上情形发作时也多会伴有下肢周期性不自觉抽动。当病人转醒后，可能会感到需要持续地活动双腿才能使不适感得到缓解，因此也被称为“不宁腿综合征”[297, 298]。

早在数十年前，人们就已经认识到尿毒症的一些症状和体征可能与机体感觉运动性神经病变有关[13]。多项涉及神经传导速度和神经功能检测的研究一致表明，大部分尿毒症患者都存在周围神经病变，但因其临床表现不明显而经常被忽视[282, 299, 300]。神经元形态学研究表明，尿毒症患者的神经功能改变与轴突减少有关，因此也极难逆转。CKD 患者究竟在病情进展到哪一阶段开始出现神经功能改变还尚不明确。ESRD 患者也会出现自主神经功能病变，但这方面的研究相对较少[300]。与尿毒症的其他不良影响一样，神经功能病变发生的病理机制尚不清楚。甲状旁腺激素、蓄积于体内的多种类溶质和钾都与周围神经病变有关，但它们之间的具体因果联系还尚未得到明确[282, 299]。

（三）食欲、味觉和嗅觉

食欲不振是常见的尿毒症症状，也是晚期 CKD 患者出现营养不良的原因之一。人们对尿毒症患者食欲减退的发生机制进行了大量研究，早在 20 世纪 90 年代就已发现酸中毒和促炎性细胞因子（如肿瘤坏死因子和各种白细胞介素）水平升高是其发生的重要诱因[301]。近年来，随着人们对一些肠道和脂肪组织来源小分子蛋白食欲中枢调节作用认识的加深，该领域的研究热点也相应地进行了转移[302, 303]。瘦素（一种由脂肪组织产生的厌食信号分子）水平在 ESRD 患者血浆中明显升高。给予 CKD 小鼠瘦素拮抗剂可引起一系列蛋白质降解相关分子标志物水平下降[304]。尿毒症相关性厌食的一个特征是蛋白质摄入量不成比例的降低[179]。和食欲不振一样，ESRD 患者味觉和嗅觉的功能减退也早已被人们所认识[305, 306]。尿毒症患者在接受肾移植治疗后，其钝化的嗅觉功能可以得到改善[305]。学界在 CKD 患者嗅觉功能减退原因上还尚未达成一致的共识。有研究显示气味阈值随着肌酐清除率的下降而下降；但也有研究报道，除非存在营养不良，否则即使是已进入透析治疗的 ESRD 患者，其嗅觉功能仍然正常[143, 305]。至于味觉功能，有研究显示透析患者的味觉敏锐度低于早期 CKD 患者，而透析患者的这种味觉功能改变可能与其营养状况不佳有关[307, 308]。然而，造成 ESRD 患者味觉功能减退的真正原因目前还是未知的。

（四）细胞功能

最为人所熟知的尿毒症相关性细胞功能异常是细胞钠钾三磷酸腺苷酶（Na^+，K^+-ATPase）活性的抑制。早在 1964 年，研究人员就发现了尿毒症患者红细胞中 Na^+，K^+-ATPase 活性降低的现象[309]。其后的研究不仅对该结果进行了再次肯定，还相继发现机体其他类型细胞中同样存在 Na^+，K^+-ATPase 活性下降的现象，由此产生了尿毒症患者血清中蓄积的某些毒素因子可能是 Na^+，K^+-ATPase 受抑制原因的推断[310]。支持这一推断强有力的证据是尿毒症患者血浆可抑制细胞钠钾泵功能，而透析治疗可有效解除尿毒症患者 Na^+，K^+-ATPase 的受抑制状态[310]。然而，究竟是哪种（些）尿毒症毒素直接导致了 Na^+，K^+-ATPase 活性的下降仍不明确。近年来的研究表明，ESRD 患者血浆中有洋地黄类化合物（如南美蟾毒精和远华蟾毒精）蓄积的情况。因此，抑制尿毒症患者细胞 Na^+，K^+-ATPase 的毒素很可能就是这一类物质。

（五）为什么肾小球滤过率这么大?

肾小球滤过是尿液形成的第一步。健康人的肾小球滤过功能强大，可将全身的 ECF 在 2h 内滤过一次。休息时，大约 10% 的机体能量损耗用于重吸收有价值的溶质和维持这种巨大的滤过速度所需的水分。这种液体滤过速度明显超过了人体日常水分和无机离子摄入量的清除速度。理论上来讲，GFR 是肾小管内液体流量的基石，小管液流量随 GFR 的增加而升高，而高流量的小管液则可能更有利于肾小管细胞分泌的有机溶质排出至小管腔（小管液的高流速促使分泌至小管腔内的有机溶质经尿液排出过程加快，导致小管腔内有机溶质浓度持续地维持在低于小管细胞内有机溶质浓度的水平上）。这一假说虽然解释了高流量 GFR 的存在的原因，但却并未回答哪些溶质需以肾小管分泌形式排出，进而在 ECF 中保持在较低水平。

Homer Smith（1895—1962）发现哺乳动物的 GFR 与肾脏功能成比例增加，并由此推测，高 GFR 是早期脊椎动物从海洋向江河入海口淡水区域迁徙过程中排除体内多余水分的一种机制，为进化的残留物。如果该假设正确，那么过剩的 GFR 便可算作是陆生哺乳动物的一种器官退化残迹，但这仍无法解释肾小管分泌功能的存在价值。对于这种过剩肾功能的另一种解释是，它提供了一种安全策略，类似于骨骼可承受比通常更大的机械负荷。而对于肾脏来说，机体摄入的毒素就可被看作是这种负荷。值得注意的是，各种哺乳动物（包括草食动物和肉食动物）GFR、肾脏大小及代谢率之间的比例基本恒定[311, 312]。这表明，即使是需要更大肾脏进行排泄的物质事实上也是不同物种共同代谢途径的产物，而并非不同的食物。熊在冬眠期间将肾功能和净蛋白质分解同时降至近零水平的能力进一步表明，这些物质是蛋白质分解代谢过程的终产物[313, 314]。

当然，我们还可以进一步假设机体呈现过高 GFR 的原因是目前的临床标准太粗糙，以至于无法检测出轻度肾功能损害所带来的不良后果。适应性进化可能要求某些排泄性溶质在机体内的浓度保持在我们能将它们与疾病相联系的水平以下。也就是说，目前我们对尿毒症临床诊断标准也许仍过于粗略，还不能发现轻度肾功能损害所造成的后果。人们可能会猜测，如果某种残留毒素在机体内的增加幅度还不及其正常水平的两倍，那么它受到某些重要参数（可以是生育能力、儿童生长发育或体能峰值）的干扰极大。值得注意的是，人们在肾小管和血脑屏障中发现了相似的物质转运系统[194, 315]。这表明，肾脏可能被天然地设计成为一种可将 ECF 中有机废物保持在足够低水平的结构，以便血脑屏障中二级泵送系统将大脑间质维持在一个绝对“清洁”的环境中。